AF500021

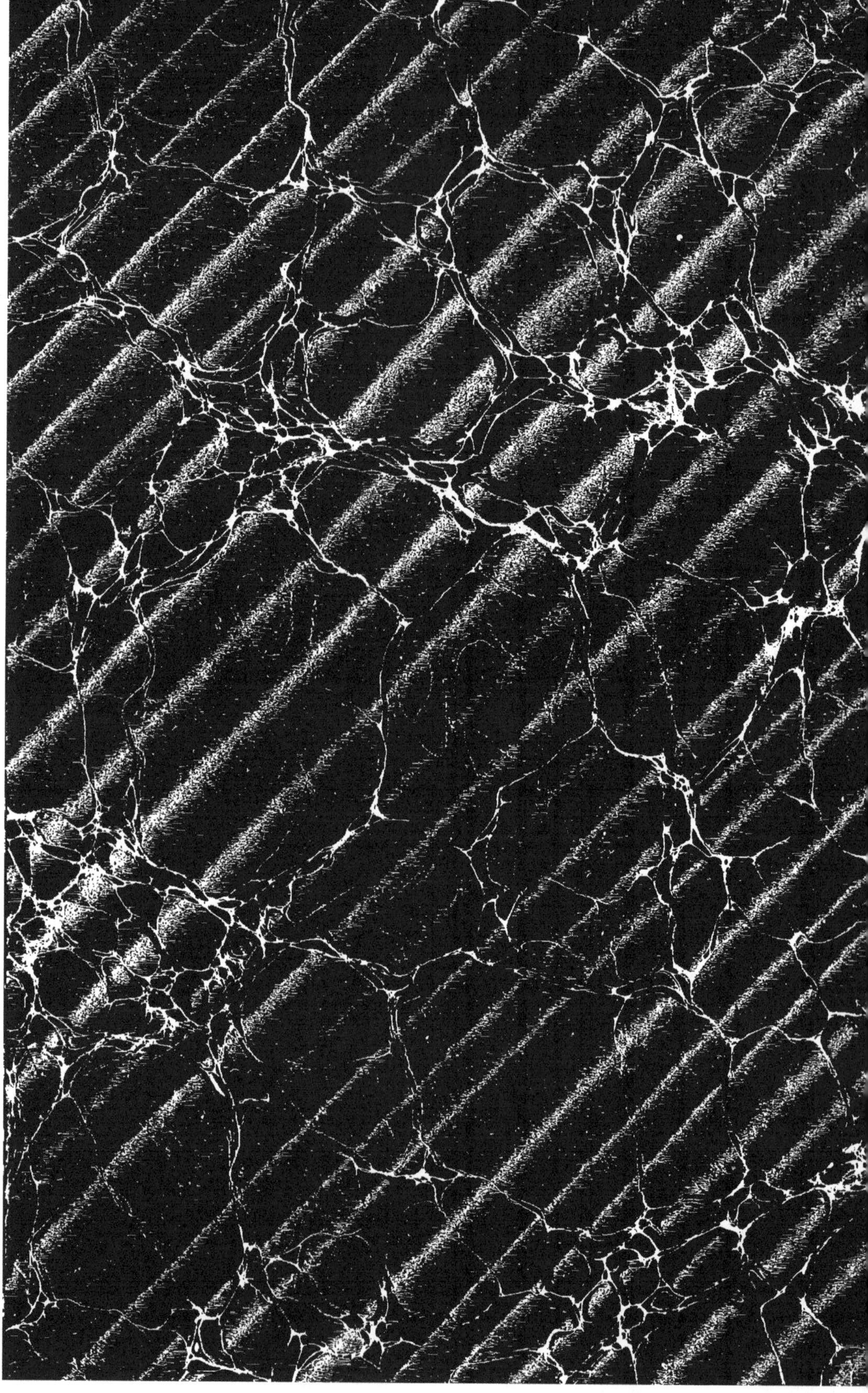

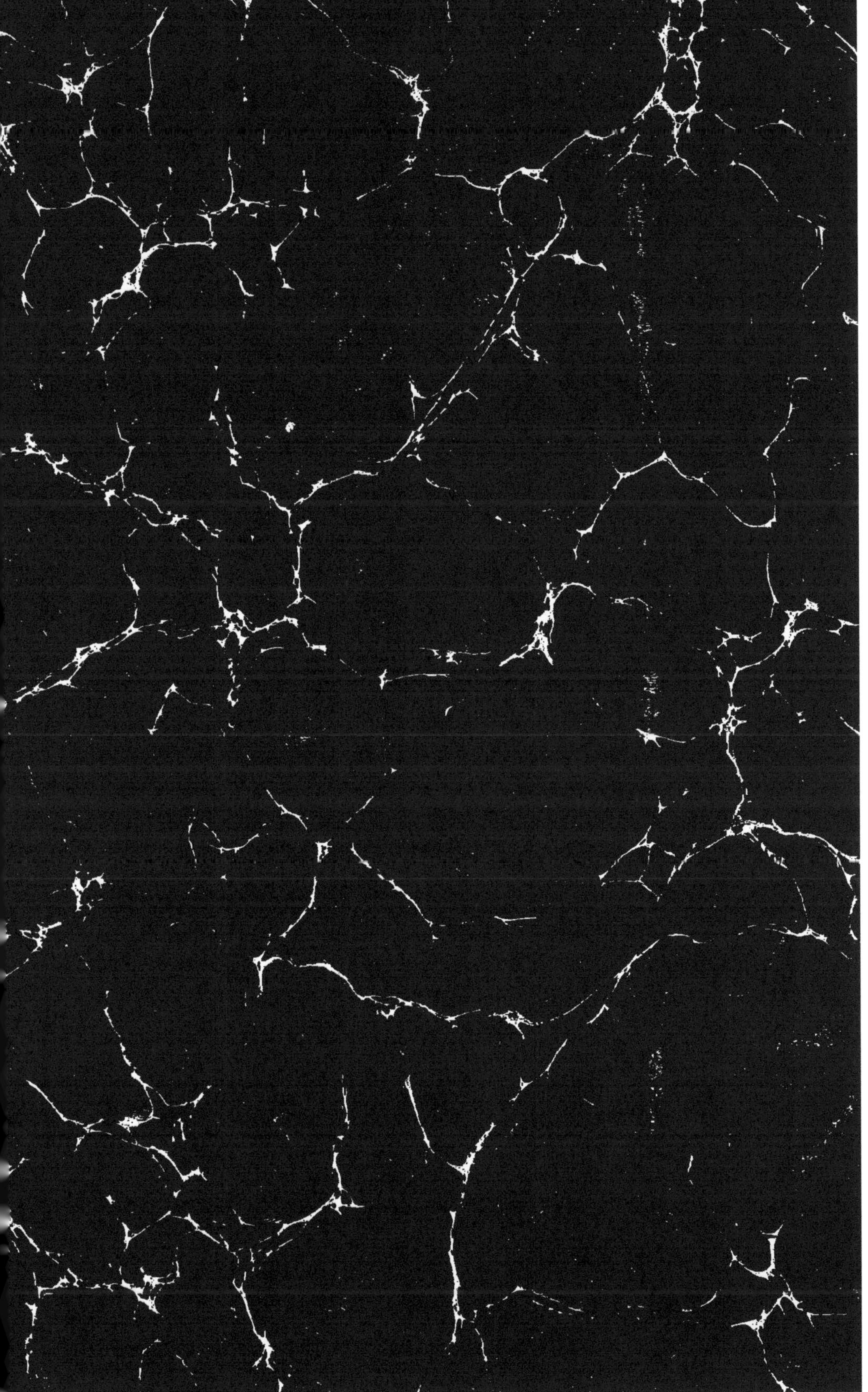

MANUEL

D'ANATOMIE COMPARÉE

PARIS. — IMP. SIMON RAÇON ET COMP., RUE D'ERFURTH, 1.

MANUEL
D'ANATOMIE COMPARÉE

PAR

CARL GEGENBAUR

Professeur à l'Université et Directeur du Musée anatomique de Heidelberg

AVEC 319 GRAVURES SUR BOIS INTERCALÉES DANS LE TEXTE

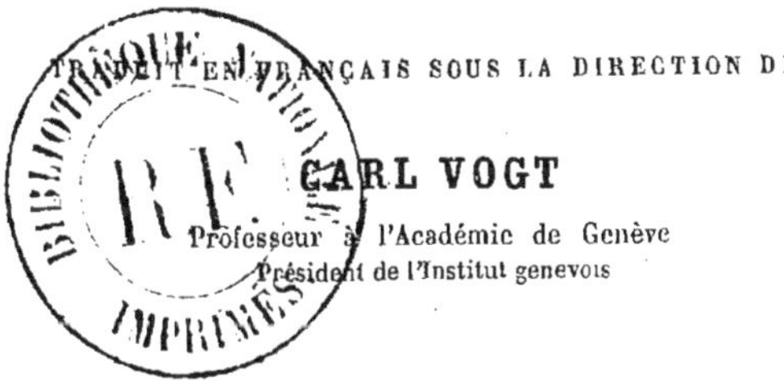

TRADUIT EN FRANÇAIS SOUS LA DIRECTION DE

CARL VOGT

Professeur à l'Académie de Genève

Président de l'Institut genevois

PARIS

C. REINWALD ET Cie, LIBRAIRES-ÉDITEURS

15, RUE DES SAINTS-PÈRES, 15

—

1874

PRÉFACE DU TRADUCTEUR

L'ouvrage dont nous offrons aujourd'hui la traduction, n'est pas l'œuvre d'un homme inconnu au public scientifique. Après avoir signalé son entrée dans la carrière des investigations par des recherches très-variées sur l'anatomie et l'embryogénie des animaux inférieurs, notamment des Méduses, des Siphonophores, des Tuniciers, des Hétéropodes et des Ptéropodes, M. Gegenbaur, aujourd'hui professeur à Heidelberg, a enrichi la science par des monographies extrêmement remarquables sur des points ardus de l'anatomie comparée des Vertébrés. On peut donc dire de lui qu'il a parcouru, dans ses investigations, le champ entier de la science, dont il a condensé ici les résultats sous forme de manuel. Le lecteur s'apercevra du reste facilement, tant par l'exposition des faits que par les conclusions que l'auteur en tire, que sa manière de voir est puisée dans l'observation consciencieuse autant que dans une connaissance très-étendue de la littérature.

Notre traduction a été entreprise sur la seconde et dernière édition de l'ouvrage allemand, publiée en 1870. Voici comment M. Gegenbaur s'exprime, dans sa préface, sur son ouvrage : « Chacun comprendra qu'il ne s'agit ici de rien moins que d'un exposé complet des données anatomiques recueillies jusqu'à ce jour, l'étendue des matériaux existants étant trop considérable. Je dois donc, pour les descriptions détaillées, renvoyer aux ouvrages cités dans la bibliographie, mais ici encore il fallait garder une certaine mesure et distinguer le principal de l'accessoire.

« Pour la répartition de l'ensemble j'ai cru devoir garder le cadre des divisions zoologiques, qui me paraît encore pour le moment répondre le mieux à l'état actuel de nos connaissances en anatomie comparée. J'avoue cependant volontiers que je considère une répartition d'après les systèmes d'organes, poursuivie à travers le règne animal tout entier comme la meilleure. Mais une telle exposition ne saurait être actuellement qu'un but lointain que nous nous proposons d'atteindre. Pour y arriver, il nous faudra une intuition plus complète des organismes que ne la permet l'état actuel de nos connaissances, et pour se lancer dans cette voie avec succès, il faudrait préalablement remplir deux conditions essentielles. La première serait de s'astreindre à une comparaison plus méthodique, faisant abstraction d'une foule de relations fonctionnelles résultant d'adaptations et qui, se plaçant au point de vue purement morphologique, démontrerait, en suivant des séries considérables, les changements que subissent les organes ou les systèmes d'organes.

« La seconde condition serait de faire une étude complète de la genèse des organes et de leur différenciation, à partir d'un premier état d'ébauche indifférente. Les résultats obtenus de cette manière feraient aussi connaître les degrés de parenté qui relient les différents types...

« J'ai cherché, tant en général qu'en particulier, à pousser plus loin la comparaison. C'est ici que j'ai dû ressentir souvent et amèrement l'absence de travaux précurseurs *réellement comparatifs*. La rareté de ces travaux forme un contraste frappant, autant avec le nombre toujours croissant de productions appartenant au domaine descriptif, qu'avec la faveur avec laquelle notre science est en général accueillie. Qu'on excuse, pour ces motifs, une partie au moins des défauts inhérents à cet ouvrage. »

Le manuel de M. Gegenbaur présente, pour la première fois, l'application rigoureuse et méthodique de la théorie de la descendance à l'anatomie comparée. C'est ce qui a engagé mon ancien collaborateur, M. Moulinié, à entreprendre la traduction de cet ouvrage, traduction d'autant plus difficile que souvent on pouvait se trouver embarrassé en présence des vues propres à l'auteur et des locutions nouvelles dont il a dû se servir. Mon brave ami n'a pas vu l'achèvement de l'œuvre, dont la guerre avait longtemps arrêté l'impression. M. Edmond Perrier, maître de conférences de zoologie à l'École normale supérieure, a bien voulu nous prêter son précieux concours pendant l'achèvement des dernières livraisons. Qu'il en reçoive mes remercîments les plus sincères.

C. VOGT.

Genève, 1er janvier 1874.

CLASSIFICATION ZOOLOGIQUE

La classification zoologique adoptée dans cet ouvrage, par M. Gegenbaur, diffère notablement de celles suivies dans la plupart des manuels usités en France, et qui se rattachent plus ou moins étroitement aux travaux de Cuvier et de Blainville. Nous avons cru, en conséquence, qu'il pourrait être utile à nos lecteurs de faire précéder notre traduction d'un exposé systématique, et M. G. s'est obligeamment prêté à notre désir, en nous communiquant un tableau énumérant les principales divisions, auxquelles sont attachés quelques noms de genres typiques. En publiant ce tableau, nous tenons cependant à faire connaître au public quelques réserves, exprimées par l'auteur. Depuis la publication de l'ouvrage original en 1870, plusieurs travaux importants ont paru, qui ont dû nécessairement exercer leur influence sur les vues systématiques de l'auteur. Pour n'en citer qu'un exemple, nous dirons que la belle monographie des Calcisponges, par M. Haeckel, paraît prouver, jusqu'à l'évidence, que les Spongiaires en général ne présentent que l'état le plus inférieur des Cœlentérés ou Zoophytes, et doivent par conséquent être transportés dans ce dernier embranchement en les retranchant des Protozoaires, — transport prévu du reste par l'auteur dans cet ouvrage. Nous indiquerons les changements principaux adoptés aujourd'hui par M. Gegenbaur, dans des notes placées au bas de la page.

C. V.

I. PROTOZOAIRES.

1. **Rhizopodes.**

Foraminifères. Polymorphina, Globigerina, Rotalia, Orbiculina, Alveolina.

Radiolaires. Thalassicolla, Thalassolampe, Autosphæra, Acanthometra, Haliomma, Sphærozoum, Collosphæra.

2. **Noctiluques.** Noctiluca.

3. **Infusoires.** Acineta, Paramæcium, Colpoda, Bursaria, Stentor, Spirostomum, Chilodon, Stylonychia, Vorticella, Carchesium, Vaginicola.

4. **Éponges (Porifères)** [1].

Myxosponges. Halisarca.

Fibrosponges.

Cérasponges. Euspongia, Spongelia, Poterium.
Halichondrines. Axinella, Spongilla.
Corticées. Thethya.
Hyalosponges. Euplectella.

Calcisponges. Ascon, Leucon, Sycon.

[1] Les Éponges sont considérées aujourd'hui comme formant la classe la plus inférieure des Cœlentérés.

II. CŒLENTÉRÉS (ZOOPHYTES).

1. **Anthozoaires**[1].

POLYACTINIENS. Actinia, Cereanthus, Cyathophyllum, Antipathes, Fungia, Madrepora, Astræa, Oculina, Caryophyllia.

OCTACTINIENS (ALCYONAIRES). Alcyonium, Pennatula, Virgularia, Renilla, Gorgonia, Isis, Corallium.

2. **Hydroméduses.**

HYDRIFORMES. Hydra, Cordylophora, Hydractinia, Coryne, Syncoryne, Eudendrium, Tubularia, Corymorpha, Campanularia, Sertularia, Plumularia.

MÉDUSIFORMES (CRASPÉDOTES).

Leptoméduses. Sarsia, Bougainvillea, Lizzia, Oceania, Eucope, Thaumantias.
Trachyméduses. Trachynema, Ægina, Cunina, Liriope, Geryonia, Æquorea.

SIPHONOPHORES. Velella, Porpita, Diphyes, Abyla, Athorybia, Agalma, Physophora, Physalia.

CALYCOZOAIRES. Lucernaria.

MÉDUSES (ACRASPÈDES). Charybdea, Pelagia, Aurelia, Rhizostoma, Cassiopeia.

3. **Cténophores.**

EURYSTOMES. Beroë, Cydippe.

STÉNOSTOMES. Cestum, Euramphæa, Mnemia, Eucharis.

III. VERS.

1. **Platelminthes.**

TURBELLAIRES.

Rhabdocœles. Monocelis, Vortex, Mesostomum, Prostomum.
Dendrocœles. Planaria, Leptoplana.

TRÉMATODES. Distomum, Monostomum, Tristomum, Polystomum, Aspidogaster, Diplozoon, Gyrodactylus.

CESTODES. Caryophyllæus, Ligula, Tænia, Tetrarhynchus, Bothriocephalus.

NEMERTIENS. Borlasia, Polia, Nemertes.

2. **Nématelminthes.**

NÉMATODES. Strongylus, Ascaris, Filaria.

GORDIACÉS. Gordius, Mermis.

3. **Chætognathes.** Sagitta.

4. **Acanthocéphales.** Echinorhynchus.

5. **Bryozoaires.**

PHYLACTOLÆMES. Cristatella, Alcyonella, Lophopus, Plumatella.

GYMNOLÆMES. Crisia, Hornera, Alcyonidium, Flustra, Eschara, Cellepora.

6. **Rotifères.** Melicerta, Floscularia, Brachionus, Hydatina, Notommata.

7. **Entéropneustes.** Balanoglossus.

8. **Tuniciers.**

APPENDICULAIRES. Appendicularia.

[1] M. Gegenbaur fait, aujourd'hui, des Hydroméduses, Calycozoaires, Méduses proprement dites, Anthozoaires et Cténophores, cinq divisions, qu'il réunit ensemble sous le nom d'Acalèphes, en les opposant aux Spongiaires, dont il forme le premier type de l'embranchement des Cœlentérés.

Ascidiens. Ascidia, Phallusia, Cynthia, Clavelina, Botryllus, Amaroucium.

Lucides. Pyrosoma.

Cyclomyaires. Doliolum.

Thaliades. Salpa.

9. **Onychophores.** Peripatus.

10. **Géphyriens.** Sternaspis, Echiurus, Thalassema, Bonellia, Priapulus, Sipunculus.

11. **Annelés.**

Hirudinées. Hæmopis, Sanguisuga, Nephelis, Clepsine, Branchiobdella.

Annélides.

Oligochètes (*Drilomorphes*).

Scoléines. Lumbricus, Chætogaster, Nais.
Haliscolécines. Polyophthalmus, Capitella.

Chétopodes.

Errantes. Siphonostoma, Arenicola, Glycera, Nepththys, Phyllodoce, Alciopa, Syllis, Nereis, Eunice, Amphinome, Aphrodite, Polynoë.
Tubicoles. Amphitrite, Hermella, Terebella, Sabella, Serpula.

IV. ÉCHINODERMES.

1. **Astéroïdes.**

Astérides. Asteracanthion, Solaster, Astropecten, Luidia.

Brisingides. Brisinga.

Ophiurides. Ophioderma, Ophiolepis, Ophiothrix, Ophiocoma.

Euryalides. Astrophyton.

2. **Crinoïdes.** Pentacrinus, Comatula, Antedon.

3. **Échinoïdes.**

Desmostiches (Hæckel).

Cidarides. Cidaris.
Échinides. Echinometra, Echinus.

Pétalostiches (Hæckel).

Spatangides. Spatangus.
Clypéastrides. Clypeaster, Laganum, Scutella.

4. **Holothurides.**

Eupodes. Holothuria, Molpadia, Pentacta, Psolus, Cuviera.

Apodes. Synapta, Chirodota.

V. ARTHROPODES.

A. **Branchiés.**

1. **Crustacés.**

Entomostracés.

1. *Cirrhipèdes.* Balanus, Coronula, Lepas.
Rhizocéphales. Sacculina, Peltogaster.

2. *Copépodes.* Cyclops, Cyclopsine, Corycæus, Sapphirina.
Siphonostomes. Caligus, Ergasilus, Dichelestium, Chondracanthus, Achtheres, Lernæa, Lernæocera, Penella.

3. *Ostracodes.* Cypris, Cypridina.

4. *Branchiopodes.*

Cladocères. Daphnia, Sida, Polyphemus, Evadne.
Phyllopodes. Branchipus, Apus, Limnadia.

5. *Pœcilopodes* [1]. Limulus.

MALACOSTRACÉS.

1. *Podophthalmes.*

Schizopodes. Mysis, Euphausia, Thysanopus.
Carides. Crangon, Alpheus, Palæmon, Hippolyte, Penæus.
Decapodes.

Macroures. Astacus, Nephrops, Palinurus, Pagurus, Galathea.
Brachyures. Carcinus, Mænas, Hyas, Dromia, Homola, Dorippe.

Stomapodes. Squilla.
Tanaïdes. Tanaïs.

2. *Édriophthalmes.*

Isopodes. Bopyrus, Cymothoa, Sphæroma, Oniscus, Ligia, Asellus, Idothea
Amphipodes. Gammarus, Orchestia, Hyperia, Phronima.
Læmodipodes. Caprella, Cyamus.
Cumacés. Cuma.

B. **Trachéates.**

1. **Arachnides.**

PSEUDARACHNES.

Tardigrades. Macrobiotus, Emydium.
Pycnogonides. Pycnogonum, Nymphon.

AUTARACHNES.

ARTHROGASTRES.

Galéodides. Galeodes.
Scorpionides. Scorpio.
Phrynides. Telyphonus, Phrynus.
Pseudoscorpions. Chelifer.
Opilionides. Phalangium, Opilio.

ARANÉIDES. Salticus, Thomisus, Argyroneta, Tegenaria, Mygale.

ACARIENS. Acarus, Argas, Ixodes, Gamasus, Atax, Trombidium.

Linguatulides. Pentastomum.

2. **Myriapodes.**

Chilopodes. Scolopendra, Lithobius.
Chilognathes. Glomeris, Polydesmus, Iulus.

2. **Insectes.**

PSEUDO-NÉVROPTÈRES.

Éphémérides. Ephemera, Chloë.
Perlides. Perla, Nemura.

Libellulides. Libellula, Agrion, Æschna.
Psocides. Psocus, Troctes.
Embides. Embis.

[1] L'embryogénie des Limules engage M. G. à considérer aujourd'hui les Pœcilopodes comme un type indépendant parmi les Arthropodes, coordonné morphologiquement aux Crustacés et aux autres classes des Trachéates et rattaché, par les Bélinures fossiles, aux Trilobites.

Termitides. Termes.
Thysanoptères. Thrips.

THYSANOURES[1].

Podurides. Podura, Sminthurus, Desoria.
Lépismides. Lepisma, Machilis.

NÉVROPTÈRES.

PLANIPENNES.

Panorpides. Bittacus, Panorpa.
Sialides. Sialis, Raphidia.
Hémérobides. Hemerobius, Chrysopa, Myrmeleon.

TRICHOPTÈRES.

Phryganides. Phryganea, Limnophilus.

STREPSIPTÈRES.

Stylopides. Stylops, Xenos.

ORTHOPTÈRES.

Curseurs. Blatta, Mantis, Phasma.
Sauteurs. Gryllus, Gryllotalpa, Acridium, Locusta
Labidures. Forficula.

COLÉOPTÈRES. Cicindela, Carabus, Hydrophilus, Staphylinus, Silpha, Lucanus, Melolontha, Scarabæus, Opatrum, Tenebrio, Lytta, Meloë, Chrysomela, Coccionella, Cerambyx, Lampyris, Elater, Buprestis, Bostrichus, Curculio.

HYMÉNOPTÈRES. Formica, Bombus, Apis, Vespa, Sphex, Chrysis, Sirex, Tenthredo, Ichneumon, Cynips.

HÉMIPTÈRES.

HOMOPTÈRES.

Cicadines. Tettigonia, Cercopis, Membracis, Fulgora, Cicada.
Phytophthires. Aphis, Chermes, Coccus.

HÉTÉROPTÈRES. Notonecta, Nepa, Hydrometra, Reduvius, Cimex, Capsus, Lygæus, Pentatoma, Scutellera.

PÉDICULINES. Pediculus, Phthirius.

DIPTÈRES.

Némocères. Tipula, Bibio, Simulia, Chironomus, Corethra, Culex.
Brachyures. Œstrus, Musca, Tachina, Syrphus, Leptis, Anthrax, Bombylius, Asilus, Tabanus.
Pupipares. Melophagus, Hippobosca.
Aphaniptères. Pulex.

LÉPIDOPTÈRES.

Hétérocères. Pterophorus, Tinea, Tortrix, Geometra, Psyche, Noctua, Cossus, Bombyx, Sphinx, Smerinthus, Zygæna.
Rhopalocères. Hesperia, Pieris, Vanessa, Colias, Papilio.

VI. MOLLUSQUES.

1. Brachiopodes.

ÉCARDINES. Lingula.

TESTICARDINES. Terebratula, Orbicula, Crania.

[1] Les Thysanoures sont rangés aujourd'hui, par M. G., parmi les Pseudo-Névroptères.

2. **Lamellibranches.**

Asiphoniates. Ostrea, Anomia, Pecten, Mytilus, Arca, Anodonta, Unio.

Siphoniates. Chama, Cardium, Cyclas, Venus, Tellina, Mactra, Solen, Pholas.

Tubicoles. Teredo, Aspergillum.

3. **Céphalophores.**

Scaphopodes. Dentalium.

Ptéropodes.

Thécosomes. Hyalea, Cleodora, Chreseïs, Cymbulia, Tiedemannia.
Gymnosomes. Pneumodermon, Clio.

Gastéropodes.

Hétéropodes. Atlanta, Carinaria, Pterotrachæa.
Opisthobranches. Bulla, Gastropteron, Aplysia, Pleurobranchus, Polycera, Doris, Tritonia, Tergipes, Glaucus, Æolis, Phyllirhoë.

Prosobranches.

Cyclobranches. Patella. Chiton.
Cténobranches. Paludina, Valvata, Neritina, Buccinum, Nassa, Dolium, Purpura, Cassis, Murex, Tritonium, Fusus, Voluta, Mitra, Conus, Oliva, Strombus, Sigaretus, Haliotis.

Pulmonés. Lymnæus, Physa, Planorbis, Ancylus, Auricula, Peronia, Helix, Bulimus, Clausilia, Limax, Arion.

4. **Céphalopodes.**

Tétrabranches. Nautilus.

Dibranches.

Décapodes. Spirula, Sepia, Sepiola, Loligo.
Octopodes. Octopus, Tremoctopus, Argonauta, Eledone.

V. VERTÉBRÉS.

A. **Acranes.**

Leptocardes. Amphioxus.

B. **Craniotes.**

I. **Cyclostomes.**

Myxinoïdes. Bdellostoma, Myxine.

Pétromyzontes. Petromyzon.

II. **Gnathostomes.**

α. **Anamniotes.**

1. **Poissons.**

Sélaciens ou Plagiostomes.

Squalides. Hexanchus, Heptanchus, Acanthias, Scymnus, Galeus, Scyllium, Squatina.
Rajides. Raja, Trygon, Torpedo.

Holocéphales. Chimæra.

Dipnoï[1]. Lepidosiren, Protopterus.

[1] Les Dipnoï forment aujourd'hui, d'après M. Claus, deux sous-ordres : les Monopneumones, avec le genre australien Ceratodus, et les Dipneumones avec Lepidosiren et Protopterus.

GANOÏDES.

Sturionides. Accipenser, Spatularia.
Polyptérides. Polypterus.
Lépidostéides. Lepidosteus.
Amides. Amia.

TÉLÉOSTIENS.

PHYSOSTOMES.

Abdominaux. Clupea, Salmo, Esox, Cyprinus, Silurus, Mormyrus.
Apodes. Muræna, Conger, Gymnotus.

PHYSOCLISTES.

Anacanthiens. Gadus, Pleuronectes.
Pharyngognathes. Belone, Hemirhamphus, Chromis, Labrus.
Acanthoptérygiens. Perca, Labrax, Trigla, Scorpæna, Anabas, Mugil, Scomber, Zeus, Trachypterus, Gobius, Cyclopterus, Blennius, Lophius.
Plectognathes. Ostracion, Diodon, Ortagoriscus.
Lophobranches. Syngnathus, Hippocampus.

2. **Amphibiens.**

URODÈLES.

Perennibranches. Siredon, Menobranchus, Proteus.
Caducibranches.

Dérotrèmes. Cryptobranchus, Menopoma.
Salamandrines. Triton, Salamandra.

ANOURES. Pelobates, Bombinator, Hyla, Ceratophrys, Rana, Bufo.

GYMNOPHIONES. Cœcilia.

β. **Amniotes.**

1. **Reptiles** [1].

SAURIENS.

Ascalabotes. Platydactylus, Hemidactylus.
Rhynchocéphales. Sphenodon.
Lacertiens. Iguana, Calotes, Draco, Phrynosoma, Uromastix, Lacerta, Ameiva.
Monitores. Monitor, Psammosaurus.
Scincoïdes. Scincus, Seps, Anguis.
Chalcidides. Chalcis, Zonurus.
Caméléonides. Cameleo.
Amphisbénides. Amphisbæna, Lepidosternum.

OPHIDIENS.

Eurystomes. Python, Boa, Coluber, Tropidonotus, Dryophis, Dipsas, Hydrophis, Crotalus, Trigonocephalus, Vipera.
Sténostomes. Typhlops, Uropeltis.

CHÉLONIENS. Sphargis, Trionyx, Chelonia, Chelys, Chelydra, Emys, Testudo.

CROCODILIENS. Alligator, Crocodilus, Rhamphostoma.

2. **Oiseaux.**

RATITES. Struthio, Dromæus, Apteryx.

CARINATES.

Gallinacés. Megapodius, Penelope, Crax, Crypturus, Lagopus, Tetrao, Pavo, Numida, Gallus, Phasianus.
Colombes. Columba.

[1] En considération des rapports qu'ont les Chéloniens avec les Batraciens, M. G. range maintenant les ordres des Reptiles de la manière suivante : Chéloniens, Sauriens, Ophidiens, Crocodiliens.

Échassiers. Otis, Dicholophus, Psophia, Grus, Ibis, Ardea, Ciconia, Vanellus, Charadrius, Numenius, Scolopax, Fulica, Gallinula, Rallus.

Palmipèdes. Procellaria, Sterna, Larus, Phaëton, Plotus, Pelecanus, Carbo, Mergus, Anser, Anas, Cygnus, Phœnicopterus, Mormon, Uria, Alca, Aptenodytes.

Passereaux. Fringilla, Alauda, Turdus, Sylvia, Motacilla, Sitta, Parus, Muscicapa, Lanius, Sturnus, Garrulus, Corvus, Hirundo, Certhia, Trochilus, Upupa, Merops, Coracias, Alcedo, Buceros.

Picides. Picus, Yunx.

Psittacides. Psittacus, Strygops, Nestor.

Rapaces. Gypogeranus, Falco, Buteo, Aquila, Gypaëtus, Vultur, Cathartes, Surnia, Strix.

3. **Mammifères.**

ORNITHODELPHES (MONOTRÈMES). Ornithorhynchus, Echidna.

DIDELPHES (MARSUPIAUX).

Botanophages. Halmaturus, Dendrolagus, Phascolomys, Phascolarctus, Phalangista.

Zoophages. Perameles, Dasyurus, Thylacinus, Didelphis, Chironectes.

MONODELPHES (PLACENTAIRES) [1].

ADÉCIDUÉS.

Artiodactyles. Sus, Dicotyles, Moschus, Camelopardalis, Cervus, Antilope, Capra, Ovis, Bos.

Tylopodes. Camelus, Auchenia.

Périssodactyles. Tapirus, Rhinoceros, Equus.

Sirènes. Manatus, Halicore.

Cétacés. Delphinus, Physeter, Balænoptera, Balæna.

Édentés. Myrmecophaga, Manis, Chlamydophorus, Dasypus.

DÉCIDUÉS.

Zonoplacentaires.

Carnivores. Felis, Hyæna, Proteles, Canis, Herpestes, Viverra, Lutra, Mustela, Meles, Nasua, Procyon, Ursus.

Pinnipèdes. Phoca, Otaria, Trichechus.

Lamnonges. Hyrax.

Proboscidiens. Elephas.

Discoplacentaires.

Prosimiens. Stenops, Lemur, Otolicnus, Tarsius, Galeopithecus, Chiromys.

Rongeurs. Sciurus, Spermophilus, Arctomys, Mus, Hypudæus, Cricetus, Georhychus, Spalax, Pedetes, Dipus, Lagostomus, Myopotamus, Castor, Hystrix, Erethizon, Cœlogenys, Cavia, Lagomys, Lepus.

Insectivores. Chrysochloris, Talpa, Sorex, Myogale, Erinaceus.

Chiroptères. Pteropus, Rhinolophus, Glossophaga, Vespertilio, Vesperugo.

Primates. Hapale, Callithrix, Ateles, Mycetes, Cebus, Cynocephalus, Inuus, Cercopithecus, Hylobates, Troglodytes, Pithecus, Homo.

[1] Voici comment M. G. range, aujourd'hui, les Monodelphes. Il les sépare d'abord en trois grandes branches : Édentés, Adécidués et Décidués. Les Édentés et les Adécidués restent dans le même ordre; les Décidués, au contraire, sont mis dans l'ordre suivant : Prosimiens, Rongeurs, Proboscidiens, Lamnonges, Insectivores, Chiroptères, Carnivores, Pinnipèdes et Primates. Dans cette nouvelle classification, M. G. abandonne par conséquent les divisions des Zono- et Disco-placentaires.

PREMIÈRE TABLE

D'APRÈS LA SÉRIE DES DIVISIONS ET DE LEURS SUBDIVISIONS

PARTIE GÉNÉRALE

PARTIE SPÉCIALE

PREMIÈRE DIVISION. — PROTOZOAIRES.

DEUXIÈME DIVISION. — CŒLENTÉRÉS.

TROISIÈME DIVISION. — VERS.

QUATRIÈME DIVISION. — ÉCHINODERMES.

CINQUIÈME DIVISION. — ARTHROPODES.

SIXIÈME DIVISION. — MOLLUSQUES.

SEPTIÈME DIVISION. — VERTÉBRÉS.

FIN DE LA PREMIÈRE TABLE.

SECONDE TABLE

D'APRÈS LES SYSTÈMES D'ORGANES

Lorsque le sujet en question est traité dans plusieurs paragraphes successifs, c'est le premier seu. qui est indiqué.

Pour les subdivisions des systèmes d'organes, c'est la première table qu'il faut consulter.

APERÇU GÉNÉRAL DES DIVISIONS.

TÉGUMENTS.

FORMATIONS CUTICULAIRES, COQUILLES, HABITATIONS.

ORGANES GLANDULAIRES DES TÉGUMENTS.

ORGANES DE SOUTIEN ET DE LOCOMOTION.

ORGANES D'APPUI EXTERNES. — SQUELETTE DERMIQUE.

CONFORMATIONS SQUELETTIQUES INTERNES.

ORGANES DE SENSATION.

ORGANES DE NUTRITION.

ORGANES D'EXCRÉTION.

ORGANES DE REPRODUCTION.

REPRODUCTION ASEXUELLE.

REPRODUCTION SEXUELLE.

FIN DE LA SECONDE TABLE.

PARTIE GÉNÉRALE

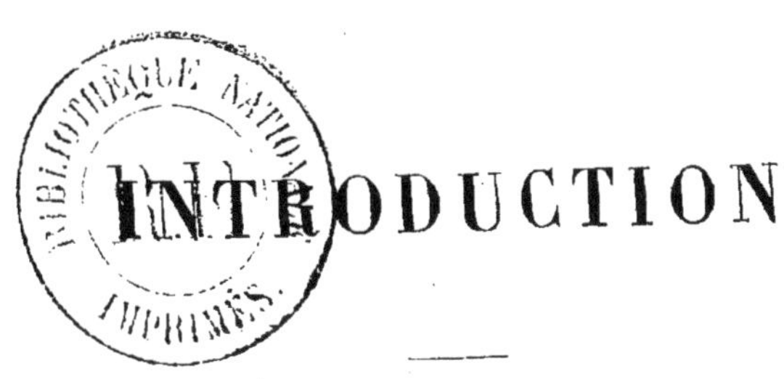

INTRODUCTION

NOTION ET OBJET DE L'ANATOMIE COMPARÉE

§ 1.

Le champ de la science, dont les recherches sur la nature organique forment l'objet, se partage en deux grandes divisions correspondant aux deux règnes de la nature, qui sont la Botanique et la Zoologie. Ces deux branches fournissent les éléments de la Biologie, et sont d'autant plus étroitement liées entre elles, que les phénomènes que présentent les règnes animal et végétal dépendent des mêmes lois fondamentales, et qu'au milieu de toutes les différences qui se remarquent dans les dispositions plus spéciales des animaux et des plantes, tous deux possèdent des éléments communs et sont, dans l'économie de la nature, en rapports étroits de mutuel échange. A la diversité des recherches auxquelles on peut se livrer dans les deux grandes divisions précitées, correspondent autant de subdivisions nouvelles, que nous étudierons pour la *Zoologie*, laissant ici la Botanique de côté. C'est à la *Physiologie* qu'appartient la recherche des manifestations du corps animal ou de ses parties, l'analyse élémentaire des fonctions, et leur explication d'après des lois générales. L'étude de la substance matérielle, siége de ces manifestations, la diversité des formes du corps et de ses parties et leur explication, sont du ressort de la *Morphologie*. La physiologie et la morphologie s'écartent autant par leur sujet que leurs méthodes sont différentes, mais il est nécessaire dans toutes deux, bien que suivant des voies diverses de ne pas perdre de vue le but commun et final qu'a la Biologie.

La Morphologie se partage de nouveau en *Anatomie* et *Embryologie*, la première ayant pour objet de porter ses recherches sur l'organisme achevé, la seconde l'étudiant dès sa première formation et dans le cours de son développement.

L'Anatomie elle-même peut être distinguée en générale et spéciale. L'*Anatomie générale* s'occupe des formes élémentaires et fondamentales des organismes animaux (*Promorphologie*, Häckel) et des formes secondaires qui en dérivent. L'*Anatomie spéciale* s'attache à l'assemblage organologique du corps, et une de ses branches, l'*Histologie*, s'occupe des parties élementaires dont la réunion constitue les corps des animaux.

L'*Embryologie* poursuivant le développement graduel de l'organisme, rend compte des complications de son organisation externe et interne, qu'elle rattache à ses états antérieurs plus simples. Les transformations de l'organisation peuvent aussi bien être suivies dans le développement de l'individu que dans la série des organismes. L'histoire du développement (*Embryogénie*, *Ontologie*, Häckel), étudie les premières; les dernières constituent l'objet de la *Paléontologie* (*Phylogénie*, Häckel) qui n'est que l'histoire du développement dans leur succession géologique des séries d'organismes.

On a fréquemment considéré la Morphologie comme la servante de la Physiologie, et préparant pour celle-ci les matériaux de ses recherches. Cette conception est due, soit à une délimitation différente de la physiologie, que l'on confondait avec la biologie, soit au fait qu'on a mal compris ce qu'est la Morphologie et son objet. La connaissance de la description de quelques formes ne constitue en aucune manière l'essence de la Morphologie. Ces descriptions sont nécessaires, mais elles forment un corps de doctrines d'une valeur très-subordonnée, et qui ne mérite pas le nom de Morphologie. Celle-ci se distingue de la physiologie, autant par sa méthode que par son sujet.

Les résultats de la Morphologie viennent converger vers une généalogie des organismes, qui est exprimée par leur classification suivant un ordre *systématique*. La classification n'est donc point en opposition avec la morphologie, mais elle en présente les résultats sous une apparence résumée, en donnant, au premier coup d'œil, par le rapprochement ou la séparation des divers groupes, grands ou petits, un aperçu de leurs rapports de parenté et de leur filiation naturelle, que les recherches anatomiques et embryologiques nous font connaître par une voie plus détournée. Le système zoologique doit être le reflet des recherches morphologiques et la place qu'occupe un animal dans la classification admise doit faire ressortir, au premier coup d'œil, ses rapports de parenté.

§ 2.

L'anatomie circonscrite à l'étude et à l'explication de la conformation du corps animal complétement développé, peut, suivant la direction, qu'on donne aux recherches, se subdiviser encore en diverses branches. A-t-on pour but la composition même du corps, sa forme et les rapports réciproques de ses organes distincts, on fait de l'anatomie *descriptive*, parce qu'elle dépeint les objets qu'elle étudie, sans en tirer des déductions ultérieures. Sa méthode est purement empirique, le but de sa recherche est le fait anatomique, et les besoins de l'art médical et des nécessités pratiques ayant fait prendre à l'anatomie descriptive des organes humains un développement tout particulier, elle a constitué une branche à part qui sous les noms d'*Anthropotomie* se place à côté de la *Zootomie* également descriptive. Ces deux branches sont différentes par leur objet, mais non par leur procédé; elles font de l'analyse. En tant que s'abstenant de spéculation abstraite sur les résultats de leurs découvertes, toutes deux manquent des caractères d'une science que ne constitue ni le champ des recherches à faire, ni la complication des moyens nécessaires pour obtenir un résultat. L'anatomie se comporte tout autrement dès que la connaissance des faits n'est pour elle que le moyen, et que son but se trouve être les conclusions qu'on peut déduire de l'ensemble des faits connus. En comparant entre eux les faits connus, elle en déduit des notions scientifiques qu'elle transforme par voie d'induction en conclusions précises. C'est alors de *l'Anatomie comparée ;* sa marche est synthétique. Les analyses de l'anatomie descriptive fournissent les bases, dont l'anatomie comparée s'empare pour les soumettre à la critique scientifique. Plus l'observation des faits sera scrupuleuse, plus le terrain de comparaison sera sûr. Les faits empiriques ou d'expérience fournissent les bases à l'abstraction qui intervient ensuite.

On a apprécié de manières très-différentes les limites du domaine ainsi que la nature de l'anatomie comparée, et émis, à son sujet, deux opinions, entre autres, que nous devons surtout combattre, vu leur diffusion, comme absolument erronées. L'une considère l'anatomie comparée comme synonyme de zootomie, et la place à peu près au niveau de l'Anatomie humaine, ayant à faire pour les organismes animaux, ce que fait cette dernière pour l'organisme humain. On admet ainsi une opposition qui n'existe pas dans la nature. Une autre source d'erreur résulte de ce qu'on prend pour des comparaisons des représentations qui ne reposent sur rien moins que des opérations comparables. Lorsqu'on a décrit la structure anatomique d'un organe, et qu'on lui a peut-être donné un nom correspondant à sa fonction, on n'a encore fait aucune comparaison, même si les recherches embrassent une grande série d'animaux. Un simple rapprochement n'est pas encore une comparaison; celle-ci ne peut être basée que sur une appréciation réfléchie de toutes les données morphologiques. La valeur de ce genre de travaux anatomiques est, pour l'anatomie comparée, très-secondaire, elle ne s'élève qu'en raison des points de vue de comparaison qu'on prend en considération. Le défaut de ceux-ci enlève souvent à ces travaux même leur valeur comme simples matériaux, car ils restent souvent insuffisants quant aux connaissances anatomiques nécessaires pour fournir à la comparaison les bases dont elle a besoin. C'est donc à tort qu'on envisage ces travaux comme préparatoires, et on se trompe, si l'on croit pouvoir élever l'édifice de l'anatomie comparée sur des travaux anatomiques purement descriptifs. L'expérience montre le contraire, car aucune production d'anatomie comparée digne de ce nom, n'a jamais pu être exécutée sur les données seules de ces travaux préparatoires antérieurs faits par d'autres. La raison de ce fait est simplement que, dans la description seule des faits dont la connaissance et la réunion sont le dernier but du travail, les points de vue permettant d'apprécier leur valeur relative font défaut. Des choses, en elles-mêmes insignifiantes, mais ayant pour la comparaison une grande portée, seront négligées dans la description, et l'inverse. On comprend que ce n'est qu'en les comparant et les pesant mûrement, qu'on peut apprécier la valeur relative des bases empiriques nécessaires.

Une autre conception erronée, consiste à croire que l'anatomie comparée peut se passer de la connaissance des détails anatomiques, parce qu'elle s'attache plutôt à des aperçus relatifs aux rapports plus généraux de l'organisation. Mais la valeur des détails étant différente, et des faits insignifiants pouvant se trouver en apparence sur le même niveau que d'autres ayant de la valeur, c'est encore au jugement comparatif qu'il appartient d'examiner et de décider ce qui doit être rejeté comme inutile, ou conservé comme valable.

§ 3.

L'*Anatomie comparée a pour objet* l'explication des phénomènes relatifs à la forme dans l'organisation du corps animal, et résout les questions qui s'y rattachent par la méthode comparative. Elle cherche à scruter dans la série des organismes les conditions morphologiques des organes du corps, et à grouper par conséquent les rapports analogues en séparant ceux qui ne le sont pas. Aussi prend-elle en considération toutes les circonstances anatomiques, la situation réciproque des diverses parties du corps entre elles, leur nombre, étendue, structure et texture. Elle établit pour chaque organe des séries de formes dont les termes extrêmes peuvent différer entre eux jusqu'à n'être pas reconnaissables, mais qui sont reliés par de nombreux degrés intermédiaires. Il résulte de ces multiples séries de forme d'un seul et même organe que, dans les divers états qu'il affecte, sa valeur physiologique n'est aucunement la même ; et que de simples modifications dans sa constitution anatomique peuvent correspondre à des fonctions différentes. La considération exclusive de la fonction physiologique pouvant conduire à rapporter à des catégories différentes des organes analogues au point de vue morphologique, il en résulte par conséquent qu'en matière d'anatomie comparée, la fonction des organes n'est pas de première importance. La valeur physiologique ne peut venir qu'en seconde ligne lorsqu'il s'agit d'établir les rapports avec l'ensemble de l'organisme, des modifications que peut avoir subi un organe en passant d'une fonction à une autre. C'est ainsi que l'anatomie comparée fournit les preuves de la liaison de séries entières d'organes, dans lesquelles nous rencontrons des modifications tantôt de peu d'importance, tantôt plus fortement développées, portant sur l'étendue, le nombre, la forme, et aussi la structure des parties d'un organe, et qui peuvent même, bien que dans une faible mesure, présenter une modification dans sa situation. Un coup d'œil sur de pareilles séries apprend donc à connaître la marche des modifications qui peuvent affecter un seul et même organe dans différents animaux.

Outre ces séries d'organes trouvées par la comparaison, nous observons en second lieu une différence dans leur mode de formation. Tandis que dans un cas, un organe donné n'aura, depuis son point de départ jusqu'à son développement complet, subi que peu de modification ; dans un autre cas l'organe aura éprouvé de nombreux changements avant d'atteindre son état définitif ; nous y voyons apparaître des parties qui disparaissent plus tard des modifications sous tous les rapports anatomiques, qui vont même jusqu'à intéresser la structure.

Ce fait a une grande importance, parce que tous les changements qu'parcourt un organe pendant le développement individuel d'un animal quelconque, passent par des phases et des états que, dans d'autres cas, l'organe conserve d'une manière permanente, et qu'au moins la première manifestation de l'organe correspond à un état persistant chez un autre organisme. Aussi, lorsque, dans certains cas, l'organe développé a été modifié assez fortement pour que ses rapports avec une série d'organes deviennent méconnaissables, on retrouve ces rapports en remontant la marche de son évolution, jusqu'au point où il apparaît. Les états antérieurs ainsi démontrés font facilement trouver la place de l'organe, et permettent alors de le rattacher à une série déjà déterminée. Les phénomènes que nous présente une série d'organes observés chez différents animaux correspondent souvent à des phases semblables qui, dans certains cas, se manifestent pendant le développement d'un organe individuel ; de là les relations étroites qui existent entre l'Embryologie et l'Anatomie comparée. D'après ce qui précède, la comparaison devant s'étendre jusqu'aux diverses phases du développement des organes dans l'individu, le but de l'embryologie s'étend jusque dans celui de l'Anatomie comparée, et loin d'être en opposition entre elles, toutes deux se prêtent un mutuel appui.

L'Embryologie ne fournit pas seulement à l'anatomie comparée des documents, elle nous apprend à connaître les organes dans leurs états primitifs ou passagers et à les rattacher aux états permanents qu'ils affectent chez d'autres animaux, comblant ainsi les lacunes que nous rencontrons dans la série des parties accomplies des organismes. En nous montrant comment les conformations plus complexes dérivent de dispositions plus simples, elle nous permet de comprendre les premières. Les faits qu'elle nous démontre reçoivent eux-mêmes leur explication des dispositions permanentes d'états plus simples, ainsi que nous le verrons plus loin (§ 35, remarques). Nous avons à reconnaître que la Paléontologie fournit également un concours de nature analogue.

L'Anatomie comparée recherche les lois de certaines évolutions qu'elle déduit des modifications des formes que présentent les organes. Si ces lois ne sont pas du tout ou ne sont peut-être pas encore formulables mathématiquement, la valeur de la science n'en est modifiée que dans ses rapports avec les autres, et non en elle-même. Toute autre conception ôterait, aussi bien aux sciences historiques qu'à certaines sciences naturelles, à la géologie, par exemple, la signification de science.

Une trop grande importance attribuée aux rapports physiologiques des organes a été le plus grand obstacle au développement de l'Anatomie comparée, qui n'a pu prendre son libre essor que lorsqu'elle est arrivée à connaître, non-seulement la variabilité de la conformation des parties du corps, mais aussi de leurs rapports fonctionnels. Aussi longtemps qu'on a comparé les branchies des poissons aux poumons, il était impossible de concevoir la signification morphologique de la vessie natatoire; la comparaison manquait de toute méthode anatomique en ce qu'elle tirait toutes ses déductions d'un autre ordre d'idées.

Ce que nous avons dit plus haut, des rapports qui existent entre l'Anatomie comparée et l'*histoire du développement*, montre qu'une Embryogénie comparée ne peut pas exister par elle-même. Elle ne serait admissible qu'en ce qui concerne les enveloppes de l'œuf; pour le reste, soit le corps même de l'embryon, ce serait toujours dans les formes complètes d'autres organismes qu'il faudrait chercher les rapports des changements d'organisation qui se succèdent dans le cours du développement. C'est aux arcs branchiaux permanents des poissons, que nous comparerons les branchies provisoires ou arcs viscéraux qui existent chez les embryons de mammifères et d'oiseaux. Nous voyons, chez ces derniers, un fait d'organisation passagère qui se rattache spécialement à un état permanent chez un autre organisme, parce qu'il en dérive par hérédité. La même démonstration peut être fournie par une foule d'autres exemples. Ainsi, dès qu'elle veut être comparative, l'embryologie tombe toujours dans le domaine de l'anatomie, et s'y rattache d'une manière inséparable.

ESQUISSE HISTORIQUE

Origine dans l'antiquité.

§ 4.

Les premières traces d'Anatomie comparée se trouvent comme le résultat d'une observation intuitive de la nature chez les philosophes de l'antiquité grecque, et qui, basée sur l'observation directe, a atteint son plus haut développement chez Aristote. De nombreuses recherches anatomiques, dont plusieurs ont postérieurement été confirmées comme découvertes importantes, lui ont fourni les bases d'une conception de l'organisation animale qui ne fut atteinte par personne pendant plus de deux mille ans. Quoiqu'un grand nombre d'assertions soient inexactes, et que les notions sur la valeur fonctionnelle des organes ne correspondent en aucune façon à nos connaissances actuelles, les idées qui y sont exposées sur l'harmonie de la conformation, la dépendance réciproque des organes, et les rapports qui existent entre leurs fonctions sont si remarquables, qu'elles effacent les imperfections de détail qui les accompagnent.

Les parties sont distinguées en homogènes et analogues. Dans les homogènes sont comprises celles dont la nature physique est semblable ; elles sont solides, molles ou liquides. Cette division correspond à plusieurs de nos groupes histologiques actuels, comme les os, cartilages, graisse, chair, etc. Les parties analogues étaient déterminées par la fonction. Leur état était donc considéré comme subordonné, et un même organe pouvait se présenter à des états fort différents, avec des formes très-diverses, sans avoir d'autres fonctions. Si une certaine somme d'organes est commune à tous les animaux, le degré de développement d'un organe peut être fort différent, jusqu'à perdre sa valeur pour l'organisation, et ne subsister que comme un indice restant (ὥς σημείου χάριν). Les rapports de situation réciproques si variés, que présentent les organes, ont été observés par Aristote, et des indications sur l'existence de différentes formes animales primitives ne font pas défaut. Les siècles suivants ne changèrent rien à ce qu'Aristote avait établi ; et bien que l'école d'Alexandrie (Herophilus, Erasistratus) ait fait faire à l'anatomie humaine des progrès importants, elle en a laissé le système intact.

L'art médical qui a si lentement élaboré ses connaissances sur le corps humain qu'il empruntait au plus grossier empirisme, se trouvait à l'avant-garde des sciences naturelles ; la connaissance de l'organisation pour les besoins pratiques était le principal motif de la dissection ; les anatomistes étaient des médecins. La sophistique tenait lieu de considérations philosophiques, l'érudition remplaçait l'observation directe de la nature.

Les écrits d'Aristote restent pendant toute l'antiquité, le code de l'ensemble des connaissances sur la nature ; plus tard, lorsque la science grecque s'introduisit chez les Arabes et fut ensuite portée dans l'Occident, alors complétement bouleversé intellectuellement et politiquement, les commentaires stériles dont elle a été l'objet furent les seuls produits des efforts intellectuels. La succession d'Aristote se transforma en un système particulier, la scolastique, dont les catégories ont pendant tout le moyen âge, régné dans la science.

L'époque qui a précédé Aristote n'a pas été tout à fait étrangère à l'anatomie, seulement nous manquons, à ce sujet, de documents certains, et ne connaissons que par des notes d'auteurs postérieurs les tentatives dont elle fut alors l'objet. Les connaissances anatomiques paraissent avoir été surtout répandues chez les pythagoriciens, auxquels appartenaient Empédocle d'Agrigente, et Anaxagoras de Klazomène.

Démocrite d'Abdère, de l'école éléatique, était aussi célèbre comme anatomiste.

Les œuvres d'Aristote qui ont rapport à l'origine de l'Anatomie comparée, sont, avant tout, les quatre livres *De partibus animalium*, les dix *De Historia animalium* et *De generatione animalium*, qui se complètent mutuellement. Parmi les faits les plus importants déjà connus d'Aristote, et qu'ont confirmé de nouveau les recherches modernes, je citerai : la Parthénogénèse chez les Abeilles ; l'Hectocotylie des Céphalopodes ; l'Hermaphroditisme chez les Poissons.

On trouve l'analyse des écrits zoologiques d'Aristote dans J. B. Meyer, dans *Aristoteles Thierkunde*, Berlin, 1855 ; G. H. Lewes, *Aristoteles*, *Fragment of the History of science*. Consulter le travail, *Aristoteles Thierkunde*, par Aubert et Wimmer ; 2 vol., Leipzig, 1868.

Tentatives des seizième, dix-septième et dix-huitième siècles.

§ 5.

Avec la révolution intellectuelle qui signale la fin du quinzième siècle et le cours du seizième, commence une autre époque, pendant laquelle surgirent quelques nouveaux germes de progrès pour le développement de l'Anatomie comparée. L'action la plus efficace fut moins l'explication de ce qu'avait fourni l'antiquité grecque, qu'un retour à l'observation, depuis longtemps oubliée, de la nature, et aux recherches indépendantes. Mondino (mort en 1326) cherche déjà par la dissection des cadavres, à replacer l'anatomie humaine sur le terrain des faits. Vésale (1514-1564), Fallope (1523-1562), et Eustache (mort en 1574) achevèrent les fondements du nouvel édifice. Un grand nombre de découvertes importantes en furent le résultat, et bientôt ce n'est plus exclusivement sur l'organisme humain que se porte l'intérêt des anatomistes. Les recherches entreprises alors pour débarrasser de ses erreurs l'Anthropotomie que Galien avait déduite de l'anatomie des singes, fournirent l'occasion, par l'extension des travaux entrepris sur les animaux, soit de confirmer les observations faites sur l'homme, soit d'établir des points de départ pour de nouvelles questions. La dissection des animaux fut aussi favorable à la physiologie qu'à l'art de guérir. C'est dans cet esprit que le Napolitain Severino (1580-1656) écrivit sa *Zootomia Democritæa*, qui contient un certain nombre de descriptions pour la plupart fort insuffisantes, de l'organisation interne d'animaux inférieurs et supérieurs. La manière dont le sujet est traité diffère peu de celle de descriptions occasionnelles de quelques dispositions anatomiques que Rondelet et Aldrovande avaient publiées antérieurement, toutefois on remarque dans quelques chapitres une tentative vers les vues générales comme on n'en rencontre guère auparavant. — La tendance caractéristique des travaux anatomiques du dix-septième siècle est la description des parties avec la recherche de leur « utilité. » Les découvertes de Harvey (1578-1657) sur la circulation du sang, et d'Aselli (1622) sur les vaisseaux lymphatiques, provoquèrent des dissections d'animaux dont les résultats profitèrent presque exclusivement à la physiologie, alors naissante. Les connaissances anatomiques s'étendirent, il est vrai, en même temps, les faits restant cependant encore sans connexion entre eux. Il n'y en eût que peu qui tentèrent de suivre un même organe dans une série un peu considérable d'animaux, et de faire ressortir soit leurs différences, soit leurs ressemblances. Nous devons, à ce propos, nommer avant tout Th. Willis (1622-1675) qui, employant pour la première fois, et dans un acception assez analogue à celle qu'elle a reçu plus tard, l'expression d'*Anatomia comparata*, a poursuivi une représentation comparative de la conformation du cerveau.

Ces recherches assidues de choses nouvelles, merveilleuses, et qui étonnaient d'autant plus qu'elles restaient incompréhensibles, conduisirent peu à peu à une extension de l'horizon. Une nouvelle tendance qui se fraya alors son chemin dans deux directions, a beaucoup plus tard exercé une action d'une importance considérable sur le développement de l'Anatomie comparée.

Les recherches primitives dont nous venons de parler devinrent plus exactes et plus attentives, lorsque l'invention du microscope eut fourni le moyen de permettre à l'œil de suivre au delà de ses limites ordinaires, la structure des organismes, et de pénétrer ainsi dans la composition intime des parties regardées jusqu'alors comme de même nature. Un monde nouveau de petites formes animales fut en même temps rendu accessible à l'observation, constituant un ensemble de conformations externes et internes dépassant de beaucoup par leur diversité tout ce qui était déjà connu. Ce qui avait paru simple jusqu'alors se montra sous le microscope comme fort complexe, et on dut alors pour bien apprécier des organismes si différemment constitués, abandonner complétement les idées déduites des observations faites sur l'homme et les animaux qui en sont voisins. Si important et riche en résultats que fût ce nouveau progrès, il s'accomplit si lentement, qu'il a fallu près de deux siècles pour que cette différence d'organisation ait fini par être comprise dans toute son étendue. Ce furent les travaux de Malpighi (1628-1694) et surtout les recherches nombreuses et classiques de Swammerdam (1637-1680) qui ouvrirent la voie nouvelle. La conformation d'un insecte, d'un mollusque, et aussi la structure des systèmes d'organes des animaux supérieurs, purent alors être incomparablement mieux et plus complétement connus que cela n'avait été possible auparavant. Cette extension que prirent les recherches sur des êtres si éloignés de l'organisation humaine, émancipa cette branche de la science de la nature, et la séparant de la médecine, lui permit ainsi de prendre d'une manière indépendante son développement scientifique. Fréquemment, dans le siècle suivant surtout, les travaux sur le sujet ne furent que des « récréations pour l'œil et l'esprit », mais cependant, malgré cette tendance, ils n'en ont pas moins révélé passablement de faits qui ont contribué à enrichir les matériaux empiriquement recueillis, et qui encore aujourd'hui ont de la valeur.

A côté de recherches purement anatomiques, on en voit surgir qui sont comparatives ; ce sont celles qui, traitant des vertébrés les plus rapprochés de l'homme, font ressortir les premières analogies qui résultent de la comparaison. On compare le plus souvent à celle de l'homme la conformation de quelque mammifère isolé, fait qui ne soulève que peu de questions de nature à conduire à des problèmes scientifiques. Le sujet principal est l'étude des différences et des ressemblances, et on songe à peine à en chercher l'explication. Les travaux de Tyson sur l'anatomie d'un singe; ceux de Monro jeune (1732-1817) sur la structure des poissons; ainsi que ceux de Pallas (1741-1811) qui concernent plusieurs divisions d'animaux, en sont des exemples; il en est de même des dissections de mammifères de Daubenton (1716-1799) qui qui ont été introduites dans l'Histoire naturelle de Buffon. Même les grands services que l'illustre Camper (1722-1789) a rendus à l'anatomie des mammifères ne permettent pas de le sortir de la catégorie de ces auteurs de travaux seulement préparatoires.

Pendant les trois siècles qu'il a fallu pour aplanir le champ des faits anatomiques, et le préparer à recevoir les fondements d'un édifice scientifique, nous voyons surgir une nouvelle branche qui, voisine de l'anatomie deviendra par la suite un second pilier fondamental de l'Anatomie comparée. C'est l'étude du développement, dont Aristote dans l'antiquité a indiqué les premières traces. L'étude de la structure des organismes conduit nécessairement à la question de leur genèse, aussi voyons-nous dès l'origine de la réforme scientifique, les anatomistes occupés de recherches sur le fœtus. Fabricius d'Aquapendente (1537-1619) ouvre la voie, et Harvey peut déjà formuler son axiome : « *Omne vivum ex ovo.* » Les premiers états des animaux inférieurs sont aussi introduits dans le domaine des recherches, où ont brillé les noms de trois Italiens : Redi (1626-1697), Spallanzani (1729-1799) et Cavolini (1756-1810), ainsi que ceux de Needham et de Swammerdam. Le grand A. de Haller (1708-1777) ne réunit pas seulement systématiquement les travaux de ses devanciers, mais découvre encore de nombreux faits nouveaux tant dans la conformation que dans le développement des animaux supérieurs. Mais chez Haller, l'anatomiste est dominé par le physiologiste, qui est lui même sous l'influence de préjugés métaphysiques. Il n'y a pas de développement, qui produise du nouveau, il n'y a qu'apparition d'une chose latente déjà présente mais invisible. Tout est déjà formé dans le germe (involution), qui comprend lui-même des générations d'organismes préformées comme on doit se le représenter préexistant dans les générations antérieures.

Nous arrivons à la fin d'une période, par-dessus tout riche en grands noms, en brillantes découvertes, mais pendant laquelle aucune pensée de nature à porter des fruits n'a pu mûrir. On a recueilli des faits auxquels on est resté étranger, et si çà et là nous apercevons une tentative faite pour élever une théorie, elle ne repose presque toujours que sur des suppositions insoutenables.

Principes nouveaux.

§ 6.

La dernière moitié du dix-huitième siècle trouva une accumulation de riches matériaux. De nouvelles tendances sur l'appréciation des faits et leur transformation en données philosophiques et intellectuelles s'étaient fait jour. La négation du développement A. par de Haller trouva encore, du vivant de son défenseur, un adversaire victorieux dans Caspar-Friedrich Wolff (1735-1794). Ce qui est en voie de formation ne naît pas par simple croissance ou augmentation de ce qui existe déjà. Il surgit du nouveau par séparation (différenciation), de ce qui était d'abord homogène. Dans une dissertation publiée en 1759, *Theoria generationis*, l'Épigenèse est opposée à l'involution de Haller, et constitue la base d'un des progrès les plus importants qu'ait fait la science morphologique dans son ensemble, en introduisant dans le domaine des recherches anatomiques un élément nouveau. Les divers états de forme des organismes naissent graduellement, un état simple précède le plus compliqué, qui dérive du premier. Les faits anatomiques s'expliquant alors, et devenant scientifiquement abordables, s'accumulèrent ainsi pour former une des bases de l'édifice actuel.

D'un autre côté la fin du siècle, révivifiée par les idées philosophiques, se montra plus favorable à la généralisation des faits.

Des efforts nombreux faits pour substituer la synthèse à l'analyse, qui jusque-là avait toujours prédominé, permettent d'arriver à des connaissances plus approfondies. En France, Vicq-d'Azyr (1748-1794) admet, comme d'autres avant et après lui, que le but principal de l'Anatomie comparée, dans l'intérêt de la physiologie, doit être l'explication de la valeur fonctionnelle de l'organe. Mais avant tout, ses recherches sur la comparaison des membres, où il met de côté toute considération sur les différences de fonction, jointes à de nombreuses remarques excellentes montrent qu'il avait reconnu une voie nouvelle. La reconnaissance de l'existence d'organes rudimentaires indique aussi un progrès essentiel. Comme Buffon, il voit dans l'organisation, l'expression de constructions conformes à un plan, dont les détails isolés ne sont que des modifications. Gœthe se prononce encore plus nettement sur l'idée d'un plan fondamental. Ce grand homme mérite aussi une place marquante dans l'histoire de l'Anatomie comparée, en ce que, mieux que ses contemporains, il l'avait plus exactement comprise, en la considérant comme indépendante de la physiologie, et ayant comme morphologie son existence propre. Il fait consister l'Anatomie comparée dans la découverte du plan d'organisation surtout pour la conception de la généralité, déduite des faits particuliers. Sans déprécier le moins du monde la valeur des faits, il reconnaît cependant qu'ils ne peuvent que fournir les bases sur lesquelles l'édifice scientifique doit s'élever. En posant comme but la « domination de l'ensemble par l'intuition », il indique en même temps très-exactement la voie qui doit conduire à la solution du problème. La tendance à la généralisation se manifeste encore à un degré bien plus grand dans les vues développées par Oken (1779-1851), en constituant une partie de son système philosophique de la nature. L'unité de la conformation animale, qui n'est développée régulièrement que chez l'homme, déterminant la diversité des organisations par la prédominance de tel ou tel système d'organes, constitue un élément essentiel de l'hypothèse d'un développement par degrés échelonnés de l'organisation dans la série des organismes. Ce développement de l'inférieur au supérieur se manifeste d'après Oken, aussi dans l'individu, et la série des degrés à parcourir est d'autant plus longue que l'organisation est plus parfaite. Cette conception génétique des organismes, résultat des recherches embryogéniques auxquelles Oken se livrait avec ardeur, provoqua d'importantes découvertes, et transforma tout le sujet de l'Anatomie comparée, en substituant à l'étude des différences la démonstration de ce que les organismes ont de commun. Lorsque de pareilles recherches furent précédemment tentées, elles ne constituaient point des parties d'un système complet, tel que les « philosophes de la nature » voulaient le construire. On voulait embrasser d'une manière complète toutes les connaissances humaines — il était impossible d'accomplir ce que l'on s'était promis. Mais il est naturel qu'une doctrine cherchant à expliquer ce que des phénomènes isolés ont d'incompréhensible, et à projeter les lumières de l'entendement sur une masse de faits formant un chaos incohérent, ait dû soulever de l'enthousiasme. Quelle importance n'a pas eu pour l'intelligence de la conformation du squelette des vertébrés, la signification, reconnue déjà par Gœthe mais trouvée, nous devons le reconnaître, et développée par Oken, des os du crâne dans la théorie de la vertèbre? Que ne devait-on pas attendre de la série des métamorphoses, que parcourt l'embryon?

Les progrès de la science sur des bases empiriques ne suivirent pas d'une manière égale cet essor significatif. L'observation faite à un point de vue trop borné, qui avait jusqu'alors occupé le premier rang, perdit ses droits sous l'influence des idées spéculatives qui, pour déduire des conclusions d'une haute portée, s'appuyèrent sur des faits trop insuffisamment connus. La nature ne peut pas être construite par la seule voie de la pensée. Elle veut être observée. Cette tendance qui se faisait jour en Allemagne se développait en même temps en France, où elle fut soutenue par Ét. Geoffroy Saint-Hilaire (1772-1844): s'attachant aux idées de Buffon sur l'unité de l'organisation animale, il chercha à déduire ses diversités de structure de modifications d'une forme fondamentale, et à formuler une loi générale basée sur la dépendance mutuelle et invariable des organes. Il démontra d'abord d'une manière concluante, qu'un même organe possède dans la série animale des fonctions fort diverses, et peut en conformité avec elles être très-différemment construit, sans que son identité anatomique en soit compromise. L'organe fut ainsi pour la première fois soumis à une appréciation réellement anatomique, et l'école française se distingua par là de l'école allemande, qui cherchait à appuyer l'égalité de valeur de l'organe, sur celle souvent très-difficile à soutenir de la fonction. L'école française de *Philosophie anatomique* ou d'*Anatomie transcendante*, malgré la richesse des conséquences de l'heureuse pensée qui l'inspirait, resta cependant fort en arrière de la *Philosophie de la nature* allemande, principalement parce qu'elle ne tenait aucun compte de l'élément génétique. S'il y en eut, comme de Blainville, qui aient nettement reconnu la nécessité de prendre en considération le développement des organes, aucun d'eux n'a utilisé ni les données déjà acquises sur l'embryologie, ou entrepris quelque recherche digne d'être citée pour prendre pied sur son domaine. On ne peut méconnaître que cette omission n'ait contribué à rendre la tentative moins fructueuse. Dans la vive lutte qui s'engagea sur la signification à attribuer à la doctrine discutée, beaucoup de bonnes choses furent mises au jour, seulement la tendance de Geoffroy succomba sans avoir fourni à la science des germes susceptibles de développement. L'influence de la philosophie de la nature sur le développement de l'Anatomie comparée a été très-diversement appréciée. La plupart ont considéré ses tendances comme ayant été un obstacle au développement normal, même comme une révolution violente. En fait, elle appartient à cet ordre de phénomènes qui, dans la vie intellectuelle comme dans la vie sociale des peuples, après un long repos, brisant dans un accès de paroxysme toutes les barrières, cherchent de nouvelles voies, et caractérisent le commencement d'une révolution, que d'ailleurs ils n'achèvent pas. La philosophie de la nature fut ainsi le cachet d'une époque, et a même exercé son influence sur des personnes qui s'en croyaient bien éloignées. Presque tous les anatomistes considérables de cette période en ont été pénétrés, et même ceux qui s'en déclaraient les adversaires, en ont ressenti quelque impulsion. Son langage lyrique incompréhensible pour le plus grand nombre, et se livrant souvent aux figures les plus hardies, a beaucoup contribué à discréditer la philosophie de la nature. Le germe de l'erreur gisait dans la méthode, les faits étant appréciés d'après des lois, qui n'avaient pas été trouvées par la voie de l'expérience. La philosophie de la nature allemande n'a aucune connexion intime avec la *Philosophie anatomique* française. Celle-ci ne méritait pas le nom de philosophie, parce qu'elle manquait autant de bases méthodiques, qu'elle était obscure et indéterminée dans son but.

Lamarck, au contraire, peut être considéré comme le précurseur d'une époque, qui commence seulement aujourd'hui à prendre son développement. Dans sa *Philosophie zoologique* (1809), ignorée de ses contemporains, et oubliée ensuite, il établissait de la manière la plus nette la théorie de la descendance, qui n'a trouvé crédit qu'un demi-siècle plus tard. La conformation d'un organe est en rapports étroits avec sa fonction, ou plutôt avec son usage. Un organe peut se modifier par usage unilatéral, il peut rétrograder, devenir rudimentaire, lorsque ses fonctions cessent, et disparaître. La précision et la haute portée, la netteté et la logique conséquente des déductions distinguent avantageusement cette tentative de toutes celles semblables auxquelles aboutirent les efforts de l'école des philosophes de la nature.

Voir, sur C. F. Wolff et Haller, Kirchhoff, dans *Jenaische Zeitschrift für Med. u. Naturwissenchaft*, t. IV, p. 193; — sur Vicq-d'Azyr, Geoffroy Saint-Hilaire et Oken, voir O. Schmidt, *Die Entwickelung der vergleichenden Anatomie.*

§ 7.

Avant que la tendance spéculative des recherches eut encore atteint son apogée, apparaît un homme dont le talent et l'activité exercèrent une puissante influence sur la transformation de la science; c'est Georges Cuvier

(1769-1832). L'étendue des recherches anatomiques qu'il entreprit sur l'organisation de presque toutes les divisions du règne animal, lui apportèrent une grande masse de faits, qui effacèrent presque la plus grande partie de ce qui avait été auparavant acquis, et qu'il chercha à arranger, et à étudier à un point de vue élevé. Il se peut que l'influence allemande — les rapports avec Kielmeier — y aient été pour quelque chose, toutefois, après un examen attentif, le fait ne paraît pas être aussi certain que l'admet l'opinion reçue en Allemagne. L'organe ne lui parut pouvoir être compris que par la connaissance de l'organisme entier. L'existence d'un organisme dépendant du concours simultané de ses divers organes, l'Anatomie n'est pour lui que le moyen de connaître les organes, et devient une partie de la Zoologie, qui comprend la connaissance du tout. La délimitation rigoureuse de la fonction de l'organe est le point capital, car l'organe est déterminé par la fonction. La dépendance réciproque dans laquelle se trouvent les organes entre eux, déterminant leur concours simultané, il en résulte la loi importante de la corrélation entre les parties, dont Cuvier a pu apprécier l'immense portée dans ses recherches sur la reconstruction et l'explication des restes d'animaux fossiles.

A l'opinion de l'unité du plan de l'organisation animale, Cuvier opposa, n'étant en cela d'ailleurs pas le premier, l'objection qu'il y avait quatre types fondamentaux, dans chacun desquels on pouvait faire dériver la diversification des formes par modification et développement de parties distinctes. Le système nerveux présidant aux fonctions du mouvement et du sentiment qui constituent essentiellement l'animal, est celui qui détermine la conformation du corps entier. Tout le reste de l'économie lui est adapté. Chacune des formes fondamentales ou types qui s'élèvent les unes au-dessus des autres, présente des états de conformations divers, qui ont entre eux quelque chose de commun, mais diffèrent de ceux de l'autre type. Il est par conséquent faux d'admettre qu'un être appartenant à un type supérieur parcoure à l'état embryonnaire les états d'autres types, et que, par exemple, un mammifère ait été une fois ver, puis mollusque, etc., comme l'avait prétendu l'école des philosophes de la nature. Cette conception du règne animal basée sur la doctrine des types, ouvrit à l'Anatomie comparée une voie essentiellement nouvelle, et la comparaison bornée aux formes d'un seul type jeta pour la première fois une vive lumière sur la parenté naturelle et les diversifications des organisations. Cette clarté fut toutefois obscurcie par un manque de synthèse. La parenté ne paraît être que symbolique, car d'après Cuvier la forme animale est fixe, l'espèce est invariable, et les espèces se sont donc conservées intactes depuis des milliers de siècles. Cette conclusion erronée était dirigée contre Lamarck et Geoffroy, et la position élevée de Cuvier la fit accepter pendant longtemps. A la tentative de Cuvier de reconnaître dans l'organisation des faits conformes à une loi, il faut ajouter les travaux de J. F. Meckel (1781-1833). Il établit deux lois de formation ; la diversification, et la ressemblance ou réduction. La première comprend les différences non-seulement des conditions anatomiques, mais aussi des conditions fonctionnelles. Il y analyse un système zoologique, dont les divisions reposent sur des distinctions, et la loi finit par aboutir à de simples descriptions d nombre, de forme et de situation des parties du corps.

La loi de ressemblance est plus importante; elle veut établir que les diver ses formes peuvent plus ou moins être ramenées les unes aux autres, et qu par conséquent, à la base de toutes les conformations animales il est un type dont elles représentent des modifications. C'est là une idée qui émane d l'école des philosophes de la nature de l'époque. Il est clair qu'il ne s'agi point ici d'une loi, mais seulement d'un fait dont la connaissance avai certainement une haute portée pour l'Anatomie comparée, mais qui, dans l conception restreinte de Meckel, n'impliquait pas une reconnaissance de l différence typique. L'influence que le développement de la doctrine de types par C. E. von Baer a exercé sur l'Anatomie comparée, démontre so importance.

De même que Cuvier avait été conduit à reconnaître les différences fonda mentales de l'organisation par la multiplicité des recherches anatomiques de même Baer, indépendamment de Cuvier, est arrivé au même but par l persistance de ses observations dans le domaine de l'embryologie. Cette dif férence des voies suivies se fait sentir d'une manière évidente dans les con ceptions des deux auteurs, et devient frappante lorsqu'on oppose le cercl restreint d'idées qui accompagne la masse de matériaux apportés par le pre mier des anatomistes, à l'abondance et à la profondeur des pensées qu révèle le fondateur de l'école embryologique allemande, dans ses réflexion sur l'histoire du développement des animaux.

D'après von Baer, les types sont caractérisés non-seulement par le systèm nerveux, mais aussi par la relation de toutes les parties, jusque dans les de grés les plus inférieurs de l'organisation. Chaque type a ses organes propres qui ne se trouvent jamais pareils dans les autres. Une série d'états prove nant d'une séparation organologique et histologique apparaissant dans chacu des types, expriment les différents degrés de développement qu'il a atteint Cette différenciation n'a rien de gradué, chaque type comprenant des série qui lui sont propres, et qui indépendantes, ne vont pas les unes vers le autres. Aucun des types n'est donc subordonné à un autre, bien plus dan chacun d'eux, on remarque des formes hautement différenciées qui s'élèven au-dessus des formes d'autres types, moins distinctes au point de vue orga nologique. Par cette conception des types, von Baer entrant d'une manièr plus précise dans les rapports des organismes animaux que Cuvier, a encor eu le grand mérite de signaler, combien la genèse de l'organisme était indis pensable à connaître pour son appréciation. Le devenir explique le devenu et le développement reposant sur une différenciation, compliquant plus tar ce qui est simple dans ses commencements, permet de reconnaître cer tains rapports qui disparaissent entièrement dans l'état complet. Avec le faits du développement, von Baer combat l'idée du passage de l'embryon au travers des différents types, et montre en même temps que les caractère généraux du type s'exprimant dès l'abord chez l'embryon, constituent s distinction complète de ceux des autres types.

La direction imprimée à l'Anatomie comparée par Cuvier et von Baer, fu pendant longtemps prise comme règle, et c'est sur les bases données qu'elle continua activement à se développer. Les travaux qui ont contribué à nous faire connaître les organismes sont tantôt des études sur des systèmes d'organes distincts, tantôt des monographies d'espèces ou de divisions d'animaux plus considérables, fruits du travail d'un grand nombre d'auteurs parmi lesquels on remarque Tiedemann, G. R. Treviranus et Meckel. L'anatomie comparée forme sous divers rapports une partie de la physiologie, prise dans son acception la plus large, — comme biologie, — et ses résultats sont consignés comme propositions dans les manuels physiologiques, qui veulent tenir compte à la fois de la multiplicité des phénomènes vitaux du corps animal et de sa conformation. Mais il est plus fréquent de la traiter à part dans les manuels et livres d'instruction, et le cercle de l'anatomie comparée s'accroissant toujours, elle tend à devenir graduellement un objet d'enseignement spécial.

La signification de la méthode génétique énoncée par von Baer le premier, se manifeste dans les nombreux travaux qui n'ont pas été surpassés de H. Rathke (1793-1860), et J. Müller (1801-1858). Pendant que le premier, partant du développement, établit les rapports entre les diverses phases de l'évolution d'un système d'organes, et leur état correspondant et définitif chez d'autres animaux, J. Müller part dans ses comparaisons des organisations complètes, pour remonter à leur développement. Ses recherches sur tous les vertébrés publiées sous le titre modeste d'*Anatomie comparée des Myxinoides*, resteront toujours un modèle de recherches comparatives. Mais Müller est plus physiologiste, la fonction de l'organe l'éloigne fréquemment de la vraie signification, tandis que Rathke, quoique non moins prudent, est plus libre. De même qu'en Allemagne Müller et Rathke avaient, par leurs immenses recherches et l'emploi de méthodes perfectionnées, considérablement élargi les limites que Cuvier avait posées à l'anatomie comparée ; en Angleterre, Owen perfectionnait l'échafaudage scientifique en définissant plus exactement certaines notions et systématisant spécialement l'ostéologie comparée ; travail dont l'exécution intelligente mérite d'autant plus notre admiration que nous pouvons élever des doutes sur les faits qui en forment la base. Les débris de squelettes de genres d'animaux éteints ont depuis Cuvier apporté à l'anatomie comparée des matériaux précieux, et sont venus s'intercaler dans les séries des organismes vivants, qu'ils ont fréquemment complétées. Sous ce rapport, les contributions d'Owen sur les oiseaux et reptiles fossiles, ainsi que l'œuvre d'Agassiz sur les poissons fossiles, font époque dans la science.

Le monde animal inférieur a ouvert un champ de recherches également riche, qu'exploitent de nombreux observateurs au microscope, qui sont activement poursuivies au bord de la mer, et qui portent non-seulement sur les formes extérieures, mais aussi ont surtout pour but d'élucider leur organisation. La description des faits est sans doute ici l'essentiel, et on peut dire souvent que le lieu seul est changé, la méthode restant la même. Des découvertes importantes dans les systèmes d'organes modifient les vues antérieures, et souvent les transforment entièrement. La doctrine de la différence des types en a reçu une nouvelle confirmation, et l'étude suivie des modes de développement n'a fait que l'appuyer. Outre la conformation de l'organisme la structure des organes a également attiré l'attention, et le développement de l'étude des éléments des tissus, à laquelle Schwann a donné une base scientifique en fondant sa théorie des cellules, a pris une part importante aux progrès qu'a fait l'anatomie comparée. En fournissant l'occasion de connaître plus intimement les organes, l'étude des éléments qui les constituent a en même temps facilité leur comparaison en en assurant les bases ; et a eu particulièrement une grande importance pour les animaux invertébrés, chez lesquels la détermination des organes repose le plus souvent sur la connaissance exacte de leur texture. Ainsi dans la seconde moitié de notre siècle, l'anatomie comparée a non-seulement considérablement agrandi son champ de recherches, mais encore elle a cherché de toutes parts à revêtir un caractère scientifique.

§ 8.

La grande extension qu'ont pris dans ce dernier quart de siècle nos connaissances sur la structure des organismes animaux, fait attendre avec raison une reconstruction correspondante de la science. Mais les matériaux accumulés en grande partie sans plan nécessitent un remaniement intellectuel. Les faits se sont ajoutés aux faits, et l'état brillant de la science perd beaucoup de son éclat, lorsque nous songeons que les progrès qu'elle a faits depuis Cuvier et von Baer ne consistent presque qu'en une accumulation de faits. Il n'en est que plus urgent de trier et d'arranger, et de soumettre à une comparaison conforme à un plan régulier les connexions des organisations.

La doctrine de Darwin a déjà préparé ce progrès. Pendant qu'au commencement du siècle, Lamarck, et en partie l'école des philosophes de la nature en Allemagne, ainsi que quelques autres, avaient cherché à expliquer la diversification des organismes par une transformation graduelle, Darwin a rendu compte de l'origine des espèces par la variation et la sélection naturelle. Cette dernière complète la théorie et la distingue essentiellement de toutes les tentatives analogues antérieurement essayées. Cette théorie montre que ce qu'on a jusqu'alors appelé plan de construction ou type, est la somme des dispositions qui se perpétuent dans l'organisation animale par hérédité, et explique les modifications de ces dispositions par des états d'adaptation. L'hérédité et l'adaptation sont donc les deux faits essentiels qui rendent intelligibles et la diversité des organisations, et en même temps ce qu'elles ont de commun. Au point de vue de la théorie de la descendance, la *parenté* des organismes perd son sens figuré. Là où une comparaison rigoureuse nous démontre une conformité d'organisation, elle indique un phénomène héréditaire, conséquence d'une commune origine. La diversité des modification acquises par les organes dans leur adaptation, oblige à les suivre pas à pas, et il ne peut plus suffire de déduire leurs rapports d'analogies éloignées. L'anatomie comparée devra donc être assujettie à une méthode plus rigoureuse, qui annulera des séries entières de comparaisons, celles entre autres qui n'auront eu volontairement en vue que l'organe isolé, sans examiner auparavant si les conditions d'existence de l'organisme entier permettent la possibilité d'admettre une parenté plus rapprochée.

La théorie de la descendance trouvera également dans l'anatomie comparée sa pierre de touche. Aucun fait dans cette branche de la science ne la contredit jusqu'à présent, bien plus toutes nous y conduisent. Cette théorie recevra donc en retour, de la science, ce que sa méthode lui a donné, la clarté et la certitude.

La théorie de la descendance inaugurera ainsi une nouvelle période dans l'histoire de l'anatomie comparée. Elle caractérisera même un point plus important de son évolution, mieux qu'aucune autre théorie ne l'a encore fait. D'une portée immense, il n'y a presque pas de partie de la morphologie qu'elle n'atteigne dans le vif, et tout nous fait présager qu'elle exercera une action puissante sur le développement ultérieur et le perfectionnement de l'anatomie comparée. Si nous remarquons que le nombre, bien qu'encore peu considérable, de ceux qui adoptent cette théorie et en comprennent la signification, est en voie continue d'accroissement, même aux dépens de ses anciens adversaires, il n'y a rien d'invraisemblable à s'attendre qu'il en résulte pour elle une impulsion favorisant son développement.

BIBLIOGRAPHIE

§ 9.

Nous citons ci-dessous les ouvrages nécessaires à consulter pour l'étude de l'Anatomie comparée [1].

A. Sur la *Morphologie :*

Leuckart, R., *Ueber die Morphologie und die Verwandtschaftsverhältnisse der wirbellosen Thiere.* Braunschweig 1848.

Carus, V., *System der thierischen Morphologie.* 1853.

Bronn, *Morphologische Studien über die Gestaltungsgesetze der Naturkörper.* Leipzig und Heidelberg 1858.

Ouvrage principal et base scientifique de toutes les branches de la Morphologie :

Haeckel, E., *Generelle Morphologie der Organismen. Allgemeine Grundzüge der Formenwissenschaft, mechanisch begründet durch die von* Ch. Darwin *reformirte Descendenztheorie.* 2 Bde. Berlin 1866.

[1] Nous citons, comme l'auteur, les ouvrages dans la langue originaire. (*Observ. du Traducteur.*

B. Sur l'*Anatomie comparée* :

a. Ouvrages sur l'étendue totale de son domaine :

CUVIER, G., *Leçons d'anatomie comparée*, recueillies et publiées par DUMÉRIL et DUVERNOY. 5 vol. Paris 1799-1805.
— *Leçons*, etc. recueillies et publiées par DUMÉRIL. Seconde édition. 8 tomes. Paris 1835-46.
MECKEL, J. F., *System der vergleich. Anatomie*. 6 Bde. Halle 1821-23 Non terminé. Les organes sexuels manquent.
MILNE-EDWARDS, H., *Leçons sur la physiologie et l'anatomie comparée de l'homme et des animaux*. T. I-X. Paris 1857-70.
LEYDIG, F., *Vom Bau d. thierischen Körpers*. I Band. 1 Hälfte. Tübingen 1864.

b. Ouvrages traitant plus particulièrement des détails de l'Anatomie comparée :

HUXLEY, TH. H., *Lectures on the elements of comparative anatomy* (On the classification of animals and on the vertebrate skull). London 1864.
OWEN, R., *On the anatomy of vertebrates* (*Comparative anatomy and physiology of vertebrates*. Vol. I, II, III). London 1866-68.

c. Traités manuels ou élémentaires :

CARUS, C. G., *Lehrbuch der Zootomie*. Leipzig 1818. Seconde édition : *Lehrbuch der vergl. Zootomie*. 2 Bde. Leipzig 1834.
WAGNER, R., *Handbuch der vergleichenden Anatomie*. 2 Bde Leipzig 1834. (Nouvelle édition : *Lehrbuch der Zootomie*. 2 Bde. Leipzig 1843-48. (Zweiter Band, *die Anatomie der wirbellosen Thiere* enthaltend, von H. FREY und R. LEUCKART.)
v. SIEBOLD und STANNIUS, *Lehrbuch der vergleichenden Anatomie*. Berlin 1845-48. De la seconde édition : *Lehrbuch der Zootomie* n'a paru que la moitié du 2e volume : *Anatomie der Fische und Amphibien*.
SCHMIDT, O., *Handbuch der vergl. Anatomie*. Sechste Auflage. Jena 1872.
OWEN, R., *Lectures on the comparative anatomy and physiology of the invertebrate animals*. London 2e édition 1855. — *Of the vertebrate animals*. P. I. Fishes. London 1846.
JONES, RYMER, *General outline of the organisation of the animal kingdom, and manual of comparative anatomy*. 2d. Edit. London 1855.
BERGMANN, C. und LEUCKART, R., *Anatomisch-physiologische Uebersicht des Thierreiches*. Stuttgart 1852.
HARTING, P., *Leerboek van de Grundbeginselen der Dierkunde in haren geheelen Anvang*. Deel I-III. Tiel 1864-69. contient aussi l'*Anatomie comparée*.

d. Représentations iconographiques de la conformation des animaux :

CARUS, C. G. und OTTO, *Erläuterungstafeln zur vergleich. Anatomie*. 8 Hefte. Leipzig 1826-52.
WAGNER, R., *Icones zootomicae, Handatlas zur vergl. Anatomie*. Leipzig 1841.
SCHMIDT, O., *Handatlas der vergl. Anatomie*. Jena 1852.
CARUS, V., *Icones zootomicæ*. Leipzig 1857. Erste Hälfte. (Wirbellose Thiere.)
BLANCHARD, *L'organisation du règne animal*. Livraisons 1-40. Paris 1851-68.
LEYDIG, F., *Tafeln zur vergl. Anatomie*. Erstes Heft. Tübingen 1864.

Importants pour l'Anatomie comparée, les ouvrages suivants :

TODD, *Cyclopaedia of Anatomy and Physiol* 5 vol. London 1835-59.

Quelques anciens Traités de Physiologie :

BURDACH, C. F., *die Physiologie als Erfahrungswissenschaft*, mit Beiträgen von C. v. BAER, DIEFFENBACH, J. MULLER, R. WAGNER. 6 Bde. Leipzig 1826-40. In zweiter Auflage mit Beiträgen von E. MEYER, H. RATHKE, C. v. SIEBOLD und G. VALENTIN. Leipzig 1855-57.
MUELLER, J., *Handbuch der Physiologie des Menschen*. 2 Bde. 4. Auflage. Coblenz 1844.

Traitant de la Structure comparative des tissus :

LEYDIG, F., *Lehrbuch der Histologie des Menschen und der Thiere*. Frankf. 1857.

Dans les journaux périodiques suivants qui contiennent des renseignements sur l'Anatomie comparée, ou la description de matériaux anatomiques, je ferai remarquer que les citations importantes que je leur ai empruntées, sont signalées par la répétition entre parenthèses des initiales de leur titre.

Archiv für Physiologie (A. Ph.), von J. C. REIL und AUTENRIETH. 12 Bde. Halle 1796-1815, davon Fortsetzung : *Deutsches Archiv für Physiologie*, von J. F. MECKEL. 8 Bde. Halle 1815-23. Als Fortsetzung : *Archiv f. Anatomie u. Physiolog.* (A. A. Ph.), v. J. F. MECKEL. 6 Bde, 1826-32. Als Fortsetzung : *Archiv f. Anat., Phys., u. wiss. Medizin* (A. A. Ph.), von J. MUELLER ; nach dessen Tode von C. B. REICHERT u. E. DU-BOIS REYMOND. 1834-72.
Isis, von OKEN. Leipzig 1817-48. — *Zeitschrift für Physiologie* (Z. Ph.), von TIEDEMANN und TREVIRANUS. 5 Bde. Heidelb. u. Leipzig 1824-1835. — *Archiv für Naturgesch.* (Arch. N.), von WIEGMANN, fortges. v. ERICHSON u. TROSCHEL. Berlin 1835-69. — *Zeitschrift für wissenschaftliche Zoologie* (Z. Z.), von v. SIEBOLD und KÖLLIKER. 20 Bde. Leipzig 1849-1869. — *Annales des sciences naturelles* (Ann. sc.), par AUDOUIN, BRONGNIART et DUMAS. 30 vol. Paris 1824-33. *Id.*, *Zoologie*. 2me série par AUDOUIN et MILNE-EDWARDS. 20 vol. 1834-43. *Id.*, 3me série. 20 vol. 1844-1853. — 4me série. 20 vol. 1854-1864. 5me série 1-5 vol. 1865-69. *Annals and magazine of natural history* (Ann. nat.). Series I, II, III. London 1838-66.

Publications académiques :

Nova Acta Academiæ Cæsareæ Leopoldino-Carolinæ (N. A. L. C.). — *Abhandlungen* (A. B.) *und Monatsberichte* (M. B.) *der königl. Acad. der Wissenschaften zu Berlin.* — *Denkschriften* (D. W.) *und Sitzungsberichte* (S. W.) *der kais. Academie zu Wien.* — *Philosophical Transactions of the Royal Society* (Phil. Tr. R. S.). London. — *Transactions of the Zoological Society* (Tr. Z. S.) London. — *Mémoires de l'Académie des Sciences de l'Instit. de France* (M. A. Fr.). Paris. — *Mémoires présentés par divers Savants étrangers à l'Acad. des Sc.* (M. A. Fr. S. étr.). Paris. — *Annales du Muséum d'hist. naturelle* (Ann. Mus.) ; *Mémoires du Muséum* (Mém. Mus.). *Nouvelles Annales du Muséum* (N. Ann. Mus.) und *Archives du Muséum* (Arch. Mus.) Paris.

Productions bibliographiques importantes :

ASSMANN, F. W., *Quellenkunde d. vergl. Anat.* Braunschweig 1847.
ENGELMANN, W., *Bibliotheca historico-naturalis*. Verzeichn. der Bücher über Naturgeschichte, welche in den Jahren 1700-1846 erschienen sind. Bd. I. Leipzig 1846.
CARUS, J. V. u. ENGELMANN, W., *Bibliotheca zoologica*. Verzeichn. d. Schriften über Zoologie, etc. v. J. 1846-1860. 2 Bde. Leipzig 1861.

ANATOMIE COMPARÉE

OBJET DE L'ANATOMIE COMPARÉE

Animaux et Plantes.

§ 10.

L'anatomie comparée ayant pour but l'étude des rapports de l'organisation des animaux, il est nécessaire pour en déterminer l'objet d'une manière générale, d'examiner la question de savoir si les deux règnes de la nature organique sont séparés et comment, et si animaux et plantes sont des organismes fondamentalement différents les uns des autres. Suivant l'état dans lequel s'est trouvée la science, et la somme des connaissances acquises, les réponses à ces questions ont été fort différentes. Tant que, dans les deux règnes, on n'a eu sous les yeux que des sujets très-différenciés, il était aisé de caractériser nettement les notions d'animal et de plante, et par conséquent de considérer les deux règnes comme étant distincts. Mais à mesure que des recherches progressives ont mieux élucidé les structures et les phénomènes vitaux des organismes inférieurs, les limites admises précédemment, ont dû changer et finalement disparaître. On fut forcé de reconnaître que les différences presque toujours très-subtiles autrefois établies entre eux n'avaient rien de décisif; que certaines particularités observées dans l'un des deux règnes, ne faisant en aucune manière défaut dans l'autre, s'y trouvaient même exprimées avec une grande netteté dans des formes qui en faisaient incontestablement partie.

Ainsi s'établit peu à peu la notion que, quant à ce qui concerne leurs formes les plus simples, il n'y a pas de ligne de démarcation à tracer entre les règnes animal et végétal, et que, bien mieux, l'un passe à l'autre par des changements insensibles. On peut donc considérer les deux règnes comme deux lignes partant et divergeant d'un même point. Comme chaque poir d'une des lignes est d'autant plus distant du point correspondant de l'autre qu'il l'est davantage du centre de départ commun, on trouvera que les di férences entre les deux règnes seront d'autant plus considérables, qu'on s sera plus éloigné des états les plus inférieurs, soit du point indifférent Faute de différences tranchées entre les organismes les plus inférieurs regar dés comme plantes et animaux, ces formes constituent dans leur ensembl une sorte de zône limitrophe, qu'on peut ou considérer comme un règn intermédiaire et indépendant, renfermant des formes intermédiaires indiffé rentes (règne des Protistes de Häckel), ou incorporer à volonté dans l'un o l'autre des deux règnes principaux. Mais dans les deux cas, comme il es inadmissible d'engager la science dans une voie qui l'obligerait à raisonne sur des notions inconnues, on ne saurait échapper à la nécessité de cherche une caractéristique de l'animal ou de la plante. De tous les caractères qu'o pourra reconnaître sur l'animal ou la plante, ceux qui comprendront l'en semble de l'organisme seront les plus certains, et pourront d'ailleurs porte sur le côté physiologique ou morphologique. Mais comme les fonctions d corps des organismes inférieurs n'ont pas encore été l'objet d'observation précises, nous manquons d'une mesure qui nous permette d'apprécier l point de vue physiologique, et nous sommes donc obligé de nous en teni au second, appuyés que nous le sommes au moins d'un côté par les relation de dépendance qui existent entre l'organisation et les fonctions.

On constate dans le mode de *différenciation histologique* une différenc dans la constitution des organismes qu'on désigne sous les noms d'animau ou de plantes. Dans le règne animal, les éléments constituants du corps for ment, réunis entre eux, des dispositions continues, des systèmes d'organes comme les systèmes musculaire et nerveux, qui sont non-seulement composé d'un ensemble d'éléments semblables, mais souvent aussi d'éléments distinct combinés de diverses manières. Dans cet arrangement, l'individualité de éléments constituants se perd en majeure partie, parce qu'ils forment un tou complexe, dans lesquels ou ils se fusionnent entre eux, ou, après avoir ét primitivement uniques, se divisent d'une manière continue et incomplète L'élément constituant conserve par contre son caractère individuel dans l plante. Ce n'est que passagèrement qu'on rencontre des cellules intimemen unies entre elles. Si diverses que puissent être, par suite de la différencia tion de l'organisme, les conditions des éléments qui le composent, ils n se confondent presque jamais, mais demeurent, grâce à une séparation (paro de la cellule), des objets toujours distincts et séparés. Si nous prenons c fait pour base de la détermination des notions d'animal et de végétal, nou excluons d'emblée du règne animal, ces *organismes unicellulaires*, ainsi qu ces *êtres inférieurs multicellulaires, dont les éléments constituants resten distincts entre eux, sans jamais se confondre en un tissu complexe*, et qu nous pouvons ou incorporer dans le règne végétal, ou regarder comme appar- tenant au règne intermédiaire dont il a plus haut été question. Cette distinc- tion relie entre elles plus étroitement des formes voisines sans impliquer l'existence d'une différence absolue, et par conséquent d'une lacune qui séparerait en plusieurs grandes divisions fortement tranchées, l'ensemble du monde organisé.

L'opposition de différences ne porte point atteinte à l'idée de la généralité, mais elle nous fournit une conception plus exacte du sujet, et des bases pour l'acquisition de meilleures connaissances.

Les critères qu'on s'est efforcé de chercher pour les animaux et les plantes reposaient sur des rapports tantôt généraux tantôt particuliers, suivant qu'on avait observé plus attentivement des parties plus ou moins considérables d'états de conformation et de vie. L'axiome de Linné : « Lapides crescunt, plantae crescunt et vivunt, animalia crescunt, vivunt, et sentiunt, » établit la sensibilité comme base de la différence. Cela pouvait suffire tant que la foule innombrable des plus petits organismes était à peu près inconnue. Mais l'appréciation de la sensibilité, qui présente déjà de grandes gradations chez les organismes supérieurs, devenant toujours plus incertaine à mesure que les plus inférieurs devenaient connus, on dut bientôt renoncer aux différences tirées de cette propriété. L'introduction dans l'intérieur du corps de substances alimentaires solides, ayant lieu exclusivement chez les animaux, fournit un nouveau critère, mais qui ne tarde pas à perdre toute sa généralité à la suite de la découverte d'animaux incontestablement privés de bouche, et qui, comme les plantes, se nourrissaient par voie d'un endosmose s'opérant à la surface extérieure du corps. La propriété de locomotion n'est pas davantage un caractère décisif, car elle est très-répandue chez tous les organismes inférieurs, à certaines phases de leur évolution ; et nous voyons que précisément les organes qui jouent un rôle important dans la locomotion des animaux inférieurs, les cils vibratiles, existent aussi sur les spores des algues. L'importance exagérée qu'on attribua à cette locomotion par cils vibratiles, conduisit à regarder la marche de la formation des spores comme un développement d'animaux provenant d'organismes végétaux, mais le blâme que s'attira l'ouvrage de Kützing, *la Plante au moment où elle devient animal*, aurait dû bien plutôt frapper cette complète négligence, déjà existante, de toute définition de notions.

L'existence des cils vibratiles dans le règne végétal étant reconnue, on voulut placer la différence dans le genre de leurs mouvements. Le mouvement vibratile des organismes de ce règne devait être involontaire et produit par des procédés endosmotiques. On considéra celui des animaux inférieurs comme volontaire et produit par la sensibilité supposant l'action d'une volonté réflexe. Mais la volonté ne pouvant être reconnue dans les mouvements de ces petits organismes (infusoires) que par l'utilité de son action, le critérium tout entier dépendait de la conception subjective de l'observateur, la volonté étant tout aussi peu démontrable que la nécessité physique causant les mouvements des spores mobiles.

La nature des parties élémentaires a aussi été prise en considération. Chez les animaux, le « contenu de la cellule » ou le protoplasme, devait être contractile, et, par contre, immobile chez la plante. On sait, aujourd'hui, que les phénomènes de mouvement ont lieu aussi bien dans les cellules végétales que dans les animales, et même que les « courants de sève », qui sont si répandus dans les premières, reposent sur une contractilité du protoplasme. Ces mouvements ont lieu de manières diverses, suivant la nature de la surface de la cellule. Dans un organisme unicellulaire, dont la surface externe n'est pas limitée par une paroi résistante, le protoplasme peut, par sa contractilité, déterminer des changements dans la forme extérieure, et aussi un déplacement, tandis que dans les cas où le protoplasme vivant est enfermé dans une enveloppe solide, la contractilité ne peut se manifester que dans le contenu de l'enveloppe, sous forme de courants, etc.

Outre ces phénomènes généraux aux règnes animal et végétal, on en remarque dans les divisions inférieures un grand nombre d'autres qui sont encore plus significatifs. Dans les plantes, c'est la formation de matière germinative, d'ovules cellulaires, de filaments moteurs, qui sont précisément le plus développés chez les formes inférieures, et rappellent des dispositions du règne animal. Chez les animaux, ce sont ces modes de propagation sexuels qui sont si développés dans les divisions inférieures, comme le bourgeonnement, la germination, etc., qui, ainsi que ces dénominations, appartiennent au règne végétal. Il en est de même de la formation des animaux composés, ainsi que du polymorphisme qui règne chez un grand nombre d'entre eux. Ces faits de continuation d'un règne dans l'autre, et l'examen des arrangements organiques généraux, ont conduit à faire reconnaître les rapports existant entre les deux règnes. Il faut chercher le retard que cette déduction a éprouvée à être admise, dans le mode du développement du jugement humain, dont les commencements sont toujours analytiques. Mais, avec ces connaissances, il s'est introduit une autre erreur, qui consiste à admettre que là où la nature n'a pas établi de limite tranchée, l'intelligence, jugeant, ne pouvait, ni ne devait en faire une. Il ne devait, alors, n'être plus question d'animaux ni de plantes, vu que l'emploi de ces qualifications impliquaient cependant la représentation de notions déterminées; c'est justement parce que les deux règnes sont reliés entre eux par des formes intermédiaires, qu'on devait chercher une expression distinctive, qui ne pouvait jamais d'ailleurs être qu'artificielle, puisque la division n'existe pas dans la nature. Elle doit être aussi subjective, et, quels que soient ses résultats, elle est juste dès qu'elle conduit à une méthode logique. Appeler la définition d'une telle notion une supposition dogmatique, indique une totale méconnaissance de la nature de *toute* définition. — La différence dans la manière d'être des éléments constitutifs des règnes végétal et animal, et leur différenciation si distincte ont déjà été appréciés par SCHLEIDEN (*Arch. An. Phys.*, 1838, p. 137).

GEGENBAUR, *De animalium plantarumque regni terminis et differentiis*, Lipsiæ, 1860. — HAECKEL, *Radiolarien*, Berlin, 1862, p. 159 et suivantes. — CLAUSS, *Sur les limites de la vie animale et végétale*, Leipzig, 1863. — HAECKEL, *Generelle Morphologie*, I, p. 291.

CONFORMATION DU CORPS ANIMAL

A. — ÉLÉMENTS CONSTITUANTS

La Cellule.

§ 11.

Sous sa forme la plus simple, la matière vivante consiste en une substance de nature albumineuse qu'on désigne sous les noms de *Sarcode*, de *Plasme* ou de *Protoplasme* et qui se montre à nous avec nos moyens optiques d'investigation, comme entièrement homogène, et affectant la forme de petits grumeaux. C'est dans cet état que nous rencontrons les organismes les plus simples. Après les formes les plus inférieures composées d'un protoplasme entièrement homogène, dans le sein duquel quelques granulations constituent les seules parties visibles, et chez lesquelles la partie extérieure n'est pas entourée d'une enveloppe séparée, nous arrivons ensuite à un degré supérieur qui présente une enveloppe distincte, provenant d'une modification chimico-physique de la couche extérieure. C'est ainsi que le protoplasme doué de toute les propriétés vitales et en même temps de celle du mouvement, s'entoure d'une enveloppe plus ou moins rigide qui fixe la mobilité de la configuration, et produit une forme déterminée. De pareilles conformations peuvent aussi entrer dans la composition d'organismes, c'est le cas d'un grand nombre de plantes inférieures. Häckel a donné le nom de *Cytodes* aux éléments constitutifs de ce genre, qu'il a ainsi et avec raison distingué des éléments différenciés.

Ces éléments présentent dans le protoplasme, un corps solide nettement circonscrit, le noyau ou nucléus. Contrairement à ce qui a lieu pour le protoplasme, le noyau ne paraît pas être contractile, mais prend cependant une part considérable dans les manifestations vitales du protoplasme qui l'entoure, dont il paraît du reste être le régulateur, car il détermine plusieurs phénomènes. On nomme *cellules* ces petites masses de protoplasme pourvues d'un noyau, qui peuvent d'ailleurs exister d'une manière indépendante sous la forme d'organismes dits unicellulaires. Lorsque les cellules par augmentation forment en se réunissant un tout complexe, il résulte des organismes multicellulaires. Les plus petites conformations de ces organismes, les cellules en sont donc les *éléments constituants*. Il en est de même de l'état plus simple des cytodes qui sont peu répandus. Dans le règne végétal, les cellules ont par contre, pris un très-grand développement; et dans le corps animal elles forment l'élément constituant exclusif.

Les deux états des éléments constituants des organismes doivent être rapprochés en ce sens que les cytodes représentent la forme inférieure, les cellules au contraire la forme supérieure. Häckel les a réunies sous la désignation de *plastides*. En suite de la production du noyau, les cellules sont des formes plus complexes qui proviennent de cytodes. Les cytodes aussi bien que les cellules manifestent dans leur protoplasme une série de phénomènes, qui sont en quelque sorte indépendants de l'organisme, dont ces éléments font partie, et qui se révèlent également dans tout protoplasme, quoique souvent seulement d'une manière passagère. En se basant sur ces phénomènes on peut reconnaître aux plastides une signification indépendante, et les considérer comme des organismes; les organismes élémentaires de Brücke. Bien que le protoplasme ne puisse pas être anatomiquement analysé plus loin, ses manifestations vitales, semblables à celles d'organismes plus compliqués dans leur structure, sont cependant évidemment de nature à nous faire supposer une conformation plus complexe de structure moléculaire, que nos moyens actuels ne nous permettent pas de reconnaître encore.

§ 12.

Le plus petit élément constituant du corps animal que nous connaissions actuellement est représenté par la *cellule*. Pendant leur état indifférent, c'est-à-dire tant qu'elles ne sont pas le siége de modifications marchant dans une direction déterminée vers la constitution de tissus spéciaux, les cellules paraissent être de nature essentiellement semblable dans tous les organismes animaux. Nous y distinguons d'abord le protoplasme qui forme la masse principale de la cellule, substance molle et albumineuse; et secondement, enveloppé par le protoplasme et en étant différent, une partie plus ferme, le noyau de la cellule. La part que prend ce dernier organe dans les nombreuses manifestations de la vie de la cellule prouve qu'il ne doit point être regardé comme une partie subordonnée du corps cellulaire. A ces deux parties de la cellule on ajoutait, — autrefois généralement, — une membrane, différente du protoplasme qu'elle enveloppait et cette manière de voir a fait naître la notion de la « forme vésiculaire » de la cellule. Bien qu'on ne puisse contester que dans un grand nombre de cellules, les enveloppes soient distinctes du protoplasme, cette condition n'est jamais réalisée dans les commencements de la vie de la cellule, les membranes cellulaires étant toujours le résultat d'une évolution progressive, et d'un passage graduel à des états différents. Quant aux manifestations de la vie dans les cellules, les phénomènes de mouvement résultant de la contractilité du protoplasme, sont si répandus, qu'ils se montrent d'une manière toujours plus décisive comme une propriété de toutes les cellules qui ne sont pas autrement différenciées et métamorphosées dans la nature de leur protoplasme. Chez les cellules libres non enveloppées dans une membrane ferme, les contractions du protoplasme déterminent leur changement de lieu. Dans les cellules qui ne sont pas libres on peut aussi observer le mouvement, soit dans les modifications de la forme extérieure, soit dans la mobilité qu'offrent les parties solides contenues dans le protoplasme. La réaction sous l'influence de la lumière, qu'on observe dans quelques cas qui ne sont point rares, semble indiquer que le protoplasme est le siége de propriétés intimes que nous pouvons attribuer à la *sensibilité*. Nous constatons en outre dans la cellule, une *nutrition*, parfois même une introduction visible de matière dans le protoplasme, se manifestant toujours évidemment par la *croissance* de la cellule.

Ce phénomène commun à toutes les cellules encore indifférentes, s'exprime par l'accroissement du corps protoplasmatique déterminé par l'assimilation de substances venant de l'extérieur. Cette croissance peut être égale dans la cellule entière, qui s'augmentant dans tous les sens régulièrement pendant son jeune âge, conserve ainsi sa forme sphérique intacte; ou devenir inégale, lorsque la cellule peut acquérir par une augmentation suivant un axe, une forme allongée; ou une forme étoilée par une augmentation portant sur plusieurs axes à la fois. Ces circonstances d'inégal accroissement sont dans la règle accompagnées d'une différenciation des cellules, qui conduisent à la transformation de celles-ci en tissus. L'augmentation numérique des cellules internes a pour résultat inévitable la reproduction de la grande cellule, lorsqu'elle a atteint les limites de l'accroissement qu'elle supporte encore, mais qu'elle ne pourrait dépasser.

La multiplication des parties élémentaires peut se faire de plusieurs manières. Lorsque le corps d'une cellule se développe d'un côté, il se forme un bourgeon, qui après une augmentation graduelle de volume, se détache du corps maternel, et devient une nouvelle cellule. Le nombre des jeunes cellules naissant ainsi d'une cellule-mère peut être variable, et présenter des modifications suivant la manière dont se comporte le noyau de la cellule-mère. Ce mode de propagation par formation de bourgeons passe sans limite tranchée à un autre mode qui est le plus répandu, celui de la *scission*. Tandis que le bourgeonnement est caractérisé par le fait que la cellule en voie de formation est à sa première apparition, et lorsqu'elle se détache de bonne heure, beaucoup plus petite que la cellule-mère; les produits par scission sont au contraire d'emblée égaux ou à peu près.

Il est clair qu'à mesure que la différence de grosseur des deux produits de multiplication diminue, la scission se rapproche du bourgeonnement, et que par conséquent toute la différence entre la scission des cellules et le bourgeonnement dépend de la quantité de protoplasme, qui passera de la cellule-mère à celle qui en dérive. La scission de la cellule est annoncée par une division du nucléus, et on peut dans la règle, constater que les phases de la segmentation de ce dernier précèdent les états de divisions correspondants de la cellule.

En dehors de la multiplication par scission ou par bourgeons, on n'a pas démontré avec certitude l'existence d'aucune autre forme de propagation dans les cellules animales, car la plupart des modes divers de reproduction de cellules signalés par quelques observateurs, tels que la formation de cellules dites endogènes, etc., dérivent de la scission. — Quant à ce qui concerne la formation libre ou spontanée des cellules, on est au moins certain qu'elle n'a pas la fréquence qu'on lui supposait à une époque antérieure.

Tandis que dans la série des phénomènes précités le protoplasme des cellules ne se modifie pas, il en est d'autres qui provoquent un changement dans le protoplasme, et lui permettent de sécréter des substances faisant partie de sa constitution chimique. Ce procédé de *sécrétion* présente des conditions différentes. La marche de la séparation peut quelquefois s'opérer dans la masse du protoplasme lui-même, déterminant dans l'intérieur de la cellule l'apparition de parties étrangères à la nature physico-chimique du protoplasme, et qui peuvent être très-variées, comme les graisses, les matières colorantes, etc.; ou différentes de forme, telles que des granulations, des gouttelettes, des cristaux, etc. Dans un autre cas, cette sécrétion se fait à la surface du protoplasme. Elle peut paraître sous forme liquide, et perdre toute continuité avec le protoplasme; ou être solide, auquel cas elle conserve avec la partie non modifiée des rapports plus ou moins intimes. Par suite de modifications chimico-physiques soit de sa surface totale, soit d'une partie seulement de la surface du protoplasme, diverses substances provenant de ce dernier peuvent se trouver au dehors du corps de la cellule. Nous assistons donc à des transformations du protoplasme que nous désignons sous les noms de sécrétions, ou différenciations, ou excrétions. C'est par une formation semblable que se produit sur tout le pourtour de la cellule ce que nous avons appelé plus haut la *membrane cellulaire*. Cette même marche détermine encore la formation d'autres dispositions, dont nous aurons plus tard à nous occuper.

La différenciation du noyau qui distingue la cellule nucléolée du cytode sans nucléus, paraît dans un grand nombre de cas du moins, se continuer dans le noyau lui-même. Ce dernier renferme souvent un autre corps plus ferme, le *nucléole*, qui présente des états de multiplication analogues à ceux qu'offre la division du noyau dans ses rapports avec la scission de la cellule. Il reste encore à établir quelle est l'importance du rôle que joue dans cette direction le nucléole, qui n'est en aucune manière présent partout. Comparé au protoplasme, le nucléus constitue la partie la moins variable de la cellule, car jamais les différences de sa conformation ne sont aussi considérables que celles de cette dernière. — En ce qui concerne la formation de cellules libres, la description de sa marche donnée par Weissmann sous le nom d'Histiolyse, dans les tissus d'insectes en état de métamorphose, n'offre pas une grande importance.

§ 13.

Dans les organismes que nous considérons comme animaux, ce n'est que passagèrement que la cellule constitue l'ensemble de l'organisme, lorsqu'elle forme la cellule de l'œuf, qui ne diffère des autres par aucun point essentiel. Cette circonstance que les organismes multicellulaires dérivent d'autres qui sont unicellulaires, permet de les rattacher ensemble en ce qu'elle indique que la forme unicellulaire est le point de départ de tous. La segmentation de la cellule de l'œuf produit un nombre de cellules dont l'ensemble constitue l'ébauche du corps de l'animal. Elles ne sont semblables et homogènes que dans les premières phases du développement de l'organisme, et présentent toutes les propriétés qui caractérisent la cellule. Dans les états postérieurs, une partie seulement des matériaux provenant de la segmentation de la cellule de l'œuf, conserve sa première apparence, la plus grande partie subit des modifications soit dans la forme, soit dans les manifestations vitales ou les fonctions, ou enfin dans les deux en même temps. Ces transformations que subissent ces agrégations de cellules font naître de nouvelles formations de diverses natures qui sont les *tissus*, qu'on peut par conséquent considérer comme une agrégation enchevêtrée de cellules uniformément transformées et de leurs dérivés. La marche que suivent les tissus dans leur formation, et leur séparation dans le cours du développement subséquent, est donc une *différenciation.* Comme chaque agrégation de cellules ayant subi de telles transformations correspond à une fonction déterminée de l'organisme, laquelle auparavant n'était pas attachée à une partie nettement circonscrite, et dévolue même, confusément avec toutes les autres fonctions à une seule cellule pendant l'existence de l'organisme comme œuf, on doit considérer cette différenciation comme une *division du travail.* De nouvelles manifestations apparaissent, les fonctions se divisent, et les forces actives déterminant chaque acte principal s'étant réparties sur des portions spéciales, principalement ou exclusivement perfectionnées à leur but, l'organisation se complique.

Dans tous les cas, c'est du protoplasme de la cellule primitive que part la différenciation des tissus. Le noyau ne paraît y participer que fort peu, lorsque même il subit quelque changement. Ce n'est que lorsque sortant de son état d'indifférence antérieure, la cellule est en voie de reproduction, que le noyau prend au phénomène une part déterminée et égale.

D'après la nature des cellules, on peut partager les tissus en plusieurs grandes divisions, qui sont les tissus *épithélial*, *connectif*, *musculaire* et *nerveux.* Les deux premiers constituent un groupe inférieur que sous le nom de *tissus végétatifs* on peut distinguer des deux autres, les *tissus ani-*

maux. La distinction entre les deux groupes gît dans leur mode de différenciation, car ses produits dans le premier se comportent vis-à-vis de l'organisme d'une manière beaucoup plus passive, tandis que ceux du second groupe prennent une part directe à la manifestation des phénomènes vitaux. C'est dans le règne végétal que le groupe des tissus végétatifs ou leurs analogues prennent leur plus grand développement; tandis que ce sont les autres qui constituent toutes les dispositions caractéristiques de la structure animale.

Épithéliums.

§ 14.

On désigne sous le nom d'épithéliums, les cellules juxtaposées qui recouvrent les surfaces du corps en couches simples ou multiples. Le *tissu épithélial* n'est donc formé que de cellules. Il se distingue des autres en ce que les cellules qui le constituent conservent au moins, quant à leur rapport primitif, leur disposition ; et en ce qu'il forme la couverture superficielle du corps entier, en revêtant aussi les cavités de son intérieur. L'aspect des cellules d'épithélium s'est très-diversifié, et autorise la distinction de plusieurs formations épithéliales. — Le protoplasme des cellules épithéliales n'est souvent plus homogène, sa couche extérieure durcie et formant une enveloppe membraneuse, est dejà le résultat d'une différenciation; qui est considérable surtout dans les cellules superficielles des épithéliums disposés en couches, tandis que les plus profondes contiennent des cellules qui dans leur jeune état sont dépourvues de membrane. Une autre différenciation consiste en ce que les couches superficielles d'épithélium, qu'elles soient extérieures ou qu'elles tapissent les cavités internes, portent des prolongements mobiles, animés pendant la vie d'un mouvement d'oscillation, et qu'on a nommés cils vibratiles. Ces cils se trouvent tantôt isolés, tantôt réunis en grand nombre, ils impliquent en tous cas une différenciation supérieure, car leur mobilité ne dérive pas simplement de la contractilité déjà inhérente au protoplasme.

Les cellules épithéliales peuvent présenter encore une autre différenciation. De même que la formation de la membrane est le résultat d'une modification de la couche superficielle du protoplasme, qui a porté sur toute sa périphérie ; de même il peut arriver qu'une marche analogue, circonscrite à une partie déterminée de la surface cellulaire, et agissant avec plus d'intensité, provoque la formation d'un épaississement local de la couche protoplasmatique la plus extérieure. On trouvera donc ainsi contre la face extérieure de chaque cellule, une couche plus ou moins épaisse d'une substance différente du protoplasme, et qui lui est adhérente sans qu'il y ait entre les deux de démarcation nette.

Lorsque la substance provenant du protoplasme des cellules, et formant une couche superficielle, se différencie davantage de manière à ce que la portion fournie par chaque cellule soit plus intimement liée à celle sécrétée par ses voisines qu'à la cellule même, il résulte de cette fusion une membrane homogène, ou *cuticule*.

Lorsque ce dépôt se fait d'une manière inégale, en subissant des modifications ultérieures, ces membranes laisseront voir une stratification, où chaque couche pourra être distinguée de celle qui l'a précédée. Plus la substance constituant ces formations cuticulaires sera différente du protoplasme des cellules qui l'ont produite, moins on pourra saisir le passage de l'un à l'autre, et la cuticule pourra donc être placée dans la catégorie des produits excrétés.

On peut distinguer suivant la *forme* qu'ont les *cellules épithéliales*, les épithéliums plats, cylindriques, etc., suivant que l'accroissement de la cellule ayant eu lieu plus fortement en largeur ou en hauteur, ait produit des formes aplaties, ou allongées et cylindriques. Dans les épithéliums formés de couches multiples, les cellules les plus superficielles présentent le plus souvent une forme différente de celle des couches plus profondes, qui sont sphériques et dont nous avons parlé comme de jeunes formes. Dans beaucoup d'épithéliums on rencontre un mélange de formes de cellules diverses ; des cellules ramifiées parmi des simples. Les cellules épithéliales sont fréquemment le siége de dépôts de matière colorante (cellules pigmentaires), mais cette propriété ne leur est nullement exclusive. Des formes allongées fibreuses peuvent aussi être d'origine épithéliale (fibres du cristallin), et des cellules de cette nature, présentant des creux et des saillies correspondantes, peuvent même par leur réunion former des combinaisons mécaniques de natures très-complexes. Cette réunion est le résultat de la présence d'une substance qu'on a qualifiée de collante, comme soudant entre elles les cellules et par ce fait, peu visible, quoique répandue dans tout le tissu. Des faits relatifs à l'origine de cette substance n'étant pas connus, la question de savoir s'il faut y voir un passage au tissu connectif reste indécise. Ce rapprochement est fondé là où une substance intercellulaire abondante est différenciée par des cellules épithéliales, comme dans l'émail des dents des mammifères.

Les conformations désignées sous le nom de *cils vibratiles* doivent être regardées comme des parties différenciées des cellules, et point confondues avec de simples filaments de protoplasme. La nature de leurs mouvements qui paraissent fréquemment se faire au point d'union du cil avec la cellule, est autre que celui du protoplasme. Souvent ils ne se trouvent pas en rapport immédiat avec le protoplasme de la cellule, mais sont portées sur une pièce différenciée de la cuticule.

Les *formations cuticulaires* présentent une série d'états particuliers. Dans quelques-unes, on remarque une différenciation de forme qui consiste dans un fractionnement en petites baguettes très-fines et parallèlement juxtaposées. Chez d'autres, on trouve de fins canalicules (canaux poreux) qui traversent perpendiculairement la cuticule, et qui sont en rapport avec la naissance de celle-ci. On peut les considérer comme des points où la sécrétion a été interrompue. Tandis que ces canaux poreux peuvent être vides parfois, on les trouve dans d'autres cas remplis, soit par des prolongements venant des cellules épithéliales qui produisent la cuticule, soit même à l'occasion par une cellule entière occupant la plus grande partie de la place des canaux poreux.

Tandis qu'il semble aisé d'établir que les formations cuticulaires, telles que les membranes chitineuses des Articulés et Vers, ainsi que diverses substances hyalines des Vertébrés, sont des produits d'une exsudation, et sans rapports de continuité directe avec le protoplasme des cellules ; la formation de la membrane cellulaire par modification du protoplasme, ou le seul épaississement partiel de cette membrane, montrent déjà que ce que dans un cas nous appelons sécrétion, offre des rapports avec, et ne se distingue pas d'*une manière tranchée* de la marche de la différenciation du protoplasme. Entre une différenciation à peine sensible du protoplasme dans sa couche corticale, et une autre substance en provenant également, mais présentant une toute autre constitution chimique et physique, on trouve tous les états de passage. Il ne doit pas de là résulter que la série des phénomènes présente partout les mêmes termes, il faut considérer, à part les deux extrêmes, de même qu'on distingue la montagne et la vallée, bien que toutes deux passent l'une à l'autre.

§ 15.

L'activité sécrétante des cellules étendues en grandes couches épithéliales ne produit pas toujours des substances solides demeurant plus ou moins longtemps adhérentes à l'épithélium, mais elle peut aussi émettre des productions liquides ou même gazeuses. Il en résulte pour les épithéliums d'autres rapports avec l'économie de l'organisme, auquel ils ne fournissent plus des matériaux employés à sa construction et nous y voyons la possibilité du passage des formations épithéliales à cet état, où, transformées en tissus fonctionnant dans une direction déterminée, elles constituent ce qu'on a désigné sous le nom de *tissus glandulaires*. Comme il y a toujours entre le tissu complexe des organes de sécrétion ou glandes et leur épithélium, une dépendance immédiate, qui, ou dure dans la plupart des glandes d'une manière permanente, ou n'existe que dans l'ébauche de l'organe, le tissu glandulaire ne représente qu'une *modification par différenciation du tissu épithélial*, et, comme ce dernier, consiste toujours en cellules. La quantité de cellules épithéliales jouant le rôle de glande est très-variable. Quelques cellules isolées et distinctes de leurs voisines peuvent, dans une couche épithéliale, fonctionner comme des glandes cellulaires, en formant et sécrétant quelque substance que ne fournissent pas les autres. Que la surface sécrétante s'accroisse, sans que l'ensemble de la partie épithéliale superficielle prenne part à cette augmentation, l'hypertrophie de l'épithélium qui est situé au-dessous déterminera la naissance de conformations s'éloignant plus ou moins de l'épithélium ordinaire, des creux, des petits sacs, des cæcums, que de nouvelles hypertrophies tendront à compliquer toujours davantage. Le tissu sous-jacent suivra cette hypertrophie et formera les enveloppes nécessaires, et, si compliquées que puissent devenir les ramifications glandulaires, ce tissu continuera à rester, vis-à vis de ces dernières, dans les mêmes rapports qu'il avait autrefois avec la couche épithéliale simple.

La glande, dans sa forme la plus simple, n'est donc qu'un enfoncement de l'épithélium dans le tissu qui lui est sous-jacent. Dans les formations glandulaires plus marquées, la différenciation des cellules qui entrent dans leur constitution est poussée plus loin. On y distingue les cellules qui sécrètent soit les cellules glandulaires proprement dites, et celles qui, reliant la partie active de la glande avec la couche épithéliale restée indifférente et, au contraire de sa portion sécrétante, représentent l'épithélium superficiel, ou celui qui revêt les canaux excréteurs. La sécrétion produite par les cellules glandulaires peut avoir avec ces dernières les rapports les plus divers. Elle peut, ou rester dans l'intérieur de la cellule, et n'arriver dans la cavité de la glande que par la destruction de la cellule ; ou elle peut être exsudée par la cellule, et être versée dans le canal de sortie, sans que la cellule elle-même soit détruite. Dans le premier cas les produits excrétés ont, ou la forme de concrétions solides, ou celle de granulations et de gouttelettes contenues dans les cellules.

Il ne faut pas ici, où il s'agit de tissu, confondre avec lui la glande considérée comme organe. Pour constituer celui-ci et ainsi que l'exprime la désignation de « tissus composés » de plusieurs auteurs, il faut le concours d'autres formations venant s'ajouter au tissu propre de la glande. Indiquons notamment ce qu'on a appelé la « tunique propre » qui dans la plupart des cas n'est qu'une couche homogène faisant partie de la base de l'épithélium dont la glande est formée. Cette membrane n'appartient pas au tissu glandulaire preprement dit, mais à celui sur lequel il repose, qui est le plus souvent constitué par un tissu connectif. Dans quelques cas, mais les plus rares, la tunique propre est réellement le produit des cellules glandulaires. Ceci est très-évident dans les *glandes* dites *unicellulaires* des arthropodes et des vers, où l'extrémité cæcale et élargie de la glande, renfermant une seule cellule, se continue par un canal de sortie très-fin, ce qui démontre, que cette enveloppe commune de la cellule est en effet le produit d'une sécrétion. Dans les divisions d'animaux précités, les glandes multicellulaires se comportent vis-à-vis de leurs canaux excréteurs, de la même manière.

Tissu connectif.

§ 16.

Le phénomène qui, dans le tissu épithélial, détermine la formation d'une membrane homogène, peut devenir plus considérable dans ses résultats, lorsqu'il a lieu sur toute la surface de la cellule. A mesure que la quantité de substance sécrétée par le protoplasme d'un certain nombre de cellules augmente, et se différencie du protoplasme des cellules non modifiées, celles-ci sont séparées et il en résulte une opposition entre les cellules formatrices et la substance intercellulaire qu'elles ont produit. Plusieurs tissus, très-différents par leur apparence, se trouvent avoir en commun un caractère de leur structure intime. On les désigne sous le nom de *tissus connectifs*, car ils servent à relier entre eux d'autres tissus qui, par leur réunion, constituent des organes ou systèmes d'organes.

Les différences des tissus faisant partie de cette catégorie, résultent tantôt des rapports des cellules entre elles, tantôt de ceux qu'elles ont de la substance intercellulaire, tantôt de la constitution chimique et physique de cette dernière ; mais elles ne sont pas partout également tranchées. Cette circonstance permet de reconnaître le passage réel et fréquent d'un tissu dans un autre ; et les faits que de tels passages ont occasionnellement lieu, fournissent une occasion importante de confirmer au milieu de toutes ces différences acquises, l'unité et la généralité de la conformation. Les tissus spéciaux appartenant à cette catégorie sont : 1° le tissu cellulaire ; 2° le tissu gélatineux ; 3° le tissu fibreux ; 4° le tissu cartilagineux ; 5° le tissu osseux.

On peut encore joindre à ces groupes de tissus les *liquides nourriciers*, en tant que renfermant des parties constituantes ayant forme de cellules, qui sont suspendues dans un milieu liquide représentant la substance intercellulaire. Cette conception, fondée sur le mode de la genèse de ces liquides, trouve sa confirmation ultérieure dans les jeunes éléments de formation du liquide nourricier des vertébrés, car les cellules de la lymphe naissent aux dépens des cellules du tissu connectif.

§ 17.

Examinons de plus près les diverses divisions du tissu connectif.

1° Le *tissu connectif cellulaire* (tissu connectif vésiculaire de Leydig), en est la forme la plus simple ; il consiste en cellules arrondies ou allongées, qui ne sont séparées que par peu de substance intercellulaire. Celle-ci paraît fréquemment sous la forme de parois membraneuses qui communes aux cellules voisines les rattachent entre elles. Dans d'autres cas, elle est plus abondante, sans cependant prédominer sur les cellules. La différenciation du protoplasme de la substance intercellulaire présente plusieurs degrés.

Cette forme de tissu connectif est très-répandue chez les invertébrés (Cœlentérés, Arthropodes, Mollusques). Elle présente de nombreuses modifications, suivant que ses cellules contiennent dans leur intérieur des pigments, des dépôts de gouttelettes de graisse, etc. Dans les vertébrés, elle ne se présente que d'une manière transitoire, et comme point de départ du tissu cartilagineux. Le tissu vésiculeux est caractéristique de la corde dorsale, dont la signification provisoire est exprimée dans quelques cas (Amphibies, Reptiles) par un passage au tissu cartilagineux.

2° *Tissu gélatineux* (tissu muqueux) se distingue par la consistance molle de sa substance intercellulaire, qui souvent se présente sous une apparence vitrée et transparente, et dans laquelle se trouvent des cellules très-éloignées les unes des autres, tantôt rondes, tantôt fusiformes ou ramifiées ; ces dernières étant fréquemment réunies entre elles par les prolongements de leurs ramifications. Il résulte de là un réseau de mailles très-délicates disséminé dans la masse gélatineuse, qui peuvent en devenant plus fermes par une différenciation ultérieure, se transformer en fibres fines, une transformation semblable se manifestant aussi quelquefois dans la substance intercellulaire.

Ce tissu est répandu chez les Cœlentérés (par exemple dans l'ombrelle des Méduses acraspèdes), les Vers, les Tuniciers, les Mollusques (Hétéropodes), et souvent chez les Vertébrés, où il constitue une phase du développement de la forme suivante du tissu connectif fibreux. Il se distingue de la forme précédente, surtout par une plus grande abondance de la substance intercellulaire, et par la présence de ces prolongements des cellules, qui ne manquent même pas dans les cas où les cellules de forme ronde paraissent prédominer dans quelques parties du tissu.

Des recherches ultérieures devront décider jusqu'à quel point on peut considérer comme une forme particulière de tissu connectif, un tissu qui consiste en une substance homogène contenant quelque cellules secondaires. (*Tissus de sécrétion*, Hensen.)

3° Le *Tissu connectif fibreux* constitue un état de développement plus avancé de la forme précédente. Ses éléments composants sont des cellules allongées ou ramifiées qui sont enfouies dans une substance intercellulaire consistant en faisceaux de fibres, et qui doit provenir en grande partie d'une sécrétion des cellules mêmes, ainsi que semble l'indiquer le développement du tissu. On remarque également qu'une portion des prolongements du protoplasma des cellules se différencient immédiatement en faisceaux de fibres et fibrilles qui restent distincts de la substance intercellulaire. La division fibrillaire de celle-ci présente de grandes différences, tant sous le rapport de l'épaisseur que sous celui de la direction. Les faisceaux décrivent pour la plupart des ondulations et des courbes et offrent une disposition tantôt parallèle, tantôt réticulée, à laquelle dans les états antérieurs du développement, correspondaient la situation des cellules et leurs prolongements.

On distingue dans le tissu connectif, suivant la nature de sa substance intercellulaire, le tissu lâche et le tissu ferme, ce dernier ayant aussi été nommé « tissu tendineux, » lorsque les faisceaux de fibrilles offrent un arrangement parallèle. Outre sa différenciation en fibrilles qui se gonflent, lorsqu'on les soumet à l'action des acides ou des alcalis, il y a dans la substance intercellulaire du tissu connectif fibreux une autre forme de filaments qui offrent une forte résistance aux réactifs précités, et qu'en raison de cette propriété caractéristique, on a désignés sous le nom de « *tissu élastique.* » Mais ses rapports avec la substance intercellulaire montrent que ce n'est point une forme de tissu indépendante, mais seulement une modification du tissu connectif.

On peut distinguer trois états dans le tissu élastique : 1° il se présente sous forme de faisceaux fins réticulés, et dont les larges mailles sont distribuées dans le tissu connectif fibreux. Supposant, autrefois, que ces fibres provenaient du noyau des cellules, qui fournissaient la substance intercellulaire, on les a appelées « fibres de noyau ; » 2° lorsque de forts faisceaux de divers calibres, réunis ensemble, constituent, sur quelques point déterminés, la plus grande partie de la substance intercellulaire, des portions entières du tissu connectif sont transformées en tissu élastique ; 3° lorsqu'il existe des faisceaux élastiques sous forme lamellaire, il résulte de leur accroissement en largeur, et de l'absence de vides entre eux, la formation de membranes élastiques, qu'à cause des fissures et ouvertures qu'elles présentent on a nommées « membranes fenêtrées. » Elles sont donc le résultat d'un développement spécial ultérieur du réseau élastique.

Comme, ainsi que nous l'avons remarqué plus haut, une partie de la substance intercellulaire provient d'une différenciation ultérieure du protoplasme des cellules, celles qui subsistent dans le tissu connectif développé, ne sont que les restes des cellules primitives. Selon la quantité de protoplasme transformé en fibres, et incorporé dans la substance intercellulaire, les noyaux des cellules du tissu connectif peuvent être entourées de masses plus ou moins grandes de protoplasme, ou ce dernier peut avoir entièrement disparu, ce qu'indique la présence de noyaux isolés dans les faisceaux de fibres du tissu connectif. Là où il subsiste encore du protoplasme autour de son noyau, et où par conséquent, il y a une cellule dans l'acception que nous avons précédemment donnée à ce terme, elle peut encore éprouver tant d'autres modifications diverses que le tissu connectif peut être classé parmi ceux qui présentent les phénomènes de différenciation les plus variés.

Aux cellules du tissu connectif, se rattachent des cellules pigmentaires dans lesquelles sont déposées des matières colorantes, et des cellules graisseuses contenant des gouttelettes de corps gras dont on a quelquefois, sans raison, fait un tissu particulier sous le nom de « tissu graisseux. » De plus, les cellules du tissu connectif paraissent avoir une importance spéciale dans la formation d'autres tissus, soit dans des cas pathologiques, soit aussi dans l'accroissement du corps pendant son développement, et se montrent ainsi indifféremment aptes à produire les éléments constituants d'autres tissus.

Le tissu connectif fibreux est principalement répandu chez les Vertébrés, bien qu'il ne fasse pas entièrement défaut dans les autres divisions, et se trouve même chez les Céphalopodes, qui sont des mollusques ; semblable à celui des Vertébrés, il réunit les autres tissus en organes, les organes en parties plus considérables du corps, et forme ainsi une charpente générale dans laquelle toutes les autres parties constituantes du corps sont incluses. C'est dans les ligaments et les tendons que le tissu connectif acquiert sa forme la plus condensée et la plus ferme.

§ 18.

4° *Le tissu cartilagineux* est caractérisé par des cellules distribuées dans une masse plus ferme de substance intercellulaire. Ces cellules sont rarement pourvues de prolongements, et dans la règle, s'écartent peu de la forme typique qui est ronde, ou de celle d'un fuseau allongé. La substance intercellulaire peut être plus ou moins abondante, mais elle se distingue toujours par sa plus grande rigidité de ces formes du tissu connectif qui sont également constituées par des éléments simples contenues dans une substance intercellulaire homogène. On pourra peut-être, par les caractères chimiques, établir une distinction plus tranchée, lorsque la nature du cartilage des Invertébrés sera mieux connue. Sa constitution rend le cartilage propre à fonctionner comme appareil de soutien en donnant aux autres corps de la solidité. Lorsque les cellules prédominent sur la partie intercellulaire, et que celle-ci n'existe que sous la forme de minces membranes, le tissu cartilagineux se rapproche tout à fait du tissu connectif cellulaire. Lorsque la proportion de substance intercellulaire ira en augmentant, ou elle prendra un aspect homogène (*cartilage hyalin*), ou, comme le tissu connectif, elle pourra subir des différenciations ultérieures, mais qui, dans leur ensemble, n'intéresseront que peu les cellules. La division graduelle de la substance intercellulaire en fibres donne le *fibro-cartilage* et l'apparition de réseaux de fibres élastiques produit le *cartilage élastique*. Des changements gradués de la substance intercellulaire et des cellules elles-mêmes, font passer le tissu cartilagineux au tissu connectif fibreux, indiquant ainsi une étroite affinité entre les deux. Les cellules, dans quelques cas, présentent aussi des modifications importantes; elles peuvent être fusiformes, souvent allongées en forme de ruban ; ou présenter des prolongements périphériques et rayonnants, pouvant se réunir à ceux des cellules voisines (chez plusieurs Sélaciens par exemple).

La substance intercellulaire du tissu cartilagineux est toujours distincte du protoplasme qui remplit les cavités des cellules du même tissu, et, jusqu'à présent on n'a jamais observé de continuité entre les deux. On ne doit cependant pas moins regarder la première comme le produit de la sécrétion des cellules, provenant d'une exsudation du protoplasme. Il n'est pas rare de voir dans le cartilage hyalin une couche de substance intercellulaire sécrétée par une cellule et placée en dehors d'elle, l'entourer comme une enveloppe en forme de capsule. On avait autrefois considéré ces capsules comme appartenant à la cellule, comme la membrane cellulaire même. Les nombreuses générations résultant de la scission d'une cellule donnant des groupes de cellules présentant des capsules de ce genre, on y a vu des cellules-mères et des cellules-filles, etc., et un appui en faveur de la soi-disant formation cellulaire endogène. Dans le fait ces systèmes de capsules ne sont que l'expression de la formation de plusieurs générations de cellules dérivées les unes des autres. Le passage graduel du tissu cartilagineux dans lequel on constate ce genre de capsules à celui dont la substance intercellulaire est parfaitement homogène, nous montre que nous n'avons à faire qu'à des états divers de différenciations d'une seule et même substance sécrétée, dont le premier a été le résultat d'une action interrompue, tandis que le second est le produit d'une activité sécrétante régulière de la cellule.

Je n'ai, dans ce qui précède, indiqué comme caractéristiques de la substance intercellulaire, que ses conditions physiques générales, parce qu'on n'a pas, jusqu'à présent, pu la démontrer comme différant, par ses propriétés chimiques, des autres tissus connectifs. Si le cartilage des vertébrés donne par coction de la « chondrine, » tandis que le tissu connectif donne de la « gélatine, » il faut remarquer que le tissu cartilagineux à l'état jeune ne manifeste pas cette réaction. La substance intercellulaire peut aussi être formée de chitine, comme je l'ai démontré dans le *Limule*. De plus, aucune recherche chimique n'ayant encore été faite sur les nombreux tissus qu'on peut histologiquement compter au nombre des cartilages, la conclusion que tous les tissus de conformation *semblable* offrent aussi la même constitution chimique est certainement inadmissible.

La fermeté de la substance intercellulaire du cartilage est, là où ce tissu fait partie d'organes de soutien (squelette), fréquemment augmentée par un dépôt de sels calcaires qui lui communiquent une consistance osseuse. Ces dépôts sont ou passagers, ou permanents. Dans le premier cas, ils disparaissent avec le tissu cartilagineux même, ce qui a lieu lorsque celui-ci est remplacé par le tissu osseux. Les sels calcaires, intimement combinés avec la substance même du tissu cartilagineux, et non déposés dans des vides, se rencontrent ou sous forme de granulations, ou de fragments irréguliers, ou imprègnent d'une manière égale toute la substance intercellulaire.

§ 19.

5° *Tissu osseux*. Cette forme la plus consistante de toutes les substances connectives, se compose ou d'une réunion intime de sels calcaires avec une substance intercellulaire organique, dans laquelle il existe des cellules pourvues de prolongements fins anastomosées entre eux ; ou consiste en une substance fondamentale résistante comme la première, mais ne présentant au lieu de cellules entières, que leurs prolongements qui la traversent sous forme de canalicules d'une grande finesse. Il y a donc à considérer deux *états du tissu osseux ;* dans la composition de l'un interviennent des cellules, qui, dans le second ne sont représentées que par de fins prolongements qu'elles distribuent dans la substance fondamentale solide.

Le tissu pourvu de cellules osseuses est le plus répandu ; il se rencontre dans le squelette de toutes les classes de Vertébrés ; tandis que le tissu caractérisé par les canalicules ne se rencontre que dans le squelette des poissons, et n'est développé d'une manière générale que dans les formations dentaires de toutes les divisions des Vertébrés.

La genèse du tissu osseux explique clairement les rapports qui existent entre les cellules et la substance intercellulaire. La forme renfermant des cellules peut naître de deux manières. D'abord par ossification du tissu connectif ; pendant que la substance intercellulaire se durcit en s'incrustant de calcaire, les cellules de ce tissu se transforment en cellules osseuses, qui entrent en connexion entre elles par leurs prolongements. Secondement, le tissu osseux peut naître par le fait de cellules indifférentes en apparence, sécrétant une substance incrustante, qui se dépose par couches lamellaires, et au travers desquelles elles envoient de fins prolongements de protoplasme. Si quelques cellules sécrétantes suspendent leur activité pen dant que leurs voisines continuent leur travail, elles sont peu à peu entourées d'un dépôt de substance intercellulaire qui, en les enfermant complétement, finit par les transformer en cellules osseuses. Les cellules de la couche active (ostéoblastes) sont en rapport de continuité par de fins prolongements avec celles qui sont déjà enfermées (cellules osseuses), ce qui permet à chacune des premières de devenir une cellule osseuse.

L'autre forme de tissu osseux présente un mode d'origine très-analogue, d'après ce que nous connaissons du développement de l'ivoire des dents. Ici encore une couche de cellules sécrète une substance incrustante, dans laquelle elles envoient également des prolongements. Mais, au lieu de pénétrer peu à peu dans cette substance extracellulaire, les cellules restent toujours en dehors, tout en conservant par leurs prolongements leurs connexions avec elle. Cette forme de tissu osseux, malgré la différence de son mode de formation, se rattache pourtant, dans son état postérieur, intimement à la première, car, comme celle-ci, sa substance intercellulaire est aussi le produit d'une exsudation des cellules. Le rapport est encore plus intime, lorsqu'on envisage les premiers pas du phénomène. Dans les deux cas, il y a sécrétion d'une substance incrustante calcaire homogène, dans laquelle les cellules qui la produisent, envoient des prolongements. Que cette marche se continue comme elle a commencé, et qu'aucune cellule entière ne pénètre jamais dans les couches exsudées, elle déterminera la formation de cette espèce de tissu osseux, qui n'est parcouru que par des canalicules fins et pour la plupart parallèles entre eux. Que quelques cellules sécrétantes restent de temps en temps dans la masse exsudée, celle-ci deviendra une substance intercellulaire enveloppant des cellules osseuses et constituera ainsi l'autre forme du tissu osseux.

Le tissu osseux, même sous la forme où l'absence de cellules osseuses semble le plus l'éloigner du tissu connectif, se rattache étroitement à ce dernier par les cas, où du tissu connectif ossifié se réunit avec du vrai tissu osseux formé par la sécrétion d'une substance incrustante. Ce rapport prime celui qui existe entre le tissu osseux privé de cellules et les formations cuticulaires. On peut affirmer, sans conteste, que le phénomène entier de la formation de substance osseuse par une exsudation d'une couche de cellules de nature épithéliale, offre une grande analogie avec ces formations extracellulaires dont nous avons parlé à propos des épithéliums, mais il n'est pas besoin de conclure encore, de cette parenté génétique, à la nécessité d'une séparation des tissus osseux et connectifs. Il en résulte seulement que l'existence d'une parenté entre les tissus connectifs et épithéliaux devient d'autant plus frappante qu'on approche davantage des états les plus primitifs des deux tissus.

Quand même la plus grande partie des formations osseuses se développe d'un tissu osseux indépendant, même là où les parties ont précédé à l'état de tissu cartilagineux, il n'en résulte pas une plus grande indépendance du tissu osseux. Ce même tissu prend aussi bien naissance dans le tissu connectif que dans le tissu cartilagineux, par incrustation directe de la substance intercellulaire, et par le développement des cellules en formations ramifiées; les membres composant le groupe des substances et tissus connectifs sont donc encore par là reliés plus étroitement entre eux, comme ils le sont déjà par les rapports que nous avons signalés et qui existent entre les cellules et la substance intercellulaire.

Voir mon article sur la formation du tissu osseux, dans *Jenaische Zeitschrift*, I, II.

Tissu musculaire.

§ 20.

Le tissu épithélial ainsi que la série des tissus connectifs ne présentent des phénomènes de contractilité que dans les parties protoplasmatiques des cellules restées indifférentes, tandis que précisément le protoplasme différencié provenant de ces tissus est dépourvu de cette propriété, ainsi que les formations cuticulaires et la substance intercellulaire produites par exsudation des cellules. Mais, là où le protoplasme différencié d'un ensemble de cellules produit une substance contractile, il apparaît un nouveau tissu, désigné sous le nom de *tissu contractile* ou *musculaire*. La contractilité se manifeste sous l'influence d'une excitation émanant du tissu nerveux. Les éléments constituants contractiles du tissu musculaire sont donc essentiellement différents des cellules indifférentes. Ils supposent la formation d'un autre tissu, le tissu nerveux, comme celui-ci nécessite la présence du premier.

Les éléments constituants spéciaux du tissu musculaire peuvent se distinguer en deux divisions. L'une consiste en cellules qui demeurent simples; les autres sont représentées par des fibres provenant soit d'une réunion de cellules distinctes, par conséquent d'une agrégation de cellules, ou chez lesquelles une multiplication des noyaux indique une multiplication des cellules.

Dans chacune de ces deux divisions, la substance contractile, par une différenciation ultérieure, peut arriver à un état supérieur représenté par la fibre.

1° Les *fibres musculaires lisses* ou *fibres-cellules contractiles* constituent la première forme. Ce sont des cellules fusiformes, souvent très-allongées et en forme de rubans, et n'ayant plus de protoplasme indifférent, ou un reste seulement occupant l'axe longitudinal ainsi que la périphérie de la cellule, mais qui, en tous cas, entoure le nucléus. La substance contractile est homogène et fréquemment limitée extérieurement par une membrane souvent difficile à distinguer. La réaction de ces fibres musculaires sous l'excitation du système nerveux est lente.

Les faisceaux paraissent être striés en travers par suite de la différenciation de la substance contractile, en portions à simple et double réfraction; le tissu dont les éléments sont ainsi constitués a reçu le nom de *tissu musculaire strié*. Entre ce dernier qui est formé de fibres émanant d'une simple cellule et le tissu fibreux plus homogène, on trouve de nombreuses formes de passage.

2° Dans l'autre division du tissu musculaire, formé également de fibres, celles-ci naissent d'une agrégation de cellules. Elles proviennent toujours à ce qu'ils semble, de la croissance d'une cellule avec multiplication du noyau, de sorte qu'on peut les faire dériver d'une division incomplète et continue d'une cellule. Ce sont, ou des éléments dont la substance contractile a l'apparence d'un cylindre creux, entouré extérieurement d'une membrane homogène (sarcolemme) et renfermant dans son axe plusieurs noyaux avec des restes de protoplasme. Ou la substance contractile forme un cylindre solide, et alors les noyaux et restes de protoplasme se trouvent à la surface, immédiatement sous le sarcolemme. Cette forme se partage de nouveau en deux états selon la nature homogène ou hétérogène de la substance contractile.

Le premier état se rattache au cas des fibres-cellules lisses dont il ne se distingue que parce que, à en juger d'après les nombreux noyaux que possèdent les fibres, elles ne représentent point une seule cellule, mais plusieurs. Le second état se rattache à l'autre forme de fibres distincte par la différenciation de la substance contractile, et présente également des *fibres striées*. Celles-ci correspondent à une pluralité de cellules, mêmes lorsqu'elles proviennent d'une cellule unique et doivent leur longueur à l'augmentation de cette dernière. Les faisceaux striés diffèrent, quant à la réaction nerveuse, de ceux qu'on nomme lisses par une détente beaucoup plus rapide.

Les fibres-cellules lisses sont assez variables quant à la forme, et on trouve tous les intermédiaires entre le fuseau court et le ruban allongé. Dans certains cas, les deux extrémités peuvent présenter des ramifications. La substance contractile peut ensuite d'une différenciation inégale du protoplasme, n'être développée que d'un côté de la fibre seulement. Cet élément contractile est surtout répandu chez les invertébrés (les arthropodes exceptés), mais il n'y constitue cependant que rarement l'unique forme de tissu musculaire. Chez les vertébrés, il se trouve dans les parois du tube de l'intestin, et des organes qui en dépendent; dans celles du système vasculaire, à l'exception de l'appareil central; enfin dans la peau et dans plusieurs autres parties du corps plus restreintes.

Les fibres-cellules striées sont répandues dans toutes les divisions à partir des cœlentérés. Elles peuvent paraître ramifiées et déterminer diverses combinaisons par leur fusion réciproque. Lorsqu'un faisceau ainsi formé s'enveloppe d'une couche de sarcolemme, il paraît comme une fibre provenant d'une seule cellule (cœur des vertébrés supérieurs), et il peut être placé dans la même catégorie que l'autre forme de fibre striée.

La croissance que présente une cellule par l'augmentation simultanée du noyau n'est point le seul mode déterminant la formation de fibres qui représentent des cellules multiples. Des faisceaux musculaires pareils peuvent prendre naissance par le fait qu'un amas de cellules, après s'être enveloppées d'un sarcolemme commun, déterminent sous ce dernier, par la réunion de leurs protoplasmes, la formation d'une couche de substance contractile. Celle-ci est donc cylindrique et enferme dans son intérieur tout le reste des matériaux non employés, noyaux et protoplasme. Le cylindre, d'abord homogène, devient hétérogène à la suite d'un développement ultérieur, et une différenciation de la substance contractile finit par lui donner un aspect strié. La particularité de ce mode de développement des fibres musculaires chez les arthropodes comparée à celui qui existe pour le système musculaire des vertébrés, consiste dans la présence primitive de plusieurs cellules séparées dans les premiers, tandis que dans les seconds, la fibre est née d'une cellule. Mais si on réfléchit que, dans le premier cas, le phénomène de l'accroissement de la cellule suit la division du noyau et une augmentation du protoplasme environnant, et que cette marche est assimilable à un procédé de division incomplète, la différence entre les deux modes de formation est beaucoup moins considérable.

Un fait particulier que présentent les faisceaux musculaires striés de la dernière forme, est la subdivision de chacun d'eux en de nombreuses fibrilles ou fibres primitives. Comme pendant longtemps on les a considérés comme étant les éléments propres du tissu musculaire, on les désignait sous le nom de « faisceaux primitifs, » par opposition aux fibrilles. Cette division longitudinale de la substance contractile n'est apparente dans le faisceau à l'état frais que par une striation, et ne doit pas plus être regardée comme l'état normal du faisceau vivant que la segmentation transversale en disques.

Bibliographie. — Leydig. *Histologie und vergleichende Anatomie*, I. — M. Schultze, *Arch. f. Anatomie*, 1861. — Weissmann, *Zeitschr. f. rat. Medizin*, 3e sér., vol. XV, 60.

Tissu nerveux.

§ 21.

Avec la différenciation du système musculaire, apparaît en même temps le *tissu nerveux*, qui, par ses fonctions, se distingue même dans son état le plus inférieur, de tous les autres tissus. Il reçoit et transmet des excitations, les transforme en sensations et provoque des mouvements volontaires. Les éléments du système nerveux se présentent sous deux formes distinctes, qui sont les fibres nerveuses et les cellules nerveuses ; les premières se trouvent principalement dans les parties périphériques du système nerveux, et représentent l'élément conducteur ; les secondes constituent l'élément central.

1° Les *fibres nerveuses* se présentent sous des apparences diverses qui sont à considérer comme des états de différenciation.

A. — Sous l'apparence la plus simple, ce sont des filaments homogènes allongés, qui se réunissent en faisceaux rubannés, dans lesquelles ils sont assez intimement unis pour qu'on ne puisse les distinguer que sous la forme de stries. Dans la plupart des Invertébrés, les troncs nerveux et leurs ramifications ne sont pas encore suffisamment connus dans ce qui est relatif aux éléments histologiques qui les constituent, et on n'a même pas encore résolu la question de savoir, si les nombreuses stries qui s'y remarquent sont bien dues à leur composition d'une réunion de fibres. La présence de noyaux dans ces fibres paraît seule les rattacher à la cellule. Dans d'autres cas, on peut reconnaître que des fibres réellement distinctes sont réunies en faisceaux ; la fibre étant une substance homogène, limitée extérieurement par un fine membrane, sous laquelle on trouve des noyaux. On distingue parfois autour de ces derniers, des restes de protoplasme, qui ont de l'importance, en ce qu'ils montrent que la portion restante de la fibre est une substance différente. La structure de la fibre nerveuse est donc placée au point de vue histologique au même degré que la fibre musculaire, et la différence entre les deux ne gît que dans la nature du protoplasme différencié; qui devient dans un cas une substance nerveuse, et une substance contractile dans l'autre. Ces fibres répandues chez les Invertébrés, se trouvent aussi chez les Vertébrés, où elles se rencontrent d'une manière générale dans le domaine du système nerveux sympathique.

B. — Une différenciation ultérieure produit un second état de fibres nerveuses. La substance nerveuse qui est renfermée dans une enveloppe tantôt très-délicate, tantôt plus épaisse, se distingue en une partie centrale, dite cylindre de l'axe, entourée elle-même d'une matière grasse. Celle-ci, qu'on désigne comme cylindre de moelle, communique à la fibre nerveuse des contours très-réfringents, et ne peut être qu'artificiellement distinguée du cylindre de l'axe. L'enveloppe homogène qui entoure la moelle — le névrilemme — offre des noyaux, restes des cellules dont provient la fibre. Autant qu'on le sache actuellement, cette forme ne se trouve que chez les Vertébrés, l'Amphioxus et les Cyclostomes exceptés.

2° L'autre forme élémentaire du tissu nerveux est représentée par des cellules qui, constituant principalement ces renflements de l'appareil nerveux qu'on nomme ganglions, sont désignées sous le nom de *cellules ganglionnaires*. Ce sont les éléments les moins différenciés ; leur substance offre un aspect granulé et plusieurs particularités que nous n'analyserons pas dans leurs détails ; le corps central ou noyau, ordinairement pourvu d'un nucléole distinct, est placé dans la substance granuleuse, laquelle est fréquemment entourée d'une couche extérieure membraneuse et solide. Les cellules ganglionnaires émettent des prolongements au moyen desquels elles sont en continuité soit entre elles, soit avec les fibres nerveuses, dont elles constituent ainsi le point de départ. On n'a pas encore pu déterminer l'usage des cellules ganglionnaires dépourvues de prolongements, et par conséquent isolées ; mais il est de fait qu'on tend toujours plus à récuser leur existence. Les prolongements des cellules nerveuses présentant de grandes différences quant à leur nombre et aussi leurs rapports avec les fibres, nous nous bornons à faire ressortir que, dans les fibres différenciées, c'est le cylindre de l'axe qui se continue avec la substance de la cellule, tandis que le cylindre de la moelle s'arrête à une certaine distance de celle-ci. Les rapports du cylindre de l'axe avec la substance cellulaire paraissent aussi être de nature assez diverse.

Nos connaissances sur le système nerveux des animaux inférieurs sont encore loin d'être satisfaisantes vu l'insuffisance des moyens de recherches employés jusqu'à présent, au point que, pour beaucoup d'entre eux, les rapports entre les fibres nerveuses et les éléments cellulaires (soit de la partie conductrice à la centrale) ainsi que les conditions mêmes des nerfs, sont encore inconnus. Il est vrai qu'une striation des troncs nerveux et de leurs ramifications paraît indiquer qu'ils sont composés de fibres délicates, mais la démonstration précise du fait manque encore, et avant tout les renseignements sur les rapports génétiques qu'elles ont avec les cellules. Nos connaissances exactes sur les fibres nerveuses se bornent à celles des animaux supérieurs (les Vertébrés et les Arthropodes). Une fibre correspond chez eux à une série de cellules soudées ensemble, dont le protoplasme a, par différenciation, constitué les éléments de la fibre nerveuse, et dont les noyaux moins modifiés ont persisté dans son enveloppe. Dans le cours des fibres nerveuses, on observe que leur bifurcation, même souvent répétée, est un fait très-répandu.

En ce qui regarde leur terminaison, les fibres nerveuses présentent des états assez diversifiés, quoique pas très-éloignés les uns des autres. Il faut distinguer les éléments conducteurs centrifuges des centripètes. Les premiers, qui se rendent aux muscles et aux glandes, se relient d'une manière continue avec les éléments propres de ces tissus. C'est surtout leur mode de terminaison dans les fibres musculaires striées qui est le plus exactement connu. La fibre nerveuse arrive immédiatement au contact de la substance contractile, en traversant le sarcolemme qui se soude avec le névrilemme, et après plusieurs ramifications, se termine par des organes en forme de massue, pourvus de noyaux, ou, après avoir pénétré au travers de l'enveloppe du sarcolemme, s'étale en une plaque à noyaux, formée d'une substance protoplasmatique. La structure de la fibre nerveuse se simplifie pour pénétrer dans la fibre musculaire ; celles qui sont centripètes possèdent dans les organes des sens des appareils terminaux particuliers. Ce sont ou de simples renflements de la fibre ayant encore l'apparence analogue à celle d'une cellule ganglionnaire à noyaux, ou elles peuvent constituer des conformations très-complexes et très-diverses. Cet appareil terminal est toujours le résultat de la modification d'une cellule, et il est rare que le caractère cellulaire de l'extrémité de la fibre nerveuse devienne tout à fait méconnaissable.

Bibliographie. — Consulter, outre son *Traité d'histologie*, les *Monographies* de Leydig. — *Handb. d. vergl. Anat.*, I, 1. — G. Walter, *Mikroskop. Stud. über das Centralner-*

vensystem wirbelloser Thiere. Bonn, 1863. — W. Kühne, *Ueber die peripher. Endorgane der motor. Nerven*, Leipzig, 1862. — Th. W. Engelmann, *Ueber d. Zusammenhang v. Nerv. u. Muskelfaser*, Leipzig, 1863.

B. — DES ORGANES

§ 22.

La notion d'organe peut être conçue d'une manière fort différente, selon qu'on considère la fonction, soit le point de vue physiologique, ou leur mode de composition, soit le point de vue morphologique. Nous désignerons l'organe dans le sens physiologique comme une partie du corps accomplissant dans l'organisme une fonction particulière ; mais la notion d'organe pourra être fort différente suivant l'étendue de cette dernière, ou la propriété qu'elle pourra présenter de se subdiviser en plusieurs fonctions subordonnées. Au point de vue morphologique, la notion d'organe offre aussi un haut degré d'instabilité, car il faut la rapporter au corps animal, lequel, considéré au point de vue de sa valeur comme être individuel, peut présenter à son tour des différences importantes. D'une manière générale, l'organe s'offre à nous dans le sens anatomique comme une partie de l'organisme limitée et définie dans l'espace, et formée par la réunion d'une quantité déterminée d'éléments constituants.

Diverses gradations différentes peuvent, dans les organes, résulter de la nature des éléments constituants et des tissus qu'ils forment par leur combinaison. L'organe composé d'éléments de même nature paraîtra plus simple, et plus compliqué dans les cas où il sera composé par l'enchevêtrement d'éléments constituants différents ; et sa complication pourra être très-diverse suivant le nombre ou le mode d'association mutuelle des éléments qui prennent part à sa formation. Une autre différence résultera de la répétition d'une seule et même disposition, pouvant déterminer aussi bien l'accroissement de l'organe en volume que sa diffusion dans l'organisme.

Un ensemble d'organes de composition semblable, bien que distincts et pas toujours en connexion immédiate entre eux, constitue un *système d'organes*. On désigne sous le nom d'appareils ou de combinaisons d'organes, les groupes d'un ordre plus élevé formés par une réunion d'organes distincts en connexion anatomique directe et réciproque, lorsque les organes qui entrent dans leur composition, offrent une constitution différente.

Pour bien comprendre la notion d'organe, il est de toute importance d'être fixé sur la question de l'*individualité*, question qui peut paraître superflue ou facile à résoudre, à celui peut-être qui ne connaît qu'un petit nombre de formes, mais qui se présente sous un tout autre aspect, lorsqu'on prend en considération la diversité des organismes animaux vivants. Dans l'exposé remarquable des lois générales sur la structure donné sous le nom de Tectologie par Häckel (*Generelle Morphologie*, I, p. 241), nous trouvons un développement scientifique du sujet, que nous suivrons ici. On peut considérer l'individu au point de vue physiologique, ou au point de vue morphologique. Le premier représente une forme unique susceptible, pendant un temps plus ou moins long, de mener une existence indépendante, qui se manifeste par la plus générale de toutes les fonctions organiques, la conservation de soi-même. Nous appelons *individu morphologique*, au contraire, cette forme unique qui est en elle-même un tout complet, dont toutes les parties sont intégrantes et en connexion continue. A l'instant de l'appréciation, nous avons à considérer l'individu morphologique comme une forme immuable. L'individualité morphologique se divise de nouveau en plusieurs catégories qui, dans les organismes déterminés, peuvent être regardés comme des individus physiologiques, et qui sont comme suit : I. Les *Plastides*, organismes élémentaires étant chez les animaux, presque exclusivement des cellules. II. Les *Organes*, groupes cellulaires, systèmes et appareils d'organes. III. Les *Antimères*, parties équivalentes ou homotypes. IV. Les *Métamères*, parties homodynames, qui se suivent, segments. V. Les *Personnes* (prosopes), individus dans le sens le plus strict, chez les animaux supérieurs. VI. Les *Cormes*, souches ou colonies, formées de la réunion d'individus de la cinquième catégorie. — Chacun de ces différents individus peut se présenter comme une unité de vie indépendante. Un grand nombre d'organismes restent au degré le plus bas. Au second, se rapportent beaucoup d'animaux inférieurs, les Cœlentérés. D'autres animaux inférieurs à la troisième catégorie. La quatrième est représentée par beaucoup de vers inférieurs et des mollusques. La cinquième comprend les Articulés et les Vertébrés ; à la sixième correspondent quelques Cœlentérés et Vers.

Tous les organismes représentant un individu morphologique d'ordre supérieur, appartiennent primitivement à un ordre inférieur, et pour la plupart passent par les états correspondants, par exemple, un Vertébré à l'état de cellule de l'œuf représente le premier degré, passe au second par la segmentation ; par la formation des plaques axiales de l'embryon, se séparant en deux Antimères à la quatrième : pour, en suite de l'apparition des vertèbres primitives représentant des Métamères, passer au cinquième.

En groupant ainsi les organes dans des catégories d'individualité, il devient possible de fixer plus exactement la détermination de l'organe, fût-ce même d'une manière négative, en l'excluant des catégories précitées.

Dans l'arrangement des organes en groupes distincts ayant des valeurs morphologiques différentes, il nous faut trouver une place pour une partie des éléments constituants. La fibre musculaire striée ainsi que la fibre nerveuse, provenant d'une combinaison de cellules, constituent par la fusion des éléments l'état le plus inférieur d'un organe. La fibre musculaire occupe le rang inférieur vis-à-vis de la fibre nerveuse, parce qu'elle est formée par une agrégation de cellules résultant de la division continue et incomplète d'une seule cellule, tandis que la seconde provient d'une fusion de cellules précédemment distinctes. Les organes simples ou parties qui sont composées d'éléments homogènes (organes homoplastiques, Häckel), forment un second ordre, dans lequel doivent se ranger les tissus épithéliaux et connectifs. Dans le troisième ordre, se groupent les organes complexes (hétéroplastiques d'Häckel), à la composition desquels prennent part plusieurs espèces de tissus. Un quatrième ordre comprend les systèmes d'organes, et un cinquième et dernier les appareils (Häckel, *Generelle Morphologie*, I, p. 296). La place que doit occuper le système d'organes est déterminée par le tissu prépondérant, quels que soient les autres tissus qui l'accompagnent, tandis que pour l'appareil il n'y a aucune prépondérance de ce genre.

Les organes semblables par leurs fonctions chez les divers animaux se rangent d'une manière très-inégale dans ces catégories. Les mêmes parties qui, dans une division, se présentent sous la forme d'organes composés, constitueront un système dans une autre, ou aussi un appareil. Ici la forme supérieure aura son point de départ dans une qui est inférieure, et dans l'histoire du développement des organes nous rencontrons aussi des organes inférieurs qui constituent des états de passage vers de plus élevés.

§ 25.

On a dans l'organisme vivant à prendre en considération nombre de manifestations de la matière dont il est formé, qui sont la condition de la série des phénomènes constituant ensemble ce qu'on appelle la vie. Elles reposent sur des actions chimico-physiques qui déterminent un remaniement et une transformation incessantes des matériaux de l'organisme, l'échange de la matière. Le corps se nourrit, en remplaçant par des substances nouvelles prises à l'extérieur et qu'il s'assimile, celles que le mouvement d'échange a consommées. Les matières devenues sans emploi dans l'organisme, soit qu'elles s'y soient introduites avec la nourriture, soit qu'elles y aient été produites par l'échange, sont rejetées au dehors, en vertu de l'activité spéciale de l'excrétion. Lorsque la quantité de matériaux assimilés l'emporte sur celle qui est expulsée, il en résulte une augmentation de volume du corps : il croît. Ainsi se réalise la première condition de la production des matériaux dont doit provenir un nouvel organisme semblable au précédent, et de là la connexion étroite qui existe entre la nutrition et la reproduction.

Le corps est en rapport avec le monde extérieur par sa surface, c'est par elle qu'il est en relation avec le milieu ambiant. Des changements dans la forme du corps se traduisent par des mouvements, et sont l'origine de la locomotion. C'est aussi par la surface du corps qu'a lieu la perception du monde extérieur, les sensations.

Dans l'état le plus simple de l'organisme, ces phénomènes se passent dans la substance constituante du corps, le protoplasme, qui est indistinctement le siége de toutes ces manifestations. Le corps, dans cet état, ne représente donc que l'énergie potentielle d'un ensemble d'organes, qui n'apparaissent que lorsque les fonctions distinctes ne sont plus l'apanage de toutes les parties du corps. Cet état qui persiste chez les organismes les plus simples, n'existe chez les plus compliqués que transitoirement, et ne se présente chez les animaux que lorsque ceux-ci en sont à leur première phase, sous la forme de la cellule de l'œuf.

Lorsque la fonction existe avant l'apparition de l'organe dans le sens anatomique du terme, on peut considérer la formation de l'organe comme une localisation de la fonction. C'est ce que montrent les cas où l'organe n'étant pas encore anatomiquement circonscrit, ne se distingue des parties voisines que par sa fonction. Les animaux inférieurs (Protozoaires, Cœlentérés, aussi les Vers) en fournissent des exemples, en ce qu'ils possèdent plusieurs organes, qu'on ne peut apercevoir qu'au moment où ils fonctionnent ; pour en donner un exemple, les organes générateurs. Dans sa formation passagère où l'organe ne se fait apercevoir que par les résultats de sa fonction, il est à l'état de moindre différenciation. Il en résulte un trait d'union important entre l'état de l'organe pourvu de ses attributs anatomiques particuliers, et celui de complète indifférence.

On n'est jusqu'à présent, d'après des bases morphologiques, parvenu à classer les organes des animaux qu'en des divisions étroites, de sorte que leur classification ne peut en aucune manière se passer de leurs rapports avec leurs fonctions. C'est pourquoi nous devons mettre en première ligne pour établir les catégories d'organes, leurs fonctions physiologiques. Nous en reconnaissons d'abord deux groupes principaux ; ceux chargés des rapports avec le monde extérieur, et ceux qui ont pour objet la conservation même de l'organisme.

Les *organes qui mettent le corps en rapport avec le monde ambiant*, sont : 1° les *téguments ;* 2° les *organes de mouvement*, et, 3° les *organes de sensa-*

tion. Les organes de *conservation de l'organisme* se partagent en deux groupes, qui sont : 1° les *organes de nutrition*, qui se rapportent à la conservation de l'organisme individuel, et, 2° les *organes de la reproduction*, par lesquels l'organisme se continue au delà de son existence individuelle, dans l'espèce. Chacune de ces divisions peut de nouveau être partagée de manières diverses en subdivisions composées chacune en définitive d'un appareil d'organes.

La classification des organes, d'après ce principe physiologique, se justifie, avant tout, par l'absence complète de tout autre, et sera encore à sa place lorsqu'il faudra, plus tard, faire une appréciation synoptique de l'organisation. Mais on peut s'attendre à ce que, dans quelques divisions du règne animal, au moins, on arrive à un principe morphologique faisant loi, qu'on puisse leur appliquer comme on a pu le faire pour les Vertébrés, par suite d'une connaissance plus exacte de leur développement. Le développement des Vertébrés nous apprend en effet à rapprocher des organes qui sont fort éloignés par leurs fonctions, comme le squelette viscéral, les corps de Wolff et les produits de leur différenciation, etc. Il nous montre aussi comment des groupes plus considérables d'organes peuvent être réunis en raison de la communauté de leur origine primitive, comme les conformations dérivant du tube intestinal embryonnaire ; il nous apprend à connaître des *organes primitifs*. Remontant encore plus haut, jusqu'à la première différenciation du corps dans les feuillets du blastoderme, on trouve encore dans ceux-ci de plus amples bases pour la création de catégories plus larges. On peut saisir, dans tout cela, un but qui, bien que déjà nettement reconnaissable, est encore éloigné, et auquel les recherches morphologiques doivent essentiellement tendre.

Phénomènes morphologiques des organes.

1. DIFFÉRENCIATION.

§ 24.

Le même phénomène que nous avons considéré dans la naissance des tissus, relatif à la séparation de parties primitivement homogènes, se retrouve dans les innombrables différences et états des organes qui sont la condition de l'organisation animale. Pendant donc qu'une fonction primitivement dévolue à un organe simple, arrive graduellement à se localiser sur une partie déterminée de cet organe, dont les autres portions deviennent le siége des autres manifestations de la fonction, on voit surgir à la fois une subdivision des fonctions, et un fractionnement en plusieurs portions distinctes d'un organe d'abord unique ; constituant des organes qui suivant leurs rapports, peuvent former ou des systèmes ou des appareils.

La répétition de ce même phénomène détermine des complications dans l'organisme. L'ébauche d'abord simple du corps se trouve divisée en une multitude de dispositions dont chacune correspond à un usage particulier. Ce qui était précédemment une manifestation de l'ensemble de l'organe, est après cette séparation remplacé par une certaine quantité de manifestations distinctes. *La séparation ou différenciation morphologique dépend donc d'une division du travail physiologique.*

Cette division de travail détermine un haut perfectionnement dans les manifestations d'un organe, car la structure de chaque partie affectée à un usage particulier, tendra toujours à s'améliorer dans la seule direction correspondante. Comme c'est la différenciation qui occasionne l'immense diversité des formes organiques, et que nous voyons le même fait se représenter dans le cours du développement individuel de chacune d'elles, nous devons la considérer comme le phénomène fondamental le plus essentiel.

Suivons maintenant la marche par laquelle la différenciation construit les appareils d'organes, et partant des états les plus simples les conduit aux plus hautes complications.

§ 25.

Dès leur première apparition les *formations tégumentaires* se montrent comme étant une différenciation de la surface du corps. Chez les organismes les plus inférieurs dont le corps est encore formé de protoplasme homogène, toute partie intérieure peut, en suite des mouvements particuliers du corps, arriver immédiatement à la surface, et contribuer ainsi à la délimitation extérieure. A défaut de tégument, la couche du protoplasme qui dans l'instant se trouve à l'extérieur, le remplace. Cette couche périphérique de protoplasme, devient même dans des organismes très-inférieurs, à la suite d'une différenciation une formation tégumentaire, susceptible de se solidifier et de fournir un abri à l'être par une incrustation de matières calcaires ou siliceuses. La forme la plus simple de cette enveloppe tégumentaire est la membrane cellulaire chez les organismes constitués par une seule cellule. Le corps devenu très-compliqué par la multiplication de ses éléments constituants, les téguments atteignent un degré de développement supérieur, des tissus déterminés concourent à leur formation, soit des tissus épithéliaux simples, soit en suite d'une différenciation plus grande, des épithéliums et du tissu connectif.

L'activité de sécrétion qu'ont les cellules déjà présentes joue un grand rôle, car c'est d'elles que dépend la formation de ces coques et carapaces, qui dans plusieurs groupes du règne animal, ont de l'importance. Ces productions consistent essentiellement en couches stratifiées d'une substance organique plus ou moins fortement chargée de matières calcaires, et déposées sur des points plus ou moins étendus de la surface du corps. Cette activité sécrétoire de la peau, qui dans la plupart des cas dépose ses produits à l'extérieur, peut aussi se manifester à l'intérieur dans des cavités particulières des téguments, et produire ainsi des coquilles internes.

Il faut distinguer de ces formations testacées les dépôts de sels calcaires qui sont répartis sur tout le corps dans l'intérieur des téguments, ou qui partant de ces derniers pénètrent dans les parties plus profondes du corps (Coraux, Échinodermes). Ce n'est point là un procédé local comme celui de la formation de la coquille chez les mollusques ; il s'en distingue par le fait qu'il a lieu dans l'intérieur des tissus du corps. Ces dépôts suivant la quantité de calcaire introduit, peuvent constituer soit une charpente plus ou moins résistante destinée à soutenir les parties molles, soit des conformations analogues à des coquilles ou des étuis.

Pendant que d'un côté il se produit une solidification des téguments par une absorption de matières inorganiques, un résultat analogue est obtenu par le fait que la couche épidermique organisée la plus extérieure (l'épithélium) se recouvre d'une substance organique tantôt molle, tantôt ferme et résistante, qui alors enveloppe le corps dans son entier d'une seule ou de plusieurs couches. Cette production se distingue de la formation testacée principalement par son extension sur le corps entier, ainsi que par l'union intime dans laquelle la couche sécrétée se trouve avec la matrice (épithélium) sous-jacente, laquelle à un point de développement plus élevé envoie des prolongements au travers de la couche superficielle. La nature molle et extensible de ce genre de formations tégumentaires n'offre aucun obstacle aux mouvements du corps, et permet l'extension et la contraction (Vers nématodes); mais lorsqu'elles acquièrent une plus grande fermeté par épaississement de leur couche, les mouvements sont limités. Les couches tégumentaires deviennent solides en suite de modifications chimiques; la mobilité se restreint alors aux parties molles, qui placées entre les anneaux rigides du corps articulé (Arthropodes), les réunissent entre eux, et communiquent à l'ensemble une certaine flexibilité. La dureté des téguments est ici encore augmentée par des dépôts calcaires. Les mêmes phénomènes dans les divisions supérieures (Vertébrés) donnent lieu à une ossification de la peau, et à la formation d'écailles ou de plaques.

L'activité sécrétante des téguments, qui se traduit primitivement par l'exsudation à leur surface de diverses sécrétions homogènes molles ou solides, se circonscrit ensuite de différenciations ultérieures, dans des appareils spéciaux, les glandes. Les modes extraordinairement variés des fonctions de ces organes placent les téguments dans des rapports très-divers avec d'autres fonctions. La signification primitive de la peau comme enveloppe du corps, est encore plus modifiée par le fait qu'elle devient organe de soutien, et différencie d'autres organes; les uns chargés des fonctions de la nutrition et de la reproduction, les autres servant comme organes des sens, à la perception des impressions extérieures. La peau devient organe de protection par son exsudation de coquilles et d'étuis solides, ou l'incrustation même de son tissu par des sels calcaires. Elle produit ainsi la première forme de squelette qui, jointe à son autre organe, constitue un *squelette dermique.* Dans les couches chitinisées dermiques des articulés, ces conditions sont très-répandues, et le squelette dermique envoie encore des appendices dans l'intérieur du corps, ce qui complique la charpente générale, fait qui ne se rencontre que dans des limites beaucoup plus restreintes dans les formations testacées des Mollusques.

§ 26.

Dans ses conditions les plus simples, le mouvement du corps ne se manifeste que par des changements graduels de forme, causés par la contractilité du protoplasme. Lorsque ces changements de forme sont plus considérables et suivent une direction déterminée, par un allongement latéral du corps, ou une émission de prolongements se fixant par leur extrémité et attirant ensuite graduellement le corps vers le point où ils sont attachés (Myxomycètes, Rhizopodes) ; il en résulte une progression, qui ne se manifeste donc ainsi que graduellement par des changements indéterminés de la forme. Le protoplasme, par sa contractilité, produit aussi des déplacements, dans les cas où il s'est déjà revêtu d'une couche tégumentaire différente mais encore molle. Cette couche suit alors les mouvements du corps qu'elle enveloppe (Grégarines).

En suite d'une différenciation ultérieure qui, chez les animaux, résulte toujours d'une séparation histologique, apparaissent des organes destinés au mouvement. Les plus simples de tous sont les *cils vibratiles*, fils mobiles et d'une extrême finesse, qui sont répartis sur la surface du corps, et dont l'activité détermine des changements de lieu des plus divers. Chez les organismes végétaux inférieurs, les cils vibratiles ressemblent en eux-mêmes à ceux des animaux; toutefois, tandis que, dans les premiers, ils paraissent être des appendices d'un corps représentant une cellule, ils sont chez les animaux, portés par des éléments particuliers de la surface extérieure, elle-même différenciée de l'intérieur du corps. La garniture de cils vibratiles est, chez les animaux inférieurs, l'organe de mouvement principal, tantôt recouvrant le corps entier (Turbellariées), tantôt d'une manière partielle seulement (Rotateurs). Là encore où ils font défaut chez les animaux adultes, ou ne servent pas à la locomotion, les cils vibratiles sont l'attribut locomoteur des premiers états du développement (Cœlentérés, la plupart des Vers et Mollusques).

Les connexions de l'appareil locomoteur avec les téguments se font par le *tissu musculaire*. Les fibres de ce tissu sont intimement unies avec la peau, sortent de la couche tégumentaire et forment avec les autres tissus de celle-ci, une enveloppe complète autour du corps, qui, par ses dilatations et ses contractions produit la locomotion. La disposition des fibres musculaires affecte une certaine régularité, surtout lorsqu'apparaît une segmentation du corps en portions séparées, placées les unes derrière les autres, et l'ensemble du système musculaire se différencie en groupes distincts correspondant au développement des organes de soutien. La division du système concorde alors avec la segmentation du corps, et se montre d'autant plus diversifiée dans ses différentes parties, que les fonctions qui incombent aux Métamères distincts sont plus variées. La diversité des mouvements qui résultent du croisement dans toutes les directions des faisceaux de fibres, dont l'ensemble constitue l'enveloppe dermo-musculaire, se produit par une différenciation du système musculaire, en groupes de muscles antagonistes, qui en somme s'harmonisent dans leurs fonctions.

C'est l'enveloppe musculo-dermique et ses différenciations qui provoquent la locomotion par la mobilité qu'elles donnent au corps entier; et les téguments dans leur ensemble, participent à cette activité. Un état de différenciation ultérieur est caractérisé par l'apparition, sur des points déterminés du corps, des appendices particuliers ou *membres* qui concourent à la locomotion en jouant le rôle de leviers. Ce sont tantôt des prolongements simples et mous de l'enveloppe dermo-musculaire (Annélides), tantôt des formations articulées qui prennent leur appui ou sur les téguments (Arthropodes), ou sur les côtés d'une charpente intérieure solide, du squelette (Vertébrés). La complication du système musculaire est en connexion étroite avec le développement des organes de soutien, tous deux constituant un appareil unique de mouvement dans lequel le squelette ne joue qu'un rôle passif.

Les *organes de soutien* n'ont pas grande signification quant au mouvement chez les organismes inférieurs, parce qu'ils n'ont aucune connexion avec un système musculaire séparé. Ils ne constituent que de simples charpentes, dans lesquelles et autour desquelles se trouve le corps mou. Dans les constructions solides des coraux, il en est encore de même, et ce n'est que dans le *squelette dermique* des Echinodermes qui sert à fixer le système musculaire, que l'appareil locomoteur se compose d'éléments actifs et passifs. Les squelettes dermiques jouent dès lors un rôle essentiel, tantôt dans les formes plus simples des coquilles et des habitations des Mollusques, tantôt dans celles plus compliquées analogues au dermo-squelette chitineux des Articulés. Ils cumulent à la fois les fonctions d'appui et de protection, circonstance qui les constitue à un état inférieur à celui qui correspond à une séparation des deux fonctions. Cette séparation a lieu avec l'introduction d'un *squelette intérieur*, qui fournit encore, il est vrai, une enveloppe pour les organes cachés dans les cavités du corps, mais est devenu complétement indépendant des téguments (Vertébrés). Ses rapports avec le système musculaire qui lui est extérieur, pendant qu'il se trouvé à l'intérieur du squelette dermique, ne le distinguent pas moins que d'autres points de sa constitution, tandis que ses segmentations correspondent à celles des autres parties du corps, comme cela a lieu chez les Arthropodes pour leur squelette dermique.

§ 27.

Les organes qui constituent le *système nerveux* avec ses appareils périphériques, servant à la perception des faits extérieurs, offrent, en tous, les plus grandes difficultés d'appréciation. La connaissance des organes qui s'y rattachent devient d'autant plus difficile, qu'ils s'écartent davantage au point de vue morphologique de ceux des Vertébrés, et ce n'est souvent que sur une apparence de similitude, que nous attribuons telle ou telle signification à une conformation donnée. Il nous manque toute base sûre pour décider si une disposition donnée est qualifiée pour percevoir une impression de sensation, aussitôt que la disposition en question s'éloigne d'une manière essentielle des conditions fonctionnelles bien connues qu'elle présente dans les Vertébrés supérieurs. Nous ne savons pas encore du tout si la série des perceptions sensitives est la même que celle reconnue chez les Vertébrés supérieurs dans le règne animal; il est même vraisemblable qu'il faut admettre que des conditions vitales extérieures aussi totalement différentes que celles que nous trouvons dans ce règne, doivent correspondre aussi à une différence quantitative et qualitative dans les perceptions des sens.

Dans son état le plus simple, le *système nerveux* paraît être constitué par un organe composé de cellules, caché dans l'intérieur du corps, et duquel rayonnent, vers les différentes parties de ce dernier, des éléments en forme de filaments qui sont les fibres nerveuses. Ces dernières appartiennent à la portion périphérique, les cellules à la portion centrale, qu'on nomme, ainsi que toutes les agrégations de cellules nerveuses, des « ganglions. » C'est par le concours de plusieurs de ces ganglions reliés entre eux, que naissent les premières complications, qui ensuite vont en se développant dans des directions diverses. La masse ganglionnaire formant l'organe central se partage dans le voisinage de l'entrée du canal intestinal, en plusieurs parties qui sont en connexion réciproque par des faisceaux de fibres ou commissures, et constituent ainsi autour de l'œsophage un anneau nerveux désigné sous le nom d'*anneau œsophagien*. Chez les animaux radiaires le nombre des ganglions augmente proportionnellement aux rayons, et la subdivision des nerfs périphériques se conforme ainsi exactement aux conditions générales de la structure. Le système nerveux est aussi disposé suivant l'ordre symétrique et bilatéral dans les formes organiques appartenant à ce type. L'anneau œsophagien ne présente primitivement qu'une masse ganglionnaire supérieure; l'apparition de l'autre n'ayant lieu que lorsque commence la formation des métamères, et dépend primitivement ainsi de celle d'une autre division du corps. La réunion des deux masses dans la partie antérieure du corps est, par conséquent, un état secondaire. On distingue alors un ganglion dorsal et ventral, dont chacun est ordinairement formé de deux portions latérales. Le développement à degrés divers de ces ganglions œsophagiens dépend intimement de celui des nerfs qui en sortent, dont ceux qui se rendent aux organes des sens paraissent jouer le rôle le plus important. Le ganglion correspond par son développement à celui de l'organe du sens auquel il envoie ses nerfs, et diminue si l'organe se réduit. Les ganglions susœsophagiens sont donc sous ce rapport, les plus importants, car ce sont eux qui dans la règle, fournissent les nerfs des organes des sens les plus élevés.

De cette forme, il en dérive immédiatement une autre, qui paraît être la condition déterminante de l'expression nette de la formation métamérique. Tandis que, chez les animaux non annelés, pourvus d'un anneau œsophagien, la partie ventrale du corps reçoit ses nerfs du ganglion sous-œsophagien de l'anneau; une augmentation dans le nombre des ganglions ventraux accompagne la division du corps en portions situées les unes derrière les autres, ou segments. De la formation d'une paire de ganglions dans chaque segment, il résulte une série de ganglions ventraux qui, reliés entre eux par des commissures longitudinales, constituent la *chaîne ganglionnaire abdominale*. Les Annélides et les Arthropodes sont les représentants de cette forme, dans laquelle des différenciations ultérieures déterminent des variations très-diversifiées. D'abord la grosseur du ganglion change suivant la différence du volume des parties du corps qu'il doit servir, et, en second lieu il arrive que, sur de notables portions de la chaîne nerveuse, plusieurs ganglions se confondent en masses ganglionnaires plus grosses. Dans cet état où il paraît y avoir une diminution dans le nombre des ganglions, il ne faut voir qu'une différenciation de la chaîne nerveuse dans son ensemble, dont les parties existantes ont été seulement grossies par la réunion des ganglions.

Le système nerveux central présente aussi, quant à sa position dorsale, des différenciations analogues. Au développement de la partie antérieure du corps en une tête, correspond un agrandissement de la partie antérieure de l'organe nerveux central et sa constitution en une partie spéciale, le *cerveau*, qui se sépare du reste du tube médullaire plus uniforme, la *moelle épinière*. De nouvelles conformations variées naissent dans le cerveau lui-même, en suite de différenciations ultérieures.

Chez les animaux inférieurs, les viscères reçoivent encore leurs nerfs de l'organe central, et ce n'est qu'à un degré plus élevé de développement qu'apparaissent pour cet usage des ganglions spéciaux, qui bien qu'étant, à la vérité, unis aux parties centrales par des filets nerveux, n'en constituent pas moins, à un certain degré, des centres indépendants. La multiplication des ganglions de ce *système nerveux viscéral*, leur réunion réciproque produisant des réseaux riches et compliqués, ou plexus, sont des phénomènes qui annoncent un développement ultérieur et progressif basé sur de nouvelles différenciations.

Les *organes des sens* n'étant, considérés anatomiquement, que des appareils terminaux spécialement adaptés aux nerfs du sentiment, il ne peut en être question que là où on peut constater l'existence d'un système nerveux. Il faut cependant ne pas oublier que, même chez les organismes indifférents, il y a un degré déterminé de sensibilité. Les organismes unicellulaires en fournissent la preuve. Dans les animaux, comme les Infusoires, chez lesquels on n'a pu encore démontrer aucun système nerveux, on remarque cependant un grand nombre de phénomènes permettant de conclure à l'existence, chez eux, d'une perception de sensations, bien que de l'ordre le plus inférieur. Dans la différenciation des appareils des sens il faut distinguer la formation des organes fonctionnant d'une manière spécifiquement différente, du développement graduel et de la complication de ces séries d'organes isolés. Il n'y a que quelques rares faits qui autorisent à conclure que les divers organes qu'on qualifie de sensitifs ne soient, dans les grandes divisions du règne animal, formés aux dépens d'une ébauche commune et indifférente; et que ce qui deviendra organe de l'odorat, de l'ouïe, ou de la vue ait eu primitivement pour précurseur un organe sensitif indifférent. Cependant, une pareille supposition paraît nécessaire, parce qu'elle comble une lacune dans la différenciation graduelle. Parmi les faits qui appuient cette admission, nous signalerons seulement celui que presque tous les organes des sens les plus supérieurs dérivent des téguments qui sont le siége des perceptions sensitives les plus générales (le tact) ; et que, même chez les animaux les plus élevés (Vertébrés), où les organes percepteurs des sens les plus supérieurs n'ont rien de commun avec les téguments, c'est précisément aux dépens de ceux-ci que se forment leurs parties les plus essentielles. On peut donc, sans rien forcer, considérer les organes supérieurs des sens comme provenant de la différenciation de l'appareil sensible le plus inférieur.

Le sens le plus inférieur, celui du tact, a pour siége les téguments en général, et dans ceux-ci, des appareils terminant les nerfs, diversement conformés, et qui ont de commun, qu'ils sont placés près de la surface de la peau, ou même la dépassent en se prolongeant dans des appendices de celle-ci. Par différenciation des téguments, ce sens se localise dans divers points, sur lesquels se développent des organes particuliers dits *organes tactiles :* catégorie à laquelle appartiennent ces nombreux appendices des téguments qu'on désigne sous les noms d'*antennes* et de *tentacules*. Tantôt ces dispositions s'étendent sur le corps entier, tantôt elles se localisent sur des parties déterminées, surtout là où de grandes étendues de sa surface molle sont protégées du contact immédiat avec le milieu ambiant par des sécrétions, comme les coquilles, étuis, et autres genres de squelettes dermiques. Un grand nombre de dispositions très-répandues rendent très-vraisemblable l'idée, que différents mécanismes, propres à la perception de sensations, autres que ce qu'on appelle ordinairement organes tactiles, sont disséminés dans les téguments. On ne peut, dans les divisions inférieures, rien démontrer de précis relativement aux *organes du goût*, et il est vraisemblable qu'ils sont le résultat d'une différenciation supérieure. Il en est de même pour les organes de l'*odorat*. On trouve chez des êtres inférieurs vivant dans l'eau, des points du corps couverts de cils vibratiles, et auxquels aboutit un nerf qui s'y termine. Ces points peuvent être ainsi appropriés à percevoir les excitations de l'eau qui les baigne, de manière à provoquer une sensation. Il reste cependant indéterminé, si le genre de sensation est plus ou moins allié à celui de l'odorat, ou si ce n'est qu'une perception qui puisse se ranger parmi les sensations générales, comme, par exemple, celle des différences de température.

Ces organes peuvent être rangés d'une manière plus définie dans la série des organes spécifiques des sens, lorsqu'ils se rattachent au développement d'une tête portant d'autres organes sensitifs d'ordre supérieur, ou qu'ils présentent des dispositions de nature à communiquer à l'organe une plus haute valeur. L'augmentation de surface de la portion consacrée à la perception, par formation de replis, sa localisation sur les points qui paraissent favorables à l'action du milieu ambiant, sont des circonstances de cette nature.

On comprend sous le nom d'*organe auditif* une vésicule pleine d'un liquide, sur la paroi de laquelle vient se terminer un nerf. Dans la forme la plus simple, la vésicule repose immédiatement sur le système nerveux central, ou celui-ci lui envoie un nerf. Ces vésicules contiennent presque constamment des concrétions solides ou des formations cristallines, souvent aussi des cristaux réguliers généralement composés de carbonate de chaux. On trouve fréquemment des prolongements très-fins de l'appareil terminal, qui font saillie dans la cavité de la vésicule. Cette forme de l'organe auditif, qui est prédominante chez les animaux Invertébrés, se complique chez les Vertébrés d'appendices et de complications dont le résultat est une substitution à la simple vésicule, de cet ensemble complexe connu sous le nom de labyrinthe, qui se complète encore par l'adjonction de dispositions nouvelles propres à conduire et à renforcer le son. Comme la vésicule du labyrinthe des Vertébrés provient des téguments, les appareils terminaux du nerf acoustique différenciés qui se trouvent dans ses parois sont de même en rapports génétiques avec ceux qui terminent les nerfs de sensations dans les téguments, et peuvent, par conséquent être considérés comme des développements spécifiques de l'organe sensitif le plus inférieur. On n'a pas encore pu déterminer jusqu'à quel point cette conception peut convenir aux autres parties. En tous cas, la liaison de l'organe de l'ouïe avec les téguments n'est encore connue que chez un petit nombre, de sorte qu'à côté de celui que nous venons d'indiquer, un autre mode de formation ne serait pas impossible.

L'*organe de la vue* paraît aussi présenter divers modes d'origine. Si nous excluons ces formations ne consistant qu'en une tache de pigment, qu'on regardait autrefois comme des yeux, et que nous n'admettons comme tels que les organes chez lesquels on peut constater, sous ou à la surface du corps, une terminaison nerveuse définie constituant un appareil propre à percevoir la lumière, nous trouvons que la forme la plus simple est représentée par une terminaison nerveuse entourée de pigment. La propriété absorbante qu'exerce sur la lumière le pigment peut provoquer des perceptions confuses de clair et d'obscur, ou certaines excitations infiniment éloignées de ce que nous appelons « voir, » et qui peuvent n'être produites que par les rayons calorifiques de la lumière.

Si l'emploi que nous venons d'attribuer au pigment est problématique, il n'en est pas de même, et son usage est bien déterminé, lorsqu'il n'enveloppe les terminaisons nerveuses en bâtonnets qu'en partie, de manière à ce que leur partie antérieure reste à découvert, et soit seule exposée à l'action de la lumière. La réunion d'un nombre plus ou moins grand de ces terminaisons nerveuses détermine la formation d'organes de vision ayant divers degrés de complication, et dont les éléments percepteurs de la lumière (bâtonnets), forment une couche convexe ou concave. L'apparition d'un organe réfringent (cristallin) qui, sous toutes les diversités qu'il présente, prend toujours, directement ou indirectement, naissance dans les téguments, vient encore compliquer l'appareil. Dans les yeux dont la couche de bâtonnets est à surface convexe, ces lentilles sont dans la règle en nombre correspondant à celui des terminaisons sensibles, tandis que, dans les yeux à couche de bâtonnets concave, il n'y a qu'une seule lentille simple. Enfin, d'autres dispositions élevant et modifiant ces propriétés, venant s'ajouter encore à l'appareil nerveux de l'organe de la vision, font de l'œil un des objets les plus compliqués de tout l'organisme. Pour ce qui concerne la position de l'organe visuel sur le corps, nous devons reconnaître une influence de la différenciation, dans le fait que les parties du corps portant les yeux sont très-variables dans la division des Vers, de même dans celle des Mollusques, et que le nombre des yeux peut aussi osciller entre des limites considérables. On doit y rattacher aussi le fait de la présence d'un grand nombre d'organes visuels se groupant sur la partie antérieure du corps lorsqu'elle est en voie de se constituer en « tête, » pour, plus tard, s'y trouver restreints au nombre de un ou deux.

§ 28.

La *nutrition* du corps animal se compose d'une quantité de fonctions différentes, mais intimement liées entre elles et dépendantes les unes des autres. La réception des matériaux nécessaires à la nutrition ; leur transformation chimique par la digestion ; la formation d'un liquide nutritif aux dépens des substances digérées, et la distribution de ce liquide dans le corps, puis le renouvellement incessant par l'échange des matériaux ainsi acquis et expulsés, lorsque leur emploi les a rendus impropres à l'entretien de la vie, tels sont les traits fondamentaux de la nutrition, comprenant tous les actes divers qu'on peut distinguer dans le phénomène pris dans son ensemble. Chez les organismes les plus simples, la nutrition se fait exactement comme elle a lieu dans les éléments constituants des organismes différenciés, sans être liée à aucun organe particulier, le protoplasme indifférent en étant seul le siége. Les organismes inférieurs se nourrissent comme des cellules de plantes et d'animaux. Les matières assimilables sont absorbées par la surface du corps, par endosmose et celles de rebut sont rejetées de la même manière. Il naît ensuite d'une différenciation un point déterminé pour recevoir les matériaux nutritifs, qui sont arrivés dans le parenchyme du corps sans qu'il y ait encore de parties spéciales destinées à leur digestion. Une différenciation ultérieure détermine ensuite la séparation du reste du corps d'un appareil digestif. Avec la complication graduelle de l'organisme, il s'y forme des organes dans lesquels, aux dépens des substances extraites de la nourriture modifiée par l'*appareil digestif*, apparaît un liquide nourricier, qui est transporté dans le corps entier. Ainsi naissent les organes de la *circulation*. Comme la consommation incessante de matériaux s'étend aussi à ceux qui ont la forme gazeuse, la limitation partielle ou totale des fonctions de l'appareil digestif aux substances solides et liquides nécessitera des organes pour remplacer, par voie d'échange, les gaz employés par l'organisme. Ce sont les organes *respiratoires*. C'est aussi eux qui expulsent les gaz qui ont servi, tandis que la séparation des autres déjections a lieu par des appareils particuliers, les organes *excréteurs*.

L'appareil digestif est, dans sa forme la plus simple, représenté par une cavité placée dans le corps, et communiquant par une ouverture avec l'extérieur. L'ouverture — la bouche — sert à la réception de la nourriture, et en même temps à l'expulsion des substances non digérées (chez les Cœlentérés, beaucoup de Vers, et plusieurs Échinodermes). L'apparition d'une ouverture anale indique une séparation ultérieure de fonctions, et transforme un sac aveugle, en un canal ouvert à ses deux bouts, et partagé en divisions distinctes correspondant à des usages différents. La première, qui est en rapports avec la bouche, sert à introduire la nourriture, c'est l'*œsophage:* la suivante qui est plus élargie ou pourvue de cæcums forme la partie digestive proprement dite, l'*estomac;* enfin la partie terminale de l'appareil entier, qui est encore le siége de modifications ultérieures apportées aux aliments, finit par conduire les restes à expulser vers l'orifice anal, par lequel elle s'ouvre au dehors. Cette différenciation du *tube intestinal* en parties distinctes, mais de valeur inégale, correspond à sa forme la plus compliquée, et à laquelle toutes les différenciations ultérieures sont subordonnées. Outre une grande diversité dans les proportions des différentes portions distinctes qui le composent, on voit encore apparaître sur le tube digestif divers mécanismes, qui sont destinés, ou à des fonctions spéciales nouvelles, ou expriment une plus grande division de travail. Des organes propres à saisir ou à diviser la nourriture, — organes de mastication — s'unissent à la bouche, ou caractérisent une portion du canal intestinal. On rencontre parfois des organes de trituration dans l'estomac. Lorsqu'ils sont placés derrière l'ouverture de la bouche, à l'entrée du tube digestif, cette portion de l'appareil total est caractérisée par un développement considérable des muscles, et désignée sous le nom de *pharynx*.

Des dilatations du canal intestinal ou le développement d'annexes en forme de cæcums déterminent une augmentation de sa capacité. C'est ainsi que naissent sur le trajet de l'œsophage des *jabots*, des *cæcums* sur l'estomac, et sur le reste de l'intestin des annexes (cæcums) présentant les complications les plus diverses relativement au nombre et à l'arrangement. Lorsqu'il est plus long que le corps, le tube intestinal se replie sur lui-même, en faisant des lacets et des tours de manière à s'adapter à la place que lui offre la cavité de l'abdomen. Des organes de sécrétions nécessaires à l'accomplissement de la digestion sont encore en connexion avec l'intestin, dans lequel ils versent leurs produits, qui sont de nature à dissoudre les matériaux nutritifs, et à modifier leur constitution chimique. Ces *glandes* sont tantôt répandues dans le canal intestinal entier, tantôt elles sont localisées sur des points spéciaux. Dans leur état le plus simple, elles ne sont point différenciées de la paroi intestinale, et n'en occupent alors pas de parties circonscrites d'une manière indépendante. On peut distinguer deux catégories dans les glandes nettement circonscrites qui accompagnent la paroi de l'intestin. A la première, appartiennent des glandes qui s'ouvrent dans la cavité buccale ou dans son voisinage, et qui sont les glandes *salivaires*. Un autre groupe glandulaire, qui se trouve dans la région où se fait la véritable digestion, est le siége de la production de la bile, le *foie*. Il est bon de remarquer que la désignation d'organes de ce genre par des noms empruntés à ceux des animaux supérieurs, dont la signification physiologique est exactement déterminée, ne peut avoir qu'une valeur hypothétique, lorsqu'on les applique aux organes des animaux inférieurs dont la valeur physiologique ne nous est pas encore connue. Aussi n'est-ce qu'en vertu de ressemblances générales que nous admettons que l'enveloppe colorée du canal intestinal des animaux inférieurs, représente le foie. Dans les Cœlentérés, beaucoup de Vers, et dans les Insectes, cet organe se trouve sous la forme d'un épithélium en connexion avec la cavité digestive ; puis, ensuite, se circonscrivant sur des annexes déterminées du canal intestinal, ayant forme de cæcums, il présente un premier degré d'indépendance. Le foie paraît alors, ou sous la forme de follicules nombreux, disséminés sur une grande étendue de l'intestin, ou il constitue une plus grande masse formée de glandes enchevêtrées, qui, tantôt séparées, tantôt réunies, s'ouvrent dans le canal intestinal. La différenciation du foie aboutit ainsi à une séparation graduelle de cet organe de l'intestin, qui est telle, qu'à la fin de la série, il n'est plus relié à ce dernier que par son conduit excréteur (Mollusques supérieurs, Vertébrés).

§ 29.

Le canal intestinal étant ainsi une cavité enfouie dans le corps et entourée par le parenchyme de ce dernier, les substances préparées par la digestion et servant à la nutrition, sont transmises au corps par les parois de l'intestin, pour y être assimilées suivant leur nature. Plus le chemin que le *liquide nourricier* aura à parcourir pour atteindre les parties extérieures du corps, sera court, plus la nutrition sera immédiate et simple, tandis qu'une foule de complications surgiront avec un développement plus considérable du corps. Nous voyons notamment dans ce cas tout le corps parcouru d'un système de ramifications creuses partant de la cavité digestive, et portant dans les parties du corps les plus éloignées le chyme liquide qui s'est formé dans l'estomac. Après l'état précité représentant la forme la plus simple de la répartition dans l'organisme du liquide nutritif, qui n'est d'ailleurs que du chyme mêlé d'eau ; la conformation s'élève à un degré supérieur, par l'introduction d'une paroi qui sépare la cavité digestive de la cavité générale du corps. C'est dans cet espace plus ou moins considérable que se réunissent les liquides produits par les parois de l'estomac et des intestins, et qui, essentiellement différents du chyme peuvent être désignés sous le nom de *sang*. Dans des divisions ultérieures, ce liquide ne sert cependant pas exclusivement à la nutrition ; il concourt aussi à la locomotion, en ce que l'animal peut à volonté en y ajoutant de l'eau, dilater son corps ou quelqu'une de ses parties. Le mouvement de ce liquide dans la cavité générale du corps, sera déterminé d'abord par les mouvements mêmes de ce dernier. La contraction et la dilatation des parois du corps déterminant un constant changement de place dans les masses sanguines enfermées dans l'enveloppe dermo-musculaire, on peut y voir la forme la plus simple d'une *circulation* du sang. Les Vers inférieurs nous en fournissent de nombreux exemples. La circulation n'offre encore ni parois spéciales, ni aucune disposition particulière qui puisse en régler le cours. Ce n'est qu'à un état supérieur de perfectionnement qu'apparaissent des parois distinctes dans l'appareil circulatoire, par la formation d'un *système de vaisseaux*. L'ensemble de l'espace de la cavité du corps peut être ou occupé par le système sanguin, et il manque alors une cavité qui en soit distincte ; où celle-ci existe à côté de la cavité du système sanguin. Les deux cas se rencontrent chez les Vers. Outre le liquide sanguin contenu dans les vaisseaux, il existe encore dans l'organisme un second liquide qui n'a peut-être avec la nutrition que des rapports indirects.

Quelques parties du système creux qui représente le cours circulatoire se transforment en vaisseaux contractiles à la suite d'un développement de tissu musculaire dans leurs parois, et lorsque doués d'une activité rhythmique ils déterminent un mouvement de va et vient régulier dans le sang, le premier appareil de circulation est établi. La direction du sang n'est pas constante ; et il peut être poussé tantôt dans une direction, tantôt dans une autre. Les parties du système vasculaire caractérisées par leur contractilité spéciale peuvent être tantôt très-répandues, tantôt circonscrites sur des points déterminés ; ce sont là les commencements de la formation d'un *cœur*. Le cœur est donc un organe différencié d'une partie de l'appareil circulatoire, qui dans sa forme la plus simple se présente comme un tube ouvert aux deux extrémités. Le courant sanguin peut dans ce cas trouver une issue à chacune de ces extrémités. La constance dans la direction du courant ne se manifeste que lorsque interviennent les *soupapes* placées aux orifices du tube du cœur, d'où complications dans la structure de cet organe qui en outre se diversifie ultérieurement par division de sa cavité en compartiments distincts (oreillettes et ventricules). Des formations contractiles de ce genre paraissent souvent être les seules parties différenciées, du système vasculaire distribué dans les cavités du corps. Le sang venant du cœur arrive, ou dans des lacunes de la cavité générale, qui se trouvent entre les divers organes, et retourne au cœur de nouveau (Mollusques inférieurs et Arthropodes); ou il y a quelques vaisseaux déterminés partant du cœur, qui tantôt traversent certains points de la cavité du corps, tantôt ne se prolongeant pas sous forme de vaisseaux pendant tout leur trajet, s'ouvrent directement dans les formations lacunaires. Ce dernier cas montre la cavité du corps comme formant une portion du cours circulatoire, qui n'est représenté que partiellement par des vrais vaisseaux (Mollusques). Lorsque la circulation dans son ensemble consiste en un système de canaux fermés de manière à ce que nulle part des intervalles limités par la paroi du corps ou des organes soient remplis de sang, le système circulatoire peut se diviser en trois parties. Celle qui envoie le sang depuis le cœur pour être distribué dans les diverses parties du corps s'appelle l'artérielle, et les vaisseaux les *artères*. Celle qui ramène le sang à l'organe moteur central, est formée par les *veines*, et la portion qui relie entre elles les extrémités des vaisseaux qui apportent le sang et ceux qui le remmènent, est formée par des réseaux de canaux très-fins et anastomosés, les *capillaires*. Cette division intermédiaire est souvent remplacée par un système lacunaire, dans lequel aussi les trajets veineux sont pour la plupart privés de toute paroi indépendante.

La disposition du système vasculaire est influencée par l'apparition des organes de respiration. C'est d'eux que le cœur reçoit le sang pour le chasser dans le corps, ou il l'envoie aux organes respiratoires. La signification du cœur est différente, suivant ces cas ; car, dans l'un (Crustacés et Mollusques), il contiendra du sang artériel, et du sang veineux dans l'autre (Poissons). Lorsque le cœur reçoit le sang des organes respiratoires, et le répartit dans le corps entier comme sang artériel, ce liquide perd ses qualités artérielles dans son trajet pendant les lacunes et capillaires, et revient, comme sang veineux, dans les vaisseaux conduisant aux organes de respiration, où son mouvement dépend à la fois de la double action de la pression de la colonne refoulée par la contraction du cœur, et de l'aspiration quand il se dilate. Une autre disposition se combine avec celle-ci, consistant en ce que le cœur n'est plus exclusivement un appareil moteur, puisque une partie de ses fonctions passe aux vaisseaux conduisant à l'organe respiratoire, et en transforme une partie en organes pulsateurs (cœurs branchiaux). Une disposition analogue par son action, est réalisée, par la division en loges, de la cavité du cœur dont nous avons parlé, division qui lui permet de recevoir le sang revenant tant du corps que de l'appareil respiratoire, et de le renvoyer dans ces deux points. En suite d'une division imparfaite des cavités du cœur, un mélange des deux espèces de sang a lieu, de sorte que le corps ne reçoit pas un sang artériel pur, ni les organes respiratoires un sang complétement veineux.

Lorsque la séparation des cavités du cœur est graduellement arrivée à être complète, les deux sangs restent distincts, de sorte que le sang veineux du corps revenu au cœur va à l'appareil respiratoire, tandis que le sang artériel, revenu de ce dernier au cœur, est distribué dans tout le corps par la voie des artères.

Le liquide nourricier présente, dans sa manière de se comporter, de nombreuses différences. Chez les animaux inférieurs, où la cavité contenant le sang communique avec l'extérieur, il se mélange avec de l'eau. Il consiste généralement en un liquide contenant en dissolution des substances azotées et des sels, et renfermant en outre des éléments ayant une forme distincte qui manquent chez les vers. En général, ils se présentent d'ailleurs sous la forme de cellules qui sont encore indifférentes chez la plupart des Invertébrés, mais laissent facilement apercevoir des phénomènes de mouvement.

Dans les Vertébrés, une portion seulement des éléments du liquide nourricier présente cette forme, ce sont les cellules de la lymphe introduites dans le système sanguin par les vaisseaux lymphatiques, et qu'on distingue, sous le nom de globules blancs, de ceux de forme ovale ou discoïde à parois plus fermes et colorées, qu'on appelle les globules rouges.

§ 30.

La consommation continuelle des gaz et surtout de l'oxygène que contient le fluide nourricier et son remplacement par voie d'échange pendant la nutrition des organes par l'acide carbonique inutile pour la conservation de la vie, nécessitent une absorption continue du premier et une expulsion du second, et provoquent ainsi une échange incessant de gaz entre le corps et le milieu dans lequel il vit. Cet échange constitue la respiration, au moyen de laquelle l'animal prend à l'air atmosphérique l'oxygène qui lui est nécessaire. Les animaux aquatiques respirant dans l'eau, utilisent aussi la portion d'air atmosphérique qui est dissoute dans ce milieu.

Avant qu'il y ait des *appareils respiratoires* spéciaux, l'échange du gaz se fait par la surface du corps, et ce mode de respiration existe chez une foule d'animaux inférieurs vivant dans l'eau. Le changement dans le milieu ambiant peut s'effectuer soit par les changements de place du corps lui-même, soit par des organes spéciaux, les cils vibratiles par exemple, de manière à ce que de nouvelles quantités du milieu extérieur puissent arriver au contact de la surface respirante. Il ne faut pas non plus méconnaître dans l'examen de la respiration des animaux inférieurs, l'*introduction de l'eau* dans l'intérieur de leur corps, car cette pénétration d'eau dans le canal digestif et les spacieuses cavités qui sont en connexion avec lui, sont les premiers indices d'un phénomène qui ne tarde pas à se compliquer. Le fait que l'eau qui baigne le canal intestinal constitue chez les Vers, les Mollusques, et aussi certains Articulés, un facteur de la respiration, montre l'importance de ce mélange de l'eau avec le sang, que nous avons indiqué dans le paragraphe précédent. C'est ainsi qu'a généralement lieu le mode de respiration le plus immédiat, puisque les organes et tissus peuvent directement échanger les gaz au contact du liquide qui les baigne. Ces diverses dispositions qui pourvoient à la respiration dans l'intérieur du corps, bien loin d'exclure cependant en aucune manière l'apparition d'autres organes respiratoires particuliers, viennent encore ajouter à ces derniers les effets de leur propre activité.

On peut reconnaître deux catégories parmi les organes respiratoires suivant le milieu où ils fonctionnent. On distingue d'après leurs conditions de forme ceux qui sont destinés à la *respiration aquatique*, et ceux qui sont construits pour la *respiration aérienne*. On peut établir plusieurs divisions dans les organes de la première catégorie :

1° Organes qui sont formés par une augmentation de la surface du corps, lequel porte des appendices dans l'intérieur desquels pénètre le sang, et qui sont baignés dans le milieu respirable. On les désigne sous le nom de *branchies*. Les Échinodermes, Vers, Crustacés, Mollusques, et les Vertébrés inférieurs en sont pourvus ;

2° Les organes qui se distribuent dans l'intérieur du corps sous forme de canaux souvent ramifiés, et peuvent recevoir l'eau de l'extérieur. On les nomme *canaux aquifères*, et on les rencontre chez les Vers et les Échinodermes ; ils proviennent peut-être chez ces derniers d'une partie de l'appareil circulatoire.

Les organes destinés à la *respiration aérienne* peuvent aussi se diviser en deux groupes :

1° Distribués dans le corps à la façon des vaisseaux aquatiques, formés de tubes d'une grande finesse le plus souvent ramifiés, et constituant un ensemble d'une complication variable en degré, ils sont en communication avec l'extérieur, et en reçoivent l'air par des ouvertures spéciales (stigmates). Ces canaux aériens sont désignés sous le nom de *trachées*. Ils caractérisent les Articulés à l'exception des Crustacés ;

2° Les organes de respiration aérienne se trouvent aussi sous la forme de sacs simples ou ramifiés, qui s'ouvrant directement ou indirectement au dehors, peuvent ainsi prendre de l'air. Sur les parois de ces cavités qu'on appelle des *poumons* s'étale un réseau de vaisseaux respiratoires. On les observe chez quelques Mollusques et les Vertébrés supérieurs.

Les rapports de ces diverses dispositions avec l'acte de la respiration sont fort différents. Dans beaucoup de cas, les organes respiratoires ne sont point exclusivement consacrés à cette seule fonction, mais servent encore à plusieurs autres usages. Ils sont souvent en connexion physiologique avec la locomotion, où ils sont même, à ce point de vue, modifiés morphologiquement. Les trachées et les poumons peuvent servir comme appareils d'aérostation. Les canaux aquifères sont, dans beaucoup de cas, en rapport avec des fonctions d'excrétion qui paraissent fréquemment être les prépondérantes, de sorte que l'organe n'a presque plus d'importance au point de vue de la respiration.

Les branchies et les poumons, d'une part, les vaisseaux aquifères et les trachées, d'autre part, sont en opposition en ce qui concerne la localisation du procédé de la respiration. Dans tous les quatre organes, l'extension considérable de la surface propre à recevoir le contact du milieu respiratoire paraît être le principe le plus apparent. Chez les uns, le but est atteint par des cavités qui se distribuent dans l'intérieur du corps (canaux aquifères, trachées, poumons), chez les autres, par le développement d'appendices de la surface, qu'ils soient immédiatement placés à l'extérieur, ou situés dans des cavités spéciales formées par des replis des téguments. Les branchies et les poumons occupent toujours des parties plus circonscrites du corps ; il en résulte que le sang qui doit être soumis à la respiration doit aller les chercher, ce qui entraîne à des dispositions particulières dans la circulation. Les canaux aquifères et les trachées, par contre, distribuent l'élément respiratoire dans le corps même, et les trachées en particulier pénétrant jusqu'aux éléments mêmes des tissus, permettent une respiration immédiate. Par conséquent, chez les animaux pourvus de trachées ou de vaisseaux aquatiques, le sang doit jouer, comme porteur d'oxygène, un rôle moins important que chez ceux où la respiration est localisée dans des branchies ou des poumons. Ces points de vue sont essentiels pour l'appréciation de l'arrangement de l'appareil circulatoire.

§ 31.

De même que les substances gazeuses à rejeter de l'organisme sont éliminées par les organes respiratoires, il existe aussi des dispositions pour excréter les matières solides ou liquides qui sont devenues inutiles. Cette élimination se fait par la surface du corps chez les organismes n'ayant encore éprouvé aucune différenciation. Dans ceux qui sont différenciés, des organes spéciaux ou *glandes*, accomplissent cette fonction. Ces glandes appartiennent spécialement à la catégorie des organes excréteurs chargés d'éliminer les matières de rebut, et qu'on distingue des glandes produisant des substances utiles pour l'organisme, lesquelles sont ou indépendantes, ou liées à des systèmes d'organes définis, dont elles dérivent par différenciation. La signification physiologique de la plupart des appareils glandulaires est inconnue ou du moins n'est connue que d'une manière conjecturale ; de sorte qu'il n'est pas possible de poursuivre en pratique la division théorique des glandes en simples organes de sécrétion, et en organes d'excrétion. Dans beaucoup le produit séparé est d'une nature fort complexe, puisqu'il peut être composé de matières en partie utilisables par l'organisme, en partie de déjections à évacuer. Celles-ci sont principalement des combinaisons de matières riches en azote, et qui sont produites à l'état liquide ou solide ; dans ce dernier cas, il se forme des concrétions qui parfois ne sont pas expulsées au dehors, mais qui de dissoutes et liquides qu'elles étaient, ont passé à un état solide, et soustraites au mouvement d'échange général, sont restées déposées dans l'organisme.

Lors de la première apparition des organes d'excrétion, leur fonction n'est en aucune façon déterminée ; ils cumulent même un certain nombre d'autres usages, parmi lesquels celui de l'introduction de l'eau dans l'intérieur du corps, et son expulsion, est un des plus importants. Cet emploi est même souvent si prononcé que, chez les Vers par exemple, la signification comme organe excréteur avait pu échapper, et on lui avait attribué les fonctions de système de vaisseaux aquatiques. Dans beaucoup de cas il est impossible en fait de savoir à quelle espèce d'organe on a à faire. Il règne de plus sur ces organes une grande incertitude, car dans un cas, on constatera avec évidence qu'il donne des produits à expulser, tandis que dans un autre, le même organe ne présentera rien de semblable. On pourrait peut-être admettre que dans ce cas l'excrétion peut se faire sous forme liquide, mais ce n'est qu'une hypothèse.

Cette réunion de plusieurs fonctions dans un seul et même organe ne persiste pour les appareils extérieurs que dans les divisions inférieures du règne animal. Ils présentent chez les Vertébrés des conditions particulières et sont désignés comme organes sécréteurs de l'urine ou *reins*. C'est d'après eux qu'on a aussi donné aux organes excréteurs des invertébrés le nom de « reins, » quoiqu'on n'ait que rarement pu démontrer dans la composition chimique des produits sécrétés, quelque chose de semblable à ceux de l'urine des Vertébrés.

Ainsi que nous l'avons dit plus haut, les formations glandulaires sont toujours en rapport avec différents systèmes d'organes, et semblent être des différenciations secondaires, tantôt des téguments, tantôt de l'intestin ou des organes de la respiration et de la reproduction. De là la différence de leur signification, et la diversification des produits de leur sécrétion.

§ 32.

Les organes dont nous avons parlé jusqu'ici, ne se rapportent, par leurs fonctions immédiates qu'à l'individu, déterminant ses relations avec le monde ambiant, et chargés de la conservation de son existence. Un autre groupe d'organes est affecté à la conservation de l'espèce, en assurant la reproduction de l'individu. On le désigne sous les noms d'organes de la reproduction ou de la génération, cette dernière expression embrassant davantage d'un coup d'œil les états matériels qui terminent une longue série de phénomènes fort différents. Le fait de la multiplication de l'individu dépend primitivement et cela très-étroitement de la nutrition. Pendant que cette dernière occasionne la croissance du corps et une augmentation de volume, survient un état dans lequel l'organisme emploie les matériaux nutritifs surabondants à la procréation d'un nouvel individu. La reproduction est ainsi une croissance au delà de l'individu. De même que dans les organismes élémentaires cette reproduction se fait par une *scission* du corps de la *cellule*, de même, dans les formes animales inférieures, c'est aussi la scission qui constitue le mode de reproduction. Selon la quantité de substance qu'emploie un organisme existant pour en former un nouveau, il résulte un plus ou moins grand nombre de modes de reproduction plus ou moins semblables à la scission, et qui présentent encore de grandes diversités, suivant la part que prend à la production du nouveau l'organisme producteur, ainsi que la nature et la durée des rapports du nouvel organisme avec l'ancien.

Tous ces phénomènes de reproduction, qui sont si répandus chez les Invertébrés inférieurs, connus sous les noms de bourgeonnement, gemmation, ou formation par germes sont très-peu du ressort de l'anatomie comparée, car il est rare qu'ils soient produits par des organes particuliers (voir les remarques), lesquels, quand ils existent, ne présentent aucun rapport avec la différenciation sexuelle. Bien que la *reproduction sexuelle* paraisse être en opposition avec la reproduction asexuelle, elle n'est pourtant que le résultat d'un développement ultérieur de celle-ci. Elle consiste en une formation de germes, représentant les éléments constituants de l'organisme (cellules), mais qui ne possèdent pas en eux-mêmes la faculté de se développer en organismes nouveaux, sans y être sollicités par leur union avec un autre élément constituant de l'organisme. L'origine des sexes résulte donc aussi d'une différenciation, qui primitivement possible dans toute partie de l'organisme, s'est localisée ensuite sur un point particulier de ce dernier. On désigne ces germes sous le nom d'*œufs*, et *l'élément fécondant* sous celui de *sperme*. Dans les cas les plus simples les deux éléments de reproduction se forment dans des points du corps particuliers, bien qu'ils ne soient pas encore caractérisés par des dispositions spéciales, qui, lorsqu'elles existent, constituent les *organes générateurs*. Si on considère que c'est sur ces points de formation que naissent les éléments constituants de la semence et des œufs, pour être ensuite éloignés, on peut envisager ces organes comme des glandes. L'organe formateur de la semence se nomme testicule, celui qui produit les œufs, l'ovaire. En faisant un pas de plus, nous trouvons ces glandes productrices de germes encore plus différenciées ; tandis que, dans l'état le plus simple, leurs produits arrivent ou dans la cavité générale du corps, ou immédiatement au dehors, après s'être simplement détachés de leur point de formation, on voit graduellement intervenir des voies d'issue, qui peuvent présenter des grandes complications dans leurs dispositions. Sur les conduits de sortie (canaux déférents) de l'organe qui produit le sperme, il se forme des réservoirs, servant à recueillir ce dernier; des glandes qui sécrètent un liquide qui se mêle avec le sperme; enfin des dispositions ayant pour but de transporter le tout dans l'appareil opposé, les organes d'accouplement. Les différenciations de l'organe formateur des œufs ne sont pas moins diverses : le canal de sortie de l'ovaire (l'oviducte) est pourvu d'élargissements dans lesquels les œufs acquièrent tantôt des enveloppes spéciales, tantôt se développent ultérieurement. Ces divisions de l'oviducte s'appellent utérus. Des glandes particulières, naissant comme les glandes vitellines de celles qui produisent les germes, fournissent tantôt une substance employée pour l'œuf, ou simplement une enveloppe. Des formations accessoires, telles que les réceptacles du sperme, reçoivent la semence transmise par l'accouplement; et enfin apparaissent une foule d'autres parties, servant à assurer le succès de l'accouplement, de la ponte, et la conservation de l'œuf.

Les rapports entre les organes producteurs des œufs et de la semence, sont des plus divers, et doivent également être appréciés du point de vue de leur différenciation. Nous voyons notamment que, dans les divisions inférieures les deux organes sont réunis l'un à l'autre, parfois même au point qu'une seule et même glande suffit à la production des œufs et du sperme (glandes hermaphrodites). Les conduits de sortie sont de diverses manières tout ou partiellement communs. Dans d'autres états, les lieux de formation des deux produits sont distincts; les testicules et ovaires existent comme organes séparés, les conduits excréteurs étant seuls réunis sur de longs trajets, où chacun d'eux présentant son débouché particulier. Tous les animaux chez lesquels les organes de la génération sont réunis sur un seul individu, sont appelés *hermaphrodites*. — On peut les séparer, non-seulement par la distinction des organes en eux-mêmes, mais on peut encore le faire au point de vue fonctionnel, lorsque, par exemple, les organes fonctionnent par époques alternatives, tantôt l'un, l'ovaire, tantôt l'autre, le testicule, entrant en activité.

La *différenciation sexuelle* s'achève par la répartition des deux organes sur des individus différents. La reproduction n'exige plus seulement le concours de deux substances différentes, l'œuf et la semence, et de deux appareils distincts pour produire l'un et l'autre, mais encore la présence nécessaire de deux individus qu'on distingue par les termes de *mâle* et de *femelle*.

C'est de l'état hermaphrodite considéré comme inférieur, que se déduit la séparation des sexes. Cette transformation résulte d'une atrophie de l'un ou l'autre des appareils sexuels, de sorte que c'est la conformation hermaphrodite qui fournit la base sur laquelle s'établit la séparation des sexes. Cette différenciation par un développement rétrograde unilatéral doit être acceptée pour les différents états de conformation, de manière qu'elle n'existe pas seulement pour des organes inférieurs en eux-mêmes. L'embryogénie montre que, même dans les appareils devant atteindre à un haut degré de développement, il existe une réunion primitive des organes générateurs, et qu'à un certain état de son évolution, l'individu présente une conformation hermaphrodite. La séparation sexuelle accomplie exerce une influence sur l'ensemble de l'organisme, parce qu'elle détermine dans chacun des sexes une série de modifications se manifestant même dans des organes qui à leur origine, étaient loin d'avoir aucun rapport avec la fonction reproductrice. Les organismes mâle et femelle seront donc différents entre eux suivant le degré d'importance qu'auront ces changements.

On appelle *génération* l'ensemble des phénomènes dont le résultat est la formation de nouveaux individus, et qui, en tant qu'il détermine des dispositions spéciales utiles à l'organisation, fournit indirectement des données aux recherches d'anatomie comparée. Nous ne mentionnons ce qui suit qu'à titre d'indication générale, car la conception qu'on a de la nature en abordant l'étude de l'anatomie comparée, n'est en aucune manière indifférente. On a l'habitude de distinguer deux formes de génération. L'une, la génération primaire (équivoque ou spontanée) admet la naissance d'organismes aux dépens de la matière organique sans forme. Avant que l'histoire du développement eût jeté du jour sur les conditions de la propagation des animaux inférieurs, on admit dans une mesure très-étendue la génération spontanée, et on attribua ce mode de naissance à de nombreux êtres, dont le cycle d'existence nous est actuellement connu. Le cercle des organismes devant provenir de ce genre de génération, alla peu à peu en se resserrant, et finit par se restreindre aux formes les plus simples, pour lesquelles même on a cessé d'y croire. On en est donc revenu à regarder la propagation de ces animaux inférieurs, comme ayant lieu suivant des procédés connus, et à expliquer ainsi le fait que des liquides primitivement dépourvus de toute vie organique se peuplent graduellement des formes inférieures végétales ou animales que, jusque-là, on avait considérées comme nées par génération spontanée. La démonstration de germes d'organismes suspendus en nombre infini dans l'air, qui, sous des conditions favorables, se développent ultérieurement et se multiplient rapidement, dissipa l'obscurité, qui, jusque-là, avait régné sur la naissance d'êtres vivants dans des liquides précédemment inhabités. L'air fut l'agent de transport de la diffusion de chaque organisme; et la doctrine de la « panspermie » vint victorieusement triompher de la théorie de la génération spontanée. Des recherches récemment faites en France, et la répétition d'expériences faites autrefois en Allemagne, ont entièrement établi que, lorsqu'après avoir traité l'eau d'une certaine manière, et l'avoir mise à l'abri de toute possibilité de transport de germes par l'air environnant, jamais d'organismes n'y prennent naissance. La question n'est cependant pas épuisée. On a seulement démontré que dans certaines conditions il ne *naît pas* d'êtres organisés. Cela n'exclut pas la conclusion que sous d'autres conditions qui n'ont pas encore été réalisées, ils ne puissent prendre naissance. La panspermie n'est aussi en aucune contradiction avec la génération spontanée, car les germes disséminés dans l'air d'Infusoires, œufs de Rotifères, etc., nous apprennent seulement que ces organismes déjà relativement élevés par leur degré de différenciation, peuvent, par le transport de leurs germes, arriver dans des lieux où ils n'existaient pas auparavant. Il ne peut d'ailleurs pas être question de génération équivoque pour des organismes déjà aussi différenciés, mais plutôt pour ces êtres plus indifférents qui, comme les corps amœbiformes, ne sont pas même encore arrivés au degré de la cellule. Le fait que, d'après certaines suppositions, de pareils êtres ne puissent *pas* naître par génération spontanée, n'ayant pas encore été en aucune manière démontré, nous serons donc beaucoup plus dans le vrai en considérant la question comme non encore résolue, d'autant plus qu'encore une fois, pour la première origine de l'être, la porte ne peut pas rester fermée à l'admission d'une génération primitive.

A la génération primitive s'oppose la *génération secondaire*. Elle suppose un organisme, tandis que la première n'exige que de la matière organique et certaines conditions du milieu ambiant. L'opposition entre les deux paraît d'autant moindre qu'on considère un organisme plus simple. La génération secondaire se divise en *asexuelle* et *sexuelle;* nous avons déjà indiqué les dispositions caractéristiques de la seconde. Les formes de reproduction asexuelle voisines entre elles, ne sont que des gradations de la plus simple de toutes, la *scission*, la base notamment de la transmission, ou de la continuation d'une partie détachée d'un organisme dans un second nouveau. On distingue outre la scission, la formation par *bourgeons* et celle par *germes*. La première, comme la scission, suppose une augmentation de volume du corps par croissance, ce terme n'exprimant pas ici une augmentation générale du corps dans tous les sens, mais n'intéressant qu'une partie circonscrite et déterminée du corps, qui se développe peu à peu pour devenir un nouvel individu. On distingue, suivant les points où elle se fait, les formations par *bourgeons externes* et *internes*. Les premiers restent dans la règle en connexion continue et prolongée avec l'organisme producteur, et forment, lorsqu'ils sont constants, une réunion d'individus : des colonies ou animaux composés (polypes hydraires, troncs de corail, Ascidies composées). La formation par bourgeons internes est souvent limitée à un organe déterminé, ce qui, en l'éloignant considérablement du bourgeonnement extérieur, la rapproche de la reproduction sexuelle. La formation *par germes* provient aussi de la scission. On désigne sous le nom de *germe* la substance constituant l'ébauche d'un nouvel individu, qui se *détache par différenciation de l'organisme maternel. C'est le fait que la séparation du germe, de l'animal-mère, se fait plus tôt, qui distingue la formation par germes de celle par bourgeons*. Elle se rapproche de la scission, dans les cas où la naissance des germes est le résultat d'une segmentation continue dont le corps entier est le siége (Protozoaires). On devrait considérer ces cas comme subordonnés à la scission, si les produits ne présentaient pas de différences qualitatives avec l'animal-mère, nécessitant pour le développement du germe, non-seulement une augmentation de volume, mais une différenciation. C'est cette différence qualitative qui caractérise le germe comparé au produit d'une simple scission. La formation des germes, comme celle des bourgeons, passe par la localisation à un état supérieur; — par le développement d'organes spéciaux dans lesquels ils se produisent, et par la réduction du germe à l'état le plus inférieur de forme, celui d'une cellule, ne différant de l'œuf que par son énergie potentielle, elle se rapproche de la génération sexuelle. Le fait que des œufs peuvent aussi se développer ultérieurement sans l'intervention de l'élément reproducteur mâle (*Parthénogenèse*) rapproche encore davantage entre elles les deux formes de génération. Il faut ici prendre en considération que le mode parthénogénétique qui intervient dans la reproduction sexuelle peut être considéré comme en étant une réduction, car dans beaucoup de cas, la parthénogenèse s'est développée dans la génération sexuelle. La formation des germes, que ses produits soient des cellules simples ou des composés de cellules, se limite aux cas qui excluent toute connivence avec une génération sexuelle.

Voir sur la reproduction et surtout en ce qui concerne les matières servant à la reproduction, l'article *Zeugung*, de R. LEUCKART dans WAGNER'S *Handwörterbuch d. Physiologie*, t. IV. — HAECKEL, *Gen. Morphologie*, II, p. 32.

2. RÉDUCTION.

§ 33.

Comme dépendant de la différenciation, le phénomène du *développement rétrograde* ou *réduction* mérite d'être pris en considération. Ses résultats sont le contraire de ceux de la différenciation. Cette dernière détermine la complication de l'organisme; la réduction par contre amène des simplifications, et fait ainsi que des organes ou organismes reviennent à des états inférieurs. Relativement à l'ensemble de l'organisme et à ses rapports avec les autres, la réduction comme la différenciation contribue à la diversification des formes. Elle peut frapper ou de simples dispositions partielles du corps, ou des ensembles plus grands d'organes, ou enfin le corps entier, et présente à ce point de vue, comme la différenciation, des degrés forts différents. Elle peut être encore diverse, suivant qu'elle s'exerce sur un individu, une espèce ou un genre. Là elle sera un procédé, ici elle ne sera perceptible que comme un état dont on ne pourrait analyser les différentes phases que par des séries de comparaisons entre des formes alliées. Il y a à distinguer, à l'égard des organes qui peuvent lui être soumis, deux points de vue: l'organe frappé d'un développement rétrograde peut rester en dehors de l'ensemble des dispositions qui caractérisent l'organisme complet, et son ébauche peut avoir pour but de lui donner une signification provisoire et passagère. Ces réductions apportées dans le cours du développement peuvent déterminer des simplifications isolées, pendant que la différenciation, agissant dans le même moment sur d'autres parties, produit de nouveaux organes supérieurs, et de cette manière la réduction non-seulement ne sera point une cause de rabaissement de l'organisme, mais pourra même devenir une condition de différenciation dans une autre direction. C'est ainsi qu'il faut considérer la réduction des appareils provisoires, qui sont les attributs de certains états de développement de l'individu (état larvaire).

L'autre forme de développement rétrograde concerne les organes qui appartiennent à l'organisme développé ou à son ébauche. Il peut frapper aussi bien l'organe déjà formé, en pleine fonction, que les premiers linéaments, à peine différenciés, d'où des degrés de rétrogradation fort divers. Si ce n'est que l'ébauche de l'organe qui soit atteinte, la marche du phénomène se passant entre les modes de différenciation affectant le reste de l'organisme, ne pourra être que difficilement reconnaissable; ce sera d'autant plus le cas que l'organe en voie de recul aura été moins différencié. Par contre le procédé sera d'autant plus apparent que la différenciation sera plus avancée ou achevée. La réduction d'un organe est dans une dépendance nécessaire avec ses conditions fonctionnelles, dont la modification doit être la cause déterminante de la formation rétrograde. La mise hors d'usage d'un organe en cause la rétrogradation, mais il ne faut pas s'imaginer que la première soit passagère, pas plus que la dernière n'est subite ou rapide. Lorsque d'une réduction résulte une simplification des organes et avec lui de tout l'organisme, cela ne constitue encore point un fait déterminant son infériorité. Bien plus, la réduction peut, comme la suppression des organes larvaires, rendre possibles des différenciations d'ordre supérieur et produire, dans des séries d'organismes dérivant les uns des autres, des formes plus élevées, parce qu'elle permet le développement libre de ce qui reste. Ici encore la réduction prépare la différenciation. Elle s'exerce surtout sur les rapports numériques des parties, qui se perfectionnent individuellement à mesure qu'elles diminuent en nombre.

Le développement rétrograde se manifestant d'une manière graduelle, nous trouvons les organes qui en sont affectés dans différents états; ces *organes rudimentaires* fournissent à l'anatomie comparée des indications importantes pour la démonstration de rapports de parenté, et apprennent en même temps comment un organe n'ayant plus la fonction qui lui incombait primitivement, ou même ne présentant plus aucune signification intelligible d'utilité pour l'organisme, peut se perpétuer encore pendant longtemps, avant de disparaître complétement.

Le développement rétrograde peut affecter tout système d'organes et se manifester sur toute partie de l'un d'eux. Il s'exprime également dans la forme, le volume, le nombre des parties, et même leur structure. C'est surtout dans les circonstances qui ont exercé une action modificatrice sur l'ensemble de l'organisme à des degrés plus ou moins prononcés selon la quantité des organes frappés de rétrogradation, qu'il faut en chercher la cause.

L'action que peut avoir le développement rétrograde, comme moyen de simplification, a une grande importance, car il nous fait apprécier à leur vraie valeur ces formes qui, primitivement, étaient à un niveau élevé, et que nous trouvons à un état inférieur. Ces états, amoindris par la réduction, sont, en général, considérés comme le commencement de dispositions ouvrant la marche à des séries d'organisations, tandis qu'en réalité ils dérivent d'un rang beaucoup plus élevé.

Les facteurs actifs de la réduction sont les adaptations aux conditions de vie les plus différentes. Une des plus essentielles et des plus répandues est le *parasitisme*. L'influence des conditions modifiées de l'existence sur l'ensemble de l'organisme est, dans ces cas, des plus apparentes, car les changements voulus s'accomplissent sur l'individu, au lieu de se faire dans de longs intervalles qui échappent à notre observation. Dès qu'un organisme trouve dans un autre ses conditions d'existence, et qu'il l'exploite pour son compte, un quantum du travail précédemment fourni par lui est imposé à son hôte, et, par conséquent, les organes ayant fourni ce travail cessent de fonctionner et subissent une réduction. Plus le travail que l'organisme de l'hôte accomplit en faveur de celui de son commensal est complet, plus la rétrogradation des organes correspondants de ce dernier sera grande. Le parasitisme impliquant un mode de vie plus stable, et excluant toute mobilité active, ce sont surtout les systèmes d'organes en rapport avec le monde extérieur qui seront exposés à la plus forte réduction. Les organes de mouvement, le système nerveux et les organes des sens tendront à s'atrophier. Là où les substances nutritives seront fournies au parasite sous une forme déjà préparée, les organes masticateurs, autrefois développés, auront rétrogradés; le canal intestinal se sera simplifié. Ce dernier peut même se perdre entièrement, lorsque le séjour du parasite dans le canal intestinal ou dans toute autre cavité interne, lui permet de se nourrir en tous sens par endosmose, comme cela a lieu chez les Cestodes. Une partie d'un travail physiologique, nécessaire à l'animal parasite, étant fourni par un organisme étranger, le parasitisme peut être considéré comme une *division de travail*. La réduction est basée sur le même fait qui, dans l'individu, conduit à la différenciation. La division du travail constitue encore, dans d'autres cas, la cause fondamentale de la réduction, et c'est ce qui a lieu dans la séparation des sexes sur des individus différents, et dans une mesure encore plus forte dans le phénomène qu'on désigne sous le nom de *polymorphisme*. Dans les souches, ou colonies formées d'individus vivant ensemble, on remarque des organisations différentes chargées des travaux que réclament l'entretien et la propagation de la colonie. Les organes fonctionnant sont seuls développés, les autres manquent ou sont rudimentaires, et ainsi, par développement unilatéral d'un organe avec réduction des autres, l'individu, dans ses rapports avec la colonie dont il fait partie, descend au rang d'organe, pendant que l'association s'élève à l'état d'un individu d'un ordre plus élevé. Les associations de Polypes hydraires, des Siphonophores, les colonies d'Hyménoptères, Abeilles, Fourmis, Termites, etc., en sont des exemples. Il résulte de là un rapport d'échange entre la différenciation et la réduction ; la première, transformant des parties ou organes d'un individu en individus nouveaux, la seconde, convertissant les individus en organes. Les deux phénomènes contribuent ainsi, de côtés différents, à la diversification des formes de l'organisme.

On pourrait, d'après la rapidité relative de la réduction des organes, dans les cas de parasitisme, nier, ou au moins mettre en doute, les réductions, soit rétrogradations d'un état plus parfait, dans tous les autres cas où, n'ayant pas pu être observées directement, elles ont été déduites par comparaison. Mais il faut prendre en considération que, dans les cas individuels de parasitisme, le phénomène de la réduction est un résumé d'états gradués qui, se suivant rapidement, ont été acquis graduellement dans des phases antérieures de l'organisme, et pendant de grands intervalles de temps.

3. CORRÉLATION.

§ 34.

La différenciation comme la réduction déterminent, par les causes immédiates qui les produisent, une nouvelle série de phénomènes, dans lesquels nous voyons l'expression d'une loi d'une haute importance. Comme il découle de la notion de la vie qu'elle est l'expression harmonique d'une somme de phénomènes se causant les uns les autres en vertu d'une loi, on ne saurait considérer aucune fonction d'un organe comme pouvant en réalité exister pour elle-même. Chaque fonction en supposant une série d'autres, tous les organes se trouvent ainsi en rapports plus ou moins étroits et en dépendance réciproque entre eux. Ce sont ces rapports indiqués par Cuvier et désignés par lui sous le nom de *Corrélation* qui nous montrent le chemin par lequel nous pouvons arriver à une appréciation rationnelle de l'organisme animal. Avant tout, il faut y rattacher l'estimation de l'organisme comme un tout individuel qui dépend de ses parties comme chacune d'elles suppose les autres. La corrélation est donc une conséquence nécessaire de cette conception.

Les dispositions d'ensemble ainsi que les états subordonnés de l'organisation montrent des relations réciproques, et un changement supposé dans un système d'organes appelle en même temps des modifications dans un grand nombre d'autres appareils. On peut diviser ces corrélations en *voisines* et *éloignées*, car les premières s'expriment dans un ou plusieurs systèmes d'organes qui sont avec lui en dépendance de fonctions, tandis que les dernières ne se manifestent que dans des organes plus éloignés au point de vue de la fonction. Des principes physiologiques importants étant la cause déterminante de cette corrélation, pour parvenir à l'apprécier, la connaissance des fonctions des divers organes, et de leur valeur dans l'économie du corps animal est indispensable. La connaissance des conditions vitales extérieures de l'animal a aussi de l'importance, parce que ce sont elles qui ont été la cause déterminante de séries entières de rapports entre les organes. C'est encore l'*adaptation* aux conditions extérieures, qui a donné à un grand nombre de dispositions leur forme particulière, ou motivé leurs modifications.

Quant aux causes déterminantes des changements dans l'organisme qui sont d'un autre ordre que les précédentes, elles sont pour la plupart, encore à chercher, et ne rentrent pas dans notre sujet.

La dépendance des rapports physiologiques et biologiques en général, dans laquelle se trouve l'appréciation des corrélations, restreint à un haut degré nos connaissances à leur sujet. Nous ne connaissons ces rapports que par leurs traits les plus superficiels, surtout en ce qui concerne les animaux inférieurs. Un peu plus de clarté paraît règner dans les divisions supérieures du règne animal. Pour un organisme appartenant aux Mammifères ou aux Oiseaux, il est possible de démontrer un grand nombre de corrélations, et de comprendre la dépendance qui peut exister entre un organe et un autre. Considérons l'organisme oiseau, et nous voyons comment, avant tout, son genre de locomotion influe sur la totalité de ses systèmes d'organes. Nous observons des modifications du squelette, surtout dans les extrémités, qui sont elles-mêmes accompagnées de modifications dans le système musculaire. De même les téguments présentent une conformation spéciale qui est en rapport avec la faculté du vol. Les organes respiratoires n'y contribuent pas moins, par la présence de poches aériennes provoquant la pneumaticité des os et par conséquent des modifications considérables dans la structure du squelette. Les organes de la circulation, et la distribution des vaisseaux sanguins s'y rattachent également. C'est ainsi que les différentes parties de l'organisme s'enchaînent par leurs modifications correspondantes pour imprimer à l'être tout entier leur cachet. Nous voyons, en même temps, que l'organisme entier ne peut être compris, que lorsqu'on l'examine au point de vue de la dépendance réciproque de ses organes.

DES TYPES ANIMAUX

§ 35.

L'ensemble de la conformation de chaque animal nous présente une certaine quantité de dispositions qui lui sont communes avec un nombre variable d'autres animaux. Ces rapports sont en partie de nature générale, intéressant les conditions de situation des systèmes d'organes les plus importants, ou leur arrangement, en partie relatifs à la conformation spéciale des organes pris isolément, et arrivent finalement à des conformités dans la forme, le volume, et le nombre. L'esprit méthodique de l'homme a établi des distinctions précises pour exprimer ces rapports réciproques qu'ont entre eux les organismes, et a désigné sous le nom d'espèce, l'ensemble de tous les individus semblables; réuni en genres toutes les espèces qui paraissaient se ressembler par un certain nombre de dispositions: et enfin a réuni ces derniers en groupes plus considérables qui ont reçu les désignations de familles, ordres et classes. Ainsi est né le système zoologique, qui, basé sur la connaissance et le rapprochement de ce qui est analogue, et la distinction de ce qui diffère, se présente comme l'expression de l'ensemble des connaissances acquises sur le règne animal. Ce dernier est donc partagé en un nombre de grandes divisions, dont chacune diffère des autres par une somme de particularités. Le caractère qui en résulte se montre dans toutes les subdivisions, et est encore reconnaissable malgré de grandes différences chez les groupes d'individus. C'est ce qu'on a qualifié par le nom de *Types*. Le type signifie donc un ensemble de caractères possédés par l'organisme qui sont prédominants dans une grande division du règne animal, et qui s'expriment aussi bien dans le cours du développement que dans l'état de complet achèvement. C'est d'après cela que les grandes divisions qui diffèrent des autres par certains traits fondamentaux de l'organisation, ont été désignés par le terme de « Types. »

Nous remarquons dans les subdivisions qui constituent chaque type, une variation des plus diversifiées des dispositions, qui est telle qu'il n'est pas rare de voir que précisément ce qu'il y a de plus caractéristique dans le type semble se perdre chez quelques formes isolées. Mais le mode du développement individuel nous permet toujours de reconnaître les rapports réels que l'organisme a avec le type, sachant que la concordance de l'organisation dans différents individus s'explique par leur provenance d'une origine commune, que cette concordance repose sur une transmission *héréditaire* ; nous attribuons des ressemblances plus éloignées à une parenté moins rapprochée. Nous considérons ainsi les individus d'une même espèce comme étant en relations plus voisines de parenté que les représentants d'espèces différentes ; et, dans l'espèce, les individus chez lesquels on remarque quelque particularité, qu'on a coutume de réunir sous la désignation de sous-espèces, comme descendants aussi de parents communs.

Dans ces limites restreintes, personne ne fait de difficulté à reconnaître que les particularités de l'organisation se transmettent par hérédité à d'autres individus, l'observation directe montrant que les descendants ressemblent toujours aux parents. Si, donnant à cette notion de la parenté une plus grande portée, nous attribuons ce qu'il y a de commun dans l'organisation à une communauté d'origine, nous abordons le point de vue de la théorie de la descendance. La divergence de l'organisation est alors un état acquis par une *adaptation* à de nombreuses conditions extérieures de la vie, que rend possible la variabilité des caractères de l'espèce.

Dans le domaine de chaque type, la forme de l'organisation animale s'est déployée dans toutes les directions les plus diverses, en allant graduellement du simple au composé, de l'inférieur au supérieur. Une différenciation continue a fait peu à peu surgir les catégories que nous distinguons sous les noms d'Espèces, Genres, Familles, Ordres et Classes. Lorsque les différences entre les Classes, Ordres, etc., sont assez importantes pour n'offrir aucun intermédiaire, nous avons à prendre en considération que, dans les formes vivantes, nous n'avons devant nous que les dernières branches de la série très-ramifiée et complexe du développement d'organismes qui ont vécu à des époques antérieures, et se sont depuis graduellement éteints. Les documents de la paléontologie, bien que d'une manière fort incomplète, en fournissent le témoignage partiel. Elle nous fait reconnaître, enfouis dans les couches terrestres, des restes conservés d'êtres qui ont disparu, et qui ont été les précurseurs, et en partie aussi, les ancêtres des organismes qui ont paru plus tard. Comme les formes vivantes ne constituent qu'une petite fraction de l'ensemble du monde organique, ayant vécu pendant le cours des longues périodes de développement géologique, nous ne pouvons pas nous attendre à ce que des rapports remontant à un passé fort ancien, soient partout également apparents ; que partout on puisse démontrer les passages intermédiaires, et que l'enchaînement généalogique soit clair et reconnaissable de manière à ne laisser aucun doute. Ainsi que nous l'avons dit plus haut, ces documents ne constituent pas la partie la moins importante du champ de recherches de l'anatomie comparée.

Nous avons, d'après cette conception, à nous représenter comme type une série de développement d'organismes provenant d'une forme primitive, qui, pendant les époques géologiques, s'est différenciée en de nombreuses branches et rameaux, dont la plupart ont disparu à différentes périodes, tandis que quelques-unes d'entres elles, bien que considérablement modifiées, se sont conservées jusqu'à aujourd'hui. C'est cet ensemble commun qui, hérité avec modifications de la souche primitive, s'est maintenu au milieu des innombrables états de différenciation, qui constitue le type d'organisation. Chaque type comprend ainsi un ensemble d'organismes que relient des rapports généalogiques, c'est-à-dire, une dérivation de formes alliées entre elles, et constitue une *souche animale* (*Phylum*, Häckel).

Le terme de type est fréquemment employé d'une manière très-générale, car on l'applique aussi pour désigner ce qui est caractéristique de quelque division plus restreinte ; ainsi, on parlera du type d'une classe ou d'une famille ; du type d'un genre et d'une espèce. Cette expression est justifiable, si on veut désigner ainsi les particularités héréditaires qui caractérisent une partie déterminée de la subdivision, comme lorsqu'il s'agit de la souche entière. Mais, son emploi est vicieux, lorsqu'on l'applique capricieusement à des catégories qui ne sont point typiques, comme cela a été fait à propos de rapports d'ordre très-subordonnés et variables.

L'établissement de types différents a été la première expression de la notion d'un développement divergent du règne animal, et a eu pour résultat un arrangement sérial assez régulier des organismes. « Chaque type peut se révéler dans les degrés les plus élevés et les plus bas de l'organisation, car, type et degré de développement déterminent d'abord les formes distinctes. Il y a donc des degrés de développement pour chaque type, qui forment, çà et là, des séries dans lesquelles on ne trouve pourtant pas la suite non interrompue de l'évolution, et jamais toutes les phases également représentées. » V. Baer, *Beit. zur Kennt. d. niedern Thiere*, Nov., Act., L. C., XIII, 740. — La théorie de la descendance a jeté sur ces notions une vive lumière, et tous les états d'organisation, autrefois attribués à un « plan de conformation » immanent, s'expliquent bien plus naturellement par l'hérédité et l'adaptation.

En traitant l'anatomie comparée d'après le point de vue généalogique que fournit la théorie de la descendance, on doit avoir égard au fait que les relations cherchées ne peuvent presque jamais être reconnues sur des objets étant entre eux dans une connexion généalogique immédiate, parce que nous n'avons à faire presque exclusivement qu'aux prolongements des séries de développement. Nous faisons, par exemple, dériver l'appareil circulatoire des Insectes de celui des Crustacés, et pouvons apporter des documents à l'appui, mais, nulle part, il n'existe de forme qui conduise immédiatement des crustacés aux insectes, ni aucun état d'organisation qui fasse la transition. Même là où nous pouvons reconnaître une disposition isolée comme étant une forme de passage, plusieurs autres nous interdisent de considérer, dans le sens strict du mot, l'organisme entier comme ayant la même signification. Lorsque nous voyons, dans les organes circulatoires du Lepidosiren, une disposition intermédiaire entre celle des Poissons et des Amphibiens, ce qui nous autorise à regarder l'animal comme une forme de transition entre les deux types, et il est extrêmement vraisemblable que le Lepidosiren et les Amphibiens actuellement vivants ont eu des ancêtres communs, mais il est tout aussi certain que ces Amphibiens ne proviennent pas du Lepidosiren. L'insuffisance de nos documents paléontologiques, résultant de ce que nous ne connaissons que des fractions isolées des états antérieurs du monde animal, que nous n'en avons conservé que les parties dures, encore souvent à l'état de fragments, et de ce que seulement une faible partie de la surface du globe a encore été étudiée au point de vue paléontologique; cette insuffisance est telle, qu'il n'y a rien d'étonnant à ce que les formes de transition, les souches primitives dont les descendants, sont tantôt restés distincts, ou tantôt différenciés en groupes divergents, nous soient restées inconnues. Vouloir trouver, dans le monde actuel et dans un état inaltéré les formes-souches qui ont fourni le point de départ d'une quantité de formes dérivées, est tout aussi inadmissible, que si nous cherchions parmi les générations vivantes les ancêtres d'une famille ou d'un peuple. On ne peut, il est vrai, contester que dans presque toutes les divisions, quelques états qu'on peut qualifier du nom de « formes anciennes » se sont conservés, parce qu'ils réunissent en eux un ensemble de caractères que nous voyons répartis sur plusieurs divisions d'animaux; il n'en résulte cependant pas que ces formes soient toujours restées ainsi sans avoir éprouvé de changements. Dans toutes, on remarque un certain nombre de particularités qui s'opposent à ce qu'on puisse les regarder comme représentant les souches originelles non modifiées. Lorsque nous cherchons, par la comparaison, à disposer en séries des formes alliées, et à déduire les plus complexes des plus simples, nous ne pouvons reconnaître, dans les plus inférieurs, que des ressemblances avec la forme souche, qui reste hypothétique, et est donc plutôt déduite que trouvée directement. Mais la considération du développement vient fournir un appui à l'hypothèse, car nous apercevons, dans le cours de l'évolution individuelle des organismes supérieurs, des dispositions qui, passagères d'ailleurs, correspondent à des états inférieurs permanents. Ces dispositions nous indiquent des états qui, existant autrefois d'une manière durable chez l'organisme en question, ont été hérités par lui dans le cours des générations, au travers des modifications qu'il a successivement éprouvées, et qui se retrouvent dans les phases de son évolution embryonnaire, à une période d'autant plus précoce qu'elles sont plus anciennes. Par là, nous avons, dans la conformation de l'animal à ses premiers états de développement, une image qui nous rapproche d'autant plus sûrement de la forme primitive que les dispositions transitoires se montrent semblables et concordantes dans un cercle plus étendu d'une division animale (voir § 7). C'est par l'indication de ces rapports, et seulement par là, que l'embryologie trouve toute sa signification scientifique. Ce qui, considéré isolément, ne paraît être qu'une merveille inintelligible, prend une grande valeur lorsqu'on le rattache à des dispositions d'autres organismes. Les diverses phases du développement se présentent à nous comme des phénomènes, réglés par une loi, dans lesquels l'organisation actuelle est le résultat de l'acquisition graduelle et prolongée, pendant le cours d'innombrables générations, d'un ensemble de dispositions héréditaires, et dont les divers états se succèdent dans l'individu dans un temps relatif infiniment plus court.

C'est en étudiant et en approfondissant ces rapports, que l'anatomie comparée cherche à combler les lacunes que présente l'arbre généalogique de la paléontologie, en s'adressant aux données que la comparaison des matériaux fournis par le monde animal vivant peut lui procurer.

C'est donc aux combinaisons de l'esprit à combler les lacunes que laisse l'observation directe. Si les séries infinies de générations qui, depuis l'origine de la vie, se sont succédé à la surface du globe, leur dérivation les unes des autres, leur séparation en nombreuses ramifications, et leurs lentes transformations, si toutes ces séries divergentes pouvaient être embrassées d'un seul coup d'œil, bien des énigmes seraient résolues; mais ces données manquent à la science.

Pour comprendre la théorie de la descendance, lire le célèbre ouvrage de Darwin, *Origine des Espèces, par sélection sexuelle*, 5ᵉ édition anglaise, 1869. (Trad. en Français, 4ᵉ édit., Paris, 1872.)

Haeckel, *Generelle Morphologie*, vol. II, cap. XIX et XX.

§ 36.

Le nombre des grandes divisions du règne animal qu'on doit comprendre comme *Types* ou *Souches* a été différent suivant les points de vue qui ont dirigé les différents auteurs; et a été tantôt plus faible, tantôt plus grand, selon qu'on s'attachait dans les divers groupes, aux phénomènes généraux ou aux détails plus spéciaux. Je considère comme bien fondée la distinction des animaux en sept souches, que voici : 1° *Protozoaires ;* 2° *Cœlentérés ;* 3° *Vers;* 4° *Échinodermes ;* 5° *Arthropodes;* 6° *Mollusques ;* et 7° *Vertébrés.* Dans chacune de ces divisions se déroulent une série de formes suivant un développement divergent. Les relations des types donnent lieu à des considérations dignes d'attention qui se rapportent, soit à l'ensemble des faits, soit à leur point culminant, soit à leurs commencements, c'est-à-dire leur état le plus inférieur.

Quant au premier point, nous trouvons dans les souches précitées une différence considérable, en ce que les unes présentent des groupes nettement circonscrits, manifestant une indépendance marquée, tandis que les autres se partagent en subdivisions qui s'éloignent en divergeant fortement les unes des autres. Pendant que, dans le premier cas, les rapports phylétiques sont faciles à reconnaître, ils sont dans les autres effacés, confus et même problématiques. La souche des Vers en est un exemple, tandis que celles des Échinodermes et des Cœlentérés, sont mieux délimitées.

Le second point a trait au degré de culminance de la souche. Quoique dans chacune d'elles et ses ramifications, il y ait une différenciation progressant du plus bas vers le plus élevé, le degré de la complication organique est très-différent, aussi bien dans les diverses branches d'une même souche, que dans les diverses souches. Les différences dans le degré d'élévation de l'organisation des diverses branches permettent de les grouper dans leur souche en rangs d'ordres différents ; de même qu'on peut arranger les diverses souches dans un ordre determiné d'après leur degré d'organisation auquel l'une d'elles peut atteindre à un point culminant par un de ses rameaux. Nous pouvons ainsi distinguer des souches oú types supérieurs et inférieurs, et de même que nous regardons celui des Protozoaires comme le plus bas, parce que les différenciations les plus élevées qui s'y présentent sont au-dessous de celles des autres souches, de même nous considérons le type des Vertébrés comme supérieur, parce qu'il renferme des organismes qui s'élèvent de beaucoup au-dessus du point culminant des autres souches.

Le troisième point se rapporte aux origines, c'est-à-dire à l'état le plus inférieur du type, et prépare à l'examen ultérieur de grandes difficultés. Il y a parfois, dans plusieurs souches, des formes qu'on peut regarder comme les plus inférieures ou formes de départ, et qui, en raison de la position très-inférieure qu'elles occupent, n'offrent que des rapports de parenté indifférents. Cependant on retrouve ces formes inférieures si reconnaissables dans des souches plus hautement organisées, que celles-ci pourront être rattachées à certaines divisions de souches inférieures. On peut donc reconnaître une connexion entre les souches elles-mêmes, qui ne sont pas ainsi des divisions absolument isolées, indépendantes entre elles dès leur origine, et nées par génération spontanée. Ces liaisons très-évidentes doivent donc atténuer d'une manière importante la conception rigoureuse de la souche telle qu'elle résultait de la première doctrine des types; car les rapports réciproques qu'ont les types entre eux ne sont en aucune manière différents de ceux qu'ont entre elles les subdivisions d'un même type, soit les rapports d'enchaînement généalogique. Ces relations de parenté ne doivent en aucune façon être considérées comme égales en degré. Les souches sont plus éloignées les unes des autres, que ne le sont entre elles les subdivisions qu'elles comprennent, et la mesure de leur distance est partout différente et spéciale à chaque cas particulier. Les rapports des types distincts peuvent être représentés par l'arbre généalogique suivant :

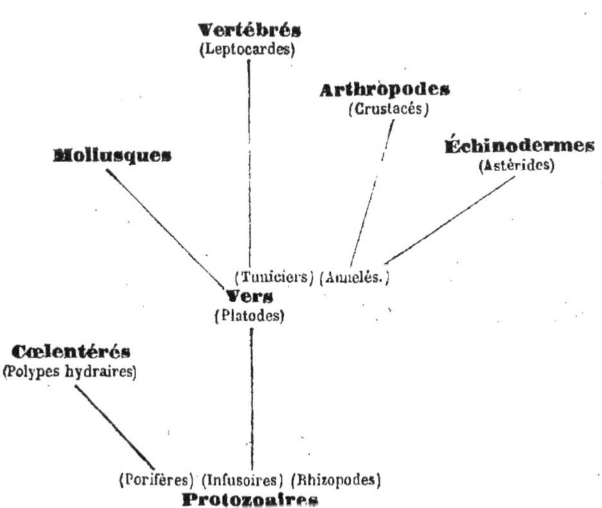

Les *Protozoaires* constituent la souche de départ. On y observe des connexions directes ou indirectes avec les autres souches, et elles présentent aussi des rapports avec le règne végétal. Ils forment ainsi une souche primitive, que nous spécifions moins en raison de son indépendance qu'à cause de ses connexions avec les formes indifférentes des « Protistes. » — Des Protozoaires se détache la branche des Cœlentérés, dont nous reconnaissons les précurseurs dans les Éponges (Porifères). Les Infusoires nous fournissent une forme de passage à la souche des Vers, dans laquelle nous trouvons encore une souche primitive dont on peut généalogiquement déduire toutes les autres. Les Vers plats peuvent bien représenter l'élément fondamental de cette souche, offrant d'une part le plus de rapports avec les Protozoaires, et d'autre part les formes qui constituent les chaînons intermédiaires entre les autres souches. Ces formes de Vers sont les Annelés, auxquels se rattachent la souche des *Échinodermes* ainsi que celle des *Arthropodes*. Les groupes qui relient ces souches à celles des Vers sont les Astérides pour les premiers, et les Crustacés pour les seconds. — La connexion avec la souche des *Mollusques* est moins évidente. Bien qu'il soit difficile de douter que cette dernière ne provienne des Vers, des rapports directs ne sont plus démontrables. L'origine des *Vertébrés* remontant à la souche des Vers est plus claire, car les Tuniciers, qui font partie de celle-ci constituent un groupe souche primitif.

On peut donc ainsi établir dans l'ensemble du règne animal une liaison qui paraît conduire à une forme-souche unique pour le règne organique tout entier (Origine monophylétique). Mais celle-ci ne peut pas être considérée comme solidement fondée, car les subdivisions des Protozoaires peuvent aussi bien passer pour des souches primitives indépendantes, dont on ne saurait, en aucune manière, déterminer sûrement si une ou plusieurs, continuant leur développement, sont arrivées aux Vers. Nous considérons donc la primordialité des divisions de Protozoaires et tout ce qui s'y rattache comme des questions encore non résolues, qui, d'ailleurs, n'ont qu'une faible portée pour notre sujet.

Nous donnerons dans des chapitres spéciaux la délimitation exacte des divers types, ainsi que les détails sur les rapports de parenté ici si brièvement indiqués.

DE LA COMPARAISON DES ORGANES

---

§ 37.

Comme, dans chaque souche d'animaux, il se présente une série de conditions d'organisation qui, avec le développement du type lui-même, suivent une direction déterminée, mais se rattachent toutes à une forme fondamentale plus simple, dont elles dérivent ; de même tous les développements des organes d'un type se trouvent dans une *dépendance génétique*. Un organe dans un état plus simple se montre ailleurs avec un plus haut degré de différenciation sans qu'il y ait eu de changement dans ses conditions générales, bien qu'il ait pu donner naissance à des parties spéciales ou se différencier en organes nouveaux. Comme dans le développement individuel, il y a continuation immédiate des états de différenciation, de même, dans chaque type (dans une mesure différente) on observe la continuité de l'organe en voie de différenciation d'un état à l'autre. Là où la forme la plus perfectionnée paraît séparée des autres par un large vide, les dispositions embryonnaires indiquent les rapports et comblent les lacunes. Le développement d'une forme appartenant à un type se distingue de l'évolution individuelle en ce qu'il ne se fait pas suivant une seule direction en ligne droite. De tous les états, il sort des branches qui bien qu'héritant du type général, prennent des directions fort différentes. Les rapports fondamentaux des organes demeurent ainsi inaltérés, et au milieu de tous les degrés de modification, qu'ils soient un résultat de différenciation ou de réduction, on reconnaît les rapports de parenté qu'imprime l'origine commune. Ces modifications morphologiques de l'organe sont ccompagnées aussi de changements dans la fonction, de sorte qu'un seul et ême organe peut dans ses différents états de forme, avoir des usages différents, ui, au point de vue de notre sujet, sont subordonnés, puisque nous n'avons faire qu'aux conditions morphologiques. Aussi l'anatomie comparée distin-ue-t-elle sous le nom d'*Homologues* les organes ayant une valeur mor-hologique égale, de ceux d'une même valeur physiologique ou *Analogues*. *omologie* et *Analogie* sont donc deux notions bien nettement distinctes, ont l'une a pour objet les rapports de l'organe avec son mode de genèse, autre ceux qu'il a avec ses fonctions.

Le champ dans lequel se trouvent les homologies est indiqué par les limites u type. Une comparaison rigoureuse ne peut se faire que dans un type. En ehors elle ne rencontre guère que des analogies, car la parenté d'organes e types différents ne peut se fonder que sur la ressemblance ou la concor-ance de la fonction. Les analogies existent aussi dans un même type, car, insi qu'on l'a souvent répété, les organes homologues pouvant avoir des onctions différentes, il s'en suit que des organes morphologiquement diffé-ents peuvent aussi avoir des fonctions semblables.

Le nom d'homologues étant une fois adopté pour des parties du corps se rouvant en concordance morphologique, la notion d'homologie ensuite des ivers modes de concordance peut se partager encore en deux divisions prin-ipales. Nous distinguons par conséquent :

I. *Homologie générale*, lorsqu'un organe se rattache à une catégorie d'or-anes ou lorsqu'un organe qu'on lui compare passe seulement pour représen-nt de cette catégorie. Les catégories consistent alors toujours en organes ou arties existant en nombre dans le corps. Lorsque nous comparons entre eux es segments du corps d'un Articulé, les vertèbres, les membres d'un animal, tc., nous établissons des homologies générales, qui peuvent de nouveau se ubdiviser d'après l'espèce de catégorie d'organes qui ont servi à la comparai-on :

1° *Homotypie*, les organes qui se font pendant l'un à l'autre, par exemple, es organes des deux moitiés du corps ; le rein droit et l'œil droit sont homo-ypes du rein et de l'œil gauche, et ainsi de suite.

2° *Homodynamie* (homologie générale d'Owen, comprenant une partie de on homologie de série), existant entre parties des corps qui se rapportent à ne forme générale de l'organisme et s'y répétant. L'homodynamie se distin-ue de l'espèce suivante par le fait que les pièces déterminantes du type de organisme sont disposées suivant son grand axe. Les Métamères sont des ièces homodynames, donc : les segments des Articulés, les vertèbres pri-itives des Vertébrés, etc.

3° *Homonomie*, désigne les rapports réciproques des parties du corps qui ont situées dans un axe transversal du corps, ou seulement sur un segment e l'axe longitudinal. Les rayons des nageoires pectorales et abdominales des oissons, les doigts des Vertébrés supérieurs, sont des conformations homo-omes.

4° *Homonymie*, se rapporte aux parties ou organes qui sont le produit 'une division de parties secondaires du corps, et ne se trouvent jamais dans son axe longitudinal. Les divers segments des membres, etc., sont homonymes, cette espèce d'homologie ne joue dans l'anatomie qu'un rôle fort insignifiant.

II. *Homologie spéciale* (Owen), *homologie dans son sens le plus strict.* Nous désignons ainsi les rapports entre deux organes qui ont la même origine, comme étant provenus d'une même ébauche. L'homologie spéciale se distingue des espèces d'homologies générales ci-dessus énumérées en ce que l'organe ne se compare jamais à une catégorie d'organes, et que, lorsqu'on le compare à un organe isolé, celui-ci est considéré en lui-même, et non comme le représentant d'une catégorie. Comme la comparaison exige ici des preuves exactes des relations de parenté, elle se circonscrit dans les souches inférieures, aux systèmes d'organes : ce n'est que chez les Vertébrés qu'on peut l'appliquer à des rapports plus étroits. Nous ne pouvons, par exemple, chez les Vers ou les Mollusques qu'à peine désigner avec certitude comme homologiques quelques portions de l'intestin; tandis que, chez les Vertébrés, même les conformations les plus chétives (les formations en cæcums, depuis les Amphibiens par exemple), peuvent être déterminées comme homologues avec beaucoup de précision. Les homologies des parties du squelette sont les plus faciles à démontrer, celles des os du crâne par exemple. La preuve des homologies spéciales forme une partie importante du but principal de l'Anatomie comparée.

L'homologie spéciale doit aussi se partager en subdivisions d'après l'état des organes à considérer, qu'ils soient intacts morphologiquement, ou qu'ils aient été modifiés par l'introduction ou la perte de quelques parties. Je distingue donc :

1° L'*Homologie complète*, lorsque l'organe examiné bien que modifié dans sa forme, son contour et sous beaucoup d'autres rapports, est resté complet et n'a éprouvé aucun changement dans sa situation et ses connexions. Cette homologie se remarque le plus dans les subdivisions, et s'étend rarement dans les divisions plus considérables de la souche. Il y a, par exemple, homologie complète entre les os du bras depuis les Amphibiens jusqu'aux Mammifères, le cœur des Amphibiens et des Reptiles, et ainsi de suite.

2° L'*Homologie incomplète* consiste en ce que, un organe étant en rapport avec un autre qui lui soit d'ailleurs complétement homologue, comprenne quelques parties manquant à ce dernier, ou l'inverse; qu'un organe soit relativement à un autre amoindri sur quelque point de sa conformation. Il n' s'agit pas là de différenciations émanant de la substance même de l'organe. Le cœur des Vertébrés peut nous servir d'exemple. Cet organe est, à partir des Cyclostomes, homologue dans toute la souche; mais l'homologie es incomplète, car une portion du sinus veineux qui, dans les divisions élevée des Vertébrés est comprise dans le cœur, et chez les Mammifères a passé dar l'oreillette droite, est encore en dehors chez les Poissons. L'homologie entr le cœur des poissons et celui des mammifères est donc incomplète par additior Elle peut, dans un autre cas, être incomplète par soustraction, par amoindrissement. Le précédent cas renversé pourrait servir aussi comme exemple, s' était permis de considérer le cœur des poissons comme une réduction, ce q ne serait pas fondé. Les nageoires pectorales des poissons nous en offrent u exemple. Le squelette de ces organes est chez les Ganoïdes ou Téléostéens omologie incomplète par réduction avec celui des Sélaciens. Ici il y a des rties disparues qui appartenaient primitivement au même organe, tandis que, ans l'exemple précité, des parties, qui quoique présentes dans l'origine n'apartenaient pas à l'organe, s'y sont rattachées plus tard.

La distinction des *Homologies* et *Analogies* a eu une grande importance pour le développeent de l'anatomie comparée. Elle ne devint possible que par la distinction des types, et ur l'achèvement de la méthode génétique, elle a réagi de nouveau en arrière, et contribué assurer les bases de la doctrine des types. L'appréciation des homologies a séparé davantage la Physiologie, l'Anatomie comparée comme partie de la Morphologie, l'a dirigée vers un ut mieux déterminé, et le jeu futile des analogies superficielles a été remplacé par de laboeuses démonstrations de l'homologie suivie dans les détours compliqués de la marche de la ifférenciation embryologique, ou les innombrables transformations des organes dans la série es animaux. — Quelques exemples feront aisément comprendre la différence entre l'homogie et l'analogie. Ainsi la comparaison entre l'aile de l'oiseau et les organes du vol chez les isectes, ne repose que sur une simple analogie. Non-seulement les deux genres d'organes sont 'une construction divergente, mais leur formation résulte de dispositions fondamentales utes différentes, et ils ne possèdent en commun que la propriété d'être des moyens locomours, soit leur fonction physiologique. La concordance apparente résulte d'une adaptation ommune, mais qui a été indépendante dans chacune des deux souches. Je signalerai comme xemple de l'analogie dans un seul et même type, les organes respiratoires des Vertébrés. Les ranchies des Poissons et les poumons des Mammifères ou d'autres, sont également destinés à respiration. Mais les branchies des Poissons avec leur charpente rigide sont des organes qui ont avec les poumons aucune espèce de parenté morphologique. Le simple fait que les deux ortes d'organes peuvent se trouver réunis sur un individu, comme chez les Amphibiens, iontre que ce ne sont point des parties homologues. Elles sont purement analogues. Les branhies des Crustacés et les trachées des Insectes se comportent aussi comme des analogues. Les nes ne sont point sorties des autres, et se comportent de la manière la plus différente sous us leurs rapports morphologiques. La connaissance de la conformation des organes en tant u'on peut en déduire la fonction qu'ils remplissent dans l'organisme, suffit pour fournir des nalogies, mais elle est impuissante à atteindre aux homologies, pour lesquelles les rapports e la conformation des organes à l'ensemble de l'organisme, et leur genèse sont indispenables. Par suite des modifications qu'un organe peut avoir éprouvées, l'homologie spéciale eut s'effacer lorsqu'on considère seulement les extrêmes, et ne peut alors se démontrer que ar la connaissance de formes intermédiaires. Tel est, par exemple, le cas de la clavicule, qui ccupe chez les poissons une situation très-différente par ses connexions de ce qu'elle est chez es mammifères, où même par sa structure, elle a acquis de tout autres proportions.

Bien qu'en général il soit juste de procéder à la recherche des homologies dans les souches ypiques, il faut prendre en considération qu'il peut se présenter cependant une homologie ntre des animaux appartenant à deux souches différentes, en tant que celles-ci, comme nous avons vu plus haut, offrent quelque connexion réciproque. Les types élevés sont des embranhements des plus inférieurs. Nous rencontrerons dans la partie spéciale de cet ouvrage un rand nombre d'exemples de cette homologie transversale ; par exemple, l'organe excréteur des ers et les corps de Wolf des Vertébrés ; le système nerveux des Annélides et celui des Molusques, etc. L'homologie portant sur des rapports généraux, s'étendant sur plusieurs types, t appréciable sans réflexion et à première vue, par exemple, la grande conformité que préente le plan de conformation du canal intestinal chez les Cœlentérés, Vers, Mollusques, et nême chez une partie des Arthropodes, montre toutefois que l'homologie peut n'être pas bsolument circonscrite dans une seule souche.

Pour la distinction de ces rapports réciproques des organes, voy. : Bronn, *Morph. Stuien*, p. 409. Haeckel, *Generelle Morphologie*, I, p. 311.

PARTIE SPÉCIALE

CHAPITRE PREMIER

PROTOZOAIRES

APERÇU GÉNÉRAL

§ 38.

On a l'habitude de comprendre sous le nom de Protozoaires tous les organismes, qui par la simplicité de leur organisation, révèlent l'état le plus inférieur de la vie animale. Leur caractère le plus essentiel consiste en ce que, dans la plupart d'entre eux, il y a absence de tout organe différencié destiné à remplir les fonctions capitales de la vie. Ce caractère négatif rend la délimitation du groupe très-vague, car on ne peut trouver ni dans les rapports du corps avec les éléments qui le constituent, ni dans son organisation, rien qui soit *typique* d'une manière générale. Pour plusieurs des groupes qu'on place dans cette division, rien dans leur organisation n'oblige à les considérer comme des animaux. Il y a même des raisons pour qu'on les envisage ou comme des formes vivantes se plaçant entre les règnes animal et végétal (règne des Protistes de Häckel), ou comme de vrais organismes végétaux. La définition que nous avons précédemment donnée de la notion d'animal (§ 10), et la délimitation que nous en avons déduite du règne animal, ne permet de rattacher aux Protozoaires qu'une petite partie des Protistes, et en exclut tout le reste. Cependant chez plusieurs autres des phénomènes importants se rattachent à l'économie animale, et même des états anatomiques se continuant presque immédiatement dans les souches plus élevées, il y a des motifs suffisants pour constituer la division des Protozoaires, en y réunissant quelques-uns des groupes appartenant aux Protistes, avec les Infusoires. Nous faisons toutefois la réserve qu'il ne s'agit en aucune manière ici de groupes généalogiquement rattachés entre eux.

Déjà sous le rapport des éléments qui les constituent, on remarque plusieurs degrés dans la différenciation de ces organismes. La division la plus inférieure est celle des *Rhizopodes*. Leur corps consiste en un protoplasme granuleux — le sarcode d'auteurs antérieurs, — contenant tantôt des formations de la nature de noyaux, tantôt en étant dépourvu. En raison de la mobilité du protoplasme, des prolongements très-changeants partent du corps et s'étendent au dehors (pseudopodes) dont l'intérieur est le siége de courants de granules. Les Rhizopodes se partagent en deux divisions.

Chez les *Foraminifères*, la substance contractile sarcodique constitue le corps entier. Les formations de noyaux manquent, ou existent sans occasionner pourtant aucune différence dans la manière d'être du protoplasme. Ce dernier se comporte de même chez les *Radiolaires*, qui présentent quelques différenciations ultérieures. D'abord on rencontre dans l'intérieur de leurs corps une « capsule centrale, » qui peut contenir ou être entourée de vésicules et cellules. Ces parties sont incontestablement des indices d'une structure composée ; seulement l'indifférent protoplasme demeure encore comme avant le siége de toutes les fonctions vitales. Les Radiolaires paraissent donc ainsi être plus différenciés que les autres Rhizopodes, mais ils concordent avec eux précisément par les conditions essentielles de la nature du protoplasme formant la substance de leur corps. Si nous considérons encore les formations d'organes solides de soutien qui existent dans les deux divisions, les coquilles des Foraminifères et les squelettes fragiles des Radiolaires, ces dispositions ne peuvent servir qu'à établir une différenciation à tendances divergentes de l'organisme rhizopode, et en même temps jointes aux autres points de leur conformation, doivent faire considérer les deux divisions des Rhizopodes comme des séries d'organismes bifurquées. On peut regarder les *Actinosphaera* (*A. Eichhornii*) comme se rapprochant plus des Radiolaires.

Les *Noctiluques* sont les représentants d'une subdivision particulière, chez laquelle, contrairement à ce qui a lieu chez les Rhizopodes, le corps est limité par une couche extérieure.

Une troisième subdivision qui offre de nombreuses particularités tant par ses manifestations extérieures que par la composition du corps, est celle des *Porifères* ou Éponges. Le corps de ces organismes est formé par une réunion de cellules, ou en renferme dans une masse de protoplasme qui n'est pas toujours séparée en cellules, mais dont les rapports avec celles-ci sont indiqués par la présence de noyaux. Dans beaucoup de cas les cellules présentent tous les caractères d'une indifférence complète. Le parenchyme est presque toujours traversé d'une charpente de pièces dures, formées de substances diverses, entourant des cavités représentant un appareil digestif, et rappelant les dispositions que ce dernier affecte chez les Cœlentérés. Ceci a été reconnu en premier par Leuckart, et les rapports que nous venons d'indiquer montrent que nous pouvons voir dans les Porifères un état préparatoire de celui des Cœlentérés qui en sont graduellement provenus.

Enfin nous trouvons dans la division des *Infusoires* l'expression de différenciations plus grandes encore, dont la plus saillante est avant tout la limitation du corps fournie par une couche externe du parenchyme et qui a pour effet d'en rendre la forme beaucoup moins variable qu'elle ne l'est dans les divisions précédentes. Il y a entre les nombreux groupes qu'on peut y distinguer des rapports dans la structure qui permettent de conclure à une communauté d'origine. Bien que le corps des Infusoires ne soit pas composé d'une réunion de cellules, ce qui les rapproche des Rhizopodes, la séparation du parenchyme en deux portions distinctes, le place plus haut que ne l'est celui des autres Protozoaires.

Les rapports réciproques des groupes que nous établissons chez les Protozaires, en distinguant parmi ces organismes ceux qui se placent entre les règnes animal et végétal (Protistes), diffèrent de ceux qui dominent dans les autres souches, en tant que, bien qu'ils aient entre eux de nombreux rapports, ils ne dérivent cependant pas les uns des autres. Ils représentent des branches différenciées qui proviennent de formes encore plus simples. Ces rapports, appréciés avec exactitude par Hackel, sont les suivants. Comme forme la plus inférieure de *Protistes*, nous rencontrons de simples petites masses de protoplasme, qui abstraction faite de la sécrétion d'un kyste, manquent de toute différenciation, mais manifestent d'ailleurs tous les phénomènes vitaux du protoplasme. Ces organismes désignés par Hackel sous le nom de *Monères*, correspondant à de simples cytodes, parce que jamais il ne se forme chez eux de noyaux. Les *Protogènes, Protomonas* et *Vampyrella*, en font partie. Une seconde division est celle des *Protoplastes*, dans laquelle on réunit des organismes déjà parvenus à l'état de cellules. On y distingue les formes nues (*Gymnamœbæ*) et les formes plus ou moins revêtues d'une enveloppe (*Lepamœbæ*) ; ces dernières avaient été placées parmi les Rhizopodes. Hackel regarde comme formant un troisième groupe de Protoplastes, les *Grégarines*. Par la différenciation d'une couche cuticulaire rigide qui enveloppe leur protoplasme indifférent, quoique granuleux et contenant un noyau, ces organismes sont plus élevés que les précédents, avec lesquels ils concordent entièrement pendant leur jeune âge. La troisième division des Protistes est formée par les *Diatomées*, qui ont pour caractère général une enveloppe siliceuse, mais peuvent cependant être formés soit d'une seule, soit d'un ensemble compliqué de cellules. En quatrième, viennent les *Flagellés*, autrefois regardés comme des Infusoires, et qui dans bien des cas concordent avec l'état jeune (spores mobiles) d'organismes réellement végétaux (*Algues*). Ils constituent des formes tantôt nues, tantôt pourvues d'une carapace siliceuse ; quelques-unes des premières présentant un ou plusieurs prolongements flagelliformes mobiles (*Euglena, Volvox*, etc.) ; tandis que chez les dernières, on observe outre le fouet, une couronne de cils (*Peridinium*). La dernière subdivision des Protistes que j'exclus des Protozoaires est celle des *Myxomycètes*. Le corps de ces organismes remarquables se compose de nombreux prolongements amœbiformes qui se confondent entre eux, après avoir pendant un certain temps existé séparés. Les états jeunes de toutes ces divisions sont, autant qu'on les connaît, semblables, avec la différence qu'à l'état complétement développé, les uns représentent tantôt des cytodes, tantôt des cellules. A l'exception des Myxomycètes et quelques Diatomées, l'organisme des groupes de Protistes que nous excluons des Protozaires, consiste donc en cytodes et cellules simples, tandis que ceux que nous avons réunis aux Infusoires, pour en faire le groupe des Protozoaires, ne fût-ce que par le fait que les mêmes parties élémentaires de formation, se répètent plusieurs fois, sont plus compliqués. Les Myxomycètes qui, provenant d'une fusion de cytodes, se comportent comme un organisme multicellulaire, nous permettent de comprendre la signification de la conformation de certains Protozoaires, dont le corps ne peut, vu l'absence de noyaux, être dérivé de cellules. L'hypothèse la plus admissible est que dans ces cas, le corps représente un organisme formé par la réunion d'un ensemble de cytodes, de la même manière que d'autres chez lesquels la présence de noyaux nombreux dans le protoplasme indique qu'ils sont composés par la réunion d'un ensemble de cellules. Cette manière de voir s'applique à un grand nombre de Rhizopodes, ainsi qu'aux Radiolaires unicellulaires, ou formés de groupes de cellules, car on peut chez ces derniers considérer le protoplasme qui en dehors des cellules constitue le corps, comme un ensemble complexe de cytodes. On peut appliquer la même conception aux *Infusoires* à cause des différenciations qu'ils ont subies, car en tous cas l'idée que ces animaux soient des organismes unicellulaires doit être complétement abandonnée.

L'admission de l'*unicellularité* des Infusoires s'appuie surtout sur ce qu'on ne reconnaît point de cellules dans la composition de la masse du corps, et que la présence d'une foamation solide très-distincte représentant le noyau est un fait constant. S'il est démontré que cette formation est un noyau de cellule, l'unicellularité des Infusoires ne peut plus être mise en doute. Mais des recherches faites avec le plus grand soin ont précisément démontré que le soi-disant noyau joue un rôle qui n'est pas compatible avec la signification d'un noyau de cellule (voir plus loin, les organes générateurs). Ceux qui, comme Kölliker, défendent encore l'unicellularité des Infusoires, tombent en continuelle contradiction avec leurs propres explications, parce qu'ils rencontrent partout des dispositions qui ne peuvent s'appliquer à des organismes unicellulaires. Lorsque nous voyons l'auteur cité désigner le « noyau » sous le nom de « cellule génitale femelle, » et un corpuscule plus petit se trouvant dans le voisinage, sous celui de « cellule génitale mâle, » et que nous apprenons que ces parties se multiplient par scission, donc ne reproduisent autre chose que des cellules génitales, la simple logique nous empêche de regarder les organismes entiers comme unicellulaires. Ils renferment plusieurs cellules, qui ne formeraient qu'une partie de la cellule entière. Nous apprenons, il est vrai, que ces organismes unicellulaires ne sont pas de vraies cellules ; « s'ils ne correspondent pas à des cellules simples » on peut « très-convenablement les comparer à ces dernières, parce que dans aucun cas ils ne représentent des organismes multicellulaires. » Il n'est pas besoin de discuter s'il est convenable de comparer à une chose une autre qui ne lui correspond pas (Kölliker, *Icones histologicæ*, I, p. 864, p. 21-24). — La différenciation du corps des Infusoires ne concerne presque toujours que la couche extérieure de la substance du corps, qui se trouve ainsi en opposition avec les parties intérieures, lesquelles dans la plupart des cas ne consistent qu'en un protoplasme indifférent. Ce phénomène est en harmonie avec une foule d'autres. Dès les commencements de la cellule, la différenciation commence par une modification de la surface; comme aussi dans les premières phases du développement de beaucoup d'animaux, la différenciation superficielle est beaucoup plus complète que l'intérieure. Les observations de Hensen sur le développement des Bipinnaires se rapportent à ce sujet. Un état pareil paraît être représenté d'une manière permanente chez les Infusoires. La présence de noyaux dans les couches corticales des *Noctiluques* indique une séparation périphérique analogue.

Nous trouvons dans la structure du corps des *Porifères* les plus grands écarts quant aux différenciations. Ce fait a une grande importance parce que ces différenciations proviennent d'états fort simples. Certaines Éponges ont le corps formé d'un protoplasme indifférent, pourvu de noyaux. Ce protoplasme se masse autour des noyaux pour former des cellules qui peuvent confluer entre elles. De cette transformation résulte le seul système d'organes, celui des canaux parcourant tout le corps et s'ouvrant à l'extérieur. Le corps n'est donc ici qu'une agrégation de cellules indifférentes. Chez d'autres il y a une plus grande stabilité ; les cellules offrent des formes différentes suivant leurs relations avec le corps ; les épithéliums du système de canaux présentent surtout des formes d'une grande constance. La substance intercellulaire renferme des cellules d'une conformation très-variée, voire même des cellules ramifiées. Chez d'autres enfin (l'*Aplysina carnosa*, par exemple) on remarque un tissu composé de fibres fusiformes, qui accompagne en partie les canaux et traverse en partie le reste du parenchyme. Il n'est pas impossible qu'il renferme des fibres musculaires. Autant qu'ont permis de le reconnaître des recherches histologiques encore peu avancées, les états les plus élevés de différenciation conduisent à des rapports semblables à ceux des Cœlentérés, et la séparation du système de canaux qui parallèlement avec la différenciation, marche vers un appareil cœlentéré, établit de la manière la plus précise les rapports des Porifères aux Cœlentérés. Peut-être sera-t-il pour cela nécessaire de suivre Leuckart dans son rapprochement qu'il établit entre les Porifères et les Cœlentérés.

Bibliographie. — INFUSOIRES : Ehrenberg (C.-G.), *Die Infusionsthiere als vollkommene Organismen*; Leipzig, 1838. — Dujardin, *Hist. nat. des Infusoires*, Paris, 1841. — Stein (Fr.), *die Infusionsthiere auf ihre Entwickelung untersucht*. Leipzig, 1854. — Stein, *Der Organismus der Infusionsthiere*, I, II. Leipzig, 1859-66. — Lachmann, (J.), *De Infusoriorum imprimis vorticellinorum structura*. 1855. — Claparède et Lachmann, *Études sur les Infusoires et les Rhizopodes*. Genève, 1858-61. — Engelmann (Fr.-W.), *Zur Naturgeschichte der Infusionsthiere*. Leipzig, 1862.

RHIZOPODES : Dujardin, *Ann. Sc. Nat.*, I, III, IV. — Schultze (M.), *Ueber den Organismus der Polythalamien*. Leipzig, 1854. — Carpenter (W.), *Researches on the Foraminifera*.

Phil. Tr., 1856, 1859. *Introduction to the Study of Foraminifera.* London, 1862 (R.-S.). — Huxley (Th.). *On Thalassicolla. Annals. nat.*, 1851. — Müller (J.), *Mon. Berlin*, 1855, et *Abh. Ber.*, 1858. — Häckel (E.), *Die Radiolarien*, Monographie. Berlin, 1862.

Porifères : Grant (R.-E.), *Obs. on struct. and fonctions of Sponges* (Edinburgh' *New. Philosophical journal*, 1826, 1832). — Lieberkühn, *Beit. z. Ent. d. Spongillen* (*Arch. Ann. Ph.*, 1856). *Zur Anat. d. Spongillen; id. Zur Anat. der Spongien* (*A. A. Ph.*, 1857, 59, 63). — Bowerbank, *Anat. and Physiology of Spongiadæ* (*Phil. Trans.*, 1858, 1862). — Schultze (M.), *Die Hyalonemen*, Bonn. 1860. — Schmidt (O.), *Die Spongien des Adriat. Meeres.* Leipzig, 1862. *Supplément*, 1864; 2ᵉ *supp.*, 1867. — Kölliker, *Icones histologicæ*, I. Leipzig, 1864. — Miklucho, *Jenaische Zeitschrift*, IV. p. 221.

TÉGUMENTS

§ 39.

Le corps des organismes les plus inférieurs étant formé d'une substance contractile, le protoplasme (sarcode), dont les différents états de forme sont très-variables, n'offre pas de délimitation déterminée ni aucune différenciation d'enveloppe extérieure tégumentaire. Nous voyons la plupart des Protistes dépourvus d'enveloppe, modifier les contours de leur corps comme les cellules indifférentes des organismes plus élevés; des portions de protoplasme s'étendent de temps en temps en forme de prolongements, dans lesquels le reste du corps reflue ensuite, et déterminent ainsi les mouvements de l'organisme qui sont accompagnés de changements constants de sa forme. Il en résulte qu'une parcelle de la substance qui à un moment donné se trouve dans l'intérieur du corps, peut dans un autre moment faire partie d'une de ces expansions variables. Celles-ci paraissent être tantôt des prolongements lobés, aplatis, qui ne s'éloignent que relativement peu du centre du corps, et sont séparés par des échancrures peu profondes, tantôt ils coulent comme de petits courants en se divisant à leur périphérie et formant des appendices ramifiés. Ces formations extérieures se nomment des *Pseudopodes*. Elles caractérisent les *Rhizopodes*, dont le protoplasme peut sur tous les points de sa surface émettre des prolongements semblables (*fig.* 1 et 2).

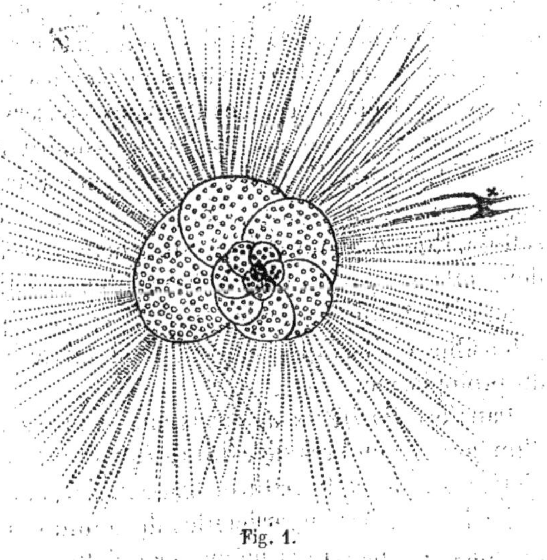

Fig. 1.

Fig. 1. — *Rhizopode* (Foraminifère, — *Rotalia*) avec pseudopodes étalés, sortant des pores de la coquille multiloculaire. On a représenté en *x* la fusion périphérique de plusieurs pseudopodes.

Le fait de la confluence des pseudopodes prouve que leur surface n'est nullement le prolongement d'une couche externe différente (*fig.* 1, *x*). En effet les pseudopodes voisins peuvent sur tous les points et en nombre quelconque se souder, se confondre ensemble ou former des combinaisons réticulées. L'intervention de nouvelles différenciations dans son intérieur (formations de squelette, etc.) n'altère en rien cette propriété du protoplasme, qui est l'expression d'un état dépourvu de toute différenciation périphérique, de la matière vivante de l'ordre le plus inférieur.

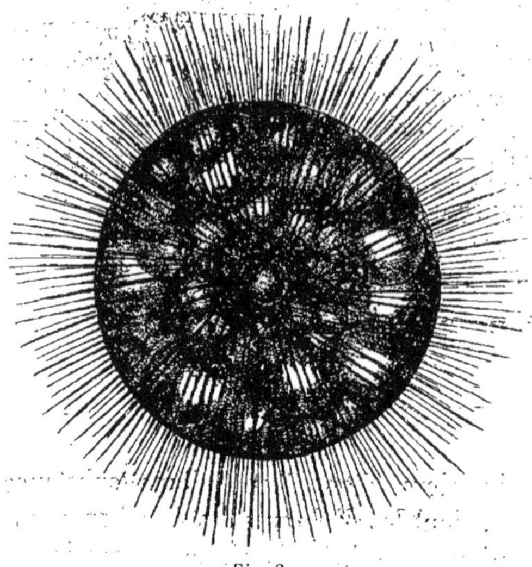

Fig. 2.

La formation des pseudopodes et leur émission de tous côtés est limitée par la solidification de la couche extérieure du corps. Des modifications chimiques et physiques survenant sur quelques parties périphériques leur donnent une rigidité qui les distingue des portions du protoplasme restées intactes, lesquelles, quoique réduites dans leur extension par les premières, conservent toute leur mobilité. Cet état parmi les Protistes s'observe chez les Grégarines, qui d'ailleurs présentent un passage à des conditions qui s'observent chez beaucoup d'Amœbes. Une membrane homogène, ferme, possédant quelquefois une stratification délicate, enveloppe ici le corps entier, formé d'une seule cellule. Elle se confond insensiblement avec le protoplasme mou sous-jacent, dont elle ne paraît être qu'une différenciation, une formation cuticulaire. Comme toutes les cuticules, privée de toute propriété contractile, elle reste extensible et élastique, et peut ainsi suivre les contractions et les expansions du protoplasme.

Dans les *Porifères* apparaissent d'autres phénomènes. Le corps composé d'un grand nombres de cellules (quoiqu'il ne soit pas exclusivement formé d'éléments de cette nature), est extérieurement bien plus nettement circonscrit; les couches superficielles de cellules peuvent être comparées à des formations tégumentaires même lorsqu'elles ne sont pas différentes du reste du parenchyme du corps, comme par exemple chez les Spongilles. Elles possèdent la même contractilité que le protoplasme non différencié, et peuvent présenter des mouvements amœbiformes. Dans un grand nombre d'Éponges, la couche extérieure dermique est formée d'une substance amorphe et contractile, probablement produite par la fusion de nombreuses cellules. Bien que cette couche extérieure se distingue parfois du reste du parenchyme contenant de dures pièces de soutien, par les fines aiguilles qui y sont implantées, on ne peut cepen-

Fig. 2. — Radiolaire (*Thalassolampe margarodes*) avec pseudopodes étalés (d'après Häckel).

dant pas l'en séparer et la regarder comme formant une couche tégumentaire distincte. Là aussi où d'autres tissus interviennent dans le corps, savoir des fibres formées par allongement de cellules ou des dépôts d'une substance intercellulaire, il n'y a pas encore de différenciation d'une couche dermique distincte. Il y a cependant quelques traces d'une formation tégumentaire, en ce que çà et là on rencontre une fine cuticule, et que les cellules fibreuses tendent à prendre un arrangement stratifié déterminé, dans le voisinage des orifices. On peut reconnaître au contraire chez les *Infusoires* une enveloppe tégumentaire différenciée. Leur corps a déjà une forme mieux circonscrite, constante, et si cet état semble rappeler celui des Grégarines, il faut considérer que ces derniers sont des organismes unicellulaires, chez lesquels l'enveloppe extérieure représente la membrane de la cellule, tandis que chez l'Infusoire, l'organisme contenu dans l'intérieur de l'enveloppe est d'un ordre beaucoup plus complexe. La membrane externe se distingue par la plus grande fermeté du protoplasme de l'intérieur, et présente même parfois en outre une cuticule très-fine et différenciée de la couche sous-jacente. Dans d'autres, la couche tégumentaire en s'incrustant devient une sorte de carapace, qui se distingue des formations de coques ou d'étuis en ce qu'elle fait partie intégrante de la substance du corps. On remarque un fait qui rappelle les Rhizopodes dans la division des Acinétines, chez lesquelles des prolongements pseudopodiques émis au travers de l'enveloppe rigide extérieure du corps, s'étendent au dehors, isolés comme des tentacules, ou réunis en faisceaux. Des formations spéciales portées par les téguments, les *cils vibratiles*, sont très-généralement répandues chez les Infusoires, où ils paraissent être des prolongements immédiats, mais doués d'un mouvement rapide, de la surface tégumentaire. Ils occupent ou des parties restreintes du corps, comme l'ouverture buccale, où ils sont distribués sur des étendues plus considérables, ou sur le corps entier, souvent très-régulièrement. Comme organes de locomotion, ils indiquent la connexion du mouvement avec les téguments. On les observe aussi dans le jeune âge des Éponges.

La présence de corpuscules durs en forme de baguettes qui s'observent dans les enveloppes d'un grand nombre d'Infusoires et qui, sous certaines influences, émettent un filament rigide et très-fin, constitue encore une autre disposition. Ces baguettes concordent avec les cellules urticantes qui sont répandues chez la plupart des Cœlentérés. Les conclusions que ces dispositions autorisent à tirer relativement à une plus grande différenciation des téguments sont encore confirmées par d'autres considérations. La substance qui se trouve au-dessous de la couche externe du corps présente dans quelques genres une striation évidente. Le corps se contractant dans le sens de cette striation, on peut y voir une indication de muscles, et une tendance de l'ensemble des téguments vers la constitution de cette enveloppe dermo-musculaire qui se trouve dans d'autres types.

On constate fréquemment une différenciation appréciable dans la substance du corps de plusieurs Amœbiens. La couche la plus extérieure présente un épaississement qui rappelle une cuticule, et paraît complétement hyaline, tandis que les parties internes renferment des granules et des molécules très-fines. Mais dans la formation des expansions, les granulations peuvent pénétrer aussi dans cette couche, qui ne se distingue alors plus du reste du protoplasme.

Une différenciation mieux déterminée a été observée dans une Amœbe (*A. villosa*, Walliché *Ann. Mag.*, XI, 1863) dont les expansions de la couche protoplasmatique hyaline conserven la forme constante d'une houppe frangée (voy. Carter, *l. c.*, J., XII. — Auerbach, *Z.-Z*, VII) La nature de la couche la plus externe du corps présente chez les Amœbes des degrés d'état très-différents, qui justifient certainement l'introduction des Grégarines dans une subdivisio des Protistes. La couche cuticulaire des Grégarines présente souvent à la partie dite antérieur du corps, un épaississement ou un renflement en forme de bouton ou de cône, portant mêm des appendices en crochet (Stylorhynchus, Actinocephalus). — Ces conformations se remarquen chez les formes qui se fixent. — On observe aussi sur la cuticule des excroissances filiformes

Tandis que le corps du Rhizopode paraît susceptible d'émettre par tous les points de s surface ces prolongements particuliers désignés sous le nom de pseudopodes, cette propriét est chez les formes qui sécrètent une coquille, limitée aux points correspondants aux ouverture pratiquées dans celle-ci, ce qui n'empêche pas que le test ne puisse être tout entier recouve de protoplasme émettant aussi des pseudopodes. Il est une forme d'Amœbe (*Lieberkühni Wagneri*) qui présente la particularité d'émettre des pseudopodes très-étendus et ramifiés qu sur un seul point de son corps (Claparède, *o. c.*, p. 464).

Chez les *Actinosphæres* les prolongements qui partent en rayonnant du corps sont sembla bles au pseudopodes des Rhizopodes. Leur nature plus stable ne les sépare pas absolument d ces derniers, car on observe aussi chez les Radiolaires des pseudopodes qui ne changent d forme que très-lentement. Par contre l'existence d'un axe solide se continuant dans la sul stance dite médullaire du corps, et recouvert par le protoplasme mobile et granuleux, const tue un fait particulier. Ce dernier est en continuité avec la substance corticale (M. Schultz *Das Protoplasma*, 1863, p. 29). La couche la plus extérieure de l'*Actinosphærium* éta aussi constituée par du protoplasme, cette forme ressemble aux Radiolaires, avec lesquels el offre encore une analogie de plus, par la présence de cellules dans le pourtour de la sul stance centrale.

Les téguments du *Noctiluca* sont très-différents de ceux des Rhizopodes et consistent, ain que l'a démontré Engelmann (*Zeit. Zool.*, XII, p. 564), en une membrane transparen comme du verre enveloppant le corps, et pourvue de noyaux placés à distances régulière Leydig avait déjà attiré l'attention sur de semblables noyaux dans la couche superficielle d Vorticelles, animaux appartenant au groupe des Infusoires. Une démonstration précise de présence de cellules manque cependant encore. Mais lorsqu'on sait combien il est diffici d'apercevoir les cellules constituant la substance du corps des embryons d'animaux inférieur même encore dans les Turbellariées, etc., il n'y a rien d'étonnant à ce que les observatio sur la composition histologique d'organismes si petits soient encore si incomplètes.

La couche transparente de la cuticule prend un état plus ferme et constitue une carapa chez les Stylonychia, Euplotes, Aspidisca, Spirochona, Coleps, etc. Les appendices q porte la surface du corps des Infusoires, tentacules et cils vibratiles, sont des conformatio qui doivent être regardées comme différentes, mais pourtant passant les unes aux autres. Les te tacules des Acinètes peuvent être considérés comme constituant un état inférieur, car des co formations semblables sont l'attribut des embryons des Infusoires supérieurs. Persistant dans le premier cas, elles sont transitoires dans le second, indiquant vraisemblablement ai que la forme Acinète est la plus ancienne, et peut être envisagée comme ayant été le point départ d'autres Infusoires. Comme ces prolongements proviennent immédiatement de l'int rieur du corps, et passent au travers de la couche corticale bien plus qu'ils ne sont des appe dices de celle-ci, ils doivent être distingués des cils vibratiles. Ces derniers se présentent so des formes et des grandeurs différentes, mais ils passent si graduellement les uns dans l autres, qu'il n'est pas possible d'établir entre eux de distinction tranchée. Tantôt ce sont d filaments très-fins, tantôt des fouets allongés ou des pièces plus résistantes en forme de soies de crochets. Les appendices qui paraissent rigides, sont aussi mobiles et peuvent se courbe on remarque même des phénomènes de mobilité complète dans les extrémités fines et affilé des cils de grande dimension (Oxytrichines et Euplotines). Stein, se basant sur la répartiti des cils sur le corps, a établi dans les Infusoires les catégories d'holo-, hétéro-, hypo-, et pé triches. — Il faut ajouter aux cils ce qu'on a appelé les « membranes ondulantes, » appendic larges et transparents qui se rencontrent dans le voisinage de la bouche, et se meuvent en p ondulants (De Siebold, *Z.-Z.*, II).

Les *granules en forme de baguettes*, qui, d'après les observations de Allman émettent un fil immobile, et sont par conséquent comparables aux cellules urticantes, ont été regardés par Stein comme des « corpuscules de tact, » et le même auteur soutient fermement sa manière de voir même après avoir reconnu la continuité entre les filaments rigides et les corpuscules précités. Stein explique la naissance des fils par une extension du corpuscule même, sous l'action de l'acide acétique ou de vives contractions. Ils se trouvent chez les Paramœcium, Bursaria, Loxophyllum, Nassula, Ophryodendron, etc., traversant la couche corticale du corps dans une direction perpendiculaire ou oblique. Mais pour être complétement expliquées, ces conformations exigent encore d'être étudiées. Kölliker (*Ic. hist.*, I) dit qu'il s'est convaincu qu'Allman était dans le vrai, mais qu'il ne regarde comme rien moins que certaine l'opinion avancée par cet auteur. Il faut considérer comme une différenciation particulière des téguments l'appareil fixateur de la Trichodine, formé d'un anneau qui se trouve au bord postérieur du corps, et d'une membrane plus ferme mais flexible. L'anneau porte des petites dents fines, également solides, et dirigées partiellement en dedans, partiellement en dehors. Dans une espèce on trouve encore un second anneau dans l'intérieur du premier.

ORGANES DE SOUTIEN ET DE MOUVEMENT

Squelette.

§ 40.

Je réunis ici les conformations rigides qui enveloppent le corps à l'extérieur, comme coquilles et étuis, ou qui pénétrant dans la substance molle du corps, lui constituent une charpente de soutien. Toutes les pièces qui se rangent dans cette catégorie sont des différenciations médiates ou immédiates du protoplasme, qu'elles soient superficielles ou profondes. Plus ces produits de sécrétion recouvrent et enferment complétement le corps, plus ils contrarient la liberté de ses mouvements, ou présentent d'autres dispositions compensatrices (chez les Foraminifères). Ces dernières se trouvent dans les cas, où des charpentes internes sont développées (Radiolaires), à moins que les animaux ne soient fixés au sol (Éponges). Les coquilles et les squelettes internes sont fort répandus dans toutes les divisions des organismes inférieurs, à des degrés très-divers de complication qui sont fréquemment en rapports inverses avec celle du corps. La forme la plus simple de coque consiste en la sécrétion en tous sens d'une membrane qui devient dure ensuite. C'est ce qui a lieu dans les organismes végétaux les plus simples, les Algues unicellulaires, et s'étend ensuite dans le règne végétal entier (formation de l'enveloppe de cellulose autour des cellules). Les premiers commencements de la formation de coques se montrent chez les Protoplastes entourés de simples coquilles ovales pourvues d'une ouverture. Ces organismes sont comptés parmi les Rhizopodes. Des formes plus complexes se trouvent chez les *Foraminifères*, qui construisent sur une simple coque arrondie de nouvelles portions demeurant en communication réciproque par des ouvertures, et constituant des séries de chambres qui sont aussi en rapports avec l'extérieur par des pores (*fig.* 1 et 3). Ces coques multiloculaires doivent généralement leur dureté à la chaux, rarement à la silice, et dans l'étendue et le mode de connexion des chambres, présentent une multitude de dispositions qui luttent pour la richesse des formes avec la charpente interne plus légèrement construite des Radiolaires.

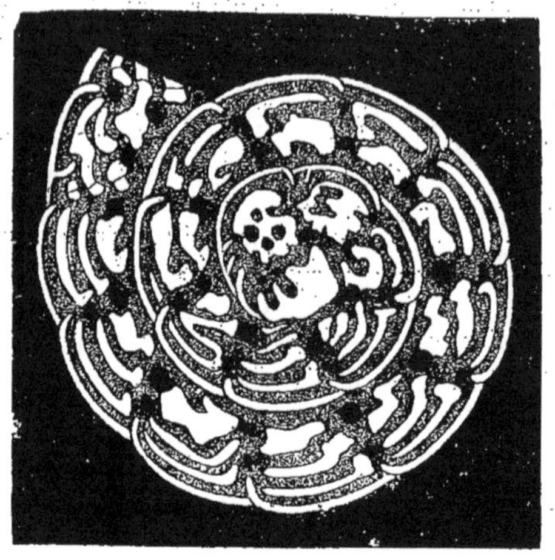

Fig. 3.

Un organe de soutien qui est commun à tous les *Radiolaires*, bien qu'il ne frappe que peu l'œil, est la « capsule centrale. » C'est un organe fermé, en forme de capsule, présentant des apparences fort variées, situé au milieu du corps et constitué d'une membrane se rapprochant de la chitine par sa nature chimique. Outre des globules de graisse et quelques vésicules, elle contient régulièrement une quantité de protoplasme, qui est vraisemblablement en rapports par de fins canaux poreux avec le protoplasme extra-capsulaire. Chez la plupart des Radiolaires, il existe encore un squelette ordinairement siliceux qui est ou placé en dehors de la capsule centrale, ou la traverse par le milieu. Dans le premier cas, il se compose de fragments siliceux (Spicules), qui sont enfouis isolément dans le parenchyme du corps; dans le second, de plusieurs piquants rayonnant d'un centre commun, qui peuvent être de nouveau réunis entre eux par un treillis interrompu et disposé dans un ordre concentrique (*fig.* 4). Ainsi prend naissance un appareil de soutien fort compliqué, qui entoure les parties molles, et dont les diverses portions ont été formées par le protoplasme.

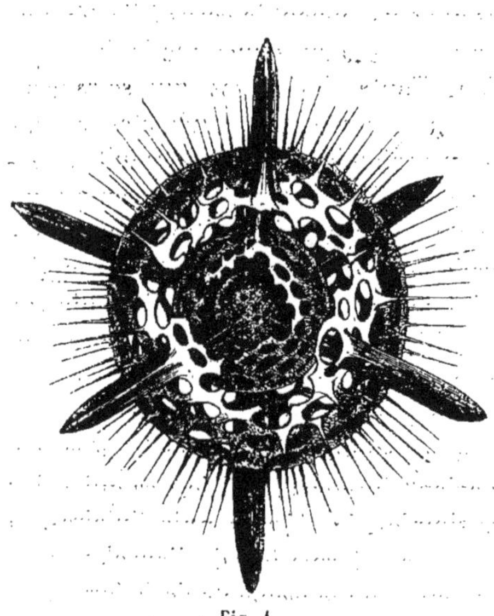

Fig. 4.

Chez les *Porifères*, la sécrétion du parenchyme du corps donne lieu à une charpente irrégulière, qui ne manque que chez les Halisarcines et peut être formée de substance organique pure, de calcaire ou de silice. La première consiste en une matière voisine de la chitine, et forme des fibres réticulées, qui sont caractéristiques des éponges cornées. Les for-

Fig. 3. — Coupe d'une coquille de Foraminifère (*Alveolina Quoii*). L'arrangement des différentes chambres est visible (d'après Carpenter).

Fig. 4. — Squelette d'une Radiolaire (*Actinomma asteracanthion*). Deux coques concentriques, percées de trous, sont brisées sur un point pour rendre visible la troisième coque interne (d'après Häckel.)

ations de substances inorganiques paraissent tantôt comme des spicules sséminés, pouvant présenter les formes les plus diversifiées (*fig.* 5), et par urs combinaisons, former des charpentes compliquées, tantôt réunies en ièces dures non réductibles en spicules. Les éponges calires et siliceuses forment, d'après la différenciation chiique de leurs parties dures, deux divisions séparées.

Au contraire de ces appareils intérieurs de soutien des hizopodes et des Éponges, les enveloppes des Infusoires ppartiennent à une tout autre catégorie de formations, ar elles ne consistent qu'en exsudations de la surface du orps. La matrice excrétante est anatomiquement une parie déterminée du corps. La formation d'étuis chez les inusoires s'observe principalement chez les formes qui sont ixées. Elle consiste en une exsudation d'une substance nolle d'abord, mais qui se durcit graduellement, et à exception d'un point qui reste ouvert pour permettre la ommunication avec le monde extérieur, enferme le corps le l'animal dans une enveloppe, en forme d'urne ou de oupe. Ces constructions se distinguent des endurcissenents cuticulaires, constituant de vraies carapaces, en aison de la rigidité de leurs couches différenciées, en ce qu'elles n'ont aucune adhérence avec la plus grande partie de la surface qui les a produites. La genèse des deux formations est cependant la même, et semblable aussi à celle des kystes, si répandues chez les Infusoires. Elle oue également un rôle dans la formation des tiges des Vorticellines et des Acinétines. La tige immobile de l'Épistylis et la couche externe des pédoncules contractiles de Vorticellines et Carchésines sont des modifications analogues.

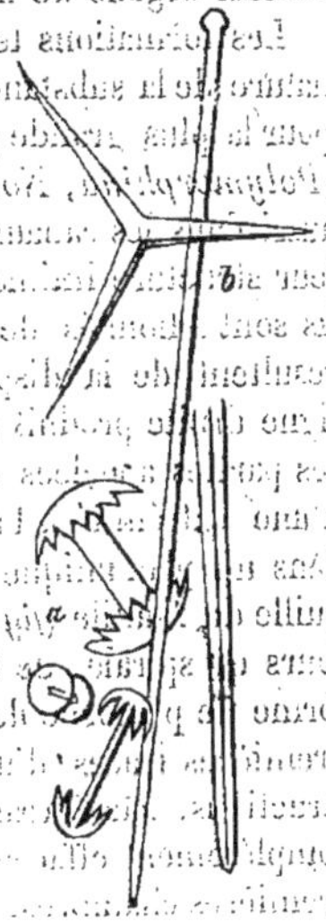

Fig. 5.

Les phénomènes d'exsudation de substances plus solides par le protoplasme, et leur emploi à la formation de coques et de moyens de soutien, constituent le point de départ d'états bien différents et extraordinairement multipliés, que nous avons en partie indiqués au § 25. Ils jouent chez les Protozoaires aussi un rôle d'autant plus important, que chez un grand nombre d'entre eux, la substance propre et vivante du corps est indifférente, d'où un contraste très-remarquable entre celle-ci et les exsudations hautement différenciées en apparence. Les formes les coques ou charpentes en grand, comme le détail de leurs parties constituantes permettent le reconnaître ce fait. — Suivant que le travail d'exsudation d'une substance susceptible de se durcir s'étend sur tout l'organisme, ou qu'il laisse intactes des portions de sa surface, le phénomène est dans son ensemble fort différent. Dans le premier cas, l'organisme est condamné à un état de repos, le changement de lieu devient impossible, et les phénomènes de mouvement se réduisent à des courants de protoplasme, dans l'intérieur de la coque close de toutes parts. Les Algues unicellulaires, les Diatomées, en sont des exemples. Si la coque présente des ouvertures ou des fissures, la substance du corps peut alors se trouver par elles en rapports immédiats avec le milieu ambiant. Des prolongements de protoplasme peuvent fonctionner comme organes de locomotion, et être variables et sans forme déterminée, le protoplasme restant indifférent, ou être constitués par des prolongements mobiles et flagelliformes, ou en suite de différenciations spéciales, être représentés par un ensemble de cils vibratiles. Le premier cas est celui des Diatomées, chez lesquelles M. Schultze a démontré la vrai-

Fig. 5. — Parties dures des éponges ; *a.* amphidisques ; *b.* aiguilles de silice (spicules)

semblance d'ouvertures dans la coque siliceuse servant de passages aux prolongements (protoplasme (*Arch. f. mikr. Anat.*, I). Le second cas s'observe dans certains états du déve loppement des Flagellés, et le troisième est donné par les Péridiniens, chez lesquels, outre l prolongement flagelliforme, on voit sortir en même temps d'une fente de la coque siliceuse comme organe de mouvement, une couronne de cils vibratiles.

Les formations testacées des *Rhizopodes* (*Foraminifères*) sont fort différentes tant par nature de la substance qui les constitue, que par leur forme et structure. Les tests solides so pour la plus grande partie formés de sels calcaires. On a constaté la silice dans quelques-un (*Polymorphina*, *Nonionina*). Une membrane délicate tapisse le test calcaire et se contin aussi dans les canaux poreux. On peut distinguer deux grandes divisions de ces tests d'apr leur structure intime. Dans l'une, ils sont uniformes et solides (Imperforata); dans l'autr ils sont sillonnés de canaux poreux (Perforata). De nombreuses complications de for résultent de la disposition des différents segments composant le test. Leur juxtaposition ligne droite produit des tests en forme de baguette, souvent dilatés en nœuds, dont les dive ses parties appelées « chambres, » peuvent être tantôt égales, tantôt s'accroître peu à p d'une extrémité à l'autre (*Nodosarides*). Une disposition en spirale des chambres placé dans un plan unique ou dans plusieurs conduit, à des formations analogues à celles de la c quille du Nautile (*fig.* 3). Des modifications importantes résultent de la superposition d tours de spirale, de l'extension ou du raccourcissement de l'axe spiral, etc. Les coques forme de planorbe des *Milliolides*, dans lesquelles des rétrécissements partiels constituent premières traces d'une formation de chambres, sont les états les plus simples de ces co structions. Par l'arrangement irrégulier de nouvelles chambres, la forme spéciale peut ét complétement effacée (*Acervulines*) et ne rester reconnaissable que dans la formation d premières chambres. On confond ordinairement les tests de ce genre avec des carapac externes, mais cette manière de voir ne peut s'appliquer qu'au petit nombre. Partout où cloisons des chambres sont souvent interrompues, et où en même temps les canaux porei traversant la coque de part en part, permettent au protoplasme des pseudopodes de recouv l'extérieur du test, celui-ci paraît alors être plutôt une *charpente intérieure*. Là où les cl sons de division ne sont représentées que par quelques colonnes ou lamelles faisant entre el des lacunes plus ou moins larges (*fig.* 3), là où l'espace des chambres le cède en volume celui des nombreux orifices que présentent leurs cloisons, où enfin toutes les chambres v sines communiquent entre elles, de façon à ce que la charpente soit traversée dans tous les se par un système de cavités en communication réciproque, le caractère d'une coquille extérie est alors tout à fait perdu. Dans tous les cas donc où le protoplasme peut recouvrir la surfa du test, la formation squelettique des Foraminifères doit être considérée, ainsi que Carpen l'a rappelé avec raison, comme étant intérieure, et se rapprochant de celle des Radiolaires.

Consulter sur les coquilles des Foraminifères : EHRENBERG, *Abh. Berlin*, 1856. — CARPENT *Phil. Trans.*, 1856, 1860. — M. SCHULTZE, *Arch. Nat.*, XXIX.

Nous devons remarquer, en ce qui concerne la charpente des *Radiolaires*, que leurs piè dures qui ne manquent que chez les *Thalassicolla*, *Thalassolampe* et *Collozoon*, sont f mées de silice. Dans quelques formes (*Acanthométrides*), la silice paraît ou manquer, ou n'intervient que graduellement à la place d'une substance organique, qui constitue les part du squelette. Les spicules de silice sont pour la plus grande partie pleins. Lorsqu'ils prése tent un canal dans l'axe, ils sont remplis de protoplasme, qui pénètre par une extrémité et s par l'autre. Quelques fragments épars de silice en forme de spicules, librement logés dans protoplasme en dehors de la capsule centrale, constituent les premières traces d'un squel solide (chez les *Collides* et les *Polyzoaires*). Ils sont, dans quelques formes, disposés suiv un ordre rayonnant, sans être réunis entre eux. La combinaison de piquants rayonna placés à des distances égales, et de baguettes courant tangentiellement aux premiers, proc une charpente à jour, semblable à une grille, dont les parties radiales sont arrangées d'ap une loi développée par Häckel (la loi de Müller). L'interposition entre les piquants rayonna du centre, de réseaux fins distribués plus irrégulièrement, donne naissance à des charpe spongiformes. Des squelettes en forme de disques ou de paniers, ou enfin, ceux qui présent des dispositions spirales, concourent à déterminer un nombre infini de formes (Häckel, *cit.*).

L'intervention chez les *Éponges* d'aiguilles de silice dans les fibres d'un squelette cor est un fait digne de remarque. Les pièces qui se trouvent dans les cellules, ont été reconnues pour être des petits spicules (Lieberkühn). Ces objets sont par leur forme et leur grosseur, extraordinairement diversifiés, et varient depuis des pièces microscopiques jusqu'aux longues aiguilles de l'imposante touffe siliceuse des *Hyalonèmes*. — O. Schmidt a étudié de près les rapports des fibres cornées avec le protoplasme, et a constaté chez les éponges en voie de croissance, un passage graduel, mais direct du protoplasme aux fibres, et le même fait se remarque dans les fibres de fixation (racines). Il y a donc là une différenciation graduelle, déterminée par une transformation chimico-physique du protoplasme. Cette même marche trouve son analogue dans les Radiolaires, où Häckel a observé une « silicification de fibres de sarcode. »

Les constructions testacées des *Infusoires* résultent d'une continuation du procédé, qui détermine la formation d'enveloppes rigides ou carapaces, celles-ci étant incomplétement séparées du corps, tandis que les couches différenciées des tests sont tout à fait distinctes. La différence est cependant graduelle. Les coques sont membraneuses, tantôt molles, tantôt plus fermes. Il en est qui se distinguent par une addition de corps étrangers, des grains de sable adhérents, etc. Les genres *Vaginicola*, *Tintinnus* et d'autres ont des coques; il s'en présente dans quelques cas chez les *Stentor*. Häckel a signalé des coques treillissées à jour formées de silice (35e *Réunion des naturalistes allemands*, Königsberg, 1860). — L'enkystement doit être distingué de la formation des coques, d'abord par son extension, qui est générale, parce qu'il comprend le corps entier, qui y est hermétiquement enfermé, et enfin, par sa signification physiologique. L'enkystement est en rapports étroits avec certains phénomènes de reproduction, et intervient aussi lors de l'évaporation de l'eau, qu'habite l'animal. Voir pour les formations de coques et l'enkystement, F. Cohn, *Zeit. Zool.*, III, IV, V. — Sur l'enkystement, Cienkowski, *Zeit. Zool.*, VI, p. 301. — On a observé l'enkystement aussi chez les *Noctiluques*.

Organes du mouvement.

§ 41.

Des organes à l'état de conformation distincte servant à la locomotion active, manquent chez tous les Protozoaires ou complétement, ou n'existent que sous la forme où on les trouve chez les Protistes, et même dans les organismes végétaux. La locomotion est confiée à la substance contractile du corps. Chez la plupart, le corps change de position en émettant des prolongements dans une direction voulue. Sous la forme de pseudopodes, ces prolongements se fixent par leur extrémité libre, attirent peu à peu vers ce point en se raccourcissant, le corps entier, et le mouvement se continue de la même manière par l'émission de nouveaux pseudopodes. Tous les *Rhizopodes* se comportent essentiellement de même, car si chez les Radiolaires la locomotion, principalement passive, est surtout occasionnée par les mouvements de l'eau qui fait flotter ces animaux, il n'est pas impossible que la faculté d'émettre des pseudopodes dont leur substance est douée, ne contribue aussi activement à leur locomotion.

Les *Éponges*, qui en suite de la formation d'organes d'appui se fixent, ne présentent des phénomènes de locomotion que pendant le jeune âge, déterminés soit par un revêtement de cils vibratiles, soit par des fragments particuliers du protoplasme de leurs corps, qui alors sont le siége de mouvements amœbiformes.

Chez les *Infusoires*, outre les cils vibratiles qui sont l'organe de locomotion le plus répandu (§ 39), apparaissent des différenciations particulières qui indiquent des muscles. Ils paraissent sous forme de stries situées à l'intérieur du corps sous son enveloppe externe, et montrent une distribution tantôt parallèle, tantôt oblique relativement à l'axe longitudinal du corps. Une disposition différente se remarque chez les Infusoires pédonculés, où l'axe du pédoncule contient un cordon contractile. Par son action ce cordon raccourcit la tige qui se plisse en spirale, et s'allonge en reprenant sa position primitive en vertu de l'élasticité de l'enveloppe du cordon musculaire. Ce n'est qu'au point de vue fonctionnel qu'on peut placer à côté des muscles des autres animaux ceux des Infusoires. Tout point d'appui morphologique permettant la comparaison avec les éléments constituants de la fibre musculaire nous manque jusqu'à présent.

Les parties striées contractiles ne sont jusqu'à présent connues que dans les plus grosses espèces, telles que *Stentor, Prorodon, Spirostomum*, etc. Chez d'autres assez gros pour que la perception des stries dût être facile, elles font défaut, et on ne trouve qu'un parenchyme cortical homogène. Les énergiques contractions du corps chez les Infusoires dépourvus des stries musculaires doivent faire supposer que leur couche corticale contient de la substance musculaire non encore différenciée, c'est-à-dire parvenue à l'état de séparation qu'indique la fasciculation. Outre les stries musculaires répandues sur tout le corps, il existe encore un système particulier de stries « péristomiques, » qui convergent vers la bouche et s'y terminent. La preuve que ces stries sont l'indice d'un appareil contractile est, d'après Stein, fournie par le *Spirostomum*, dont le corps ne se contracte pas, selon son axe longitudinal, mais se raccourcit dans le sens des stries qui décrivent plusieurs tours en spirale.

Stein a signalé aussi chez les Vorticellines une striation du parenchyme cortical. Le système de stries entrecroisées observé par Claparède et Lachmann chez les Vorticellines, Paramœciums et autres, a été contesté comme étant dû à un trajet spiral simple que décrivent les lignes de striation.

Les Infusoires fixés présentent, quant à leur pédoncule toute une série de différences. Si nous examinons les individus isolés ou réunis en groupes, nous voyons chez les premiers des états dans lesquels le pédoncule présente un prolongement plus ou moins long se continuant dans la cuticule de la couche corticale, et qui n'est capable d'aucun mouvement ; c'est ce qui se passe chez beaucoup d'Acinètes (*Opercularia*, et autres). Dans quelques-uns où le pédoncule s'épaissit graduellement près du corps, il présente dans son intérieur une cavité dans laquelle pénètre un lambeau de parenchyme de ce dernier. Ceci exprime une différenciation. Le pédoncule des *Vorticelles*, présente constamment deux substances distinctes. La couche externe élastique se continue dans la cuticule du corps. Le cordon libre qui en occupe l'intérieur est musculaire et passe dans le corps de l'animal, dans la couche corticale dont il paraît d'après son origine, n'être d'ailleurs que la continuation. Dans les Vorticellines vivant en colonies, l'*Epistylis* n'a point de cordon musculaire dans son pédoncule, consistant en une substance homogène, finement striée, qui paraît n'être qu'une sécrétion. Cette substance forme chez le *Carchesium*, comme chez la *Vorticella*, un étui entourant un cordon musculaire, qui est distinct pour chaque individu de la colonie, tandis que chez le *Zoothamnium*, il se ramifie dans toute la colonie. (Voir pour le pédoncule des Vorticelles, Czermak, *Zeit. Zool.*, IV, p. 4, 38). Kuhne, a démontré la concordance avec le muscle (*Arch. An. Ph.*, 1859). De nombreuses recherches faites par le même auteur, à l'aide de réactifs chimiques et de l'emploi de l'électricité, ont établi que le cordon contractile qui occupe l'axe du pédoncule des Vorticelles n'est point simplement du protoplasme, comme le montre déjà la nature de ses mouvements. Il se comporte comme les fibres musculaires des animaux supérieurs. Ces données ont été récemment contestées par Mecznikoff (*Arch. An. Ph.*, 1863. 64).

ORGANES DES SENSATIONS

Système nerveux et organes des sens.

§ 42.

Bien que, d'après ce qui précède, on ne puisse refuser aux Protozoaires les manifestations de l'activité qui incombe à ce genre d'organes, on n'est pas jusqu'à présent parvenu à trouver aucune disposition correspondante. Ce défaut indique une absence complète, ou tout au moins un développement bien faible de différenciation dans les tissus. Peut-être notre peu de connaissances quant à la texture et à la structure de l'organisme est-il la cause de cette absence supposée. Il est indubitable que les impressions du monde extérieur sont transmises au corps, et que si le fait de la manifestation des impulsions d'une volonté n'est pas, il est vrai, directement démontré, il ne peut pas non plus être positivement contesté aussitôt qu'on admet que ces phénomènes en sont réduits à leur plus simple expression.

L'absence de système nerveux exclut la présence d'organes des sens, ces derniers supposant le premier dont ils ne sont que les appareils terminaux, et il ne peut par conséquent être question d'organes spécifiques de ce genre ni chez les Rhizopodes et les Éponges, ni chez les Infusoires. La surface du corps peut sans doute percevoir des impressions, et fonctionner comme organe de tact ou quelque chose de semblable, mais elle ne présente dans sa texture aucune disposition spéciale qui s'y rapporte. Les pseudopodes des Rhizopodes peuvent certainement être des agents de perception pour les objets extérieurs, mais ils ne sont point, dans le sens anatomique du terme, des organes de tact. Aucun appareil distinct ne peut s'apercevoir même chez les Infusoires les plus différenciés. Les prolongements du corps en forme de trompe et les cils vibratiles peuvent exercer des fonctions tactiles, mais ces diverses parties manquent de toute structure spécialisée. On peut considérer comme étant fort problématique la nature tactile des conformations en baguettes qui se rencontrent dans la peau d'un grand nombre d'Infusoires. Si on prend avec Stein ces formations ainsi que les cils comme des organes de tact, il faut cependant prendre en considération qu'elles sont dépassées par ces derniers, et que le fil rigide entouré par les cils et qui est beaucoup plus long qu'eux ne sort qu'après une impression qui a affecté le corps de l'animal ; — ce qui ne s'accorde guère avec leur fonction comme organes tactiles.

ORGANES DE NUTRITION

Organes digestifs.

§ 43.

Des organes destinés à la réception et à la transformation de la nourriture manquent chez les organismes inférieurs. La nourriture est ou absorbée par endosmose, comme dans les cellules végétales, par tous les points de la surface du corps, sans qu'aucune parcelle d'aliment ayant forme puisse pénétrer dans son intérieur ; c'est le cas des *Grégarines* ; ou elle est ingérée directement sur un point quelconque de la surface du corps, là où la périphérie n'est pas différenciée. C'est ainsi que se comportent les *Monères*, *Amœbes* et même les *Rhizopodes*. Les matières nutritives sont, comme dans les Amœbes, entourées par la substance molle et visqueuse du corps, ou enveloppées et ramenées par ses prolongements, les pseudopodes. Les deux cas présentent le même phénomène. *Chaque point du protoplasme peut jouer le rôle d'une cavité digestive, en enveloppant et absorbant les matériaux nutritifs*, les substances non digérées pouvant à leur tour être expulsées par tout point voisin de sa surface. — Toute nourriture solide peut aussi pénétrer dans l'intérieur du corps, chez l'*Actinosphærium*, dont les pseudopodes n'agissent qu'indirectement, en ce qu'ils amènent la proie vers le corps, sur un point voulu de la couche corticale où, le parenchyme cédant, elle pénètre dans son intérieur (*fig.* 6). Le cas comparé aux Rhizopodes présente ceci de particulier, que la proie n'est pas enveloppée par le protoplasme amorphe des pseudopodes, mais pénètre directement dans la partie différenciée du corps.

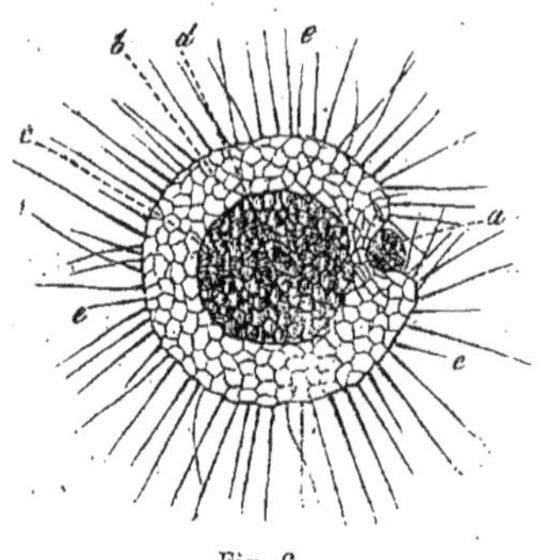

Fig. 6.

Les *Infusoires* présentent des dispositions plus déterminées d'organes définis pour la réception de la nourriture, laquelle peut avoir lieu d'après deux modes différents. Dans l'un, qui est celui des Acinètes, il n'y a pas d'ouverture buccale, et les prolongements rayonnants émis par l'enveloppe du corps, agissent comme des suçoirs. L'extrémité cupuliforme de ces organes s'applique contre les proies qui se trouvent à leur portée, consistant généralement en autres infusoires; la substance des victimes se transporte en courant continu par les pseudopodes jouant le rôle de tubes et vient s'accumuler sous forme de gouttelettes dans le parenchyme du corps de l'Acinète. La présence de prolongements semblables chez les embryons d'autres Infusoires donne à ce mode de nutrition une assez grande extension. Dans le second mode représentant un état plus élevé, il y a non-seulement des points déterminés organisés pour la réception de la nourriture, mais il y en a aussi pour l'expulsion des substances devenues inutiles. Un tube intestinal manque cependant partout, et la différenciation est limitée à la couche corticale du corps, de sorte que la substance nutritive, après avoir traversé cette dernière, trouve à l'intérieur un parenchyme mou, dans lequel aucune voie n'est tracée. Les espaces occupés par les bols alimentaires constituent des cavités digestives temporaires, dans

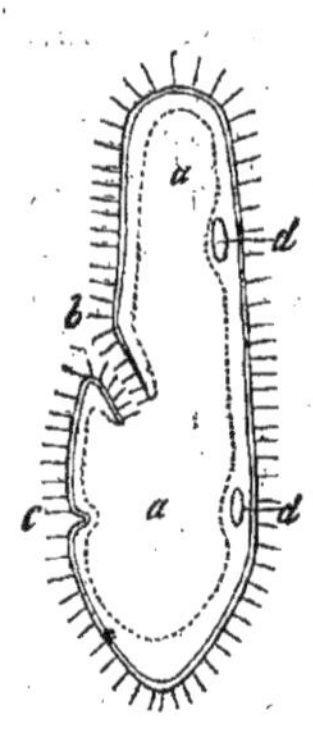

Fig. 7.

Fig. 6. — *Actinosphærium; a.* fragment de nourriture en voie de pénétrer dans la couche corticale molle *b.*; *c.* parenchyme central du corps; *d.* boules de nourriture y contenues; *e.* pseudopodes de la couche corticale.

Fig. 7. — Représentation schématique de la cavité digestive chez le *Paramœcium; a.* cavité du corps rempli de protoplasme mou, dans lequel arrive la nourriture; *b.* ouverture buccale; *c.* anus; *d. d.* cavités contractiles.

lesquelles leur fusion avec le parenchyme provoquée par les mouvements dont ce tissu est le siége, et leur disparition graduelle qui en résulte et qu'on peut suivre par l'observation, constate leur digestion et le peu de durée de leur existence. Il y a donc là cette concordance avec les Rhizopodes qu'une portion de l'appareil nutritif, à savoir les points où la nourriture se digère, n'offre aucune différenciation organologique. — Chez les Infusoires pourvus d'une ouverture buccale, celle-ci se trouve ou sous la forme d'une simple fente, qui est visible seulement pendant que l'animal absorbe une proie, ou n'occupant pas la surface immédiate du corps; elle est logée au fond d'une cavité de forme très-variée, contenant aussi parfois l'anus (Vestibule). Le vestibule est, dans la règle, pourvu d'appareils vibratiles particuliers (fouets, membranes ondulantes, etc.), et présente souvent une forme caractéristique (Péristome). Un conduit tubulaire ou œsophage s'étend souvent de la bouche au parenchyme du corps (*fig.* 7 *b*), à partir duquel le bol alimentaire se fraye son chemin dans la substance molle qui l'entoure. Une ouverture anale paraît être constante, mais elle n'est que rarement distinctement visible.

Ces divers modes de réception de la nourriture ne sont pas sans connexion entre eux. Le mode simple par incorporation qui s'observe chez les Rhizopodes, où le protoplasme des pseudopodes vient diffluer sur la matière à digérer, de sorte qu'on peut dire que, chez les Foraminifères au moins, les cavités digestives se forment en dehors du corps, ce mode simple est précisément un résultat de l'absence de différenciation périphérique. Parmi les Infusoires il se trouve partiellement réalisé chez les Acinètes, dont quelques points seulement sont appropriés à l'absorption de la nourriture, et à cet effet émettent des prolongements de la nature des pseudopodes. La séparation de la couche corticale, plus complète chez les autres Infusoires, correspond non-seulement à une localisation de la bouche et de l'anus, mais encore au développement ultérieur de la première en un organe particulier.

Nous n'avons donc ici que des conditions d'une différenciation ultérieure, qui ne sont en aucune opposition avec les états simples des Rhizopodes, puisqu'elle ne concerne que la couche corticale et que l'intérieur du corps de l'Infusoire est l'équivalent du protoplasme indifférent qui forme celui des Rhizopodes tout entier. Les divers degrés de différenciation de la bouche même montrent que cet arrangement prend son origine dans des états très-simples, dont le degré inférieur doit se chercher sur un point de la surface du corps servant à recevoir la nourriture, bien que dépourvu de toutes dispositions secondaires à cet effet. — Ces circonstances apportent quelque appui à l'idée que la localisation de la fonction précède la différenciation organologique.

La connaissance de l'appareil de nutrition des Protozoaires a parcouru des phases très-diverses.

Ehrenberg avait admis chez les *Infusoires* une complication excessive des organes digestifs, parce qu'il avait pris pour autant d'estomacs reliés entre eux les diverses cavités ou vacuoles remplies de bols alimentaires qu'il voyait dans le parenchyme du corps. De là l'établissement de la division des « Polygastriques. » La simplification de ces parties fut surtout établie par de Siebold, les estomacs reconnus pour n'être que de simples lacunes du parenchyme mou du corps, et l'intestin polygastrique contesté. Enfin Lachmann démontra que l'ensemble de l'intérieur du corps infusoire n'est qu'une seule cavité digestive, dont le contenu doit être considéré dans sa totalité comme du chyme. Les mouvements de rotation qu'on observe fréquemment dans le parenchyme de ces animaux paraît appuyer cette explication. Par contre,

Stein a explicitement établi sous la forme que nous venons d'indiquer la vraie signification de la substance du corps et de ses rapports avec les matériaux nutritifs. On ne peut mettre en doute que le parenchyme consiste en une substance molle et contractile, non différenciée et opposée par cela aux couches extérieures du corps. Sa concordance avec le protoplasme indifférent est encore provisoirement hypothétique. Cette substance se comporte chez le *Trachelius ovum* (*fig.* 8) autrement que chez les autres Infusoires. Elle forme dans ce cas un tissu trabéculaire qui part immédiatement de la couche périphérique, et dont les réseaux traversent la cavité générale du corps remplie d'eau. La substance du corps se comporte ici, pour l'absorption de la nourriture, de la même manière que le parenchyme des autres Infusoires, la matière nutritive après y avoir pénétré, étant digérée dans les vacuoles. La différence avec les autres Infusoires est dans l'interruption du parenchyme par des cavités remplies de liquide et en communication réciproque, fait qui, sous plusieurs rapports, ressemble à ce qui existe chez les *Noctiluca*. Dans le voisinage d'un enfoncement de la surface du corps de ces derniers se trouve une masse de protoplasme granuleux qui se distribue en cordons et faisceaux ramifiés dans toute la cavité intérieure. La matière nutritive, arrivée dans ces cordons par une ouverture buccale, placée dans l'enfoncement, se loge dans des vacuoles du protoplasme, qui d'après de Quatrefages, éprouvent des modifications subites et se déplacent le long des faisceaux. (Voy. pour la conformation des Noctiluques : QUATREFAGES, *Ann. des sciences nat.*, IIIme série, vol. XIV, 226. — KROHN, *Arch. nat.*, II, 1852. — HUXLEY, *Quart. Journ. Microp. Soc.*, 1855). Il ne faut cependant, de cette coïncidence entre la *Noctiluca* et le *Trachelius ovum*, aucunement conclure à une analogie entre ces deux organismes, dont les corps présentent sous les autres rapports assez de différences. La division du protoplasme en faisceaux qui se meuvent en forme de courant est l'expression d'un état occasionné par un espace libre offert au protoplasme, et trouve son analogue dans d'autres organismes inférieurs, les Diatomées, etc., de même que dans les cellules des plantes. Le Trachelius et les Noctiluques sont à ces cellules ce que les autres Infusoires sont aux cellules dont le protoplasme immédiatement entouré d'une membrane remplit complétement la cavité circonscrite par celle-ci. Là aucune division du protoplasme en faisceaux n'est possible, et les mouvements se manifestent dans la membrane molle par des contractions de la masse entière. On ne doit pourtant pas conclure de ces ressemblances à une concordance complète. Nous ne devons pas estimer trop bas la valeur de la différenciation de la couche dite corticale du corps des Infusoires, ainsi que de celle qu'exprime la présence de noyaux dans les téguments des Noctiluques, mais en aucun cas, il ne faut assimiler ces formations à la membrane cellulaire, quelles que puissent être les analogies générales qui existent entre le contenu d'une cellule et le parenchyme d'un Infusoire, et qui vont jusqu'à l'identité lorsque l'organisme se compose d'une combinaison de cytodes. D'ailleurs nous ne saurions tirer aucune conclusion précise de la comparaison entre la Noctiluque et le Trachelius, qui tous deux sont des organismes sur les manifestations vitales et la conformation desquels il reste encore beaucoup à éclaircir.

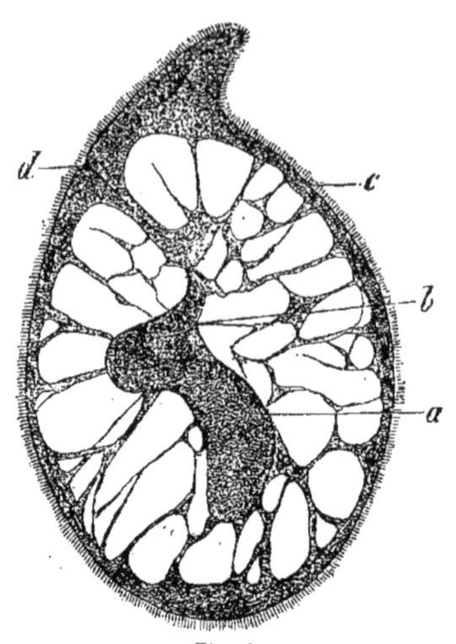

Fig. 8.

La situation et la forme de l'ouverture buccale des infusoires sont très-variables. Dans beaucoup de cas elle n'est visible que pendant qu'ils prennent de la nourriture (par exemple chez les *Amphileptus*, *Loxophyllum*), et disparaît aussitôt que l'objet a pénétré dans le parenchyme. Sur le tube œsophagien, qui commence à l'orifice de la bouche, on rencontre parfois une garniture de cils vibratiles (*Paramœcium aurelia* et *bursaria*) ; une membrane ondu-

Fig. 8. — *Trachelius ovum* vu en coupe optique, pour montrer les lacunes de son intérieur ; *a*. organe central présentant en *b* une fente ; *c*. vésicule contractile dans la couche corticale du corps ; *d* ouverture pouvant se fermer.

lante (*Bursaria flava*), ou un revêtement de petites dents ou de fines crêtes allongées. On remarque une garniture de baguettes dans l'œsophage, disposée en nasse dans les *Prorodon*, *Chilodon*, *Nassula*, etc. Un épaississement uniforme de la paroi de l'œsophage s'observe chez les *Ervilia* et *Liosiphon*.

La présence générale d'une ouverture anale n'est nullement établie. Il n'y a que peu de cas où elle se présente comme une ouverture distincte ; le plus souvent elle ne peut se voir qu'au moment de l'expulsion des aliments non digérés. La position de ce « point anal » qui, dans la règle, se trouve à l'extrémité postérieure du corps, est en somme extrêmement variable. Il peut même se rencontrer à la partie antérieure du corps ; ainsi, chez le *Stentor*, il est placé à côté de la bouche, et dans le vestibule chez les *Vorticellines* et les *Ophrydiens*.

§ 44.

Nous devons accorder une place particulière à l'appareil de nutrition des *Porifères*, en raison de sa liaison avec des arrangements qui l'éloignent considérablement de celui des autres Protozoaires. Ses relations fonctionnelles sont également tout autres, car il ne préside pas seulement à la nutrition dans le sens le plus étendu du terme, mais est aussi en rapports avec la reproduction. D'après ce qu'on connaît de la genèse de cet appareil, il se présente dès sa première apparition dans le corps des jeunes éponges, sous la forme d'une simple cavité s'ouvrant au dehors par une large ouverture. Cette disposition élémentaire peut ou rester constante (*Ute*), ou conduire, en raison de l'accroissement ultérieur du corps, à des complications à la suite desquelles cette cavité, représentant à la fois la cavité générale du corps et celle de l'intestin, se développe en un système de canaux. Ces canaux forment pour la plupart des lacunes, s'anastomosant entre elles, tapissées de cils vibratiles, et s'ouvrant par de fins orifices à la surface du corps. L'association de plusieurs individus entraîne des modifications ultérieures. Les cavités intestinales des individus se réunissent entre elles et forment ainsi un système canaliculaire commun. Les interstices restant entre les individus associés se transforment quelquefois en un second système de canaux lacunaires distribués dans la colonie et dont les parois sont formées originairement par les surfaces extérieures des individus primitifs réunis. (*Nardoa*.)

Par une disposition plus régulière (*Sycon*, *Dunstervillia*), les canaux traversent l'épaisseur des parois du corps, en rayonnant depuis la cavité intestinale. Nous trouvons donc là un système creux, formé de cavités plus étendues, qui débouchent par une seule ouverture plus grande (Ostium), pendant qu'un grand nombre d'orifices plus petits (Pores) vont des canaux à la surface. L'eau peut ainsi être distribuée dans l'organisme entier. Ces dispositions sont inconstantes dans les formes moins différenciées. La variabilité du parenchyme contractile fait naître et disparaître des canaux, et cause ainsi des transformations dans l'ensemble de l'appareil, dont les grandes cavités pourvues d'ouvertures buccales sont les parties relativement les plus constantes.

Comme particularité la plus significative, on peut indiquer celle qui se montre dans l'arrangement régulier des Ostiums, qui conduisent dans une cavité séparée de plus en plus du reste des canaux. La figure 9 montre en A et B ces rapports, les pores s'étant amoindris en B. C'est à cela que se rattache le développement ultérieur de l'Ostium et de la cavité avec laquelle il est en rapport. Nous voyons les parois de cette dernière, ayant une forme régulière, présentant même des parois saillantes qui la divisent en compartiments. La figure 9, C, représente cet état. Enfin, nous arrivons non-seulement à un

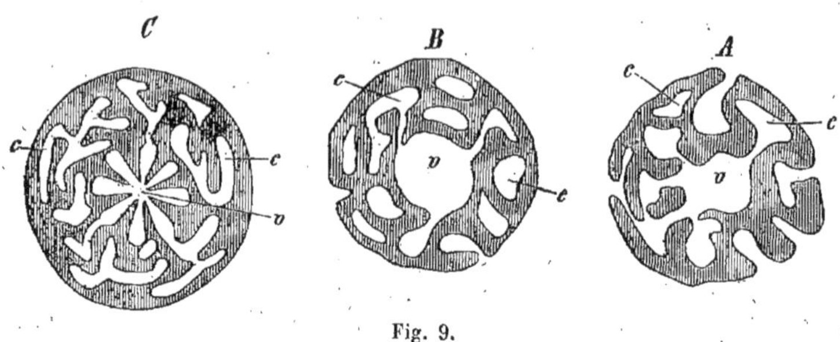

Fig. 9.

arrangement régulier, mais aussi à une fixité dans le nombre, qui était d'abord vacillant, et par suite à des dispositions qui, par leurs traits fondamentaux, se rattachent aux conditions de la cavité digestive des Cœlentérés. Ces rapports sont nettement exprimés chez l'*Axinella*. Plus l'espace central, que nous désignons sous le nom de cavité stomacale, est différencié, plus le reste du système de canaux lui est subordonné. Des différenciations ont lieu même dans l'ouverture de la bouche. Des saillies papilliformes, divisées en lobes, forment une couronne de tentacules (*Osculina*). L'ensemble de la disposition du système cavitaire s'approche graduellement de la conformation que montre le système gastro-vasculaire des Coraux. Bien que cette conformation chez les Éponges ait été reconnue comme étant avant tout destinée à l'entrée et la sortie de l'eau, elle n'en sert pas moins en même temps à l'approvisionnement de la nourriture. La garniture de cils vibratiles sert à diriger l'eau et à y maintenir un courant régulier, mais elle est tantôt répartie sur de grandes étendues dans les canaux, tantôt circonscrite dans quelques parties en creux de leurs parois (sacs vibratiles des Spongilles).

La plupart des auteurs sont d'accord en ce qui concerne les rapports qu'ont les différentes ouvertures avec l'introduction de l'eau, savoir que les pores conduisent l'eau dans des canaux conducteurs. Souvent les pores aboutissent à un espace placé immédiatement au-dessous de la couche extérieure du corps, d'où partent de nouveaux canaux plus profonds. Ceux-ci, après des ramifications fort diverses, se réunissent près de la surface à la base des Ostiums plus grands et tubulaires pour la plupart, par lesquels l'eau est expulsée par jets. D'après les données de Miklucho Maclay, l'eau entre aussi par les ostiums. Mais si, dans le fait, la sortie de l'eau a lieu par les ostiums, il en résulte que cette disposition a une fonction différente de celle de l'appareil cœlentérique des animaux du Corail. Qu'il s'agisse d'un autre appareil morphologique, c'est ce que nous ne pouvons en aucune façon conclure, de nouvelles recherches approfondies étant en tous cas nécessaires pour élucider ces conformations remarquables.

Il faut en ce qui concerne la nutrition chez les Éponges, prendre en considération la nature de leur parenchyme, auquel son état presque fluide peut permettre un mode d'absorption de matières alimentaires semblable à celui déjà connu dans le protoplasme des Rhizopodes. C'est

Fig. 9. — Coupes à travers les éponges (schématiques); *v*. cavité stomacale; *c*. canaux. En *A* le système des cavités est plus homogène dans son ensemble; en *B* une cavité centrale est nettement séparée, et en *C* différenciée ultérieurement par des cloisons.

pour ce motif qu'on rencontre souvent les corps étrangers les plus divers dans le parenchyme des Éponges. La véritable prise de nourriture aurait donc lieu sur les parois des canaux, dont le système dans son ensemble servirait ainsi à quelque chose de plus qu'un simple appareil de conduite.

Organes de circulation.

§ 45.

Il n'y a pas de différenciation organologique d'aucun appareil appréciable de ce genre. Son absence correspond au manque d'un liquide nutritif préparé par la digestion et servant d'intermédiaire pour l'échange des matériaux usés par l'organisme. La nutrition paraît ne consister qu'en un passage direct, dans le parenchyme très-peu différencié du corps, des substances extraites des matières nutritives. La fonction n'est pas anatomiquement localisée, mais peut s'accomplir également dans toute partie de l'organisme. Puisque d'après les dispositions que nous venons d'indiquer, les phénomènes de la circulation se manifestent comme appartenant plus à un autre ordre de faits, il ne nous reste qu'à considérer quelles sont les conditions dans lesquelles, en remplacement de la circulation, s'accomplit d'une manière mécanique la répartition des matériaux absorbés sur un point donné.

Avant tout, ce sont les manifestations de mouvement de la substance du corps qui sont ici importants. Lorsque nous partons des *Rhizopodes*, nous voyons que les mouvements du corps déterminent un mélange continuel du protoplasme. Avec la formation de fins prolongements ou pseudopodes, émis par le protoplasme, ce mouvement devient encore plus apparent, et les courants continuels ascendants et descendants, dont ils sont le siége, se laissent facilement reconnaître par le transport de granules. Chez une partie des *Éponges*, on remarque un phénomène semblable déterminé par la confluence des éléments constituants des tissus, et leurs constants changements de forme. Dans l'organisme plus différencié des *Infusoires*, ces phénomènes de mouvement ne se remarquent que, dans le parenchyme du corps (parenchyme interne de Stein), dont la contractilité se manifeste par les changements de position que peuvent prendre dans son intérieur les fragments de matières nutritives qui y ont pénétré.

Le mouvement des granulations dans les pseudopodes des *Rhizopodes* offre un des phénomènes les plus importants de la vie du protoplasme indifférent. C'est à Max Schultze (*Organismus der Polythalamien*), que nous devons les premières expositions exactes de ce phénomène. Reichert (*Arch. Ann. Ph.*, 1862), l'a interprété autrement, en considérant les granulations comme des ondes de contraction. L'observation que fit Häckel (*Zeit. Zool.*, 1865), de l'existence de granulations colorées (dans une forme de Radiolaire, *Actinelius purpureus*), a levé tous les doutes qui pouvaient subsister sur l'indépendance et les mouvements des granulations.

Le mouvement du parenchyme s'exprime chez quelques *Infusoires* (*Paramœcium*), par une rotation constante dans une direction tout à fait déterminée. Elle est très-rapide chez le P. *bursaria*, moins énergique dans le *P. aurelia*. Stein regarde ces mouvements comme passifs, et en voit la cause dans des « courants de nourriture, » qui sont « provoqués par les cils vibratiles des corps situés dans le voisinage de la bouche. » En tous cas, la direction du mouvement coïncide avec la position du pharynx ; cependant il me semble qu'une explication satisfaisante du fait est encore à trouver. Comme le mouvement est continu, et que les cils ne peuvent cependant pas agir directement sur le parenchyme, il faut donc en supposant que le parenchyme soit passif, qu'il y ait quelque chose qui représente « le courant de nourriture; » de l'eau seulement, ou de l'eau mêlée des éléments nutritifs. L'observation n'a jusqu'à présent pas démontré une introduction constante d'eau, pas plus que sa constante sortie. Les rapports de ces phénomènes avec les courants de protoplasme chez d'autres organismes ne doivent donc en aucune façon être abandonnés complétement.

Organes respiratoires. — Vaisseaux aquatiques.

§ 46.

La respiration ou l'échange de gaz qui a lieu entre le corps et le milieu ambiant, se fait également par le corps entier chez les organismes les plus inférieurs, qui ne sont formés que de protoplasme indifférent, car la formation des pseudopodes permet à chaque partie du corps d'arriver à la surface. L'augmentation considérable de surface à laquelle le corps des Rhizopodes peut arriver par l'expansion des pseudopodes a une aussi grande importance que le changement de lieu qui en résulte, en ce qu'elle met constamment le corps en contact avec de nouvelles portions du milieu ambiant. Le défaut de changement de lieu chez les *Porifères* est compensé, au point de vue du renouvellement du milieu, par les courants d'eau qui passent constamment au travers de l'organisme de l'éponge, et que règle la garniture ciliaire qui revêt les parois des canaux. Les cils vibratiles des *Infusoires*, excellents organes de locomotion, jouent aussi un rôle dans la respiration, en ce qu'ils provoquent le renouvellement de l'eau ambiante.

Toutes ces dispositions ne peuvent nullement prétendre à la qualification d'organes de respiration, car elles ont avec d'autres fonctions des rapports tout aussi importants. Par contre, on trouve déjà chez beaucoup de Protistes une disposition intérieure du corps servant à admettre de l'eau, et étant par cela même en connexion avec la respiration. Dans l'intérieur du protoplasme, apparaissent des cavités qui se remplissent de liquide, et, après avoir atteint leur maximum de distension, se contractent graduellement et se revident complétement, état dans lequel elles semblent avoir disparu. La succession des expansions et des contractions est souvent régulière et rhythmique, comme les systole et diastole des centres de circulation des organismes supérieurs. Ces *vésicules contractiles* se trouvent déjà chez les Amœbes et autres Protoplastes, tels que les *Difflugia* et *Arcella*, puis chez les Flagellés; enfin elles sont très-répandues chez les *Infusoires*. Il faut du reste prendre en considération qu'il existe aussi, dans les formes inférieures du règne végétal, de semblables vacuoles contractiles remplies de liquide, de sorte que le même phénomène se continue par les Protistes dans les deux grands règnes.

Le liquide qui se rassemble dans ces vésicules provient du parenchyme du corps, où il est renvoyé par ses contractions, ou expulsé au dehors. Cette évacuation a vraisemblablement lieu par de fines communications avec l'extérieur ; on ne saurait cependant avec certitude décider si l'entrée de l'eau a lieu par la même voie. Ces dispositions d'ensemble si diversement modifiées chez les Infusoires indiquent, tant par leur situation que par leur signification dans l'organisme, des rapports de parenté avec le système des vaisseaux aquatiques des Vers. Cela ressort très-évidemment, là où les vésicules sont pourvues de canaux afférents spéciaux. Tantôt un seul canal longitudinal est lié à la vésicule (*Spirostomum*), tantôt il y en a un plus grand nombre groupés en rosette (*Paramœcium*).

Les vésicules pulsatiles des *Amœbes* se trouvent dans le protoplasme du corps ; leur nombre est variable, et elles manquent à une partie des Amœbes.

Chez les *Infusoires*, elles sont placées dans la couche corticale sous la fine cuticule et dans une situation constante. S'il n'y a qu'une vésicule contractile, elle se trouve ou en avant ou en arrière ; s'il y en a deux, chacune occupe une des extrémités du corps. Le *Trachelius ovum* se distingue par la présence de nombreuses petites vésicules discoïdes (*fig.* 8). Cet animal possède aussi un réservoir particulier dans la cavité du corps qui est parcourue par des ramifications du protoplasme, lequel communiquant avec le dehors se vide brusquement lorsque le corps de l'animal se contracte. On ne peut distinguer de membranes particulières ni sur la paroi de la vésicule, ni sur les canaux qui en partent. On ne peut reconnaître la vésicule ainsi que les canaux, que pendant que ces organes sont pleins. Les contractions de la vésicule et des canaux alternent entre elles. Dans le Paramœcium, les canaux se dilatent avec le commencement de la systole de la vésicule, et se réunissent avec elle à mesure de manière à figurer une étoile au moment où la vésicule elle-même a disparu à l'apogée de sa systole. Lorsque la vésicule est remplie, les canaux paraissent n'être que de petites sinuosités, et ce n'est qu'en pleine diastole qu'ils présentent une lumière de largeur égale. Le nombre des canaux qui est chez le *Paramœcium aurelia* de 8 à 10, s'élève d'après Stein jusqu'à 30 dans le *Bursaria flava*, et atteint un chiffre encore plus élevé chez le *Cyrtostomum leucas*. Leur trajet ici est ondulé, et ils présentent des divisions à leur extrémité. — Par fusion d'espaces distincts pleins d'eau et sur un parcours étendu, il apparaît des trajets canaliformes, qui se dirigent vers la vésicule et s'y déversent (*Stylonychia mytilus*). Ici se rattachent également les canaux longitudinaux seulement visibles par moments, qui se trouvent chez le *Spirostomum ambiguum*. D'après Lachmann, un canal semblable se jette dans un conduit annulaire, occupant la partie antérieure du corps du *Stentor*.

Les phénomènes de mouvement dont la surface du corps de l'*Actinosphærium* est le siége peuvent avoir une action sur l'entrée ou la sortie de l'eau. Sur un ou plusieurs points de la couche corticale, il se forme des soulèvements de sa surface par suite d'un afflux de liquide, qui disparaissent pour se reformer sur d'autres points. La question de savoir si, dans ce cas, l'eau arrive du dehors ou se prend dans le parenchyme, reste encore indécise, ainsi que celle de savoir où va le liquide qui a servi à former ces dilatations superficielles.

ORGANES DE REPRODUCTION

§ 47.

La formation des organes générateurs étant le résultat d'une différenciation organologique, on s'explique aisément leur absence dans les organismes d'ordre le plus inférieur, et on y trouve la raison de l'existence, chez ces derniers, de formes diverses de reproduction asexuelle. Si on voit quelquefois intervenir celle-ci, là où déjà existe la reproduction sexuelle, il n'y a là qu'une continuation, dans un état supérieur, d'un phénomène inférieur en soi, mais il n'en résulte en aucune manière la supposition du cas inverse, savoir que la reproduction sexuelle doive s'étendre jusqu'aux organismes les plus bas dans l'échelle.

Nous ne connaissons, parmi les *Rhizopodes*, que quelques faits isolés touchant la reproduction sexuelle des *Radiolaires*. Czienkowski a vu en effet des spermatozoïdes dans la capsule centrale de quelques espèces.

Les conditions de la reproduction chez les *Spongiaires* sont mieux connues. Il y a chez ces animaux une multiplication asexuelle par formation de gemmules, qui naissent de parties de la substance du corps formées de combinaisons de cellules, constituant des bourgeons qui deviennent libres. Une autre forme de multiplication a pour base des cellules qui prennent naissance sur les parois du système gastro-vasculaire et qu'on a appelées *œufs*, sans qu'on puisse décider si elles ont droit à ce nom, la présence de l'autre élément reproducteur, le sperme, qui seul justifierait son application n'ayant pas été démontrée avec certitude.

A côté du mode de reproduction asexuelle par scission, les *Infusoires* présentent aussi une reproduction sexuelle, dans laquelle le nucléus ainsi que le nucléole, corps plus petit situé à côté du premier, jouent un rôle. Le nucléus est un corps solide, de forme très-variable, parfois entouré d'une enveloppe extérieure. Il est placé dans la substance corticale du corps, ou, lorsqu'il est enfoui plus profondément dans sa masse, il est encore entouré d'une expansion de cette substance. Il est ovale ou rond, ou a la forme d'un ruban sinueux (*fig.* 10, *A n*, *Vorticellines*); ou celle d'un bâton pourvu d'étranglements réguliers. Le nucléole ne paraît différer du nucléus que par sa grosseur qui est moindre; cependant sa substance paraît, dans le cours des différenciations, avoir une autre valeur fonctionnelle. L'acte de la reproduction est dans la règle précédé d'une fusion complète ou partielle de deux individus; conjugaison qui donne l'impulsion aux transformations des diverses parties. Le nucléus devient le siége d'une segmentation qui donne naissance à des sphères distinctes. Celles-ci, se réunissant de nouveau, produisent une conformation qui, par une nouvelle segmentation, développent les sphères dites embryonnaires, dans l'intérieur desquelles se forme un nouvel individu. Le nucléole éprouve aussi des modifications à la suite de la conjugaison; il augmente de grosseur et développe dans son intérieur des pièces en forme de

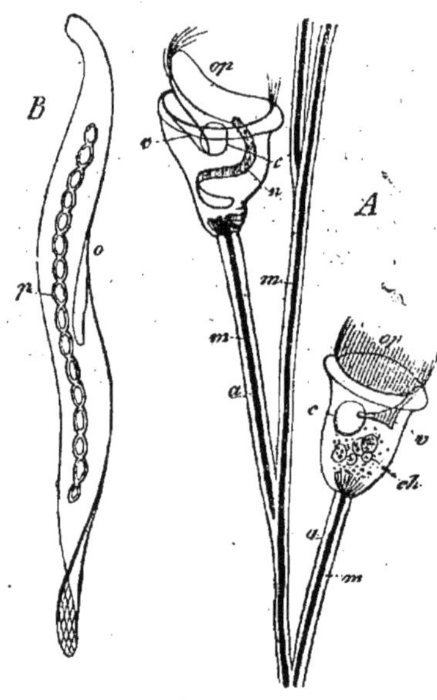

Fig. 10.

Fig. 10. — *A*. partie d'une souche de *Carchesium polypinum* avec deux individus; *a*. tige; *m*. muscle y contenu; *v*. vestibule de la bouche; *op*. couvercle portant des cils sur le bord, qui chez un des individus ne se voient que sur deux points; *c*. vésicule contractile; *ch*. contenu du corps mêlé de matières nutritives; *n*. nucleus. — *B*. *Spirostomum ambiguum*; *o*. ouverture buccale; *p*. nucleus.

fils fins ou de baguettes, qu'on assimile aux éléments séminaux des animaux supérieurs. Il semble être l'élément mâle, le nucléus représentant l'organe femelle. Il est encore impossible jusqu'à présent de comparer spécialement les parties qui se développent de ce dernier, avec les produits femelles des autres animaux, car nos connaissances sur les conditions sexuelles des Infusoires sont encore bien loin de suffire pour permettre d'arriver à une conclusion satisfaisante.

La *reproduction asexuelle* offre une grande conformité dans la plupart des Protistes. Tantôt elle paraît concorder avec la multiplication des cellules, tantôt elle en diffère par des modifications particulières. Chez un grand nombre, la marche générale est l'enkystement, la scission, et la formation de nouveaux individus des produits de cette dernière. L'enkystement, soit l'état de repos avant la scission, se conserve même après l'apparition d'indices d'une différenciation sexuelle. La reproduction des Grégarines en est un exemple. Ces formes se rangent immédiatement par toutes leurs autres conditions parmi les organismes les plus inférieurs. Une réunion de deux individus conduit à la sécrétion d'un kyste, qui les enveloppe tous les deux, la substance de leurs corps se fusionnant complétement. Les noyaux des deux individus se dissolvent, et le contenu du kyste n'est alors plus qu'une masse amorphe contenant des fines granulations. Il se forme dans cette masse de nombreuses vésicules, qui croissent ultérieurement, et dans lesquelles naissent des granules germinatifs, qui finalement remplissent le kyste. Ces germes prennent un aspect fusiforme, et sont constitués d'un protoplasme homogène, entouré d'une enveloppe plus ferme, qui leur donne la forme particulière. Leur ressemblance avec les Diatomées connues sous le nom de Navicelles les a fait désigner sous celui de Pseudonavicelles. (On les a aussi appelés Psorospermies, vu leur analogie avec ces formes si nombreuses dans le tissu musculaire des poissons qui portent ce nom, bien qu'on n'ait pas encore pu démontrer leur provenance de Grégarines.) — Des Pseudonavicelles sortent des êtres amœbiformes, qui, en suite d'une augmentation de grosseur et d'une différenciation d'une couche externe, se transforment en Grégarines. Rien, dans cette marche du développement, n'indique une différenciation sexuelle, sauf la confluence de deux individus parfaitement semblables du reste. On pourrait voir ici un état inférieur d'une différenciation sexuelle seulement potentielle, mais le fait observé par Lieberkühn de la production de Pseudonavicelles par des individus qui s'étaient enkystés seuls s'oppose à cette manière de voir. La conjugaison n'est aussi pas toujours immédiatement suivie de la multiplication, car on voit des Grégarines qui se conjuguent dès le jeune âge.

On a quelques données sur la différenciation sexuelle dans les Amœbes et formes voisines. Ainsi, Carter (*Ann. Nat. Hist.*, 1856), y signale la formation d'éléments séminaux et d'ovules. Le même auteur annonce le même fait chez un Amœbe à coque (*Euglypha alveolata*), et chez des Difflugies et Arcelles. On n'a sur les vrais Rhizopodes, tant monothalames que polythalames, que des données incertaines. Dujardin a déjà vu des formations sphériques dans les chambres des Troncatulines. Carpenter a trouvé parfois dans les chambres superficielles des Orbitulites des apparences rappelant des cellules en voie de scission. Les observations de Strethill Wright (*Ann. Nat. Hist.*, 1861), faites sur un grand nombre d'individus des genres Gromia, Cornuspira, Milliola, Rotalia et Orbiculina, concordent en général avec les précédentes. Ces observations ne peuvent pourtant en aucune manière passer pour définitives.

Des observations plus exactes sont aussi nécessaires pour établir que les parties qui paraissent chez les Gromies sous la forme de granules, sont bien des éléments spermatiques comme on les a considérés. Jusqu'à présent nous savons comme certain seulement, qu'il surgit par différenciation dans le corps des Rhizopodes, des germes de nouveaux individus, ce que confirment les observations de M. Schulze, qui a signalé toute une couvée dans l'intérieur de *Milliola* (*A. A. Ph.*, 1856), et de *Cornuspira* (*Arch. Nat.*, 1861).

La conjugaison répandue chez les Infusoires a été démontrée chez plusieurs Protoplastes et Rhizopodes, avec une signification analogue. Dans des Amœbiens (*Difflugia pyriformis*), d'après Carter, il y a formation dans le nucléus de sphères qui, passant dans la substance du corps, s'y multiplient pour devenir probablement à leur sortie de nouveaux individus amœbiformes (*Ann. Nat. Hist.*, 1863). Enfin, la conjugaison a été observée chez l'*Actino-sphærium*, les individus réunis étant même au nombre de trois.

En ce qui concerne la conjugaison des Infusoires, il faut la considérer comme une con-fluence réelle, et non comme une simple soudure au moyen d'une substance exsudée. Les degrés de l'étendue de la réunion sont variables, ainsi que le point de la surface du corps où elle a lieu, de sorte, qu'on peut distinguer des conjugaisons terminales, latérales, et ventra-les. Après la séparation subséquente des individus copulés, il se produit une nouvelle forma-tion de parties, qui donne la preuve que la fusion a été complète. Il se forme chez les indi-vidus sur le point de se séparer une nouvelle garniture de cils autour de la bouche, d'où résulte une transformation des individus réunis. La conjugaison d'individus de taille inégal ayant lieu comme chez ceux qui sont égaux a été observée par Stein sur les *Paramœcium* et *Amphileptus*, et aussi chez les Ophrydines et les Vorticellines. Elle fut autrefois regardé comme une reproduction par bourgeons, de même que la conjugaison d'individus de grosseu égale fut prise pour un état de scission. De ces deux modes de propagation, celui par bour-geons paraît de fait être extrêmement rare (*Spirochona*). La division est longitudinale che les Vorticellines, Ophrydines et Trichodines, transversale chez les autres.

L'organe désigné sous le nom de nucléole paraît ne pas exister chez tous les Infusoires Selon Stein, il manque chez l'*Urostyla grandis*, ainsi que chez les Vorticellines, où il exist d'après Engelmann et Balbiani. Les Infusoires qui possèdent un nucléus articulé ou multipl n'ont qu'un nucléole. Les Oxytriques forment seuls une exception, car chez eux on trouv deux nucléoles pour un nucléus (par exemple, *Stylonychia mytilus*).

Il règne des opinions fort différentes sur les parties qui fonctionnent comme appareil d génération, tant sous le rapport de leurs transformations, que sous celui de leur significatio Ainsi Balbiani voit le premier changement du nucléus dans la formation d'une vésicule tran parente, qu'il considère comme une vésicule germinative. Le nucléus est pour lui l'œuf-cel lule primitif, dont doit provenir « l'ovaire, » par division en éléments semblables. Stein désign ce même organe sous le nom de « placenta. » Le nucléole, la cellule-germe primitive mâle, do subir des modifications analogues, et finalement représenter un « testicule. » La réunio des segments provenant de la division du nucléus ne produit pas toujours un seul corps une partie d'entre eux peuvent se joindre à une masse formatrice de germes, le placent pendant que le reste se réunit en un nucléus. L'action des éléments séminaux se développ du nucléole paraît s'exercer par une combinaison immédiate, du moins Stein a observé dan le nucléus des *corpuscules* en forme de *baguette* chez plusieurs Infusoires (*Pleuronem chrysalis*, *Paramœcium aurelia*, *Prorodon teres* et *Euchelíodon farctus*). Quant aux sphère embryonnaires, elles paraissent former tantôt un embryon, tantôt plusieurs qui semblent pr venir d'une différenciation de la substance qui entoure un cône central plus ferme, de sor que la disposition peut être comparée à un stolon prolifère. Cette comparaison trouve enco un appui dans le fait que, chez les Vorticellines, ces conditions se présentant, le nucléo ainsi que l'appareil mâle paraissent manquer. Les germes qui se forment sur le placent soit les sphères embryonnaires, sont tantôt conduites au dehors, ou se transforment en en bryons dans l'intérieur du corps maternel. Pour la sortie des produits, il se forme dans ce tains cas des canaux spéciaux, « canaux de parturition » suivant Stein, qui peuvent même trouver en nombre (Oxytriques). La transformation de ce qu'on a appelé le placenta en sphèr embryonnaires, ainsi que le développement de ceux-ci en embryons, sont des faits qui no apprennent qu'il s'agit ici de procédés que nous ne pouvons pas estimer d'après les règles q nous déduisons de l'observation des autres animaux. De même qu'il vaut certainement mie éviter provisoirement toute appréciation de la signification comme cellules, ou nucléus d objets qui se présentent dans ces conditions, il est aussi, vu l'incertitude des bases histol giques, nécessaire d'abandonner les comparaisons spéciales entre les conformations relativ à la reproduction, et les parties correspondantes des organismes supérieurs. D'après nos co naissances, elles présentent si peu de concordance, qu'on pourrait aussi bien expliquer l éléments séminaux des Infusoires, et les embryons qui se trouvent dans l'intérieur de le corps, comme des organismes parasites. Voir sur le sujet les articles de Balbiani, dans *Journal de physiologie*, 1860, 61.

CHAPITRE II

CŒLENTÉRÉS

APERÇU GÉNÉRAL

§ 48.

Le caractère le plus essentiel des animaux groupés dans cette division réside dans leur appareil de nutrition, lequel se présente comme une cavité creusée dans le parenchyme du corps qui, ou se partage en canaux, ou conduit à des espaces plus grands. Cette cavité digestive avec ses annexes est en même temps la cavité du corps, lequel n'offre pas d'autres parties creuses. Lorsque plusieurs individus sont associés en colonies formant ainsi des animaux composés, le système de canaux auxquels aboutissent les cavités digestives est commun à tous, et se continue dans la substance commune de la colonie appelée le coenenchyme. — Le corps est formé de la réunion de plus de deux pièces opposées, d'où l'habitude de considérer la forme fondamentale des Cœlentérés comme rayonnée. Tous les autres organes sont comme l'appareil de nutrition disposés d'après ce type. L'ouverture qui conduit dans la cavité digestive — la bouche — est située à un des pôles de l'axe longitudinal. L'extension très-différente en degré que peut prendre le corps suivant son axe longitudinal, détermine des variations dans la forme extérieure, et des modifications importantes sont la suite d'un développement inégal des axes transversaux. La forme la plus simple est celle d'un corps cylindrique, portant à l'une de ses extrémités une bouche entourée d'une couronne de tentacules. Trois divisions qu'on a distinguées commes classes ont cette forme pour point de départ. Les polypes coralligènes constituent la première, celle des *Anthozoaires*, et représentent la division la plus inférieure non-seulement par le fait qu'ils sont fixés, mais aussi par tout le reste de leur organisation. On peut encore distinguer diverses sous-classes, d'après le nombre des pièces équivalentes du corps, telles que les tentacules et les autres parties internes. L'une d'elles renferme les *Polyactiniens*, chez lesquels le nombre fondamental des pièces équivalentes est quatre ou six, et atteint fréquemment un chiffre bien plus considérable, multiple d'un de ces nombres. A cette subdivision appartiennent les familles des Antipathides, Oculinides, Astréides, Fongides comme formes vivant en colonies, et pourvues d'un squelette solide; et les Céréanthides et les Actinides, comme formes privées de squelette. Les *Octac-tiniens* constituent la deuxième subdivision; le chiffre normal des pièces es ici de huit, et les familles distinctes qui en font partie sont les Tubiporides Gorgonides, Alcyonides, et les Pennatulides.

Les *Hydroméduses* forment la deuxième classe des Cœlentérés. Bien qu nous rencontrions ici des formes qui pour la plus part nagent en liberté, elle n'en sont pas moins étroitement reliées avec les premières, et annoncent leu provenance de formes fixes, savoir des polypes hydraires, par le fait qu chez un grand nombre de ces derniers, on peut suivre leur transformatio jusqu'à la méduse libre. Je partage les Hydroméduses d'après la nature d bord de leur disque en Craspédotes et Acraspèdes. Les *Craspédotes* dont l disque est pourvu d'un voile se divisent en plusieurs ordres. Un gran nombre de ces derniers que Häckel a réunis sous le nom de *Leptoméduses* ont pour forme souche des colonies de polypes — les Polypes hydraires, — ces colonies sont celles des Sertulaires, Campanulaires, Tubularines, etc. dont le point de départ commun est fort rapproché du type conservé dan l'Hydre d'eau douce. Une grande partie des espèces habitant la mer ont éga lement conservé comme cette dernière l'ancien état de forme. Mais pa contre, chez beaucoup d'autres, on remarque une haute différenciation dar plusieurs individus d'une même colonie, et selon qu'elle se combine ave une division du travail intéressant la colonie, nous rencontrons des individ sexuels qui approchent graduellement de la forme médusaire, pour se trans former à la fin de la série en Méduses qui se détachent. C'est à ce groupe qu se rapportent les familles des Océanides, Sarsiades, Thaumantiades, etc. Ma pendant que, dans toutes ces colonies de polypes hydraires, les individus q se transforment en Méduses sont libres, il y a une des divisions où la diffé renciation s'arrête à des degrés fort divers, mais conduisant tous vers la form médusaire, et donne ainsi naissance à des colonies de Méduses flottante comme nous les montrent les *Siphonophores*.

Une autre subdivision des Craspédotes, les *Trachyméduses* de Häckel, pe dent complétement tous rapports avec les états d'organisation inférieurs. L familles des Aeginides, Geryonides, ainsi que celles des Charybdéides, doive ici prendre leur place. Les Charybdéides cependant se rapprochent très-étro tement des *Acraspèdes*. Il est vraisemblable que les Calycozoaires (Lucernari qui sont fixés, forment une division qu'on doit placer ici, comme étant e même temps voisine des formes souches des *Acraspèdes;* car les jeunes éta de quelques genres de ce dernier groupe proviennent aussi de formes sessil et polypoïdes. Les Acraspèdes représentent en même temps les formes de M duses les plus hautement développées, dont les Pélagides sont les moins tran formées, tandis que les Rhizostomides, ensuite de modifications apportées leur appareil cœlentérique, constituent une division plus différenciée.

Les *Cténophores* forment la troisième classe des Cœlentérés. Ils ne corre pondent aux autres divisions que par leur état larvaire, sans pourtant pr senter des formes sessiles. Par développement ultérieur d'une garniture cils vibratiles, qui disparaît dans les autres Cœlentérés, par leur distribution en séries de palettes locomotrices, ainsi que par le développement suivant une direction particulière, de l'appareil cœlentérique, ils se séparent d'une manière bien tranchée des autres classes. Les formes les plus inférieures se groupent dans la division des Eurystomes. Les autres familles plus élevées, et modifiées dans des directions fort différentes, sont réunies dans celle des Sténostomes.

Bien que nous ne puissions plus mettre en doute les rapports de parenté qui existent entre les Porifères et les Cœlentérés, nous les séparons cependant jusqu'à ce qu'il devienne possible de combler par des formes intermédiaires l'intervalle qui se trouve surtout dans leur différenciation histologique. Que les formes souches des Cœlentérés, Anthozoaires et Hydroméduses aient été des organismes fixes, cela résulte tant de leurs rapports avec les Polypes hydraires que des nourrices des Méduses acraspèdes. Ce fait est d'autant plus digne de remarque, que nous connaissons le cas inverse de formes animales fixes provenant de souches vivant à l'état libre, mais il sert d'autant mieux pour établir des conclusions sur un état commun de la forme primitive.

Il n'est certainement pas inexact de croire qu'il puisse se retrouver dans les Porifères des états conduisant autant vers les Anthozoaires que vers les Polypes hydraires.

Bibliographie. — Cavolini, *Memorie per servire alla storia dei Polipi marini.* Napoli, 1855. — Eschscholtz, *System der Acalephen.* Berlin, 1829. — Lesson, *Zoophytes acalèphes.* Paris, 1843. — Sars, *Fauna littoralis Norwegiæ*, I. 1846. — Frey et Leuckart, *Beiträge zur näheren Kenntniss wirbelloser Thiere.* Braunschweig, 1847. — Johnston, *Hist. of Brit. Zoophytes.* 2 vol. Lond., 1847. — Huxley, *on Anat. and affinities of the family of Medusæ Phil. Tr.*, 1849. — Agassiz L., *Contributions to the Nat. hist. of the Acalephae of N. America* (*Mem of Amer. Acad. of Arts and science.* Cambridge, 1850). — Agassiz L., *Contribut. to the Nat. hist. of the United-States of North-America*, vol. III, IV, 1860-62.

Hydroméduses : van Beneden, *Mem, sur les Campanulaires de la côte d'Ostende*, (*Nouv. Mém. de l'Acad. royale de Bruxelles*, t. XVII). — *Recherches sur l'embryogénie des Tubulaires*, (*id.*). — Kölliker, *die Schwimmpolypen von Messina.* Leipzig, 1853. — Leuckart, *Zoolog. Untersuch*, I. Giessen 1853. — *Zur näheren Kenntniss der Siphononophoren von Nizza, Archiv. f. Nat.*, 1854.—Gegenbaur, *Beiträge zur näheren Kenntniss d. Siphonophoren, Zeit, Zool.* V. — Vogt, *sur les Siphonophores de la mer de Nice; Mém. de l'Institut Genevois*, 1854. — Claus, *über Physophora hydrostatica, Zeit. Zool.* X. — Huxley, *Oceanic Hydrozoa.* London, 1859. — Brandt, *Ausführl. Beschreibung der von H. Mertens auf seiner Weltumsegelung beobachteten Schirmquallen* (*Mém. de l'Acad. de Saint-Pétersbourg*, 1833. — Ehrenberg, *über Acalephen des rothen Meeres u. d. Organismus der Medusen der Ostsee* (A. B., 1835). — Milne Edwards, *Ann. Sc. Nat.*, IIIe sér., t. XVI. — Wagner, *R. über den Bauder* Pelagia noctiluca *und über die Organisation der Medusen.* Leipzig, 1841.— Forbes Ed. *a Monograph of the British naked-eyed Medusae.* London, 1848. (R. S.) — Clark H. *Prodromus of the history, etc., of the order Lucernaria. Journal of Boston Society of Nat. History*, 1863. — Hackel, *die Familie der Rüsselquallen. Jenaïsche Zeitsch*, vol. I, II. (Aussi sous le titre de *Beit z. Naturg. d. Hydromedusen*, I, 1865.)

Anthozoaires : Rapp, *über Polypen im Allgemeinen und Actinien im Besondern.* Weimar, 1829.— Ehrenberg, *die Corallenthiere des Rothen Meeres.* (A. B., 1832. — Hollard, *Monographie anatomique du genre Actinia, Annales Sc. Nat.*, IIIe sér., t. XV. — Haime, *Mém. sur le genre Cerianthus. Ann. Sc. Nat.*, IVe sér., t. I. — Lacaze-Duthiers, *Hist. nat. du corail.* Paris, 1864. — Lacaze-Duthiers, *Mém. sur les Antipathaires, Ann. Sc. Nat.*, Ve sér., II. IV.

Cténophores : Mertens, *Beob. und Untersuch. über die Beroëartigen Acalephen.* (*Mém. de l'Acad. de Saint-Pétersbourg*, 1833). — Will, *Horae tergestinae*, Lepzig, 1844. — Milne Edwards, *Ann. Sc. Nat.*, IVe sér., t. VII.

TÉGUMENTS

§ 49.

L'absence d'une cavité spéciale du corps occasionne des rapports intime entre les couches de tissu que l'on doit considérer comme tégumentaires et l parenchyme propre du corps. Lorsque nous remontons chez tous les Cœlentéré jusqu'à certaines phases correspondantes de leur développement, nous trou vons que, lors de la formation de la cavité digestive simple, la masse cellu laire des corps embryonnaires se divise en deux couches. L'interne, ou *Ento derme*, tapisse la cavité digestive, et s'étend de là dans toutes les cavités qui s' rattachent. La couche externe, ou *Ectoderme*, qui se continue avec l'interne la bouche, devient le siége de nombreuses différenciations de tissu, qui fon naître entre autres les appareils de sustentation du corps, ainsi que l système musculaire. On ne peut considérer comme couche tégumentaire in dépendante que l'enduit épithélial, car les parties musculaires qu lui sont sous-jacentes appartiennent aussi aux parties intérieures Les épithéliums constituent pour la plupart des couches simple de cellules; souvent les cils vibratiles qui revêtent la surface d toutes des larves sortant de l'œuf se conservent sur ces épithé liums; mais n'occupant plus que quelques parties de la surface d corps pendant son accroissement de volume, ils perdent leur signi fication pour la locomotion. Ce n'est que dans la seule classe de *Cténophores* qu'ils conservent cette fonction. Au lieu d'un revête ment général de cils, il se développe sur le corps des larves des cil disposés en séries longitudinales qui, en croissant en longueur et en largeur, se transforment en *palettes natatoires* ou *rames*. Ces pa lettes sont adhérentes au corps par leur base élargie, seul point su lequel elles soient le siége d'une contractilité dépendante de l volonté de l'animal; tout le reste, soit leur plus grande partie paraissant être rigide. Il y a le plus souvent huit rangées de ce palettes, qui remplissent les fonctions de rames. Une modificatio particulière à tous les Cœlentérés caractérisant leurs éléments épi théliaux est la présence de *cellules urticantes*, consistant en cap sules solides contenues dans des cellules (*fig.* 11, *B*), et renferman dans leur intérieur un fil élastique enroulé en spirale (*A*), qui s projette au dehors et prend un aspect rigide aussitôt que la cap sule a subi le moindre contact. Ces capsules urticantes, isolées o réunies en groupes, abondent surtout sur les formations tentaculaires e présentent parfois une disposition très-régulière. Elles offrent souvent de

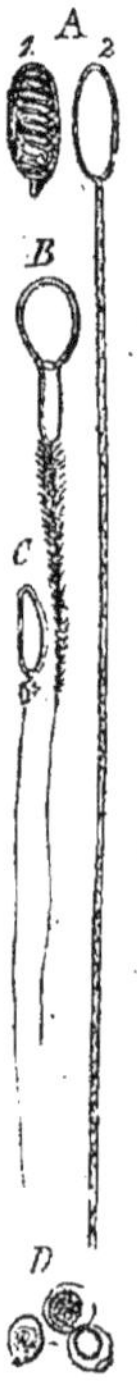

Fig. 11.

Fig. 11. — Diverses formes de cellules urticantes. *A*. Cellules urticantes de *Corynactis*, 1 : avec f roulé en spirale; 2 : avec fil étendu. *B. C.* Cellules urticantes de Siphonophore avec fil étendu e en partie pourvu de crochets. *D*. Cellule urticante de Méduse; fils enroulés dont l'un n'est pa encore différencié.

complications considérables ; les boutons urticants des Siphonophores, par exemple.

La couche épithéliale jouit d'une activité de sécrétion qui produit des tests recouvrant une plus ou moins grande partie du corps. Bien que des produits de cette nature aient plutôt une signification d'organes de sustentation, nous pouvons les mentionner ici. Ces formations testacées sont répandues chez les polypes hydraires. Elles sont formées d'une matière analogue à la chitine, et présentent souvent des sculptures variées. On trouve en particulier, dans les colonies constituées par une réunion de polypes hydraires, de pareils étuis de forme tubulaire, qui tantôt sont restreints seulement à la partie par laquelle la souche entière est fixée (Hydractinia), tantôt se continuent sur les ramifications de la souche (Tubularia, Eudendrium, Pennaria) ; tantôt encore à l'individu lui-même (Campanularia, Sertularia). Ainsi à mesure que la souche de polypes mous s'élève, il se forme des organes de sustentation, dont la valeur varie avec leur extension, et qui en même temps ont de l'importance pour la consolidation de la souche.

La plus grande partie du corps en forme de disque ou de cloche des *Méduses* est formée d'une substance gélatineuse, transparente, dont l'extension et la forme déterminent en même temps celle du corps entier. La couche épithéliale prenant part à sa formation, cette substance doit donc être rangée parmi les téguments, fait que confirme sa situation superficielle. Ce *disque gélatineux* des Méduses présente des degrés très-divers de développement. Il est fort petit dans quelques espèces (Méduses de Clavatella et Eleutheria), de sorte que les animaux ont un aspect polypiforme. Le disque est chez les Méduses inférieures, ou tout à fait homogène ou parcouru de fibres fines qui vont de l'ectoderme à l'entoderme. C'est une différenciation entre chacune des deux couches primitives du corps (*fig.* 12 *l*). Il contient chez les Méduses supérieures, outre des conformations fibreuses, aussi des cellules, de sorte que, au point de vue histologique, il se range dans le tissu connectif gélatineux. Il y a entre les Méduses inférieures et les plus élevées par leur organisation une différence importante relativement à l'étendue du disque gélatineux. Dans les premières, elle n'existe qu'entre la sous-ombrelle et la surface voûtée. Le système gastro-vasculaire ne se trouve qu'à la face inférieure du disque, et là où, comme chez les Tima, les Géryonides et autres, l'ombrelle gélatineuse dépasse l'ouverture de la cloche, et se prolonge en une tige stomacale, l'appareil gastro-vasculaire conserve le même

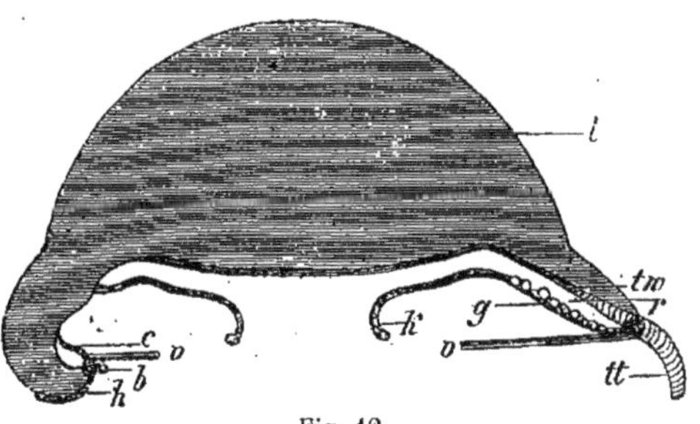

Fig. 12.

Fig. 12. — Coupe schématique verticale faite au travers d'une *Cunina rhododactyla*, et menée dans un plan vertical, radial à droite, interradial à gauche ; *b*, corpuscules du bord ; *c*, canal annulaire ; *g*, matières reproductrices ; *h*, repli du manteau ; *k*, estomac ; *l*, disque gélatineux ; *r*, poche radiale ; *tt*, tentacules ; *tw*, racines des tentacules ; *v*, velum. (D'après E. Häckel.)

aspect. Chez les Méduses supérieures, ces dispositions paraissent n'exister que partiellement. Chez le plus grand nombre, le disque gélatineux semble se continuer directement dans les bras buccaux qui entourent comme des piliers l'estomac, de sorte que les cavités du système cœlentéré passant à travers ces appendices ne semblent plus être situés *sous* l'ombrelle, mais dans son intérieur même. Une couche correspondant par sa situation et conformation à l'ombrelle gélatineuse des Méduses est connue aussi chez les *Lucernaires*. Un tissu semblable existant chez les *Cténophores*, se trouve dans d'autres rapports relativement au corps, en ce que, au lieu de se développer d'un côté sur l'appareil gastro-vasculaire, il entoure ce dernier.

Les conformations dites *capsules urticantes* ne sont en aucune façon circonscrites aux Cœlentérés, car elles se présentent aussi chez les Vers et les Mollusques. On les rencontre également dans l'entoderme des Cœlentérés. Leur forme varie suivant les diverses espèces, et les parties du corps où elles se trouvent. Le fil enroulé en spirale ou empelotonné dans l'intérieur de la capsule est formé d'un long tube dont la paroi interne est revêtue de poils fins et rigides. Ce fil se continue avec l'extrémité extérieure de la capsule dont, par une double invagination, il occupe l'axe intérieur, pour se retrousser et se projeter au dehors au moindre contact éprouvé par la capsule ; les poils qui le garnissent se trouvent alors sur sa face extérieure dans un arrangement le plus souvent spiral. Ces tubes filiformes retroussés déterminent à ce qu'il semble, en raison du liquide corrosif que renferme la capsule, une action caustique et douloureuse sur la peau (Möbius, *Abhandl. d. Nat. Vereins zu Hamburg*, V. I, 1866). Les filaments urticants ayant servi, sont constamment remplacés par de nouveaux qui se développent. La couche épithéliale offre sur ces points ordinairement des couches multiples, dont les plus extérieures seules renferment des capsules complétement développées. Les tentacules et les fils pêcheurs des Hydroméduses et des Anthozoaires, sont les parties les plus richement pourvues de ces objets. Dans les Siphonophores ils forment sur les fils pêcheurs, des groupes disposés suivant plusieurs séries (batteries urticantes) qui sont en rapport avec un appareil musculaire spécial. — Les filaments urticants qui ont été lancés ont une application singulière chez le *Cereanthus*, où, réunis entre eux par une substance agglutinante qui se durcit, ils constituent à l'animal une enveloppe protectrice.

Le passage des palettes natatoires en cils est dans quelques genres de Cténophores très-évident. Les séries de palettes se continuent graduellement dans une ligne portant des cils. Il n'y a que quatre séries au premier développement (Mc. Ceady, *Procced. Elliot Society*, Charleston, I.— Str. Wright, *Edinb. Phil. Journ.* X,). Ces quatre séries demeurent les seules chez le *Cestum*.

D'après Semper (*Zeit. Zool.*, IX), il naît sur le corps non cilié de l'*Eucharis multicornis*, huit rangées de palettes natatoires. Il semble hors de doute qu'il y ait aussi chez les jeunes Cténophores, des cils très-fins. La transformation des palettes natatoires de leur état antérieur à l'état le plus développé, est accompagnée d'une division, à moins que leur extension ne soit pas le résultat de la naissance d'une palette par empennement à côté de la première. Chaque palette natatoire a son bord libre fortement entaillé, parfois jusqu'à sa base, ce qui lui donne l'apparence d'un peigne.

Le *disque gélatineux des Méduses*, là où il paraît tout à fait homogène, doit être considéré comme un produit de la sécrétion d'une couche d'épithélium. Cela est encore vrai lorsqu'il est traversé perpendiculairement par des fibres. C'est ainsi qu'il se comporte chez les Craspédotes, notamment chez tous les organes médusiformes des Siphonophores (tant les pièces protectrices que natatoires, et les individus sexuels en forme de méduse). Claus, *Zeit. Zool.*, XII. Dans les Méduses les plus élevées (Acraspèdes), dont le disque gélatineux contient une charpente fibreuse et des cellules, la même appréciation ne convient plus. Il y a cependant là un exemple de l'étroite connexion de parenté qui existe entre les formations cuticulaires d'un côté et le tissu connectif de l'autre, et on peut se figurer ces rapports en admettant que dans un cas une substance homogène a été sécrétée par une couche de cellules, tandis que dans l'autre, ou la différenciation de cette substance a produit ces fibres, ou elles sont nées de prolongements des cellules de la couche épithéliale. Enfin apparaissent des éléments qui appartenaient primitivement à la substance génitrice, dans les couches devenues de la substance intercellulaire, et qui permettent de ranger le corps gélatineux dans le groupe des tissus connectifs (Détails sur la structure plus intime dans Virchow, *Arch. pathol. Anat.*, VIII. — M. Schultze, *Arch. Anat. et Phys.*, 1856).

La présence d'une conformation analogue au disque gélatineux des Méduses chez les *Lucernaires* fait pressentir leurs rapports de parenté. Le tissu gélatineux est surtout circonscrit dans les Hydroméduses au disque et au manteau de l'animal. Dans quelques-uns il forme un appendice conique partant du milieu de la face inférieure et portant l'estomac. Ce prolongement est très-visible chez les Géryonides, où il forme une tige qui dépasse de beaucoup le bord de l'ombrelle, et qui se termine par un appendice conique dans la cavité de l'estomac. Les diverses conditions que présente le disque gélatineux considéré tant comme tissu que dans ses rapports avec l'appareil cœlentérique chez les Méduses supérieures comparées aux inférieures, ferait croire que les deux divisions sont indépendantes l'une de l'autre sous le point de vue phylogénétique. Dans la manière de se comporter des disques gélatineux des deux sortes, il y a cependant une expression de quelques ressemblances, mais que j'hésite à considérer comme homologue. Les différences des souches polypiformes des deux divisions peuvent servir à appuyer cette manière de voir.

ORGANES DE SUSTENTATION ET DE MOUVEMENT

Squelette.

§ 50.

Les organes de sustentation du corps sont chez les Cœlentérés le résultat ou de sécrétions extérieures des téguments, ou de différenciations des tissus du corps, ou enfin de dépôts dans l'intérieur de celui-ci, de matières inorganiques solides. Le premier état se rencontre chez les Polypes hydraires, et nous en avons fait mention à propos des téguments. Au second appartiennent soit les disques gélatineux des Méduses dont nous avons également parlé, et qui peuvent être comptés au nombre des formations de sustentation, comme déterminant la forme du corps, soit quelques autres dispositions connexes.

Chez les *Anthozoaires* associés en colonies, on trouve dans le parenchyme commun, les formes les plus simples de sustentation, qui ne sont point le produit de tissus spéciaux, bien qu'à ce point de vue la substance intercellulaire ait de l'importance. Une formation de squelette est encore mieux réalisée par un dépôt de sels calcaires, lequel peut être ou distribué en fragments ayant une forme déterminée (*fig.* 13) et disséminés dans les parties molles du corps (*fig.* 18); ou constituer des masses cohérentes, qui, d'après leur mode de formation, présentent deux états. Les spicules calcaires, dont l'aspect peut être extrêmement varié, sont toujours situés dans les parties du paren-

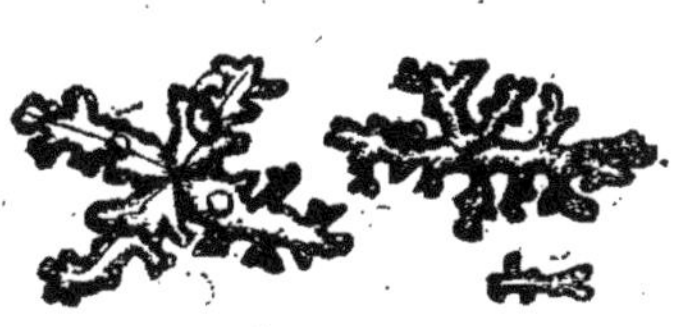

Fig. 13.

Fig. 13. — Spicules calcaires d'*Alcyonium*.

chyme formées de tissu connectif. Ils ont une base fondamentale organique, qui conserve sa forme après enlèvement des sels calcaires. Les pièces réciproquement connexes qui constituent le squelette sont constituées soit par une réunion de spicules soudés entre eux par une substance organique durcie, comme chez le corail ; soit par une incrustation calcaire immédiate d'une substance cornée distincte qui occupe l'axe du parenchyme, et cela sans qu'il y ait de spicules visibles. Si la substance organique est prépondérante, les squelettes de l'axe sont de nature cornée, comme chez les Gorgonides et les Antipathides. Ces squelettes axiaux sont tantôt circonscrits au tronc principal de la colonie, comme dans les Pennatulides, où ils occupent seulement la tige de la souche, tantôt s'étendent sur toutes les ramifications (*fig.* 14). — Au squelette axial s'ajoute une autre forme, qui résulte de l'incrustation graduelle du parenchyme du corps sans le concours d'aucune sécrétion d'une substance organique distincte, destinée à être le siége du dépôt calcaire. Tels sont les squelettes calcaires des Énallonèmes (Fongides, Astrées, Madrépores) et des Tubipores. On peut reconnaître dans l'ensemble des phénomènes que présentent ces formations squelettiques, une continuation et un développement de celles que nous avons déjà rencontrées parmi les Protozoaires chez les Spongides.

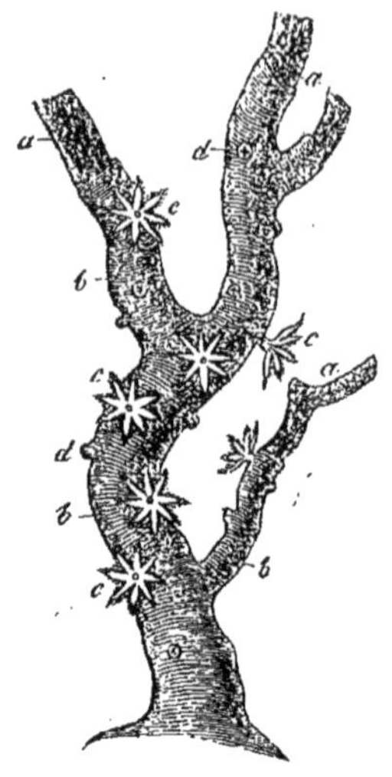

Fig. 14.

Les cellules qui dans les Polypes hydraires sont placées sous la couche musculaire extérieure, produisent déjà par sécrétion d'une substance intercellulaire, un échafaudage qui est notamment distinct dans les tentacules. Ce tissu joue aussi un rôle chez les Méduses, et peut (ainsi que Häckel l'a montré chez les Géryonides et les Æginides) devenir cartilagineux par la production d'une abondante substance intercellulaire. C'est ainsi que chez ces Méduses précitées, on trouve au bord du disque un anneau de cartilage, qui doit être considéré comme un squelette de l'animal, et pourrait bien se rencontrer dans toutes les Méduses craspédotes. Cet anneau maintient la forme circulaire du bord du disque, et fournit un appui aux organes qui s'y trouvent.

Enfin nous avons à mentionner une formation particulière qui se rencontre chez les Siphonophores, et qui conduit à un squelette fort singulier. Il s'agit des soi-disant coquilles des Vélelles et des Porpites qui correspondent aux réservoirs d'air à parois chitineuses des autres souches de Siphonophores, et qui sont le résultat d'un accroissement du plan horizontal chez les Porpites, ou à la fois des plans horizontal et vertical chez les Vélelles. Cette extension est suivie d'une séparation simultanée de l'espace aérien par des

Fig. 14. — Souche de *Corallium rubrum; aa*, axe calcaire encore recouvert en *b* de ses parties molles (sarcosome) dans lesquelles les différents individus sont enfouis; *c*, animaux avec tentacules étalés; *d*, animaux contractés.

parois verticales en chambres, qui restent en communication réciproque. Le réservoir d'air présente alors un disque arrondi ou allongé, qui sert à supporter la colonie qui se développe sur la face inférieure.

Il faut ajouter, à propos des polypes Hydraires, l'incrustation calcaire du sarcosome chez les Milleporides, qui offre un passage aux états analogues des Anthozoaires.

Nous avons encore à découvrir de quelle manière les formations de sustentation jusqu'à présent connues chez les Méduses, se comportent chez les autres Cœlentérés, notamment chez les polypes Hydraires. D'après Agassiz, il résulte du moins que chez les Tubularines un tissu à grandes cellules (tissu connectif vésiculeux) est très-répandu. — La signification de l'anneau cartilagineux qui existe chez les Méduses (Géryonides et Æginides) s'explique par sa situation relative aux organes voisins. Il reçoit dans un enfoncement en forme de gouttière, l'anneau nerveux, porte les vésicules du bord, offre un appui au canal marginal de l'appareil gastro-vasculaire, et sert à l'insertion du velum. Quelques prolongements d'une forme particulière s'étendent depuis l'anneau en rayonnant au dehors du bord du disque (voy. *fig.* 12). Ils correspondent par le nombre aux vésicules marginales (voy. plus bas, les Organes des sens). Ces prolongements manquent chez le Glossocodon. Le tissu cartilagineux qui constitue le squelette des Méduses, sert chez les Æginides et les Trachynémides de base aux tentacules, qui, par ce fait, perdent leur mobilité. Dans les Æginides (Cunina) ce tissu se continue comme racinés coniques des tentacules, dans la masse gélatineuse du disque, et dans le Cunina (*fig.* 12, *tw*) il est placé sur la paroi supérieure des poches stomacales (Häckel, *Hydroméduses*).

Pour ce qui concerne le squelette des Anthozoaires, il est à remarquer que les spicules calcaires ne sont répandus que chez les Octactinies, et manquent dans plusieurs genres (Cornularia, Lygus). — La nature des différences du squelette axial des Octactinies provient ou des rapports qu'ont avec la substance organique qui les entoure, les spicules calcaires de l'axe du sarcosome, ou du défaut complet de corps calcaires dans l'axe. La substance organique qui constitue l'élément fondamental du squelette incrusté de calcaire, ou seulement de spicules de cette nature, est sous le rapport de sa consistance dans des états fort différents. Elle est tantôt molle et flexible, tantôt dure et cornée. C'est pour cette raison qu'on l'a désignée comme une matière cornée, bien que sous le rapport de sa composition chimique, elle soit plus voisine de la chitine. Les Gorgonides et les Antipathides présentent dans leur sarcosome des axes purement cornés. C'est de cet état simple qu'on peut déduire les différentes conditions des squelettes axiaux d'autres Octactinies.

Les axes cornés des Gorgonides ayant une surface très-inégale par les crêtes et lamelles qu'ils portent, le squelette se confond graduellement avec le sarcosome. Des couches de calcaire déposées entre les faisceaux de lamelles cornées constituent le squelette du *Plexaurella*. Des dépôts semblables de calcaire, joints à l'incrustation simultanée de sa charpente cornée, caractérisent le squelette du *Juncella*. Le *Gorgonella* présente une substance cornée formée de couches concentriques entièrement incrustées de calcaire; tandis que chez le *Primoa*, cette disposition ne se trouve que dans les parties internes du squelette, des lamelles calcaires alternant avec des lamelles cornées et incrustées formant les couches extérieures. Les lamelles simplement calcaires offrent dans ces cas une apparence cristalline, mais on ne trouve de spicules calcaires dans aucune des deux natures de couches. Ces spicules jouent par contre un rôle dans d'autres cas. On en trouve dans la substance cornée et nullement incrustée qui forme le squelette flexible du *Sclerogorgia*. Les segments mous et durs des squelettes annelés des *Melithaea* et *Mopsea*, sont composés les premiers, de matière cornée disposée en couches, — les seconds, de spicules calcaires cimentés par une substance intermédiaire aussi incrustée de calcaire. Le squelette axial du *Corallinum* présente la même structure que les segments durcis précités. Par contre les articles solides du squelette de l'*Isis* n'ont pas de spicules, et consistent en lamelles concentriques serrées, d'une matière fondamentale incrustée que traversent des lamelles rayonnantes. Les articles intermédiaires cornés présentent la conformation lamellaire de l'axe des Gorgones. Le squelette axial simple de la *Pennatule* consiste en substance cornée incrustée, mêlée de faisceaux mous rayonnants. Ces différenciations différentes ont beaucoup en commun, et les variations ne sont causées que par l'absence ou la présence de spicules calcaires, la prépondérance ou la diminution de la substance cornée molle ou de celle qui est incrustée, et enfin par la variabilité des proportions du calcaire associé à la substance organique. La présence simultanée dans un seul et même squelette de segments des deux espèces est aussi l'expression d'un état intermédiaire. Les formations squelettiques des Tubipores sont différentes de celles qui précèdent et qui occupent seulement l'intérieur du sarcosome. L'incrustation calcaire ne paraît avoir lieu que dans les couches extérieures du corps, d'où il résulte une production de tubes formés par chaque individu, mais qui sont réunis entre eux à des hauteurs diverses par des lamelles horizontales. — Dans les squelettes des *Polyactinies*, ces différenciations ne sont plus reconnaissables, et les charpentes molles de nature cornée des Octactinies font ici entièrement défaut. La marche de l'incrustation des tissus, après être partie du sclérobase du pied fixé de l'animal, s'étend sur les parois du corps, où elle forme une croûte extérieure solide, et continue sur les cloisons rayonnantes de la cavité du corps de l'animal; aussi le squelette calcaire reproduit-il exactement leur disposition et leur nombre. Le corps mou subit un accroissement proportionnel à celui de l'incrustation. Cette marche prenant une plus grande extension, le corps semble, par formation de cloisons transversales également calcaires qui réunissent entre elles les plaques radiaires, se séparer, à des intervalles réguliers, des parties déjà totalement incrustées. Dans les Polyactinies vivant en colonies, le procédé est le même que pour les individus isolés. Cette marche, en se continuant toujours par la naissance des bourgeons de nouveaux individus, finit par produire les souches ramifiées des Madrépores, Oculinides, etc. On ne sait encore rien de plus précis sur la manière dont se comportent les tissus pendant leur incrustation par le calcaire. Pour la formation et la structure des Polypiers fixes, voir Milne Edwards et Haime, *Rech. sur les Polypiers*, *Annales sc. nat*, 3e série, IX.

Les squelettes axiaux si divers et les corps calcaires des Octactinies sont décrits dans Kölliker, *Icones hist.*, II.

Les rapports qui se manifestent entre les Anthozoaires et les Porifères par la formation du squelette, ne sont en aucune manière affectés par le fait que les substances des organes de soutien ne soient pas les mêmes, et que celle qui est prépondérante chez les Anthozoaires soit le calcaire. La démonstration de *spicules siliceux* chez des Anthozoaires (*Solanderia*, famille des Gorgonides, Möbius, *Acad. Leop. Car.*, XXIX), a fait tomber la distinction qu'on avait voulu établir entre les Éponges, et les Anthozoaires, en revendiquant la silice exclusivement pour les premières. Cela résulterait naturellement de la supposition que le genre précité appartenait de fait aux Gorgonides.

Pour les rapports du disque des Vélelles au réservoir à air des autres Siphonophores, ainsi que le développement des premières (voy. Leuckart, *Arch. f. nat.*, 1854; Huxley, *Hydrozoa*, p. 115).

Muscles et Organes du mouvement.

§ 51.

Un tissu musculaire différencié existe chez tous les Cœlentérés, et présente de nombreuses diversifications tant dans ses rapports avec les téguments, que dans l'arrangement de ses éléments. Chez les *Hydroïdes* (l'Hydre exceptée), les fibres musculaires forment une couche mince, quelquefois difficile à voir, située au-dessous de la couche superficielle de l'épithélium du corps qui recouvre aussi les tentacules. Elles forment chez les Méduses à la surface inférieure du disque une couche développée (sous-ombrelle), présentant chez les Acraspèdes une disposition complexe de ses fibres, tandis qu'elle ne constitue chez les Craspédotes qu'une couche simple de fibres annulaires, auxquelles se rendent des fibres rayonnantes provenant surtout du voisinage des vaisseaux radiaires du système gastro-vasculaire. Elle se continue jusqu'au velum, auquel aboutit encore une couche continue inférieure de fibres rayonnantes. La couche musculaire de la sous-ombrelle passe sur l'estomac, qu'elle enveloppe aussi lorsque cet organe est porté sur une tige spéciale. Des couches longitudinales et annulaires de fibres musculaires vont aux tentacules, et semblent à la vérité aussi prédominer dans les fils creux du bord de l'ombrelle. Il n'est pas nécessaire d'insister sur le fait que les individus médusiformes des *Siphonophores* possèdent un appareil musculaire dont les dispositions sont les mêmes, mais il est à remarquer que la souche même de la colonie présente une système de muscles développé. — Des fibres musculaires se trouvent aussi sous la surface chez les *Cténophores*, correspondant aux séries des palettes natatoires; cependant elles ne sont pas en rapports directs avec la locomotion, et ne font que déterminer des modifications de forme dans le corps.

Le système musculaire paraît être le plus développé chez les *Anthozoaires*. La partie plantaire du corps par laquelle les Actinies se fixent, est essentiellement formée de muscles, et on remarque dans le reste du corps, des couches de fibres longitudinales et annulaires qui se continuent jusque dans les tentacules. Chez les *Anthozoaires* vivant en colonie, les corps des individus isolés possèdent aussi des muscles longitudinaux et annulaires, et le sarcosome lui-même paraît aussi être contractile, car le réseau des canaux du système gastro-vasculaire qui le parcourent est accompagné de fibres musculaires.

Les muscles des Cœlentérés consistent en fibres longues et très-fines qui ne sont bien connues que chez les Hydroméduside. On n'a pas encore démontré leur existence ches les Hydres. Dans les Méduses et les Siphonophores, ils présentent une striation transversale marquée. (Sur les fibres musculaires des Méduses, Brücke (*Sitz. Wien.*, 48), qui distingue deux formes différentes de cet élément contractile.)

Les *appareils locomoteurs* sont réalisés de diverses manières. Dans les premières phases larvaires, les cils vibratiles dont le corps est couvert constituent les organes de mouvement. Ils se trouvent dans toutes les jeunes larves qui, en sortant de l'œuf, sont dans un état semblable à celui de la forme Planule, qui concorde avec les embryons des Porifères. Lorsque ces cils, comme revêtement général du corps, font dans quelques cas défaut (chez les Cténophores, voy. p. 114), on peut considérer les palettes natatoires comme des formations homologues, et l'appareil locomoteur embryonnaire des Cténophores comme différencié dans une direction différente, persistant encore jusqu'à leur arrivée à l'état parfait. Le revêtement ciliaire constitue aussi chez quelques Méduses (*Trachynema*, *Æginopsis*) encore un organe de mouvement sur un corps déjà différencié (J. Müller, *Abh. An. Phys.*, 1851, p. 252, et mon *Abhandl. zur Lehre vom Generationswechsel*. Würzbourg, 1854).

Agassiz a fourni sur le système musculaire des Cténophores la donnée remarquable, qu'outre les faisceaux musculaires qui accompagnent les canaux rayonnants, il y a des faisceaux interradiaux qui sont reliés aux premiers par des faisceaux transversaux. Outre ces muscles superficiels, il y a, d'après Kölliker (*Icon. hist.*, II, p. 110), encore des fibres musculaires qui parcourent en diverses directions le tissu connectif et gélatineux du corps.

Chez les Méduses, c'est la partie musculaire de la sous-ombrelle qui, par les contractions et les relaxations alternantes du disque qu'elle provoque, produit la locomotion. L'extension de cette couche musculaire dans la concavité de l'ombrelle, est considérablement restreinte chez les Æquorides et les Æginides par l'espace qu'occupe l'estomac. Chez les derniers, la couche musculaire ne forme plus qu'un limbe relativement étroit. Lorsque la masse musculaire, partant du bord de l'ombrelle sous forme de rideau circulaire plissé, constitue le velum sur lequel les couches épithéliales se continuent seules, ce dernier paraît être une différenciation de la sous-ombrelle modifiée en vue d'une adaptation spéciale à la locomotion. Le velum existe chez toutes les Méduses inférieures; autant chez celles qui sont liées génétiquement aux Polypes hydraires, que chez les Géryonides et Æginides, qui, jusqu'à présent n'ont laissé apercevoir aucune connexion avec ce groupe de polypes. Mais il est la continuation immédiate du bord du disque, et c'est ce qui distingue cette formation du velum de celle qu'on trouve dans quelques Méduses supérieures. D'après les observations de Fr. Müller (*Abhand. naturf. Ges. zu Halle*, V), il y a, en effet, un velum chez les Charybdéides ; Agassiz l'a démontré pour l'*Aurelia*. Ici le bord du disque se prolonge en dehors du velum en appendices lobés (*Aurelia*); ou en larges découpures en forme de piliers qui, dépassant de beaucoup le velum, donnent naissance aux filaments marginaux (*Charybdia, Tamoya*). Le velum n'est donc pas ici une membrane marginale dans le sens que nous lui avons donné dans les Méduses inférieures. Bien que ces états puissent être dérivés de ceux des Méduses inférieures, puisqu'ils reposent sur le développement ultérieur d'une partie, soit le bord qui porte le velum, et la réduction d'une autre partie, qui est le velum lui-même, on peut cependant reconnaître dans la conformatin différente du bord de l'ombrelle des particularités qui font distinguer deux grandes divisions des Méduses. J'ai donc cru devoir désigner sous les noms de Craspédotes et d'Acraspèdes les deux groupes différents que Eschscholtz avait séparés d'après l'appareil sexuel, et Ed. Forbes d'après les corpuscules des bords de leur disque (*Zeit. Zool.*, VIII), et suis encore d'avis que la découverte d'un velum chez quelques Méduses supérieures, ne peut porter atteinte à cette classification. Il arrive ici qu'un état qui, pour une forme inférieure, a une haute importance, ne disparaît pas complétement dans une forme plus élevée, mais continue à y subsister isolément et avec une valeur moindre (comme le montre du reste la faible largeur du velum chez l'Aurelia).

Dans les souches de *Siphonophores*, la locomotion est confiée à un nombre d'individus médusiformes. Ces *individus locomoteurs* offrent la conformation des Méduses inférieures, bien que s'en écartant beaucoup par les détails de la forme extérieure, et sont caractérisés par une sous-ombrelle profondément excavée et un grand velum. Ils manquent dans quelques familles. Les Diphyides (*fig.* 22, *A*, *m*, *m*, p. 141) possèdent deux de ces individus locomoteurs. Chez les Physophorides (*fig.* 22, *C*, *m*, *m*) et les Hippopodides, ils sont nombreux, disposés en spirale ou suivant une ligne double. Ils forment, réunis, la section la plus antérieure de la souche, dite la colonne natatoire.

Bien qu'ils ne concourent pas directement à la locomotion, nous devons mentionner ici les *appareils hydrostatiques des Siphonophores*. Ils consistent en un réservoir d'air qui est placé au sommet du tronc de la colonie (*fig.* 22, *C*, *a'*), et essentiellement formé d'une membrane, ferme, homogène et enveloppé d'un repli de la paroi du tronc. Dans les Physophorides (Claus, *Ueber Physophora hydrostatica*, etc., *Zeitsch. Wiss. Zool.*, X, 141), le réservoir d'air est relativement petit, mais il a bien la même conformation que celle qui se rencontre, à tant d'états différents, dans d'autres familles. La vésicule aérienne peut prendre un très-grand développement au point de constituer la partie la plus volumineuse de la colonie, dont les individus se présentent comme des appendices fixés sur un côté de la vésicule. Cette disposition est développée chez les Physalées, à l'extrémité antérieure de la vessie aérienne desquels Huxley a démontré l'existence d'une ouverture (*Annals Nat. hist.*, 1849). (Consulter sur les conditions de leur développement les *Oceanic Hydrozoa* du même auteur.) Une communication directe avec l'extérieur ne paraît pas exister chez les Physophorides. Un autre état se présente chez les Vellélides, où la vésicule occupant l'extrémité de la souche très-raccourcie de la colonie, s'étend en surface et forme un grand disque, à parois cartilagineuses et fermes, et dont l'espace qu'elles comprennent est divisé par des cloisons en de nombreux compartiments. Dans les premiers états du développement, le réservoir d'air n'est qu'un simple sac. Chez le *Porpita*, le disque est plat et circulaire ; chez les *Velella*, il s'élève en une crête mince et verticale, dans laquelle les cavités aériennes de la portion aplatie ne se continuent pas. Les chambres concentriquement disposées du réservoir à air des Vélelles communiquent entre elles par des ouvertures, et débouchent également à l'extérieur par un certain nombre d'orifices de la surface. Dans les Porpites, de fins canaux aériens, partant de la face inférieure du réservoir, pénètrent en se ramifiant dans le sarcosome des individus nourriciers (Krohn, *Arch. nat.*, 1848 ; Kölliker, *Schwimmpolypen*).

Ces appareils divers, qui, chez les Hydroméduses, servent à la locomotion, constituent l'état opposé à celui des Anthozoaires fixes, qui sont presque tous fixés au sol ou comme les Pennatulides, simplement plantés dans le sable. Chez les Actinies, la fixation n'est fréquemment que temporaire, car leur propriété d'adhérence dépendant de l'existence d'un disque plantaire musculeux, qui occupe une partie de la surface de leur corps, elles peuvent changer de place.

ORGANES DE SENTIMENT

Système nerveux.

§ 52.

On ne connaît jusqu'à présent ni système nerveux ni organes spécifiques des sens chez les Cœlentérés fixes, comme les Hydroïdes, Lucernaires et Anthozoaires. Par contre les Cténophores et les Méduses présentent tous deux des organes que, d'après ce que nous en connaissons, il nous est difficile de qualifier d'une manière satisfaisante. Le système nerveux des *Méduses* forme un anneau qui suivant le bord du disque, est constitué par un tissu fibreux présentant à des distances régulières des renflements ganglionnaires, dans lesquels on constate des cellules. Les ganglions correspondent par leur situation à des points marginaux du corps qui ont une signification d'organes sensitifs, et émettent des filets qui se rendent tant aux tentacules, qu'aux canaux rayonnants qu'ils accompagnent. Cet anneau nerveux très-exactement étudié par Häckel chez les Géryonides, s'appuie sur l'anneau cartilagineux, et se trouve placé entre lui et le canal annulaire du bord du disque. Les renflements de l'anneau nerveux représentent des appareils centraux, dont les portions fibreuses sont les commissures. Les données fournies par Agassiz sur d'autres Méduses craspédotes s'éloignent un peu de ce qui précède, en ce que, suivant cet auteur, il existe à la base de la partie voûtée du disque, un second anneau, qui s'unit avec les nerfs rayonnants et envoie aussi des nerfs interradiants.

On n'a encore reconnu de système nerveux que dans quelques *Cténophores*. Les centres composés de plusieurs ganglions reliés entre eux, sont situés au fond de la cavité digestive. Ces ganglions envoient des ramifications nerveuses soit aux canaux rayonnants qui se rendent sous les rangées de palettes natatoires, soit à l'estomac lui-même.

Le système nerveux des *Méduses* a été décrit pour la première fois par Agassiz (*Contrib. to the nat. Hist. of the Acalephæ of N. America*) dans les genres *Sarsia, Tiaropsis, Staurophora, Bougainvillia*. Des dispositions semblables furent ensuite observées par F. Müller (*Abhandl. d. nat. Gesellsch. zu Halle*, V, et *Archiv. f. Nat.*, XXV), dans les Charybdéides (*Tamoya*) et une Géryonide (*Liriope*), ainsi que par Leuckart (*Eucope*), qui a reconnu un filet nerveux pourvu de renflements ganglionnaires et accompagnant le vaisseau circulaire. D'après Häckel, il n'y a que les parties décrites par Fr. Müller chez le Tamoya, et celles observées par Leuckart, qui coïncident avec l'état des Géryonides, et l'auteur ayant fait sur ce sujet des recherches histologiques très-précises, ses données méritent la préférence.

Les premières indications fournies sur les Cténophores par Grant, qui a voulu reconnaître un anneau nerveux autour de la bouche dans les Cydippes, et, chez les Béroés, un anneau semblable pourvu de huit ganglions envoyant des filets nerveux, n'ont pas été confirmées.

La plupart des observateurs ultérieurs ont reconnu des centres nerveux dans des conforma tions d'apparence ganglionnaire placées au pôle infundibuliforme du corps (Milne Edwards *Ann. sc. nat.*; J. Will, *Horæ tergest.*; Frey et Leuckart, *Beit. z. näheren Kenntniss*, etc.) J'ai aussi vu des apparences semblables; mais tous ces faits réclament de nouvelles recher ches, d'autant plus que les dispositions indiquées par Agassiz comme des centres nerven ont été considérées autrement.

Organes des sens.

§ 53.

Les organes des sens devant être considérés comme les appareils terminau de nerfs sensibles, l'insuffisance de nos connaissances sur un système ne veux des Cœlentérés, ne nous permet pas de porter un jugement définitif s la signification de parties qui paraissent être des organes des sens. Ce est vrai aussi bien pour des dispositions qu'on considère comme ayai rapport au sens du tact, qu'à des organes sensitifs d'ordre plus élevé, qu'c a surtout distingués comme organes de l'ouïe et de la vue. Des appendic spéciaux du corps faisant partie des téguments paraissent servir à un se tactile général. Bien qu'on n'ait pas pu encore y reconnaître des termina sons nerveuses, et que dans le plus grand nombre de cas on ne puisse mên pas constater la présence de nerfs, la sensibilité apparente de ces confo mations est cependant une raison suffisante pour qu'on y voie des organ sensitifs. Les tentacules qui entourent la bouche en couronne, fonctionne comme organes du tact tant dans les *Polypes hydraires* que les *Anthozoaire* Des conformations de ce genre ne se trouvent pas réparties seulement auto de la bouche dans les *Méduses*, mais le bord de leur disque est toujou pourvu d'appendices filiformes ordinairement remarquables par leur exten bilité, rarement rigides ou peu mobiles — les fils marginaux. Des formatio analogues qui se présentent sur les souches des animaux vivant en coloni sont connues sous le nom de fils pêcheurs. Elles ont cependant une tot autre valeur morphologique, car elles sont la conséquence de modificatio d'individus en suite du polymorphisme régnant. Il en est de même de (parties distinguées spécialement comme « tentacules, » qui, semblables des simples tubes contractiles et fermés, sont tantôt réunis sur des poi déterminés et limités de la souche, tantôt disséminés sur la souche (tière. — Il n'y a que deux tentacules chez les Cténophores. Ils ne partc pas de la surface du corps mais du fond d'une cavité vaginiforme. Ils ma quent chez les Béroïdes, Mnémides et autres. Il n'est pas encore certain qu' puisse les rapporter aux filaments marginaux des Méduses. La fonction toutes ces conformations tentaculaires n'exclut point d'autres usages; el peuvent servir aussi d'organes préhensiles, et les cellules urticantes dont el sont souvent armées indiquent clairement leur utilité à ce point de vi Elles sont donc par là en rapports avec la réception de la nourriture, et j ce fait ont une importance toute particulière pour les formes de Cœlenté qui sont fixées.

Une autre série d'organes sensitifs d'un ordre supérieur se trouve chez

Méduses attachée au bord du disque; ce sont les *corpuscules marginaux*. Ces corps peuvent être distingués en deux états forts différents. Tantôt ils paraissent être des conformations vésiculaires, tantôt des amas de pigment renfermant un corps transparent réfringent, semblables à ces organes qui, chez les animaux supérieurs, constituent l'appareil terminal du nerf de la vision. Les premières formes, ou *Vésicules marginales*, sont ou enfouies dans la substance du disque, ou font librement saillie sur son bord. Elles consistent en une capsule homogène, portant un revêtement intérieur épithélial, et renferment une ou plusieurs concrétions à couches concentriques ou de petits cristaux. Les premières sont, dans un cas, en connexion fixe avec la paroi de la vésicule, entourées qu'elles sont d'un repli sphérique de celle-ci. Ces concrétions n'étant pas placées dans la cavité libre, les vésicules marginales perdent toute l'analogie qu'elles ont avec les vésicules auditives d'autres animaux inférieurs, sans qu'il soit possible de formuler leur signification définitive. Non-seulement la situation de ces vésicules sur l'anneau nerveux prouve qu'il s'agit d'organes sensitifs, mais cela résulte encore de la démonstration faite par Häckel des rapports intimes qui dans les Géryonides existent entre les deux. Dans ces animaux, chaque ganglion placé au-dessous de la vésicule marginale, lui envoie un double faisceau qui l'entoure, et pénétrant ensuite dans la cellule sphérique contenant les concrétions, établit une communication immédiate entre elles et le centre nerveux. Ces vésicules marginales sont principalement répandues dans les Craspédotes (Eucopides, Trachynémides, Géryonides, Æginides). Dans les Æginides (*Cunina*), au lieu de concrétions arrondies, elles contiennent des cristaux qui sont enfouis dans une masse cellulaire contenue dans la vésicule pédicellée. Mais ici aussi il y a un nerf.

Cette dernière forme de vésicules marginales constitue un passage à des conformations analogues chez les Acraspèdes. Les corps marginaux sont ici toujours pédicellés (*fig.* 15, *A*, *B*, *b*) et logés dans une échancrure ou un enfoncement en forme de niche, du bord du disque, recouvert de saillies lamellaires de celui-ci. Une grande partie du corps marginal forme une cavité (ampoule) *l*, qui communique avec le système gastro-vasculaire par un canal (*c*) situé au milieu de la tige, et qu'on peut ainsi considérer comme un épanouissement de ce dernier. Cette ampoule placée à l'extrémité libre du bord du corps est en contact avec une vésicule (*e*) remplie de cristaux, semblable à celle des Æginides. La différence la plus importante chez ces derniers n'est donc constituée que par l'absence de l'ampoule formée par l'appareil gastro-vasculaire.

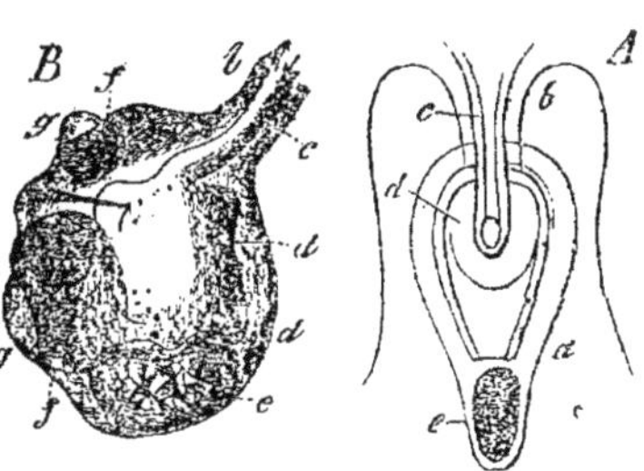

Fig. 15.

Fig. 15. — Corps marginaux de Méduses acraspèdes; *A*, *Pelagia noctiluca*; *B*, *Charybdea marsupialis*; *a*, partie libre du bord du corps placée entre les franges découpées du disque; *b*, pédoncule; *c*, canal de ce dernier; *d*, ampoule; *e*, sac à cristaux; *f*, pigment; *g*, corps en forme de lentille.

Si les vésicules marginales des Géryonides sont homologues à cell des Æginides, et celles-ci aux sacs à cristaux des corps marginaux des Mé duses supérieures, il en résulte que toutes ces conformations ne peuvent pa avoir la signification d'organes de vision, puisque chez les Méduses les plu élevées, on rencontre des ocelles placés sur les bords du corps contenan les sacs à cristaux. Il existe aussi chez des Méduses inférieures (Craspé dotes) des organes qui doivent être considérés comme étant des *organes vi suels*. Ils paraissent être en rapports d'exclusion mutuelle avec les vésicul marginales, car ils ne se présentent que dans les familles (Océanides) che lesquelles les vésicules manquent. Comme premières manifestations, on voi apparaître à la base des tentacules de simples taches de pigment, qui à la vé rité manquent dans la règle de milieu réfringent ; mais, dans d'autres cas présentent par contre des parties qui rappellent les baguettes cristalliforme d'autres animaux inférieurs. Ces ocelles se combinent chez les Acraspède avec les corps marginaux susmentionnés, montrant le pigment tantôt seul tantôt enveloppant un corps fortement réfringent (*fig.* 15, B, *g*).

Des organes homologues aux corps marginaux des Méduses manquent au Lucernaires, Cténophores, Hydroïdes, Siphonophores, ainsi qu'aux Antho zoaires. Cependant il existe chez les Cténophores un organe qui peut s'y rat tacher, car il a très-vraisemblablement la signification d'un organe des sens Cet organe représente une conformation vésiculiforme, située au pôle d corps opposé à celui de l'ouverture buccale. Il se trouve dans le voisinag immédiat du nœud ganglionnaire et contient des concrétions solides dans l genre des otolithes qu'on remarque dans les vésicules auditives d'autres ani maux inférieurs. La signification fonctionnelle de cet organe n'a pourtant pa pu être encore déterminée avec certitude.

Les formations *tentaculaires* des Cœlentérés présentent les différences les plus diverse Leur nombre dans les formes inférieures est très-inconstant, et varie fréquemment dans un seule et même espèce. Dans les divisions supérieures, il y a plus de fixité, l'apparition des tenta cules est réglée par des lois définies, et leur nombre reste compris dans des limites précises Dans les Polypes hydraires, ils forment simplement une couronne autour de la bouche, sont a nombre de quatre chez les Milleporides, et aussi chez les Stauridies. Ils sont disséminés su tout le corps chez les Corynées. Deux couronnes de tentacules, l'une autour de la bouche l'autre plus éloignée, caractérisent les Tubulariées. Des tentacules buccaux et marginaux s remarquent ensemble chez beaucoup de Méduses craspédotes. Les premiers sont simples o ramifiés, groupés en touffes (*Bougainvillia*). Les tentacules marginaux sont dans les forme les plus simples, égaux en nombre aux rayons du corps, de manière que chaque canal rayon nant correspond à l'un d'eux. Ils forment des touffes chez les *Lizzia*. Ils sont dichotomique ment ramifiés chez les *Eleutheria* et *Cladonema*. Entre les tentacules des rayons, il en surgi des interradiaires, et le bord du corps est ainsi garni d'un grand nombre de tentacules. Le Océanides, Thaumantiades, Æquorides, en sont des exemples. Cette formation des tentacule nombreux dérive d'états plus simples : ceux correspondant aux rayons paraissant les premiers puis il apparaît un tentacule interradial, et d'autres nouveaux qui se développent dans les in tervalles entre ceux déjà présents. A cette augmentation des tentacules dépassant en nombr les rayons, on peut opposer l'inverse, c'est-à-dire la diminution de leur nombre relativemer à celui des rayons. Ainsi, chez le *Saphenria*, on compte quatre rayons et seulement deux ten tacules ; il n'y en a qu'un chez le *Steenstrupia*. Une réduction semblable s'observe chez le Æginides, car, dans l'*Æginopsis mediterranea*, ne se développent que deux tentacules. De états où il se forme une quantité de tentacules correspondant au nombre des rayons, mais o eur développement ne se fait pas en même temps, constituent le passage à cet état particulier. Les tentacules marginaux des Craspédotes ne sont pas toujours semblables, car, outre les diversités de grosseur qui se rattachent à une différence d'âge, et qui n'ont rien de remarquable, il y a des changements dans la conformation. Il en existe trois sortes de formes différentes chez le *Thaumantias* (Gegenbaur, *Zeit. Zool.*, VIII).

Il y a chez les Géryonides une transformation des tentacules, le jeune animal portant des filets marginaux transitoires (tentacules larvaires) d'une constitution différente (Häckel, *Hydromedusen*). Le même auteur a en même temps démontré l'existence d'un nerf tentaculaire.

On n'a pas observé chez les individus médusiformes des colonies de Siphonophores de formations tentaculaires. Ce qu'on a désigné sous le nom de « tentacules » sont des objets de deux sortes totalement étrangers, au point de vue morphologique, aux filaments marginaux des Méduses, et ne doivent compter ici qu'en raison de leurs fonctions. Ce sont d'abord les organes proprement dits « tentacules, » et secondement les « filets pêcheurs, » qui, comme appareils de tact et de préhension, partagent les fonctions physiologiques des filaments marginaux des Méduses. Les premiers ressemblent, quoique fermés à leur extrémité libre (*fig.* 22, *C*, *t*), aux individus nourriciers et sont transformés en connexion avec le polymorphisme des souches dont ils font partie. Ces tentacules creux peuvent, outre cette fonction, servir aussi à la réception du liquide de l'appareil gastro-vasculaire qui, lors de la contraction de l'ensemble de la souche, s'échappe des cavités des parties périphériques épanouies. La présence de filaments pêcheurs à la base des tentacules explique ces rapports, et ils peuvent, au point de vue fonctionnel, être rapprochés des vésicules ambulacraires des Échinodermes. Les filets pêcheurs se comportent autrement. Des prolongements de la souche (*fig.* 22, *B*, *C*, *i*) de la colonie sont pourvus de fines ramifications, qui se terminent par des appareils compliqués, les boutons urticants. La présence d'une ombrelle rudimentaire chez l'*Agalma* a permis à Leuckart de démontrer l'homologie de ces dernières conformations avec les individus médusiformes, de sorte que chaque filet pêcheur correspond à un ensemble complexe d'individus dont le nombre équivaut à celui des boutons urticants.

Chez les *Méduses supérieures* (Acraspèdes), les filaments marginaux manquent dans les divisions des Rhizostomides et des Cyanées, chez lesquelles on remarque quatre touffes considérables de tentacules partant de la surface inférieure de l'ombrelle, mais qu'on ne peut rattacher ni aux filaments marginaux ni aux tentacules buccaux. Déjà, dans les Charybdéides, le *Charybdea* présente quatre tentacules portés par des appendices en forme de piliers de la cloche, qui, chez le *Tamoya quadrumana*, sont représentés par autant de touffes. Un accroissement de filaments marginaux a lieu chez les Pélagies, et on en observe un très-grand nombre de très-fins chez les Aurélies.

Les filaments marginaux se présentent sous deux formes chez les *Lucernaires;* dans une division (*L. cyathiformis*), ils garnissent le bord du corps en forme de coupe comme dans les Méduses, en manifestant une séparation distincte en huit groupes ; tandis que dans l'autre (*L. auricula*) ils forment des touffes divisées, aux extrémités de quatre appendices qui partent du corps. Ces tentacules se distinguent par une extensibilité moindre que celle des filaments marginaux des Méduses, avec lesquels ils sont complétement homologues.

Les tentacules sont différents dans les deux grandes divisions des *Anthozoaires;* huit tentacules foliacés, crénelés ou empennés, entourent la bouche des Octactinies. Les Polyactinies ont un nombre plus considérable de tentacules cylindriques. Ils entourent la surface buccale ou sont disséminés sur toute celle du corps, parfois placés sur des appendices lobulaires de ce dernier.

Chez les *Cténophores*, à côté d'appendices peu considérables qui occupent le bord de la cavité buccale, on trouve dans quelques familles (Calymnides, Callianirides), des expansions du corps relevées en lobes dans le voisinage de la bouche, qu'on peut rapprocher des conformations tentaculaires, bien qu'elles leur soient, au point de vue morphologique, fort étrangères. Il existe en outre dans quelques genres (les Cydippes) des filets pêcheurs, semblables aux filets marginaux des Méduses, correspondant aux pôles d'un axe interradial et transversal du corps, qui portent quelquefois des appendices secondaires. Ils n'ont, d'après Agassiz, aucune connexion avec le système gastro-vasculaire.

Il faut compter au nombre des organes des sens des Cténophores ce qu'on a nommé les *aires polaires*, soit deux surfaces oblongues, limitées par des filaments ramifiés, ou portant de fins appendices en forme de villosités, au pôle du corps opposé à la bouche. D'après Allman (*Edinburgh New. Philos. Journal*, XV), ces appendices sont creux et en communication avec le système gastro-vasculaire, chaque aire polaire recevant également un filament nerveux. Cette conformation étant jusqu'à présent unique au point de vue morphologique, nous ne pouvons aucunement juger de sa signification physiologique.

Il est à remarquer qu'en ce qui concerne les *corps marginaux* des Méduses, les vésicules contenant des concrétions sont à distinguer nettement de toute conformation oculaire. Elles se présentent sous des formes très-diversifiées, et, outre celles que nous avons signalées plus haut, elles semblent encore en offrir une qui rappelle davantage des dispositions existant chez des animaux plus élevés dans l'échelle. Hensen (*Zeit. Wiss. Zool.*, XIII) a trouvé chez l'*Eucope* les otolithes portés par des poils rigides partant de la paroi de la vésicule, ce qui démontre une forme très-différente de celle observée par Häckel. Chez les Géryonides, les vésicules marginales sont enfouies dans la substance du bord de l'ombrelle et placées radiairement. Elles sont interradiales dans les Æginides, et en même temps très-variables par le nombre chez ces derniers. D'après les recherches de Häckel, elles sont, chez le *Cunina*, situées sur les ganglions de l'anneau nerveux. L'épithélium qui recouvre ces vésicules est caractérisé par de longs prolongements rigides, qu'on doit considérer comme des soies tactiles. Des conformations semblables se rencontrent aussi sur les tentacules d'autres Méduses (*Rhopalonema*).

Les cristaux des vésicules marginales des Méduses supérieures sont, comme ceux du *Cunina*, insolubles dans les acides, et remplissent complétement la vésicule. Agassiz a considéré ces objets comme des yeux, idée inadmissible certainement, et à laquelle s'oppose la coexistence, sur un même disque, d'autres conformations représentant de vrais organes de vision, avec des vésicules contenant des cristaux. Ces organes oculiformes se trouvent chez les *Ephyropsis*, reposant chacun sur la surface supérieure de chaque vésicule marginale et contenant des cristaux. Ils sont nombreux sur le bord du *Charybdea marsupialis* (*fig.* 15). Ils sont enfouis dans une substance formée de cellules qui peut-être appartient au système nerveux (voy. mes observations dans les *An. Anat. Phys.*, 1856).

Ces yeux ne sont connus jusqu'à présent dans les Méduses craspédotes que chez les *Cladonema* et *Eleutheria* (Quatrefages, *Ann. sc. nat.*). J'ai trouvé des corps fortement réfringents, mais dépourvus d'enduit pigmentaire, sur les bords de la cloche des gemmes sexuels et médusiformes d'une *Pennaria*.

L'organe vésiculiforme des Cténophores a été regardé par Agassiz comme étant un œil ou une « tache oculaire. » Il doit consister en un amas de pigment chez les *Bolina*, *Pleurobrachia* et *Idia*. Cependant Hensen (*Zeit. Wiss. Zool.*, XIII), a signalé dans la structure intime de la vésicule (*Cydippe*), des dispositions qui décèlent avec beaucoup de vraisemblance un organe auditif. Il trouve à la surface interne de la paroi de la vésicule, sur laquelle d'autres n'ont vu que des cils vibratiles, deux sortes de formations de nature pileuse. D'abord des cils fins qui entretenaient les otolithes en oscillation, et en second lieu quatre séries de poils immobiles, qui pénétraient dans l'amas des otolithes, et qu'on peut par analogie avec ce qui se voit chez les animaux supérieurs, concevoir comme des soies auditives en connexion avec les nerfs.

Il n'y a pas de raison pour mettre en doute, que cette disposition n'existe aussi chez les autres Cténophores.

ORGANES DE NUTRITION

Système gastro-vasculaire.

§ 54

L'appareil de nutrition dans son ensemble — désignation qui, en raison des nombreuses manifestations physiologiques dont le système d'organes que ous allons décrire est le siége, est la plus exacte, — paraît concorder dans ous les Cœlentérés, car il ne présente dans les différentes divisions que des lifférences faibles et ne portant que sur des points insignifiants. Ce sont prinipalement les dispositions de cet appareil qui font que les Cœlentérés contituent dans le règne animal un type fondamental que nous avons précélemment circonscrit. — La cavité digestive qui est située au milieu du orps, s'ouvre à l'extérieur par une bouche, et est directement limitée par e parenchyme du corps. Elle est, suivant la forme de l'animal, ou étendue uivant la longueur, ou développée en largeur par suite de la prépondérance le l'axe transversal du corps. Cette forme simple de l'appareil digestif est la normale dans les états inférieurs du développement, mais ne persiste que chez quelques-uns, des complications survenant dans le plus grand nombre. La cavité digestive s'étendant proportionnellement à l'accroissement du corps, forme dans le parenchyme, ou des canaux, ou des larges poches. Celles-ci peuvent atteindre à de grandes dimensions aux dépens de la substance dans laquelle elles sont creusées, et peuvent être séparées, ou communiquer entre elles. Jamais elles ne remplacent la cavité générale du corps, car elles sont toujours en connexion avec la cavité digestive.

Outre son usage pour recevoir la nourriture, l'ouverture buccale sert aussi à l'expulsion des matières non digérées. Une ouverture anale indépendante manque, car, dans les cas où les cavités creusées présentent d'autres communications avec l'extérieur (Anthozoaires, Cténophores), elles ne paraissent pas appropriées à servir d'ouvertures anales, mais plutôt à l'entrée de l'eau, et principalement à la régularisation des liquides qui se trouvent dans l'appareil de nutrition. On peut dans la règle y distinguer deux divisions anatomiques et fonctionnelles. La première, où se fait la digestion, comprend l'estomac et communique souvent avec la seconde par une ouverture qui peut se fermer. Cette seconde division qui se trouve derrière l'estomac et peut aussi être représentée par des expansions latérales de cet organe, reçoit le liquide ou *chyme* préparé dans l'estomac, et le distribue dans le corps, suivant sa propre extension. Dans les colonies de Cœlentérés, cette division est commune, de sorte que la nourriture absorbée par un individu profite à l'ensemble de la colonie. Le liquide nourricier qui est ici du chyme mélangé d'eau, est donc distribué dans le corps par un système de cavités qui est en connexion immédiate avec l'estomac. L'ensemble de l'appareil ne contribue donc pas seulement à la digestion et la préparation du liquide nutritif, mais il est aussi chargé de sa répartition jouant ainsi le rôle d'un appareil circulatoire, qui ne se différencie que dans les organismes supérieurs. Il ne peut donc pas être considéré comme un organe simplement digestif, et ayant égard à sa double fonction, nous le désignerons sous le nom de *système gastro-vasculaire*, ou d'appareil cœlentérique en général.

Ce que nous venons de dire sur la signification fonctionnelle de cet appareil n'est pas tout, car d'autres usages encore viennent augmenter la valeur de ses manifestations. Ces usages sont les suivants :

1. La répartition de l'eau mélangée au chyme, et traversant avec ce dernier tout le système cavitaire, a pour résultat des effets respiratoires.

2. L'introduction de l'eau détermine les gonflements du corps. Le remplissage par l'eau de cavités peut amener la distension du corps entier ou de ses diverses parties. La nature creus des tentacules et leur communication avec l'appareil gastro-vasculaire rendent possible leu allongement considérable sans diminution notable de leur épaisseur par une introductio d'eau. L'appareil peut donc ainsi jouer un rôle dans le mouvement de ces parties du corps et déterminer la dilatation de ce dernier, aussitôt que les communications avec le milieu am biant sont fermées.

3. Les produits sexuels se développent parfois sur les parois du système gastro-vasculaire et sont ensuite expulsés au dehors.

La distribution du liquide nourricier dans le corps par le système gastro-vasculaire, es effectuée en partie par l'épithélium vibratile qui garnit les parois des canaux et leurs expan sions, en partie par la contraction des corps ou de ces parties. C'est ce qui arrive chez le Polypes hydraires, les Anthozoaires et les Cténophores. Chez les Siphonophores il y a en plu à tenir compte de la contractilité considérable du tronc commun. Le jeu très-diversifié de tentacules a une importance toute particulière dans la circulation, et les changements inces sants du liquide nourricier. A chaque contraction, un courant du liquide qu'ils contiennent étant chassé dans le réservoir principal du système gastro-vasculaire, il en résulte un mouve ment énergique imprimé au liquide; l'effet inverse est produit par la contraction du réservoi commun : le liquide étant repoussé dans les tentacules ceux-ci se dilatent. Ces conditions on une importance particulière là où le corps n'est pas entièrement contractile (Méduses), et où l direction et la distribution du liquide apportent des changements dans la forme et le volum du corps. F. Müller a fait remarquer que pour une capacité égale, la longueur d'un tentacul change en raison inverse du carré de l'épaisseur, de sorte qu'un tentacule de deux pieds d long, raccourci sur la longueur d'un pouce, n'aurait qu'à présenter une épaisseur cinq foi plus forte pour qu'un reflux du liquide dans la cavité principale ne pût avoir lieu. Si dans cette supposition, qui n'est pas certaine, vu la *libre communication* entre les canau tentaculaires et le canal annulaire, un mouvement important du liquide ne pouvait être pro duit dans les canaux on ne saurait contester le fait que l'extension et la contraction des tenta cules doivent provoquer tous les mouvements nécessaires dans le liquide qu'ils renferment Tous ces phénomènes équivalent à une *circulation* qui, quoique fort incomplète au point de vue anatomique, existe déjà physiologiquement. La réunion de ses organes avec ceux de l'appareil digestif trahit ainsi les rapports étroits qui les rattachent ensemble.

L'appareil gastro-vasculaire remplaçant ainsi les organes de la circulation, exclut par consé quent la présence d'organes spéciaux à cet effet. Ce qui a été autrefois décrit par Milne Edwards, Will (*Horæ tergestinæ*) et d'autres, comme appareil de circulation se présentant dans le corps d'Anthozoaires (*Alcyonium*, *Actinies*) et des Cténophores, appartient au système gas tro-vasculaire, comme par exemple le réseaux de canaux qui se trouve dans le sarcosome des Anthozoaires, ou représente des cellules ramifiées étoilées qui, par leur réunion, simulent un réseaux de canaux fins, mais qui n'ont en fait aucune connexion directe avec le système des cavités.

Le liquide qui remplit le système gastro-vasculaire, ainsi que nous l'avons dit plus haut, ne doit point être comparé au sang, mais au *chyme* des animaux supérieurs. Il y a là un état très-inférieur, car ce liquide passe sans autre modification qu'une addition d'eau, de l'esto mac dans la cavité générale, où sa partie soluble et claire est mêlée avec des restes de sub stances non digérées. On y rencontre aussi des éléments cellulaires, qui sont pour la plupart des fragments de tissu épithélial détachés, que leur couleur permet souvent de rattacher à leur point d'origine, les parois de l'estomac.

§ 55.

La forme la plus simple du système gastro-vasculaire se trouve chez les *polypes hydraires*. Chez l'hydre il consiste en une cavité traversant le corps suivant son axe longitudinal, qui commence par une bouche placée au milieu de la couronne de tentacules, et qui après une portion très-dilatable, se continue en se rétrécissant dans la partie plus étroite du corps. La portion plus élargie peut être considérée comme l'estomac. Chez les polypes hydraires vivant en colonies, le canal s'étend de l'estomac jusque dans la souche entière, de sorte que le système gastro-vasculaire est commun à tous les individus.

Ce n'est que rarement, comme dans les *Hydra*, *Corymorpha* et autres, que le système cavitaire se continue dans les tentacules. Sur les colonies de *Siphonophores*, il y a des individus spéciaux adaptés à la réception de la nourriture. Ils correspondent par leur conformation aux tubes stomacaux des Méduses, et constituent des sacs très-dilatables, qui sont en communication par leur fond avec le système cavitaire de la colonie. Nous avons donc à nous représenter que cette catégorie d'individus ont perdu toutes les autres dispositions des Méduses, sauf l'estomac. L'appareil gastro-vasculaire des *Méduses* présente des différences nombreuses. Il est toujours situé dans la concavité du disque gélatineux, et se compose d'un estomac qui en occupe le milieu, et de cavités qui en partent. L'estomac est ou immédiatement à la surface, ou quelquefois porté sur un pédonculé particulier qui part du centre de l'ombrelle. L'ouverture buccale est ou entourée de formations tentaculaires, ou de prolongements frangés de la paroi de l'estomac; il est rare qu'elle aboutisse à un rétrécissement semblable à un œsophage. Dans la plupart des Méduses inférieures, l'estomac est séparé de la cavité qui se trouve derrière lui, par un bourrelet qui fait saillie à sa base, et qui lorsqu'il est contracté, ferme la communication entre l'estomac et le reste du système gastro-vasculaire. De la base de l'estomac ou de la cavité qui se trouve derrière, partent d'autres cavités qui vont s'étendre dans la sous-ombrelle, et qui peuvent être ou des canaux étroits ou de larges culs-de-sac. Les canaux étroits se dirigent en rayonnant vers le bord du disque (*fig.* 16, 17), sous une forme simple ou régulièrement ramifiée, et s'y réunissent dans un canal circulaire. Dans leur trajet vers le bord, les canaux rayonnants peuvent présenter des

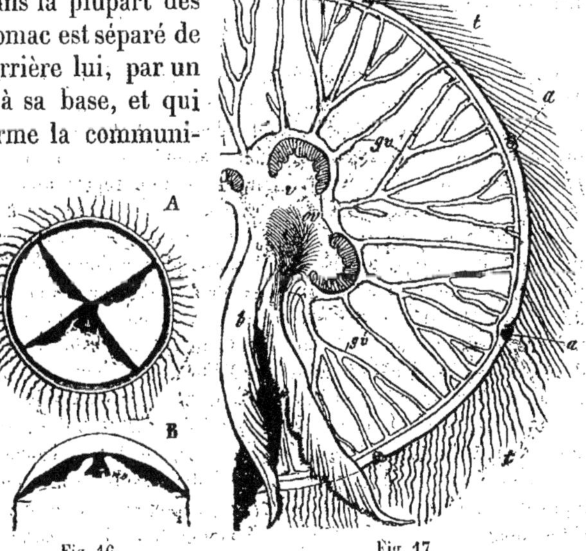

Fig. 16. Fig. 17.

Fig. 16. — Un *Thaumantias; A*, vu par la surface inférieure; *B*, vu de coupe. Au milieu du corps se trouve l'estomac, duquel quatre canaux rayonnent vers le canal circulaire.

Fig. 17. — Moitié d'*Aurelia aurita*, vue en dessous; *a*, corpuscules marginaux; *t*, tentacules marginaux; *b*, bras buccaux; *v*, cavité stomacale; *gv*, canaux du système gastro-vasculaire, qui se ramifient vers les bords et se jettent dans le canal circulaire; *ov*. ovaires.

sinus qui sont en rapports fonctionnels avec l'appareil générateur. Dans le Æginides et les Méduses supérieures, la cavité stomacale passe immédiate ment dans des élargissements rayonnants qui peuvent se comparer aux ca naux plus simples. Parfois on voit alterner des canaux étroits avec des espace plus grands. Les canaux sont ramifiés (*fig.* 17) ou comme chez les Rhizosto mides forment un réseau périphérique. Dans beaucoup de Méduses des pro longements partant du canal annulaire pénètrent dans les tentacules margi naux de l'ombrelle.

Les *Lucernaires* présentent des conditions analogues, et on peut distingue chez ces animaux, deux états de l'appareil gastro-vasculaire. Un tube stomaca quadrangulaire émanant de la face concave du disque, conduit dans un larg espace se continuant dans quatre poches rayonnantes, qui peuvent se pro longer par quatre canaux pénétrant dans le pédoncule. Les quatre poche correspondent aux canaux élargis et rayonnants des Méduses, et sont en com munication mutuelle par des ouvertures situées au bord du disque. Cet état rappelant le canal annulaire des Méduses, est dans d'autres formes modifi en ce sens, que l'estomac se prolonge dans le corps sous forme tubulaire e donne naissance par son extrémité, située dans le pédoncule, au commence ment des canaux rayonnants qui s'élargissent vers le bord de l'ombrelle. De même que la première forme se rattache aux Méduses, la dernière constitu un passage aux Anthozoaires.

L'appareil gastro-vasculaire fort simple chez les *Polypes hydraires*, présente chez quelque Tubulariées des complications qui ne sont pas insignifiantes. La cavité étendue qui suit cell de l'estomac est caractérisée par des bourrelets longitudinaux, et, au lieu du canal uniqu des autres polypes hydraires, plusieurs canaux parcourent la souche. Les « estomacs » des Si *phonophores*, que nous avons signalés comme représentant des individus nourriciers, on aussi été considérés comme des « Polypes ». Ces parties de la souche indiqueraient ainsi un filiation avec les polypes hydraires. Mais comme les autres parties de la colonie sont confor mées d'après le type médusaire, il paraît plus rationnel d'apprécier aussi les estomacs à c point de vue, et de voir en eux des états médusiformes chez lesquels l'ombrelle ne s'est pa développée. Ils se comportent donc inversement comme les « cloches natatoires, » qui re présentent des Méduses à ombrelles, mais sans estomac. L'appareil cœlentérique de ce dernières est semblable à celui des Méduses inférieures, et on peut reconnaître dans toute les diversifications de son parcours, l'arrangement typique des quatre canaux rayonnant se déversant dans un canal circulaire (*fig.* 22, *D*, *v*). Le système de canaux se continu aussi depuis la tige, dans ce qu'on a appelé les « plaques tectrices, » et dans certain cas montre une tendance vers une distribution rayonnante. Tandis que les souches d Diphyides, Physophorides et autres, sont pourvues d'un nombre considérable de ces indi vidus nourriciers, les Vélellides se comportent d'une façon particulière, en ce que leu souche discoïde et très-élargie, ne porte à sa face inférieure qu'un seul grand estoma environné d'une quantité de plus petits. En dehors de ces derniers, il y a sur le bor du disque un grand nombre de conformations tentaculaires. Cet état, caractérisé par un différence dans le développement des individus nourriciers, peut se rattacher à de phases plus jeunes de l'évolution d'autres souches de Siphonophores, et ainsi trouver so explication. Chez les Physophorides un individu nourricier peut être depuis longtemps com plétement développé, et constituer un organe nourricier pour la colonie, tandis que les autre à peine naissants ne fonctionnent pas, ou restent fort en arrière par leur grosseur de ce pre mier « estomac » (Gegenbaur, *Beiträge*, etc., *Zeit. Zool.*, V ; Huxley, *Oceanic Hydrozoa* Claus, *Zeit. Zool.*, XII). Cet état paraît être permanent chez les Porpites et les Vélelles. L'in dividu nourricier primitif l'emporte sur ceux qui se développent plus tard, lesquels resten atrophiés comme des appendices d'ordre inférieur. Ils sont d'ailleurs moins exclusivement des organes nourriciers que le grand estomac central, car ils produisent des bourgeons sexuels que ce dernier n'offre jamais. Il y a donc ici une division de travail permanent parmi les individus nourriciers, qui ne se manifeste chez les autres Siphonophores que pendant le cours du développement de la souche.

Une autre particularité de l'appareil gastro-vasculaire des *Vélellides* se remarque dans les rapports des individus nourriciers avec la souche de la colonie. Dans les autres Siphonophores, il n'y a chez ces individus qu'une cavité simple concordant par sa forme avec celle de la tige, établissant la communication entre toutes les autres parties de l'appareil gastro-vasculaire. Dans les Vélellides cette cavité est remplacée par un réseau de canaux fins qui, placé sous le réservoir d'air, communique avec les individus de la colonie.

Il y a sous le rapport des dimensions de l'estomac des *Méduses inférieures* de grandes différences. Il est fort long chez les Sarsiades, s'avançant fortement au delà du bord du disque en forme de cloche. Il est plus court chez les Océanides, mais comme chez les Eucopides et autres, il est séparé par un orifice étroit et capable d'occlusion, de la cavité centrale du système gastro-vasculaire, de manière à ce que la cavité buccale constitue une division distincte de la grande capacité stomacale. Cette différenciation manque chez d'autres, et paraît coïncider avec l'absence de cavité centrale, de sorte que les canaux rayonnants partent directement de celle de l'estomac. Cette disposition existe chez les Æquorides, que caractérise un estomac court et large. Chez les Thaumantiades, le bord buccal de l'estomac également court forme un repli s'allongeant en quatre lanières, qui, sans délimination, se continuent dans les parois de l'estomac dont la cavité débouche directement dans les canaux rayonnants. L'estomac s'étend parfois jusqu'à l'origine de ces derniers. Cette disposition est des plus développées chez le *Staurophora*, où le rebord plissé de la bouche s'étend sur la plus grande partie des quatre canaux rayonnants. L'estomac paraît ainsi s'allonger dans quatre directions, et les canaux partant de ses quatre rayons sont raccourcis en proportion (Agassiz, *Contributions*, I). Chez les Æginides, il occupe la plus grande partie de la surface inférieure du disque du corps. Il est, chez les Géryonides, porté sur une longue tige (*fig.* 25), formée par une continuation du disque gélatineux ; un appendice conique (*z*) partant de la tige, fait saillie dans la cavité stomacale (cône lingual). La cavité digestive est pourtant ici comme chez les Æginides, d'autant moins nettement tranchée du reste du système gastro-vasculaire, que le fond de la cavité stomacale est formé par un prolongement de la face inférieure du disque gélatineux (Häckel, *op. cit.*). Les canaux rayonnants courent au nombre de quatre ou six de la base de la cavité stomacale en remontant la tige jusqu'au disque et forment dans la sous-ombrelle des sinus foliacés. Chez une Géryonide (*Carmarina hastata*) le canal circulaire émet en outre des canaux fermés à leur extrémité centrale.

Dans les autres Méduses craspédotes, les canaux rayonnants varient beaucoup par leur nombre et leurs dispositions. Le chiffre de quatre est prépondérant chez les Océanides et groupes voisins ; chez les autres on en trouve six ou huit. Leur nombre est considérablement augmenté chez les Æquorides ; il est très-variable chez les Æginides, et présente chez ces formes des élargissements. L'extension de la cavité stomacale à la face inférieure du disque gélatineux, se fait au préjudice de la longueur des poches qui remplacent les canaux rayonnants, et le fait de la parfaite homologie de ces deux ordres de conformations, est d'ailleurs démontré par l'existence du canal circulaire qui, situé au bord du manteau, réunit entre elles toutes ces poches comme il relie ailleurs les canaux.

Chez les *Méduses supérieures*, l'estomac, sous sa forme la plus simple, est un boyau court à quatre angles prolongés en autant d'appendices. Chez les Charybdéides, quatre larges poches, partant des quatre côtés de la base de l'estomac, se dirigent dans la sous-ombrelle. Le même organe est également très-simple chez les *Nausithoé*. Cette forme stomacale correspond à des états de développement inférieur d'autres Méduses, chez lesquelles les bords buccaux de l'estomac s'épanouissent en lobes richement plissés, comme chez le *Cyanea*, où l'ensemble des estomacs s'étend sur une tige dont l'extrémité se prolonge en appendices en forme de bras (*fig.* 17, *b*) qui correspondent aux angles des bords buccaux simples. Cette conformation, qui se trouve chez l'*Aurelia*, est encore plus développée chez les *Pelagia*. La continuation du tissu gélatineux de l'ombrelle dans la paroi stomacale et les bras, leur donne plus de fermeté. Ces dispositions atteignent un développement important chez quelques formes (*Stomolophus*), et il résulte de la division des bras buccaux et de l'augmentation d[es] plissements du bord de la bouche, de nouvelles complications qui se traduisent par la pr[é]sence de gouttières partant de la bouche et se dirigeant vers le bord en se dichotomisa[nt]. C'est chez les *Rhizostomides* que ces arrangements sont des plus particuliers, car le[ur] appareil gastro-vasculaire, au lieu de communiquer avec l'extérieur par une seule ouvertu[re] buccale, montre de nombreux orifices situés sur les ramifications des bras buccaux. Cet[te] polystomie doit dériver d'états existant chez d'autres Acraspèdes, et être considérée comme [le] résultat d'une marche particulière de développement. Agassiz a trouvé dans de très-jeun[es] Rhizostomides (*Polyclonia*) la bouche et l'estomac conformés comme dans les autres jeun[es] phases des Méduses supérieures, et a vu un rétrécissement graduel de l'ouverture buccal[e]. Les bras buccaux dans lesquels se continuent les bords de la bouche sous forme de gouttiè[res] finissent par transformer celles-ci en canaux, et ferment ainsi la bouche primitive. De l'expa[n]sion des bras en huit faisceaux qui se ramifient encore et dans lesquels se sont continués l[es] canaux provenant de la fermeture des gouttières du bord de la bouche, résulte une divisi[on] de ces canaux qui finalement s'ouvrent aux extrémités des bras par de nombreux peti[ts] orifices. L'ouverture buccale, qui, dans d'autres Méduses, est simple ou étirée en nombreus[es] gouttières, est donc ici représentée par plusieurs orifices, qui ensuite de la marche indiqué[e] arrivent à être placées sur les appendices délicats des bords de la bouche et à l'extrémité d[es] bras buccaux (Comparez sur la conformation des Rhizostomes : Eisenhardt, *N. A. L.*, X; Huxley, *Philos. Trans.*, II, 1849; Agassiz, *Contributions*, IV, 137).

L'appareil gastro-vasculaire réparti sous l'ombrelle présente chez les Méduses supérieur[es] des replis en forme de sacs régulièrement arrangés sur sa paroi inférieure, qui sont en ra[p]port avec la production d'éléments sexuels (voy. plus bas).

Les deux formes d'appareils cœlentérés qui se rencontrent chez les *Lucernaires* montren[t], ainsi que nous l'avons déjà remarqué, que ce groupe paraît être un état intermédiaire impor[]tant qui relie les Anthozoaires aux Hydroméduses, ce qui doit les faire considérer en mêm[e] temps comme constituant une division inférieure encore peu différenciée.

§ 56.

Comme chez une partie des Lucernaires, l'estomac des *Anthozoaires* s'éten[d] du milieu de la surface tenta[]culifère du corps pour s'ouvri[r] dans une cavité d'où un gran[d] nombre de canaux montent la[]téralement, et pénètrent dan[s] l'intérieur des tentacules. Pa[r] suite de la largeur de ces ca[]naux communiquant avec l'es[]tomac (*fig.* 18, *v*), le tissu in[]termédiaire prend l'apparenc[e] de cloisons qui vont en rayon[]nant des parois externes d[u] corps à celles de l'estomac. Le[s] canaux se présentent ainsi au[]tour de l'estomac sous la form[e] de chambres *c*, qui se réunis[]sent en arrière de cet organe, en une cavité centrale commune *B* par la

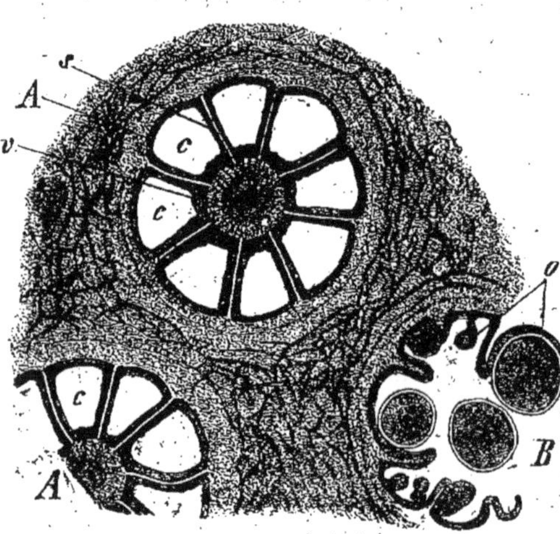

Fig. 18.

Fig. 18. — Coupe d'une partie du tronc d'*Alcyonium*, dont deux individus, *A A*, sont coupés pr[ès] de leur point d'enfoncement dans le parenchyme; pour le troisième, *B*, la section est plus pr[o]fonde; *v*, paroi de l'estomac; *c*, canaux rayonnants (chambres de la cavité du corps); *s*, cloisons; *o*, œufs. Une portion du tissu parcourue par les canaux est figurée avec ses incrustations calcaire[s].

quelle ils communiquent avec le fond de l'estomac. Le nombre de ces chambres est de huit chez les Octactinies, et varie chez les Polyactinies, où il obéit aux mêmes lois de nombre qui paraissent régir d'autres points de l'organisation, comme par exemple, celui des tentacules. Les cloisons du système gastro-vasculaire se continuent ordinairement un peu en arrière de l'estomac sur la paroi du corps, en formant des saillies allongées ou bourrelets peu prononcés qui s'effacent au fond de la cavité centrale.

Chez les Anthozoaires vivant en colonies, la cavité centrale de chaque individu est en rapport avec un système de canaux qui parcourt le sarcosome (*fig.* 18), et qui ainsi établit une communication entre tous. Ce système forme un réseau de tubes larges ou étroits, qui distribuent le liquide nourricier dans la souche et forment en même temps des élargissements bourgeonnants, lesquels se différencient en nouveaux individus et déterminent ainsi l'accroissement de la colonie.

Dans les colonies d'Octactinies on trouve sur un point du tronc commun, une large cavité formée par la réunion de nombreux canaux, et communiquant avec l'extérieur par un orifice qui sert probablement à régler l'entrée et la sortie de l'eau dont l'appareil gastro-vasculaire est rempli (*Pennatula*, *Renilla*). On observe un orifice semblable chez quelques Polyactinies solitaires (*Cereanthus*); il correspond au pore des Hydres, est comme ce dernier situé sur la partie du corps opposée à la bouche, et conduit dans une cavité placée derrière l'estomac. Il faut expressément noter que cet orifice n'est en aucune manière à considérer comme un anus. Ces dispositions, qui donnent à l'ensemble de l'appareil gastro-vasculaire le caractère d'un système de vaisseaux aquatiques, sont chez beaucoup d'Anthozoaires disséminés sur la surface de la souche sous la forme de fins pores visibles seulement au moment de leur fonction, — l'expulsion de l'eau. — Elles se rapprochent des pores semblables qui existent dans l'appareil cœlentérique des Éponges (§ 44).

Le système cavitaire nourricier des *Cténophores* ne diffère que par quelques détails. Une cavité stomacale, large chez les Béroés, plus étroite chez les autres, pénètre dans le corps suivant son axe longitudinal, et s'unit à un espace désigné sous le nom d'entonnoir, par une ouverture que des muscles peuvent clore. Le système de canaux cœlentériques part de là pour se ramifier dans le corps (*fig.* 19). Des canaux rayonnants partant de l'entonnoir, se dirigent vers des « côtes » garnies de cils vibratiles, et s'étendent sur elles en haut et en bas. A l'extrémité buccale des Béroïdes et Callianirides, les canaux rayonnants se jettent dans un canal circulaire, lequel dans ce dernier groupe, reçoit en outre deux canaux venant des côtés de la paroi stomacale, et qui proviennent également de l'entonnoir. Ces canaux sont très-larges chez les Cydippides, au point que l'estomac semble se trouver au milieu d'une

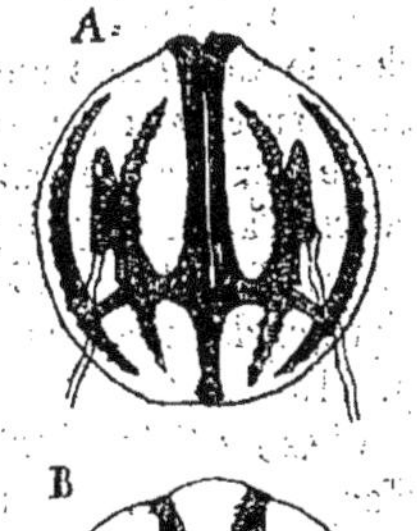

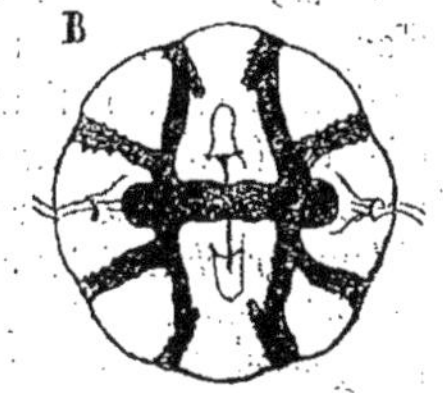

Fig. 19.

Fig. 19. — Appareil gastro-vasculaire d'un *Cydippe; A,* vu de côté, l'ouverture buccale tournée en haut; *B,* vu du côté de la bouche.

cavité commune. Enfin, d'après Agassiz, l'entonnoir est encore le point de départ de deux canaux courts, qui débouchent par des orifices pouvant se fermer sur le côté des aires polaires (voy. p. 125), permettent une seconde communication de l'appareil gastro-vasculaire avec l'eau ambiante et doivent être comparés aux pores existants chez les Anthozoaires et Hydres.

La disposition du système canaliculaire présente quelques modifications déterminées par la forme générale du corps. Dans quelques groupes, les canaux présentent des ramifications. Les canaux rayonnants forment des sinus latéraux, qui chez les Béroïdes se ramifient dans le corps, tandis que chez d'autres ils paraissent être en rapport avec l'appareil sexuel.

Outre le pore précédemment décrit, l'appareil gastro-vasculaire de quelques Actinies présente cette particularité, que des ouvertures spéciales se trouvent à l'extrémité ou à la bas des tentacules, ouvertures qui sont probablement à la cavité intérieure dans les mêmes rapports physiologiques que les autres pores, qui se trouvent aussi chez les Octactinies. Tandi qu'il n'y a aucun doute à avoir sur ceux de ces derniers et des *Cereanthus*, les pores tentacu laires paraissent nécessiter de nouvelles recherches.

La paroi stomacale des Actinies est caractérisée par deux gouttières opposées (bourrelet cardiaques), qui se continuent depuis l'extrémité de l'estomac jusqu'à une cloison, et dont l signification est inconnue (voy. sur ce point, ainsi que sur la conformation des Actinies, Fre et Leuckart, *Beiträge*, etc.). Une seule gouttière existe chez les *Cereanthus*, et s'étend da toute la longueur du corps de l'animal jusqu'au pore placé à l'extrémité postérieure (Haim *Ann. sc. nat.*, 4e sér., 1). Des prolongements du bord buccal en forme de gouttière, et comm continuation des bourrelets cardiaux se remarquent également. Chez l'Actinopsis (*A. flava* il y a deux lobules allongés, conformés en demi-gouttières attenant à la bouche, et dont l'ex trémité libre est de nouveau divisée. Le *Siphonactinia Böckii* présente une demi-gouttiè fendue à son extrémité en trois lobes aplatis, qui dépasse de beaucoup l'orifice buccal (Sar Koren et Danielssen, *Fauna Norwegicæ*, II. — Gosse, *Actinologia Brittan.* London, 1860). système des canaux dans le sarcosome des souches d'Anthozoaires commence à la cavité qui située derrière l'estomac, par des canaux larges qui se ramifient plus loin et s'anastomose entre eux. Leur diamètre se rétrécissant ainsi, on trouve des canaux de calibres divers. U certaine régularité paraît parfois régner dans la distribution de ces canaux. Ainsi ils forme chez le *Corallium* une couche disposée suivant l'axe du squelette, et consistant principa ment en canaux larges et parallèles, d'où partent vers l'extérieur des réseaux de canaux l entre eux (Lacaze-Duthiers, *Hist. du Corail*). — Dans la paroi du corps d'Anthozoaires so taires, l'appareil gastro-vasculaire paraît se continuer dans des cavités canaliformes de ca bres différents. Kölliker a décrit des canaux semblables chez les Zoanthines, sans pourt signaler les rapports de connexion avec les cavités intérieures plus grandes (*Icon. hist.*, p. 115).

Chez les *Cténophores*, l'ouverture buccale est, dans quelques familles (Mnémides), entou d'appendices lobés du corps, dans lesquels deux canaux rayonnants se continuent en dé vant des circonvolutions en forme d'arabesques. On a aussi observé des filets tentaculai très-fins (dans *Bolina alata*). Les canaux rayonnants qui partent de l'entonnoir se m trent ordinairement réunis en troncs communs au nombre de quatre. Dans le *Cydi* (*Pleurobrachia* d'Agassiz), il n'y a que deux troncs communs partant de l'entonnoir se dichotomisent deux fois. Une continuation de l'appareil gastro-vasculaire s'étend jusq la base de la gaîne des tentacules, sans cependant pénétrer dans leur intérieur. — C chez les Cydippides que se trouve surtout réalisé l'état le plus simple au point de de l'extension graduelle du système des canaux cœlentériques, car les canaux rayonn sont fermés en haut comme en bas. Viennent ensuite les Béroïdes, chez lesquels un canal culaire entourant la bouche reçoit et les canaux rayonnants et une paire de canaux qui cou le long de l'estomac. Enfin une plus grande complication se présente chez les *Bolina*, *Euc ris*, *Chiaja*, etc., en ce que les canaux rayonnants décrivent des lacets jusque dans les api dices lobés. Le canal circulaire simple, semblable à celui des Béroïdes, peut, chez l'*Euramphæa*, s'agrandir et se compliquer comme chez les *Chiaja* et encore plus chez le *Cestum*. Chez ce dernier, il s'étend sur toute la longueur des bords du corps en forme de ruban qui entoure la bouche pour recevoir à ses extrémités les canaux rayonnants, dont deux courent le long du bord supérieur, sous les séries de palettes natatoires, les deux autres sur les faces latérales du corps.

Les orifices de l'entonnoir sont interprétés par Agassiz comme étant des ouvertures anales, devant servir à l'expulsion des masses fécales. Mais les connexions de ces pores avec l'appareil gastro-vasculaire, et surtout le fait qu'ils ne sont pas en rapports immédiats avec un sac stomacal qu'on peut seul regarder comme comparable à un appareil digestif, sont peu favorables à cette manière de voir. On peut affirmer que leur homologue chez l'Hydre ne sert pas d'anus. Comme, du reste, ces pores restent ouverts, lorsqu'il n'y a aucune évacuation de matières de rebut, on doit bien plus les regarder comme des dispositions destinées à l'introduction de l'eau dans le système cœlentérique.

Pour l'appareil gastro-vasculaire des Cténophores, Will, *Horæ tergestinæ*; Milne Edwards, *Ann. Sc. nat.*, 3e sér., XV; Agassiz (*op. cit.*).

§ 57.

Dans quelques divisions des Cœlentérés, on voit apparaître dans la cavité centrale de l'appareil gastro-vasculaire, des projections filiformes qu'on a désignées sous le nom de *filaments mésentériques*. On les observe chez les Lucernaires, les Anthozoaires et les Méduses supérieures. Dans les deux premiers groupes on les trouve le long des bords libres des cloisons qui se continuent du tube stomacal jusqu'à la paroi de la cavité centrale (*fig.* 20, *mf*). Chez les Méduses, ils forment des touffes placées sur la paroi de la cavité centrale, qui sont le siége de mouvements vermiformes, et surtout chez les Actinies, richement pourvues de capsules urticantes. On ignore encore la fonction de ces organes.

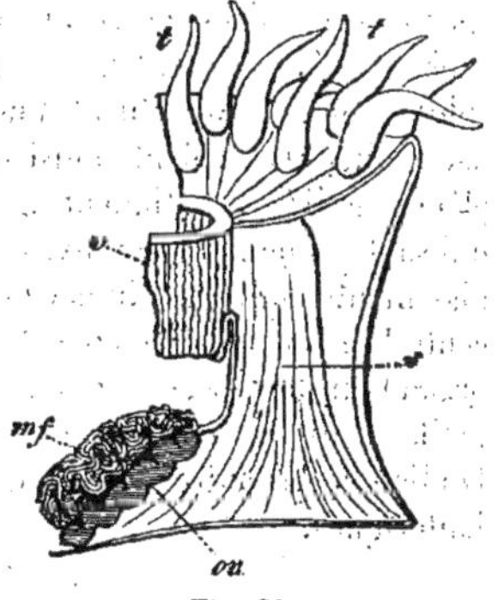

Fig. 20.

Si des *formations glandulaires* ne paraissent pas encore être différenciées dans la cavité digestive des Cœlentérés, il y a cependant une disposition qu'on doit considérer comme ayant la signification d'un appareil sécréteur, analogue peut-être au foie d'autres animaux. C'est un revêtement épithélial de l'estomac caractérisé par sa coloration variée et qui existe chez un grand nombre de Cœlentérés. Les cellules pigmentaires sont situées en séries longitudinales, pour la plupart sur des replis saillants de la paroi stomacale chez les Anthozoaires et les Méduses; plus également réparties chez les Polypes hydraires et formant chez les individus nourriciers des Siphonophores des lignes longitudinales en bourrelet placées au fond de la cavité digestive. La signification physiologique de cette structure n'est pas encore connue.

Fig. 20. — Coupe verticale de la moitié du corps d'une *Actinie*. — *t*, tentacule; *v*, paroi stomacale; *s*, cloison de la cavité du corps; *mf*, filaments mésentériques; *ov*, ovaire (d'après Hollard).

Des conformations qu'on peut mettre à côté des filaments mésentériques se présentent chez les larves de quelques Anthozoaires. Ce sont des organes en forme de massue, protractiles et partant du fond de l'estomac, observés par Busch dans une larve d'Anthozoaire décrite sous le nom de *Dianthœa* (*Beobacht. üb. Anat. u. Entwickl. einiger wirbelloser Seethiere.* Berlin, 1851). Leur transformation en filaments est incertaine. En tout cas, ils auraient dû, par une différenciation de la cavité stomacale primitive, transférer leur point d'origine de celles-ci dans l'excavation centrale de l'appareil gastro-vasculaire. — L'homologie de ces appendices en forme de massue, avec des lobes semblables qui peuvent être protractés hors de l'estomac de certaines larves de Cténophores, est moins douteuse (Gegenbaur, *Ueber Ctenophoren, Arch. nat.*, 1856). Mais ces conformations paraissent n'être que passagères, car on ne les a observées ni d'autres semblables dans le système gastro-vasculaire d'aucuns Cténophores adultes.

Nous devons ajouter qu'en ce qui concerne les organes soi-disant hépatiques des Cœlentérés qu'on attribue un foie très-développé aux Vélellides (Kölliker, *Schwimmpolypen*). Le réseau cœlentérique de la surface inférieure du disque présentant dans les circonvolutions de ses canaux un enduit de cellules, contenant des granulations d'un jaune brunâtre, transforme ainsi la plus grande portion du système gastro-vasculaire appartenant à la souche commune en une division spéciale qui se distingue d'une autre division composée de canaux transparents. Si on veut attribuer à cette partie colorée des canaux la fonction d'un appareil biliaire, il ne faut pas oublier qu'en ce qui concerne les conditions morphologiques des Vélellides, aucune des conformations homonymes des animaux supérieurs ne présente un organe morphologiquement semblable, mais que ce « foie » n'est qu'une partie de l'ensemble du système gastro-vasculaire de la colonie. Il correspond aux canaux du sarcosome des Anthozoaires, ou aux canaux communs des troncs des polypes hydraires. Tandis que chez ces derniers le revêtement de couleur foncée est régulièrement réparti, il est circonscrit, chez les *Velella* et *Porpita*, sur une partie réticulée; fait qui peut être considéré comme constituant une différenciation ultérieure. Il paraît douteux que ces « canaux biliaires » soient, ainsi que l'avance Kölliker, remplis de cellules d'une manière complète, car ils se continuent dans la division blanchâtre et transparente du système de canaux, qui sont évidemment creux. Ces canaux transparents du sarcosome montrent dans leurs élargissements un épithélium vibratile. La communication du réseau hépatique avec l'estomac central, a lieu par des ouvertures en forme de fentes qu'on peut apercevoir au fond de cet organe en deux séries chez les *Velella*, dans une disposition radiaire chez les Porpites. Les petits individus nourriciers des Vélelles sont en partie en rapport avec le réseau biliaire, tandis que les autres communiquent avec la portion transparente du système de canaux cœlentériques.

Organes d'excrétion.

§ 58.

De même que l'appareil gastro-vasculaire préside tant à la réception qu'aux transformations de la nourriture, et remplace ainsi les organes circulatoire par ses canaux ramifiés, de même qu'il est le siége de l'échange des gaz qui ailleurs est localisé dans des organes spéciaux de respiration, c'est encor peut-être chez lui qu'a lieu la séparation des substances qui, dans le mouvement de l'échange de la matière, doivent être rejetées par chaque systèm d'organes. On ne connaît d'organes excréteurs particuliers que chez fort pe de Cœlentérés. On a considéré comme tels les filaments mésentériques de Actinies, parce qu'on y trouve accumulées, à leur extrémité libre, des confor mations dures et concrétionnées. — On a également indiqué comme étar excréteur, un organe spongieux qui, dans la *Porpite*, animal appartenar aux Siphonophores, est situé sur la souche de la colonie sous le réservoir d'air de forme discoïdale.

V. Carus a signalé la présence de guanine dans les filaments mésentériques des Actinies (*System der thier. Morphol.*, p. 148). Kölliker a constaté la même substance dans les mêmes organes chez les Porpites (*Schwimmpolypen von Messina*, 1853, p. 63). La nature chimique de ces produits excrétés permet de considérer la fonction de ces organes comme analogue à la sécrétion urinaire des animaux supérieurs.

ORGANES DE GÉNÉRATION

Reproduction asexuelle.

§ 59.

Nous constatons dans la génération des Cœlentérés à côté de nombreuses formes de reproduction asexuelle, l'existence d'une différenciation sexuelle, qui dans quelques divisions s'enchevêtrant avec la multiplication asexuelle, donne lieu aux phénomènes les plus complexes.

La propagation asexuelle a lieu par scission ou par bourgeonnement, et conduit ainsi dans un grand nombre de cas à la formation de souches animales des plus diversifiées. Que ces phénomènes se passent dans le corps d'individus isolés, ou dans des colonies, l'appareil gastro-vasculaire y participe toujours d'une manière intime. Dans les animaux isolés, le bourgeonnement a lieu sur cet appareil, de même que dans les colonies ce sont les parois des canaux du sarcosome qui en sont le siége. La nutrition, la croissance, et la multiplication témoignent ici de la manière la plus claire de leur intime liaison. Les points sur lesquels apparaissent les produits sexuels, sont aussi presque toujours en connexion avec le système gastro-vasculaire dont certaines portions développant tantôt des œufs et tantôt des éléments mâles, fonctionnent ainsi comme organes générateurs. Ces points n'étant fréquemment pas limités par aucune disposition particulière des parties voisines, on ne peut pas les considérer comme des organes dans le sens anatomique du terme et ils ne sont même le plus souvent appréciables qu'à l'époque de la formation des produits sexuels. Des voies de sortie spéciales font défaut. Les rapports de l'appareil générateur avec le système gastro-vasculaire déterminent chez lui la même disposition rayonnante que présente le second, dont il reflète toutes les modifications. Les produits sexuels, vu la situation superficielle des points où se forment les germes, sont directement expulsés au dehors. Lorsqu'ils se trouvent plus profondément enfouis dans le corps, ce sont les cavités du système gastro-vasculaire qui leur servent de conduit, et leur sortie se fait en définitive par la bouche.

Les rapports réciproques des deux sexes sont différents. Ils sont tantôt réunis sur un même individu, tantôt séparés, et cette distinction peut, en se continuant dans les colonies, déterminer l'existence de colonies les unes mâles, les autres femelles. Les relations des sexes présentent chez les *Hydro-méduses* toute une série de dispositions, des plus simples jusqu'aux plus com-pliquées.

Parmi les *Hydroïdes*, l'état le plus inférieur est celui de l'Hydre, polype sur le corps duquel naissent des excroissances qui développent des œufs ou de la semence. Dans d'autres Hydroïdes, ces bourgeons sont pourvus d'un prolon-longement de l'appareil gastro-vasculaire, chez l'*Hydractinia* (*fig.* 21, *B*, *C*) par exemple, et sont fréquemment réunis en grappes qui ne sont plus en connexion que par leur tige avec l'appareil gastro-vasculaire du polype (*Tubularia*). Chez d'autres, ses bourgeons acquièrent une plus grande indé-pendance, et après avoir parcouru les phases que nous venons d'indiquer, se différencient davantage de manière à séparer de la portion centrale qui rest attachée à la tige, une partie périphérique qui l'enveloppe la premièr comme un manteau (*fig.* 21, *E-H*). Les produits sexuels se développen toujours dans les parties axiales du bourgeon. Le canal qui se continue d l'animal mère au bourgeon, peut présenter des conditions fort différentes Ou il ne pénètre pas jusqu'à la tige du bourgeon, ou il se continue encor dans son axe (*G*), ou enfin il envoie des prolongements dans le mantea (*E*). Ce dernier, par un développement ultérieur, prend l'apparenc d'une cloche présentant une ouverture, vers laquelle se dirige l'extrémit libre de la partie de l'axe sur laquelle naissent les produits sexuels Les canaux du manteau en atteignent ensuite le bord, où ils se réu-nissent à un canal circulaire, ou présentent des anastomoses irrégulières Le développement du manteau avec ses canaux rayonnants, rend la natur *médusiforme* du bourgeon évidente. Elle devient encore plus apparente pa l'apparition d'une membrane marginale et de tentacules. Les bourgeon médusiformes restent dans cet état chez beaucoup d'Hydroïdes, le renfle-ment de l'axe étant le lieu de développement des éléments de la reprodu-tion. Mais chez d'autres ce point devient le siége d'une différenciatio ultérieure, car sa cavité s'ouvrant à l'extérieur, devient l'estomac du bourgeo qui détaché et libre, revêt la forme de *Méduse*, pour produire plus tard de éléments générateurs par les parois de l'estomac ou du système gastro-vas-culaire.

Ainsi donc une conformation paraissant comme un organe à son état le pl inférieur, devient un individu indépendant qui, dissemblable par sa forme d l'animal dont il provient, ne retourne que par sa progéniture à l'état hydroï antérieur. Chacun des degrés que parcourent les Méduses dans leur dévelo-pement peut se trouver représenté à un état permanent, quoique tous ne se rencontrent pas également répartis dans les diverses familles de polyp hydraires. Chez les uns les bourgeons sexuels restent à un degré inférieu chez d'autres ils se rapprochent des Méduses par leur forme, c'est-à-dire que Méduse représente l'état sexuel de l'espèce, et le polype hydraire la forn asexuelle. Les bourgeons des deux sexes montrent fréquemment des diff-rences de forme analogues.

On a rangé ce phénomène dans la catégorie des « générations alternantes, donnant ainsi une simple qualification pour une explication, car la génér

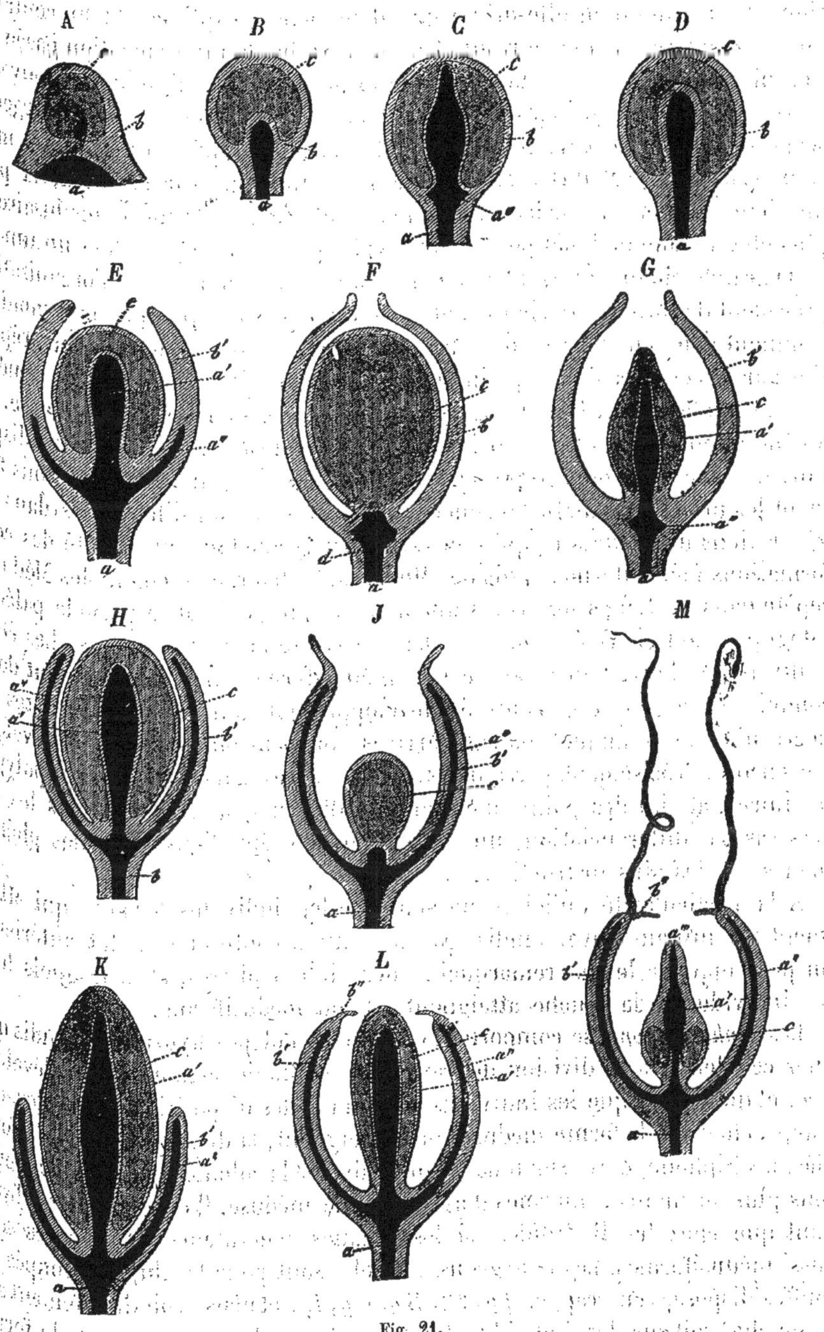

Fig. 21.

Fig. 21. — *A-M*, représentation schématique de la morphologie de l'organe générateur chez les *Hydroïdes* (coupes).

a, cavité générale du corps avec prolongements dans les bourgeons; *a'*, continuation de la cavité du corps dans une cavité analogue à l'estomac d'une Méduse; *a²*, prolongement latéral de la cavité du corps, représentant les canaux rayonnants; *b*, manteau, comme équivalent du disque ou de la cloche d'une Méduse; *b'*, passant chez les formes achevées (*L M*), dans une membrane circulaire ou velum qui rétrécit l'ouverture du manteau; *b''*, *c*, produits sexuels.

tion alternante est en elle-même un phénomène inexpliqué. Si au contraire on le considère comme le résultat d'une marche de différenciation basée sur une division de travail, qui élève un organe au rang d'individu nouveau, nous en avons une conception plus exacte. Les états inférieurs des bourgeons sexuels sont d'après cela les équivalents morphologiques des Méduses ; mais ce ne sont pas des Méduses en voie de rétrogradation, car la forme la plus inférieure doit être regardée comme l'état antérieur, et la forme médusaire la plus élevée, comme l'état postérieur. Le phénomène constitue donc un anneau de la grande chaîne du développement, où des états supérieurs d'organisation procèdent de formes inférieures, et peut ainsi servir d'exemple pour montrer comment dans une marche dont les phases successives se sont d'abord réparties sur des espaces de temps immenses et sur des longues séries de générations, ces phases ont fini par se manifester à nous dans un état condensé. La « génération alternante » ainsi conçue est explicable. Tout mystère disparaît, dès que nous nous représentons que dans l'origine, les bourgeons formant les produits sexuels des souches hydroïdes se sont différenciés dans les générations ultérieures et qu'il en est ainsi graduellement résulté des conformations médusiformes, puis des Méduses. Le bourgeonnement des Méduses répète dans un temps fort court une marche qui, pendant la période paléontologique, doit s'être étendue sur des espaces immenses de temps. Les états si diversifiés de ces bourgeons sexuels médusiformes, nous représentent donc comme des degrés de ce cours de développement, qui se sont ou arrêtés au degré d'élévation auquel ils sont arrivés, ou peuvent peut-être se développer encore. Précisément parce que tous ces degrés divers ont chez les polypes hydraires, atteint des points d'élévation différents, déterminés dans les divers cas par différenciation, un coup d'œil jeté sur l'ensemble des phénomènes est des plus instructifs.

A la particularité qu'ici ce ne sont que les individus sexuels qui atteignent un niveau élevé, tandis que les autres continuent l'état antérieur on peut opposer le cas remarquable des Siphonophores, chez lesquels tous les individus de la souche atteignent à l'état médusiforme.

Les *Siphonophores* se comportent comme les Polypes hydraires. Tandis que chez ces derniers la division de travail de la colonie se montre peu développée, et qu'il n'y a que les individus présentant des dispositions sexuelles qui s'approchent de la forme méduse, où l'atteignent, la division du travail porte chez les Siphonophores sur tous les individus de la colonie, qui sont d'ailleurs tous plus ou moins conformés d'après le type méduse. Il est donc moins frappant que chez les Hydroïdes, si les organes générateurs des colonies sont aussi médusiformes. Les bourgeons sexuels sont pour la plupart groupés en touffes disposées en grappes (*fig.* 22, *B g*, *C g*, *E*), et placés soit directement sur la souche, soit sur des individus d'autre sorte. Le développement de la forme méduse est plus ou moins apparent et on peut y trouver des nombreux passages qui vont du point de départ jusqu'à l'état de Méduses complétement libres. Ces dernières se comportent comme celles des Polypes hydraires, car ce n'est qu'après s'être détachées qu'elles se reproduisent sexuellement.

Les conditions reproductrices de l'*Hydre* ne représentent pas seulement par la forme des organes qui y sont relatifs l'état le plus inférieur, mais cet état est encore rabaissé par la présence des deux sortes d'organes sexuels dans le même polype. Les organes mâles sont situés dans la partie supérieure du corps dans le voisinage de l'estomac, les organes femelles occupant la partie inférieure ou le pédoncule. Ces derniers sont représentés par des bourgeons renfer-

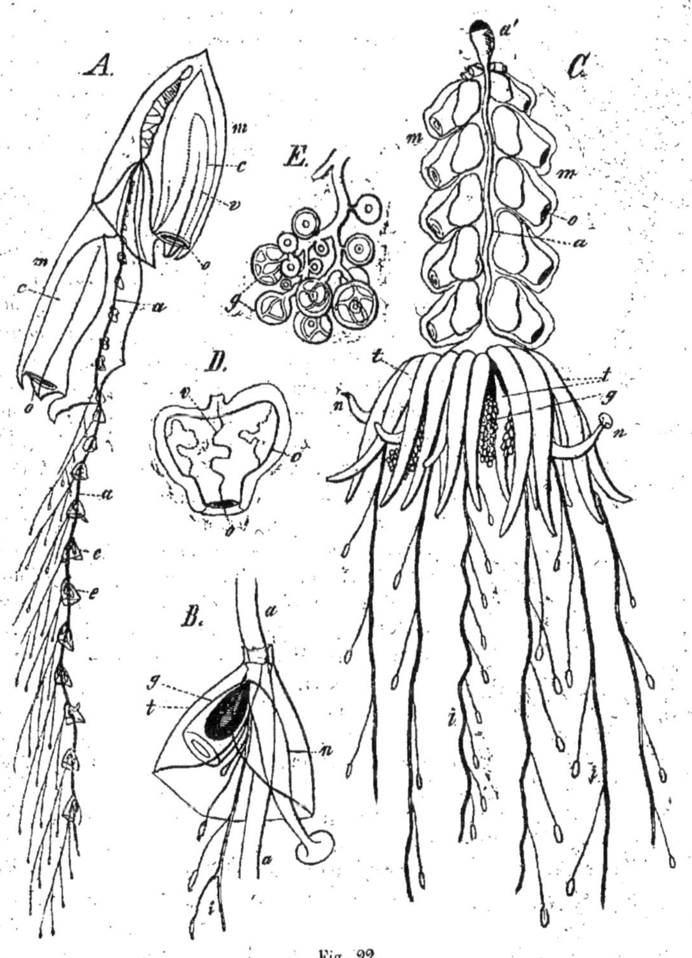

Fig. 22.

mant chacun un œuf (Ecker, *Entwickelung des grünen Armpolypen*. Freiburg, 1853). Chez les autres Polypes hydraires les sexes mâle et femelle sont, en suite d'une différenciation, répartis sur des individus distincts. Comme la souche des polypes provient d'un individu, la séparation sexuelle s'étend sur elle d'une manière correspondante. Les bourgeons sexuels médusiformes se détachent de la souche commune à différents états de leur développement, mais toujours après la formation de l'ombrelle, qui est leur organe de locomotion indépendante. La *Dicoryne* d'après Allman, fait exception, une capsule contenant les produits sexuels se diffé-

Fig. 22. — *A*, *Diphyes campanulata*; *B*, un groupe des appendices de la souche de ce *Diphyes*; *C*, *Physophora hydrostatica*; *D*, cloche natatoire isolée; *E*, grappe sexuelle femelle de *Agalma Sarsii*; *a*, souche ou axe de la colonie; *a'*, vésicule aérienne; *m*, cloche natatoire; *c*, sa cavité tapissée d'une membrane contractile; *v*, canaux creusés dans la paroi de la cavité des cloches natatoires; *o*, ouverture de la cloche; *t*, plaques tutrices (transformées en palpes en *C*); *n*, estomac; *i*, fils pêcheurs; *g*, organes sexuels.

renciant dans chaque bourgeon, laquelle, après s'être détachée, se meut dans l'eau au moyen d'une garniture de cils vibratiles.

De même que le degré du développement des organes sexuels est extraordinairement diversifié dans les organismes indépendants, de même il y a de grandes différences dans les connexions de ces parties avec la souche hydroïde, et encore plus dans leur mode de naissance. Chez les Tubulariés les bourgeons sexuels naissent en touffes sous forme de grappes entre les couronnes internes et externes des tentacules. Les gemmes isolées des *Pennaria* occupent la même situation. Chez les Corynées (*fig.* 23), elles apparaissent rarement entre, mais le plus souvent sous les tentacules répartis sur le corps. Elles sont aussi placées au-dessous de la couronne de tentacules chez les *Hydractinia*. Dans quelques Corynées, comme l'*Eudendrium* et aussi chez les Campanulariées, elles naissent sur des souches communes indépendantes, de sorte qu'à leur première apparition on ne saurait les distinguer des polypes (*fig.* 24, *d*, *d'*, *d''*). Ces rapports conduisent à une assimilation des formes polypes et médusaires des souches hydroïdes, les parties médusaires n'étant que des individus polypaires modifiés, et plus hautement développés. Un même individu pourrait donc ici se développer en polype, là en Méduse. Une considération s'oppose à cette conception, savoir, qu'il faut prendre pour point de départ non pas la colonie, qui procède elle-même de la génération asexuelle, mais l'individu isolé, et que ne sont par conséquent que les bourgeons surgissant sur un corps de polype, comme chez l'hydre, que l'on peut considérer comme des organes de l'individu. Comme maintenant aussi l'état simple de cet organe bourgeonnant doit être regardé comme le plus inférieur, et qu'on trouve entre lui et la Méduse libre toutes les formes de passage, nous avons toute raison de croire que nous devons considérer ces conformations médusiformes ainsi que les Méduses bourgeonnantes comme des organes plus élevés et transformés en Méduses parfaites. En d'autres termes, les individus d'ordre supérieur dérivent d'individus d'ordre inférieur. L'apparition graduelle d'une plus grande indépendance quant au lieu concorde avec cette signification. Les premières conformations qui naissent primitivement sur le corps d'un polype hydraire, prennent ensuite naissance sur la souche commune. Ces derniers rapports peuvent naître encore d'une autre manière, dont j'aurai ci-après à parler.

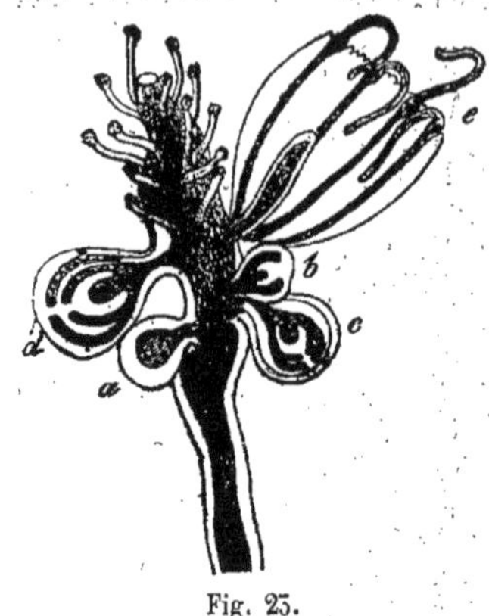

Fig. 23.

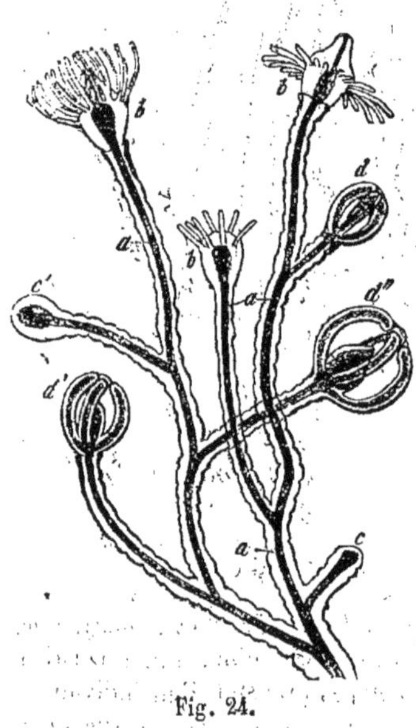

Fig. 24.

Dans les colonies de polypes hydraires, chez lesquelles les bourgeons sexuels naissent sur le corps des individus isolés, on remarque parfois une différenciation particulière des individus. Les polypes portant les bourgeons sexuels montrent une réduction de la partie du corps qui chez les individus stériles entoure l'estomac, et n'ont que des tentacules rudimentaires (d'après Van Beneden, chez les *Hydractinia;* et Allman dit la même chose de l'*Heterocordyle*, *Ann. Nat. Hist.*, III, XIV), tandis que ces parties sont bien développées chez les individus

Fig. 23. — *Syncoryne*, avec plusieurs Méduses en voie de gemmation à divers degrés de développement *a*-*e* (d'après Desor).

Fig. 24. — Portion d'une souche de *Eudendrium ramosum;* *a*, souche ramifiée de la colonie; *b*, individus isolés; *c*, jeune bourgeon; *c'*, bourgeon un peu plus avancé; *d*, jeune gemme de Méduse; *d'*, *d''*, gemmes plus âgées.

stériles. Aussi les premiers fonctionnent-ils exclusivement pour la reproduction, les seconds pour la nutrition de la colonie. On n'a pas encore pu déterminer d'une manière précise si l'atrophie des individus prolifères est primitive, où si elle n'apparaît que postérieurement. Il est certain que chez quelques espèces, des organes de reproduction peuvent exister chez des polypes complétement inaltérés. (Ainsi que l'a montré Agassiz, ce polymorphisme va même plus loin, puisqu'il y a des colonies d'Hydractinies où un certain nombre d'individus demeurant à un état encore inférieur, et revêtus d'une couche d'un enduit solide, formant des aspérités épineuses, semblent constituer pour la colonie un organe de protection.) Cette rétrogradation de polypes sexuellement développés se trouve poussée encore plus loin chez les Campanulaires. Il faut remarquer qu'ici chaque individu de la colonie est entouré d'un prolongement cyathiforme de la substance qui constitue la charpente extérieure de la souche. Les individus portant les bourgeons sexuels sont ordinairement totalement privés de tentacules, de sorte que le corps du polype n'est plus qu'un cordon axial se terminant en cæcum et privé de bouche. Les bourgeons médusiformes naissent à la surface extérieure du corps des polypes rudimentaires, en nombre plus ou moins grand, de façon à ce que les plus développés soient situés près de l'ouverture du gobelet, qu'ils franchissent peu à peu en en rompant la paroi. Ces bourgeons sont tantôt de vraies Méduses, tantôt médusiformes, tantôt encore des conformations plus simples. Une réduction dans le nombre des bourgeons naissants détermine une forme plus compliquée en apparence. Si le corps du polype persiste à un état très-inférieur, tandis que, dans son intérieur et pour ainsi dire à ses dépens, il se développe seulement un bourgeon médusiforme qui remplit le gobelet tout entier, ce bourgeon paraît alors être un produit de la souche commune ne présentant aucun rapport avec un corps individuel de polype, tandis que dans le fait le phénomène dépend de l'atrophie graduelle puis finalement complète d'un individu polypaire. C'est ce que prouvent les états de passage. Ces faits observés chez les Campanulaires, peuvent aussi expliquer les autres produits médusiformes de gemmation ou même les vraies Méduses qui naissent sur les souches des polypes hydraires. Des rétrogradations du corps des hydroïdes ou plus encore leur développement rudimentaire, peuvent s'effectuer encore d'une autre manière. Je range ici les parties observées par Allman, et décrites par Busk sous le nom de Nématophores (*Annals et Mag. Nat. Hist.*, 1864) chez les *Aglaophænia* et *Antennularia*. L'atrophie de ces individus est en rapport avec le défaut d'un système gastro-vasculaire.

Les bourgeons sexuels des *Siphonophores* dans leur ensemble revêtent plus évidemment et plus régulièrement un aspect médusiforme, et présentent presque partout la différenciation de l'ombrelle et des canaux rayonnants des Méduses. Ces derniers sont fréquemment irréguliers dans leur parcours, et forment de nombreuses anastomoses (*fig.* 22, *E*, *g*). Dans ces cas le bourgeon est le moins différencié, l'appendice central de l'appareil gastro-vasculaire homologue à l'estomac des méduses manque, ainsi que le velum et les tentacules. L'ombrelle est complétement développée et pourvue d'un velum chez les Diphyides (*fig.* 22, *B*, *g*). Il en résulte leur séparation de la souche, et une existence libre bien que de courte durée. Un groupement sur la souche de la colonie, de bourgeons sexuels avec d'autres individus polymorphes caractérise les Diphyides. Ici (*fig.* 22, *A*, *e* et *B*) il y a un groupe composé d'un estomac, d'un bourgeon sexuel, d'un filet pêcheur, et protégé par une plaque tectrice (*B*, *t*) qui tend vers une existence indépendante. L'*Abyla* présente cette indépendance en ce que ces groupes se détachent de la souche et nagent en liberté (*Eudoxies*), les bourgeons sexuels médusiformes fonctionnant comme organes locomoteurs. Les Vélelles répètent ce que nous avons vu chez les Hydractinies, et montrent un dimorphisme, en ce qu'il se forme des bourgeons sexuels chez les individus nourriciers les plus petits (atrophiés) de la colonie, lesquels se développent d'après le type médusaire, se détachent de la souche et se transforment, une fois libres, en Méduses adultes. Les colonies de Siphonophores sont pour la plupart des deux sexes, il y en a cependant chez lesquelles la séparation des sexes s'est effectuée, le *Diphyes quadrivalvis*, par exemple.

Sars, *Beskrivelser*, etc., Bergen, 1835 ; Steenstrup, *Ueber den Generationswechsel*, Copenhague, 1842 ; Gegenbaur, *Zur Lehre vom Generations wechsel*, Würzbourg, 1854 ; Allman, *Reprod. System. in the Hydroida* (*Report of British Association*, 1863).

Organes sexuels.

§ 60.

Le mode de formation des organes médusiformes chez les polypes hydraires par un bourgeonnement extérieur, met les organes sexuels en rappo avec l'appareil nourricier cœlentérique. Nous avons déjà remarqué comment u prolongement de l'appareil gastro-vasculaire pénètre dans le bourgeon génit et se complique en se ramifiant dans le manteau qui doit former la cloche d la Méduse. Les produits sexuels se trouvent donc chez beaucoup de *Méduse inférieures* (*Leptoméduses*) à l'endroit où ils sont dans les bourgeons médus formes des polypes hydraires. Là c'est le prolongement gastro-vasculaire, l la paroi de ce même prolongement transformé en estomac qui fait naître le germes sexuels. Le tissu des germes apparaît en bourrelets longitudinaux, q correspondent au nombre des rayons. Les appareils mâles et femelles son toujours séparés sur des individus différents. Chez d'autres ce sont les canau radiaires dont les parois sinueuses fonctionnent sur des étendues plus ou moin grandes de leur surface, comm organes générateurs, et dépenden quant au nombre, de l'appare gastro-vasculaire. Toutes ces cir constances déterminent chez le Océanides, Eucopides, Thaumar tiades (*fig.* 16) et Æquorides, de saillies plus ou moins prononcée à la face inférieure de l'ombrelle qui se présentent comme des ex pansions du système gastro-vascu laire. Ces conformations corres pondent à l'étroitesse des canau radiaires, et servent dans leur di versité de forme et d'étendue augmenter la surface des parois Elles manquent lorsque les canau radiaires se dilatent en poches plu ou moins développées. Chez les Géryonides et Æginides la paroi (inférieure) de poches radiales (*fig.* 25, *r*), qui est le siége de la formation des produits géné tiques (*g*), ne présente jamais de dilatations sacciformes. La substance don dérivent les produits sexuels se développe chez les Géryonides en lames élar gies (feuilles génitales).

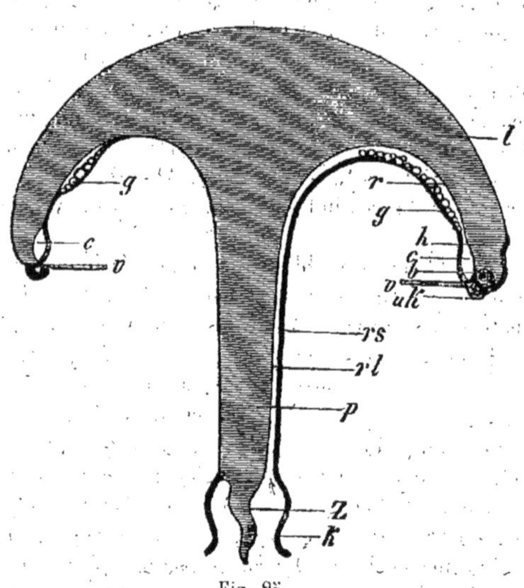

Fig. 25.

Fig. 25. — Coupe schématique verticale d'une *Géryonide* (*Carmarina hastata*) adulte, faite droite, suivant un canal rayonnant dans sa longueur; à gauche, conduite au travers de l'aile laté rale d'une lame génitale dans un plan interradial; *b*, vésicules marginales; *c*, canal annulaire *g*, produits sexuels; *h*, manteau; *k*, estomac; *l*, disque gélatineux; *p*, tige stomacale; *r*, ca nal rayonnant; *rl*, sa paroi intérieure; *rs*, extérieure; *uk*, anneau cartilagineux; *v*, velum *Z*, prolongement en forme de langue de la tige stomacale (d'après Häckel).

La sortie de la substance sexuelle a lieu par rupture du tissu. Lorsque les testicules ou ovaires sont enfouis dans la paroi de l'estomac, les éléments séminaux et les œufs sont immédiatement expulsés au dehors, et il en est de même là où les élargissements s'éloignent des canaux radiaires.

Dans les *Lucernaires* les organes sexuels consistent en huit bourrelets allongés et rayonnants, situés sur la partie du corps correspondant à la sous-ombrelle des Méduses, et formant des saillies dans les dilatations de l'appareil gastro-vasculaire. Ils représentent ainsi une forme intermédiaire entre les conformations des Méduses craspédotes et celles des Acraspèdes.

Chez les *Méduses supérieures*, les organes générateurs se présentent toujours dans des connexions tout à fait semblables, et sont beaucoup moins diversifiés quant à leurs rapports de forme et de situation. Ils consistent en quatre ou huit fraises recourbées en demi-cercle, disposées en rosette à la surface inférieure de l'ombrelle (*fig.* 17, *ov*), et enfouies dans les sinus du système gastro-vasculaire. Elles sont cachées dans des enfoncements de la face inférieure du disque, ou forment de nombreux plis, librement suspendus au dehors.

Quelques remarques sur la situation, le nombre et l'étendue des organes sexuels des Méduses inférieures. Les points de formation des germes qui chez les Océanides se trouvent le long de l'estomac, sont parfois répartis à des hauteurs différentes comme chez les Sarsiades (*S. strangulata*, d'après Allman). On a aussi observé la coexistence d'organes sexuels dans l'estomac et les canaux radiaires. Toute partie de ces derniers, depuis leur origine à l'estomac ou à la cavité centrale, jusqu'à leur terminaison dans le canal circulaire, peut fonctionner comme organe sexuel, bien qu'il y ait pourtant dans quelques genres une localisation déterminée et fixe. L'organe limité à une courte portion d'un canal s'allonge fréquemment en forme de sac. Les six organes sexuels du *Circe digitalis* sont remarquables sous ce rapport, en ce qu'ils se développent en tubes allongés suivant la profondeur de l'ombrelle. La continuation des canaux radiaires dans leur intérieur n'est appréciable que par une modification des parois du système gastro-vasculaire. Il en est autrement de l'*Eleutheria*, chez laquelle les produits mâles et femelles naissent entre l'ectoderme et l'entoderme de sa partie dorsale. Les œufs se développent en embryons, déterminant de petites saillies qui se rompent pour laisser sortir les jeunes (Krohn, *Archiv f. Nat.*, XXVII). En raison du faible développement du disque gélatineux et du système gastro-vasculaire périphérique, l'appareil sexuel ne paraît plus suivre la disposition rayonnante ; circonstance qui est importante à ce point de vue, qu'elle fournit un exemple évident de l'action réciproque des rapports anatomiques. Les embryons sortant des œufs de la plupart des familles de Méduses craspédotes (Océanides, Eucopides, Thaumantiades, Æquorides) sont couverts de cils vibratiles (*Planules*), et après un état de liberté se fixent et se transforment en polypes. Il résulte de là une marche de différenciation très-remarquable des organismes qui complètent ainsi leur cycle de développement. De nouvelles complications interviennent ensuite d'une propagation sexuelle que présente une des familles des Océanides. Chez les *Sarsia, Lizzia* et autres, il y a aussi multiplication par bourgeonnement. De nouveaux individus prennent naissance tantôt sur l'estomac tantôt sur le canal circulaire, dans ce dernier cas surtout à la base des tentacules. Chez une forme voisine du genre *Steenstrupia*, de nouvelles générations se forment même brusquement les unes sur les autres, car une Méduse formée par bourgeonnement est elle-même le siége de nouveaux bourgeons avant qu'elle se soit détachée (Méduse de *Hybocodon prolifer* Ag. Les Méduses de *Coryne fritillaria* se comportent de même).

Une multiplication asexuelle semblable se rencontre aussi chez les Æginides, dont le fond de l'estomac produit également des bourgeons médusaires. La saillie conique qui occupe le fond de l'estomac des Géryonies (*Carmarina*) produit, d'après la découverte de Häckel, de nombreux bourgeons de Méduses, mais qui appartiennent aux Æginides (*Cunina*). Ces deux familles sont donc en liaison étroite par ce mode de propagation (Allœogénèse), et ne repré-sentent que des états différents de forme d'un seul et même cycle de développement, qui es notablement amplifié par une double multiplication sexuelle et une double multiplicatio asexuelle.

Le développement chez les *Méduses supérieures* concorde, bien que d'une manière éloi-gnée avec celles des formes inférieures. Chez les jeunes *Cephea, Cassiopea, Aurelia*, l'œu produit un embryon cilié qui se fixe (*fig.* 26, 1, 2, 3) et se transforme en un polype, qu'a-vant de connaître ses rapports avec les Méduses on avai appelé l'*Hydra tuba*, et qui donne naissance par bour-geonnement à de jeunes Méduses (*fig.* 26, 4, 5). Cett génération alternante, formant un état intermédiaire poly-piforme, ne se présente pas chez les *Pelagia*, où la jeun Méduse est directement produite par l'œuf (Krohn, *Arch f. nat.*, XXI, p. 491 ; Agassiz, *o. c.*).

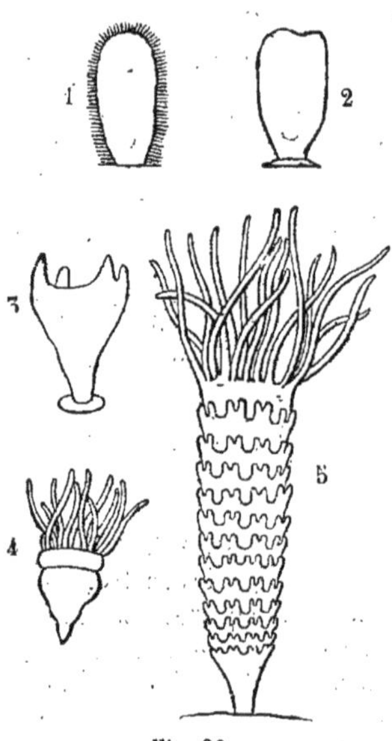

Fig. 26.

La marche de ces phénomènes est fort différente d celle décrite dans les polypes hydraires, de même qu les polypes dont le corps en est le siége sont très-diffé-remment organisés. Les nourrices polypiformes des Mé-duses acraspèdes occupent une place plus élevée vis-à-vi des polypes hydraires, parce que leur système gastro-vas-culaire est plus compliqué. En ce qui concerne la march même du phénomène, il faut considérer la formation d Méduses sur la souche hydraire, comme une différencia-tion d'organes (développement d'individus de second or dre en individus de cinquième ordre, selon Häckel), tan dis que l'autre forme de génération alternante, résult chez les Méduses acraspèdes, d'une participation de l'en semble de l'organisme à une formation métamérique. C'e un bourgeonnement pendant l'état de jeunesse de l'anima et d'après cela, les conditions que présentent les *Pelagia* rattachent simplement à celles des autres Méduses soumises à la génération alternante. l larve sortie de l'œuf de Pelagia correspond à celles des autres, et représente un organism polypiforme nageant, qui graduellement se développe en Méduse. Je ne considère pas cet marche comme dérivant de l'autre, et je l'estime comme se rapprochant bien plus de l'ét primitif, en ce que la fixation de la larve polypoïde fait seule défaut. L'état primitif doit doi être ainsi conçu : un être polypiforme et fixe se développe graduellement en Méduse libr dont l'Ontogenèse répète la marche du développement paléontologique. Après cela arri la différenciation. Dans un cas, le polype fixe ne reste dans cet état que pendant un tem toujours plus court, la transformation en Méduse s'effectuant par des états toujours plus ra prochés. Enfin la larve ne se fixe plus du tout, mais subit sa différenciation en nageant l'état libre (*Pelagia*). Dans d'autres cas, la larve polypiforme demeure plus longtemps fixé croît dans des conditions de nourriture favorables, et se prépare en conséquence à la fo mation de métamères (Strobiles). Chaque métamère isolé subit alors peu à peu la mêr différenciation qu'avait éprouvée la larve entière sans production de métamères (*Cephe Aurelia, Cyanea.*) Sars, *o. c.*; Von Siebold, *Beiträge zur Naturgesch.* Danzig, 183 Dalyell, *Rare and remarkable animals;* Frantzius, *Zeit, Zool.*, IV, p. 118, et plus récen ment Agassiz, *Contributions*, IV.

§ 61.

La disposition des organes générateurs est peu diversifiée chez les *Anth zoaires*. Le lieu de formation des éléments reproducteurs est toujours la su

Fig. 26. — États jeunes de l'*Aurelia aurita;* 1, forme planule fixée; 2, 3, passages à la forme poly 4, commencement de la formation des métamères; 5, formation métamérique (Strobile) contin et sa différenciation (d'après Sars).

face intérieure regardant la cavité digestive, de sorte que ses produits arrivent au dehors par la voie de l'estomac. Le plus souvent ce sont les cloisons de la cavité du corps ou les saillies occupant cet espace central, qui fonctionnent comme organes de reproduction, comme cela est le cas pour les premières chez les Actinies, et les secondes chez les Alcyonaires (*fig.* 18, *B*), et les Polyactinies. Les sexes sont ordinairement séparés, mais il se présente des cas d'hermaphroditisme, où une face d'une cloison produit des éléments mâles et l'autre des femelles.

Chez les *Cténophores* c'est dans la portion périphérique du système gastro-vasculaire que se trouve le point de formation des germes. Ces Cœlentérés ne s'écartent donc point par là des conditions typiques. Le long des séries de canaux qui suivent les lames natatoires, se développent des expansions latérales en forme de cæcums dans lesquelles naissent de la semence et des œufs (*fig.* 27, *b*, *c*). Un des côtés d'un des canaux radiaires est garni de follicules ovifères, l'autre de lobules testiculaires, formation hermaphrodite qui se répète pour chaque segment radial du corps. Le système de canaux sert à conduire les produits au dehors. Il y a donc ici des conditions qui concordent entièrement avec celles d'une partie des Anthozoaires, et si on compare la substance du corps située entre deux canaux rayonnants à une cloison des Anthozoaires, on trouve les mêmes relations dans la répartition des lieux de gemmation des deux espèces d'éléments sexuels.

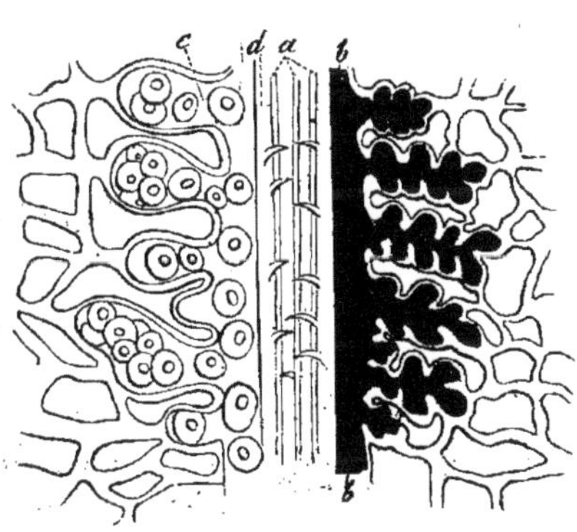

Fig. 27.

La *reproduction asexuelle* est fort répandue chez les Anthozoaires. La scission s'observe chez toutes les Polyactinies vivant en colonies. Les états particuliers des *Fungia*, *Meandrina* et autres ne proviennent pas exclusivement de procédés de scission. On a observé le bourgeonnement chez les Actinies, Mosse l'a constaté chez les *Sagortia* et *Actinoloba* (*Actinologia britannica*), ainsi qu'une scission longitudinale chez l'*Anthea cereus*. L'accroissement des souches des Octactiniens paraît être principalement dû à un bourgeonnement, qui paraît avoir son point de départ dans le système gastro-vasculaire du sarcosome.

Fig. 27. — Organes sexuels de *Beroë rufescens* dans leurs rapports avec une étendue donnée d'un canal radial; *a*, stries (peut-être musculaires?) longeant le canal *d*; *b*, côté produisant l'élément séminal; *c*, côté ovarien (d'après Will).

CHAPITRE III

VERS

APERÇU GÉNÉRAL

§ 62.

Les classes réunies dans la souche des Vers sont représentées par des org nismes qui, bien que présentant entre eux des rapports voisins de parent ne sont pourtant en aucune manière séparés d'une façon bien tranchée d autres types. Leur parenté réciproque est assez semblable à celle qui exis entre eux et les autres souches, car ils réunissent des formes qui se ra tachent aussi bien aux Échinodermes qu'aux Articulés et Mollusques, même aux Vertébrés. On peut donc considérer les Vers comme constitua un groupe de départ, duquel des différenciations conduisent à d'autres en branchements. Autant qu'il nous est connu dans la période actuelle, ce grou contient moins de séries ayant un type commun bien circonscrit, et do les états d'organisation puissent se déduire les uns des autres, que de form qui sont peu reliées entre elles et parfois même tout à fait isolées. Aucune su division ne conduit plus aisément à la connaissance des rapports de la pério actuelle d'organisation animale, que celle des Vers. Elle nous montre à cô de riches et grandes séries de formes liées par une étroite parenté, de nom breux états étrangers et isolés de formes non ultérieurement différenciée et dont les relations avec celles qui leur étaient primitivement alliées so devenues moins distinctes par suite des progrès de la différenciation de c dernières.

En général les Vers sont conformés d'après la symétrie bilatérale, ou la forn fondamentale que Häckel nomme « eudipleure », mais ils renferment au un grand nombre d'états de formes inférieures. Le corps le plus souvent mo cylindrique ou aplati, présente une face dorsale et ventrale; cette derniè portant l'ouverture buccale, ordinairement située à l'extrémité du corps q la direction de la locomotion indique comme étant l'antérieure. L'anus trouve fréquemment sur la face dorsale. Les positions réciproques s'observe même encore lorsque chacune des ouvertures occupe une des extrémités l'axe longitudinal du corps. Une forme radiaire du corps résulte quelquefois de l'assujettissement à l'axe longitudinal de deux axes transversaux et égaux en valeur; — cette forme pourrait être rattachée aux Cœlentérés, si la présence de cavités intérieures n'appartenant point à l'appareil digestif ne constituait une différence caractéristique.

Dans les subdivisions inférieures le corps paraît homogène et uniforme; il s'articule par contre, dans les formes supérieures le plus souvent allongées, en un nombre de segments plus ou moins distincts, qui représentent des répétitions d'une seule et même formation. Le corps entier se trouve ainsi partagé en une série de sections d'égale valeur appelées métamères. Nous avons donc ainsi deux grands groupes, les *Vers non annelés* et les *Vers annelés*. Ces derniers se distinguent en Vers dont la segmentation est circonscrite aux organes extérieurs seulement, et en ceux chez lesquels la division porte aussi sur les organes internes, notamment sur le système nerveux. Dans le groupement des différentes subdivisions des Vers il ne faut pas perdre de vue que les groupes principaux doivent être placés non à la suite, mais à côté les uns des autres, et que les formes les plus hautement différenciées ne peuvent pas toujours être rattachées aux plus inférieures, telles que nous les connaissons dans la période actuelle.

Les *Platyelmes* (vers plats) peuvent être regardés comme les plus inférieurs de la classe. Leurs organismes simples et non annelés se présentent à divers degrés d'organisation. Les plus inférieurs sont les *Turbellariés*. Sous plusieurs rapports (pas seulement par la présence des cils vibratiles sur tout le corps) ils se rattachent aux formes ciliées des Infusoires, et en dérivent peut-être. Ils se partagent en Rhabdocœles et Dendrocœles, dont les premiers peuvent être subdivisés selon qu'ils possèdent un rectum ou qu'ils manquent de cette partie terminale de l'intestin.

Je range dans un second ordre les *Trématodes* qui se rattachent aux Turbellariés dendrocœles, et chez lesquels leur mode de vie parasite a apporté des modifications diverses, qui s'expliquent soit par des rétrogradations, soit par des différenciations ultérieures résultant de leur adaptation à des conditions de vie changées. Dans la même mesure qu'on peut faire dériver le troisième ordre des *Cestodes*, de celui des Trématodes, il s'éloigne des Turbellariés. La forme rayonnante que présente souvent leur corps primitif (deux axes transverses égaux sur un axe longitudinal), paraît les faire descendre d'organismes placés encore au-dessous des Vers, mais l'apparition d'une segmentation du corps introduit un élément nouveau de transformation et produit, par bourgeonnement, une nouvelle formation d'individus différents plus ou moins indépendants du corps qui les engendre. La réunion des bourgeons a donc pour résultat des souches animales dimorphes, car l'organisme bourgeonnant est différent de celui des rejetons, et reste asexuel, tandis que ces derniers prennent un développement sexuel. Les *Némertiens* occupent la place la plus élevée parmi les Vers plats; ils se rattachent par certaines formes (*Prorhynchus*) aux Turbellariés. L'ensemble de leur organisation les en éloigne cependant, et permet de reconnaître un rapprochement vers les Annélides.

La classe des *Vers ronds* (Némathelminthes) se présente comme bien cir conscrite. Ces organismes, pour la plupart parasites, n'ont presque pas d voisins rapprochés, et ne peuvent être dérivés que de formes placées à u niveau inférieur à celui qu'occupent les Platyelmes actuellement connus. J distingue dans les vers ronds deux ordres, les *Nématodes* et les *Gordiacés*. J comprends dans cette classe le groupe des *Chaetognathes* (Lt.) qui n'es représenté que par le genre *Sagitta*. Ressemblant aux vers ronds par la form de leurs corps, ils s'en écartent d'une manière essentielle par leur organisa tion. Il n'est cependant pas invraisemblable qu'il n'y ait eu autrefois un forme commune comme point de départ des Vers ronds.

Les *Bryozoaires* qu'on a le plus souvent rattachés aux Mollusques mér tent le rang d'une classe spéciale. Tandis qu'il y a des raisons pour le éloigner des Mollusques, il n'y en a aucune qui s'oppose à ce qu'on les pla parmi les Vers. Un rapprochement plus intime vers une des autres class est aussi peu démontrable que pour les groupes suivants.

Le second grand groupe des Vers renferme des formes en partie ann lées. Elles se rattachent de diverses manières aux formes qui ne le so pas, mais chez lesquelles on peut déjà çà et là apercevoir une formation plusieurs segments du corps qui sont égaux en valeur (métamères). Cet segmentation ne s'imprime pas à tous les organes, ce qui nous conduit distinguer deux états différents. Dans l'un, la segmentation ne porte, q sur les parties extérieures, l'enveloppe dermo-musculaire, les organes i ternes restant simples, de sorte qu'il ne peut être question de formation métamères que dans un sens fort restreint.

Ici se range la classe des *Rotifères* qu'autrefois, d'après Leydig, j'ai compt parmi les Arthropodes. L'articulation du corps n'intéresse que les tégumen L'existence d'un organe vibratile les rapproche d'états inférieurs du dévelo pement des Annélides, et ils présentent par plusieurs points de leur organis tion interne des rapports avec les Vers plats. Ils constituent ainsi une form intermédiaire qui laisse entrevoir des relations lointaines avec d'autres.

Le *Balanoglossus* doit être regardé comme le représentant d'une clas particulière, qu'on peut, en suite des rapports de l'appareil respiratoi avec le canal digestif, distinguer sous le nom des *Entéropneustes*. La form tion de métamères, bien moins développée que chez les Annélides, e cependant beaucoup plus avancée que chez les Némertiens, dont cette clas rappelle certaines dispositions.

Je place ici la classe des *Tuniciers*, qu'on a longtemps rangés parmi l Mollusques, et qui par la transformation en cavité respiratoire de la par antérieure du canal digestif, se rapprochent de près des Entéropneustes, av lesquels on devrait peut-être les réunir; par ce fait ils s'éloignent de la clas des Mollusques. La division la plus voisine de l'état primitif est celle d *Appendiculariées;* ce sont des Tuniciers nageant au moyen d'un appendi rameur caudiforme. Les *Ascidies* parcourent dans leurs états larvaires, d formes semblables aux Appendiculaires, et conservent dans leur cavité resp ratoire de la manière la plus nette les rapports primitifs. Ils se partage en Monascidies et Synascidies (Häckel). Les *Pyrosomes* sont à consider comme une ramification particulière de la souche des Ascidies. Ils ont de commun avec les suivants les positions opposées des orifices d'entrée et de sortie du corps; ce sont les sous-classes des *Cyclomyariens* (Doliolum) et des *Salpes*. La première se rapproche plus des Ascidies que la seconde, en ce qu'elle est pendant l'état larvaire pourvue d'une queue natatoire.

Je considère comme étant indépendante la classe des *Géphyrées*. Ils se rapprochent des Annélides par une formation de métamères déjà distincte chez quelques-uns. Plusieurs systèmes d'organes pourtant qui dans les Annélides sont déjà compris dans la segmentation du corps, restent encore en dehors chez les Géphyrées, mais les différences les plus grandes se présentent sous ce rapport. Tandis que chez les Echiurides on peut distinguer une segmentation apparente, mais rare, il n'y en a pas de trace dans les Siponculides. Les divers genres offrent, surtout dans leur organisation, des particularités bien plus tranchées que ne le font les familles des autres Vers. Ils semblent être beaucoup plus les représentants de divisions plus étendues, d'ordres. Ils s'éloignent des Annélides par leurs formes larvaires autant que par leur organisation.

La réunion dans une même grande division des *Acanthocéphales* et des Géphyrées, qu'on a quelquefois proposée, me paraît contestable. Ils n'ont de commun que l'arrangement du système musculaire, tous les autres systèmes du corps se comportant très-différemment. Si cependant leur identification venait à être démontrée d'une manière précise, il faudrait, en tout cas, considérer les Acanthocéphales comme des formes dégénérées par le parasitisme.

Je dois placer au même niveau que les Géphyrées et les Rotifères les *Onychophores* (Grube) qui, ainsi que les Entéropneustes, ne sont représentés que par un seul genre (*Peripatus*). Ils ont dû se détacher encore avant les précédents de la couche fondamentale primitive dont dérivent les Vers, et témoignent, par leur organisation, de leur provenance commune avec d'autres organismes articulés, qui ont atteint un plus haut degré de développement, tel que nous le voyons dans les Arthropodes. En tout cas, leur parenté avec les Annelés n'est point très-rapprochée, et la segmentation n'est qu'extérieure, et n'intéresse en rien le système nerveux.

La division de l'organisme en segments que, dans les groupes précédents, nous n'avons vue qu'incomplète et partielle est achevée chez les *Annelés*, où elle se présente sous la forme de parties semblables placées à la suite les unes des autres (métamères). Cette division s'exprime à l'extérieur et au dedans, et même là où elle est peu apparente extérieurement, elle ne fait pas défaut aux organes internes. On peut déjà faire dériver le phénomène de la formation métamérique des faits de bourgeonnement mentionnés chez les Cestodes. Pendant que chez ceux-ci les produits de bourgeonnement se détachent pour former des individus indépendants, ils restent unis entre eux en un seul organisme chez les Annelés. La dépendance réciproque des métamères entraînant la communauté de certains systèmes d'organes, ceux-ci perdent en indépendance tout ce que l'organisme gagne en unité. Ces conditions, jointes à la différenciation plus élevée des systèmes nerveux et musculaires ainsi que des appareils terminaux sensoriels, placent les Annelés à la tête des Vers. Ce qui dans les autres divisions était seulement indiqué, prend son développement complet chez les Annelés.

Je considère comme la classe la plus inférieure celle des *Hirudinées*, dont l'organisation rappelle les conditions existant dans les Vers inférieurs, surtout celles des Turbellariées dendrocèles et des Trématodes. Ils ont de commun avec eux surtout un mode de vie parasite développé à différents degrés. La formation métamérique, qui n'est exprimée extérieurement que dans quelques cas (*Branchellion*, *Branchiobdella*), se manifeste d'ailleurs dans les organes internes. Ce qui chez les sangsues paraît être une segmentation de la peau, n'a rien à faire avec la formation de métamères, et constitue le même phénomène qui se présente souvent chez les Nématodes. Les points par lesquels les Hirudinées font preuve de parenté avec les Vers plats, justifient leur séparation tranchée des Annélides et réclament pour toutes deux une provenance distincte. Chez les *Annélides*, la formation métamérique est toujours exprimée aussi extérieurement. La division des *Drilomorphes* (Häckel) se distingue des Hirudinées par la présence de soies, de la subdivision suivante par le manque de membres. On peut distinguer deux sous-ordres dans ce groupe, les *Scoléines* et les *Haliscolécines* (Vict. Carus), dont les derniers, par leur organisation, se rapprochent de l'ordre suivant, qui comprend les *Chétopodes*, caractérisés par le développement de rudiments de membres disposés par paires, et pour la plupart garnis de soies (tronçons de pattes) et d'autres appendices sur les divers métamères. Une formation rétrograde paraît accompagner l'absence des tronçons de pattes. La division du corps n'a pas toujours lieu d'une manière uniforme; il n'est pas rare de trouver des métamères différant considérablement des autres; et le corps ainsi formé d'une suite de segments différents des autres, paraît divisé en sections de valeur inégale. Ce fait d'hétéronomie des segments peut présenter des diversités infinies, mais qui se limitent le plus souvent à l'extérieur, et ne concernent que plus rarement les parties internes. Les Annélides vivant en liberté, forment un sous-ordre dans les Chétopodes, sous le nom de *Errantes;* et représentent les formes de la classe les moins modifiées. La petite section des *Gymnoscopes* avec le genre particulier de *Tomopteris* en dérive. Un second sous-ordre, dérivant des Chétopodes, est celui des *Tubicoles*, dont l'organisation correspond à celle des Annélides errantes et n'en diffère que par les modifications que nécessite le genre de vie de ces animaux qui sont fixés.

Aux *Vers plats* (Platyelmes), surtout aux Turbellariées, se rattachent un grand nombre de formes qui ne sauraient être comprises dans aucune des divisions plus restreintes que nous avons déjà citées. Parmi ces formes isolées se trouvent les genres *Ichthydium* et *Chætonotus* (M. Schultze, *Arch. Anat. et Phys.*, 1853, p. 241) dont le premier rappelle sur beaucoup de points les Annélides. Les rapports des Vers non articulés avec ceux qui le sont portent sur des points fort différents, et on doit admettre que les organismes articulés n'ont pas eu qu'un seul point de départ. Il est par conséquent actuellement impossible de déterminer où des passages ont réellement eu lieu, mais nous devons constater qu'on ne saurait méconnaître que chez beaucoup d'organismes faisant partie des vers non articulés, on remarque les commencements d'une segmentation du corps. Nous voyons là un passage aux formes articulées en général, sans pouvoir le rapporter directement à des espèces déterminées d'annélides. Ce qui ne serait possible qu'en supposant pour les annélides des formes de souche semblables

l'observation de formes intermédiaires fournissant les bases de ces suppositions, elles ont une haute importance, et leur connaissance a plus de valeur que celle de bien des formes déjà complétement différenciées. Comme formes intermédiaires, on peut désigner les *Turbanella* (M. Schultze, *o. c.*). et les *Echinoderes* (Dujardin, *Ann. sc. nat.*, 3e série, XV, p. 158; Claparède, *Beobachtungen*, p. 90).

La parenté déjà signalée plus haut entre les *Bryzoaires* et des types inférieurs est encore confirmée par la connaissance du *Loxosoma*. Bien que cette forme ne puisse être rigoureusement rangée ni dans les Bryozoaires ni dans une autre division des Vers, on doit reconnaître qu'elle est une forme intermédiaire, devant constituer le représentant d'une subdivision particulière. (Kowalewsky, *Mém. Acad. de Saint-Pétersbourg*, VII, X, 2).

Les rapports de parenté des *Némathelminthes* aux autres divisions ont été principalement éclairées par les recherches de Schneider sur le genre *Polygordius*. Comme cet animal possède en même temps des particularités des Némertiens, des Vers ronds et des Annélides, qu'il se rattache à ces derniers par son développement, nous devons en conclure qu'il a conservé les caractères d'une ancienne forme-souche, dont les classes parentes précitées et actuellement fort divergentes ont dérivé. La coordination de ces classes y trouve des bases sûres. — Le genre *Ramphogordius* occupe une position différente de celle du *Polygordius*, mais comme elle intermédiaire.

En ce qui concerne les *Tuniciers*, les recherches de Kowalewsky (*Mém. Acad. de Saint-Pétersbourg*, X, 15) sur le développement des Ascidies ont exclu d'une manière précise leur parenté avec les Mollusques. Il s'y forme un tube nerveux dorsal et un tube intestinal ventral, et, dans la partie postérieure du corps, un organe de soutien qui en occupe l'axe et concorde avec la chorde dorsale de l'Amphioxus. Cette identité de l'ébauche avec celle des Vertébrés serait encore plus complète, si le tube nerveux, la chorde et le tube intestinal tombaient dans la même coupe transversale. Mais cela n'a pas lieu à cause du peu de développement de longueur des tubes nerveux et digestif, fait qui paraît dépendre à son tour du défaut d'articulation du corps, qui, si elle se présentait, constituerait une concordance importante avec les Vertébrés. Nous ne voyons, au lieu de cela, que des relations de parenté éloignées qui indiquent, d'un côté une origine commune avec les Vertébrés, tout en justifiant de l'autre une séparation des Mollusques. Leur position vis-à-vis des Vertébrés (surtout l'*Amphioxus*) est analogue à celle des Vers plats vis-à-vis des Vers ronds.

L'intelligence de la *formation de segments* chez les Annelés doit, à mon avis, résulter d'une appréciation générale des phénomènes dont, à ce point de vue, les Vers sont le siége. Dans un ordre de Vers plats, celui des *Cestodes*, nous voyons un corps non articulé et toujours privé de sexe (nourrice), produire par une sorte de bourgeonnement une série de segments ou métamères dont les plus postérieurs sont toujours les plus anciens. L'ébauche de cette formation de segments est le résultat d'un procédé de bourgeonnement; seulement les segments se développent en avant comme parties d'un animal complet, comme aussi certains organes (système de canaux aquifères) se continuent régulièrement au travers la série entière. Dans les segments isolés, des organes sexuels se différencient peu à peu, et il résulte de ces métamères, qui ensuite se détachent et manifestent une vie indépendante dont la durée est variable, une formation d'individus d'un ordre supérieur (*fig.* 28). C'est ainsi que se forme la chaîne du tænia, laquelle doit être considérée comme une agrégation d'individus plus ou moins indépendants, comme Van Beneden l'a le premier démontré avec précision. De même que la durée de la vie et l'indépendance individuelle des segments sont fort différentes suivant les genres et les espèces, de même le degré de segmentation du corps de

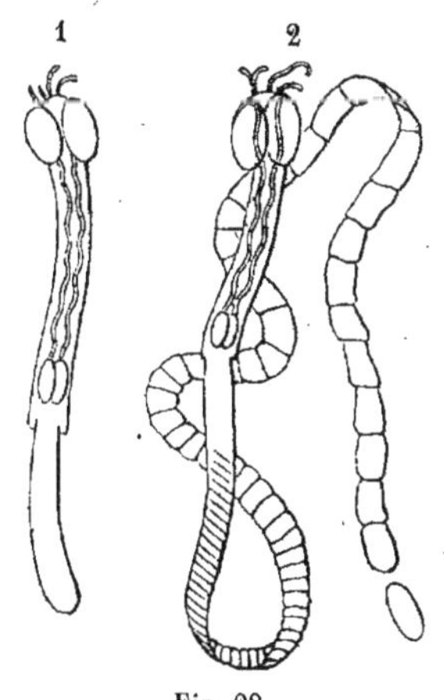

Fig. 28.

Fig. 28. — 1. Cestode (*Tetrarhynque*) sous forme asexuelle de nourrice. — 2. Le même à l'état de segmentation en anneaux, dont les derniers (Proglottides) se détachent isolément (d'après Van Beneden).

l'animal mère est très-variable. Chez plusieurs, les articles ne sont qu'indistinctement séparé Chez les *Ligules*, la segmentation extérieure fait complétement défaut, ou n'est perceptib que sur de petites surfaces, et ce n'est que par les orifices génitaux qui se succèdent en sér que la répétition des organes sexuels est indiquée. Le phénomène de la formation des mét mères est ici condensé. Chez les *Caryophyllées*, enfin, il n'y a aucune division du corps, les organes sexuels sont simplement situés dans sa partie postérieure. On peut donc ai suivre une série continue depuis l'état du corps le plus simple jusqu'à la chaîne compliqu des Cestodes. Une multiplication analogue par bourgeonnement se rencontre aussi chez l Turbellariées (Leydig, *Arch. f. Anat.*, 1854, p. 284). Si nous comparons ces phénomène ceux que nous présentent les Annélides, ceux en particulier qui appartiennent aux famil des *Naïdes* et des *Syllides*, et qui consistent en ceci, que les segments postérieurs du co d'un individu se développent en individus indépendants, qu'ils soient différents de l'anim mère, ou qu'ils lui soient semblables, nous devons accorder aussi aux segments des An lides une force potentielle plus grande, et leur attribuer une valeur égale à celle des se ments ou métamères d'une chaîne de Cestode. Dans beaucoup de Vers en effet, ces se ments contiennent non-seulement leurs propres ganglions de la chaîne ventrale et une fr tion de l'intestin, mais encore certains organes particuliers de respiration et d'excréti auxquels s'ajoutent, dans un genre (*Polyommatus*), même des organes supérieurs des se (yeux). Cette conception ne peut cependant être admise que comme s'appliquant à un p nombre de formes, car, chez la grande majorité des Annélides, l'union intime des mé mères détermine l'unité dans l'organisme. Si on a cependant égard à la différence entre individus physiologiques et morphologiques, il est évident qu'une extension de cette mani de voir est entièrement justifiée. Le premier et le dernier segment du corps sont, avant to différenciés chez les Annélides, tous les autres naissant entre ces deux, et c'est ce que n rencontrons aussi chez les Cestodes. Il y a ainsi une série de phénomènes qui, d'une part, terminent la production de nouveaux individus, tandis que, d'autre part, ils provoquent formation d'organismes d'une construction plus compliquée, et placés à un niveau supérie La formation des métamères s'explique donc par un procédé de bourgeonnement, qui foun des produits non indépendants, lesquels demeurent réunis en un seul tout.

On peut porter sur l'organisme des Articulés le même jugement que sur celui des An lides, car tous deux présentent des conditions analogues. Le rapprochement des Annélides Arthropodes est même relativement très-intime, et tous deux pourraient être groupés d *une* division. Seulement, abstraction faite de considérations pratiques, j'ai surtout été por une séparation provisoire par la circonstance que, dans certaines divisions, les *Mollus* aussi présentent des rapports de parenté avec les Vers, ainsi que les Échinodermes. Je c sidère donc la souche des Vers comme un groupe animal, qui se transforme typiquen dans plusieurs directions, puisqu'il se rattache par ses formes inférieures aux Vertébré aux Mollusques, et se continue dans ses formes élevées par les Annelés aux Articulés et Échinodermes.

Lorsque nous faisons dériver d'une marche de bourgeonnement la formation des m mères des Vers annelés, nous ne devons pas perdre de vue que cela ne fait qu'indique mode de naissance primitive de l'organisme articulé, sans aucunement préciser la ma qu'a suivie individuellement dans son propre développement chaque vers articulé. Chez b coup d'entre eux, le bourgeonnement des métamères est en tout cas reconnaissable pen le développement de la larve. Entre la partie antérieure et postérieure de la larve nais les séries de pièces qui existent entre le premier et le dernier segment du corps. Chez uns, il y a formation rapide d'un très-grand nombre de métamères; chez d'autres (Néré Aphrodites), d'une quantité moindre, et l'animal n'atteint un nombre complet de segn qu'à la fin de son état larvaire. Ce dernier mode se rapproche visiblement du bourgeon ment primitif et graduel. Le premier, par contre, conduit à un autre phénomène. Lorsqu marche de la différenciation des segments isolés se condense dans le temps, de manière l'apparition de l'ensemble des segments de l'animal adulte soit simultanée, ou ait lieu moins à des intervalles très-rapprochés, on trouve comme ébauche première des org centraux (chaîne nerveuse, canaux en lacets) une raie primitive (Hirudinées), après quelle seulement la différenciation des segments a lieu. A côté de cette concentration d segmentation graduelle d'ailleurs, il faut ajouter un autre changement consistant dans formation plus précoce des organes centraux, conditions qui éloignent le développement du corps toujours plus de son point de départ.

BIBLIOGRAPHIE

LITTÉRATURE. PALLAS, *Miscellanea zoologica. Hagae comitum*. 1766. — O. F. MULLER, *Von den Würmern des süssen und salzigen Wassers*. Copenhague, 1771. — RUDOLPHI, *Entozoorum historia naturalis*, 3 Bde. Amstelodami 1808-10. — v. BAER, *Beiträge zur Kenntniss der niederen Thiere. N. A. Acad. Leop. Carol*, XIII, 1826. — DUJARDIN, *Histoire nat. des Helminthes*, Paris 1845. — VAN BENEDEN. *Mémoire sur les vers intestinaux*. Paris 1861. — LEUCKART, (R.), *Die menschlichen Parasiten*. Leipzig und Heidelberg, I, II, 1, 2, 1863-68. — CLAPARÈDE, *Beobachtungen über Anatomie und Entwickelungsgeschichte wirbelloser Thiere*. Leipzig, 1863.

SUR DES CLASSES DISTINCTES. PLATYELMES : DUGÈS, *Recherches sur l'organisation et les mœurs des Planaires* (*Ann. sc. nat.*, 1re sér., t. XV). — NORDMANN (A. v.), *Micrographische Beiträge zur Naturgeschichte der wirbellosen Thiere*. Erstes Heft. Berlin, 1832. — QUATREFAGES (A. de), *Mémoire sur quelques Planaires marines*. (*Ann. sc. nat.*, 3e sér., t. IV). — LE MÊME, *sur la famille des Némertines* (*ibidem*, t. VI). — SCHMIDT (O.), *Die rhabdocölen Strudelwürmer*, Jena 1848. — LE MÊME, *Neue Beiträge zur Naturgeschichte der Würmer*. Jena, 1848. — LE MÊME, *Ueber Rhabdocœlen* (*Wiener Sitzungsbericht. Math. Naturw.* Classe. Bd. IX, s. 23.) — LE MÊME, *Ueber Dendrocœlen*. Z. Z., X. XI. — VAN BENEDEN, *Les vers cestoïdes* (*Mémoires de l'Académie de Bruxelles*, XXV, 1850). — LE MÊME, *Recherches sur la faune littorale de Belgique, Turbellariés* (*Ibid.*, XXII, 1860). — LEUCKART, *Mesostomum Ehrenbergii* (*Arch. nat.* 1852. S. 234). — SCHULTZE (M.), *Beiträge zur Naturgeschichte der Turbellarien*. Greifswalde, 1851. — LE MÊME, *Ueber die Microstomeen* (*Arch. Nat.*, 1849, S. 280). — WAGENER, *Die Entwickelung der Cestoden* (N. A. L. C., t. XXIV. Supplément, 1854). — LE MÊME, *Beiträge zur Entwickelungsgeschichte der Eingeweidewürmer*. Haarlem, 1857.

BRYOZOAIRES : VAN BENEDEN, *Recherches sur l'anatomie, la physiologie et l'embryogénie des Bryozoaires* (Mémoires de l'Académie royale de Belgique, 1845 et suite). — LE MÊME, *Recherches sur les Bryozoaires fluviatiles de Belgique* (*Ibid.*, 1847). — LE MÊME et DUMORTIER, *Histoire naturelle des polypes composés d'eau douce* (*Ibid.*, 1850). — ALLMAN, *A monograph of the freshwater Polyzoa*. London, 1856. (R. S.) — H. NITSCHE, *Beiträge zur Anatomie und Entwickelungsgeschichte der phylactolämen Süsswasserbryozoen*. (A. A. Ph. 1868, S. 465).

NÉMATELMINTHES : CLOQUET, *Anatomie des vers intestinaux*. Paris, 1824. — MEISSNER, *Beiträge zur Anatomie und Physiologie von Vermis albicans* (Z. Z., Bd. V). — LE MÊME, *Zur Anatomie und Physiologie der Gordiaceen* (Z. Z., Bd. VII). — EBERTH, *Untersuchungen über Nematoden*, Leipzig, 1863. — SCHNEIDER, *Monographie der Nematoden*. Berlin, 1866. — BASTIAN, *Monograph on the Anguillulidae* (*Transact. Linn. Soc.*, vol. XXV, s. II, 1865). — GRENACHER, *Zur Anatomie der Gattung Gordius* (Z. Z., XVIII, S. 322). — CLAUS, *Ueber Leptodera appendiculata*. Marburg und Leipzig, 1869.

POLYGORDIENS : SCHNEIDER, *A. A. Ph.*, 1868, S. 51.

CHAETOGNATHES : KROHN, *Anatomisch-physiologische Beobachtungen über die Sagitta bipunctata*, Hamburg (1844). — LE MÊME, *Nachträgliche Bemerkungen dazu* (*Arch. Nat.*, 1853). — WILMS, *Observationes de Sagitta*. Diss. Berol. 1846

ROTATORIA : EHRENBERG, *Die Infusionsthierchen*, etc. — LEYDIG, *Zur Anatomie und Entwicklungsgeschichte der Lacinularia socialis* (Z. Z., III, S. 452). — LE MÊME, *Ueber Bau und systematische Stellung der Räderthiere* (Z. Z., VI, S. 1). — HUXLEY, *Quart. Journ. of microsc. Sc.*, 1852. — COHN, (F.), Z. Z., VII, S. 431 ; IX, S. 284 ; XII, S. 197.

ENTÉROPNEUSTES : KOWALEWSKY, *Mémoires de l'Académie de Saint-Pétersbourg*, 7e sér., t. X, n° 3.

Tuniciers : Eschricht, *Videnskab. Selsk. Afhandl.*, IX, 1842. — Le même, *Undersægelse over Salperne*. Kjöbenhavn, 1841. — R. Leuckart, *Zoologische Untersuchungen*, Heft 2 Giessen, 1854. — Savigny, *Mémoire sur les animaux sans vertèbres*, II, Paris, 1816. — Schulze, *de Ascidiarum structura*. Halæ, 1814. — Milne-Edwards, *Observations sur les Ascidies composées*. Paris. 1841. — Sars, *Fauna litoralis Norvegiæ*, I. — Huxley, *Observations on the structure of Salpa and Pyrosoma. Philos. transact.* 1851. — Van Beneden, *Mémoire sur l'embryogénie, l'anatomie et la physiologie des Ascidies simples* (*Mémoires de l'Académie royale de Belgique*, t. XX, 1846). — C. Vogt, *Recherches sur les animaux inférieurs de la Méditerranée*, II (*Mémoires de l'Institut de Genève*, 1852). — Krohn, *Ueber die Gattung Doliolum* (*Arch. nat.*, 1852). — Gegenbaur, *Doliolum* (Z. Z., 1854).

Géphyrées : Grube, *Versuch einer Anatomie des Sipunculus nudus* (A. A. Ph., 1837, S. 237) — Krohn, *Ueber Thalassema* (A. A. Ph., 1842). — Quatrefages (A. de), *Mémoire sur l'Echiure* (*Ann. sc. nat.*, 3e sér., t. VII). — Muller (M.), *Observationes anatomicæ de vermibus quibusdam maritimis*. Berolini, 1852. — Schmarda, *Zur Naturgeschichte der Adria*. Wien Denkschrift math. naturw. Cl. Bd. 3, 1852. — Lacaze-Duthier (H.), *Recherches sur la Bonellia* (*Ann. sc. nat.*, 4e sér., t. X).

Onychophora : Grube, *Ueber den Bau des Peripatus Edwardsii* (A. A. Ph., 1853).

Annelés : Morren, *De lumbrici terrestris historia naturali, nec non anatomia*. Bruxelles 1829. — Audouin et Milne-Edwards, *Classification des Annélides et description de celles qui habitent les côtes de la France* (*Ann. sc. nat.*, t. XXVII-XXX, 1832-33). — Milne-Edwards article *Annelida dans Todd's Cyclopædia*, I, 1835.— Grube, *De Pleione carunculata*. Regiomonti, 1837.— Grube, *Zur Anatomie und Physiologie der Kiemenwürmer*. Königsberg, 1838 — Le même, *Die Familien der Anneliden*. (*Arch. Nat.*. 1850.) — Quatrefages, *Études sur les types inférieurs de l'embranchement des Annelés* (*Ann. sc. nat.*, 3e sér., t. X, XII, XIII, XIV, XVIII, 1828-52). — Le même, *Hist. nat. des Annelés*. Paris, 1865, 2 vol.—Leydig *Zur Anatomie von Piscicola geometrica* (Z. Z., I). — Le même, *Ueber Phreoryctes Menkeanus* (*Archiv für microscopische Anatomie*, I). — Buchholtz, *Beiträge zur Anatomie der Gattung Enchytraeus* (*Königsberger physikal.-ökonomische Schriften*, III, 1862). — Claparède *Recherches anatomiques sur les Annélides*, etc. Genève, 1861. — Le même, *Recherches anatomiques sur les Oligochètes*. Genève, 1862. — Le même, *Glanures zootomiques parmi les Annélides*. Genève, 1864. — Le même, *Les Annélides chétopodes du golfe de Naples*. Genève et Bâle, 1868.

TÉGUMENTS

§ 63.

Les téguments des Vers forment, par leur réunion avec les muscles, une enveloppe musculo-dermique qui est en connexion directe avec le parenchyme du corps, lorsque ce dernier n'offre pas de cavité générale, ou entoure celle-ci lorsqu'elle existe. La première disposition s'observe chez la plupart des Vers plats et les Hirudinées. La dernière se rencontre chez les Némathelminthes, les Némertiens, les Acanthocéphales, les Tuniciers, Géphyrées et la plupart des Annélides; cependant, les organes internes ont ici des connexions si multipliées avec la partie musculaire, que dans beaucoup de cas on ne peut guère considérer la cavité générale comme un espace intérieur commun enveloppant l'ensemble des organes.

Lorsque nous séparons l'enveloppe musculo-dermique dans les deux parties qui la composent, nous trouvons que, dans la règle, c'est la partie musculaire qui constitue la couche la plus importante de l'enveloppe du corps, celle qui correspond à la couche tégumentaire propre étant relativement la moins développée.

La couche dermique proprement dite consiste, dans la règle, en une couche simple de cellules, ou une couche de protoplasme granuleux, contenant dans son intérieur des noyaux isolés. Cette couche épidermique est, chez les Turbellariées, recouverte entièrement de *cils vibratiles*, qui, dans un grand nombre, reposent sur une couche homogène en apparence, et qui se comporte comme une cuticule. Même les vers qui, comme les Cestodes, sont dépourvus ultérieurement de cils, en sont couverts pendant leurs phases embryonnaires. Les embryons de Trématodes en possèdent aussi, et chez un grand nombre d'Annélides, différentes parties, ou même des étendues considérables du corps, peuvent être revêtues de cils.

Lorsque les cils font défaut, la couche épidermique est recouverte d'une membrane sans structure et dont le développement varie considérablement en degré, constituant une *cuticule*, qui paraît être le produit de la sécrétion, soit des cellules soit de la couche de protoplasme. Cette cuticule existe chez les Trématodes et les Cestodes parmi les Vers plats, sous forme d'une mince couche; il en est de même chez les Annélides, où elle peut atteindre une épaisseur considérable (*fig.* 29, *c*). Comme chez les Vers ronds, la couche, lorsqu'elle s'épaissit, présente des canaux poreux qui la traversent. Elle est surtout très-développée dans cette dernière classe et devient la cause déterminante de la rigidité de leur corps. Elle dépasse souvent en épaisseur la matrice sous-jacente qui la produit, et laisse fréquemment apercevoir qu'elle est dans sa composition intime, formée d'une superposition de couches différentes. La substance de cette couche cuticulaire paraît se rapprocher de la chitine, fait qui détermine sous ce point de vue certains rapports de parenté avec le squelette dermique des Arthropodes. Une solidification plus complète de certaines parties de l'enveloppe cuticulaire, peut déterminer chez les Annélides mêmes, une sorte de squelette dermique, qui bien que n'atteignant pas à la dureté de la carapace chitineuse de la plupart des Arthropodes, lui correspond complétement au point de vue morphologique.

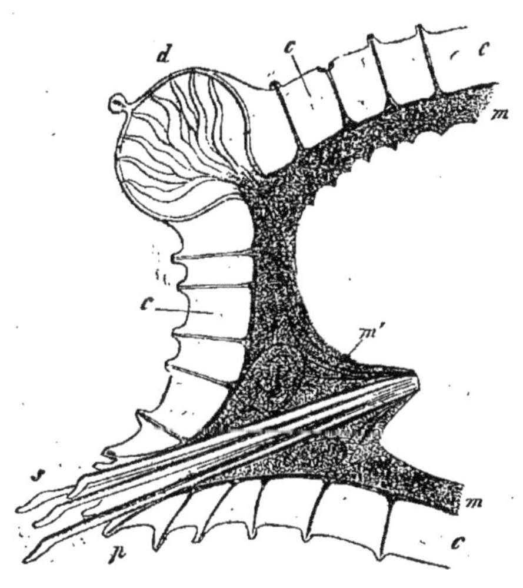

Fig. 29.

La *carapace dermique* des *Rotifères* offre une conformité complète avec le

Fig. 29. — Coupe verticale au travers des téguments d'une Annélide (*Sphærodorum*): *c*, couche cuticulaire épaisse traversée par de larges canaux poreux; *m*, couche musculaire; *m'*, muscle de la touffe d'épines *s*, qui occupent un tronçon de patte ventrale *p*, pendant qu'un bouton dorsal *d* contenant des tubes glandulaires représente le tronçon dorsal.

squelette chitineux des Arthropodes. Bien que sa densité ne soit pas considé rable, elle n'en a pas moins, en suite de la rigidité de ses segments antérieu et postérieurs, reliés entre eux par des parties intermédiaires plus molle les caractères d'un véritable squelette, servant de point d'attache à des mu cles. Il faut ranger au nombre des conformations cuticulaires les habitatio des *Bryozoaires*, qui sont tantôt molles et flexibles, tantôt durcies par des i crustations calcaires. Les rapports intimes qui existent entre ces coques et l tissus du corps, les distinguent des enveloppes analogues que possèdent pl sieurs Rotifères, ainsi que les Annélides Tubicoles.

Une couche cuticulaire paraît exister chez les *Tuniciers* dans des conditio des plus complexes. Cette enveloppe constitue ce qu'on a appelé le *mante extérieur* des Salpes et prend fréquemment la prépondérance sur tous l autres organes; en raison de sa rigidité elle devient un organe de souti pour les parties qu'elle entoure. Sa consistance varie depuis celle d'u masse gélatineuse molle, jusqu'à une fermeté cartilagineuse. Elle est le pl souvent d'une transparence vitreuse et diversement colorée chez les Ascidie La substance du manteau est dans la règle formée d'un tissu appartenant la catégorie des tissus connectifs, chez lesquels les cellules très-diversifié qui le constituent, cèdent la place à la substance intercellulaire.

Les Vers inférieurs concordent avec les Cœlentérés par l'absence d'une cavité générale d tincte dans le corps. Dans tous deux la cavité digestive est située dans le parenchyme conti du corps, et n'est entourée d'aucune cavité générale. Tandis que dans les Cœlentérés, cavité digestive et les espaces qui en dérivent, et qui constituent en même temps l'appa gastro-vasculaire, forment les seules portions creuses du corps, on remarque dans le pare chyme des Vers des canaux morphologiquement indépendants de l'appareil digestif (voir p bas les organes d'excrétion), qui établissent une différence essentielle entre la conformat des Vers et celle des Cœlentérés. Dans les subdivisions des Vers, la présence ou l'abse d'une cavité générale ne constitue pas une différence essentielle, car, dans une seule même classe de l'ordre, on peut constater les deux états. Ainsi, pendant qu'on a démon une cavité générale chez les Némertiens marins les plus élevés (Quatrefages), elle manque c les Némertiens inférieures des eaux douces, qui se rapprochent par là des autres Turbel riées. Le cas est analogue et même plus prononcé encore chez les Hirudinées, car les sa sues sont privées d'une cavité générale, tandis qu'il en existe incontestablement une c les Branchiobdelles et autres.

En opposition avec la formation cuticulaire, les états morphologiquement inférieurs corps présentent un revêtement de *cils vibratiles*. C'est ce que démontre non-seulem l'extension des cils chez les Turbellariées, mais aussi leur présence chez les embryons de for qui, dans leurs états subséquents, ont une cuticule. Les cils sont très-répandus chez embryons de Trématodes, et il n'en est qu'un petit nombre qui, dans cet état, en soient vés (les *Dist. variegatum*, *tereticolle*, par exemple). D'autres sont revêtus partiellement cils. Il est à remarquer que les téguments qui portent des cils, dans les embryons, ne pas jamais dans la matrice chitinogène des états subséquents privés de cils vibratiles, car ceu naissent, en suite d'une « génération alternante, » d'un nouvel organisme qui se forme dan corps de l'embryon. C'est le cas pour les Trématodes. On pourrait donc considérer co fort risquée la comparaison du revêtement cilié des embryons de Trématodes avec celui Turbellariées, ainsi que les rapports de parenté qu'on en a déduits, si ces derniers n'ava pas aussi présenté un dépouillement analogue de l'enveloppe embryonnaire ciliée (De *Arch. Anat. u. Phys.*, 1849; Krohn et Leuckart, *Arch. f. Anat. u. Physiologie*, sur *dium gyrans*), circonstance qui rapproche les deux ordres. Les cils des Turbellariées ne pas toujours égales, et certaines places portent des cils plus allongés. Il n'est pas rare rencontrer parmi les cils fins et mobiles des conformations semblables à des soies rigi qui rappellent les objets de même nature qu'on observe chez les Infusoires. Ces soies se montrent souvent à la partie antérieure du corps, et sont probablement en rapports avec des organes de sens (soies tactiles). Le *Balanoglossus* porte aussi un revêtement complet de cils. Outre une enveloppe formée de cils très-fins et vibratiles, il y a chez le *Dinophilus* (Turbellariée) un certain nombre de couronnes de cils plus gros. La garniture ciliée manque chez les *Némathelminthes;* seulement, nous devons conclure de ce qui existe chez le *Polygordius* que ce défaut n'est pas primitif. Le *Polygordius* a une larve ciliée, et conserve même plus tard, sur quelques points déterminés de son corps (fossettes ciliées), un revêtement de cils. Les autres parties de la surface du corps présentent, par contre, une couche cuticulaire, semblable à celle que possèdent les autres Vers ronds. Nous pouvons considérer l'absence de cils chez ses derniers comme un résultat de leur vie parasite.

Chez les Annelés, on trouve les cils dans l'état larvaire des Géphyrées et Annélides, et même sur certaines parties du corps chez ces derniers à l'état adulte. Les places ciliées forment souvent chez les larves de Géphyrées et de Chétopodes des lignes saillantes de différentes espèces (couronnes vibratiles) qui fonctionnent comme des appareils locomoteurs. Dans quelques Géphyrées, le revêtement ciliaire persiste au delà de l'état larvaire comme l'indique une observation de Claparède (*Arch. Anat. Phys.*, 1861, p. 538). Une augmentation des points ciliés peut résulter d'une formation d'appendices. Chez des Chétopodes développés, la majeure partie de l'enveloppe ciliaire de l'embryon se perd, mais elle se conserve cependant sur quelques points spéciaux, sur le segment de la tête, par exemple, qui, chez le *Siphonostoma diplochætos*, porte des appendices ciliés. Des cils sont fréquents sur les prolongements du corps, tels que tentacules, cirrhes et branchies. Kowalewsky a vu une distribution générale de cils chez le *Chætopterus;* Keferstein (*Zeit. Zool.*. XII, p. 99), chez le *Prionognathus;* Claparède (*Glanures*, etc., p. 11), chez le *Polyophthalmus*, où les cils sont groupés en touffes ; exemples auxquels on pourrait en ajouter d'autres. Cela suffit pour montrer que la distribution des garnitures de cils vibratiles est considérable, et ne peut, par conséquent, pas être regardée comme une particularité exclusive des Turbellariées.

La *couche cuticulaire*, qui, à ce qu'il semble, se trouve partout où les cils vibratiles manquent, se présente sous des états fort différents. Là où elle ne forme que des couches minces, elle est plus attaquable par les alcalis que ne l'est la véritable chitine. Là où elle est plus épaisse, ses couches diverses se comportent très-différemment, de sorte que les plus profondes manifestent moins que celles qui sont superficielles, les propriétés chimiques propres à la chitine. C'est, en tout cas, une substance qui, sans lui être partout complétement identique, se rapproche beaucoup de la chitine, et paraît surtout concorder avec celle qui constitue les couches plus profondes du squelette chitineux des Arthropodes. Là où la couche cuticulaire des téguments acquiert une importance particulière, on peut reconnaître chez elle des différenciations très-diverses, ce qui est surtout le cas chez les Némathelminthes. La couche la plus externe, très-mince d'ailleurs, est fréquemment marquée de traits transversaux très-distincts, qui sont comme l'indication d'une fine striation annulaire. Les couches plus profondes présentent des stries se croisant obliquement, qui expriment plus ou moins une tendance vers la fissuration, laquelle s'observe en effet quelquefois (grosses espèces d'Ascaris), mais ne constitue pas seule la striation. La couche cuticulaire des téguments est, chez le Trichocéphale, traversée de corps particuliers en forme de baguettes, qui sont groupés suivant une ligne ventrale longitudinale. De pareilles dispositions en baguettes se rencontrent aussi sur les parties dorsales et ventrales des Trichosomes. La matrice de la couche cuticulaire est, chez les *Trichocephalus* notamment, épaissie en même temps sur les points qu'occupent les baguettes, et y forme des colonnes séparées; dans d'autres cas (*Tr. affinis*), elle se fond dans les baguettes (Schneider, *o. c.*, p. 211; Eberth. *Zeit. Zool.*, X, p. 233). — La surface présente des élévations particulières sous forme soit de tubercules (*Gordius*) ou de prolongements épineux de la couche cuticulaire, qui sont très-répandus dans quelques subdivisions de Nématodes. Une double série de tubes fins qui occupent une étendue de la partie postérieure du corps d'un Ver très-voisin des Nématodes (*Chætosoma ophiocephala*) (Claparède, *Beobachtungen*, p. 88), constitue une disposition particulière. Il en est de même des lignes saillantes, comme les arêtes longitudinales qui suivent le corps entier dans plusieurs espèces de Strongles. La cuticule forme, chez quelques Nématodes, des expansions membraneuses souvent doubles, constituant spécialement des membranes latérales. Il faut ranger dans cette catégorie les nageoires des Chætognathes, chez lesquelles des conformations épineuses appa-raissent par différenciation. Deux paires de ces expansions horizontales occupent les côtés de la partie moyenne et postérieure du corps, une troisième se prolongeant à l'extrémité de ce dernier.

On trouve encore, en outre, chez plusieurs (peut-être toutes) espèces de Chætognathes (*Sa-gitta*), des appendices particuliers en forme de soies qui sont distribués sur le corps. Krohn a décrit chez le *Sagitta draco* (*Arch. Nat.*, 1853, p. 274) des faisceaux de fils bilatéraux, qui, ou appartiennent à cette catégorie, ou représentent une paire de nageoires antérieures qui manquent; c'est ce que de nouvelles recherches pourront seules décider. (Il y aura encore à apprécier une couche tégumentaire, composée, d'après Krohn, de grandes cellules. Comme d'après Claparède, le *Sagitta* possède un revêtement cellulaire épithélial, il est vraisemblable que cet épaississement résulte d'une hypertrophie de ces cellules épider-miques.) On trouve également de ces appendices en forme de soies chez les Nématodes (par exemple, chez *Enoplus*).

C'est à cette série de modifications de la cuticule qu'il faut rapporter encore les poils fin qui existent chez plusieurs *Cestodes*, sur la tête et les ventouses, ou sur ces dernières seule-ment. Ce sont des pièces très-petites, droites ou un peu recourbées, rigides, qui sont rap-prochées, avec la pointe dirigée en arrière, et ont l'apparence de petits crochets. G. Wagene les a observés chez les *Tetrarhynchus*, *Triœnophorus* et *Cysticercus tenuicollis* (*Archiv f Anat. u. Phys.*, 1851, p. 211); Meissner les a vus dans un *Scolex de Tænia* provenant d la cavité pulmonaire de l'*Arion empiricorum* (*Zeit. Zool.*, vol. V, p. 389). Le premier d ces observateurs a encore observé ces formations capilliformes sur l'extrémité postérieure d corps des *Tétrarhynques*, et on en rencontre d'analogues chez un grand nombre de *Tréma-todes*.

Les couches cuticulaires, souvent très-puissantes chez les *Géphyrées*, offrent des ramifica-tions d'épaisseur bien différentes. Chez les Siponcles, elles présentent des aspérités semblabl à des granulations ou à des rides et des papilles.

Chez les *Annelés*, le revêtement cuticulaire ferme se compose de deux couches caracté-sées par une apparence fibreuse de stries parallèles. La striation de l'une des couches croi celle de l'autre; il ne manque pourtant pas de cuticules homogènes. Cet état inférieur s'ol serve chez le *Sphærodorum*, dont le corps est entouré d'une couche cuticulaire transparen et épaisse, que traversent des canaux poreux dans lesquels pénètrent des prolongements de matrice. Lorsque ces derniers en arrivent à dépasser la surface du corps, ils y forment d espèces de papilles. Chez les Hirudinées les canaux poreux manquent et la couche cuticulai parait homogène; chez les *Piscicola*, ainsi que d'autres Annelés, on remarque cependant d striations. La cuticule est dépouillée lors des changements de peau que ces animaux ont subir dans le cours de leur croissance.

Le tissu du *manteau des Tuniciers* est intéressant par sa constitution chimique, C. Schmidt y a démontré la présence d'une substance qui n'est que peu répandue dans règne animal, la cellulose (voy., pour la structure intime, Lœwig et Kölliker, *Ann. sc. na* 3e série, V, 1846. — De nouvelles recherches, tant chimiques qu'histologiques, sur le ma teau des Ascidies, ont été entreprises par Schacht, *Arch. anat. et phys.*, 1851). Il en résu que la substance intercellulaire consiste en cellulose, pendant que les éléments-cellules manteau représentent des corps de protoplasme contenant des noyaux. Chez les Ascidies ciales, le manteau prend une part intime à la formation de bourgeons, et chez les Ascid composées, comme les *Pyrosoma*, il fournit à la souche une enveloppe commune. Les é ments constituants du tissu du manteau sont d'espèces différentes; parfois très-dispersés, peuvent manquer complétement, de sorte que le manteau ne soit plus représenté que pa couche cuticulaire (par exemple, chez le *Doliolum*; sur diverses places, chez les *Appendi laria*). C'est la couche du manteau que représente la soi-disant habitation des Appendi laires, que Mertens a décrite comme une chose énigmatique chez l'*Oikopleura Chamisso* — Les cellules du tissu du manteau sont dans beaucoup d'Ascidies (*Asc. aspersa*, *mentu Phallusia mamillaris*, *monachus*; *Aplidium*, etc.), enfouies dans de vastes espaces vési laires, qui ne sont séparés entre eux que par un peu de substance intercellulaire. Cette d nière contient encore des cellules étoilées ou fusiformes, qui concordent avec les éléments tissu connectif, comme les grandes cavités avec leurs parois rappellent les tissus végéta

Chez d'autres Tuniciers, les seuls éléments constituants du tissu du manteau sont des cellules étoilées ou fusiformes (*Salpa*, *Pyrosoma*, *Botryllus*, *Asc. lepadiformis*, etc.). Tandis que, dans tous ces cas, la substance intercellulaire reste hyaline et sans structure, chez quelques Ascidies, dont le manteau devient rigide et coriace, elle se différencie en fibres disposées en couches (*Cynthia*, *Boltenia*, *Asc. coriacea*). F. E. Schultze, *Zeit. Zool.*, XII, p. 175. — Si nombreuses que soient les recherches isolées sur le manteau des Tuniciers, elles ne fournissent que peu d'éléments de *comparaison*, aussi de nouvelles études sont ici indispensables.

Nous devons encore mentionner ces organes qui s'observent sur les téguments des *Bryozaires*. — les *Aviculaires*, — organes en forme de tête d'oiseau, tantôt façonnés en pinces d'écrevisse, tantôt en pincettes, et qui sont fixés directement ou par une tige sur les cellules des Bryozoaires, ou entre elles. On constate chez eux des mouvements. Ils semblent comme les *Vibracula*, plus simplement conformés, provenir d'individus atrophiés de la colonie.

§ 64.

Les téguments des Vers portent des appendices particuliers, *piquants*, *soies*, *crochets*, etc., qui jouent souvent dans l'économie de l'animal un rôle important. Ce sont dans tous les cas des produits sécrétés par la couche matrice des téguments, et qui se rencontrent surtout dans les subdivisions chez lesquelles il existe une couche cuticulaire. On peut, d'après leurs rapports avec la surface du corps, partager en deux groupes ces conformations si extraordinairement diversifiées. L'un comprend celles qui ne sont que de simples élévations de la surface tégumentaire. Sur divers appendices papilliformes de la couche matrice, il se dépose une couche plus épaisse de cuticule, qui peut affecter la forme d'une verrue, ou en s'allongeant davantage celle d'un poil ou d'une soie. Ces dépendances de la cuticule, en prenant une plus grande dureté ne constituent point des conformations indépendantes, quoiqu'elles en aient l'apparence. C'est le cas des papilles rigides ou épines qui s'observent sur la peau de beaucoup de Trématodes, et qui garnissent parfois sur une plus ou moins forte étendue l'extrémité antérieure de leurs corps ; les épines des Echinorhynques ; enfin les crochets des Cestodes qui sont souvent disposés en couronne. Lorsque ces conformations, qui ne sont d'abord qu'un épaississement de la cuticule, commencent à s'enfoncer dans la matrice en se chitinisant, elles forment un passage à celles du deuxième groupe.

Parmi ces dernières on comprend les épines ou soies qui ne naissent plus à la surface, mais dans des enfoncements particuliers des téguments qu'on peut comparer à des glandes. Ici aussi leur sécrétion dépend de cellules (une ou plusieurs), ou d'un protoplasme homogène ; par une transformation graduelle en chitine, elles acquièrent une forme déterminée, et dépassent à des degrés divers la surface du corps. Dans la règle, la formation des soies ne commence qu'avec l'articulation du corps ; elles varient extraordinairement par la forme et le volume, et peuvent même différer beaucoup dans les genres et les espèces. Elles sont généralement répandues chez les Annélides, les Hirudinées exceptées. Elles sont presque toujours groupées en touffes (*fig.* 29, *s*), qui sont dans chaque segment au nombre de deux ou de quatre. Elles fonctionnent en partie comme organes de locomotion, agissant comme rames chez les formes aquatiques (Errantes) ; comme moyens de fixation et de cramponnement, lorsqu'elles sont recourbées en crochet (Tubicoles).

Si simple que soit la couche tégumentaire, qu'elle consiste en cellules ou en un protoplasme non différencié, elle se place par les différenciations dont il vient d'être fait mention, ainsi que par les combinaisons compliquées avec d'autres parties à un degré de développement plus élevé que celle des Cœlentérés et des Infusoires. L'existence de corps en *forme de baguette* dans les téguments des Turbellariées et des Annélides rappelle les deux divisions inférieures; car ces organes dénotent dans certains cas une parenté avec les cellules urticantes, et dans d'autres cas en sont réellement.

Les téguments des Vers occupent encore une place plus élevée dans l'échelle, en raison de ce qu'ils contiennent des *glandes*, soit des organes d'une sécrétion spéciale, qu'on peut constater dans presque toutes les divisions, et qui se trouvent même très-répandues chez les Annelés. Elles paraissent, dans la plupart des cas, être unicellaires, et sont situées tantôt immédiatement sous les téguments, tantôt à une profondeur plus grande, lorsqu'il n'existe pas de cavité générale distincte.

Parmi les Vers plats, on connaît des glandes dermiques unicellulaires chez les Trématodes. Elles sont pour la plupart placées en groupes à la partie antérieure du corps, et se présentent aussi dans sa partie postérieure en connexion avec les ventouses. Les glandes sont considérablement développées chez les Hirudinées, surtout chez les sangsues, où disséminées dans le parenchyme du corps, elles aboutissent à la peau par de longs conduits efférents. Leydig a également démontré l'existence de glandes unicellulaires dans les téguments des Lombricinés, situées entre les cellules-mères de la couche matrice. Dans beaucoup de cas elles sont plus profondes et leurs canaux excréteurs seuls passent entre les cellules. Les éléments glandulaires se détachant successivement de la matrice cuticulaire, autorisent à regarder comme étant aussi des organes dermiques, même les glandes qui, comme celles des sangsues, se sont encore plus profondément enfouies dans le corps.

Chez les Géphyrées il y a des sacs glandulaires qui sont également en connexion avec les téguments, et le même fait se remarque chez les Annélides supérieures (*fig.* 29, *d*) ; leur conformation paraît toutefois n'être pas aussi simple, car les tubes glandulaires sont intérieurement recouverts d'un épithélium spécial, et ont parfois une forme lobée. Chez les Némértiens, on observe également des glandes qui fournissent une sécrétion visqueuse.

Les *formations chitineuses* solides de la peau des vers servent fréquemment à caractériser leurs subdivisions, jusqu'aux genres et espèces. Parmi les vers plats se sont surtout les formes parasites, qui se servent de leurs crochets et épines comme organes de fixation ou de forage. Les formes larvaires des *Trématodes* appelées Cercaires, sont pourvues à l'extrémité antérieure du corps, d'aiguillons simples. Cet aiguillon prend naissance dans un enfoncement des téguments, et paraît chez les *Némertiens* se rattacher à des conformations complexes et permanentes. Il y a ici un développement ultérieur de l'appareil qui, chez la Cercaire ne fonctionne que lors de son émigration. Chez les Némertiens d'eau douce (*fig.* 38) il est encore relativement simple, bien que la cavité tubulaire enveloppant l'aiguillon se soit passablement enfoncée dans le corps. Dans les Némertiens marins par contre, l'appareil entier est devenu indépendant des téguments, et peut à peine encore être compté comme un organe de la peau (voy. plus loin, § 88). Plusieurs Trématodes adultes présentent des épines disposées en couronnes (*Distoma echinatum*, *militare*). Les crochets qui se trouvent sur la soi-disant tête des Tænias sont disposés en un ou plusieurs cercles. Chez d'autres Cestodes la garniture de crochets s'étend aux ventouses au fond desquelles sont insérés des crochets simples ou compliqués (*Calliobothryum*, *Acanthobothryum*, *Onchobothryum*). Les portions du corps portant les crochets se différencient en organes spéciaux chez les Tétrarhynques. Quatre cæcums en forme de trompe et garnis de couronnes de crochets, occupent la tête en avant des ventouses, et peuvent être retirés dans des gaînes spéciales. On observe aussi chez les Cestodes des garnitures de crochets placées derrière la tête (*Echineibothryum*).

Les crochets qui sont en connexion avec les ventouses chez les *Trématodes*, servent à renforcer les appareils de fixation (*Gyrodactylus*, *Dactylogyrus*, *Epibdella*, *Polystomum appendiculatum*); aussi présentent-ils souvent des squelettes chitineux très-compliqués servant soit d'enveloppe aux crochets, soit de charpente aux ventouses. Bien que ces formations de crochets naissent primitivement des téguments chez les Cestodes comme chez les Trématodes et ne soient que des chitinisations locales prenant une forme déterminée, elles se compliquent peu à peu à un haut degré. A mesure qu'elles se développent en formant des appendices du corps, il se forme un appareil musculaire qui leur communique une indépendance bien plus considérable que celle qu'elles devaient à leur origine. La coloration de ces formations chitineuses plus développées, est comme chez beaucoup d'Arthropodes fréquemment brunâtre (Leuckart, *Parasiten*. Wagener, *Cestoden*. — *Arch. Anat. Phys.*, 1860, p. 768).

Ces crochets des vers plats tant par leur genèse que par leurs rapports fonctionnels, peuvent être rapprochés de ceux qu'on remarque dans le *Myzostomum*, forme d'ailleurs si énigmatique quant à ses relations de parenté.

Chez les *Acanthocéphales*, les crochets et les piquants paraissent n'être que des organes partiellement indépendants. Ils constituent de simples appendices de la souche cuticulaire, surtout dans les formes où ils sont largement distribués sur la surface du corps.

C'est chez les *Annélides*, que ces formations dures atteignent leur plus grand développement. Sous forme de poils, de soies, d'épines et de crochets, elles présentent les modifications et les groupements les plus diversifiés, servant en même temps de traits caractéristiques pour le groupe entier, car là où des dispositions semblables paraissent exister dans d'autres groupes, l'analogie n'est qu'extérieure, ces dernières n'étant que des excroissances de la couche cuticulaire. Tel est le cas de la « touffe de poils » (Lavalette *Symbola ad Trematodum evolut. hist.*, Berol, 1855) que porte la queue articulée de quelques larves de Trématodes (*Cercaria setifera*) que Claparède a reconnue être formée de lamelles cuticulaires finement striées. Les soies des Annélides diffèrent des crochets et piquants chitineux des Trématodes et Cestodes, en ce qu'elles ne naissent pas primitivement sur la surface de la peau, pour s'y enfoncer plus tard avec leur partie basilaire, mais qu'elles se forment dans des follicules spéciaux. On les trouve isolées ou disposées par touffes en deux ou quatre séries latérales, de sorte que chaque segment du corps en porte deux ou quatre paires. Tantôt peu saillants au-dessus de la peau comme chez les Lombrics (il faut en excepter le *L. corethrurus* qui a de longues soies à la partie postérieure du corps, Fritz Müller, *Arch. Nat.*, 1857), ils peuvent dans d'autres cas être beaucoup plus apparents. Ce sont les rudiments des membres (parapodes) qui portent les touffes des soies. Elles sont développées de la manière la plus remarquable dans la famille des *Aphrodites*, chez lesquels des soies très-fines recouvrant le dos de l'animal, constituent une couche feutrée couvrant un espace creux. Il ne faut pas confondre avec ces formations les appendices filiformes des téguments des Phérusées auxquels la matrice et la cuticule prennent toutes deux également part.

Bien que par leur forme et leur arrangement, au milieu de leurs diversifications dans les différentes subdivisions de l'ordre, les *soies* des Annélides présentent dans chaque groupe des rapports constants, elles ne sont pourtant pas uniformes à tous les états de la vie. Pendant l'état larvaire, il peut exister des soies sur des organes provisoires qui disparaissent pour être remplacées par d'autres, très-différentes de celles de la période embryonnaire (Leuckart *Arch. Nat.*, 1854). Un changement d'appendices sétiformes peut aussi avoir lieu plus tard. A côté de ceux qui sont développés on en observe en voie de formation (soies de réserve), destinés à se substituer graduellement aux anciens, sans changements dans la forme.

La matrice qui se trouve à la base de l'ensemble des *formations cuticulaires* (Hypoderme) paraît, chez les groupes dépourvus d'une cuticule propre (Turbellariées), former une couche épithéliale à la surface du corps (épiderme), qui en raison de ses états différents offre de l'intérêt. On trouve des passages depuis sa constitution en cellules séparées à une couche de pr toplasme contenant des noyaux, comme celle qui existe chez les Nématodes au-dessous de cuticule. On peut ainsi considérer les cellules comme étant une différenciation de la couc continue du protoplasme, et la comparaison de cet état avec celui que présentent les Infus res, peut conduire à des conclusions dignes de remarques. D'après Schneider les noyaux sont pas très-abondants chez les Nématodes, ils manquent sur de grandes étendues, ne trouvent le plus souvent que sur des points circonscrits, et surtout à l'extrémité antérieu du corps. Cette couche est en rapports intimes avec la membrane cuticulaire qu'elle produ et ne peut fréquemment pas en être séparée, ce qui démontre avec évidence leur dépendan génétique. Nous devons donc regarder la formation cuticulaire comme le résultat d'une di férenciation graduelle de la couche périphérique du protoplasme, et admettre une marche vertu de laquelle, la substance albumineuse de ce dernier se transforme peu à peu en cl tine, ou en un produit qui en est chimiquement voisin. Le même fait se présente, lorsque protoplasme s'est différencié en cellules distinctes.

Lorsque les téguments sont colorés, le *pigment* qui cause leur coloration est ordinaireme situé dans les couches de tissus qui se trouvent au-dessous de l'épiderme. L'apparence c toyante qu'offrent les téguments d'un grand nombre de Vers, surtout dans la classe des An lides, est due, par contre, à une striation très-délicate de l'enveloppe cuticulaire, et doit ê considérée comme un phénomène d'interférence. — Un fait particulier est celui de la p sence dans la peau des Turbellariées d'une matière colorante verte (*Vortex viridis*, *Convol Schultzii*), que M. Schultze a reconnue être de la chlorophylle. La découverte faite par même auteur (*Würzburg. Verhand.*, V) d'un dépôt de concrétions calcaires dans la peau Turbellariées (*Sidonia elegans*) n'est pas moins remarquable, mais il n'a pas de rappo avec les corpuscules calcaires des Trématodes et Cestodes, qui, dans ces animaux, dépend de l'appareil excréteur (voy. plus bas).

Ainsi que M. Schultze l'a le premier démontré, les conformations déjà signalées en for *de baguettes* que renferment les téguments des Vers (Turbellariées), naissent dans des c lules. On trouve dans une cellule, ou une baguette unique, ou plusieurs, et souvent un gr nombre. Elles sont tantôt disséminées dans l'épiderme, tantôt plus rapprochées entre ell C'est chez les Turbellariées qu'elles sont le plus répandues. Tandis qu'elles sont constan chez les Planaires marines et d'eau douce, elles manquent dans la peau des Planaires t restres (M. Schultze, *Abhand. Naturf. Gesell. zu Halle*, IV). Des cellules contenant baguettes fusiformes ont été observées aussi dans le parenchyme des Turbellariées (Claparè *Études anatomiques*, p. 60). Ces objets n'offrent avec les cellules urticantes qu'une ress blance générale. Les baguettes à prolongement filiforme décrites sur la trompe de la *Meck* par M. Müller (*De vermibus quibusdam maritimis*, p. 28) manquent aussi des traits cara ristiques des cellules urticantes (voy. page 112). Par contre, on trouve chez les Annéli supérieures des baguettes, soit libres, soit contenues dans des cellules, et tant M. Müller Claparède (*Beobacht. über Anat. u. Entwickelungsgeschichte*, 1863) ont démontré qu'e sont fort répandues. On les rencontre ici, dans la règle, dans les téguments des parapodes (f çons de pattes), ou dans leurs appendices (Kölliker, *Würzb. Zeitsch.*, V). La fonction de formations est inconnue. Elles représentent peut-être une sécrétion servant de moyen défense, ce qu'une observation de Fr. Müller rend du moins vraisemblable, si, en effet, épines courtes et très-fines, qu'une Aricie irritée émet de petites follicules, peuvent assimilées aux corps en forme de baguettes (*Arch. nat.*, 1858, p. 217). Il existe, d'a Keferstein, de véritables cellules urticantes dans les téguments de la partie postérieure corps chez les Géphyrées (*Anoplosomatum*). M. Schultze et O. Schmidt les ont nettement tinguées chez les Turbellariées (Microstomées).

C'est principalement G. Wagener qu'il faut consulter sur les *glandes* des Trématodes. fonctions de ces glandes, dont celles qui s'ouvrent dans le voisinage de la bouche ont qualifiées de « glandes salivaires », sont inconnues. Les glandes dermiques des Némert sécrètent une viscosité. Celles qui s'ouvrent à la surface de la peau de la sangsue ont fonction déterminée ; elles sont disséminées dans le parenchyme du corps, sous la form cellules simples (voy. les belles figures dans Leydig, *Tafeln zur vergleich. Anat.*, Taf *fig.* 6), et sont destinées à sécréter cette enveloppe des œufs connue sous le nom de « coco Aussi ces glandes ne sont-elles complétement développées qu'à l'époque de la ponte couche de glandes qui entoure comme une ceinture le corps des lombrics, et désignée sous le nom de « clitellum », a la même signification et fournit la capsule de chaque œuf. — Chez les *Piscicola* et *Branchiobdella*, ces glandes unicellulaires ne se trouvent notablement développées qu'à la bouche et à l'extrémité portant la ventouse, tandis qu'elles demeurent rudimentaires dans le reste des téguments. Chez les Géphyrées, on observe des tubes de nature glandulaire tantôt enfoncés dans la peau (*Sipunculus*), tantôt situés dans des élévations papilliformes des téguments, ces dernières se présentant d'ailleurs sur des points où ils ne sont en rapport avec aucune formation glandulaire (Keferstein, *Zeit. Zool.*, XII, p. 41). Ces glandes, qui s'ouvrent dans la couche cuticulaire par un orifice très-petit, reçoivent régulièrement des filets nerveux. Il n'est pas invraisemblable qu'il y ait là un appareil terminal sensible du système nerveux, comme le conjecture Leydig (*Arch. An. Phys.*, 1861, p. 605), et comme Semper (*Zeit. Zool.*, IV) l'a rendu probable. Mais comme il y a aussi des nerfs qui se terminent dans les glandes, nous devons attendre des recherches plus précises, avant de pouvoir être fixés sur la signification de ces organes.

Les glandes des Annélides supérieures se présentent à des états fort différents et réclament des recherches plus approfondies. Elles sont tantôt généralement réparties sur le corps, tantôt distribuées par groupes sur les segments, et s'ouvrant au dehors sur les côtés du corps. Elles sont, en général, unicellulaires. Dans le genre *Sphærodorum*, voisin des Syllides, les tubes glandulaires (*fig.* 29) se trouvent dans les cirrhes dorsaux sphériques (Claparède, *Beob.*, p. 51; Kölliker, *Würzburg. Zeit.*, V). C'est ici qu'il faut ranger les capsules décrites par Claparède (*op. cit.*, p. 52), placées par quatre dans chaque segment, et qui sont remplies de tubes contenant des filaments enroulés ou des baguettes. De pareils tubes se présentent chez tous les Phyllodocés et beaucoup de Néréides sous la forme de pelotons, mais ne contiennent pas de baguettes.

ORGANES DE SOUTIEN ET DE MOUVEMENT

Squelette.

§ 65.

Ensuite de leur nature plus ferme, les téguments chez beaucoup de Vers, jouent un rôle important comme organes de soutien. Mais nous devons surtout porter notre attention sur les organes qui sont spécialement destinés à des fonctions de ce genre. On trouve des organes de soutien chez beaucoup d'Annélides tubicoles, sous forme de fragments de cartilage situés dans le segment céphalique, dont des prolongements vont se distribuer dans les branchies épanouies en panache, et se continuent en filaments délicats jusqu'aux ramifications de ces dernières.

Tandis que ce cartilage céphalique n'est qu'une adaptation limitée à une petite subdivision, nous trouvons chez les *Tuniciers* un appareil de soutien d'une autre espèce, et d'une plus grande signification morphologique. Dans la queue servant de rame aux *Appendiculariées* il existe notamment un organe axial, formé de cellules qui subissent des modifications particulières et constituent un cordon entouré d'une enveloppe continue. Cet organe axial, qui se prolonge dans le corps, existe chez toutes ces larves de Tuniciers qui sont pourvues d'une queue natatoire mobile, comme celles des Ascidies et *Doliolum*, et disparaît avec la queue. On reconnaît que par sa

constitution cet organe est homologue de la *chorde dorsale* des Vertébrés
Enfin il faut signaler encore comme organe de soutien le squelette branchial des *Enteropneusti* composé d'un treillis de baguettes homogènes (formations cuticulaires), offrant par leur arrangement comme par leur genèse des ressemblances avec les squelettes branchiaux des Vertébrés les plus inférieurs, les Leptocardes.

Sur la formation de la chorde des Tuniciers, voyez Kowalewsky, *op. cit.* L'ébauche de l'organe est formée d'une simple série de cellules entourées d'un fourreau de tissu connectif (? Une sécrétion consécutive, qui a lieu entre les cellules, constitue peu à peu un cordon gélatineux continu et transparent, qui remplit la cavité du fourreau.

Sur le squelette céphalique des Vers tubicoles, Quatrefages, *op. cit.;* Leydig, *Zeit. Zool* III, p. 328.

Système musculaire.

§ 66.

Les muscles des Vers sont placés immédiatement sous les téguments, forment chez la plupart la portion principale de la masse qui entoure les organes intérieurs. Là où chez les Infusoires, il existe une couche contracti indiquée par des stries, ou appréciable par la présence de faisceaux longitudinaux peu marqués, il se développe chez les Vers ensuite d'une différenciation histologique, un système musculaire complet. Les recherches Schneider font reconnaître que l'arrangement des faisceaux présente plusieurs types de différenciation, qui justifient des rapports de parenté ent divisions d'ailleurs éloignées, et peuvent être caractérisés de la manié suivante :

1. Des fibres annulaires, longitudinales et rayonnantes dans le sens l'épaisseur forment une masse musculaire combinée, dans laquelle les de premières sont divisées en couches, et sont traversées par les fibres rayonnantes. Les fibres annulaires forment une couche externe et interne, en lesquelles est comprise la couche des fibres longitudinales. Les fibres rayonnantes se dirigent de l'intérieur du corps vers sa surface, mais sur les fa latérales, elles s'étendent directement de la surface dorsale à la ventra Cette disposition du système musculaire est celle des Vers plats, et parmi Annelés celle des Hirudinées et Onychophores (*Peripatus*). On y rencon encore des fibres croisées obliquement, qui ne manquent que chez les V ronds et les Tubellariées rhabdocœles.

2. La couche de fibres longitudinales constitue non-seulement la par dominante du système musculaire, mais encore sa partie exclusive. C'est cas chez les Nématodes, Chætognathes, et les *Polygordius*. La distribut des muscles longitudinaux peut présenter des conditions différentes. faisceaux musculaires forment ou des rubans aplatis, superposés par leur c large, et constituant ainsi une couche immédiatement sous-jacente aux té ments; ou ils peuvent être opposés par leur tranchant, leurs surfaces ét

donc tournées vers le dedans et le dehors. Ils présentent dans les deux cas des particularités dans le groupement. Ils sont partagés en deux masses latérales par une ligne médiane dorsale et ventrale, sur laquelle d'autres tissus s'intercalent en pénétrant jusqu'aux téguments au travers des fibres musculaires. Les deux moitiés du tube musculaire consistent en fibres directement parallèles entre elles (*Gordius*, *Trichocephalus*). Une différenciation plus grande a lieu dans ces moitiés latérales chez la plupart des Némathelminthes, où les éléments de la couche musculaire s'écartent pour livrer passage à d'autres organes. Cette ligne latérale (*fig.* 30, *A r*) chez un grand nombre de Néma-

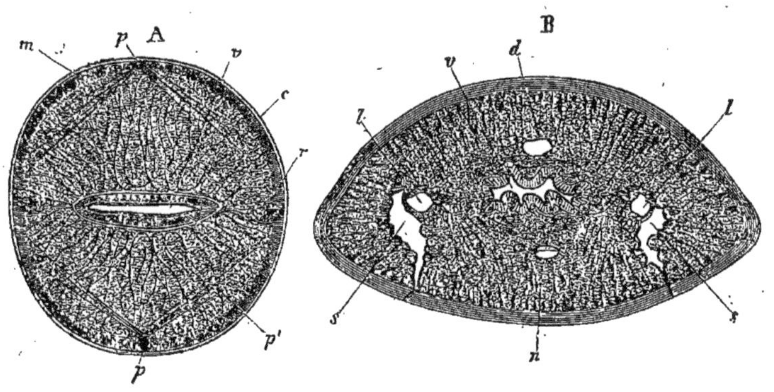

Fig. 30.

todes s'étale sur une surface plus ou moins développée, ce qui est aussi le cas chez les Chætognathes.

3. Le système musculaire consiste en un anneau extérieur et une couche intérieure longitudinale de fibres. Toutes deux ne sont pas circonscrites dans des champs déterminés chez les Géphyrées et les Acanthocéphales, quoique chez les premiers les divers faisceaux isolés longitudinaux ou transversaux sont fréquemment placés à distance les uns des autres. Ils occupent par contre chez les Annélides, un champ circonscrit sur les côtés du corps, où les muscles longitudinaux sont disposés en deux séries dorsales et deux ventrales. Les deux couches sont inégalement développées, la longitudinale étant la plus forte. Une couche de fibres transversales se rend de la ligne médiane ventrale jusqu'aux champs latéraux, et est ordinairement représentée par des faisceaux isolés.

Outre cette répartition générale d'un système musculaire dans tout le corps, il y a encore des muscles destinés à des organes spéciaux. Nous en tiendrons compte là où ce sera nécessaire, et nous nous bornerons pour le moment à mentionner les muscles moteurs des touffes de soies.

Les *Bryozoaires* n'ont que des faisceaux musculaires peu distincts, mais manifestant une disposition déterminée. Outre les faisceaux isolés traversant la cavité du corps, qui vont de la paroi du corps au canal digestif, ainsi que

Fig. 30. — Coupe d'*Ascaris lumbricoïdes* A ; et *Hirudo* B ; *c*, couche cuticulaire ; *m*, couche musculaire ; *r*, ligne latérale avec l'organe excréteur ; *pp*, lignes médianes supérieure et inférieure ; *q'*, fibres obliques ; *v*, intestin ; *d*, vaisseau dorsal ; *l*, latéral ; *s*, vésicule de l'organe excréteur ; *n*, chaîne ganglionnaire ventrale.

quelques muscles annulaires sur la première, il faut remarquer les rétracteurs des bras. Ils n'existent que là où les tentacules ou les bras qui les portent sont rétractiles, et sont formés de deux forts cordons partant de la partie postérieure du corps et aboutissant à la base des tentacules où ils se divisent. Chez les formes fixes des *Tuniciers* il se développe des muscles en faisceaux longitudinaux et annulaires, formant sous le manteau une couche continue, qui fournit en particulier aux orifices respiratoire et anal des muscles d'occlusion. Chez les Tuniciers nageurs, ces muscles sont souvent séparés en faisceaux distincts qui forment des anneaux tantôt isolés (*Dolio-lum*), tantôt partiellement réunis (*Salpa*). Il n'y a dans ces conditions qui peu de traits communs avec le système musculaire des autres Vers, et sous ce rapport les Tuniciers paraissent constituer une division très-isolée.

Les diverses divisions des Vers présentent des particularités dignes de remarques, tan sous le rapport de l'*arrangement des muscles* que sous celui de leurs éléments constituants Dans les *Vers plats*, les Némertiens exceptés, les couches isolées du tissu musculaire, sor fréquemment écartées par une interposition de substance connective, de sorte que les fais ceaux suivent des trajets distincts. C'est surtout le cas des Turbellariées inférieures et de petites espèces des Trématodes. Chez ces dernières, le parenchyme du corps est parcouru pa des fibres qui le traversent en rayonnant, et qui sont constantes, même là où les muscles an nulaires ou longitudinaux ne sont que peu indiqués ; leur direction est souvent oblique. L couche musculaire longitudinale est la plus développée. Chez les Némertiens marins, le couches musculaires sont réunies ; il y a (chez le *Cerebratulus*, d'après Keferstein) encore un couche longitudinale sur la couche annulaire, ce qui porte le nombre des couches à quatre les deux intermédiaires étant les plus développées. — Le *Balanoglossus* diffère des Némer tiens en ce que son enveloppe musculaire est divisée par des lignes médianes. Les Hirudinée qui, par leur système musculaire, se rapprochent le plus des Vers plats, se rattachent davan tage aux formes inférieures de la division par l'abondance du tissu connectif qui s'interpo entre les faisceaux musculaires. Cette circonstance, jointe à la présence de fibres rayonnante rend la couche musculaire impossible à séparer du parenchyme du corps. On peut noter comn constituant une différence avec les Platyhelminthes, le groupement des faisceaux des fibres mu culaires. Comme nous y reconnaissons les effets d'une simple multiplication des élément nous devons regarder l'appareil musculaire des Hirudinées comme n'étant qu'un développ ment supérieur des conditions dans lesquelles se trouvent les Trématodes et autres. Le *Bra chiobdella* se comporte autrement ; ce genre possédant une cavité générale indépendan de l'enveloppe dermo-musculaire.

Dans les *Némathelminthes*, on remarque des séparations spéciales encore plus prononcé dans la couche musculaire longitudinale. Il peut, notamment, survenir encore des lignes a cessoires subordonnées aux lignes latérales et ventrales. Le *Mermis* présente des lignes ve trales secondaires. Des lignes semblables existent aussi dans les côtés du corps chez les *Ann lides* (Schneider). Elles sont caractérisées par les orifices des canaux en lacet. — Des band musculaires transversales existent sur les côtés du corps chez les Arénicoles, Amphitrit Térébelles et Ophélies, ainsi que chez le *Polyophthalmus*. Elles prennent naissance au-dess de la chaîne ganglionnaire abdominale (voy. Grube, dans *Rathke zur Fauna Norwegen* A. L. C., XX, 1 ; Claparède, *Glanures*, etc., p. 13).

La difficulté d'avoir des renseignements sur le système musculaire des *Tuniciers* dépe en partie du peu de connaissances que nous possédons sur ces animaux. La queue natato des larves des Ascidies et des Appendiculariés contient une couche musculaire continue entourant le cordon de l'axe.

Les Vers présentent dans les *éléments histologiques* de leurs muscles des différences p importantes qu'aucune autre division. Nous pouvons en conclure que nous avons ici affair des formes animales qui se sont développées suivant des directions fort diverses. Les fib musculaires sont plus ou moins longues, et dans la règle, même là où elles acquièrent le dév loppement le plus considérable, sont le produit d'une seule cellule, ce que confirme la présence d'un noyau unique. Les formes inférieures des Vers plats possèdent des fibres pâles souvent difficiles à distinguer, et qui peuvent se ramifier. Chez les plus élevés, elles prennent la forme de tubes, parce que la substance contractile constitue un cylindre creux rempli de protoplasme indifférent avec son noyau. La partie contractile de la fibre est parfois marquée d'une striation fibrillaire. Cette structure des fibres musculaires se trouve chez les *Onychophores*, les *Hirudinées* (Leydig), les *Acanthocéphales* et les *Géphyrées*. Dans ces deux derniers groupes, les fibres de chaque couche sont anastomosées, d'où résulte chez les Acanthocéphales surtout un réseau de fibres. Les couches corticales présentent une striation fibrillaire qui, chez les Géphyrées, va jusqu'à la formation de fibrilles distinctes.

L'état le plus simple chez les *Némathelminthes* est celui du *Gordius*. Les fibres musculaires forment des rubans larges, mais minces, appliqués par leurs faces. D'autres présentent des différenciations particulières de leurs fibres. On y remarque des plaques rhomboïdales, qui peuvent fréquemment s'allonger en faisceaux, la substance contractile est striée en fibrilles. Ces cellules forment, les unes derrière les autres, huit séries longitudinales (*Oxyuris*, *Sclerostomum*, *Dochmius*, *Oxysoma*, *Leptodera*, etc.). Dans un autre état, les fibres musculaires revêtent une forme canaliculée, ou cylindrique et aplatie. Chaque fibre offre un profond sillon dans toute sa longueur, où se termine par une portion cylindrique. La partie ouverte du sillon est toujours dirigée vers le cavité du corps. Les parois consistent en une substance contractile divisée en fibrilles. Le vide étroit du sillon est rempli de protoplasme, et une membrane délicate qui part de ses bords se continue en une conformation en forme de poche qui fait saillie dans la cavité du corps, laquelle est fréquemmont en grande partie remplie de ces appendices des fibres musculaires (*Ascaris lumbricoïdes*, fig. 30). Des cordons obliques (fibres transversales) vont de ces poches vers les lignes médianes; ils ont souvent un aspect fibrillaire, et ont autrefois été pris pour des nerfs. Sur quelques points, on les trouve à l'état évident de fibrilles musculaires (Schneider (*Arch. An. Ph.*, 1863, p. 18). Là où les poches ne sont pas développées, ces cordons s'attachent à des prolongements des fibres musculaires. Cette conformation concorde entièrement avec les tubes musculaires précédemment mentionnés, les fibres passant fréquemment à la forme cylindrique aplatie. La différence des fibres musculaires des Hirudinées repose sur ce que la substance contractile n'étant pas également produite tout le tour, le tube reste ouvert sur une étendue plus ou moins grande, et forme alors un sillon dont les bords se continuent dans les formations vésiculeuses mentionnées plus haut. Celles-ci ne s'écartent pas essentiellement des cellules musculaires plates, dans lesquelles la substance contractile ne s'est pas formée non plus tout autour de la cellule, mais seulement sur une des faces (l'extérieure); tandis que l'autre face, tournée vers la cavité du corps, y déborde comme partie indifférente contenant le noyau et devient ainsi semblable à l'appendice vésiculaire de l'autre forme. Les deux états se trouvent d'ailleurs non-seulement dans le même genre, mais encore on peut les suivre passant l'un à l'autre sur un même individu, et ainsi établir leurs rapports de parenté. Dans les cas présentant la cellule musculaire de la dernière forme indiquée, le tube musculaire contient un plus grand nombre de fibres (*Ascaris*, *Enoplus*,, *Physaloptera*, *Hedruris*, *Cucullanus*). Voy. sur les muscles des Nématodes, Schneider, *Arch. An. Ph.*, 1860, p. 224, et *Monog. der Nematoden*, p. 199; Leydig, *Arch. An. Phys.*, 1861, p. 606; Leuckart, *Parasiten*, II, p. 32.

Les *Chætognathes* se distinguent des autres Némathelminthes par la striation transversale de leurs fibres musculaires, circonstance qui paraît être en rapport avec la rapidité des mouvements; on trouve des indices du même fait çà et là chez les Annélides. Les muscles du corps sont généralement striés chez les Tuniciers nageurs, chez lesquels les faisceaux musculaires offrent un arrangement très-régulier.

Organes locomoteurs et membres.

§ 67.

Les *organes de mouvement* chez les Vers sont d'abord les *cils vibratiles* situés sur l'enveloppe du corps, la couche musculaire sous-jacente qui détermine des contractions et des expansions alternatives de l'ensemble de l'ani mal, enfin des appendices du corps résultant d'une différenciation de so enveloppe dermo-musculaire. Nous avons déjà parlé des cils vibratiles. Leu signification comme organes locomoteurs est la même que chez les Infusoires dans les Turbellariés rhabdocœles, une partie des dendrocœles et des Né mertiens, cependant la prépondérance appartient à l'enveloppe dermo-muscu laire, qui notamment chez les derniers, joue le rôle principal. Le revêtemen ciliaire reste l'appareil locomoteur exclusif dans l'état jeune, dans lequel i se présente aussi chez les autres Vers plats. La surface ciliée est augmentée pa des prolongements du corps, ce qui accroît la puissance de locomotion de cils vibratiles. Les larves des Géphyrées et de la plupart des Annélides son dans ces conditions. Les cils sont disposés sur des lignes saillantes, qui oc cupent des espaces déterminés de la surface du corps, formant des *colliers* o *des couronnes*, et offrant pour la plupart une disposition particulière carac téristique de chacune des diverses subdivisions. Une ou plusieurs couronne de cils peuvent entourer le corps. Lorsque le reste du corps est encore pourv de cils, ceux des parties saillantes sont plus développées, et c'est leur actio surtout qui détermine la locomotion la plus rapide. Une de ces lignes de cil (*fig.* 31, *B*, *C*, *D*, *v*), qui est aussi plus constante que les autres, paraît éga

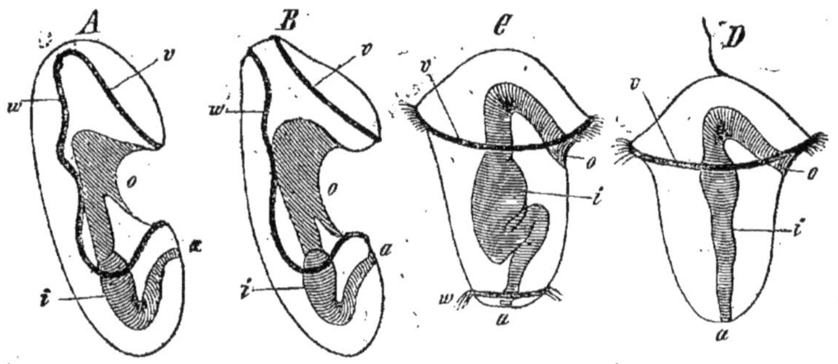

Fig. 31.

lement la première et partage le corps en une partie antérieure et une pos térieure. La première représente ce qui sera plus tard la tête du ver, pendan que c'est de la seconde que se développera tout le reste du corps de l'animal. L couronne primitive de cils se conserve dans une division des Vers, celle de *Rotifères*. Pendant que la portion postérieure se différencie en un corps plu ou moins segmenté, l'antérieure se développe en un organe particulier don les bords épaissis en bourrelet portent de longs cils qui caractérisent la sub division. Cet organe rotateur, — ainsi nommé à cause de l'apparence qu produit le mouvement de cils, — présente de grandes différences dans se états de forme. Il reste ou simple, semblable à l'état primitif, ou il s'étal sur des appendices lobés (*Tubicolaria*), ou forme des prolongements tent culiformes (*Stephanoceros*), qui fréquemment ne servent à la locomotio

Fig. 31. — Disposition des lignes de cils chez les larves d'Échinodermes (*A B*) et celles de Vers (*C D* *v*, couronne antérieure; *w*. couronne postérieure de cils; *o*, bouche; *i*, canal intestinal; *a*, anu

que pendant le jeune âge, tandis que plus tard l'animal s'étant fixé, ces cils dans ses nouvelles conditions de vie, servent à lui amener les substances nutritives en déterminant par leurs mouvements vibratiles des tourbillons dans le liquide ambiant. C'est aussi ce qui a lieu chez les *Bryozoaires*, où le jeune animal, avant sa fixation définitive pour former une nouvelle souche, se meut au moyen des cils vibratiles qui se développent sur les tentacules. Ces cils, dont les tentacules se revêtent, ne paraissent pourtant pas devoir être mis en parallèle avec ceux de la couronne ciliée primitive, mais doivent être regardés, avec les tentacules eux-mêmes, comme des formations secondaires. Il y a notamment avant le développement des tentacules une couronne de cils en dedans de laquelle ces organes prennent naissance. La situation de cette couronne de cils, par rapport à l'orifice buccal, empêche, il est vrai, de la comparer à la couronne primitive, qui est la forme la plus répandue, mais elle conserve dans quelques subdivisions des rapports de parenté, chez les Géphyrées, par exemple. Cette disposition jouit du reste d'une grande extension, puisqu'elle existe aussi chez des Vers (*Polygordius*) qui d'ailleurs concordent avec les Vers ronds. Nous devons donc reconnaître là une disposition transmise par héritage d'une forme souche commune à plusieurs divisions de Vers. Comme nous la retrouverons chez les Échinodermes comme chez les Mollusques, elle nous conduit à reconnaître des connexions encore plus étendues.

Quant aux conformations des *membres* émanant de l'enveloppe dermo-musculaire, on peut en distinguer un grand nombre très-diverses tant au point de vue fonctionnel qu'au point de vue morphologique. Et d'abord portons notre attention sur celles qui sont situées sur le segment antérieur du corps qu'on désigne par opposition au reste sous le nom de *tête*. Dans les cas les plus simples, ils ne représentent pas des organes bien différenciés, et ne sont que des prolongements graduels du corps, comme on les observe parmi les Vers plats chez beaucoup de Planaires, où ils peuvent être regardés comme les commencements d'une formation de *tentacules*. Ces *appendices sensibles* atteignent un développement complet chez les Chætopodes dans les Annélides, où le premier métamère (lobe céphalique) du corps porte tantôt sur les côtés et alors par paires, tantôt à l'extrémité antérieure, des prolongements contractiles très-variables par leur nombre et leur conformation. Ces tentacules sont ou simples, ou ultérieurement différenciés par segmentation, ou encore munis de prolongements secondaires. Par leur adaptation à des conditions d'existence des plus diverses, ils se transforment en conformations des plus variées qui leur permettent de servir à des usages différents, au nombre desquels un des plus importants concerne la respiration. Il faut ranger au nombre des formations de cette nature, les tentacules des *Bryozoaires*. Des prolongements filiformes bordés de cils, sont placés sur un appendice en forme de disque circulaire ou lobé dépendant des téguments (Lophophore) dont l'orifice buccal occupe le centre; cette forme de Lophophore est la plus répandue. La forme où le Lophophore est étiré en deux prolongements en forme de fer à cheval (*fig.* 42, *B*, *br*) peut être dérivée de la première forme simple.

Une autre catégorie comprend les *membres locomoteurs*, appendices latéraux des métamères du corps, désignés sous les noms de tronçons de pattes ou de *Parapodes* (Huxley). Ils se rencontrent toujours par paires, sur chaque segment, par deux ou par quatre. Dans ce dernier cas, une des paires occupe le côté dorsal, l'autre le côté ventral des parties latérales du corps. Ils portent des soies et souvent des prolongements filiformes (*Cirrhes*), qui ne sont pas seulement très-diversifiés par la forme, mais aussi peuvent dépasser de beaucoup par leur volume les parapodes, et même lors d'une réduction de ceux-ci les remplacer complétement. On peut aussi considérer les branchies comme étant des modifications des cirrhes, ou tout au moins comme étant des conformations qui leur sont comparables, en tant qu'elles sont des appendices des parapodes dorsaux. Mais dans beaucoup de cas les branchies s'éloignent des parapodes et paraissent alors comme des appendices indépendants du corps. Parfois les parapodes dorsaux et ventraux se rapprochent beaucoup, et on peut observer tous les passages allant de cet état à une fusion complète des deux en une seule paire (Syllides). Celle-ci occupe alors le milieu exact du côté du corps, et porte les appendices secondaires (soies et cirrhes) précédemment répartis sur les parapodes dorsaux et ventraux. Le degré de développement des parapodes est très-variable, et se complique par leurs rapports avec les groupes de soies. Ils présentent une transformation par suite de l'élargissement de l'extrémité des parapodes soit distincts soit soudés ou plutôt de leurs cirrhes, qui donne naissance à des lames natatoires (Phyllodocées). Parmi les appendices particuliers résultant de transformations des cirrhes du dos il y a les élytres, lamelles squamiformes qui chez certaines Annélides (Aphrodites) sont placées sur le dos les unes sur les autres, et alternativement remplacées par de courts appendices. Bien que les parapodes des Annélides soient des organes locomoteurs, et paraissent être le commencement de la formation des membres qui, chez les Articulés, atteignent leur développement complet, l'indépendance leur manque encore car ils n'ont pas d'appareil musculaire comme les membres articulés des Arthropodes, et n'exercent leur activité que par le mouvement des métamères correspondants. Il en résulte que le changement de lieu est aussi bien chez les Vers supérieurs que chez les inférieurs, déterminé par l'ensemble du corps. Par ces rapports à une forme plus développée, les parapodes semblent cependant être des organes qui l'emportent, comme valeur morphologique, sur beaucoup d'autres dispositions qui ont été le résultat d'adaptations dans une sphère plus restreinte.

La queue natatoire des *Tuniciers* n'a pas une signification moins importante, car nous y voyons un organe de soutien analogue à la chorde dorsale des Vertébrés (p. 165), bien que des renseignements précis nous manquent encore.

Entre autres conformations de l'enveloppe dermo-musculaire que nous devons regarder comme subordonnées, il faut noter les *ventouses*, qui sont répandues chez les Cestodes, Trématodes et aussi chez les Hirudinées, mais qui, en raison des différences qu'elles présentent par le nombre et la situation, n'impliquent une origine commune que dans les limites de chaque subdivision. Elles sont le résultat d'adaptations n'ayant qu'une importance locale, et leurs fonctions sont autant en rapports avec le genre de vie parasite qu'avec le transport dans l'espace de l'individu qui les porte, cette dernière fonction étant notamment chez les Hirudinées la plus importante.

Les *appendices portant les cils vibratiles* ont été pour la première fois décrits chez les larves de Planaires par J. Müller (*Arch. Anat. Phys.*, 1850). Ce ne sont que des appareils provisoires, comme aussi l'ensemble des téguments ciliés des larves de Némertiens. Il y a cependant entre les deux cette différence, que les premières disparaissent par une lente marche de rétrogradation, tandis que, chez la larve des Némertiens, il se forme sous l'enveloppe tégumentaire un nouvel individu qui n'emprunte rien à cette dernière. Lorsque la couche extérieure se transforme et produit des prolongements particuliers, et que la différenciation du Némertien n'a lieu que très-tard autour du canal intestinal de la larve, il en résulte un état supérieur. Le développement d'un Némertien dans le Pilidium en offre un exemple. La larve (Pilidium) parait être jusqu'à un certain degré un être indépendant, dans l'intérieur duquel nait un être nouveau tout autrement conformé, de la même manière que l'Astérie s'ébauche dans la larve de l'Échinoderme. Mais le mode du phénomène seul est semblable. En fait, il y a cette différence, que chez le Pilidium tout l'appareil digestif passe au Némertien nouvellement formé, ce qui n'a pas lieu chez les larves d'Échinodermes.

Les couronnes de cils qui entourent les appendices du corps chez le Pilidium offrent une concordance avec les larves d'Annélides ; chez l'un comme chez les autres, la bouche et l'anus sont placés sur le même champ. Par contre, on ne peut comparer immédiatement la distribution de ces couronnes de cils à celles des Échinodermes. Quel que soit, chez les larves d'Échinodermes (*fig.* 31, *A*, *B*), le trajet des lignes de cils vibratiles, il sépare toujours les champs sur lesquels s'ouvrent la bouche (*o*) et l'anus (*a*). Il en résulte un arrangement primitif tout différent. Ce n'est que chez les Bipinnaires qu'il existe quelque chose de comparable (*fig.* 31, *B*). La couronne vibratile, ici, n'est pas continue, mais se divise en deux parties, dont une sépare un espace situé en avant de la bouche d'un second champ, qui porte à la fois la bouche et l'anus. La première ligne vibratile peut être comparée à celle des Pilidium et des larves des Chætopodes ; nous désignerons comme velum le champ qu'elle circonscrit. Les larves des Géphyrées concordent avec les autres larves d'Échinodermes, chez lesquelles une ligne ciliée sépare également un espace buccal et un anal. Comme la deuxième ligne ciliée sépare, dans le Bipinnaria, également le champ buccal et l'anal, ces larves forment l'intermédiaire entre les larves des autres Échinodermes et celles des Annélides et Géphyrées. On peut en conséquence distinguer *trois formes* fondamentales des rapports qui existent entre les couronnes ciliées et le corps de la larve au point de vue des orifices :

1° Bouche et anus situés sur une même aire, qui est séparée d'une autre aire dépourvue de toute ouverture par une ligne de cils vibratiles (Pilidium, larves de beaucoup de Chætopodes, Rotifères).

2° Une ligne ciliée sépare les aires de la bouche et de l'anus (Larves des Bryozoaires, Géphyrées, Holothuries, Oursins et Ophiures).

3° Deux lignes ciliées distinctes, dont une entoure un espace n'offrant aucun orifice, tandis que l'autre divise le reste du corps en deux aires distinctes, l'une comprenant la bouche, l'autre l'anus (Larves des Astéries et de beaucoup de Chætopodes).

Ici se présente la question de savoir comment ces trois formes fondamentales pourraient être rattachées les unes aux autres. A ce point de vue, je dois dire que c'est la seconde forme qui me paraît être la forme primitive. C'est d'elle que se déduit la disposition des lignes ciliées des Bipinnaria. Les deux lignes vibratiles, chez ces derniers, ne naissent pas assez séparées l'une de l'autre pour que chacune suive son cours isolément, mais elles se rapprochent tellement, qu'elles paraissent être les parties d'une seule couronne vibratile. Elles suivent un trajet analogue à celui de la couronne ciliée de l'Auricularia (larve d'Holothurie). Tandis que, chez cette forme, leur réunion s'effectue sur le pôle antérieur de la larve (si on la considère placée de façon à ce que la bouche se trouve au-dessus de l'anus), il y a chez le Bipinnaria une séparation. La couronne vibratile d'un des côtés passant dans celle de l'autre, produit les trois champs précédemment décrits.

Lorsque la ligne vibratile s'infléchit du même côté au pôle antérieur de la larve, elle ne circonscrit que deux champs seulement, le buccal et l'anal. Chez les larves de Géphyrées (*fig.* 32), la ligne ciliée n'est pas à chercher dans la couronne ciliaire, qui entoure cir-

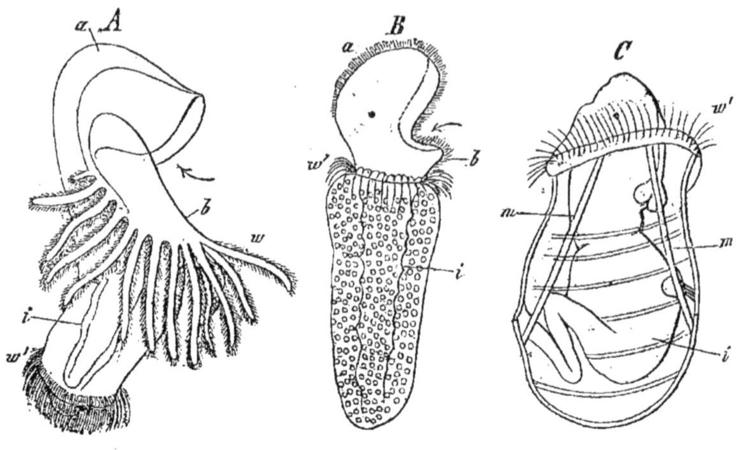

Fig. 32.

culairement la partie antérieure des larves de Siponcles et de Phascolomes, mais dans les cils plus allongés qui bordent les lobes de la bouche. Moins différenciée ici, elle est, par contre, plus complète, chez les larves (de *Phoronis ?*) qu'on connaît sous le nom d'*Actinotrocha* (*fig.* 32, *A*, *w*). (Voy. plus loin, § 111.) On peut déduire la disposition de la ligne ciliaire des larves de Chætopodes de celle du Bipinnaria. La couronne ciliaire non interrompue qui entoure la surface de la tête de leurs larves, a son homologue dans la courte ligne ciliée du Bipinnaria. Mais la deuxième couronne ciliaire de cette dernière est remplacée, chez les larves de Chætopodes, par la couronne de cils qui borde l'orifice anal, et qui, chez beaucoup d'entre eux du moins, n'apparaît que quelque temps après la naissance de l'antérieure. Si on se figure ce champ anal entouré de cette couronne de cils étendu d'une manière correspondante, la forme des larves Chætopodes conduit à celle des Bipinnaires. Cette ligne ciliaire anale étant dans la règle une formation postérieure chez les larves des Chætopodes, qui n'apparaît qu'avec la segmentation du corps, je n'ai pas voulu la considérer comme faisant partie du type larvaire, mais il est possible qu'elle lui appartienne cependant, et soit en rapports génétiques avec l'état qui existe chez les Bipinnaria. On peut trouver à l'appui de cette idée l'existence d'une couronne ciliaire anale semblable chez les Géphyrées, qui se comporte (*Actinotrocha*) comme chez les larves d'Annélides (*fig.* 32, *A*, *w'*), tandis que, chez les larves de Phascolosomes (*B*, *w'*) et celles d'autres Siponculides, elle est rapprochée de la partie antérieure ensuite d'un changement dans la position de l'anus.

Les dispositions de la couronne ciliaire dans les formes larvaires des Chætopodes présentent des différences qui ne sont pas sans importance, mais qui, en somme, sont en sous-ordre relativement à ce que nous avons établi comme type. Nous rencontrons le voile à cils vibratiles comme étant sous ce point de vue une disposition des plus répandues qui, chez les larves d'Aphrodites, demeure l'appareil exclusif du mouvement.

Une seconde forme qui résulte de l'apparition de la colonne ciliaire anale (*fig.* 31, *C*) est celle que J. Müller a désignée sous le nom de couronne *télotroque*. Lorsque avec la segmentation du corps de nouvelles couronnes ciliaires paraissent entre les deux précitées, il se produit la forme *polytroque*. Mais Claparède affirme avec raison que ces couronnes ciliaires intermédiaires ne peuvent pas être assimilées aux couronnes du velum ou de l'anus, parce qu'elles ne sont pas continues et ne consistent qu'en touffes isolées. Elles sont même parfois circon-

Fig. 32. — Larves de *Géphyrées; A, Actinotrocha; B*, larve de *Phascolosoma*, et *C* de *Sipunculus; a*, lobes céphaliques; *b*, lèvre inférieure, prolongée, chez l'Actinotrocha, en appendices ciliés *w; w'*, couronne ciliée; *i*, canal intestinal; *m*, faisceaux musculaires.

écrites à une seule face du corps soit ventrale, soit dorsale (formes *gastérotroques* et *nototroques*). Le velum n'offre pas toujours la même conformation ; comme dans les larves de Siponculides, les bourrelets peuvent manquer et n'être représentés que par la présence de cils sur la région céphalique. Les couronnes de cils intermédiaires jouent alors un rôle plus important. Enfin l'absence des voiles ciliaires, jointe à une ciliation uniforme du corps, fournit la liaison avec la forme de développement plus simple des Scoléines. Sur les organes ciliés, les larves de Chætopodes, voyez J. Müller (*Berliner Monatsbericht*, 1851, p. 468) ; M. Schultze, *Abhand. der Naturf. Ges. zu Halle*, 1856, et Claparède, *Beobachtungen*, etc., p. 84).

Des Planaires, possédant des appendices tentaculiformes à la partie antérieure du corps, font partie des genres *Proceros*, *Thysanozoon*, *Stylochus* et autres.

En ce qui concerne les *formations tentaculaires* chez les Chætopodes, on peut distinguer les appendices qui se trouvent sur le premier métamère (lobe céphalique) de ceux que porte le second (le segment buccal). Les derniers sont des cirrhes modifiés qui passent fréquemment dans les cirrhes des métamères suivants. Les cirrhes-palpes qui se rencontrent au nombre d'une ou deux paires chez les Gymnocopes (*Tomopteris*) sont caractérisés par une longue soie, pourvue d'un appareil musculaire spécial, comme les soies des parapodes des autres Chætopodes. Il est possible, d'après cela, qu'on doive faire dériver ces tentacules en forme de cirrhes de parapodes antérieurs, et que les autres parapodes ayant perdu leurs soies, celles-ci se soient non-seulement conservées, mais considérablement développées sur les segments antérieurs. Les cirrhes tentaculaires des Tomopteris seraient donc des conformations différentes des appendices de même nom des autres Chætopodes. Les tentacules et les cirrhes tentaculaires d'un côté et les cirrhes des parapodes de l'autre côté se balancent souvent. Chez les Chætopodes libres, on rencontre tant les tentacules, que les cirrhes parapodiques dans un état de développement bien caractérisé. Ce sont surtout ces derniers qui fréquemment, dépassent non-seulement en nombre, mais aussi en longueur, les véritables tentacules, et les remplacent dans leurs fonctions quand ils manquent (comme organes de tact). Des cirrhes semblables (dorsaux) très-apparents existent chez les Syllides, et affectent une forme très-allongée dans le *Cirratulus*. Chez les Chætopodes tubicoles, dont la partie céphalique représente la partie du corps qui est la première en contact avec le milieu ambiant, les cirrhes des parapodes manquent totalement ou sont très-rabougris, pendant que les tentacules se transforment en appareils considérables. Ils constituent sur les lobes céphaliques des touffes de filets contractiles, disposées en séries simples ou multiples (Térébelles, *fig.* 52, *t*, Hermelles) ; ou, avec le développement d'un squelette interne (cartilagineux), ils deviennent des panaches rigides, souvent ramifiés, qui participent tant aux fonctions respiratoires qu'aux mouvements de l'appareil qui, dans son ensemble, sert à la réception de la nourriture (Serpulacées). Chez les uns, ces branchies tentaculaires se rangent en deux groupes étalés en forme d'éventail. Chez le *Siphonostoma*, on observe, outre deux tentacules très-allongés d'une forme exquise, des filets simples et courts. Chez d'autres, les bases des deux moitiés séparées des panaches s'allongent en s'enroulant en une spirale sur laquelle les filaments isolés sont implantés (*Sabella*). Les touffes branchiales acquièrent (chez le *Brachiomma*), en suite de l'apparition d'organes de la vue sur leurs filaments distincts, une nouvelle signification, qui est en harmonie avec le mode de vie de l'animal.

Quelques-uns des filets branchiaux éprouvent encore d'autres transformations. Un ou une paire de tentacules branchiaux qui, comme chez le *Protula*, sont primitivement semblables, n'accomplissent, dans quelques Sabelles, aucune fonction respiratoire, et dans d'autres Sabellides se transforment en objets ayant l'aspect d'une massue, dont l'un, beaucoup plus développé que l'autre, sert de couvercle pour fermer le tube qu'habite l'animal. Chez le *Filigrana*, la tige du couvercle est encore empennée et conserve ainsi une partie de ses propriétés primitives. L'empennage peut cependant disparaître (*Serpula*), et alors le développement du couvercle peut parcourir les autres états qui sont permanents dans les cas précités (Fr. Müller, *Für Darwin*, p. 76). Sur cet appareil provenant d'une adaptation, une couche calcaire qui recouvre comme un disque l'extrémité libre et aplatie est fréquemment sécrétée. Dans quelques cas, le couvercle élargi de la tige reçoit les œufs et fonctionne ainsi comme poche d'incubation (*Spirorbis spirillum*. Pagenstecher, *Zeit. Zool.*, p. 492). Ainsi un seul et même organe présente une suite d'états des plus différents, qui l'éloignent tous beaucoup de sa signification primitive et sont le résultat des conditions extérieures données. Dans les Fabrizies, enfin, qui paraissent n'être que passagèrement tubicoles (aussi les Amphiglènes), ce mêmes parties se montrent comme des appendices raccourcis qui sont retombés au degré d simples tentacules.

Les états de formes si diversifiés des *parapodes* doivent être étudiés dans chaque divisio spéciale. Depuis leur défaut complet, comme dans les Lombrics, où leur place n'est marqué que par des soies, jusqu'à leur développement puissant et varié, on peut observer un nombr infini de passages. Les parapodes paraissent être conformés d'une manière toute particulièr chez le *Chætopterus* et aussi le *Spiochætopterus*. Comme cela arrive souvent ailleurs, ils diffèrent dans les diverses parties du corps. Tandis que les neuf paires antérieures se distinguent par leur succession serrée et leur longueur considérable, les suivants, transformés e lamelles en forme d'ailes, sont pourvus de soies qui témoignent de leur signification. — Le formes jeunes et libres des Tubicoles rappellent de près par leurs parapodes, les conditions des Annélides errantes. Elles possèdent des cirrhes abdominaux, comme les Chætopodes libres, lesquels se transforment graduellement en s'élargissant et en acquérant ce crochets dans les bourrelets à crochets des Vers tubicoles qui se rencontrent sur un nombr variable de métamères (Claparède, *Beobach.*, p. 65). Cette circonstance rappelle que les Ve tubicoles proviennent des Errants, desquels dérivent aussi les Gymnocopes. Les rames bilobé et assez remarquables, — forme qu'affectent ici les parapodes, — paraissent provenir de l fusion des parapodes dorsaux et abdominaux, origine qu'indique encore la situation opposée des deux lobes. Chaque lobe reçoit aussi un faisceau musculaire particulier. Il est, p contre, encore douteux de savoir de quelle manière on doit interpréter les tronçons d pattes des Onychophores, qui portent un crochet terminal. La direction en dessous qu'a l crochet indique déjà d'autres conditions, ainsi que le fait que les crochets en forme d griffes ne se continuent pas dans un follicule de l'enveloppe dermo-musculaire, comme ch les Annélides, mais sont placés sur un disque terminal.

Les *ventouses* sont des différenciations de l'enveloppe dermo-musculaire, qui, dans u état plus simple, se présentent comme des petites dépressions. Elles sont chez les Cestode généralement, au nombre de quatre sur la tête, et présentent de grandes diversités de forme formant deux fossettes chez les *Bothryocéphales*, quatre bourrelets ordinairement aplat chez les *Tænias;* pédicellées chez les *Anthobothryum*, *Echinéibothryum*, etc., ou représentant plusieurs lobes à bord frisé (*Phyllobothryum*). Chez les *Trématodes*, les ventouses occupent la face ventrale, tantôt à la partie antérieure près de l'orifice buccal ou autour de lu tantôt dans son milieu (ventouse abdominale), tantôt à son extrémité postérieure, au nombr d'une ou plusieurs. Une division de la ventouse en plusieurs cases par des lignes saillant n'est pas rare (*Tristomes*); et cette confirmation est développée à un haut degré dans le disque suceur de l'*Aspidogaster* (*fig.* 55, *s*). Un grand nombre de ventouses de la partie postérieure du corps, présentent un arrangement en demi-cercle, ou toute autre disposition régulière, et comme exemple d'une haute différenciation de l'organe, on doit citer les ventous portées sur des tiges particulières. Nous avons déjà précédemment signalé (p. 165) les ventouses compliquées par la présence d'organes d'adhérence en forme de crochets.

Le nombre des ventouses existant chez les Hirudinées est compris dans des limites pl fixes. L'ouverture buccale est fréquemment entourée d'une ventouse (*Pontobdella*, *Brachellion*, *Piscicola*, etc.); et il y en a toujours une bien développée à l'extrémité postérieu du corps.

Les ventouses concordent entre elles par les points essentiels de leur conformation. C'e chez les Trématodes et les Hirudinées qu'elles sont le mieux connues. La masse principale ces appareils est formée de tissu musculaire, plus ou moins mélangé de tissu connectif. partie musculaire est disposée essentiellement en un système de fibres rayonnantes qui, provenant des fibres transverses du système musculaire du corps, traversent la base de la ventouse pour irradier vers son bord. Cette couche de faisceaux rayonnants est la plus apparen chez les ventouses les plus fortement développées dans les Trématodes, tandis que chez l Hirudinées, elle cède le pas aux faisceaux annulaires, lesquels naissent des couches de fibr musculaires longitudinales du corps. Il y a, enfin, encore des faisceaux superficiels, qui so surtout développés à la surface concave, et qui, dans l'évolution de la ventouse (Hirudinée proviennent des faisceaux transverses de la formation musculaire du corps, et se dispose suivant une direction plus croisée (Rathke, *Entwickl. d. Clepsinen*: Leuckart, *Parasiten*. *Sur les diverses formes des ventouses*; Van Beneden et Hesse, *Recherches sur les Bdellodes et les Trématodes marins*: *Mémoires de l'Acad. de Belgique*, t. XXXIV). — Les Annélides n'ont pas de ventouses, et lorsqu'on trouve parfois des organes qui s'en rapprochent, la ressemblance tient plus à un fait d'adaptation qu'à l'hérédité, comme par exemple, l'extrémité postérieure du corps du *Leucodora*.

ORGANES DE SENSATION

Système nerveux.

§ 68.

Les connexions étroites qu'a le système nerveux avec l'ensemble de l'organisation des Vers se manifestent dans l'arrangement général de cet appareil chez ces animaux. Les centres ainsi que les parties périphériques sont fort simples là où le corps n'est pas divisé en métamères ; mais la segmentation est régulièrement répétée sur l'organe central du système nerveux. — Ainsi que nous l'avons indiqué plus haut (p. 148), les Vers ne constituent point une division tout à fait uniforme du règne animal, dont on puisse rattacher l'origine à une forme fondamentale unique, mais il semble plutôt que leurs groupes les plus considérables se sont développés d'états inférieurs distincts. Ces faits sont à prendre en considération pour l'appréciation du système nerveux, dont la comparaison des divers états dans les divisions inférieures et supérieures, rencontre des difficultés insurmontables. Un caractère fondamental commun, mais en aucune façon exclusif sous le point de vue anatomique pour les Vers, est la situation de l'organe central le plus important dans la partie antérieure du corps ; le plus souvent dans le voisinage de la portion commençante du canal intestinal. De cet organe central, qui entoure fréquemment l'œsophage en forme d'anneau, partent des troncs nerveux qui se dirigent vers la périphérie du corps, et dont l'étendue varie suivant les dimensions mêmes de ce dernier.

On peut distinguer dans le système nerveux deux formes principales suivant la manière dont se comportent les troncs nerveux longitudinaux. Ces formes se partagent de nouveau en sous-groupes, selon que les troncs longitudinaux contiennent ou non dans leur intérieur des éléments centraux groupés d'une manière régulière.

La première de ces divisions s'observe avant tout dans les *Platyelmes*, chez lesquels nous trouvons dans la partie antérieure du corps deux grandes masses ganglionnaires, réunies par une commissure transversale. On peut désigner ces masses comme ganglions cérébraux, sans vouloir pourtant exprimer par ce terme aucuns rapports rapprochés avec la partie du système nerveux des Vertébrés qu'on appelle le cerveau. Toutes deux, ainsi que les troncs nerveux allongés qui en partent, constituent la partie essentielle du système nerveux, laquelle émet des ramifications délicates qui se distribuent soit dans la couche dermo-musculaire, soit dans les organes internes. Les troncs longitudinaux suivent les côtés du corps, et sont, suivant la largeur de ce dernier, plus ou moins rapprochés entre eux. Ils paraissent aussi pouvoir être remplacés par un tronc allongé dorsal unique. Ces troncs latéraux ne sont que peu développés tant chez les Trématodes que chez les Turbellariées dendrocœles, de sorte que fréquemment on ne peut presque pas les distinguer des autres nerfs partant des ganglions cérébraux. Ils sont plus forts chez les Turbellariées rhabdocœles, bien qu'on ne puisse les suivre que sur un court trajet. Ils sont enfin dans les *Némertiens* développés dans toute la longueur du corps, et constituent des troncs très-distincts par leur grosseur (*fig.* 33 *n*) des autres filets nerveux qui émanent aussi du cerveau (*n*). Le système nerveux central présente un développement ultérieur, en ce qu'on peut distinguer sur chaque ganglion quelques grandes divisions, et qu'ils sont réunis par une double *commissure*, entre les deux cordons de laquelle passe l'organe connu sous le nom de trompe (*p*), un des cordons se trouvant ainsi au-dessus, l'autre au-dessous. Il résulte de cet arrangement un anneau nerveux qui offre des points d'analogie avec les dispositions qui se présentent dans les Annelés. D'autres analogies se trouvent dans la structure des troncs longitudinaux de quelques Némertiens. Tandis que ces troncs suivent dans le plus grand nombre exactement le bord latéral du corps (entre les couches fibreuses moyennes, annulaires et longitudinales), ils se rapprochent chez d'autres (*Oerstedia*) sur la face ventrale, et sont en même temps plus forts, et caractérisés par des renflements au point de départ des ramifications.

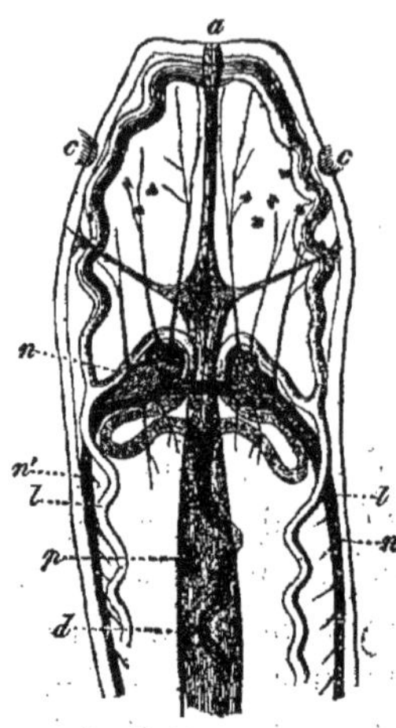

Fig. 33.

Il se fait ainsi un rapprochement important vers la conformation qu'on chez les Annelés, on désigne sous le nom de chaîne ganglionnaire ventrale.

Pour ce qui concerne les autres parties restantes du système nerveux périphérique, on doit signaler, outre les filets qui se rendent dans la couche dermo-musculaire, surtout ceux, très-apparents chez les Némertiens, qui partent directement des ganglions nerveux et se terminent dans les organes des sens. On a également observé des nerfs qui se rendent aux viscères.

En ce qui concerne les *éléments histologiques* du système nerveux des vers, on peut constater les deux formes principales : des cellules ganglionnaires et des fibres, mais m cependant dans les subdivisions supérieures comme celles des Annélides, que dans les for plus inférieures. Chez les Vers plats surtout, la différenciation des parties élémentaires

Fig. 33. — Corps antérieur de *Borlasia camilla; a,* orifice de la trompe; *p,* trompe; *c,* fosse latérales vibratiles; *n,* ganglions sus-œsophagiens (cerveau) prolongés en deux troncs nerveu téraux *n'*; *l,* vaisseaux latéraux, se réunissant en avant, et communiquant en arrière du cer par une branche transverse qui forme avec celle de l'autre côté un tronc dorsal *d*.

moins apparente; et c'est beaucoup plus par les rapports de conformation extérieure des diverses portions du système nerveux, que par leur structure, que nous arrivons à la distinction des parties centrales et périphériques.

La présence d'un système nerveux est encore douteuse chez les *Cestodes*. Après que J. Müller (*Arch. Anat. Phys.*, 1836, p. 106) eut décrit comme appartenant vraisemblablement au système nerveux un petit renflement plat envoyant quelques filets aux trompes, dans la tête du *Tetrarhynchus attenuatus*, G. Wagener (*Entwickl. d. Cestoden*), fit connaître une conformation semblable dans les *Tetrarhynchus grassus* et *megacephalus*, comme centre nerveux. C'est un ganglion qui envoie des filets isolés tant en avant qu'en arrière. De ce ganglion carré partent des filets nerveux antérieurs qui se dirigent vers le front, les postérieurs après un trajet plus long, pénètrent dans les étuis des quatre trompes à crochets. Une distribution singulière est celle du *T. megacephalus*, où les filets nerveux destinés aux quatre étuis des trompes partent d'un angle du ganglion, ceux se rendant dans la couche dermo-musculaire du corps, provenant des autres angles.

Des recherches ultérieures n'ont pas pu confirmer ces données (chez les Ténias du moins). Par contre Van Beneden a décrit de même chez le *Tetrarhynchus megacephalus*, de petits ganglions placés sur chaque bulbe des quatre étuis à trompes. Il y a communication par une commissure entre chacun d'eux et une paire ganglionnaire plus grande et placée à distance (*Mémoire*, p. 228).

Le système nerveux des *Trématodes* a été signalé par Bojanus, Mehlis et beaucoup d'autres auteurs dans un grand nombre de genres. Parmi les plus récents, von Siebold a rendu de grands services. Nous connaissons ce système d'organes chez beaucoup de *Distomides* et dans les genres *Amphistome*, *Tristome* (Kölliker, *Bericht von d. Zoot. z. Würzburg*, 1849, p. 26 et 54); *Polystome* (par Van Beneden); et *Dactylogyrus* (Wagener). Leuckart (*Parasiten*, I, p. 464), l'a fort exactement décrit dans les *Distoma lanceolatum* et *hepaticum*. On a même suivi des filets jusqu'aux ventouses, et reconnu la présence d'un petit ganglion sur celui qui se rend à la ventouse abdominale du *Dist. lanceolatum*.

M. Schultze a fait connaître le système nerveux central d'un nombre assez important de petites *Turbellariées* (Rhabdocœles). Quant à celui des *Planaires* et *Némertiens*, voy. Quatrefages (*l. c.*). La masse ganglionnaire cérébrale assez accusée chez les Némertiens, peut présenter des relations fort diverses avec les troncs nerveux latéraux. Chaque moitié se divise en une portion antérieure et postérieure, séparées par un sillon. Dans les Némertiens dont la trompe est pourvue d'un stylet à la base (*N. enopla*), les ganglions antérieurs sont arrondis en avant, la commissure dorsale placée entre leurs faces supérieures, et les cordons nerveux latéraux paraissent être la continuation du ganglion postérieur; c'est le cas des *Tetrastemma*, *Polia*, et autres. Dans l'autre groupe dont la trompe manque de stylet (*N. anopla*), la commissure dorsale se trouve entre les extrémités prolongées en avant des ganglions antérieurs. Le cordon nerveux latéral part de la portion antérieure des ganglions postérieurs, arrondis en arrière. Ici se rangent les *Borlasia*, *Nemertes*, etc. (M. Schultze, *Zeit. Zool.*, IV, p. 183). — Les nerfs qui se distribuent aux fossettes vibratiles, proviennent de diverses parties du cerveau, tantôt du bord de la partie antérieure (*Polia humilis*), tantôt des côtés (*Nemertes*), ou du bord postérieur (*Cerebratulus*). Enfin, ils peuvent même être fournis par les cordons latéraux (*P. bembix*). Les ganglions cérébraux sont très-éloignés l'un de l'autre chez les *Valencinia*.

Un fait digne de remarque a été observé par Claparède dans les nerfs latéraux du *Prosorochmus* (*P. Clasp.*); c'est que, chez les embryons de ce genre, l'extrémité de chaque cordon latéral se renfle en formant un ganglion, dont on ne retrouve plus tard aucune trace (*Beobacht.*, p. 23). — Le système nerveux du *Balanoglossus* paraît se rattacher à celui des Vers plats, si on doit considérer comme organe nerveux central un petit tubercule observé par Kowalewsky dans ce qu'on appelle la trompe.

§ 69.

Les conditions que présente le centre nerveux chez les Vers plats se répètent dans quelques autres divisions inférieures. Bien que d'ailleurs, par le reste de leur organisation ces divisions doivent être considérées comme étai assez éloignées les unes des autres, nous pouvons conclure de ce fait, qu les masses ganglionnaires dorsales représentent une forme primitive du sy tème nerveux en général.

Ce sont les *Rotifères* qui se rapprochent le plus des Vers plats par le système nerveux. L'organe central paraît être une masse ganglionnaire plac sur le pharynx, mais qui ne l'entoure jamais, et se trouve parfois netteme divisé en deux portions latérales. Les nerfs périphériques partent directeme de ce cerveau, et comme ils ne sont point réunis en faisceaux, ils se prése tent sous la forme la plus simple, comparable à celle des Turbellariées.

On peut aussi ranger ici le système nerveux des *Bryozoaires*, qui, comm celui des Rotifères, ne se compose que d'une seule masse centrale. Celle placée comme un simple ganglion entre la bouche et l'ouverture anal envoie outre de forts rameaux aux tentacules, deux nerfs à l'œsophage, qu entourent en constituant ainsi un anneau pharyngien. Cette dernière dispo tion n'est pourtant pas généralement admise. Outre ce système nerveux ex tant dans chaque individu, on connaît encore un système nerveux apparten à la souche. Ce *système nerveux colonial* forme dans les souches ramifiées Bryozoaires, à l'origine de chaque branche, un ganglion d'où part un tro nerveux qui parcourt le rameau, et à l'extrémité de celui-ci, se partage branches pour les ganglions des nouvelles ramifications. Un plexus acco pagnant le tronc nerveux, le réunit au ganglion qui se trouve à la base chaque animal isolé, auquel ce ganglion envoie un nerf.

Enfin le système nerveux des *Tuniciers* se place encore ici, car nous retro vons aussi chez les Ascidies un ganglion nerveux situé entre les ouvertu buccale et anale. Une paire de filets nerveux délicats entourent circulaireme la première et forment ainsi une espèce d'anneau pharyngien. Chez les Tu ciers nageants le centre nerveux, qui n'est pas insignifiant par sa grosseur, placé dans la partie dorsale du corps, loin de l'ouverture buccale. Il se lais déduire de celui des Ascidies, du moment qu'on tient compte des chang ments de la forme du corps. Si nous nous imaginons que l'espace occup chez les Ascidies l'intervalle compris entre les ouvertures buccale et ana soit agrandi de manière à ce que les deux orifices soient situés aux extrémi du corps devenu cylindrique, le ganglion occupera une situation analogu celle qu'il a chez les Salpes. Les nerfs périphériques rayonnant symétriq ment du point central, vont se distribuer au manteau et aux anneaux m culaires.

D'après le développement observé du centre nerveux chez les Ascidies, dispositions paraissent s'éloigner considérablement de celles des autres inv tébrés, de sorte qu'on ne peut proprement baser que sur l'état exprimé d l'organe complet, la comparaison de sa concordance avec celui des divisi des Vers ci-dessus indiqués.

On n'est pas encore parvenu à établir aucune concordance des données que nous posséd sur le système nerveux des *Bryozoaires*. Tandis que Van Beneden admet (chez l'Alcyonel l'existence d'un anneau œsophagien complet, Allman le conteste. Dumortier attribue par co à tous les *Bryozoaires*, encore un ganglion pharyngien inférieur, dont l'existence est pourtant peu vraisemblable. — Il est encore à remarquer que, dans les cas où il y a un Lophophore (lobes latéraux, entourant la bouche, et portant les tentacules), les nerfs se rendant aux tentacules sont sur un certain trajet réunis en deux troncs considérables. — Le système nerveux colonial découvert par Fr. Müller (chez les *Serialaria* et d'autres de la division des Ctenostomata), explique les mouvements qu'exécutent simultanément les animaux occupant des parties considérables d'une souche, et qui semblent être la manifestation d'une excitation volontaire commune (*Arch. Nat.*, XXVI, p. 311).

L'ébauche du système nerveux observée chez les Ascidies, occupe la partie superficielle de l'embryon. Après que la cavité intestinale primitive s'est formée par invagination, il apparaît deux bourrelets qui croissent en rapprochant peu à peu leurs bords libres, et finissent ainsi en se soudant, de former un canal, qui s'ouvrant en avant est placé au-dessus de la cavité intestinale. L'ouverture de ce tube médullaire disparaît plus tard, il se raccourcit et représente alors une vésicule fermée de tous les côtés, dont la portion postérieure engendre le ganglion nerveux et tous les organes des sens (Kowalewsky, *Mém. Acad. S. Pétersbourg*, X, n° 15). Ce mode de naissance se rattache dans ses parties essentielles, si étroitement aux faits que nous connaissons chez les Vertébrés, que l'admission d'une parenté plus rapprochée entre les deux groupes qu'on ne l'a supposée jusqu'à présent, est parfaitement possible.

Lorsque quelques nerfs entourant chez les *Tuniciers* l'ouverture respiratoire, s'anastomosent sur la face ventrale, il en résulte en même temps la formation d'une sorte d'anneau pharyngien. Cette disposition a été indiquée chez quelques Ascidies ; cependant il faut remarquer que le fait est ici tout autre que ce qu'il est dans les Mollusques, parce que la portion ventrale est complétement dépourvue d'éléments ganglionnaires. Le ganglion occupe chez le *Pyrosoma*, la même situation que chez les autres Ascidies, par contre chez l'*Appendicularia*, il s'en écarte beaucoup, car il se trouve sur la face du corps opposée à celle qui porte l'ouverture anale. Il envoie une branche nerveuse autour de l'orifice buccal. La queue natatoire de cet animal est pourvue d'un nerf, qui, d'après Huxley, présente de place en place un renflement duquel partent en rayonnant des filaments délicats. Selon Kowalewsky, une paire de nerfs présentant des dilatations ganglionnaires, marche le long du cylindre axial de la queue.

§ 70.

Le système nerveux des *Némathelminthes* s'est différencié d'une manière très-particulière et s'écarte passablement de celui des autres formes, ce qui ne contribue pas peu à faire ressortir la position isolée qu'occupe ce groupe. De même qu'il a fallu un temps fort long pour que la question de la présence d'un système nerveux chez les Vers ronds, surtout les Nématodes, ait été résolue affirmativement, de même il reste encore actuellement beaucoup d'incertitude sur ce point, sur lequel nous ne possédons de fait guère mieux que quelques vagues notions. Celles-ci suffisent pourtant déjà pour que nous puissions reconnaître des dispositions très-particulières. Il existe également bien un organe central, placé sur le pharynx, l'entourant même comme un anneau, d'où partent des nerfs, en rayonnant aussi bien en avant qu'en arrière ; mais cet anneau pharyngien n'est pas le seul appareil central, et les cellules ganglionnaires qu'il contient, manifestent un mode de groupement qui correspond à une distribution des nerfs périphériques différente de celle qui existe dans les autres Vers. Ces nerfs partent de l'anneau pharyngien en avant et en arrière, et les premiers forment six faisceaux distincts. Deux parcourent le milieu des champs latéraux, et quatre suivent la direction des lignes médianes secondaires ; tous ces faisceaux contiennent dans leur trajet comme à leur origine des cellules ganglionnaires. Les nerfs se dirigeant vers la partie postérieure, consistent en un dorsal et un ventral, tous deux suivant la ligr médiane correspondante. L'anneau pharyngien offre des cellules ganglior naires aux points de leur insertion; sa partie ventrale émet en outre der cordons qui convergent en arrière, pour se réunir en une masse de cellul ganglionnaires (*Ganglion cephalicum* de Schneider). Les nerfs médians su vent dans leur trajet toute la longueur du corps, et tous deux envoient d filets nerveux dans la matrice des téguments.

Il est visible que cet arrangement présente d'une manière générale, rel tivement aux autres états simples du système nerveux des Vers, une modi cation d'une nature assez particulière pour empêcher toute comparaison sp ciale. Le système nerveux des *Chætognathes*, dans ses rapports avec celui d Nématodes, n'est pas moins isolé, pourtant on y constate des analogies d terminées avec les Annélides. Deux ganglions situés dans la tête (*Ganglio cérébraux*) émettent par leur portion antérieure deux troncs nerveux, et au un long cordon latéral qui les réunit à un *ganglion ventral*, éloigné et pla en arrière, duquel partent deux troncs nerveux qui se dirigent en arrière e core, en suivant les côtés du corps.

Le système nerveux des *Nématodes* a été élucidé depuis peu par les travaux de Schn der (*Arch. Anat. Phys.*, 1863, p. 1), qu'ont précédé à la vérité beaucoup de recherch mais renfermant aussi un grand nombre d'erreurs. Sur beaucoup de points Leuckart (*Pa siten*, II, p. 25), est d'accord avec Schneider. Il considère comme anneau pharyngien (cl l'*Ascaris lumbricoïdes*), outre les deux ganglions latéraux, un autre ganglion ventral qui c respond peut-être à ce que Schneider a décrit comme *ganglion céphalique*. Outre les fib nerveuses et les cellules ganglionnaires peu abondantes en somme, l'anneau œsophagien encore caractérisé par une gaîne fibreuse qui se prolonge dans les intervalles existant en les fibres nerveuses, et sert en même temps à consolider l'anneau. Elle se soude avec champs latéraux et avec les lignes médianes aussi là où se trouvent des lignes médianes condaires. — En ce qui concerne la distribution des nerfs, nous devons aussi nous ba sur les recherches de Schneider. Les nerfs antérieurs se rendent aux papilles qui occup le pourtour de la bouche. Les nerfs dorsaux et abdominaux émettent également des fil qui vont aux téguments, pénètrent dans leur matrice (*Ascaris*), et peuvent être suivis qu quefois jusqu'aux papilles.

Les rapports du tissu musculaire avec le système nerveux sont à remarquer, car, d'ap Schneider, ce ne sont pas des fibres nerveuses qui se rendent aux muscles, mais, au co traire, des prolongements des fibres musculaires qui se rendent aux nerfs. Les fibres tra verses (*fig.* 30, A, *p'*, p. 167), qui vont des faisceaux musculaires aux deux lignes m dianes, sont en connexion avec les nerfs médians; celles de la partie antérieure du co sont en rapports directs avec l'anneau œsophagien. « Depuis le sommet de la tête jusqu arrière de l'anneau nerveux, les prolongements transverses de chaque champ muscul s'unissent en un faisceau qui se rend directement à l'anneau central, » et se confond d la substance de sa gaîne. Bien qu'on puisse chercher dans ces rapports une fusion muscle et du nerf, je crois cependant que le fait peut s'expliquer autrement. Si on ne chercher que dans la partie contractile de la fibre musculaire l'élément excitable par le n il faut que la portion qui se trouve entre elle et le nerf, soit ici ce qu'on appelle le prolon ment de la fibre musculaire, remplisse nécessairement les fonctions d'un appareil conc teur, car il ne peut être question d'un troisième élément. Comme maintenant les fibres tr versales ou appendices obliques des faisceaux musculaires, ne possèdent que dans quelques (voy. p. 169) la structure positive des parties musculaires contractiles, pendant que le l souvent, elles paraissent ou homogènes, ou à peine fibrillaires, on peut poser la question savoir, si ce n'est pas dans ces parties qu'il faut chercher l'appareil conducteur, et si, conséquent, elles ne doivent pas être rattachées au système nerveux. De nouvelles recherc sont en tous cas nécessaires pour qu'on puisse arriver à une conclusion satisfaisante (voy., sur le système nerveux des Nématodes aussi : Leydig, *Arch. An. Phys.*, 1861 ; ainsi que *Vergleich. Anat.*, I, p. 119, du même auteur).

Par la division de sa partie centrale en une masse ganglionnaire dorsale et ventrale, le système nerveux des *Chætognathes* se rattache à celui des Vers supérieurs. Le ganglion ventral observé pour la première fois d'une manière exacte par Krohn, correspond à la chaîne ganglionnaire ventrale des Annelés. La centralisation s'explique par l'absence de formation de métamères. Je ne puis reconnaître ici aucune analogie avec les Nématodes. Si on veut voir dans le gros ganglion abdominal des *Sagitta* le ganglion ventral plus développé de l'anneau pharyngien des Nématodes (G. céphalique de Schneider), toute comparaison ultérieure est empêchée par le fait que les nerfs médians du dos et de l'abdomen manquent chez les Sagitta, et qu'on trouve à leur place deux nerfs latéraux provenant du ganglion ventral. Les relations des Chætognathes aux Nématodes sont aussi par d'autres points généraux très-éloignées, et il faut chercher les ancêtres primitifs des deux types, dans des formes qui ont aussi donné naissance au type des Annelés.

§ 71.

Le système nerveux des *Géphyrées* s'éloigne de celui des Vers plats par l'anneau pharyngien, qui est en connexion avec un tronc longitudinal et ventral. Ce dernier se rapproche de la chaîne ganglionnaire des Annelés, mais en diffère d'une manière importante, en ce qu'il constitue un cordon unique, n'offrant aucune trace d'une fusion de deux cordons distincts. Il est le plus souvent placé dans la cavité du corps ; mais dans quelques cas (*Priapulus*), on veut l'avoir rencontré immédiatement sous les parties tégumentaires en dehors de la couche musculaire. L'anneau pharyngien est en connexion avec un renflement ganglionnaire dorsal, l'homologue du « cerveau » des autres Vers, et qui, présent chez les *Sipunculus* et *Sternaspis*, manque chez les *Priapulus* et *Bonellia*. Les amas de cellules ganglionnaires, qui produisent des renflements particuliers correspondant à une formation de métamères, manquent ordinairement dans le cordon abdominal. On n'en trouve que des traces faibles chez l'*Echiurus*, et dans quelques autres cas (*Sipunculus*, *Sternaspis*), on observe un renflement terminal du cordon ventral, émettant de fins filaments.

Le cordon nerveux abdominal envoie des deux côtés de nombreux rameaux fréquemment irréguliers, et représentant les nerfs périphériques. Le canal intestinal en reçoit de l'anneau pharyngien. Des connaissances exactes sur le système nerveux des *Acanthocéphales*, nous manquent encore. Un petit ganglion situé à la base de l'étui de la trompe, et qui envoie des ramifications de divers côtés, réclame encore des observations plus précises.

On ne peut encore décider si ce système nerveux des Géphyrées peut dériver de celui des autres Vers dont il s'écarte sous tant de rapports divers. Il est cependant vraisemblable qu'il existe pour tous deux un point de départ commun quoique fort éloigné. Le cordon abdominal des Géphyrées dériverait alors d'une fusion primitive des cordons qui chez les Annélides sont séparés. L'existence de ganglions chez l'*Echiurus* (d'après Quatrefages) a une grande portée, car elle permet de reconnaître une relation avec une chaîne ganglionnaire abdominale. Mais comme il n'y a pas ici de duplication du cordon, et qu'il émet beaucoup de filaments nerveux dans les intervalles des ganglions, l'Echiurus tend déjà à s'éloigner davantage du type des Annélides. Il ne subsiste plus qu'une trace de la parenté primitive, qui est complétement effacée chez les autres Géphyrées. La division tout entière serait donc une branche latérale des Annélides ayant ensuite d'une rétrogradation particulière, perdu toute sa division métamérique.

Le ganglion cérébral des Siponculides laisse parfois apercevoir qu'il est le résultat de la réunion de deux ganglions presque confondus entre eux. Chez le *Sipunculus*, une saillie partant des ganglions cérébraux est en rapport avec des appendices courts et placés transversalement. — L'anneau pharyngien se distingue souvent par la longueur de ses commissures, et présente des modifications importantes. Une des plus extrêmes se trouve chez le *Bonellia*, où d'après Lacaze-Duthiers, les deux cordons nerveux qui entourent le pharynx et naissent du cordon ventral, ne se réunissent pas au-dessus de ce dernier, mais pénètrent dans la trompe qui est très-ample. Accompagnés de deux troncs vasculaires, ils se prolongent jusqu'à l'extrémité de la trompe, s'infléchissent dans les deux lobes recourbés en forme de cornes qui la terminent et se rejoignent vers son bord antérieur, en complétant ainsi en ce point l'anneau pharyngien. Dans leur trajet sur le bord antérieur des deux cornes de la trompe, ils envoient dans les téguments des filaments courts mais serrés. Un autre extrême de l'anneau pharyngien s'observe chez les *Priapulus* et *Halicryptus*, où il est caractérisé par son étroitesse.

Le cordon ventral possède une enveloppe considérable de tissu connectif, dans laquelle on a démontré comme chez les Annelés la présence d'éléments contractiles (Leydig). Ce névrilemme qui se continue aussi sur les ramifications latérales, paraît séparé en deux couches, dont l'une est en contact immédiat avec le cordon nerveux, l'autre constituant une enveloppe secondaire un peu écartée, de façon à ce qu'il existe entre les deux un espace, qui paraît contenir des cellules. Krohn, qui a entrepris des recherches exactes sur le système nerveux des Géphyrées à propos du *Sipunculus nudus* (*Arch. Anat. n. Phys.*, 1839, p. 348), regarde cette enveloppe extérieure comme un vaisseau sanguin, opinion à laquelle Keferstein et Ehlers (*Zool. Beitr.*, p. 48) refusent de se ranger; et contre laquelle Leydig (*Vergl. Anat.*, I, p. 78) a aussi élevé des objections. Il reste cependant toujours à remarquer que les rapports admis par Krohn présentent de l'analogie avec l'inclusion du cordon ventral dans un vaisseau, fait très-répandu chez les Hirudinées, suivant Leydig. — Les nerfs partant du cordon ventral sont ou régulièrement répartis à droite et à gauche (*Sipunculus*) ou ils alternent (*Phascolosoma*). Dans le premier genre, ces nerfs suivent le trajet des muscles annulaires, et se rejoignent sur la partie dorsale en formant ainsi également des anneaux (Keferstein, *Zeit. Zool.*, XV, p. 410).

§ 72.

Le système nerveux des *Annelés* peut être déduit de celui des Vers plats. Le rapprochement sur la ligne ventrale médiane des deux troncs nerveux principaux, qui s'observe chez plusieurs Vers plats, se retrouve à un degré de développement plus élevé dans les Annélides. Ce rapprochement des troncs nerveux longitudinaux vers la ligne médiane, présente différents degrés, et l'appareil entier prend la signification d'un organe central, ensuite d'une accumulation de cellules ganglionnaires sur des points déterminés des segments produits par la formation de métamères. Outre les ganglions pharyngiens supérieurs, il y a donc ici une série de ganglions compris dans le trajet du cordon longitudinal et abdominal, qui, réunis entre eux par des commissures, constituent la portion centrale du système nerveux. Celle-ci toujours située au-dessous du tube digestif est désignée sous le nom de *chaîne ganglionnaire abdominale*, ou abstraction faite de toute signification morphologique de *moelle ventrale*. La portion commençante du cordon primitif partant du ganglion céphalique, ou plutôt des ganglions pharyngiens supérieurs, devient alors une commissure unissant ces derniers à la chaîne ventrale. Le développement des différentes parties du système nerveux central, quant à leur volume relatif, est toujours en rapport avec les organes auxquels elles envoient des nerfs. Considérés sous ce point de vue, les ganglions céphaliques offrent la plus grande diversité. Suivant qu'un appareil d'organes servant au tact ou à d'autres perceptions est très-développé ou ne l'est que peu, ou enfin manque entièrement, les ganglions qui fournissent les nerfs correspondants offrent aussi différents degrés de perfection ou d'atrophie. Il en est de même pour les ganglions de la chaîne ventrale. Cependant, un état plus uniforme de la série ganglionnaire dans son ensemble, correspondant à la moindre hétéronomie des métamères, est le fait prédominant chez les Annélides.

Le système des *Onychophores* se rapproche encore plus de celui des Vers plats. Une paire de ganglions pharyngiens très-développés et en connexion étroite, émettent autour de la bouche des filets nerveux dirigés en dessous. Rapprochés sous le pharynx, ils se portent en arrière, sous forme de larges rubans, vers la face ventrale, en divergeant, et continuent leur trajet, pour la plus grande partie du chemin, en s'écartant beaucoup, jusqu'à l'extrémité postérieure du corps, où ils se réunissent à la fin. Ils sont, dans toute leur longueur, en connexion par de nombreuses et fines commissures transversales, dont les plus antérieures sont les plus apparentes. Bien que des renflements de la chaîne abdominale, représentant des ganglions réguliers, fassent totalement défaut, il y existe cependant des cellules ganglionnaires qui paraissent être uniformément réparties. Ce fait correspond à un état de moindre différenciation, qui est indiqué également dans d'autres organes.

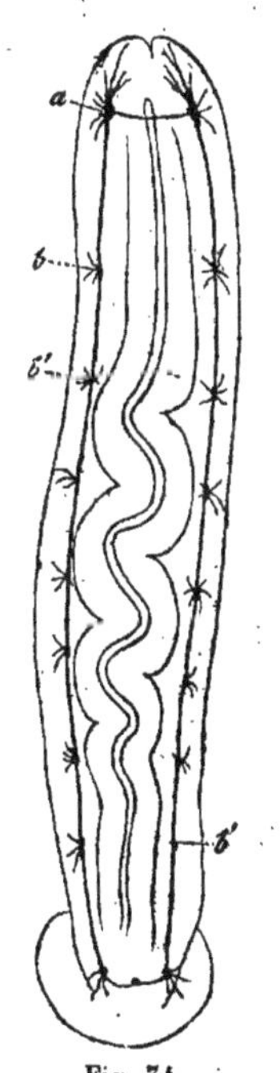

Fig. 34.

Les commissures transversales qui relient chez le *Peripatus* les deux troncs longitudinaux de la chaîne ganglionnaire ventrale, constituent un caractère constant chez les Hirudinées et les Annélides. Chez les *Hirudinées*, les *Malacobdella* font seules exception, en ce que chacun des ganglions pharyngiens (*fig.* 34, *a*) envoie un tronc nerveux latéral, qui ne se relie avec celui du côté opposé qu'à l'extrémité du corps, par une commissure transversale. Les ganglions pharyngiens n'étant réunis entre eux que par une commissure unique, cet état rappelle celui que présentent les Trématodes, pendant que la série régulière des ganglions (*b*, *b'*) que portent les troncs latéraux, le rattache aux autres Annélides. Chez d'autres Hirudinées, on l'observe cet écartement des troncs longitudinaux nerveux que dans le jeune âge ; ils se rapprochent ensuite, et plus tard n'en font qu'un. Ces troncs nerveux paraissent être encore plus rapprochés chez les *Lombricinés*, et parmi les *Chætopodes*, chez les Néréides, Amphinomides et

Fig. 34. — Système nerveux du *Malacobdella grossa;* *a*, ganglions pharyngiens; *b*, premier ganglion du tronc nerveux latéral, équivalent du ganglion sous-œsophagien des autres Vers; *b'*, ganglions suivants.

Eunicides; il n'y a cependant dans tous ces cas aucune fusion réelle, ma seulement une juxtaposition très-serrée, qu'un névrilemme commun env loppant les deux troncs fait paraître encore plus intime.

Chez les Annélides *tubicoles*, la séparation primitive des troncs longitud naux portant des ganglions reparaît. Les parties latérales de la chaîne ga glionnaire sont très-écartées en avant chez les Serpules surtout (*fig.* 35). Ell se rapprochent davantage ch les Sabelles, ainsi que chez l Hermelles, où même les com missures de la partie antérieu de la chaîne ganglionnaire so plus courtes que celles de la pa tie postérieure. Enfin, chez l Térébelles, ce n'est que dans portion postérieure du corps q les commissures entre les ga glions sont encore visibles; ceu ci étant presque complèteme soudés ensemble dans la par antérieure.

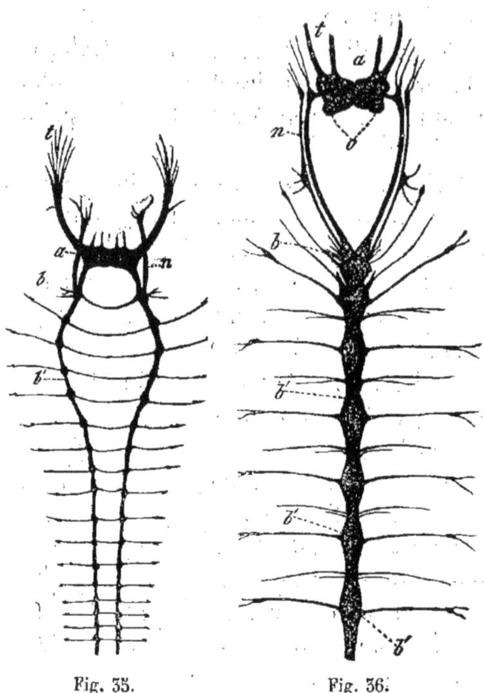

Fig. 35. Fig. 36.

Relativement aux ganglio il faut remarquer le rapproch ment et le plus grand développ ment des ganglions pharyngi supérieurs ou cérébraux vis-à- de ce qui a lieu dans les Vers férieurs. Il est très-rare que fusion des deux moitiés en u seule masse soit complète, fait qu'il faut regarder comme une rétrogra tion de développement (par exemple, chez l'*Enchytraeus*). La division lobes, qui s'indique déjà chez les Némertiens d'une manière plus simp peut présenter une grande diversification de formes. Ces lobes prennent s vent l'apparence de saillies sphériques, qui parfois sont presque pédicellé c'est ce qui a lieu chez plusieurs Hirudinées, et aussi chez les Lombri Chez ces Vers cependant, le ganglion pharyngien supérieur comparé à ce des Chætopodes, n'est que peu développé. Dans ces derniers, en effet, trouve chez les Néréides, Aphrodites, etc., des ganglions cérébraux consi rables (*fig.* 36, *a*).

En ce qui concerne les *ganglions de la chaîne ventrale*, les antérieurs s le plus souvent différents des postérieurs, et on remarque ainsi une di renciation hétéronomique. Chez les Hirudinées, le premier ganglion de chaîne abdominale est le plus apparent, et dépasse toujours les autres

Fig. 35. — Système nerveux de *Serpula contortuplicata; a*, ganglions pharyngiens supérieur inférieurs; *b'*, tronc ventral; *n*, nerfs de la bouche; *t*, nerfs des antennes.

Fig. 36. — Système nerveux de *Nereis regia; o*, yeux reposant sur le ganglion œsophagien s rieur. Les autres désignations comme pour la figure précédente (d'après Quatrefages).

grosseur. Ce fait, joint à ses rapports avec le ganglion pharyngien supérieur, peut le faire considérer comme formant avec ce dernier la partie principale du système nerveux central. Leydig le désigne sous le nom de portion cérébrale inférieure. Il correspond, sans aucun doute, morphologiquement à un plus grand nombre de ganglions isolés, comme le montrent, soit les lobes qui le composent, soit les rameaux nerveux qui en partent. Ce premier ganglion doit donc provenir du rapprochement et de la fusion de plusieurs autres. Quatre ganglions primitifs paraissent s'être réunis chez la *Clepsine*. Un fait semblable paraît se répéter à l'extrémité du cordon abdominal des Hirudinées, dont le ganglion terminal, plus grand, est distinctement le résultat d'une fusion de plusieurs (jusqu'à sept) ganglions primitifs. Ces dispositions trouvent leur explication complète dans le développement, car Rathke a pu démontrer que sept métamères concourent à la formation de la ventouse. Les ganglions, alignés dans le germe, différents d'ailleurs de ceux qui les précèdent en aucune manière, restent rapprochés, pendant que les autres s'éloignent entre eux ensuite du développement des commissures longitudinales. La fusion apparente des ganglions postérieurs n'est donc en réalité que la persistance d'un état embryonnaire. Ce phénomène de rapprochement mutuel (par raccourcissement des commissures longitudinales) de ganglions isolés, a lieu aussi chez les Lombrics, pourtant l'indépendance des différentes parties est souvent encore reconnaissable par les commissures transverses qui les réunissent. Les *Hermelles* (Chætopodes) nous en présentent un exemple, car elles ont les sept premiers ganglions de chaque côté immédiatement en contact. En même temps, il y a union toujours plus intime entre les deux à partir de la seconde rangée, de sorte que suivant la manière dont on les envisage, on pourrait regarder les sept ganglions comme n'en formant qu'un ou quatre. Les commissures transverses, comme les troncs nerveux qui se détachent de ces ganglions en font toutefois juger autrement.

L'étendue des commissures longitudinales, ainsi que le nombre des ganglions, dépendent de la formation des métamères. Ils sont très serrés chez les Lombrics à petits anneaux, au point que le cordon abdominal entier n'est qu'une série de renflements et de resserrements. Chez les *Clymene* et *Cirratulus*, ils sont encore plus rapprochés, également en harmonie avec les métamères. Quant aux nerfs périphériques, les ganglions cérébraux envoient, surtout aux organes des sens supérieurs, des nerfs dont le développement est proportionnel au degré de perfection des organes auxquels ils se rendent. Avant tout on remarque les nerfs tentaculaires, et ceux des organes de la vue. — Les nerfs émanant de la chaîne abdominale, partent dans la règle de ses renflements ganglionnaires, et ce n'est qu'en apparence que, dans quelques subdivisions, les nerfs semblent partir des commissures longitudinales, car on peut toujours faire remonter le nerf jusqu'au ganglion le plus voisin. Cela s'observe chez les *Lombricinés*, les *Siphonostomes*, les *Aphrodites*, les *Néréides*, etc. Les rameaux latéraux de la chaîne ventrale forment, le plus souvent, à la base des parapodes, des petits ganglions, donnant naissance à de fines ramifications nerveuses (les Néréides par exemple). Ces ganglions sont souvent en rapports réciproques par des

filaments déliés. La réunion de ces ganglions périphériques au moyen d
commissures longitudinales plus fortes détermine une section particulièr
dans le système nerveux en coordination avec la chaîne ganglionnaire abdo
minale (*Pleione.*)

Les *nerfs viscéraux* présentent une différenciation analogue. Dans les di
visions inférieures des Vers, des nerfs partant des deux ganglions centraux
vont au canal intestinal. On les a observés aussi bien chez les Turbel
lariées que chez les Trématodes. Chez les Annélides, ces nerfs prennen
non-seulement un grand développement, mais acquièrent, par leur unio
avec des ganglions, un certain degré d'indépendance. L'appareil qui, pou
cette raison, tend à se constituer en un système particulier de nerfs viscé
raux, peut être partagé en une division antérieure et une postérieure. L
première se distribue aux organes buccaux, et est particulièrement dé
veloppée chez les Chætopodes à trompe protractile (*Phyllodoce*, *Gly
cera*, etc.). La partie postérieure s'étend par contre sur le canal intestinal
C'est la plus faible, et jusqu'à présent, on ne la connaît que chez les Hiru
dinées sous la forme d'un nerf impair. Toutes deux présentent des di
positions qui se retrouvent plus développées chez les Arthropodes. Le
deux divisions, comme Quatrefages l'a déjà remarqué, doivent être con
sidérées comme séparées, malgré leur répartition au même appareil phy
siologique. La division antérieure se rend sur des parties à mouvement
volontaires, la postérieure correspond seule à un vrai système nerveux viscé
ral, qu'au point de vue physiologique, on peut désigner sous le nom de sy
tème *sympathique*.

On n'a pas encore pu découvrir d'une manière claire les rapports des conditions anato
miques du système nerveux des Annélides avec celui des autres Vers. Les Vers plats offrent
plus de points de rapprochement, les Trématodes aux Hirudinées, les Némertiens aux Chæto
podes. Il est difficile d'apprécier leurs rapports avec les Nématodes, car la coïncidence qu'offr
le tronc médian ventral, est balancée par la présence d'un tronc dorsal. Il n'y a dans aucu
cas parenté étroite.

L'état inférieur du système nerveux du *Peripatus* à ce qu'il semble ne se manifeste p
seulement par une distribution régulière d'éléments ganglionnaires dans les deux tron
latéraux qui représentent la chaîne abdominale, mais aussi par l'émission des rameaux péri
phériques, qui ne sont pas réunis en troncs. (Chaque métamère contient six nerfs isolés.) L
commissures transverses sont aussi séparées. Tout fait donc du Peripatus un chaînon inte
médiaire important, qui, si sa position, dans les Vers, n'est pas tout à fait certaine, rel
en tous cas les Vers annelés et les Arthropodes aux Vers plats.

Le *Malacobdella* fournit un état important pour la connaissance de l'origine du systè
ganglionnaire ventral des Annélides, surtout à cause de la présence de ganglions disséminé
En supposant que les troncs nerveux placés latéralement se rapprochent vers le ventre, et là
réunissent par des commissures transverses, on aura la chaîne ganglionnaire abdominale.
ganglion le plus antérieur du cordon latéral formerait alors avec celui de l'autre côté,
premier ganglion de la chaîne nerveuse, et ainsi de suite; ce qui fournit un nouvel appu
l'opinion précédemment émise sur la nature de ces premiers ganglions.

Vu la diversité des formes du cerveau, on ne peut que mentionner sa division en de
portions placées l'une derrière l'autre, ce qui est le cas chez les *Nephthys* (Quatrefages),
Chætogaster (O. Schmidt, Leydig). Les parties antérieure et postérieure possèdent chacu
une commissure pharyngienne indépendante. Des commissures doubles analogues ne paraiss
du reste pas se présenter ailleurs, car ce que Quatrefages (*Ann. Sc. Nat.*, 3e sér., XIV, p. 377

regardé chez les Néréides (*Johnstonia*), comme étant une double commissure, n'est pas autre chose que le nerf des cirrhes tentaculaires qui accompagne la véritable commissure. Ce nerf provient du premier ganglion ventral. La présence d'un ganglion sur la commissure (*Polynoë*, *Aonia*, *Malacoceros*), envoyant fréquemment des filets aux cirrhes tactiles, est peut-être le résultat d'un fait semblable. La fusion des ganglions antérieurs du cordon ventral dont nous avons déjà parlé n'est pas rare chez les Chætopodes. Deux ou trois ganglions se réunissent ainsi chez les Polynoës et chez les Aphrodites, où le renflement antérieur de la commissure transverse manque. La chaîne ganglionnaire des Clymènes présente cette particularité, que les ganglions serrés les uns contre les autres sont de grosseur inégale. Chaque paire de plus grands, qui envoie des nerfs aux parapodes, alterne avec un grand nombre de paires plus petites, qui n'envoient leurs filets délicats qu'aux muscles voisins.

La réunion des cordons nerveux et des ganglions en un tronc en apparence unique, s'effectue par une enveloppe souvent puissante, dans laquelle on trouve quelquefois (Néréides d'après Quatrefages) des dépôts cellulaires. La duplication est cependant toujours reconnaissable tant dans les commissures longitudinales que dans les ganglions. Les cellules nerveuses occupent dans les ganglions une position périphérique. Chez les sangsues, elles forment des poches ayant l'aspect de follicules qui, dans le cerveau, sont disposées de même. C'est peut-être ici qu'il faut rapporter les appendices particuliers que Claparède a décrits (*Beobachtungen*, p. 52), tant sur le cerveau que sur les ganglions du cordon abdominal du *Sphærodorum*. J'y vois des cellules qui, comme les cellules ganglionnaires de la sangsue, envoient les prolongements aux troncs nerveux longitudinaux. Aucun nerf ne sortait de ces renflements dans l'espèce que j'ai observée. L'émission des nerfs latéraux sur la chaîne ganglionnaire se faisait toujours à quelque distance. D'après la découverte de Leydig, il y a dans la chaîne ventrale des Hirudinées encore un cordon intermédiaire, qui est inclus dans l'enveloppe du nerf. Leydig a également vu une indication du même fait chez le Lombric. Ce cordon se joint çà et là aux deux troncs principaux. Dans les Chætopodes, on peut constater des phénomènes analogues.

L'enveloppe formant l'étui du tronc nerveux se complique d'une manière particulière, par l'intervention de fibres musculaires, qui en font un organe contractile (Leydig). L'enveloppe extérieure du tronc nerveux central se prolonge aussi sur les branches qui en proviennent. Le nombre des nerfs partant des ganglions de l'appareil central est très-variable. Tantôt il n'y a qu'une ramification, tantôt plusieurs; chez les Hirudinées, il y en a toujours deux placées l'une sur l'autre. Le dernier ganglion est dans cette division, notablement plus grand que les autres. Il fournit les nerfs de la ventouse terminale, mais paraît être le résultat de la fusion réciproque d'un grand nombre de ganglions primitifs, qui, chez la *Clepsine*, paraissent être au nombre de sept. Il constitue ici un bouton allongé, dont on peut apercevoir la division en parties distinctes, non-seulement par les nerfs qui en sortent, mais aussi par des interruptions locales. On aperçoit même, dans l'avant-dernier ganglion de la chaîne abdominale du Branchellion, des indices d'une fusion de plusieurs ganglions, et les traces de fusion sont surtout évidentes au dernier ganglion. Chez l'*Hirudo* et l'*Albione*, où les ganglions sont plus étroitement réunis en une masse ronde, la fusion est moins apparente. Le même nombre de branches nerveuses (sept paires) y prennent leur origine. (Consultez sur l'ébauche embryonnaire du système nerveux, qui a de l'importance pour l'explication de cet enchevêtrement de ganglions, Rathke, *Entwickl. d. Clepsinen*, et Leuckart, *Parasiten*, I, p. 695.)

Je considère comme un état de réduction le système nerveux du *Myzostoma*, tel que l'ont décrit Lovèn (*Arch. Nat.*, 1842, p. 304), et plus tard Semper (*Zeits. Zool.*, vol. IX, p. 48). Bien que nous ayons besoin d'observations plus approfondies, surtout sur la présence d'une commissure pharyngienne, ainsi que sur la constitution intime, on peut le regarder comme étant un système nerveux d'Annélides, chez lequel — comme les nerfs périphériques autorisent à le juger — un petit nombre seulement de ganglions se sont développés, et soudés entre eux. L'influence rétrogressive qu'exerce généralement le parasitisme, explique aussi cet état d'une manière satisfaisante, et il me semble que les remarques tout à fait justes de E. Mecznikow (*Zeit. Zool.*, v. XVI, p. 236) montrent suffisamment que le rapprochement de l'animal des Annélides est justifié.

Les nerfs qui se distribuent aux organes de la bouche présentent, tant par leur nombre que par leurs relations avec les ganglions, des différences considérables. La présence de ganglions paraît être le seul fait commun. Mais comme, ainsi que nous l'avons remarqué plus haut, d pareils ganglions peuvent survenir sur le trajet des nerfs partant de la chaîne centrale et allan vers les parapodes, etc., nous ne pouvons pas encore conclure à une nature spéciale de ce ganglions des nerfs buccaux.

Quant au *système nerveux viscéral* propre des Annelés, nous n'avons à signaler que le ner intestinal découvert chez la sangsue par Brandt. Il court sur la face inférieure du canal dige tif, et lui envoie des rameaux ainsi qu'à ses cavités cœcales. Leydig a observé des cellul ganglionnaires disséminées sur son trajet. Il reste encore à démontrer si un nerf semblab existe dans tous les autres Annelés, et même chez les sangsues, il faudra encore détermin quels sont les rapports de ce nerf avec le reste du système nerveux.

Sur le système nerveux des Annelés, voyez : Quatrefages, *Ann. Sc. Nat.*, 3ᵉ sér., t. et XIV ; Leydig, *Arch. Anat. Phys.*, 1862, p. 90 (*Vergleich. Anat.*, t. I). Sa structure élé mentaire surtout chez les Sangsues : Faivre (*Ann. Sc. Nat.*, 4ᵉ sér., t. IV et VI). Chez *Clepsine*, Baudelot (*Ann. Sc. Nat.*, 4ᵉ sér., t. III, p. 127). Leydig (*Vergleich. Anat.*, ainsi q *Tafeln z. Vergleich. Anat. Tüb.*, 1864) communique des recherches exactes sur la structu de cet appareil. On observe surtout, chez les Hirudinées, une différenciation des élémen fibrillaires des nerfs, car il y existe deux formes différentes de fibres, que Leydig a com parées aux fibres cérébrospinales et sympathiques. Cette distinction manque chez les Scoléine où par contre, comme Claparède l'a montré le premier (*Recherches*, etc., p. 9), une fib nerveuse colossale occupe la ligne médiane du cordon abdominal, que Leydig (*Vergl. Ana* I, p. 154), a reconnu provenir du cerveau chez le Lombric.

ORGANES DES SENS

Organes tactiles.

§ 73.

Les organes des sens se présentent chez les Vers à un degré de différenci tion assez élevé. Comme *organes de tact*, les téguments des Vers présente une foule de dispositions consistant, soit en appendices particuliers, soit modifications délicates de structure, auxquels l'appareil nerveux périphériq participe d'une manière intime, en rapport avec la signification de l'organ Les conformations de la dernière catégorie constituent les organes de ta proprement dits, tandis que les dispositions plus grossières, telles que appendices tégumentaires, ne paraissent en être que les supports, et so par conséquent, des formations composées. Ces organes consistent essenti lement en une connexion entre des fibres nerveuses sensibles et des cellu modifiées des téguments, qui sont, dans la règle, des prolongements gides en forme de soies, faisant saillie à la surface du corps (*soies baguettes tactiles*). Les rapports d'une grande partie de ces appendices gides et fins avec des nerfs étant démontrés dans beaucoup de cas (c les Rotifères et les Annélides), il ne sera pas trop téméraire de con dérer comme organes de tact toutes ces conformations si répandues, mê lorsque la preuve de leur connexion avec le système nerveux n'est pas core fournie. C'est ce qui arrive surtout pour les subdivisions où la co naissance des rapports généraux du système nerveux offre déjà des di cultés considérables.

Ces soies tactiles ont une grande extension parmi les Turbellariées et les Némertiens, où elles sont réparties tantôt sur le corps entier, tantôt se développent abondamment sur la partie céphalique du corps. On les trouve de nouveau chez les Annelés, plus restreintes chez les Hirudinées, dont quelques-uns, comme les *Branchiobdella*, ont des soies tactiles sur le segment céphalique; de même chez quelques Lombrics. Elles se présentent avec une grande extension chez les Chætopodes, pendant que dans les Rotifères, elles se comportent exactement comme chez les Arthropodes inférieurs. Chez les Chætopodes, elles siégent aussi bien sur les tentacules que sur les appendices des parapodes, désignés sous le nom de cirrhes, et sur toutes les modifications que ces derniers peuvent présenter (§ 67). Ces appendices du corps, richement pourvus d'appareils terminaux de nerfs sensibles, deviennent des organes de tact compliqués qui s'élèvent à un degré supérieur en raison de leur mobilité. La longueur considérable qu'ont fréquemment ces tentacules et cirrhes, doit entrer en ligne de compte dans l'appréciation de la valeur fonctionnelle de ces organes. Une complication spéciale de baguettes tactiles a été découverte par Leydig dans quelque Hirudinées, ou des groupes de ces objets se trouvent accumulés au fond d'*organes cupuliformes*. L'arrangement des parties sensibles dans un enfoncement de la surface du corps, appuie l'idée qu'il ne s'agit point ici d'aucun appareil spécial de tact, mais d'un organe sensitif d'une nature générale.

Les *papilles tactiles* offrent un degré de différenciation moindre que les soies tactiles. Elles se développent là où le corps est recouvert d'une plus épaisse couche cuticulaire. Elles consistent en saillies coniques ou verruqueuses de celle-ci, que traverse alors un canal poreux, dans lequel est enfoui un filet nerveux. Nous trouvons ces papilles tactiles principalement répandues chez les Nématodes, où on les rencontre le plus souvent groupées d'une manière régulière, soit dans le voisinage de la bouche, soit dans celui de l'orifice génital.

La signification des *fossettes à cils vibratiles* qui occupent les côtés de la partie céphalique des *Némertiens* est beaucoup moins bien déterminée. Ce sont tantôt des fentes longitudinales assez marquées, dont les bords peuvent s'ouvrir et se fermer; tantôt de simples enfoncements, coniques ou aplanis (*fig.* 33, *c*, p. 178), qui sont moins apparents. Les cils de ces cavités se distinguent de ceux du reste du corps par leur longueur. Les fossettes sont toujours situées dans le voisinage du cerveau, qui envoie à leur fond un tronc nerveux considérable, lequel y forme un renflement ganglionnaire. Le revêtement de la fossette ciliée étant en connexion directe avec ce dernier, on peut admettre qu'il y a là un appareil terminal nerveux. On remarque du reste des traces de ces fossettes vibratiles chez quelques Turbellariées rhabdocœles, et elles sont très-évidentes chez le *Polygordius*.

Les *Tuniciers* présentent aussi des organes semblables; par exemple il y a chez les *Salpes* un enfoncement cilié tantôt orbiculaire, tantôt en forme de bouteille en avant du point de fixation dorsale du cylindre branchial. La nature des perceptions que ces conformations peuvent transmettre, est impossible à déterminer; on peut cependant admettre comme vraisemblable qu'elles perçoivent des changements du milieu ambiant, ce qui pourrait les faire ranger à côté des *organes olfactifs* des organismes plus élevés.

On ne connaît pas d'organes tactiles chez les Vers plats parasites, comme les Cestodes et Trématodes, de sorte que les conformations existantes chez les Turbellariées qui en sont proches voisins, peuvent faire croire à une rétrogradation des premiers. Les soies tactiles des Annélides font ou simplement saillie à la surface des téguments, ou sont portées sur des élévations particulières. Les filets nerveux qui y pénètrent, forment dans la règle des renflements qui fournissent la base des fibres destinées aux élévations portant les soies. Ces soies sont souvent représentées par des poils fins et rigides (Kölliker, *Kurzer Bericht Würzburg Natur. Zeitsch.*, vol. V). Des organes tactiles semblables existent aussi chez les *Sagitta*.

Pour ce qui concerne les organes *cupuliformes* des Sangsues, ils sont présents en grand nombre sur la tête, et par contre très-disséminés sur les autres segments du corps; ils manquent sur les postérieurs. De longues cellules d'une transparence vitrée, placées en cercle tapissent chaque cupule enfoncée dans la peau, en laissant libre une place au fond, qui est occupée par un appareil terminal en bâtonnets ; on les observe chez les *Sanguisuga*, *Haemopis*, *Nephelis* (Leydig, *Arch. Anat. Phys.*, 1861, p. 599 ; et *Tafeln z. vergl. Anatomie*, Taf. III). — Le fait que les organes décrits par Keferstein et Ehlers (*Zool. Beiträge*, p. 59) chez les *Géphyrées* (*Sipunculus*), comme des glandes de la peau, présentent sur plusieurs points une structure semblable à celle des organes cupulaires des Sangsues, confirme certainement l'opinion de Leydig, qui veut y voir un appareil sensitif. Cette supposition est renforcée par le fait que les nerfs de la peau paraissent être exclusivement répartis dans ce corps, qui sont très-abondants sur la trompe, et aussi à l'extrémité postérieure du corps. La trompe des *Bonellia* doit être un organe tactile très-développé, car ses élargissements antérieurs reçoivent de nombreux nerfs de l'anneau œsophagien (voy. p. 184).

La monographie de Schneider est à consulter en ce qui concerne les papilles des *Nématodes*. Des appareils semblables existent aussi chez les Annélides à cuticule épaisse; ainsi *Sphærodorum* (*fig.* 29), où Kölliker (*l. c.*) a avec raison considéré les papilles dermiques comme des organes tactiles. Il surgit cependant encore là des complications ultérieures, car ces papilles sont susceptibles de contraction et d'extension.

Les *fossettes vibratiles* des *Némertiens* que Rathke déclara être des organes sensitifs, après qu'il eut reconnu leur connexion avec un nerf, ont été bien diversement interprétés. Van Beneden y voit les orifices d'organes excréteurs (*Mém. Acad. Belg.*, t. XXXII). Quand même il serait difficile de démontrer leurs rapports supposées avec le système vasculaire, une étude exacte du renflement nerveux serait fort à désirer. Il ne suffit en aucune manière de les regarder comme des organes indéterminés, en les désignant sous le nom de « organes latéraux. » — Les deux formes précédemment mentionnées des fossettes ciliées se répartissent comme suit : la forme creuse existe chez les *Borlasia*, *Polia*, etc. ; la forme de fente chez les *Nemertes*, *Cerebratulus*, etc. Elles manquent chez les *Cephalothrix*, et se trouvent par contre chez quelques Turbellariées (Microstomées, O. Schmidt : Les Turbellariées rhabdocœles) et chez cette forme si remarquable, intermédiaire entre les Nématodes et les Annélides, *Polygordius* (Schneider, *Nematoden*, p. 326; *Arch. Anat. Phys.*, 1868, p. 54).

On peut peut-être rattacher à cet ordre d'organes l'appareil que présente la trompe de *Balanoglossus*. D'après Kowalewsky, un orifice antérieur conduit dans une cavité qui traverse cet organe séparé du reste du corps par un profond étranglement, et débouche au-dessus et en arrière de l'ouverture buccale. N'étant aucunement en communication directe avec le canal intestinal, cet organe n'absorbe que de l'eau qu'il expulse de nouveau par l'orifice postérieur. La présence dans le voisinage d'un organe correspondant vraisemblablement à un centre nerveux, laisse supposer un appareil sensitif que, d'après l'ensemble de ses d positions, on pourrait être autorisé à considérer comme un organe olfactif. Il offre sous le point de vue morphologique quelque analogie avec les organes olfactifs des vertébrés inférieurs, analogie qu'on peut aussi reconnaître sous un autre point de vue dans les fossettes ciliées des Némertiens. — Il est douteux, en raison de leur nature, que les fossettes ciliées des Salpes soient des organes sensitifs. Leuckart conteste qu'elles reçoivent des nerfs. — Une ligne ciliaire entourant l'entrée de la cavité respiratoire, et très-répandue chez les Tuniciers, doit également être mise au nombre des organes sensitifs douteux.

Organes de la vue.

§ 74.

Le développement chez l'individu des organes isolés nous montre des états passagers encore indifférents, dans lesquels nous pouvons, il est vrai, distinguer l'organe, sans que pourtant il offre déjà l'ensemble des dispositions, qui en se déployant graduellement, paraissent l'approprier à une série de fonctions déterminées. On rencontre ces conditions aussi à l'état permanent, et les *organes de la vue* nous en fournissent de nombreux exemples chez les Vers. Chez beaucoup de Vers inférieurs, tels que les Turbellariées, Trématodes, Némertiens et Rotifères, nous ne trouvons, à la place où d'autres ont des yeux distinctement développés, que des taches de pigment. Elles sont situées symétriquement, ou immédiatement sur le cerveau, ou dans son voisinage, et en reçoivent des ramifications nerveuses. On ne sait rien sur le mode de terminaison de ces nerfs ; on est donc encore dans l'incertitude quant à la valeur de ces « taches oculaires » comme appareils de perception de la lumière.

Notre jugement est mieux assis dans les cas où le pigment ne forme qu'une enveloppe autour d'objets particuliers, que nous devons regarder comme des appareils terminaux de nerfs sensibles, et qualifier spécialement d'appareils récepteurs de lumière, puisqu'ils font partie de combinaisons diverses dont l'assemblage produit des organes incontestables de vision. Ces conformations paraissent être des cellules, modifiées d'une manière spéciale, qui isolées ou par groupes, traversent le pigment, et d'après l'analogie avec ces yeux bien connus des Arthropodes, doivent sans aucun doute être en rapports immédiats avec des nerfs. On les a fréquemment regardés encore, à cause de leurs propriétés physiques comme des milieux réfringents, ou lentilles, bien qu'il n'y ait qu'une partie de ces conformations qui puisse jouer ce rôle. Leurs rapports avec la vision ne sont d'ailleurs encore nullement mis hors de tout doute. Nous préférons donc donner à ces corps le nom indifférent de *baguettes* ou de *cônes cristallins*.

Parmi les *Vers plats*, les yeux de ce genre sont fort répandus chez les *Turbellariées*, tant rhabdocœles que dendrocœles, et, dans la règle, occupent la face supérieure de la tête au nombre de deux. Beaucoup de Planaires marines présentent sur le même point un grand nombre de taches pigmentaires régulièrement disposées, dont une partie entoure un corps cristallin, et doit être comptée comme un œil. Ces yeux sont fréquemment, dans le premier état embryonnaire, de simples taches de pigments, et c'est ainsi qu'ils existent chez beaucoup de larves de *Trématodes*, bien qu'on puisse reconnaître chez plusieurs de ces derniers des corps cristallins évidents. Dans les formes endoparasites de cette division, les organes visuels disparaissent dans la règle, tandis qu'ils persistent chez la plupart des Trématodes ectoparasites.

Les yeux manquent chez les *Cestodes* à tout état, à moins qu'on ne veuille considérer comme des rudiments de ces organes les taches rouges de pigment situées, chez plusieurs, derrière les ventouses.

Chez les *Némertiens* où les taches oculaires ne sont pas rares, on n'observe que dans un petit nombre de cas, des yeux véritables. Des taches oculaires et de vrais yeux de forme simple, sont placés sur l'anneau œsophagien chez les *Nématodes* vivant librement, pendant qu'à peu d'exceptions près, ils manquent chez les formes parasites, de sorte que encore ici nous voyons dans les organes des sens une rétrogradation évidemment liée au parasitisme.

Nous trouvons les organes visuels chez les *Rotifères*, en contact immédiat avec le cerveau. Deux taches pigmentaires rapprochées renferment chacune une baguette cristalline, qui devient souvent unique par fusion totale des deux yeux. D'autres n'ont qu'une tache pigmentaire. Nous trouvons des taches semblables chez les *Tuniciers*, beaucoup d'Ascidies par exemple, où ils sont groupés comme « ocelles » autour des ouvertures de réception et d'expulsion. Il manque toutefois toute preuve d'un appareil nerveux. Ceci convient également aux taches pigmentaires du centre nerveux chez les Tuniciers nageants. Par contre on trouve des organes visuels très-développés, chez beaucoup de larves d'Ascidies.

La paire d'yeux compliqués des *Sagitta* est remarquable par le grand nombre de cônes cristallins placés radiairement, et qui présentent des conditions qui rappellent celles des Annelés.

Les *Hirudinées* occupent parmi les Annelés, la place la plus inférieure. Les yeux qui sont présents chez beaucoup, sont placés, comme chez les Vers plats, à la surface de la partie céphalique, et répartis symétriquement en grand nombre. Ils concordent si remarquablement par leur structure avec les corformations cupulifères que nous avons mentionnées comme des organes de tact, qu'on ne saurait immédiatement les rapprocher des yeux d'autres Annelés. Il semble qu'il y a là un état, *où un organe sensitif spécifique se développe d'organes de sensation indifférents prenant naissance dans les téguments*.

Parmi les *Annélides*, nous trouvons chez les *Chætopodes* des yeux, le plus souvent cachés sous les téguments et situés sur le ganglion cervical, au nombre de deux ou de quatre, un œil impair étant rare. Lorsqu'il y en a quatre, il y a une paire ordinairement très-développée, la seconde étant fréquemment réduite à l'état de tache pigmentaire. Ces organes visuels en se développant davantage, se rapprochent de la surface des téguments (Syllides, Néréides), et peuvent atteindre, comme chez les Alciopes, une complication de structure qui les éloigne considérablement des yeux de leurs congénères les plus voisins. Comme les yeux manquent chez la plupart des Oligochætes qui vivent dans l'obscurité, de même ces organes subissent une rétrogradation chez les Tubicoles, parmi les Chætopodes. Les organes visuels existant chez la larve et plus tard encore disparaissent avec le passage à l'état fixe, ou ne sont plus représentés que par des taches pigmentaires. Un état d'adaptation d'une autre sorte paraît chez certains Tubicoles (*Branchiomma*) où des organes visuels se développent dans les touffes branchiales céphaliques dont ils revêtent en nombre multiple les filets isolés. Cette situation anormale n'est pas un déplacement de l'organe, mais doit être regardée, vu le grand nombre des yeux, comme une nouvelle formation. Des cas semblables se trouvent du reste encore chez d'autres Annélides, où des yeux existent outre ceux placés dans le segment céphalique, aussi dans l'extrémité postérieure du corps. Enfin le genre *Polyophthalmus* outre les yeux du segment céphalique, en présente une paire à chaque métamère du corps. Cette circonstance n'est pas seulement importante en ce qui concerne l'appréciation des métamères, mais il en résulte encore que ces organes des sens n'ont chez les Vers que peu de constance. L'hérédité joue là un rôle moindre que l'adaptation, en suite de laquelle nous voyons des organes de la vue non-seulement surgir tantôt ici, tantôt là, mais aussi disparaître de nouveau.

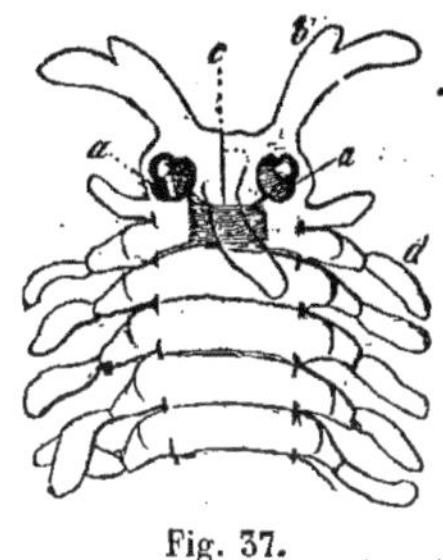

Fig. 37.

Des yeux à corpuscules cristallins ont été observés parmi les *Turbellariées* chez les *Mesostomum marmoratum* et *lenticulare*, et le *Vortex minutus*. Les organes apparaissent de bonne heure. Même lorsqu'ils ne consistent qu'en taches pigmentaires, ils existent déjà chez l'embryon ; il en est de même chez les Planaires et les Némertiens. Parmi les premières, les *Triscelis* ont trois yeux, les *Tetracelis* quatre, les *Planocera* et *Polycelis* en ont un grand nombre situés sur tout le bord antérieur du corps ; toutefois tous ces organes réclament encore des recherches approfondies, comme celles qu'a entreprises Leydig sur les organes de la vue des Hirudinées, et dont les résultats ont été si remarquables. Plusieurs Turbellariées rhabdocœles possèdent également une certaine quantité de taches oculaires qui sont placées sur le cerveau. Le *Vortex quadrioculata*, d'après Frey et Leuckart, et l'*Enterostomum fingalianum*, d'après Claparède (*Etudes*, etc.), montrent dans la disposition de leurs quatre taches oculaires, des ressemblances avec les Némertiens et les Annélides. Parmi les *Némertiens*, des yeux distincts existent chez les *Polia coronata* et *Nemertes antonina*, de même chez le *Tetrastemma*. Keferstein a décrit chez le *Borlasia splendida*, de nombreuses taches de pigment, disposées suivant deux séries longitudinales, et qui reçoivent des nerfs très-apparents. — L'*Amphistoma subclavatum*, parmi les *Trématodes* endoparasites, possède une paire d'yeux, aussi pendant son état larvaire, là où chez beaucoup d'autres, il n'existe que de simples taches oculaires. La forme larvaire issue de l'embryon du *Monostomum mutabile* (G. Wagener), porte de véritables yeux. Chez beaucoup de Trématodes ectoparasites, comme par exemple, le *Dactylogyrus*, les taches pigmentaires persistent. Le susdit genre en possède quatre, auxquels aboutissent des filets nerveux dont les extrémités enveloppées de pigment, sont en connexion avec un corps réfringent (Baguette cristalline ?). (G. Wagener, *Beiträge*.) — Parmi les *Nématodes* libres qui sont pourvus d'yeux, il faut nommer le genre *Enoplus*. Dans beaucoup d'autres genres, on ne trouve à leur place que des amas de pigment. Seul parmi les Nématodes parasites, le *Phanoglene* possède de véritables yeux. — Nous avons déjà parlé des rapports de parenté qui se remarquent dans le nombre, la situation, et l'arrangement entre les yeux des *Hirudinées* et ceux des Vers plats. Les *Hæmopis* et *Sanguisuga* en possèdent dix, les *Nephelis* huit, les *Clepsines* deux (*Cl. bioculata*), les *Piscicola* (*P. respirans*) quatre, auxquels il faut en ajouter encore dix placés sur la ventouse terminale. D'après

Fig. 37. — Partie antérieure du corps d'une *Myrianide*; *a a*, yeux; *b*, antennes céphaliques latérales; *c*, tentacule impair; *d*, cirrhes des parapodes.

les recherches de Leydig (*Arch. Anat. Phys.*, 1861, p. 588 ; *Taf. vergl. Anat.*), ces yeu sont formés par des enfoncements cupuliformes dans les téguments, qui ne diffèrent e somme de ceux déjà décrits à propos des organes tactiles, que par un plus fort dépôt de pigment. Le fond de ces excavations est tapissé de cellules transparentes, entre lesquelles pénètre un filet nerveux, cordon axial qui arrive jusqu'à l'orifice enfoncé de la cupule, lequel e entouré d'une bordure de cellules épidermiques modifiées. L'axe nerveux se termine librment au fond de la cavité dans une légère élévation papilliforme. C'est le cas dans les *Hæmopis* et *Sanguisuga;* chez les *Nephelis*, les cellules qui font saillie hors de la cavité pigmentaire sont en nombre moindre et se distinguent par leur grosseur. Chez les *Piscicol* elles sont disposées en série sur la couche pigmentaire qui dans ce cas est plane. Une connexion de ces cellules avec des terminaisons nerveuses n'est pas établie, mais les recherch approfondies de Leydig la rendent invraisemblable, de sorte que cette forme d'organes d vision sort de la série des dispositions qui conduisent des Annélides aux Arthropodes.

Les yeux des Annélides se comportent très-différemment sous le rapport de leur conformtion. Parmi les Drilomorphes beaucoup de *Scoléines* vivant dans l'eau possèdent des organ de vision fort simples, comme par exemple le *Styl*[illegible] où [illegible] sont enfouis de chaque côté à la hauteur du cerveau dans la matrice des téguments (Leydig, *l. c.*). Les trois yeux céphliques du *Polyophthalmus* sont placés immédiatement sur le cerveau ; le médian possède troi les deux latéraux chacun deux corps cristallins. Les yeux des métamères sont comme chez l *Stylaria*, enfoncés dans les téguments, et reçoivent leurs nerfs des ganglions de la chaîn ventrale. Chez d'autres espèces (*P. pictus*), les trois yeux n'ont chacun qu'un corps cristalin. (Claparède, *Glanures*, p. 17).

Chez les *Chætopodes*, les organes de vision se présentent pour la plupart avec la conformation la plus simple, car ils consistent en cônes cristallins enveloppés d'une couche d cellules pigmentaires; toutefois nous ne possédons encore que trop peu de données histologiques pour établir des bases certaines de comparaison. Le *Palmyra* a quatre yeux d'u développement uniforme. Dans d'autres, les yeux sont dans la règle inégalement développé lorsqu'ils sont plus nombreux que deux. Les corps cristallins manquent ou dans la paire antérieure ou là postérieure, ou sont peu apparents. Ils diffèrent aussi par leur position. Une pair sera dirigée en haut, l'autre en bas (*Polybostrichus*). Les yeux si apparents des *Alciope* possèdent une organisation beaucoup plus élevée, en ce que le bulbe oculaire fermé contien outre un corps réfringent, une couche d'éléments en forme de bâtonnets, destinée à percevoi la lumière, et de plus une membrane fonctionnant comme un iris ainsi qu'une couche d tapetum (J. Müller, *Ann. Sc. Nat.*, XXII, 1831 ; Krohn, *Arch. Nat.*, 1845, p. 179; Leydig *Lehrbuch d. Histiologie*, p. 259). — Les yeux des branchies des *Branchiomma* sont représentés par un nombre de cônes cristallins, qui émergent en divergeant d'un bourrele pigmentaire. Ils sont placés sur les barbes des branchies, et sont protégés par des lamelle qui paraissent entre eux et les débordent. Chez d'autres Tubicoles, par exemple les *Protul* et *Amphicorina*, il y a des yeux sur la tête (Quatrefages). Les jeunes formes de *Spirorbi* en sont également pourvues ; elles disparaissent plus tard. On observe également des yeu sur les bords de la collerette qui dépasse l'orifice des tubes de plusieurs Tubicoles (deux che le *Protula*). Enfin, il existe des yeux à la partie postérieure du corps chez les *Fabricia* e les formes alliées, et ces yeux postérieurs sont même plus apparents que les yeux céphaliques Ces animaux qui paraissent n'habiter des tubes que temporairement, se meuvent en nagea à rebours et la queue en avant. L'extrémité postérieure du corps pourvue d'organes sensitif fonctionne dans ces conditions comme la tête, laquelle par sa touffe branchiale constitu un empêchement au mouvement dans le sens normal. Les *Géphyrées* dont le mode de vivr est semblable à celui de la plupart des Tubicoles, sont comme eux privés d'organes de visio développés. Mais comme les larves pélagiques des Siponculides ont quatre taches oculaires sur le cerveau, nous avons devant nous un cas de développement rétrograde.

Voy., pour les organes des sens des Vers, surtout les organes visuels, Quatrefages, *Ann. Sc. Nat.*, 3e sér., XIII, p. 25.

La forme constante et surtout le fait qu'elles reçoivent du ganglion même un prolongemen nerveux, montre que les taches pigmentaires qui sont placées chez les *Salpes* sur les renflements nerveux ne sont point de nature indifférente. Cela est surtout apparent chez les jeune animaux, où le pigment représente une saillie, tandis que plus tard, il s'enfonce davantag dans le centre nerveux. Chez les formes solitaires de Salpes, la masse de pigment est recourbée en forme de fer à cheval. Les colonies des Salpes réunies en chaînes présentent diverses configurations.

Organes auditifs.

§ 75.

Nous appelons *organes auditifs* chez les Vers, des parties consistant, comme chez les Cœlentérés, en une capsule vésiculiforme qui renferme ou une grande concrétion solide, ou un amas de cristaux plus petits. La paroi de la capsule est souvent tapissée de cils, qui déterminent le mouvement vibratoire des otolithes. La difficulté d'apercevoir les ramifications nerveuses chez les Vers inférieurs, — chez lesquels ces organes auditifs sont précisément les plus développés, — a souvent encore empêché de voir la connexion nécessaire avec le système nerveux. La signification de ces organes perd donc de sa certitude ; néanmoins, nous devons les placer ici, car dans beaucoup de cas on connaît leurs connexions intimes avec le système nerveux, et le plus souvent ils sont situés dans le voisinage immédiat de sa portion centrale.

Ces vésicules auditives sont le plus souvent impaires chez les *Turbellariées* (Rhabdocœles). Elles sont placées près des ganglions cérébraux et se trouvent dans la règle, chez les genres qui manquent d'yeux ou de taches oculaires. Elles ne s'observent que dans quelques cas chez les *Némertiens*. Ces vésicules auditives paraissent n'être pas répandues chez le reste des Vers plats, et elles manquent également aux *Nématodes*.

On les retrouve de nouveau chez les *Annélides* par paires, et dans la règle sur les côtés du cerveau. Elles existent chez les *Arenicola*, *Fabricia*, *Amphiglene*, etc. — On a reconnu une vésicule auditive impaire et dans une position asymétrique, chez les *Tuniciers* (Doliolum, Appendicularia).

C'est Œrsted le premier qui a observé les organes auditifs chez les Turbellariées (Monocelis), qu'il prit alors pour des organes de vision. La forme des otolithes est sphérique dans la règle chez les *Rhabdocœles*, mais dans quelques-uns ces sphères sont pourvues de deux appendices (*Mesostomum auritum*, *Monocelis unipunctata*, M. Schultze). Outre ces espèces et les autres du genre Monocelis, on a observé des vésicules auditives encore chez les *Convoluta* et *Proporus*, et chez le *Derostomum catenula* (Leydig). Pendant qu'ordinairement, on ne rencontre pas ensemble les vésicules auditives et les taches oculaires, toutes deux sont réunies chez le *Monocelis anguilla*. Des données sur l'existence de vésicules auditives chez les *Némertiens* se trouvent dans Græfe (*Denkschr. d. Schweiz. Naturforsch. Gesellschatf*, vol. XVII), dans Claparède (*Beobacht.*, p. 22), et Keferstein (*Zeit. Zool.*, XII, p. 85). Claparède, a vu, chez l'*Œrstedia pallida*, de chaque côté du cerveau, une vésicule contenant plusieurs otolithes. Un petit sac rempli de concrétions calcaires (bourse calcaire), situé sur le cerveau des Rotateurs, peut également être considéré comme appartenant à la catégorie des organes dont il s'agit ici. On l'a observé chez les espèces de *Notommata*, et aussi chez les *Lindia*.

On trouve dans les vésicules auditives des Annélides tantôt de nombreux petits otolithes comme chez les *Arenicola* et *Amphiglene*, tantôt un seul, comme dans les *Fabricia*. Les vésicules auditives dans ce dernier genre ont été contestées de nouveau par Mecznikow (*Zeit. Zool.*, XV, p. 331), qui prétend que ces organes sont en forme de flacon et pourvus d'une ouverture ciliée. — Voir les recherches sur ce sujet de Leydig, Quatrefages (*Ann. Sc. Nat.*, 4e sér., XIII, p. 28), et Claparède (*Glanures*, etc., p. 35).

Chez les larves d'Ascidies, Kowalewsky (*Mém. Acad. Pét.*, n° 15) considère comme un conformation auditive un organe qui provient de l'ébauche primitive du système nerveux, est fixé sur la paroi de ce dernier fixé par tige.

L'organe auditif est encore problématique chez les *Salpes*, car la paire de vésicules déjà mentionnées plus haut, qui, placées dans le voisinage du ganglion, s'ouvrent dans la cavité respiratoire par un étroit canal, et que H. Müller (*Zeits. Zool.*, IV, p. 330) considère comme des vésicules auditives, manquent cependant du caractère essentiel de ces dernières, d'otolithes. Il n'est pourtant pas invraisemblable qu'il puisse y avoir là un commencement de formation d'un appareil auditif. Ceci est compréhensible si nous nous rappelons quelles sont les premières ébauches de l'organe auditif des Vertébrés; un enfoncement des téguments, qui il est vrai, continue à progresser ensuite, et fait supposer l'existence dans d'autres organismes d'une conformation permanente semblable. La vésicule auditive des Appendiculariées repose immédiatement sur le renflement nerveux ou ganglion du côté gauche. Elle se trouve beaucoup plus éloignée du ganglion chez les *Doliolum*, mais réunie avec lui par un filet nerveux; elle est également placée à gauche. Les objets qu'on a décrits comme étant des organes auditifs chez quelques Ascidies (*Chelysoma*, *Chondrostachys*), et qui sont placés dans le voisinage du système nerveux central, sont également de nature assez douteuse.

ORGANES DE NUTRITION

Organes de digestion.

CANAL INTESTINAL.

§ 76.

La nutrition du corps dépend dans les Vers d'un appareil digestif, qui présente quant à son mode d'extension dans le corps diverses modifications, et peut être ou incorporé dans le parenchyme de ce dernier, ou logé dans sa cavité intérieure générale. Dans le premier cas les substances résultant de la transformation par la digestion des matières ingérées, sont distribuées directement au reste de l'organisme par les parois du canal intestinal. Dans le second par contre, ils arrivent comme liquide nourricier dans la cavité du corps, ou de la paroi intestinale dans les vaisseaux qui s'y étalent. Le canal intestinal suit la forme générale du corps, le traverse dans sa longueur, et s'élargit même lorsque le corps est large. L'entrée se trouve dans la région à l'extrémité antérieure du corps, et toujours à la face ventrale. Lorsqu'il y a un orifice anal, il occupe le plus souvent l'extrémité postérieure et tantôt la face ventrale, tantôt la dorsale.

On peut constater une différenciation de l'appareil digestif en plusieurs parties ayant des fonctions distinctes; en même temps que des appareils accessoires servant à la prise de la nourriture, et occupant l'entrée de la cavité digestive. Les trois divisions qui apparaissent pour la première fois, et qu'on peut distinguer en *intestin buccal*, *médian et terminal*, sont amoindries de la dernière lorsque l'anus fait défaut. La forme la plus simple qui se rattache à celle que nous avons remarquée chez les Cœlentérés, existe chez tous dans l'ébauche embryonnaire de l'organisme, et persiste chez les vers inférieurs avec peu de complications. Elle consiste en une cavité digestive ayant la forme d'un cæcum qui ne s'ouvre à la surface extérieure que sur un point. Cette ouverture sert à la réception de la nourriture, et à l'expulsion des restes non digérées ; elle est à la fois bouche et anus. Cette disposition est répandue parmi les *Vers plats*, où elle est dominante chez les Turbellariées, et exclusive chez les Trématodes. Dans une division des *Turbellariées* (Rhabdocœles), le canal intestinal ne se montre distinct que dans sa partie antérieure, et forme un simple cæcum qui s'étend dans le corps et dont les parois sont en connexion immédiate avec le parenchyme de ce dernier. Cette différenciation précoce de la partie antérieure, correspond à l'état déjà mentionné chez les Infusoires. Il y a des cas où une véritable cavité intestinale n'existe pas. La nourriture reçue passe ici, comme chez les Infusoires, du pharynx dans le protoplasme qui remplace le tube intestinal. L'ouverture buccale, toujours dépourvue de toute distinction particulière, se présente dans les situations fort différentes, et rappelle ainsi encore les conditions que s'observent chez les Infusoires. Elle peut se trouver à la partie antérieure du corps, ou au milieu de la face ventrale, et même sur la partie postérieure. Elle conduit dans un pharynx musculeux qui ne manque que dans quelques formes (*Schizostomées*) et dans beaucoup de cas, est protractile. Ce pharynx constitue la portion du canal intestinal la plus distincte, et présente dans la plupart des subdivisions des Vers, de grandes modifications. Le tube digestif qui occupe dans le corps une place variable quant à son étendue, semble être, chez beaucoup, bien plus une cavité persistante du parenchyme même du corps, qu'une portion d'intestin en dehors d'une couche spécialement organisée, car il ne paraît présenter aucune paroi indépendante d'épithélium.

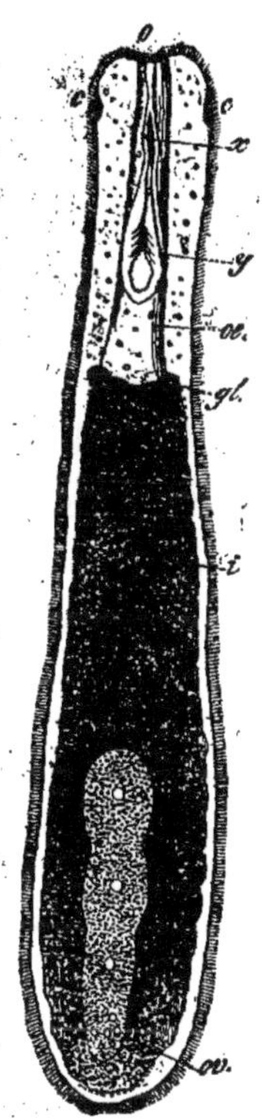

Fig. 38.

C'est ici que se placent les *Planaires*, nommées aussi *Turbellariées dendrocœles*, à cause des ramifications de leur intestin. L'ouverture buccale (fig. 39, *o*) a une situation ventrale souvent près du milieu. Le pharynx musculeux des Rhabdocœles existe aussi (*p*), et se transforme souvent ici en une conformation semblable à une trompe et susceptible d'une extension considérable. Il conduit dans une cavité occupant le milieu du corps (*v*), qui correspond au cæcum terminal des Rhabdocœles, mais se partage en de nombreuses ramifications, lesquelles se dirigent vers les bords du corps aplati. La réunion réciproque des branches de cette ramification produit même un réseau élégant (*Thysanozoon*). Les rameaux étant en large communication avec la cavité centrale, le chyme se trouve ainsi réparti dans le corps ; l'intestin se charge

Fig. 38. — *Prorhynchus fluviatilis; o*, bouche; *oe*, œsophage extensible en trompe; *i*, intestin; *gl*, glandes s'ouvrant dans l'intestin; *c*, fossettes vibratiles; *x*, stylet de l'organe placé au-dessus de l'œsophage, qui se termine en cœcum en *y; ov*, ovaire, contenant en avant quelques œufs à différents degrés de développement.

en même temps des fonctions d'un système vasculaire. Une ramification semblable du canal intestinal existe chez beaucoup de *Trématodes*. L'intestin commence par un orifice buccal placé le plus souvent dans la partie antérieure du corps, et entouré fréquemment d'une ventouse (*fig.* 40, *s*), suivi d'une portion musculeuse (*b*), de laquelle part l'intestin proprement dit. Ce dernier se partage le plus souvent en deux branches, qui se prolongent en arrière, tantôt en émettant dans le corps de nombreuses ramifications (*Distomum hepaticum*), tantôt ne formant que de simples cæcums (*c*) ; chez les *Distomum flavescens* et *lanceolatum*, par exemple. Une deuxième réunion des deux branches intestinales détermine une disposition analogue à celle qui existe chez quelques Planaires. L'intestin ne se présente que rarement sous la forme d'un cæcum unique (*Aspidogaster*, *Gasterostomum*) retenant ainsi l'état le plus inférieur, car chez tous, l'ébauche embryonnaire de l'intestin consiste en un tube simple. La conformation uniforme et le contenu homogène montre que la division de l'intestin n'est point chez les Trématodes le résultat de la production de deux parties hétéronomes, mais seulement d'une extension de son trajet dans le corps.

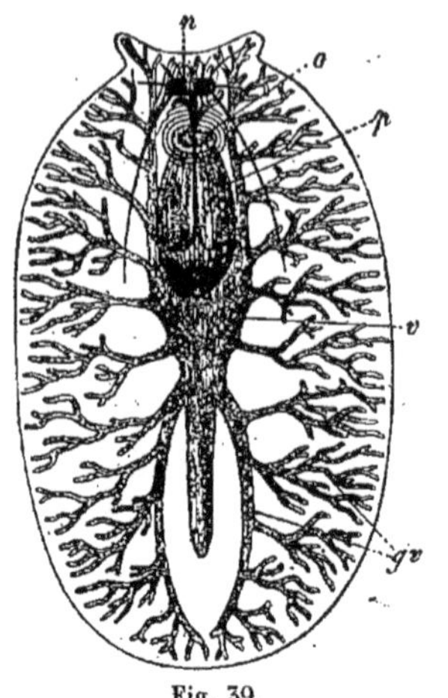

Fig. 39.

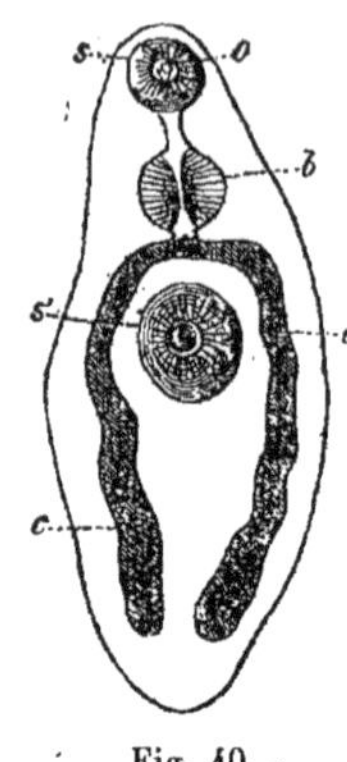

Fig. 40.

Le canal intestinal est, chez beaucoup de Trématodes, pendant certaines phases du cycle de leur évolution (dans les formes de Rédies), incomplétement développé, et réduit à un cæcum plus ou moins court, en connexion avec un pharynx musculeux. L'intestin peut même faire entièrement défaut, la nutrition se faisant alors par endosmose au travers des téguments. Cette rétrogradation des organes nutritifs déterminée par le parasitisme atteint dans d'autres phases de développement son plus haut degré, en ce qu'alors l'intestin manque complétement (formes Sporocystes). L'absence de canal intestinal est enfin la règle chez les *Cestodes*, où il n'apparaît jamais même transitoirement. Chez les *Acanthocéphales* et de la même manière — par parasitisme — l'intestin a aussi complétement disparu.

A ces formes de l'intestin dont l'état inférieur se trahit par le manque d'un orifice anal, on peut déjà parmi les Vers plats opposer ceux qui sont pourvues d'un anus. Les *Microstomées* parmi les Turbellariées rhabdocœles, les *Némertiens* sont dans ce cas.

Fig. 39. — Appareil digestif d'*Eurylepta sanguinolenta ; o*, bouche ; *p*, pharynx ; *v*, estomac ; *g v*, ramifications de la cavité digestive ; *n*, ganglion nerveux (cerveau).

Fig. 40. — Canal intestinal du *Distomum flavescens ; o*, orifice buccal entouré d'une ventouse ; *s'*, ventouse ventrale ; *b*, portion musculeuse de l'œsophage, ou pharynx ; *c*, cæcums intestinaux en forme de fourchette.

Ces derniers sont caractérisés par la constance de la forme du tube intestinal, qui commence par une bouche allongée et ventrale placée derrière le système nerveux central. Un pharynx musculeux le plus souvent peu développé conduit dans un canal intestinal latéralement sinueux, qui remplit la plus grande partie de la cavité du corps et est fixé à ses parois par des filaments musculaires. Les poches latérales de l'intestin ont parfois un arrangement régulier qu'on peut considérer comme le commencement d'une formation métamérique qui, vu la forme allongée du corps, est mieux justifiée que chez les Planaires.

On a souvent donné aux diverses divisions de l'appareil digestif des noms qui conviennent peu à leurs fonctions, et qui présentent de nombreux inconvénients pour les comparaisons de grandes séries. Nous devons donc préférer l'emploi de noms indifférents lorsqu'il s'agit d'un appareil aussi simple que l'est l'intestin des Vers inférieurs. Les fonctions de ses différentes parties n'étant même chez les Vers supérieurs, en aucunes façons fixées, il ne me paraît pas convenable d'avoir recours sans autre à des rapports empruntés à des organismes physiologiquement beaucoup mieux connus.

Les premières ébauches du tube intestinal ont la forme d'un cæcum qui, depuis la surface du corps de l'embryon, s'enfonce peu à peu dans son intérieur. Nous avons là un état qui concorde avec celui qui se remarque chez les Cœlentérés les plus simples. Cette première ébauche ne correspond, dit-on, qu'à la dernière partie de l'intestin dans les états postérieurs. *L'ouverture qui conduit dans la cavité n'est point la bouche ultérieure, mais l'orifice anal*; la bouche et la partie antérieure du tube digestif n'apparaissent qu'ensuite et cela d'une manière tout à fait indépendante. Il en résulte que l'orifice buccal des Cœlentérés est l'homologue de l'orifice anal des organismes plus élevés. Je ne suis pas encore certain comment nous devons interpréter ces conditions chez les Vers dépourvus d'anus, car si l'ouverture buccale de ces derniers correspond à l'anus des autres, il faudrait admettre pour beaucoup d'organes, notamment les centres nerveux, un changement de position.

Le *pharynx musculeux des Turbellariées* rhabdocœles présente de nombreuses différences dans sa forme et sa situation. Il est cylindrique chez les Derostomées; chez les Prostomées, il forme un canal simple qui est divisé en plusieurs sections. Outre la partie musculaire de ses parois, il possède encore divers muscles au moyen desquels il peut être étendu et contracté. Il n'est pas certain qu'il n'y ait pas pour l'intestin, outre le revêtement épithélial, encore une couche particulière formant paroi. Comme dans l'intestin des Trématodes voisins, on n'a pendant longtemps pas trouvé de couche musculaire, qu'on reconnaît maintenant, bien que pas très-distincte, on pourrait supposer qu'il y aurait ici quelque chose de semblable; c'est ce qui arrive aussi aux *Planaires*. M. Schültze a reconnu chez le *Geoplana* une couche musculaire développée dans les ramifications principales, ainsi que dans les branches secondaires de l'intestin. (*Abh. d. Naturf. Ges. z. Halle*, IV). Les formes du pharynx répètent celles des Turbellariées rhabdocœles. Chez quelques-uns, projeté au-dehors de la bouche, il est très-dilatable (*Planaria torva, Pl. lactea*). Le bord de ce pharynx paraît s'étendre en lobes tentaculaires très-apparent chez le *Dendrostomum lichenoïdes* (Planaire). (Mertens, *Mém. Acad. St. Pétersbourg*, 1833, t. II.) Ce fait est caractéristique aussi du genre *Stylochus*. D'après Fr. Müller, plusieurs Planaires terrestres possèdent la même particularité, en ce que leur pharynx élargi en trompette a le bord plissé. La division conduisant dans le tube intestinal est parfois enveloppée d'une couche musculaire, qui distingue le pharynx du canal digestif. La cavité centrale de ce dernier présente diverses formes. Tantôt elle est grande, tantôt si petite que les ramifications semblent commencer presque à l'origine du pharynx. Dans ce dernier cas, on peut distinguer plusieurs rameaux principaux plus grands. Chez les *Leptoplana*, il y en a trois, — un en avant, deux en arrière, — ces deux derniers se réunissant entre eux à leur extrémité. Cette union conduit à la formation réticulée des branches que nous avons mentionnée plus haut, au sujet du *Thysanozoon*. Les réseaux donnent aussi naissance à des branches fermées, qui se dirigent en partie jusqu'au bord du corps, ou pénètrent dans les papilles du dos.

Le pharynx musculeux des Turbellariées est chez les *Trématodes* beaucoup moins prononcé; il est court, plus éloigné de la bouche, et n'est pas protractile. On trouve ordinairement dans ses parois des corps d'apparence cellulaire. Le *Gyrodactylus* présente une modification particulière de la portion musculeuse, en ce qu'elle est protractile, et porte sur son bord antérieur huit papilles en forme de dents qui serrées entre elles lorsque l'organe est contracté s'écartent lorsqu'il est épanoui. Le mode de vivre de l'animal explique cette disposition. — Aux formes déjà indiquées du canal intestinal, on peut encore en ajouter quelques autres Comme forme intermédiaire, on peut citer le *Diplozoon*, dont l'intestin est pourvu de rameaux latéraux. Une bifurcation de l'intestin suivie d'une réunion postérieure en une portion unique s'observe chez le *Distomum hæmatobium*. Ce mode de réunion qui fait un cercle du canal intestinal, existe encore dans d'autres. Des prolongements ramifiés rayonnent de nouveau de ce cercle. Ainsi chez les *Epibdella hippoglossi*, *Tristomum coccineum*, *Polystomum integerrimum*. Chez ce dernier, le cercle intestinal porte un prolongement impair médian dirigé en arrière. — On a observé des fibres musculaires dans les parois de l'intestin des Trématodes (Leuckart, *Parasiten*, II). Toute trace d'appareil digestif manque chez l'*Amphiptyches urna* (G. Wagener, *Arch. An. Phys.*, 1852, p. 547), si le court cæcum musculaire qu'on remarque dans sa partie antérieure n'est pas un rudiment de pharynx. Les conditions analogues, qui se rencontrent chez les Rédies, appuient cette manière de voir.

Chez les *Némertiens*, il y a un organe tubulaire placé au-dessus du canal intestinal et souvent confondu avec ce dernier, et cela d'autant plus que son ouverture se trouve au-dessus et en avant de l'orifice buccal. C'est ce qu'on a appelé la « trompe » des Némertiens, dont nous aurons à parler plus tard. Cette conformation n'a, en tous cas, pas de rapports immédiats avec le canal intestinal, quand même elle est utile pour assurer la prise de la nourriture.

§ 77.

On peut distinguer chez les *Némathelminthes*, les mêmes divisions du canal intestinal que chez les Vers plats; il s'y ajoute cependant, lorsque l'anus existe, une troisième, un rectum. Le canal digestif, correspondant à la forme du corps, constitue un long canal qui commence au milieu de l'extrémité antérieure par une bouche, et s'ouvre par un orifice ventral placé plus ou moins près de l'extrémité de la queue. Le pharynx nous présente des différenciations multiples.

La division la plus antérieure (bouche ou œsophage) constitue un canal étroit dont les parois s'épaississant peu à peu en arrière, forment un organe nettement distinct du reste de l'intestin, et que caractérise son organisation musculaire qui en fait un appareil de succion. La couche chitineuse qui depuis la bouche revêt cette portion présente souvent des parties saillantes en forme de crêtes ou de dents. L'intestin médian (nommé aussi ventricule chylifique) qui suit le pharynx est dans la règle la partie la plus considérable et montre par la conformation simple de ses circonvolutions le phénomène déjà souvent indiqué du mode de différenciation du tube intestinal. Il est formé d'une couche simple de cellules qui, d'après Leuckart, présente quelquefois (*Heterakis vesicularis*, *Oxyuris vermicularis*) par places une couche musculaire formée d'un réseau de fibres annulaires. Cet intestin est fixé par des cordons fibreux à la paroi du corps, ordinairement le long des lignes latérales. Le rectum qui suit la partie médiane de l'intestin, est la portion la plus courte de l'ensemble du canal, et se distingue par son étroitesse de toutes les parties précédentes.

Outre les modifications qui se remarquent chez les Nématodes, il faut mentionner l'état particulier et encore imparfaitement expliqué du canal intestinal des *Gordiacés*. Chez le *Mermis*, la bouche conduit dans un canal étroit, dont les parois s'épaississent en formant un bulbe, après lequel le canal se continue aussitôt le long d'un organe en forme de boyau pour s'y terminer. Il semblerait qu'ici il s'agisse de la formation d'un œsophage restant rudimentaire, la partie médiane de l'intestin ne s'étant pas non plus développée. Il y a peut-être là comme chez le *Gordius*, quelque rétrogradation de développement. Le tube intestinal passablement simple qui s'étend dans toute la longueur du corps, ne persiste que pendant la durée de la vie parasite, et subit après un développement rétrogressif, qui peut se manifester même par une oblitération complète de l'orifice buccal.

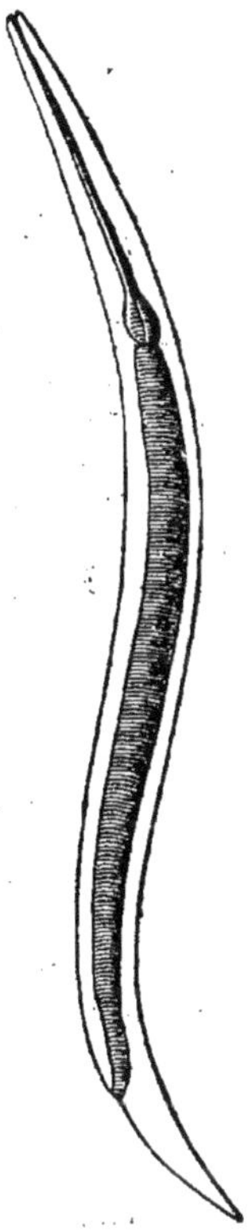

Fig. 41.

L'ouverture buccale des *Nématodes* est souvent entourée de saillies mamelonnées qui présentent des formes caractéristiques dans les diverses subdivisions. L'orifice buccal du *Cucullanus* est logé dans un enfoncement cupuliforme. (Voir pour les organes de la bouche des Nématodes Wedl, *Wien. Sitz.*, XIX, p. 122). La portion du trajet intestinal qu'on désigne sous le nom d'œsophage, présente des fibres longitudinales et radiaires qui produisent le renflement indiqué. Les fibres rayonnantes agissent en élargissant la lumière, et déterminent ainsi l'action aspirante de l'organe, tandis que la partie restante de l'intestin privée de muscles se comporte d'une manière toute passive. C'est aussi par la couche musculaire œsophagienne que toutes ces productions que porte la couche cuticulaire épaissie, telles que petites dents, etc., sont mises en mouvement, dans les genres *Oxyuris*, *Oxysoma*, *Heterakis*, *Leptodera*, et autres. L'épaississement musculaire de l'œsophage occupe des situations très-différentes ; il est suivi d'une partie appartenant encore à l'œsophage qui est privée de muscles, et que la nature de ses parois cellulaires ferait supposer avoir des propriétés glandulaires. Une pareille division de l'œsophage en deux parties n'est pas rare, elle peut ainsi former une partie glandulaire plus courte (*Ascaris mystax*), ou plus longue (*Cucullanus*), de sorte que l'œsophage dans son ensemble dépasse en longueur la portion médiane de l'intestin. Le grand développement de l'œsophage semble être un état embryonnaire, car il est toujours bien plus considérable dans l'état jeune, et devient important chez les *Trichocéphales* et les *Trichines*. La partie musculaire paraît être ici tout à fait rudimentaire, l'autre par contre est d'autant plus développée. L'œsophage représente alors un canal étroit de chitine, accompagné excentriquement d'une série de grandes cellules séparées les unes des autres par des étranglements. Le canal est situé presque à la surface des cellules, et il semble que celles-ci lui soient étrangères. Pourtant la formation entière repose évidemment sur un développement unilatéral des cellules, dont le canal chitineux est le produit. Quant à l'intestin médian, il présente ordinairement un étranglement vers l'œsophage, et ses parois formées de cellules montrent de nombreuses différences. Tantôt il n'y a qu'une seule couche de cellules dont les relations avec la lumière de l'intestin ne sont pas certaines, tantôt il y en a deux (*Strongylus*) ou plusieurs séries, ou, enfin, on peut en observant la coupe en voir un grand nombre. Dans ce cas, les cellules possèdent une forme cylindrique (*Ascaris*). Elles sont plus plates, en forme de pavé, lorsqu'elles sont moins abondantes. Des formations cuticulaires sont également en rapports

Fig. 41. — Canal intestinal d'un Nématode.

avec ces couches de cellules. Elles consistent tantôt en une membrane extérieure amorpl se comportant comme une *tunica propria*, tantôt elles forment aussi une couche cuticula interne parcourue de fins canaux poreux. A la partie antérieure de cet intestin médian rattache dans quelques espèces un appendice en forme de cæcum.

Les conditions du canal intestinal des *Gordiacées* exigent encore des explications mê pour être intelligibles comme formations rétrogrades. L'étude des états les plus jeunes d le mieux fournir cette explication. Parmi les opinions divergentes, nous ne mentionner que celle de Schneider qui conteste un orifice buccal chez le *Gordius*, pendant que Meiss l'admet, et l'a même figuré. Les mêmes divergences existent aussi sur le *Mermis* (Meissn *Zeit. Zool.*, V, p. 207, VIII, p. 1 ; Schneider, *Arch. Anat.*, 1860, p. 243). La questi du canal intestinal de ces animaux me paraît avoir été le mieux élucidée dans le trav de Grenacher sur le Gordius, que j'ai suivi ci-dessus. Le développement rétrograde du nal intestinal avec la cessation de la vie parasite et le retour à l'état libre, paraît paradox car ordinairement nous voyons le développement du tube intestinal pendant la vie libre, sa rétrogradation pendant la vie parasite. Les rapports sont tout autres chez le Gordi puisque la succession des deux états est renversée. Le canal intestinal développé pour la parasite n'a plus de signification après la cessation de celle-ci, et subit avec la fin de ses fon tions une métamorphose rétrogressive. Il se forme un appareil générateur, aux dépens l'intestin qui disparaît, et d'un tissu connectif abondant qui entoure l'intestin, et dont la pr sence chez le Gordius peut peut-être s'expliquer ainsi. L'état libre qui succède à l'état par site paraît donc avoir surtout pour but le développement de la fonction reproductrice, tand que le développement et la croissance du corps ont été achevés dans l'état précédent. — Ch les *Chætognathes*, le canal intestinal est assez simple. Des conformations en forme de soi qui sont placées en séries latérales à l'ouverture buccale, agissent comme des organes préhension. Dans toute la longueur du corps, l'intestin est fixé aux lignes médianes dorsa et ventrale des parois du corps ; en haut par un ruban longitudinal, en bas par de nom breux filaments partiellement ramifiés. De la subdivision du corps qui recèle les organ générateurs femelles, l'extrémité de l'intestin descend vers l'ouverture anale qui occupe face ventrale.

§ 78.

Les organes de nutrition se montrent chez les *Bryozoaires* à un état d grande simplicité, tout en présentant une séparation très-nette entre les troi subdivisions primitives. L'ouverture buccale entourée de tentacules, ou placé au milieu des lobes qui portent ceux-ci, conduit directement en bas dans un portion d'intestin (*fig.* 42, *A*, *oe*) qui s'élargit chez les uns ou se transform chez les autres en un estomac masticateur par formation sur certains point de saillies dentiformes (*Bowerbankia*, *Vesicularia*). La présence d'une pro jection mobile à l'entrée de la bouche dans une subdivision, a motivé l distinction en deux groupes, les *Phylactolæmata* et les *Gymnolæmata*. De puis l'intestin buccal garni de cils, la séparation de la deuxième parti comme intestin médian (*v*) est indiquée par un étranglement. Elle fonc tionne comme estomac, et forme un cæcum qui descend dans la cavité du corps. Les ouvertures d'entrée et de sortie de cet estomac (distinctes comm cardia et pylore) sont voisines l'une de l'autre. Parfois la partie pyloriqu occupe une position plus basse. L'intestin terminal formant un prolonge ment rétréci, se relève le long de l'intestin buccal vers l'anus (*B*, *a*) qui est voisin de la bouche, mais toujours placé sous et en dehors de la couronne de tentacules. L'intestin terminal présente parfois un élargissement (*Flustra*). L'intestin du *Loxosoma* est en forme de cæcum.

Les tentacules ciliés fonctionnent comme des organes accessoires pour la nutrition, en ce que par leurs mouvements ils renouvellent constamment l'eau autour de l'animal fixé.

Le canal intestinal des *Rotifères* nous présente d'une part des dispositions analogues à celles qui s'observent chez les Vers plats, en ce que l'intestin terminal ne se développant pas chez tous, le tube digestif n'est alors dans son ensemble formé que des parties buccale et intermédiaire ; d'autre part on y constate des conditions qui impliquent une situation plus élevée. La portion antérieure buccale du canal intestinal est notamment caractérisée par l'existence d'organes de mastication. Elle commence par une bouche placée sous le voile vibratile, et se distingue par une largeur moindre de la partie intermédiaire de l'intestin, ordinairement qualifiée du nom « d'estomac. » Lorsque cette portion se continue par un rectum, celui-ci se rend à la face dorsale du corps, pour déboucher dans une cavité commune aux appareils de digestion et de génération, le cloaque. Cet arrangement du tube intestinal constitue chez les Rotifères une particularité qui les sépare non-seulement de la plupart des Vers, mais encore des Arthropodes qu'ils rappellent sous plusieurs autres rapports.

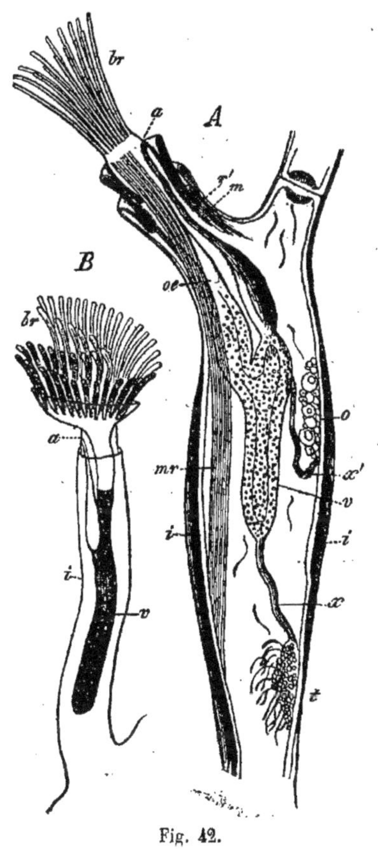

Fig. 42.

La formation des métamères dans le corps des *Annélides* exerce une influence sur le tube intestinal, lequel présente encore plusieurs autres différenciations qui sont en harmonie avec leurs divers modes de vie. L'intestin communique toujours avec l'extérieur par deux orifices, la bouche et l'anus. La première ébauche du tube digestif consiste en un enfoncement en forme de cœcum. Ils passent dans leurs premières phases par un état où il n'y a pas d'anus, état qui est permanent chez la plupart des Vers plats. Le canal intestinal des *Onychophores* paraît se rapprocher de plus près de celui des Vers plats, la partie œsophagienne se divisant en deux segments dont l'antérieur est large, et le postérieur plus étroit. L'intestin intermédiaire forme un simple tube qui se continue dans un rectum court et étroit. Il se comporte de la même manière simple chez plusieurs

Fig. 42. — Organisation des *Bryozoaires ; A, Plumatella fruticosa ; B, Paludicella Ehrenbergi ; br*, branchies tentaculiformes ; *oe*, intestin buccal ; *v*, estomac ; *r*, intestin rectal ; *a*, anus ; *i*, enveloppe du corps (étui) ; *x*, cordon postérieur ; *x'*, cordon antérieur à l'insertion duquel les produits de la génération se développent ; *t*, testicules ; *o*, ovaires ; *m*, muscle rétracteur de la partie antérieure de l'enveloppe du corps ; *mr*, muscle rétracteur principal (d'après Allman).

Hirudinées, pendant que des complications plus grandes surgissent chez les uns, dans la protractilité du pharynx, chez d'autres, dans l'armature de l'entrée au moyen de saillies chitineuses, qui dénotent un commencement de formations maxillaires. Chez la plupart, par contre, l'intestin moyen est pourvu de dilatations en forme de poches, dont les deux dernières accompagnent parfois jusqu'à l'extrémité du corps (*fig.* 43, *c*), et sous la forme de longs cæcums, un rectum étroi (*Clepsine*, *Hæmopis*). Elles constituent le seules conformations cæcales chez l'*Aulcostomum*. Chez d'autres ces cæcums n sont indiqués que par des étranglement Dans tous les cas ces dispositions rappelent l'action de la formation des métamèr sur le système nerveux. La ramification d cæcums (*Clepsine*) concorde avec une diposition existant chez les Vers plats derdrocœles. Une séparation de l'intestin bucal en plusieurs divisions souvent fort différentes, est un fait presque général ch les Annélides. Il y a surtout une portio moyenne qui se fait remarquer par l'épaisseur de sa couche musculaire, est séparée de l'intestin médian par un espace plus ou moins long. Parmi l *Scoléines* la partie désignée sous le nom d'estomac musculaire ou la portio musculaire de l'œsophage, est très-développée chez le Lombric. Elle occupe ici la partie terminale de l'intestin bucca Dans la plupart des *Chætopodes*, elle se trouve plus au milieu, et offre souvent une garniture de petites dents, un appareil maxillaire compliqué (*fig.* 45). Cette partie e fortement développée chez les Aphrodites, et elle pe comme dans beaucoup d'autres Annélides voraces (*Phlodoce*, *Glycera*, etc.), devenir protractile, et en se r troussant au dehors, former à l'extrémité antérieure u « trompe. »

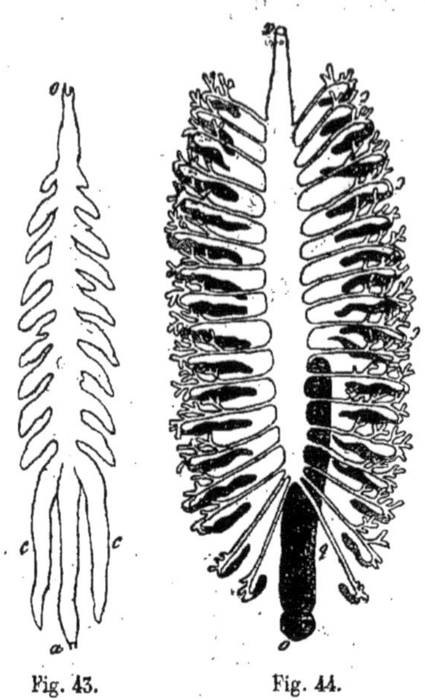

Fig. 43. Fig. 44.

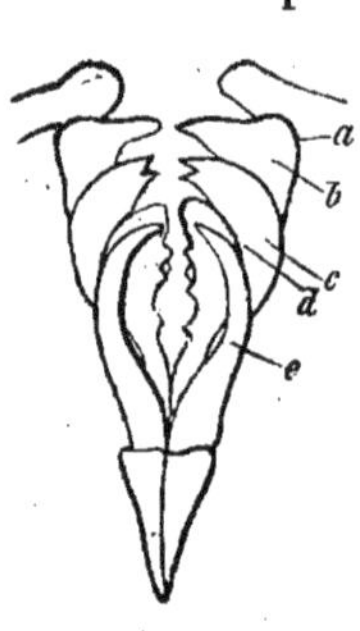

Fig. 45.

La portion musculeuse antérieure de l'intestin buccal distingue toujours par sa longueur, lorsqu'elle est protractile, propriété d on peut trouver tous les degrés les plus divers. La disposition de l'ensembl est rétrograde chez les Tubicoles, auxquels conduit l'*Arenicola*. Beaucou moins protractile chez cette dernière forme, l'intestin buccal ne l'est p

Fig. 43. — Tube intestinal de *Sanguisuga; o*, pharynx; *c*, paire postérieure de cæcums intestin *a*, ouverture anale.

Fig. 44. — Tube intestinal d'*Aphrodite; o*, partie antérieure; *b*, partie moyenne (musculeuse l'intestin buccal; *c*, appendices cæcaux (ramifiés de la portion intermédiaire de l'intestin; *a*, verture anale.

Fig. 45. — Appareil maxillaire d'une Eunieide (*Lysidice*); *a-e*, paires de mâchoires (d'après Mi Edwards).

au tout chez les premiers. La troisième portion est moins développée chez les Scoléines, davantage chez les Chætopodes. Elle porte fréquemment une paire de cæcums (*Syllis*, *Arenicola*).

L'intestin moyen constitue la portion la plus considérable et la plus uniforme de l'ensemble du tube digestif. Ordinairement droit, il est rarement sinueux. Recevant des parois du corps des lamelles musculaires, ainsi que des faisceaux distincts provenant des limites des divers métamères, il est ainsi non-seulement fixé, mais encore divisé en segments correspondants à ces derniers, qui sont fréquemment en forme de poche. Ces poches sont, comme chez les Hirudinées, développées en grands appendices dans la famille des Aphrodites, où même elles peuvent se ramifier encore (*fig.* 44, *c*). La portion rectale de l'intestin est dans la règle la plus courte, a rarement une largeur moyenne, et se continue sans limites bien tranchées de l'intestin médian jusqu'à l'orifice anal. Sa longueur est plus considérable chez les *Tubicoles* et l'*Arenicola*.

Le canal intestinal du *Myzostomum* se rapproche de celui des Annélides. L'intestin buccal est représenté par une longue trompe protractile qui conduit dans un intestin médian élargi. Celui-ci est réuni à l'ouverture anale par une partie rectale de l'intestin qui est plus étroite. Des deux côtés de la partie médiane de l'intestin partent des cæcums qui se ramifient dans le corps.

Les trois divisions principales du canal intestinal des Vers paraissent n'être apparentes chez les *Géphyrées* que pendant leur jeune âge (*fig.* 32, *C*, page 174); un peu plus tard encore chez quelques-uns (*Priapulus*), tandis que pour les autres, leur séparation devient moins distincte avec l'augmentation de l'intestin en longueur. Celui-ci forme alors un tube plus long que le corps, et dont le calibre ne présente que peu de différences. Il est où placé en lacets longitudinaux multiples, en partie enroulés en spirale, et l'anus occupe alors la face dorsale de l'animal (*Sipunculus*, *Phascolosoma*); ou l'intestin (*fig.* 46, *i*) sans présenter de lacets longitudinaux importants, descend vers la partie postérieure du corps, en décrivant un grand nombre de tours écourtés pour se terminer à l'anus (*Echiurus*, *Bonellia*). Pendant que ces derniers coïncident par la situation terminale de l'anus, plus avec les autres Vers, les Siponculides paraissent s'en éloigner davantage. Il faut considérer que chez beaucoup de Vers, chez tous les Hirudinées par exemple, la situation de

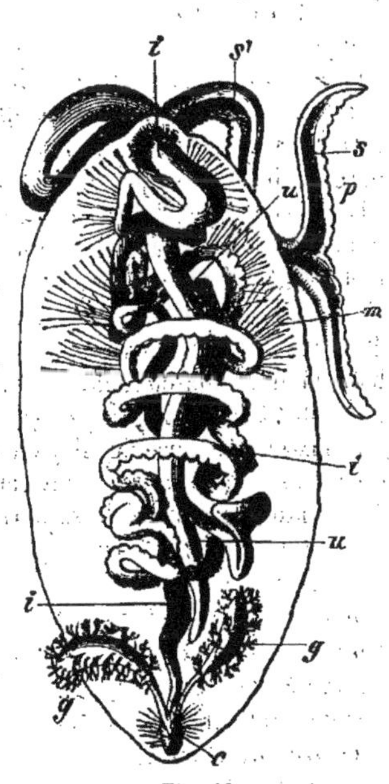

Fig. 46.

Fig. 46. — Canal intestinal de *Bonellia*. La trompe de l'animal, formant plusieurs circonvolutions, n'est pas visible dans sa totalité; *p*, extrémité antérieure de la trompe; *s*, *s'*, rainure de la trompe; *i*, *i*, canal intestinal; *m*, fibres du mésentère (figurées seulement dans la partie antérieure); *g*, organes excréteurs; *c*, cloaque; *u*, utérus (d'après Lacaze-Duthiers).

l'anus est évidemment dorsale et que cette position est incontestablement la même chez un grand nombre d'Annélides à l'état larvaire. Or comme les larves des Siponculides concordent sous de nombreux rapports avec les formes larvaires précitées, on y reconnaît la parenté, et on n'a qu'à se figurer l'état embryonnaire se développant ultérieurement dans les conditions données, pour en déduire celles qui s'observent chez les Siponculides.

On doit considérer comme résultat d'un développement rétrograde la conformation rudimentaire du canal intestinal des *Rotifères*. Quelques espèces du genre *Notommata* n'ont pas la portion terminale de l'intestin, comme l'a reconnu le premier Dalrymple. Le canal intestinal est encore moins développé chez les mâles du même genre (aussi chez les *Hydatines*); ce fait est indubitablement un cas de rétrogradation. (Voy. Organes de reproduction.) La situation de la bouche vis-à-vis du voile à cils vibratiles, se modifie là où ce dernier organe se transforme en appendices tentaculaires (*Stephanoceros*, *Floscularia*). La bouche occupe alors le centre de l'entonnoir formé par ces tentacules. Chez les Rotifères tubicoles, la position de l'anus changeant suivant l'ouverture du cloaque, elle s'avance vers la partie antérieure du corps, assez loin chez le *Conochilus* pour se trouver vis-à-vis de la bouche.

Il faut noter que chez le *Peripatus*, la bouche porte à son entrée deux crochets qui ne sont point comme chez les Annélides, opposés l'un à l'autre, mais se dirigent tous deux dans un sens parallèle. — Chez les *Hirudinées* pourvus d'une armature maxillaire, on en rencontre de deux formes. L'une consiste en trois crêtes longitudinales arquées et finement dentelées qui font saillie au commencement de la cavité pharyngienne. Un appareil musculaire qui y est attaché, leur communique un mouvement de scie. On les trouve chez les sangsues proprement dites (*Hirudo*, *Hæmopis*, etc.). L'autre forme consiste en deux plaques maxillaires non dentelées (*Branchiobdella*), dont l'une est ventrale, l'autre dorsale. Ces mâchoires manquent chez les sangsues pourvues d'une trompe, comme les *Clepsine*, *Hæmenteria*, *Branchellion*, *Pontobdella*, *Piscicola*, etc.; la partie antérieure de cette trompe est libre dans la cavité pharyngienne au fond de laquelle elle est adhérente. Un appareil musculaire particulier sert à la retirer. La partie terminale de l'intestin buccal forme chez l'*Hæmenteria* un tube mince et recourbé, tandis que dans les autres, elle se continue avec la portion médiane de l'intestin. Elle présente chez le *Piscicola*, dans sa portion postérieure, des élargissements comme ceux qui accompagnent l'intestin médian. Comme chez les autres sangsues à trompe, la portion rectale de l'intestin est séparée de la précédente, par un sphincter. Elle forme un tube droit chez le *Malacobdella*, ainsi que dans les *Nephelis*, où on peut cependant comme dans la *Branchiobdelle* reconnaître quelques étranglements. L'intestin médian paraît extérieurement lisse chez le *Pontobdella*, seulement il renferme par places dans son intérieur des cloisons qui constituent ainsi un passage aux formations de cæcums visibles à l'extérieur. Le nombre de ceux-ci est variable. Il y en a dix chez les Piscicola, neuf chez les Hirudo, six chez les Clepsines, ces dernières étant caractérisées par l'existence sur la portion rectale de l'intestin, d'appendices en forme de sacs assez importants. Il en est de même chez le Piscicola, dont le rectum assez allongé, porte également quatre paires de cæcums, et encore un élargissement avant l'orifice anal (Leydig). Ce genre, comme l'*Hœmenteria*, montre également une séparation déterminée entre la portion moyenne et rectale de l'intestin, par un sphincter distinct. Tous ces appendices fonctionnent comme de simples extensions du tube digestif, comme réservoirs de grandes quantités de nourritures absorbées (du sang chez la plupart), qui sont ensuite graduellement soumises à la digestion.

La conformation de la trompe des *Annélides* ne diffère pas essentiellement de ce qu'elle est dans les Hirudinées. Son extrémité antérieure est également libre dans la cavité buccale. Chez les Scoléines une trompe protractile manque. On en a observé une chez les Gymnocopes (*Tomopteris*), qui est représentée par la partie musculeuse de l'intestin buccal. Elle est fréquemment caractérisée par des papilles et autres saillies (Syllides), qui prennent la place de l'armature pharyngienne, ou peuvent être encore combinées avec elle. Les papilles occupent l'extrémité de la trompe étendue (*Polynoë*, *Nephthys*), dont la surface externe peut aussi porter de petits tubercules (*Phyllodoce*, *Nereis*). L'armure pharyngienne est toujours en connexion avec la partie musculaire de l'intestin buccal. Les Néréides présentent sur ce point deux pièces maxillaires, disposées horizontalement l'une contre l'autre, et qui sont tantôt en forme de crochet simple, tantôt dentelées. Quatre pièces pareilles, réunies par paires, se remarquent chez les *Aphrodites*, et sont surtout développées chez le *Polynoë*. Cet appareil atteint son plus haut développement chez les Eunicides. Il consiste en une paire de grandes mâchoires en crochet, accompagnées d'autres plus petites. Elles font saillie en divergeant lorsque la trompe est retroussée au dehors, pour se rapprocher lorsqu'elle est rentrée. Il résulte de cette disposition un puissant appareil de préhension (Audouin et Milne-Edwards, *l. c.*).

Les organes masticateurs des *Rotifères* semblent être les homologues de cet appareil, car ils consistent également en pièces maxillaires disposées par paires et opposées horizontalement les unes aux autres. Bien que fort diversifiés suivant les genres et les espèces, ils ont de commun qu'ils se présentent comme des prolongements ou appendices du revêtement chitineux de la portion élargie qui constitue le pharynx.

Le manque d'appareils de préhension est compensé chez les *Tubicoles* par les appendices céphaliques, lesquels soit par leurs cils vibratiles, soit par leurs mouvements propres, déterminent un tourbillon qui amène la nourriture à l'animal.

La différenciation de la partie buccale de l'intestin se montre chez les *Syllides* comme étant en connexion avec le mode de génération. D'après Claparède (*Glanures*, etc., p. 66), les formes sexuelles qui sont nées par bourgeonnement sur des individus asexuels sont dépourvues de trompe, ainsi que de l'estomac musculeux. Il n'y a cependant pas de conclusion à en tirer sur la sexualité, car chez les Syllides qui ne montrent pas de génération alternante, et se développent, par conséquent, sexuellement, ces parties apparaissent également. Il en résulte seulement que la trompe et le pharynx antérieur sont des organes qui, dans l'ébauche de l'embryon, se forment dans l'œuf, et ne peuvent provenir d'une différenciation de la partie de l'intestin qui appartient à une chaîne de Syllides formée par bourgeonnement.

Dans l'état embryonnaire, beaucoup d'Annélides présentent une séparation beaucoup plus tranchée des trois portions primitives du tube intestinal, qui se remarque surtout dans la plus grande largeur de la partie médiane, figurant une poche stomacale. Sa partie terminale étroite, mais longue, se dirige ensuite en ligne droite vers l'anus (*Arenicola*), ou forme auparavant une boucle (*Siphonostomum*, *Terebella*). La partie antérieure de l'intestin buccal protractile sous forme de trompe, peut aussi, vu sa longueur, former des lacets (*Pterosyllis*, Claparède, *Beobachtungen*). — Voir sur le canal intestinal du *Myzostoma*, Lovèn, *A. Nat.*, 1842, p. 304; O. Schmidt, *Wiss. S.*, XXIII, p. 347; Semper, *Zeit. Zool.*, X, p. 48. — Le canal intestinal des Thérusées (*Siphonostomum Dujardinii*), présente des circonvolutions, parce que la partie étroite de l'intestin qui part d'un élargissement stomacal s'enroule plusieurs fois autour de ce dernier. La portion élargie est en même temps pourvue à son origine de deux larges appendices en forme de poche, et disposés d'une manière très-asymétrique (Quatrefages, *Ann. Sc. Nat.*, 3e sér., XII, p. 296).

On remarque chez les *Géphyrées* sur le commencement du trajet de l'intestin des dispositions très-diverses dont les rapports réciproques sont encore peu connus, mais peuvent trouver une explication dans les formes larvaires. Nous voyons chez les larves de *Phascolosoma* l'ouverture buccale recouverte de deux lobes dorsaux réunis à leur racine (*fig.* 47, *B*, *a*), et qui sont pourvus de cils vibratiles. Ces organes paraissent chez la plupart n'être que des conformations passagères. Chez le *Phascolosoma minutum* (*Zeit. Zool.*, XII, p. 40; Taf., III, 8-10); ils persistent dans leurs rapports primitifs. Chez le même animal, ce qui est fort important pour l'intelligence des Géphyrées, on remarque encore cinq appendices courts et ciliés qui entourent la bouche du côté ventral, et comprennent en partie les lobes mentionnés plus haut. Chez les larves, il n'y a de développé sur ce point qu'un unique appendice médian (*b*). On peut d'après ces deux modes de conformation, apprécier les états des autres Géphyrées. Les deux lobes tentaculiformes doivent être considérés comme l'ébauche d'une trompe, ainsi que cela se voit chez les *Thalassema* et *Bonellia* (*fig.* 46, *p*). Si on se figure que la base des deux lobes qui entourent la bouche vienne à s'accroître en conservant en même temps sa forme creuse primitive, il ne sera pas difficile de comprendre qu'il en doit provenir une trompe comme celle des deux genres précités.

Les tentacules du *Phascolosoma minutum* correspondent donc au bord buccal supérieur prolongé en forme de trompe. M. Müller les a avec raison désignés sous le nom de lèvre supérieure chez la larve de *Phascolosoma*. Le sillon de la face ventrale de la trompe se continue sur les deux lobes chez le *Bonellia*, qui conservent également leurs conditions primitives. Chez le *Thalassema*, un troisième lobe apparaît entre les deux autres (M. Müller, *De vermibus quibusdam*, etc.). La présence d'un petit lobe dorsal placé immédiatement sur le cerveau constitue une conformation rudimentaire. — Je considère comme étant le point de départ d'un autre appareil, les petits appendices également ciliés qui entourent la bouche du *Ph. minutum*. Un peu plus développés, ils se trouveraient dans les mêmes conditions que les tentacules d'un jeune Siponculide décrits par Claparède (*Arch. An. Phys.*, 1861, p. 538; aussi Schneider, *Arch. An. Phys.*, 1862, p. 47). Mais il y a une différence qui consiste en ce que ces commencements de tentacules sont développés dans le *Ph. minutum* plutôt sur la face ventrale, tandis que chez le jeune Siponculide, ils le sont moins. Il est possible que ce défaut de développement sur la partie dorsale dépende de la présence d'une lèvre supérieure (l'équivalent de la trompe des Thalassèmes et des Bonellies). Mais il reste un autre rapport essentiel, c'est celui que présente la couronne tentaculaire également ventrale de l'*Actinotrocha* (Schneider, *l. c.*; *fig.* 47, *A*, *b*), laquelle est l'origine des tentacules des Siponculides (?) qui

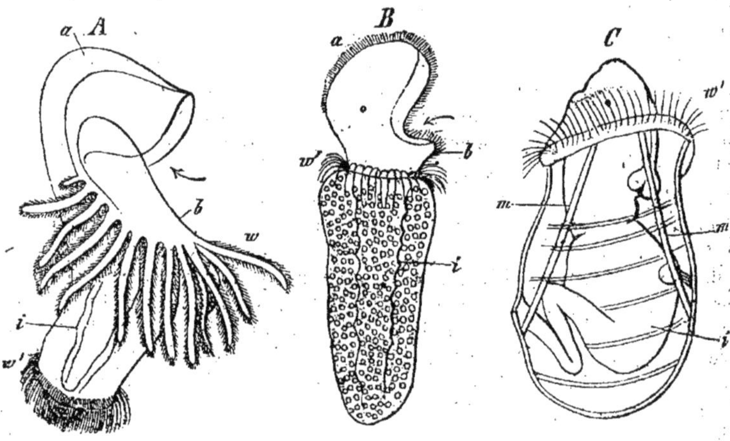

Fig. 47.

proviennent de ces formes larvaires. Comme le passage des tentacules d'Actinotrocha au Siponculide a été observé, il ne me semble pas qu'on puisse contester la signification des appendices qui se trouvent à la même place. La lèvre inférieure ciliée des larves de Phascolomes (*fig.* 47, *B*, *b*), correspondrait alors à l'organe rotateur qui, dans des conditions semblables, entoure la bouche des Actinotrocha. La lèvre inférieure constituerait donc l'état le plus simple, et l'organe rotateur un état hautement développé d'un seul et même appareil. Il ne peut donc y avoir aucun doute sur le fait que le capuchon céphalique de l'Actinotrocha ne soit homologue avec la lèvre supérieure des larves de Phascolosoma. La marche de développement qui fait provenir un Siponculide (?) d'un Actinotrocha repose essentiellement sur ce fait, qu'un accroissement ventral du corps de la larve changeant graduellement la position de l'ouverture anale, celle-ci finit par avancer sur la face dorsale vers la partie antérieure du corps jusque sous la couronne des tentacules. Si on songe que, chez les larves bien des parties sont résorbées successivement, mais non rejetées en entier ; l'ensemble de la marche ne paraît point s'éloigner du développement des autres Géphyrées, au point qu'il faille le ranger à côté de certains Échinodermes. D'après Schneider, les tentacules des Siponculides provenant d'Actinotrocha sont des conformations passagères, qui se perdent après que l'animal a commencé à construire son tube. Il faut donc qu'il en survienne encore de nouveaux, car il y en a chez l'animal complet.

Fig. 47. — Larves de Géphyrées ; *A*, *Actinotrocha ; B*, larve de *Phascolosoma ; C*, larve de *Sipunculus ; a*, lobes céphaliques (lèvre supérieure) ; *b*, lèvre inférieure ; *w'*, couronne vibratile ; *i*, canal intestinal ; *m*, lames musculaires.

On trouve des tentacules, outre le Sipunculus, aussi chez le Phascolosoma. Ils constituent chez ces derniers de simples cæcums, tandis que chez les premiers, ils sont souvent ramifiés. La partie de l'intestin buccal qui porte ces tentacules peut être retirée à l'intérieur. Cette portion rétractile, qui existe aussi chez le *Priapulus* et autres, forme avec la partie antérieure et effilée du corps qui, par la contraction de l'intestin buccal, se retrousse en dedans, ce qu'on appelle la trompe, laquelle est donc chez les Siponculides une conformation totalement étrangère à l'organe qui, chez les Bonellias et les Thalassèmes, porte le même nom. La rétraction de la trompe est effectuée par des muscles spéciaux qui présentent leur origine sur les parois du corps fort en arrière, et se dirigent en avant jusque vers la bouche. Le Sipunculus a quatre muscles de ce genre. Chez quelques Siponculides et Priapes, l'ouverture de la bouche est entourée d'un appareil dentaire très-développé, dont les pointes sont opposées entre elles. De là continuent des séries de dents plus petites qui tapissent les parois de l'intestin buccal, et font partie des formations cuticulaires chitineuses. La réunion du canal intestinal avec les parois du corps s'effectue, ou par des faisceaux tendus transversalement (*Bonellia*, *fig.* 46, *m*, *Sipunculus* et autres), ou par une membrane présentant l'aspect d'un mésentère (*Echiurus*).

En ce qui concerne la constitution plus intime des parois de l'intestin des Annelés et des Géphyrées, il est à remarquer qu'elles consistent, en général, en une couche musculaire parfois revêtue d'une membrane interne particulière garnie d'épithéliums. Nous avons déjà fait ressortir que dans certaines parties déterminées la couche musculaire est plus développée. Leydig a montré que les fibres musculaires de ces portions musculeuses de l'intestin buccal sont striées transversalement chez les Scoléines (*Phreoryctes*). La couche musculaire est très-peu développée dans l'intestin médian des Hirudinées, de sorte qu'ici, la couche dermo-musculaire du corps qui, faute de l'interposition d'une cavité générale, est en connexion directe avec le canal intestinal, peut contribuer à dilater ou à resserrer la lumière de ce dernier. — Le revêtement de l'intestin par des cils vibratiles est très-répandu chez les Annélides, surtout dans ses portions médiane et terminale. Ils s'étendent quelquefois jusqu'à la partie antérieure ou buccale de l'intestin.

§ 79.

L'appareil de nutrition des *Tuniciers* présente cette particularité que sa portion antérieure est transformée en un large sac, dont les parois servent à la respiration. L'ouverture buccale de l'intestin est placée au fond de ce sac. Cette disposition qui est exprimée de la manière la plus distincte chez les *Ascidies*, dépend donc d'une différenciation de la partie la plus antérieure du canal intestinal, qui ne sert plus exclusivement à la réception de la nourriture, mais participe à d'autres fonctions et, comme cela est le cas chez le *Balanoglossus*, forme, sur la partie antérieure du trajet de l'intestin, un organe respiratoire. Si nous prenons cette appréciation de la conformation des Ascidies pour base, l'ouverture de la bouche primitive ne sera pas celle qui au fond du sac conduit dans l'intestin, mais bien l'ouverture de la cavité respiratoire elle-même. Cet état simple n'existe que chez les Ascidies et les Appendiculaires. Chez les Salpes et Doliolum, il se présente d'autres dispositions dépendant de cette partie respiratoire du tube intestinal, qui seraient inexplicables sans la comparaison avec les Ascidies, et dont nous traiterons à propos des organes de la respiration. En faisant dériver cet état des Ascidies, il devient facile de comprendre qu'après la séparation de la cavité respiratoire, l'entrée de la partie de l'intestin exclusivement réservée à la digestion ne pourra jamais être placée immédiatement à la surface extérieure du corps, mais toujours sur un point donné de la cavité respiratoire des Ascidies.

Les trois subdivisions précédemment indiquées dans le canal intestinal sont exprimées chez tous les Tuniciers, et on peut presque toujours remarquer l'élargissement de sa portion moyenne. Le rectum ne se rend directement à la face supérieure du corps, que chez les Appendiculariées; dans les autres Tuniciers il s'ouvre dans un cloaque (les Ascidies, par exemple), ou dans une partie de la cavité respiratoire ayant une signification analogue (Salpa, Doliolum). Chez les Ascidies composées, les ouvertures anales d'un grand nombre d'individus isolés sont réunies entre elles et constituent ainsi un cloaque général. Cette disposition s'explique par la marche particulière du bourgeonnement, qui se fait pendant le développement de l'œuf, et produit un grand nombre d'individus qui ne se séparent jamais complétement.

Une petite portion seulement des parties de l'intestin primitif qui passent à l'appareil respiratoire, conserve ses conditions originelles de tube digestif. C'est le *sillon ventral*, qui s'étend depuis l'orifice d'entrée du corps sur sa face ventrale jusqu'à la bouche, qui parcourt toute la longueur du sac respiratoire chez les *Ascidies*, se distingue chez les *Tuniciers* par une forte garniture de cils vibratiles, et au-dessous duquel une pièce solide en forme de baguette (*Endostyle* de Huxley) (*fig.* 61, *e*) sert de soutien au sillon ventral cilié. Ce dernier est en rapports intimes avec la nutrition, car il paraît jouer le rôle d'appareil conducteur des aliments vers la bouche.

Nous avons déjà remarqué qu'on doit reconnaître dans la séparation du tube intestinal primitif en une division respiratoire et une digestive, un fait qui franchissant tous les invertébrés conduit aux Vertébrés. La situation de l'intestin chez beaucoup de Tuniciers est particulièrement, bien que d'une manière secondaire, occasionnée par l'extension de la cavité respiratoire. Le canal intestinal est chez les *Salpes*, comme chez les *Pyrosomes*, concentré, et forme avec les organes générateurs une masse arrondie, le plus souvent vivement colorée, qu'on a appelée *nucléus* (*fig.* 53, *vi*). Chez quelques Salpes, on remarque des dilatations en forme de cæcums provenant de l'estomac (*Salpa democratica, mucronata, pinnata,* etc.).

ORGANES ACCESSOIRES DE L'APPAREIL DIGESTIF.

§ 80.

Outre les organes accessoires du tube intestinal déjà indiqués, il en est encore quelques-uns qui sont en connexion étroite avec lui. Il s'agit de *glandes* qui se trouvent en rapports avec les parois du canal digestif, et que nous pouvons partager en trois subdivisions, correspondant à celles que nous avons déjà distinguées dans le parcours de l'intestin. La plupart des glandes connues présentent, comme celles de la peau, le caractère d'être unicellulaires, surtout chez les Vers inférieurs. On remarque chez les *Turbellariées* rhabdocœles, deux glandes qui débouchent dans l'intestin buccal derrière le pharynx musculeux. Des groupes de deux à trois cellules sont implantés dans l'intestin par leur extrémité pointue. Des groupes analogues de cellules situés dans la partie intérieure du corps, ont été souvent prises, chez les *Trématodes*, pour les glandes de l'intestin ; mais on a reconnu qu'au lieu de s'ouvrir dans le canal digestif, elles débouchaient à la surface extérieure des téguments dans le voisinage de la bouche. Des glandes intestinales, proprement dites, manquent donc ici, à moins que, comme le suppose Leuckart, les grandes cellules qui occupent la partie musculeuse de l'intestin des Distomes, n'aient cette signification et fonctionnent comme organes de sécrétion. Des conformations de ces deux sortes se rencontrent aussi chez les *Nématodes*. On a aussi découvert chez eux des glandes dans ce qu'on a appelé le pharynx, ainsi que des cellules glandulaires distinctes, qui débouchent dans le voisinage de l'orifice buccal.

Chez les Annelés, c'est surtout la structure histologique des *Hirudinées* qui a été la plus étudiée. Ils présentent un grand nombre de glandes unicellulaires, qui débouchent soit dans la trompe, soit près des mâchoires, selon celui de ces organes que possède la forme dont il s'agit. On ne connaît pas de glandes de cette nature chez les *Annélides*. Par contre, on trouve chez les Néréides armées de mâchoires pharyngiennes, sur l'intestin buccal, et derrière la partie musculaire, une paire de tubes glandulaires lobés, qui paraissent être des modifications des cæcums, dont nous avons parlé (page 207) à propos des Syllides. Les *Rotifères* sont aussi pourvus à le même place d'appendices glanduleux de l'intestin.

Comme on a l'habitude de désigner sous le nom de *glandes salivaires*, la catégorie des glandes précitées, si diverses par leurs fonctions, de même on considère les organes glandulaires qui sont en rapport avec la partie médiane de l'intestin, comme étant le siége d'une sécrétion biliaire, en leur donnant le nom de *foie*. Il faut bien se garder de voir dans cette désignation autre chose qu'un terme commode de distinction. Des glandes distinctes manquent généralement dans l'intestin moyen chez les Vers; par contre, l'épithélium de cette partie se distingue de celui des autres, de manière à faire croire qu'il a vraisemblablement des propriétés sécrétantes. Le contenu granuleux des cellules et la différence de couleur appuient cette manière de voir. Cette dernière circonstance doit avoir plus d'importance que l'autre, laquelle peut résulter aussi de la fonction absorbante de l'épithélium intestinal. Cette séparation histologique de la couche épithéliale caractérise déjà l'intestin médian des *Bryozoaires*, et devient très-apparente chez les *Rotifères*. La séparation atteint encore un degré plus élevé chez les *Vers plats*. Lorsqu'il existe des ramifications du canal intestinal (Planaires, beaucoup de Trématodes), ce sont surtout ces ramifications qui sont principalement le siége de cette particularité. Cette différenciation est particulièrement développée chez les Planaires, de sorte qu'on peut considérer les extrémités des ramifications comme étant essentiellement des annexes sécrétantes des glandes (organes biliaires?). On peut encore reconnaître dans les appendices latéraux de l'intestin moyen des *Aphrodites* (*fig.* 44,

p. 206), des glandes indépendantes, qui se développent par un rétrécissement et un allongement graduels des appendices intestinaux simples qui possèdent les autres formes de ce genre. Enfin, il faut mentionner ici les appendices en forme de cæcums du *Balanoglossus*, qui occupent la partie dorsale de la portion respiratoire de l'intestin ; ils sont groupés en conformité avec la segmentation du corps.

La partie terminale de l'intestin, surtout à la hauteur du rectum, présente dans quelques ordres une troisième sorte de glandes, qui sont plus connues chez les *Nématodes*, où elles ont été confondues avec des cellules ganglionnaires. Ces glandes paraissent manquer chez les Annélides. Par contre, on trouve des organes glandulaires notablement développés dans le rectum des Géphyrées; mais que nous devons rattacher à un autre système d'organes (excréteurs).

Une série de différenciations particulières de ces organes accessoires servant à la digestion, existe chez les *Tuniciers*. Leur état le plus simple est exprimé d'abord par celui que présente l'*Appendicularia*, chez lesquels l'intestin médian est revêtu d'une couche de cellules glandulaires, puis celui de la plupart des Ascidies simples; il y a encore d'autres organes distincts qui, reliés avec l'intestin, doivent vraisemblablement être regardés comme des foies. Dans les Ascidies composées ils sont, par exemple, chez l'*Amaroucium*, formés par une série de cæcums, qui garnissent une certaine étendue de l'intestin à l'extérieur ; il en est de même chez les Botrylloïdes. Chez les Salpes le foie est représenté par un appendice cæcal situé près de l'estomac, et qui est parfois double. Ces annexes de l'intestin des Tuniciers réclament encore un examen plus approfondi.

Nous devons encore tenir compte ici d'un appareil qui atteint son développement le plus complet chez le *Némertiens*, bien qu'il ne participe pas directement à une fonction de réception de la nourriture. Bien que connu sous le nom de trompe, il constitue vis-à-vis des conformations de ce nom que nous avons déjà rencontrées, peu homogènes d'ailleurs (Remarques du § 78), un organe tout à fait différent. Nous le voyons sous la forme d'un tube placé sur le canal intestinal (*fig.* 48, *a*), qui, quelquefois après de nombreux replis, s'ouvre sur la tête de l'animal au-dessus de la bouche. L'extrémité de cet organe de longueur différente se continue par un muscle (*fig.* 48, *m*, *r*), qui présente aussi des replis, et est inséré sur un point de la paroi du corps. La cavité de ce boyau musculaire chez une division de Némertiens, contient à une grande profondeur un fort piquant dirigé en avant (*b*), à côté duquel se trouvent encore plusieurs piquants plus petits. Cette portion du tube est suivie d'une division plus courte, glandulaire, qui s'ouvre par un court conduit de sortie près du piquant principal. L'organe entier est protractile, et peut se retrousser de manière à ce que le piquant qui est situé à l'extrémité fermée arrive au bout de l'organe étendu ; il est ensuite ramené en dedans par le muscle dont nous avons parlé plus haut. La fonction de ce dernier est év demment celle d'un rétracteur, qui n'entre en activité que lorsque le tube a été retroussé et déployé. La longueur du muscle correspond donc à celle du tube, et il reste enroulé lorsque ce dernier est rentré. La signification physiologique de cette conformation, qui est relativement considérable, est en somme encore incertaine; cependant on peut du moins conclure de sa conformation et de sa situation, qu'elle sert comme organe d'attaque. La série morphologique dans laquelle nous pouvons faire entrer cet organe, jette du jour sur cette interprétation. Il y a notamment chez les Némertiens d'eau douce (*Prorhynchus*), un organe semblable, mais plus petit, puisqu'il n'est représenté que par un cæcum relativement court, mais qui s'ouvre dans l'orifice buccal, et présente sur son fond des formations semblables de piquants (*fig.* 38, *x*, *y*). D'après Van Beneden, il en est de même chez le *Polia involuta*. De cette forme nous pouvons passer à ces piquants qui se trouvent également au-dessus de l'orifice buccal chez les *larves de Distomes;* une conformation correspondante et la présence de petits piquants près du principal nous donnent le droit de les considérer comme analogues. Nous avons donc ainsi devant nous une série d'organes particuliers, qui coïncident par la disposition semblable de leurs caractères les plus essentiels, notamment la nature des piquants, et ne présentent de différences que sur des points secondaires de conformation. Les piquants sont placés ou à la surface du corps ou au fond d'une cavité plus ou moins profonde. D'après ce que nous connaissons de la signification de l'appareil des piquants chez les *Cercaires*, il en résulte, quant à la fixation les ressemblances morphologiques entre ces parties avec les précédentes, que sans nous tromper beaucoup, nous devons considérer la trompe des *Némertiens* comme une conformation destinée à servir d'organe perforant. Rudimentaire dans un cas, plus développé dans d'autres, l'appareil semble avoir atteint enfin son degré de perfection le plus élevé chez les Némertiens. Il y a aussi là des cas de développement rétrograde, car on connaît un certain nombre de genres, où l'appareil des piquants n'existe plus.

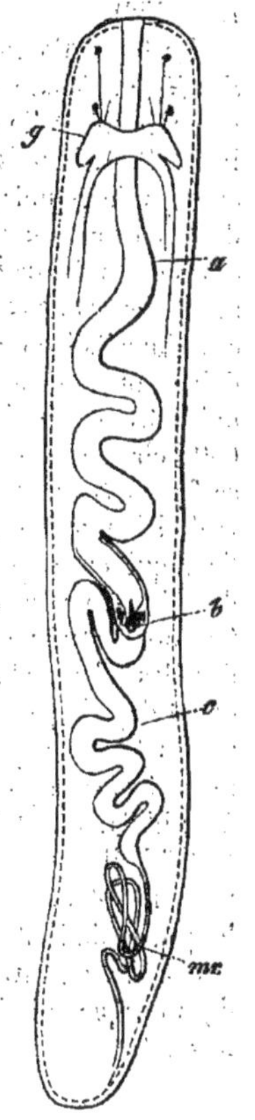

Fig. 48.

Les glandes unicellulaires de l'intestin buccal ont été démontrées par M. Schultze, chez les *Turbellariées* dans les espèces du genre *Vortex*, et chez le *Derostomum Schmidtianum*. — Voir Schneider (*Nematoden*, p. 170), sur les formations glandulaires dans les parties musculeuses de l'intestin buccal des *Nématodes*.

Une couche colorée qui se trouve sur la face extérieure de l'intestin médian des *Hirudinées* et des *Lombricinées*, a été longtemps prise pour le « foie. » Leydig a montré que, chez les

Fig. 48. — Trompe de *Némertien* (*Polia armata*, Quatr.); *a*, tube creux s'ouvrant au dehors, portant à sa base *b* un piquant de grande dimension et d'autres petits; *c*, prolongement du tube en arrière; *mr*, muscle rétracteur; *g*, ganglion pharyngien supérieur (cerveau), émettant en arrière deux forts nerfs latéraux.

Hirudinées, cette masse cellulaire brune consiste en un tissu connectif, qui recouvre de l même manière d'autres organes (vaisseaux sanguins). Le même observateur a établi auss qu'une couche de cellules qui tapisse l'intestin des *Lombricinées* a la même signification, ce cellules n'étant jamais en rapports avec la cavité du tube digestif (*Archiv f. microsc. Anat.* I, p. 272).

Il est peu d'organes auxquels on ait attribué autant de significations diverses qu'à la tromp *des Némertiens*. On l'a considérée comme appartenant soit à l'appareil sexuel, soit à l'appa reil digestif. Delle Chiaje fut le premier à lui attribuer le premier usage (*Memorie*, etc. II, p. 407). Depuis lors les opinions n'ont pas été moins diverses. On a considéré comm organes de remplacement du piquant principal, les petits aiguillons qui se trouvent à la bas de la portion antérieure de la trompe autour du gros piquant dirigé en avant. L'opinion qu ces mêmes formations étaient des organes usés et mis hors de fonction a été aussi mise e avant. De ces deux manières de voir, il faut préférer la première, car on peut démontrer qu ces piquants latéraux plus petits sont à différents états de développement, et n'offrent rien q doive faire conclure à leur usure. Claparède a signalé la connexion existant entre la portio qui se trouve derrière l'espace portant l'aiguillon avec ce dernier (*Études anatomiques*, p. 81) Cette circonstance rend probable la présence d'un appareil vénéneux. L'ébauche de la tromp se fait de bonne heure chez l'embryon, de sorte que cet organe paraît être caractéristique d la division dès ses premiers états. L'ébauche des piquants suit celle de la trompe. Les Néme tiens qui en sont privés (*Anopla*, *Nemertes*, *Cerebratulus*, *Ophiocephalus*), représentent donc l'état embryonnaire de la trompe. Peut-être faut-il ranger ici la disposition d'une con formation conique protractile qui s'observe chez le *Prostomum* parmi les Turbellariées rhab docœles (Claparède, *Beobacht*, p. 17). Il est très-vraisemblable que les stylets qui se remar quent dans la partie antérieure du corps des *Nématodes* appartiennent à ce genre d'organes On les trouve chez certaines espèces d'*Anguillula* et *Enoplus* sous forme de petites épines, e rapport avec la partie antérieure de l'intestin buccal, et ils existent déjà chez l'embryon de Anguillula. Un stylet analogue occupe l'extrémité antérieure des embryons de Gordiacées toutefois il est passager, car on ne le retrouve pas plus tard. Ces conformations ne manquent pas complétement chez les *Annélides*, car on trouve très-communément chez les Syllides da les parois de l'intestin buccal un stylet perforant. On ne peut encore établir jusqu'à quel poi ces organes peuvent être des états héréditaires, ou acquis d'une manière indépendant dans chaque subdivision, par suite de l'insuffisance des renseignements embryologiques su le sujet.

Organes de circulation.

§ 81.

Dans les divisions inférieures des Vers, le liquide nourricier se réparti directement du canal digestif dans le corps par voie d'endosmose, et san suivre de trajet déterminé. Là où la cavité digestive est entourée du paren chyme du corps sans interposition d'aucune cavité générale, on ne peu apercevoir le liquide nourricier, bien qu'on doive nécessairement l'admettre L'appareil de nutrition est alors à l'état le plus inférieur. Les substances enle vées aux matières alimentaires par les parois de l'intestin s'imbibent dans le tissus du parenchyme du corps, et par suite dans les organes qui s'y trouven enfouis. Cette disposition est alors au niveau de celle des Cœlentérés, et s trouve répandue chez les *Vers plats*. Bien que quelques auteurs, comm Blanchard attribuent aussi à cette subdivision un appareil circulatoire com pliqué, on n'a pas encore pu le démontrer, et il est possible qu'il y ait l une confusion avec un autre système de canaux, dont nous parlerons à l'oc casion des appareils d'excrétion. Les *Turbellariées* et *Trématodes* ainsi qu les *Cestodes*, ne présentent aucune trace certaine d'un système cavitaire, servant à conduire le liquide nourricier. La distribution de ce dernier a lieu, dans les deux premiers ordres, comme nous l'avons indiquée plus haut. Lorsque le canal intestinal présente des ramifications, comme dans beaucoup de Trématodes et de Planariées (page 200), il en résulte une disposition qui distribue largement le chyme en le mettant en rapport avec le liquide nourricier et compense, jusqu'à un certain point, l'absence d'un appareil circulatoire. Chez les Cestodes privés d'intestins, le mode de nutrition se présente déjà par ce fait dans de toutes autres conditions.

Les *Rotifères* n'ont pas non plus de vaisseaux sanguins. Le liquide nourricier remplit chez eux toute la cavité du corps qui est toujours apparente, et il est mis en mouvement par les contractions mêmes du corps. Il en est de même chez les *Bryozoaires*, où le liquide de la cavité générale du corps est principalement mis en mouvement par l'activité de l'appareil tentaculaire.

Les *Némathelminthes* se distinguent également par le manque d'organes de circulation. Ici le canal intestinal n'étant pas partout en connexion immédiate avec la couche dermo-musculaire, il en résulte une cavité générale présentant différents degrés de développement, qui est remplie d'un liquide qu'on peut qualifier avec certitude comme liquide nourricier. On rencontre dans ce dernier, chez quelques Nématodes, des cellules qui permettent de le comparer d'une manière plus précise au liquide nutritif des organismes plus élevés, et de le considérer comme étant un équivalent morphologique du sang. La distribution de ce liquide dans le corps est effectuée par les contractions de l'enveloppe dermo-musculaire.

Les conditions que présente le *Polygordius*, qui possède un commencement de système vasculaire, forment un intermédiaire entre les Nématodes d'un côté et les Némertiens et Annelés de l'autre. Il y a un tronc médian dorsal avec des rameaux latéraux rangés suivant la segmentation du corps, et représentant des cæcums. Ce n'est que l'extrémité céphalique du vaisseau dorsal qui forme un anneau autour de l'intestin.

Les *Némertiens* présentent un état supérieur. On trouve dans leur cavité générale non-seulement un liquide contenant des éléments ayant forme, mais aussi un certain nombre de canaux longitudinaux qui sont réunis en un système vasculaire. Comme le liquide de la cavité générale baigne directement l'intestin, avec lequel le système circulaire ne présente pas de rapports particuliers, il faut que les matières absorbées par l'intestin et destinées au corps passent dans ce liquide, que nous désignerons sous le nom de chyle, en réservant le nom de sang pour celui que renferme le système vasculaire clos. Les deux liquides n'étant pas en connexion ouverte, on ne peut déduire de ces circonstances aucune conformité avec les organismes supérieurs. Le liquide sanguin joue ici un rôle évidemment différent que chez ces derniers, où il est le seul liquide enfermé et indépendant du corps entier. Il se pourrait qu'il prît d'abord certaines substances au chyle, pour les distribuer dans le corps.

Pour ce qui concerne l'arrangement du système vasculaire, on peut y distinguer trois troncs longitudinaux, dont deux suivent les côtés du corps (*fig.* 49, *l*, *l*), tandis que le troisième (*d*) occupe la ligne médian dorsale. Dans la région céphalique les vaisseaux latéraux forment des cir convolutions qui enveloppent dans la règle le cer veau, et se relient au vaisseau dorsal en arrière de l commissure supérieure. Ils se continuent en avant chacun par une branche qui se réunit à l'autre l'extrémité céphalique. Les trois troncs se rejoignent d'une manière plus simple dans l'extrémité posté rieure du corps. Outre ces trois troncs fondamentau et bien connus qui forment toujours les élémen principaux de l'appareil entier, il y a encore que ques autres vaisseaux étant en connexion avec eu Dans quelques genres les vaisseaux dorsaux et lat raux sont réunis par de fins vaisseaux transversau régulièrement espacés entre eux. Il en résulte dan la disposition toute entière, une espèce de segmen tation qui tend à rappeler la formation des mét mères déjà signalée et menant vers les Annélides.

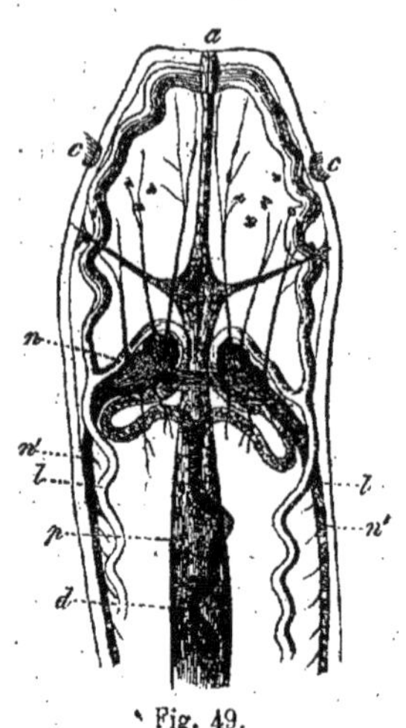

Fig. 49.

Le liquide sanguin des Némertiens est dans la règle incolore, mais il e rougeâtre chez quelques-uns et chez d'autres d'un rouge vif, dû à la color tion de cellules qu'il contient.

Les données fournies par Blanchard sur le système vasculaire des Vers inférieurs, ne mé tent que peu de confiance bien qu'accompagnées d'un grand nombre de figures. Comme el représentent des injections d'organes de la nature la plus délicate, on peut déjà présum d'avance que ce ne sont pas seulement des « vaisseaux » qui ont été remplis, et dans la p part des cas on peut constater de la manière la plus évidente l'inexactitude des observatio Ce que l'auteur figure comme système vasculaire des Cestodes, Planaires et Trématodes, peut être admis qu'avec les plus grands doutes. Par la délicatesse de l'arrangement et régularité de la distribution de ces soi-disants vaisseaux, telles que les montrent les figu (*Annales Sc. Nat.*, 3e sér., VII, p. 119; VIII, p. 271), on peut voir du reste qu'il ne s'a pas de l'injection d'un autre système de canaux, mais pas même d'espaces interstitiels. N avons cependant quelques données relatives à l'existence d'un système vasculaire sanguin c les Trématodes qui sont moins contestables. Kölliker a décrit chez le *Tristomum papillos* (2 *Bericht. von d. zootom. Anstalt zu Würzburg*, 1849, p. 24), outre le système de vaisse aquatiques, un système vasculaire spécial doué de pulsations dont il n'a pu voir que le tr principal situé dans le milieu du corps et émettant plusieurs rameaux latéraux. On ne p donc être encore certain que ces canaux représentent réellement de vrais vaisseaux sangui

Chez les *Nématodes*, Schneider conteste la présence d'une cavité générale, de sorte q ne peut donc pas y avoir de liquide sanguin libre. Il admet donc que les appendices vésic laires des fibres musculaires, ainsi que les intestins et les organes sexuels remplissent totalité de l'espace de l'enveloppe dermo-musculaire. Leuckart a démontré avec raison l'e stence de cette cavité (*Parasiten*, II, p. 59), comme on peut aisément s'en convaincre en p çant la couche dermo-musculaire d'un *Ascaris*. Le même observateur a trouvé que, dans espèces d'*Oxyuris*, les éléments ayant forme contenus dans le liquide de la cavité génér

Fig. 49. — Extrémité antérieure du corps d'un Némertien (*Borlasia camilla*); *a*, ouverture de trompe; *p*, trompe; *c*, fossettes vibratiles; *n*, ganglion cervical; *n'* système nerveux latér *l*, troncs sanguins latéraux, qui s'infléchissent en avant pour se réunir; avant cette réunion envoient autour du cerveau une branche qui se réunit avec celle opposée pour former le vaiss dorsal (*d*). (D'après Quatrefages.)

sont des granulations transparentes et homogènes. On avait aussi cru autrefois avoir trouvé des traces d'un système vasculaire sanguin chez les Nématodes, mais ce sont des parties qu'aujourd'hui nous comptons au nombre des organes d'excrétion.

La disposition la plus simple du système vasculaire sanguin des *Némertiens* est celle du *Tetrastemma obscurum* (M. Schultze, *Icones Zootomicæ*, Taf. VIII). Les trois troncs principaux se réunissent en avant et en arrière sans présenter aucune formation d'anneau ou de ramification. D'après Blanchard, il y aurait outre les trois troncs longitudinaux primitifs, encore deux autres plus faibles affectant la même direction et placés sur l'intestin. Les anastomoses transverses citées par Blanchard sont décrits aussi par Keferstein, chez le *Cerebratulus marginatus* et *Borlasia splendida* (*Zeit. Zool.*, XII, p. 86), de même chez le premier, quelques traces d'autres troncs longitudinaux.

§ 82.

Nous pouvons rattacher les organes circulatoires des *Annelés* à ceux des Némertiens, car ils répètent toutes les conditions essentielles de ces derniers. Le système vasculaire est presque chez tous formé de troncs longitudinaux qui, suivant le dos, l'abdomen, ou aussi les côtés du corps, sont fréquemment reliés entre eux par des anastomoses transverses, et se réunissent également aux extrémités antérieure et postérieure du corps. C'est le vaisseau dorsal qui présente les conditions les plus constantes ; il est toujours contractile, et le courant sanguin s'y meut d'arrière en avant. Il dérive bien du vaisseau dorsal médian des Némertiens, de même que les deux troncs latéraux de ces derniers correspondent au vaisseau ventral des Annelés. Ils occupent chez beaucoup de Némertiens une situation plus ventrale. Si on considère en outre que ces vaisseaux latéraux sont accompagnés des troncs nerveux latéraux, on peut supposer qu'ils ont éprouvé le même changement de situation chez les Annelés que les cordons nerveux eux-mêmes. Quoique la distribution de une ou plusieurs branches des vaisseaux longitudinaux, qui courent sur le canal intestinal, rende possible la prise de matériaux à l'intestin et leur passage dans le sang, le liquide qui remplit la cavité du corps, doit cependant jouer un rôle important sous ce rapport. Le fait de la division des vaisseaux sanguins dans les cas où il existe des organes respiratoires apparents, doit même faire admettre que les fonctions respiratoires sont prépondérantes dans l'appareil vasculaire circulatoire. Le liquide de la cavité générale aurait donc une signification spéciale pour la nutrition. Ce *chyle liquide* est presque toujours incolore et contient — ce qui résulte de nombreuses observations — des éléments ayant forme, qui existent souvent en grand nombre, comme chez les Scoléines. Ce liquide ayant, outre la nutrition, encore d'autres usages, il serait préférable de lui donner un nom indépendant de toute fonction, et le désigner sous celui de *liquide péri-entérique*.

L'étendue de la cavité du corps est très-différente ; là où, comme chez beaucoup d'Hirudinées, elle paraît faire défaut, elle est visible dans les états plus jeunes. Chez la plupart des Annelés, elle se partage en plusieurs segments correspondant aux métamères, et qui sont tantôt complétement, tantôt partiellement séparés les uns des autres. Il y a le plus souvent un espace vide plus grand dans la région céphalique, parce qu'il n'y a pas de cloison dans les métamères antérieurs. Un mélange d'eau avec le liquide péri-entérique est rendu possible par des communications avec l'extérieur, qu'on peut con stater sur certains points déterminés. Le mélange complique de nouveau l fonctions du chyle, parce que des courants s'établissent entre les divers parties du corps séparées par des cloisons incomplètes, et qui sont prov qués par les mouvements mêmes du corps. Ce liquide a d'autre part de l'in portance pour la locomotion, en ce qu'il sert à renfler les segments du corp ou à faire saillir divers appendices, comme les parapodes. Il concorde do sous ces divers points de vue avec le liquide sanguin des Mollusques.

Des dispositions générales de l'appareil circulatoire que nous venons d'i diquer, les plus essentielles se rencontrent chez les *Hirudinées*, avec d modifications importantes pourtant, causées par l'absence d'une cavité g nérale ou plutôt par sa transformation en cavités séparées, et en connexi avec le système vasculaire circulatoire. De là des complications. Mais les disp sitions sont plus simples, lorsqu'il existe une cavité générale, comme dans *Branchiobdella*. Les vaisseaux ventral et abdominal sont en connexion ré proque par de nombreuses anastomoses en lacets tant à leur extrémité an rieure que postérieure, tandis que les segments intermédiaires ne présente que deux réunions de cette nature. Chez d'autres, la cavité générale n' qu'une suite d'espaces sanguins dans lequels sont enfermés les organes c ailleurs, sont placés dans la première. Il y a ordinairement trois sinus de genre. Un médian, qui représente la portion principale de la cavité généra contient chez les *Clepsine* et *Piscicola*, l'intestin et la chaîne ganglionna ventrale, peut-être aussi une partie du vaisseau dorsal, lorsque ce dern n'est pas caché dans un sinus spécial, comme chez le *Piscicola*. Deux vaisse latéraux (*fig.* 30, *B*, *l*, page 167), sont en connexion soit avec le si médian, soit entre eux, par des anastomoses transversales. Ils manifest des pulsations. Chez les *Hirudo* et formes voisines, le sinus médian pa n'être d'abord en rapports qu'avec la partie céphalique, car il entoure l' neau pharyngien. Dans le reste du corps, il n'est développé que sur la pa ventrale et comprend la chaîne ganglionnaire (*fig.* 30, *B*, *n*, page 167). Ce disparition du grand sinus est à attribuer au développement d'un fin rés vasculaire qui s'est formé à sa place, et comme lui se trouve en connex avec les vaisseaux qui relient les troncs longitudinaux. Des vaisseaux qu distribuent sur l'intestin naissent de nouveaux troncs longitudinaux. Ta qu'ici il y a développement d'un appareil compliqué ensuite de la format d'un système de canaux se différenciant des lacunes de la cavité général se combinant avec les troncs médians primitifs, la disparition complète de derniers peut déterminer de plus grandes simplifications dans le système culaire. Tel est le cas que présente le *Nephelis*, chez lequel il y a un si médian plus considérable et deux vaisseaux latéraux.

Cet appareil vasculaire issu d'un système lacunaire, qui apparaît chez Hirudinées, y trouve aussi sa fin, car les dispositions dont nous som partis se sont presque généralement développées chez les *Annélides*. L qu'elles manquent, il n'y a pas eu en jeu de développement ultéri comme celui de la différenciation de la cavité générale du corps chez Hirudinées, mais une simple formation rétrogressive.

Le vaisseau dorsal est dans la règle placé immédiatement sur le canal intestinal, et semble être fréquemment compris dans une couche cellulaire qui enveloppe ce dernier. Outre ses connexions antérieures et postérieures, il en a d'autres qui sont latérales et correspondent aux métamères. Elles peuvent être très-nombreuses. Ces ramifications peuvent se diviser en vaisseaux qui embrassent immédiatement l'intestin, et forment souvent dans ses parois un riche réseau capillaire — je les désignerai sous le nom de vaisseaux viscéraux, — et d'autres qui pénétrant dans la cavité même du corps, se rendent ou dans ses propres parois, ou aux appendices qu'elles portent. Malgré qu'ils ne sont pas toujours en rapports directs avec la paroi du corps, on peut les distinguer sous le nom de vaissaux pariétaux.

Chez les *Scoléines*, l'arrangement est le plus souvent uniforme dans tout le corps. Les parties pulsatiles paraissent être, outre le tronc dorsal longitudinal, encore les vaisseaux transverses, dont une ou plusieurs paires se distinguent par un notable élargissement (*fig.* 50, *c*). Cette différenciation d'une partie du système vasculaire est le commencement de la formation d'un organe central pour la circulation, d'un cœur, qui prend son point de départ sur le tronc dorsal ou les branches transversales. Le vaisseau ventral n'offre que rarement des pulsations. De nouvelles complications naissent du développement de réseaux vasculaires extrêmement fins, comme ceux qui sont très-répandus dans le corps des *lombrics* sous la forme de vaisseaux capillaires. *Le développement des organes respiratoires exerce une influence modificatrice sur la répartition et la différenciation du système des vaisseaux sanguins*. Chez les Scoléines ils n'existent pas comme organes distincts, et on peut attribuer une signification spéciale relative à la respiration, soit à la surface générale du corps, soit à la cavité intérieure destinée à recevoir l'eau. Nous ne voyons là pas de différenciations importantes de l'appareil circulatoire dans les divers segments du corps, et ce n'est que chez quelques formes vivant dans la vase des eaux douces, comme par exemple le *Lumbriculus*, dont la partie postérieure prend une part active à la respiration, que les lacets de vaisseaux pariétaux prennent un développement important.

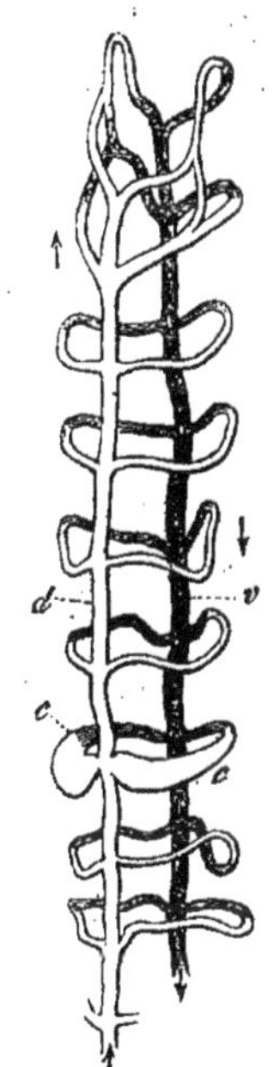

Fig. 50.

Des conditions assez simples existent encore chez les *Chœtopodes*. La plus grande différenciation de la tête et de l'intestin buccal est accompagnée de quelques changements qui n'ont pas une grande importance. L'appareil vasculaire se continue dans les branchies lors de leur apparition; dans les conditions les plus simples, une seule arcade vasculaire pénètre dans l'appendice fonctionnant comme branchie. En même temps, il se fait une séparation graduelle en une partie artérielle et une partie veineuse. Cet état se répète avec la répartition des branchies sur un grand nombre de métamères,

Fig. 50. — Portion antérieure du système vasculaire sanguin d'un jeune *Saenuris variegata*; *d*, vaisseau dorsal; *v*, vaisseau ventral; *c*, anastomose transverse élargie, cœur; les flèches indiquent la direction du sang.

chez les *Eunice* et aussi l'*Arenicola*, par exemple. Le tronc dorsal outre les rameaux allant à l'intestin, en fournit aux branchies situées latéralement, qui renvoient chacune un vaisseau au tronc ventral (*fig.* 51). Les Hermelles se comportent de même, mais leurs branchies ne possèdant qu'une unique cavité centrale, il n'y a aucune séparation anatomique entre le sang entrant et sortant. Cette disposition n'existe chez l'Arénicole que dans la moitié postérieure du corps. Dans la moitié antérieure des branchies, un rameau branchial se rend au tronc principal de l'abdomen et l'autre à un vaisseau abdominal viscéral.

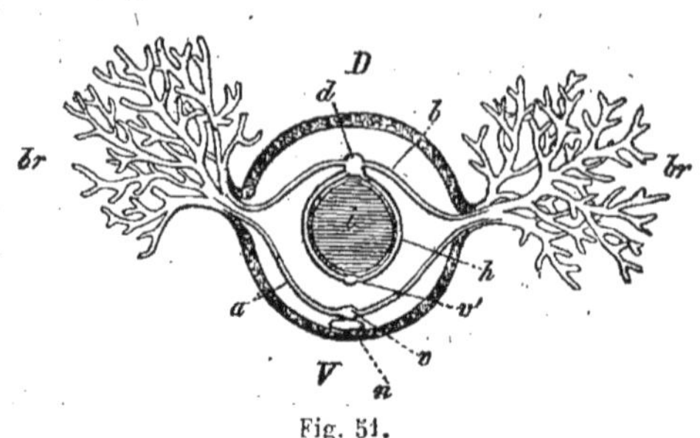

Fig. 51.

Lorsque les appendices respiratoires se concentrent sur un point du corps restreint, comme cela est le cas chez les Tubicoles, il y a toujours une grande inégalité dans le développement des diverses parties vasculaires. C'est ainsi que chez les Térébelles (*fig.* 52), le vaisseau dorsal (*vd*) s'élargit sur l'intestin musculeux en un gros tube, qui envoie des ramifications aux branchies (*br*) et fonctionne ainsi comme un cœur branchial. Les branchies renvoient des vaisseaux qui retournent au tronc abdominal. La fonction d'organe central peut dans beaucoup de cas échoir à des anastomoses transversales, comme nous l'avons vu au sujet des Scoléines. Cela a lieu chez les Térébelles, où un tronc latéral allant du tronc ventral au dorsal constitue au point de vue fonctionnel une partie de la division

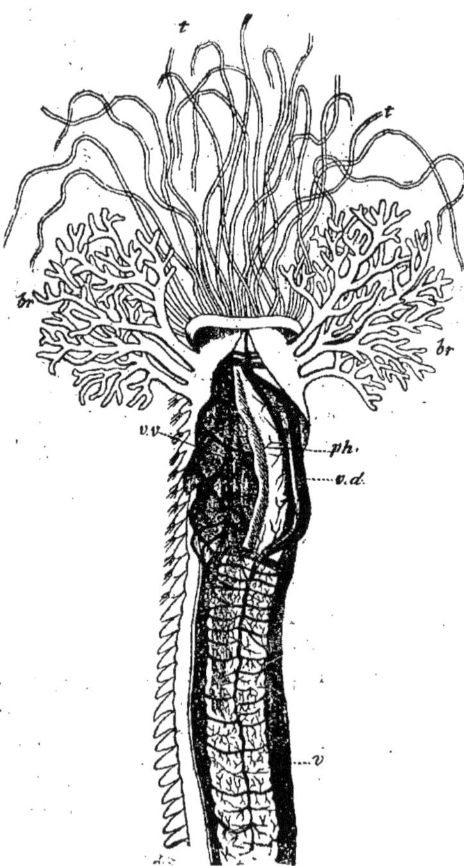

Fig. 52.

Fig. 51. — Coupe schématique au travers d'une Annélide à branchies (partie postérieure du corps de l'Arenicola) pour montrer les rapports des vaisseaux; *D*, côté dorsal; *V*, côté ventral; *n*, chaîne ganglionaire; *i*, cavité intestinale; *br*, branchies; *v*, tronc vasculaire abdominal; *a*, *b*, vaisseaux branchiaux; *d*, tronc dorsal; *h*, rameau entourant le tube digestif; *v'*, vaisseaux intestinal ventral.

Fig. 52. — Système vasculaire de *Terebella nebulosa* (l'animal étant ouvert par le dos); *t*, tentacules (figurées en partie seulement); *br*, trois paires de branchies; *ph*, partie musculaire pharyngienne; *v*, intestin; *vd*, vaisseau dorsal; *vv*, vaisseau ventral (d'après Milne-Edwards).

du vaisseau dorsal servant de cœur. Il y a chez les Arenicola des anastomoses semblables, elles se réunissent à deux larges vaisseaux transversaux qui se rendent au tronc ventral, et peuvent à cause de leurs pulsations être considérés comme des cœurs.

La disposition caractérisée par une répartition de vaisseaux sanguins peu nombreux, change dans les divisions chez lesquelles les parois du corps et de l'intestin sont pourvues de riches ramifications vasculaires. De même que la formation de branchies détermine la résolution en réseaux des anastomoses pariétales, la même résolution peut avoir lieu dans les troncs longitudinaux. Ils peuvent être par places représentés par des réseaux vasculaires, dans lesquels il se forme de nouveaux trajets autrement disposés. Les phénomènes qui résultent de la circulation collatérale nous fournissent aussi la raison de ces transformations. Ainsi, chez les *Polyophthalmus*, le tronc médian dorsal se transforme en réseau sur la longueur de l'intestin médian. Deux troncs dorsaux et deux ventraux partent des portions simples antérieure et postérieure des troncs médians des *Hermelles*, et chez l'*Eunice* on trouve le tronc ventral doublé, tandis que c'est le dorsal qui l'est dans le *Nephthys*.

On peut reconnaître chez le *Balanoglossus* une réunion des types de systèmes vasculaires des Annélides et des Némertiens consistant en la présence de troncs longitudinaux médians et latéraux. Mais leurs rapports avec des appareils branchiaux très-particuliers, les éloignent des conditions observées jusqu'à présent chez les Vers, et prouvent aussi de ce côté les particularités de l'organisation.

Le *liquide sanguin* est à divers degrés coloré en rouge chez beaucoup d'Hirudinées et d'Annélides. Il est incolore ou jaunâtre chez d'autres. Chez quelques Annélides on remarque un liquide vert. Tandis qu'autrefois on avait généralement cru devoir attribuer la coloration du sang à son plasma, on a constaté de nombreux cas où c'étaient au contraire les éléments ayant forme et flottant dans le liquide (cellules du sang), qui étaient le siége de la matière colorante.

La cavité interne du corps communique avec l'extérieur en partie par des organes spéciaux, — les canaux en *lacets* dont nous traiterons à propos des organes excréteurs, — en partie par des ouvertures directes. Tandis que les premiers sont généralement répandus, les dernières n'ont été démontrées avec certitude par Leydig que chez quelques Scoléines (*Lumbriculus*, *Enchytræus*), qui présentent une fente à l'extrémité antérieure de la tête. — La séparation en divisions de la cavité du corps par des cloisons verticales, est incomplète chez beaucoup d'Annélides. Elle existe chez les *Branchiobdella* parmi les Hirudinées. Dans d'autres, les cloisons sont remplacées par des faisceaux musculaires allant de la couche dermo-musculaire jusqu'à l'intestin, ou suivant ce dernier parallèlement sur ses côtés. Chez beaucoup d'Annélides, les cloisons manquent, ainsi chez le *Sphærodorum*, et chez les Siphonostomes sur toute l'étendue de la partie moyenne de l'intestin. Le *Polyophthalmus* présente d'après Quatrefages des conditions particulières, en ce qu'une cloison horizontale allant des parois à l'intestin sépare ainsi la cavité générale en deux divisions, l'une ventrale et l'autre dorsale, qui se réunissent en avant et en arrière. Claparède (*Glanures*, p. 13), explique cet état exceptionnel en montrant que la cloison est formée de rubans musculaires transverses, provenant de la ligne latérale médiane ventrale, et qui n'ont rien à faire avec l'intestin. Ils s'insèrent sur la ligne latérale inférieure (voy. p. 167), et séparent deux cavités latérales inférieures de la grande cavité périentérique. L'intestin n'est fixé dans cette dernière que par une seule cloison transversale, située dans la partie antérieure du corps.

Les éléments constituants du liquide périentérique naissent de l'épithélium de la paroi du corps. Là où un système vasculaire fait défaut, comme chez les *Glycérées*, les *Notomastus* et *Capitella*, le liquide qui entoure les viscères remplace le sang et présente alors comme ce dernier, une coloration rouge, due aussi ici aux éléments solides qu'il contient. La cavité du corps est dans ces conditions garnie de cils vibratiles, ainsi que Claparède l'a constaté chez les *Glycères*. La rétrogradation exprimée par le défaut d'un appareil vasculaire se montre chez le *Tomopteris*, ainsi que dans le genre *Myzostomum* atrophié par le parasitisme.

Des données suffisantes sur l'arrangement du système vasculaire des *Onychophores* nous manquent jusqu'à présent. Un tronc dorsal longitudinal est le seul vaisseau sanguin qui ait été constaté avec certitude. Il est par contre douteux que deux canaux latéraux, en partie enfouis dans l'enveloppe musculaire, appartiennent à l'appareil vasculaire. Grube (*l. c.*) a décrit leur face interne comme ayant une apparence glandulaire.

Il reste à déterminer chez les *Hirudinées* surtout les rapports de la partie lacunaire avec les troncs du dos et de l'abdomen. Les données de Blanchard (*Ann. Sc. Nat.*, 3e sér., t. XII, p. 267), relativement aux vaisseaux sanguins de la *Malacobdelle* semblent réclamer confirmation. Ici, en dehors du vaisseau dorsal qui accompagne l'intestin dans ses circonvolutions, il doit y avoir encore deux vaisseaux latéraux, qui, dans leur partie antérieure, se réunissent entre eux et avec le vaisseau dorsal par un réseau de canaux. Le défaut de segmentation du corps serait exprimé dans le système circulatoire par l'absence d'anastomoses transversales.

La comparaison des connexions qui existent chez les *Clepsine*, *Piscicola* et *Branchiobdella* dans l'arrangement des vaisseaux dorsal et ventral, dénotent une grande conformité. Le Piscicola présente sous une forme plus allongée, les quatre paires d'anastomoses qui se trouvent dans la partie céphalique de la Branchiobdelle. Le tronc dorsal envoie en outre une branche spéciale à la trompe. Ce dernier vaisseau existe aussi chez la Clepsine, et après plusieurs lacets passe dans une branche qui s'ouvre dans le tronc ventral. Celui-ci envoie encore quatre vaisseaux, qui ne s'anastomosent qu'entre eux, de sorte que les lacets dorsaux antérieurs font défaut. Deux paires de lacets placés plus en arrière et assez éloignées entre elles qui vont chez la Branchiobdelle du tronc dorsal au ventral, s'observent encore dans les deux autres genres. On les rencontre chez le Piscicola mais plus rapprochées et naissant et se terminant à la même hauteur. En ce qui concerne l'origine des vaisseaux dorsaux, il en est de même pour la Clepsine, mais ils passent sur les côtés en arrière de la ventouse, où l'antérieur s'ouvre à l'extrémité du tronc ventral et le postérieur dans un lacet qui pénètre dans la ventouse. La Branchiobdelle possède dans la ventouse postérieure deux lacets vasculaires semblables, qui réunissent les troncs dorsal et ventral. Ils atteignent le chiffre de cinq chez la Clepsine, de douze chez le Piscicola, et paraissent chez les deux ne provenir que du tronc abdominal, à moins que la supposition autrefois faite par Leydig sur la Clepsine, mais abandonnée depuis, savoir d'une communication entre le tronc dorsal et le sinus sanguin médian ne se transforme dans la démonstration d'une connexion avec les lacis vasculaires de la ventouse. On doit consulter sur ces appareils vasculaires et les trajets lacunaires les monographies classiques de Leydig; pour la *Branchiobdelle*, Dorner (*Zeit. Zool.*, XV). Les dispositions valvulaires existant dans le vaisseau dorsal, sont formées de cellules qui naissent par séries sur la paroi du vaisseau. Quelques-uns de ces groupes de cellules se détachant d'une manière normale arrivent dans le liquide sanguin, d'où Kupffer (*Zeit. Zool.*, XIV, p. 377), — d'accord avec Leydig, — a pu les considérer comme des organes préparateurs du sang.

Les troncs sanguins latéraux formés aux dépens des portions lacunaires envoient chez les *Néphélis* au sinus ventral, des anastomoses transverses, qui sont caractérisées par des *expansions vésiculiformes*, aussi contractiles que les troncs principaux. Les trois troncs principaux constituent aussi un appareil contractile chez les *Sanguisuga*. Le sang est conduit du tronc dorsal d'abord hors des vaisseaux transversaux pariétaux, puis à la tête par des connexions avec le sinus abdominal. Il revient ou immédiatement de la paroi du corps au sinus ventral ou par les vaisseaux latéraux, qui sont en rapports réciproques par des anastomoses transverses, et de nouveau avec le tronc dorsal. En ce qui concerne les pulsations de ces troncs principaux, celles des vaisseaux latéraux sont alternantes. Une ramification extraordinairement riche de vaisseaux a lieu sur tous les organes du corps (Brandt et Ratzeburg, *Med. Zoologie*; Gratiolet, *Ann. Sc. Nat.*, XVII. 1862). — L'appareil vasculaire du *Branchellion* concorde avec celui-ci dans toutes ses parties importantes, ainsi que Leydig (*Zeit. Zool.*, III, p. 316) et Quatrefages l'ont montré. Un tronc dorsal et deux vaisseaux latéraux, et un sinus médian entourant l'intestin et le système nerveux en constituent les parties essentielles. Quatrefages a observé à la place de ce sinus un réseau de vaisseaux qui enlace l'intestin, tandis que le cordon nerveux ventral est compris dans un sinus particulier. La contractilité des canaux latéraux est dans beaucoup de cas fort inégale. Cette propriété est remarquablement développée dans la partie antérieure de ces vaisseaux, dans le *Pontobdella*, qui présente des dilatations vésiculiformes dont on a pu observer l'activité rhythmique (Leydig, *l. c.*). Cette disposition se rattache à celle du *Branchellion*. Les expansions de la Pontobdelle sont ici plus développées sous forme de vésicules contractiles, qui sont en rapport par une tige avec les vaisseaux latéraux. Elles se trouvent dans la cavité entourant la base de lamelles branchiformes, et présentent un jeu alternatif de systole et diastole. Elles peuvent donc être placées à côté des élargissements vésiculiformes qui se rencontrent chez les *Néphelis* (voy. plus haut). Malgré leur situation au milieu d'un certain nombre (11) d'appendices respiratoires, elles ne sont pas en rapport direct avec la circulation de ces derniers, lesquels sont desservis par des vaisseaux qui ne viennent pas des canaux latéraux.

En ce qui regarde les *Scoléines*, il y a chez les Lombricinés terricoles à côté d'un développement extrêmement riche de l'appareil vasculaire, formation d'une circulation viscérale, qui fait défaut chez les limicoles. Ces derniers se comportent bien différemment relativement à la distribution des anastomoses transverses viscérales et pariétales, dont Claparède (*Recherches sur les Oligochætes*) a donné une analyse approfondie. Les lacis vasculaires pariétaux ne sont chez quelques-uns en rapport qu'avec les vaisseaux abdominaux ; ainsi chez le *Limnodrilus Hoffmeisteri*, et d'après Leydig chez le *Phreoryctes Menkeanus*. Il reste encore à déterminer dans ce dernier, dans quels rapports se trouvent avec le système vasculaire des sacs impairs qui occupent le commencement de l'intestin moyen. Leydig les a trouvés développés sur six métamères formés par retroussement de cloisons et remplis de lacis des vaisseaux sanguins. — Des appendices cæcaux se trouvent chez le *Lumbriculus variegatus* aux anastomoses pariétales et viscérales ; ils sont contractiles et parfois ramifiés. On trouve chez quelques lombrics sur le réseau capillaire des canaux en lacets, un certain nombre d'élargissements arrondis, « anévrysmes » qui présentent parfois un arrangement très-régulier. L'anastomose vasculaire pariétale appartenant à la huitième métamère est, chez tous les Limicoles, développée en un large tube, sans cependant être l'organe exclusif du mouvement sanguin, car à l'exception du tronc ventral la grande majorité des plus gros vaisseaux sont contractiles. Du reste, chez le *Nemodrilus filiformis*, le vaisseau ventral est contractile dans sa partie antérieure ; il l'est aussi chez les *Chætopodes* dans les *Clymene* et *Maldane*, et Huxley a décrit des vaisseaux latéraux contractiles chez le *Protula Dysteri*. Les parties du système vasculaire des Chætopodes qui fonctionnent comme cœurs, sont dans les cas indiqués jusqu'ici des sections du vaisseau longitudinal dorsal. Ce dernier dans le *Fabricia*, après sa séparation en deux lacets recourbés et allant au vaisseau ventral, se trouve en connexion avec deux vésicules contractiles placées à la base des branchies, et qui fonctionnent comme des cœurs. Ce simple vaisseau dorsal doit d'après Mecznikow (*Zeit. Zool.*, XV, p. 398), ne s'étendre que sur un court espace, car il se compose de deux troncs longitudinaux courant latéralement. Des modifications de ce genre portant sur des points spéciaux ne sont pas rares. Une division du vaisseau longitudinal ventral a été, outre les exemples déjà mentionnés, observée chez le *Psammathe*. Claparède y décrit deux vaisseaux longitudinaux qui sont dans chaque segment réunis par une double anastomose transversale. Nous rencontrons une divergence importante de l'arrangement primitif, dans cette partie du corps chez les *Siphonostomes*, où l'intestin médian porte un renflement en forme d'estomac. Le vaisseau dorsal se continue dans sa direction primitive seulement par un mince prolongement ne recevant que des affluents de la paroi du corps, tandis qu'il envoie sur les côtés de l'estomac deux branches plus fortes ; ces dernières se dirigent en avant pour composer de nouveau en avant de l'estomac le vaisseau dorsal. Ce vaisseau dorsal de nouvelle provenance présente un élargissement assez considérable qui fonctionne probablement comme cœur, et se rend ensuite directement aux branchies. La portion ventrale du système vasculaire présente des divergences semblables. Deux troncs latéraux ramènent le sang des branchies ; ils suivent l'estomac et entrent en arrière de celui-ci dans un vaisseau annulaire qui entoure l'intestin, et d'où un tronc ventral simple se rend à la partie postérieure du corps. Dans d'autres Annélides un rameau ventral dirigé en avant part de l'anneau vasculaire pour, ensuite, se partager en fines divisions (Quatrefages, *Ann. Sc. Nat.*, XII, p. 298).

L'appareil vasculaire des *Polyophthalmes* est également considérablement modifié. Il consiste en deux troncs ventraux, dont l'un, le tronc viscéral, prend naissance dans la tête et se dirige le long de l'intestin buccal vers l'intestin médian, où il se termine dans un système lacunaire situé dans la paroi même de l'intestin. Ici intervient le second tronc pariétal, qui provient de deux lacets vasculaires venant du vaisseau dorsal et enveloppant largement l'intestin buccal. Le vaisseau dorsal manque donc tout le long de l'intestin médian. Le réseau de canaux à mailles serrées de l'intestin médian passe dans sa portion antérieure dans un tronc vasculaire large et court qui s'éloigne de la paroi intestinale, et dont part, outre les deux troncs pariétaux, encore un vaisseau dorsal. Ce tronc élargi qu'on doit considérer comme le commencement du vaisseau dorsal, est séparé, par des étranglements, des dilatations en cœurs par lesquelles commence le tronc abdominal pariétal et contractile comme eux ; il se comporte comme chez plusieurs *Scoléines*, l'*Arenicola* et autres (Quatrefages, *Ann. Sc. Nat.*, t. XIII, p. 17 ; Claparède, *Glanures*, p. 19). La résolution de vaisseaux de l'intestin en espaces lacunaires a été vue par Mecznikow (*l. c.*), chez les *Fabricia*, et doit se rencontrer encore bien plus souvent, si on songe que dans beaucoup de cas les anastomoses transverses viscérales présentent un arrangement en plexus.

Le tronc dorsal du *Balanoglossus* est comparable à celui des Annélides tant par sa situation que par ses fonctions. Il n'est simple que sur la portion postérieure du corps jusque vers la partie respiratoire de l'intestin. A la partie postérieure de cette partie, il se partage d'après Kowalewsky en deux troncs médians superposés et deux troncs latéraux. Des premiers, la branche supérieure se rend directement en avant en passant par-dessus l'appareil branchial, pour se diviser au-devant de ce dernier et déboucher par deux arcs dans le tronc ventral. Le vaisseau dorsal inférieur alimentant le réseau branchial est donc une artère branchiale. Les deux branches latérales provenant du tronc dorsal principal se dirigent vers les bords de l'appareil branchial, et émettent des rameaux qui se distribuent dans les segments antérieurs du corps. Les troncs latéraux principaux sont reliés au tronc ventral, dans lequel le sang coule en arrière. Ils reçoivent des vaisseaux venant des branchies, et fonctionnent ainsi comme des veines branchiales.

§ 83.

Le système vasculaire des *Géphyrées* présente beaucoup de particularités qui rendent difficile soit sa dérivation de l'appareil circulatoire d'autres Vers, soit même la comparaison entre elles des diverses conformations qu'il présente. La connaissance des faits anatomiques est évidemment encore fort incomplète. On n'a pas même pu démontrer les rapports des cavités du système vasculaire avec celle du corps, que rend vraisemblables la nature du liquide périentérique.

L'arrangement essentiel du trajet circulatoire est exprimé par deux troncs longitudinaux, dont l'un est ventral, et l'autre dorsal. Ils correspondent aux troncs principaux indiqués dans les Annélides, et présentent comme eux la particularité que le ventral se dirige le long de la paroi du corps, tandis que le dorsal suit le canal intestinal, et l'accompagne dans ses replis et circonvolutions. La direction du courant sanguin est la même que dans les vaisseaux dorsal et abdominal des Annélides. Ces deux vaisseaux présentent une grande simplicité dans le jeune âge des *Siponculides*. Tous deux paraissent être en connexion réciproque autour de la bouche, et communiquent sur ce point avec les cavités des tentacules. Dans la partie postérieure du corps un certain nombre de cæcums très-contractiles, sont en rapports avec le vaisseau dorsal. Ces conformations ont une autre signification chez le *Sternaspis*, où elles constituent deux groupes extérieurs en forme de houppe, représentant des branchies. Chez les Siponculides, ces appendices peuvent être répartis le long du vaisseau dorsal. Celui-ci se trouve sinueux dans son trajet, chez les *Sternaspis*, *Bonellia* et *Echiurus*. Lorsque les tentacules manquent, il passe au tronc central par un lacet vasculaire qui peut se résoudre en vaisseaux encore plus petits entourant la bouche. La portion antérieure de l'appareil vasculaire est très-prolongée chez les Bonellies en suite du développement de la trompe. Le vaisseau dorsal se continue jusqu'à l'extrémité de cet organe, et se divise en deux branches entourant la gouttière de la trompe, — soit la lèvre supérieure allongée, — qui se réunissent de nouveau sur le corps au-dessous de l'orifice buccal. Cette conformation disparaît avec la trompe chez l'*Echiurus*. Le tronc abdominal formé par la réunion des deux lacets vasculaires fournit, chez les *Echiurus* et *Sternaspis*, sur son trajet en arrière, beaucoup de branches latérales. Chez le *Bonellia*, il se divise près de son point de formation derrière la bouche, et redevient ensuite simple. Il envoie tant chez les *Echiurus* que chez les *Bonellia* des vaisseaux à l'intestin qui, plus nombreux chez l'Echiurus, se distribuent dans le mésentère. Le plus antérieur de ces vaisseaux forme, chez l'Echiurus, sur l'intestin une large dilatation d'où partent un vaisseau intestinal ventral et deux anastomoses, qui, faisant le tour de l'intestin, remontent jusqu'au vaisseau dorsal. Je ne vois dans cet état autre chose qu'une réunion entre les vaisseaux dorsal et ventral, comme elle se retrouve si souvent répétée dans les Annélides, disposition qui est ici ou circonscrite ou développée d'une manière prépondérante sur un point. Les divergences d'avec le type Annélide sont causées par l'éloignement du tube intestinal de la ligne médiane ventrale, en suite duquel l'anastomose part du vaisseau abdominal simple et non pas paire. D'autres transformations se remarquent chez les Bonellia. L'anastomose transverse allant au vaisseau dorsal longeant l'intestin, se développe de chaque côté de celui-ci en un tube considérable qui paraît donner naissance en avant au vaisseau dorsal, dont la portion postérieure manque ou s'amoindrit devant la prépondérance de sa portion antérieure. On ne saurait méconnaître dans ces dispositions les rapports qu'elles ont avec celles des Annélides, bien qu'elles en soient éloignées. La différence la plus importante se trouve dans l'absence de nombreuses anastomoses transversales, dont il existe, au plus, une longeant l'intestin, et d'ailleurs tout particulièrement modifiée. — Certaines portions plus ou moins étendues des vaisseaux, paraissent servir d'organes moteurs du sang, et présentent les conditions de forme les plus variées. Si on considère que le développement des anastomoses entre les vaisseaux dorsal et ventral est le résultat de la formation des métamères, leur simplification chez les Géphyrées ne sera que l'expression d'une formation métamérique moins marquée et moins apparente chez ces animaux. Le liquide sanguin concorde avec celui des Annélides; en ce qu'il est ou incolore ou rougeâtre.

Les conditions du système vasculaire des *Acanthocéphales* sont très-obscures; on y observe deux troncs longitudinaux qui se ramifient dans la couche dermo-musculaire, et sont aussi en connexion avec un système de canaux qui se rencontrent dans des organes particuliers (les lemnisques).

La comparaison qui précède sur le système vasculaire des Géphyrées, repose sur les données fournies par Claparède et Schneider sur les jeunes Siponculides (p. 209), par Krohn (*Arch. An. Phys.*, 1842); et M. Müller (*De vermibus quibusdam*, etc.); sur le *Sternaspis* par Quatrefages sur l'*Echiurus* et Lacaze-Duthiers sur le *Bonellia*. Le vaisseau dorsal forme d'après Semper (*Zeit. Zool.*, XIV, p. 419), chez les vrais Siponculides un tube étroit fermé à l'extrémité voisine de l'origine de la spire intestinale, en fournissant un anneau vasculaire autour de l'œsophage. Le vaisseau ventral n'existerait pas. Ces circonstances rappellent celle du *Polygordius*, sauf les branches transversales en cæcum qui se trouvent chez ce dernier. Les parois du système vasculaire sont garnies de cils qui contribuent au mouvement du sang. Le « sillon cilié » décrit par Keferstein et Ehlers sur l'intestin du Siponcule, appartient probablement au système vasculaire, et représente le vaisseau dorsal qui accompagne l'intestin. Il se développe dans les téguments un système de canaux, que Schmarda a décrit chez le Bonellia, et que d'autres auteurs ont reconnu chez les Siponculides.

Il me semble plus que douteux qu'on doive comparer les canaux du *système vasculaire des Acanthocéphales* au système vasculaire sanguin des Vers. Ces doutes sont avant tout provoqués par la situation du réseau vasculaire, dont les canaux ne se trouvent pas dans la cavité du corps, mais dans une couche particulière des téguments située en dehors de la partie musculaire. Ils paraissent en outre privés de parois propres, de sorte que leur contenu est mis en mouvement non par la contractilité même des parois, mais par les contractions du corps, la protraction et la rentrée de la trompe, par exemple. La genèse de cette couche dermique vasculaire est aussi très-particulière. Elle dérive notamment de la couche la plus extérieure de l'œuf, en dedans de laquelle tout le reste du corps, appelé le noyau embryonnaire, s'ébauche. Il n'y a donc là, à proprement parler, aucun rapport avec l'appareil vasculaire des autres Vers. La disposition même des diverses parties ne fournit non plus aucun point d'appui pour une comparaison quelconque. Les deux troncs principaux proviennent du réseau vasculaire de la partie postérieure du corps, et forment un réseau dans l'intérieur des parties qui entourent les lemnisques, sans être en connexion avec les vaisseaux des lemnisques. Dans la partie rétrécie du corps appelée le cou, il y a en avant des lemnisques un vaisseau annulaire dans lequel débouchent tant les vaisseaux de la trompe, que les troncs longitudinaux et les vaisseaux des lemnisques, ceux-ci indirectement par leurs rapports avec les vaisseaux de la trompe, de manière que le vaisseau annulaire ne présente aucune communication avec la partie postérieure du corps. Le contenu de cet appareil est un liquide pourvu de nombreuses granulations fines, qui colorées fréquemment et fortement en rouge, communiquent cette nuance au sang. En ce qui concerne le système vasculaire des lemnisques (voy. les organes excréteurs), il n'est en connexion avec les vaisseaux dermiques que dans la partie antérieure. Chaque lemnisque est entouré d'un vaisseau annulaire qui envoie dans le parenchyme un réseau vasculaire. Un gros vaisseau traverse encore le milieu du lemnisque chez l'*Echinorhynchus gigas* (Rudolphi, *Entozool.*, I, p. 254; Westrumb, p. 53. Comparez encore : V. Siebold, *Anatomie comparée*, trad. par Spring et Lacordaire, t. I, p. 135; Greeff, *A. Nat.*, 1864, p. 101). Je verrais dans ce système de canaux un *Organe de nutrition d'une nature particulière*. Les substances prises au dehors pénétrant au travers de la couche cuticulaire des téguments par les canaux poreux dont elle est pourvue, arrivent dans l'intérieur de ces canaux, et peuvent de là se répartir dans l'enveloppe dermique, conditions semblables à celles qui caractérisent l'appareil gastro-vasculaire des Cœlentérés. Par les lemnisques qui partant des téguments font saillie dans la cavité du corps, un échange direct de son contenu avec celui du système de canaux de la peau devient possible, vu la richesse vasculaire des lemnisques. — La comparaison avec d'autres appareils doit provisoirement être considérée comme ne pouvant donner aucun résultat.

§ 84.

Dans les formes du système vasculaire sanguin jusqu'à présent considérées, nous avons vu que le rôle d'organe central pouvait être rempli par des parties très-différentes, et que, tant sous ce point de vue que sous le rapport du nombre des portions contractiles du système, il y avait de grandes diversifications. De là un contraste avec les *Tuniciers*, chez lesquels, du moins en ce qui concerne les points les plus importants, le système vasculaire présente des conditions concordantes. Celles-ci sont avant tout indiquées par la présence d'un *cœur*, qui doit *provenir d'une portion du tronc longitudinal ventral*. Aussi là où ce cœur constitue l'unique portion du trajet sanguin, il a une position ventrale. Il affecte, en général, la forme d'un tube arrondi ou allongé, enveloppé dans la règle d'un péricarde à parois minces, et situé entre les intestins et les branchies. Il prend ainsi chez les *Appendiculaires* le sang qui circule librement dans la cavité générale du corps, et le rend de nouveau, sans être en connexion avec des vaisseaux, de sorte que le mouvement du sang est en somme peu régulier. Les *Ascidies* occupent un degré plus élevé. Leur cœur allongé est situé dans le voisinage des organes digestifs et générateurs, et se recourbe à chacune de ces deux extrémités en un vaisseau, dont l'un se prolonge sur la face ventrale, dans un système réticulé de lacunes, qui s'étend sur la charpente branchiale. Les parois des vaisseaux passent simplement dans celles des parties correspondantes du corps, sans présenter de membrane distincte. Un canal plus grand, formé par la réunion de ce réseau lacunaire et situé sur la face dorsale du sac branchial, se trouve en communication ouverte avec les cavités sanguines plus spacieuses de l'intérieur du corps. Celles-ci donnent naissance à de riches réseaux lacunaires, souvent d'une disposition délicate, qui parcourent le manteau de l'animal et sont, comme ceux de la cavité générale, de nouveau en rapport avec l'autre extrémité du cœur.

Une disposition analogue existe chez les *Salpes*. Le cœur, en forme de boyau (*fig.* 53, *c*), court, à parois minces, souvent pourvu d'étranglements, placé sur l'attache ventrale du cylindre branchial (*br*), et en connexion avec un grand canal vasculaire abdominal (*v*) se continue par son autre extrémité dans un canal semblable qui, dans les espèces pourvues de ce qu'on appelle un nucléus (*vi*), passe dans un système de réticulations [...]reuses. Chez les autres Salpes, il se divise en plusieurs branches qui se dirigent vers le dos pour s'y continuer

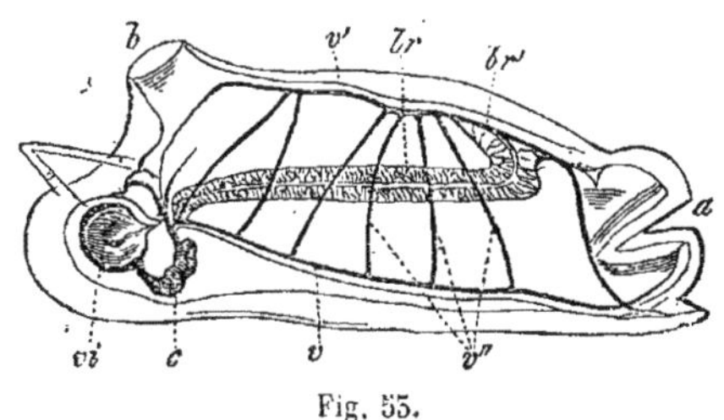

Fig. 53.

Fig. 53. — Système circulatoire de *Salpa maxima*; *a*, ouverture d'entrée; *b*, orifice de déjection; *br*, charpente branchiale; *br'*, commencement de la branchie sur la partie supérieure du corps; *vi*, peloton intestinal ou nucléus; *c*, cœur; *v*, tronc vasculaire ventral; *v'*, tronc dorsal; *v''*, troncs connectifs transversaux. (Les ramifications plus fines des vaisseaux ne sont pas indiquées.) (D'après Milne-Edwards.)

sous forme d'un canal longitudinal. Ce vaisseau dorsal (v') se trouve relié au vaisseau ventral par un nombre de canaux transversaux richement anastomosés entre eux (v''). Entre la partie antérieure du tronc dorsal, et le vaisseau postérieur qui sort du cœur, il existe encore une communication directe, qui chez plusieurs traverse les branchies et s'y ramifie.

Tous les Tuniciers présentent cette particularité que la *direction du courant sanguin mis en mouvement par le cœur est alternante*, et a lieu tantôt dans un sens, tantôt dans un autre, de sorte qu'il ne peut pas être question d'une distinction de la circulation en artérielle et veineuse. Lorsque le cœur a accompli une série de pulsations dans une direction, il y a un temps d'arrêt, par suite duquel les mouvements péristaltiques du cœur recommencent dans le sens opposé. Ce fait doit être attribué à un développement incomplet de l'appareil circulatoire qui s'exprime du reste aussi dans les dispositions de détail des canaux.

Organes respiratoires.

§ 85.

Il n'existe pas, chez un grand nombre de Vers, d'organes spéciaux affectés à la respiration, et l'échange des gaz se fait par les téguments, qui paraissent être surtout appropriés à ce but, par la présence très-générale d'un épithélium vibratile (chez les Turbellariées, Némertiens, et aussi les Annélides). Cette fonction semble être uniformément distribuée sur toute la surface du corps chez les Vers inférieurs, car on ne peut distinguer chez eux aucune partie qui paraisse lui être spécialement affectée. Ainsi, chez tous les *Vers plats*. Même chez les *Némertiens*, il est difficile de considérer comme étant en rapport avec la respiration, les sillons céphaliques ciliés, ainsi qu'on le croyait autrefois. En dehors de cette respiration générale, à l'aide de la peau, l'*entrée de l'eau dans la cavité du corps* a aussi de l'importance, comme on l'observe, non seulement chez les Rotifères, mais aussi chez les Annélides. Par contre, l'appareil de canaux regardé autrefois comme un système vasculaire aquatique, ne prend aucune part directe à la respiration, et sert beaucoup plus à l'expulsion du liquide de la cavité générale (voy. les organes excréteurs). Les considérations sur le degré de participation de tel ou tel organe à une fonction donnée, ne sont du reste pas du ressort de l'Anatomie comparée.

Les organes respiratoires paraissent avoir chez les *Bryozoaires* une forme déterminée, car on doit considérer comme ayant cette destination la couronne tentaculaire déjà mentionnée, qui constitue la seule partie du corps qui ne soit pas recouverte d'une coque, quoique ce ne doive pas être son unique fonction. On rencontre des branchies chez les Annelés, mais qui sont le résultat d'états d'adaptation si diversifiés, que des organes forts différents sont à la suite de transformations devenues des organes respiratoires. — Parmi les *Hirudinées*, on remarque chez le *Branchellion* des élargissements lamellaires des téguments, placés sur les côtés du corps, auxquels la présence d'un réseau de vaisseaux sanguins, donne l'aspect de vrais feuillets branchiaux. Ils concordent du moins fonctionnellement avec des conformations qui sont répandues chez les *Chætopodes*. Bien que dans cette division, il manque souvent des organes respiratoires ayant une forme particulière, même chez des genres qui sont voisins de ceux portant des branchies, comme les *Glycérées*, par exemple, la conformation de ces organes appartient à un type qu'on rencontre à divers états de développement. On peut distinguer dans ces organes branchiaux deux formes différentes.

1. Dans un des états, les branchies constituent des appendices des segments distincts du corps. Ils peuvent être des modifications des cirrhes attachés aux parapodes, ou aussi des appendices particuliers. Dans leur état le plus simple, les cirrhes n'offrent aucune transformation spéciale, outre que leur cavité intérieure étant la continuation de celle du corps, le liquide périentérique peut y pénétrer. L'existence de cils sur les cirrhes, a de l'importance pour la fonction respiratoire. Les parois des cirrhes étant sur certains points plus minces, il semble que c'est surtout par là qu'à lieu l'échange des gaz. Ce sont dans la règle les cirrhes dorsaux qui se transforment en branchies, et leurs fonctions respiratoires se déterminent d'une manière plus complète par l'apparition de vaisseaux sanguins. Ces derniers paraissent conduire dans certains cas dans une cavité générale, de sorte qu'il n'y a plus de distinction dans les branchies entre les vaisseaux apportant ou emportant le sang (Quatrefages); dans d'autres cas, les deux ordres de vaisseaux sont aussi séparés dans les branchies. Dans un état des plus simples, un lacet situé dans la branchie forme une anastomose transversale et pariétale entre les troncs dorsal et ventral. Les branchies affectent ou la forme d'appendices simples, qui prennent parfois une apparence foliacée, ou sont ramifiées à des degrés divers. La première forme atteint un haut développement chez les *Aphroditées*, où elle représente ce qu'on a appelé les élytres. Elle apparaît chez le *Cirratulus*, sous forme de fils très-fins, simples et très-longs. L'autre forme présente des branchies d'une grande finesse et d'une exquise élégance, qui peuvent être, ou en forme de peigne (*Eunicées*) (*fig.* 54, *A*, *br*), ou ramifiées en arbres (*fig.* 51, *br*) (chez les *Amphinomes*). Comme il n'est pas rare d'y voir joint un cirrhe dorsal, elles constituent des organes indépendants lorsqu'elles se séparent des parapodes et naissent directement de la face dorsale du Ver. Leur distribution sur le corps peut être plus ou moins différente. Tan-

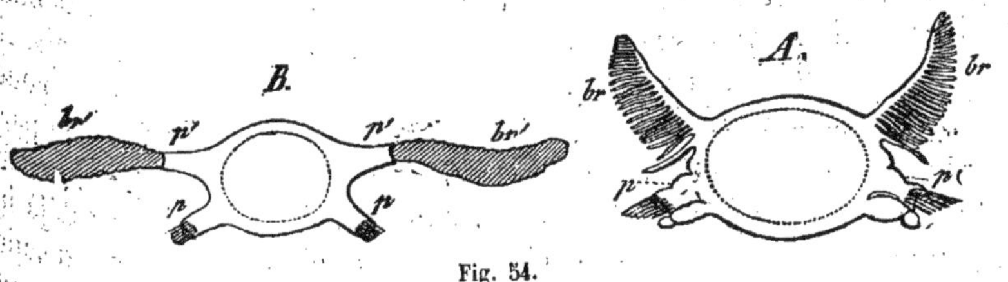

Fig. 54.

Fig. 54. — Coupes transversales de Vers annelés pour montrer l'homologie existant entre les branchies et les cirrhes. — *A*, coupe d'*Eunice*; *B*, de *Myrianide*; *p*, parapode abdominal; *p'*, parapode dorsal; *br*, branchies; *br'*, cirrhes.

tôt on les rencontre sur tous les segments du corps, moins abondamment vers son extrémité (*Eunice sanguinea*, *Amphinome*); tantôt elles sont limitées à certains segments. Elles passent graduellement par des états rudimentaires aux segments privés de branchies. Nous rencontrons ainsi des branchies sur les segments médians du corps dans les *Arenicola* et *Hermella*. Le genre de vie des tubicoles entraîne chez eux le développement des branchies antérieures, et la disparition des postérieures. Les Térébelles présentent sur les trois segments antérieurs des touffes branchiales ramifiées (*fig*. 52, *br*., p. 222). La *Pectinaria* porte sur deux segments des touffes branchiales pectiniformes, et on remarque à la même place des appendices filiformes simples chez les *Branchiosabella* et *Sabellides*. Ainsi on peut trouver un développement branchial sur les parapodes dorsaux des parties du corps les plus différentes.

2. Un autre appareil branchial se forme chez quelques Annélides sur la tête. Il diffère des branchies segmentaires, comme celles des Térébelles, en ce qu'il se développe d'organes qui ne reparaissent pas sur les autres divisions du corps. Ce sont d'abord des tentacules placés sur les lobes céphaliques et qui fréquemment affectent un groupement en touffes. Tandis que dans quelques Vers, comme les *Pectinaria* et *Terebella*, ils paraissent être plutôt des organes tactiles, et ne reçoivent dans leur intérieur que du liquide périentérique, ils consistent, dans d'autres, en branchies recevant du sang, et paraissent ainsi être chez les Phérusées (*Siphonostomum*) des organes respiratoires incontestables. Ils acquièrent un développement important chez les Sabellides, où il se forme même un organe de soutien particulier (squelette cartilagineux (voy. page 165). Ils sont ou simplement placés circulairement à la partie céphalique du corps autour de la bouche, et seulement séparés sur la ligne médiane, où ils peuvent être de chaque côté réunis à leur base en un groupe particulier (*Serpula*, *Spirorbis*). Ce dernier état passe chez les *Sabella* à l'état particulier déjà décrit (p. 175). Chacun de ces filaments branchiaux porte un revêtement épais de fils secondaires, dans lequel pénètrent le squelette cartilagineux, ainsi que le vaisseau sanguin qui accompagne le filament.

On remarque également chez les *Géphyrées*, deux formes différentes de branchies, mais n'ayant rien en commun avec celles des Annélides. Nous devons les considérer comme des conformations qui paraissent pour la première fois dans cette division. La première forme est représentée par les tentacules des Siponculides, dont la cavité interne est baignée par le courant sanguin. L'autre forme se trouve chez les Sternaspis, mais elle est déjà indiquée chez les Siponculides. Dans l'état jeune de quelques-uns de ces derniers le vaisseau dorsal est pourvu dans sa portion postérieure de petits cæcums contractiles. Le Sternaspis présente au même endroit deux fortes touffes de faisceaux protactiles, qui font saillie sur la surface du corps et sont pourvus de vaisseaux sanguins. Ceux-ci se jettent à l'origine du tronc dorsal qui accompagne l'intestin. Cette disposition est, dans ses points essentiels, semblable à celle des Siponculides, avec cette différence que, chez le Sternaspis, les vaisseaux passent dans les prolongements des téguments.

Dans les *organes branchiaux* des Vers annelés, on peut reconnaître une localisation de la fonction sur des parties déterminées et spécialement développées des téguments. La condition existante chez les Vers inférieurs de la respiration par la peau est également réalisée ici, mais elle est plus développée par la différenciation d'organes spéciaux, ainsi que par la participation du système vasculaire sanguin. Celui-ci offre parfois dans les branchies des dilatations particulières, ou ampoules, que Quatrefages a décrites chez les *Hermella*, et qu'il dit se rencontrer aussi chez d'autres Annélides (*Eunice*). L'élargissement vésiculaire du vaisseau sanguin qui occupe le cirrhe dorsal du *Psammathe cirrata*, lequel probablement fonctionne comme une branchie, appartient à cette série de conformations. L'extension des cils vibratiles sur les branches détermine un mouvement plus rapide dans le milieu ambiant. D'autres appendices du corps garnis de cils, tels que les tentacules et cirrhes tentaculaires, ont aussi également une signification respiratoire lorsque le liquide périentérique y pénètre. Chez les Vers qui possèdent des branchies sans avoir de système vasculaire sanguin, l'acte respiratoire doit s'accomplir intégralement dans le liquide périentérique. Le *Dasybranchus* en est un exemple. Une circonstance, particulière à ce genre, est la position ventrale des branchies ramifiées (Claparède, *Glanures*, etc., p. 58). Elles reposent immédiatement sur les parapodes rudimentaires abdominaux, et doivent être provenues d'une transformation des cirrhes du même point. Elles sont complétement rétractiles. — Les *garnitures ciliaires des branchies* paraissent être fort diverses. Elles sont parfois ciliées sur toute leur surface, parfois d'un seul côté, sur lequel, dans certains cas, les lacets de vaisseaux sanguins sont concentrés (par exemple chez le *Pygospio*, d'après Claparède). Dans les *Hermella*, les cils sont disposés sur les branchies suivant un tour spiral.

Les rapports des touffes tentaculaires des Térébellés et autres aux *branchies céphaliques* des Sabellides s'expliquent par la nature des tentacules chez le *Branchiosabella*. Tandis qu'il se trouve sur les premiers segments immédiatement derrière la tête, deux paires de filaments branchiaux recevant réellement du sang, les tentacules ne se rapprochent des branchies des Sabellides que par le fait qu'on y remarque une double série de papilles indiquant une formation pennée. Ils forment donc un trait d'union vers les Sabellides, chez lesquels les tentacules entrent en fonction à titre de branchies céphaliques, en remplacement des branchies dorsales disparues, et finissent par atteindre le degré de développement déjà plusieurs fois indiqué, caractérisé par l'apparition d'un appareil intérieur de soutien.

Il reste encore à déterminer jusqu'à quel point on peut comparer aux branchies du *Sternaspis*, les appendices vésiculaires de la partie postérieure du corps chez le *Priapulus*.

Une communication qui existe entre la cavité du corps et l'eau ambiante, par des ouvertures spéciales, ou par des appareils à prendre en considération comme servant à des fonctions d'excrétion, permet un mélange entre l'eau et le liquide périentérique, qui constitue un facteur essentiel de la respiration. Mais des faits mieux établis sont sous ce point de vue encore nécessaires.

Le canal intestinal a peut-être aussi de l'importance pour la respiration. Dans les cas où de l'eau est ingérée avec la nourriture, et où la paroi de l'intestin est tapissée de cils, ce point de vue ne doit pas être négligé. Mais le peu de facilité que présentent ces organismes pour des recherches physiologiques exactes ne permet pas encore de pouvoir porter sur ces circonstances un jugement même approximativement certain. Consulter sur la respiration des Annélides : Quatrefages (*Annales des Sciences Nat.*, série III, t. XIV, p. 290).

§ 86.

La disposition des organes respiratoires, telle qu'elle se présente chez les *Enteropeusti* (*Balanoglossus*), paraît être entièrement étrangère à celle des Annélides et des Géphyrées. Tandis que, jusqu'à présent, les organes respiratoires proprement dits étaient des appendices extérieurs, ou, lorsqu'ils se trouvaient à l'intérieur, n'étaient que des organes ayant eu primitivement un autre usage, nous les rencontrons ici en connexion avec le commencement du tube digestif. Cette partie est séparée par des saillies latérales (arcs branchiaux) en deux demi-canaux superposés qui communiquent entre elles sur la ligne médiane. La rainure dorsale porte dans sa paroi une charpente délicate de lamelles chitineuses recouvertes d'épithélium, le squelette branchial. Entre les arcs branchiaux, ainsi qu'entre les lamelles qui les forment, on trouve des fentes qui conduisent de chaque côté à une série d'ouvertures (spiracules), par lesquelles elles débouchent à la surface du corps. Un réseau vasculaire s'étend sur le squelette branchial. L'eau introduite par l'ouverture buccale, coule vers l'appareil branchial par le sillon intestinal supérieur, et est poussée au dehors par la série des spiracules.

Cette disposition des organes respiratoires ne peut être comparée, parmi les Vers, qu'avec celle des Tuniciers. On peut en outre reconnaître quelques rapports avec les Vertébrés, notamment les Leptocardes et les Cyclostomes. La connexion de l'appareil respiratoire avec le commencement du tube digestif est un fait qui leur est commun, mais toute comparaison ultérieure est impossible. Néanmoins cette disposition a une haute importance en ce qu'elle ouvre cette série des différenciations organologiques dans laquelle, à côté de beaucoup d'autres conformations, fort différentes de celles qu'offre l'organisation du Balanoglossus, nous rencontrerons celle des organes respiratoires des Vertébrés inférieurs.

Cet appareil respiratoire bien étudié pour la première fois par Kowalewsky montre chez une petite espèce (*B. minutus*), une segmentation correspondante à celle du corps. Chez le *B. clavigerus* par contre, on trouve au contraire, sur chacun des segments du corps faisant partie de l'appareil branchial, plusieurs arcs branchiaux. Il faut remarquer, relativement à la conformation de ces derniers, que chacun d'eux est formé de trois lames plates, verticales, reliées par des pièces transversales. Les médianes sont arquées et réunies avec leurs voisines à leur extrémité latérale, tandis que les lames externes ne sont reliées à leurs voisines que par des parties molles. Sur la ligne dorsale médiane la charpente des arcs branchiaux des deux côtés est réunie par une membrane ferme chitineuse. Comme cela résulte en partie de ce que nous venons de dire, ce système d'arcs n'enveloppe pas toute la circonférence de l'intestin, mais seulement sa moitié dorsale, de sorte qu'extérieurement il n'est visible que sous forme de saillies sur le dos de l'animal.

§ 87.

Tandis que dans le *Balanoglossus* le commencement du tube digestif est sur sa longueur divisé en une portion respiratoire et une nutritive, la séparation chez les *Tuniciers* se fait dans une autre direction. La partie antérieure fonctionnant presque exclusivement pour la respiration, présente sous la forme d'une dilatation considérable, ce qu'on a nommé le *sac respiratoire*. Ses parois sont le siége de la respiration, et ce n'est qu'à son fond que commence la partie du tube digestif qui reçoit la nourriture. Cette disposition subit de très-notables modifications dans les diverses divisions des *Tuniciers*. C'est chez les *Ascidies* et les *Appendiculaires* qu'il faut chercher la forme la plus rapprochée de la forme primitive des Tuniciers. Nous trouvons les dispositions les plus simples chez les Appendicularíés pélagiques qui pourtant n'offrent pas partout de rapports immédiats avec les états plus différenciés. Le sac respiratoire qui est court, présente à sa base deux orifices arrondis, entourés de cils vibratiles, placés symétriquement par rapport à l'ouverture du tube digestif. Ces spiracules constituent des tubes courts, infundibuliformes, qui débouchent au dehors près de l'orifice anal (Huxley). Dans la cavité respiratoire des larves des Ascidies fixes, on trouve pendant quelque temps une paire de fentes semblables, qui ne conduisent ni directement au dehors, ni dans la cavité corporelle, mais dans un espace entourant le sac respiratoire. Peu à peu de nouvelles paires de fentes s'ajoutent à la première, ce qui transforme finalement la paroi entière de la cavité respiratoire en un treillis dont les fissures délicates disposées en séries sont pourvues de cils. C'est dans les baguettes du treillis que courent les vaisseaux du sang respiratoire. L'eau qui afflue par l'orifice d'entrée penètre par les fentes dans l'espace qui entoure le sac respiratoire, et en est expulsée par l'ouverture commune des déjections. Chez les Ascidies composées, les ouvertures de déjection d'un certain nombre d'individus sont réunies en une seule, de sorte que chaque groupe se remarque par un seul orifice cloacal central entouré des ouvertures des sacs respiratoires.

Le squelette des branchies offre les différences les plus extraordinaires soit dans l'arrangement des pièces qui le constituent, soit dans le nombre et la forme des séries de fentes, soit dans le développement d'appendices divers, ayant la forme d'arêtes ou de papilles, qui sont l'occasion de nouvelles complications. Parmi les plus remarquables se trouvent ces prolongements linguiformes des Ascidies (languettes), qui sont placés suivant une série longitudinale sur le dos. A l'opposé est placé le « sillon ventral » qui se rencontre chez tous les Tuniciers, sous la forme d'une cannelure ciliée, conduisant depuis l'ouverture d'entrée du sac respiratoire jusqu'à la bouche. Comme la nourriture est ici transportée au tube intestinal, il en résulte l'expression du fait que la cavité respiratoire dérive bien d'une partie du canal digestif, et la disposition dans son ensemble peut être placée à côté de celle du Balanoglossus. Sous le sillon ventral il y a un corps en forme de baguette, mais également excavé et sillonné, « l'endostyle », qui paraît être l'organe de soutien du sillon ventral.

Tandis que dans les Pyrosomes réunis en colonies, la disposition de la cavité respiratoire est celle des autres Ascidies, une modification se présente chez d'autres Tuniciers, en ce que l'appareil respiratoire ne tapisse plus la cavité entière mais reste circonscrit sur quelques points déterminés. On peut considérer comme forme de passage, l'*Anchinia*. L'espace étendu qui correspond à la cavité respiratoire des Ascidies cache à sa base la branchie qui ne porte que deux séries de fentes transverses. Entre les deux se trouve l'entrée dans le tube intestinal, qui forme un lacet simple au-dessous de la branchie. Les fentes branchiales conduisent directement de la cavité respiratoire dans le cloaque, qui est placé vis-à-vis de la première, dont il n'est séparé que par la branchie de l'intestin. Ces deux parties forment ainsi une espèce de cloison entre deux cavités dont l'une porte l'orifice d'entrée, l'autre celui de sortie. Comme maintenant ces deux ouvertures, au lieu d'être voisines entre elles, comme chez les Ascidies, sont diamétralement opposées, on peut envisager les deux cavités comme réunies en une seule que traverserait la branchie.

Le *Pyrosoma* se comporte d'une manière semblable, surtout dans le jeune état, les branchies acquérant plus tard une extension relativement plus importante. Les ouvertures d'entrée et de sortie sont ici encore opposées l'une à l'autre. La dernière s'ouvre dans la cavité du cylindre creux qui constitue la colonie. On peut aussi rattacher ici le *Doliolum*, dont la cavité respiratoire encore plus allongée, se montre cependant plus uniforme, parce que l'intestin, qui chez les *Anchinia* et *Pyrosoma* était davantage engagé dans la cloison, est ici placé près de la paroi. La cloison est par conséquent formée presque exclusivement par la branchie. Ces circonstances permettent de déduire les dispositions qui se remarquent chez les *Salpes*. La vaste cavité respiratoire se comporte comme dans les précédents, et porte une ouverture antérieure d'entrée (*fig.* 53, *a*, page 229) et une postérieure de sortie (*b*); seulement la branchie ne forme aucune cloison, et représente un cylindre libre étendu entre les parois antéro-supérieure et inféro-postérieure du corps (*fig.* 53, *br*), de manière qu'il n'est attaché aux parois de la cavité branchiale que par ses extrémités. Des deux côtés du cylindre branchial, les deux sections de la cavité respiratoire sont entre elles en communication ouverte. La branchie s'étant successivement détachée de la paroi du sac respiratoire, il s'en est suivi, comme résultat final, que les deux cavités respiratoires primitives se sont fusionnées en une seule. La section antérieure, par la possession du sillon ventral, de l'endostyle et de l'ouverture buccale, fournit des caractères de nature à indiquer l'homologie avec le sac respiratoire des Ascidies.

Cette séparation de la branchie d'avec la paroi du sac respiratoire occasionne une plus grande indépendance de l'organe, qui dans l'origine, n'est représenté que par une portion de la paroi du canal intestinal. Dans le cylindre branchial des Salpes on remarque la distribution d'un riche réseau de vaisseaux sanguins qui se rattachent sur les deux points d'insertion de la branchie avec les cavités sanguines du corps.

On a fait de nombreuses recherches pour rattacher les organes respiratoires des Tuniciers avec les organes ayant fonctionnellement la même valeur chez les Mollusques, ou pour les en faire dériver. Tels sont les rapports avec les Bryozoaires signalés par van Beneden. En fait, on pourrait déduire les dispositions des Tuniciers de celles des Bryozoaires. Si on s'imagine notamment que les tentacules libres d'un Bryozoaire viennent à se réunir par des liens transversaux, — comme cela arrive à leur base — de manière à ce qu'il ne subsistât que des ouvertures fissiformes entre eux, et qu'on se figure ensuite que l'enveloppe générale du corps se continue jusqu'à l'extrémité antérieure de cette conformation, on obtiendrait ainsi une cavité respiratoire correspondant à celle d'une Ascidie. Je dois cependant dire que je regarde comme erronée cette comparaison que j'ai autrefois admise (dans la première édition de ce livre). Elle repose en particulier sur des faits qui non-seulement n'ont pu être démontrés, mais sont en contradiction directe avec les circonstances de la formation de la cavité respiratoire. Comme dans le développement, les états plus simples précèdent les plus complexes qui en proviennent, nous ne pourrons aller dans la recherche d'une souche primitive au delà de ce que nous indique l'histoire du développement. Or l'évolution des Tuniciers (des Ascidies tout d'abord), nous apprend que la cavité respiratoire apparaît comme un espace creux primitivement pourvu de parois non interrompues, qu'on peut considérer encore comme le commencement d'un trajet intestinal et chez lequel les fentes se forment peu à peu (Krohn, sur le *Phallusia*, *Arch. f. Anat. Phys.*, 1852, p. 312). Comme donc la formation du treillis branchial ne repose sur aucune fusion d'appendices, mais précisément sur le fait opposé, savoir la fissuration d'une membrane, il faut renoncer à cette comparaison. — Une autre comparaison n'est pas moins inexacte. — Elle rattache les Tuniciers aux Lamellibranches, en comparant la cavité respiratoire de ces Mollusques, née d'une soudure des bords du manteau, avec celle des Ascidies, et regarde les siphons comme les homologues des orifices d'entrée et de sortie. Mais réalité il n'y a pas là la moindre trace d'homologie, car dans les conformations des Lamellibranches on ne peut nullement reconnaître un état typique, c'est-à-dire héréditaire, mais seulement des adaptations restreintes à quelques familles. Si donc on voulait faire dériver les Tuniciers de ces familles, on tomberait aussitôt sur cet obstacle insurmontable que la formation des siphons manque aux premières phases du développement de ces Mollusques (voyez, par exemple, celui du *Teredo*; Quatrefages, *Ann. Sc. Nat.*, 3e sér., XI), et surtout qu'il y a précisément les différences les plus fondamentales dans les états larvaires antérieurs et les plus précoces des deux divisions. Comme ces deux comparaisons entre l'appareil branchial des Tuniciers et celui des autres Mollusques n'est pas soutenable, l'indépendance de ces organes, signalée plus haut (p. 235), paraît justifiée, et nous aurons à admettre pour eux une forme souche, très-différente de celle des autres Mollusques. Quant aux connexions entre l'organe respiratoire et le canal intestinal, nous pouvons encore rappeler le *Balanoglossus*, et, enfin, les Vertébrés, avec lesquels les formes larvaires des Tuniciers présentent plusieurs ressemblances.

La paire de fissures ciliées qu'on observe dans la cavité respiratoire des *Appendiculariées* reste encore tout à fait inintelligible dans ses rapports avec la respiration, car on n'a pas encore pu établir des connexions avec le système des vaisseaux sanguins. Il semble même qu'il y ait là une organisation encore fonctionnellement indifférente, n'ayant d'autre but que de conduire l'eau au travers d'une cavité pharyngienne ne servant pas encore à la respiration. Une observation de Huxley, que l'eau peut aussi entrer par les orifices (*ostiums*) des spiracules, confirme cette idée. En ce qui concerne cette disposition, si éloignée de celle des autres Tuniciers, des orifices de sortie des spiracules séparés, on peut regarder la duplication de l'ébauche du cloaque chez les larves de *Phallusia*, comme un état intermédiaire, qui est cependant modifié, en ce que la partie rectale de l'intestin est en connexion avec un des cloaques (Krohn). La cavité respiratoire des Tuniciers possède, outre les dispositions ci-dessus décrites, une ligne vibratile qui, entourant son entrée, se dirige vers le sillon ventral. Chez les *Ascidies*, tant l'entrée de la cavité respiratoire que l'orifice du cloaque peuvent être fermés par des muscles circulaires. Dans beaucoup, l'ouverture d'entrée est revêtue de saillies papilliformes qui présentent chez quelques formes (*Cynthia*) des appendices ramifiés, et formant devant l'entrée un treillis, peuvent ainsi s'opposer à l'introduction de corps étrangers. Comme des vaisseaux sanguins s'y distribuent, ils peuvent aussi participer à la respiration et représenter des branchies accessoires (van Beneden). (Voy. sur les conformations si diversifiées des parois de la cavité respiratoire, la bibliographie donnée à la page 156.)

Le fait que le cylindre branchial des *Salpes* traverse librement le centre de la cavité respiratoire, ne le constitue pas comme l'équivalent des branchies des Ascidies ou des Dolioles, prises dans leur ensemble; il correspond bien mieux à une portion moyenne seulement de ces dernières, celle qui ne présente pas de fentes respiratoires. La structure du cylindre branchial est aussi différente de celle de la paroi treillissée de la cavité respiratoire des Ascidies. La surface supérieure a un aspect transversalement strié, occasionné par d'énormes cils vibratiles rangés en séries et qui ressemblent aux lames natatoires des Cténophores. — Bien que cette disposition doive déjà provoquer des courants rapides dans l'eau qui baigne la branchie, ce mouvement est certainement effectué en une mesure beaucoup plus forte encore par la part que la cavité respiratoire tout entière prend à la locomotion. L'absorption d'eau par l'ouverture antérieure, et son expulsion au dehors par l'ouverture postérieure, ensuite de la contraction des faisceaux musculaires de la paroi du corps, déterminent non-seulement des mouvements rapides, se succédant par brusques secousses, mais aussi à chaque contraction, le passage d'un courant d'eau sur la branchie. Il ne faut pas ici négliger le fait que le renouvellement de l'eau ambiante qui résulte du changement de lieu n'est pas seulement favorable à l'organe respiratoire spécial, la branchie, mais aussi à la surface du corps entier, de sorte que l'échange des gaz peut se faire, dans une mesure qui n'est pas peu considérable, dans le sang des vaisseaux tant intérieurs qu'extérieurs du manteau. Huxley a donc certainement raison lorsqu'il met en doute que le cylindre branchial des Salpes soit *exclusivement* un organe respiratoire. Cette opinion est confirmée par le fait qu'un grand nombre de ces animau sont en état de vivre longtemps sans branchie. Cela est aussi le cas du *Doliolum* dont on a observé beaucoup de formes, chez lesquelles on n'a jusqu'à présent pas pu trouver de branchies

Organes d'excrétion.

§ 88.

Il n'y a chez les Vers que peu de cas où on puisse démontrer l'existenc d'organes définis chargés de l'évacuation des substances de rebut. Pour l plus grand nombre des appareils qui ont été considérés comme excréteurs cette manière de voir n'est appuyée par aucune preuve directe. La significa tion sécrétante n'est incontestable que chez quelques-uns d'après lesquels o a conclu aux autres. La conformation ainsi que les autres conditions de ce organes, sont sous tant de rapports assez concordantes dans la division en tière des Vers, que même les appareils dont la fonction est douteuse, peuvent être avec assez de certitude rangés dans la catégorie qui nous occupe. La pa renté morphologique paraît incontestable, si diversifiées que puissent être l fonctions, dont ces organes peuvent se charger dans telle ou telle directio en se transformant.

Tandis qu'une partie des organes ici spécifiés, ont été précédemment r gardés comme appartenant au système vasculaire sanguin, d'autres paraissa être en rapports intimes avec la fonction respiratoire ont été considér comme des organes respiratoires internes. Ensuite on les appela « vaisseau aquatiques. » La conformation de ces organes n'est pas toujours favorable cette qualification, elle la contredit même directement dans beaucoup de ca si sous le nom de vaisseaux aquatiques on entend des organes par lesqu l'eau doive être introduite dans le corps. Or tous les faits relatifs à ce suj ne sont pas établis. Cependant la considération qu'il existe chez les Inf soires des appareils qualifiés pour introduire de l'eau dans le corps, et q le même fait a lieu chez les Échinodermes, où il se présente avec tous les c ractères d'un phénomène essentiel de l'économie de l'animal, sont auta d'indications qui ne sont pas sans valeur en ce qui concerne l'appréciation d organes des Vers dont il est question. La fonction peut ici encore, comme ce arrive à tant d'organes, être multiple. La démonstration de l'une n'excl pas toujours la possibilité de l'existence d'une autre. Quant à la nature d excrétions, — partout où elles sont visibles, — elles se présentent sous forme de granulations solides ou de concrétions. La comparaison faite en ces matières et les produits des reins des êtres organisés supérieurs, basée plus sur l'analogie que sur la preuve de l'identité de la substar excrétée.

Dans sa forme la plus développée, *l'appareil excréteur se présente sous forme d'un système à canaux simples ou ramifiés qui s'ouvre au dehors à surface du corps, et se trouve en rapports par des orifices internes a une cavité générale quand elle est distincte, tandis que dans le cas contra les extrémités des tubes ou les fines ramifications des canaux sont fermées. Suivant que le corps est segmenté ou non, l'appareil excréteur peut paraître simple ou multiple.*

Les *Vers plats* possèdent un système de canaux excréteurs se ramifiant dans le corps, qui, à part les différences de calibre, peut ou être homogène, ou présenter des différenciations suivant les parties du corps qu'il occupe. C'est chez les *Tubellariées* qu'il est le plus simple. Il consiste en deux troncs principaux rangés suivant la longueur du corps, qui se distribuent ensuite sous forme de fines ramifications dans le parenchyme, et qui s'ouvrent ou séparément sur les côtés du corps, ou se réunissent dans un pore excrétoire situé sur l'axe médian du corps. Les mouvements du liquide transparent comme de l'eau que contiennent ces vaisseaux, sont effectués par de longs cils implantés sur leurs parois.

Les *Némertiens* se comportent semblablement; on y observe cependant une séparation complète des orifices des deux troncs principaux. Les *Cestodes* présentent une certaine inconstance dans le nombre des canaux, car on peut y constater deux, quatre, six et même huit troncs longitudinaux qui se réunissent en avant dans la tête par des lacets, ou se replient pour se ramifier ultérieurement en redescendant. Après la segmentation de la forme scolex dans la chaîne des proglottides, les troncs longitudinaux existent et envoient des anastomoses transverses dans les proglottides isolés. Le débouché commun des troncs longitudinaux se fait le plus souvent dans une partie élargie, située dans la partie postérieure du corps, et qui peut se transformer en une vésicule contractile. Il y a donc une différenciation qui manque aux Tubellariées et aux Némertiens. Avec l'apparition de la segmentation, cette partie du système de canaux est attribuée au proglottis le plus ancien. Par un raccourcissement des anastomoses transverses présentes les deux troncs longitudinaux se rapprochent dans les jeunes anneaux de sorte que les canaux des segments séparés de la chaîne, ne débouchent pas isolément. Le contenu du canal est un liquide aqueux ne contenant que rarement des corpuscules fins. Il y a par places des cils ou des flammes vibratiles dans les ramifications les plus fines, dont l'activité provoque les mouvements de leur contenu. On constate encore des contractions du canal; mais il est toujours difficile de distinguer si elles proviennent des parois des canaux ou du parenchyme du corps qui les entoure. Les extrémités les plus fines des ramifications se distribuent dans le parenchyme et les téguments du corps. Ils peuvent aussi s'envoyer réciproquement des anastomoses qui finissent par former de riches réseaux disséminés dans la peau, et qui annullent l'indépendance des troncs principaux. Cet appareil prend chez les Cestodes une importance particulière en ce que les ramifications terminales les plus fines entourent sur certains points élargis des concrétions calcaires qu'on peut ainsi considérer comme des produits de sécrétion.

Les mêmes conditions se rencontrent dans beaucoup de *Trématodes*, où les dispositions de l'appareil sont semblables. Le nombre des canaux est dans la règle limité à deux, qui se divisent presque toujours en parties différentes par leur structure et leur calibre. De nombreux et fins canaux parcourant le parenchyme du corps forment par leur réunion des branches plus forte (*fig.* 55, c''), qui de chaque côté ensuite débouchent dans un canal plus larg (*c*) à direction sinueuse. Ce dernier après être parfois monté et redescend dans le corps, s'élargit et forme un tronc (*c*), ordinai rement doué de parois contractiles, et qui ou s'abou che directement à la partie postérieure du corps avec l tronc correspondant du côté opposé (*fig.* 55, *p*), o se renfle en vésicule contractile. Dans les cas où l développement de cette dernière est considérable, le deux troncs vasculaires sont moins grands, circon stance dont on peut donc inférer que leur diminutio est le résultat du développement de la vésicule contra tile. Il y a parfois aussi un double orifice dont chacu se rattache même à une vésicule contractile spéciale. L signification des diverses subdivisions est différente. L portion terminale des ramifications partant des tron principaux, présente des organes vibratiles à la maniè de ceux des Cestodes et Turbellariées, et contienne aussi un liquide transparent. Par contre, les tron principaux sont évidemment le siége de la sécrétio et on y trouve fréquemment des masses considérabl de concrétions très-réfringentes, qui poussées dans vésicule terminale par les contractions des troncs, sont de là expulsées p l'orifice excréteur.

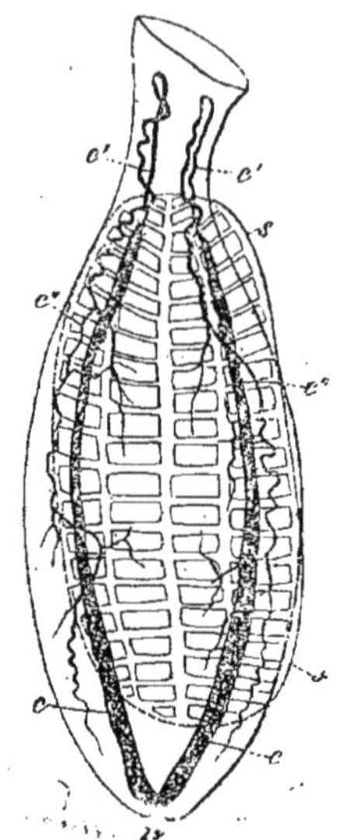

Fig. 55.

Les anastomoses de ce système de canaux se présentent sous divers formes. Parfois les troncs principaux se réunissent entre eux de manière former un anneau (*Distomum rhachiaeum*), et la réunion des fines ramific tions produit aussi des conformations en réseaux (*Distomum dimorphum* La duplication complète de l'appareil est indiquée par l'apparition d'u double vésicule contractile terminale. Cette duplication est du reste qu quefois consommée, car chez plusieurs (*Tristomum papillosum*) les de troncs principaux viennent aboutir à distance dans la partie antérieure corps.

L'état clos de l'appareil sécréteur paraît dépendre du défaut d'une cav générale du corps. C'est ce qui résulte du fait que là où il existe une cav corporelle le système canaliculaire présente des orifices d'excrétion intern C'est le cas dans certains états pendant le développement des Trématod caractérisés par la présence d'une cavité interne. Les ouvertures internes s pourvues alors d'organes ciliés particuliers.

Des orifices internes de cette nature caractérisent enfin le système crétoire des *Rotifères*, qui est disposé comme dans les Trématodes. Le s tème situé dans la cavité du corps, ou y pénétrant depuis la paroi de ce d

Fig. 55. — Organes excréteurs d'*Aspidogaster conchicola*; *p*, pore excréteur; *c*, *c*, troncs conti tiles; c', canaux flexueux antérieurs; c'', les mêmes dirigés en arrière et ramifiés; *s*, dis ventral.

nier, se compose de deux grands canaux (*fig.* 56, *c*), qui dans la règle débouchent dans la cavité générale par des ramifications latérales ouvertes. Ces deux canaux principaux, qui sont fort sinueux et présentent même quelquefois des circonvolutions pelotonnées, trouvent leur issue en se réunissant au cloaque. Souvent avant d'aborder le cloaque, ils se jettent dans une vésicule contractile (*fig.* 56, *v*), à laquelle on a donné aussi le nom de « vésicule respiratoire, » tout le système ayant été considéré comme un appareil vasculaire aquatique, et ayant des fonctions exclusivement respiratoires. Les orifices internes des ramifications des canaux, ainsi que la cavité des deux troncs principaux, sont, de place en place, pourvus de longs cils vibratiles souvent flagelliformes qui présentent un mouvement tremblotant. On peut même reconnaître dans leurs parois une structure glandulaire remarquable, qui s'étend sur toute la longueur du canal ou semble restreinte à des places déterminées. Dans ce dernier état on pourrait reconnaître un développement ultérieur important de l'état plus simple des Vers plats, qui offre en même temps une affinité plus rapprochée avec les Vers annelés.

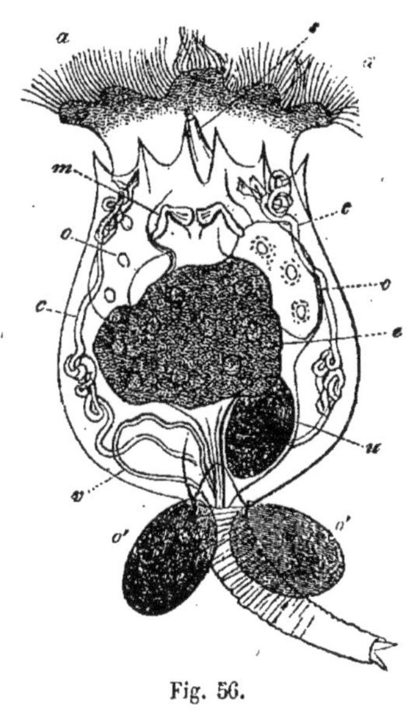

Fig. 56.

Ce système de canaux n'est point le seul appareil excréteur des Rotifères. Une deuxième forme d'organes d'excrétions dont la signification semble plus déterminée, mais qui n'est encore connue que dans quelques genres, se remarque pendant les premiers états des jeunes animaux. Ce sont des cellules contenant des concrétions, placées autour de l'extrémité du canal digestif, et qui y versent leur contenu où il s'accumule. Bien que ce fait ne soit limité qu'à une courte période du développement, et que toute la conformation ne soit que passagère, nous devons lui accorder ici une place, car nous pouvons y reconnaître une homologie remarquable avec d'autres organes permanents, qui atteignent leur développement complet chez les *Arthropodes* supérieurs. Ils expriment ainsi des rapports de parenté et rapprochent les Rotifères d'une forme souche dont sont dérivés aussi bien les Annélides que les Articulés.

Les organes d'excrétion des *Nématodes* n'offrent que des rapports de parenté moindres. Ils sont représentés par des tubes ou canaux qui, enfouis dans les « champs latéraux, » suivent les côtés du corps. Dans le voisinage de l'intestin buccal les canaux des deux côtés se recourbent, et se réunissent en un canal commun plus ou moins long, qui s'ouvre dans un orifice situé sur la ligne ventrale. Le trajet de ces canaux est souvent flexueux, et pré-

Fig. 56. — Organisation d'un *Brachionus*; *a*, disque céphalique cilié; *s*, siphon; *m*, pharynx masticateur; *e*, glande entourant l'estomac; *o*, ovaire; *u*, utérus renfermant un œuf; *o'*, œufs fixés à la base de la queue; *c*, canaux excréteurs; *v*, vésicule terminale contractile.

sente des variations très-diverses dans la manière dont il est en connexion avec l'orifice par lequel il débouche. Cet appareil paraît rudimentaire chez les Gordiacés, car il n'est représenté dans le *Mermis* que par une série de cellules ; et le Dragonneau manquant des champs latéraux ne possède aucun organe déterminé se rapportant à ce qui précède.

Le système de canaux excréteurs des *Turbellariées* a été mieux connu à la suite des travaux de O. Schmidt. Les vaisseaux ont l'apparence de vides dans le parenchyme, mais on a pu y démontrer la présence de parois distinctes, qui ne sont cependant pas contractiles. Les modifications dans le calibre d'un canal sont donc produites par le parenchyme du corps. L'ouverture des canaux se trouvant chez les Planaires à la partie postérieure du corps, ils se rattachent donc à la plupart des Trématodes, comme les Turbellariées rhabdocœles aux *Némertiens*, chez lesquels il y a de chaque côté, sur le bord du corps, un orifice plus ou moins placé en avant. En tous cas, on a observé dans ces rapports de nombreuses diversifications qui sont les plus prononcées chez les Rhabdocœles. Chez plusieurs les dispositions sont essentiellement celles des Trématodes. Deux troncs longitudinaux s'abouchent dans un élargissement qui s'ouvre près de l'extrémité postérieure du corps. Ainsi pour l'*Enterostomum Fingalianum*, d'après Claparède (*Études*, etc.), tandis que dans le *Mesostomum* l'ouverture du canal est d'après Leuckart placée dans la bouche. L'orifice du canal est aussi peu contractile que chez les Planaires, ainsi que M. Schultze l'a reconnu (*Zeit. Zool.*, IV, p. 187). D'après le même observateur, l'ouverture des troncs principaux (dans une espèce appartenant aux Némertiens inermes) a lieu dans les fossettes vibratiles, tandis que dans d'autres (*Tetrastemma obscurum*) les deux ouvertures peuvent être démontrées situées des deux côtés dans la partie médiane du corps (*Icones Zootomicæ*, tab. VIII, *fig.* 10). Cette divergence de conditions, ainsi que l'opposition faite par Van Beneden contre l'admission de ces orifices, rendent de nouvelles recherches sur ce point nécessaires.

En ce qui concerne les *Cestodes*, c'est Van Beneden qui a le premier reconnu leur appareil excréteur, dont plusieurs parties, notamment l'orifice de sortie (pore caudal) avaient été interprétées de manières très-diverses. L'appareil se développe déjà de bonne heure dans les parois de l'ampoule qui caractérise l'état vésiculaire primitif des Cestodes (forme Cysticerque), et possède même une ouverture particulière qui est placée à l'un des pôles de la vésicule (G. Wagener). Les canaux passent des parois de cette dernière sur la tête du ver qui en bourgeonne, où ils se développent toujours plus à mesure que celui-ci devient indépendant. Ils forment à la partie postérieure du ver leurs orifices propres, lorsque la tête se détache de sa vésicule. Les troncs principaux émettent sur leur parcours des branches latérales, qui, selon la découverte de G. Wagener, s'ouvrent directement à l'extérieur (*Entwick. d. Cestoden*, § 16 et 33) chez les *Triænophorus*, *Dibothrium claviceps* et *Tænia osculata*. Le nombre des troncs longitudinaux est très-différent chez les Cestodes ; la plupart en possèdent deux ou quatre ; il y en a six chez le *Ligula*, et huit chez le *Caryophyllæus*. La vésicule terminale est chez ce dernier partagée en deux divisions juxtaposées dont la terminale est seule contractile.

De Siebold a le premier reconnu comme organe excréteur le système de canaux chez une partie des *Trématodes*, où il apparaît dans un âge précoce. On l'aperçoit déjà dans l'embryon cilié, et il persiste chez ces animaux dans les états fort divers par lesquels ils passent pendant leur génération alternante. Nous devons signaler ici une observation de G. Wagener relative à deux stries transparentes situées des deux côtés du corps chez le *Dicyema* (*Arch. Anat. Phys.*, 1857, p. 365), car il est probable que cette forme parasite des sinus veineux des Céphalopodes doit faire partie du cycle de développement de quelque Ver plat (Cestode ou Trématode). — On peut démontrer chez les Trématodes, comme chez les Cestodes, trois parties fonctionnellement différentes (Aubert, *Zeit. Zool.*, VI, p. 349). L'appareil est fort simple et assez différent des autres, chez les groupes de petits Distomes pourvus d'un prolongement caudal. Il consiste ici en un tronc principal s'ouvrant à l'extrémité de la queue, qui se bifurque dans le corps en deux branches, lesquelles après un trajet flexueux se réunissent l'une à l'autre en avant (G. Wagener, *Arch. Nat.*, 1860, p. 165). Les commencements de l'appareil vasculaire du parenchyme du corps consistent en canaux très-fins qui d'après G. Wagener, forment par leurs ramifications réciproques des réseaux chez le *Distomum dimorphum* (*Arch. Anat. Phys.*, 1852), et ne paraissent pas rares ailleurs. Le système richement réticulé et fermé de tous côtés que le même auteur a décrit chez l'*Amphiptyches urna*, peut être rangé dans la même catégorie. De même que chez les Cestodes, la partie du système formée des ramifications les plus fines, est aussi chez les Trématodes, pourvue de longs cils ondulants et isolés, qui correspondent complétement à ce qui se trouve chez les Turbellariées. Les ouvertures du système de canaux qui font saillie dans la cavité générale ont été vues par Thiry (*Zeits. Zool.*, X, p. 271) dans les états du développement (formes Sporocystes et Rédies) du *Distomum cygnoïdes*. Dans les larves (Cercaires) des Distomes, le système vasculaire s'étend aussi dans l'appendice caudal, comme cela résulte des indications de Lavalette. Thiry a aussi montré dans la queue d'une Cercaire (*C. macrocerca*), un canal dépendant de la vésicule terminale de l'appareil vasculaire, de sorte que ce n'est pas chez les Cestodes seulement qu'une portion provisoire du corps peut se trouver être en connexion avec le système canaliculaire des animaux complétement développés. Dans quelques Cercaires, l'orifice du système canaliculaire se trouve même placé sur la queue. La partie impaire, résultat de la fusion des deux canaux longitudinaux, se divise d'après les observations de Wagener en deux branches dans la queue, qui, après un trajet de longueur différente, s'ouvrent par des bouches distinctes.

Les concrétions solides qui se trouvent dans le système canaliculaire de beaucoup de Trématodes et de Cestodes, ont une forme le plus souvent sphérique, et paraissent fréquemment comme formées de couches concentriques. Elles sont surtout de nature calcaire, et souvent, principalement chez les Cestodes, si nombreuses sur toutes les parties du corps, qu'elles communiquent à l'animal un aspect blanchâtre. Leur présence, chez ces derniers, entre les couches musculaires du corps, indique une ramification extraordinairement riche dans la partie correspondante du système canaliculaire. La question de savoir si ces concrétions arrivent au dehors au moyen des autres parties de l'appareil excréteur, ou si elles restent dans les ampoules des canaux terminaux, pour y être enlevées par l'échange incessant des matériaux de l'organisme, est encore douteuse. Plusieurs circonstances semblent témoigner en faveur de la dernière opinion. En effet, tantôt il y a une disproportion entre la largeur du canal terminal et le volume du corpuscule, qui s'oppose au passage de ce dernier dans le reste du système canaliculaire; tantôt ces concrétions manquent précisément dans les parties les plus larges du système canaliculaire des Cestodes ou Trématodes, qui sont caractérisées par la présence de ces corpuscules.

D'après les recherches de Claparède (*Zool. Zeit.*, IX, p. 99), auquel nous devons les premières démonstrations exactes sur cet ordre de faits, il existe précisément dans les troncs latéraux du système canaliculaire une masse granuleuse beaucoup plus fine (*Tétracotyle*) qu'elle ne l'est dans les ramifications déliées. On ne saurait donc encore porter aucun jugement certain sur la question.

En ce qui concerne les troncs principaux, leur extension chez les Trématodes dépend de la vésicule terminale. Si elle est divisée, ses deux moitiés occupent la situation des troncs principaux; l'élargissement peut gagner les ramifications. Il faut donc admettre qu'une portion tantôt plus grosse, tantôt plus petite des troncs latéraux peut se transformer en une autre partie, qui est la vésicule terminale. Cette dernière paraît ou simple, lorsque les troncs latéraux conservent sur un long trajet leur indépendance, ou double, lorsqu'elle est formée par les deux troncs latéraux, ou enfin elle manque complétement, et alors les troncs latéraux possèdent toutes les propriétés de la vésicule terminale. Comme ils sont réunis ou à leur ouverture ou plus loin, ils constituent des passages entre les cas précédents. Il n'y a dans la règle que deux troncs latéraux, mais le *Gyrodactylus* semble faire exception, car on en présente quatre, qui marchent par paires. Comme pourtant il n'y en a que deux, les plus forts, qui se réunissent à un orifice commun placé en avant du disque d'adhérence de l'extrémité postérieure du corps (sans former aucune dilatation), il est possible que la seconde paire plus mince, se trouve être en connexion avec la première.

Dans la partie élargie du système de canaux de certains Trématodes il y a des granules plus ou moins fins ou grossiers, ces derniers se trouvant correspondre à ceux qui, chez d'autres Trématodes, occupent les ampoules terminales, et on peut voir comment ils sont expulsés au dehors par les contractions de ces parties. Dans quelques cas les troncs longitudinaux ont une structure glandulaire. Lorsque la formation des concrétions n'a pas lieu par les parois des troncs longitudinaux, comme dans le cas précité, elles peuvent aussi prendre naissance dans les troncs mêmes ou leurs ramifications, probablement par précipitation de substances contenues dans les liquides remplissant les canaux. La signification excrétoire de l'appareil se reconnaît alors avec certitude, et la découverte faite par Lieberkühn (*Arch. Anat. & Phys.*, 1862, p. 561) d'une substance très-voisine de celle qui se trouve dans les matières excrétées par d'autres organismes (guanine) précise encore d'une manière plus déterminée la nature de l'excrétion.

Les dispositions excrétoires des canaux latéraux des *Nématodes* sont encore inconnues. La nature glandulaire des parois peut être déduite de la présence de nombreuses masses de granules, mais des observations précises sur la sortie d'une excrétion nous manquent. Ces vaisseaux latéraux font totalement défaut dans certains Nématodes. D'autres (*Strongylus auricularis* d'après G. Wagener, *Arch. Anat. et Phys.*, 1857, p. 363) présentent des ramifications sous forme de branches latérales partant des troncs longitudinaux. Quant à l'organe rubaniforme décrit dans les Filaires par de Siebold (*Anat. Comp.*, I, p. 155) et étudié ensuite par Schneider, il est encore douteux de savoir s'il doit être rapporté aux canaux latéraux. (Consultez, sur ces organes des Nématodes, le travail de Schneider, *Arch. Anat. Phys.*, 1858, p. 426.)

La cavité du corps étant toujours distincte chez les *Rotifères*, les rapports des organes excréteurs au reste de l'organisme sont, chez ces animaux, mieux définis que chez les Vers plats. Les branches partant des troncs principaux s'ouvrent librement dans la cavité générale du corps et sont, comme l'a reconnu en premier Leydig, ordinairement élargis et pourvus de cils, qui déterminent un courant dirigé vers l'intérieur. Ces vaisseaux latéraux possèdent sur leur trajet quelques cils isolés plus longs (flammes vibratiles), qui manquent sur les troncs principaux. Par contre, les parois de ces derniers se modifient de manière à ce que la partie devienne un organe sécrétoire. Des cellules avec un contenu de granulations fines ou grossières, peuvent être reconnues ici ; il s'accumule même souvent de grands amas de granules dans la lumière du tronc principal. La vésicule terminale et contractile qui s'ouvre avec l'intestin dans un cloaque commun est, d'après Cohn, divisé chez le *Conochilus* en deux portions placées l'une derrière l'autre.

En ce qui concerne la fonction de cet organe on peut conclure, de la diversité de ses différentes parties, qu'elle n'est au moins pas partout la même. S'il est établi que ce sont des appareils excréteurs, la présence d'orifices internes doit incontestablement produire ou une introduction d'eau dans la cavité générale, ou la sortie des liquides qui s'y trouvent enfermés. Comme la cavité générale communique directement en dehors par une autre ouverture, les canaux doivent être chargés d'une élimination, comme semble l'indiquer la direction des cils qui s'agitent dans leur intérieur. En tous cas, nous n'avons pas à faire à un organe excréteur simple, et la désignation de « système vasculaire aquifère » n'est pas mal choisie. Cela n'exclut point l'entrée de l'eau par la vésicule malgré la direction contraire des cils. Cette introduction paraît se faire aussi chez les Turbellariées, car du moins la diminution de volume qui résulte de la contraction du corps de l'animal, et sa prompte dilatation ne peuvent être effectués que par une expulsion et une rentrée d'eau.

Chez les *Cestodes* on observe même directement que la vésicule terminale est le siége de contractions péristaltiques qui marchent d'arrière en avant, de sorte que son contenu est chassé dans le tronc longitudinal qui y débouche. M. Schultze (*Zeit. Zool.*, IV, p. 188) estime que cet appareil participe chez les Cestodes à la nutrition, car le liquide n'est pas de l'eau pure, mais contient des substances nutritives dissoutes. Des portions solides du contenu intestinal ne paraissent pas d'ailleurs y pénétrer.

En ce qui concerne l'autre forme d'organes excréteurs des *Rotifères*, ils ont déjà été vus par Ehrenberg, qui les caractérise en général comme des corps glandulaires, mais sans entrer dans plus de détails sur leur signification. Il les vit chez les *Lacinularia*, *Stephanoceros*, *Floscularia*, *Notommata*, etc. Leydig a mis dans son vrai jour la valeur physiologique de ces organes larvaires, en les considérant comme des organes d'excrétion dont les cellules contiennent des objets solides ayant la nature de concrétions uriques. Il ajoute que l'accumulation des produits uriques dans l'extrémité de l'intestin se fait de la même manière que chez les *Insectes* à métamorphoses complètes, où une sécrétion urique qui s'est accumulée pendant sommeil de la Chrysalide dans le gros intestin est expulsée au dehors, lors de l'éclosion de l'Insecte parfait. Comme les amas uriques des *Rotifères* ne se trouvent que dans l'embryon et les premiers états de la vie, on peut considérer l'organe comme analogue d'un rein primitif. Chez les mâles d'*Enteroplea*, *Notommata granularis* et *Diglena granularis*, ces organes d'excrétion font défaut d'après Leydig, fait qu'on peut rapprocher de la formation rudimentaire de l'appareil de nutrition (Leydig, *Zeit. Zool.*, VI, p. 92).

Il est plus que douteux que les conformations décrites chez les *Tuniciers* comme organes excréteurs doivent être considérées comme les homologues de ce que nous trouvons chez les Vers. On y remarque notamment des cellules renfermant des concrétions, qui constituent un organe entourant l'intestin, mais dont la nature plus intime est encore inconnue. Ces cellules correspondant par leur position aux canaux réticulés des *Salpes* et du *Doliolum*, il serait alors vraisemblable qu'on dût ranger, au moins morphologiquement, ce tissu réticulé parmi les appareils excréteurs. Mais nous ne pouvons en aucune manière porter un jugement définitif, et sa signification excrétoire est d'autant plus douteuse, que l'organe débouche par une ouverture dans l'intestin buccal.

Consultez, sur les organes excréteurs des Ascidies, Krohn, *Arch. An. Phys.*, 1852, p. 324. On ne connaît rien de plus précis sur l'ouverture de cet organe, et les rapports des vésicules avec le tissu finement réticulé aperçu par Krohn. — Cet organe qui se présente « chez tous les *Phallusiens*, comme entourant l'ensemble du canal digestif, depuis la bouche à l'anus, et sur lequel il forme une couche compacte d'une coloration jaunâtre et parsemée de points blancs, » ne doit point être confondu avec l'autre appareil, qui repose également sur l'intestin et que nous avons considéré plus haut comme étant un foie.

§ 89.

On doit distinguer chez les *Géphyrées* deux sortes d'organes excréteurs différents. Quoique dans la règle tous deux soient présents ensemble, ils se partagent cependant fonctionnellement de telle sorte, que l'un est toujours chargé de la fonction excrétoire, tandis que l'autre se trouve en rapports avec d'autres organes.

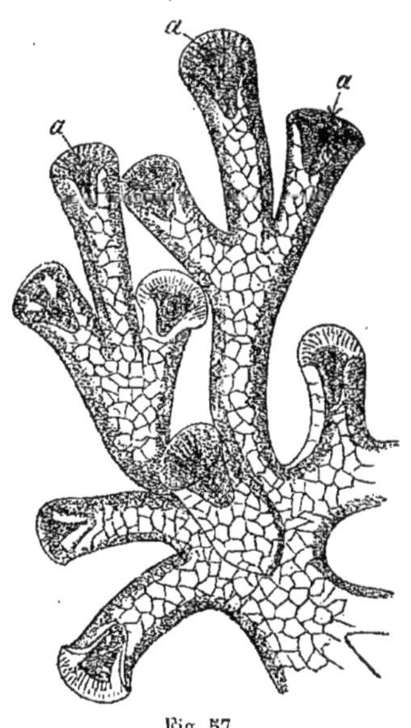

Fig. 57.

Une forme des organes que nous avons à considérer rapproche les Géphyrées d'états inférieurs, en ce que leur disposition est en rapport avec la formation de métamères incomplets ou seulement extérieurement développés. Les organes sont formés de tubes qui s'ouvrent à l'extrémité de l'intestin (*fig.* 46, *g*, p. 207) et sont du moins là où on les connaît le mieux (*Bonellia*), pourvus de nombreux entonnoirs ciliés. Ces formations qui ressemblent aux orifices internes des appareils excréteurs les Rotifères et des Annélides (*fig.* 57, *a*), sont réunies en touffes sur chacun des deux tubes. Dans d'autres cas les tubes seuls existent, mais sont privés d'appendices ramifiés (*Echiurus*) et dans d'autres enfin il y a formation rétrograde complète. On

Fig. 57. — Fragment d'un rameau de l'organe excréteur du *Bonellia viridis* (comp. *fig.* 46); *a*, orifices vibratiles. (D'après Lacaze-Duthiers.)

peut rattacher ces organes à ceux qui existent chez les Echinodermes; les tubes fermés correspondraient à ceux des Holothuries, et ceux pourvus d'ouvertures intérieures aux organes des Synaptes. En tous cas, nous avons à reconnaître dans la forme des organes excréteurs des Géphyrées, une disposition commune à un cercle plus grand, et qui se continue d'une forme souche d'un côté jusqu'aux Géphyrées, et de l'autre aux Echinodermes. Nous devons déduire de la différence dans leur conformation, une différence dans la fonction des organes chez les Géphyrées. L'excrétion paraît être plus certaine chez les Bonellia, où les parois des ramifications sont de nature glandulaire.

L'autre forme consiste en tubes disposés par paires s'ouvrant à la face ventrale, et qu'on peut comparer aux organes excréteurs segmentaires ou canaux en lacets des Annélides, dont ils représentent un état de forme plus simple. On n'en trouve qu'une paire (*Sipunculus*), ou un petit nombre de paires (*Thalassema, Sternaspis, Echiurus*), fait qui est en harmonie avec le peu de développement des métamères chez les Géphyrées comparés aux Annélides.

On ne connaît avec certitude que chez quelques-uns des ouvertures intérieures dans la cavité du corps; elles sont alors situées près de l'insertion du tube sur la paroi du corps, et servent chez beaucoup à la reproduction, en ce qu'elles constituent le passage de sortie des produits sexuels. La plus grande partie du tube, notamment la portion terminale du cæcum qui, en arrière de l'ouverture interne, paraît chez les Siponculides remplir une fonction excrétoire, est dans la règle caractérisée par une coloration brunâtre. Dans d'autres, le tube entier fonctionne pour la propagation, car il résulte de nombreuses données concordantes qu'il renferme des produits sexuels. Pendant que le plus souvent ces organes se comportent d'une manière semblable et se correspondent dans l'une et l'autre direction, ils sont dans quelques cas isolés (*Sternaspis*) affectés par une division du travail, la paire postérieure des tubes servant à des fonctions reproductrices, l'antérieure à des fonctions excrétoires. Nous avons là un point d'appui plus défini pour l'appréciation morphologique des organes, car la diversité des fonctions jusque là observée sur des genres différents apparaît ici chez le même individu.

L'existence des deux formes précitées d'organes excréteurs place les *Géphyrées* dans une situation parmi les Vers, qui est digne d'attention. Bien que nous ne soyons pas encore à même de la définir d'une manière complète, il n'en est pas moins évident que la présence des organes d'une des formes les rapproche autant des Vers inférieurs que l'apparition de ceux de l'autre rappelle les Vers supérieurs.

De nouvelles recherches exactes seraient nécessaires pour déterminer jusqu'à quel point ces sortes d'organes sont répandues. Les tubes s'ouvrant dans le rectum manquent chez les Siponculides, Sternaspides et Thalassèmes. Mais, comme dans les premiers, on connaît des cæcums courts qui se trouvent très-près de la partie rectale de l'intestin, on est en droit de se demander si, sous ces figures rudimentaires, ne se cachent pas les organes développés chez les *Bonellia* et *Echiurus*. Les autres organes qui s'ouvrent dans la partie antérieure de l'intestin réclament encore des recherches plus précises; car, en dehors d'une courte notice de Semper (*Zeit. Zool.*, IX), dans laquelle, à côté de la confirmation d'un orifice interne, l'auteur soutient la nature excrétoire de l'organe, nous n'avons que des observations tendant à lui attribuer des fonctions dans la reproduction. (Voy. plus bas les organes sexuels, à propos desquels nous aurons à prendre en considération les autres conditions morphologiques de cet appareil.) Les fonctions d'excrétion de la paire de tubes antérieurs soudés sont plus faciles à saisir chez le *Sternaspis*. Tandis que les postérieurs sont remplis d'œufs, les antérieurs renferment un contenu granuleux, consistant en cellules emprisonnant un corps jaune (M. Müller, *De vermibus*, etc., p. 6). Ne seraient-ce point là des concrétions telles qu'on les trouve, par exemple, dans les reins des Gastéropodes?

Comme nous trouvons dans les deux espèces d'organes excréteurs des dispositions concordantes par leurs points essentiels, et ne présentant de différences plus importantes que par leurs rapports avec le corps, leur situation et leur mode de connexion, on peut se demander si ces organes sont homodynames. A première vue, la réponse la plus vraisemblable paraît être la négative; et cependant plusieurs considérations conduisent à un résultat opposé. La forme des organes s'ouvrant à l'extrémité du corps opposée à la bouche doit être considérée comme primordiale (Vers plats, etc.); l'autre forme segmentaire où les canaux débouchent par paires dans les segments, n'a été acquise que par la formation des métamères. Il est bien vrai qu'avec la formation graduelle des métamères une répétition des organes a lieu dans les parties nouvellement formées, — mais comme les métamères de formation nouvelle ont surgi entre les portions antérieure et postérieure du corps primitif, les organes ne seront point en rapports aussi exacts avec ces métamères nouveaux, que ceux qui existaient dans les anciens devenus actuellement terminaux. Dans les derniers particulièrement, qui proviennent de l'organisme primordialement non segmenté, des parties peuvent se conserver dans leurs rapports primitifs, dont les homodynames nouvellement formés peuvent être modifiés par leur évolution et leur adaptation aux métamères intermédiaires. En ce qui concerne particulièrement nos organes, il est clair qu'ensuite d'une répétition causée par la formation métamérique, la paire de tubes ne peut plus se réunir avec l'intestin en un cloaque sur le segment intermédiaire nouveau, mais qu'elle doit acquérir des orifices indépendants, et c'est ainsi que nous arrivons à la forme segmentée de l'appareil excréteur.

On ne peut guère faire entrer dans la série morphologique des organes que nous poursuivons à travers l'embranchement des Vers, les organes excréteurs des *Acanthocéphales*. Sous le nom de lemnisques, ils sont situés dans la partie antérieure du corps des Échinorhynques sous la forme de deux lamelles longitudinales, entre la couche vasculaire des téguments et celle des muscles. Ils n'ont pas d'ouverture à l'extérieur, de même qu'en dehors des vaisseaux qui s'y ramifient (voy. p. 228), ils ne comprennent aucune cavité interne. Des masses granuleuses obscures, situées entre les vaisseaux, autorisent la supposition d'un appareil excréteur.

§ 90.

Les organes excréteurs ne présentent que peu de nouvelles dispositions chez les *Annélides*. Constitués en général comme chez les Rotifères et les Vers plats, ils sont répétés dans chaque segment, et régulièrement distribués les deux côtés; par leur forme, ils ressemblent aux organes que nous avons déjà, dans les Géphyrées, désignés comme segmentaires. Ces organes consistent en un canal empelotonné ou en lacet, qui possède, dans la plupart des cas, un orifice interne de forme variée toujours cilié, et s'ouvre à la surface du corps par son autre extrémité. On peut fréquemment observer dans ce canal diverses subdivisions qui se distinguent, soit par le calibre, soit par la nature de leurs parois ou des appendices accessoires qu'elles portent, et correspondent en général aux trois parties que nous avons reconnues chez les Vers plats et les Rotifères. La portion la plus intérieure où se trouve l'ouverture qui conduit dans la cavité du corps est, dans la règle, la plus considérable et caractérisée par une embouchure en forme d'entonnoir ou de rosette (*fig.* 58). On constate sur la paroi de la partie suivante une structure glandulaire. La troisième, souvent élargie, possède fréquemment une couche musculaire, et débouche presque toujours au dehors par le côté de la face ventrale. L'extension de ces diverses portions offre de grandes différences, et leur distinction est souvent impossible, le canal étant assez uniforme dans toute sa longueur. Les usages de cet organe sont, comme chez les autres Vers, loin d'être exclusivement excréteurs, car nous les trouvons souvent servant à des fonctions avec lesquelles elles n'ont rien de commun chez les autres Vers.

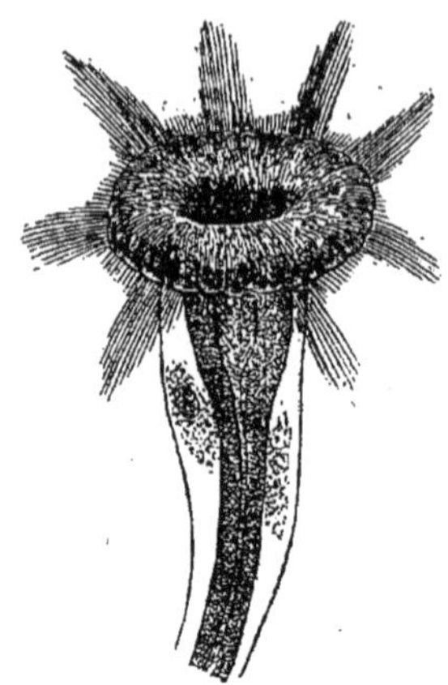
Fig. 58.

Ces organes ont leurs précurseurs dans les formes embryonnaires des *Hirudinées*, où, indépendamment de la bande primitive dont se forment les canaux en lacets permanents, il existe dans la moitié postérieure de la face ventrale, trois paires de ces derniers canaux (Leuckart). Les précurseurs possèdent une structure semblable, quoique plus simple, à celle des permanents, et disparaissent après le développement de ceux-ci. Ces faits importants indiquent que les canaux en lacets des Annélides, ne doivent être regardés immédiatement comme des homologues des organes excréteurs des Vers inférieurs, et suscitent en même temps une difficulté pour la comparaison de ces organes parmi les Annélides. On peut en effet se demander si les canaux en lacets des animaux chez lesquels il n'y a pas de pareilles conformations primordiales, doivent être comparés aux canaux en lacets définitifs des Hirudinées, ou seulement aux primitifs. Pour les Vers comme pour les Vertébrés, ou une question analogue s'est présentée, l'histoire du développement embryologique pourra seule fournir une solution.

Les *Hirudinées* présentent une diversification importante dans la disposition de ces organes, en ce que dans une de leurs subdivisions, les canaux dont nous parlons, sont privés de l'orifice interne. Ils commencent alors par une portion fermée, qui a la forme d'une boucle, et qui consiste en de nombreux canaux labyrinthiformes réunis entre eux (*Hirudo*). Un canal isolé se détache de l'organe, et va s'ouvrir par une dilatation vésiculiforme à la surface du corps (*fig.* 30, *B*, page 167). Chez d'autres (*Clepsine*, *Nephelis*), la portion labyrinthiforme existe également, mais il y a une ouverture intérieure qui pénètre dans les sinus sanguins latéraux. Cette portion est fort réduite chez d'autres (*Branchiobdella*), et la plus grande partie de chaque organe est formée de canaux représentant un double lacet. Lorsque l'ouverture interne donne dans la cavité générale, séparée du

Fig. 58. — Orifice interne d'un canal en lacet de *Branchiobdella*.

système vasculaire sanguin, les conditions sont celles que présentent les Scoléines.

Une division de ces derniers, — celle des *Limicoles*, — est surtout remarquable par ce fait qu'on peut y distinguer deux états de canaux en lacets. Les uns constituent un canal d'un calibre assez égal, qui parcourt une masse cellulaire en décrivant de nombreuses flexions. Ces canaux traversent par leur extrémité qui porte l'orifice, toujours la cloison de la cavité générale qui est au-devant d'eux ; de sorte que chaque paire de ces canaux se trouve ainsi en rapports avec deux segments du corps, dont l'un contient la partie qui conduit au dehors, l'autre l'orifice interne. Cette conformation, qui est répandue dans ces conditions sur la plupart des segments, manque sur ceux qu'occupe l'appareil générateur. On trouve alors à la place de simples canaux en lacets des conformations plus compliquées et beaucoup plus étendues, qui répètent les premiers par leur structure, mais fonctionnent en même temps comme conduits du sperme. Il ne peut y avoir aucun doute que ces organes ne dérivent également de canaux en lacets, qui se sont modifiés d'une manière correspondante à leurs autres fonctions. Ces canaux forment encore outre ces conduits séminaux, d'autres parties d'organes de reproduction, ainsi que nous l'ont appris les recherches de Claparède.

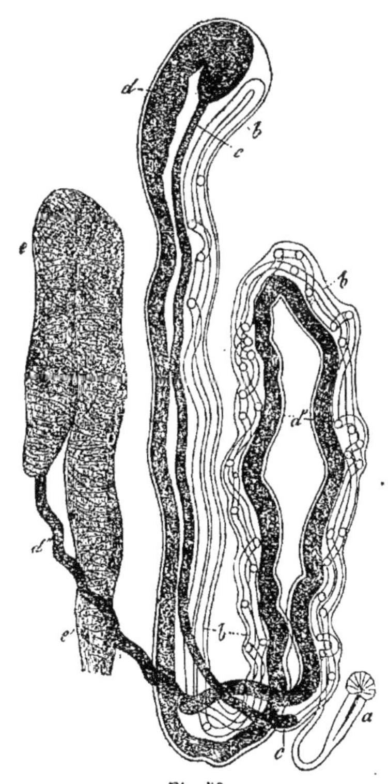

Fig. 59.

Chez les Scoléines qui habitent dans le sol (*Lombricides*), ces transformations n'ont pas lieu, car les mêmes canaux en lacets se trouvent aussi bien dans les segments génitaux que dans les autres. Par contre, l'appareil prend une conformation plus complexe ensuite d'une expression plus nette des divers segments, et de l'arrangement de ses parties. Chaque canal représente plusieurs replis montants et descendants qui sont intimement reliés entre eux, et sont enveloppés d'un réseau vasculaire commun et serré. On peut y distinguer diverses portions ayant une signification différente. Si nous allons du dedans au dehors, nous trouvons que la portion qui suit l'ouverture élargie, infundibuliforme et revêtue de longs cils vibratiles (*fig.* 59, *a*), est à minces parois et garnie de cils sur certains points (*b*, *b*, *b*). Le mouvement de ces derniers détermine un courant dirigé vers le dehors. Après de nombreux re-

Fig. 59. — Canal en lacet de *Lumbricus*, un peu grossi ; *a*, ouverture interne ; *b*, *b*, *b*, parties du canal disposées en deux lacets ; *c*, *c*, partie plus étroite avec parois glandulaires ; *d*, partie élargie qui est plus étroite en *d'*, et se continue en *d''* avec une portion musculaire terminale *e* ; *e'*, ouverture externe.

plis, cette partie du canal passe à une autre (*c*) par un changement dans ses parois. Sa lumière est augmentée (*d*), et des concrétions finement granuleuses qui occupent les cellules de la paroi environnante lui communiquent par place un aspect blanchâtre. Cette partie se prolonge en serpentant (*d'*) et s'élargit tout à coup (*d''*) en une autre à parois musculaires (*e*), qui, après une simple inflexion, se rend à la paroi du corps (*e'*) pour s'ouvrir au dehors.

Les formes les plus simples des canaux en lacet prédominent chez les *Chætopodes*. Les canaux isolés constituent tantôt des corps en forme de pelotons, tantôt moins fortement enroulés. Les ouvertures internes infundibuliformes observées chez beaucoup se comportent chez quelques-uns (*Alciope*) vis-à-vis des cloisons de la cavité du corps comme chez les Scoléines limicoles. Les rapports avec l'appareil sexuel sont également reconnaissables chez beaucoup. Ces organes paraissent chez les *Tomopteris*, être réduits à des canaux courts commençant à l'intérieur de la cavité générale par une rosette ciliée. Chez les *Polygordius* ils sont également simples, mais ils traversent une cloison.

Outre les rapports que les canaux en lacets des Annélides ont avec les organes générateurs tantôt sur des points circonscrits, tantôt sur une plus grande étendue, rapports plutôt secondaires, il faut prendre en considération leur connexion avec l'excrétion, ainsi qu'avec l'entrée et l'expulsion de l'eau. Quant à l'excrétion, ces canaux ont ou leurs parois tapissées d'un tissu glandulaire, ou reçoivent directement des ouvertures de glandes, et ressemblent ainsi aux troncs principaux des organes d'excrétion chez les Trématodes. Les rapports du liquide péri-entérique avec le milieu ambiant, soit par la sortie du premier ou l'introduction du dernier, s'effectuent par l'ouverture interne des canaux en lacets qui paraissent cependant manquer quelquefois. Comme le sens du mouvement vibratile des canaux ou des orifices internes est dans presque tous les cas dirigé au dehors, on peut admettre que les liquides ne sont mus que dans cette direction. Pour établir ceci, il faut encore des observations plus précises, car il est aussi possible que des liquides soient conduits vers l'intérieur, et dans ce cas les cils auraient pour usage d'empêcher le passage des corps solides. Les cas de cette nature, qui paraissent indiquer une introduction d'eau, sont spécialement ceux où l'orifice intérieur de l'organe en question, est entouré de cils (chez le *Capitella*, par exemple).

Les ouvertures intérieures des organes excréteurs (ou organes segmentaires, d'après Williams) des *Hirudinées*, que de Siebold a le premier reconnues, ont été démontrées par Leydig comme étant en rapport avec les canaux en lacets (*Zeit. Zool.*, III, p. 32), leur homologie générale avec ceux des Scoléines ayant pu en même temps être établie. La partie labyrinthiforme est formée d'une agrégation de grandes cellules, entre lesquelles se développe le réseau de canaux transparents. Les parois de ces derniers sont immédiatement formées par ces cellules, de manière à ce que chacune d'elles participe à la constitution de deux, trois ou plus de cavités canaliculaires voisines. Les cellules contiennent une substance finement granuleuse, qui est très-abondante chez les *Branchiobdella*. La partie disposée en lacet porte, chez ce dernier genre, un revêtement de cils vibratiles, qui semble disparaître sur les canaux réunis en labyrinthe, — aussi chez d'autres sangsues. — Chez les sangsues à trompe, les orifices internes de ces organes s'ouvrent dans le système sanguin, — circonstance qui paraît peu propre à justifier pour ces canaux un transport exclusif de liquides.

Quant au nombre de ces organes, on en trouve dix-sept paires chez l'*Hirudo* et autres, et deux paires seulement chez le *Branchiobdella*. En ce qui concerne les canaux en lacets primordiaux découverts par Leuckart (*Parasiten*) chez la sangsue, il est à remarquer qu'ils sont également pourvus d'une ouverture extérieure, et, comme les permanents, manquent d'une ouverture interne; ils concordent encore avec eux par la formation de rameaux anastomosés. Leuckart présume qu'ils ne font pas défaut, chez d'autres Hirudinées, et il tire cette conclusion de la présence de trois ou six grandes cellules qui occupent à l'extrémité du cordon ventral, la même situation (*Nephelis, Clepsine*) que les organes primitifs chez les embryons d'Hirudo.

Comme chez les Hirudinées, les organes en lacets des *Scoléines* ont été considérés d'abord comme des glandes muqueuses ou comme des organes respiratoires. Chez les Scoléines habitant la vase (*Tubifex, Nais, Æolosoma*, etc.), c'est Leydig qui a fourni les premières connaissances anatomiques. J'ai étudié les canaux fort compliqués chez le Lombric (*Zeit. Zool.*, IV, p. 221); Williams (*Report on British Annelides*, dans: *Transactions of the British Association*, 1852; et *Transact. of Royal Society*, 1853, part. I, p. 93) a augmenté nos connaissances sur ce sujet, bien que sa manière de les comprendre n'ait pas été généralement acceptée. Les recherches de Claparède sur les *Oligochætes* ont jeté du jour sur la signification de ces organes, en nous faisant comprendre les transformations qu'ils subissent chez les Scoléines limicoles par leur participation aux fonctions des organes générateurs.

Tout cela rend vraisemblable que, non-seulement les conduits déférents du sperme, mais encore le réceptacle séminal, dérivent des canaux en lacets. Tandis que pour les premiers il aura fallu une paire complète de canaux, le réceptacle séminal ne se sera formé qu'aux dépens de la partie terminale d'une autre paire, ordinairement la précédente; par contre, la portion interne du canal ne se développe pas ou n'entre pas en communication avec la partie formant le réceptacle séminal. Cette conception ne s'appuie pas seulement sur l'absence des canaux en lacets dans les métamères pourvus des organes transformés, mais aussi sur l'identité des ouvertures avec celles des canaux à lacets. Chez quelques Vers (*Lumbriculus, Stylodrilus, Trichodrilus*), la répartition d'une paire de canaux en lacets transformés, sur deux métamères, est à un haut point digne de remarque. Dans le segment du corps contenant une paire de réceptacles séminaux, sont placés notamment les origines de deux vaisseaux déférents qui se rendent dans le segment voisin, pour s'y réunir aux canaux en lacets, transformés en vaisseaux déférents complets. C'est ainsi que naissent des canaux déférents qui présentent deux ouvertures intérieures sur deux segments successifs. L'une de ces ouvertures appartient à la souche typique des canaux en lacets, l'autre au type des canaux dont l'extrémité extérieure est modifiée en réceptacle séminal (*Trichodrilus*).

Outre que les parois des canaux ont une nature glandulaire semblable à celle que nous avons décrite dans certaines portions des canaux en lacets des Lombricides, et que cette structure soit assez répandue chez les Scoléines limicoles, nous y rencontrons d'autres conditions qui ont de l'importance quant au caractère sécrétoire de ces organes. Diverses sections sont notamment pourvues de cellules glandulaires. Tantôt, comme Leydig l'a figuré chez le *Tubifex* (*Zeit. Zool.*, III, p. 322), c'est une portion terminale qui porte en avant de son élargissement vésiculaire des cellules glandulaires pédicellées; tantôt une masse globuleuse de cellules située au commencement derrière l'ouverture infundibuliforme (*Lumbriculus, Trichodrilus*, d'après Claparède). Enfin une portion du canal peut être entourée de grandes cellules comme dans le *Limnodrilus*, disposition qui rappelle la partie labyrinthiforme des Hirudinées, à cette différence près, que, chez ces dernières, un canal simple traverse en serpentant la masse cellulaire, tandis que, chez le premier, le canal y forme une foule d'anastomoses. Les canaux en lacets constituent des conformations glandulaires complètes là où leurs replis sont enfouis dans une masse cellulaire granuleuse formant un tout compact (*Phreoryctes, Pachydrilus, Enchytræus*). Dans la plupart des cas, les canaux sont revêtus, au moins sur de grandes étendues, de cils vibratiles, dont la direction va de dedans en dehors. A l'exception des six segments antérieurs du corps, il y en a sur tous les autres qui n'ont pas éprouvé les modifications mentionnées plus haut. Ils manquent parfois aussi sur les segments voisins.

Les canaux en lacets correspondent d'une manière générale, chez les *Chætopodes*, à ce qu'ils sont chez les Scoléines; cependant, comme la différenciation de quelques-unes de leurs parties en organes servant à la reproduction est moins prononcée, ils sont plus uniformes. Là où on a plus exactement étudié les relations avec les appareils générateurs, comme Hering l'a fait chez les Alciopées (*De Alcioparum partibus genitalibus organisque excretoriis*. Lips., 1860), et d'autres auteurs depuis, on a trouvé un grand nombre de canaux remplissant cette fonction. L'ouverture se trouve ici sur la face dorsale, comme chez le *Capitella*.

Il faut peut-être compter au nombre des organes excréteurs des Annélides les tubes glandulaires qui occupent la partie antérieure du corps des *Tubicoles* et s'ouvrent à la face ventrale des premiers segments. Si ces organes fonctionnent comme des glandes, dont la sécrétion sert à la formation du tube, cela n'exclut pas qu'ils puissent provenir des mêmes parties qui, chez les autres Annélides, remplissent les fonctions les plus diverses. Cependant les faits morphologiques certains à l'appui de cette manière de voir nous manquent encore. On trouve ces glandes chez les Térébelles et les Sabelles sous forme d'organes apparents, parfois lobés, se développant de bonne heure chez l'embryon, où ils présentent des cils vibratiles. On observe les cils encore plus tard chez le *Protula* dans le conduit déférent qui réunit les deux glandes. Lorsque, comme l'indique Claparède, ce conduit s'ouvre dans la bouche, peut-être ne convient-il pas de considérer ces organes comme excréteurs. Il en serait de même pour deux tubes enroulés qui se trouvent situés dans la partie antérieure du corps du *Siphonostomum*, et que Quatrefages considère comme étant des glandes salivaires.

ORGANES DE LA REPRODUCTION

Reproduction asexuelle.

§ 91.

La *reproduction asexuelle* joue encore chez les Vers un rôle important dans les formes les plus différentes, et dans beaucoup de divisions se combine avec la génération sexuelle pour former des cycles compliqués de développement. Lorsque de nombreuses séries de générations provenant d'un embryon issu d'une reproduction sexuelle, se propagent asexuellement, par germes ou bourgeons, la différenciation sexuelle qui apparaît dans une génération ultérieure, passe presque à l'arrière-plan, et ne concourt avec la reproduction asexuelle qu'en fournissant en quantité des éléments de formation. La reproduction asexuelle se faisant dans certains cas par des organes spéciaux, et l'organisation des états asexuels ayant été traitée déjà, il est nécessaire d'avoir égard au mode de naissance, et d'examiner ici les phénomènes principaux de la génération asexuelle.

On peut, d'après le degré d'élévation auquel se trouve l'organisme qui se reproduit asexuellement, distinguer plusieurs modes de propagation fort différents entre eux. Ainsi on distingue les modes de multiplication que présentent les organismes encore non développés, de ceux qui se manifestent chez ceux qui le sont complétement. Ces derniers pouvant être de nouveau divisés en deux groupes sous le rapport de leurs modes de propagation, nous avons donc en somme trois formes principales à établir.

I. Les Vers nous offrent de nombreux exemples de *modes de génération qui se présentent dans le cours de l'Ontogenèse*. Nous rangeons ici les conditions que nous observons par exemple chez les *Némertiens*, où plus d'un embryon sort d'un œuf, et cela encore de manière à ce qu'une partie seulement de l'ensemble de la substance est employée par chaque embryon, le reste constituant l'enveloppe embryonnaire primitive et ne jouant qu'un rôle provisoire. On observe de la même manière chez les *Bryozoaires* la provenance de plusieurs individus d'un unique embryon, dont une portion formant l'enveloppe extérieure, est commune aux deux. La marche de la nouvelle formation correspond ici à un *procédé de bourgeonnement* dont les produits restent unis. Cette même marche se remarque chez les Ascidies parmi les *Tuniciers*. C'est une formation de bourgeons sur un corps embryonnaire, et elle détermine tantôt une production d'individus séparés (*Didemnum*), tantôt celle de souches animales spéciales. Dans ce dernier cas, l'ébauche embryonnaire se différencie graduellement en un certain nombre d'individus (*fig*. 60, 3), mais qui toujours se séparent jusqu'à un certain degré. Dans chaque individu, il se forme un sac respiratoire et les parties qui en dépendent, tandis que d'autre part la partie commune à tous devient l'ébauche d'un cloaque (*c*) (dans les Ascidies composées). De nombreux passages conduisent de cet état à celui des individus séparés, parmi lesquels on peut compter le phénomène que présente le *Pyrosoma*, abstraction faite de ses particularités.

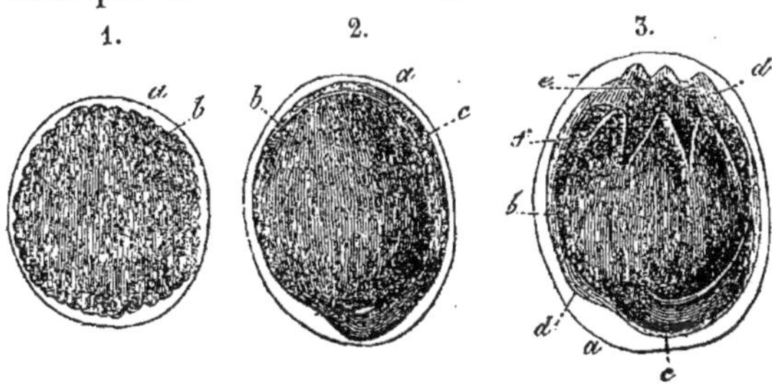

Fig. 60.

Les cas précités concordent en ceci qu'ils peuvent être déduits d'un accroissement des matériaux du vitellus, la nouvelle production s'exprimant par un bourgeonnement qui entre en jeu avant que l'embryon ait une existence indépendante. L'excédant des matériaux de l'œuf provient donc ici de l'organisme maternel.

Les phénomènes sont différents chez les *Vers plats*. Ici dans leurs conditions de parasitisme, nous observons des formes jeunes pouvant se reproduire asexuellement. On peut distinguer trois formes qui, bien que se rapprochant dans leurs premières phases, sont d'ailleurs différentes.

1. Multiplication par bourgeons internes, naissant sur le parenchyme du corps d'un animal mère (nourrice), et se développant, ou en formes semblables ou en individus dissemblables. L'histoire du développement des *Trématodes*, et surtout des Distomes, présente des exemples de ce phénomène. Il se développe dans l'œuf fécondé, un embryon qui ne se transforme point en un être semblable à l'animal mère, mais qui, sans atteindre ou revenir au type de l'organisation des Trématodes, devient un organisme en forme de sac fermé, qu'on

Fig. 60. — Développement de *Botryllus*. 1. Œuf après segmentation du vitellus; *a*, enveloppe; *b*, vitellus. 2. Différenciation de la queue *c*, de l'ébauche de l'embryon. 3. Bourgeonnement d'individus autour de l'ébauche embryonnaire, et d'une cavité commune, le cloaque; *c*, *d*, enveloppe commune. (D'après Kölliker.)

a appelé sac germinatif. On a distingué ces sacs suivant l'absence ou la présence d'une ébauche de l'intestin en « Sporocystes » (Van Beneden) et en « Rédies » (de Filippi). Il se forme dans ces sacs aux dépens de parties de leur parenchyme, qui se détachent (germes), soit de nouvelles séries de conformations semblables, ou bien d'autres êtres tout autrement construits, des Cercaires, qui ne se distinguent de la forme sexuelle complète que par la présence d'un appendice caudal mobile, et qui y passent ordinairement après un enkystement, bien que quelquefois cela ne soit pas le cas. Il y a des exemples de la formation directe de Distomes qui, ayant sauté l'état Cercaire, sont nés dans des Rédies ou Sporocystes. Il est à remarquer que ces divers états de forme, faisant partie d'un même cycle de développement, parcourent leurs phases dans des organismes différents sur lesquels ils sont parasites, ce qui doit faire croire que l'organisme qui fournit le lieu d'habitation, doit exercer quelque influence sur le parasite. Chacun des états isolés est ainsi une forme modifiée par adaptation, qui sera aussi différente que le sont les conditions d'existence extérieure de chacune. Le mode de vie occasionné par le parasitisme, en concurrence avec l'état inférieur et non encore sexuellement différencié de l'organisme fournit des raisons suffisantes pour ce genre de multiplication.

2. La deuxième forme est proche parente de la première. Elle s'en distingue par le fait que les nouveaux individus naissant dans un organisme sans sexe, ne se séparent pas, aussitôt ébauchés, du corps maternel, mais ne s'en détachent qu'après avoir peu à peu acquis une organisation déterminée. Une autre différence s'observe dans les rapports de l'organisme maternel, produisant des bourgeons. Ceux-ci se forment en dehors, et là où ils font saillie vers l'intérieur du corps bourgeonnant, ou même y pénètrent en se détachant, la surface du rejeton est toujours, bien que passagèrement, en connexion immédiate avec la surface du corps bourgeonnant. Cette marche peut être distinguée comme bourgeonnement externe de la première, qu'on peut appeler bourgeonnement interne, ou formation de germes. Le développement des *Vers Cestodes* est un exemple de ce mode. Ici encore l'état parasite accompagne le développement asexuel. Un embryon vivant libre dans l'eau ou dans le canal intestinal d'un autre organisme devient par son développement, aussitôt qu'il est arrivé dans quelque organe, un corps vésiculaire, qui peut fournir le point de départ d'états ultérieurs fort divers. Sur la face interne de la vésicule pleine de liquide, il germe une conformation mamelonnée, dans laquelle se forme ce qu'on appelle la tête du Tænia. Cette portion peut se retrousser en dehors de sa vésicule, qui se trouve ainsi derrière elle, et forme une partie du corps du Ver. Cet état représenté par la forme *Cysticerque* devient, après la perte de la vésicule, le siége d'un bourgeonnement dont nous aurons à parler plus loin. La forme Cysticerque nous présente encore des points d'attache pour d'autres rapports. Au lieu d'un seul mamelon croissant dans l'intérieur de la vésicule, la paroi de celle-ci peut en produire plusieurs qui se comportent comme les Cysticerques, et après leur séparation dans certaines circonstances de la vésicule, deviennent autant de Tænias. A cette forme (*Cœnurus*) qu'on peut consi-

dérer comme un Cysticerque à têtes multiples, on peut en rattacher encore une autre. Admettons que la vésicule produisant des bourgeons sur sa face interne, vienne à s'accroître en déposant à son extérieur des couches cuticulaires épaisses, de manière à empêcher le retroussement des bourgeons; — que ceux-ci ne se différencient pas seulement comme ceux du Cysticerque et du Cœnure, mais que devenus vésiculaires, ils produisent à leur tour de nouveaux bourgeons dans leur intérieur : nous obtiendrons ainsi la forme de l'*Echinococcus*. Celle-ci se partage encore en diverses subdivisions, suivant les rapports des bourgeons de vers naissant sur la vésicule primitive, et leur transformation en nouvelles cellules (vésicules secondaires).

Tous ces phénomènes de propagation asexuelle réunis sous la dénomination de *génération alternante*, doivent s'expliquer par le parasitisme, et ils sont d'ailleurs par le mode de leur genèse, tout à fait distincts des autres phénomènes de génération alternante. Pour saisir ce mode de conception, il faut avant tout avoir présent à l'esprit, que le parasitisme a été le résultat de rapports qui se sont graduellement établis entre deux organismes, en suite desquels le parasite a passé de l'état libre à l'état actuel. Les changements qui distinguent les organismes vivant parasitiquement, de leurs formes parentes non parasites, peuvent être déduits du parasitisme, et ainsi considérés comme constituant un état acquis. La reproduction asexuelle, qui s'intercale ici dans la génération sexuelle est donc à regarder comme l'expression d'un état inférieur d'organisation, il est vrai; mais qui correspond au parasitisme, lequel en fournit la cause déterminante.

Pour plus de détails sur ces phénomènes intéressants, consulter outre les nouveaux manuels de zoologie, les travaux de Leuckart, et surtout son ouvrage sur les Parasites.

Le mode de conception ci-dessus résumé de la génération alternante chez les Trématodes et les Cestodes peut être appuyé. D'abord les deux divisions sont à distinguer. Les états les plus simples existent chez les Trématodes; ils sont plus compliqués chez les Cestodes, lesquels, tout en étant déjà en voie de rétrogression, dérivent de formes semblables aux Trématodes. Le fait important chez les *Trématodes* est que la propagation des Sporocystes et des Rédies se fait de germes, soit de groupes de cellules qui se détachent du parenchyme du corps de ces organismes pour se développer ultérieurement dans leur intérieur. Lorsqu'on fait entrer dans le champ de recherches les conditions que présentent les *Gyrodactyles*, on y trouve comme un pont jeté vers la génération sexuelle. D'après la découverte de Siebold (*Zeit. Zool.*, I, p. 347), il se présente en effet chez le *Gyrodactylus* plusieurs générations emboîtées l'une dans l'autre, possédant la même organisation que la forme maternelle. Wagener (*Arch. An. et Phys.*, 1860, p. 768) a montré que l'animal mère, aussi bien que le premier embryon qui se trouve dans son utérus, procèdent du développement sexuel. Par contre, l'embryon qui est inclus dans l'utérus de ce premier embryon, et qui, à son tour, en contient encore un autre constituant l'ébauche d'une quatrième génération, ne présente pas une telle différenciation, tous deux paraissant être composés de cellules de forme semblable. Si donc on peut encore admettre une reproduction sexuelle pour la génération fille, elle est exclue pour les générations de la petite-fille et arrière-petite-fille. Tout ce qu'on sait actuellement indique chez ces dernières, une génération asexuelle qui est certainement remplacée plus tard par une génération sexuelle. Wagener a maintenant montré que petite-fille et arrière-petite-fille, procèdent de produits de la segmentation de l'œuf qui n'ont pas été employés pour la formation de l'animal fille, et on peut donc ainsi arriver à la conception que la fécondation de l'œuf, dont provient la fille, continue à agir sur ses dérivés. Cette hypothèse n'explique pourtant rien, car en fin de compte chaque cellule est le rejeton direct ou indirect d'un œuf fécondé. Il reste donc simplement ce fait, qu'un nouvel individu peut naître d'une partie du corps par un procédé asexuel. Dans chaque génération il n'y a qu'un seul embryon qui se forme ainsi, car les suivants naissent à la suite du développement des organes reproducteurs par voie sexuelle. Si nous comparons ce qui précède avec les phénomènes que nous présente le cycle de développement des Distomes, on peut considérer les sacs germinatifs comme analogues à ce qui se passe chez le Gyrodactyle. La différence est qu'il y a chez ce dernier une série de générations emboitées les unes dans les autres, qui ne produisent qu'une fois un embryon asexuel, pour devenir sexuelles plus tard. La marche qui chez le Gyrodactyle règle l'emboîtement des générations (troisième et quatrième), a lieu chez les Distomes hors de l'organisme maternel, et n'étant pas circonscrite à un unique individu, en produit plusieurs. Par là l'animal producteur des germes n'atteint jamais un état sexuel; il persiste dans un état qui n'est que passager chez le Gyrodactyle. Chez ce dernier la masse constituant l'embryon est anatomiquement comparable à une cellule ovulaire, tandis que les Sporocystes et les Rédies des Distomes ont entièrement perdu cette signification.

La dégénérescence de l'organisme parasite va dans quelques cas encore plus loin, et se montre accompagnée encore d'autres phénomènes de multiplication. L'accroissement des Sporocystes dans diverses directions, produit des réseaux semblables à ceux de ce remarquable parasite de nos moules d'étangs, le *Bucephalus polymorphus*, ou ceux moins développé du *Leucochloridium paradoxum*. Un étranglement de quelques parties de ces tubes représentent une multiplication par division.

Une propagation analogue à celle des sacs germinatifs des Trématodes par germes semble se manifester chez le genre *Dicyema*, encore douteux et trouvé par Krohn dans les appendices veineux des Céphalopodes (*Frorieps Notiz.* 1830.— Kölliker, *Bericht von der Zoot. Anst.* p. 59; G. Wagener, *Arch. An. Phys.*, 1867, p. 354).

Les générations asexuelles qui viennent se placer entre les générations sexuelles des Distomes, correspondent toujours à leur habitat dans l'intérieur d'hôtes spéciaux. Les genres *Monostomum*, *Amphistomum*, etc., se rattachent par leur développement aux Distomes, tandis que les genres *Tristomum, Polystomum*, etc., ne présentent aucune génération alternante.

En ce qui concerne les *Cestodes*, la génération asexuelle s'éloigne encore davantage de la génération sexuelle. Chez les Trématodes, l'œuf non fécondé du Gyrodactyle relie la propagation sexuelle avec celle qui ne l'est pas et qui se fait par des germes. Ces germes conduisent à la multiplication asexuelle des Cestodes. Les matériaux de formation pour la propagation asexuelle, qui, chez les Trématodes, émanent des parois du corps et en occupent la cavité demeurent contenus dans le corps vésiculaire du Cestode (*Cœnure* ou *Echinocoque*) jusqu'à différenciation de la tête du Ver. Le fait que celle-ci, bien que située sur la paroi interne et se présentant comme une excroissance de la vésicule, est susceptible de se retrousser au dehors, constitue encore une particularité. Cette condition s'efface chez l'*Echinococcus*, par l'étranglement des bourgeons qui se développent en vésicules filles. Les conditions de la vie sous la forme vésiculaire, que Van Beneden (*Bull. Acad. Belg.*, t. XVI) a considéré le premier comme appartenant au cycle normal du développement de quelques espèces déterminées, doivent, comme les états asexuels des Trématodes, dépendre de conditions particulières résultant de leurs mœurs parasites. Nous devons les considérer comme des états qui, par l'interposition d'un séjour défini et différent de celui qu'habite l'animal parfait, se sont intercalés dans le cours de la génération.

La forme vésiculaire prolifère ne s'observe comme phase intermédiaire du développement que chez un petit nombre d'espèces du genre *Tænia*; la forme non prolifère (celle du Cysticerque) étant par contre généralement répandue, bien que la vésicule puisse présenter des degrés très-variés de développement. Si nous admettons que ces états dans une série de générations proviennent de conditions déterminées par le parasitisme, nous comprendrons qu'elles puissent manquer dans d'autres cas. Ainsi la forme cysticerque fait vraisemblablement défaut chez les Bothryocéphales, de même que les formes dérivant du Cysticerque, les Cœnures et les Échinocoques, sont extrêmement peu répandues.

§ 92.

II. La seconde forme principale de la génération asexuelle se présente dans l'organisme complet, et ne s'effectue jamais suivant l'axe principal du corps. Des souches animales se forment par un bourgeonnement dont les produits ne se détachent ni les uns des autres ni de l'animal mère. Cet état est très-répandu chez les *Bryozoaires* et les *Tuniciers*, et dans ces derniers, chez les Ascidies composées, où un individu unique émet des jets, sur lesquels de nouveaux individus naissent par bourgeonnement. La formation des bourgeons dépend de l'appareil nutritif (système vasculaire), elle n'est point limitée à des lieux définis, fait qui concorde avec des états inférieurs, et nous rappelle ce que nous avons déjà constaté à propos de la constitution des souches dans les Cœlentérés. Une gemmification fort différente a lieu chez les Tuniciers nageants (*Salpes* et *Cyclomyariens*). Ici la gemmation se fait par l'intermédiaire d'un organe particulier, le « *Stolon prolifère.* » Cet organe chez le *Doliolum*, se présente le plus souvent comme un appendice du corps, partant de la face dorsale près de l'ouverture cloacale. Chez les Salpes et les Pyrosomes, le stolon est ventral, et au lieu de bourgeonner à l'extérieur finit par occuper une position toute différente dans une cavité placée dans le voisinage de l'intestin. L'organe prolifère des Salpes se comporte encore différemment quant à la gemmation, de celui du Doliolum. Dans ce dernier, des générations de bourgeons naissent en séries régulièrement disposées, pouvant même présenter des conditions de dimorphisme. Les gemmes sont en connexion par de courts prolongements avec le stolon. Chez les Salpes, on voit naître également sur le stolon prolifère des bourgeons, mais chacun d'eux entoure par sa base la moitié du contour du stolon, de sorte que, par la formation de deux séries de ces bourgeons, la substance de l'organe prolifère est elle-même transportée dans les corps des bourgeons. La maturation des jeunes rejetons réunis entre eux sous forme de chaîne, s'avance donc aux dépens de la partie du stolon prolifère intéressée.

Cette disposition a pour résultat une « génération alternante, » parce que les formes ainsi pourvues d'organes prolifères, sont toujours asexuelles. On pourrait ainsi envisager le stolon prolifère comme compensant anatomiquement un appareil générateur, et dérivant peut-être d'un ovaire, d'autant mieux que chez un grand nombre de Tuniciers, les parties qui portent les œufs sont des organes en forme de cylindre. On peut pourtant concevoir autrement ces rapports. La formation de rejetons produisant des bourgeons, telle qu'elle a lieu chez les Ascidies sociales, se localise dans les *Pyrosoma* et *Salpa* sur une partie déterminée de la face ventrale du corps, et sur la partie dorsale dans le *Doliolum*. Chez le Pyrosoma, il y a dans le manteau un stolon prolifère, sur lequel il ne se forme qu'un bourgeon, et outre lequel il y a des organes sexuels (Huxley). On ne peut donc pas penser que l'organe gemmateur appartienne à l'appareil générateur. Dans les Salpes et Doliolum, au contraire du Pyrosoma, les stotons prolifères produisent de riches générations de bourgeons, fait qui coïncide avec l'absence d'un appareil sexuel, lequel a éprouvé un développement rétrogressif proportionnel à l'accroissement d'activité de la marche du bourgeonnement. Chez les Salpes, les pro-

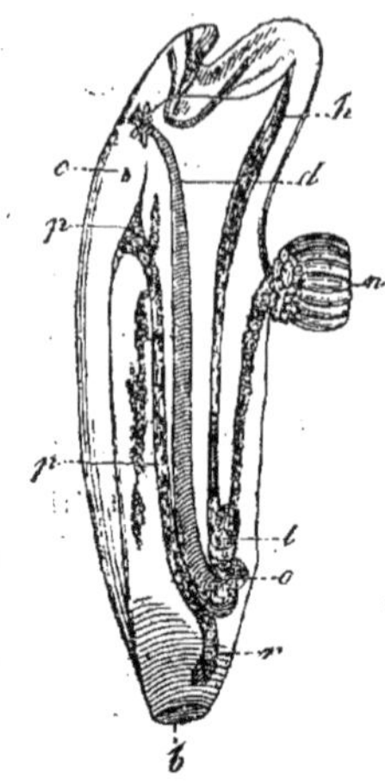

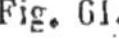

Fig. 61.

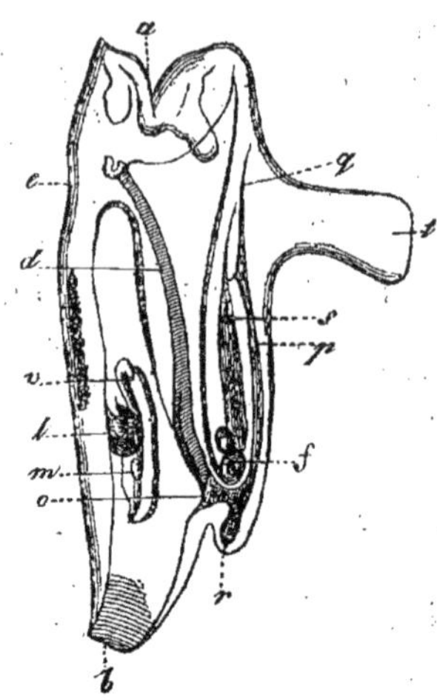

Fig. 62.

duits de la génération asexuelle se développent sexuellement, d'où une véritable génération alternante, tandis que chez le Doliolum la reproduction asexuelle ne s'épuise qu'après un grand nombre de générations produites par les organes de gemmation. Cependant, les Cyclomyariens se rapprochent davantage du bourgeonnement primitif des Ascidiens ; d'abord par la présence d'un stolon prolifère externe, et ensuite par la manière dont les bourgeons sont attachés au stolon. Celui que les Salpes ont à l'intérieur ne s'éloigne pas moins du point de départ par sa situation, que par la naissance de ses bourgeons, qui consomment en totalité les matériaux de l'organe gemmateur, le stolon.

On doit ainsi considérer la génération alternante des Tuniciers comme une division de travail, entre une génération sexuelle et une asexuelle, qui d'abord réunies ont été graduellement réparties sur des individus spéciaux.

La *reproduction asexuelle* a lieu de deux manières chez les *Bryozoaires*. Chez les uns on observe dans la cavité interne des corps particuliers en forme de disques biconvexes constant en cellules, et qui naissent, comme les œufs, des parois du corps ou des cordons mentionnés plus haut. Ces parties (Statoblastes, suivant Allman) représentent des bourgeons qui se détachent, deviennent libres et se développent au dehors du corps maternel en Bryozoaires. D'après van Beneden, plusieurs individus (trois) peuvent ainsi naître d'un de ces corps. Un enduit solide qui les recouvre et qui chez plusieurs porte des épines et des crochets, et rappelle la capsule de l'œuf de l'Hydre. D'après Nitsche, une partie seulement de la substa

Fig. 61. — Forme asexuelle de *Salpa pinnata* (forme solitaire) ; *n*, chaîne embryonnaire en voie de sortie.

Fig. 62. — Forme sexuelle de *Salpa pinnata* (forme en chaîne); *t*, languette de réunion; *a*, ouverture d'entrée ; *b*, ouverture anale; *c*, ganglion ; *d*, branchie ; *f*, cœur ; *h*, sillon vent. *r*, cæcum biliaire ; *v*, *l*, *m*, embryon avec organes embryonnaires. (D'après C. Vogt.)

cellulaire du statoblaste est utilisée pour la formation de l'animal futur, l'autre passant dans la formation de l'enveloppe chitineuse, souvent très-compliquée. L'autre mode de génération asexuelle se fait par bourgeonnement, qui a lieu sur une paroi latérale (dos) de l'animal; ce mode conduit à la formation des colonies si répandues chez les Bryozoaires. Suivant que le bourgeon persiste latéralement et forme un fond commun avec la mère, où qu'il s'étende par allongement du corps, la colonie aura la forme d'une croûte, ou se développera en hauteur en se ramifiant.

Quant aux relations sexuelles des Bryozoaires, van Beneden affirme qu'on rencontre dans leurs colonies des individus sexuels isolés à côté d'autres qui sont hermaphrodites.

La *marche du bourgeonnement des Ascidies* est la plus active dans les formes sociales sur le point de fixation. Selon que l'appendice germant (Stolon) s'éloigne de la mère, ou se développe dans le manteau de celle-ci, il en résulte des états de la colonie fort différents. Les animaux isolés sont suspendus à leur base par des cordons radicellés (*Clavelina*), où placés sur une tige commune (*Chondrostachys*) ou enveloppés dans un manteau commun (*Pyrosoma*), qui les réunit encore, lorsque la connexion des vaisseaux avec l'organisme maternel a cessé depuis longtemps.

Sur la propagation des *Ascidies*, comparez Savigny, Milne-Edwards, van Beneden, Huxley (o. c.). Sur la reproduction des *Dolioles*, Krohn et Gegenbaur. Sur le *Pyrosoma*, Huxley, *Ann. Mag. of Nat. Hist.*, 1860. Sur la génération alternante des Salpes, Chamisso, Quoy et Gaimard, Krohn, Huxley, Vogt, et H. Müller, *Zeit. Zool.* IV, p. 329.

Le point de réunion du stolon prolifère avec le corps n'est pas toujours le même chez les Dolioles. La connexion dorsale prédomine chez les générations isolées, ce n'est que chez une génération qu'il se présente un organe prolifère *ventral*. Cette dernière forme, qui n'existe que chez les Salpes et Pyrosomes, peut être regardée comme la primitive, car la réunion des Ascidies avec la colonie a lieu également par la face ventrale. Chez les Salpes, l'organe gemmateur naît de l'enveloppe cellulaire extérieure du corps qui représente plus tard la couche externe de ce qu'on appelle le manteau interne. Son intérieur est en communication avec le système vasculaire sanguin et manifeste un mouvement de va-et-vient. La cavité, circonscrite par le manteau extérieur qui entoure le stolon prolifère, s'adapte à la forme de cet organe.

Pour pouvoir bien apprécier la dérivation de l'organe producteur des bourgeons, il faut encore prendre en considération le mode de vie natatoire des Tuniciers dont il s'agit. Si nous déduisons la génération alternante des Salpes du bourgeonnement simple des Ascidies, il en résulte en même temps une différence importante avec les autres formes de génération alternante chez les Vers. Mais on voit aussi combien il importe d'aborder ce phénomène par un tout autre côté, pour le comprendre, et en second lieu combien il est aussi nécessaire de ne voir dans l'expression de génération alternante autre chose que l'expression d'un fait.

§ 93.

III. La troisième forme principale de reproduction asexuelle diffère des deux qui précèdent, en ce qu'elle ne remplace pas comme elles dans certains états inférieurs de l'espèce, la reproduction sexuelle; et que d'ailleurs elle s'effectue dans la direction de l'axe principal du corps. Elle repose sur une différenciation et une segmentation des parties du corps en articles (métamères). Le fait se présente dans ses rapports les plus simples chez les *Cestodes*. Chez les Caryophyllées qui occupent l'état le plus inférieur, le corps entier demeure toujours simple, sans indice d'aucune formation métamérique. On y remarque seulement une division en deux parties de valeur inégale, l'appareil générateur dans son ensemble étant concentré dans la moitié postérieure du corps, tandis que chez d'autres Vers plats, les Trématodes et les Turbellariées, il se distribue plus généralement dans le corps. Nous trouvons dans cette localisation des organes reproducteurs dans la partie postérieure du corps, la première trace d'un fait qui est caractéristique chez les Vers tænioïdes. Le corps se divise en une partie sexuelle et une qui est asexuelle. La portion sexuelle se différencie graduellement en segments distincts et séparés de la partie antérieure asexuelle du corps, laquelle produit constamment des nouveaux segments sexuels. Désignée sous le nom de *Scolex*, cette partie produit donc par une marche continue de bourgeonnement des articles qui acquièrent des caractères sexuels (Métamères, *Proglottides* de van Beneden), dont le plus postérieur est toujours le plus ancien, de sorte qu'en se rapprochant de la partie antérieure qui reste toujours asexuelle, les anneaux sont de plus en plus jeunes. Suivant que les Proglottides germent abondamment ou pauvrement, qu'ils se détachent plus ou moins tôt, il se produit une chaîne diversement développée constituant le Ver en ruban ou Tænia (*fig.* 63, 2).

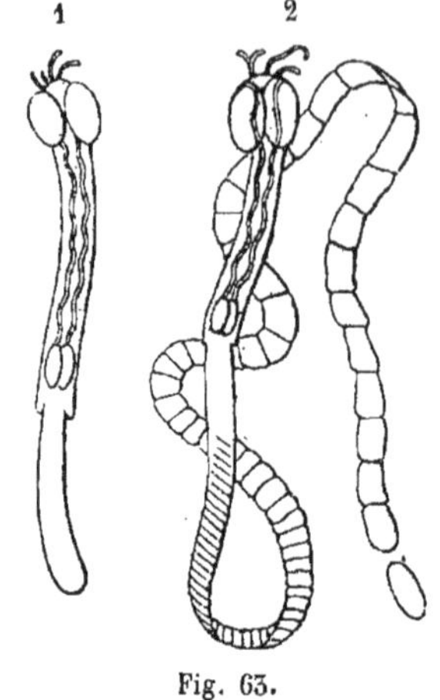

Fig. 63.

La durée individuelle de la vie plus ou moins courte des Proglottides devenus libres après s'être détachés, paraît dépendre de l'état de leurs organes générateurs. Ainsi les Proglottides de l'*Echineibothryum minimum* se détachent de bonne heure, leurs produits sexuels acquérant leur maturité à l'état libre, tandis que, dans d'autres cas, ils n'ont qu'une durée de vie individuelle très courte.

Ce phénomène compté comme étant un fait de génération alternante n'est que très-superficiellement allié à ce que nous avons vu chez les Trématodes. Il se passe chez un individu qui prend différents états de rang, tandis que chez les Trématodes le phénomène embrasse une suite de générations et d'individus. Le parasitisme des Cestodes paraît n'avoir ici qu'une influence subordonnée, et ne peut — en exceptant le développement rétrograde des organes de nutrition qu'il cause certainement, — n'avoir d'autre portée que de fournir à l'organisme les conditions de nourriture favorables à la production abondante de Proglottides.

Le retour du même phénomène chez les *Annélides* semble également contredire les rapports du parasitisme. Il y a ici deux choses à distinguer. D'abord la formation des métamères que les Annélides ont en commun avec les autres Vers et les Arthropodes, et dont nous nous sommes déjà occupé (p. 153). Lorsque pendant leur développement individuel, les produits ne se différencient pas d'une manière indépendante, il en résulte un organisme composé, mais non immédiatement une nouvelle formation d'individus indépendants, fait à prendre en considération, comme étant le point de départ d'un second phénomène, qui consiste en un bourgeonnement de nouveaux individus. On a observé ce bourgeonnement chez quelques Sabellides,

Fig. 63. — Scolex de *Tetrarhynchus*. 2. Proglottides produits par la forme précédente. (D'après van Beneden.)

est très-répandu chez les Syllides, puis chez les Protules, Naïdes, Chætogastres, etc. La marche est toujours celle-ci, que d'un métamère naît une série de nouveaux métamères qui constituent ensemble un nouvel individu indépendant. Le fait commence par l'avant-dernier segment du corps, duquel naît un premier rejeton, qui peut en produire un second, et le procédé peut ainsi continuer toujours en avant, tandis que le Ver producteur de bourgeons développe toujours de nouveaux métamères qui sont entraînés dans le mouvement. Il se forme de cette manière une chaîne d'individus disposés en série, dont le plus postérieur est toujours aussi le rejeton le plus ancien. Si nous faisons abstraction qu'ici chaque individu nouvellement formé, ainsi que celui qui produit les bourgeons, consiste en un corps articulé, le fait devient dans son ensemble analogue à celui des Cestodes. Le parallèle est encore complété par ce fait que l'animal bourgeonnant demeure asexuel au moins dans un grand nombre de cas, tandis que les rejetons se développent sexuellement. Il y a encore souvent des différences considérables dans d'autres points de l'organisation.

La multiplication par bourgeon n'est pas circonscrite aux Cestodes et aux Annélides. Elle est encore assez répandue chez les Turbellariées rhabdocœles, où on l'a observée tant chez les Microstomes que les Dérostomes (O. Schmidt). Dans quelques cas on peut même voir naître des chaînes d'individus semblables aux Tænias, comme chez le *Derostomum catenula* (Leydig, *Arch. Anat. Phys.*, 1854, p. 287). Le bourgeonnement, dans ces cas, se rapproche beaucoup de la scission, et est par conséquent un peu différent de celui des Cestodes. Chez ceux-ci, quand même le rejeton prend avec lui des organes de l'organisme maternel (organes excréteurs), il est cependant autrement organisé, car il atteint une différenciation sexuelle plus ou moins complète, et par conséquent ne paraît plus être une simple portion de la forme scolex bourgeonnante. Chez les Turbellariées, au contraire, l'ensemble des individus, ceux qui sont devant et derrière, paraissent analogues et possèdent également l'aptitude au développement sexuel.

Le bourgeonnement chez les *Annélides* est depuis longtemps connu chez les Naïdes, et a été décrit par O. F. Müller. On a quelquefois regardé des faits de ce genre comme des scissions, mais à tort, car la formation de parties nouvelles prend une place considérable. Un certain nombre de segments appartenant primitivement à l'ancien individu, passent, il est vrai, dans le nouveau, et la nouvelle formation ne concerne que la tête, ou tout au moins les organes qui la caractérisent. Chez les Syllides, les deux formes de génération existent ; on a distingué, l'une comme gemmipare, l'autre comme fissipare. La première, où le bourgeonnement se fait entre l'avant-dernier et le dernier segment du corps, se remarque chez les *Myrianida* (Milne-Edwards, *Ann. Sc. Nat.*, 3ᵉ série, III, p. 170) ; et l'*Antolytus* (Krohn, *Arch. Nat.*, 1852, p. 66). Chez la plupart des autres Syllides la reproduction asexuelle a lieu sous la forme fissipare, comme l'a décrite Quatrefages (*Ann. Sc. Nat.*, 4ᵉ série, II, p. 143). La différence essentielle entre les deux formes est que dans l'une, les segments qui constitueront l'individu futur font partie de l'individu maternel, tandis que dans l'autre les segments naissent des bourgeons différenciés déjà de la forme mère bien qu'étant encore en connexion immédiate avec elle. Consultez, pour les faits, Frey et Leuckart, *Beiträge*, p. 91 ; M. Schultze, *Arch. Nat.*, 1852, p. 3 ; A. Agassiz, *Journal of Boston Soc. Nat. Hist.* 1862, p. 392. La marche de la propagation paraît plus compliquée chez le *Chætogaster*, où il naît très-vraisemblablement par fissiparité des chaînes d'individus dont on peut exprimer des rapports, suivant la genèse des séries d'après Claus (*Würzburg. Zeitsch.*, 1860, p. 37), par les chiffres suivants : 1, 2, 1, 3, 2, 4, 1, 5, 3, 7, 2, 6, 4, 8. . . O. F. Müller (*Naturg. einiger*

Wurmarten, p. 36) avait déjà indiqué quelque chose de semblable chez le *Naïs proboscidea*, où les bourgeons, fixés à la mère, produisent encore eux-mêmes des bourgeons.

Nous avons sur d'autres Annélides des observations sur *Filograna* (Sars, *Fauna litt. Norvegiæ*, I, p. 86; O. Schmidt, *Neue Beiträge*) et sur le *Protula* (Huxley, *New. Phil. Journ.*, 1855, p. 113). Un développement sexuel a été nettement observé chez le ver prolifère de ce dernier, ce qui met aussi en question l'asexualité de l'animal mère chez les Syllides et confirme de nouveau, après un long détour, une ancienne assertion de O. F. Müller, que le *Syllis prolifera*, sexuellement développé, porte parfois encore des bourgeons. Toujours faut-il en matière de bourgeonnement prendre en considération que, résultant d'une marche de croissance, il se manifeste surtout dans les premières périodes de la vie, pendant lesquelles il n'existe pas encore chez d'autres Annélides de développement sexuel.

Organes sexuels.

§ 94.

La *différenciation sexuelle* des Vers nous présente une beaucoup plus grande série de degrés que les classes précédentes. On rencontre dans les états les plus inférieurs des dispositions hermaphrodites, auxquelles se rattachent souvent de hautes complications, qui les élèvent de beaucoup au-dessus des Vers à sexes séparés dont les dispositions sont beaucoup plus simples.

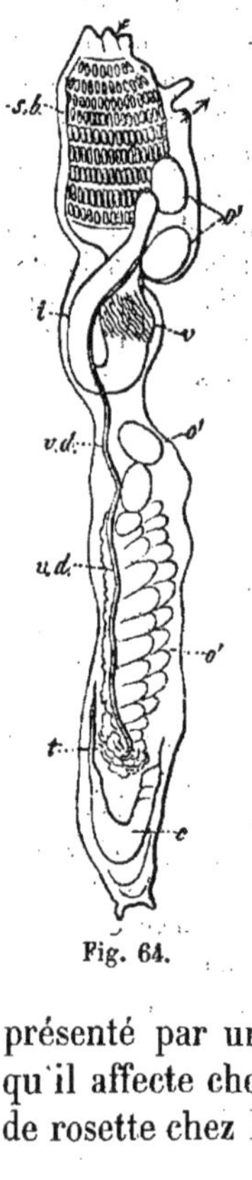

Les états les plus simples se trouvent chez les *Bryozaires*. Les produits sexuels se développent ou d'amas de cellules sis à la face interne des parois du corps, et qui donnent naissance à des éléments séminaux ou à des œufs, ou se forment sur un cordon (et généralement à son extrémité) allant du canal intestinal à la paroi du corps (*fig.* 42, *x*, p. 205). Il n'est pas rare de trouver deux cordons pareils, un antérieur et un postérieur. Les produits de reproduction mûrs arrivent dans la cavité du corps et sont expulsés dans l'eau ambiante par l'ouverture que nous avons déjà mentionnée. Les deux sexes sont dans la règle unis sur le même individu, et les lieux de formation des éléments sexuels sont seuls séparés. Il n'y a pas d'organes spéciaux pour l'appareil générateur, et ce ne sont que certaines places déterminées du corps qui se distinguent par la production même des éléments sexuels.

L'hermaphrodisme, si répandu chez les *Tuniciers*, se montre également dans un état très-inférieur. Les canaux déférents peuvent être simplifiés, et les produits sexuels être vidés directement dans le cloaque. L'organe mâle est représenté par un cæcum produisant de la semence; c'est la forme simple qu'il affecte chez les *Doliolum* et beaucoup d'Ascidies; il passe à une forme de rosette chez les *Pyrosoma*, tandis que chez la plupart des Ascidies, comme

Fig. 64.

Fig. 64. — Organisation d'une *Ascidie* (*Amarucium proliferum*); *sb*, sac branchial; *v*, estomac; *i*, intestin; *o*, cœur; *t*, testicule; *vd*, conduit déférent du testicule; *o*, ovaire; *o'*, œufs dans la cavité du corps. — Les flèches indiquent la direction des courants d'eau aux orifices du corps. (D'après Milne-Edwards.)

chez les Salpes, il se continue par des ramifications qui en font une espèce de glande lobulée. Les ovaires ont une forme analogue, du moins chez beaucoup d'Ascidies; dans d'autres ils consistent en un groupement d'œufs à différents degrés de développement, dont chacun est entouré d'une espèce de capsule. Chez plusieurs, quelques œufs seulement sont réunis sur une tige commune, et chez les Salpes il n'y a qu'un seul œuf, dont la tige n'existe que pendant les premiers états, pour ensuite se raccourcir graduellement. La plus grande diversité règne quant aux conduits déférents. Ils paraissent souvent manquer aux ovaires; on les observe fréquemment chez les testicules.

On ne pourrait encore rattacher ces appareils des *Tuniciers* à ceux des autres Vers. Peut-être cela tient-il au peu de connaissances que nous possédons sur la structure des Tuniciers, dont une comparaison approfondie serait un sujet de recherches riche en résultats. On a observé une séparation des organes générateurs chez des Ascidies (*Boltenia*). On n'en connaît pas d'indice ailleurs.

§ 95.

L'hermaphrodisme se maintient aussi dans la plupart des autres divisions, au moins dans leurs formes les plus simples. Parmi les *Vers plats*, les Turbellariées, les Trématodes et les Cestodes sont hermaphrodites. Les deux sortes d'organes sexuels dans la règle se réunissent dans une ouverture commune, tout en étant enfouis séparément dans le parenchyme du corps. Ce sont les glandes produisant les éléments sexuels (testicule et ovaire) qui sont les plus simples, et constituent la portion la moins volumineuse de tout l'appareil. Des conduits déférents et des organes glandulaires qui s'y rattachent, ainsi que des dilatations ou expansions en forme de poche des premiers, qui fonctionnent soit comme lieux du développement des œufs fécondés, soit comme entrepôt de semence, prennent une grande part à la complication de l'appareil.

En ce qui concerne l'appareil mâle, un nombre variable de testicules ordinairement mal définis sont le siége de la formation du sperme. Ils se continuent par d'étroits canaux déférents qui aboutissent à un conduit de sortie commun, lequel possède une portion élargie, la vésicule séminale, et se termine par un organe pouvant se retrousser et se projeter au dehors, qui sert de pénis dans l'accouplement.

L'ovaire constitue la partie essentielle de l'appareil féminin. On a aussi désigné sous le nom de « glande germinative » cet organe, le plus souvent très-simple dans sa structure, parce qu'on croyait que c'était le siége de formation des vésicules germinatives seules et non des œufs entiers, tandis qu'un autre organe glandulaire dans la règle très-ramifié, et dit « glande vitellogène » fournissait à la vésicule germinative le jaune nécessaire pour former l'œuf mûr. Le produit de cette glande vitellogène n'a rien de commun avec ce qu'on appelle le vitellus chez d'autres animaux, car il consiste en cellules, et c'est essentiellement ce qu'on appelle la vésicule germinative, dont part le développement de l'embryon. Ces organes vitellogènes, très-volumineux relativement à l'ovaire, annoncent une division de travail, à laquelle ils doivent certainement leur origine. Ce sont peut-être les parties d'un ovaire considérable dont la plus petite portion s'est conservée, la plus grande ayant rétrogradé par contre à cet état de « glandes vitellogènes. » Leurs canaux efférents et les oviductes de l'ovaire se réunissent en un canal de longueur variable, qui, suivant la quantité d'œufs qui se développent, peut être tantôt d'une très-grande longueur, tantôt court, simple, ou renflé sur son trajet. Les cavités ainsi formées se nomment utérus, et c'est là que l'œuf non-seulement revêt sa coquille, mais subit dans la règle les premières phases de son développement embryonnaire. Une cavité particulière ayant ordinairement la forme d'une vésicule pédicellée qui s'ouvre dans l'oviducte (*Receptaculum seminis*), reçoit pendant l'accouplement la semence ; une seconde cependant, moins généralement répandue et quelquefois en connexion avec la première, sert vraisemblablement à la réception de l'organe copulateur mâle (*Bursa copulatrix*).

Les diverses parties constituantes de cet appareil présentent les états de forme les plus diversifiés. La *partie mâle* consiste, chez les Turbellariées rhabdocœles, en deux tubes testiculaires allongés, dont part un canal déférent. Chez les Trématodes, il n'y a également que quelques testicules arrondis ou lobés (*fig*. 66, *t*), tandis que dans les Turbellariées dendrocœles, ainsi que chez plusieurs rhabdocœles (*Macrostomum*) et Cestodes, ils sont représentés par un nombre souvent considérable de petits follicules dispersés dans le parenchyme du corps et réunis entre eux par de longs canaux déférents. Ceux-ci ou forment un conduit déférent commun, ou se prolongent chacun pour son compte dans une portion terminale qui se continue dans l'organe copulateur. Le canal déférent commun forme aussi la vésicule séminale, qui n'est que rarement remplacée par des expansions des canaux déférents. L'organe copulateur (*fig*. 65, *p*.; *fig*. 66, *p'*) constitue ordinairement une formation musculaire, qui porte fréquemment comme un appendice la vésicule séminale. Il est placé dans une cavité spéciale conduisant au pore génital (étui pénial des Planaires, bourse à cirrhes des Cestodes et Trématodes). Dans les Planaires, les canaux déférents de plusieurs groupes de glandes débouchent souvent sur une partie distincte à la base de l'organe copulateur. Celui-ci est dans la règle protractile, ou peut se retrousser, en présentant au dehors divers piquants ou crochets placés dans l'intérieur de l'organe lorsqu'il est rentré. Cette conformation du pénis se rencontre chez

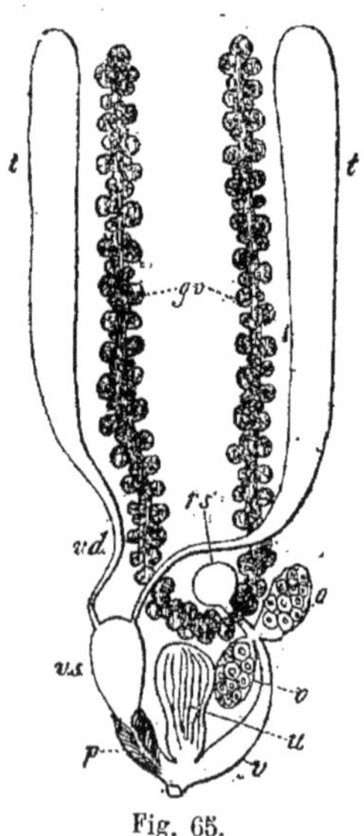

Fig. 65.

Fig. 65. — Appareil sexuel du *Vortex viridis*; *t*, *t*, testicules; *vd*, canaux déférents; *vs*, vésicule séminale; *p*, organe copulateur protractile; *o*, *o*, ovaires; *gv*, glandes vitellogènes; *rs*, réceptacle séminal; *v*, vagin; *u*, utérus. (D'après M. Schultze.)

a plupart des Vers plats à l'exception des Planaires, et paraît correspondre une copulation plus intime.

L'*appareil femelle* présente des différences plus grandes. Les ovaires paraisent dans la règle sous la forme de un ou deux sacs allongés, de volume peu onsidérable (*fig.* 65, 66, *o*), dans lesquels se forment les germes des œufs. Lorsqu'il n'y en a qu'un, 'oviducte se continue comme un canal plus ou noins long, jusqu'à l'ouverture génitale, recevant ur son trajet quelques parties accessoires. Lorsqu'il y en a plusieurs, ils se réunissent en un oviducte commun (*fig.* 65, *v*). Ces organes sont plus imples chez les Bothryocéphales, où l'ovaire se ontinue en un tube qui se distend à mesure qu'il e remplit d'œufs naissant de son fond. Chez la plupart des Rhabdocœles, comme chez les Cestodes et es Trématodes, le conduit déférent reste simple nême là où les ovaires sont doubles. Il est le plus ourt chez les Rhabdocœles, où, comme chez la lupart des Cestodes, on peut reconnaître un élarissement d'une conformation particulière, servant e réceptacle séminal. Cet organe, paraissant être ne expansion latérale de l'oviducte, acquiert un aractère d'indépendance. Ceci est encore plus aparent lorsqu'il se joint sous la forme d'un appendice pédonculé soit à la ase de l'oviducte (*fig.* 65, *rs*), soit sur le trajet de ce dernier (*fig.* 66, *bs*).

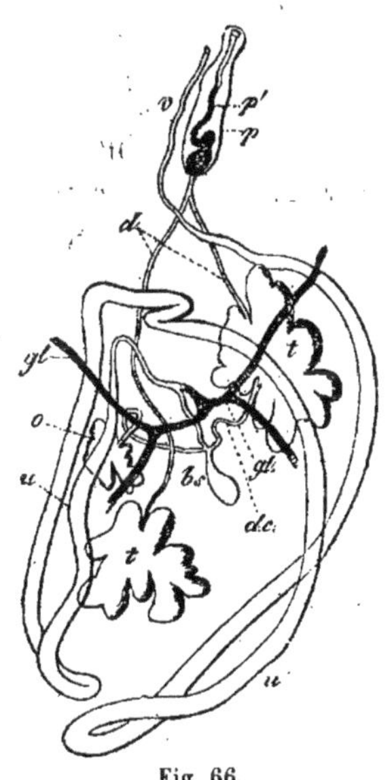

Fig. 66.

Les Planaires ont un oviducte double, qui n'a dans la règle qu'une portion ommune très-courte, servant de vagin. — Les *glandes vitellogènes* unies à oviducte sont représentées par deux ou quatre organes ramifiés et arboresents ou lobés (*fig.* 65, *gv*), qui, chez les Trématodes et Planaires, sont disibués dans le parenchyme du corps, mais, chez les Cestodes, circonscrit sur n espace moindre. Ils débouchent par des conduits de sortie au commenceent de l'oviducte. Des portions déterminées de l'oviducte fonctionnent comme *érus*, nom qu'on a attribué à des parties morphologiquement fort différentes. n général, on peut distinguer trois espèces différentes d'utérus, provenant us des oviductes. Tantôt c'est l'oviducte lui-même qui sert à cet usage. Il est ors non-seulement élargi, mais encore considérablement allongé, de manière former un tube qui forme plusieurs replis ou circonvolutions dans son paurs. Cette disposition existe chez les Trématodes (*fig.* 66, *u*), et, parmi les Cesdes, chez les *Bothryocephalus*, *Triænophorus* et *Ligula*. Une seconde forme est présentée par des expansions latérales ou des appendices en poches qui se trount sur le trajet de l'oviducte; elle se rencontre chez quelques Rhabdocœles, elle est plus compliquée chez la plupart des Vers tænioïdes. Un tube partant

. 66. — Appareil sexuel du *Distoma globiporum*: *t*, *t*, testicules; *d*, canaux déférents; *dc*, canal réunissant un testicule avec l'organe femelle; *p*, sac copulateur; *p'*, pénis; *o*, ovaire; *bs*, vésicule séminale; *u*, *u*, utérus; *v*, vagin; *gl*, canal déférent des glandes vitellogènes. (D'après de Siebold.)

de l'oviducte dans le voisinage de l'entrée des glandes albumineuses, s'étend chez les Tænias sur la ligne médiane d'un Proglottis arrivé à maturité, et forme sur ses deux côtés en proportion des masses d'œufs qu'il renferme, de riches ramifications dendritiques. Enfin une troisième forme est constituée par des appendices qui se trouvent à la fin de l'oviducte, ou mieux dans le vestibule commun près du pore génital. C'est ce qu'on observe chez la plupart des Turbellariées; chez les Rhabdocœles, on trouve deux de ces poches utérines, qui s'étendent considérablement, et peuvent même se ramifier, lorsqu'elles servent à contenir un grand nombre d'œufs. Chez les Dendrocœles, on ne trouve ou qu'un utérus semblable débouchant dans un large vestibule, ou il manque entièrement, les deux oviductes étant alors chargés de ses fonctions (*Leptoplana*). La grosseur et le nombre des œufs atteignant simultanément leur maturité et munis de leur enveloppe sont toujours en rapports étroits avec l'état de la partie de l'appareil qui remplit les fonctions de l'utérus.

Une dernière portion de l'oviducte se différencie souvent en un canal particulier, le « vagin, » qui, dans quelques cas, porte un appendice fonctionnant comme « bourse copulatrice. »

La manière dont se comporte l'appareil hermaphrodite pendant l'accouplement est encore, pour le plus grand nombre, inconnu. On peut sous ce point de vue admettre trois cas différents. Ou l'acte copulateur peut être réciproque, de sorte que chaque individu remplisse les deux fonctions mâle et femelle; ou en second lieu, la fonction peut être alternative, de manière que chaque individu ne fonctionne jamais que comme mâle ou femelle ; enfin il peut y avoir fécondation par soi, cas qui a été observé chez les Cestodes. Ceci peut se faire d'une manière immédiate, à savoir par l'union des organes sexuels intérieurs. D'après la découverte de M. de Siebold, il y a chez quelques Distomes une voie de communication entre le testicule et l'oviducte (*fig.* 66, *dc*), ou une vésicule séminale intérieure (*bs*), qui permet au sperme d'arriver directement aux œufs à féconder.

La situation du pore génital varie suivant les diverses divisions des Vers plats. Les organes génitaux s'ouvrent le plus souvent dans la ligne ventrale médiane, tantôt du côté antérieur, derrière la ventouse buccale, comme dans beaucoup de Trématodes (*Distomum*, *Gyrodactylus*, etc.), tantôt plus près de la partie postérieure du corps (Turbellariées). La situation ventrale est fréquente chez les Cestodes (*Ligula*, *Bothryocephalus*); dans la plupart des cas, le pore génital se trouve chez les proglottides sur une échancrure du bord latéral placé tantôt d'un côté, tantôt de l'autre. On ne saurait déterminer avec certitude le motif de l'asymétrie qui, dans quelques Trématodes (*Tristomum*) se remarque sous ce rapport. Il faut cependant prendre en considération pour l'appréciation de la question, des faits importants, à savoir que chez quelques Cestodes (*Tænia elliptica*, *T. cucumerina*), il y a dans chaque proglottis deux appareils sexuels symétriquement disposés. On peut, d'après cela entrevoir que cet arrangement isolé représente le reste d'une disposition primitivement générale, laquelle modifiée par le fait que l'appareil d'un côté ayant acquis peu à peu la prédominance sur l'autre, a eu pour résulta a condition actuellement la plus répandue, à savoir le développement unilatéral de l'appareil génital.

Pendant que chez les Turbellariées rhabdocœles, à peu d'exceptions près, il n'y a qu'un seul pore génital, auquel aboutissent les organes mâles et femelles, une séparation de ces parties commence chez les Dendrocœles par la formation d'un vestibule. Dans la plupart des Planaires cette séparation est complète, et il en résulte une double ouverture génitale, celle de l'appareil mâle étant devant l'appareil femelle. La plupart des Trématodes ont également les orifices génitaux séparés, bien que très-rapprochés entre eux. Un fait analogue s'observe chez les Cestodes. Déjà dans les cas où la bourse du cirrhe et le vagin s'ouvrent dans un pore génital, celui-ci n'est qu'une dépression aplatie, qui est entourée comme d'un mur par les téguments. Dans d'autres cas, les deux organes débouchent séparément à la surface supérieure quoique bien rapprochés. Enfin, il y a encore une séparation plus grande, lorsque l'appareil mâle s'ouvrant sur le bord latéral, le féminin débouche par contre à la surface ventrale du proglottis.

Le développement des deux appareils dans un seul et même individu est parfois inégal, et chez les Rhabdocœles surtout, on remarque une *séparation des sexes dans l'individu*, qui est telle que dans l'un, c'est l'appareil femelle qui prédomine, dans l'autre, l'appareil mâle ; les appareils opposés demeurant rudimentaires (*Convoluta*). Ces cas de haute importance font comprendre comment l'atrophie progressive d'un des appareils a pu transformer des organismes hermaphrodites en d'autres à sexes séparés (dioïques), et constituer ainsi des formes qui les relient entre eux. La marche ici saisie à l'état naissant s'accomplit en entier chez d'autres Turbellariées. Les Microstomées sont à sexes séparés ; d'après Claparède, il en est de même pour une Planaire (*Pl. dioica*). Les exemples ne manquent pas non plus chez les Trématodes. Une simplification de l'appareil génital s'observe chez les *Némertiens*, qui sont sexuellement presque complétement séparés. Les nombreuses divisions des conduits déférents, ainsi que les organes accessoires, manquent ici. Les testicules et les ovaires sont les seules parties nettement distinctes. Chez les Némertiens d'eau douce (*Prorhynchus*), ces organes sont simples dans chaque individu (*fig.* 38, p. 199, *ov*), et rappellent ainsi les Turbellariées Rhabdocœles. Les Némertiens marins ont par contre un grand nombre de follicules placés des deux côtés du canal intestinal, n'ayant entre eux aucun rapport direct. La répétition régulière par paires des organes formateurs des germes dans la longueur du corps, nous rappelle les conditions que présentent les Annélides.

Chez plusieurs Turbellariées, les *organes générateurs mâles* ont les parties productrices de leurs éléments sexuels (*Testicules*) distribuées de telle sorte, qu'elles présentent les mêmes conditions que chez les Cestodes. Le *Monocelis* possède de semblables vésicules testiculaires isolées. Elles occupent davantage la partie antérieure du corps, l'appareil féminin étant placé plus en arrière. Cette répartition existe parmi les Cestodes, chez les *Caryophyllæus*, où de nombreuses vésicules testiculaires remplissent la partie la plus antérieure de la division postérieure du corps. Le nombre des vésicules testiculaires reste fréquemment très-faible chez les Cestodes, où il n'en présente que de trois à cinq et même moins (Pagenstecher, *Zeit. Zool.*, IX, p. 523; [illegible]lieda, *Arch. Nat.*, 1862, p. 200). Chez les Trématodes, il y a, sous ce point de vue, quelques fluctuations, mais on n'en observe que rarement plus de quatre. Leur formation lobulée est extrêmement fréquente. Les *éléments de la semence* sont, chez tous, des filaments mobiles, parfois d'une dimension assez forte. Chez le *Convoluta paradoxa*, ils présentent cette particularité que la partie allongée et épaissie du filament a une apparence granuleuse. La même Turbellariée présente dans son appareil masculin une déviation de ce qui existe dans toutes les autres. Il est formé de nombreux canaux, présentant ici et là des expansions cæcales qui traversent tout le corps de l'animal en s'anastomosant entre elles et s'ouvrent dans deux grandes vésicules séminales (Claparède, *Études*). Cette disposition se répète semblablement chez les Trématodes. Elle est connue chez le *Distomum hepaticum*, où les testicules consistent en une quantité de canaux ramifiés et fortement entrelacés, qui s'étendent sur une grande partie du parenchyme du corps.

Chez les Planaires, ce sont les canaux déférents qui fonctionnent comme *vésicules séminales*. L'organe impair rempli de semence, qui est en connexion avec le pénis et se rencontre chez quelques Planaires, doit être le résultat de la fusion des deux conduits séminaux. O. Schmidt signale chez le *Leptoplana* (*L. Alcinoi*) une condition bien différente dans le trajet du conduit séminal. De la partie terminale qui se rend au pénis, chaque conduit séminal émet en arrière un canal formant un grand arc, qui va s'anastomoser avec celui du côté opposé.

L'*organe copulateur* correspond par sa longueur au vagin de la femelle. Une garniture de crochets présentant souvent des formes caractéristiques, est particulièrement développée chez les Rhabdocœles. Chez le genre *Vortex*, les crochets d'ailleurs simples offrent des particularités quant à leur disposition, leur forme et leur grosseur. Ils sont disposés de manière à diverger lorsque le pénis est retroussé. Ils forment chez le *Vortex scoparius* des touffes en balai. Parmi les Planaires on n'en rencontre que chez le *Pl. nigra*. Le *Polycelis fallax* présente encore une disposition toute autre dans ses organes copulateurs. Un long filament corné provenant d'un organe d'apparence glandulaire situé près du pénis, et que parcourt un canal reçoit l'ouverture d'un conduit éjaculateur, et après avoir traversé le pénis en circonvolution spirales, arrive après plusieurs sinuosités à l'orifice génital d'où il peut sortir (Quatrefages). L'organe est très-développé chez les Trématodes et les Cestodes, où il est souvent enfermé et enroulé dans une poche à cirrhe.

Quant à l'*appareil femelle* des Vers plats hermaphrodites, il y a des rapports précis entre le développement des soi-disant « glandes vitellogènes » et les organes germinatifs ou ovaires. Où les premières sont développées, comme chez la plupart des Vers plats étudiés, les ovaires n'ont qu'une grosseur minime, les œufs un volume peu considérable. Les œufs quittent l'ovaire à un état de maturation imparfait, aussi grossissent-ils peu à peu aux dépens de la sécrétion granuleuse des glandes vitellogènes qui les enveloppe pendant leur trajet dans l'oviducte ou l'utérus. Après sa séparation de l'ovaire, l'œuf ne possède donc pas encore toute la substance nécessaire à son évolution future, et, sous ce rapport, se complique dans la suite. Au point de vue physiologique, la conception de ces glandes accessoires comme organes vitellogènes n'a donc rien d'inexact, mais elle l'est au point de vue morphologique. En effet, comme nous l'avons déjà montré, le produit qui naît dans l'ovaire représente le véritable œuf; celui-ci se partage en une portion destinée à la formation de l'embryon, tandis que le reste de la masse granuleuse, qui ne participe pas à cette formation, s'emploie peu à peu à la nutrition de l'embryon. Les *glandes vitellogènes* sont toujours multiples, le plus souvent disposés symétriquement au nombre de deux s'étendant loin en avant, chez la plupart des Rhabdocœles. Elles représentent des conformations aciniformes, dont chacune a un conduit déférent. Il y a quatre glandes semblables chez le *Mesostomum Ehrenbergii;* elles manquent chez le *Macrostomum*. La « substance vitelline », n'arrive point du dehors à l'œuf, mais elle se forme dans le protoplasma même de l'œuf. Nous rencontrons ces glandes chez les Planaires, disséminées en de nombreux lobes isolés dans le parenchyme du corps. Elles manquent cependant chez beaucoup de Planaires marines (*Thysanozoon*, *Polycelis*, *Leptoplana*), chez lesquelles les fonctions de l'utérus sont remplies par des élargissements des oviductes. Ce sont des genres où les œufs sont moins volumineux, mais par contre pondus en plus grande quantité à la fois. Là où elles existent, elles débouchent dans les oviductes; cependant chez les Rhabdocœles, elles se jettent tantôt dans ces organes (*Vortex*, *Ophistomum*, etc.), tantôt dans le vestibule (*Mesostomum*). On a cherché à comparer les glandes vitellogènes des Vers avec les glandes albuinogènes des Gastéropodes, en se bornant à leur imposer le même nom. Il est évident le la fonction de l'organe vitellogène est toute autre que celle des glandes albuminones, et que les deux sont également fort différentes au point de vue morphologique. opinion que j'ai précédemment émise sur la signification des organes vitellogènes, comme ant des ovaires ayant fonctionnellement rétrogradé, est confirmée, outre les rapports de urs produits avec l'œuf, surtout par la comparaison avec les ovaires des Turbellariées, qui nt privées de glandes vitellogènes. *Chez les Macrostomes, il y a sur les mêmes points se trouvent chez d'autres Turbellariées des organes vitellogènes, deux ovaires occupant même étendue.* Par contre les follicules qui chez les autres Turbellariées fonctionnent mme organes germinatifs, paraissent être des vésicules transparentes, ne contenant pas germes d'ovules (M. Schultze, *Turbellarien*, tabl. V, *fig.* 4, *Macrostomum auritum*), peuvent même manquer entièrement. Si nous comparons ces faits, il est très-vraimblable qu'une petite portion terminale de l'ovaire primordial a seule continué à fonconner et à développer les germes d'ovules, tandis que le reste ne produisait que des atériaux cellulaires indifférents qui viennent s'ajouter aux cellules ovulaires moins avancées. y aurait donc là une division de travail, qui n'est pas entièrement achevée chez quelques urbellariées. Lorsque des portions déterminées des ovaires primitifs fonctionnent encore mme tels, on dit alors que les ovaires sont réunis aux glandes vitellogènes. Ceci s'applique ssi aux glandes vitellogènes d'autres Vers plats, de même que nous voyons cette même ndition particulière d'une division de travail dans l'ovaire primordial, très-répandue dans autres divisions, les Insectes par exemple.

Les glandes en question sont répandues dans le corps chez les Trématodes comme chez les lanaires, et de même sont dans la règle placées par paires, affectant ou une forme dendrique, ou celles de lobules disposés régulièrement de chaque côté du conduit de sortie. Elles abouchent des deux côtés à l'origine de la portion de l'oviducte dilatée en utérus. Elles manent chez le *Gyrodactylus*, genre qui d'ailleurs se distingue par la simplicité de l'ensemble son appareil sexuel femelle. Les œufs parviennent chez cet animal, dans un élargissement présentant l'utérus, par un très-court oviducte. Cet utérus n'est pas ce qu'il est chez d'autres Trématodes, mais peut être regardé comme un vestibule très-considérable auquel se relie arrière le canal déférent des testicules, et un court oviducte. Il reste encore à expliquer mment se comporte l'organe copulateur placé en avant.

La paroi utérine est chez les Turbellariés comme chez les Cestodes et Trématodes, douée de opriétés sécrétantes, car elle produit une coque enveloppant la couche sécrétée par les glans vitellogènes autour de l'œuf. Chez les Trématodes, cette fonction incombe à la partie posrieure de l'utérus, qui dans quelques-uns est même nettement distincte du reste; chez les stodes, elle est visible sous la forme d'une partie arrondie et élargie de l'appareil ovire. Les conduits par lesquels les œufs sortent de l'utérus ont, chez les Cestodes, perdu une rtie de leurs fonctions, en ce qu'ils ne servent pas à la sortie des œufs mûrs. Ceux-ci sont pulsés au dehors plutôt par les contractions du corps. Comme la vie d'un proglottis ne dure e jusqu'à la maturation des œufs (ou la formation de l'embryon dans leur intérieur), l'apreil sexuel n'a qu'une seule fois à accomplir ses fonctions.

Une *réduction* dans la disposition de l'*appareil hermaphrodite*, qu'on peut considérer mme étant un passage à celle que présentent les Némertiens, a été observée chez une Turllariée rhabdocœle, *Sidonia elegans* (M. Schultze, *Würzb. Verhandl.*, t. IV, p. 232). Il y a s deux côtés de l'intestin des follicules isolés, dont les antérieurs fonctionnent comme aires, et les postérieurs comme testicules. La prépondérance graduelle d'une des parties sur utre, qui en même temps se développe moins, constitue un passage à la séparation sexuelle, la continuation de cette marche aboutissant au développement exclusif d'une partie de ppareil générateur, la distinction finit par être complète. Cette idée sur la séparation uelle trouve une base bien définie dans les rapports que nous avons déjà signalés au sujet l'appareil sexuel du *Convoluta paradoxa* (p. 267). Claparède apprécie autrement, il est i, l'inégal développement des deux sortes d'organes générateurs présents sur le même lividu, qu'il considère comme un hermaphrodisme successif. Le phénomène serait analoe à celui des Cestodes, chez lesquels les deux organes ne sont jamais en même temps à pogée de leur développement, les organes producteurs de l'élément mâle rétrogradant lorse les œufs arrivent à l'utérus. On peut constater que les faits qui précèdent concordent avec quelques phénomènes observés chez quelques Mollusques (Céphalophores), où aussi des individus hermaphrodites fonctionnent temporairement dans une seule direction sexuelle. Si on étudie à ce point de vue le *Convoluta*, on verra un individu se développer dans le sens mâle ou femelle dans des périodes différentes. Il ne faut pas perdre de vue, comme différence avec les cas analogues précédemment connus, que, bien que ne fonctionnant pas simultanément, les organes hermaphrodites sont toujours présents. Chez le Convoluta, l'appareil de l'autre sexe manque complétement chez l'individu, et n'est indiqué que par l'existence de l'orifice sexuel qui s'y rattache. J'ai trouvé là un motif pour admettre non un hermaphrodisme en voie de développement, mais plutôt un hermaphrodisme rétrograde, ce que Claparède paraît regarder comme n'étant pas impossible. Il faut peut-être faire rentrer ici les faits qu'a constatés Mecznikow, sur le *Prostomum lineare* (*Arch. Nat.*, 1865, p. 174), où les deux sortes d'organes se trouvent toujours chez un individu à des états de développement différents. Il y a donc là un degré de rétrogradation moindre que dans le Convoluta. De nouvelles recherches sont toutefois nécessaires pour permettre une décision définitive sur ces questions d'une haute importance.

On a observé une séparation complète des sexes parmi les Trématodes, chez le *Distomum filicolle* (Kölliker, *Bericht von der Zootom. Anstalt.*, p. 55), et le *D. hæmatobium* (Bilharz, *Zeit. Zool.*, IV, p. 59). Les mâles et les femelles sont, dans les deux cas, différents d'aspect, et la dernière espèce offre la particularité que le mâle entoure la femelle au moyen de son corps recourbé et profondément canaliforme.

Dans les *Microstomées* à sexes séparés, les organes de chaque sexe se comportent semblablement, à ce qu'ils sont chez les Turbellariées hermaphrodites, dont ils se rapprochent plus que des Némertiens. Dans les deux sexes, les complications des conduits déférents manquent, et l'appareil déférent des mâles n'est représenté que par un court pénis. Les organes sexuels des Némertiens ne sont pas encore suffisamment connus quant à leurs conduits, et il reste douteux de savoir s'il y a des ouvertures particulières, ou si les produits sexuels traversent les parois du corps, opinion défendue par van Beneden. Il est certain que les follicules n'envoient pas leurs contenu dans un conduit déférent commun, mais l'expulsent chacun pour son compte sur les côtés du corps. Le mode, suivant lequel les *Némertiens* pondent leurs œufs, est encore une preuve que les sacs ovariens possèdent des ouvertures distinctes. Le *Nemertes olivacea* forme autour de son corps une enveloppe gélatineuse dans laquelle l'animal dépose ses œufs par petits tas séparés (voy. les dessins de M. Schultze, dans Carus, *Zootom. Atlas*, t. VIII, *fig.* 14). Ceci rappelle l'enveloppe des œufs, que sécrètent également les téguments chez les *Hirudinées* et les *Scoléines*. L'arrangement des appareils sexuels chez le *Balanoglossus* coïncide avec celui des Némertiens. Les organes représentent des glandes en grappes, placées sur la partie branchiale du corps dans les lobes latéraux, et disposées en arrière d'elle, en une double série de chaque côté.

§ 96.

Chez les *Nématodes* la présence de l'hermaphrodisme constitue une rare exception, la séparation des sexes étant la règle. Les deux sortes d'organes consistent en sacs tubulaires qui sont enfouis dans la cavité du corps, et s'ouvrent à sa surface. L'extrémité cæcale des tubes sexuels fonctionne comme testicule ou ovaire, le reste comme appareil conducteur, le tout adapté dans ses diverses sections à des fonctions fort différentes. En somme on peut reconnaître un état fort simple, caractérisé par la suppression des organes accessoires, qui ne se rencontrent qu'à l'ouverture extérieure.

Le tube sexuel *mâle* est un boyau simple qui s'ouvre sur le côté ventral du rectum, et forme chez les grandes espèces de nombreuses circonvolutions. Ce n'est que par le revêtement épithélial différent qu'on peut distinguer la partie terminale du tube représentant le testicule du conduit déférent qui arfois présente une dilatation. Celle-ci se distingue de la partie terminale *Ductus ejaculatorius*) comme vésicule séminale. Deux pièces de chitine *Spicula*), minces et souvent très-longues, développées dans la portion cloacale du rectum, servent comme organes copulateurs.

Les tubes sexuels *femelles* sont dans la règle doubles, et ou séparés jusqu'à eur débouché, ou réunis vers leur extrémité en ne pièce commune. Les tubes présentent plus ou noins de circonvolutions suivant leur longueur. eur partie cæcale doit être considérée comme vaire (*fig.* 67, *ov*), duquel une portion ordinairement plus large (Oviducte, *do*) conduit dans un anal désigné comme utérus (*u*), lequel débouche u dehors par un étroit canal, le vagin (*v*). L'ouverture sexuelle femelle est toujours ventrale, en vant de l'anus, le plus souvent voisin du milieu le la longueur du corps. Par un accroissement les tubes sexuels femelles jusqu'à cinq, mais aussi par suite de la rétrogradation de l'un des deux ppareils primitifs, il résulte dans leur conformaion une diversité qui comme pour les organes nâles, est encore augmentée par les degrés divers le différenciation des divers groupes.

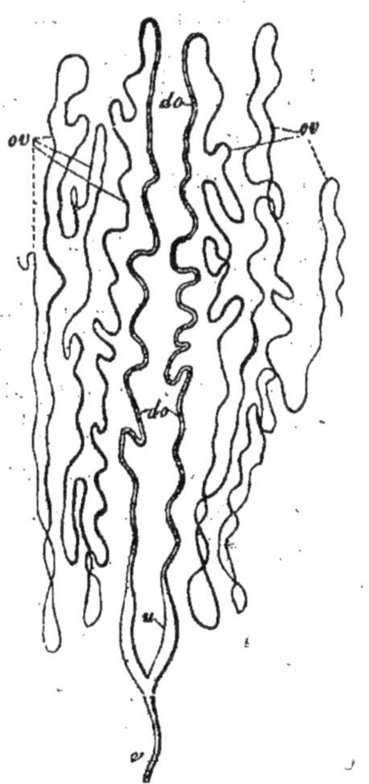

Fig. 67.

Parmi les *Gordiacés*, le *Mermis* se rattache par es organes sexuels aux autres Nématodes, et chez e *Gordius*, il y a similitude chez les deux sexes; n ce que les canaux déférents de leurs deux glanles germinatives s'unissent au rectum, ce qui, chez les Nématodes, n'est le as que pour l'appareil mâle.

Les *Chætognathes* (*Sagitta*) présentent des divergences considérables. D'abord leur conformation est hermaphrodite, et les organes débouchent séparément, ce qui rend impossible provisoirement aucune comparaison avec 'appareil des Nématodes. Des glandes sexuelles mâles et femelles se trouvent atéralement dans la partie postérieure du corps, les ovaires en avant, et derrière eux les testicules, par lesquels le corps de l'animal se termine. Ces derniers s'ouvrent dans un conduit déférent court, dirigé en avant, un peu en saillie sur la surface du corps, qui paraît être fréquemment plein de semence, t semble ainsi jouer le rôle de vésicule séminale. Les ovaires, suivant l'état de léveloppement de leur contenu, font une forte saillie dans la cavité du corps de 'animal. Ils se dirigent d'avant en arrière, et débouchent à l'extérieur par un ube court et également saillant. Un réceptacle séminal placé près de l'ovaire, e réunit à lui à l'ouverture.

Quant aux organes générateurs des *Géphyrées*, la seule chose qu'on connaît avec certitude, c'est qu'ils sont séparés sur des individus différents. Quant

ig. 67. — Organes sexuels féminins de l'*Ascaris lumbricoïdes*; *ov*, ovaires; *do*, oviducte; *u*, utérus; *v*, vagin.

aux organes préparateurs des germes ainsi que pour les conduits déférents, il paraît difficile d'admettre des dispositions semblables pour tous les genres et familles de la subdivision, où au contraire ces organes présentent les conditions les plus différentes. En somme, les tubes disposés par paires, qui s'ouvrent à la surface ventrale du corps, et que nous avons déjà précédemment (p. 246) considérés comme des homologues des canaux en lacets des Annélides, jouent un rôle important. On les a pris tantôt pour des tubes déférents, tantôt pour des glandes produisant des germes, mais ce point n'est pourtant pas encore fixé d'une manière satisfaisante. De nouvelles données permettent de mettre en doute l'assertion de Krohn relativement aux Siponculides, qu'ils sont étrangers à l'appareil génital. Les points de formation des œufs et de la semence se trouvent, chez les Siponculides, sur les parois de la cavité du corps. Les ovules d'un sexe, les cellules séminales de l'autre se détachent et tombent dans cette cavité, où ils se développent ultérieurement. Chez les *Bonellia*, les œufs naissent dans un sillon longitudinal sur la ligne ventrale médiane et tombent dans la cavité du corps, dont ils sortent par un organe particulier, qui correspond à l'un des deux sacs mentionnés plus haut, dont un seul arrive ici à se développer. Ce sac est pourvu d'une large ouverture interne, par laquelle il reçoit les œufs répandus dans la cavité générale, les rassemble dans son cæcum allongé, pour, ensuite, les expulser par sa propre ouverture extérieure. Il sert donc à la fois d'oviducte et d'utérus. Chez les *Thalassèmes*, dont les œufs se forment dans le voisinage du cordon nerveux, et chez le *Sternaspis*, il y a à la même place deux tubes que l'on a désignés sous le nom d'ovaires, parce qu'ils contenaient des œufs. Ils se comporteraient donc anatomiquement comme chez les *Bonellia*. Chez le *Sternaspis*, ils paraissent être fermés en dedans ; il en est de même pour les deux paires de tubes qui occupent la même position chez l'*Echiurus* et qu'on a, suivant les individus, regardés comme des ovaires ou des testicules. Mais comme chez les Siponculides, on connaît, à la base de ces tubes, l'existence d'ouvertures infundibuliformes ciliées, ils doivent fonctionner comme organes de sortie, au moins par leur partie inférieure. On peut comparer ces conditions d'organisation avec celles correspondantes dans les Annélides. C'est surtout dans les canaux de sortie que la concordance est plus remarquable, car là un organe qui servait ailleurs comme organe excréteur, trouve son emploi. Il semble donc qu'il y ait là un commencement de la disposition qui, modifiée considérablement dans les détails, est devenue prédominante chez les Annélides.

Les *organes générateurs* des *Acanthocéphales* se rattachent moins par l'organisation à ceux des autres Vers. La séparation des sexes leur imprime le cachet d'un état plus développé. Un cordon qui traverse la cavité du corps privé d'intestin (ligament suspenseur), porte des organes producteurs de semence chez les mâles et d'ovules chez les femelles. Les testicules ont l'apparence de deux glandes arrondies, placées l'une au-dessus de l'autre, dont part un canal déférent se rendant à l'extrémité postérieure du corps, pour s'ouvrir en ce point dans l'organe copulateur avec les canaux d'un certain nombre de glandes tubulaires. Cet organe, protactile et rétractile à la fois, a l'apparence d'une ventouse, au milieu de laquelle se trouve un appendice conique qui est le véritable pénis. L'appareil saisit pendant l'accouplement l'extrémité postérieure du corps semblablement conformée de la femelle, chez laquelle les œufs se développent dans un ovaire qui accompagne l'axe en forme de cordon (fig. 68, s), et qui lui est ou juxtaposé ou en partie entouré par lui (o). Les œufs se détachent par petites masses, tombent dans la cavité du corps, et sont reçues là par l'ouverture d'un organe en forme de cloche largement ouverte (g), qui partant de l'extrémité postérieure du corps conduit dans un utérus court, lequel débouche par un vagin étroit.

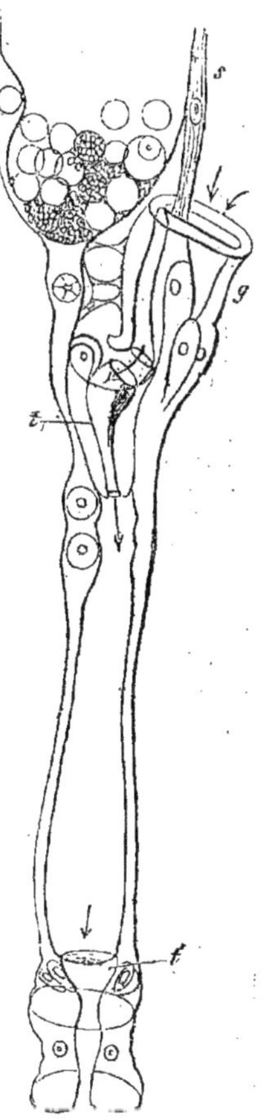

Fig. 68.

Lorsque nous mentionnons ici les organes générateurs des *Onychophores*, nous ne le faisons pas pour établir une comparaison avec ce qui précède, car nous sommes conduits à y reconnaître des dispositions tout à fait singulières. Les organes mâles paraissent être des tubes entortillés et ramifiés, lesquels couvrent en partie le canal intestinal et envoient en avant deux canaux plus larges, qui atteignent la première paire de pattes sans griffes, où ils débouchent. Les organes femelles, réunis sur le même individu avec les mâles, forment deux tubes courant à la surface ventrale de l'intestin, qui se réunissent dans une ouverture commune occupant l'avant-dernier segment du corps.[1]

[1] L'*hermaphrodisme* qui se manifeste chez quelques Nématodes, diffère de celui des autres Vers, en ce que les deux produits sexuels prennent naissance dans un seul et même tube générateur. Les premiers germes qui se détachent dans ce tube, se transforment en spermatozoïdes, tout à fait de la même manière que lorsqu'ils se forment dans les canaux testiculaires. Les germes ultérieurs se développent en œufs. Schneider, qui a découvert ce fait remarquable (*Zeit.* ... *Zool.*, X, p. 176), croit vraisemblable que ces formes (espèces de *Leptodera*) appartiennent à un cycle de développement plus étendu, et doivent, dans d'autres générations, se trouver à un état sexuel distinct. Cette condition est réalisée en fait chez l'*Ascaris nigrovenosa* qui, dans son état libre (forme Rhabditis de Leuckart), a les sexes séparés, tandis que dans la forme parasite où elle vit dans les poumons des grenouilles, elle produit conformément aux données de Schneider (*Nematoden*, p. 316), des œufs et de la semence. Cette forme hermaphrodite est remarquable par son apparence femelle, qui s'exprime si fortement, tant à l'extérieur que dans les organes sexuels, qu'on pourrait la prendre pour un individu de ce

Fig. 68. — Portion postérieure de l'appareil générateur femelle d'*Echinorhynchus*; *o*, ovaire; *s*, ligament suspenseur; *g*, organe en cloche; *t*, entonnoir; *t'*, extrémité de l'oviducte. Les flèches indiquent la direction suivie par les œufs pour sortir de la cavité du corps. (D'après Greeff.)

sexe. On constate aussi chez des Nématodes, comme chez les Vers plats, une différenciation du sac ovarien en ovaire proprement dit, et en organe vitellogène : c'est le cas du *Leptodera appendiculata*. L'extrémité de l'ovaire forme la partie vitellogène, dont la substance est employée à la nutrition des œufs qui se développent plus bas (Claus).

Les *éléments constituants* du sperme, comme les œufs, prennent naissance chez les Nématodes aux extrémités fermées des tubes génitaux, et subissent de nouvelles modications suivant qu'ils entrent dans les parties de ces tubes représentant des testicules ou ovaires; désignations qui deviendraient restreintes à des parties fort petites, si l'on voulait faire abstraction de ces modifications. — Les *œufs* se forment par gemmation d'une masse commune de protoplasme, pourvue de noyaux, dont le reste dans les cas où il se forme simultanément un grand nombre d'œufs, paraît constituer un cordon (Rachis) (*fig.* 69, *r*) s'étendant dans l'axe des tubes germinatifs, et portant sur son pourtour les germes ovulaires (*o*) en forme de massue. Le rachis simple se divise en deux chez quelques Nématodes.

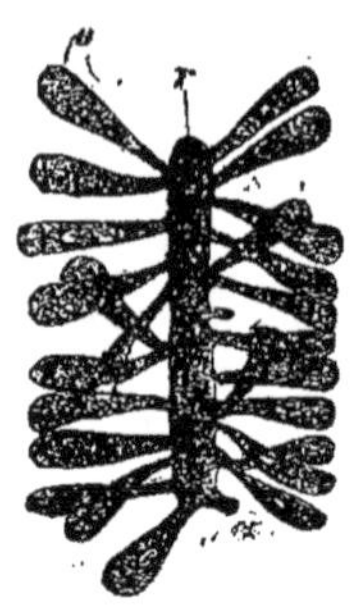

Fig. 69.

Les éléments constituants du *sperme* se forment d'une manière semblable. Ils germent également sous forme de cellules à noyaux sur un cordon axial, qui n'est simple que chez les petites espèces. Les cellules spermatiques se multiplient de nouveau par une scission, dont les produits qui s'écartent beaucoup des éléments séminaux des autres Vers, et même de tous les autres animaux, représentent des corps cellulaires. Nous citerons parmi la riche bibliographie qui existe sur la formation des produits sexuels des Nématodes : Von Siebold, Bagge (*De Strongyli auricularis et Ascaridis acuminatæ evolutione*, 1841), Nelson (*Phil. Transactions*, 1852, II), Meissner (*Zeit. Zool.*, VI), Allen Thompson (*Zeit. Zool.*, VIII), Schneider (*Ueber Bewegungen an den Samenkörperchen der Nematoden. Berliner Monatsberichte*, 1856, p. 192), Claparède (*De la formation et fécondation des œufs chez les vers Nématodes*, Genève, 1859).

Les conditions dans lesquelles se trouve le *Sphærularia*, constituent un des phénomènes les plus particuliers parmi les Nématodes, que Lubbock a le premier exactement décrit (*Nat. Hist. Review*, I, IV). Ce Nématode, parasite de la cavité abdominale des espèces de Bourdons, consiste en apparence en deux individus, dont le plus gros est caractérisé à la fois par le manque de bouche et d'anus, et par la structure toute particulière de ses téguments. L'absence de la couche dermo-musculaire, si développée chez les Nématodes, est surtout remarquable. Les organes sexuels sont toujours femelles, et consistent en un ovaire simple et un utérus. Le second individu qui est en connexion avec le premier est toujours beaucoup plus petit, et, comme l'a constaté Schneider, est en rapports organiques avec le plus grand. Tandis que Lubbock exprime l'opinion que l'individu le plus grand, conformé comme un Nématode, est le mâle, le plus petit si différent par sa structure étant par contre la femelle, Schneider (*Nématodes*, p. 322) a cherché une explication plus ingénieuse. Suivant lui, l'individu le plus grand serait l'utérus du petit Nématode sortant par l'orifice sexuel de ce dernier. Par suite de ce retroussement, l'ovaire, ainsi qu'une portion de l'intestin, se trouverait placé dans l'appendice en forme de hernie, qui continuerait à croître avec son contenu, de sorte que le Nématode lui-même ne représenterait qu'un appendice peu considérable de sa propre poche embryonnaire agrandie. Appuyé sur des faits anatomiques exacts, on peut admettre qu'il y a là un état nouveau, caractérisé par un organe interne se développant de façon à acquérir une espèce d'indépendance.

De nouvelles recherches sont indispensables pour qu'on puisse arriver à une appréciation exacte, des organes sexuels des *Géphyrées*. Avant tout il faudrait examiner les tubes pairs des *Thalassema* et *Sternaspis*. Dans le premier genre M. Müller (*Observationes*) croit avoir vu une fine ouverture intérieure près de leur débouché, dont l'existence n'est pas certaine. Par contre Semper a indiqué (*Zeit. Zool.*, XIV, p. 420), des ouvertures internes déterminées

Fig. 69. — Portion du cordon ovifère de l'*Ascaris suilla*; *r*, rachis; *o*, œufs bourgeonnant. (D'après Claparède.)

qui sont disposées suivant une spirale double. Chez les Siponculides, elles seraient d'après Semper, infundibuliformes. La présence d'une pareille ouverture interne rapproche l'organe de ce qu'on appelle l'utérus des *Bonellia*, et assure en même temps sa parenté avec les canaux en lacets des Annélides. Si la signification de l'organe est autre que chez le *Bonellia*, où elle a été bien déterminée par Lacaze-Duthiers, cette ouverture intérieure indique indubitablement, que l'utérus du *Bonellia* provient de l'un des deux tubes présents chez le *Thalassema*. Quand même il n'a pas à côté de lui un second organe semblable, l'utérus du Bonellia ne se présente cependant pas comme un organe appartenant primitivement à la ligne médiane ventrale, car le cordon du système nerveux passe sur la ligne médiane vers la portion terminale de l'organe et lui assigne une position latérale. L'ouverture extérieure de l'organe n'est pas non plus sur la ligne médiane. Je ne saurais déterminer avec certitude le côté auquel appartient cet organe. Il semble appartenir au côté gauche sur la figure donnant l'aspect d'en dedans, tandis que la vue de la face extérieure la fait paraître du côté droit. Comme dans les autres Géphyrées il y a au même point deux organes en forme de tubes, l'admission exprimée plus haut, que chez le *Bonellia*, l'un d'eux a disparu, est plausible. Chez le *Sternaspis*, les deux organes, qui sont distincts chez le Thalassema, sont réunis. Cette fusion est circonscrite à un point très-restreint qui se trouve à peu près au milieu de la longueur de l'ensemble de l'appareil, lequel représente une conformation quadrilobée dont partent deux canaux déférents (Otto, *De Sternaspide*, etc., puis M. Müller, *l. c.*). Ces derniers font une petite saillie à l'extérieur. La signification exceptionnelle de ces organes est, d'après Krohn (*Arch. Anat. Phys.*, 1842), celle de testicule ou d'ovaire. Aucune observation ne parle d'orifices intérieurs. Après que de tels orifices internes ont été reconnus chez d'autres formes voisines, comme appendices de leur base, leur présence chez les Sternaspis n'a rien d'invraisemblable. Devant les organes mentionnés des Sternaspis, il y a une conformation semblable constituée par deux canaux qui s'ouvrent sur le segment précédent du corps. Otto en a vu des traces. M. Müller les a observés de plus près, sans pouvoir pourtant éclaircir leur signification. En faisant abstraction de la fonction, qui chez cet organe est autre que chez celui situé derrière, nous devons le considérer, comme étant de même valeur que lui. Il faut donc supposer primitivement que de deux paires de tubes qui se sont developpées différemment au point de vue de la fonction, l'antérieure à acquis des fonctions excrétoires (p. 246), et la postérieure celles de la reproduction sexuelle. Ces quatre tubes doivent être reconnus dans les quatre tubes générateurs de l'*Echiurus*. Ceux-ci sont complétement séparés et s'élèvent librement dans la cavité du corps. Goodsir et Forbes ont les premiers constaté leur fonction commes organes sexuels (*Edimb. New Phil. Journ.*, 1841, Frorips V. Notiz. nº 391); de Quatrefages l'a confirmé.

Les conformations différentes par leurs fonctions chez le Sternaspis ont donc chez l'Echiurus une signification physiologique semblable. Si nous résumons les résultats de cette comparaison, nous avons *chez les Géphyrées quatre tubes débouchant sur la face ventrale, qui même peuvent s'augmenter de quelques paires. Chez l'Echiurus tous les quatre sont des organes sexuels, chez le Sternaspis seulement la paire postérieure, l'antérieure fonctionnant vraisemblablement comme un appareil excréteur. Dans le Thalassema, il n'y a qu'une paire, qui correspond à la postérieure du Sternaspis, des produits sexuels se trouvant dans son intérieur. Chez le* Bonellia *il ne se développe qu'un tube d'une paire, l'utérus, et chez les Siponculides il y a deux tubes, seulement sans rapports exclusifs avec les fonctions génératrices*, car les entonnoirs ciliés qui, selon Semper, se trouvent à leur base paraissent plutôt destinés à la sortie des éléments de la reproduction, qu'à leur introduction dans les tubes. On ne peut encore décider si on doit les considérer comme morphologiquement semblables aux tubes excréteurs ou aux tubes génitaux du Sternaspis. En ce qui concerne les rapports sexuels des Siponculides, il faut se rappeler que Grube (*Arch. Ann. Phys.*, 1837, p. 255) a trouvé tant dans les tubes précités, que dans la cavité du corps du *Sipunculus*, des œufs. Peters (*Arch. Ann. Phys.*, 1850, p. 283) est d'avis que ces organes appartiennent à l'appareil générateur et montre du reste en même temps que les tubes ne sont point fermés en dedans ; opinion que Krohn n'admet pas (*Arch. Ann. Phys.*, 1851, p. 368). (Voy. encore sur les sexes séparés des Siponculides, Claparède, *Beobachtungen*, p. 61).

Les organes générateurs des *Acanthocéphales* ont, avec ceux des Géphyrées, ceci de commun, que les éléments reproducteurs, après s'être détachés de leur lieu de formation, se trouvent libres dans la cavité du corps et s'y développent subséquemment. On pourrait comparer l'appareil de sortie aux dispositions connues dans le sexe femelle des Bonellia, s'il y avait dans la manière d'être de ces organismes quelque chose qui permît de les rapprocher les uns des autres. Quoiqu'on puisse comparer à l'orifice abdominal et en forme d'entonnoir des Échinorhynques la conformation qui chez les Bonellia remplit les mêmes fonctions, je n'oserai cependant pas faire dériver l'un de l'autre. D'après ma manière de voir, il n'y a pas de parenté entre les organes générateurs des Géphyrées et des Acanthocéphales. Les remarquables canaux excréteurs de ces derniers me paraissent bien plutôt comme des transformations d'un appareil excréteur, peut-être pair dans l'origine et en rapports avec l'intestin terminal, et dans ses traits généraux semblable à celui qui, si compliqué chez les Bonellia, se montre aussi chez les Échinodermes, et peut être dérivé de l'appareil excréteur des Vers plats. En tous cas il me semble que l'appareil générateur ne fournit pas de base pour l'établissement des rapports de parenté. Sur les organes générateurs des *Acanthocéphales*, voir les communications suivantes : v. Siebold (dans Burdach *Physiologie*, vol. II, p. 197), G. Wagener (*Zeit. Zool.*, IX); Sur *la cloche;* Stein (dans V. Carus, *Icones Zootomicæ*); Greeff (*Arch. Nat.*, 1864 p. 361).

§ 97.

Par la disposition de leur appareil générateur, ce sont les *Hirudinées* qui, de tous les Vers annelés, présentent les rapports de parenté les plus voisins avec les Vers plats, et parmi ceux-ci surtout avec les Trématodes et les Turbellariées dendrocœles. C'est ce qui résulte non-seulement de l'union des deux sexes sur un individu, mais aussi de la duplication de la plupart des glandes germinatives, distribuées symétriquement sur les deux côtés du corps, et enfin de l'ouverture de l'ensemble de l'appareil sur la ligne ventrale médiane. L'ouverture sexuelle mâle se trouvant devant celle du sexe opposé, nous y voyons répétée une conformation qui subsiste chez les Planaires marines, d'où résultent encore d'autres points de comparaison. Dans les organes mâles (*fig.* 70), il y a toujours un grand nombre de glandes germinatives (*t*), qui sont rangées sur les côtés du corps, sous forme de corps arrondis, et correspondent par paires à un segment du corps caractérisé par une dilatation de l'intestin médian, un ganglion de la chaîne nerveuse, ainsi qu'une paire de canaux en lacets. Le nombre de ces testicules est variable. Un canal de sortie conduit de chacun à un canal déférent latéral (*vd*), qui sur son trajet forme en avant de la première paire de testicules de nombreuses circonvolutions, et par là se trouve avoir son calibre augmenté. Ceci rappelle encore les Planaires. Cette partie forme souvent (*vs*) un peloton très-serré chez les sangsues à mâchoires. Elle se prolonge par une partie terminale, qui va avec celle de l'autre côté

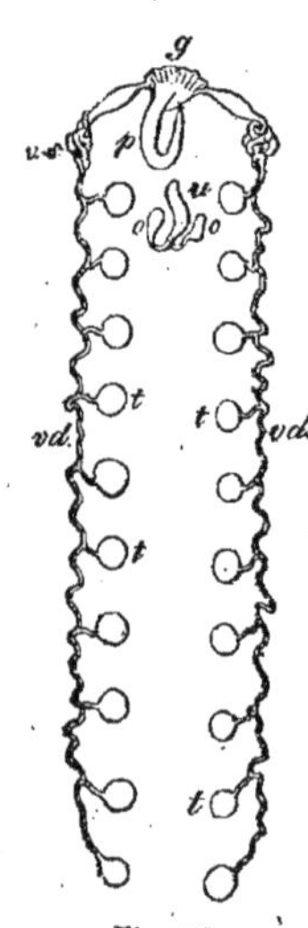

Fig. 70.

Fig. 70. — Organes sexuels d'une sangsue; *t*, testicule; *vd*, tube déférent commun; *vs*, partie enroulée du conduit séminal, analogue à une vésicule séminale; *p*, pénis; *g*, glandes; *o*, ovaires; *u*, vagin.

boutir vers l'ouverture sexuelle. De riches tubes glandulaires (g) se réunissent ux canaux déférents près de leur orifice commun, et constituent ainsi souvent ne masse aciniforme assez considérable (chez les Clepsines, par exemple), isposition qui concorde de nouveau avec ce qui existe dans les Planaires. omme organes copulateurs, les deux extrémités du canal déférent fonctionent ou, avec une partie de la glande qui les entoure, peuvent se projeter ors du corps sous la forme d'une vésicule (*Clepsine*, *Piscicola*); ou bien il eut y avoir un organe copulateur particulier, qui reçoit l'extrémité de la ésicule séminale. Dans ces cas, qui s'observent chez les *Sanguisuga*, *Hæopis*, etc., la partie formée par la réunion des deux conduits séminaux, se éveloppe en une conformation fortement musculaire (p), dont l'extrémité mincie et ordinairement recourbée, représente un court pénis. Ce dernier, omme dans les Planaires et les Trématodes, est caché dans une poche qui ouvre dans l'orifice génital, et peut être projeté en dehors, lors de la coulation.

Lorsque nous partons des formes de Vers plats, qui comme les Planaires arines, n'ont pas d'organe vitellogène, l'appareil génital femelle des Hiruinées présente de nombreux rapports avec les Vers de ce groupe. Les ovaires istribués là dans le corps, se concentrent ici en deux organes, tantôt arondis, tubulaires ou lobés (o), qui occupent sur la ligne médiane, une place oisine des organes déférents des mâles. Chez les sangsues à trompe, ils s'ourent sans aucune complication par un court oviducte dans l'orifice génital melle. Chez d'autres (*Hirudo*), les oviductes étroits se réunissent pour forier une partie commune allongée. L'oviducte commun formé de tours ombreux revêtus d'une couche glanduleuse s'élargit pour former l'extréité (u) du canal déférent qui paraît servir de vagin. — Cette organisation l'appareil générateur n'est pas celle de toutes les Hirudinées. Chez le *ranchiobdella*, les glandes germinatives ne sont plus en rapports immédiats ec les voies de sortie, lesquelles sont représentées pour les éléments mâles rtout, par les canaux en lacets. Il en résulte donc des dispositions qui sont accord avec celles d'une partie des Scoléines.

Chez les *Scoléines*, les organes occupent une partie des segments antérieurs corps, et s'étendent au plus du huitième au quinzième, présentant une dissition hermaphrodite. Nous avons à distinguer deux types fort divers de l'apreil générateur. Le premier est celui des Terricoles, et a pour caractère essenl l'indépendance des organes conducteurs. L'appareil mâle des Lombrics est rmé de deux paires de testicules qui sont en connexion avec de larges sacs, ns lesquels les éléments de la semence se développent ultérieurement. Chae paire de testicules possède une vésicule séminale semblable (*fig.* 71, s''), qui s'étend en travers sur la ligne médiane, et est pourvue d'expenns latérales en forme de sacs. Dans chaque vésicule séminale, se trouvent ux organes infundibuliformes qui se continuent latéralement pour former ux canaux déférents. Ceux-ci, de chaque côté, se réunissent en un conduit mmun, qui se dirige en arrière (vd), et après un trajet qui l'éloigne de elques segments du point où les testicules sont situés, a une ouverture stincte sur la face ventrale. On trouve sur le même segment deux organes copulateurs protractiles, résultant d'une modification des follicules à soies. Les ovaires constituent la partie la moins volumineuse de l'appareil sexuel (o). Ils sont placés derrière la seconde paire de testicules, et comme eux des deux côtés de la chaîne ganglionnaire nerveuse. Derrière eux sont placés deux oviductes (ad) commençant par de larges orifices abdominaux qui, fixés dans la paroi du corps, conduisent au dehors par un canal court jusqu'au segment qui précède celui où se trouve l'orifice de l'appareil mâle. Dans le voisinage des testicules, on rencontre par paires (deux et plus) des poches séminales (rs), sous forme de gros organes arrondis, qui sans connexions intimes avec l'appareil mâle débouchent par un court conduit. — Ni les organes producteurs des germes, ni leurs conduits déférents, n'offrent de points qui permettent une comparaison soutenue avec d'autres Vers. Les ouvertures génitales paires, la situation de celles qui sont femelles en avant des mâles, enfin la réunion entre eux des testicules des deux côtés, sont des dispositions qui, d'après tout ce que nous connaissons jusqu'à présent des formes voisines vivantes, ne se retrouvent nulle part ailleurs.

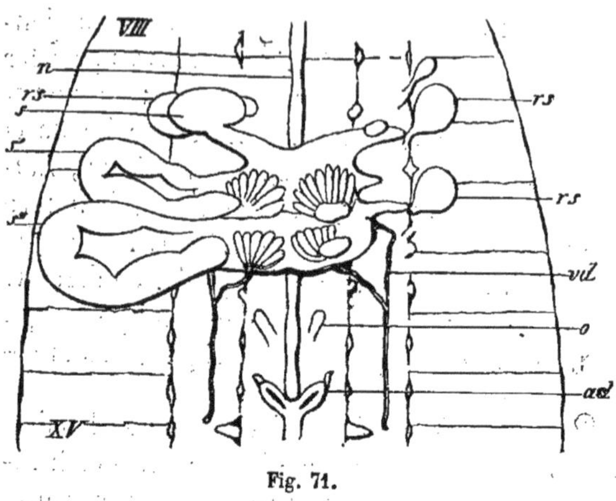

Fig. 71.

Les *Naïdines*, qui, sur tant d'autres points, se rapprochent beaucoup des Lombricinés, surtout les Limicoles, présentent une autre organisation. Les organes sexuels unis ici dans un même individu, manquent de conduits déférents particuliers. On peut admettre que chez eux les appareils des oviductes, des conduits séminaux et de la vésicule séminale, présents chez les Lombricinés, ont disparu, les ovaires, testicules et réceptacles de la semence persistant seuls. D'autres organes qui, dans les Lombricinés demeurent étrangers à l'appareil générateur, sont ici en rapport avec lui. Les organes excréteurs que nous avons appelés canaux en lacets (p. 248), forment les conduits de sortie des éléments de la reproduction, et subissent des transformations correspondantes à ces fonctions. Tandis que chez les Lombricinés ces organes présentent une constitution uniforme dans tous les segments, ils sont dans les Limicoles différents des autres sur certains segments, et servent ou comme conduits déférents pour la semence, ou comme oviductes. En ce qui concerne les glandes germinatives, elles ne constituent que des excroissances des cloisons abdominales, dans lesquelles le développement

Fig. 71. — Organes générateurs du *Ver de terre*. La partie du corps qui les renferme est ici ouverte en dessus, et ses parois rabattues de côté, comprenant du huitième au quinzième segment; n, chaîne ganglionnaire ventrale; $s\,s'\,s''$, dilatations des testicules; vd, canaux déférents; o, ovaires; ad, oviductes; rs, réceptacles séminaux. (D'après Hering.)

les éléments reproducteurs détermine des dilatations en forme de sac, qui énétrent profondément dans la cavité du corps, et s'étendent fréquemment travers un certain nombre de segments. Dans la règle on trouve plusieurs esticules (jusqu'à quatre) dans divers segments ; ils sont presque toujours mpairs, tandis que les ovaires sont pairs ; souvent il n'y a qu'une paire de es derniers. Les ovaires sont situés latéralement comme les testicules et 'étendent souvent sur plusieurs segments, ensuite du riche développement le leurs produits ; ils paraissent alors envelopper les testicules impairs (chez es *Tubifex*, par exemple). Les éléments de reproduction, après s'être détahés de leur point de formation, tombent dans la cavité du corps. Chez quelues-uns (*Enchytræus*), il se détache des groupes d'ovules, dont un seul tteint toujours sa maturité, tandis que les autres y adhèrent comme un mas de cellules.

Les conduits de sortie de la semence consistent en ces canaux en lacets déjà nentionnés, dont dans la règle une paire présente des modifications corresondantes. Cet arrangement existe aussi chez le *Branchiobdella* dans les Hirudinées. Ils diffèrent le plus des autres canaux en lacets, par leur volume. 'ouverture intérieure infundibuliforme est, comme celle des autres canaux e ce genre, située dans le segment précédent, et présente toujours une conormation particulière (*fig.* 59, p. 249). Le canal qui en sort, remarquable ar un riche revêtement de cils vibratiles, décrit de nombreux tours jusqu'à on extrémité terminale, laquelle est entourée d'un organe glandulaire lobé ssez considérable, qui est homologue aux glandes qui existent aussi dans s canaux à lacets excréteurs. Avant son débouché, l'extrémité du canal rme une ampoule dans laquelle il constitue une petite saillie. En se retrousnt au dehors, cette saillie sert en même temps d'organe copulateur. Nous ncontrons ainsi une adaptation des organes néphritiques qui les met au rvice des fonctions génératrices, et cela jusque dans des dispositions seconires. Les conduits destinés à livrer passage aux œufs, sont ou des oviductes mples provenant également de canaux en lacets modifiés, ou ils sont fonconnellement liés aux canaux conducteurs de la semence. Dans ce cas, l'exémité élargie de ces derniers consiste en un double tube, dont l'interne t la continuation du conduit séminal, l'externe qui l'enveloppe, fonctionnt comme oviducte.

Sous le rapport de l'appareil générateur, les *Chætopodes* sont très-voisins groupe des Scoléines que nous venons de mentionner. L'hermaphrodisme pendant ne se conserve que chez un petit nombre, et la séparation des xes est la règle chez les formes qui vivent en liberté. Les germes naissent ns les parois de la cavité du corps ou sur ses cloisons. Dans la règle les ux de formation des œufs ou du sperme sont uniquement caractérisés par s produits (*fig.* 72, *o*) et manquent de dispositions particulières, aussi ne nt-ils visibles qu'à l'époque de leurs fonctions. Ils conservent chez les êmes genres ou espèces une situation analogue; ils se trouvent par exemple r les côtés de la chaîne ganglionnaire dans l'*Eunice*. Ils ne sont circonrits que dans quelques cas sur un petit nombre de segments, comme cela a u chez les Scoléines. Les produits sexuels naissant sur la paroi du corps se détachent lorsqu'ils sont mûrs, ou sont même libres avant leur maturité, et arrivent dans la cavité du corps (*fig.* 72), où ils se développent alors encore davantage. Les canaux en lacets servent encore ici pour conduire au dehors les produits mâles et femelles; cependant ces points réclament encore des recherches plus précises.

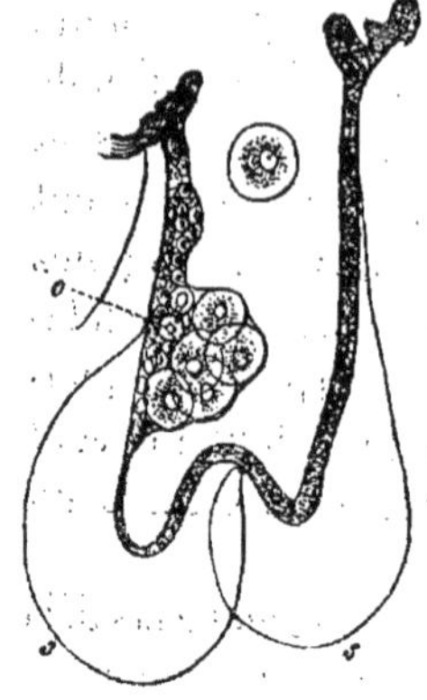

Fig. 72.

L'appareil reproducteur des *Rotifères* mérite une place spéciale et indépendante. Il n'a de commun avec celui des Chætopodes que la répartition sur des individus différents, et s'en distingue, ainsi que de l'appareil génital de tous les Annélides, par la présence d'un seul organe. La formation métamérique du corps des Rotifères n'exerce par conséquent aucune influence sur leur appareil génital. Les sexes ne diffèrent pas seulement par les organes de reproduction, mais aussi par tout le reste de leur organisation. Outre leur moindre grosseur, les mâles sont caractérisés par un développement rétrograde de divers systèmes d'organes. Le canal alimentaire est rudimentaire, quelquefois représenté seulement par un ruban, ou rabougri jusqu'au pharynx. Le testicule consiste en un simple cæcum s'ouvrant à la partie postérieure du corps, qui est parfois en connexion avec des tubes glandulaires accessoires. Chez le sexe femelle l'ovaire, sous la forme d'un corps plat, occupe une position ventrale, et débouche dans le cloaque par un court oviducte. Ce dernier se divise en portions élargies, servant à recevoir les œufs, et constitue ainsi un utérus dans lequel, chez certaines espèces, les œufs commencent leur développement embryonnaire.

Le nombre des follicules testiculaires est très-différent chez les *Hirudinées*. *Ichthyobdella*, *Branchellion* en ont cinq paires; *Piscicola* six paires, *Hæmopis* huit paires, *Sanguisuga* neuf, et *Aulocostomum* douze. L'appareil séminal des *Néphélis* représente de chaque côté une glande en grappes et lobée. Quatrefages a décrit les testicules de la *Pontobdelle* comme deux tubes simples (*Annales Sciences nat.*, 3ᵉ série, XVII, p. 331). Ils correspondent exactement à la même situation que celle qu'occupe chez les autres Hirudinées la portion dilatée ou enroulée du conduit séminal. Moquin-Tandon a observé chez le même animal cinq paires de testicules. La portion enroulée du conduit séminal des Hirudinées fonctionne comme une glande, sa lumière rarement garnie de sperme, est ordinairement pleine d'un liquide. Les ovaires de la sangsue présentent une structure fort complexe. Leydig a démontré que chez quelques-unes comme le *Piscicola*, la formation de l'œuf dans le tube ovarien, se fait très-simplement, car les cellules de sa paroi se transforment graduellement en œufs. Chez d'autres, par contre (*Clepsine*, *Néphélis*), on voit dans l'intérieur de l'ovaire un mince cordon de cellules souvent enroulé, qui est séparé de la paroi de l'ovaire par une membrane homogène. Les œufs se forment des cellules de ce cordon, et poussent en bourgeonnant l'axe du cordon devant eux. Le cordon intérieur ressemble donc à un tronc bourgeonnant, analogue au rachis des Nématodes. Leuckart a trouvé des faits analogues dans les *Hirudo*.

En ce qui concerne la forme de passage du *Branchiobdella*, des testicules distincts man-

Fig. 72. — Parapode de *Tomopteris*; *ss*, formations écailleuses des téguments qui naissent sur deux appendices homologues à un parapode dorsal et ventral d'autres Annélides; *o*, ovaire, amas de cellules dans lequel se forment les œufs.

uent entièrement. Le sperme se forme sur les parois du sixième segment, dans lequel se ouvent aussi les ouvertures internes de deux canaux en lacets, transformés en conduits séminaux. Ces deux conduits se réunissent dans le segment voisin et s'ouvrent au milieu d'un ube glandulaire qui se continue en une formation protractile sortant de l'extrémité élargie qui st le pénis. Comme le cirrhe des Cestodes, cet organe est pourvu de crochets qui, lorsqu'il st retiré, se trouvent à la face interne du tube. A part la concordance de la situation de appareil mâle, avec les conditions qu'il présente chez une partie des Scoléines, l'existence impaire de la partie terminale a de l'importance. Il y a là évidemment deux canaux à acets d'un segment soudés ensemble, de manière à ce que leurs extrémités internes seules restent indépendantes avec les entonnoirs ciliés. Ceci concorde avec ce que Claparède a observé ur les *Trichodrilus* et *Lumbriculus*, où une réunion analogue de deux canaux à lacets en un ube commun a lieu. La seule différence consiste en ce que dans le dernier cas, les canaux en acet en question appartiennent à deux segments différents du même côté. Les organes femelles de la Branchiobdelle s'écartent aussi de ceux des autres sangsues. Les ovaires sont par aire dans le huitième segment, et leurs œufs passent dans la cavité générale. Des oviductes ourts placés dans le même segment, qui peut-être dérivent encore de canaux à lacets, conduisent les œufs au dehors. Un réceptacle séminal dans le segment testiculaire, complète appareil (Dorner, *Zeit. Zool.*, XV, p. 464).

Pour l'appareil générateur du *Lumbricus*, voir Hering (*Zeit. Zool.*, VIII). Pour ceux des umicoles, les travaux de Williams (*Phil. trans.*, 1858), d'Udekem, et surtout de Claparède, sont mportants. La valeur des glandes germinatives, comme organes indépendants, se perd beaucoup chez les *Scoléines*, ensuite de la fluctuation de leur nombre, ce qui arrive surtout aux vaires. La situation des glandes germinatives est aussi différente, mais celle de l'ovaire est onstante. Chez les *Pachydrilus*, l'ovaire gît dans le douzième segment, chez les *Lumbriculus*, *Tubifex*, *Limnodrilus* et *Trichodrilus*, dans le onzième. Le *Trichodrilus* possède le plus grand nombre de testicules, quatre paires du dixième au treizième segment ; ils sont simples chez es autres. Ils sont répartis dans les huitième, dixième et douzième chez le *Stylodrilus*, dans e huitième et dixième, chez le *Lumbriculus* ; chez le *Limnodrilus*, dans le neuvième et onzième, quelquefois aussi le douzième. Les réceptacles séminaux sont aussi soumis à ces luctuations ; quelques espèces de Lombrics en possèdent plus de deux paires (Dugès, *Ann. Sc. Nat.*, 1re série, XV, p. 284, et 2e série, VIII, p, 25), qui appartiennent alors au neuvième et dixième segment. Le *Pachydrilus* les porte dans le quatrième, l'*Enchytræus* au cinquième, le *Lumbriculus* et *Stylodrilus* au neuvième, et le *Tubifex* dans le dixième segment.

Pendant qu'autrefois on étendait l'hermaphrodisme des Sangsues et Scoléines, aussi aux Chætopodes, la séparation des sexes fut surtout démontrée par Quatrefages, la réunion des deux sortes d'organes sur un individu étant une rare exception. Elle est connue avec certitude parmi les Tubicoles, comme le trouva Leydig, chez l'*Amphiglene* (Amphicora), *mediterranea* Zeit. Zool., III, p. 330), fait confirmé par Claparède. Cet hermaphrodisme se trouve encore chez le *Protula Dysteri* (Huxley, *Edinb. New Philos. Journal*, 1865 ; Claparède, *Beobachtungen*, etc., p. 31), et *Spirorbis spirillum* (Pagenstecher, *Zeit. Zool.*, XII, p. 486). Chez le *Protula*, la matière reproductrice femelle se forme à la surface postérieure des cloisons ; le treizième segment contient du sperme, les suivants des œufs.

On connaît aussi des Chætopodes (*Aphrodite*), chez lesquels un tissu particulier se trouve dans les endroits où se forment les germes, et qui constitue des bandes ou cordons placés sur les deux côtés de la chaîne ganglionnaire, lesquels produisent fréquemment un riche réseau parcourant toute la cavité du corps. Les œufs ou la semence se développent dans des appendices vésiculiformes ou prolongements ramifiés de ces cordons fibreux, et les œufs avec le temps forment à l'époque de leur maturation, des groupes en forme de grappes. Les produits de la reproduction sont pourtant toujours versés dans la cavité du corps.

Chez les *Chætopodes* à sexes séparés, les lieux de formation de germes sont fréquemment limités à quelques segments, le *Polybostrichus*, par exemple, où le sperme ne se développe que dans quelques segments antérieurs. Chez la plupart on ne peut distinguer les sexes qu'à l'époque du développement de la matière de reproduction ; il y en a cependant qui offrent les différences extérieures, dont témoignent le port des antennes et la manière d'être des soies. Outre les ouvrages déjà mentionnés d'une manière générale, nous indiquerons sur l'appareil génital des Chætopodes : Frey et Leuckart (*Beiträge*, p. 86); de Quatrefages (*Ann Sc. Nat.*, 3ᵉ série, XVIII, p. 176); Hering (*De Alcioparum partib. genital. diss.*, Lipsiæ, 1859) Ce dernier a trouvé, chez les *Alciopes* mâles, l'élargissement terminal des canaux en lacet fonctionnant comme vésicule séminale dans un nombre déterminé de segments. Les femelles sont pourvues de deux poches séminales placées près du segment céphalique. Pour arriver à une comparaison plus approfondie de l'appareil reproducteur des Chætopodes, des recherches plus étendues sont encore nécessaires.

Le *Myzostomum* se rattache aux Chætopodes par la séparation des sexes. Par la duplication des orifices génitaux mâles, dont on trouve un de chaque côté, il rappelle également ces rapports de parenté. Les testicules sont des tubes ramifiés, qui, dans leur trajet avec les ramifications de l'intestin, débouchent de chaque côté dans un conduit de sortie commun et un peu dilaté. La signification morphologique de ces conduits séminaux, à savoir, s'ils sont indépendants et s'écartent par là des Chætopodes, en se rapprochant davantage des Lombricinés, ou s'ils résultent de modifications de canaux en lacets, est une question à laquelle il est encore impossible de répondre. Les organes femelles diffèrent par leur manière d'être; les œufs paraissent naître sur des points disséminés du parenchyme du corps. Les oviductes se réunissent en une portion impaire qui doit s'aboucher seule, selon Lovén, en commun avec l'intestin, d'après Semper, dans un cloaque (*Zeit. Zool.*, IX). Cette dernière circonstance rappelle les Rotifères.

La séparation sexuelle des *Rotifères*, découverte par Dalrymple (*Philos. Transact.*, 1849), fut démontrée générale et solidement établie par Leydig. Plus tard, Cohn et Gosse (*Ann. Nat. Hist.*, 1856, p. 327), confirmèrent pour un grand nombre de genres, l'état rudimentaire de l'organisation des mâles décrit par Leydig, chez les genres *Notommata* et *Hydatina*, de manière que le fait est actuellement admis comme général. Ce phénomène, fort répandu aussi chez les Crustacés, repose sur le développement spécial de l'organisme, qui prend déjà son origine dans la séparation sexuelle.

Avec le développement rudimentaire des mâles, dont l'existence individuelle est évidemment très-limitée quant au temps, il y a un autre phénomène de reproduction qui a de l'importance, et qui consiste en l'existence de deux formes d'œufs. Les uns qui mûrissent en été, et que les femelles transportent fréquemment avec elles, sont différents de ceux pondus plus tard. Ces derniers ont une coque dure, et sont désignés sous le nom « d'œufs d'hiver, » car, pondus en automne, ils ne se trouvent que dans cette saison. Comme l'apparition des mâles coïncide dans le temps avec la production des œufs d'hiver, il est probable, selon Cohn, qu'il n'y a que les œufs d'hiver qui soient fécondés, tandis que les œufs d'été doivent être regardés comme se rattachant à une parthénogénèse. Il y a encore là des analogies avec les Crustacés, pourtant il ne me semble pas qu'on soit justifié à déduire des relations de parenté d'une similitude de phénomènes œcologiques. Ils peuvent les appuyer là où ces relations sont déjà basées sur une concordance d'organisation; mais ils ne sauraient les démontrer. Ces faits peuvent résulter des adaptations les plus différentes. Mais une comparaison rigoureuse de l'organisation laisse voir nettement qu'il n'y a pas, entre les Rotifères et les Crustacés inférieurs, que j'ai autrefois cherché à rapprocher entre eux, une communauté de descendance très-voisine.

Les *éléments constituants de la semence* des Annélides, concordent par tous les points essentiels. Ils sont partout mobiles, et ont fréquemment la forme de filaments terminés par un renflement. Chez beaucoup d'entre eux, la substance séminale est agrégée, dans des portions spéciales des conduits déférents mâles, en masses ayant une forme déterminée, dits *spermatophores*, qui sont transportés tels quels dans l'appareil femelle; chez les Scoléines, par exemple, dans le réceptacle séminal. Dans une partie des Scoléines (*Tubifex* et formes voisines), ces spermatophores n'ont pas d'enveloppe extérieure, et sont formés simplement de spermatozoïdes agglutinés, comme cela a lieu chez plusieurs Arthropodes (Orthoptères). Dans la première édition de cet ouvrage, j'ai déjà fait mention de ce fait chez le Tubifex. On les trouve dans les poches séminales. Comme les extrémités mobiles filiformes des spermatozoïdes font toujours saillie à la surface du spermatophore, qui a le plus souvent une forme allongée, ils peuvent déterminer chez lui un mouvement dans son ensemble. Ces spermatophores ayant ainsi l'apparence d'un organisme cilié, on les a plusieurs fois pris pour des parasites du réceptacle séminal. Les spermatophores fusiformes des Hirudinées sont fort différents, en ce que la masse séminale est enfermée dans une enveloppe homogène et résistante. Ils sont ici transportés dans le vagin, et là où il manque, ils sont collés à l'orifice génital femelle. Fr. Müller les a décrits chez les *Clepsine*. Leuckart, *Parasiten*, I; Robin, dans *Ann. Sc. Nat.*, 4e série, XIV, p. 1.

Comme chez les Némertiens, les glandes des téguments remplissent aussi un rôle dans l'accomplissement de la reproduction. A l'époque de la ponte des Hirudinées, les glandes dermiques, très-développées, sécrètent une enveloppe qui, en durcissant, forme la capsule des œufs. Les « cocons » des *Hirudo*, les capsules ovulaires plates des *Néphélis* sont des produits analogues de la sécrétion dermique. Cette fonction est chez les Scoléines limitée à une partie des téguments, qui se développe sous la forme d'une ceinture en bourrelet (Clitellum) sur les parties dorsales et latérales des segments voisins de l'orifice génital, et qui paraît manquer chez plusieurs (*Naïs*, *Chætogaster*, etc.).

CHAPITRE IV

ÉCHINODERMES

APERÇU GÉNÉRAL

§ 98.

Les Échinodermes, comme les Cœlentérés, forment un groupe assez étroitement circonscrit d'un type tout particulier, et par conséquent assez indépendant. Le canal intestinal qui occupe la cavité générale du corps dont il est toujours séparé, diffère considérablement de celui des Cœlentérés, ainsi que l'incrustation de la couche tégumentaire qui entoure la cavité du corps (*Périsome*), en harmonie avec le plan rayonné de ce dernier, fournit des traits de démarcation bien distincts avec les divisions plus élevées. Ces distinctions entre les formes développées des Échinodermes et les autres types n'existent pas encore dans l'état larvaire, ce qui permet de reconnaître dans ce dernier des rapports de parenté avec d'autres types.

La diversité des particularités qui résultent pour la forme rayonnée du corps du développement variable de ses différents axes et des parties qui leur correspondent, peut entraîner une perte du type radiaire régulier, et imprimer au corps d'autres formes fondamentales. De même que le type actinoïde des Échinodermes fournissait un motif de les comprendre avec les Cœlentérés dans le grand embranchement des animaux rayonnés, de même aussi la différence d'organisation des deux classes engageait dès longtemps à faire un examen critique des droits de chacune à être réunie à l'autre, ce qui a conduit finalement à l'idée de les séparer plus nettement, en reconnaissant en même temps des relations de parenté qu'ils présentent avec les Vers, surtout les Annélides et les Géphyrées. L'organisation intérieure des Échinodermes, ainsi que celle de l'extérieur exprimée par la formation des métamères, a encore renforcé cette opinion, et a en dernier lieu donné naissance à l'hypothèse de Häckel, suivant laquelle les Échinodermes représentaient des colonies ou souches d'organismes vermiformes. Il y a, en effet, entre les formes larvaires des Echinodermes, que nous devons ici prendre comme point de départ, et les larves des Vers, une complète conformité. Comme chez beaucoup de ces dernières, l'ébauche d'un nouvel organisme se manifestant dans l'intérieur du corps de la larve, donne naissance à un certain nombre d'individus qui commencent à s'y différencier, et constituent un fait rentrant ainsi dans une série déjà bien connue de phénomènes. Les divers bourgeons se distinguent peu à peu les uns des autres jusqu'à un certain degré, sans jamais cependant se séparer complétement, de sorte qu'ils continuent à posséder en commun un certain nombre d'organes, ou des portions de systèmes d'organes. Les individus bourgeonnants, et restant réunis en un seul organisme, perdent alors leur indépendance, et descendent au rang inférieur d'antimères.

Ainsi par une ontogenèse spéciale, il se forme une souche animale particulière, qui, parce qu'elle suppose les Vers dont elle dérive, doit être placée au-dessus d'eux.

L'hypothèse que nous venons d'exposer d'après son point de départ caractéristique, permet non-seulement de comprendre le mode de développement et plusieurs particularités qui s'y rattachent, mais elle rend intelligible aussi les relations réciproques qui se remarquent entre les diverses divisions. Parmi ces dernières, il en est qui sont en partie divergentes, d'autres formant des groupes dérivant les uns des autres, que nous désignons sous le nom de classes.

La première est celle des *Astéroïdes*, classe qui a non-seulement été géologiquement la plus ancienne des Échinodermes, mais encore démontre par son organisation que c'est celle qui s'est le moins éloignée de l'état primordial par ses modifications. Les antimères des étoiles de mer dits les *bras*, possèdent encore l'indépendance relativement la plus considérable, qui s'est conservée avec beaucoup d'autres points dans la segmentation ou formation métamérique. Les fluctuations dans le nombre des bras, correspondent aussi à l'état le plus inférieur. Outre les véritables étoiles de mer ou *Astérides* proprement dites, cette classe comprend quelques autres ordres. Un d'eux, connu par le seul genre *Brisinga*, se caractérise par la séparation des bras du reste du corps, et forme ainsi le passage aux *Ophiurides*, chez lesquels l'opposition du corps et des bras, est encore plus marquée. Les bras qui déjà dans le genre Brisinga, ont perdu la portion de l'appareil digestif qui leur appartient, sont chez les Ophiures privés encore d'autres parties. Ce phénomène, qu'on doit considérer comme un développement plus élevé de la partie du corps primitivement commune aux bras, aux dépens de ceux-ci, présente un degré d'épanouissement encore plus considérable chez les *Euryalides*, chez lesquels les ramifications des bras expriment un éloignement encore plus grand de l'état primitif. Les *Crinoïdes* se sont de très-bonne heure détachés de la souche qui conduit aux Astérides, car, actuellement représenté par un petit nombre d'espèces, ce groupe a eu dans les époques antérieures un développement considérable, et était représenté par les formes les plus diverses.

On doit de même faire dériver des Astérides, ou de formes voisines d'elles, les *Échinides*, chez lesquels on constate une plus grande centralisation de l'organisme, encore divisé en plusieurs parties chez les Astérides. Ils présentent, relativement au bras, l'inverse des Astérides. Tandis que chez ces dernières (et plus encore dans les Crinoïdes) la participation des bras à la constitution d'un corps unique diminue de plus en plus, de manière à ce qu'ils finissent par descendre au rang de simples appendices du corps, ils disparaissent presque complétement chez les Échinides, dans le corps desquels ils rentrent tout à fait. Il en résulte chez la plupart que la mobilité des plaques des métamères se perd, et que l'ensemble de toutes les parties incrustées des téguments forme un test. Les formes primitives sont représentées par les Oursins réguliers (*Échinides*). On peut considérer comme en étant des ramifications les *Cassidulides*, *Spatangoïdes* et *Clypéastroïdes* chez lesquels la forme radiaire régulière s'est modifiée en une autre.

La quatrième classe, celle des *Holothurides*, possède tant de points en commun avec la précédente, que nous devons la faire dériver de la même forme souche que les Échinides. Le nombre d'antimères primitives n'est, comme chez ces derniers, plus exprimé par des bras, mais seulement par des parties de la paroi du corps qui représentent une transformation des bras. Mais l'incrustation de la peau a rétrogradé, et consiste rarement en plaques ou pièces aplaties, qui puissent être considérées comme parties d'un squelette dermique. Chez les vraies *Holothuries* il y a encore un système ambulacraire qui se distribue sur les téguments, et qui disparaît chez les *Synaptes*. Comme avec cela il y a disparition d'une bonne partie des caractères des Échinodermes, les Synaptes s'éloignent le plus de la souche primitive des Échinodermes, et on peut comprendre pourquoi on les a considérés comme plus rapprochés des Vers, qu'ils ne le sont réellement.

La connaissance des *formes larvaires des Échinodermes* est de la plus haute importance pour l'intelligence de l'hypothèse précitée et défendue par Häckel. Cette forme larvaire concorde chez la plupart des Échinodermes. Elle est eudipleure, comme elle se rencontre répandue dans le type des Vers. La différence tout à fait extraordinaire qui existe entre la forme larvaire et le type de l'Échinoderme développé, laisse déjà présumer, que l'apparence actiniforme de ce dernier n'est pas le résultat d'une simple transformation de la première. Comme l'origine de l'ébauche de l'Échinoderme se fait aux dépens de la substance de la larve, sans l'employer tout entière, de façon à ce que dans la plupart des cas, une grande partie du corps de la larve reste après la formation de l'Échinoderme, on a été conduit à considérer l'ensemble du phénomène non comme une simple métamorphose, mais comme un cas de génération alternante.

Les rapports de l'Échinoderme avec la larve dans laquelle il se forme, sont très-divers. Chez les Astérides, la larve (*Bipinnaria*), est modifiée à un très-faible degré par le bourgeonnement dont elle est le siége, et elle l'est si peu dans quelques cas, qu'il est douteux de savoir si une larve n'est pas en état de produire plusieurs générations d'Astéries. Chez les Ophiures et les Oursins, le corps de la larve entière n'est pas absorbé, bien qu'il n'en reste aucune portion qui puisse continuer à exister d'une manière indépendante. Enfin chez les Crinoïdes et les Holothuries, le corps entier de la larve passe dans l'Échinoderme, de sorte qu'ici ce n'est qu'hypothétiquement qu'il peut être question d'un bourgeonnement dans l'intérieur de la larve. Le phénomène se modifie donc de cette manière que les formes qui s'éloignent le plus du type primitif, subissent une métamorphose graduelle. La métamorphose est donc l'état secondaire, le premier étant la métagénèse (génération alternante). Comme maintenant le fait, que nous reconnaissons un phénomène de métagénèse, ne nous fournit aucune explication, il nous faut étudier de plus près comment la marche de la génération alternante peut s'établir. L'ébauche se forme dans la larve de l'Échinoderme dans le voisinage de l'estomac, et se compose d'une masse en forme de disque (figurée *fig.* 73, sous *A*). Celle-ci croît peu à peu autour de l'intestin médian de la larve, et commence aussi à envelopper d'autres organes. De la périphérie de l'ébauche on voit se différencier graduellement diverses parties, épines ou organes ambulacraires (ceux-ci ayant la forme de petits cæcums) (*fig.* 74, *A*), d'où chez les Astéries et Ophiures, surgissent les attributs d'un métamère. Entre cette pièce, qui occupera le sommet du futur bras, et le blastème commun, on voit graduellement surgir de nouveaux métamères de la manière que nous avons décrite chez les Vers. Le développement ultérieur de ce bourgeonnement se continue constamment depuis le point de l'ébauche indifférente correspondant à l'ensemble du corps commun, qui reliera plus tard les bras entre eux. Il est à remarquer que le nombre des bras bourgeonnants n'est pas fixe chez les Astéries. Il est d'abord différent dans toute la division, variant de cinq chez les unes à un nombre plus élevé chez d'autres, mais encore il varie chez les individus, et cela de manières très-diverses. Il n'y a pas à douter que nous ne devons reconnaître rien de « typique » dans cette variation des bras considérés comme antimères des Échinodermes, mais précisément le contraire, savoir quelque chose « d'imposé. » Le nombre des antimères présente encore des fluctuations. Le même fait se manifestant aussi dans les formes inférieures de quelques groupes de Cœlentérés, on pourrait y rattacher notre cas. Seulement la connexion de cette variation avec une origine due à un bourgeonnement rend vraisemblable que les antimères arrivent à l'indépendance.

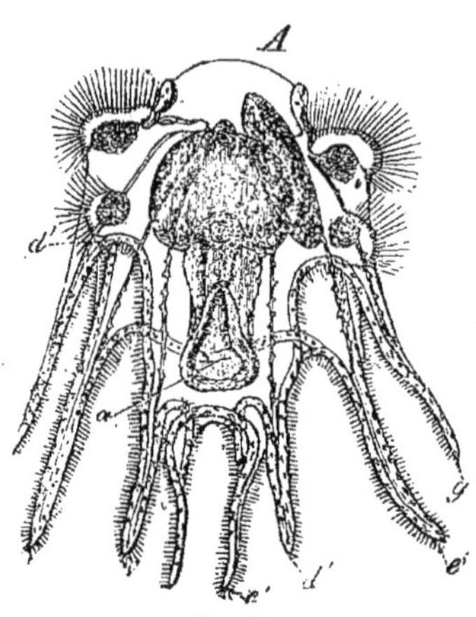

Fig. 73.

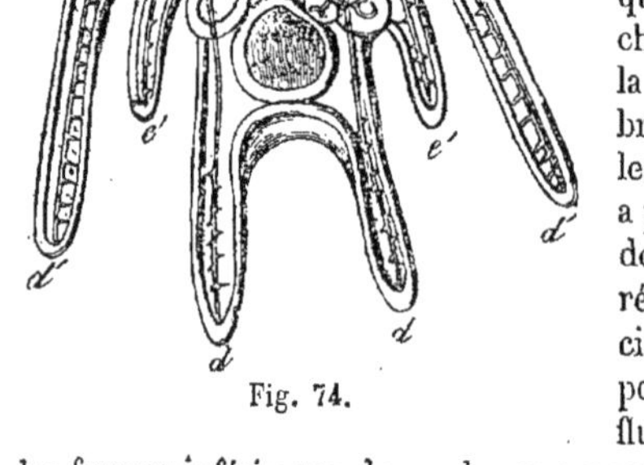

Fig. 74.

Fig. 73. — Larve d'*Echinus*; *A*, ébauche de l'Oursin futur; *a*, bouche de la larve; *d d' e' g*, appendices du squelette larvaire.

Fig. 74. — Larve d'*Ophiure* (forme de Pluteus); *A*, ébauche de l'Échinoderme avec bras bourgeonnants; *d d' e'*, prolongements du squelette larvaire. (D'après J. Müller.)

Ce mode de développement ne se rencontre pourtant pas chez tous les Échinodermes. Un ertain nombre d'Astérides manquent de cette forme larvaire extérieurement très-hautement éveloppée, et leur larve d'une conformation beaucoup plus simple se transforme entièrement n Échinoderme. Elle ne présente pas ce développement d'appareils larvaires qui n'ont de si-nification que pour cet état. Les recherches de Sars (*Arch. Nat.*, X, et *Fauna lit. Norwegiæ*, , Désor (*Proc. Bost. Soc.*, 1848), Danielsen et Koren (*Fauna lit. Norvegiæ*, II), ont constaté fait chez les Astéries ; Krohn (*Arch. An. Phys.*, 1851), et M. Schultze (*Arch. An. Phys.*, 852), chez les Ophiures ; Danielsen et Koren le signalent encore chez les Holothuries. Avec perte des appareils larvaires, la vie libre des larves disparaît également, ou devient très-ourte, et une partie des Astérides (notamment quelques Ophiures), se développent même ans l'organisme maternel. Ces deux espèces de développement, si extrêmes en appa-ence chez des animaux de parenté rapprochée, sont cependant rattachées entre elles par des rmes larvaires, chez lesquelles les appareils larvaires ne font pas complétement défaut. Chez s Ophiures vivipares, on trouve des restes d'un corps larvaire, des portions de son squelette alcaire. Cela montre qu'il y a une connexion avec les formes qui se développent de larves omplètes, et que celles chez lesquelles ce dernier état fait défaut, ont éprouvé dans la forme rvaire une rétrogradation affectant les appareils larvaires et allant même jusqu'à leur dis-arition complète. On ne peut donc pas ériger pour les Échinodermes deux cours typiques de éveloppements différents, car celui qui ne montre pas de forme larvaire développée, est rovenu sans aucun doute, d'un autre à forme larvaire complète, et présente le cours de dé-eloppement beaucoup plus compliqué de cette forme complète, condensé et réduit à un mode lus simple. Il est facile de concevoir que cette particularité provient d'une adaptation à des onditions externes, et qu'elle correspond à un plus long séjour de l'œuf dans l'organisme aternel, car on ne la rencontre presque que chez des formes vivipares.

Nous exposerons plus tard les points les plus importants quant à la concordance des larves es Échinodermes avec celles des Vers. Mais, si nous trouvons que l'organisation de chaque bras olé d'une Astérie soit telle qu'elle puisse être considérée comme correspondant à un individu, n peut se représenter la marche continuée jusqu'à la séparation, c'est-à-dire à la formation un nombre d'individus distincts. Un phénomène de ce genre doit avoir précédé la naissance es Échinodermes, qui ne sont eux-mêmes que le produit d'une réalisation incomplète du fait. u lieu d'un certain nombre d'individus indépendants, il résulte d'une marche de bourgeon-ement incomplétement effectuée, une souche animale que nous regardons comme un indi-idu, et qui par suite d'une centralisation progressive, descend graduellement à un degré individualisation inférieure. On trouve chez les Vers un procédé analogue. Chez les Némer-ens (et plusieurs Vers plats), il naît à l'intérieur de la larve, l'ébauche d'un ou deux indi-idus nouveaux, l'enveloppe larvaire n'ayant alors qu'une signification provisoire. Le corps de larve peut même se différencier dans diverses directions, par exemple chez le *Pilidium*, ns que le Némertien qui se forme dans son intérieur (*Alardus*) y prenne aucune part di-ecte. Le développement des Tuniciers présente encore plus d'analogie. Le bourgeonnement u corps d'une larve peut produire un nouveau corps indépendant, comme je l'ai montré hez les *Didemnum*, où le corps larvaire peut se segmenter en un grand nombre d'individus, omme chez les Ascidies composées (voy. ci-dessus, p. 253, et fig. 60). Ces bourgeons ne se ansforment pas ici en Ascidies indépendantes, mais ils restent à un état de différencia-on déterminé, constamment réunis et débouchant en une cavité commune de déjection ou loaque. Ils présentent sous ce dernier rapport, le cas opposé à celui des Échinodermes, chez squels c'est la cavité de réception qui est la partie commune. En nous appuyant sur cette nalogie, nous considérerons le corps de l'Échinoderme non comme le résultat d'une soudure organisme séparés, mais comme celui de la séparation incomplète d'organismes vermifor-es issus d'une seule et même ébauche. L'analogie pourrait s'étendre à l'appréciation des eux cas, celui où nous ne connaîtrions pas des Ascidies simples, ou bien celui où nous con-aîtrions les organismes vermiformes qui ont concouru à la formation des Échinodermes. Les estes d'Annélides colossales provenant du Silurien, et décrites par Geinitz (*N. Act. Leop. ar.*, t. XXXIII), pourraient être des organismes voisins de ceux qui nous occupent. Dans us les cas, il y a dans le phénomène du développement des Échinodermes, un précédent, ont on ne saurait immédiatement démontrer la voie qui y conduit, et qu'il faut déduire des its indiqués.

Bibliographie. — TIEDEMANN, *Anatomie der Röhrenholothurie, des pomeranzenfarbigen Seesternes und Steinseeigels.* Landshut, 1816. — AGASSIZ, *Monographies d'Échinodermes vivants et fossiles.* Neuchâtel, 1838-42, surtout la dernière livraison, contenant l'« Anatomie du genre Echinus, » par VALENTIN. — SHARPEY, Art. *Echinodermata,* dans TODD *Cyclopædia,* II. — FORBES, ED., *A history of british Starfishes.* London, 1841. — J. MÜLLER und TROSCHEL, *System der Asteriden,* Braunschweig, 1842. — QUATREFAGES, *Mémoire sur la Synapte de Duvernoy* (*Ann. sc. nat.*, II, XVIII). — J. MÜLLER, *Ueber den Bau des Pentacrinus caput medusae.* A. B., 1843. — J. MÜLLER, *Anatomische Studien über die Echinodermen,* A. A., Ph., 1850. — LE MÊME, *Die Erzeugung von Schnecken in Holothurien.* Berlin, 1852. — LE MÊME, Ueber den Bau der Echinodermen. A. B., 1853. — BAUR, *Beiträge zur Naturgeschichte der Synapta digitata.* N. A. L. C. XXXI. — SARS, *Oversigt of Norges Echinodermer.* Christiania, 1861. — W. THOMSON, *On the embryogeny of Antedon rosaceus* (*Phil. Transact.* 1865, II). — CARPENTER, *Researches on structure,* etc., *of Antedon rosaceus* (*Phil. Trans.,* 1866). — SARS, *Mémoire pour servir à la connaissance des Crinoïdes vivants.* Christiania, 1868.

Les ouvrages suivants sur le développement des Échinodermes ont une importance capitale; ce sont ceux de J. Müller, *Sieben Abhandl. ü. d. Larven und Metamorph. der Echinodermen* (*Abhandl. Berlin. Acad.*, 1848-55); Al. Agassiz, *Embryology of the Starfish.* (*Contrib. to Nat. Hist. of U. S. V.*, Cambridge, 1864).

TÉGUMENT ET DERMOSQUELETTE

§ 99.

On reconnaît, chez les Échinodermes comme chez les Vers, une enveloppe dermo musculaire, seulement avec cette différenciation importante que les téguments sont beaucoup plus nettement distingués de la partie musculaire. Celle-ci constitue une couche intérieure, circonscrivant la cavité intérieure du corps, et recouverte par le tégument, qui est lui-même caractérisé par cet état particulier que, chez tous, la mobilité du corps est plus ou moins entravée par un dépôt de calcaire dans une des couches qui le composent, et qu'on a désignée sous le nom de *périsome.* Le même phénomène se manifeste déjà chez la larve, mais sans y atteindre un développement de nature à empêcher chez elle la liberté des mouvements. La charpente calcaire fournit à la larve des pièces de soutien pour un riche déploiement d'appendices, sur lesquels s'étendent des bourrelets vibratiles qui constituent, avec des dispositions de complications différentes, l'appareil locomoteur de la larve (*fig.* 73). La distribution des cils sur les arêtes saillantes de ce qu'on appelle la « ceinture ciliaire, » est précédée d'une ciliation générale du corps, qui est limitée à l'état indifférent de la larve.

Le degré auquel parvient la calcarisation est très-variable. Tantôt les parties calcaires sont réunies entre elles en grosses portions, et représentent ainsi des plaques mobiles ou solidement soudées les unes aux autres; disposition qui peut se rencontrer sur le corps entier, ou n'être circonscrite que sur certains points déterminés de sa surface. Tantôt les molécules calcaires paraissent être disséminées, et permettent de nombreuses modifications dans la forme du corps. Dans ce cas, le reste des caractères des Échinodermes se perd, de sorte que la disparition de l'incrustation calcaire de la peau, indique la terminaison du type, et que tout le phénomène d'un dépôt calcaire dermique incomplet ne représente point l'état primitif du type Échinoderme, mais sa fin.

Par le fait de la calcarisation, les téguments représentent en même temps un organe de soutien pour le corps, un *squelette dermique* qui, dans de nombreux cas, envoie des prolongements dans l'intérieur du corps. Ces derniers constituent des formations calcaires indépendantes du périsome qui, comme parties du squelette interne, se combinent avec l'externe. La calcarification n'intéresse jamais toute l'épaisseur du périsome. Les parties incrustées sont toujours à l'intérieur, mais surtout à la surface supérieure, recouvertes d'une couche dermique mince et molle. On remarque un épithélium vibratile sur beaucoup de points de l'enveloppe molle du corps. Celle-ci se détachant souvent et précocement sur quelques parties, la substance calcaire se trouve mise à nu, comme cela est toujours le cas, par exemple, pour les piquants ou toutes autres saillies du squelette calcaire.

Le dépôt de calcaire dans les couches tégumentaires se présente toujours sous une forme régulière. Il en résulte des conformations treillissées ou réticulations délicates (*fig.* 75) dont les intervalles sont occupées par la substance organique qui les réunit. Les portions de squelettes les plus solides sont ainsi toujours pénétrées de substances molles, lesquelles semblent contenir un système de canaux fins. Aussi, là où la formation du squelette calcaire n'est représentée que par des dépôts microscopiques distincts, ceux-ci paraissent avoir une structure et une forme déterminées, qui est caractéristique des genres et espèces. — Un appareil de soutien formé d'un squelette délicat de pièces rassemblées en façon de treillis, caractérise les larves de quelques classes d'Échinodermes, comme les Échinides et les Ophiures; les larves d'Holothuries ont encore des formations calcaires semblables à des roues, etc. La présence d'un squelette calcaire chez les larves se rapporte en général à l'existence d'un squelette chez les Échinodermes, mais il ne faut pas perdre de vue que chaque squelette de larve correspond à sa forme propre et non à celle de l'Échinoderme. Il ne faut pas le considérer comme l'ébauche du squelette dermique de l'Échinoderme, mais comme exclusivement appartenant à la larve, car il n'en passe presque aucune portion dans l'ébauche de l'Échinoderme.

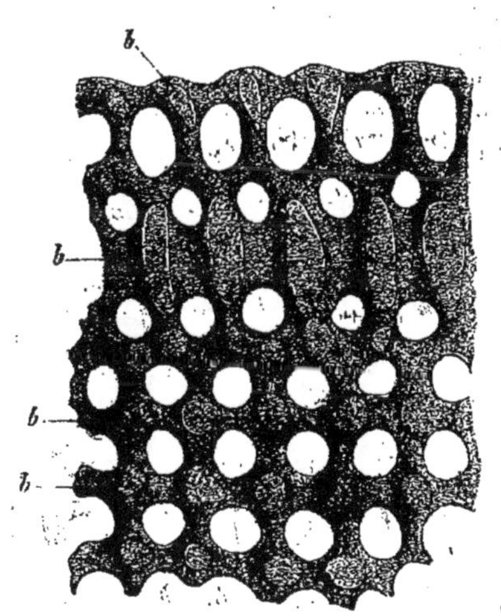

Fig. 75.

Fig. 75. — Réseau calcaire d'une plaque de squelette dermique d'un Oursin (*Cidaris*); *b*, coupes horizontales de faisceaux implantés verticalement sur le réseau horizontal (grossissement moyen).

Comme chez les Échinodermes adultes, les concrétions calcaires se rencontrent aussi dans les organes internes, n'ayant aucune connexion avec les téguments, la calcarification est un phénomène qui se manifeste dans l'ensemble de l'organisme. Outre les concrétions des canaux appartenant au système vasculaire aquifère, on remarque dans beaucoup d'autres organes des dépôts de portions d'un réseau calcaire ou de baguettes calcaires, etc. Ainsi, dans les parois des glandes sexuelles, et les organes respiratoires ramifiés des Holothuries.

La différenciation des téguments constitue le premier phénomène qui, lors de la formation de l'embryon, se remarque dans la masse cellulaire indifférente. Ce périsome primitif, comme on peut le nommer, puisqu'il ne produit pas seulement la partie tégumentaire proprement dite, fournit en même temps l'ébauche des organes internes des plus importants, qui en proviennent directement ou indirectement. Ce fait, joint à un revêtement ciliaire complet du corps, dénote un état inférieur, et avant tout indique des connexions avec les Vers. Il ne faut également pas oublier que chez les Infusoires aussi, le périsome demeure distinct de l'intérieur du corps. D'après les observations de Hensen (*Arch. Nat.*, 1863), sur le développement d'une larve d'Astérie (*Brachiolaria*), la partie intérieure du corps consiste même en une substance homogène, comparable au protoplasme indifférent, tandis que des parties élémentaires en forme de cellules constituent l'enveloppe extérieure. Par une espèce de bourgeonnement dont le périsome est le siége, se forment çà et là des cellules qui arrivent dans la partie centrale, laquelle acquiert ainsi une organisation histologique. W. Thomson (*Phil. Trans.*, 1862, II, p. 520) décrit chez l'*Antedon*, après la segmentation de l'œuf, une résolution des cellules centrales en une substance plus homogène.

Quant aux différenciations qui peuvent se produire sur le périsome primitif, le fait le plus digne de remarque est la répartition inégale des cils vibratiles. Les cils disparaissent sur la plus grande partie de la surface, et il n'en reste qu'une ligne plus saillante, qui occupe un champ autour de l'orifice buccal de la larve encore simplement ovalaire ou elliptique. Cette forme est à la fois celle des larves d'Échinides, d'Ophiures et d'Holothuries. Il n'y a, quant au parcours de la ligne ciliaire, divergence que chez les Astérides (*fig.* 76, *B*), où un second

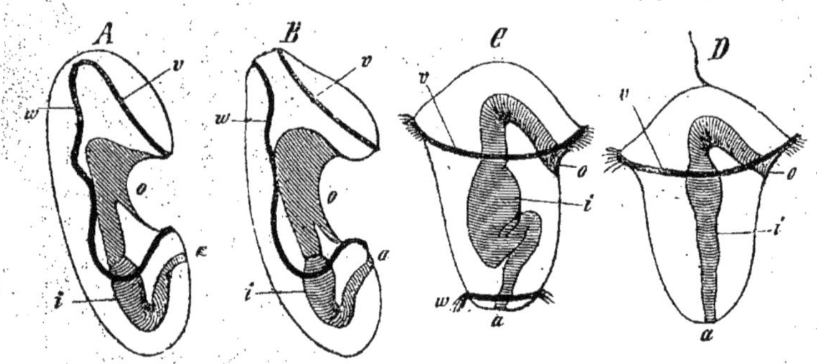

Fig. 76.

espace plus petit qui se trouve au-dessus de la bouche, est entouré d'une couronne ciliaire spéciale. Cette différence entre les formes larvaires des Astéries qu'on a désignées sous les noms de Bipinnaires et de Brachiolaires n'est cependant que d'une importance secondaire, car on peut montrer que ce second petit champ cilié n'est que le résultat d'une division de celui qu'entoure la ligne ciliée primitive, les Auriculaires — (larves d'Holothuries) — présentant un état intermédiaire (*fig.* 76, *B*). Cette forme larvaire qui rattache entre eux les Echinodermes beaucoup plus intimement qu'ils ne le sont plus tard par leur organisation, et chez laquelle les champs qui portent la bouche et l'anus sont séparés par une ligne ciliaire, offre d'étroits rapports avec les états larvaires des Vers. Des analogies semblables se remarquent aussi dans divers états ultérieurs chez les larves d'Holothuries.

La formation d'appendices sur lesquels passe la ligne ciliaire, entraîne à des modifications dans la disposition de cette dernière. Des prolongements lobés ou allongés s'élevant sur les

Fig. 76. — Larves d'Échinodermes et de Vers, vues de côté; *A*, larve d'une Holothurie; *B*, larve d'une Astérie (Bipinnaire); *C*, *D*, larves de Vers.

corps suivant une disposition symétrique, entraînent la couronne ciliaire avec eux. Dans tous les cas, ces appendices sont extrêmement réguliers et caractéristiques pour les grands groupes. Ils sont, chez les Ophiures et les Oursins, soutenus par un squelette calcaire, qui manque chez les larves des Astéries et des Holothuries. Le squelette est, chez ces dernières, remplacé par des petites sphères ou roues calcaires qui du reste ne sont en aucune manière ses homologues. La présence d'appendices soutenus par une tige calcaire donne aux larves une apparence particulière et souvent bizarre (*fig.* 73, 74, p. 286). (Voy. les mémoires déjà cités de Müller, surtout le sixième, dans lequel se trouvent mis en évidence les rapports communs qu'ont entre elles les diverses formes larvaires). Outre la ligne ciliaire typique, il s'en trouve encore une seconde qui, sans rapports avec les appendices, entoure circulairement la partie du corps portant l'anus (*Tornaria*). Elle n'a aucune relation avec la première plus grande, et ne peut être considérée comme s'en étant détachée. On peut rapporter à ce fait ce qu'on a appelé chez quelques larves d'Oursins les épaulettes vibratiles, soit les bourrelets ciliés, qui sont disposés circulairement, sans cependant être réunis ensemble (*fig.* 73). On peut supposer qu'ici, l'anneau cilié du *Tornaria* s'est divisé en quatre bourrelets vibratiles.

Tous ces *organes à cils vibratiles* constituent des dispositions provisoires. Ils caractérisent la forme larvaire sans passer à l'Échinoderme qui en provient. Ils éprouvent un développement rétrogressif avec la naissance du corps définitif de l'Échinoderme chez les Ophiures, Oursins et Astéries. Les ambulacres qui se développent ôtent encore aux derniers restes de ces cils vibratiles la signification d'organes locomoteurs, pendant que le corps de l'Échinoderme devenant plus lourd par l'incrustation du périsome, n'a plus aucune analogie avec celui plus léger qui portait le bourrelet cilié. La vie pélagique libre cesse alors. Les larves des Crinoïdes et des Holothuries se comportent un peu différemment. La larve (*Auricularia*) en revêtant l'organisme holothurien, modifie, par la formation de l'appareil ambulacraire qui apparaît ici en premier lieu sous forme de tentacules buccaux, le trajet de son bourrelet cilié. Celui-ci, soit par division des parties existantes, soit par formation de nouvelles, forme cinq anneaux ciliés autour du corps, qui pendant quelque temps encore conservent une valeur locomotrice, et ne disparaissent totalement que par l'accroissement du corps. La forme larvaire à simple couronne vibratile qui, dans les Holothuries, est développée sous forme d'Auriculaire et offre une grande concordance avec les larves d'Oursins et d'Ophiures, est supprimée chez les Crinoïdes, et la forme à anneaux vibratiles multiples est la primitive. Cet état — qu'à cause du fait que pendant sa durée il n'y a pas d'absorption de nourriture, et que de grandes transformations intérieures ont lieu, Müller a désigné sous le nom « d'état chrysalidaire, » — présente de grandes analogies avec les larves de Vers, de Térébelles, etc. Les larves d'Astéries dites vermiformes, ne peuvent par contre pas bien être rattachées ici.

§ 100.

En ce qui concerne l'état spécial du squelette dermique chez les *Astérides*, la présence à la face ventrale des bras de pièces mobiles reliées entre elles est un fait caractéristique. Depuis la bouche jusqu'à l'extrémité des bras, elles consistent chez les *Astéries* en paires de fragments calcaires transverses qui vont graduellement en diminuant, et présentent un sillon (rainure ambulacraire). Les diverses pièces réunies par des charnières font que le bras est articulé. Des orifices qui se trouvent entre les articles solides laissent sortir les tubes suceurs, ou ambulacres, aussi a-t-on désigné ces fragments calcaires sous le nom de *plaques ambulacraires*. Mais comme leur sillon contient encore des parties molles définies (canaux ambulacraires et nerfs), les articles ne paraissent pas être des parties d'un squelette dermique. Sur les bords latéraux de la rainure, le squelette est en continuité avec le squelette dermique qui couvre la partie dorsale des bras, sur laquelle on peut fréquemment voir des plaques ou des boucliers formant une ou plusieurs séries longitudinales.

Ces formations, que remplacent aussi des tubercules, se continuent parfois sur les téguments de la face dorsale du corps, laquelle est aussi caractérisée par des dépôts calcaires réticulés, ou des tubercules séparés par de petites portions de périsome non incrusté.

Les formations tégumentaires des *Ophiures* se rattachent de près à celles des Astéries. Il est rare que la portion dorsale de leur corps présente un développement étendu de plaques calcaires, qui, dans la règle n'existent qu'à la base des bras. Là, comme autour de la fente buccale, les téguments abdominaux présentent aussi cette disposition en plaques. Le squelette formant les bras, s'éloigne par contre sur plusieurs points de celui des Astéries. Les parties homologues aux plaques ambulacraires de ces derniers constituent une série presque complète, ne laissant à la face dorsale du bras qu'un canal étroit, et sur la ventrale une rainure servant à recevoir les nerfs et le canal ambulacral. La cavité du corps avec son contenu ne s'étend pas jusque dans les bras. Elle n'est représentée que par le canal dorsal mentionné, lequel, comme le bras entier, est revêtu de la couche tégumentaire extérieure. On trouve chez les Ophiures, à la place de la couverture molle de la rainure ambulacraire des Astéries, une série de boucliers calcaires, rigides, auxquels s'en ajoutent d'autres latéraux, ainsi que diverses formations épineuses ou des prolongements squameux.

Les bras des Ophiures ne renfermant pas de cavités représentant une continuation de celle du corps, ils apparaissent comme des appendices de la portion centrale discoïdiforme du corps, dont ils sont toujours nettement séparés. Une forme de passage à cet état se trouve chez le genre *Brisinga*, dont les bras sont nettement distincts du corps comme ceux des Ophiures, tandis que, par la conformation du sillon ambulacraire, et l'absence de plaques calcaires le recouvrant, ils se rattachent à ceux des Astéries.

Chez les Astérides à bras divisés dichotomiquement (*Euryalides*), l'enveloppe coriacée du corps cache un squelette qui dépend d'elle et, comme chez les Ophiures et Astéries, appartient à la partie ventrale ; il consiste en plaques calcaires, placées à la file les unes des autres, en manière de vertèbres, qui se continuent depuis le bord buccal jusque dans les plus fines ramifications des rayons. Ce squelette forme encore ici la base de la rainure ambulacraire. Sur la face dorsale, le disque du corps est enveloppé d'une peau simplement imprégnée de granules calcaires, qui de là passe aux bras et les recouvre jusqu'au bord du sillon ventral.

Une modification importante dans cette formation de squelette dermique se remarque chez les *Crinoïdes*. Les téguments du dos s'allongent en une tige sur l'extrémité de laquelle l'animal se fixe. Le squelette de cette tige est formé par des disques aplatis et calcaires, régulièrement superposés, qui s'unissent au corps par cinq pièces aplaties (pièces basilaires), auxquelles se rattachent d'autres plaques calcaires circonscrivant le corps. Ces plaques ne manquent que chez les *Comatules*, chez lesquelles une pièce simple en forme de bouton unit la tige avec le corps. L'état pédonculé et fixe est ici passager, tandis qu'il fut persistant chez la plupart des Crinoïdes fossiles, et n'existe plus aujourd'hui que chez les *Pentacrinus*, *Rhizocrinus* et *Holopus*. — Le sillon ambulacraire partant de la base des bras parcourt aussi bien leurs rameaux dichotomisés (*Pentacrinus*), que les appendices latéraux qui alternent avec eux (Pinnules des *Comatules*), et se réunissant à celui du bras voisin s'étend jusqu'à la bouche, sur la face ventrale du corps caliciforme. Ici encore la couche tégumentaire molle qui recouvre le squelette, montre partout des dépôts de plaques calcaires. Le squelette intérieur, qui résulte chez les Astéries de la formation du sillon ambulacraire, atteint ensuite d'une plus grande différenciation des bras, la prépondérance sur l'extérieur, qui ne se conserve indépendant qu'à la face dorsale du corps, et se développe unilatéralement pour former la tige des Crinoïdes. Il se réunit pourtant directement avec l'extérieur, car la cavité du corps ne se continue pas dans les bras, où elle est remplacée par un canal très-fin.

Les différences dans le squelette dermique des Astéries qui influent sur la forme extérieure du corps, reposent surtout sur des détails peu importants dans le nombre et la largeur des pièces articulées du sillon ambulacraire, et dans ses rapports avec les téguments dorsaux. Les différences sont plus importantes chez les Ophiures et Euryalides, comparées aux premières, et encore plus diversifiées chez les Crinoïdes. On n'a pas encore entrepris l'anatomie comparée de ces parties.

§ 101.

La transformation qu'a éprouvée le squelette dermique des *Échinoïdes*, et par suite leur forme extérieure, comparée à celle des Astérides, peut être déduite de deux facteurs. Le premier consiste dans l'incrustation calcaire du périsome ventral, notamment de celui qui recouvre le sillon ambulacraire et les parties molles qu'il contient, lequel constitue chez les Astéries une partie qui reste molle. L'incrustation incomplète ou nulle du squelette articulé du sillon ambulacraire, est en rapport avec ce fait. Il en est donc comme si le bras d'une Astérie eut son périsome incrusté dans sa partie non-seulement dorsale, mais aussi ventrale, et que la cavité ainsi circonscrite contînt, — outre d'autres organes placés dans l'intérieur du bras, — encore un canal et des nerfs ambulacraires.

Un second trait essentiel pour la comparaison des Astéries et des Oursins, se trouve dans les rapports de la partie dorsale du périsome avec la ventrale. Chez les Astéries, l'extension des deux est égale. Si on accepte pour la partie dorsale une réduction qui est accompagnée d'un raccourcissement des bras, ensuite d'une prépondérance graduelle de la portion ventrale, portant les ambulacres, celle-ci se manifestera dans les conditions du périsome de l'Oursin. Le corps, lors de la réduction des bras, se rapprochera de la forme sphérique, et avec la diminution de la surface dorsale du périsome, les ambulacres, au lieu d'appartenir à la face ventrale, partiront depuis le niveau du pôle buccal et se dirigeront vers le pôle opposé, ou apical, lequel constitue le reste du périsome dorsal primitif, réduit à une surface restreinte et peu considérable. Chez les Oursins réguliers (*Échinides*) qui doivent servir de point de départ pour la classe entière des Échinoïdes, l'espace homologue au périsome dorsal des Astéries, n'est qu'une surface peu importante, distinguée par de petites plaques calcaires lâchement réunies entre elles, et sur laquelle se trouve excentriquement placé, l'anus (*fig.* 77, *x*). Cette surface, qui occupe le milieu de ce qu'on appelle le pôle apical de l'Oursin, est entourée de plaques calcaires plus grandes portant l'orifice des organes génitaux, dites plaques génitales (*g*), dont une est désignée sous le nom de plaque madréporique (*m*). A ces plaques se rattachent, en s'intercalant partiellement entre elles, cinq autres pièces (*ig*, plaques intergénitales) dont partent cinq séries de paires de plaques qui s'étendent jusqu'à la surface du pôle buccal. Ces paires de plaques sont percées de trous fins par lesquels les ambulacres suceurs communiquent à l'intérieur. On les désigne sous le nom de plaques ambulacraires, et les séries qu'elles forment sous celui d'aires ambulacraires. Les séries ambulacraires du périsome incrusté des Oursins, sont homologues au périsome qui, chez les Astéries, conserve l'état mou, et recouvre sur la face ventrale le sillon ambulacraire des bras. Les séries de plaques qui se trouvent entre les aires ambulacraires, — aires interambulacraires (*fig.* 77, *i*), — sont imperforées et doivent être comparées aux plaques marginales des bras des Astéries. Les plaques interambulacraires forment des séries paires comme les ambulacraires. Dans les anciennes périodes géologiques elles sont plus nombreuses chez les Oursins ; on en connaît où on compte 3, 5, et jusqu'à 7 séries dans une seule aire interambulacraire, d'où résulte en même temps une beaucoup plus grande diversification.

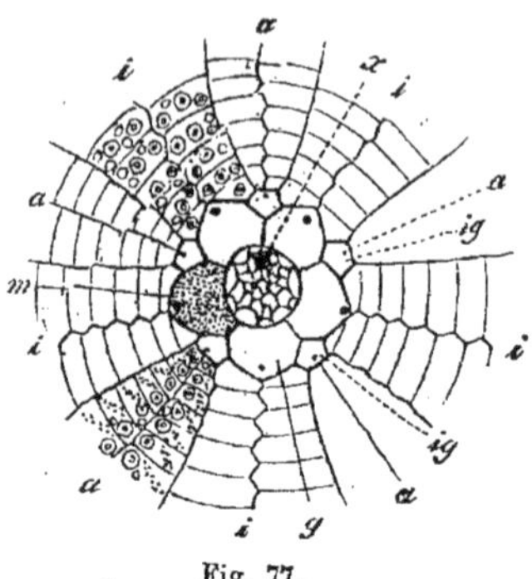

Fig. 77.

Les rapports de connexion entre les plaques présentent une grande variété. Les plaques calcaires du périsome étant réunies par des attaches mobiles chez les Astéries, des changements dans la forme du corps sont possibles, et ce même état paraît avoir existé chez les Oursins, comme on peut l'induire de fragments de plaques, semblables à des écailles, qui ont appartenu à des animaux de cet ordre fossiles. Mais ces conditions ont disparu chez les Oursins de la période actuelle, chez lesquels les plaques des aires ambulacraires et interambulacraires constituent par leur réunion une carapace rigide.

Plusieurs modifications essentielles qui affectent la forme régulière du squelette dermique des Échinides ne peuvent plus directement se comparer avec ce qui se trouve chez les Astéries, de manière que les vrais Oursins seuls peuvent être rattachés à ce dernier type. Ces modifications sont accompagnées de la disparition du reste du périsome dorsal primitif, et s'ex-

Fig. 77. — Pôle apical d'un test d'*Échinus*, avec les extrémités supérieures des séries de plaques ; *a*, aires ambulacraires ; *i*, aires interambulacraires ; *g*, plaques génitales ; *ig*, plaques intergénitales ; *m*, plaque génitale paraissant une plaque madréporique ; *x*, orifice anal dans le champ apical. — Les tubérosités des plaques n'ont été figurées que sur une des aires interambulacraires et une ambulacraire, et les pores sur une de ces dernières.

priment dans le passage de la forme radiaire à d'autres formes. Les aires ambulacraires ne s'étendent plus régulièrement de la bouche au sommet; elles se circonscrivent chez les Spatangoïdes et Clypéastroïdes à une simple rosette à cinq lobes placée à la surface dorsale (*Ambulacra petaloidea*), des extrémités de laquelle on peut, chez les Clypéastroïdes, suivre jusqu'à la bouche des séries de plaques pourvues de fines ouvertures. Celles-ci paraissent provenir des parties ventrales du système ambulacraire devenues rudimentaires, et complètent la partie supérieure devenue indépendante.

Le squelette interne qui, chez les Astéries, est représenté par celui de la rainure ambulacraire, l'est chez les Échinoïdes par les prolongements des plaques ambulacraires. De tels appendices, notamment ceux qui sont développés chez les *Cidaris*, comprennent aussi bien des nerfs que des canaux ambulacraires, et manifestent ainsi leur parenté. On doit citer comme une disposition tout à fait indépendante, le squelette de l'appareil masticateur caractéristique pour les Échinides et les Clypéastroïdes, qui entourant l'origine de l'intestin, consiste en l'assemblage d'un certain nombre de baguettes calcaires.

Les téguments perdent chez les *Holothurides* leur signification comme dermosquelette. Les plaques calcaires des autres Échinodermes sont ici représentées par des dépôts indépendants de cette même substance dans la couche ferme et très-épaisse de l'enveloppe du corps. Chez les Holothuries, les aires ambulacraires des Échinoïdes existent encore sous la forme de cinq séries longitudinales d'orifices, qui livrent passage aux ambulacres. Parfois ces séries sont incomplètes, ou présentent un développement inégal, même par leur développement sur un des côtés du corps, qui devient une face plantaire et constitue ainsi une déviation du type rayonné. Les aires ambulacraires ont entièrement disparu chez les *Synaptes*.

Les dépôts calcaires de la peau affectent des formes déterminées, le plus souvent très-régulières, qui sont caractéristiques chez les Synaptes (*fig.* 78) et les Holothuries. Ils forment parfois de plus grandes portions solides, comme ces conformations squameuses qui recouvrent, chez le genre *Cuvieria*, la face dorsale du corps opposée à la face plantaire; et qui, avec des dimensions plus petites, sont partout répandues dans la peau de l'*Echinocucumis*.

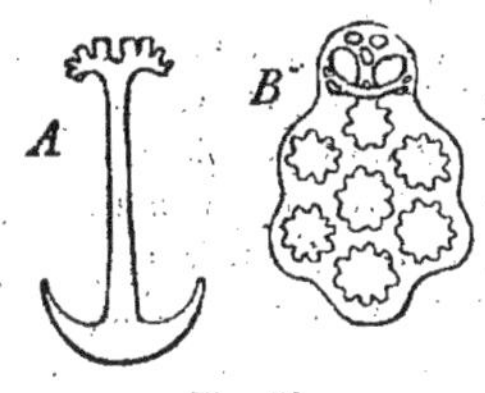

Fig. 78.

Il y a aussi un squelette interne chez les Holothurides, qui provient aussi du squelette dermique comme chez les autres Échinodermes, bien que déjà à son apparition il paraisse en être indépendant. Il consiste en un anneau calcaire qui entoure le pharynx, et sert soit à l'insertion des muscles du corps, soit de soutien à d'autres organes. Il se compose de dix pièces séparées chez les Holothuries, et de douze à quinze chez les Synaptes. Chez les premières, il y a cinq pièces plus grandes alternant avec un nombre égal

Fig. 78. — *A*, ancre calcaire; et *B*, plaque calcaire servant à la fixation de l'ancre; extraits de la peau du *Synapta lappa*. (J. Müller.)

de plus petites, et qui sont réunies entre elles de manière à être plus ou moins mobiles. On ne saurait les considérer comme des parties de l'appareil masticateur des Échinides, mais ainsi que Tiedmann et Meckel l'ont indiqué, bien plus comme homologues des appendices auriculaires qui, chez les Oursins, partent du bord buccal de la carapace pour pénétrer à l'intérieur. Comme chez ces derniers, elles présentent, chez les Synaptes, des orifices pour le passage des nerfs et des canaux ambulacraires qui, chez les Holothuries, sortent par des appendices bifurqués.

Les téguments sont, chez les Oursins, comme chez les Astéries, en connexion avec des appendices en forme de piquants. Tandis que chez ces dernières une partie seulement des piquants paraissent mobiles, et que la plupart d'entre eux semblent être des prolongements immédiats des plaques calcaires ; les *piquants* des Échinoïdes offrent une plus grande indépendance. Ils s'articulent sur des protubérances particulières des plaques de la carapace calcaire et possèdent un appareil musculaire spécial qui va de la périphérie de la tubérosité articulaire à la base du piquant. La forme et la grosseur des piquants sont fort différentes et le contour de la saillie articulaire sur la plaque de la carapace varie aussi suivant la grosseur des piquants. Ceux-ci sont en fils très-fins ou en forme de lancettes chez les Spatangues. Chez les Cidarides (*Acrocladia*), ils affectent la forme de massues ou de piques allongées. On en rencontre aussi qui sont aplatis.

Les *Pédicellaires* sont d'autres organes particuliers qui se rencontrent tant chez les Astéries que chez les Échinoïdes. Ils consistent en un appendice tégumentaire musculaire et pédicellé, soutenu vers son extrémité par un squelette calcaire délicat, qui se termine par deux ou trois languettes mobiles, également pourvues d'un squelette calcaire. La forme trilobée domine chez les Échinoïdes, la bilobée chez les Astérides. Ils sont disséminés sur tout le corps, surtout à la base des piquants chez les Astéries, mais sont principalement distribués sur le périsome qui entoure la bouche chez les Oursins.

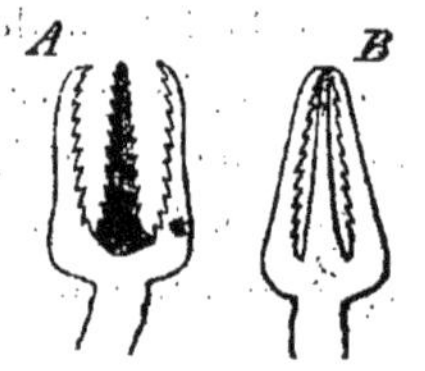

Fig. 79.

Ces corps qu'en raison de leurs mouvements, on a souvent pris pour des organismes parasites, doivent être regardés comme des piquants modifiés, de manière que la tige non complétement incrusté des *Pédicellaires* correspondrait à la tige d'une touffe de piquants, comme on les rencontre chez les Astérides, et que la touffe elle-même serait représentée par les bras du *Pédicellaire*, mus par des muscles, comme cela est aussi le cas chez les piquants des Échinides.

L'enveloppe molle des parties calcaires est chez les Oursins revêtue sur plusieurs points de cils vibratiles. Des lignes vibratiles conduisant à la bouche sont connues chez les Spatangues sous le nom de « Sémites » ou « Fascioles. »

En ce qui concerne la structure intime du périsome, d'après le petit nombre d'observations exactes que nous possédons, il paraît être principalement formé de tissu connectif, recouvert extérieurement d'une couche épithéliale. Les dépôts calcaires intéressant toujours la couche de substance connective, il en résulte que le reste des parties molles sert à la réunion des portions incrustées. Chez les Holothuries, la couche coriace de tissu connectif atteint une puissance considérable. Elle est faible chez les Synaptes. Elle renferme aussi des pièces calcaires affectant fréquemment des formes déterminées, comme les roues des Chirodotes, ou les plaquettes perforées (*fig.* 78, *B.* p. 295), dans lesquelles se trouvent implantées les bases des pièces en forme d'ancre (*A*). Ces dernières sont saillantes à la surface des téguments et déterminent le contact rugueux et adhérent de la peau des Synaptes.

Ces dernières présentent, en outre, en particulier une couche mince, cuticulaire qui recouvre la couche épithéliale, et qui se rencontre très-fréquemment chez les Vers.

Fig. 79. — Pédicellaires de l'*Echinus saxatilis*; *A*, Pédicellaire ayant ses languettes ouvertes; *B*, à languettes rapprochées. (D'après Erdl.)

Des groupes de cellules urticantes rapprochées, semblables à celles des Cœlentérés, ont aussi été observés dans la peau des *Synaptes*.

ORGANES DE MOUVEMENT

Système musculaire.

§ 102.

Le système musculaire des Échinodermes est, en général, en connexion avec les téguments et les formations qui en dépendent, et représente ainsi un tube dermo-musculaire. La disposition du système musculaire dépend aussi essentiellement du développement du squelette dermique. Un véritable système musculaire ne peut se développer que dans le cas où le corps permet un changement de forme, soit par des articulations qui réunissent les pièces solides dont il est constitué (*Astéroïdes* et *Crinoïdes*), soit par la dissémination dans les téguments des incrustations isolées (*Holothuries*). Un fait d'une haute importance est celui que les éléments musculaires constituants présentent dans leur groupement une régularité déterminée, et ne forment point des masses de fibres entrelacées, comme cela arrive chez beaucoup de Vers. De là une différenciation plus élevée du système musculaire.

Les muscles qui se distribuent dans les bras des *Astéroïdes* et *Crinoïdes* sont articulés comme eux, car ils remplissent les intervalles des parties solides du fond de la rainure ambulacraire. Chez les Crinoïdes, où les pièces du squelette brachial sont réunies par un tissu élastique, les muscles qui s'y rattachent sont situés sur la face ventrale ou ambulacraire de l'animal, et servent principalement à la flexion, tandis que le tissu élastique qui relie les articles agit dans le sens du redressement. La même disposition se retrouve dans les pinnules des Crinoïdes.

Un système musculaire de ce genre manque chez les *Échinoïdes*, dont le périsome est transformé en une carapace rigide par la soudure des pièces immobiles qui la constituent ; et nous n'y trouvons que quelques muscles destinés à mouvoir les piquants ou les appendices de la carapace, ainsi que d'autres qui servent au mouvement de certains organes de l'intérieur du corps, comme, par exemple, ceux de l'appareil masticateur des Oursins.

Les *Holothuries* présentent des conditions tout opposées, car l'absence de grandes pièces formant un squelette, a déterminé chez elles un développement plus uniforme du système musculaire. Leurs relations avec les téguments ont été déjà signalées. Sous la couche de tissu connectif de la peau, se trouve une couche de muscles annulaires, suivie à l'intérieur de cinq rubans longitudinaux, qui sont séparés par des intervalles de différentes grandeurs (*fig.* 82, *m*, p. 306), et s'attachent en avant sur l'anneau calcaire (*fig.* 85, *R*, p. 315), dont nous avons déjà parlé. La réunion se fait sur les cinq pièces qui sont perforées pour le passage des nerfs et des canaux ambulacraires. Les faisceaux musculaires longitudinaux peuvent aussi être divisés. La couche annulaire présente chez les Holothuries des interruptions radiales, de sorte qu'elle ne représente réellement que des champs de fibres transversales interradiales. Elle paraît, par contre, continue chez les Synaptes.

Des recherches correspondant aux exigences de la science actuelles sur la structure des éléments constituant des muscles des Échinodermes nous manquent encore. D'après des données antérieures, les fibres musculaires ne seraient pas striées (R. Wagner, *Arch. An. Phys.*, 1835; Joh. Müller, A. B., 1843; de Siebold, *Anat. comparée*, I, p. 81 note). D'après Valentin (*Anat. du genre Échinus*), par contre, les muscles des organes masticateurs et des piquants des Échinides sont striés. Quatrefages a aussi indiqué, sur les muscles longitudinaux des Synaptes, des stries transversales, qui apparaissent lors de leur contraction. Ils ont été de nouveau contestés par Baur, tandis que Leydig (*Arch. An. et Phys.*, 1854, p. 305) a observé une striation longitudinale et transversale dans l'*Échinus* et l'*Holothurie*.

Le système des muscles transversaux qui se trouvent chez les Astérides, entre les pièces paires du sillon ambulacraire, est digne d'attention. Il se partage en deux portions. L'une ventrale, située sur le canal aquifère du sillon ambulacraire, agit comme constricteur de ce dernier, en rapprochant les faces ventrales des pièces paires articulées. Les muscles transversaux de l'autre portion, antagonistes des précédents et dont la place est à la partie dorsale des plaques calcaires vers les cavités des bras, élargissent les sillons.

Il n'y a pas de formation musculaire dans la tige des *Pentacrinus*, chez les *Crinoïdes*; non plus que sur les cirrhes de la tige. Par contre, la tige de la larve pentacriniforme de la *Comatule*, est, d'après Thompson (*Memoir on the Pentacrinus europæus*, Cork, 1827, et dans *Zeitsch. für Org. Physik*, de Heusinger, II) mobile. Mais les muscles manquent dans les cirrhes qui occupent le centre de la partie dorsale du disque de la Comatule, même à leur base, de manière qu'ils ne représentent que des appendices inertes et sans mobilité.

Système ambulacraire.

§ 103.

Il faut encore rattacher aux téguments et au système musculaire des Échinodermes un ensemble d'organes qui, au point de vue physiologique, sont en rapports avec l'appareil nutritif, surtout avec ce qu'on appelle le système aquifère, mais présentent en outre des dispositions qui en font un appareil de locomotion. C'est par une différenciation des téguments, que se forme le système des pieds suceurs (*ambulacres*). Ces organes sont non-seulement en connexion avec les téguments ou le squelette dermique, mais paraissent aussi en être des prolongements ou des expansions. Ce rapport anatomique exige que nous considérions cet appareil à cette place, mais nous aurons plus loin à revenir snr ses relations avec le système aquifère.

Les ambulacres représentent des prolongements des téguments en forme de tubes, pourvus de parois musculeuses, et répartis d'une manière régulière sur les rayons ambulacraires qui se suivent sur le corps, et que nous avons déjà décrits à propos du squelette. Ces tubes peuvent être dilatés sous l'influence des canaux aquifères avec lesquels ils sont en connexion. Chaque tube ambulacraire passe à travers les téguments par un orifice; et lorsqu'il y a incrustation du périsome, les plaques calcaires présentent des perforations correspondantes (*pores ambulacraires*).

Il faut compter parmi ces organes ambulacraires aussi des cæcums qui font saillie à la surface du corps et communiquent avec le système aquifère, mais qui, en suite de leur situation et de leur structure, ne peuvent être regardés comme des organes locomoteurs, et accomplissent en effet d'autres fonctions, respiratoires par exemple. Mais il sera plus convenable de traiter tous ces organes conjointement avec le système aquifère, dont ils ne constituent pas une portion insignifiante, et de ne nous occuper ici que de leur activité locomotrice. Les ambulacres sont ou cylindriques et aplatis à l'extrémité, qui porte une espèce de ventouse soutenue soit par des plaques calcaires internes, soit par un disque de même nature unique et réticulé (Oursins); ou ils sont coniques ou arrondis à leur extrémité (Astéries), parfois pourvus d'un renflement terminal en forme de bouton. On en rencontre aussi sur lesquels on aperçoit des entailles ou échancrures latérales (Ophiures et Crinoïdes), qui constituent un passage à ces formes d'ambulacres qui ne sont plus propres à la locomotion, mais paraissent être des branchies ou des palpes ambulacraires (formations tentaculaires).

Ces organes se remplissent d'eau chassée de l'intérieur, se gonflent, se redressent et peuvent ainsi s'étendre à des distances plus ou moins grandes. Leur extension est déterminée par la longueur des appendices tégumentaires rigides; les ambulacres les plus allongés se trouvent chez les Oursins ayant les piquants les plus longs. Leur extrémité se fixe lors de leur extension, et ensuite en se contractant, ils rapprochent le corps de l'animal de leur point d'attache, mode de changement de lieu qui s'effectue notamment chez les Oursins, avec assez de vitesse. Un groupe entier de ces ambulacres participe toujours à la locomotion, et leur action commune permet le développement d'une certaine énergie. — Échinoïdes, Astéroïdes, Crinoïdes, et la plupart des Holothuries sont pourvus de ces ambulacres; les Synaptes n'en ont pas, mais chez ces animaux les ventouses isolées qui se trouvent sur leurs tentacules (*Synapta Duvernœa*), ont peut-être une signification locomotrice.

Agassiz a comparé le système ambulacraire des Échinodermes à l'appareil cœlentérique et c'est notamment sur les appendices creux du corps des Cœlentérés que l'auteur base sa concordance. Il est certainement exact que les ambulacres des Échinodermes, sont comme les tentacules des Cœlentérés, amenés à leur état de dilatation par le courant liquide qui y est chassé; seulement les dispositions anatomiques qui effectuent les phénomènes, sont fort différentes dans les deux cas et n'offrent aucune homologie. Il y a entre le système ambulacraire et les tentacules des Cœlentérés, la même différence que celle qui existe entre le système aquifère et l'appareil cœlentérique. Donc, même abstraction faite de la différence typique des deux divisions animales, la comparaison n'est possible que sur le terrain physiologique, et alors on pourrait leur rattacher également les dispositions irrigatrices qui s'observent chez les Mollusques.

L'arrangement des ambulacres sur le corps suit la distribution déjà précédemment indiquée à propos des plaques et des pores ambulacraires sur le squelette dermique. Ils occupent en deux, rarement en quatre séries (*Asteracanthion*), la longueur du sillon ambulacraire des bras. Chez les Ophiures, dont le sillon ambulacraire est recouvert de plaques, ils se reculent sur la paroi latérale de la face ventrale des bras. Outre les séries ambulacraires, les Échinoïdes ont encore des conformations semblables dans le voisinage de la bouche, qui émanent de pores ambulacraires correspondants dans les Oursins, chez lesquels la bouche est immédiatement entourée d'un squelette calcaire. La répartition des ambulacres est fréquemment irrégulière chez les Holothuries; les séries ambulacraires sont brisées. Une disposition d'une autre nature a été observée chez le *Rhopalodina*, où on a compté dix séries d'ambulacres. Comme on ne connaît pas d'Holothuries à dix antimères, il est vraisemblable que le nombre dix est dans ce cas dû à une division en deux des ambulacres séparés.

Il faut remarquer que chez les Astéries, on rencontre les formes les plus simples et les plus indifférentes des ambulacres. De ces formes cylindriques et amincies à leur extrémité dérivent deux autres formes qui vont dans deux directions différentes. L'une se trouve, chez les Ophiures, exprimée par la rugosité des ambulacres, conformation qui est encore plus développée dans la même direction chez les Crinoïdes, où les tubérosités sont remplacées par des appendices en massue. L'autre forme consiste dans le développement d'une ventouse terminale, et prédomine chez les Échinides et les Holothuries. On reconnaît donc là divers degrés de parenté.

ORGANES DE SENSATION

Système nerveux.

§ 104.

Le système nerveux des Échinodermes consiste, dans ses parties essentielles, en une somme de troncs correspondant par leur nombre à celui des rayons du corps, et qui courant le long de ces derniers, sont réunis autour de l'œsophage par des commissures. Celles-ci proviennent de ce que chaque tronc nerveux accompagnant les vaisseaux ambulacraires, se divise près de la bouche en deux rameaux, qui se dirigent des deux côtés et se soudent aux cordons émanant des troncs nerveux les plus voisins. L'anneau œsophagien, comme on peut nommer la réunion de l'ensemble des troncs longitudinaux, est donc essentiellement formé de commissures; les parties centrales sont à chercher dans les renflements que présentent les troncs nerveux vers le milieu de leur parcours, et qui ont été fort justement désignés par Joh. Müller comme « cerveaux ambulacraires ». Le peu de largeur des cordons constituant l'anneau nerveux qui entoure la bouche des Échinodermes, s'oppose à ce qu'on l'assimile à l'anneau œsophagien des Vers, Arthropodes et Mollusques, chez lesquels on observe toujours des organes centraux — ganglions — exprimant un degré beaucoup plus élevé de centralisation. Ces circonstances indiquent en même temps que l'origine du corps des Échinodermes est le résultat de la séparation incomplète d'individus distincts (voy. pages 284 et 287), et que le cordon ambulacraire doit être regardé comme l'homologue de la chaîne nerveuse ventrale des Annelés.

Les troncs nerveux émettent de chaque côté de nombreuses ramifications, qui sont surtout destinées aux diverses formations ambulacraires. Chez les *Crinoïdes* et les *Astéroïdes*, les troncs nerveux sont situés en dehors du squelette ambulacraire des bras; et chez les premiers, sous la rainure ambulacraire formée de parties molles simplement soutenues par des plaques calcaires, où ils présentent à la naissance de chaque pinnule, un petit renement. Les troncs nerveux des *Ophiures* sont couverts par les boucliers bdominaux des bras, tandis que ceux des *Astéries* proprement dites ont enfouis dans la rainure ambulacraire, revêtue seulement de parties nolles.

Le pentagone nerveux des *Échinides* est, dans le groupe qui présente un ppareil masticateur, très-rapproché de cet appa-eil. Chez l'*Echinus* (*fig.* 80), il est situé sur le ond de la cavité buccale, entre l'œsophage et le ommet des pièces masticatoires, où il est fixé ar cinq paires de faisceaux rubannés. Les troncs erveux (*c*) partant des angles des pentagones lans l'intervalle des pièces des pyramides, se di-igent de là sur la peau de la bouche jusqu'aux spaces ambulacraires. Ils présentent, vers le nilieu de leur trajet, un fort élargissement et ont divisés en deux moitiés latérales par un sil-on médian. Les ramifications latérales, émanant les troncs principaux, correspondent dans leur trajet à celles des vaisseaux mbulacraires. La disposition du système nerveux des *Spatangues* est sem-lable, cependant l'anneau buccal forme un pentagone ayant des côtés négaux.

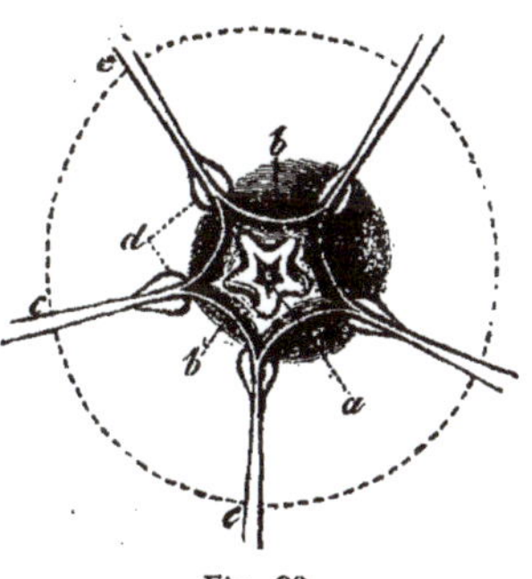

Fig. 80.

L'anneau buccal nerveux des *Holothuries* est placé près de l'anneau cal-aire quelque peu en dedans de lui, et est limité en avant par la peau de la ouche (*fig.* 85, *n*, p. 315). Différant de l'anneau nerveux des Astéries et Oursins, en ce qu'il est plus fort que chacun des cinq troncs nerveux qui en artent (*fig.* 85. *n'*), on peut avec une grande certitude lui attribuer la ignification d'un organe central, et par conséquent reconnaître dans cette lisposition, un rapprochement vers les animaux pourvus d'un anneau œso-phagien ganglionnaire. Les troncs nerveux périphériques passent par des uvertures existant dans les cinq plus grandes pièces de l'anneau calcaire, et e dirigent en s'élargissant, et selon Krohn, pourvus d'un sillon médian, e long des faisceaux musculaires longitudinaux, envoyant de fines ramifica-tions jusqu'à l'extrémité postérieure du corps, où, dans la région du cloaque, leur calibre diminue de nouveau. Outre ces troncs rayonnants, l'anneau buccal envoie encore des nerfs aux tentacules.

Outre les travaux de Tiedermann (*l. c.*), ceux de Krohn (*Arch. An. Physiol.*, 1841) ont une grande importance. Les renflements de l'anneau œsophagien, comparables à des gan-glions, sont positivement contestés.

De nouvelles recherches sur les faits histologiques, qui seuls peuvent fournir des bases certaines sur la signification des parties du système nerveux, sont encore nécessaires.

D'après Häckel, il y a des éléments cellulaires aussi bien dans les troncs ambulacraires que dans l'anneau nerveux des Astéries. Ils entourent les fibres de l'axe des troncs nerveux (*Zeit.*

Fig. 80. — Système nerveux d'*Echinus lividus;* l'appareil masticateur a été enlevé; *a*, coupe trans-verse de l'œsophage; *b*, commissures des troncs nerveux, formant un anneau œsophagien penta-gonal; *c*, troncs nerveux se dirigeant vers les rayons (cerveaux ambulacraires); *d*, attaches qui unissent entre eux les sommets des pyramides de l'appareil masticatoire. (D'après Krohn.)

Zool., X, p. 118). La communication de Baur (*l. c.*) sur le système nerveux des Synaptes soulève des doutes encore plus graves. Le système nerveux serait, selon cet auteur, pourvu, tant sur l'anneau que sur ses troncs, d'une enveloppe extérieure contenant des éléments arrondis semblables à des cellules. Son axe serait occupé par un canal non interrompu, très-apparent dans l'anneau nerveux et au commencement des branches rayonnantes, prenant l'aspect d'une fente à mesure qu'on s'éloigne de l'anneau nerveux, et représentant le sillon médian de Krohn. Une ramification des troncs rayonnants n'existerait pas.

Le système nerveux de la plupart des Echinodermes est caractérisé par des dépôts de pigment, qui se rencontrent sous le névrilemme (Häckel), sous forme d'amas de fines granulations jaunes, rouges ou verdâtres.

Organes des sens.

§ 105.

Certaines parties déterminées des téguments acquièrent ici une signification spéciale pour le tact. Outre les ambulacres qui sont en rapports avec le système aquifère, on peut compter au nombre des *organes tactiles*, les tentacules qui sont situés dans le voisinage de la bouche. Ces organes prennent chez les Holothuries où le système ambulacraire se réduit, une importance bien supérieure; ils y atteignent un grand développement et pour la plupart présentent des ramifications. Le fait qu'ils reçoivent des nerfs, appuie fortement l'idée que ce sont des organes tactiles.

On a décrit chez les *Synaptes*, comme étant des *organes auditifs*, cinq paires de vésicules situées à l'origine des troncs nerveux rayonnants. Mais leur qualité d'organes des sens est tout aussi problématique que les soi-disant taches oculaires que possède le même genre. On ne connaît d'*organes de vision* que chez les Astérides, car chez les autres Échinodermes il n'y a que des amas de pigment, auxquels on a donné la signification d'yeux ou de « taches oculaires ». Les yeux des Astéries sont placés aux sommets des bras, que ces animaux portent ordinairement relevés, et ainsi tournés vers la lumière, et reposent sur un coussinet saillant à l'extrémité du sillon ambulacraire. Ils consistent en nombreux corps sphériques à la surface (baguettes cristallines?) dont chacun est entouré d'une enveloppe de pigment, qui repose sur une masse nerveuse demi-cylindrique ou sphérique formant la base du coussinet oculaire. Une couche épithéliale recouvre l'œil entier d'une cuticule. On rencontre donc ici des formes d'yeux que, par analogie avec celles qui s'observent chez quelques Vers et Articulés, on peut considérer comme étant des yeux composés. L'extrémité des nerfs ambulacraires paraît devoir être considérée comme jouant le rôle de nerf optique.

Les vésicules auditives des *Synaptes* ont été spécifiées comme telles par Baur, après que Joh. Müller les eut décrites dans une jeune Synapte désignée sous le nom de « jeune Holothurie » comme « vésicules à double noyau. » Elles consistent en une membrane homogène, en connexion par une tige avec le névrilemme du tronc nerveux, et sont distinctement revêtues d'un épithélium. Chaque vésicule contient, chez les jeunes animaux, une ou plusieurs granulations homogènes fortement réfringentes, et présentant un mouvement oscillatoire; ces granulations manquent chez les individus plus âgés. L'absence de tout appareil nerveux fe ninal oblige à considérer provisoirement la nature de ces conformations comme encore ncertaine.

Relativement aux organes visuels dont Häckel a découvert l'existence chez les Astéries Zeit. Zool., X), il est digne de remarque que sur les points des Oursins qui sont homoloues à l'extrémité des bras des Astéries, on observe des amas de pigment. Ils sont placés sur es plaques intergénitales (*fig.* 77, *ig*, p. 294), appelées plaques ocellaires par Agassiz, qui sont erforées d'un trou très-fin. Comme on n'y trouve aucune conformation analogue aux baguettes ristallines, on peut expliquer les taches pigmentaires comme un état rétrograde des yeux des stéries. Ceux-ci, après Häckel, ont été aussi observés par Mettenheimer. Cet auteur regarde es conformations réfractantes comparées aux baguettes cristallines comme consistant en un ombre de cellules et décrit en même temps des fibres traversant le coussinet oculaire. (*Abandl. d. Senkenb. Gesellschaft*, III; *Arch. Anat. Phys.*, 1862).

Les taches pigmentaires situées dans le voisinage des tentacules des Synaptes, ne diffèrent as des autres parties colorées de leur corps.

ORGANES DE NUTRITION

Organes digestifs.

§ 106.

Les conditions très-diversifiées du canal digestif chez les Échinodermes dultes se déduisent d'un état beaucoup plus simple et plus homogène, dans equel se trouve l'ébauche de l'appareil dans leurs formes larvaires. Dans ous les Échinodermes le canal intestinal primitif, comme les formes laraires elles-mêmes, paraît appartenir à un type uniforme. Il est évident que ous ne comptons pas ici les formes qui, en raison de leur développement oncentré, ne parcourent pas de développement larvaire typique.

Les premiers linéaments de l'intestin se présentent comme une excroisance de la couche cellulaire périphérique qui recouvre le corps de la jeune arve, et qu'on peut comparer à l'éctoderme des Cœlentérés. Dans l'intéieur du tissu connectif gélatineux qui constitue le corps de la larve, on voit aître un cæcum dont les parois se continuent avec la couche de l'ectoerme. Cette phase de leur évolution représente un état qui correspond enèrement à celui d'autres organismes inférieurs, et, avant tout, des Vers. Une eule ouverture sert de bouche et d'anus. Bientôt on voit paraître sur un des ôtés du corps une seconde cavité qui se dirige vers l'extrémité fermée du æcum, devient creuse, se réunit avec l'intestin, et se continue avec lui. Cette ortion formée en dernier lieu représente la bouche et l'œsophage qui en épend, la partie formée la première étant l'intestin moyen et le rectum. 'anus de l'animal adulte, et la partie de l'intestin qui s'y rattache constient ainsi les premières portions fixes de l'ensemble de l'appareil digestif. intestin de la larve présente trois divisions. Une large ouverture buccale onduit dans un tube contractile situé dans l'axe longitudinal du corps, u'on peut considérer comme un pharynx ou un œsophage; nous désigneons cette partie dans son ensemble sous le nom d'intestin buccal. Il est suivi d'une partie plus dilatée, formée par l'extrémité cæcale de l'intestin primitif. Nous l'appellerons estomac, ou mieux encore nous lui donnerons le nom d'intestin moyen. Il se continue par un tube plus étroit, arqué, en forme de cornue qui se termine à l'anus; c'est l'intestin terminal. La bouche et l'anus sont à l'origine situés sur des faces différentes du corps de la larve, mais avec la différenciation de sa forme, surtout en suite du développement du bourrelet vibratile, ils finissent par se trouver sur la même face, le soi-disant côté antérieur. Il est cependant facile de voir que le bourrelet vibratile sépare nettement le corps en deux faces, une face buccale plus restreinte, et une face anale plus étendue, opposée à la première.

Lors de la formation du corps de l'Échinoderme dans l'intérieur de la larve, et en partie aux dépens de cette dernière, l'intestin larvaire ne passe pas entièrement dans l'être définitif. Le périsome naissant se développe en premier lieu autour de la partie moyenne de l'intestin larvaire, et ne comprend chez les Astéries que celle-ci avec le rectum. Chez les Oursins il semble qu'il se forme un nouvel anus. Enfin chez les Holothuries, dont l'intestin primitif passe entièrement dans celui de l'Échinoderme transformé, on remarque de même une nouvelle formation de la bouche.

Les organes digestifs sont ultérieurement situés dans une cavité du corps souvent spacieuse, et offrent divers degrés de différenciation qui sont, en général, en rapports avec l'état du périsome. Le canal intestinal présente chez tous les Échinodermes une paroi membraneuse mince. Il y a toujours une séparation en parties distinctes, mais qui, en somme, ne sont indiquées que par une différence de calibre. La bouche est située au centre de la face ventrale du corps. Il faut signaler comme une modification qui se rattache à d'autres transformations du corps, sa situation excentrique. Elle conduit chez les *Astéries* à un tube alimentaire court et large, qui se dilate au milieu du corps en un estomac assez grand. Lors du passage d'une partie de l'intestin larvaire dans celui de l'Astérie, il se manifeste des modifications dans sa forme et sa situation. La portion correspondante à l'intestin de la larve s'étend dans la longueur, et représente dans l'ébauche de l'Astérie, un lacet presque horizontal qui forme une spirale. Un grand nombre d'états intermédiaires se remarquent entre cette disposition et l'état définitif, mais cette première forme est la plus importante, parce qu'elle permet de reconnaître des rapports avec d'autres Échinodermes.

Chez les *Ophiures* et une division d'Astérides qui sont dépourvus d'anus, l'estomac conserve la forme d'un sac fermé. Il présente cependant chez tous les Astérides des échancrures, et avant tout des appendices cæcaux, qui manquent chez les Ophiures, chez lesquels il n'y a que des étranglements rayonnants. Les cæcums stomacaux des Astéries s'étendent par paires dans les bras. Ce sont des tubes à parois minces, pourvus d'appendices latéraux parfois ramifiés (*fig.* 81, *h*), et qui dans la règle s'unissent par paires en un canal unique, avant de déboucher dans l'estomac. Les Astéries pourvues d'un anus possèdent en outre d'autres cæcums interradiaires, appendices de la partie anale et courte de l'intestin, et qui n'atteignent pas jusqu'aux bras. Il y a donc ainsi une différenciation relativement importante, qui obéit n général au type radiaire, et subit un développement rétrograde avec la estriction de la cavité du corps chez les Ophiures. Le tube intestinal des *Cri-oïdes* présente une modification ultérieure, car ici, chez la *Comatule* du noins, l'intestin stomacal enroulé utour d'un axe calcaire faisant saillie dans la cavité du corps et partagé par une arête partant de ce dernier ur une certaine étendue, se trouve insi divisé quant à son calibre, en leux portions placées l'une au-dessus le l'autre, quoique pas complétement séparées. L'intestin décrit ainsi un tour de spirale et se termine par on extrémité courte et rétrécie à une ouverture anale saillante et tubulaire qui est située dans une position interradiale dans le voisinage de la bouche. Cet enroulement spirale, en apparence très-différent, répète ce qui existe chez les jeunes Astéries, mais seulement transitoirement chez ces dernières pendant leur évolution vers l'état Échinoderme, tandis qu'il persiste chez les Comatules pendant toute leur vie. L'adaptation de l'intestin à la forme rayonnée du corps a disparu chez tous les autres Échinodermes, et ainsi ses conditions s'harmonisent avec la fusion des antimères en un organisme unique.

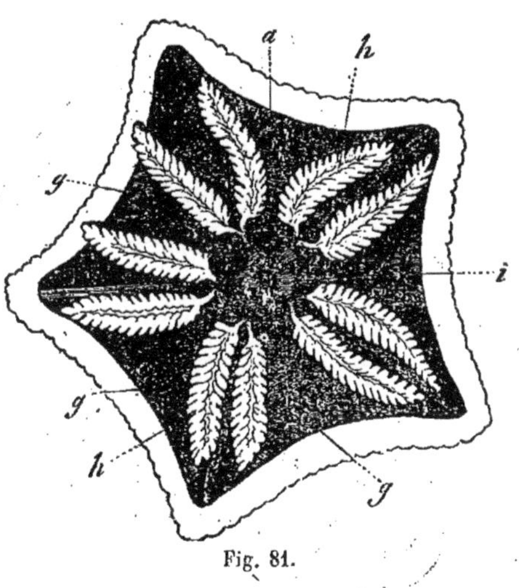

Fig. 81.

Le tube intestinal décrit toujours plusieurs circonvolutions dans les *Échinoïdes*. L'intestin buccal étroit passe en une partie élargie qui constitue la portion la plus longue de cet organe. Il présente des échancrures peu apparentes chez les Oursins proprement dits, et par contre de vrais cæcums chez les Clypéastroïdes. Chez les *Laganum*, par exemple, ces cæcums font saillie dans les cavités du corps limitées par les piliers de soutien de la carapace calcaire.

Le tube intestinal des *Holothuries*, dépassant le corps par sa longueur, y forme un double repli, tandis que chez les *Synaptes* (les Chirodotes exceptés) il s'étend directement dans la cavité du corps avec beaucoup d'expansions. On remarque une différenciation particulière dans la partie de l'intestin qui suit l'œsophage, que sa constitution musculaire, spécialement développée chez les Synaptes, peut faire regarder comme étant un estomac musculeux. Cette condition est indiquée aussi chez les Astéries, dont l'œsophage est également pourvu d'une paroi musculaire plus forte que le reste de l'intestin. L'estomac des Astéries correspondrait donc à la partie de l'intestin qui chez les Holothuries suit celle pourvue de muscles. L'extrémité de l'intestin s'ouvre chez les Holothuries dans une dilatation qu'on appelle cloa-

Fig. 81. — *Asteriscus verruculatus*, ouvert par la face dorsale; *a*, anus; *i*, estomac élargi en forme de rosette; *h*, appendices rayonnants et tubulaires de l'intestin; *g*, glandes génitales.

que, bien qu'il ne corresponde qu'au rectum des Astérides. Il reçoit deux ou plusieurs organes à ramifications arborescentes, formés dans la règle de deux troncs principaux qui se réunissent près du cloaque, s'étendent en avant dans toute la longueur du corps (*fig.* 82, *r*), et sont pourvus de nombreux cæcums ramifiés. Bien que la fonction de ces organes désignés sous le nom de « poumons, » et paraissant avoir la signification d'instruments d'une respiration intérieure, soit fort différente de celles des cæcums interradiaires de l'intestin des Astéries, ils ne doivent pas moins leur être comparés au point de vue morphologique. Ainsi envisagés, ils représentent un développement ultérieur des tubes beaucoup plus simples des Astéries. Le cloaque ne constitue pas seulement une portion particulière en suite de ce qu'il reçoit les organes arborescents, mais il est encore caractérisé par ses connexions avec les parois du corps au moyen de musdes rayonnants qui l'y attachent, et qui ne font pas défaut aux Synaptes.

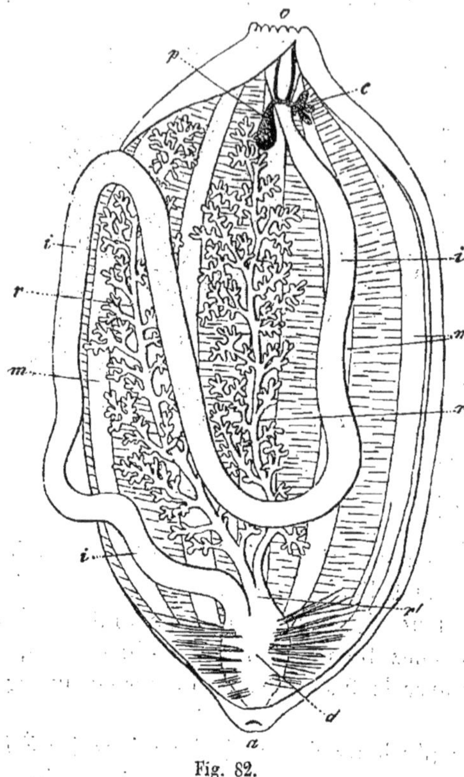

Fig. 82.

Le canal digestif des Échinodermes est fixé à la face interne du périsome par des rubans ou faisceaux, fonctionnant comme une sorte de mésentère, qui sont disposés en rayonnant chez les Astéries et les Ophiures, et sont surtout nombreux à l'œsophage. Les cæcums rayonnants des Astéries sont fixés au périsome normal d'une manière toute particulière ; le long de chacun s'étend une duplication péritonéale de deux lamelles enfermant ainsi un canal qui s'ouvre vers le milieu du corps (Sharpey, *Cyclopædia*, II, *Échinodermes*). D'après l'hypothèse phylogénétique déjà indiquée, les cæcums des Astérides proviendraient des ébauches de l'intestin des animaux distincts devenus antimères, et devraient être regardés comme en étant une différenciation ultérieure. Leur connexion avec une portion commune de l'intestin de l'Échinoderme indique leur provenance de l'intestin de la larve ; leur duplication sur chaque bras reste toutefois inexpliquée quant à son origine. Il y a chez les Oursins, tout le long de l'intestin replié, des fibres mésentériques. Le mésentère affecte, chez les Holothuries, l'aspect d'une lamelle perforée ; plus simple chez les Synaptes, il forme une lame insérée sur l'intestin suivant une ligne droite ; il offre pourtant chez ceux dont l'intestin est enroulé, comme les Chirodotes, une lamelle mésentérique particulière partant de chacune des trois divisions de l'intestin pour aboutir à une partie interradiale particulière.

Fig. 82. — Canal intestinal et organes ramifiés d'une *Holothurie ; o*, bouche ; *i*, tube intestinal ; *d*, cloaque ; *a*, anus ; *c*, canal pierreux ramifié ; *p*, vésicule de Poli ; *r*, *r*, organes arborescents ; *r'*, leur réunion au point d'insertion sur le cloaque ; *m*, muscles longitudinaux du corps.

L'intestin des Crinoïdes, par ses circonvolutions, a de l'analogie avec celui des Échinoïdes. Si la position de l'anus qui est voisin de la bouche constitue une différence avec l'Oursin régulier, elle est compensée par une situation semblable de l'anus chez les Spatangues. Le pilier fusiforme autour duquel l'intestin s'enroule, et qui présente une lame semblable à la lame spirale osseuse du limaçon dans le labyrinthe des Mammifères, est formé d'une substance spongieuse traversée par un réseau calcaire. La surface extérieure de l'intestin est pourvue d'un réseau semblable, qui est entouré d'un sac viscéral à parois minces, soudé à l'intestin et relié par des fibres à la face interne du périsome (J. Müller, *Bau d. Pentacrinus*, *l. c.*; Heusinger, *Zeit. f. Org. Physik*, III).

Le *Rhopalodina* présente parmi les Holothuries une divergence dans la disposition de l'intestin en ce que la bouche et l'anus sont situés l'un près de l'autre à l'extrémité de l'appendice du corps ayant la forme d'un goulot de bouteille. C'est le prolongement de cette portion du corps portant les deux orifices, qui constitue la particularité, car leur voisinage immédiat caractérise un grand nombre d'Échinoïdes.

§ 107.

Des *organes de mastication* n'existent pas, comme parties distinctes et accessoires du canal intestinal, chez les Astéries et Crinoïdes. Chez les premières, la fonction est remplie par des papilles dures, dépendant du périsome, qui sont encore plus développées chez les Ophiures, où elles occupent souvent en séries superposées l'angle saillant du périsome ventral vers l'ouverture buccale. Ce sont donc, à proprement parler, les bords buccaux modifiés qui jouent ici le rôle d'agents masticateurs. La bouche elle-même représente une ouverture étoilée, dont les rayons s'engagent dans les antimères. On trouve des appareils masticateurs fort complexes chez les *Échinoïdes*, consistant chez les Clypéastroïdes, en cinq paires de pièces calcaires triangulaires, tandis que chez les vrais Oursins, le squelette buccal présente un plus grand nombre de pièces. L'anneau calcaire des Holothuries appartenant au périsome, il ne peut être comparé à cet appareil masticateur, avec lequel il n'a d'ailleurs rien de commun quant à la fonction. Les Holothuries ainsi que les Synaptes manquent donc totalement d'organes masticateurs.

On n'a pas encore pu déterminer avec certitude des *organes glandulaires* spécifiques, représentant ce qui, chez les animaux supérieurs, constitue le foie. La face interne de l'intestin fonctionne bien comme foie, ainsi que semble l'indiquer, comme chez beaucoup de Vers, un dépôt de cellules colorées. Les appendices cæcaux de l'estomac des Astéries (*fig.* 81, *h*, p. 305) sont peut-être à considérer comme des organes préparateurs de bile, car leurs cavités présentent fréquemment un aspect glandulaire, et dans les formes plus simples, on y trouve une couche de cellules glandulaires, jaunâtre ou brunâtre. — Les formations appendiculaires qui paraissent être des différenciations de l'intestin rectal se présentent sous les formes les plus diversifiées chez les *Astéries* et les *Holothuries*. Chez les premières, ce sont des tubes correspondant à l'intervalle des rayons, qui affectent des conformations très-variables. Chez les Holothuries, ils sont réduits en nombre, les rapports avec les rayons font défaut, et les organes qui débouchent dans la partie de l'intestin dite cloaque, paraissent être des formations dendritiques, qui doivent être comptées parmi les organes respiratoires. Les Holothuries présentent encore d'autres différenciations de leur partie rectale de l'intestin, qui, affectant une forme tubulaire, fonctionnent comme des organes excréteurs (voy. plus bas, § 111).

Nous devons ajouter en ce qui concerne l'appareil masticateur des Oursins, que chez les Clypéastroïdes chacune des pièces du squelette dont se compose la paire a sa pointe dirigée vers l'orifice buccal recouverte d'un enduit d'émail. Il en résulte une denture solide. Les paires isolées, ainsi garnies de dents, sont placées de façon que ces dernières sont opposées et que l'ouverture buccale se trouve entre elles. L'appareil masticateur, nommé « lanterne d'Aristote » chez les *Échinides*, paraît être conformé de la même manière. Les pièces réunies en cinq paires et pourvues de dents représentent une pyramide à cinq faces, dont la base est tournée en dessus et parcourue par l'œsophage. L'extrémité inférieure effilée de cette pièce principale se termine par une forte dent émaillée. Les extrémités supérieures des deux pièces voisines sont reliées par des pièces intercalées sur lesquelles s'appuient d'autres pièces arquées dirigées en dehors, et en dessous. Comme chacune des pièces principales portant les dents consiste en deux moitiés latérales et triangulaires, sur lesquelles reposent encore deux pièces complémentaires; que les arcs sont également composés de deux pièces, l'une extérieure, l'autre intérieure, l'appareil entier se trouve formé de 40 pièces, y compris les cinq dents (H. Meyer, *Arch. Anat. et Phys.*, 1849). Les diverses parties qui composent cet appareil assez compliqué sont reliées entre elles par des muscles et des ligaments, et des muscles spéciaux délicats attachés à l'extrémité extérieure des arcs, ainsi que de larges faisceaux musculaires qui réunissent la crête supérieure et externe de la pyramide au bord du squelette calcaire, déterminent par leur action un rapprochement des extrémités inférieures des pièces dentaires, qui ici s'éloignent entre elles, lorsque les faisceaux musculaires qui les rattachent aux appendices auriculaires de la coquille, entrent en activité.

Les appendices interradiaires qui se présentent dans la partie terminale de l'intestin des Astéries se rencontrent, parmi les Astéries privées d'anus, chez les *Astropecten*, où, au nombre de deux, ils sont en communication par une étroite ouverture avec le fond de l'estomac. Ils manquent chez le *Luidia*. Ils présentent un développement considérable chez les Astéries pourvues d'un anus. Il y a cinq de ces cæcums chez l'*Archaster*, et chez le *Culcita* leur division est encore poussée plus loin, chaque rameau représentant un tube lobé en forme de grappe (Pour le canal digestif des Astéries, voy. Müller et Troschel, *o. c.*).

Ensuite de leur développement en organes lobés et glandulaires, les cæcums des Astéries se rapprochent beaucoup des conditions que présentent les Holothuries. La réduction dans le nombre (à 2), rare chez les Astéries, est ici constante, et si la fonction qu'ils remplissent au point de vue de l'absorption de l'eau est modifiée en comparaison de la signification d'organes sécréteurs que les cæcums ont chez les Astéries, il est cependant difficile de contester leur conformité au point de vue morphologique.

Organes de circulation.

§ 108.

Le liquide nourricier est, chez les Échinodermes, toujours séparé du canal intestinal; il est, ainsi que chez la plupart des Vers, non plus un chyme comme chez les Cœlentérés, mais peut être mis à côté du liquide sanguin des animaux supérieurs. Il consiste surtout en un liquide limpide ou un peu opalin, rarement trouble ou coloré, et qui très-vraisemblement est fortement mélangé d'eau venant du dehors. Ce liquide contient des éléments consistant en simples cellules, comme on les observe chez les animaux invertébrés, où ils sont connus sous le nom de « corpuscules sanguins. »

Le sang circule d'abord dans un système de canaux particuliers et en second lieu dans la cavité du corps qui renferme les viscères ; on ne sait pas encore comment cette cavité communique avec le système clos des conduits sanguins.

Une connaissance complète du système des canaux de l'appareil circulatoire n'a pas encore été obtenue jusqu'à présent, et c'est surtout sur les recherches fondamentales de Tiedemann, qui ont été souvent améliorées par J. Müller, que reposent nos connaissances.

L'appareil est, dans son ensemble, soumis à une disposition rayonnante. Il est essentiellement représenté par un canal entourant l'origine de l'intestin (bouche ou œsophage), qui reçoit d'une part des vaisseaux provenant de l'intestin, et se trouve d'autre part en connexion avec un second anneau vasculaire sanguin. Ce canal de réunion paraît être un tube pulsatile et peut être comparé à un cœur. Les canaux annulaires émettent des ramifications rayonnantes. Les rapports entre le système sanguin et les organes respiratoires n'étant pas encore établis, il ne peut être question d'une distinction en un trajet artériel et veineux ; toute la disposition de l'ensemble paraît tendre plutôt à transporter le liquide nourricier élaboré par l'intestin, dans le reste du corps, pour le distribuer là, où il rencontre en même temps les conditions voulues pour que l'échange des gaz soit possible.

La délicatesse des parois de ce système vasculaire, égale à celle de l'autre appareil du système aquifère, rend son mode de distribution très-difficile à déterminer, et si, autrefois, on a admis que les deux systèmes étaient nettement distincts l'un de l'autre, on a actuellement de bonnes raisons pour soutenir l'opinion contraire. La communication des deux systèmes paraît être toujours plus vraisemblable.

Un vaisseau annulaire voisin du nerf circulaire qui entoure la bouche des *Astéroïdes*, est en connexion avec un canal de même forme entourant l'anus sous le périsome dorsal, par un cœur en forme de boyau. Des canaux partant des vaisseaux annulaires vont à l'intestin ainsi qu'aux bras, mais il reste encore à découvrir leurs conditions ultérieures.

Le canal désigné sous le nom d'anneau vasculaire buccal, accompagne chez les *Échinoïdes* le vaisseau aquifère correspondant, et se trouve placé à l'extrémité de l'appareil masticateur. Un cœur tubulaire s'étend depuis lui jusqu'à l'anneau anal, qui est attenant au squelette. Les deux anneaux envoient des rameaux au canal digestif.

On ne connaît avec certitude chez les *Holothuries* que les vaisseaux sanguins qui suivent l'intestin, pendant que le canal annulaire de l'œsophage paraît ne pas exister. Les vaisseaux intestinaux cheminent sur des faces opposées et peuvent être séparés en dorsal et ventral. Le vaisseau ventral se divise en rameaux destinés à ce qu'on appelle un des poumons, et de là partent de nouveaux vaisseaux qui débouchent dans une autre portion du vaisseau abdominal. Lorsque des rapports avec les organes dendritiques font défaut, il y a des connexions directes et simples entre les différentes parties des vaisseaux abdominaux qui parcourent dans les deux sens les replis de l'intestin. Il en est de même chez les Synaptes, chez lesquelles une réduction encore plus grande du système vasculaire résulte de l'absence des organes dendritiques. On a plusieurs fois reconnu que par ce fait il y a une grande analogie entre ce système vasculaire et celui de beaucoup de Vers, notamment des Géphyrées, mais on peut encore affirmer que, malgré la ressemblance, chacun conserve son cachet propre. L'absence d'un tronc ventral indépendant de l'intestin, tel qu'il existe chez les Géphyrées et les Annélides, est contraire à l'homologie. Il est incertain que les deux troncs longitudinaux de l'intestin soient les seuls; leur importance est plus sûre, car, étant contractiles, ils ont par conséquent la signification de cœurs. Il reste cependant encore bien des recherches à faire sous le rapport analytique, par exemple sur leur mode de connexion, etc.

Un liquide semblable au sang se trouve, du reste, dans le système aquifère et même dans la cavité du corps, bien que dans ce dernier lieu il soit un peu modifié.

L'état incomplet de nos connaissances sur le système vasculaire des Échinodermes nous empêche de pousser plus loin l'explication des opinions différentes dont il a été l'objet. La présence des mêmes éléments constituants dans le contenu du système aquifère et dans le sang, s'oppose à ce que nous portions un jugement définitif sur la distinction des deux dispositions, car le fait qu'un des appareils est pourvu de canaux ciliés, tandis que l'autre (le système vasculaire sanguin) en est privé, ne suffit pas pour établir la séparation. Des portions d'un seul et même système de canaux peuvent être différemment organisées. Nous ne devons cependant pas négliger quelques circonstances qui sont contraires à leur assimilation. En premier lieu, nous signalerons le développement du système de vaisseaux aquifères (§ 109), qu'on ne peut bien rapporter au système sanguin d'autres divisions animales, et surtout à celui des Vers. Lorsqu'on considère les relations génétiques de ces derniers avec les Échinodermes, une union des systèmes aquifère et sanguin n'est pas très-vraisemblable, car les appareils qui, chez les Vers, sont comparables au système aquifère des Échinodermes, naissent comme formations distinctes, et ne constituent jamais des portions de l'appareil circulatoire.

L'appareil vasculaire des *Ophiures* est très-incomplétement connu. Il consiste chez les *Crinoïdes* en un petit sac caché au fond du calice, qu'on a regardé comme un organe central. Il doit envoyer dans l'axe creux de leurs bras des ramifications semblables à celles qui se rendent dans les cirrhes de la *Comatule*, et la tige du *Pentacrinus*.

Le boyau appelé cœur chez les *Échinides* est chez le *Cidaris* un canal droit, élargi, à parois épaisses, tandis qu'il présente une structure caverneuse chez l'*Echinus*. Son trajet correspond à celui du canal pierreux, et il s'insère sur l'anneau vasculaire anal au point où ledit canal part de la plaque madréporique. Le tube cardiaque ne paraît pas être libre dans la cavité du corps, car il est entouré d'une enveloppe délicate mais homogène, portant des cils, sous laquelle on aperçoit des cellules semblables à celles des vaisseaux sanguins (Leydig, *Arch. Anat. Phys.*, 1854, p. 311).

Baur (*o. c.*) a contesté chez les Synaptes l'existence d'un système vasculaire sanguin en dehors du canal digestif, tandis que J. Müller a signalé, surtout chez les grandes Synaptes (*S. Beselii*, *S. Lappa*), un anneau vasculaire avec ramifications, pourvu de pigment se trouvant au-dessous de la peau qui entoure la bouche. D'après Baur, cet anneau vasculaire ne serait qu'un vide existant entre le périsome et l'anneau nerveux, les troncs longitudinaux des parois du corps étant des nerfs. Semper (*Reisen im Archipel der Philippinen*) conteste aussi l'anneau vasculaire œsophagien, et le représente par un plexus. — Ces diverses appréciations nécessitent de nouvelles recherches, notamment sur le soi-disant névrilemme qui forme une couche assez épaisse. Les recherches de Leydig (*Arch. An. et Phys.*, 1862, p. 103) ont démontré la situation de la chaîne nerveuse dans un vaisseau sanguin chez les Vers. L'homologie du cordon nerveux abdominal des Vers avec les nerfs ambulacraires des Échinodermes donne à cette observation une très-grande importance. Elle soulève la question si la non-concordance des données relatives à l'anneau nerveux et les troncs nerveux rayonnants ne provient pas de ce que dans un cas on n'a vu que le contenant, et dans l'autre le contenu. On aurait vu par injection ou insufflation l'espace périneural, qui représente un vaisseau sanguin, tandis que la dissection aurait fait voir un nerf.

Sars a observé sur les vaisseaux intestinaux des Chirodotes (*Ch. pellucida*) des sinuosités particulières qui souvent ont la forme d'appendices lobés.

Système vasculaire aquifère.

§ 109.

En parlant des ambulacres et des formations faisant saillie à la surface du périsome qui sont en rapport avec les premiers, nous avons mentionné un appareil, dont la fonction la plus apparente consiste dans l'introduction de l'eau. Des orifices communiquant avec le milieu ambiant permettent l'entrée de l'eau, qui pénètre dans un système complexe de canaux, d'où, poussée dans les ambulacres, elle détermine leur érection. Nous avons précédemment montré comment cette disposition, entraînant à la dilatation de ces parties, joue un rôle dans la locomotion. D'autres organes aussi, qui ne prennent aucune part à cette dernière, comme les tentacules des *Holothuries*, sont également en rapport avec ce système aquifère, et peuvent par conséquent d'une manière générale être comptés parmi les conformations ambulacraires. Il en résulte donc que la signification de cet appareil est multiple, et que nous devons le considérer comme une disposition typique et fondamentale de la structure des Échinodermes, qui ne manque même pas dans les cas où les ambulacres faisant défaut, il ne saurait être question de locomotion par leur entremise. Nous avons déjà montré plus haut qu'il est vraisemblable qu'il constitue une partie du système vasculaire sanguin. Ces rapports, du reste, encore loin d'être établis, ne sont point un motif pour ne pas examiner le système aquifère en lui-même, d'autant plus que le cours de son développement lui assure une situation indépendante.

Le système aquifère paraît chez les larves d'Échinodermes comme un tube transparent, garni de cils vibratiles à l'intérieur, et qui s'ouvre sur le dos de la larve par un pore bordé d'un bourrelet. Il consiste, — ainsi que A. Agassiz l'a démontré chez les Astéries, — en deux diverticules qui, naissant sur l'intestin de la larve, s'en détachent ensuite et deviennent ainsi une paire d'organes situés sur les côtés de l'estomac de la larve. Ces deux ébauches se réunissent entre elles sur le dos de la larve, et alors s'établit la communication avec l'extérieur. Les deux moitiés du tube se développent souvent d'une manière inégale. La forme du sac, toujours fermé à son extrémité, est variable ; tantôt il est simple, et tantôt divisé. Sa masse principale est toujours voisine de l'estomac de la larve, quand même parfois, comme dans certaines larves d'Astéries (*Brachiolaria*), il s'étend par des prolongements frangés dans les appendices de leur corps. Dans cet état, cet organe offre de grandes ressemblances avec des dispositions qu'on observe chez des larves de Vers (*Siponculides*).

A mesure que l'Échinoderme s'ébauche dans la larve (*fig.* 83, *A*), le boyau est peu à peu entouré du périsome, et la partie entourée modifie sa forme en prenant celle d'une rosette à cinq rayons (*fig.* 83, *i*). Par des changements graduels de situation, cette portion qui s'ouvre toujours par le pore dorsal à l'extérieur, finit par se trouver à la face ventrale de l'ébauche de l'Échinoderme. Chaque feuillet de la rosette se développe alors en un canal allongé, qui pousse des expansions latérales, ressemble à une feuille pinnée, et représente l'ébauche de la partie du vaisseau aquifère correspondant à une série ambulacraire. Une semblable ébauche en forme de rosette produit chez les Holothuries, les tentacules buccaux, fait qui rend indubitable leurs rapports avec le système ambulacraire.

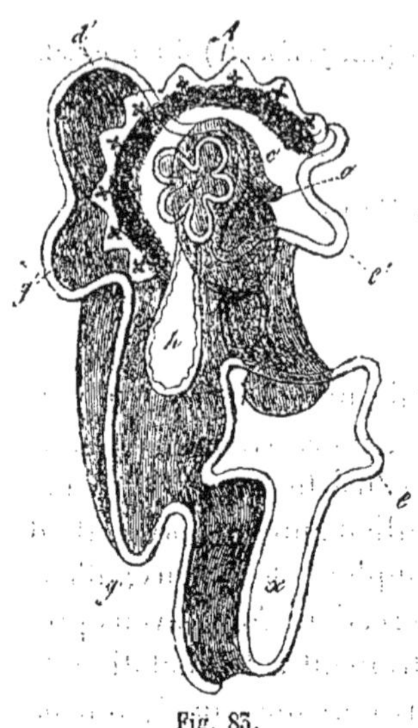

Fig. 83.

La partie ventrale de la rosette devient à la suite de modifications importantes ultérieures, le point de la réunion commune des canaux des cinq feuillets. Elle se transforme en un canal annulaire qui continue à former la partie centrale de l'appareil, tandis que les canaux situés dans les feuillets de la rosette se développent en rayonnant, et s'étendent, par une multiplication de ramifications latérales, sur les ambulacres qui sont en voie de croissance. On peut déduire immédiatement l'état du corps de l'Échinoderme adulte de ces dispositions qui se succèdent pendant son évolution.

Il s'est développé des sacs ciliés primitifs un appareil vasculaire ramifié (*fig.* 84), dont les extrémités sont en connexion directe avec les ambulacres (*p*) et d'autres appendices analogues, lesquels proviennent des extrémités fermées des canaux aquifères. Les troncs principaux rayonnants de ce système communiquent entre eux par un canal annulaire (*c*), lequel est lui-même en connexion avec le milieu ambiant. Ceci peut avoir lieu de diverses manières. Pendant la différenciation de l'Échinoderme dans la larve, la partie de l'ébauche du système aquifère, comprise dans le corps de l'Échinoderme, reste en connexion avec le périsome sur un point, où se développe une plaque calcaire poreuse, — la *plaque madréporique* (*m*), laquelle est en communication avec la cavité de la partie du canal qui y aboutit. Le conduit qui mène de la plaque madréporique au canal annulaire (*m'*), et qui est également une partie du système aquifère primitif, est souvent le siége de dépôts calcaires, et par ce motif a été désigné sous le nom de *canal pierreux*. L'eau, traversant la plaque madréporique perforée comme un crible, s'introduit dans le canal pierreux et de là dans le vaisseau annulaire.

Fig. 83. — Larve d'Astérie (*Bipinnaria*) avec Échinoderme bourgeonnant; *ee'd'gg'*, appendices du corps, homologues à ceux qui sont désignés par les mêmes lettres dans les *fig.* 73 et 74 (p. 286); *b*, bouche; *o*, anus de la larve; *A*, ébauche de l'Échinoderme; *h*, tube vibratile; *i*, rosette ambulacraire. (Ébauche de la couronne tentaculaire.) (D'après J. Müller.)

Les rapports de la *plaque madréporique* avec le système aquifère primitif ont très-différents, suivant qu'une portion plus ou moins considérable de ce dernier passe dans l'Échinoderme. L'appareil primitif peut passer tout entier dans l'Échinoderme, et la plaque madréporique apparaît alors près du pore dorsal de la larve, ou bien elle peut être le produit de ce dernier. La portion qui correspond au canal pierreux ne s'unit pas cependant partout avec le périsome. Chez les Holothuries, la connexion cesse dans le voisinage du pore dorsal de la larve; ce dernier disparaît, et le canal pierreux, suspendu librement dans la cavité du corps, y puise l'eau au moyen d'un appareil terminal poreux très-compliqué.

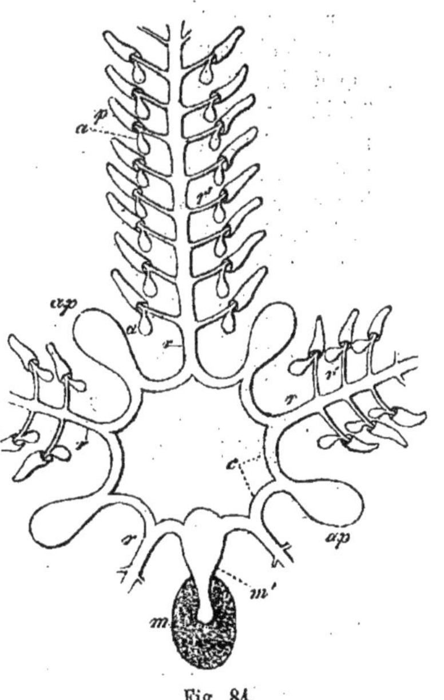

Fig. 84.

Il faut ajouter aux traits fondamentaux donnés précédemment sur la disposition du système vasculaire aquifère, encore des complications qui résultent de la formation dans la cavité du corps, d'expansions contractiles des canaux aquifères. Elles sont de nature diverse; sur le canal annulaire elles consistent en grosses vésicules pyriformes (*fig.* 84, *ap*), nommées vésicules de Poli; ou encore sur les points où les canaux passent dans les pieds ambulacraires, elles se remarquent sous forme de petites *ampoules* (*fig.* 84, *a*) toujours saillantes dans la cavité du corps, qu'on peut regarder comme des dilatations des ramifications des canaux ambulacraires. Leur structure est caverneuse. Ces deux catégories de conformations servent de réservoirs pour l'eau qui coule dans les canaux, de telle sorte que les ampoules se remplissent lorsque les ambulacres se contractent, et que ces derniers s'étendent sous l'impulsion de l'eau contenue dans les ampoules. Les vésicules de Poli, situées sur le canal annulaire, agissent sur le système aquifère dans son ensemble, de la même manière que les ampoules sur les ambulacres, et cette action, qu'elle soit protractile ou rétractile, est beaucoup plus rapide que lorsque la quantité d'eau nécessaire à l'érection de chaque ambulacre isolé doit être aspirée du dehors par le seul intermédiaire du canal pierreux ou de la plaque madréporique. — Cette action des ampoules ambulacraires et des vésicules de Poli est le résultat de la contractilité de leurs parois, dans lesquelles on constate une couche musculaire. Un épithélium vibratile, réparti en outre dans tout le système aquifère et

Fig. 84. — Figure schématique du système aquifère d'une *Astérie;* *c*, canal annulaire; *ap*, vésicules de Poli; *m*, plaque madréporique; *m'*, canal pierreux; *r*, troncs principaux irradiants (canaux ambulacraires); *r'*, ramifications latérales; *p*, ambulacres; *a*, ampoules de ces ambulacres (les canaux ambulacraires avec leurs appendices ne sont figurés qu'en partie).

déterminant la distribution et le renouvellement continuel de l'eau, accomplit en même temps encore une véritable fonction respiratoire.

Le développement du système vasculaire aquifère aux dépens du canal intestinal de la larve nous montre d'une manière plus complète que c'est un organe primitif. Toutefois, il surgit des complications que Al. Agassiz (*Contributions*, V, p. 11) n'a pas prises en considération. Cet auteur notamment regarde les deux ébauches du système aquifère qu'il a découvertes, comme semblables aux masses observées par J. Müller sur les côtés de l'intestin moyen chez beaucoup de larves d'Échinodermes, mais sur la signification desquels il n'a rien trouvé de définitif. Ces corps inexpliqués se trouvent aussi sur les larves qui ont déjà un boyau aquifère complétement développé. L'ébauche de la portion du système aquifère qui débouche au pore dorsal, ne peut donc provenir du canal intestinal. Ou les corps de Müller (qu'on a aussi désignés sous le nom d'organes en forme de bourrelet) ne sont pas les ébauches du système aquifère observé par Agassiz, mais quelque chose de fort différent ; ou ce sont des parties détachées de l'intestin, et alors elles correspondent aux ébauches observées par Agassiz. Dans le premier cas, le développement du système aquifère est autre, et ses rapports avec l'intestin de la larve remis en question. Dans l'autre cas, au contraire, on est obligé d'admettre une double origine à la formation de ce système de vaisseaux. Leurs rudiments peuvent naître aussi bien et d'après une disposition symétrique, de l'intestin, qu'indépendamment de ce dernier, du dos de la larve.

La dernière division est, d'après les observations de Müller, celle qui se différencie la première, elle représente le boyau aquifère, qui atteint son complet développement avant qu'il se soit réuni aux parties déjà formées de l'intestin. Le système aquifère des larves se forme, par conséquent, de deux parties. Celle qui naît de l'extérieur est celle de Müller ; celle fournie par l'intestin est la portion découverte par Agassiz. La dernière paraît particulière aux Échinodermes, tandis que la première représente un organe semblable à celui qui existe chez les Vers. Mais autant l'appareil vasculaire aquifère complet paraît occuper une place particulière et isolée, autant il faut éviter de méconnaître les rapports qui, à son état naissant, le rattachent aux organes excréteurs des Vers, lorsque nous les examinons également à leur état le plus simple.

§ 110.

Les faits que nous avons analysés dans le paragraphe précédent, trouvent leur valeur complète chez les *Astéries*. Chez celles-ci, comme l'*Astrophyton*, le canal pierreux s'insère toujours sur une plaque madréporique, qui est dans la règle située dans l'intervalle de deux rayons du côté dorsal du corps. Un nombre multiple (2 — 5) de plaques madréporiques ainsi qu'un accroissement correspondant des canaux pierreux, se remarque dans quelques cas ; cependant cette conformation se modifie même chez les espèces d'un genre. — Le canal pierreux chemine toujours dans le voisinage du tube jouant le rôle du cœur. Les canaux ambulacraires — comme nous l'avons indiqué à propos du squelette dermique — se dirigent sur le squelette des bras, enfoncés dans le sillon ambulacraire, et envoient leurs branches dans les pieds qui surgissent entre les appendices latéraux des pièces annulaires du squelette ambulacraire ; pendant que les ampoules traversant les intervalles de ces pièces se trouvent ainsi logées dans l'intérieur des bras. Le nombre des vésicules de Poli est variable aussi.

Chez les *Ophiures*, le canal pierreux s'insère sur une des pièces aplaties entourant la bouche, qui n'offre cependant pas la structure d'une plaque madréporique, de sorte que le canal pierreux reçoit l'eau de la cavité même du corps. Ce canal s'élargit en forme d'ampoule sur le canal annulaire, et s'engage dans une partie interradiaire. Les ambulacres n'ont pas d'ampoules. Les *Crinoïdes* paraissent se comporter comme les Astéroïdes, mais on ne connaît exactement chez eux qu'un canal annulaire.

Les *Échinoïdes* se rattachent aux Astéries. La plaque madréporique est toujours située au pôle opposé à la bouche. C'est une plaque génitale ou plusieurs, ou c'est encore une plaque génitale intermédiaire transformée en plaque madréporique, ou enfin c'est une pièce particulière (*Clypéastroïdes*). Le canal pierreux peut avoir ses parois tantôt molles (*Echinus*), tantôt fermes (*Cidaris*). Le canal annulaire portant cinq vésicules de Poli, est placé chez les Oursins à la base de l'appareil masticateur, et envoie ses canaux ambulacraires vers le bas, où ils rayonnent dans les ambulacres. Au côté interne de la carapace, cheminant le long de chaque aire ambulacraire, les ramifications des canaux ambulacraires se répartissent dans les pores, et formant des expansions en forme d'ampoule (*fig.* 87, *a*), vont desservir les ambulacres ou leurs équivalents correspondants.

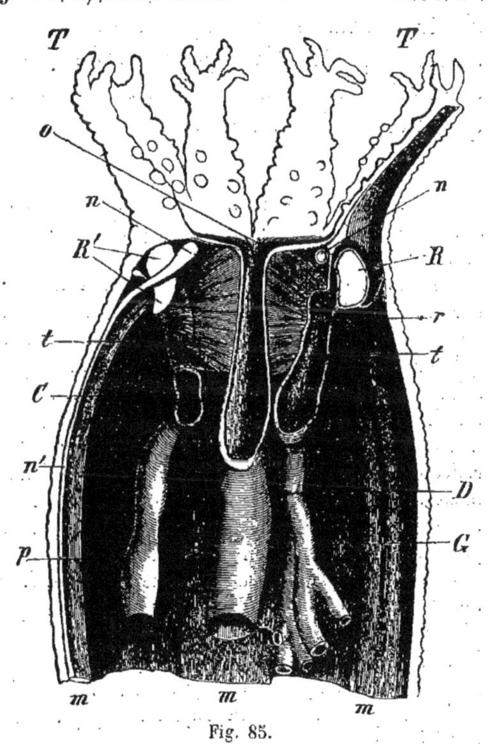

Fig. 85.

Des conditions fort différentes de celles des autres Échinodermes sont réalisées, dans les *Holothuries* et les *Synaptes*, par la séparation de la partie qui réunit le périsome de la larve en voie de devenir Échinoderme, et qui plus tard fonctionne comme canal pierreux. Les parois du canal pierreux qui est librement suspendu dans la cavité du corps, sont tantôt moins, tantôt plus incrustées, et dans ce dernier cas constituent une capsule rigide. L'incrustation calcaire caractérise ordinairement les parties poreuses du canal, et répète ainsi à l'intérieur la formation des plaques madréporiques. Les ramifications du canal pierreux se terminent chacune par une pièce poreuse, et leur multiplication produit des conformations en grappes, dont l'ensemble groupé autour du canal, a la même valeur fonctionnelle que les plaques madréporiques, sans leur être réellement homologues. Le nombre des divers canaux incrustés varie comme leur disposition. Il n'y en a fréquem-

Fig. 85. — Coupe longitudinale de la partie antérieure du corps du *Synapta digitata*; *RR'*, anneau calcaire; *r*, muscles qui en partent pour l'œsophage; *o*, bouche; *D*, tube intestinal; *C*, canal annulaire; *t*, canaux aux tentacules *T*; *p*, vésicules de Poli; *n*, anneau nerveux; *n'*, tronc nerveux rayonnant, traversant l'anneau calcaire; *m*, faisceaux musculaires longitudinaux; *G*, organes générateurs. (D'après Baur.)

ment qu'un ; dans d'autres cas, comme chez les Synaptes, il s'en présente plusieurs, qui sont répartis sur le pourtour du canal annulaire. Le nombre des vésicules de Poli, qui ne font jamais défaut, est également variable (*fig.* 85, *p*).

Les canaux partant de l'anneau circulaire (*C*) cheminent en dedans de l'anneau calcaire (*R*) en avant, et pénètrent, après s'être divisés suivant le nombre des tentacules buccaux (*T*) dans ces derniers, où ils sont en connexion avec un appendice cæcal qui correspond aux ampoules des ambulacres. Ce cæcum est très-prononcé chez les Holothuries, où il est en dehors de l'anneau calcaire, et moins développé chez les Synaptes (*fig.* 85), où il conserve la même situation. Les tentacules buccaux des Holothuries sont également des formations ambulacraires, en ce que, par la différenciation du système aquifère, ils présentent une constitution semblable à celle des rosettes ambulacraires des Astéries (*fig.* 83, p. 312). C'est par ces prolongements envoyés par le canal annulaire aux tentacules, que le système aquifère se termine chez les Synaptes, tandis que, chez les Holothuries, il émet encore des troncs vasculaires rayonnants dans les ambulacres. Chez les *Molpadides*, on remarque un développement rétrograde, car, dans quelques genres privés d'ambulacres, les appendices cæcaux s'élèvent sur les téguments ; ils manquent enfin chez d'autres.

Il est à remarquer, au sujet de quelques-unes de ces conditions des *Astéries*, que la présence de plusieurs plaques madréporiques et canaux pierreux doit occasionner, dans le premier développement du système aquifère, des particularités qui réclament une explication. La plaque madréporique unique prenant naissance sur le point où se trouvait le pore dorsal du système aquifère de la larve, il faudrait admettre que plusieurs plaques madréporiques correspondent à plusieurs orifices chez la larve. Mais comme cela n'a pas été jusqu'à présent observé, reste provisoirement la possibilité, que la multiplicité de ces pièces soit le résultat d'un développement ultérieur. La plaque madréporique, chez les Euryalides, est située dans un angle buccal. L'incrustation calcaire des parois du canal pierreux paraît n'être pas différente de celle du reste du corps. Les dépôts calcaires forment aussi un tissu réticulé délicat ; ils affectent une disposition annulaire qui donne au canal un aspect segmenté. Dans son intérieur se trouve une saillie longitudinale dont partent deux lamelles minces et enroulées, qui paraissent aussi être incrustées. Les replis de ces lamelles sont plus prononcées en haut qu'en bas, et, sur ce point, comme le tube lui-même, ils sont en connexion avec la plaque madréporique (Sharpey, *l. c.*). La structure du canal pierreux ainsi que celle des plaques madréporiques, montrent que ces organes sont des filtres. Les appendices vésiculiformes, — vésicules de Poli, — du canal annulaire manquent parfois, et là où ils se rencontrent, ils présentent de grandes diversités de nombre et de volume. L'*Astropecten bispinosus* en possède cinq ; chez l'*A. aurantiacus* il y a cinq touffes composées de 3—7 vésicules (quatre seulement d'après Sharpey). L'*Asteracanthion glacialis* possède cinq paires de vésicules plus petites.

Les ampoules ambulacraires des *Échinoïdes* sont des tubes aplatis et élargis en travers. Chaque ambulacre est en connexion avec ces organes par deux ouvertures qui traversent la carapace. D'après Krohn (*Arch. Anat. Phys.*, 1841), ses parois sont parcourues par un réseau de vaisseaux, qui sont en rapport avec le système vasculaire sanguin. L'existence d'un semblable réseau vasculaire a cependant été contesté par Leydig.

Cinq canaux partent, chez les vraies *Holothuries*, du canal annulaire, et chacun se partageant de nouveau en cinq rameaux au-dessus de l'anneau calcaire, il y en a ainsi vingt-cinq en tout. Cinq rameaux réunis composent le canal médian, qui s'infléchit sur l'anneau calcaire et passe aux parois du corps, où il se divise en canaux ambulacraires qui se rendent dans les ambulacres. Les vingt autres canaux se dirigent vers les tentacules ; les ampoules ambulacraires sont pour la plupart fort petites. Les ampoules tentaculaires manquent chez les *Dendrochirotes* : elles ont une forme de cæcums minces et allongés chez les *Holothuria* et *Molpadia*, et sont très-développées chez les espèces de *Chirodota*. Les vésicules de Poli se rencontrent en nombre variable, et constituent des tubes cæcaux allongés flottant dans la cavité du corps. L'*Holothuria*, *Molpadia* et quelques Synaptes (*S. digitata* et *Lappa*) en ont une. Elles varient en nombre et grosseur chez les *Chirodota* ; on en rencontre environ cinquante chez les *Synapta Beselii* et *serpentina*, et même jusqu'à cent chez les *Cladolabes*.

Le canal pierreux des Holothuries est un sac allongé à parois calcaires, dépourvu de plaque madréporique. La paroi se divise en trois lamelles, dont l'externe et l'interne consistent en une membrane molle traversée de pores, et la moyenne en une couche portant des arêtes carlcaires diversement recourbées, qui est percée d'ouvertures régulières, parfois correspondant aux pores des membranes molles. Le sac calcaire n'offre presque pas de pores chez les *Pentacta* et *Anaperus* ; mais il présente une fente sinueuse. Le canal pierreux est simple, mou, pourvu à son extrémité d'une plaque madréporique en forme de couronne, chez les *Cladolabes*, *Molpadia* et *Chirodota*, et aussi chez les *Synapta digitata* et *Lappa*. Chez le *Synapta serpentina*, il existe, par contre, plusieurs canaux pierreux, dont chacun est terminé par une petite couronne calcaire.

Les vaisseaux ambulacraires des Holothuries ne sont parfois pas en rapport avec les ambulacres. Un exemple de ce fait par adaptation est fourni par le *Psolus*, chez lequel, avec le développement d'une face plantaire sur le corps, sur cinq ambulacres, il n'y a que les trois placés à la face plantaires qui persistent, bien qu'il y ait pourtant cinq troncs vasculaires aquifères.

Nous avons à signaler comme conformations encore morphologiquement et physiologiquement incompréhensibles, les appendices en grappes sur le canal annulaire des Holothuries et des Astéries, qui correspondent peut-être aux organes que Baur a interprétés comme étant des vésicules auditives. (Voy. § 105.)

Organes de respiration et d'excrétion.

§ 111.

Une grande série d'organes appartenant aux systèmes les plus différents, doivent être considérés comme des agents de respiration. Avant tout et en première ligne, se place le système vasculaire aquifère avec ses appendices ambulacraires ; car cet appareil, par ses ramifications multiples dans l'intérieur du corps, par l'incessant renouvellement d'eau, que déterminent les cils vibratiles qui tapissent les parois de ses canaux, enfin par le fait que ses prolongements extérieurs, ayant souvent une conformation branchiale réelle (les ambulacres branchiaux), baignent dans l'eau, présente précisément toutes les conditions voulues par la respiration. Mais cependant la répartition des dernières divisions les plus fines du système vasculaire sanguin n'étant encore que peu connues, il reste une lacune importante quant à la détermination de la fonction respiratoire, et on ne saurait encore décider la question de savoir d'une manière définitive où s'accomplit la respiration.

Néanmoins, lorsqu'il s'agit d'organes respiratoires, on ne doit considérer que les conformations dont la disposition rend possible ou vraisemblable, la fonction correspondante.

Nous devons d'abord prendre en considération les communications existant entre la cavité des corps et le milieu ambiant. Chez tous les Échinodermes, bien qu'on ne connaisse pas partout le mode suivant lequel le phénomène s'effectue, on constate une entrée d'eau dans la cavité du corps, de sorte que tous les organes internes sont également baignés par l'eau salée, ce qui est important surtout pour les vaisseaux sanguins qui rampent sur le canal intestinal, et qu'on connaît très-exactement chez les *Holothuries*, les *Synaptes* et l'*Echinus*. A cela s'ajoute encore un revêtement de cils vibratiles qui se trouve partout dans la cavité du corps, aussi bien sur ses parois que sur les surfaces des organes qu'elle renferme, et qui détermine un courant constant et un prompt renouvellement de l'eau, facteur essentiel pour la respiration. Une circonstance, qui est encore aussi importante pour cette fonction, est celle que dans la cavité du corps, chez l'*Echinus*, du moins, il y a mélange d'eau avec le liquide sanguin. Chez les Ophiures comme chez les *Astrophyton*, l'introduction de l'eau se fait par ce qu'on a appelé les « fentes génitales », dont on ne connaît aucun homologue dans les autres Échinodermes.

Chez divers Échinodermes, il y a des organes creux en forme de cæcums qui sont en connexion avec la cavité du corps, font saillie à sa surface, et sont ainsi baignés par l'eau tant en dedans qu'en dehors. Ils se distinguent des ambulacres, tentacules, etc., essentiellement par le fait, qu'ils ne sont point en rapport avec le système aquifère. Ces conformations sont, soit les nombreux cæcums qui se remarquent à la face dorsale des *Astéries* et qui chez le *Pteraster*, présentent même diverses dilatations ; soit ce qu'on a appelé les « branchies dermiques » des *Échinides* (elles manquent chez les *Spatangues*), et dont on remarque cinq paires sous la forme d'organes arborescents, contractiles, situés dans le voisinage de la bouche.

Tandis que ces conformations peuvent n'avoir avec la respiration que des rapports subordonnés et qu'une faible importance morphologique, on peut avec plus de certitude tenir compte, pour la fonction qui nous occupe, des *organes ramifiés et arborescents*, dont nous avons parlé plus haut, et qui chez les *Holothuries* débouchent dans le cloaque. Mais ici les rapports ne sont pas très-simples, comme le prouve le fait que ces organes ont été incorrectement désignés comme « des poumons ». On n'a pu, notamment, reconnaître une connexion du réseau sanguin qu'avec un seul de ces organes, l'autre étant seulement fixé à la paroi du corps, et faisant saillie dans la cavité de ce dernier. J. Müller a cependant présumé que des vaisseaux provenant de l'extrémité de l'intestin, pouvaient pénétrer dans les deux organes. Quoi qu'il en soit, le fait démontré (p. 306) de l'accès et de l'expulsion de l'eau, n'est point à négliger au point de vue de la fonction respiratoire.

Les abondantes ramifications de ces organes se réduisent chez quelques Holothurides. Chez les genres apodes comme le Molpadia (*M. borealis*), ils présentent de courts cæcums ramifiés ; ils paraissent encore plus simples chez les Echinocucumis (*E. typicus*), où ils constituent un tube mince et allongé ne portant qu'une seule branche courte.

Cette rétrogradation conduit aux dispositions qui existent chez les *Synaptes*, et qui, jusqu'à présent, sont encore incomplétement connues. Le long de l'insertion mésentérique, on trouve des organes ciliés, en forme d'entonnoir ou de pantoufle, conduisant dans des canaux longitudinaux, qui doivent être considérés comme des transformations des organes ramifiés des Holothuries. Comme ces organes vibratiles, représentant les ouvertures des canaux longitudinaux, débouchent dans la cavité du corps, l'ensemble des dispositions est bien qualifiée pour déterminer soit l'entrée, soit la sortie de l'eau de la cavité du corps.

Il est douteux que, en dehors des Holothurides, ces organes existent chez d'autres Échinodermes. C'est au plus si on peut les rapprocher des cæcums rayonnants du canal intestinal des Astérides. Des rapports plus déterminés se trouveraient parmi les Vers, chez les *Géphyrées* (voy. p. 245) qui présentent les mêmes connexions entre l'organe excréteur et le cloaque (*Bonellia*).

Les appareils, dont nous venons de nous occuper, se divisent, comme nous l'avons vu, en deux grands groupes ; les uns étant des appendices à la surface du corps, les autres des ramifications de canaux ou cæcums faisant saillie dans la cavité du corps.

Le premier groupe comprend deux divisions. L'une forme une partie du système ambulacraire, des prolongements du système aquifère y pénètrent. On peut y faire rentrer les ambulacres et leurs modifications, les branchies ambulacraires des *Spatangues* et des *Clypéastres*, les tentacules des *Holothuries*. L'autre division comprend ce qu'on a appelé les branchies dermiques des *Astéries* et des *Échinides*.

Le second groupe se partage à son tour en deux divisions. L'une est représentée par les tubes fermés, ramifiés des *Holothuries*, l'autre par les canaux qui s'ouvrent dans la cavité du corps des *Synaptes* par des entonnoirs ciliés.

La signification des *branchies dermiques* situées sur le dos des *Astéries* est donnée par le transport d'eau qui a lieu chez le *Pteraster*, et qui résulte dans ce cas d'une adaptation par une série d'autres petites modifications. Par la réunion des extrémités des paxilles en une membrane détachée des téguments, il se forme une cavité qui recouvre la face dorsale, et dans laquelle se trouvent les branchies dermiques. Une ouverture placée à l'opposé de l'orifice anal pratiqué dans l'avant-toit extérieur, soutenu par les paxilles, conduit dans cette cavité, et permet ainsi aux téguments dorsaux qui portent les branchies, d'être baignés par un courant d'eau chassé par le mouvement de l'avant-toit. Cette distribution d'eau, jointe à la plus grande différenciation des branchies dermiques, donne à l'ensemble des dispositions une plus grande valeur fonctionnelle. Stimpson (*Synopsis of the marine Invertebrata of Gr. Manan; Smithson. Inst.*, 1853) et Sars (*Norges Échinodermer*, p. 50), qui a le premier expliqué toute cette conformation.

Les *organes dendritiques des Holothuries* sont augmentés chez quelques-unes. Chez le *Molpadia Chilensis*, un des deux grands arbres est divisé, et de plus petites masses arborescentes partent de l'intestin rectal. Les canaux pourvus d'entonnoirs ciliés chez les Synaptes ont décrits chez les *Chirodotes* par Sars (*l. c.*), leurs rapports avec d'autres parties sont cependant encore inconnus. Les entonnoirs à cils vibratiles, s'étirant en lamelles d'un côté de leur orifice, sont disposés en série serrée et souvent réunis en touffes sur chacun des troncs vasculaires longitudinaux. Ils correspondent aux organes en forme de « pantoufle, » que Müller et Leydig (*Arch. An. Phys.*, 1852, et *Lehrb. der Histologie*, p. 391) ont fait connaître chez la *Synapta digitata*, de sorte qu'il y a là une disposition plus largement répandue.

La question est maintenant de savoir si ces organes à orifices ouverts des Synaptes, sont homologues aux organes arborescents des Holothuries, chez lesquelles on ne rencontre pas ces orifices s'ouvrant dans la cavité du corps. La connaissance du débouché des canaux longitudinaux, jusqu'à présent observés chez les Chirodotes seulement, pourrait décider ce point. (Les données de Semper trop indéterminées ne pourront nous servir ici). Actuellement, on peut seulement dire que l'homologie est vraisemblable. Il me semble que l'exclusion réciproque des deux catégories d'organes a moins d'importance que les rapports de situation. Les organes arborescents des Holothuries sont placés en partie dans le mésentère, et l'un se rapprochant plus de la paroi du corps, ressemble par sa situation au canal longitudinal indiqué par Sars dans les Chirodotes. Le *Molpadia* présente un état intermédiaire important, chacun des organes arborescents étant fixé tout de son long à la paroi du corps par une série de fils. On pourrait ainsi admettre que ces mêmes organes qui, chez les Holothuries, par suite de leurs ramifications dendritiques dans tous les sens, font saillie dans la cavité du corps, restent, chez les Synaptes, appliqués contre les parois, et n'émettent d'un côté que de courtes branches (organes vibratiles). Ces faits réclament toutefois de nouvelles recherches précises, car la fermeture des entonnoirs ciliés a été nouvellement affirmée (Semper, *Philippinen*, I, p. 536). Lors même que cela serait bien le cas, la question des rapports de ces organes ne serait pas résolue, et nous pourrions les considérer comme une forme rudimentaire des organes arborescents des Holothuries. Quoi qu'il en soit de ce que, dans un cas, la rameau terminal soit fermé, tandis que dans l'autre il y ait des ouvertures, il faut ici prendre en considération les conditions des organes homologues des Géphyrées. Là (chez les *Bonellia*), les organes ont l'apparence arborescente de ceux des Holothuries, et ont comme chez les Synaptes, leurs ramifications terminales percées d'une ouverture. Ils forment donc un intermédiaire entre les deux états.

La comparaison de ces organes des Holothuries avec les dispositions qui existent chez les Vers, soulève une nouvelle question, à savoir, quelles sont les conditions sous lesquelles l'organe dont il s'agit, apparaît dans la division qui se trouve la plus éloignée des Vers. A ce point de vue, on peut montrer que le fait laisse supposer que ces organes existaient chez la forme souche des Échinodermes. Chez les Astéries, ils se présentent comme des tubes interradiaires, qui peuvent fréquemment montrer des appendices lobés, ou être réunis par paires. Leur distribution sur les divers bras exprime l'indépendance relative que les antimères possèdent encore, de même que leur réduction à un nombre moindre exprime la centralisation du corps holothurien. Le fait que l'organisme entier de l'Holothurie provient de la larve même par transformation de celle-ci, peut expliquer pourquoi, comme l'intestin, d'autres organes n'ont été ébauchés que pour un individu.

Des organes excréteurs spéciaux, qui se rattachent à des dispositions qu'on rencontre chez d'autres groupes animaux, se trouvent chez quelques Échinodermes; seulement ils sont accompagnés de tant de complications avec d'autres organes et d'autres fonctions, qu'on ne pourrait en esquisser une description générale, et cela d'autant moins qu'il est de nombreuses parties dont les fonctions ne sont rien moins qu'évidentes.

Chez les *Astéries*, les parois des cæcums interradiaires ont une organisation glandulaire, et la situation à proximité de l'anus de ces parties peut permettre de conclure à la nature excrétoire de leurs produits. Les tubes, qui, bien que moins développés, existent chez les Astéries dépourvues d'anus (*Astropecten*), doivent être regardés comme ayant la même signification.

Les *Ophiures*, *Crinoïdes* et *Echinoïdes* ne présentent pas de formations homologues à celles que nous venons de voir chez les Astéries, et dont nous avons déjà parlé à propos du canal intestinal (§ 107).

Parmi les *Holothuries*, les appendices de la partie terminale de l'intestin qui sont uniformes chez les Astéries, se différencient en conformations dissemblables, ou représentent de nouveaux états. Une des formes de ces parties annexes, les tubes dendritiques recevant l'eau, se rapproche des organes respiratoires. Ils ne paraissent en effet avoir aucune signification sécrétante. Par contre, chez quelques genres, ils sont accompagnés d'organes glandulaires, que Cuvier a décrit le premier et auquel on a donné son nom. Ils se présentent sous des formes diverses, et paraissent tantôt comme des tubes en cæcums non ramifiés, s'insérant isolés ou par touffes abondantes dans le loaque (*Bohadschia*, etc.); tantôt constitués de nombreuses vésicules ayant ne tige et formant des grappes (*Molpadia*); enfin des canaux déliés, garnis le touffes lobées (*Pentacta* et *Muelleria*). Chez les vraies Synaptes, ils paraissent ne pas exister.

On ne connaît ni la structure ni les fonctions de ces organes. Les descriptions que nous en lonne Semper (*o. c.*) nous apprennent que ce ne sont point des glandes.

ORGANES DE LA REPRODUCTION

Organes sexuels.

§ 112.

Les modes de reproduction par voie asexuelle, si répandus chez les Vers, n'existent plus chez les Échinodermes, la souche animale elle-même, comme nous l'avons précédemment établi, étant née comme produit d'un bourgeonnement. Une indication de ce mode de reproduction s'est encore conservée chez les Astérides, dans une autre signification, il est vrai, par la régénération d'antimères (de bras) perdus.

La différenciation sexuelle a aussi fait un progrès.

Presque tous les Échinodermes — à la seule exception des Synaptes — ont les sexes séparés, et montrent dans la disposition des organes une correspondance avec la forme rayonnée de leur corps. Les organes mâles et femelles présentent les mêmes simples rapports de forme, et ne sont reconnaissables qu'à l'époque de la maturation des produits sexuels, où les ovaires aunes ou rouges par suite de la vive coloration des œufs, se distinguent des ubes testiculaires qui sont presque toujours blancs. La structure des appareils est simple; il n'y a pas complications des voies de sortie, ni des appareils de copulation, de sorte que l'eau ambiante joue le rôle d'intermédiaire pour la fécondation. En somme, il y a une grande concordance avec les conformations qui se remarquent chez les Vers.

Ces organes se présentent à l'état le plus inférieur par le nombre et la disposition, ainsi que par leurs conditions spéciales, chez les *Astéroïdes*. Testicules ou ovaires sont formés de sacs glanduleux en tubes, ou lobés, fixés entre es rayons. Deux groupes se rencontrent ainsi sur chaque bras, et ce fait de égale distribution des organes sur chaque moitié d'un bras, fournit un document nouveau sur la signification primitive de ces appendices (voy. plus haut, p. 284). Les glandes germinatives ou se circonscrivent ici sur l'espace nterradial jusqu'au commencement des bras, ou s'étendent le long de oute la cavité brachiale jusque près de son extrémité, révélant dans ce dernier cas un rapport avec les métamères. Chez les Astéries privées d'anus, les onduits n'ont pas des ouvertures de sortie, et les produits générateurs se ersent dans la cavité du corps. On n'a pas encore constaté comment ils arrivent au dehors. Chez d'autres Astéries, les glandes germinatives s'ouvrent sur des plaques particulières situées sur le dos dans les intervalles des rayons, et perforées de fines ouvertures (plaques criblées); où comme chez les *Pteraster*, elles sont pourvues d'un simple conduit déférent débouchant par une ouverture en forme de fente.

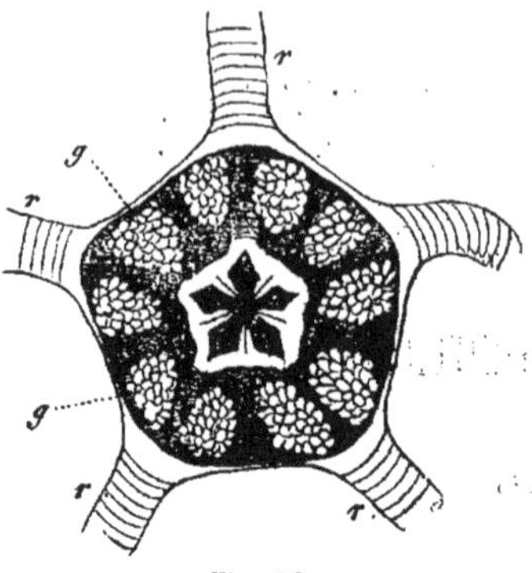

Fig. 86.

La disposition et la structure des organes sexuels des *Ophiures* est semblable à celle des Astéries. Les glandes sexuelles (*fig.* 86, *g*) au nombre de deux dans chaque espace interradiaire, sont circonscrites au disque du corps, et paraissent aussi ici verser leurs produits dans sa cavité, d'où ils sortent par des ouvertures en forme de fente qui se trouvent à la face ventrale entre les rayons. Un état d'adaptation se révèle dans la grandeur de ces fentes chez les Ophiures vivipares. Tandis que chez les Ophiures les organes se sont retirés dans le disque du corps, ceux des *Crinoïdes* se sont répartis sur les bras; mais cette distribution peut aussi être déduite de l'état indifférent qui existe chez les Astéries. Ils occupent ici les pinnules des bras, et correspondent ainsi par leur extension à l'articulation de ces derniers. Leur évacuation a lieu par déhiscence.

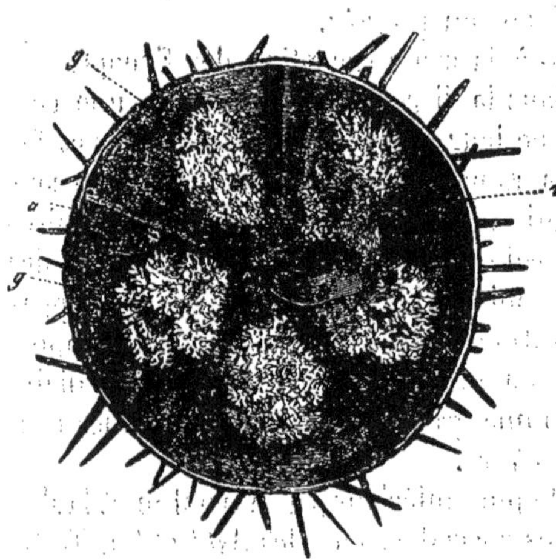

Fig. 87.

Les glandes sexuelles qui, chez les Astéroïdes, se trouvent par paires à chaque rayon, sont devenues chez les *Echinoïdes* des conformations impaires, exprimant ainsi une centralisation plus grande. On ne peut plus reconnaître leurs rapports avec l'état primitif que par leur distribution interradiale. Elles se présentent sous la forme de glandes richement ramifiées, faisant pour la plupart une forte saillie sur les champs interambulacraires dans la cavité du corps (*fig.* 87, *g*) et qui débouchent sur les plaques génitales (*fig.* 77, *g*, p. 294). Par cela même, il y a vis-à-vis des formes précédentes, une plus grande différenciation, qui est très-apparente dans les conditions sus-mentionnées.

Fig. 86. — Organes sexuels d'une Ophiure (*Ophioderma longicauda*). On a enlevé les téguments dorsaux et les organes digestifs; *r*, bras; *g*, grappes ovariennes.

Fig. 87. — Organes sexuels d'un Oursin (*Echinus napolitanus*). Un peu plus que la moitié ventrale de la carapace a été enlevée; *a*, ampoules des ambulacres; *i*, dernière portion de l'intestin; *g* grappes ovariennes.

Les organes sexuels des *Holothuries* présentent des dispositions fort différentes de celles que nous avons jusqu'à présent rencontrées. Les testicules ou ovaires forment des touffes de tubes richement ramifiés, qui se réunissent sur un conduit de sortie commun. Son orifice extérieur se trouve dans le voisinage de la bouche, le plus souvent entre les tentacules. Les rapports avec les rayons sont ici changés, les organes autrefois séparés sont réunis en un, et par la présence d'un conduit de sortie, l'état plus élevé déjà existant chez les Oursins est maintenu.

Chez les *Synaptes*, les glandes sexuelles représentent, bien qu'elles soient d'une manière générale formées d'après le type de celles des Holothuries, les organes *hermaphrodites*. Les glandes isolées en forme de tube, se réunissent en un canal de sortie commun qui s'ouvre au dehors en dessus de l'anneau calcaire. Dans chaque tube (*S. digitata*), le sperme se développe sur la face interne, tandis que les œufs naissent dans l'épaisseur de la parois, et par leur développement plus complet se placent suivant des lignes longitudinales faisant saillie dans la cavité des tubes. Un conduit déférent commun sert aux deux produits. Si cet hermaphrodisme doit être regardé comme un état inférieur, dont est provenu en général celui des sexes séparés, il en résulte pour les Synaptes ce fait intéressant que chez elles, la structure et la fonction primitives des glandes germinatives se sont conservées, bien que de grandes transformations soient intervenues, tant dans la réduction de leur nombre que dans la complication apportée à l'ensemble de l'appareil par un canal déférent commun. Il n'en est résulté aucune différenciation dans les points délicats de la conformation, tandis qu'au contraire il y en a une assez considérable sur des points plus grossiers, comparés aux Astéries et aux Oursins.

Les éléments constituants du sperme sont, chez tous les Échinodermes, assez uniformes, et consistent en filaments terminés par une tête arrondie. Les œufs qui sont pour la plupart petits, contiennent un vitellus finement granuleux. Outre une membrane vitelline délicate, ils sont chez les Astéries, les Oursins et les Holothuries, entourés d'une enveloppe épaisse et transparente qui, chez les Holothuries, possède une structure compliquée. Elle forme une couche assez épaisse, garnie de stries rayonnantes fines, que traverse sur un point un canal qui pénètre jusqu'au vitellus (Micropyle). La face extérieure de la membrane vitelline est pourvue de noyaux (J. Müller, *Echinod. Entwickl.* 4 Abh.; Leydig, *Arch. Anat. Phys.*, 1854, p. 507). Cette conformation paraît résulter de ce qu'une membrane revêtant l'ovaire, avec le développement de chaque œuf s'épaissit en cuticule, se dilate et, repoussée dans la cavité de l'ovaire à mesure que l'œuf grossit, se détache finalement avec ce dernier de la paroi ovarienne. Le micropyle correspond au point d'attache de l'œuf sur l'ovaire.

La disposition des organes sexuels des *Astéries* présente les différences importantes que voici. Chez quelques genres pourvus d'un anus, les glandes sexuelles sont divisées en petites grappes fixées en deux séries le long des bras (*Ophidiaster*, *Archaster*, *Chætaster*). Chez l'*Ophidiaster*, il y a environ douze grappes dans une série; on les trouve serrées et allant jusqu'à l'extrémité chez les *Chætaster*. Une disposition analogue s'observe chez le *Luidia* parmi les Astéries privées d'orifice anal. L'existence de conditions semblables dans deux divisions des Astéries indique les rapports profonds. Cette multiplication des organes générateurs est à considérer comme un rapprochement vers l'état primordial. La rétrogradation s'observe également dans les deux divisions. Chez l' *Astropecten*, les organes générateurs sont à la vérité encore fixés en plusieurs groupes indépendants dans chaque espace situé entre les rayons, mais ils sont circonscrits sur ces points et ne s'étendent jamais dans les bras. Il n'y en a qu'un groupe dans chaque intervalle de rayons chez les *Echinaster*, *Asteracanthion*, *Solaster*, *Asteriscus*, *Pterasler*, etc., (Müller et Troschel, *loc. cit.*), circonstance qui les rattache aux Ophiures. La question de l'expulsion des produits sexuels des Astéries ne peut être résolue que par de nouvelles observations. On a observé des plaques perforées recevant les conduits déférents des produits sexuels chez les *Solaster* et *Asteracanthion*.

Rathke a signalé comme conduit déférent la tige qui réunit les lobes ou sacs des glandes sexuelles chez les Ophiures (*Schriften d. Naturf. Gesellschaft zu Danzig*, III, 4); cependant il semble plus exact que l'évacuation de la semence et des œufs se fasse dans la cavité du corps d'où ces produits sortent par les fentes génitales. La grandeur de ces dernières chez les Euryalides permet de conclure que chez ces formes, comme chez beaucoup d'Ophiures, le développement des œufs se poursuit dans la cavité du corps.

Parmi les *Échinoïdes*, les Clypéastres et les Spatangoïdes paraissent avoir moins de glandes génitales que les Échinides proprement dites, car on n'observe sur quelques-uns que quatre pores génitaux (de Siebold, *Anat. Comp.*, I, 108). Les produits sexuels des *Crinoïdes* se développent sur la face ventrale des pinnules, mais de manière à être recouverts par le sillon tentaculaire et le périsome. Ils ne paraissent pas avoir de complications particulières de structure, de sorte que testicules et ovaires ne sont que des lieux sur lesquels se forme du sperme et des œufs. Un conduit déférent décrit par Thompson (*Edinburgh. New Phil. Journal*, XX) a été contesté par J. Müller. Les tubes générateurs sont tantôt simples, tantôt ramifiés chez les *Holothuries*. Les ovaires, traversant toute la cavité du corps, sont fort longs. Les glandes hermaphrodites des *Synaptes* représentent une touffe de tubes ramifiés dichotomiquement. Leur structure a été expliquée par de Quatrefages (*Ann. Sc. Nat.*, II, XVII); J. Müller et Leydig (*Arch. Anat. Phys.*, 1852) et plus récemment par Baur. Ce dernier signale les tubes comme étant contractiles. Les tubes génitaux du *Synapta Beselii* paraissent former des ramifications extrêmement fines, nombreuses et enroulées (Jæger, *de Holothuriis*. Turici, 1833).

CHAPITRE V

ARTHROPODES

APERÇU GÉNÉRAL

§ 113.

Le corps des animaux réunis dans cette division, est formé d'un nombre le plus souvent déterminé dans les divers groupes de métamères, et, dans la règle, différenciés de manières fort diverses. Cette hétéronomie ne s'exprime pas seulement par la différence dans l'aspect extérieur et les proportions, mais aussi par une différenciation des organes internes. Un nombre de métamères plus ou moins semblables se réunissent pour constituer des sections plus grandes ; ils peuvent même se souder ensemble. Tantôt il subsiste des traces de cette réunion dans les divisions plus grandes du corps formées d'une somme de métamères, tantôt ces traces disparaissent, ou ne sont visibles que dans les premiers états du développement. Il en résulte pour le corps une articulation secondaire. Ce qui formait auparavant des segments isolés, est remplacé par des groupes de ceux-ci, qui constituent des portions plus grandes du corps, vis-à-vis desquelles les métamères, en ce qui concerne l'articulation de l'organisme, ne jouent souvent qu'un rôle subordonné.

Il ne résulte pas seulement de la formation métamérique, que nous avons à faire à une division descendant des Annelés parmi les Vers ; mais encore les rapports des divers systèmes d'organes sont les mêmes. Comme chez les Annelés, le système nerveux est constitué par un anneau œsophagien qui se rattache à une chaîne ganglionnaire *ventrale ;* l'organe central de la circulation a une situation *dorsale*, à la place même où, chez les Annélides, on trouve un tronc vasculaire qui, fréquemment, fonctionne comme un cœur. La dérivation de la souche des Arthropodes de celle des Vers se révèle aussi par les appendices du corps. La partie céphalique porte des antennes, et les autres segments d'autres prolongements, qu'on peut considérer comme des différenciations ultérieures des parapodes des Vers. Les appendices abdominaux, très-répandus, représentent des pattes articulées, qui sont caractéristiques de toute la division. En outre, la condensation de l'organisme, formée de parties multiples, tel que nous la voyons chez les Vers, en un tout plus centralisé, est encore plus marquée. Des organes qui chez les Vers, se répètent pour chaque segment, deviennent chez les Arthropodes communs au corps entier, et là même où il existe une série de segments semblables, ainsi que des membres articulés en apparence uniformes, on peut constater dans l'organisation intérieure, que la formation métamérique ne prédomine plus dans l'ensemble de l'organisme (Myriapodes), mais est vaincue par les efforts de la centralisation.

Les divisions des Arthropodes peuvent se répartir en deux grands groupes. L'un représente l'état le plus inférieur des organes respiratoires, destinés à la vie aquatique, et dont la branchie constitue la forme dominante. On peut opposer sous le nom de *Branchiata* ce groupe à l'autre, qui comprend les Arthropodes respirant l'air libre, ou les *Tracheata*. Les *Crustacés* correspondent à la première catégorie. Les membres articulés des divers segments du corps présentent un grand nombre de modifications complètes résultant d'une adaptation. Ils fonctionnent ou directement comme organes respiratoires, ou sont au moins en étroite connexion avec eux. Nous devons considérer comme la forme fondamentale celle dite *Nauplius*, parce qu'elle constitue le premier état du développement de divisions qui sont ensuite des plus divergentes, et s'observe même dans celles dont la plupart des membres franchissent cet état.

Les *Cirrhipèdes* forment le premier ordre ; ils sont caractérisés par une duplication des téguments avec des pièces d'une carapace dure qui entoure le corps depuis le dos, sauf l'ouverture ventrale. Une subdivision transformée par le parasitisme est celle des *Rhizocéphales*.

Je regarde comme formant le second ordre, les *Copépodes*, chez lesquels on peut de nouveau opposer une subdivision particulière comprenant plusieurs familles présentant divers degrés de parasitisme sous le nom de *Siphonostomes*, aux autres Copépodes vivant à l'état libre.

On peut comprendre dans le troisième ordre les *Ostracodes*, qui par la formation d'un double repli du manteau, constituant une coquille bilatérale à deux valves, se rapprochent de divers Cirrhipèdes, ainsi que de l'ordre suivant, et offrent encore d'autres rapports avec les précédents.

Le quatrième ordre, celui des *Branchiopodes*, est à considérer comme la continuation la plus directe de la forme Nauplie, en ce qu'il dérive de cet état par simple formation de métamères, avec fort peu de modifications apportées à celle des membres. Les *Cladocères* représentent un sous-ordre, dans lequel l'accroissement des segments est le moindre. Ce fait est plus remarquable chez les *Phyllopodes*, les Branchiopodes les moins modifiés, auxquels on doit ajouter comme un sous-ordre, les *Trilobites* fossiles.

Le cinquième ordre, celui des *Pœcilopodes*, se trouvant en rapports étroits de parenté par les Bélinures fossiles avec les Trilobites, doit dériver de ces derniers, et par conséquent de l'ordre des Branchiopodes. Toutes les divisions qui précèdent se réunissent pour former un groupe plus étendu, celui des *Entomostracés*.

Enfin la dernière division est celle des *Malacostracés*, la plus riche en formes et en même temps la plus répandue de tous les Crustacés vivants. On les partage, d'après la manière dont se comportent les yeux, en *Podophthalmes* et *Édriophthalmes*. L'état de Nauplie observé par F. Müller chez le *Peneus* relie étroitement les Malacostracés Podophthalmes (appelés aussi *Thoracostracés*) avec les cinq premiers ordres. Les Podophthalmes constituent du reste une division plus développée dans une direction déterminée, et qui parcourt encore un autre état larvaire (la forme *Zoëa*). Cet état ne possède, parmi les formes vivantes, aucun représentant adulte.

Les *Décapodes* constituent un sous-ordre, dont on peut détacher les *Schizopodes*, qui en sont proches parents. Ce groupe représente la forme souche des Décapodes, comme aussi celle d'un autre sous-ordre, des *Stomatopodes*; car tous deux dans leurs phases larvaires, parcourent des états semblables à ceux des Schizopodes. On distingue deux groupes principaux chez les *Décapodes*. Celui des *Macroures* possède un abdomen conformé comme celui des Schizopodes, auxquels ils sont étroitement reliés par les *Carides*. Le groupe des *Brachyures* qui comprend des Décapodes dont l'abdomen offre un développement rétrograde, dérive probablement de celui des Macroures.

Le deuxième ordre des Malacostracés comprend les *Édriophthalmes* (aussi nommés *Arthrostracés*) qu'on divise encore en plusieurs sous-ordres connus sous les noms d'*Amphipodes*, *Læmodipodes*, *Cumacées* et *Isopodes*. Les Cumacées rattachent les Édriophthalmes aux Podophthalmes, et plus spécialement aux Schizopodes. Chez les *Isopodes*, on observe sur une famille terrestre une espèce de respiration aérienne, qui paraît être une vraie adaptation indépendante, et dont les dispositions sont totalement étrangères aux arrangements respiratoires qui règnent dans la seconde grande division des animaux articulés.

Cette division est formée par les *Trachéates*, dont la respiration se fait par l'intermédiaire d'un système tubulaire aérien (trachées) servant à distribuer l'air dans le corps. Les *Arachnides* en constituent la première classe. Deux ordres ne comprenant que des formes peu diversifiées, ceux des *Tardigrades* et des *Pycnogonides*, que Häckel a nettement et avec raison séparés du reste des *Autarachnées* sous le nom de *Pseudarachnées*, sont vraisemblablement les représentants de formes rétrogrades, qui se sont détachées de la souche des animaux articulés beaucoup plus tôt que les Trachéates. Les Tardigrades pourraient même être entièrement séparés du reste des Arthropodes.

Pour les autres vraies Arachnides, leur plus grande différence au milieu de beaucoup de traits communs se remarque dans les conditions des segments de leur corps, par la fusion d'un certain nombre desquels se constitue une partie plus considérable. Nous aurons à regarder comme étant les moins transformés, et les plus rapprochés de la forme primitive, ceux chez lesquels existent plusieurs parties de ce genre, permettant encore de reconnaître l'assemblage des métamères. On comprend les Arachnides à abdomen articulé dans une subdivision, celle des *Arthrogastres*. Dans l'ordre des *Galéodes*, outre l'abdomen, la tête distincte des trois segments thoraciques indique déjà un groupement qu'on retrouve chez les Insectes. Dans le second ordre, celui des *Scorpions*, l'abdomen articulé s'ajoute à un céphalothorax. De même dans le troisième ordre, des *Phrynides*, dont la première paire des pattes comme celle des Galéodes, diffère des autres paires et se prolonge en une conformation semblable à une antenne. Différant des vrais scorpions par le raccourcissement de la partie postérieure et caudiforme de l'abdomen, on peut faire des *Pseudoscorpions* un quatrième ordre; et enfin un dernier de celui des *Opilionées*, dont l'abdomen tout en étant articulé, est intimement réuni au céphalothorax.

La deuxième subdivision des vraies Arachnides est celle des *Aranées* qui ont un céphalothorax et un abdomen qui en est séparé. L'ensemble des métamères de l'abdomen sont soudés entre eux. Cette fusion s'étend à la troisième subdivision, celle des *Acarides*, jusqu'au céphalothorax, lequel n'a conservé que de faibles traces de la séparation de sa partie antérieure. Il semble indubitable qu'on a à faire ici à une rétrogradation d'une forme provenant d'un autre groupe, qu'explique le parasitisme caractéristique de la plupart de ces subdivisions, et qui dans la famille des *Linguatulides*, a même déterminé des formes de corps encore bien plus divergentes.

La deuxième classe des Trachéates offre dans les *Myriapodes* un groupe nettement circonscrit mais petit, qui a vraisemblablement une origine commune avec la précédente classe. L'uniformité des métamères, qui portent presque tous des membres, les sépare des Insectes. Leurs formes peu nombreuses peuvent se répartir dans les deux ordres des *Chilopodes* et *Chilognathes*. Par la formation des métamères, ils correspondent aux états inférieurs des Insectes, tandis que la multiplication de leurs pattes annonce un dévelop-pement ultérieur.

Le nombre de six pattes, qui n'existe chez les Myriapodes que dans leurs premiers états, reste permanent dans la troisième classe des Trachéates, les Insectes, et avec la présence d'ailes dans la plupart des ordres, et la distinc-tion d'un segment céphalique en constitue un des traits caractéristiques. Les métamères sont en grande partie indépendants, quand même ceux de la partie antérieure portant les membres, se différencient de manières diverses, et peuvent même, dans certains ordres, constituer par leurs connexions intimes une portion particulière du corps. On distingue deux subdivisions suivant la nature des parties de la bouche, dont celle à organes buccaux masticateurs comprend l'ordre le moins transformé. Soit par la perte des ailes, soit par le séjour des larves dans l'eau, beaucoup de formes paraissent être à un état inférieur. L'ordre des *Pseudonévroptères* avec les Éphémérides, Libellulides et Perlides, ainsi que les Termites, etc., paraissent devoir être regardés comme les moins éloignés du point de départ. A cet ordre se rattachent les vrais *Né-vroptères*, dans lesquels on doit compter les *Strepsiptères;* puis les *Orthoptè-res*, trois ordres que Häckel a réunis sous le nom de *Tocoptères*. Je con-sidère comme formant un ordre particulier les *Thysanoures* sans ailes, qui s'éloignent des autres par beaucoup de points de leur organisation. Plus exac-tement délimités et voisins seulement des Orthoptères, se présentent les *Co-léoptères*, enfin les *Hyménoptères* comme l'ordre le dernier et le plus élevé des Insectes à mâchoires. Comme les Insectes à parties buccales conformées pour la succion ont acquis cette particularité par une transformation des or-ganes masticateurs, ils paraissent être dérivés ou des ordres précédents ou de leurs formes rapprochées. Ils offrent par conséquent un état plus développé. Nous trouvons ici les ordres des *Hémiptères* (Rhynchotes) puis les *Diptères* et enfin les *Lépidoptères*.

Le parasitisme détermine un développement rétrograde dans presque tous les ordres d'Insectes, qui présentent alors l'apparence de formes infé-rieures.

Les séries de métamorphoses auxquelles quelques divisions sont soumises, ont une grand[e] importance pour la connaissance des rapports généalogiques des *Crustacés*, en ce qu'elles nou[s] montrent leur filiation. La *forme Nauplie* représente la *forme primitive des Crustacés*, d[e] laquelle dérivent toutes ses subdivisions. Elle se continue le plus directement dans les *Bran-chiopodes*, qui (les Phyllopodes surtout) à proprement parler ne sont autre chose qu'un êt[re] Nauplie ultérieurement différencié par un développement de métamères, et auquel se ratta-chent également les Pœcilopodes dont nous avons parlé plus haut. Il y a une autre relatio[n] avec les Ostracodes, chez lesquels la forme Nauplie a subi une complication par un dédouble-ment des téguments dorsaux et la sécrétion d'une coquille. Les Cirrhipèdes semblent être u[n] développement ultérieur de cet état, car ils possèdent une phase de développement, où ils revê-tent la forme des Cypris. L'existence de la forme Nauplie, chez les Malacostracés, confirm[e] aussi sa signification comme forme primitive de tous les Crustacés. Chez ceux où elle ne s[e] présente pas, et c'est le plus grand nombre, nous devons admettre une concentration d[u] développement, dans laquelle les premières phases sont franchies et passent rapidement au[x] suivantes. L'état qui suit la forme Nauplie est celle dite *Zoëa*, dont proviennent les deux sub-divisions des Podophthalmes et des Edriophthalmes. Les *Tanaïs* constituent une form[e] intermédiaire qui, par ses yeux mobiles et sa respiration de Zoëa, se rapproche autant des P[odophthalmes] driophthalmes; comme par le reste de leur organisation, ils sont parents des Crustacés aux yeux fixes, et par conséquent se rattachent à la forme primitive des Malacostracés. Les rapports des *Cumacés* sont analogues; car par la segmentation de leurs corps, ainsi que par leurs membres, ils se rattachent aux Schizopodes, tandis que leur organisation intérieure les rapproche des Édriophthalmes, et que leur développement surtout concorde avec celui des Cloportes. On peut les regarder comme des Schizopodes ayant des yeux sessiles, de même qu'on peut considérer les Tanaïs comme des Isopodes à yeux pédicellés. Chez les Édriophthalmes, les diverses phases du développement sont complétement concentrées, et il n'y a ni état de Nauplie ni de Zoëa, quoiqu'on parle de quelques indications de ce dernier.

Les relations des trois classes de Trachéates entre elles et aux Crustacés ne peuvent être expliquées que par l'examen des rapports de ces classes avec le milieu ambiant, c'est-à-dire en quelque sorte par la considération des organes respiratoires. Il ne peut y avoir de doute que la respiration branchiale ne représente l'état antérieur, et que la respiration trachéenne soit postérieure. Les conditions anatomiques des trachées, leurs rapports avec les ouvertures externes des stigmates, font supposer qu'il y a là un état de transformation qui, poussé très-loin, a dû être précédé d'autres antérieurs. Les larves des *Pseudonévroptères* (Éphémères, etc.) nous présentent un état analogue, bien que transitoire, dans leurs branchies trachéennes, et nous y voyons en même temps les organes respiratoires comme des conformations figurant des membres. Nous trouvons là un point de contact, et nous pouvons considérer ces productions qui sont en connexion avec la vie aquatique, comme l'état le plus inférieur des organes respiratoires trachéens. Le fait que ce système tubulaire est primitivement clos nous conduit à la conclusion que la première forme d'organes servant de précurseurs aux trachées, devait être semblable à l'état qui se manifeste chez les Cloportes terrestres. Il fallait auparavant que de l'air soit sécrété dans des appendices externes (membres), qui d'abord ne fonctionnaient que comme organes de mouvement, avant que les cavités remplies d'air se soient graduellement converties en canaux. (Voy. les paragraphes relatifs aux organes respiratoires.) Si donc les formes — désignées par Häckel sous le nom de *Protrachéates*, — qui se rattachent aux Crustacés à branchies, étaient telles qu'elles conduisaient aux formes pourvues de branchies trachéales, nous devrons considérer le groupe dans lequel se trouvent ces dernières, comme le plus voisin de la souche primitive. C'est par les Pseudonévroptères que la classe entière des Insectes se rapproche plus de la souche primitive, que par les Arachnides et les Myriapodes, chez lesquels rien de semblable ne s'est conservé. La présence d'ailes chez les Insectes rappelle aussi des états inférieurs, et il n'y a aucune contradiction à reconnaître un pareil rapprochement dans une conformation exprimant en apparence une organisation supérieure. (Voy. plus bas le § 116.)

Les Insectes se continuent donc en ligne directe depuis la souche primitive des Protrachéates, et les Myriapodes et Arachnides paraissent être des embranchements latéraux qui se sont détachés, celui des Arachnides plutôt que celui des Myriapodes, lequel présente plus de conformité avec les Insectes, soit par le nombre six qui domine dans les paires des membres (trois paires d'appendices buccaux, trois paires de pattes), tandis que chez les Arachnides, il n'en persiste que cinq. Les rapports des Trachéates aux Crustacés deviennent beaucoup plus indépendants lorsqu'on les rattache à la forme Nauplie, point de départ de ces derniers, que lorsqu'on compare les états plus différenciés ; de sorte que l'idée d'une Phylogénie distincte partant de quelque organisme inférieur, peut-être vermiforme, a quelque fondement. Mais aucune de ces manières de voir ne peut être considérée comme prouvée, puisque la possibilité que des états inférieurs du développement aient été sautés ne peut guère être exclue.

BIBLIOGRAPHIE

CRUSTACÉS : O. F. MÜLLER, *Entomostraca*, 1785. — JURINE, *Histoire des Monocles*, 1820. NORDMANN, *Mikrographische Beiträge*, Heft 2, 1832. — MARTIN SAINT-ANGE, *Mém. sur l'organisation des Cirripèdes*, 1835. — MILNE-EDWARDS, *Histoire nat. des Crustacés*, vol. I-III, 1834-40. — LE MÊME, Art. *Crustacea* dans le *Cyclopædia of Anatomy*, vol. I. — RATHKE, *De*

Bopyro et Nereide Comm. Rigæ et Dorpati, 1837. — Van der Hoeven, *Recherches sur l'histoire naturelle et l'anatomie des Limules.* Leyden, 1838. — Zaddach, *De Apodis cancriformis anatome*, 1841. — Grube, *Bemerkungen über die Phyllopoden*, in *Arch. f. Nat.*, 1853. — Leydig, *Ueber Argulus foliaceus*, in *Zeitschr. f. wiss. Zool.*, Bd. II. *Ueber Artemia salina und Branchipus stagnalis*, ibid., Bd. III. — Le même, *Naturgeschichte der Daphniden.* Tübingen, 1860. — Darwin, *A. Monograph of the Subclass Cirripedia*, I. II, 1851, 1855. — W. Zenker, *Anatomisch-systemat. Studien über die Krebsthiere*, in *Archiv. f. Nat.*, 1854. — Van Beneden, *Recherches sur la faune littorale de Belgique* (*Crustacés*); *Acad. Bruxelles*, 1861). — Claus, *Die frei lebenden Copepoden.* Leipzig, 1863. — Le même, *Ueber den Bau u. die Entw. parasitischer Crustaceen.* Cassel, 1858. — Le même, *Beiträge zur Kenntniss der Entomostraken.* Marburg, 1860. — Le même, *Ueber einige Schizopoden. Z. Z.* XIII. — Le même, *Beobacht. üb. Lernæoceren*, etc. Marburg u. Leipzig, 1868. — Le même, *Beiträge zur Kenntniss der Ostracoden.* Marburg, 1868. — Fr. Müller, *Für Darwin.* Leipzig, 1864.

Arachnides : Treviranus, G. R., *Ueber den inneren Bau der Arachniden.* Nürnberg, 1812. — Dugès, *Recherches sur l'ordre des Acariens*, in *Ann. sc. nat.*, II, i, ii, 1834. — Le même, *Sur les Aranéides, ibid.*, II, vi, 1836. — Doyère, *Sur les Tardigrades*, in *Ann. sc. nat.*, II, x, 1840. — Tulk, *Opilionida*, in *Ann. nat. hist.*, 1843. *Fror. Not.* Bd. XXX. — Newport, *On the nervous and circulatory system in Myriapoda and macrourous Arachnida*, in *Philos. Transact.*, 1843. — Quatrefages, *Organisation des Pycnogonides*, in *Ann. sc. nat.*, III, iv, 1845. — Van Beneden (*Linguatula*), *Acad. Bruxelles*, 1849. — Leuckart, *Bau u. Entwickelungsgesch. d. Pentastomen.* Leipzig u. Heidelberg, 1860. — L. Dufour, *Hist. anatomique et physiologique des Scorpions* (*Acad. des sciences*; Savants étrangers), XIV. — Le même, *Anat. physiol. et hist. nat. des Galéodes* (*Acad. des sciences*; Savants étrangers), XVII. — Kittary, *Anat. Unters. v. Galeodes*, in *Bull. de la Soc. imp. des naturalistes de Moscou*, 1848 ; — aussi dans Froriep's *Zoolog. Tagesberichte.* Nr. 108.

Myriapodes : Treviranus, G. R. (*Scolopendra, Julus*), *Vermischte Schriften*, II. Bremen, 1817. — Dufour, L., *Recherches anatomiques sur le Lithobius fortificatus et le Scutigera lineata*, in *Ann. sc. nat.*, II, 1824. — Müller, J., *Zur Anatomie der Scolopendra morsitans.* Isis, 1829, p. 549. — Brandt, *Beiträge zur Kenntniss des inneren Baues von Glomeris marginata.* A. A. Ph., 1837. — Jones, R., « *Myriapoda* » dans *Cyclopædia of anatomy and physiology*, vol. III, 1842. — Newport, *On the Organs of Reproduction and the development of the Myriapoda*, in *Philos. Trans.*, 1841. — Le même, *On the structure, relations and development of the nervous and circulatory systems in Myriapoda and macrourus Arachnida*, in *Philos. Trans.*, 1843.

Insectes : Réaumur, *Mémoires pour servir à l'histoire des Insectes*, 1734. — Swammerdam, *Bibel der Natur.*, 1752. — Lyonet, *Traité anatomique de la chenille qui ronge le bois de saule*, La Haye, 1762. — Suckow, *Anatomisch-physiologische Untersuchungen der Insecten und Crustenthiere*, 1818. — Strauss-Dürckheim, *Considérations sur l'anatomie comparée des animaux articulés, auxquelles on a joint l'anatomie descriptive du Melolontha vulgaris*, 1828. — Burmeister, *Handbuch der Entomologie.* Berlin, Bd. I, 1833. — Newport, « *Insecta*, » in *Cyclopædia of anatomy and physiology*, vol. II, 1839. — Dufour, L., *Recherches anatomiques et physiologiques sur les Hémiptères*, in *Mém. Acad. des sc.* (Savants étrangers), IV, 1833. — Le même, *Sur les Orthoptères, les Hyménoptères et les Névroptères*, ibid., VII, 1841. — Le même, *Sur les Diptères*, ibid., XI, 1851. — Le même. *De nombreuses Monographies*, surtout dans *Ann. sc. nat.* — Pictet, *Recherches pour servir à l'hist. et à l'anatomie des Phryganides.* Genève, 1834. — Nicolet, *Recherches pour servir à l'hist. des Podurelles.* Neufchâtel, 1841. — Leuckart, *Die Fortpflanzung u. Entw. der Pupiparen.* Halle, 1858. — Lubbock, J., *Notes on the Thysanura*, in *Linn. Transact.*, XXIII. Nombreux travaux de Loew dans les différents Journeaux entomologiques. — Weissmann, *Die Entwickelung der Dipteren.* Leipzig, 1864. — Le même, *Die Metamorphose der Corethra plumicornis.* Leipzig, 1866.

TÉGUMENTS

§ 114.

L'enveloppe musculo-dermique des Vers a subi chez les Arthropodes des différenciations diverses. Les téguments sont plus indépendants du tissu musculaire, et sont composés de deux couches distinctes.

La couche cuticulaire déjà présente et sécrétée chez les Vers par une matrice molle, devient caractéristique pour les téguments des Arthropodes. Elle recouvre toute la surface du corps et se continue dans les organes internes par les ouvertures de ces derniers débouchant à la surface. Elle forme, grâce à sa puissance, la partie la plus importante des téguments, et l'emporte toujours sur la couche cellulaire sous-jacente. Elle varie beaucoup par son épaisseur et sa fermeté. Molle et flexible entre les segments du corps, qui sont ainsi réunis de manière à être mobiles les uns sur les autres, elle se durcit sur le segment même, ainsi que sur les membres. Cependant ses propriétés physiques peuvent osciller entre des limites très-larges, et depuis l'enveloppe molle des Araignées, de la plupart des larves d'Insectes, et de quelques parties d'Insectes même développés, on trouve tous les passages jusqu'aux carapaces rigides qui enveloppent le corps de la plupart des Crustacés, des Myriapodes, des Scorpions, et chez les Insectes, surtout celui des Coléoptères, etc. Les divers degrés de solidité ne dépendent pas seulement de l'épaisseur de la cuticule, mais principalement de la chitinisation de ses couches. A l'état fraîchement formé, des couches même épaisses sont encore molles pour se durcir sous l'influence d'une action chimique. Outre l'épaisseur et l'accroissement des couches successives, comme moyens d'augmenter la dureté de la carapace, il intervient encore chez beaucoup de *Crustacés* et de *Myriapodes* des dépôts de sels calcaires qui font disparaître à quelque degré les propriétés élastiques. La chitinisation et l'incrustation calcaire de cette portion des téguments limite l'accroissement en volume du corps. Aussi longtemps que celui-ci dure, on remarque, se répétant à des intervalles déterminés, la chute de la cuticule — une mue — avant laquelle se sont déjà formées, sous la peau qui doit être déposée, des couches nouvelles qui s'affermissent graduellement.

En raison du mode de leur naissance, ces couches cuticulaires sont formées de lamelles distinctes, disposées par couches, dont les intérieures ont une consistance plus molle. Elles sont ordinairement traversées par des canaux poreux, dans lesquels s'enfoncent des prolongements de la matrice.

L'enveloppe molle qui produit ces couches extérieures plus fermes est toujours composée de cellules. Elle est l'homologue de l'épiderme des autres groupes d'animaux, et n'a, chez les *Arthropodes*, qu'une puissance relativement faible. Quoique dans beaucoup de cas elle renferme du pigment, chez les *Crustacés* par exemple, elle est, dans la règle, incolore, la coloration des Articulés résultant de dépôts de pigments dans l'enveloppe chitineuse externe.

En dedans de ces couches épithéliales proprement dites, il y a encore une couche de tissu connectif, qui, cependant, comparée à la couche cuticulaire et à la matrice, n'est que peu développée.

Comme prolongements ou appendices des téguments étant en connexion directe avec eux, on trouve des piquants, des soies ou des poils, qui se rencontrent sous les apparences les plus diverses chez les *Crustacés*, *Arachnides* et *Insectes ;* et qui tantôt intimement unis à la carapace chitineuse et immobiles, ne sont que des annexes de celle-ci, comme les soies de certaines parties du corps des Crustacés, les poils des Araignées, Chenilles, etc. ; tantôt sont simplement et librement placés sur le corps dans leur état développé, comme les écailles des *Lépidoptères*. Dans les deux cas, l'enveloppe chitineuse des appendices reste en continuité avec le reste du tégument. Les deux conformations diffèrent en ce que chez les appendices mobiles, il se trouve, au point de contact, une portion de la couche chitineuse qui est plus molle, pendant que la cuticule s'étend sans changement sur l'appendice rigide. — Les appendices des téguments sont souvent en connexion avec des appareils sensitifs, que nous indiquerons en traitant du système nerveux.

Aux téguments se rattachent aussi des *organes glandulaires*, qui dérivent de modifications de la couche matrice. Peu répandus chez les Crustacés, ils sont plus fréquents chez les Insectes. La partie sécrétante de la glande se compose ou d'une seule, ou d'un petit nombre de cellules, et leur canal excréteur est en grande partie figuré par les canaux poreux de la couche cuticulaire. Une ou plusieurs cellules de la matrice ont ici, par un développement indépendant, acquis une fonction différente de celle des autres cellules. On peut indiquer, au nombre des glandes particulières qui ne fonctionnent que dans certaines circonstances, celles qui se rencontrent chez les Insectes (larves des papillons). Le canal excréteur de ces glandes ne s'ouvre pas librement à la surface des téguments, mais pénètre dans un prolongement ténu et sétiforme de ces derniers. Ce n'est qu'après la rupture de l'appendice que le produit sécrété qu'il renferme peut être expulsé.

Le corps chimique désigné sous le nom de *Chitine*, qu'Odier présenta le premier en 1821, est extrêmement répandu dans les formations cuticulaires des *Arthropodes*, mais se trouve aussi dans différentes autres divisions animales et toujours dans des substances provenant d'une sécrétion cellulaire. Il existe dans la règle, dans les parties du corps des animaux invertébrés, auxquelles on attribue habituellement une nature « cornée. » Le tissu chitineux est caractérisé par son insolubilité dans les acides et les alcalis. Cette propriété ne se constate cependant pas dans les couches qui viennent d'être déposées par la matrice, mais elle apparaît seulement au bout de quelque temps. Les couches internes, les plus jeunes de la cuticule des Arthropodes sont fréquemment fort différentes des plus externes, comme cela est aussi le cas chez les Vers. (Voy. sur la nature de cette substance chez les Arthropodes : C. Schmidt, *Zur Vergleich. Phys. der Wirbellosen Thiere*, 1845 ; et sur sa distribution, R. Leuckart, *Arch. f. Nat.*, 1852, p. 22.)

La *couche cuticulaire* des téguments offre dans la règle sur sa surface des dessins particuliers, limités dans leur étendue, qui, parfois, ont une apparence de cellules, et ont autrefois fait admettre l'existence d'une couche épidermique spéciale. Les lamelles de la couche cuticulaire présentent aussi fréquemment des différenciations, et sont disposées en faisceaux i, individuellement, prennent des directions diverses. Il en résulte une structure fascicu-re, d'après laquelle, en tenant compte des canaux poreux remplis de substance cellulaire i traversent cette couche, Leydig a pu comparer l'ensemble des téguments des Arthropodes tissu connectif, chez lequel le contenu des canaux poreux représenterait les cellules, et les uches fasciculaires la substance intercellulaire.

Le dépôt de sels calcaires est surtout prédominant chez les Crustacés; il se trouve aussi ez les Myriapodes (*Julus*); manque chez les Arachnides; est rare chez les Insectes, où ydig l'a observé chez la larve de *Stratiomys*. (*Arch. Nat.*, 1860). Le calcaire forme ici s concrétions stratifiées déposées sur la cuticule chitineuse.

Les *appendices* de la couche cuticulaire (piquants, soies, écailles, etc.) ont tous les mêmes pports avec la matrice, qui, dans la règle, se prolonge dans leur intérieur. Les états extrê-es de ces conformations si diversifiées, sont reliés entre eux par des passages. On peut les stinguer en mobiles et immobiles, suivant que leur enveloppe chitineuse est molle à leur se, ou qu'elle est rigide comme celle du corps avec laquelle elle est en continuation recte. Fréquemment, sur les points où s'élèvent des appendices cuticulaires, la matrice ésente des modifications correspondantes. Ainsi de grandes cellules qui font saillie sous la uche de la matrice, participent à la formation des écailles des papillons. Entre les cellules la matrice, dont elles proviennent, elles émettent des prolongements qui se continuent dans substance des écailles, lesquelles paraissent ainsi être un produit de différenciation du otoplasma des cellules, tandis que les prolongments, par leur sortie de la couche des cellules atrices, ressemblent aux glandes dermiques, comme on les rencontre à la base des poils iez les chenilles. (Sur la formation des écailles et des poils chez les papillons, voyez Sem-r, *Zeit. Zool.*, VIII, p. 326.).

Les *canaux poreux* qui se trouvent dans la couche cuticulaire doivent être divisés en deux oupes (Leydig). Les uns contiennent des prolongements du protoplasma de la matrice, et t une cavité plus large que les autres, qui ne consistent qu'en un tube très-fin, le plus uvent, servant à conduire un liquide. L'air peut aussi se rencontrer dans ces canaux reux, comme chez les Insectes aquatiques (*Notonecta*, *Hydrometra*). Ceci se remarque ailleurs aussi dans les écailles des papillons, et dans les poils des araignées. Les canaux reux peuvent se compliquer par des ramifications, ainsi que par des anastomoses de ces rnières. De telles conformations ramifiées peuvent avoir quelque ressemblance avec les rpuscules osseux (chez le *Sphæroma*, d'après Leydig, par exemple).

La *matrice* chitinogène (qu'on a plus récemment nommée l'hypoderme), n'a pas toujours pparence d'un épithélium régulier, comme la représente l'école cellulaire ; car, même dans aucoup de cas, on ne peut y reconnaître qu'une couche de protoplasme dans laquelle des yaux distribués régulièrement, et souvent entourés d'amas granuleux, semblent indiquer le division en cellules de la substance qui les entoure. Lorsque cette couche porte du pig-ent, la répartition de ce dernier autour des noyaux détermine encore plus fortement la paration de la couche continue en champs d'apparence cellulaire. — Cette matrice subit une étamorphose particulière chez des Crustacés inférieurs, les *Corycæides* (*Sapphirina*, etc.) r exemple, où, réunis en champs polygonaux, sa surface est traversée par des systèmes lignes se croisant obliquement, qui produisent sous la cuticule, transparente comme du rre, un éclat métallique des plus remarquables, résultant d'un phénomène d'interférence la lumière (Häckel *Jenaisch. Zeits.*, 1, p. 67).

On n'a observé la dissémination des *glandes dermiques* que dans les divisions les plus infé-eures des Crustacés. Chez l'*Argulus*, elles forment d'élégants follicules sur les bords laté-ux du dernier segment bilobé du corps, et sont encore plus richement réparties sur celui s *Corycæides*. Parmi les Myriapodes, on a observé des glandes dermiques sur les côtés i corps qui débouchent dans ce qu'on appelle les *foramina repugnatoria*. Leur sécrétion t un liquide à odeur très-forte qui s'évacue lorsque l'animal est touché. Deux grands naux glandulaires s'ouvrent sur le dos du céphalothorax des *Opilionides* (Krohn, *Archiv. at.*, 1867, p. 69). Des parties du corps fort différentes présentent des glandes dermiques iez les Insectes. Elles se trouvent fréquemment sur les parties molles qui relient les seg-ents du corps ou ceux des membres, chez les Coléoptères, et les larves de Lépidoptères et Hyménoptères (Leydig, *Arch., An., Phys.*, 1859, p. 40; Claus, *Zeit., Zool.*, XI, p. 33). s glandes dermiques des Insectes sont pour la plupart unicellulaires, leurs conduits excréteurs se continuent de l'intérieur de la cellule par des fins tubes de chitine, jusqu'à la surface de la cuticule. — Ces glandes présentent, sur certains points du corps, un développement considérable chez les *Insectes producteurs de cire*. Chez les Aphidiens, dont quelques-uns se couvrent d'une espèce de duvet composé de filaments de cire très-déliés et fins, de pareilles glandes unicellulaires se trouvent réunies en groupes qui s'ouvrent sur des points spéciaux des téguments. Des modifications paraissent exister chez les Coccides. Chez les Hyménoptères producteurs de cire, l'appareil est plus compliqué. Les Abeilles sécrètent cette substance par des lames antérieures minces et transparentes des anneaux abdominaux, lieux où est placé ce qu'on appelle la « pellicule cirière. » Des champs de forme polygonale portent les orifices d'un nombre très-considérable de canaux poreux très-fins, dans lesquels, entourées de riches ramifications trachéennes, débouchent des cellules glandulaires cylindriques et serrées entre elles. Ces glandes constituent les « organes à cire, » et sont recouvertes d'une couche graisseuse ; elles sont réduites chez les Abeilles qui ne produisent point de cire. L'organe cirier se rencontre aussi chez d'autres Hyménoptères, les Bourdons, par exemple (Claus, *Marburger Sitz.*, n° 8). On peut ranger au nombre des glandes dermiques, ce qu'on a désigné chez les Insectes sous le nom de glandes anales. (Voy. Siebold, *Anat. Comp.*, I, p. 610.)

ORGANES DE MOUVEMENT ET DE SOUTIEN

Squelette dermique.

§ 115.

L'enveloppe chitineuse des Arthropodes qui, en suite de la rigidité plus grande des couches qui la composent, devient un *squelette dermique*, constitue non-seulement une protection pour les organes qu'elle renferme, mais sert aussi d'*appareil de support*, et comme tel fournit des points d'insertion à l'ensemble du système musculaire. Le même fait s'étend du corps aux membres, dont les téguments jouent aussi le rôle de squelette, et possèdent, vu la part que prennent ces organes à la locomotion, une valeur même plus haute que celui du corps. Nous voyons que c'est de la consistance plus ferme du squelette dermique des membres, comparé à celui du reste du corps, qu'on peut déduire en tout ou en partie sa signification comme organe de soutien. La solidification de la couche chitineuse des téguments correspond en partie à un accroissement des couches, et à une transformation des plus extérieures; et en partie à leur incrustation de sels calcaires, qui est presque générale chez les Crustacés : elle ne manque pas entièrement chez les Trachéates.

De nouvelles conformations qui apparaissent chez les Arthropodes, et ont une grande importance pour la différenciation de leurs diverses divisions, résultent de la fusion de quantités plus ou moins considérables de leurs métamères en une ou plusieurs pièces. Cette soudure de métamères paraît être la plus diversifiée chez les Crustacés, où elle se présente avec les combinaisons les plus variées. La partie désignée sous le nom de « tête » provient de la fusion des métamères les plus antérieurs; l'union de cette portion avec les segments suivants forme le céphalothorax des Astaciens, qui cependant, dans les différents ordres, ne se compose pas du même nombre de segments, et par conséquent ne représente pas toujours une seule et même fraction du corps. Les autres métamères libres forment l'abdomen, qui, comme la partie précédente, peut avoir une valeur différente. Les rapports sont plus constants chez les Arachnides. Une séparation en céphalothorax et abdomen se conserve uniforme jusqu'à la division rétrograde des Acariens ; les différences ne portent que sur l'abdomen, qui peut paraître segmenté ou pas.

Parmi les Myriapodes, les segments restent distincts chez les *Chilopodes*, tandis que chez les *Chilognathes* chaque deux segments voisins sont soudés en un seul. La partie antérieure du corps, la tête, est uniformément, dans les deux ordres, seule constituée par la réunion d'un plus grand nombre de métamères. Ces mêmes métamères forment aussi la tête des Insectes chez lesquels le reste du corps étant formé de la fusion des segments en deux portions (thorax et abdomen), le corps entier se trouve ainsi divisé en trois régions.

La formation de divisions inégales plus grandes occasionne sous divers rapports des modifications dans le squelette dermique qui déterminent de nouvelles différenciations. Tels sont les prolongements du squelette dermique dans l'intérieur du corps. Ils affectent surtout les parties qui portent des membres fonctionnant comme organes buccaux, ou locomoteurs, et on ne peut méconnaître une dépendance réciproque entre le développement de ces appendices internes et celui des organes. Ils sont surtout très-développés sur le céphalothorax des Crustacés supérieurs, et ne font pas défaut chez les autres classes sur les segments du corps portant des membres articulés. Ils se trouvent surtout sur la tête et le thorax chez plusieurs ordres d'Insectes (*Coléoptères*, *Hyménoptères*, *Orthoptères*), où leur ensemble a été désigné par Audouin, sous le nom d'endothorax. Ces prolongements du dermo-squelette constituent fréquemment un appareil de soutien pour le système nerveux, et quelquefois même l'entourent sur une certaine étendue. Ils ont pour effet d'augmenter la surface d'attache musculaire de la partie interne du dermo-squelette.

L'extension par plissement des téguments de quelques régions du corps procure à celles-ci, ou aux appendices qui en dépendent, des dispositions protectrices particulières. Le dermo-squelette du céphalothorax des Décapodes en s'étendant sur les côtés, couvre les branchies, et forme de chaque côté une cavité particulière communiquant, dans une mesure variable, avec le milieu ambiant, la cavité branchiale.

De pareils développements apportés au dermo-squelette de plusieurs segments primitivement simples, peuvent s'étendre à d'autres parties du corps et déterminer ainsi la formation d'une enveloppe protectrice, d'une « carapace. » C'est ce que présentent avec toute la diversité possible les Crustacés. Les *Branchiopodes* en offrent les premiers commencements dans l'élargissement en forme de bouclier de leur céphalothorax. Ainsi chez les *Phyllopodes*, l'*Apus* par exemple. Un développement ultérieur des deux moitiés de cette conformation produit l'apparition d'une carapace à deux valves, par exemple chez le *Limnadia* et d'autres (*fig.* 88, *A*, *d*). Aussi chez les *Daphnides*, cette même partie développée est transformée en une coque qui entoure toute la portion postérieure du corps, et chez les *Cypridines*, les deux moitiés d'une coque semblable formée par le dermo-squelette, analogue à celle des *Phyllopodes*, sont réunies entre elles par la partie dorsale, de manière à rester mobiles l'une sur l'autre. Les valves de la coque s'étendant aussi ici sur la partie antérieure du corps, entourent l'animal tout entier.

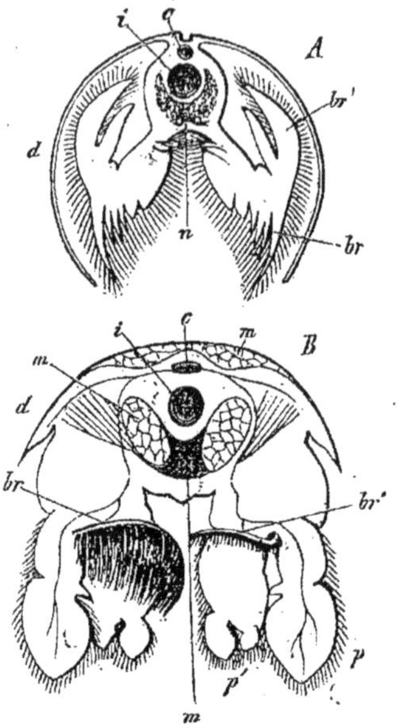

Fig. 88.

On peut rattacher à ce genre de formations le dermo-squelette si particulier des Cirrhipèdes. La duplication des téguments qui, chez les *Ostracodes*, a pour résultat une coque bivalve, s'observe chez les *Cirrhipèdes* pendant leur état jeune. Tandis que l'animal se fixe par ses antennes, la partie dorsale de ses téguments se développe en un large sac ou manteau (*fig.* 89, *def*), entourant le corps, et qui ne reste en connexion continue avec lui que dans la région céphalique. La portion de ce sac qui porte le point d'attache primitif reste ou molle et s'épanouit en une formation pédicellée (*Lépadides*), ou elle se façonne en une large surface de fixation (*Balanides*). Chez plusieurs Cirrhipèdes (*Alepas*), il n'y a aucune formation de squelette, le manteau entier conservant sa consistance molle; mais dans la plupart se développent dans la lamelle externe du manteau des pièces qui se durcissent par incrustation. Chez les Lépadides, elles occupent la partie du manteau qui entoure le corps du Cirrhipède, pendant que leur « tige » en reste privée. Elles présentent des dispositions constantes dans toutes les différences de forme et de grandeur qu'elles peuvent affecter. Deux paires de bandelettes ou plaques entourant l'entrée de la cavité du manteau, y forment un couvercle mobile. Chez les Balanides, les pièces de la coquille qui ne sont qu'indiquées chez les Lépadides, se développent en une coquille cohérente (*fig.* 89, *ff*), qui n'offre pas d'autre partie mobile que le couvercle fermant l'entrée de la cavité du manteau (*ee*).

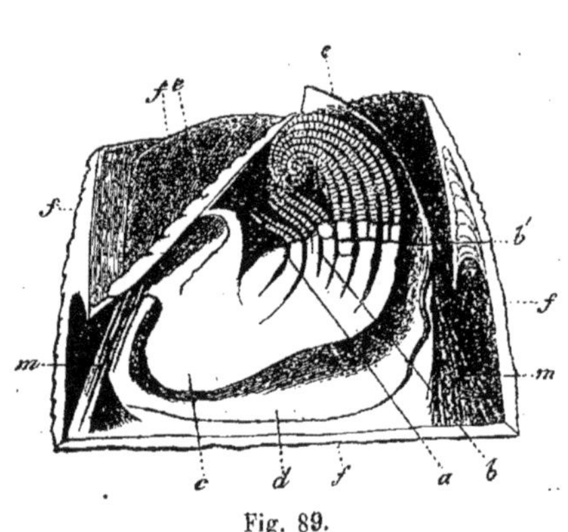

Fig. 89.

Cette enveloppe en forme de manteau constitue, chez les *Rhizocéphales*, u

Fig. 88. — Coupes transversales de Crustacés; *A*, Phyllopode (*Limnetis*) (d'après Grube); *B*, Squil (d'après Milne-Edwards); *c*, cœur; *i*, intestin; *n*, chaîne ganglionnaire; *br*, branchies; *d*, *d'* plicature du tégument dorsal, figurant une coque en *A*.

Fig. 89. — Coupe d'un *Balanus*; *a*, bouche; *bb'*, membres transformés en productions cirrhifor-mes; *c*, portion céphalique de l'animal; *d*, enveloppe en forme de manteau; *ee*, valves mobiles servant à l'occlusion de la coque; *ff*, coquille extérieure; *m*, muscles. (D'après Darwin.)

ule tantôt lisse à l'extérieur, tantôt un disque échancré en lobes symétriques, ans les parois desquels sont situés les organes reproducteurs. Une étroite ouverture, correspondant à la fente qui conduit dans la cavité du manteau des autres irrhipèdes, joue le même rôle dans les animaux qui nous occupent, où la cavité du manteau fonctionne comme réceptacle d'incubation. Tandis que chez es *Cirrhipèdes* une portion du corps du Crustacé munie de membres persiste ncore en connexion avec la duplication du manteau, et se continue avec lui n s'y enfonçant, le corps articulé paraît avoir dans son ensemble disparu ans le manteau des Rhizocéphales, et présente ainsi un degré encore plus nférieur de rétrogradation.

Les conditions du dermo-squelette des Crustacés (principalement chez les Décapodes) ont té traitées par Milne-Edwards (*Ann. Sc. Nat.*, 3ᵉ sér., XVI, p. 221). Celui des Insectes, urtout dans sa partie thoracique, a été étudié par Audouin (*Ann. Sc. Nat.*, 1ʳᵉ série, I, . 97). Les ouvrages entomologiques spéciaux fournissent un grand nombre de descriptions étaillées.

Le dermo-squelette des *Cirrhipèdes*, malgré sa concordance génétique avec celui des autres Crustacés, offre plusieurs particularités importantes.

Les diverses pièces calcaires qui, chez les *Lépadides*, sont réunies entre elles par des pares plus grandes du manteau commun sont, chez les *Balanides*, réunies par des sutures. ans la croissance de l'ensemble de la coque les diverses pièces s'augmentent par les bords, hez les Balanes donc par les sutures, et en même temps par l'addition de nouvelles couches à intérieur. L'accroissement de la coque est ainsi successif, et elle s'adapte par conséquent à on hôte, à mesure qu'il grossit, sans que le dermo-squelette incrusté ait besoin d'être dépouillé ériodiquement, comme chez les autres Crustacés. Il y a cependant aussi une certaine périoicité, car le dépôt de nouvelles lames calcaires se fait par intervalles réguliers, qui se anifestent par une striation due à des saillies des pièces du squelette, et qui, d'après Darin, correspondent bien à une mue qui atteint périodiquement les parties plus molles des guments. Cette particularité, d'une durée partielle et d'une mue partielle, peut être regardée omme une adaptation aux conditions de la vie, car les Cirrhipèdes sont, pour la plupart, xposés à la violence des vagues. Cela concorde avec le fait qu'une mue complète a lieu chez ux qui vivent dans des cavités, tels que les *Alcippe*, *Cryptophialus*, *Lithotrya* (Darwin, alanidæ, p. 66).

Les pièces calcaires des carapaces des Cirrhipèdes sont en partie communes aux deux divions. Les deux pièces plates qui se trouvent sur le couvercle des Balanides (*terga*, les postéeures, *scuta* les antérieures) se rencontrent de même chez les Lépadides, chez lesquels il y encore une pièce occupant la paroi dorsale (*carina*). Ces pièces peuvent aussi être remplaés par de plus petites. La pièce carénée des Lepadides se trouve chez les Balanes, dans la artie tubulaire de la coque, et les autres pièces s'unissent à cette carène, comme elles le font ntre elles.

Membres.

§ 116.

On désigne chez les Arthropodes, sous le nom de *membres*, des appendices airs, ordinairement articulés, qui sont reliés aux métamères. On doit les istinguer en dorsaux et ventraux ; les premiers ne se présentant d'ailleurs u'en quantité restreinte. La distribution des membres sur le corps dépend e sa formation métamérique, car chaque segment peut porter une paire de nembres symétriquement disposés, et présentant divers degrés de développement (*fig.* 88, *A*, *br*, *B*, *p*). La préparation à ces dispositions est déjà appréciable chez les Vers supérieurs, où elle est exprimée par l'existence des parapodes. Ceux-ci, chez les Arthropodes, atteignent leur développement complet, qui se manifeste d'une part par l'articulation de ces appendices (*fig.* 90, *p*) et d'autre part par la variété des formes qu'en raison de la différence des fonctions ils peuvent prendre. Les rapports de parenté qui existent entre les Arthropodes et les Annélides, s'expriment par là à un degré qui n'est pas sans importance.

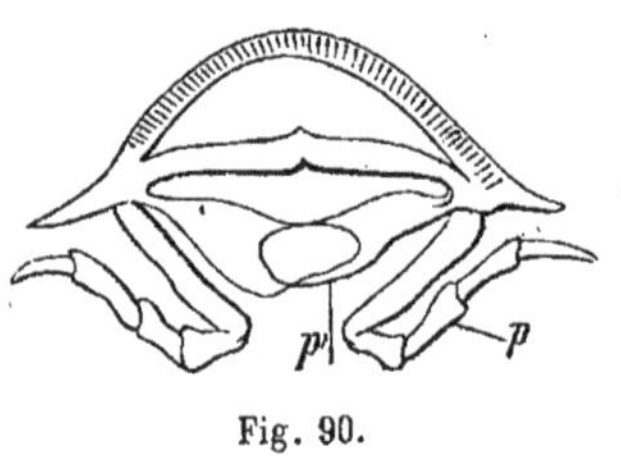

Fig. 90.

De même que la conformation inférieure des parapodes s'exprime, chez les Annélides, par leur série homonome, elle se montre telle aussi dans les derniers types des Arthropodes, comme par exemple chez les *Myriapodes* et beaucoup de *Crustacés* (*Phyllopodes*, etc.). Ces appendices du corps des Articulés révèlent encore deux directions dans la tendance, que montre tout organisme composé de plusieurs parties comme les Annélides, à se transformer en un tout offrant plus d'unité. La valeur des métamères, encore importante à un haut degré chez les Vers, diminue ainsi de plus en plus chez les Arthropodes, comme parties aboutissant d'une manière indépendante à la formation d'individus nouveaux.

Le premier de ces phénomènes est la *métamorphose des membres* en une série de conformations diverses, qui remplissent les fonctions les plus différentes. Les appendices homodynames, qui dans les divisions inférieures présentent encore une certaine oscillation dans leurs formes, passent graduellement, dans les divisions supérieures, à un état plus fixe, tout en perdant par cela même la diversification de leur apparence.

Le second fait est la *limitation de nombre* des appendices du corps dans les divisions plus élevées, accompagnée d'un développement plus considérable de segments hétéronomes, dans le but de constituer, par soudure de groupes de segments, quelques grandes subdivisions du corps.

Dans les différentes divisions, ainsi que nous l'avons déjà indiqué d'une manière générale, les membres articulés éprouvent une série de modifications remarquables, et de telle nature qu'un membre appartenant à un segment déterminé du corps, et représentant dans un groupe d'Arthropodes, une patte, soit un organe locomoteur, sera dans un autre une mâchoire, un organe buccal, ou même un appareil tactile. Quant aux rapports spéciaux avec différentes fonctions, il se présente encore une foule de degrés dans la valeur physiologique de ces parties, qui s'expriment tant dans leur structure que dans leurs dimensions, comme nous le montre un coup d'œil jeté sur les innombrables variations de forme, des pattes, par exemple. Cette transformation de fonctions et les modifications dans les membres qui en résultent, expliquent pourquoi la connaissance de l'égalité morphologique ne peut

Fig. 90. — Coupe faite à travers un *Cloporte*, comprenant une paire de pattes *p*, *p'*, appendices abdominaux servant à la formation d'un réservoir d'incubation. (D'après Lereboullet.)

être déduite que des rapports anatomiques existant entre les parties considérées et les segments du corps. On doit donc, lorsqu'il s'agit d'une appréciation anatomique comparative, faire d'abord abstraction de toute signification physiologique, celle-ci ne devant entrer en ligne de compte qu'en second, lorsqu'il s'agit de comprendre les modifications qui ont été apportées à l'organe par suite du changement dans la fonction.

Les membres les plus antérieurs qui en même temps reçoivent leurs nerfs du ganglion œsophagien supérieur s'appellent *antennes;* ils sont placés entre la bouche et l'œil, et fonctionnent fréquemment comme organes tactiles, quoiqu'ils puissent encore avoir beaucoup d'autres usages. Les *Crustacés* en ont deux paires. Ce sont les premiers membres qui paraissent, et chez la forme Nauplie des larves d'Entomostracés, ils fonctionnent comme organes locomoteurs. La deuxième paire conserve cette fonction chez les Daphnides. Les *Trachéates* n'ont qu'une paire d'antennes, qui chez les Arachnides, en raison de la rétrogradation dont leur partie céphalique est le siége, se rattachent aux organes de la bouche, et y sont représentées par ce qu'on a appelé les chélicères ou antennes-pinces (mandibules).

Les autres membres qui occupent les divers segments se distinguent nettement en deux groupes; ceux appartenant aux segments antérieurs sont disposés dans le voisinage de la bouche comme organes masticateurs; les suivants servent essentiellement à la locomotion. Comme chez les Crustacés, par exemple, les organes buccaux peuvent souvent aussi servir comme locomoteurs, ou se présenter d'abord comme tels, avant de subir la transformation qui les transforme en mâchoires, on peut donner le nom général de *pattes* à l'ensemble de la série de ces appendices. Ils reçoivent leurs nerfs de la chaîne ganglionnaire ventrale, fait qui permet de les distinguer aussi des antennes, dans le cas, où leurs autres conditions peuvent rendre douteuse leur signification.

Des points d'appui certains nous font jusqu'à présent encore défaut pour une comparaison de cette subdivision des membres dans les diverses classes des Arthropodes; car les observations rares qui se rapportent à ce sujet ne concernent, pour la plupart, qu'une seule classe ou n'embrassent que quelques formes choisies dans des classes différentes. Nous devons donc provisoirement nous abstenir d'établir un type des rapports des membres, applicable à tous les Arthropodes. Par contre, nous sommes arrivés à des connaissances assez exactes sur les transformations qui se sont opérées dans chaque classe prise à part.

Le nombre des métamères croissant dans les diverses subdivisions des *Crustacés* est en intime connexion avec la différence dans le nombre des pattes, et leurs rapports avec certaines grandes subdivisions du corps. Les deux premières paires sont en général transformées en organes buccaux, et représentent ce qu'on appelle les mandibules et les mâchoires. La paire suivante chez les *Entomostracés* constitue une forme de passage aux pattes locomotrices, tandis qu'elle paraît, chez les *Malacostracés*, représenter une seconde paire de mâchoires. Les paires suivantes représentent chez les Entomostracés des pattes natatoires (plus nombreuses chez les *Phyllopodes*, au nombre de six chez les *Cirrhipèdes*, et réduites à cinq chez les Daphnides). Les trois premières paires chez les Malacostracés constituent les pattes-mâchoires, les cinq suivantes les pattes ambulatoires et un nombre égal d'appendices du postabdomen se présentent le plus souvent comme étant des pattes natatoires. Là où elles sont rudimentaires et ne participent que peu à la locomotion, on les désigne sous le nom de fausses pattes. Chez les Décapodes, une dernière paire, métamorphosée en larges palettes, constitue les appendices latéraux de la nageoire caudale, dont la partie médiane est formée du dernier segment du corps. L'apparence de ces membres correspond à leurs différentes fonctions. Ils sont très-élargis chez les *Phyllopodes* (*fig.* 91, *br*) ainsi que sur le postabdomen des *Stomapodes*. Ce sont ici surtout les pièces de la base qui constituent la plus grande partie des membres, tandis que les articles suivants, qui sur les membres à formes allongées constituent la partie la plus considérable, sont ou des appendices peu importants et faiblement articulés, ou des simples prolongements sans jointures. Les membres buccaux des Malacostracés sont ceux qui ont conservé avec la moindre altération la forme des pattes des *Phyllopodes*.

Une séparation plus tranchée se remarque chez les *Trachéates*, accompagnée en même temps d'une réduction importante de nombre dans la plupart des divisions. La première paire de membres chez les *Arachnides* est une pièce maxillaire, se présentant fréquemment sous forme d'un tentacule ou d'un pied, pourvue chez les Scorpions de puissantes pinces tranchantes, ainsi que chez plusieurs Acariens. Les quatre autres paires d'appendices du céphalothorax sont, par l'homogénéité de leur conformation, reconnaissables pour être des pattes. Chez les *Myriapodes* et les *Insectes*, la première paire consiste en pièces crochues tournées l'une vers l'autre, formant des mandibules, qui éprouvent des modifications considérables lorsque l'appareil masticateur se transforme en organe de succion. Des deux paires de mâchoires suivantes (maxilles), la première reste le plus souvent comme instrument de mastication, pendant que la seconde se réduit dans la règle pour former ce qu'on appelle la lèvre inférieure, et ne reste séparée que chez peu d'Insectes, les Orthoptères, par exemple. Plusieurs Myriapodes (*Chilognathes*) présentent une fusion des deux paires de mâchoires; tandis que chez d'autres (*Chilopodes*), la seconde paire maxillaire seulement, comme chez les Insectes, se soude. Ces deux paires d'appendices prennent aussi une grande part à la transformation en organes de succion. Les autres membres de cette catégorie sont limités à trois chez les Insectes, et ce n'est que pendant l'état larvaire qu'on rencontre (dans les larves de Lépidoptères et de quelques Hyménoptères), sur les autres segments, une certaine quantité de tronçons de pattes molles, qui jouent un rôle dans la locomotion, mais sont par leur conformation fort différents des paires de pattes antérieures, et rappellent beaucoup plus les parapodes des Vers. Le fait que, pendant leur état larvaire, les Myriapodes n'ont longtemps que les trois paires de pattes des Insectes (Newport), a une haute importance, en ce qu'il indique des rapports étroits rattachant les premiers aux seconds. Ces trois paires résultent d'une disposition héritée plus anciennement que les paires de pattes suivantes, qui font défaut chez les Insectes. La séparation des membres transformés en organes buccaux est, il est vrai, ordinairement complète, mais un fait important est que, dans plusieurs cas, la première paire de pattes paraît encore sous la forme de patte-mâchoire, ainsi chez les larves de *Phryganides*, où elle est portée sur les côtés de la tête (Zaddach). Outre les antennes et les pattes, il y a encore des appendices, lesquels ou font partie de la région dorsale, ou se trouvent dans une position plus ventrale, mais toujours au-dessus des vraies pattes. Ces parties peuvent être dérivées des parapodes dorsaux des Annélides, car elles présentent la même différence dans leurs rapports avec le corps quant à leur lieu d'origine. Mais ces parties nous présentent des dispositions très-différentes, chez les Arthropodes où, en dehors de la locomotion, elles jouent surtout un rôle très-important dans la respiration, tandis que chez les Vers, avec toute la diversification de leur conformation particulière, elles se comportent, en somme, d'une manière assez uniforme, au point de vue fonctionnel.

Ces pièces manquent aux *Crustacés*, chez lesquels une bifurcation très-répandue des membres et qui s'observe même sur les antennes, exprime encore un type différent. Chacune des deux branches peut éprouver des modifications différentes (*fig.* 91, *A*, *br'*, *br*; *B*, *p*, *p'*) et manifester des états plus ou moins prononcés de rétrogradation.

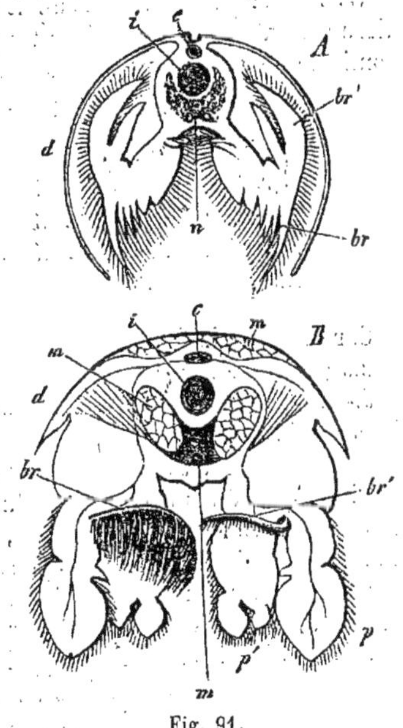

Fig. 91.

Parmi les *Trachéates* on ne trouve des conformations appendiculaires respiratoires que chez les larves aquatiques de plusieurs familles d'Insectes faisant partie de la division des Pseudonévroptères, où ils se présentent comme prolongements filiformes ou foliacés, simples ou groupés en touffes (Trachées branchiales). Par contre, il est une catégorie d'appendices dorsaux très-répandus qui n'ont aucune signification respiratoire, ce sont les *ailes* des Insectes. Comme nous ne les rencontrons que sur ces segments du corps qui, chez les Névroptères sus-mentionnés, ne portent point de trachées branchiales, on ne doit pas les regarder comme une production nouvelle, propre aux Insectes ailés, mais bien comme les homologues des autres appendices dorsaux. La supposition que les ailes n'ont pas surgi comme telles, mais qu'elles doivent dériver par une transformation graduelle, d'un organe ayant une autre signification fonction-

Fig. 91. — Coupes transversales de Crustacés; *A. Phyllopode* (Limnetis), la coupe passe par le segment portant la première paire de pattes; *i*, canal intestinal; *c*, cœur; *n*, chaîne ganglionnaire; *d*, duplication des téguments, entourant des deux côtés le corps et formant la coquille; *br*, patte natatoire avec une branche supérieure *br'*, fonctionnant comme branchie (Grube). *B*, coupe abdominale de *Squilla*; *i*, *c*, *n*, comme en *A*; *m*, muscles; *d*, duplication des téguments; *p*, branche externe du pied; *p''*, branche interne; *br*, branchie; *br'*, pièce portant les feuillets branchiaux. (Milne-Edwards.)

nelle, est nécessaire, attendu que l'ébauche de l'organe, surtout dans les divisions inférieures des Névroptères, offre une grande conformité avec celle des feuillets branchiaux.

La concordance morphologique entre les ailes, comme membres dorsaux, avec les membres abdominaux se révèle aussi dans bien des cas, dans l'articulation des ailes mêmes, que nous ne faisons pas dériver, il est vrai, d'un état primitif articulé, mais que nous devons considérer comme une disposition résultant d'une adaptation. Cette articulation se trouve chez les ailes qui peuvent se ployer, par exemple, celles des Coléoptères, des Forficulides, et dans les deux cas coïncide avec une transformation en étui (élytres) de la paire d'ailes antérieures, circonstance dont elle paraît dépendre.

Une connaissance approfondie des phénomènes que présente la différenciation des métamères est avant tout nécessaire pour une comparaison des membres des Arthropodes. Ces métamères ne naissent pas toujours en une série continue, mais proviennent fréquemment de la division de pièces déjà formées, ou d'une apparition de nouvelles entre d'autres déjà différenciées, qui dans ce dernier cas se présentent comme des segments intercalés.

W. Zenker (*A. Nat.* 1851) a fait une tentative de comparaison, et a représenté de la manière suivante les modifications les plus importantes des membres appartenant à la face abdominale du corps. M figure les mâchoires, P, les pattes, *p* les pattes abdominales, les segments apodes sont représentés par le signe — .

	1.	2.	3.	4.	5.	6.	7—11.	12—15.
Écrevisse	M. 1	M. 2	M. 3	M. 4	M. 5	M. 6	P. 1—5	p 1—4
Cloporte	M. 1	M. 2	M. 3	M. 4	P. 1	P. 2	P. 3—8	p 1—4
Scorpion	P. 1	P. 2	P. 3	P. 4	—	—	—	—
Insecte	M. 1	M. 2	M. 3	P. 1	P. 2	P. 3	—	—

Sur l'homologie des membres des Crustacés dans leurs rapports avec ceux des larves, voyez Claus (*Copepoden*).

J.-C. Savigny a posé les bases de nos connaissances sur les paires antérieures des membres des Insectes, qui tantôt sont constituées en organes de manducation, tantôt adaptées à la succion (*Mémoires sur les animaux sans vertèbres*, Ire partie, fasc. 1, Paris, 1816).

Si les appendices du corps des Insectes se trouvent dans presque tous leurs états développés en nombre limité et déterminé, il faut d'autant plus remarquer les formes chez lesquelles l'Insecte parfait porte sur quelque segment, privé de membres chez les autres, des appendices assimilables aux autres membres. Cela indique qu'un état se rattachant à celui des Crustacés, et qui, ayant disparu chez les autres Insectes, s'est conservé dans le cas en question. On peut citer comme exemple à l'appui un Staphylinide (*Spirachta Eurymedusa*) dont l'abdomen porte trois paires d'appendices formés de plusieurs articles.

Il y a encore à déterminer, en ce qui concerne les membres dorsaux et leur dérivation des parapodes dorsaux des Vers, jusqu'à quel point on peut comparer les branchies dorsales des Vers avec celles des Crustacés, ce qui exige avant tout une comparaison précise de ces derniers organes. Il est vraisemblable que la grande diversification des branchies des Crustacés, comme appendices accessoires des membres, est le résultat d'adaptations des plus différentes. Le plus souvent, une branche seulement du membre primitif se sera transformée ce qui rend difficile un rattachement complet.

Le fait que les ailes des Insectes ne sont que des membres dorsaux, est plus déterminable (Oken). Les deux paires présentent chez les Névroptères les conditions les plus uniformes. Dans les autres ordres ayant quatre ailes, elles ont éprouvé des différenciations plus grandes. Outre les diversités dans la grosseur qui se manifestent déjà dans les Lépidoptères et les Hyménoptères, par la prépondérance des ailes de la première paire, il y en a d'autres encore dans leur structure. Chez les Orthoptères, la première paire ne paraît fréquemment que servir de couvercle pour la seconde, et cela d'une manière encore plus marquée chez les Coléop tères, dont la deuxième paire est souvent rudimentaire. Une différenciation semblable existe chez les *Hémiptères*. Les *Diptères* n'ont que la paire antérieure, la postérieure n'étant représentée que par des organes rabougris, qu'on appelle les balanciers (Haltères). Par contre, chez les *Strepsiptères*, c'est la paire d'ailes postérieure, fixée sur le troisième segment du thorax, qui est seule conservée.

Système musculaire.

§ 117.

Le *système musculaire* du corps ne forme plus chez les Arthopodes cet ensemble de couches annulaires et longitudinales de fibres distinctes que nous avons désigné chez les Vers et Annélides, comme constituant une enveloppe dermo-musculaire. Il est plutôt survenu une séparation, et le système musculaire consiste déjà en une somme de faisceaux de fibres distincts et séparés entre eux, que nous devons regarder comme des muscles individualisés. Le tube dermo-musculaire est devenu un *système musculaire*. Comme le squelette des Arthropodes est extérieur, les muscles prennent leur origine et s'attachent à la face interne des cylindres creux qui constituent aussi bien le corps que les segments des membres. Le système musculaire présente un haut degré de développement, tant par le nombre des muscles que par la diversification de leur disposition, correspondant toujours à la signification si différente des segments du corps et du degré de leur perfection et différant du système musculaire des Annélides de la même manière, que ces derniers se distinguent par leur segmentation plus homonome des Arthropodes, chez qui elle est plus hétéronome.

Dans ces formes d'Articulés, dont les métamères par leur constitution plus ou moins uniforme, indiquent un type inférieur, comme les Phyllopodes, Myriapodes, les larves de beaucoup d'Insectes, la disposition du système musculaire est aussi uniforme, et répète dans chaque segment du corps son arrangement spécial. Dans les cas d'atrophie complète de la segmentation, comme par exemple chez les Crustacés parasites, Acariens, etc., l'arrangement des muscles se montre à un état correspondant d'infériorité. Le développement inégal de quelques métamères, ainsi que la fusion de plusieurs d'entre eux en une partie du corps plus considérable, déterminent aussi des modifications correspondantes dans la disposition des muscles qui en font partie. Ceux-ci s'arrangent non-seulement de manière à aller d'un segment à un autre, et former ainsi des couches longitudinales qui, interrompues dans chaque segment à leur point d'attache seulement, sont surtout développées sur le dos et l'abdomen, mais encore se réunissent en groupes spéciaux pour déterminer les mouvements latéraux du corps et ceux des membres. Les dispositions de cette dernière partie du système musculaire, étant directement en rapports avec les fonctions qu'elle doit accomplir, sont, pour cette raison, très-compliquées dans leurs détails. Ces muscles sont au plus développés chez les Insectes, dont ils remplissent presque complétement toute la cavité thoracique. Les pattes puissantes de beaucoup de *Crustacés* nécessitent également un système développé de muscles. Ceux qui sont affectés au mouvement des appendices du corps (pattes ou ailes) s'insèrent fréquemment sur des prolongements particuliers qui, partant de la paroi de l'enveloppe chitineuse du segment correspondant, sont dirigés vers l'intérieur, et paraissent avoir pour usage à la fois d'allonger le bras de levier et d'augmenter la surface d'attache. On observe fréquemment que ces prolongements affectent la constitution de conformations tendineuses.

Chez les Arthropodes soumis à une métamorphose, les muscles subissent des transformations souvent considérables quant à leur nombre et leur disposition. Ceci s'applique tant aux formes progressives que rétrogrades. Chez les premières, la modification consiste en une différenciation en groupes inégaux ; chez les dernières, il s'effectue une réduction de parties plus ou moins grandes, analogue à celle qui a lieu chez les Crustacés parasites, ainsi que chez ceux qui se fixent.

Les muscles des Arthropodes sont formés de fibres striées transversalement ; on en rencontre aussi du reste dans d'autres organes pourvus de couches musculaires.

L'adaptation déterminant dans le système musculaire des changements plus importants que dans les autres systèmes d'organes, il en résulte, dans quelques états, des dispositions difficiles à saisir, qui se présentent presque comme des formations nouvelles. Tel est le cas des muscles de la carapace des Cirrhipèdes, et des muscles servant à fermer les coquilles des Ostracodes.

Nous ne possédons pas encore des points de comparaison sur les conditions de l'arrangement des muscles même dans les divisions séparées, car la plupart des travaux dont ils ont été l'objet, n'avaient en vue que la fonction. Le système a été décrit avec beaucoup de détails chez quelques Insectes, par Lyonet, sur la chenille du *Cossus ligniperda*, où il existe dix-huit cent soixante-quinze muscles distincts ; et par Straus-Durckheim chez le *Hanneton*. Plus récemment, on a décrit plusieurs groupes musculaires chez divers Arthropodes. Nous devons donc nous abstenir de reproduire ces descriptions auxquelles font complétement défaut tous éléments de comparaison.

ORGANES DE SENSATION

Système nerveux.

§ 118.

Le *système nerveux* des Arthropodes se déduit de celui des Annélides, avec lequel il concorde entièrement dans ses traits fondamentaux. Nous y rencontrons aussi une masse ganglionnaire située sur l'œsophage qui représente le *ganglion céphalique* ou *cerveau*, et deux commissures entourant l'œsophage qui se réunissent en un ganglion ventral, de manière à constituer l'*anneau nerveux œsophagien*. Depuis le ganglion inférieur, une série de ganglions espacés en longueur et en arrière sur la face interne et ventrale du corps, et tous réunis par des commissures longitudinales, forment la *chaîne ganglionnaire abdominale*. La prépondérance du ganglion céphalique sur le ventral, déjà appréciable chez plusieurs Annélides, est en général beaucoup plus prononcée chez les Arthropodes. Cette circonstance, létcrminée en partie par les rapports dans lesquels il se trouve avec des organes sensitifs d'un développement important, fait comprendre qu'on ait oulu reconnaître dans le ganglion œsophagien dorsal des Insectes, quelque hose d'analogue au cerveau des Vertébrés. Guidé par cette conception, on compara aussi la chaîne ganglionnaire, comme moelle abdominale, à la noelle épinière des Vertébrés, et on a cherché à pousser plus loin ces tenatives. Ces essais, si contraires au véritable sujet de l'anatomie comparée, eposent sur la complète ignorance de la différence totale des types qui sont exprimés chez les Arthropodes et les Vertébrés, et dont chacun contruit ses organes d'une manière différente. Si donc plusieurs rapports de onctions indiquent des analogies de ce genre, il ne faut pas oublier que le « cerveau » des Arthropodes est tout aussi étranger à celui des Vertébrés, que la chaîne ganglionnaire des premiers l'est à la moelle épinière des deriers, et que, en un mot, les deux modes de manifestation du système nerveux sont partis d'origines fort éloignées. Lorsque nous désignons donc le ganglion œsophagien supérieur par le nom de « cerveau, » nous n'entenlons aucunement exprimer par cette désignation la moindre comparaison anatomique entre cet organe et celui qui porte le même nom chez les Vertébrés.

Le développement en volume du cerveau, comme nous l'avons déjà indiqué, est en rapport direct avec celui des organes supérieurs des sens, et surtout ceux de la vision; aussi les modifications qu'il présente dépendent-elles en grande partie de celles qui affectent ces derniers. La chaîne ganglionnaire abdominale éprouve aussi des modifications essentielles, mais qui ne présentent pas partout une dépendance régulière avec l'état des métamères du corps. Le fait de l'existence de métamères uniformes (chez beaucoup de Crustacés, les Myriapodes, et les larves d'Insectes) entraîne aussi une conformation uniforme dans les ganglions de la chaîne abdominale et leur succession à des distances égales. Cette disposition se rattache intimement à celle des Annélides. Mais dès que quelques segments du corps présentent une conformation différente des autres, ou que, se soudant entre eux, il en résulte une nouvelle segmentation du corps en parties plus considérables (*Crustacés* supérieurs, *Arachnides*, *Insectes*), on remarque alors, sur la chaîne ganglionnaire du système nerveux, le développement prédominant d'un ganglion, ou le rapprochement en groupes de plusieurs; il n'est pas rare de les voir se fusionner complétement en plusieurs ganglions plus gros, jusqu'à constituer même une seule masse nerveuse abdominale.

Les ganglions de la chaîne nerveuse ventrale sont primitivement pairs, réunis par une commissure comme chez les Vers annélides. Ces commissures transversales se raccourcissant, il en résulte un rapprochement, et finalement une fusion des ganglions. On peut encore apercevoir, dans beaucoup de ces ganglions qui paraissent simples, la trace des deux moitiés qui les composent.

Le *système nerveux périphérique* provient des cellules ganglionnaires qui caractérisent les renflements de sa partie centrale, soit le cerveau et ceux de la chaîne abdominale. Les nerfs sortent ou directement du ganglion, ou ils cheminent encore pendant un certain espace avec les commissures longitudinales avant de s'en séparer.

Les nerfs des sens supérieurs prennent dans la règle naissance dans le ganglion cérébral. Cela est surtout le fait des nerfs des yeux et des antennes, mais non des nerfs pour les nombreux organes de l'ouïe, qui, ensuite de leur situation très-diverse, peuvent être en connexion avec des troncs ou ganglions différents.

Outre les nerfs destinés aux muscles et aux téguments, il y en a qui se rendent dans les viscères, dont ceux qui se distribuent sur l'intestin sont les mieux connus. Ces derniers se rattachent en partie par leur disposition à ceux des Annélides. Comme quelques ganglions se trouvent sur leur trajet, ils représentent jusqu'à un certain point un système nerveux indépendant, qu'on a désigné sous le nom de « système nerveux stomacal, » et qu'en raison de ses fonctions on a cherché à comparer au nerf vague des Vertébrés. Un système nerveux viscéral particulier, existant surtout chez les Insectes, prend racine sur les ganglions de la chaîne abdominale, tandis que le premier est en connexion avec le ganglion céphalique. Il a été comparé au système nerveux *sympathique*, avec lequel il possède une certaine analogie, tant au point de vue fonctionnel que par ces conditions anatomiques.

Les efforts des anatomistes pour découvrir des rapports entre le système nerveux central des Articulés et celui des Vertébrés, ne se sont pas bornés à l'acceptation d'une analogie que la connaissance anatomique ne confirme pas, mais allant encore plus loin, ils l'ont admise comme une explication des différences si extraordinaires que présente le système nerveux dans sa position. Ces recherches ne purent naturellement conduire à aucune solution, pas même l'admission de Geoffroy Saint-Hilaire, que la face ventrale des Arthropodes correspondait à la face dorsale des Vertébrés, et que par conséquent les Articulés marchaient sur le dos ! Mais de même qu'une comparaison générale du système nerveux, entre les Articulés et les Vertébrés est impossible, de même on ne saurait admettre celle de leurs parties détachées. La moelle épinière des Vertébrés ne pouvant pas être provenue de la chaîne ganglionnaire d'un Arthropode, une portion de moelle épinière peut d'autant moins dériver d'un ganglion abdominal. Cela est vrai aussi pour les rapports du ganglion œsophagien supérieur avec le cerveau des Vertébrés. On sera certainement plus tard en mesure d'approfondir la structure, déjà connue pour être fort complexe chez beaucoup d'Arthropodes, du ganglion œsophagien supérieur, ainsi que ses fonctions, et en démontrant les modes d'action des diverses parties, de rapporter la différence de la structure à celle de l'usage. On n'a jusqu'à présent qu'à peine entrevu le chemin qui doit conduire au but. Il est encore plus étrange de voir comparer entre elles même des parties du cerveau des Arthropodes, avec celles du cerveau des Vertébrés qui lui est, comme nous l'avons dit, complétement étranger, et d'entendre parler d'un cervelet, et de lobes optiques et quadrijumeaux.

La formation de la *chaîne ganglionnaire ventrale* est en rapport avec la formation des métamères. Les ganglions distincts de la chaîne ventrale sont les organes centraux du métamère correspondant, et en cela ils répètent les ganglions supérieurs qui sont ceux du segment céphalique primitif. La chaîne ganglionnaire des Arthropodes n'est pas plus que chez les Vers annelés, le résultat d'une distribution de cellules ganglionnaires dans une commissure préexistante ventrale du ganglion supérieur, ni d'une répétition de ce procédé. Ces commissures étant très-répandues chez les Arthropodes (Écrevisses), mais sans rapports directs avec la partie ganglionnaire de la chaîne abdominale, elles peuvent servir à témoigner de la formation indépendante de la moelle ganglionnaire.

Nous devons à Leydig les observations les plus approfondies sur la structure intime du système nerveux des Arthropodes, ainsi que des indications importantes sur leurs fonctions. Cet observateur sépare le premier ganglion de la chaîne ventrale de cette dernière, et sous le nom partie cérébrale inférieure » le rapporte au cerveau. Leydig s'appuie sur une différence de structure qui distingue ce ganglion des autres. Le principal point de cette différence repose sur la présence d'un grand nombre de commissures transversales, qui donnent ce premier ganglion un caractère complexe (*Handbuch d. vergl. Anat.*, I, p. 250). Il faudrait ici examiner si cette « complication » n'est pas due à une fusion de plusieurs ganglions, qui correspondrait à une soudure de plusieurs segments du corps. Lorsque nous considérons que la tête des Insectes, — car c'est surtout aux Coléoptères, que s'applique l'observation de Leydig, — ne représente point un seul segment primitif, mais ainsi que l'atteste déjà la composition des parties buccales par plusieurs paires de membres, est formée de la réunion de plusieurs segments, la grande complication de la portion de la chaîne nerveuse qui correspond à cette division du corps, s'explique complétement. Ce premier renflement nerveux doit donc être composé d'autant de ganglions primitifs, que de segments primitifs ont été employés pour la formation de la tête. (Comparez ce qui a été dit précédemment sur le premier ganglion des Hirudinées, p. 187.)

Newport a soutenu qu'il y avait dans la chaîne ganglionnaire des cordons de fibres ayant des fonctions différentes, en montrant qu'on y rencontre une paire supérieure et inférieure de cordons nerveux, dont la première passant seulement sur les ganglions ne prenait aucune part à leur formation, tandis que la seconde, soit la paire inférieure, pénétrait dans le ganglion. On sait que, d'après la loi de Bell, les cordons antérieurs (ou inférieurs) de la moelle épinière des Vertébrés sont moteurs, tandis que les cordons postérieurs (ou supérieurs), qui sont en rapport avec les ganglions spinaux des racines nerveuses président aux sensations. Il se trouverait donc, chez les Arthropodes, une conformation semblable, ce qui donnerait quelque vraisemblance à l'analogie précédemment supposée entre les ganglions de la chaîne centrale de ces animaux et ceux de la moelle épinière des Vertébrés. Leydig accorde, il est vrai, qu'il y a des fibres qui passent par-dessus les ganglions ou qui les traversent, mais ses observations ne paraissent pas confirmer partout l'opinion que Newport a appuyées sur la structure des ganglions. D'après Leydig, les cellules qui constituent les ganglions, occupent la périphérie de ceux-ci, et envoient leurs prolongements vers le centre du ganglion. L'intérieur du ganglion est presque en entier formé d'une substance composée de fines molécules, dans laquelle se termine une partie des fibres du tronc nerveux ventral ; une autre partie traverse le ganglion, en se réunissant à d'autres fibres pour former une branche nerveuse qui se dirige vers les organes périphériques, et une troisième partie enfin passe à la commissure longitudinale la plus voisine.

Le système nerveux des Arthropodes se rattache également par plusieurs points de sa *conformation histologique* à celui des Annélides. Dans la partie centrale des ganglions, il y a surtout des cellules qui, ainsi qu'Ehrenberg le trouva le premier dans le cerveau des Coléoptères, émettent un seul prolongement. Ces cellules ganglionnaires sont disposées en groupes divers, qui sont très-distinctes dans les parties centrales d'un certain volume, et donnent à ces organes une structure complète. On peut encore y distinguer de nouvelles subdivisions. Outre celles qui se trouvent dans les organes centraux, des cellules nerveuses se rencontrent dans le cours des nerfs viscéraux. Les éléments fibrillaires du système nerveux, tels qu'on les observe dans les commissures et les nerfs qui se distribuent à la périphérie, présentent plusieurs états différents. Dans l'une les fibres sont transparentes et assez fortes, elles sont le siége d'une différenciation qui les partage en une partie centrale et une autre périphérique. L'autre état comprend des fibres fines, pleines d'une substance moléculaire homogène, et qui sont tantôt plus transparentes, tantôt plus sombres. Les nerfs ne peuvent pas partout se décomposer dans ces éléments, et dans beaucoup d'autres cas, ils consistent en une substance plutôt homogène, où une striation longitudinale témoigne souvent d'une réunion de fibres plus fines. Cette différenciation peu apparente est même assez fréquente dans les commissures qui relient les ganglions de la chaîne ventrale. Un névrilemme spécial enveloppant les nerfs, se trouve aussi bien dans les parties périphériques que centrales ; il présente deux couches. Le névrilemme extérieur est formé de tissu connectif cellulaire (tissu vésiculaire). Aussi loin que s'étendent nos connaissances sur la constitution intime du système nerveux des Articulés, dues surtout aux recherches de Leydig, il manque encore beaucoup de renseigements pour que nous puissions reconnaître quelque régularité dans la répartition de ces différentes formes de fibres, et faire concorder avec les connaissances plus précises que nous possédons sous ce rapport sur les ordres supérieurs, les faits que nous présentent les Arthropodes inférieurs.

Pour l'Histologie *Helmholtz*, *De fabrica systematis nervosi Evertebratorum*. Berol., 1842. — Häckel, *De telis quibusdam Astaci*; reproduit dans *Arch. An.* et *Phys.*, 1857, p. 469. — Leydig, *Handb. d. verg. Anat.*, I, p. 214. *Tafeln z. verg. Anat.* V–IX. Owsjanniskow, *Annales des Sc. Nat.*, 4e série, XV, p. 129. Ce dernier montre, par des coupes de la chaîne ganglionnaire du homard, à la fois la dépendance des fibres avec les cellules ganglionnaires, ainsi qu'une conformation texturale analogue à celle de la moelle épinière des Vertébrés.

§ 119.

On remarque dans le système nerveux des *Crustacés* des particularités résultant d'un raccourcissement ou d'un allongement important des commissures, d'où un rapprochement ou un écartement des divers ganglions. Le mode d'articulation du corps exerce fréquemment une influence sur la configuration de la chaîne nerveuse abdominale; cependant cela n'est pas toujours le cas, comme nous le montrent les Copépodes, chez lesquels les uns possèdent une chaîne ventrale à 7 ganglions (*Calanides*), tandis que les autres (*Corycæïdes*) n'ont qu'une masse unique, intimement rattachée au cerveau. Le cerveau et la chaîne ventrale ne forment qu'une masse unique, divisée en deux parties par l'ouverture qui livre passage à l'œsophage; il en résulte le plus haut degré de concentration du système nerveux. — Les Copépodes parasites présentent une rétrogradation en ce que la disparition des yeux et des antennes, chez ces animaux, entraîne aussi une réduction du cerveau. — Les dispositions typiques ne disparaissent cependant pas complétement, elles sont modifiées seulement par une diminution de volume; et, dans les cas extrêmes, le cerveau n'est plus représenté que par une simple commissure.

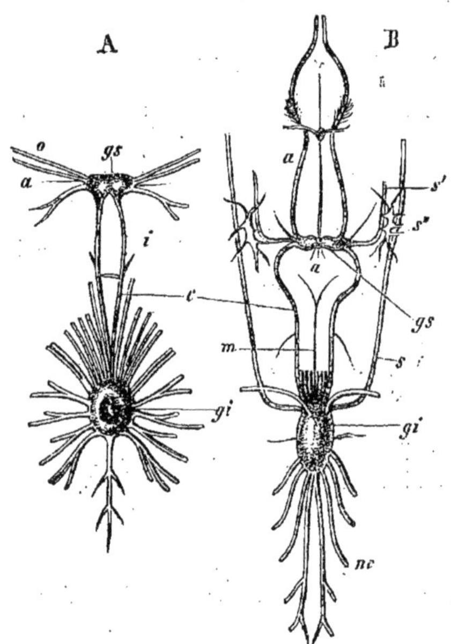

Fig. 92.

Différentes conditions, en ce qui concerne la chaîne nerveuse, se remarquent chez les Cirrhipèdes, car, dans les *Lépadides*, on trouve de qua-

Fig. 92. — *A*, Système nerveux d'un Crabe (*Carcinus mænas*); *gs*, ganglion cérébral; *o*, nerf oculaire; *a*, nerf des antennes; *c*, commissure œsophagienne; *i*, connexion transversale de la même commissure; *gi*, chaîne ventrale fusionnée (d'après Milne-Edwards); *B*, Système nerveux d'un Cirrhipède (*Coronula diadema*), vu de la face ventrale; *gs*, *c*, *gi*, comme en *A*; *a*, nerfs antennaires qui se distribuent sur le manteau et la coquille. Entre eux est situé le ganglion oculaire en connexion avec le cerveau. *m*, nerf de l'estomac; *s*, nerf viscéral, qui s'unit dans un plexus *s"*, avec un second nerf viscéral *s'*, venant de la partie antérieure de l'anneau œsophagien. Le ganglion abdominal émet en avant le nerf du premier cirrhe, et en arrière (*nc*) ceux des autres cirrhes. (D'après Darwin.)

e à cinq ganglions qui desservent les cirrhes, tandis que les *Balanides* sont aractérisés par une fusion de la chaîne ganglionnaire en un seul nœud nerveux (*fig.* 92, *B g i*). Le développement considérable de la commissure œsohagienne (*c*) constitue pourtant une différence assez importante avec les opépodes. Chez les *Ostracodes*, la chaîne ganglionnaire se conserve, bien ue réduite à quelques paires de ganglions; et, parmi les *Branchiopodes*, ce ont les *Phyllopodes* qui se sont le moins éloignés de la forme primordiale, ar, chez ces animaux, la chaîne abdominale est formée par un nombre lus grand de paires de ganglions, qui se répartissent également entre es segments. Les commissures transversales, ainsi que celles qui sont longitudinales, diminuent vers l'extrémité, et les ganglions vont graduellement n se rapprochant. Le décroissement dans le nombre des segments chez les *Daphnides* détermine une réduction de la chaîne ventrale, qui se compose de inq paires de ganglions, réunis, comme chez les Phyllopodes, par de doubles ommissures transversales.

Le système nerveux des *Pœcilopodes* consiste en une masse nerveuse considérable (*fig.* 99, *gs*, *gi*) qui entoure circulairement l'œsophage et est réunie encore en dessous par trois cordons transversaux. Un double cordon plus fort, partant de la partie inférieure de l'anneau, se rend à la base de l'aiguillon caudal, pour s'y terminer de chaque côté dans un ganglion. Ceci paraît être a fin de la chaîne nerveuse, qui, dans ses autres parties, se confond avec l'anneau précité, et indique en même temps une formation particulière, qui ne coïncide en aucune manière avec la concentration du reste de la chaîne nerveuse abdominale. On pourrait faire dériver ces conditions du système nerveux des Phyllopodes, avec cette distinction que, dans le *Limule*, la chaîne nerveuse est, sur une plus grande étendue, séparée en deux parties par le développement que prennent les commissures longitudinales. La partie postérieure aura des ganglions plus étroitement reliés, tandis que l'antérieure ne présente que des fusions latérales, et a ses paires de ganglions, comme chez l'*Apus*, réunies par les trois cordons de l'anneau œsophagien, que nous avons mentionnés plus haut. Le premier de ces cordons transversaux complète l'anneau dont il forme la portion inférieure.

Le système nerveux des *Arthrostracés* se comporte d'une manière semblable à celui des Phyllopodes, en ce qu'il présente à un degré moindre une fusion de plusieurs ganglions de la chaîne ventrale. Le cerveau paraît très-considérable chez les Amphipodes à grands yeux, par exemple chez les Hypérides (*Phronima*); il présente encore des lobes particuliers desquels partent les nerfs optiques. Ces lobes existent aussi chez les Cloportes. Le cerveau est peu apparent chez les genres aveugles. La chaîne nerveuse abdominale s'unit au cerveau par une commissure courte, et ses deux commissures longitudinales sont très-distinctes. Le nombre des ganglions est fort différent : ils sont de 10 à 12 chez les *Amphipodes*; de 7 à 15 chez les *Isopodes*; tandis que les *Læmodipodes* n'en ont que 9. Un développement inégal qui frappe quelques métamères se traduit de même sur les ganglions qui, chez les Amphipodes, par exemple, sont plus considérables dans la grosse moitié antérieure du corps que dans sa portion postérieure plus faible. Les fusions en un seul de plusieurs ganglions primitifs ne paraissent pas rares ; elles affectent régulièrement le premier ganglion, qui émet toujours un plus grand nombre de nerfs que les suivants. Le dernier est fréquemment, comme chez certains Isopodes (*Oniscus*), rapproché de l'avant-dernier ganglion et formé sans aucun doute de plusieurs ganglions, comme on doit le conclure du grand nombre de nerfs qu'il émet, et qui ne desservent jamais un seul segment, mais toujours un ensemble formé par la fusion de plusieurs. S'il est plus petit que le précédent, il n'en résulte aucunement qu'une telle réunion n'ait pas eu lieu; le fait n'exprime qu'une rétrogradation qui se reconnaît d'ailleurs aussi aux parties correspondantes du corps. La présence de ganglions distincts à la place de ceux qui sont fusionnés fournit une confirmation de cette manière de voir.

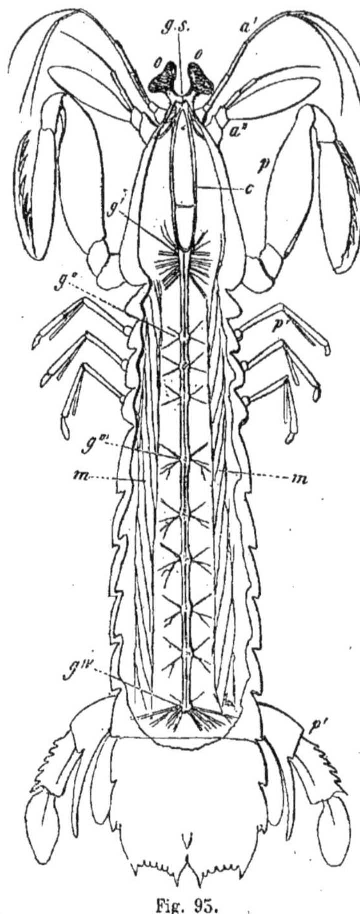

Fig. 93.

Chez les *Thoracostracés*, ensuite de l'écartement de la bouche de l'extrémité antérieure du corps qui porte les yeux et les antennes, nous trouvons le cerveau, très-considérable du reste, en connexion avec la chaîne nerveuse abdominale par de fort longues commissures (*fig.* 92, *A*, *c*, et *fig.* 93, *c*). La plupart de ces commissures, avant leur entrée dans la première masse ganglionnaire de la chaîne abdominale, s'unissent transversalement (voyez les figures). Chez les *Stomapodes*, une grosse masse ganglionnaire (*fig.* 93, *g'*), située dans le céphalothorax, émet les nerfs qui se rendent à l'ensemble des parties de la bouche, ainsi qu'aux pattes ravisseuses. Les trois qui suivent ce gros ganglion (*g''*) sont séparés par une longue commissure, et correspondent aux trois segments de l'abdomen, qui n'entrent pas dans la constitution du céphalothorax. Les six ganglions suivants (*g'''*) occupent la partie abdominale de la chaîne nerveuse, et le dernier (*g''''*) est encore formé d'une fusion de plusieurs. — Le système nerveux des *Schizopodes* ne paraît s'écarter que peu de celui des *Décapodes macroures*, chez la plupart desquels la chaîne nerveuse abdominale se compose de 12 ganglions, dont 6 répartis dans le céphalothorax; les 6 autres, plus petits, occupent l'abdomen. Quelques-uns

Fig. 93. — Système nerveux de *Squilla*; *o*, yeux; *a'*, première paire d'antennes; *a''*, deuxième paire; *p*, pattes ravisseuses, avec l'article terminal replié contre le précédent; *p'*, pattes natatoires; la dernière paire de ces appendices pédieux entre dans la composition de la nageoire caudale; *m*, muscles; *gs*, ganglion œsophagien supérieur; *c*, cordons de la commissure; *g'*, ganglion thoracique; *g''g'''g''''*, ganglions abdominaux.

les ganglions antérieurs ou du thorax sont quelquefois soudés entre eux (*Palæmon*, *Palinurus*), et chez les *Anomoures* (*Pagurus*), outre une réduction dans le nombre des ganglions thoraciques, toute la partie abdominale de la chaîne ganglionnaire, en rapport avec l'atrophie qui frappe l'abdomen de ces Crustacés, est représentée par un ganglion unique. Ceci fournit le passage à la conformation des *Décapodes Brachyures*, chez lesquels toute la chaîne ganglionnaire abdominale n'est plus représentée que par un ganglion unique, portant fréquemment encore des traces de fusion (*fig*, 92, *A gi*). Comme, en suite de toutes ces réductions du système nerveux abdominal, la concentration se fait vers la partie antérieure du corps, les nerfs destinés aux segments de sa portion caudale ont un trajet plus long, et forment pour la plupart un assez fort tronc médian qui, après sa sortie du ganglion abdominal, émet par paires des branches se dirigeant jusqu'à l'extrémité du corps.

Chez tous les Crustacés, les nerfs oculaires et ceux destinés aux antennes émanent du ganglion cérébral. Ceux destinés aux organes buccaux partent du premier ganglion abdominal, lorsque ces membres sont peu nombreux; lorsqu'ils le sont davantage, leurs nerfs sont fournis par plusieurs ganglions de la chaîne, plus ou moins fusionnés.

On ne connaît pas encore de faits certains relativement au *système nerveux viscéral* des Entomostracés ; à l'exception toutefois des Cirrhipèdes, chez lesquels Darwin a pu suivre jusque dans les intestins, des troncs nerveux (*fig.* 92, *B*, *ss'*) partant de la commissure œsophagienne, et de la chaîne abdominale. Ils se réunissent entre eux en un plexus (*s''*). Un filet impair se rendant à l'estomac (*m*) et provenant de la chaîne ventrale a aussi été observé. Des nerfs dont nous parlons, la paire qui provient de la commissure œsophagienne est seule très-répandue. Chez les Phyllopodes (*Apus*), un renflement ganglionnaire de la commissure longitudinale émet un nerf allant à l'œsophage, où en se soudant à celui du côté opposé, il forme un tronc impair dont les deux nerfs composants envoient déjà avant leur réunion des rameaux aux parois de l'œsophage. Les *Thoracostracés* présentent une concordance remarquable avec ce qui précède, car les deux nerfs provenant de la commissure œsophagienne se réunissent à un troisième impair émanant du cerveau, qui présente des renflements ganglionnaires et va se distribuer dans l'estomac et le foie. Ces nerfs ne se distribuent pas au delà de l'estomac, l'intestin (chez l'*Astacus*) recevant son nerf propre du dernier ganglion de la chaîne abdominale.

Des indices de nerfs viscéraux provenant de l'anneau œsophagien, n'ont été que peu observés chez d'autres Crustacés, sauf par exemple chez les *Isopodes*. Comme chez ces animaux on rencontre un tronc nerveux médian accompagnant la chaîne ventrale et qui, entrant en connexion par places avec celle-ci, envoie des rameaux aux viscères, il semble qu'il intervienne là une nouvelle disposition qui, parmi les Arthropodes, ne devient générale que chez les Insectes.

Pour pouvoir comprendre avec exactitude le système nerveux des Crustacés, il faudrait avant tout arriver à découvrir avec sûreté les rapports des ganglions avec les segments du corps ; ce n'est qu'alors qu'on pourrait, d'une manière précise, rattacher la réduction en nombre et en grosseur des ganglions, à la disparition ou à la fusion de quelques-uns d'entre eux.

Comme une diminution dans le nombre des ganglions ne représente en aucune façon un état plus inférieur, c'est moins chez les Copépodes que chez les *Phyllopodes*, qu'il faut chercher les états les plus inférieurs du système nerveux, et auxquels, d'après Klunsinger (*Zeits. Zool.*, XIV, p. 171), se rattachent les *Daphnides*. L'uniformité des ganglions, leur diminution graduelle vers l'extrémité du corps, enfin le développement des commissures transversales, tout rappelle les conditions qui existent chez les Annélides.

C'est chez l'*Apus* que, parmi tous les Crustacés, se rencontre le nombre des ganglions le plus considérable. Deux ganglions thoraciques sont suivis de onze abdominaux, et d'environ quarante-neuf pour le post-abdomen, lesquels pour la plupart ne sont perceptibles que par les nerfs qu'ils envoient. Les derniers segments du corps dépourvus de membres, n'offrent plus aucune trace de chaîne ganglionnaire. Ils reçoivent leurs nerfs de deux cordons accompagnant le canal intestinal, qui se terminent dans le dernier segment par un renflement ganglionnaire. Chez l'*Artemia*, la chaîne nerveuse abdominale comprend treize paires de ganglions ; il paraît y en avoir le même nombre chez le *Branchipus*. Le premier ganglion, qui s'unit à l'anneau œsophagien, doit déjà chez les Phyllopodes être considéré comme étant le produit d'une fusion de plusieurs. L'*Argulus* fournit un exemple d'une rétrogradation de la chaîne ventrale se rattachant à une réduction des segments du corps, car il ne possède que six ganglions très-rapprochés les uns des autres (voy. Leydig). Par suite de la brièveté des commissures œsophagiennes et du défaut de commissures longitudinales, ce système nerveux central se trouve placé dans la partie antérieure du corps. Ce fait se retrouve partout, où la partie antérieure du corps prend une forte prédominance sur la postérieure. Il en est de même du système nerveux des *Isopodes*, où on ne trouve encore que chez les *Ligidia* quelques ganglions dans l'abdomen. Les sept grandes paires antérieures forment la partie constante de la chaîne nerveuse centrale. Les suivants plus petits sont, chez les *Idothea*, séparés par des commissures longitudinales ; chez d'autres (les *Cymothoa*, où il y en a six), ils se rapprochent davantage les uns des autres, et peuvent finalement aussi se confondre.

Il y a huit paires de ganglions dans la chaîne abdominale des *Læmodipodes*, dont le premier chez les *Caprelles* se distingue par sa grosseur, mais est surpassé par le troisième situé dans le second anneau. Les ganglions appartenant aux segments apodes suivants sont plus petits. (Sur le *Caprella*, Frey et Leuckart (*o. cit.*) ; sur le *Cyamus*, Roussel de Vauzème ; *Ann. des Sc. Nat.*, 1re série, I.)

Chez les *Amphipodes*, la chaîne ganglionnaire abdominale se comporte assez semblablement chez les *Talitrus* (Milne-Edwards) et d'autres Gammarinés, tandis qu'elle est partagée en deux divisions chez les Hypérides. La partie antérieure renferme six ganglions plus grands, la postérieure quatre plus petits, dont les deux derniers sont rapprochés à se confondre. (Strauss-Durkheim, *Mém. du Muséum*, t. XVIII ; Claus, *Zeits. Zool.*, XII, p. 191.)

Les connexions transversales des commissures œsophagiennes chez les *Stomapodes* et les *Décapodes* forment une particularité de ces divisions, qu'elles ont en commun avec l'*Apus* parmi les Phyllopodes. Si on remarque que, chez ces derniers, sur le lieu de la commissure œsophagienne, où cette connexion transversale (ici double) existe, il y a un renflement ganglionnaire, on est fondé à admettre que c'est là le premier ganglion de la chaîne abdominale, et que celui qu'on décrit ordinairement comme tel, n'est que le second. La commissure persiste malgré la disparition complète du renflement ganglionnaire. Ces rapports se manifestent encore plus nettement dans la chaîne ganglionnaire nerveuse du *Limulus*. Lorsqu'on ne considère comme anneau œsophagien que les parties qui entourent directement l'œsophage, on est forcé d'expliquer, comme étant des commissures transversales de la chaîne ventrale, et faisant partie de celle-ci, les commissures transversales qui d'après l'opinion de Van der Hœven, se trouvent en dedans de l'anneau œsophagien. Cette interprétation est appuyée par les nerfs qui émanent de ces commissures transverses, et qui ailleurs partent de la chaîne ganglionnaire. Le retrait des trois commissures en arrière, correspond à la fusion complète des deux moitiés de la chaîne nerveuse ventrale, qui se fait plus en arrière.

Quant au système nerveux des *Décapodes*, nous avons à remarquer que le nombre le plus fort de ganglions qu'on y trouve, et qui est de douze, n'est aucunement à considérer comme primordial. La comparaison avec celui des *Phyllosomes* permet de conclure à un chiffre beaucoup plus grand. Que les Phyllosomes, ainsi que Gerstäcker l'a avancé le premier, et que Coste l'a affirmé, d'après l'élève de jeunes Phyllosomes sortis d'œufs de *Palinurus*, doivent être compris dans le cercle de développement de ce genre, ou qu'ils soient des représentants indépendants de la forme que parcourt seul le Palinurus, il n'en est pas moins sûr que leur chaîne ganglionnaire se distingue de celle des Langoustes et de tous les autres Décapodes macroures par le nombre caractéristique de treize paires de ganglions. Or, comme la segmentation du corps et celle de ses appendices peut être rattachée à celle des autres Décapodes, il serait contraire à toute expérience, de vouloir établir une différence fondamentale, quant au nombre primitif des ganglions, entre les Phyllosomes et les Décapodes; il semble plus naturel d'estimer que chez les Phyllosomes qui, en tous cas, représentent un état de développement inférieur, les rapports des ganglions de la chaîne ventrale ont été moins modifiés que chez les formes plus hautement développées. Il en résulterait donc que ces ganglions isolés sont composés de plusieurs. Ceci paraît être spécialement le cas du premier ganglion des Phyllosomes, dont la place est occupée en long et en large par sept masses ganglionnaires. Cette masse regardée comme un ganglion, il y en aurait encore douze paires chez les Phyllosomes. (*Ueber das Nervensystem von Phyllosoma*, Gegenbaur, *Arch. An. Phys.*, 1858, p. 43.)

En ce qui concerne le *système nerveux viscéral*, nous n'avons qu'une observation unique et non comparable d'une disposition consistant en un ganglion trouvé sur le cœur du *Limule* (Van der Hœven, p. 23). Par contre, les deux ramuscules nerveux qui accompagnent l'extrémité de l'intestin de l'*Apus* sont peut-être à comparer au nerf intestinal que Krohn (*Isis*, 1854) a décrit chez l'*Astacus*, bien que leur trajet soit différent.

§ 120.

Chez les *Arachnides*, plus encore que chez les Crustacés, nous rencontrons des réductions et des fusions dans le système nerveux, car chez aucune des divisions de ce groupe, nous ne trouvons un nombre un peu considérable de ganglions abdominaux. Les Arachnides se sont donc éloignées davantage du type primordial des Articulés que la plupart des Crustacés. Pour toutes, une étroite connexion des ganglions cérébraux avec la chaîne nerveuse ventrale par des commissures extrêmement courtes, est le fait caractéristique. Ce rapprochement des deux divisions du système nerveux détermine parfois une conformation de son ensemble qui lui donne l'apparence d'une masse ganglionnaire unique. La séparation de ses deux parties principales n'est alors indiquée que par l'ouverture fort petite qui sert au passage de l'œsophage.

C'est le système nerveux des *Scorpions* qui présente la segmentation la plus riche. Semblable à celui des Crustacés macroures, il se scinde en parties distinctes réunies par de longues commissures. Le ganglion céphalique peu développé, envoie deux courtes commissures à la chaîne ventrale, qui est composée de huit ganglions. Le premier est remarquable par sa grosseur et paraît être l'homologue du grand ganglion unique qui occupe le céphalo-thorax des vraies Araignées. Comme lui, il fournit les nerfs des pattes et doit être regardé comme formé de la réunion intime de plusieurs. Les trois ganglions suivants sont encore situés dans le céphalo-thorax, et les quatre derniers, très-éloignés les uns des autres, occupent les segments de la queue. Le dernier ganglion fournit deux nerfs allongés qui vont se distribuer dans les segments caudaux postérieurs, jusqu'à l'aiguillon.

Chez les *Galéodes* et *Phrynides* comme chez les Araignées, le cerveau est en connexion étroite avec un gros ganglion abdominal unique. Ce dernier (*fig.* 94, *i*) a, surtout chez les *Araignées*, une forme étoilée et émet les nerfs des membres abdominaux. Il y a en outre deux troncs nerveux dans l'abdomen, qui chez les Galéodes, envoient leurs ramifications à ces segments. Le système nerveux des *Opilionides* concorde aussi avec celui des Aranéides.

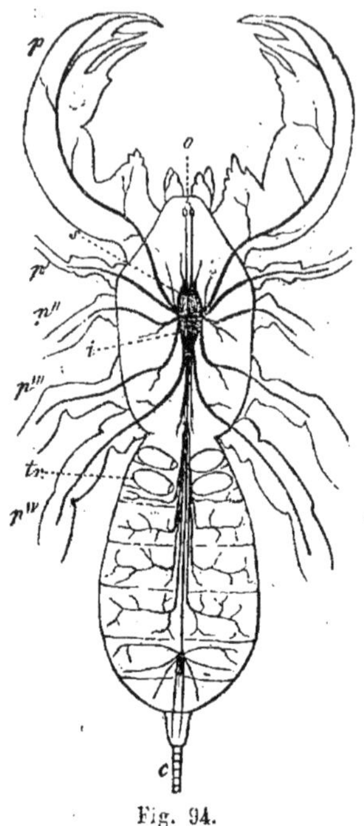

Fig. 94.

Dans toutes ces divisions, le ganglion céphalique le plus souvent distinctement pair, et particulièrement développé chez les Galéodes (*fig.* 94, *s*), envoie les nerfs oculaires et près d'eux partent, chez les Araignées, les nerfs des antennes à griffes, qui de ce fait, acquièrent la signification d'antennes métamorphosées.

Une concentration complète de toutes les parties centrales du système nerveux caractérise les *Acariens*, chez lesquels les ganglions cérébraux ne sont que peu développés, et peuvent même n'être représentés que par une simple commissure. C'est ce qui a lieu chez les *Pentastomes*. La chaîne abdominale pourvue ainsi d'un nœud unique, laisse encore apercevoir des traces d'une segmentation dans la division des cellules ganglionnaires et de ses éléments fibreux, et envoie périphériquement des nerfs. Il y en a deux assez forts chez les Pentastomes, qui se prolongent le long des côtés du corps étendu.

La simplicité de conformation du système nerveux des *Pycnogonides* est moins le résultat d'une fusion que celui d'une diminution dans le nombre des ganglions, déterminée par une réduction des segments du corps. Le cerveau s'unit par des commissures courtes mais distinctes, à la chaîne nerveuse ventrale qui contient quatre paires de ganglions ; commissures qui ont tantôt une certaine longueur, tantôt sont si courtes que les quatre ganglions paraissent appuyés les uns contre les autres et ne faire qu'une seule masse. On peut ranger ici les *Tardigrades*, dont la chaîne ventrale est également formée de quatre ganglions rapprochés. Le plus antérieur est uni par une longue commissure, à deux ganglions reliés sur l'œsophage par un ruban transversal, qu'on doit regarder comme les ganglions cérébraux.

On n'a pu que partiellement reconnaître un *système nerveux viscéral* chez les *Arachnides*. Il est représenté chez les Scorpions par quelques filets partant du cerveau, qui forment un ganglion sur l'œsophage. On en a observé aussi chez les Araignées, et on peut aussi y rapporter un ramuscule nerveux qui, chez les *Acariens* (par exemple le Pentastome), va du plexus ganglionnaire central

Fig. 94 — Système nerveux de *Thelyphonus caudatus* ; *s*, ganglion cérébral ; *i*, ganglion ventral ; *o*, yeux ; *p*, palpes ; *p'—p''''*, pattes ; *tr*, poumons ; *c*, appendice caudiforme (d'après Blanchard).

u commencement de l'appareil digestif. Les parties postérieures du trajet in-estinal, ainsi que les organes générateurs, reçoivent d'ailleurs aussi des rami-ications de plexus nerveux particuliers. Ces ramifications chez les *Araignées* t les *Opilionides* partent du bord postérieur du ganglion ventral, et pré-entent chez les Opilionides de nombreux ganglions.

Outre les ouvrages cités au commencement de ce chapitre, on pourra consulter sur le ystème nerveux des Arachnides les ouvrages suivants : G. R. Treviranus, dans *Tiedemann t Treviranus Zeitschrift*, IV, 89. Newport (Nervous system of Scorpions, *Philos. Transact*, 843, p. 243. — Sur *Galeodes*, Blanchard, *Ann. des Sc. Nat.*, 3ᵉ série, VIII. p. 227. — ur le système nerveux du *Phalangium*, Leydig, *Arch. Ant. Phys.*, 1862. — Les diffé-ents états de concentration de la chaîne ganglionnaire, chez les Pycnogonides, se répartis-ent ainsi : les *Nymphons* ont la chaîne ganglionnaire plus étendue ; disposition à laquelle e rattachent les ganglions encore nettement distinctifs du *Pycnogonum* (Zenker, *l. c.*) ; andis que ces ganglions sont réunis dans les *Ammothea* et *Pozichitus* (Quatrefages, *l. c.*). oyez Leuckart pour le *Pentastomum*. Le système nerveux des Tardigrades a été très-com-lètement étudié par Greeff (*Arch. f. microscop. Anat.*, I, p. 101, et II, p. 127).

§ 121.

Le système nerveux des *Myriapodes* présente des rapports plus simples, car es ganglions excessivement nombreux de la chaîne ventrale qui correspon-ent à la riche segmentation du corps, présentent en outre un aspect très-niforme. Il y a là une similitude avec le système nerveux des Annélides, ui est basée non sur une parenté plus rapprochée, mais seulement sur une oncordance de la conformation générale du corps qui se retrouve aussi dans 'autres Arthropodes. Dans le ganglion cérébral qui est visiblement double, t qui envoie des nerfs aux yeux et aux antennes, on peut distinguer une par-ie spéciale qui émet les premiers, et dont le volume dépend du développe-nent des organes de la vue. Les ganglions réunis par une double commis-ure sont plus ou moins volumineux suivant le degré de développement des rganes du mouvement, — ils le sont le plus chez les *Scolopendres*, — et à où deux paires de pattes se suivent de près (*Polydesmus*), les ganglions sont galement placés par paires les uns derrière les autres. Uue succession encore lus serrée dans les paires de pattes correspond à une conformation de la haîne abdominale telle, que les ganglions sont assez rapprochés pour qu'elle araisse n'être formée que d'une suite régulière de renflements (*Julides*).

Le ganglion le plus antérieur de la chaîne ventrale diffère dans la règle es autres par sa grandeur; il paraît aussi parfois être formé par la réunion e plusieurs ganglions se suivant de très-près. Il pourvoit de leurs nerfs les nembres les plus antérieurs qui fonctionnent comme organes buccaux. On eut aussi dans les derniers ganglions reconnaître, malgré une séparation ncore distincte, une tendance prononcée vers une fusion.

Les intestins reçoivent des nerfs en partie d'un appareil ganglionnaire pécial, en connexion avec le cerveau, en partie de la chaîne ventrale même. e premier se compose d'une division paire et d'une impaire. Deux nerfs artant de la face antérieure du cerveau, s'unissent en un ganglion situé sur 'œsophage, et duquel part un nerf median impair se dirigeant en arrière le long de ce dernier. Il forme également plusieurs ganglions, dont les nerfs sont en connexion avec la partie paire de ce système. Celle-ci provient par un à deux filaments du bord postérieur de chaque côté du cerveau, et porte aussi une série de ganglions qui, situés latéralement à l'œsophage, envoient de là des nerfs à l'intestin.

Le nombre des ganglions réunis dans les *Myriapodes* pour former leur système nerveux abdominal, varie beaucoup suivant les genres et les espèces. On en compte seize chez les *Lithobius*, vingt-deux chez les *Scolopendra*, et même cent quarante chez les *Geophilus*. Le nombre des ganglions constituant la première ébauche du système nerveux, est pourtant très-inférieur, et une augmentation des ganglions accompagne ultérieurement l'accroissement dans le nombre des segments du corps. La chaîne abdominale n'est pas libre dans la cavité de ce dernier ; mais elle est revêtue d'une membrane délicate unie au névrilemme, sur laquelle rampent des fibres musculaires transversales. Un sinus sanguin entouré d'un tissu adipeux court sur les côtés du système nerveux ventral.

La réunion des ganglions chez les *Julides* est complète, car les cellules ganglionnaires forment sur la périphérie de la chaîne ventrale tout entière une couche qui déborde quelque peu sur les points de sortie des nerfs. Nous retrouvons de nouveau ici un mode de formation qui existe parmi les Vers chez les *Lombricinés* (Leydig). Les nerfs périphériques partent, soit des ganglions seuls (*Geophilus*), soit des ganglions et des commissures longitudinales (*Polydesmus*) ; ils cheminent très-près les uns des autres à leur sortie du tronc, et sont même soudés entre eux.

Sur le système nerveux des *Myriapodes*, voyez Newport, *Phil. Transact.*, 1843, p. 243.

§ 122.

Nous trouvons chez les *Insectes* développés à un degré qui n'est pas moindre, l'état de différenciation hétéronome du système nerveux que nous avons rencontré chez les Crustacés, et dans une partie des Arachnides. La formation chez les Insectes de groupes de segments qui s'écartent complétement de ceux que nous avons reconnus dans les classes précédentes d'Arthropodes, déterminent dans le système nerveux des dispositions tout autres. Les ganglions céphaliques, — cerveau — présentent, à l'exception de quelques Insectes, dont le reste de l'organisation a aussi éprouvé une rétrogradation, un développement considérable tel, que cette partie n'est que rarement dépassée par les ganglions de la chaîne nerveuse ventrale. Le rapprochement réciproque ou fusion complète des ganglions distincts ou de groupes de ganglions, produisent des modifications fort diverses, qui sont l'opposé de l'état simple représenté, à l'autre extrémité de la série, par une succession régulière de ganglions. Une forme semblable correspondant à celle de la segmentation homonome primordiale du corps, se manifeste dans le commencement du cours de l'évolution de tout Insecte, et sert de point de départ à toutes les conformations ultérieures du système nerveux. Dans cet état larvaire, les divers ganglions sont placés à une distance égale. Le tronc nerveux abdominal s'étend ordinairement dans toute la longueur de l'animal, de sorte que son dernier ganglion occupe le dernier segment du corps. Ces conditions correspondent entièrement à l'uniformité des métamères dans ces premiers états. L'état inférieur du système nerveux, tel u'il existe d'une manière permanente chez les Vers, plusieurs Crustacés t les Myriapodes, caractérise donc chez les Insectes une période inférieure du développement. C'est au moment où les Insectes passent de 'état larvaire à l'état parfait qu'apparaissent les modifications. Le dévesoppement prépondérant de quelques métamères, l'intime réunion d'autres divisions distinctes du corps en une seule plus grande, l'accroissenent notable que prennent quelques membres placés sur un petit nombre le métamères, et l'extension du système musculaire qui en résulte, enfin encore une foule de dispositions subordonnées en importance, qui, pendant l'état larvaire, étaient à peine ébauchées, constituent autant de conditions dont l'action réciproque doit être prise en considération dans les change-

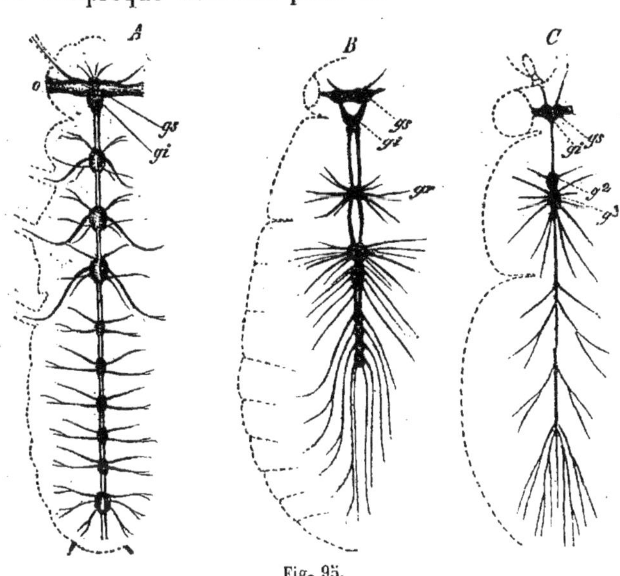

Fig. 95.

ments, que le système nerveux a subis pendant la métamorphose. La diminution dans le nombre des ganglions résultant du raccourcissement des commissures longitudinales, et de la fusion de quelques-uns d'entre eux, détermine une réduction dans la longueur du tronc nerveux principal dans son ensemble. En suite de l'indépendance dans laquelle la tête des Insectes se trouve vis-à-vis des autres segments du corps, le premier ganglion de la chaîne qui y est contenu (ganglion œsophagien inférieur, ganglion sous-œsophagien des auteurs) ne prend aucune part à la fusion des autres ganglions, et ce n'est que dans des cas rares, — chez les Insectes atrophiés par suite de leur vie parasite, — qu'il peut y avoir une union entre ce ganglion et ceux de la chaîne ganglionnaire ventrale. Nous avons là, comme exception, ce qui est la règle chez les Crustacés et les Araignées.

Le ganglion cérébral (*fig.* 95, *A*, *B*, *C*, *gs*) présente presque toujours l'in-

Fig. 95. — Système nerveux d'Insectes ; *A*, *Termes* (d'après Lespès). *B*, d'un Coléoptère (*Dytiscus*); *C*, d'une Mouche (Blanchard) ; *gs*, ganglion œsophagien supérieur (ganglion cérébral); *gi*, ganglion œsophagien inférieur ; *gr* g^2 g^3, ganglions soudés de la chaîne ventrale; *o*, yeux.

dication d'une division en deux moitiés, dont chacune se compose de la réunion de plus petits amas ganglionnaires. Deux nerfs allant aux yeux et aux antennes partent de cette portion. Les ganglions du système nerveux ventral sont aussi chez les Insectes primitivement pairs. Chaque paire s'unit pourtant le plus souvent d'une manière intime, tandis que même dans ce cas les commissures longitudinales restent distinctement doubles.

Le premier ganglion de la chaîne ventrale envoie des filets nerveux aux divers organes buccaux. Les trois ganglions suivants placés dans ce qu'on appelle le thorax, fournissent surtout les nerfs aux membres, — les ailes et les pattes, —et sont pour cette raison d'une grosseur notable. Les ganglions suivants sont ordinairement moins importants, le dernier seul faisant exception, et présentant un plus grand volume en raison des nerfs qu'il fournit à l'appareil sexuel, principalement aux organes copulateurs.

En ce qui concerne les divers ordres, il faut remarquer que ce sont les *Orthoptères* qui présentent les modifications les plus faibles. Leur chaîne ganglionnaire occupe toute la longueur du corps, et outre les trois ganglions thoraciques on en compte de 5—7 dans l'abdomen. Il en est de même des *Pseudo-Névroptères*, chez lesquels on rencontre de 6—9 ganglions abdominaux (*fig.* 95, *A* du *Termes*). Les *Coléoptères* présentent de grandes différences. Chez les uns, la chaîne ventrale s'étend jusqu'à l'extrémité de l'abdomen, parfois avec 8 ganglions distincts (*Cérambycides*, *Carabides*, etc.); chez d'autres, non-seulement les trois ganglions thoraciques sont représentés par deux, en suite d'une fusion entre le second et le troisième, mais encore les ganglions abdominaux sont soudés en une masse qui suit immédiatement le ganglion précédent. C'est le cas des *Curculionides* et des *Lamellicornes*. Entre ces états représentant des extrêmes nous trouvons, chez d'autres familles, plusieurs états intermédiaires. Chez les *Hyménoptères*, nous rencontrons une réduction des ganglions thoraciques à deux, la partie abdominale présentant par contre cinq ou six ganglions distincts. Ceux-ci parfois se réduisent à quatre, trois et même un. La partie abdominale de la chaîne ganglionnaire se retire chez les *Hémiptères* dans le thorax, où elle est représentée par une seule masse ganglionnaire, qui est réunie au ganglion thoracique, également unique, par une commissure tantôt courte, tantôt plus allongée. Les nerfs destinés à l'abdomen ont donc nécessairement un trajet plus long à franchir, et sont souvent des ramifications des deux troncs allongés qui partent du dernier ganglion. Une différence dans le nombre des ganglions de la chaîne ventrale semblable à celle qui existe chez les Coléoptères et les Hyménoptères se trouve aussi chez les *Diptères*, où les ganglions abdominaux, pouvant s'élever à six, sont parfois réduits à un. On peut rattacher à ce fait la fusion complète de la chaîne ganglionnaire en une masse noduleuse un peu allongée chez les Pupipares parasites. La même chose a lieu chez les *Strepsiptères*. Il y a plus d'uniformité chez les *Lépidoptères*, car aussi bien qu'on rencontre chez les larves un nombre constant de ganglions, de même il paraît y avoir partout une marche semblable de fusion dans leurs parties essentielles lors de leur métamorphose en papillon. Pendant l'état chrysalidaire, il y a fusion entre les second et troisième, ainsi qu'entre le quatrième et cinquième ganglions, le sixième s'ajoutant aussi à ce dernier.

Le *système nerveux viscéral* des Insectes se rapproche étroitement de celui des Myriapodes, et comme celui-ci se partage en plusieurs parties. L'une forme ce qu'on appelle le système pair, qui consiste en deux troncs sortant en arrière du ganglion cérébral et courant latéralement à l'œsophage, en constituant de chaque côté une chaîne simple de ganglions (*fig.* 96, *s' s''*). Le nombre de ces ganglions est variable, et il est souvent difficile de distinguer, à cause des plexus qu'ils forment avec le système impair, lesquels appartiennent à l'un ou à l'autre système. Le système impair (*fig.* 96, *r*, *r'*), a son origine dans un ganglion, qui peut avoir une ou plusieurs connexions avec le ganglion céphalique (cerveau), au-devant duquel il est situé. Un nerf plus gros sort du ganglion sus-mentionné (*r*) et se dirige en arrière sur l'œsophage jusqu'à l'estomac, formant avec les ramifications de la division paire un plexus qui fournit les nerfs aux parties voisines, principalement à l'appareil digestif. Dans plusieurs Insectes, chaque nerf (Nerf récurrent) forme un ganglion (*Coléoptères* et *Orthoptères*), plusieurs chez d'autres (*Lépidoptères*).

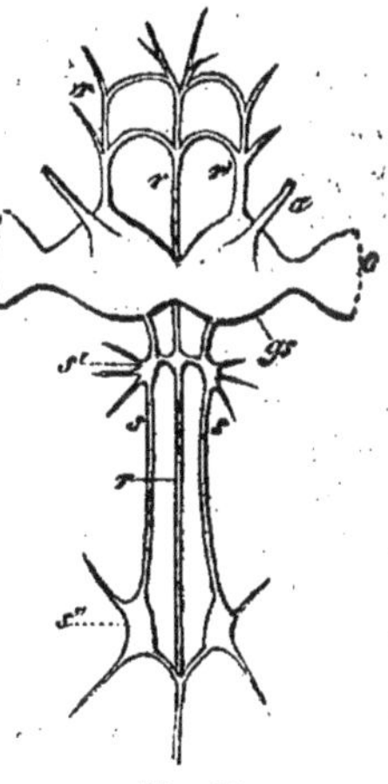

Fig. 96.

Un autre système de rameaux nerveux qui est encore en rapport avec ces plexus est destiné principalement à envoyer des nerfs aux plus gros troncs trachéens et aux muscles des stigmates. Cette disposition est réalisée par un filet nerveux qui court à la surface de la chaîne ventrale, et se partage devant chaque ganglion en deux branches (Nerfs accessoires transverses). Ces branches reçoivent des rameaux nerveux venant du cordon supérieur de la chaîne ventrale, et se rendent en partie, en dehors, aux troncs trachéens et aux muscles des stigmates; en partie en arrière, où ils se rejoignent au milieu pour se comporter de la même manière vis-à-vis du ganglion suivant. Bien que ce système reçoive ainsi de place en place de nouveaux aliments de la chaîne ventrale avec laquelle il est toujours en connexions répétées, il représente pourtant une division du système nerveux indépendante de celle-ci, et peut, en raison de ses rapports généraux avec le système nerveux central, ainsi que de la distribution de ses extrémités, être reconnu comme étant au point de vue fonctionnel semblable au sympathique des Vertébrés. Dans les détails, surtout en ce qui concerne les rapports avec les ganglions, il présente de nombreuses modifications, et ce système nerveux sympathique offre des particularités caractéristiques, tant dans la structure des ganglions, que dans celle de ses éléments fibreux.

Fig. 96. — Ganglion œsophagien supérieur, avec système nerveux viscéral d'un Lépidoptère (*Bombyx mori*); *gs*, ganglion céphalique supérieur (cerveau); *a*, nerf antennaire; *o*, nerf optique; *r*, Tronc impair du système nerveux viscéral; *r'*, ses racines naissant du ganglion œsophagien supérieur; *s*, nerfs pairs avec leurs renflements ganglionnaires *s's''*. (D'après Brandt.)

L'appareil musculaire qui est en connexion avec le système nerveux central chez les Annélides (p. 189) existe aussi chez les Arthropodes, où il a été signalé par Leydig (*Arch. An. et Phys.*, 1862, p. 565), chez les *Myriapodes* et les *Insectes*. Les muscles naissent de la paroi même du corps, et forment ou un tissu réticulé délicat s'insérant latéralement sur le névrilemme (*Tipula*), ou une membrane tissée de cordons transverses, recouvrant la chaîne ganglionnaire ventrale, comme nous l'avons déjà vu chez les Myriapodes. Cette membrane ou passe librement sur la chaîne ventrale (*Hyménoptères*), ou présente diverses connexions avec le névrilemme des commissures longitudinales (*Orthoptères*). C'est chez les *Lépidoptères* que la disposition est développée de la manière la plus complète : chez ces Insectes, le névrilemme compris entre les troncs longitudinaux de la chaîne ganglionnaire se continue par un cordon reposant sur celle-ci, qui s'étend quelquefois sur toute la longueur, et que Treviranus et Newport ont pris pour un tronc vasculaire. Ce cordon est plein, il est formé du tissu connectif particulier aux Arthropodes, et reçoit sur sa face supérieure l'insertion des muscles qui viennent des côtés. Le ganglion cérébral aussi (spécialement observé chez les *Coléoptères*) offre des connexions avec des faisceaux musculaires. L'ensemble de ces dispositions se rattache évidemment aux modifications de situation d'organes enfouis dans une cavité unique, nécessitées par les différences de plénitude et les mouvements des anneaux abdominaux chez ces animaux ; nous devons donc y voir un appareil qui adapte le système nerveux central aux actions perturbatrices de la mobilité et des changements de volume des organes intérieurs. Ce qui, chez les Insectes, est réalisé par cet appareil musculaire, l'est chez les Crustacés couverts d'une carapace plus dure, par les parties saillantes du squelette dermique, dont nous avons déjà parlé, et qui fournissent un abri de protection à une partie plus ou moins considérable de la chaîne nerveuse abdominale. — Un arrangement de ce genre ne se montre pas chez les Arachnides; par contre, on remarque quelque chose de physiologiquement analogue chez les *Phalangium* (Leydig, *Arch. An. et Phys.*, 1862, p. 196), où, sous la chaîne ganglionnaire fusionnée en une seule masse, se trouve une plaque en forme de H, sur les bords de laquelle s'insèrent des muscles.

Le développement en volume du cerveau est en général chez les Insectes en rapport direct avec celui des nerfs sensitifs qui en partent, et surtout ceux des yeux, de sorte que chez les Libellules à grands yeux, chez la plupart des Diptères, chez les Lépidoptères et beaucoup d'Hyménoptères, il est relativement considérable ; cet accroissement se manifeste d'ailleurs aussi sur d'autres points. Le cerveau peut cependant parfois présenter un volume notable malgré des yeux moins développés. Le cerveau d'une Abeille est relativement trois fois plus grand que celui d'un Hanneton, et le rapport est encore plus favorable chez la Fourmi. On rencontre encore d'autres particularités qui ne sont en aucune relation directe avec les organes des sens. Le cerveau de plusieurs *Hyménoptères* (Abeilles, Guêpes, Fourmis) présente sur une portion de sa surface, des bourrelets particuliers enroulés qui sont forts différents par le nombre et la disposition. On ne saurait actuellement déterminer, si ces « circonvolutions » sont en rapport avec des fonctions sensorielles (Dujardin, *Ann. Sc. Nat.*, 3e sér., XIV, p. 195).

C'est par la voie expérimentale, analogue aux recherches de E. Faivre sur le système nerveux du Dytisque, qu'on pourrait le plus sûrement arriver à établir ces rapports physiologiques. Faivre a cherché à prouver que le ganglion œsophagien supérieur, ou cerveau, est le siége des excitations volontaires et de la détermination des mouvements ; le ganglion inférieur étant surtout le siége de l'activité coordinatrice (*Ann. Sc. Nat.*, 4e sér., VIII, p. 245). Il a établi encore d'autres relations, par exemple, entre les parties plus profondes du cerveau avec les mouvements de mastication et de déglutition (*Ann. Sc. Nat.*, 4e sér., IX, p. 23). Quand même il y aurait là un commencement de Physiologie comparée pour les Arthropodes, ces résultats n'affecteraient pas les thèses et les données de l'anatomie comparée, et on doit d'autant plus se garder de faire dépendre la signification morphologique des fonctions d'un organe, que la concordance basée sur l'analyse de la fonction est plus grande. Le ganglion œsophagien inférieur du premier ganglion de la chaîne ventrale, que Faivre ainsi que Newport comparent, au point de vue des fonctions, au cervelet, est morphologiquement aussi peu comparable au cervelet des Vertébrés que les branchies d'un poisson aux poumons d'un Mammifère !

Les nerfs se détachent de la chaîne ventrale, soit des ganglions, soit de leurs commissures.

les ramifications, le plus souvent multiples, qui partent des ganglions, les quittent à différentes hauteurs.

C'est aux nombreuses monographies existantes qu'il faut s'adresser pour les particularités que présente le système nerveux dans les différents ordres et familles des Insectes. Je mentionnerai, parmi un grand nombre de ces particularités, une très-grande variabilité dans les rapports de nombre chez les *Thysanoures*. Ainsi il y a 12 ganglions abdominaux chez les *Lepisma*, et 3 seulement chez les *Smynthurus*. Chez d'autres Pseudo-Névroptères, dont le cordon abdominal s'étend dans toute la longueur du corps, et comme chez les Libellules, se distingue par de petits ganglions, il n'y a de fusions que dans les ganglions thoraciques ou dans les derniers ganglions de l'abdomen. Il y a chez le *Sialis* 8 ganglions abdominaux dont les trois derniers sont très-rapprochés ; 6, dont les deux derniers voisins, chez l'*Osmylus*, autant chez le *Termes*. (Voy., pour ce dernier, Lespès, *Ann. Sc. Nat.*, 4e sér., V. — Sur le *Sialis*, Léon Dufour, 3e sér., IX ; le même sur l'*Osmylus* (*l. c.*); Löw, dans *Entomolog. Zeits.*, 1848, sur les *Raphidia*, *Sialis* et *Panorpa*.)

Les ganglions abdominaux sont moins modifiés chez les Orthoptères. Les 10 ganglions de la *Forficule* sont peu différents entre eux ; les genres *Acheta* et *Mantis* n'en possèdent que 9 (voy. Cuvier (Leçons, III) sur les *Blatta*, *Locusta* et *Gryllotalpa*). La différence que présente la chaîne ganglionnaire chez les Coléoptères existe déjà chez les larves de beaucoup d'entre eux, de sorte que sa forme très-condensée ne naît pas toujours avec la métamorphose de l'Insecte, mais remonte plus haut, peut-être déjà jusque dans l'ébauche du système nerveux. Si ce dernier point était démontré, on aurait à considérer la fusion des ganglions abdominaux qui existe chez les Insectes parfaits, à deux points de vue différents. Ou elle constituerait un état héréditaire, par le fait, que les ganglions ne s'éloigneraient pas entre eux par le développement de commissures, ou, dans le second cas, elle représenterait une conformation acquise, puisqu'elle proviendrait par concentration de la chaîne à longues commissures de la larve (*Syst. nerveux des Coléoptères*, Blanchard, *Ann. Sc. Nat.*, 3e sér., V). La forme la plus condensée se trouve chez les *Curculionides*, où déjà chez la larve (*Calandra*) les 11 ganglions homogènes et très-serrés les uns contre les autres, qui constituent la chaîne nerveuse, sont situés dans le premier anneau du corps.

Organes des sens.

ORGANES DU TACT.

§ 123.

Les *organes des sens* des Arthropodes se rattachent en grande partie à ceux des Vers. Il est rare que, faute de pouvoir y découvrir des analogies de cette nature, on doive regarder quelques-unes comme des dispositions apparaissant pour la première fois dans la division. L'enveloppe du corps formant une carapace dure chez la plupart des Arthropodes, rend impossible par sa structure la distribution de nerfs sensitifs à sa surface, et nécessite l'intervention d'appareils particuliers pour l'exercice de la sensation du tact. Chez tous les Arthropodes il y a des appendices du corps auxquels nous attachons l'idée d'un organe tactile, et que nous appelons des *antennes*. Ces pièces ne servent pourtant pas exclusivement à cet usage, car, lorsque cela est le cas, elles présentent quelques dispositions particulières de structure qu'on doit considérer comme étant les *organes tactiles* proprement dits, et dont les antennes ne sont que les porteurs. Dans la présence exclusive des antennes sur la tête de l'animal, il faut reconnaître un de ces facteurs, qui aide à déterminer la limite entre les Arthropodes et les Annélides. Tandis que chez ces derniers on trouve à la fois un nombre plus grand et souvent très-variable d'antennes qui occupent non-seulement la tête, mais aussi d'autres segments du corps, une limitation de leur nombre et de leur situation a accompagné la différenciation du corps des Arthropodes. Une différenciation semblable se manifeste dans leurs fonctions. Elles offrent sous ce rapport des modifications remarquables et tout aussi variées, que celles des appendices partant de la partie ventrale du corps des Articulés. Il ne faut donc pas toujours attacher à l'expression « d'antenne » l'idée d'un organe de tact, car chez beaucoup de Crustacés et d'Insectes les antennes ne sont rien moins que propres à cette fonction. Les parties qui chez les Araignées sont homologues aux antennes (chélicères) sont directement métamorphosées en organes buccaux. Une foule d'autres parties paraissent cependant également propres au tact, et assistent les antennes ; ou, lorsque ces dernières sont complétement métamorphosées, accomplissent exclusivement leur fonction.

Chez les *Crustacés* il y a ordinairement deux paires d'antennes articulées, qui peuvent être ou cylindriques en s'amincissant vers leur extrémité, ou ramifiées, et servent alors fréquemment d'organes locomoteurs, tandis qu'elles sont aplaties ou diversement conformées chez d'autres. Parfois des appendices articulés, qu'on appelle des « palpes, » sont en rapports avec les organes buccaux comme instruments tactiles (*Arachnides* et *Insectes*).

Les *Myriapodes* et les *Insectes* n'ont qu'une paire d'antennes qui présente chez ces derniers des modifications variables à l'infini.

Pendant qu'on peut contester aux antennes, en tant que membres du corps, la fonction tactile comme propriété générale, on trouve un appareil très-répandu chez les Arthropodes, qu'on peut rattacher d'une manière précise à la sensation du tact, et qui, lorsqu'il s'étend sur les antennes, leur imprime le cachet d'instruments du tact. Ce sont ces prolongements des téguments en forme de baguettes, déjà mentionnés à propos des Vers (p. 190, § 73), et auxquels aboutissent des nerfs présentant des renflements ganglionnaires. Ces baguettes (qu'il ne faut pas confondre avec d'autres parties microscopiques, telles que des petits poils, etc.) reçoivent des terminaisons nerveuses qui sont ainsi mises en rapport avec l'extérieur. Dans la division des Crustacés, ces *baguettes tactiles* sont très-répandues, et se rencontrent non-seulement sur les antennes, surtout chez les *Crustacés* inférieurs, mais aussi sur d'autres appendices du corps. Ces baguettes tactiles ne manquent pas chez les *Myriapodes* et les *Insectes*, et chez ces derniers se trouvent, outre les antennes, sur les anneaux du tarse des pattes. A côté de ces organes on rencontre sur les antennes des Crustacés et des Insectes encore des conformations particulières, semblables aux baguettes, qui atteignent parfois une extension assez importante, et sont comme elles pourvues de nerfs. On ne trouve ces dernières, chez les Crustacés, que dans la paire interne (antérieure) des antennes. Elles sont beaucoup plus courtes et de forme conique chez les Insectes. La nature de leur situation, le fait qu'elles sont dépassées par des soies plus longues indifférentes, ou placées dans des excavations, rend vraisemblable que ces organes ont un autre usage, qu'on serait tenté de regarder comme relatif à une *perception olfactive*, ou à quelque sensation approchante. Ainsi donc, par une différenciation d'appareils recevant des terminaisons nerveuses particulières, les antennes pourraient remplir une double fonction, et tout en représentant des organes de tact chez beaucoup d'Arthropodes, transmettre chez d'autres des perceptions différentes déterminées par l'état du milieu ambiant.

Les rapports morphologiques des antennes étant du domaine des membres, nous en avons déjà parlé à propos de ces derniers (§ 116). — L'appareil sensitif découvert par Leydig, d'abord chez le *Branchipus*, puis dans la larve de *Corethra plumicornis*, des *baguettes tactiles* (aussi appelées soies tactiles), a été ensuite signalé, par le même auteur, comme très-répandu. Ces organes existent en effet, et cela sur différents points de la surface du corps, chez les Crustacés inférieurs, ainsi que dans les larves aquatiques d'Insectes. Parfois ils se trouvent par groupes (Leydig, *Zeits. Zool.*, 1851, p. 292. — *Daphniden*, p. 41. — *Arch. An. Phys.*, 1859 et 1860, p. 265. — Häckel, *Corycæïden*, et Claus, *Copepoden*, p. 52. — Weismann, *Zeits. Zool.*, XVI, p. 67).

On a signalé comme étant un *organe de l'odorat* une saillie de forme conique située chez les Crustacés supérieurs à l'article basilaire des antennes extérieures, et dont l'extrémité libre est, ou formée par une membrane mince, ou pourvue d'une fente conduisant à l'intérieur. Les recherches les plus minutieuses n'ont pas pu établir cette signification ; par contre, dans les fins appendices que Leydig a également découverts dans les antennes intérieures des Crustacés, et qu'on ne peut confondre avec des baguettes tactiles, il a vraisemblablement trouvé un appareil servant au sens de l'odorat (*Arch. Anat. Phys.*, 1860, p. 265). Ces « baguettes olfactives, » très-répandues chez les Crustacés, sont plus abondantes chez les mâles que chez les femelles. Elles forment des groupes en bouquets sur les articles de la branche extérieure de la paire interne d'antennes chez l'*Astacus*. Chez le *Pagurus* elles sont rangées en peigne et d'une longueur notable. Elles garnissent les articles des antennes des Myriapodes isolées ou par groupes. Il en est de même des antennes des Insectes, que depuis longtemps on a regardés comme des organes olfactifs (Erichson, *de Fabrica et usu antennarum*, Berol. 1847. Burmeister, *Zeitung für Zoologie*, I, n° 7). Si on peut d'une part prouver que beaucoup d'Insectes ne font aucun usage tactile de leurs antennes, d'autre part l'opinion que ce ne sont pas des organes de tact proprement dits, peut être basée sur d'autres considérations. On arrive à ces conclusions, en tenant un compte suffisant des conditions de dépendance dans laquelle le monde des Insectes, dans son ensemble, se trouve vis-à-vis des influences atmosphériques, ainsi que des observations d'ailleurs faciles sur la manière dont ces animaux font usage de leurs antennes, en palpant l'air avec elles. En ce qui concerne les organes sensibles proprement dits, ils ont quelquefois la même apparence que chez les Crustacés, mais pourtant, dans la plupart des cas, ils s'en écartent passablement. Ils affectent la forme de papilles courtes ou de fines soies à la surface. Autrefois on regardait comme siége du sens de l'odorat des enfoncements ou des petites fossettes, auxquelles on a déjà attribué des significations fort diverses.

ORGANES AUDITIFS.

§ 124.

Les *organes auditifs* des *Arthropodes* ne sont connus que dans des limites fort étroites, car on n'en a trouvé aucune trace chez les *Myriapodes* et *Arachnides*, et ce n'est que dans quelques divisions des *Crustacés* et des *Insectes*, qu'on a pu indiquer quelques organes paraissant appropriés au but de percevoir des impressions sonores.

Il y a deux formes principales d'organes qui correspondent rigoureusement au milieu dans lequel vivent les animaux. L'une d'elles se rencontre chez les *Crustacés*. Elle consiste en une cavité en forme de sac, qui est formée par une invagination des téguments. Ces *vessies auditives* peuvent être ouvertes ou fermées. Par leurs connexions avec les téguments, elles diffèrent des organes auditifs des autres Invertébrés, des vésicules auditives des Vers, par exemple. Ces vésicules sont, chez la plupart des Crustacés supérieures, situées à l'article basilaire des antennes intérieures. C'est le cas pour les *Leucifer*, *Sergestes* et autres Malacostracés, auxquels se rattachent aussi les *Tanaïs*, dont la vésicule auditive s'ouvre cependant au dehors comme chez les Décapodes supérieurs. Elles peuvent se rencontrer aussi dans d'autres parties du corps; chez les *Mysides* elles se trouvent dans les deux lamelles internes de l'éventail de la queue. On rencontre dans les vésicules auditives (*fig*. 97, *b*) des corps solides, ou otolithes, qui, dans les vésicules fermées (*Mysis*, *Hyppolita*), consistent en une concrétion (*o*), toujours fixée par des poils fins, et disposés dans un ordre régulier (*a*).

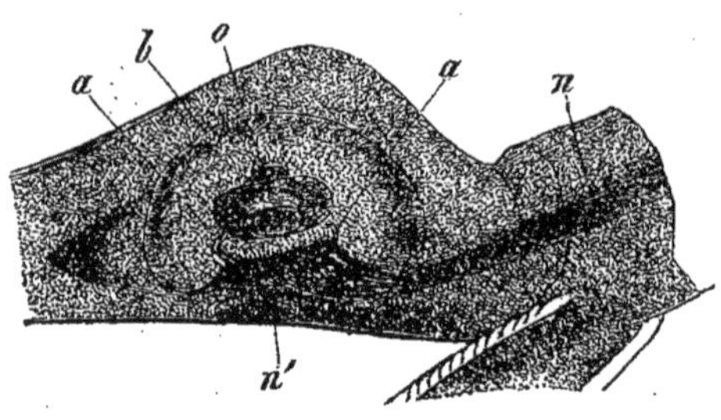

Fig. 97.

Dans les vésicules ouvertes, qui sont très-répandues chez les *Décapodes*, les orifices offrent une foule de complications. Les otolithes sont ici remplacés par des granules de sable, apportés du dehors, qui sont retenus d'une manière régulière par des poils partant de la paroi de la vésicule auditive (Hensen). Ces poils sont semblables aux autres poils des téguments, mais s'en distinguent par le fait que leur tige n'est qu'indirectement unie avec le fond de la vésicule, et qu'elle est placée sur une saillie membraneuse délicate, dans laquelle pénètrent des terminaisons nerveuses. Ils concordent par là avec les appendices en forme de baguettes qui, chez les Mysides, portent les otolithes, et auxquelles arrive également un nerf (*n*, *n'*). Le nerf auditif est chez les sus-nommés un rameau de celui de l'antenne intérieure, dans laquelle se trouve la vésicule auditive. Les deux conformations représentent ainsi des appareils terminaux nerveux, qui, par l'ébranlement des corps solides qu'ils supportent, qu'ils soient le produit de l'animal même, comme les otolithes, ou apportés du dehors, comme les grains de sable, sont mis en vibration et transmettent ainsi une excitation au nerf. Le nombre, la longueur et la forme particulière de ces poils auditifs, bien que constants dans l'individu, sont très-variables dans les différents genres, ce qui doit beaucoup modifier la sensation du son.

L'ensemble des dispositions de ce merveilleux appareil nous apprend comment les organes auditifs proviennent d'une différenciation des organes

Fig. 97. — Appendice caudal de *Mysis*, vu du côté; *b*, vésicule auditive; *o*, otolithe porté par les poils auditifs *a*; *n*, branche nerveuse (provenant du dernier ganglion de la chaîne abdominale) qui se distribue en *n'* aux poils auditifs. (D'après Hensen.)

généraux de sensation qui se rattachent aux parties tégumentaires. Les poils auditifs ne sont que des modifications des autres « poils » des téguments qui reçoivent des terminaisons nerveuses, comme les « baguettes tactiles, » et peuvent aussi se rencontrer sur des parties libres du corps. La formation des vésicules auditives ouvertes, ou des « cavités auditives, » représente un second degré de cette différenciation intéressante, qui se trouve encore plus prononcée par sa transformation en une vésicule fermée.

L'autre forme d'organes auditifs existe chez les *Insectes*, où elle n'a été d'ailleurs démontrée que chez un petit nombre. C'est surtout chez les Orthoptères pourvus d'organes vocaux qu'on peut reconnaître une disposition destinée à recevoir les impressions sonores. Leur arrangement général consiste en une membrane tendue comme une peau de tambour sur un anneau de chitine, dont une face est tournée en dedans et l'autre en dehors. Une vésicule trachéenne s'appuie à la face interne, sur laquelle, ou entre elle et le tympan, se trouve une expansion ganglionnaire nerveuse, qui émet des terminaisons modifiées d'une manière toute particulière, et ayant l'aspect de petits bâtonnets en forme de massue posés sur des filaments plus fins. Le tympan et la vésicule trachéenne servent d'organes résonnants. Les terminaisons nerveuses en forme de bâtonnets, qui paraissent rangées dans un ordre déterminé, constituent les organes percepteurs du son. Chez les *Acridiens*, l'organe est situé dans le métathorax, près de la base de la troisième paire de pattes, et reçoit son nerf du troisième ganglion thoracique. Le tympan se trouve ici dans un enfoncement peu prononcé, parfois au fond d'une cavité plus profonde. Il est formé d'une membrane de chitine appartenant aux téguments. Chez les *Locustides* et les *Achétides*, le tympan est caché dans le tibia des deux pattes antérieures. Chez les premiers, des deux côtés de la patte, il y a un tympan, superficiel ou au fond d'une cavité, qui s'ouvre en avant par un orifice unique. L'espace entre les deux tympans est occupé par deux troncs trachéens, dont l'un porte l'appareil nerveux terminal sous forme d'une carène. Cette carène auditive est formée chez les *Locusta* d'une série de cellules diminuant graduellement vers une des extrémités, dont chacune renferme un gros bâtonnet d'une grandeur correspondante. La peau du tambour des Achétides est plus simple, et se trouve sur le côté externe du tibia de la patte antérieure, au-dessous de l'articulation dite du genou.

On peut ranger à côté de ces organes, qui, par toute leur conformation, paraissent être destinés à l'audition, d'autres dont la nature est déterminée avec moins de certitude. La présence des mêmes corps cylindriques ou bâtonnets terminant les nerfs, permet du moins de les rattacher aux appareils auditifs, de même que l'expansion ganglionnaire du nerf sur le tronc trachéen exprime une parenté avec eux. Les extrémités nerveuses se dirigent vers les téguments, dont la couche chitineuse est toujours sur ces points, percée de groupes serrés de fins canaux poreux, la formation d'un tympan faisant défaut. On a démontré jusqu'à présent l'existence de ces organes à la racine des ailes postérieures des *Coléoptères*, de même qu'à la base des balanciers des *Diptères*.

Ces deux formes d'organes auditifs des Arthropodes sont, il est vrai, fort différentes par les détails de leur constitution, cependant on peut trouver entre eux certains rapports; lorsqu'on remarque que dans les deux cas, la couche cellulaire chitinogène sert à porter les organes terminaux particuliers qui, chez les Crustacés, sont en connexion avec les appendices des téguments, les poils auditifs, tandis que chez les Insectes, transformés en bâtonnets et ainsi différenciés dans une autre direction, ils continuent à subsister dans l'intérieur du dermo-squelette, sans entrer en rapports avec les appendices. La différence de situation de ces organes fournit un point d'appui ultérieur à cette conception, en ce qu'elle montre que généralement les téguments ont la propriété de se transformer sur quelques points en organes des sens complexes.

Outre les organes auditifs précédemment signalés chez les Crustacés, nous avons à mentionner encore quelques conformations qui trouveront peut-être ici leur place. Deux « cavités sphériques, semblables à des vésicules auditives », contenant un amas de concrétions, ont été décrites par Claus (*o. c.*, p. 56), chez des Copépodes (*Calanella*); et Leydig signale une terminaison nerveuse ganglionnaire dans la tête des *Daphnides*, sur laquelle se trouvent des éléments très-réfringents qui rappellent les « baguettes auditives des Insectes. »

Les organes auditifs des Crustacés supérieurs ont été exactement déterminés en premier lieu par Farre (*Phil. Trans.*, 1843, p. 233. Voy. en outre : Huxley, *Ann. Mag. Nat.*, 1851; Leydig, *Zeit. Zool.*, III, 1851, p. 287 ; Leuckart, *A. Nat.*, 1853 ; Kröyer, *Schrift. d. Königl. Dänischen Gesellsch. der Wissenschaften*, 5e Reihe. *Nat. et Math. Cl.*, IV, 1856 ; Claus, *Zeit. Zool.*, XIII, p. 437.) Les représentations les plus exactes, accompagnées de documents physiologiques, dans Hensen, *Zeit. Zool.*, XIII. D'après cet auteur, l'organe auditif du *Carcinus* se comporte d'une manière très-particulière. Il se compose dans la larve (Zoëa) d'une vésicule simple contenant des otolithes; chez l'être adulte les otolithes manquent, et la vésicule formée de trois demi-canaux est fermée. Les otolithes manquent, en outre, chez un certain nombre d'espèces, ayant des vésicules auditives fermées ; ainsi chez les *Hippa*, *Pinnotheres*, *Gelasimus*, *Ocypoda*, *Grapsus*, *Lupea*, *Platycarcinus*, *Hyas*, etc. Les vésicules auditives manquent chez les *Phyllosoma*, *Pandalus*, *Erichthus*, *Thysanopoda*. On distingue trois espèces de poils auditifs. Les plus importants sont ceux qui portent les otolithes, et passent en ces derniers, ou s'insinuent entre eux s'ils sont plusieurs. Ils sont fréquemment disposés en plusieurs cercles, ainsi chez le Homard, et chez l'Écrevisse. Les poils sont très-fins chez les *Palémons*, peu nombreux chez les *Crangon*, et encore moins (7-8) chez l'*Hippolyte*. Il y a un décroissement graduel de la grandeur des poils chez les *Mysis*. Des poils libres dans les sacs auditifs, montrant également une forme et un arrangement déterminés dans chaque genre, constituent la deuxième espèce ; et enfin Hensen a distingué comme appartenant à une troisième espèce, les poils auditifs qui se rencontrent en dehors des vésicules, et occupent des lieux divers. — Les vésicules auditives et leur contenu sont emportés avec le dermo-squelette à chaque changement de peau ; il se forme chaque fois un nouvel otolithe dans les vésicules fermées ; il s'introduit des concrétions dans celles qui sont ouvertes. Les poils auditifs changent aussi. Les nouveaux ne naissent pas dans les anciens, mais sous eux, et se redressent aussitôt que ces derniers sont loin. — Hensen a démontré qu'en ce qui concerne les fonctions des poils auditifs, ils sont, dans l'eau, mis en vibration par le son, et non tous également, mais tel poil correspondant à un son, tel autre à un autre, certains sons agissant ainsi d'une manière particulièrement forte sur un poil donné.

J. Müller a découvert l'organe auditif des Insectes chez le *Gryllus hieroglyphicus* (*Zur vergleichenden Physiologie des Gesichtsinns*, Leipzig, 1826). On doit des recherches exactes sur le même sujet à v. Siebold (*Arch. Nat.*, 1844). Leydig l'a récemment étudié au point de vue histologique, dans (*A. Ph.*, 1855, *Lehrb. d. Histologie*, 1851), et en a découvert les modifications qu'il présente chez les Coléoptères et les Diptères (*Arch. An. Phys.*, 1860, p. 299). Sur l'organe auditif des *Locusta*, voyez Hensen (*Zeits. Zool.*, XVI, p. 190), donnant une analyse exacte de la crête acoustique.

ORGANES DE VISION.

§ 125.

Les *organes de vision* des Arthropodes paraissent en partie semblables par leur nature à ceux des Vers, et présentent pour une autre partie des organes plus perfectionnés, mais dont les éléments essentiels restent les mêmes. Les yeux sont, comme chez les Vers, situés sur la tête; il est rare que des organes de cette nature se trouvent sur d'autres parties du corps. Nous distinguons dans l'œil l'appareil de perception, partiellement entouré du pigment, puis la partie des téguments formant l'enveloppe extérieure, laquelle est fréquemment modifiée de manière à jouer le rôle d'organe réfringent.

L'appareil percepteur consiste toujours en pièces en baguettes, en forme de massues, de cônes renversés ou de prismes à plusieurs faces (*fig.* 98, *C*, *r*) étant en connexion avec les fibres du nerf optique et que l'on peut par conséquent envisager comme en étant les terminaisons. Ce sont les « bâtonnets cristallins » des yeux d'Arthropodes qui, comparés aux formations analogues d'autres animaux, ont toujours une grosseur colossale. Leur nature est différente dans leur diverses parties, et pendant que leur extrémité libre, tournée vers l'extérieur, paraît assez réfringente pour qu'on y ait longtemps vu le milieu réfringent proprement dit de l'œil, et l'équivalent du cristallin, ils tendent à reprendre peu à peu vers leur partie centrale, les propriétés de la fibre nerveuse. Outre ce changement graduel, on peut encore y observer beaucoup d'autres différenciations. Il y a donc ici des appareils de terminaison qui sont dans leur genre, aussi particuliers que les extrémités des autres nerfs des sens. Une couche granuleuse de pigment constitue presque toujours l'enveloppe externe et forme une gaîne autour des bâtonnets, ne laissant libre que leur extrémité antérieure qui est ordinairement convexe.

Un organe réfringent spécial qu'on peut morphologiquement comparer au cristallin des animaux supérieurs, manque toujours, mais est remplacé par d'autres dispositions. Les téguments chitineux du corps passent dans tous les cas sur l'œil, mais dépourvus de pigment sur ces points, ils restent transparents et remplacent ainsi la cornée. Dans beaueoup de cas, cette couche présente un épaississement convexe en dedans, assez considérable pour en faire un organe réfringent, et cela d'une manière encore plus prononcée dans le cas où, se bombant fortement aussi à l'extérieur, elle constitue une sorte de lentille. Il y a, du reste, à l'extrémité libre des bâtonnets cristallins, une différenciation particulière, qui permet de regarder comme très-vraisemblable le fait que cette partie des bâtonnets a des propriétés réfringentes. Comme ces bâtonnets cristallins proviennent de la même couche cellulaire, qui produit l'enveloppe chitineuse du corps, il faut encore ici considérer l'organe de la vision comme une formation née des téguments.

Comme appareil d'accommodation, on peut indiquer, tant chez les Crustacés que chez les Insectes, des fibres musculaires qui courent le long des bâtonnets cristallins, et concourent sans doute à rapprocher ces derniers de la cornée réfringente.

De la participation à divers degrés que prennent les conformations susmentionnées à la composition de l'œil, résultent des combinaisons très-diversifiées, qu'on peut grouper sous les formes principales suivantes, qui ne sont pourtant pas absolument tranchées :

I. *Yeux sans cornée réfringente.*

1. *Œil simple.* Chaque œil n'est formé que d'un bâtonnet cristallin, enfoncé dans une masse pigmentaire, et toujours éloigné du tégument chitineux, qui ne prend aucune part à la structure de l'œil. Cette forme représente l'œil des Crustacés inférieurs. Deux yeux de ce genre presque immédiatement posés sur le cerveau caractérisent les larves des *Entomostracés* (forme Nauplie), et se présentent encore là où d'autres organes visuels déjà plus compliqués se sont introduits. Ces yeux, sous tous les rapports, concordent avec ceux des Vers (Turbellariées, Némertiens, beaucoup d'Annélides), fait qui indique une origine commune.

2. *Yeux composés.* Plusieurs bâtonnets cristallins peuvent concourir à la formation d'un même œil, sans entrer en connexion avec la partie des téguments qui le recouvre, ou sans que celle-ci prenne aucune part directe à l'appareil de vision. Cette forme d'œil se rencontre chez les Crustacés inférieurs et a également son modèle chez les Vers (par exemple dans le *Sagitta*).

II. *Yeux pourvus d'une cornée.*

1. *Œil simple.* L'appareil percepteur n'est représenté que par un seul bâtonnet cristallin assez grand, au-devant duquel une partie correspondante des téguments se modifie pour former une lentille (*Corycæïdes*).

2. *Yeux composés.*

a. Avec cornée simple. Réunion de plusieurs bâtonnets cristallins formant ensemble un organe de vision, recouvert par une cornée en forme de lentille convexe, qui est donc commune à l'ensemble de l'appareil de perception (*Arachnides*).

b. Avec cornées multiples. Un grand nombre de bâtonnets cristallins, disposés dans un ordre rayonnant autour du renflement ganglionnaire du nerf optique (*fig.* 98, *A*, *r*), sont réunis pour constituer un organe visuel convexe à la surface. L'enveloppe chitineuse forme sur chaque bâtonnet cristallin une facette correspondante (*fig.* 98, *B*), qui plus ou moins convexe fait saillie dans l'intérieur (*C*, *c*), et constitue ainsi un organe réfringent pour chaque bâtonnet (yeux à facettes des Crustacés et des Insectes). De nouvelles modifications sont le résultat de la participation que prend la « cornée » à la formation de chaque œil distinct. Les facettes peuvent ou n'être visibles qu'à l'intérieur, la face externe de l'œil restant lisse (Crustacés), ou elles peuvent faire saillie aussi à l'extérieur.

Chaque bâtonnet cristallin faisant partie de ces yeux composés doit être considéré comme l'analogue d'un œil simple (II, 1), et de même les parties de l'œil décrites sous I, 2, comme les analogues de celles de l'œil simple décrit en I, 1. Les yeux composés ne sont donc que des agrégations de yeux simples. Le nombre des bâtonnets cristallins qui concourent à la formation d'un œil composé est extrêmement différent, et peut varier de deux à plusieurs milliers. Il est encore digne de remarque que le nerf optique, avant son entrée dans tous les yeux composés, forme toujours un ganglion (*fig.* 98, *g*) qui est si étroitement uni à l'extrémité postérieure des bâtonnets que ceux-ci semblent y être enfoncés. Selon que l'une ou l'autre de ces formes d'organes visuels se présente seule, ou à côté d'une autre, il en résulte les différences les plus nombreuses sous le rapport des yeux chez les diverses subdivisions des Arthropodes. Les transformations des organes visuels déterminent des particularités qui ne sont pas insignifiantes ; certaines formes prédominant dans les premiers états du développement, disparaissent ensuite à l'apparition des organes visuels plus hautement différenciés, ou persistent sous une forme rudimentaire.

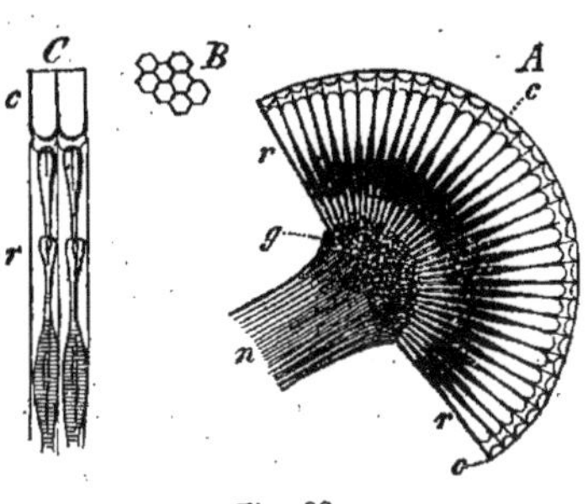

Fig. 98.

La forme d'œil simple, mentionnée la première, prédomine chez les *Entomostracés*. Les deux yeux sont rapprochés, confondus en un organe par le pigment qui les enveloppe ; là où ils ne reposent pas sur le cerveau même, c'est un appendice médian émanant de ce dernier qui les porte. Ils se rencontrent chez les états larvaires des Cirrhipèdes et des Rhizocéphales, et chez les Copépodes, Ostracodes et Branchiopodes. Chez un grand nombre de Copépodes vivant à l'état libre, cet œil impair est tantôt plus, tantôt moins nettement divisé en deux. La présence de plusieurs bâtonnets cristallins dans chaque œil constitue un passage à la forme des yeux composés, et le fait que la partie du tégument qui recouvre la paire d'yeux simples s'épaissit sur deux facettes correspondant aux bâtonnets cristallins, indique un pas vers la formation d'une lentille cornéenne. Un autre phénomène encore chez les Copépodes résulte de l'augmentation des bâtonnets cristallins. Si nous considérons comme un œil simple celui qui n'a qu'un bâtonnet, nous n'envisagerons pas, comme ne formant qu'un seul œil, deux bâtonnets latéraux accouplés, dont chacun est pourvu d'une couche pigmentaire particulière. Ils devront bien plus être regardés comme des yeux distincts, dont ceux de chaque côté se sont rapprochés, tandis qu'ailleurs ceux des côtés opposés se sont associés. Nous en trouvons de nombreux exemples déjà chez les Vers. Nous avons donc, par doublement des bâtonnets, à distinguer quatre yeux sim-

Fig. 98. — *A*, Coupe schématique au travers d'un œil composé d'*Arthropode* : *n*, nerf optique ; *g*, son renflement ganglionnaire ; *r*, bâtonnets cristallins sortant du ganglion ; *c*, cornée à facettes formée par les téguments, où chaque facette en raison de sa convexité interne paraît être un organe (lentille) réfringent ; *B*, quelques facettes de la peau vues de dessus ; *C*, bâtonnets cristallins (*r*) avec la lentille correspondante de la cornée (*c*) de l'œil d'un Coléoptère.

ples. Lorsqu'une de ces paires, la plus antérieure interne, reste à son état inférieur, pendant que l'autre postérieure se développe par grossissement des bâtonnets cristallins, en même temps que les téguments lui fournissent une cornée réfringente, nous avons la disposition que nous présente l'appareil de vision des *Pontellides* et des *Corycæïdes*, chez lesquels nous remarquons un œil accessoire médian, placé entre deux yeux simples, latéraux, très-grands, pourvus d'une lentille cornéenne.

A côté de cet œil médian, qui quelquefois est réduit à une tache pigmentaire, les *Daphnides* et les *Phyllopodes* possèdent encore deux yeux composés, qui, chez les premiers, sont confondus entre eux à des degrés divers, et sont mus par des muscles particuliers. La considération que, chez les Copépodes, des yeux simples peuvent, par l'augmentation des éléments de perception, passer à l'état d'yeux composés; que, de même d'un organe visuel formé de nombreux bâtonnets, peuvent provenir deux yeux considérables par développement exceptionnel de quelques bâtonnets qui se séparent du reste de l'œil primitif médian et impair; — tout cela permet de faire dériver aussi l'appareil optique des *Branchiopodes* de dispositions semblables à celles qui existent chez les Copépodes. Nous regardons donc la paire d'yeux latéraux des Branchiopodes comme une différenciation se manifestant par augmentation des bâtonnets cristallins, et par développement d'un nerf optique particulier; différenciation partant de l'appareil visuel primitif des Copépodes, dont il persiste également quelques restes. L'œil des *Daphnides*, ordinairement fusionné, mobile dans diverses directions, n'a point de connexions déterminées avec les téguments. Par leur mobilité et leur situation immédiate sous la carapace chitineuse, les yeux des *Phyllopodes* forment le passage à ceux où la carapace chitineuse prend une part directe à l'appareil optique. La situation de l'œil à l'extrémité d'un appendice pédicellé (chez les *Artemia* et *Branchipus*) permet de les rattacher aux Malacostracés à yeux pédonculés. La disposition en facettes de la cornée formée par l'enveloppe chitineuse n'est visible qu'à l'intérieur, comme chez les deux grands yeux des *Pœcilopodes*, entre lesquels se trouvent encore deux yeux accessoires plus petits. Les yeux également composés des *Læmodipodes* sont dépourvus de ces facettes internes; par contre, les organes de vision des *Cloportes*, composés d'un groupement d'yeux distincts, présentent des lentilles cornéennes.

Les Thoracostracés (*Podopthalmata*) ont des yeux composés à facettes. Chacun des deux, formé de la réunion de nombreux bâtonnets cristallins, est supporté par un pédoncule spécial, que des muscles mettent en mouvement, et qui est placé devant les antennes. Les yeux latéraux, déjà existants chez les Phyllopodes, atteignent ainsi leur plus haut développement, en même temps que la partie médiane de l'appareil visuel primitif (yeux d'Entomostracés), qui fonctionne encore dans les divisions inférieures des Crustacés, n'existe encore que dans quelques états larvaires (Phyllosomes, Crevettes), ou ne se développe plus du tout.

J'ai pris pour point de départ l'œil des *Copépodes* et ai cherché à en déduire les formes diverses de vision, non-seulement parce que cette forme se présente comme la plus simple, mais encore parce que c'est celle qui se rattache le plus directement à la conformation la plus répandue de l'appareil visuel chez les Vers. L'ébauche est paire chez les Copépodes, il y a ensuite fusion dans le courant de la période embryonnaire. Aux deux bâtonnets cristallins qui existent ordinairement, et forment sur les taches pigmentaires des pièces réfringentes en forme de sphère, il s'en ajoute fréquemment de nouvelles. Un cône cristallin plus épais, dorsal, ventral ou dirigé en avant, est placé entre les deux bâtonnets primitifs (*Ichthyophorba*), ou on y rencontre à côté des plus grands encore plusieurs paires de petits (*Temora, Dias, Thalestris*). Dans la famille des *Pontellides*, un œil impair, pourvu d'un cône cristallin, se recule sur la face ventrale, et forme un bulbe mobile fixé sur une tige. Cet œil inférieur peut, comme le supérieur, être pourvu d'une lentille cornéenne fournie par les téguments (Claus, *Copepoden*). Dans plusieurs Copépodes, les yeux sont mobiles, ensuite de l'existence de fibres musculaires allant du bulbe aux parois de la cavité qui le contient. — La position des deux gros yeux séparés des *Pontellides* et *Coricæïdes* développés est fort différente, leurs lentilles cornéennes étant situées tantôt au bord antérieur, tantôt à la face supérieure du céphalo-thorax. — Les deux yeux latéraux et composés des Phyllopodes se trouvent, chez les *Ostracodes* dans les *Cypridina*, accompagnés d'un œil médian accessoire qui, chez les *Cypris*, constitue le seul œil existant.

Quelques conditions de passage qui se remarquent dans l'œil des *Branchiopodes* ont de l'importance. La paire d'yeux composés, fusionnés ensemble des *Daphnides*, est située dans une cavité spéciale représentée par un sinus sanguin qui, chez beaucoup, n'a pas de revêtement tégumentaire propre. Chez les *Argulines*, les deux yeux sphériques sont aussi placés dans un sinus sanguin du chaperon, cependant les téguments sont transformés en cornée sur les yeux, et présentent des sinuosités correspondant à l'extrémité des cônes cristallins. Chez beaucoup de Daphnides, l'œil se rapproche davantage des téguments, et se loge peu à peu dans une saillie (*Daphnia quadrangula, brachiata*), qui comprenant même le point de réunion avec le nerf optique (*Polyphemus*), produit une espèce de tige (Leydig, *Daphniden*). Ce qui a lieu ici pour les yeux fusionnés, s'est réalisé chez les yeux séparés des *Branchipus* et *Artemia*, et la jonction de la surface de l'œil avec les téguments explique la formation de facettes sur ces derniers, et la connexion de l'enveloppe chitineuse avec l'organe de la vue. Cette connexion se rapporte cependant d'une manière prépondérante à la fonction, car aussi chez l'œil plus éloigné des téguments, la participation de ces derniers à la genèse des bâtonnets cristallins ne saurait guère être mise en doute. Le nombre des bâtonnets est très-différent dans les yeux des Branchiopodes; il est souvent considérable, et leurs extrémités convexes paraissent comme des perles transparentes se détachant sur la sombre sphère pigmentaire du bulbe.

Les *Pœcilopodes* possèdent, outre les deux grands yeux latéraux et composés, deux plus petits à cornée lisse. Leur structure intime est inconnue. Il n'est pas invraisemblable qu'ils proviennent des yeux médians impairs des *Phyllopodes*.

Les yeux composés sont peu développés chez les *Lœmodipodes*, de même chez les Gammarides, parmi les Amphipodes, tandis que les Hypérides sont caractérisés par des yeux très-développés. Chacun des deux yeux est, chez les *Phronima*, divisé en deux parties, l'une latérale et l'autre supérieure, qui se distinguent par la longueur différente de leurs bâtonnets (Pagenstecher, *Arch. Nat.*, 1861, p. 30), et il en résulte la répétition de ce que nous avons déjà remarqué sur la différenciation des yeux des Copépodes. Des différenciations de ce genre s'expliquent par la formation des yeux composés, dont les éléments, intervenant primitivement comme parties individuelles, descendent avec leur augmentation numérique, à un degré inférieur. Si donc des bâtonnets isolés ou en groupes constituent de nouveau une subdivision particulière, ils ne font qu'exprimer leur signification primitive. Des différenciations de ce genre se rencontrent aussi dans les yeux composés des Crustacés supérieurs. On les trouve chez les Schizopodes (*Ephausia*). On observe aussi chez eux une formation particulière d'organes sensitifs oculiformes, qui se remarquent sur les côtés de plusieurs pattes thoraciques, et entre les quatre pattes natatoires antérieures de l'abdomen, sous la forme de sphères brillantes et rouges (Claus).

La tige oculaire des *Thoracostracés* a été à tort prise par plusieurs pour un membre. Elle doit son origine à l'intervention d'une différenciation graduelle vers un allongement qui, ensuite de son apparition relativement tardive dans le cours de l'ontogénèse, se manifeste également comme tardive sous le rapport phylogénétique. — Sa présence chez les *Tanaïs* indique pourtant qu'elle existait déjà avant la séparation des Thoracostracés. Les facettes formées par les téguments sont déjà extérieurement bien circonscrites chez ces yeux, et constituent ou des espaces quadrangulaires (*Astacus*, *Palæmon*, *Palinurus*, etc.), ou hexagones (*Maja*, *Portunus*, *Squilla*, etc.). Nous donnons dans le paragraphe suivant quelques remarques histologiques sur les bâtonnets cristallins.

§ 126.

Contrairement à la grande diversité que les organes visuels présentent quant à leur composition et leur arrangement chez les Crustacés, ils se comportent d'une manière plus uniforme dans les autres classes d'Arthropodes. Les yeux des *Myriapodes* se rattachent à ceux des *Isopodes*. Leurs yeux simples, disposés en une ou deux séries sur les côtés de la tête, sont variables (4—8) par le nombre.

Chez les *Arachnides*, la forme de yeux composés avec cornée simple, est celle qui domine; mais cette dernière se comporte tout différemment que celle qui existe dans les yeux semblables des Crustacés. Chaque œil a une cornée bombée en dehors et en dedans, de manière à pouvoir fonctionner d'une manière complète comme une lentille. Dans son intérieur, il contient des éléments nombreux, analogues aux bâtonnets cristallins, dont les extrémités antérieures renflées s'appuient contre la convexité interne de la cornée. L'œil se distingue ainsi, par sa lentille cornéenne simple, des autres yeux composés. Les yeux des *Araignées* sont caractérisés par le développement d'une couche de pigment qui s'étend en partie entre les bâtonnets cristallins, et, se continuant sur les côtés jusqu'à la lentille formée par la cornée, y constitue un anneau semblable à un iris. Cet anneau pigmentaire renferme des fibres musculaires circulaires, qui en effectuent la rétraction. Dans beaucoup d'araignées on remarque que l'œil présente dans son intérieur un éclat métallique très-vif, causé par une couche granuleuse (*tapetum*) qui tapisse le fond de l'œil.

Ces yeux présentent plusieurs particularités quant à leur position et à leur nombre. Les *Scorpions* sont ceux qui en ont le plus. Deux grands yeux très-rapprochés sont entourés de chaque côté d'un groupe (2 à 5) d'yeux plus petits. Chez les *Araignées* et les *Phrynéides* on trouve ordinairement 8, plus rarement 6 yeux, le plus souvent différents par la grosseur, répartis symétriquement sur le thorax, pendant que les *Opilionides* n'en portent sur le même point que trois ou quatre, dont les plus gros sont placés sur une élévation du céphalo-thorax. Les *Pycnogonides* en ont quatre dans la même situation. Par contre, chez beaucoup d'*Acariens*, les yeux se réduisent à deux, de même chez les *Tardigrades;* ils manquent complétement chez beaucoup d'Acariens parasites, ainsi que chez les *Pentastomes* endoparasites.

Les organes de vision des *Insectes* doivent, sous le rapport de leur structure, être séparés en deux groupes ; les uns sont les yeux à facettes, qui occupent les deux côtés de la tête, et sont le plus souvent remarquables par leur grosseur ; les autres sont accessoires, plus petits et lisses (ocelles, stemmates, points oculaires). Ces derniers représentent, la plupart chez des larves, le seul organe de vision. Ils sont répandus dans les larves des Lépidoptères, de beaucoup de Névroptères, dans les larves de Coléoptères, pourvues de pattes, de même chez beaucoup de larves de Diptères. Ils occupent ici les côtés de la tête en nombre très-variable, et, lorsqu'il est grand, on les trouve disposés par groupes, ou répartis en séries régulières. Chacun de ces yeux n'est formé que d'un seul bâtonnet ou d'un petit nombre, réunis, que les téguments recouvrent en manière de cornée. Chez plusieurs Insectes ces yeux représentent l'organe visuel permanent. Il n'y en a que deux, comme particularité, chez des Hémiptères ayant rétrogradé par parasitisme, entre autres les *Pediculides*, *Coccides*, etc. Une autre forme de ces yeux simples se rencontre chez beaucoup d'Insectes ayant des yeux composés. Ils sont placés entre ces derniers sur la face frontale au nombre de deux ou trois, et se distinguent de ceux précédemment mentionnés par un nombre plus considérable de bâtonnets cristallins, auxquels, comme dans les yeux d'Arachnides, correspond une cornée lenticulaire simple.

Les yeux à facettes concordent avec ceux de la même catégorie que nous avons déjà décrits chez les *Crustacés*. Ils constituent de chaque côté du corps deux saillies fortement arquées, et sont, par la forme et la grosseur, ainsi que le nombre des facettes, variables, au point qu'ils occupent chez les uns toute la partie frontale, et, partant des deux côtés, se rencontrent dans le milieu; tandis que chez d'autres ils restent circonscrits aux parties latérales de la tête.

Les pièces que nous avons désignées sous le nom de **bâtonnets cristallins** ne sont bien connues que chez les Crustacés supérieurs et les Insectes, chez ces derniers ils paraissent être des organes complexes, susceptibles de différenciations très-variées. Ils sont plus considérables chez les Insectes que chez les Crustacés, et il reste encore à établir s'ils sont aussi complexes chez les Crustacés inférieurs. Il y a à distinguer dans ces bâtonnets cristallins deux parties qui sont également différentes, au point de vue fonctionnel : l'antérieure, formant ce qu'on appelle le *cône cristallin*, la postérieure, le **bâtonnet optique**. La première paraît être une pièce fortement réfringente, dans laquelle on observe d'autres subdivisions. Le bâtonnet optique est en contact direct avec le cône cristallin ; il est presque totalement enveloppé de pigment, et peut de nouveau se partager en plusieurs articles. C'est dans ce dernier que nous devons chercher l'appareil sensible à la lumière, car c'est à lui qu'aboutit le nerf optique provenant du ganglion qui est placé derrière. En ce qui concerne la structure des bâtonnets optiques, leur division en lamelles est, au point de vue physiologique, fort importante. On a observé aussi une division en cinq fibres de l'extrémité qui est en contact avec le cône cristallin.

Chaque bâtonnet cristallin avec ses parties provient d'un groupe de cellules de la matrice des téguments. Chez les Insectes, quatre de ces cellules s'associent et se fusionnent entre elles dans la longueur pendant leur croissance, pendant que leurs noyaux, par segmentation continue, restent dans une place déterminée de la formation maintenant allongée. C'est par une différenciation dans l'intérieur de ces ébauches des bâtonnets cristallins que se forment le cône cristallin aussi bien que le bâtonnet optique, tous deux enveloppés d'un étui qui est composé de cellules, et qui entoure également le pigment. La séparation du cône cristallin, au lieu de se faire dans l'intérieur de l'ébauche, a lieu aussi en dehors contre la cuticule fonctionnant comme cornée, le cône cristallin pouvant se souder avec elle (*Lampyris*, M. Schultze). Il peut encore se former derrière la cornée et devant le cône cristallin proprement dit, des pièces réfringentes, comme par exemple, les doubles sphères incrustées trouvées par Leydig chez l'*Oniscus*.

Sur la structure intime des yeux d'Arthropodes, voyez J. Müller, *Vergl. Anat. des Gesichts-*

sinnes, p. 337 ; Will, *Beiträge z. Anat. d. zusammengesetzten Augen*, Leipzig, 1840 ; Gottsche, *Arch. An. Phys.*, 1852 ; Leydig, *Arch. An. Phys.*, 1855 ; *Lehrbuch d. Histologie, Tafl. z. Vergl. Anat.*, I ; Tübingen, 1864 ; Claparède, *Zeit. Zool.*, X ; M. Schultze, *Untersuchungen über die zusammengesetzten Augen d. Krebse und Insecten*, Bonn, 1848 ; Landois, *Zeits. Zool.*, XVI, p. 27, sur les yeux des chenilles.

ORGANES DE NUTRITION

Organes digestifs.

CANAL INTESTINAL.

§ 127.

Le canal digestif des *Arthropodes* commence à la partie antérieure du corps et s'étend dans sa longueur en suivant un trajet presque direct jusqu'à sa partie postérieure, où il s'ouvre au dernier segment. Il y a dans cette disposition générale une concordance reconnaissable avec les Vers, notamment les *Némertiens* et les *Annelés;* seulement le degré ordinairement très-variable du développement des différentes parties de l'intestin réfléchit fréquemment les distinctions qu'il y a entre les *Vers* et les *Arthropodes*, et qui expriment chez ces derniers des différenciations poussées beaucoup plus loin. La position du tube digestif, relativement aux autres organes, est semblable à ce qu'elle est chez les Vers ; cependant la différenciation du cœur apporte à la situation de cet organe quelques changements définis. La chaîne ganglionnaire nerveuse chemine sous l'intestin, le cœur est placé au-dessus. Quoique l'intestin paraisse être libre dans la cavité du corps, et n'être relié à la paroi de ce dernier que par son commencement et sa terminaison, il est sur son trajet en rapport avec elle, outre les nerfs qui lui arrivent, par un tissu qui appartient à l'ordre des tissus connectifs, et y est aussi fixé par des fibres musculaires. L'ouverture anale est ou ventrale ou terminale. Les trois divisions qu'on peut reconnaître dans le tube intestinal des Vers existent chez celui des Arthropodes, mais ne présentent de fortes complications que chez les Insectes. Les circonvolutions se comportent comme chez les Annélides. Le revêtement de cils vibratiles manque toutefois, et on trouve à leur place, recouvrant l'épithélium intestinal, une couche de chitine qui ne manque que sur les surfaces appropriées à des fonctions de secrétion. L'entrée du canal intestinal est caractérisée par des organes extérieurs particuliers, qui diffèrent par le nombre, la forme, comme par la nature de leurs fonctions, et proviennent de modifications d'appendices articulés du corps.

Cette transformation de membres en pièces buccales est très-facile à reconnaître chez les *Crustacés*, et chez l'Écrevisse, par exemple, on constate au premier coup d'œil la modification graduelle des pattes en pattes-mâchoires, et de celles-ci en mâchoires ; de sorte que la signification morphologique de ces parties ne donne aucune prise au doute. Une distinction beaucoup plus tranchée de ces pièces apparaît chez les autres Arthropodes, et si on peut, chez les Crustacés, démontrer et suivre le passage graduel d'organes locomoteurs en parties buccales même chez les organismes développés, on ne peut le constater, chez les Trachéates, que par l'histoire de leur évolution embryonnaire. Les circonstances précises de ces rapports avec les membres articulés ont déjà été abordées au § 116.

A côté des membres, les bords de l'ouverture de la bouche participent à la formation d'organes buccaux, par une production de parties saillantes qu'on désigne sous le nom de *lèvres*. La plus constante est la lèvre supérieure, tandis que la lèvre inférieure ne peut être ainsi désignée que chez les Crustacés, la pièce qualifiée de ce nom chez les Insectes étant représentée par une paire de membres modifiés.

Le canal intestinal des *Crustacés* se distingue, tant par la rectitude de son trajet, que par le peu de complication de ses subdivisions. L'ouverture buccale occupe non-seulement toujours une situation ventrale (*fig.* 99, *o*), mais elle est très-fréquemment reculée fort en arrière, de sorte que le tube œsophagien qui en part, commence son trajet en remontant vers la partie antérieure du corps, pour ensuite se replier et revenir en arrière. L'intestin buccal se subdivise le plus souvent en deux portions. L'antérieure, désignée sous le nom d'œsophage, est, dans la règle, étroite; la postérieure, au contraire, est généralement élargie et représente une partie importante du canal digestif. Elle se sépare nettement de l'intestin moyen, dans lequel, dans beaucoup de cas, elle pénètre en y formant une saillie conique. Les parois de cette partie postérieure de l'intestin buccal sont ordinairement plus fortes (*v*), et leur surface fréquemment revêtue d'un squelette chiti-

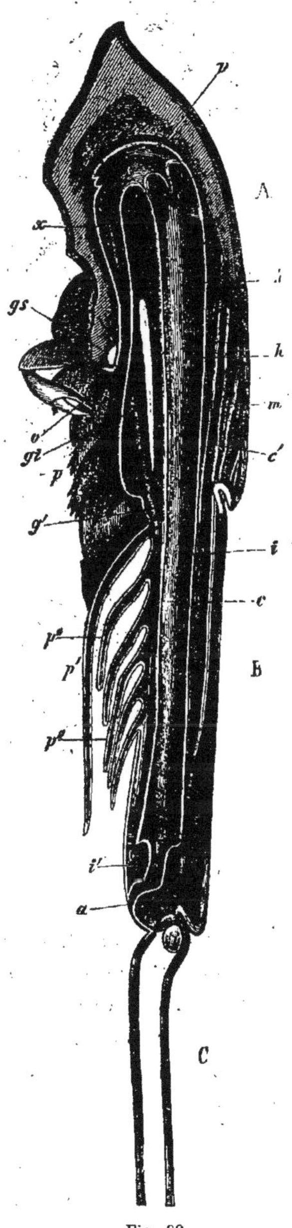

Fig. 99.

Fig. 99. — Coupe médiane d'un *Limule; A,* bouclier céphalique; *B,* abdomen; *C,* aiguillon caudal (son extrémité n'est pas figurée); *o*, bouche; *x*, œsophage; *v*, estomac masticateur; *i*, intestin moyen; *i'*, rectum; *a*, anus; *hh*, orifices des glandes biliaires; *c*, cœur; *c'*, artère céphalique; *m*, muscles; *gs*, ganglion œsophagien supérieur (cerveau); *gi*, chaîne ventrale; *g'*, tronc nerveux; *p*, pattes-mâchoires; *p'*, plaque couvrant les branchies; *p''*, branchies. (D'après Van der Hoeven.)

neux ferme, qui présente des saillies en forme de dents dirigées les unes contre les autres et mobiles. Ces saillies forment ou des lignes continues, ou des aspérités, des piquants ou soies de diverses sortes, souvent très-compliquées, chitineuses dans tous les cas, et provenant de l'enveloppe de même nature, qui recouvre la plus grande partie de la paroi interne de l'intestin. Elles représentent un appareil servant à la trituration des matières ingérées, ce qui a fait donner à cette subdivision de l'intestin le nom d'*estomac masticateur*. Cet organe est ordinairement assez considérable par son étendue, et doit à son squelette solide une configuration déterminée et régulière. C'est chez les *Décapodes*, où il constitue la partie la plus étendue de tout l'intestin, qu'il est le plus remarquable. Il est moins ou pas du tout développé chez les *Entomostracés*, par contre les *Isopodes* (Arthrostracés), possèdent un squelette assez compliqué dans leur estomac masticateur qui est d'ailleurs petit, et dont on trouve des traces chez les *Amphipodes* (Gammarus). Lorsque les pièces chitineuses manquent, on remarque cependant encore une dilatation de l'extrémité de l'intestin buccal.

L'intestin moyen (*fig.* 99, *i*; *fig.* 100, *i*) forme, quant à la longueur du

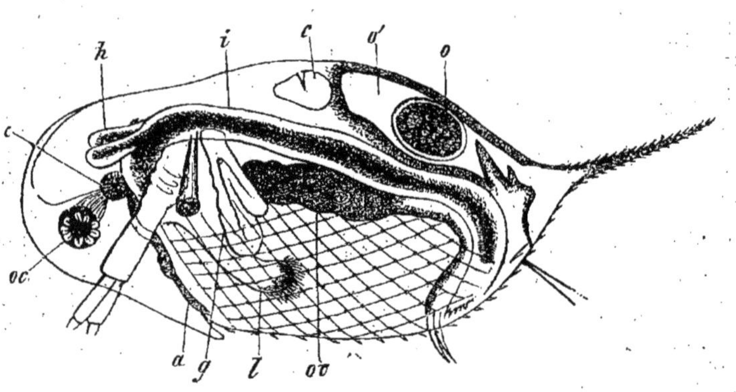

Fig. 100.

moins, la partie la plus considérable du tube intestinal. C'est la plus importante, dans laquelle débouchent les glandes annexes de l'appareil digestif (*fig.* 99, *h*), et elle présente la plus grande diversité sous le rapport de sa largeur, et des appendices cæcaux qui s'y rattachent. Elle a dans beaucoup de cas, un calibre uniforme, dans d'autres elle s'élargit à sa partie antérieure, à laquelle on a donné le nom « d'estomac chylifique. » Lorsque cette dilatation s'étend à tout l'intestin moyen, on l'a appelé « intestin chylifique. » Cette partie est passablement élargie chez beaucoup d'*Isopodes* et aussi chez quelques *Copépodes*. On trouve chez les Crustacés de tous les ordres des appendices cæcaux au commencement de l'intestin moyen, qui naissent par paires, et sont rarement impairs. Ils n'existent que dans un petit nombre de genres chez les Copépodes. Ils sont par contre bien plus répandus chez les

Fig. 100. — Organisation d'une *Daphnie*; *a*, antennes tactiles; *c*, cerveau; *oc*, œil; *i*, intestin (moyen); *h*, cæcum à son origine; *g*, glande coquillière; *c*, cœur; *l*, lèvre supérieure; *ov*, ovaire; *o*, un œuf occupant la cavité incubatrice *o'* comprise entre le corps et le manteau. (D'après Leydig.)

Branchiopodes, tantôt sous la forme d'une paire unique de courts cæcums (*Daphnides*, *fig.* 100, *h*), tantôt richement ramifiés (*Argulus*, *Hedessa*), ou émanant de l'intestin en plus grand nombre et différenciés à leur extrémité en organes glandulaires (*Apus*). Nous trouvons aussi chez les Malacostracés des exemples de cette transformation de cæcums de l'intestin situés à la même place, en appareils de secrétion. Ces appendices, qui dans les divisions inférieures (*Schizopodes*) ne sont que des cæcums simples, sont disposés en plusieurs paires. Ils apparaissent aussi chez les *Phyllosomes*, où on a pu reconnaître qu'ils provenaient de la ramification graduelle d'une paire de cæcums. C'est d'eux que proviennent chez les Malacostracés supérieurs, ces conformations glandulaires bien déterminées, qui fonctionnent vraisemblablement comme « foies. » Ces appendices de l'intestin auront donc encore à nous occuper lorsque nous traiterons des organes accessoires.

La portion la plus courte de l'intestin est sa partie rectale. Elle est ordinairement plus étroite que la précédente, plus rarement élargie dans son milieu, et ne présente que dans peu de cas des appendices cæcaux.

La fonction du canal intestinal n'est pas, chez tous les Crustacés, limitée à la digestion. On observe chez quelques-uns d'entre eux (*Astacus*, *Limnadia*, *Daphnia*) dans la partie rectale de l'intestin, une succession presque rhythmique d'absorption et d'expulsion d'eau, fait qui semble indiquer dans cette partie du canal intestinal une activité respiratoire.

Le canal digestif subit une rétrogradation dans beaucoup de Crustacés inférieurs. Il disparaît chez les mâles rabougris de plusieurs Copépodes parasites, et de quelques Cirrhipèdes. Avec l'apparition du genre de vie parasite, l'appareil de nutrition des *Rhizocéphales* paraît être remplacé par des dispositions très-particulières. Sur un point correspondant de la surface supérieure de la tête, qui, chez ces Crustacés parasites, est enfoncée dans le corps de son hôte (un Crabe), naissent de nombreux tubes qui, étant en partie fermés à l'extrémité, et en partie anastomosés en plexus réticulés, se rendent au canal intestinal de l'hôte et l'enveloppent sur de larges étendues. Le liquide nourricier, élaboré dans l'intestin de l'hôte, pénètre par endosmose dans ces tubes, et est ainsi apporté par eux au parasite, où il se rassemble dans un réservoir spécial.

Autant le commencement de l'intestin buccal toujours étroit présente peu de particularités, autant la partie que nous désignons sous le nom d'*estomac masticateur* est diversifiée dans sa conformation, les pièces de sa charpente étant sous l'action de muscles spéciaux. Sur le côté de cet organe, il se forme chaque année chez les Décapodes avant leur changement de peau, des concrétions solides (dites « yeux d'écrevisse ») constituées principalement de carbonate de chaux. Leur point de formation est entre la couche de chitine de l'estomac, et la couche de cellules chitinogènes. A l'époque de la production de la concrétion précitée les deux couches s'éloignent, et il se produit entre elles un disque homogène chitineux, qui s'accroît par addition de nouvelles couches, et s'imprégne peu à peu de calcaire. Comme d'autres produits chitineux, il est aussi traversé de canaux poreux. Il se passe donc ici le même fait que celui de l'incrustation du dermo-squelette des Crustacés (Leydig, *Histologie*, p. 336). Comme lors de la mue le revêtement chitineux de l'estomac masticateur est aussi enlevé, la concrétion qui se trouve au-dessous devient libre, et dissoute dans l'intestin, fournit les éléments de la première incrustation des téguments encore mous après la mue. —

Dans une portion du canal intestinal, on trouve chez les Isopodes de nombreux prolongements ou villosités. Cornalia et Panceri les ont décrits chez les *Gyge*. Je ne suis pas certain que cette partie représente l'estomac chylifique de même que les masses glandulaires qui l'environnent, qu'on a signalées comme étant des glandes salivaires, sont de nature très-indéterminée. Une autre particularité qu'offre l'intestin moyen chez les Isopodes, est une paire de sillons qui, chez les Cloportes terrestres, s'étend sur la surface ventrale de l'intestin jusqu'au delà de la moitié de l'intestin médian. Ces sillons entourent une crête médiane de la paroi de l'intestin qui se termine par une saillie arrondie.

Les formations cæcales de l'intestin moyen des Crustacés répètent comme dilatations locales de ce dernier, un fait qui s'observe également chez les Vers. Leur circonscription sur une seule partie de l'intestin et leur nombre moindre correspondent à la plus grande centralisation de l'organisme des Arthropodes. Dans les cæcums qui existent dans les formes inférieures de presque toutes les divisions de cet ordre, il y a une différenciation première d'organes qui, dans les formes supérieures, doivent devenir des « glandes. » On peut donc, sous ce rapport, les considérer comme étant l'ébauche de ces dernières, bien qu'on ne puisse pas encore fonctionnellement les distinguer de l'intestin même.

Relativement à l'apparition des cæcums, il faut mentionner qu'on ne les trouve à l'état impair que chez les formes inférieures. Chez les *Sida*, dans les Daphnides, et *Pleuromma* parmi les Copépodes, il y a un cæcum médian simple et dirigé en avant. D'autres Copépodes en possèdent un, plus deux autres latéraux (*Temora*); plusieurs Daphnides (*Polyphemus*) se comportent de même. L'intestin moyen sinueux de plusieurs *Sapphirines* indique une répétition de formations cæcales, qui est chez quelques-uns (*S. pachygaster*) poussée jusqu'à la production de plusieurs appendices divisés (Claus, *Copepoden*). Cette apparition de cæcums n'est pas moins répandue chez les Copépodes parasites, où même elle peut prendre une grande extension, par exemple chez les *Nicothoë*.

Les Cirrhipèdes nous enseignent aussi que le développement ultérieur de ces cæcums, chez les Crustacés inférieurs, représente une disposition due à l'adaptation, et qui n'a pas une grande signification; en effet, tantôt on les rencontre dans les animaux précités (*Balanus* en a huit), tantôt ils manquent (*Chthamalus*, *Coronula*, *Tubicinella*, etc.). — Parmi les Phyllopodes, les *Artemia* et *Branchipus* offrent deux appendices très-sinueux; qui, chez les *Argulines*, s'étendant sur le bouclier céphalique en riches ramifications, et largement divisés à leur extrémité, chez les *Limnadia* passent à l'état de lobes glandulaires. — Enfin, chez l'*Apus* ces deux larges cæcums sont dirigés en avant et continués par une série (7) de canaux étroits, qui portent une réunion de lobules glandulaires en grappes. Les deux cæcums paraissent donc, ainsi que leurs ramifications, être les conduits déférents d'un appareil glandulaire qui s'est formé à leurs extrémités. On peut observer dans les *Phyllopodes* tous les passages d'une série allant d'une simple expansion de la paroi de l'intestin jusqu'à la glande lobée richement développée. Mais les canaux de sortie de ces glandes réunies de chaque côté, conservent toujours dans leur extension le caractère primitif qui permet encore de les reconnaître comme des cavités appartenant à l'intestin.

Ces mêmes cæcums reviennent en rapport aussi avec un appareil glandulaire chez les Malacostracés. Il y a chez les *Mysis* quatre paires de cæcums (deux antérieures petites et deux postérieures plus grandes) (Van Beneden), et il se forme également de pareils cæcums chez les Décapodes plus élevés, qui, cependant ne conservent que chez les *Phyllosomes*, — à moins que ceux-ci ne sont pas simplement des larves de *Palinurus*, — leurs rapports primitifs avec l'intestin au milieu de leurs ramifications progressives, tandis que chez les autres ils se transforment en un organe, dont nous avons plus bas (§ 131) à parler avec détails. L'épithélium de l'intestin moyen de beaucoup de Crustacés inférieurs, surtout chez les Copépodes, a une nature glandulaire ; ces cellules sont souvent distinguées par leur coloration et renferment des gouttes graisseuses. On les a considérées comme remplaçant le foie absent. La couche épithéliale présente encore d'autres différenciations.

Chez plusieurs Copépodes, on trouve sur la paroi de l'extrémité de l'intestin moyen, une couche de cellules, qui se distinguent par des concrétions solides et que la manière dont elles se comportent en présence des acides et des alcalis, prouve qu'elles sont les produits d'une *sécrétion urinaire*. Ces cellules occupent chez les larves un sinus particulier de la paroi intestinale (Leydig), de sorte qu'il semble y avoir là un premier pas vers la différenciation d'un rgane séparé. Chez d'autres (*Cyclopsine castor*), ces conditions semblent persister, en ce ue aussi, chez l'animal adulte, une portion de l'intestin moyen est revêtu de cellules incrus-ées semblables, qui ne peuvent être regardées que comme des organes d'excrétion (Leydig,)aphniden, p. 27).

Les particularités déterminées dans le parasitisme par l'appareil de nutrition des *Rhizocé-*)*hales* ne sont pas encore expliquées. Elles soulèvent la question de savoir si les racines ra-uifiées doivent être comparées aux prolongements des *Lernæocères*, ou sont d'autre confor-uations (voyez § 149, remarques). La première exposition de ces faits est due à Wright et ınderson, *New Philosophical Journal*, VII, p. 312. Une description exacte en a été donnée ar Fr. Müller, *Arch. Nat.*, XXVIII, p. 1.

§ 128.

Le tube digestif des *Arachnides* se rattache en général par la différenciation le ses différentes parties à celui des Crustacés, en présentant toutefois plus le subdivisions, les formes rétrogrades exceptées. L'intestin buccal étroit (*fig.* 101, *oe*) conduit dans un intestin moyen ordinairement allongé, dont la

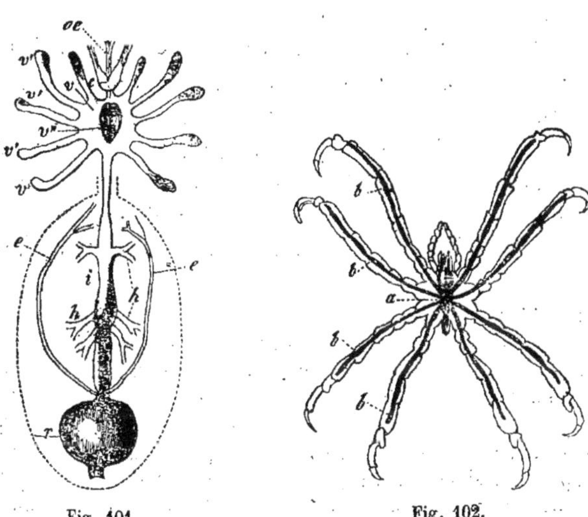

Fig. 101. Fig. 102.

)artie antérieure (*v*) émet latéralement des cæcums rayonnants, qui man-luent chez les *Phrynides* et les *Scorpions*. Chez les Araignées, ils s'étendent ıu nombre de cinq paires (*v'*) à la base des pattes et des antennes. Quatre)aires, dont les deux dernières sont divisées en fourchette, pénétrant jusque lans les membres (pattes, antennes chélifères et palpes) chez les *Galéodes* et :hez les *Pycnogonides* (*fig.* 102, *b*) s'étendent presque dans toute leur lon-gueur. Ces appendices donnent donc à l'espace occupé par l'estomac un déve-loppement considérable. L'estomac des Araignées, par suite de la réunion des

Fig. 101. — Organes digestifs d'une *Araignée; oe*, œsophage; *c*, ganglion œsophagien supérieur (cerveau); *v*, estomac; *v'*, prolongements latéraux; *v"*, appendices dirigés en dessus; *i*, intestin moyen; *r*, extrémité élargie en forme de cloaque de l'intestin; *h h'*, ouvertures du foie dans l'in-testin; *e*, canaux urinaires. (D'après Dugès.)

Fig. 102. — Organes digestifs de l'*Ammothoë pycnogonoïdes; a*, estomac; *bb*, cæcums. (D'après Quatrefages.)

deux cæcums antérieurs, offre donc la forme d'un anneau dont l'arc postérieur est en connexion avec l'œsophage. Ces cæcums sont circonscrits sur le corps seulement des Acariens, où il y en a huit au plus; mais la diminution dans le nombre est fréquemment compensée par le développement de leurs ramifications. Les Opilionides en ont beaucoup plus (30 environ). Ils sont alors rangés en plusieurs séries, et une paire médiane porte encore des appendices secondaires.

La partie de l'intestin moyen qui suit l'estomac a, selon celle du corps, une plus ou moins grande longueur; dans le premier cas, elle s'élargit vers son extrémité, et se sépare, par un étranglement, de la portion terminale de l'intestin (ou rectum), qui est toujours dilatée. Ce dernier est fort long chez les *Scorpions*, plus court chez les *Galéodes*, où il porte un cæcum. Le rectum est aussi très-large chez les *Araignées* (*fig.* 101, *r*), de même chez les *Acariens*. Chez les *Linguatulides*, le tube intestinal, également adapté à la forme allongée du corps, est constitué en sa plus grande partie par l'intestin moyen; il présente en outre la particularité d'être dépourvu de toutes expansions latérales.

Les *Myriapodes* offrent, dans la disposition de leur appareil digestif, des conditions simples. L'œsophage assez court conduit dans une portion d'intestin longue et directe qui remplit les fonctions d'estomac, et correspond à l'intestin moyen des Crustacés. Il se continue par le rectum court et également dirigé en ligne droite, et qui ordinairement s'élargit un peu. Un repli formé par l'intestin moyen caractérise les *Glomeris*, que ce fait, joint à plusieurs autres particularités qu'il présente, rattache aux Insectes.

L'étroit œsophage des Araignées présente dans son intérieur une carène sillonnée qui est formée par un épaississement de la membrane chitineuse. Les cæcums stomacaux présentent, quant à leur extension, des états fort variables. Les postérieurs sont, chez la *Mygale*, ramifiés, et sont même indiqués comme s'anastomosant. On rencontre aussi des rameaux latéraux sur les deux cæcums postérieurs des *Galéodes*. D'après les données de Newport, je crois que les cæcums latéraux ne manquent pas entièrement chez les Scorpions. C'est ce qu'indique aussi une figure de deux appendices situés à l'origine de l'intestin médian, qui occupent exactement la même place où a lieu, chez les autres Araignées, la formation des cæcums (*Phil. Trans.*, 1843, pl. XV, *fig*, 39). Chez les *Acariens*, les cæcums présentent de nombreuses différences dans la forme, la grosseur et le nombre. Ils manquent entièrement chez plusieurs (*Listrophorus*), l'intestin rétrogradant ainsi vers l'état le plus inférieur. Le faible développement du rectum, dont il ne reste souvent que la dernière partie, désignée sous le nom de « cloaque, » témoigne du même fait. Les *Tardigrades* sont dans le même cas, la portion moyenne et simple de l'intestin en constituant également la partie principale. Un pharynx à fortes parois musculaires appartenant à l'œsophage, forme un « estomac masticateur » qui rappelle les conditions existant chez les Crustacés.

§ 129.

Nous pouvons déduire des conditions plus simples du tube intestinal, chez les Arthropodes en général, l'état du canal digestif des *Insectes*. Il présente en particulier des rapports de parenté plus rapprochés avec l'intestin des *Myriapodes*. On peut entreprendre une réduction morphologique des diversités extraordinaires existant entre les rapports de forme des difféentes divisions; mais, comme dans la recherche des fonctions des parties istinctes, de leurs expansions et formations annexes, et des rapports de ces ifférenciations avec les trois subdivisions primitives de l'intestin, on a à eine fait les premiers pas, le point de vue général sous lequel on puisse conidérer toutes ces conformations est encore à trouver. — Le genre de vie paraît xercer une influence prépondérante sur la conformation générale du canal ntestinal, qui, comme cela se remarque souvent dans le règne animal, acuiert une plus grande longueur chez les herbivores que chez ceux qui se ourrissent de matières animales. Un autre point à considérer est la nature le la nourriture, et nous trouvons les intestins les plus simples chez les Insectes qui se nourrissent de liquides; tandis qu'une plus grande complicaion se remarque chez ceux qui mangent des substances solides. Ces faits se nanifestent d'une manière frappante dans la comparaison du tube digestif le la larve avec celui de l'insecte parfait. Nous voyons, par exemple, une henille pourvue d'un intestin large traversant directement le corps, dispoition appropriée à l'énorme quantité de matières que consomme journellenent l'animal; tandis que le papillon qui en dérive, n'absorbant que peu de ourriture, et à l'état liquide, possède un tube digestif plus long mais eaucoup plus grêle.

La différence entre l'intestin de l'insecte parfait et celui de la larve repose urtout sur un changement des rapports entre les différentes parties de l'organe. L'intestin moyen, qui, chez la larve, constitue la portion prédominante, e réduit peu à peu, et le rectum gagne proportionnellement en longueur. eci modifie le trajet direct du tube intestinal. L'allongement de ses diverses arties détermine des inflexions dans le canal digestif dont la longueur déasse celle de la cavité du corps, et qui peuvent devenir de nombreuses cironvolutions. Celles-ci se manifestent sur les parties moyenne et terminale le l'intestin, l'œsophage conservant d'une manière permanente sa direction rimitive.

De nouvelles différenciations venant s'ajouter aux précédentes effacent ouvent les limites entre les différentes parties de l'intestin. Les rapports de iamètre ne suffisent plus pour distinguer les trois divisions principales, et il aut leur chercher d'autres caractères. Ainsi l'intestin moyen se distingue de 'œsophage par sa garniture de glandes, et lorsqu'il présente quelques apendices ou expansions, ils servent toujours à la réception ou à une trituraion ultérieure de la nourriture, reproduisant dans ce dernier cas, d'une autre manière, un estomac broyeur, comme nous l'avons vu chez les Crusacés. On peut déterminer la séparation de l'intestin moyen avec le rectum par le point où les organes glandulaires, connus sous le nom de « vaisseaux de Malpighi, » débouchent dans le tube digestif. Chez les Arachnides et les Myriapodes, ces glandes ont des rapports fixes avec le rectum, qui se remarquent également chez les larves d'Insectes. On appellera donc rectum toute la partie de l'intestin qui suit le point où s'abouchent ces glandes.

L'état le plus simple, et qui s'éloigne le moins de celui des formes larvaires, est celui de l'intestin de la plupart des Pseudo-Névroptères, parmi lesquels quelques-uns seulement (*Panorpa*) présentent à l'extrémité de l'œsophage un renflement ou estomac broyeur. Un organe semblable distingue les Orthoptères (*fig.* 103, *A*, *v*), il porte sur sa face interne des séries longitudinales de lamelles de chitine. On trouve aussi chez les Coléoptères (*Carabides, Cicindèles, Dytisques*, etc.) un *estomac broyeur* pourvu de soies et de saillies en forme de crêtes. Plusieurs Hyménoptères (*Formica*, *Cynips*) en possèdent aussi, même des larves de Diptères. Une autre différenciation de l'œsophage, très-court chez quelques Insectes (*Hémiptères*), consiste en un élargissement qui fait tantôt tout le tour, tantôt n'occupe qu'un côté seulement. Lorsque la circonférence entière de l'œsophage conduit à sa formation, il sert de jabot (*i*), et se rencontre chez un grand nombre de Coléoptères et d'Orthoptères. Chez le *Gryllotalpa* il est séparé par un étranglement de l'œsophage. Cette dilatation de l'œsophage est répandue chez les Hyménoptères (*Guêpes*, *Abeilles*), mais elle fonctionne alors comme appareil de succion, et conduit ainsi à une autre conformation qui se rencontre chez les Insectes dont les parties buccales sont destinées à la succion, et qu'on a désignée sous le nom « d'*estomac suceur* » (*fig.* 103, *B*, *vs*). Cet organe représente un appendice à parois minces, vésiculiforme, fixé sur le trajet ou à l'extrémité de l'œsophage, dans lequel il débouche directement chez les Lépidoptères et chez les Diptères, par l'intermédiaire d'une tige plus ou moins longue. On trouve aussi chez des Hyménoptères (*Crabro*) un estomac suceur indépendant et pédicellé. Cet organe comme formation séparée manque chez les Hémiptères, et paraît (chez les *Punaises*) être remplacé par une expansion souvent très-sinueuse de l'œsophage.

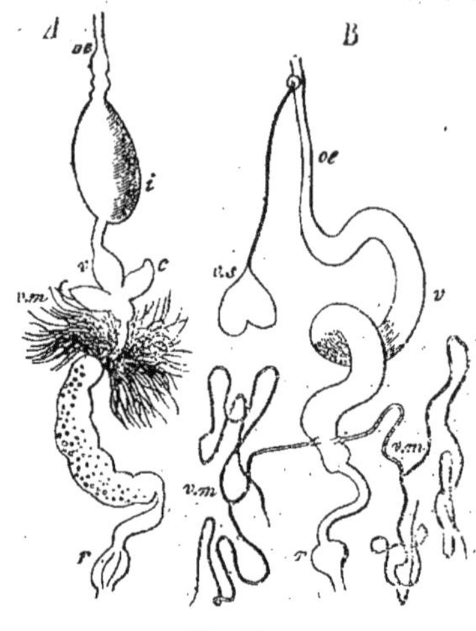

Fig. 103.

L'intestin moyen, qui dans ses nombreuses apparences a aussi été nommé « estomac chylifique, » se présente sous des formes qui ne sont pas moins diversifiées. Dans beaucoup de Coléoptères, il porte sur toute sa longueur, ou seulement par places, de courts tubes, désignés ordinairement sous le nom de « glandes. » Il est vraisemblable que l'intestin moyen tout entier n'est, chez certains Insectes, qu'un instrument de succion, de sorte que la couche de cellules qui revêt ses parois ainsi que celle des cæcums qui en partent, ne possède aucune propriété sécrétante. On trouve parfois à son origine des expansions en forme de cæcums, très-répandues chez les Orthoptères, et aussi dans quelques familles de Diptères. Chez ces derniers, il présente des circonvolutions (*fig.* 103, *B*, *v*). Le même fait a lieu chez le long intestin moyen de quelques Coléoptères (*Melolontha*), chez les *Abeilles* et les *Guêpes*, parmi les Hyménoptères, et chez beaucoup d'Hémiptères. Chez ceux-ci, il se

Fig. 103. — Canal digestif; *A*, d'un *Grillon*; *B*, d'une *Mouche*; *oe*, œsophage; *i*, dilatation en forme de jabot; *v*, estomac; *c*, appendices; *r*, rectum; *vm*, vaisseaux de Malpighi; *vs*, estomac suceur.

partage en plusieurs subdivisions différemment séparées, dont la dernière porte plusieurs séries de glandes (2 à 4), chez quelques Hémiptères (*Pentatomides*, *Coréides*).

Chez les Insectes à intestin droit, la partie terminale en constitue la section la plus courte. Elle montre très-fréquemment une séparation en deux portions, dont la seconde est élargie et nommée « rectum » (*fig.* 103, A, B, *r*). Chez les Coléoptères (*Dytiscus*), la partie antérieure étroite de l'intestin terminal paraît avoir une longueur considérable, ainsi que chez plusieurs Orthoptères, où un grand nombre de subdivisions de différentes grandeurs peuvent être reconnus; enfin, c'est chez les Cicadides qu'elle atteint la plus grande longueur, car dans tous elle présente des circonvolutions.

La partie extrême et élargie de cette portion de l'intestin est caractérisée dans un grand nombre d'Insectes par des bourrelets d'apparence papillaire faisant saillie en dedans, et dans lesquels se distribuent de riches ramifications de trachées. Chez les larves aquatiques de certains Insectes (*Libellules*), cette même partie est pourvue de nombreuses lamelles disposées en séries longitudinales contenant un réseau serré de trachées. Ces lamelles, par l'introduction et l'expulsion de l'eau qui résultent de l'ouverture et de l'occlusion de l'orifice anal, fonctionnent comme un appareil respiratoire. Le fait qu'il se présente entre ces branches trachéennes et les saillies papilliformes du rectum de nombreuses formes de passage (larves de *Phryganes*), appuie l'opinion émise par Leydig, qu'il y a là à reconnaître des formations homologues. Nous voyons par ces dispositions que nous devons admettre, pour les Insectes qui actuellement ne paraissent avoir aucune des conditions en rapport avec une vie aquatique, l'existence antérieure d'états larvaires appropriés à ce milieu.

Les états inférieurs cités précédemment, qui s'expriment dans le canal intestinal des larves d'Insectes par un trajet direct et la grande simplicité de ses parties constituantes sont, chez un grand nombre d'entre elles (larves acéphales des *Diptères*, de même que dans les familles des *Sciarides* et *Mycétophyles*), circonscrits à une période tout à fait précoce de leur développement. En effet, on trouve dans les larves, qui viennent d'être indiquées, non-seulement une longueur assez grande pour rendre des circonvolutions nécessaires, mais aussi un estomac suceur et un cæcum au commencement de l'intestin moyen. L'état ultérieur de l'intestin comparé à celui qui le précède est plutôt à considérer comme une réduction, ce qui s'explique par la différence de ses fonctions dans les deux périodes de la vie.

D'autres particularités du canal intestinal des larves d'Insectes, consistent en ce que l'intestin moyen n'a pas de communication avec le rectum, et finit en cæcum. C'est le cas pour les larves d'Abeilles et de Guêpes déjà connu de Dutrochet (*Journal de Physique*, t. 86), du Frelon (Gruve, *Arch. An.*, 1849); chez les Ichneumons et les Diptères pupipares (Leuckart), et chez les Strepsiptères (von Siebold). Chez la larve du Fourmilion (*Myrmeleo*), la même conformation existe, et le rectum remplit une autre fonction, car il est transformé en un appareil fileur et s'ouvre par un canal très-fin (Leydig, *Arch. An.*, 1855, p. 448). Le rectum, ne prenant plus aucune part à la digestion par défaut de communication avec l'intestin moyen, ne fonctionne plus dans ce cas que comme conduit de sortie des vaisseaux de Malpighi qui y débouchent.

L'entrée de l'intestin (parmi les modifications qui touchent aux organes buccaux) présente des particularités chez beaucoup de larves d'Insectes. L'ouverture buccale manque chez les larves des Dytiscides, des Fourmilions et des Hémérobiens, par contre les deux grosses mâchoires sont percées d'un trou à leur pointe, qui conduit dans un canal allant à l'œsophage.

La matière nutritive est donc ainsi transmise à l'intestin par les mâchoires enfoncées dans la proie qu'elles ont saisie (Rösel, *Insectenbelustigungen*, III).

L'estomac suceur des Insectes dérive graduellement de la formation d'une simple dilatation de l'œsophage. Il paraît fréquemment chez les Hyménoptères (Abeilles, Guêpes, etc.) semblable à la partie, que chez d'autres Insectes on appelle le jabot, et sert comme ce dernier de réservoir pour les liquides absorbés. Il est double chez les *Chrysis*; pair chez les Lépidoptères (*Zygæna*), et chez les Diptères où il est pourvu d'une longue tige; il a parfois une apparence cordiforme. Au point de réunion de la tige et de l'œsophage, se trouve une plaque musculeuse en forme de disque. La portion proprement digestive du tube intestinal est formée par sa partie moyenne (estomac ou intestin chylifique) et ses appendices; ces derniers sont ou de fortes expansions qui se rencontrent au nombre de deux chez les *Gryllotalpa*, *Acheta*, *Locusta*, de six chez les *Acridides*, chez lesquels en arrière comme en avant ils s'étirent en prolongements laciniés, ou constituent des appendices plus grêles, comme les huit cæcums des *Mantis* et *Blatta*. Ils manquent chez les *Forficula* et *Phasma*. Parmi les Pseudo-Névroptères, les *Perlides* en ont de quatre à huit formant un cercle à l'origine de l'intestin moyen. La couche glandulaire se prolonge sur ces appendices. Elle consiste en une couche continue de cellules qui se distinguent par leur grosseur et parfois par leur groupement particulier. La couche délicate de chitine qui recouvre le reste de l'intestin manque sur sa portion chylifique, par contre les cellules montrent fréquemment sur leur surface un bourrelet épaissi traversé de stries perpendiculaires (canaux poreux selon Leydig).

Les recherches de Weissmann sur la larve du *Corethra plumicornis* montrent que la véritable digestion ne se fait pas dans l'intestin moyen, mais dans une partie de l'œsophage désignée sous le nom de pharynx. Comme, ainsi que Leydig l'a montré, cette partie ne présente pas de cellules sécrétantes, mais n'est formée que de fortes couches d'anneaux musculaires et d'une membrane de chitine épaisse, le liquide digestif ne peut être fourni par elle. On devrait beaucoup plutôt chercher le lieu de sa formation dans les glandes qui aboutissent au commencement de l'intestin buccal, et qu'on a appelées glandes salivaires. Le mélange de la nourriture absorbée avec le liquide de ces glandes déterminant sa dissolution et sa transformation chimique, c'est donc sur ce point que commence la digestion, comme dans les larves des Muscides, où elle se fait aussi dans la partie antérieure de l'intestin qu'occupe le jabot ou l'estomac suceur. Il reste encore à établir jusqu'où chez les autres Insectes s'étend cette fonction des glandes salivaires et les changements qui en dépendent dans le lieu de la digestion. Cela se fera difficilement d'une manière générale, car on ne peut contester l'influence qu'exerce l'intestin moyen sur la marche de la digestion.

On peut conclure de la longueur parfois considérable du rectum, que cette portion doit jouer aussi un rôle important, bien que l'opinion qui prétend que la même fonction accompagne partout l'organe du même nom, doive être écartée ici. Le rectum allongé se comporte chez les *Cicades* d'une manière toute particulière. Comme il se replie en avant vers le commencement de l'intestin moyen, où il forme un lacet, il s'applique contre la paroi de ce dernier sur laquelle il n'est tantôt fixé que superficiellement, tantôt compris dans sa couche musculaire, de sorte qu'il semble s'ouvrir dans l'intestin chylifique. Les vaisseaux de Malpighi le suivent dans ce trajet particulier qui peut être très-court (*Aphrophora*), souvent plus long. On trouve les mêmes conditions chez les Cochenilles (*Dorthesia*), et la réunion des deux parties de l'intestin qui se croisent occupe une plus grande longueur chez les *Psyllodes*. — Les saillies papilliformes (boutons charnus, L. Dufour), qui existent chez presque tous les Insectes dans l'élargissement du rectum, manquent aux larves, ou sont remplacées chez celles des Libellules, par les lamelles trachéo-branchiales de cette partie terminale de l'intestin. Cette apparition tardive rend vraisemblable qu'ils représentent des organes qui ne se sont répandus que chez les Insectes, c'est-à-dire qui ne sont nés que *depuis* la bifurcation de ce groupe de la souche des *Arthropodes*. Comme l'attestent les formations homologues chez les larves de Libellules, ces organes indiquent que les Insectes descendent d'une forme dont les larves vivaient dans l'eau et possédaient une respiration correspondante. Dans tous il y a de riches ramifications trachéennes. Leur forme est tantôt arrondie, tantôt oblongue ou conique. Ils sont disposés en série transversale par quatre ou six, ou placés les uns derrière les autres. Ils se trouvent en plus grand nombre chez beaucoup de Coléoptères et Lépidoptères, dont plusieurs peuvent en posséder une centaine. (voy. Siebold, *Anat. comparée*, I, 594; Leydig, *Histologie*, p. 337).

Sur l'intestin des Insectes, Ramdohr, *Abhand. ü. Verdauungswerkzeuge d. Insecten*, Halle, 1811 ; Suckow, *Heusingers Zeits. f. org. Phys.*, III, p. 1 ; Marcel de Serres, *Ann. du Muséum*, XX, p. 48. Sur l'intestin des *Blatta*, Basch, *W. S.*, XXXIII, p. 234. Sur les transformations du canal digestif dans la métamorphose des Lépidoptères, voir Herold (*Entwick. d. Schmetterlinge*, Cassel et Marburg, 1815) chez le *Pieris brassicæ*, et Newport (*o. c.*) chez le *Sphinx ligustri*.

ORGANES ANNEXES DU CANAL INTESTINAL.

1. *Appendices de l'œsophage.*

§ 130.

Des organes glandulaires qui se rencontrent sur ses différentes parties, sont en connexion avec le canal intestinal des Arthropodes. On désigne sous le nom de *glandes salivaires* celles qui débouchent dans l'œsophage. Il n'y a chez les *Crustacés* que peu de formations qui puissent être rapportées à celles qui nous occupent ici. Des glandes unicellulaires, situées dans le voisinage de la bouche, ont été indiquées chez les Crustacés inférieurs (*Copépodes*, *Daphnides*), comme organes salivaires ; mais on n'a pas pu avec certitude les reconnaître chez les autres. Nous les trouvons, par contre, fort répandus chez les Arthropodes à respiration aérienne, où ils peuvent remplir en même temps des fonctions différentes. Les Scorpions, parmi les *Arachnides*, ont deux paires de glandes lobulées qui, reposant sur des élargissements latéraux de l'intestin, débouchent dans l'œsophage. Chez les *Galéodes*, ils consistent en deux boyaux en partie enroulés en peloton, et chez les *Araignées*, en une masse glandulaire entourant le pharynx ; on est cependant encore dans le doute, si les glandes à venin qui s'ouvrent à la pointe des chélicères ne représentent pas des glandes salivaires modifiées. Ces dernières sont très-développées chez les *Acariens*, qui en possèdent plusieurs paires différemment conformées, et dont la sécrétion est vraisemblablement partiellement employée comme venin.

On a indiqué comme glandes salivaires chez les *Myriapodes*, des glandes en tubes simples (*Julus*) ou lobées (*Lithobius*) ou en grappes (*Scolopendra*), et chez ce dernier au nombre de trois paires. Comme cependant toutes ne débouchent pas dans l'intestin, mais dans le voisinage de la bouche et de ses parties maxillaires, elles doivent être comprises autrement.

Les glandes salivaires présentent chez les *Insectes* des états fort différents en ce qui concerne leur nombre, forme, et structure élémentaire. Leurs fonctions doivent donc certainement être aussi de nature fort diverse.

Elles ne paraissent manquer complétement que chez peu d'Insectes tels que les *Ephémérides*, *Libellulides* et *Aphides*, et elles ne sont que peu développées chez les *Myrméléonides* et *Sialides*. Ce sont tantôt de longs tubes enroulés, tantôt lobés et diversement ramifiés, qui fréquemment accompagnent l'intestin sur une certaine étendue. Il y a souvent deux, ou même trois paires de glandes salivaires, qui présentent dans leur structure des conditions fort variables. En ce qui concerne leur forme extérieure et leur répartition dans les divers groupes d'Insectes, les glandes salivaires consistent en une paire de longs boyaux chez les Coléoptères, les Diptères et les Lépidoptères. Les formes ramifiées en grappes ou lobées dominent dans les ordres des Hémiptères et des Orthoptères, et se rencontrent aussi chez les Coléoptères. Lorsqu'il y a plusieurs paires de glandes salivaires, comme chez les Hémiptères, il s'y joint encore une ou plusieurs paires de glandes simples en forme de tube.

C'est aux glandes salivaires qu'on doit rattacher un appareil glandulaire décrit par Leydig chez l'*Argulus* (Crustacé), et qui s'ouvrant dans une trompe acérée fonctionne probablement comme un organe venimeux. Connaissant chez les Insectes des organes pareils qui versent dans des appareils à aiguillon une sécrétion ayant des propriétés venimeuses, nous pouvons provisoirement y rattacher toutes les conformations semblables, que leurs produits soient ou non venimeux. Mais de toutes ces glandes dont personne ne met en doute la nature salivaire, on ne connaît encore presque rien quant aux fonctions, si ce n'est qu'elles aboutissent dans l'œsophage. Les observations de Weissmann déjà indiquées précédemment (page 384) montrent combien ce sujet nous est encore peu connu.

Sur les glandes salivaires des Acariens, voy. Leydig (sur l'*Ixodes*), et Pagenstecher, (*o. c.*) Ces organes consistent en quatre tubes ovales chez les Tardigrades.

Les différences dans le nombre et la forme des glandes salivaires portent non-seulement sur les ordres chez les Insectes, mais même sur les familles. Celles des Orthoptères sont très-grandes ; elles sont ramifiées, lobées et placées sur le jabot, et des deux côtés viennent se réunir dans un canal commun. Parmi les Pseudo-Névroptères, elles consistent chez les *Termes* en deux tubes allongés et également lobés. Chez le *Panorpa* se présente la particularité que tandis que la femelle n'offre que des groupes de glandes peu apparents, on trouve chez le mâle six grands cæcums. Chez les Diptères, les différences ne portent que sur leur longueur plus ou moins considérable, et la distinction plus ou moins prononcée entre les parties sécrétantes et le conduit excréteur. Il en est de même chez les Lépidoptères. Chez les Coléoptères, ils sont parfois rudimentaires, par exemple chez les Lamellicornes ; où ne consistent qu'en tubes simples. Chez quelques familles, les Cérambycides par exemple, chaque glande est formée par une touffe de tubes courts et ramifiés. Dans les Hémiptères, les Punaises ont ordinairement deux, quelques-unes trois paires de glandes salivaires. L'une d'elles est plus considérable, lobée ou composée de tubes affectant des configurations très-diverses. Il en part fréquemment deux conduits excréteurs, dont l'un forme parfois une boucle dans son trajet sinueux. La seconde, ou les deux autres paires ont ordinairement une conformation plus simple. Les Cicadées ont un appareil salivaire également formé de plusieurs glandes, dont une partie est cachée dans la tête.

Les conduits excréteurs des glandes salivaires offrent par places des élargissements, réservoirs du liquide sécrété, qui peuvent même se développer de manière à former des appendices vésiculiformes et indépendants, sur le canal excréteur. On en rencontre chez les Orthoptères (*Mantis, Blatta, Ephippigera*), et aussi chez les Diptères (*Lucilia Cæsar*). Voir pour leur structure élémentaire, H. Meckel, *Arch. An. Phys.*, 1846, p. 25, et les travaux de Leydig.

2. *Appendices de l'intestin moyen.*

§ 131.

Un autre groupe de glandes débouche dans l'intestin moyen. On les a désignées sous le nom de *foie*. Il faut ici distinguer deux organes différents par leur point de connexion avec l'intestin. L'un est en rapport avec sa portion antérieure. Il résulte de l'exposé que nous avons fait de l'intestin des *Crustacés*, que les expansions qui se forment sur la portion antérieure de l'intestin moyen constituent des sacs simples ou ramifiés qui, par suite d'un plus grand développement, passent graduellement à l'état d'appareils glandulaires composés (§ 127, p. 378). Les extrémités de ces sacs tubulaires paraissent être des organes sécréteurs, les conduits excréteurs pouvant fréquemment, vu leur grand diamètre, être regardés comme faisant partie de la cavité de l'intestin. L'organe ne s'est donc pas encore complétement différencié de l'intestin. Cette disposition est celle des *Branchiopodes*, et parmi eux surtout des *Phyllopodes*, dont une partie possède de chaque côté un cæcum simple ou ramifié, tandis que chez d'autres il est devenu un foie (*Limnadia, Apus*), qui s'étend principalement dans le chaperon. Les *Cirrhipèdes* ont des organes analogues. Chez les *Arthrostracés* ces cæcums (*fig.* 104, *A*, *h*) sont des organes allongés, dirigés d'avant en arrière, et en nombre variable, mais toujours pairs. L'absence de ramifications est compensé par leur extension en longueur. Parmi les *Thoracostracés*, on rencontre encore des dispositions analogues chez beaucoup de *Schizopodes*, chez lesquels, comme dans tous les *Décapodes*, l'organe est représenté par deux masses glandulaires (*fig.* 104, *B*, *h*) divisés en groupes, en forme de touffes, et qui remplissent le céphalothorax. Ces organes n'étant chez les larves des Décapodes que de simples dilatations de la paroi glandulaire, il n'est pas douteux qu'ils ne soient des états plus développés des tubes plus simples qui existent chez beaucoup d'*Entomostracés*.

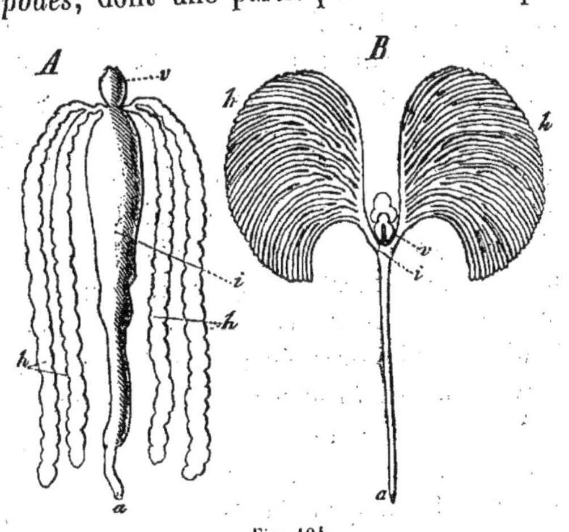

Fig. 104.

Une seconde forme de ces organes biliaires se distingue de la première par un plus grand nombre de glandes séparées, et par leur mode d'abouchement qui a lieu plus en arrière dans l'intestin moyen. Nous avons déjà précédemment (*Copépodes*) remarqué que l'intestin moyen peut présenter sur son trajet plusieurs expansions successives. Là se trouve l'ébauche du second groupe. Nous les trouvons développés chez quelques Isopodes (*Bopyrus*), où ils bordent l'intestin moyen entier, de touffes glandulaires ramifiées et disposées par paires. Ils existent aussi en nombre moindre chez les *Poecilopodes*, qui n'ont que deux paires de glandes ramifiées (*fig.* 99, *hh*, p. 375) ; dont la plus antérieure débouche déjà loin du point où la première forme d'organe biliaire communique avec l'intestin. Dans les *Stomapodes*, comme chez le Bopyrus, toute la longueur de l'intestin moyen est garnie d'un grand nombre de pareilles touffes glandulaires.

Fig. 104. — Canal intestinal et foie de *Crustacés*; *A*, d'*Oniscus*; *B*, de *Phyllosoma*; *v*, estomac masticateur; *i*, estomac chylifique; *a*, anus; *h*, tubes biliaires.

On doit admettre que cette seconde forme n'est qu'une modification de la première. Pendant que celle-ci représente une concentration des glandes en deux touffes, la seconde exprime une séparation et une division. Comme dans la seconde forme, la place qui, dans la première, porte les glandes n'est jamais pourvue de touffes glandulaires, je puis admettre qu'il y a là deux formations différentes. Les deux sortes d'organes peuvent avoir été réunies en une souche primitive commune. Nous pouvons penser que l'intestin moyen entier a été pourvu d'expansions qui se sont développées suivant deux séries, dont l'une a produit par son développement la paire antérieure, tandis que, dans l'autre cas, c'est la série postérieure qui s'est développée seule en nombre variable, l'antérieure restant atrophiée.

Ces deux formes d'expansions concourent aussi à constituer les appendices de l'intestin chez les *Arachnides*. Les antérieurs ne se développent pas généralement en organes glandulaires, mais persistent sous la forme de poches et de boyaux ; on les a figurés comme étant des cæcums de l'estomac. Ils n'ont une signification glandulaire que chez les *Opilionides*. Il faut considérer les sacs stomacaux comme étant en même temps des organes biliaires. Les touffes glandulaires séparées s'ouvrent dans la partie postérieure de l'intestin moyen chez les *Scorpions* et les *Araignées*. Elles sont au nombre de deux à trois paires chez les Araignées (*fig*. 101, *h*), et de cinq chez les Scorpions.

Les *Myriapodes*, ainsi que les *Insectes*, ne présentent pas ces appendices de l'intestin moyen. Peut-être cependant doit-on voir dans les cæcums qui existent chez plusieurs d'entre eux une transformation destinée à un autre usage de la forme primitive de ces appendices.

L'extension qu'ont, chez les *Araignées*, les appendices de l'intestin moyen, appuie l'idée exprimée ci-dessus de la différence morphologique de ces conformations. Cette conception permet de préciser que cette garniture si générale de l'intestin moyen, était une disposition existant sur la souche primitive des Arthropodes, qui s'est conservée entière chez les *Arachnides*, avec séparation quant aux fonctions des parties antérieure et postérieure. De même chez les Crustacés, elle s'est conservée partiellement ou dans la subdivision antérieure ou dans la postérieure, mais pas du tout dans les *Insectes* et les *Myriapodes*. Les organes dont il s'agit n'exigent pas de description plus explicite chez les *Entomostracés*, car nous les avons déjà décrites à propos de leur développement sérial sur l'intestin (p. 376). Chez les *Amphipodes*, le *Gamnarus* porte deux paires de longs cæcums, les *Læmodipodes* (*Cyamus* et *Caprella*), une paire seulement. Chez les *Isopodes*, ils sont variables par le nombre. Il y en a deux chez les *Tanais* et les *Gyge*; quatre chez les *Oniscus*, *Asellus*, *Lygidium*, etc.; six chez les *Idothea*, *Ægea*, *Ligia*. Dans les sinuosités de leur surface, on remarque des indices d'une ramification. Ces cæcums sont chez les Isopodes toujours colorés, verts, jaunes, bruns, et contiennent parmi leurs éléments composants, une grande quantité de gouttelettes de graisse. Le même fait se retrouve pour le *foie des Décapodes*, dans lequel les cæcums isolés sont réunis en groupes variables dans leur arrangement. Le foie de *Crangon*, *Palæmon*, etc., consiste plutôt en lobules réunis en grappes. Rathke (*o. c.*) a décrit les nombreuses touffes du foie des *Bopyrées*, qui est très-particulier, et par sa disposition éloigne cette famille des autres *Isopodes* et même de tous les Arthrostracés.

Le nombre des touffes biliaires, chez les *Stomapodes*, se monte à dix paires, qui ont également une structure lobée ; les touffes biliaires du *Limulus* sont par contre formées de cæcums. Sur le foie des Crustacés, consulter Schlemm, *De hepate ac bile Crustaceorum et Molluscorum Diss.*, Berol., 1844 : Karsten, *Nov. Act. Ac. Leop.*, XXI, p. 295 ; J. Müller, *De glandul. sec. structura*. La masse hépatique des *Arachnides* remplit une grande partie de leur abdomen, et se continue par de nombreuses ramifications entre les organes situés dans la même cavité (glandes sexuelles et organes de circulation). D'après Léon Dufour, les *Galéodes* se rattachent à l'organisation des Scorpions. Un grand nombre de tubes glandulaires ramifiés se rassemblent en deux groupes, l'un antérieur, l'autre postérieur, qui s'insèrent par plusieurs conduits (dix-huit environ) sur l'intestin moyen. Mais il nous paraît encore douteux que toutes ces glandes soient identiques, surtout celles réparties en huit groupes et que Kittary avec d'autres auteurs, considère comme des organes urinaires. Les *Acariens*, *Pycnogonides* et *Tardigrades* n'ont pas de foie distinct. Chez quelques-uns des premiers, le foie est représenté par des follicules dont sont pourvus l'intestin et ses expansions (*Trombidium*), ou par une couche de cellules brunes des cæcums intestinaux (*Ixodes*), conformations par lesquelles les Acariens se rattachent plus étroitement aux Opilionides.

3. *Appendices de l'intestin terminal.*

§ 132.

Une troisième division d'organes glandulaires est en connexion avec l'intestin terminal, le rectum. Mais vu le peu de longueur de cette portion du tube digestif, ces glandes ne doivent guère fournir de sécrétions ayant quelque importance pour la digestion ou l'absorption; et leurs produits doivent plutôt être rangés au nombre des déjections à évacuer. Comme l'analyse chimique montre que par leur composition, ces substances peuvent aussi être placées à côté de celles des reins des Vertébrés, on doit considérer les organes qui les produisent comme des *organes excréteurs* ou des *reins*, sans préjudice des autres fonctions qu'ils paraissent remplir dans quelques cas.

On trouve quelquefois sur le rectum des *Crustacés* des formations cæcales, mais comme on n'a pas de données sur leurs usages, aucune appréciation certaine ne peut être donnée sur leur signification morphologique ou fonctionnelle. Ces organes sont, par contre, très-généralement répandus chez les *Trachéates*. Ce sont de longs canaux, simples ou ramifiés, souvent enroulés et noués, appliqués sur le canal intestinal, et qui s'ouvrent toujours en arrière de la partie intermédiaire dans la dernière portion élargie. Les premiers observateurs leur ont donné le nom de *vaisseaux de Malpighi*, auquel on a substitué en raison de leurs fonctions celui de *canaux urinaires*.

Parmi les *Arachnides*, ce sont chez les Scorpions des canaux simples passant entre les lobes du foie, et dont une paire présente des ramifications. Ils s'ouvrent au commencement du rectum. Les canaux urinaires sont fortement ramifiés et ont leurs extrémités réunies en un réseau, chez les *Aranéens*; ils aboutissent à deux conduits excréteurs communs (*fig.* 101, *c.*, p. 379) qui se jettent dans un large rectum, ou dans un cæcum qui en fait partie. Chez les *Opilionides*, ils représentent deux canaux longs et enroulés, ainsi que chez les *Acariens*, où ils sont aussi quelquefois ramifiés.

Un nombre peu considérable de canaux urinaires simples existe chez les *Myriapodes*; les *Julides* en ayant une paire et les *Scolopendres* deux. Ils se rattachent aux organes correspondants de beaucoup de larves d'Insectes non-seulement par leur nombre et la simplicité de leur conformation, mais aussi par leur arrangement sur le canal intestinal.

La plus grande diversité règne dans les canaux urinaires des *Insectes*, quant au nombre, la disposition et la structure spéciale. Parmi les *Thysanoures*, ils manquent chez tous les *Podurides*, et sont par contre très-nombreux chez les *Lépismes*. Leurs fonctions, chez les *Insectes* soumis à la métamorphose complète, sont extrêmement actives pendant l'état larvaire, comme cela résulte non-seulement du grand développement qu'ils prennent, mais aussi du volume de substances urinaires qui s'accumulent dans le rectum pendant l'état chrysalidaire. Ce fait correspond donc précisément à la période pendant laquelle l'organisme manifeste l'activité plastique la plus intense pour la formation du corps de l'Insecte parfait. Leydig a montré que la fonction des canaux de Malpighi des *Insectes* n'est pas exclusivement une sécrétion urinaire, et qu'une opinion ancienne, qui y voyait des organes sécrétant des éléments biliaires, n'est pas dénuée de fondement.

En effet, tantôt dans un nombre déterminé de vaisseaux de Malpighi d'un Insecte, tantôt sur différentes portions d'un de ces canaux, on remarque une différence notable, soit dans la structure, soit dans la qualité morphologique de la substance sécrétée; d'où Leydig conclut que, dans certains cas, un nombre défini de vaisseaux de Malpighi, et dans d'autres cas, des portions déterminées de ces conduits ont une fonction spéciale autre que la sécrétion urinaire habituelle. Bien qu'il semble résulter de cela qu'il existe deux sortes de sécrétions des vaisseaux de Malpighi, nous devons cependant attendre une analyse plus exacte avant de prononcer aucun jugement définitif.

On reconnaît facilement les canaux urinaires à leur coloration d'un brun jaunâtre ou blanche, qui provient de la matière déposée dans les cellules des parois du canal, et qui est d'autant plus intense que la sécrétion est plus active, et que la cavité du tube est plus remplie de ses produits. En ce qui concerne leur nombre, on peut faire les remarques suivantes : le cas le plus répandu est celui de quatre canaux urinaires réunis par paires, qui se trouvent chez les Diptères et Hémiptères; il y en a six chez les Lépidoptères, chez beaucoup de Névroptères, ainsi que chez plusieurs Pseudo-Névroptères (Termites); de quatre à six chez les Coléoptères; les Hyménoptères se distinguent par un grand nombre de vaisseaux urinaires courts, car on peut les compter chez ces Insectes, comme chez beaucoup d'Orthoptères, par centaines. En somme, les ramifications sont rares ; par contre, on observe fréquemment des réunions en forme de boucles entre les extrémités de canaux rénaux distincts. Ils débouchent sur différents points de l'intestin, très-en avant chez les Cicadées, les Mouches et les Papillons, et aussi immédiatement en arrière de l'estomac chez les Hyménoptères. Chez différents Hémiptères ils s'insèrent à l'extrémité de l'intestin.

Dans la règle, les vaisseaux Malpighiens sont en nombre égal chez la larve et l'insecte parfait. Les larves d'Abeilles et de Guêpes n'en ont cependant que quatre. Ils éprouvent de nombreuses modifications dans le nombre et le mode d'insertion. Ils offrent rarement des expansions ou de petits appendices cæcaux, comme chez les Hannetons ou plusieurs Chenilles. Chez ces dernières, les cæcums prédominent, mais disparaissent pendant l'état de chrysalide.

En ce qui concerne la double signification que peuvent avoir les vaisseaux de Malpighi comme organes sécrétant des produits biliaires et uriques, Fabre, d'après des observations faites sur des larves de Guêpes fouisseuses (*Ann. Sc. Nat.*, 4e sér., VI), est arrivé à des résultats semblables à ceux de Leydig. La différence des cellules sécrétantes ainsi que de leur contenu, peut certainement être rattachée à une valeur différente des portions correspondantes de l'organe; cependant il est toujours possible que les deux produits de nature différente ne soient que le résultat d'une décomposition, ce qui devra surtout arriver lorsque le rectum est court. Dans un long rectum, où les substances produites par les vaisseaux de Malpighi auront à parcourir un trajet plus considérable avant de sortir du corps, il n'est pas invraisemblable que les organes glandulaires, qui s'ouvrent sur le pourtour de la portion d'intestin dont il s'agit, aient acquis une autre signification en rapport avec des fonctions nouvelles du rectum.

CORPS ADIPEUX.

§ 133.

Nous devons mentionner, à propos du canal intestinal des *Arthropodes*, ce qu'on appelle le *Corps adipeux*. Pendant le développement de l'animal dans l'œuf, il reste dans beaucoup de cas une certaine quantité de matériaux de formation cellulaire, qui ne se transforment en aucun organe défini, demeurent dans la cavité du corps et entourent le canal intestinal comme une masse peu consistante de cellules plus ou moins cohérentes. Tantôt ces cellules restent dans un état indifférent, formant des cordons ou des réseaux, se reliant entre eux, et constituant un tissu qui ressemble au tissu connectif des Arthropodes. Cependant, dans la règle, ces cellules subissent des modifications ultérieures. Il s'y forme des gouttelettes de graisse, qui, remplissent les cellules, ou confluent en grosses gouttes. Cette graisse a parfois une coloration variable, du jaune au rouge. On a observé des cellules pareilles contenant des gouttelettes de graisse chez les *Crustacés*, surtout chez les Entomostracés, ayant parfois une dimension très-grande relativement à celle du corps de l'animal, et une distribution constante et régulière dans tout le corps.

Ces dépôts de graisse sont très-puissamment développés chez les *Insectes*, où le corps adipeux, surtout dans les larves, consiste en grandes cellules réunies entre elles par des prolongements, et remplissant une grande partie de la cavité du corps. Il forme un approvisionnement de matériaux qui, pendant la phase chrysalidaire, sont consommés en partie, car ils sont beaucoup moins abondants chez l'Insecte parfait. Le mode de connexion des cellules est très-variable. Il peut être intime, de sorte que le corps adipeux constitue des lamelles, ou des lobes réunis entre eux, qui sont en rapport avec les ramifications du système trachéen; il peut aussi devenir tellement lâche, que, dans les cas extrêmes, les cellules peuvent être libres et séparées dans la cavité du corps.

Les cellules du corps adipeux des *Trachéates*, outre le rôle qu'elles jouent comme dépôts de graisse, contiennent encore des *produits de sécrétion* dans lesquels on reconnaît la présence de sels uriques. Ceux-ci forment des concrétions cristallines, qui peuvent affecter la forme des grosses sphères rappelant les concrétions uriques des Mollusques, ou celle de petites granulations. On les rencontre chez les *Acariens*, parmi les Arachnides, chez les

Myriapodes (*Julus*, *Polydesmus*, *Glomeris*), et ils sont fort répandus chez les *Insectes*. Ils ne manquent pas entièrement chez les Crustacés, car on en a observé de semblables chez l'*Asellus aquaticus*. Le corps adipeux subit une modification importante dans les *organes lumineux* des Lampyrides. Formés de lames composées de cellules, qui reçoivent de nombreuses ramifications de nerfs et de trachées, ces organes sont à leur surface intérieure revêtus d'autres cellules non lumineuses, imprégnées d'abondantes concrétions uriques. La situation superficielle des lames lumineuses fait supposer qu'elles appartiennent plutôt à l'hypoderme, de sorte que l'ensemble de la structure résulte d'une combinaison de ce dernier avec le corps adipeux proprement dit.

Ces conformations, se différenciant dans des directions si diverses, ne paraissent point pour la première fois dans la division des Arthropodes. Nous pouvons y reconnaître une continuation de conditions existant chez les Annélides, où (chez les *Scoléines*, par exemple) on trouve encore des cellules libres dans la cavité du corps, qui, vu l'occlusion des organes de la circulation, ne peuvent être rattachées aux éléments constituants du sang.

Voir sur la distribution des globules de graisse dans les réseaux du corps adipeux chez les Copépodes (*Hyalophyllum*, *Sapphirina*), Häckel (*Ienaische Zeits.*, I), qui a en même temps montré l'existence d'un système cavitaire dans le réseau cellulaire, qu'il rapporte à la nutrition. Chez beaucoup d'autres Crustacés le corps adipeux n'est formé que de cellules d'un tissu connectif indifférent : de même chez les *Acariens*. — Outre les gouttes huileuses, on trouve, d'après Leydig, chez différents Arthropodes, des lamelles cristallines composées d'une substance albuminoïde, de sorte qu'on peut considérer le corps adipeux comme « un magasin des substances les plus différentes, et comme un organe qui est le siége d'un échange de matière des plus actifs. » (*Arch. An. et Ph.*, 1855, p. 463; — 1863, p. 192). Fabre a démontré la présence de concrétions uriques chez les larves de *Sphégides*, et confirmé leur présence dans les larves d'Insectes d'autres ordres. (*Ann. Sc. Nat.*, IV, p. 168.) Leydig, chez les *Acarus* de la gale (*Arch. Nat.*, 1859, p. 351), plus tard chez les Myriapodes et beaucoup d'Insectes (*Arch. An. et Phys.*, 1863). Les balanciers des Diptères sont aussi le siége d'un dépôt de cette substance.

En ce qui concerne les *organes lumineux* des Lampyrides, les deux lames éclairantes du *Lampyris splendidula mâle* sont formées, d'après M. Schultze, de cellules polyédriques. La couche ventrale est transparente et seule lumineuse. La couche dorsale est troublée par des concrétions d'acide urique (granules de structure cristalline), et paraît blanche et opaque. Les branches les plus grosses des trachées et les ramifications nerveuses pénètrent par le haut dans cette couche dorsale, et en grande partie la traversent pour atteindre ensuite la partie ventrale de la lame. Les branches trachéennes se terminent dans des cellules ramifiées, qui se trouvent du reste aussi ailleurs, et dont les prolongements sont probablement en connexion avec les cellules lumineuses, comme cela paraît aussi être le cas pour les ramifications nerveuses les plus fines. (*Arch. für Microscop. Anat.*, I.) — Nous n'avons pas de recherches sur les organes lumineux d'autres Insectes, tels que les Fulgorides et Élatérides.

Organes de la circulation.

§ 134.

Le liquide nourricier élaboré dans le canal digestif des *Arthropodes* est primitivement distribué partout dans la cavité du corps. Même là où des rganes spéciaux interviennent pour régler le mouvement de ce liquide, l'intérieur du corps n'est encore qu'une grande cavité sanguine. Il y a dans ce ait une différence avec les Annélides, chez lesquels l'appareil circulatoire est non-seulement hautement développé, mais aussi entièrement fermé. Par ontre, il y a un rapprochement par la situation de la partie principale du nême appareil.

De même que nous avons vu, chez les Annélides, un vaisseau dorsal contractile et fonctionnant comme cœur, soit dans toute son étendue, soit dans une partie circonscrite seulement, de même nous trouvons ici aussi un conduit lorsal contractile, déterminant, comme organe central, une circulation. lais si nous considérons que, chez les Vers précités, plusieurs autres troncs asculaires et contractiles paraissent jouer aussi le rôle de cœurs, et que là où le tronc dorsal est exclusivement contractile, il ne s'est pas du reste essentiellement différencié des autres parties du système vasculaire, qu'il parourt presque sans modifications toute l'étendue du corps, nous devrons econnaître comme un organe tout à fait indépendant le cœur des *Arthroodes*, qui se sépare nettement par sa forme générale et son organisation particulière de tout le reste de l'appareil vasculaire, lorsqu'il existe. Il s'est lifférencié de l'ensemble de l'appareil vasculaire de manière à constituer un rgane particulier.

Le *cœur* constitue la partie du système circulatoire commune à tous les Arhropodes, ses autres parties présentant dans leur configuration et leur disosition les différences les plus grandes. Les vaisseaux qui sont en connexion vec le cœur emmènent toujours le sang ; ce sont, par conséquent, des artères. e sang est distribué par eux dans le corps. Ce trajet artériel offre les modifiations les plus nombreuses. Tantôt fort développé, il se distribue dans tous es organes, dans l'intérieur desquels il pénètre sous forme d'un réseau capilaire ; tantôt il n'existe que les troncs principaux du trajet vasculaire ; tantôt es derniers manquent aussi, et le sang n'est chassé dans la cavité du corps que ar un rudiment de tronc principal. Les voies par lesquelle le sang revient au œur sont aussi très-différentes. Elles n'ont jamais de parois spéciales, ne sont oint des vaisseaux comme les artères, et ne consistent qu'en simples lacunes ou inus, situés entre les organes qui occupent le reste de la cavité du corps. La onformation de ces voies de retour présente de nombreuses différences. Ou ien ce sont de larges espaces (à proprement parler, les vides séparant les oranes qui occupent la cavité générale du corps), ou ce sont des voies déterainées, limitées par un développement de tissu connectif entre les organes, et ui peuvent alors passer pour des sinus sanguins en connexion mutuelle. De a différenciation ultérieure de ces derniers, consistant en une limitation plus éfinie de leurs surfaces, résulte la formation de canaux régulièrement ramiiés qui se distinguent essentiellement des veines en ce qu'ils ne conduisent pas irectement au cœur. Ils débouchent ordinairement dans un réservoir sanguin ntourant le cœur et qui paraît alors être le dernier reste du trajet sanguin non ermé. Dans tous les cas, le sang arrive dans ce système non fermé, qu'il reienne de canaux veineux, ou de capillaires, ou qu'il sorte directement des rands vaisseaux (artères) provenant du cœur lui-même. Dans le premier cas, la portion non fermée du trajet circulatoire représente la fin du système veineux, et dans les deux derniers, elle remplace à la fois au moins en partie le système capillaire et les veines. Des complications et des subdivisions de ce système non fermé peuvent résulter de la localisation de la fonction respiratoire dans des parties déterminées du corps. L'entrée du sang dans le cœur se fait par des ouvertures en forme de fente, qui sont en nombre variable suivant la longueur du tube cardiaque, ordinairement pairs, et font apparaître sur cet organe une segmentation correspondant à la segmentation du corps. Le sang se rassemble dans le voisinage du cœur, fréquemment dans une cavité particulière, le sinus péricardiaque, auquel aboutissent les canaux mentionnés. Par suite de ce que la cavité même du corps constitue une partie du trajet sanguin, le sang se trouve avoir avec l'organisme d'autres rapports que ceux qu'il présente chez les Annélides à système vasculaire développé. C'est un liquide nourricier dans un sens plus étendu, puisqu'il représente à la fois le liquide périviscéral et le sang des Vers. La condition plus inférieure de l'appareil vasculaire détermine ici une différenciation moindre du liquide nourricier.

Le *liquide sanguin* des *Arthropodes* est ordinairement incolore; il paraît verdâtre ou rougeâtre dans quelques *Insectes*, ce qui tient à une coloration du plasma, car les éléments constituants du sang sont incolores. Ces derniers sont représentés par des cellules simples très-variables de forme et de grosseur. Ils manquent quelquefois (Crustacés inférieurs). Les cellules du sang des *Insectes* sont fréquemment caractérisées par leur richesse en molécules grasses très-fines, qu'il ne faut cependant pas confondre avec les cellules également libres du corps adipeux.

C'est chez les Trachéates qu'on trouve la forme la moins développée des organes de la circulation, qui par contre sont beaucoup plus différenciés dans les Crustacés. On pourrait en conclure, que ces derniers présenteraient peut-être une forme primitive des organes de circulation qui aurait rétrogradé chez les Trachéates; ce qui établirait le passage à l'appareil circulatoire complet des Annélides. Cette conséquence est inadmissible. D'abord le système compliqué de la circulation des Crabes (Décapodes) n'est point primitif, il a été acquis dans le cours du développement, les larves présentant des dispositions beaucoup plus simples. Or la connexion ne pourrait avoir lieu que par la conformation existant chez la larve! Secondement le plan de l'appareil circulatoire est tout autre. Le vaisseau dorsal des Vers ne reçoit jamais le sang par des fentes, mais toujours par des vaisseaux qui sont en communication directe avec lui. Si on veut supposer que les fentes soient le résultat d'une réduction de vaisseaux qui débouchaient sur ces points, il faudrait admettre que ces vaisseaux eussent aussi été pourvus d'ouvertures, et on n'a pas plus d'exemple décisif, d'une semblable organisation que de l'autre forme. Déjà dans les formes inférieures, par exemple chez les Némertiens, le système vasculaire est clos, et son contenu différent de celui de la cavité périviscérale. Il n'y a donc pas chez les Vers de forme à laquelle on puisse rattacher la souche primitive des Arthropodes sous ce rapport, et il faut chercher les origines de ce dernier genre dans des êtres dont l'appareil circulatoire était différent de celui des Vers actuellement connus.

§ 135.

La forme la plus simple de l'appareil circulatoire consiste chez les *Crustacés* en un cœur tubulaire court (voy. *fig.* 100, *c*, p. 376), qui, situé dans la partie antérieure du corps, au-dessus du canal intestinal, reçoit le sang par deux ouvertures latérales, et l'envoie par un tronc antérieur court aux organes céphaliques, et surtout au cerveau. Le sang se distribue dans le corps par courants réguliers, et, arrivé dans les parties servant à la respiration, il revient au cœur, qui le reprend par ses fentes. Ce genre d'organes circulatoires, permanent chez plusieurs divisions d'*Entomostracés* (Copépodes, Daphnides), se retrouve aussi dans l'état larvaire des ordres plus élevés, et même avec peu de modifications dans les phases du développement des Décapodes. La circulation est purement lacunaire, et, en dehors d'un rudiment de tronc artériel antérieur, rarement ramifié, il n'y a point de vaisseaux.

Le cœur prend un développement plus grand chez les *Phyllopodes*. Il constitue ici un tube plus allongé, formant une répétition multiple du cœur simple des Daphnies en ce qu'il possède plusieurs paires d'ouvertures (jusqu'à 20 chez l'*Artemia*). Le tube cardiaque est en même temps segmenté ; mais ses divisions ou *chambres* ne se rattachent pas aux segments du corps, dont il faut un grand nombre pour correspondre à une chambre. La segmentation du cœur paraît donc indépendante de celle du corps, ce qui indique une origine plus récente. Il n'y a de tronc artériel qu'à l'extrémité antérieure, pour transmettre le sang dans les lacunes du corps. Un sinus péricardiaque, déjà indiqué dans le cœur le plus simple, se précise chez l'appareil vasculaire plus développé des *Pœcilopodes*. Il contient un cœur allongé (*fig.* 99, *c*, p. 375) qui envoie non-seulement un tronc artériel en avant et en arrière, mais dont quatre chambres émettent aussi chacune une paire de vaisseaux artériels. Les artères se divisent plusieurs fois et conduisent finalement dans des canaux circonscrits par un abondant développement de tissu connectif interstitiel, qui forme des sinus plus ou moins spacieux. Le sang fait retour au sinus péricardiaque par plusieurs canaux revenant des branchies. Cette forme de cœur allongé existe aussi chez les *Arthrostracés* avec un nombre moindre d'orifices veineux. Chez les *Amphipodes* et les *Isopodes*, le cœur parcourt une grande partie de la longueur du corps ; il est placé dans les métamères qui suivent la tête chez les premiers, plus en arrière chez les seconds. Il envoie bien un vaisseau antérieur seulement, ou bien aussi un postérieur ; le premier seul présente les ramifications qui sont circonscrites à la région céphalique.

On ne trouve chez les larves des *Thoracostracés* qu'un tube cardiaque muni de deux orifices latéraux, et qui atteint graduellement une forme plus complexe et se développe dans deux directions. Dans l'une, celle des *Stomapodes*, le cœur s'étend en longueur, présente une augmentation dans le nombre de ses orifices veineux, et envoie un tronc artériel en avant et en arrière. Comme l'artère antérieure se ramifie seule, la postérieure possédant par contre une large ouverture béante, nous avons là une répétition de la conformation qui existe chez les Arthrostracés, jusqu'à ce que, plus tard, non-seulement les artères antérieures et postérieures deviennent le siége de ramifications nombreuses, mais le cœur lui-même émette une quantité plus grande de vaisseaux artériels latéraux.

Un second type se rencontre chez les *Schizopodes* et les *Décapodes*. Le cœur, présentant plusieurs paires d'orifices, a une forme plus ramassée, et la séparation de sa cavité en chambres successives n'est plus apparente.

La segmentation primitive fait place à une plus grande unité, ce que montre encore la situation des fentes, dont les paires ne se suivent plus régulièrement, mais sont groupées de manières diverses. Le cœur des larves se présente comme un sac à minces parois n'ayant qu'une paire de fentes et se prolongeant en avant et en arrière en un tronc vasculaire simple. L'antérieur se divise en trois branches, qui, par raccourcissement du tronc, peuvent aussi s'insérer directement sur le cœur. Le postérieur reste simple. Le cœur n'est que passagèrement allongé ; il peut apparaître d'emblée sous une forme plus ramassée. Il est placé, tant chez les Schizopodes que chez les Décapodes, dans la partie postérieure du céphalothorax.

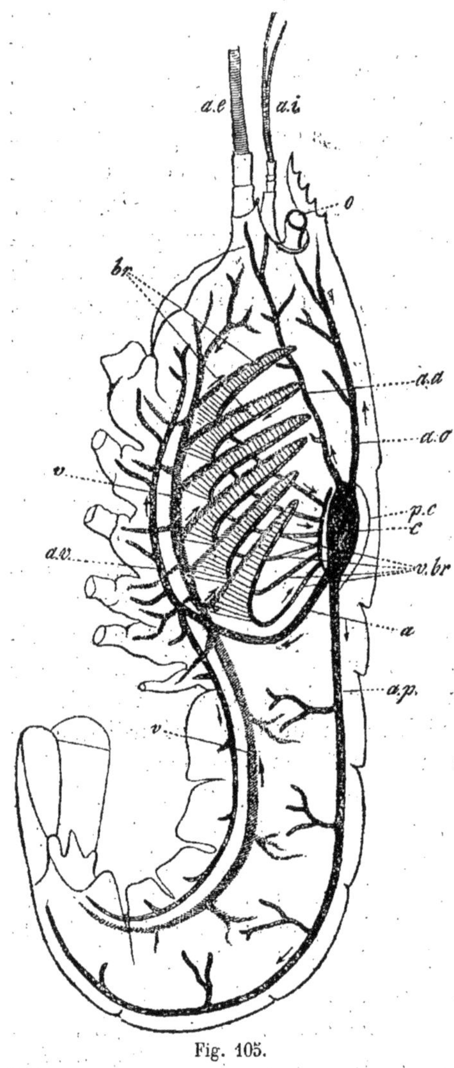

Fig. 105.

Il se forme de nouvelles parties dans le trajet sanguin artériel, la circulation veineuse restant cependant remplacée par des lacunes. C'est le degré auquel s'arrête le système vasculaire des Schizopodes (*Mysis*). Les Décapodes, en allant plus loin, parcourent dans leur développement les différents états des Schizopodes. Considérons de plus près les dispositions de la forme parfaite d'un Décapode macroure. Nous y trouvons le sac cardiaque (*fig.* 105, *c*) caractérisé par un fort développement musculaire, dont des faisceaux peuvent faire saillie à l'intérieur. Un sinus péricardiaque (*pc*) bien net, entoure le cœur, lequel reçoit le sang par trois paires d'ouvertures allongées et symétriquement distribuées. Trois troncs artériels antérieurs et un postérieur partent du cœur. Le médian antérieur (*ao*) se rend sans ramifications importantes au cerveau et aux yeux (*o*), les deux latéraux (*aa*) vont distribuer de nombreux rameaux aux organes sexuels et au foie, et desservent aussi les antennes. Le tronc artériel pro-

Fig. 105. — Figure schématique de l'appareil circulatoire du *Homard; o*, yeux ; *ae*, antennes extérieures ; *ai*, antennes intérieures ; *br*, branchies ; *c*, cœur ; *pc*, péricarde ; *ao*, artère moyenne et antérieure du corps ; *aa*, artère du foie ; *ap*, artère postérieure du corps ; *a*, tronc de l'artère ventrale ; *av*, artère ventrale antérieure ; *v*, sinus veineux ventral ; *vbr*, veines branchiales. — Les flèches indiquent la direction des courants sanguins.

'enant de la partie postérieure du cœur se divise en deux branches superposées, qui peuvent aussi sortir du cœur séparées l'une de l'autre. Le ronc dorsal (*ap*) alimente les muscles du dos et de la queue. Il est divisé n fourchette chez les *Brachyures*. L'autre branche ventrale (*a*) descend ussitôt après son point de départ, et se partage en un rameau qui se dirige en avant et un second qui se dirige en arrière et qui tous deux émettent des rameaux latéraux destinés principalement aux membres (pattes,)attes-mâchoires, etc.). On trouve parfois, outre le tronc artériel médian posérieur, deux autres plus petits. Le système capillaire, très-développé chez es Décapodes, passe graduellement dans des canaux de retour (veines du :orps). Ceux-ci se rassemblent, sur la face ventrale, en plusieurs troncs eineux (*v*), qui viennent se rencontrer dans un large sinus central (canal ternal), logé à la base des branchies, et qui fournit à chaque branchie (*br*) ın vaisseau afférent (artère branchiale). Après avoir traversé les branchies, e sang arrive dans des canaux de retour (*vbr*) (veines branchiales) qui, au ombre de 6 à 7, montent de chaque côté jusqu'au sinus péricardial dans equel ils débouchent par un renflement infundibuliforme.

L'appareil circulatoire n'est pas également développé chez tous les Crustacés ; il *manque chez lusieurs Entomostracés*, parmi les *Copépodes*, chez les *Cyclopides*, *Corycœïdes*, *Harpactides*, eltidies, et aussi d'après Darwin chez les *Cirrhipèdes*, auxquels autrefois on avait généralement tribué un cœur tubulaire. Il n'y a pas de cœur chez les *Ostracodes*, les Cypridines exceptes. Ce défaut ne doit point être considéré comme le fait d'une rétrogradation, car dans les emiers états de développement (forme Nauplie) le cœur est généralement absent. L'absence : cœur doit donc être regardée comme un arrêt à ce degré d'organisation. Dans ces conditions autres dispositions viennent déterminer le mouvement du liquide sanguin. On peut clasr parmi ces dispositions de compensation, les mouvements de certaines parties du corps, la queue, par exemple, ceux des intestins (*Sapphirina*, *Cyclops*, *Achtheres*) qui, se succént suivant une sorte de rhythme agissent ainsi sur le liquide sanguin. Beaucoup d'autres ents, tels que l'action des muscles des membres, etc., doivent aussi entrer en ligne de mpte.

Le cœur des *Copépodes* (Pontellides, Calanides) outre ses deux ouvertures veineuses latéles, en possède encore une qui est postérieure. Ce cœur tubulaire a donc quatre orifices. Un diment d'artère se prolonge chez quelques-uns (*Calanella*) en un vaisseau qui suit l'intin et plus en avant se divise en deux paires de rameaux (Claus). Le cœur des *Daphnides* distingue de celui des Copépodes en ce qu'il ne possède que deux orifices veineux. L'ouver'e postérieure manque. Une modification toute particulière (Leydig) résulte de la fusion en e seule fente des deux ouvertures latérales. — Parmi les *Phyllopodes*, la forme du cœur is simple des Daphnides se rencontre chez l'*Holopedium* (Zaddach. *A. Nat.*, 1855, p. 159), dis que chez les autres se développant davantage il constitue un organe allongé et paré en plusieurs chambres. Consulter pour le cœur de l'*Apus*, dans lequel on peut compter dix à douze chambres, Krohn, (*Froriep's Not.*, vol. 49, p. 305). La circulation des *Argulines* assez différente : d'après Leydig, le sang du corps pénètre dans le cœur par une ouverture ique placée sur la face ventrale ; allongé antérieurement en forme de tube, ce cœur est élargi travers par sa portion postérieure. Du cœur, une partie du sang est poussée en avant dans le ps, tandis qu'une autre partie passe en arrière, par une ouverture médiane, dans les apndices qui remplissent les fonctions de branchies, desquelles il retourne au cœur par deux vertures latérales veineuses. Un système de soupapes règle dans ce cas comme dans d'autres mouvement du courant sanguin.

Le cœur du *Limulus*, très-exactement décrit par van der Hoeven, offre quelque parenté avec lui des Branchiopodes par ses sept paires de communications veineuses, mais il en diffère r les troncs artériels latéraux dont chaque chambre émet une paire. Les deux artères médianes restent pendant un certain temps sans fournir de rameau, l'antérieure se divisant en deux branches terminales presqu'à angle droit, la postérieure se ramifiant beaucoup. Elles passent ensuite avec les artères latérales dans des larges espaces canaliformes, qui représentent les systèmes capillaire et veineux. Ces canaux se réunissent dans un sinus de la face ventrale qui est en communication par une fente avec la base de chaque feuillet branchial. Des canaux semblables à ceux des Décapodes, fonctionnent comme veines branchiales et s'ouvrent dans le sinus du péricarde. (Voir mon mémoire, dans *Abhandl. der Naturf. Gesellsch. zu Halle*, vol. IV).

Les cœurs des *Amphipodes* présentent de grandes différences quant au nombre des orifices. Il n'y en a que trois dans le cœur des *Phronima*, qui envoie en arrière une longue artère médiane; le cœur allongé des *Gammarus* a par contre sept paires de fentes; les *Caprella* montrent cinq paires d'orifices veineux, et les *Tanaïs* trois, comme les Décapodes. La position du cœur est différente de celle qui existe chez les *Isopodes*, en ce qu'il est reporté beaucoup plus en avant. L'augmentation du nombre des orifices (cinq paires), rapproche l'appareil circulatoire des *Stomapodes*, de celui des Arthrostracés, des Phyllopodes et des Pœcilopodes; il a en commun avec ces derniers les artères latérales, dont le nombre correspond à celui des segments du corps. Le sang veineux se rassemble dans un large réservoir ventral, qui communique avec les branchies.

Consulter van Beneden (*o. c.*) sur l'appareil circulatoire des *Mysis*. La similitude du cœur des Mysis avec la première forme de cet organe chez l'*Ephausia* a été observée par Claus. Le même auteur a vu chez les *Phyllosomes*, comme Fr. Müller (*A. Nat.*, 1863, p. 8), chez les *Crevettes*, que la forme primitive de cœur caractérisée par une seule paire de fentes n'est qu'un état passager. Le cœur des *Cuma* n'a aussi qu'une paire de fentes. L'appareil circulatoire des Phyllosomes (Gegenbaur, *Arch. An. Phys.*, 1858) se rattache étroitement à celui des Décapodes macroures par la forme du cœur et la répartition des artères. Par contre la partie capillaire n'est que peu développée, et comme le système veineux, est remplacée par des lacunes. Les Phyllosomes forment donc un anneau intermédiaire de la chaîne qui se termine aux Décapodes par une limitation plus complète du parcours du sang veineux.

Comme l'ensemble de l'appareil circulatoire chez les Crustacés, le cœur présente bien des états différant par le développement de la partie musculaire. Chez le *Limulus*, comme chez les Décapodes, on peut distinguer plusieurs couches dans sa paroi, dont la plus extérieure est une membrane de tissu connectif qui est en rapport avec celle dont le sinus du péricarde est revêtu. Le tissu musculaire réuni en faisceaux ou en bandes entrelacées, forme un réseau faisant saillie en dedans. Les orifices veineux sont pourvus de soupapes formées par une membrane mince. Ces soupapes constituent les cloisons des chambres dans les cœurs allongés. On n'observe des soupapes dans les artères que dans des cas isolés, ainsi sur l'artère médiane antérieure des *Squilla*. Le cœur est tantôt fixé à sa place par des filets de tissu connectif, tantôt par les artères qui en partent. Il intervient fréquemment des parties musculaires qui, fixées sur les côtés du cœur, forment une disposition répandue chez les Trachéates, et connue sous le nom de muscles suspenseurs du cœur.

Pour les organes de la circulation des Décapodes, voir Audouin et Milne-Edwards, *Ann. Sc. Nat.*, 1re série, XI, 1827. Sur l'*Astacus*, Krohn, *Isis*, 1834, p. 522; Häckel, *Arch. An. et Phys.*, 1857, p. 554).

§ 136.

Chez les *Trachéates* les organes de la circulation se rattachent à ceux des Crustacés par le cœur allongé et divisé en chambres ; les différences portent beaucoup plus sur le degré de développement du système vasculaire qui en provient. On peut encore signaler des relations avec les organes respiratoires qui sont analogues à ceux qu'on observe chez les Crustacés. La circonscription des organes respiratoires sur un espace restreint est accompagnée d'un développement plus complet des vaisseaux sanguins, tandis que la distribution des organes respiratoires dans le corps entier se rattache à un développement vasculaire moindre.

Chez les *Arachnides*, ce sont les Scorpions qui nous présentent l'appareil circulatoire le plus compliqué. Le cœur entouré d'un sinus péricardiaque, s'harmonise par sa longueur avec la forme du corps de l'animal; il est, d'après Newport, constitué par huit parties distinctes, ou chambres, qui sont fixées par des muscles suspenseurs latéraux. Dans chaque chambre on trouve une paire de fentes tournées du côté du dos (orifices veineux) qui sont fermées par des soupapes faisant saillie dans l'intérieur (*fig.* 106, *v*). Des vaisseaux artériels qui partent du cœur, dont ils ne sont que des prolongements directs, se dirigent en avant et en arrière; l'antérieur, l'artère céphalique, entre dans le céphalothorax, le second se dirige vers la partie caudale. Le cœur émet en outre par les côtés, près des orifices veineux, un grand nombre d'artères qui vont se distribuer dans les organes voisins. Parmi les ramifications nombreuses que fournit l'artère céphalique, il en est deux qui forment autour de l'œsophage un anneau, duquel une artère se dirige en arrière (artère supraspinale) le long de la chaîne ganglionnaire ventrale qu'elle accompagne jusqu'à son extrémité, en émettant sur son trajet de nombreuses ramifications. On n'a pas encore découvert exactement comment se comportent les branches les plus fines des artères, et il est encore incertain s'il existe un trajet partiellement lacunaire, remplaçant les systèmes capillaire et veineux, ou si les artères se résolvent en un réseau capillaire qui donne ensuite naissance à des veines. D'après Newport, ce dernier cas serait le vrai; en tous cas, il est sûr que le sang veineux se rassemble, comme chez les Crustacés supérieurs, dans un réservoir placé à la face ventrale, d'où il est conduit aux organes respiratoires. Avant d'arriver au cœur, il passe dans le sinus du péricarde, comme chez les Crustacés. Sur le trajet du sang allant aux organes respiratoires et en revenant, on n'a pas encore pu constater d'une manière décisive l'existence de parois particulières; pourtant on pourrait conclure de la présence d'un sinus péricardial complet à celle de vaisseaux qui s'y abouchent.

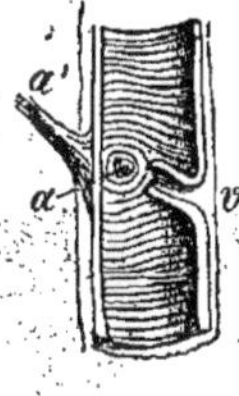

Fig. 106.

Chez les autres Arachnides un cœur tubulaire et à chambres multiples existe encore, mais sous une forme réduite. Il est toujours placé dans l'abdomen et présente, chez les Araignées et les Opilionides, trois paires d'orifices latéraux qui indiquent sa séparation en chambres. Une artère partant de la chambre la plus antérieure se continue dans le céphalothorax, et, d'après la description que Claparède en donne dans la *Lycose*, se divise en deux branches (*fig.* 107), dont chacune envoie des ramifications aux yeux et aux membres. La chambre postérieure s'ouvre à l'extrémité de l'abdomen et le courant sanguin qui s'en échappe correspond à celui qu'emmène l'artère caudale chez les Scorpions. Il y a encore une analogie avec les Scorpions dans la présence d'artères latérales. Par contre, le sinus péricardiaque manque, et le sang ne trouve que des espaces lacunaires dans son trajet vers les organes respiratoires ou à son retour vers le cœur.

Fig. 106. — Fragment d'une coupe du cœur tubulaire (partie des première et seconde chambres) d'un *Scorpion* (*Buthus*); *v*, orifice veineux; *aa'*, artères (d'après Newport).

Chez les *Pycnogonides* cet appareil rétrograde : c'est un cœur à trois chambres, dans lequel conduisent deux paires d'ouvertures. Chez les *Acariens* le cœur paraît ne plus se développer du tout.

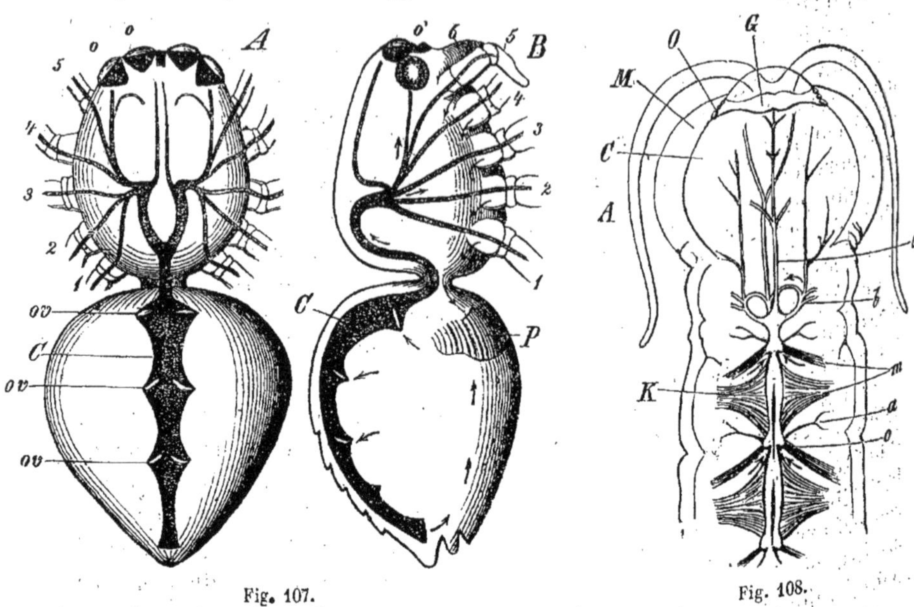

Fig. 107.

Fig. 108.

L'extension du cœur dans toute la longueur du corps, et l'augmentation considérable du nombre de ses chambres chez les *Myriapodes*, exprime les rapports qui existent chez ces animaux entre l'articulation extérieure du corps et leur organisation interne. Les chambres (*fig.* 108, *K*) sont séparées les unes des autres par des soupapes saillantes placées aux ouvertures veineuses (*fig.* 108, *o*) et fixées par des muscles importants (*m*). C'est chez les *Julides* qu'on trouve le nombre le plus considérable de chambres. Il est moindre chez les Scolopendres, chez lesquelles cependant les artères partant du cœur sont plus développées. Chaque chambre émet des troncs artériels pairs, destinés au segment du tronc qui leur correspond. Ces troncs naissent presque à la même hauteur que les orifices veineux. Ces artères sont doubles chez les Julides, chaque chambre étant formée par la fusion de deux chambres primitivement séparées. Trois troncs partent de la chambre la plus antérieure, le médian (*c*) se distribuant dans le segment céphalique, et les deux latéraux forment l'anneau vasculaire qui entoure l'œsophage (*b*). De leur réunion résulte un tronc plus fort qui, comme chez les Scorpions, repose sur la chaîne ganglionnaire, et se prolonge jusqu'au dernier ganglion

Fig. 107. — Organes circulatoires de *Lycosa* ; *A*, animal vu en dessus ; *B*, vu de côté ; *o*, yeux ; 1, 2, 3, 4, 5, 6, membres ; *P*, poumons ; *C*, cœur ; *ov*, orifices veineux du cœur. Les flèches indiquent la direction du courant sanguin (d'après Claparède).

Fig. 108. — Tête et deux segments du corps de *Scolopendra*, avec la partie antérieure du système vasculaire sanguin ; *C*, tête ; *G*, ganglion œsophagien supérieur ; *O*, yeux ; *M*, mandibules ; *A*, antennes ; *K*, chambres du cœur ; *m*, muscles suspenseurs ; *o*, orifices veineux ; *a*, artères latérales ; *b*, arc artériel ; *c*, artère céphalique (d'après Newport).

de celle-ci, en émettant de nombreux rameaux vasculaires qui accompagnent pendant une certaine étendue les filets nerveux provenant de la chaîne ventrale. Il ne paraît pas y avoir de traces d'un système veineux, et comme il n'y a pas de sinus du péricarde particulier, l'appareil entier présente un mélange des conditions qui se remarquent, chez les Arachnides, dans les Scorpions et les Araignées.

L'appareil circulatoire comparé à celui des Arachnides et des Myriapodes se présente chez les *Insectes* comme moins développé. Il se réduit au cœur, (le *vaisseau dorsal* comme on le nomme), et à un prolongement antérieur de ce dernier qui est la seule artère. Le cœur placé dans l'abdomen comme chez les Araignées est fixé aux parois du corps par des *ailes musculaires* (*fig.* 109, *m*); ou parfois aussi (chez des larves de Muscides) attaché par des trachées. Sa division en chambres, qui est souvent extrêmement peu visible chez les larves, se manifeste soit par l'arrangement des muscles, soit par la situation des orifices veineux en forme de fente. Les variations dans le nombre des chambres ne sont pas grandes, il y en a le plus souvent huit, rarement plus, plus fréquemment moins. Le sang introduit dans le cœur par les orifices, chassé par la systole en avant, est ainsi poussé d'une chambre à l'autre, et par la plus avancée dans l'aorte, le recul du liquide étant empêché par des expansions saillantes en forme de poches fonctionnant comme valvules et qui entourent les bords des orifices. L'aorte (*fig.* 109, *a*) est la continuation immédiate du cœur, dont elle conserve la structure, dans sa partie postérieure du moins. Elle se dirige directement vers le cerveau, mais on ne sait pas encore exactement ce qu'elle devient ensuite. On n'a pas pu décider si la ramification de son extrémité antérieure, qui a été constatée dans quelques Insectes, est un fait général. En tout cas, le sang entre bientôt dans un système lacunaire, parcourt le corps en passant par courants réguliers entre les divers organes qu'il renferme, comme on peut l'observer chez les Insectes transparents, et se rassemble de nouveau dans le voisinage du cœur pour y rentrer par les orifices veineux. Certains trajets circulatoires sont parfois assez nettement circonscrits pour que, par exemple, on voie apparaître dans les membres des cavités d'apparence vasculaire. Même là où il n'y a aucune condition anatomique de nature à produire cet effet, les trajets des courants sanguins sont également constants et réguliers. Comme les ailes musculaires ne s'attachent pas directement à la paroi du cœur, mais à des cellules particulières qui la recouvrent, et qu'elles s'entrelacent en un plexus réticulé, qui l'entoure, il se forme ainsi au-dessous du cœur une cavité qu'on peut comparer au sinus péricardiaque des Crustacés.

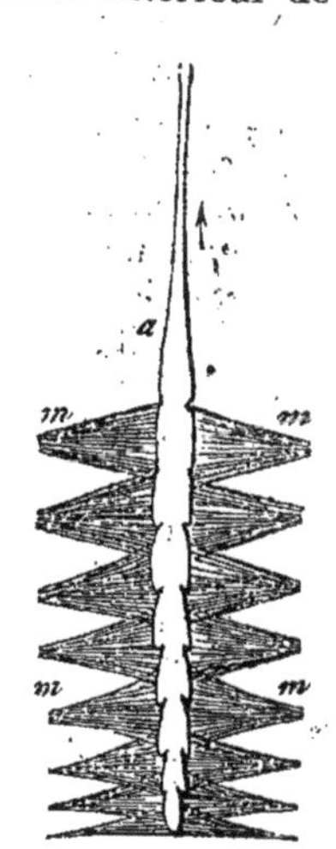

Fig. 109.

Fig. 109. — Vaisseau dorsal (cœur) de *Melolontha*; *a*, aorte se rendant en avant dans le thorax, *mm*, ailes musculaires placées sur les côtés du cœur.

En ce qui concerne l'appareil circulatoire des *Scorpions*, les données de L. Dufour (*Ann. Sc. Nat.*, 3ᵉ série, XVI, p. 251) s'écartent de celles de Newport. Suivant Dufour, la séparation en chambres ne paraîtrait qu'après la mort de l'animal. La répartition des orifices et des points de départ des artères s'oppose à cette manière de voir. Les organes circulatoires des *Galéodes* s'éloignent peu de ceux des Scorpions; sous beaucoup de rapports, ils forment un passage aux *Aranéides*, pour lesquelles la diversité des résultats rend de nouveaux éclaircissements nécessaires. Si l'existence de vaisseaux de retour (veines) affirmée par quelques auteurs (Audouin et Wasmann) n'a pas été confirmée, le trajet artériel ainsi que la structure du cœur ont été également très-différemment décrits. D'après Leydig, il n'y a chez les *Lycosa* que deux orifices veineux à la partie antérieure du cœur tubulaire, d'où partent trois troncs artériels; par contre l'artère antérieure médiane ferait défaut (*Arch. Anat. Phys.*, 1855, p. 452); Claparède donne du même genre une autre description déjà citée plus haut (*Mém. de la Soc. de Phys. et d'Hist. nat. de Genève*, t. XVII, 1). Voy. aussi : Blanchard, *Ann. Sc. Nat.*, 3ᵉ série, XII, p. 316 et dans *Organisation du Règne animal*. Sur le cœur des *Pycnogonides*, voir Zenker, *Arch. An. et Phys.*. 1852, et Krohn, *Arch. Nat.*; 1855, p. 6; Claparède, *Beobachtungen*, etc., p. 102. Newport a jusqu'à présent donné la meilleure description des organes de la circulation des *Myriapodes* (*Phil. Transactions*, 1843).

En ce qui concerne les *Insectes*, il y a une multitude de particularités, relatives soit au cœur lui-même soit au tronc médian qui le continue, mais encore peu connues au point de vue de leur généralité. Weismann, dans ses recherches sur le développement des Insectes (*o. c.*), a notamment indiqué quelques points de vue nouveaux. Le cœur possède la même structure que le vaisseau qui en sort. Les deux parties ne diffèrent que par l'existence des orifices fissiformes qui distinguent la région du cœur de celle du vaisseau; celle-ci manque en outre d'ailes musculaires latérales. Le tube, dans son ensemble, bien qu'il soit le résultat de la fusion d'un grand nombre de cellules, présente une structure assez homogène, dans laquelle la substance contractile n'étant pas divisée en fibres, ne permet aucune distinction de fibres longitudinales ou transversales. Les noyaux contenus dans la substance contractile forment à l'intérieur, quelquefois des saillies qui ainsi que Leydig l'a montré chez la larve du *Corethra*, se développent en replis de la paroi du tube, et jouent lors des contractions de cette dernière le rôle de soupapes empêchant le reflux du sang.

Les cellules qui portent l'insertion des muscles latéraux sont tantôt disposées en cordons longitudinaux, tantôt elles forment des séries transversales qui s'étendent vers les bords du tube cardiaque. Au-dessus d'elles passent les fines ramifications de ces muscles qui vont à la paroi du cœur (larves de Diptères et Lépidoptères), ou bien les muscles se réunissent pour constituer un réseau autour du tube, formant ainsi une enveloppe musculeuse analogue au sinus péricardiaque (Muscides à l'état parfait), et semblable à celle que Newport a déjà décrite comme circonscrite par une fine membrane. Il ne reste alors sur la partie postérieure du cœur qu'un petit nombre des cellules qui pendant l'état larvaire servaient à la fixation des muscles latéraux.

Sur le cœur des Insectes, voir R. Wagner, *Isis*, 1822; Verloren, *Mém. Acad. Royale de Belgique*, XIX, 1847; Leydig, *Lehrbuch d. Histologie*, p. 440.

Les muscles latéraux paraissent former plutôt un appareil de fixation du cœur, qu'ils n'exercent une influence directe sur la diastole, comme on l'a cru. Il résulte des observations de A. Brandt (*Mél. biol. du Bull. acad. imp. de St-Pétersbourg*, VI, 1866) que les mouvements du cœur des Insectes ne sont point uniquement systoliques, mais systo-diastoliques. Cela a lieu aussi pour les muscles correspondants du cœur de l'Écrevisse.

J. Müller avait établi une connexion entre le vaisseau dorsal et les tubes ovariens (*Acad. Leop. Carol.*, XII, II, 1825) : mais on a reconnu plus tard que ces prétendus vaisseaux n'étaient que des prolongements des tubes de l'ovaire. On a affirmé plus récemment une connexion semblable, du moins pour le testicule (chez la larve d'*Orgyia pudibunda*), consistant en un canal allant de la partie antérieure du vaisseau dorsal à chaque testicule (Landois, *Zeit. Zool.*, XIII). Ces observations ont été contestées par Leydig, (*Nova Acta A. L. C.*, XXXIII).

Organes respiratoires.

1. BRANCHIES.

§ 137.

Deux séries d'organes morphologiquement fort étrangers les uns aux autres fonctionnent chez les *Arthropodes* comme *instruments respiratoires*. Ces différences sont nécessitées par des adaptations à des milieux différents. Une des séries de ces organes est comme les organes respiratoires des vers en connexion avec les téguments. Des parties de la surface du corps s'allongent en appendices qui augmentent cette surface et sont transformées en organes respiratoires, dans l'intérieur desquels le sang peut circuler. Nous trouvons ces formations très-répandues chez les *Crustacés* sous le nom de *branchies*. Si d'autres dispositions analogues, comme l'introduction de l'eau dans le rectum, déjà mentionnée plus haut (p. 377), peuvent effectuer des phénomènes respiratoires, et si dans beaucoup de cas les téguments eux-mêmes fonctionnent comme organe de respiration, il faut cependant reconnaître, que chez les Crustacés tous les organes ayant cette fonction et qui se sont tant soit peu spécialisés, affectent la forme de branchies. Je distingue ici deux appareils différents :

1. Les premiers et les plus répandus paraissent sous la forme d'appendices abdominaux des métamères; ces appendices représentent tantôt des membres modifiés (pattes), tantôt des portions de ceux-ci, tantôt enfin ils paraissent être des organes indépendants, qui sont encore en connexion, par leur partie basilaire, avec les pattes, ou fixés à quelque partie voisine du corps et indépendants des organes locomoteurs. Dans ce dernier cas, qui exprime en même temps le plus haut degré de différenciation, ils présentent encore toujours une connexion plus ou moins apparente avec les membres, au-dessus desquels ils s'insèrent toujours leur correspondant exactement. La comparaison des membres des Articulés entre eux et avec ceux des Vers, nous a déjà précédemment conduit à reconnaître dans les pattes rudimentaires de ces derniers animaux, les homologues des membres si développés des *Arthropodes*, et par la même occasion, à comparer les branchies dépendant des parapodes des Vers, à celles des *Crustacés*. Nous avons vu dans les deux cas les organes respiratoires se former en partie aux dépens des membres, en partie sur eux, et s'écarter finalement de cette situation, en remontant vers le dos de l'animal. Dans toutes ces formes de branchies, nous ne trouvons que des modifications de ces phénomènes déjà décrits. Ce sont là autant de points d'attache avec les formes inférieures. On peut suivre le développement graduel des organes branchiaux à tous ses degrés successifs dans toute la série des Crustacés; les fonctions respiratoires et locomotrices sont si fréquemment intimement unies, qu'il est souvent difficile de décider si certaines formes d'appendices pairs du corps doivent compter comme branchies, comme pattes, ou comme l'un et l'autre. Cette

transformation graduelle des organes locomoteurs en instruments de respiration, peut s'observer dans la série des membres, d'un seul et même individu. Les segments du corps sur lesquels apparaissent des organes branchiaux sont fort variables, et on peut dire que dans chaque segment, les membres sont aptes à devenir des branchies, ou à en porter par suite du développement en organes de cette nature d'une de leurs deux branches primitives. Ces organes respiratoires varient beaucoup par leur situation, par leur nombre et leur structure.

Lorsque les pattes elles-mêmes se transforment en branchies, elles prennent la forme de lamelles larges et minces (*fig.* 110, *A*, *br*), dont la surface est de nature à permettre l'échange qui doit avoir lieu entre le sang qui les parcourt à l'intérieur, et l'eau ambiante. Ce genre de conformations est répandu chez les *Phyllopodes*. Leur parenté avec les Trilobites fossiles permet de conclure que ces derniers ont dû avoir des membres semblables, et que ce type d'organes respiratoires appartient par conséquent à un ordre de conformation des plus anciens. Ce sont principalement les paires de pattes postérieures qui paraissent jouer le rôle de branchies, parce qu'elles portent des appendices particuliers auxquels la fonction respiratoire est surtout réservée. Tandis que chez les Branchiopodes, il n'y a aucune séparation tranchée entre les membres respiratoires et ceux qui ne le sont pas, les uns passant peu à peu aux autres; on en remarque une chez les *Pœcilopodes*, dont les branchies (*fig.* 99, *p''*, p. 375), formées d'un nombre considérable de feuillets plats et superposés, sont portées par les cinq paires de pattes abdominales également aplaties. Les pattes abdominales des *Isopodes* présentent des feuillets branchiaux semblables. Les branchies consistent chez les *Amphipodes* en appendices des segments thoraciques en forme de sacs, et ordinairement fixés aux articles qui constituent la base des pattes. Par contre on trouve de nouveau chez les *Stomapodes* une disposition dérivant de la forme fondamentale, et dans laquelle les cinq paires de pattes natatoires de l'abdomen, portent à leur base interne une touffe de filets branchiaux ramifiés (*fig.* 110 *B*, *br.*.)

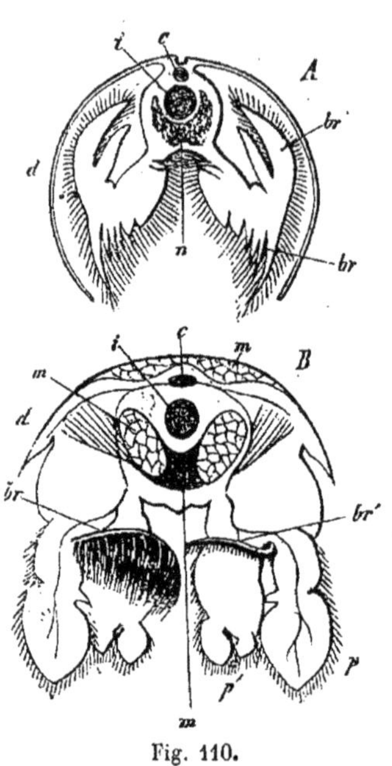

Fig. 110.

Une série continue des états les plus simples aux plus compliqués conduit des *Schizopodes* aux *Décapodes*. Il n'est pas rare de ne point trouver de branchies distinctes chez les premiers (*Mysides*), ou bien elles consistent en

Fig. 110. — *A*, coupe transversale d'un Phyllopode (*Limnetis*). La coupe passe par le segment qui porte la première paire de pattes; *i*, canal intestinal; *c*, cœur; *n*, moelle ventrale; *d*, repli des téguments, formant une coque cachant les membres; *br*, pattes natatoires (d'après Grube); *B*, coupe transversale de *Squilla* (par l'abdomen); *i*, *c*, *n*, comme dans *A*; *m*, muscles; *d*, repli tégumentaire; *p*, pattes lamellaires externes; *p'* internes; *br*, branchies (d'après Milne-Edwards).

appendices ramifiés des membres du céphalothorax, flottant librement au dehors (*Thysanopodes*). Il se développe peu à peu une duplication du dermo-squelette du céphalothorax, qui forme une lamelle circonscrivant un espace latéral et recouvrant les pattes thoraciques. Les branchies partant des pattes thoraciques ou de la paroi même du corps sont situées dans cet espace qui constitue ainsi une cavité branchiale fermée sur ses côtés, comme cela a lieu très-généralement chez les Décapodes. Cette cavité est en communication avec le milieu ambiant par une fente circonscrite par le bord libre de la lamelle de couverture et la base des pattes. Comme de chaque côté la lamelle qui recouvre la cavité branchiale s'applique plus étroitement sur le corps du côté ventral, la fente longitudinale servant d'entrée, et primitivement simple, se partage en deux, et produit ainsi une ouverture postérieure plus grande, et une seconde plus petite placée en avant, par laquelle l'eau qui est entrée par la grande, sort après avoir baigné les branchies. Les branchies peuvent aussi s'éloigner en partie de la base des pattes, et provenir de la paroi de la cavité branchiale même; mais même dans ce cas leur nombre correspond fréquemment à celui des membres eux-mêmes. Dans la plupart des *Décapodes* le nombre des branchies est cependant considérablement augmenté, parce que les paires de pattes antérieures en portent plusieurs, et qu'en outre quelques paires de pattes-mâchoires prennent aussi part à cette formation.

Un prompt renouvellement de l'eau autour de l'appareil branchial peut s'effectuer de très-diverses manières. La plus simple est celle où les appendices mêmes du corps jouent le rôle de branchies ou encore celle où les branchies existant comme organes distincts, sont fixées aux pattes natatoires. C'est alors le simple mouvement des membres qui occasionne un tourbillon constant, et par conséquent un renouvellement perpétuel de l'eau autour de l'organe. La respiration se trouve donc en rapport direct avec les parties chargées de la locomotion. Les membres des *Branchiopodes* et les pattes natatoires des *Stomapodes* peuvent être cités comme exemples de cette disposition. Chez d'autres, comme les *Pœcilopodes* et les *Isopodes*, le renouvellement de l'eau est effectué par un appareil particulier couvrant les branchies et formé par une modification de pattes abdominales. Le mouvement continuel de ce couvercle permet le renouvellement constant de l'eau même lorsque l'animal est immobile.

La formation d'une cavité branchiale motive de nouvelles dispositions propres à déterminer le renouvellement de l'eau. Chez les *Décapodes* dont les branchies sont enfermées dans une cavité, il y a, de chaque côté, des organes tourbillonnants (*Flagellum*, *fig.* 111, *f*), qui s'étendent sur l'ensemble des branchies sous la forme d'appendices minces et étroits, sont fixés à la base d'une patte-mâchoire, et constamment mis par elle en mouvement (*Brachyures*).

2. La seconde forme d'organes respiratoires n'est pas en rapport avec les membres, et se développe sur la partie dorsale des téguments, qui chez plusieurs *Entomostracés* sont constitués par un manteau recouvert d'une carapace. Comme les lamelles du manteau sont le siége d'une circulation active, que la

minceur des parois de l'organe paraît être une condition favorable à un échange de gaz, que d'ailleurs les mouvements natatoires des membres déterminent un énergique renouvellement d'eau sur la face interne du manteau, on ne saurait mettre en doute que ces expansions ne doivent participer dans une mesure déterminée à la fonction de la respiration. Ils y participent certainement encore même dans les cas, (comme les *Phyllopodes*), où les membres sont décidément des branchies. Les deux appareils doivent alors se partager la fonction dans une mesure différente. Avec l'augmentations des lamelles du manteau (*Limnadides*), celui-ci doit prendre une beaucoup plus grande part à la respiration, et cela dans une mesure d'autant plus importante que les membres diminuent de nombre, et ne recevant que peu de sang, perdent leur fonction respiratoire, comme cela s'observe chez les *Ostracodes*, et aussi chez les *Daphnides*.

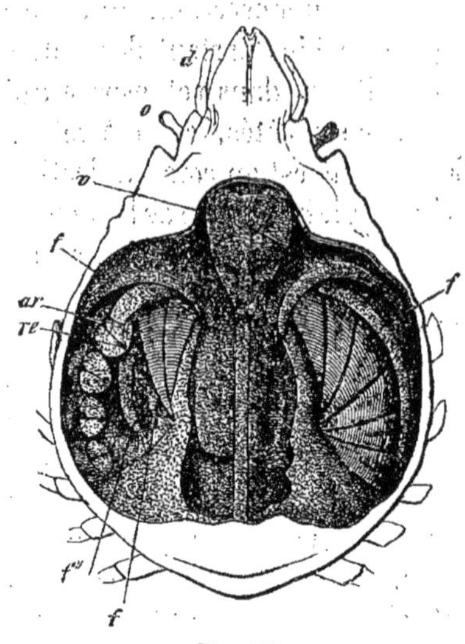

Fig. 111.

Tandis que dans ces cas le manteau ne possède aucune organisation particulière indiquant un appareil branchial, celle-ci se présente chez les *Cirrhipèdes*. On remarque à la face interne de la cavité du manteau des *Balanides*, des lamelles plissées comme des branchies, s'élevant entre la paroi latérale et sa base, et qui témoignent ainsi de la différenciation d'un organe particulier.

L'état le plus simple des organes respiratoires est celui des *Copépodes* libres, chez lesquelles il n'y a ni pattes natatoires transformées en lames branchiales, ni manteau lamellaire sur le disque céphalique. La fonction respiratoire est ici dévolue à l'ensemble des téguments. Par contre, on trouve chez plusieurs Copépodes parasites, des paires de membres métamorphosés en organes foliacées, appropriés aux fonctions de branchies. Cette modification ne porte pas toujours sur le membre entier, mais seulement sur une de ses branches ou même sur un appendice de celles-ci. Le même fait s'observe chez les *Phyllopodes*, chez lesquels le nombre des « pattes branchiales » est fort différent suivant les genres. Les lamelles respiratoires formant appendices des membres, sont répandues uniformément sur tous ces derniers chez les *Branchipus* et *Artemia*. Elles sont plus développés sur les pattes antérieures chez l'*Apus*. Les pattes branchiales chez les *Nebalia* sont nettement distinctes des appendices qui ne servent pas à la respiration.

Chez les *Isopodes*, les cinq paires de pattes abdominales prennent dans leur ensemble l'apparence de lamelles branchiales imbriquées. Parfois une paire de ces lamelles est modifiée d'une manière particulière, en ce qu'elle présente une augmentation de surface, soit par plissement (*Sphæroma*, *Nerocila*), soit par division en bandes distinctes (*Jone*), qui lui assure

Fig. 111. — Branchies d'un *Brachyure*. Les téguments dorsaux du céphalothorax sont enlevés. La cavité du corps avec l'estomac masticateur *v*, et l'intestin, qui en part, se voit au milieu ; les cavités branchiales latérales sont ouvertes ; à droite les branchies à six séries de feuillets ; à gauche quatre sont coupées ainsi que le flagellum *f*, pour montrer l'appareil tourbillonnant *f'f''*, qui est au-dessous des branchies ; *o*, œil ; *d*, antennes ; *ar*, une branchie isolée, coupée en *re*.

un avantage sur les autres. Enfin une paire de ces membres peut se façonner en appareil recouvrant les lamelles branchiales, dont les deux surfaces comprennent une véritable cavité respiratoire (*Oniscus*, *Porcellio*). Un appareil semblable mais produit autrement, provient d'une transformation des membres du dernier segment en deux lames (*Idothea*). Voir pour les organes respiratoires des Isopodes, Duvernoy et Lereboullet, *Ann. Sc. Nat.*, 2e série, XV, p. 177. Les différentes paires d'appendices peuvent encore être l'objet d'une division ultérieure de travail ; car abstraction faite de celles qui se transforment en pièces tectrices, d'autres agissent comme simples organes d'agitation (*Seriola*) pour effectuer le renouvellement de l'eau autour de celles qui fonctionnent encore comme branchies.

Un appareil protecteur existe aussi chez les *Pœcilopodes*. La première paire des membres abdominaux produit par sa soudure sur la ligne médiane une plaque considérable (*fig.* 99, *p'*, p. 375), sous laquelle sont cachées cinq paires de branchies lamellaires.

Les cinq ou six paires de branchies tubuliformes des *Amphipodes* sont fréquemment cachées (chez les *Gammarus* et *Talitrus*) sous des prolongements des téguments des segments thoraciques et n'occupent que cette région antérieure du corps. Elles sont plus libres chez les *Hypérides*. Il se forme aussi dans certains cas une cavité branchiale particulière, chez les *Typhis* par exemple, où les membres des sixième et septième segments sont transformés en quatre grosses valvules, qui peuvent s'appliquer en avant sur le segment de la face ventrale qui porte les branchies. Les branchies des *Læmodipodes* sont comme les membres, réduites en nombre. Les *Caprelles* n'ont que deux courts tubes branchiaux, situés sur les deuxième et troisième segments thoraciques apodes. La respiration est également effectuée par l'ensemble des téguments chez une partie des Crustacés plus élevés (*Mysides*, *Phyllosomes*). Le développement des branchies à la base des membres du céphalothorax présente la plus grande diversité. La branchie de la première paire de pattes reste chez l'*Ephausia* sous la forme d'un simple appendice tubuleux ; elle se ramifie sur la seconde, et sur la septième et huitième (correspondant à la quatrième et cinquième paires de pattes des Décapodes) les branchies se réunissent en groupes de trois touffes ramifiées, mais qui ne sont pas encore enfermées dans une cavité branchiale (Claus, *Zeit. Zool.*, XIII, p. 445). Les branchies sont plus complètes chez les *Sergestes*, mais elles ne sont qu'imparfaitement couvertes par la duplication du céphalothorax qui constitue la cavité branchiale (Kroyer, *Kongl. danske Vid. Selskabs Skrifter*, V, IV). Le *Lophogaster*, outre des touffes branchiales dorsales cachées dans la cavité du même nom, présente encore des touffes ventrales, qui font librement saillie entre les pattes. (Sars, *Beskrivelse over Lophogaster typicus*, Christiania, 1862). La structure des branchies chez les Crevettes les rattache étroitement par leur forme en houppes de celles des *Schizopodes*. Elle est plus complexe chez les autres Décapodes. Chez les *Macroures*, chaque branchie est un appendice pourvu de poils ou filaments très-serrés et fins, qui lui donne l'aspect d'une brosse, tandis que chez les *Brachyures*, elles sont formées de lamelles isolées allant en diminuant de grandeur vers leur extrémité. Elles présentent de grandes différences sous le rapport du nombre, qui est considérable chez les Macroures ; le *Homard* et le *Nephrops* en ont vingt, le *Scyllarus*, vingt et un. Sur les membres antérieurs, il y a toujours plusieurs branchies. Chez l'*Astacus*, par exemple, il y en a deux sur la seconde paire, trois sur la troisième, les autres se répartissant isolément sur les pattes suivantes et la paroi de la cavité branchiale.

L'ouverture qui conduit dans la cavité branchiale présente de nombreuses différences. La fente d'entrée forme chez les Macroures une partie largement ouverte de la fissure primitive, produite par l'accroissement qu'ont pris les replis des téguments recouvrant les branchies. Son occlusion reste très-incomplète chez les *Pagurus*, comparativement aux autres Macroures. Par une soudure plus complète de la paroi externe de la cavité branchiale à la base des pattes, l'ouverture fissiforme est réduite chez les Brachyures à un espace restreint qu'un prolongement du segment basilaire des pattes-mâchoires extérieures peut fermer. Cette ouverture, voisine de la sortie de la cavité branchiale, est très-étroite chez les *Leucosia* et *Ranina*, où elle se trouve à l'extrémité postérieure du céphalothorax tout près de l'abdomen. L'ouverture de sortie placée sur le côté de la bouche (dans l'angle intérieur du cadre buccal), et à laquelle aboutit un prolongement canaliculaire de la cavité branchiale, est moins variable. Les fouets chargés de renouveler l'eau par leurs mouvements, et qui naissent chez les Macroures de la base des pattes et des pattes-mâchoires, sont placés entre les branchies. Ils manquent chez les *Pagurus* et *Callianassa*. Chez les Brachyures, il n'y en a que trois de chaque côté, dont l'un est placé sur les branchies, tandis que les deux autres (*fig.* 111, *f' f''*) se trouvent entre les branchies et la paroi du corps (Milne-Edwards, *Ann. Sc. Nat.*, II, xi).

Les branchies des Crustacés destinées à la respiration aquatique, offrent dans certains cas une modification remarquable de laquelle résulte la possibilité de la respiration aérienne et du séjour hors de l'eau. C'est ce qu'on voit chez les *Isopodes terrestres* (*Porcellio*, *Armadillidium*) chez lesquels les feuillets branchiaux sont formés comme ceux des genres vivant dans l'eau, mais où les antérieurs contiennent de l'air qu'on aperçoit comme des taches blanches, et qui peut être expulsé par de fines fentes. Cet appareil à air est encore plus développé chez le genre *Tylus*. Quatre paires de feuillets branchiaux montrent à la surface inférieure de nombreuses fentes très-déliées, dont chacune conduit dans un cæcum délicatement ramifié, et également plein d'air. Ces espaces aérifères étant baignés par le sang, il s'y effectue ainsi une véritable respiration aérienne.

L'adaptation au séjour terrestre se fait d'une autre manière chez les Crabes de terre (*Gecarcinus*). La cavité branchiale peut dans ce cas retenir plus longtemps l'eau nécessaire pour conserver les branchies humides, et retarder de beaucoup leur dessication. La cavité branchiale est à cet effet pourvue de dispositions particulières, qui consistent parfois en appendices ramifiés du toit de cette cavité, formant une masse spongieuse. Ces excroissances ne sont pourtant jamais le siége d'une respiration. On a donc à tort pris pour une cavité pulmonaire la cavité branchiale du *Birgus latro* qui possède ces mêmes dispositions. Il reste encore à découvrir jusqu'à quel point ces excroissances de la paroi de la cavité branchiale, se rattachent à ces épaississements présentant des couches glandulaires que Leydig a trouvées dans l'Ecrevisse fluviatile. (*Histologie*, p. 116. Audouin et Milne-Edwards, *Ann. Sc. Nat.*, 1re série, XV, p. 85). Chez d'autres Crabes terrestres un jet de l'eau conservée dans la cavité branchiale, est de temps en temps projeté par l'orifice de sortie sur une partie de la carapace recouverte de poils serrés jusqu'à l'orifice d'entrée, pour être repris ensuite par celui-ci, après s'être à cet état de division, saturé d'oxygène. Après l'utilisation complète de l'eau, la respiration est entretenue par introduction d'air sur les branchies, c'est pourquoi l'animal soulève la partie postérieure de sa carapace. Pour ces phénomènes d'adaptation voir Fr. Müller (*Für Darwin*, p. 20).

Les branchies du manteau des *Balanides* dont nous avons parlé plus haut à l'occasion des Cirrhipèdes, fonctionnent encore chez les *Lépadides* comme des poches d'incubation ; d'autres présentent à la base des cirrhes des appendices filiformes particuliers, qui président peut-être également à quelque fonction respiratoire.

2. TRACHÉES.

§ 138.

Les *trachées* constituent la seconde catégorie des formes des organes respiratoires. Elles forment dans le corps des *Arachnides*, *Myriapodes* et *Insectes*, un système de canaux tubulaires qui se ramifient d'une manière très-diverse, et qui généralement s'ouvrent dehors au moyen d'orifices déterminés, par lesquels ils se remplissent d'air. Cette disposition qui est commune aux classes d'Arthropodes que nous venons d'indiquer, les groupe en une grande subdivision qui est celle des Trachéates. La conformation des *trachées* prises dans leur ensemble et malgré leurs différentes modifications, est assez uniforme. Elles consistent toujours en une couche de substance connective extérieure, revêtue en dedans d'une membrane chitineuse, laquelle est en connexion avec les téguments externes. Cette couche de chitine est la condition essentielle des propriétés élastiques des trachées, et là où leur élasticité est la plus apparente, elle présente des épaississements notables, qui forment dans la lumière des tubes un fil spiral saillant. Les trachées peuvent sur quelques points de leur parcours porter des dilatations sacciformes sur lesquelles la couche renforçante avec sa disposition spirale peut être interrompue; le dépôt de cette couche peut donc se faire par places isolées. Les ouvertures externes (stigmates) des trachées sont situées par paires sur les deux côtés du corps, en nombre variable, et peuvent se rencontrer sur chaque segment. Chaque stigmate a l'aspect d'une fente ovale, transverse, entourée d'un épaississement ou bourrelet annulaire du squelette chitineux extérieur, et que des dispositions valvulaires peuvent ouvrir ou fermer. Des muscles particuliers qui s'insèrent à l'origine du tronc trachéen, servent à mouvoir les valvules. Chaque tronc trachéen se partage tôt ou tard en un ensemble de branches plus petites, dont les plus fines entourent les organes d'un réseau serré. Le mode de ramification, la longueur et la structure des rameaux sont fort différents, et moyennant la réunion de divers troncs trachéens entre eux le corps peut être parcouru par un ensemble de tubes dirigés en long ou en travers, et d'où partent les ramifications secondaires plus petites.

La respiration des Trachéates est donc, par suite de la distribution des trachées dans leur corps, essentiellement différente de celle des Crustacés à branchies. C'est le milieu respirable qui se trouve distribué dans tout l'organisme. Non-seulement cette répartition universelle des trachées partout baignées par le liquide sanguin, permet l'échange des gaz dans le corps entier, mais l'acte respiratoire peut même se faire directement dans les tissus, les dernières ramifications des trachées pénétrant jusqu'à eux, et même jusqu'à leurs éléments constituants. Tandis qu'avec les branchies c'est le sang qui va chercher les organes respiratoires, avec les trachées, selon la remarquable expression de Cuvier, ce sont les organes respiratoires qui vont chercher le sang. Cela ne s'applique cependant pas à tous les cas, car il peut y avoir une diminution et une limitation plus stricte des organes respiratoires, à la suite d'une réduction des trachées, la fonction peut ainsi devenir locale, de diffuse qu'elle était. Le sang a alors, comme dans le cas des branchies, à se rendre vers les organes respiratoires. De cette manière le développement des trachées influe sur la circulation, dont le développement périphérique est surtout en rapport de dépendance réciproque avec les organes respiratoires.

Outre la respiration d'autres usages peuvent se rattacher à l'appareil trachéen. Nous pouvons même y trouver quant au mouvement, les rapports que nous avons constatés entre les branchies et les membres servant à la locomotion. Le système tubulaire des trachées rempli d'air, sert à alléger spécifiquement le corps, et à ce point de vue n'est pas moins important pour les Insectes aquatiques, que pour ceux qui volant dans les airs, peuvent par des dispositions spéciales produire une augmentation ou une diminution du volume d'air contenu dans le système trachéen.

Quoique l'absorption de l'air par les stigmates du système trachéen paraisse être le phénomène régulier il n'est cependant pas exclusif. Dans beaucoup de larves d'Insectes vivant dans l'eau, on trouve un système *trachéen fermé* au dehors, que je considère comme l'état inférieur, et en même temps comme le *précurseur de celui dans lequel les trachées doivent communiquer au dehors* (voir aux remarques). La plupart des trachées divisées en troncs longitudinaux se ramifient de tous côtés sans être en connexion avec des stigmates. Il résulte donc de ce défaut de communication avec le milieu ambiant, qu'elles extraient l'air contenu dans l'eau, et le distribuent dans le corps par leurs ramifications. Cette conformation constitue ainsi le passage des *Arthropodes* (*Crustacés*) vivant dans l'eau et qui extraient l'oxygène de l'air qu'elle renferme, à ceux qui introduisent directement dans leurs organes respiratoires, l'air atmosphérique. Ces dispositions sont donc importantes par le jour qu'elles jettent sur ces états de passage. Elles représentent l'état le plus inférieur de l'appareil trachéen, et sont peut-être le point de départ de la différenciation de l'ensemble de ses diverses dispositions, en ce sens que des conformations semblables existaient dans les métamères des Trachéates. La formation des stigmates pourrait exprimer une modification postérieure qui aura apparu avec le premier passage de la vie aquatique à la vie terrestre. On distingue plusieurs formes d'arrangement de ces systèmes trachéens clos ; je citerai les suivantes :

1. Des ramifications terminales des branches provenant des plus grands troncs trachéens se trouvent partout abondamment répandues sous la surface du corps, ce qui permet un échange entre l'air de l'eau et celui qui se trouve dans les trachées. Aucun point déterminé du corps n'étant conformé en organe respiratoire spécial, ce sont à proprement parler les téguments dans leur ensemble qui constituent l'appareil respiratoire. Cette disposition s'observe chez les larves de plusieurs *Phryganides* et d'un grand nombre de mouches de la famille des *Tipulides* (*Corethra*, *Chironomus*, etc.).

2. Dans un autre cas, des appendices filiformes ou foliacés s'élèvent à la surface du corps (*fig.* 112, *A*, *c*) soit à des distances égales, soit réunis en groupes, et dans lesquels les trachées pénètrent et se ramifient en très-grande quantité, surtout lorsqu'ils ont une forme aplatie. On a désigné ces parties sous le nom de « *branchies trachéennes.* » Leur surface peut s'accroître d'une manière importante par l'augmentation des feuillets ou par le groupement en touffes des filaments, de même que le mouvement constant des feuillets détermine un renouvellement perpétuel du milieu ambiant. Les phénomènes de mouvement qui entretiennent la respiration ainsi que la manière dont se comportent ces branchies trachéennes, rappellent les organes respiratoires des Crustacés. Les branchies trachéennes des larves des *Sialides* et des *Phryganes* consistent en appendices filiformes du segment postérieur du corps. Les plus caractéristiques sont celles en forme de feuilles qui se trouvent sur les premiers segments de l'abdomen des larves d'*Éphémérides*. Il faut remarquer au sujet de cette forme d'organes respiratoires qu'elle existe précisément chez les Insectes qui, par toute leur organisation, occupent un rang inférieur, et paraissent se rapprocher le plus des états primitifs non encore différenciés de la souche des Insectes, comme si elle avait appartenu aux formes de ces animaux qui ont les premiers paru sur la terre.

3. Une troisième forme de système trachéen clos découverte par Réaumur chez les larves de *Libellules*, consiste en un rectum pourvu de nombreux appendices disposés en séries longitudinales et feuilletés, dans lesquels les

grands troncs latéraux (*fig.* 112, *B*, *c*), du système trachéen envoient des branches qui se divisent en ramifications extrêmement nombreuses et fines. Par les mouvements de l'ouverture anale munie d'une soupape ces feuilles branchiales trachéennes internes sont continuellement baignées d'eau, et ainsi la respiration est entretenue. Cette disposition qui est actuellement moins répandue a dû avoir une bien plus grande extension, comme le montrent les conformations homologues de l'intestin terminal des Insectes dont nous avons parlé aux pages 383 et 384.

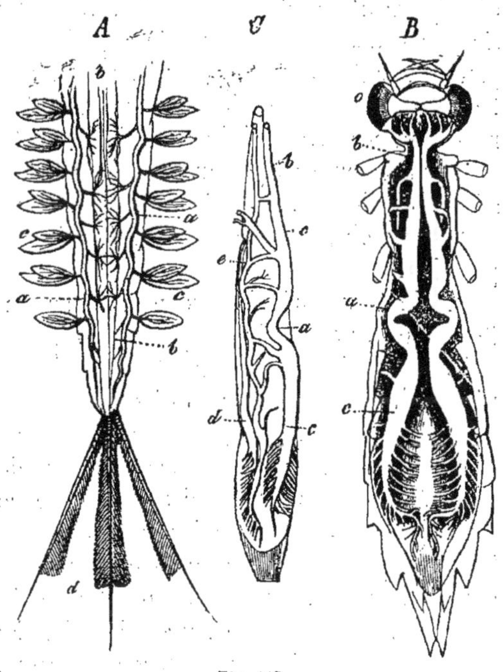

Fig. 112.

Le nombre et l'arrangement des stigmates du *système trachéen ouvert*, offrent une foule de modifications. Les larves vivant dans l'eau de beaucoup d'Insectes n'ont que deux stigmates situés à l'extrémité postérieure du corps, souvent portés sur un appendice spécial nommé tube respiratoire, et qui peut être remarquable par l'adjonction de formations tégumentaires particulières. Les larves de plusieurs Diptères possèdent un tube respiratoire semblable. Chez d'autres outre les deux stigmates postérieurs, il y en a deux antérieurs portés par le deuxième segment (chez les larves acéphales de Diptères), qui également se trouvent quelquefois sur des appendices tubulaires. Dans la plupart des autres larves il y a répartis une paire sur chaque métamère, des stigmates nombreux qui sont le plus souvent situés au milieu des métamères. Chez les Insectes parfaits par contre, nous trouvons les stigmates dans la membrane plus molle située entre les métamères, et remontant sur les côtés, assez haut quelquefois, chez les Coléoptères par exemple, pour être cachés sous les élytres. Ils présentent toujours des différences avec leur état primitif, surtout chez les Insectes dits à métamorphose complète. C'est chez les Hémiptères aquatiques qu'ils sont le moins nombreux ; on y trouve bien outre la paire principale postérieure, pourvue quelquefois d'un tube respiratoire formé de deux demi-gouttières (*Nepa*, *Ranatra*), des stigmates situés sur

Fig. 112. — *A*, partie postérieure du corps de la larve d'*Ephemera vulgata ; a*, tronc longitudinal trachéen ; *b*, canal intestinal ; *c*, branchies trachéennes ; *d*, appendices plumeux de la queue ; *B*, larve d'*Aeschna grandis*. (La partie dorsale des téguments est enlevée); *a*, troncs trachéens longitudinaux supérieurs ; *b*, leur extrémité antérieure ; *c*, leur partie postérieure se ramifiant sur le rectum ; *o*, yeux. La figure *C* du milieu représente l'intestin de la même larve vu de côté; *d*, tronc trachéen latéral inférieur ; *e*, communications avec le tronc supérieur ; *a*, *b*, *c*, comme dans la figure *B*.

le thorax, mais ils paraissent imperforés. Les Thysanoures présentent une particularité, en ce que les trachées leur manquent quelquefois (*Papirius*), où s'ouvrent en des points singuliers. La paire de stigmates unique du *Smynthurus* s'ouvre sur la tête sous les antennes (Lubbock). Quatre paires placées sur l'abdomen des *Podura* conduisent à deux troncs longitudinaux. Le cours de ces trachées par leur ramification dichotomique présente des ressemblances avec celui des Myriapodes et des Arachnides.

Il existe, en ce qui concerne la distribution des trachées provenant des stigmates, de grandes différences dont nous indiquons les suivantes :

1. Des tubes simples non ramifiés fermés à l'extrémité partent d'un tronc principal.

2. Un tronc principal se ramifie en un nombre variable de tubes plus fins, dont les extrémités pénètrent dans les tissus des organes.

3. Formation sur le trajet des ramifications trachéennes, d'expansions vésiculaires pouvant être ou disposées en chapelet, ou groupées en touffes ou grappes. Quelques-unes de ces *vésicules trachéennes* peuvent prendre la prédominance et se développer d'une manière considérable.

De nombreuses combinaisons de ces formes, l'addition d'anastomoses en long et en travers entre les troncs trachéens, tantôt d'un côté, tantôt sur tout le système, déterminent de nouvelles séries de formes, qui pourront être le résultat d'un accroissement excessif d'une partie, ou du développement rétrograde, ou de l'atrophie complète d'une autre dans le cours de l'évolution. Parmi toutes ces formes diverses, il en est une que l'on doit regarder comme primitive, et je considère comme telle celle qui consiste en deux troncs principaux, constituant des canaux aériens d'une certaine importance et chez lesquels les connexions transverses ne sont que peu développées. Cette forme subit des modifications, soit par l'élargissement des troncs longitudinaux, soit par l'adjonction de touffes trachéennes diversement ramifiées. Elle est surtout répandue chez les larves, et aussi dans les divisions inférieures des Insectes : ainsi, par exemple, chez les Pseudo-Névroptères, les Orthoptères et les Névroptères, tandis que les troncs longitudinaux sont rarement très-prononcés chez les Coléoptères. Des expansions rapprochées de forme vésiculaire et de diverses grosseurs, apparaissent sur les trachées suivant le développement de l'aptitude au vol; elles sont innombrables chez beaucoup de Coléoptères (les Lamellicornes, par exemple). Moins nombreuses, mais d'autant plus grandes, elles existent chez d'autres Insectes volants, comme les Lépidoptères, Hyménoptères et Diptères. Le tronc longitudinal tout entier est fréquemment extrêmement dilaté chez les Hyménoptères, et chez les Diptères une paire de vésicules trachéennes occupe parfois la plus grande partie de la cavité abdominale.

Nous renvoyons pour les détails sur la structure élémentaire des trachées aux recherches de Leydig, qui a fait faire à cette partie de la science de grands progrès.

Les *stigmates* des Insectes présentent des sculptures spéciales, et possèdent fréquemment une garniture de poils, qui s'oppose à l'entrée des corps étrangers. Chez beaucoup de larves, l'occlusion des stigmates est encore plus complète ; ils sont recouverts d'une lamelle de chitine ui est ou percée de fissures étroites (larves de *Muscides*) ou perforée comme un crible (larves 'Oestres, larves de *Lamellicornes*).

Je ne suis pas certain que le *système trachéen fermé* fonctionne exclusivement comme orane respiratoire, bien plus il me paraît vraisemblable qu'il a aussi une fonction hydrostatiue. Une autre considération fait même croire que dans les premiers états du système achéen, c'est cette dernière fonction qui est la principale, l'autre lui étant subordonée. La respiration serait donc, comme dans beaucoup de Crustacés, effectuée soit par le orps entier, soit par les branchies trachéennes, là où elles existent; et ces dernières sans réjudice des tubes aériens ramifiés qu'elles contiennent, joueraient le rôle de vraies branchies ans les cas où elles forment des prolongements lamellaires, et propres à recevoir et à distriuer sur une surface étendue une grande quantité de sang. Les premiers commencements du ystème trachéen ne serviraient donc encore pas à la respiration, et n'y seraient employés ue plus tard, comme la vessie natatoire des poissons devient chez les Vertébrés supérieures n organe respiratoire, le poumon.

Les branchies trachéennes chez les larves d'Insectes se trouvent dans plusieurs ordres, et ont très-variables chez les *Pseudo-Névroptères* et les *Névroptères*. Les branchies trachéenes du rectum que nous avons décrites plus haut, existent chez les larves de *Libellula* et 'Aeschna. Le mouvement respiratoire des valvules concourt au mouvement natatoire, car animal utilise à chaque expulsion d'eau la propulsion par *vis a tergo* qui en résulte (Sur ces euillets branchiaux et le système trachéen, voir L. Dufour *Ann. Sc. Nat.*, 3ᵉ série, XVII, . 76). Les larves d'*Agrion* ont trois feuillets branchiaux partant de l'extrémité postérieure du orps. Des branchies trachéennes en feuilles se trouvent aussi chez les larves d'Éphémérides, lternant parfois avec des filets disposés en houppes (*Boëtis*), ou les feuillets eux-mêmes portent des fils (*Ephemera vulgata*). Ils proviennent toujours de la face dorsale des 6-7ᵉ segments abdominaux antérieurs. Chez les larves de *Perlides* il y a trois ou quatre paires de ranchies trachéennes à touffes filiformes et ramifiées, dont les trois premières appartiennent u thorax, la dernière à l'extrémité de l'abdomen. Ces filaments branchiaux présentent chez les *hryganes* des degrés divers de développement. Ils occupent ici l'abdomen. Ils sont tantôt réunis n houppes, tantôt isolés, ou en nombre considérable sur quelques segments. Ils manquent ntièrement chez plusieurs. Les sept ou huit filaments branchiaux des *Sialis* sont simples nais articulés. On a observé des branchies trachéennes en forme de filaments sur l'abdomen le la larve du *Gyrinus*, dans les Coléoptères, et les mêmes groupées en touffe chez les cheilles de *Nymphula stratiotalis* parmi les Lépidoptères. Ces organes si divers ont été exactement igurés dans les anciennes monographies de Swammerdam, Rösel, de Geer, et plus récemment ar Pictet (*o. c.*). Tandis que ces trachées branchiales ne sont que passagères chez les Insectes récités, et disparaissent dans leur état parfait, nous connaissons par Newport, un Insecte ailé le l'ordre des Névroptères (*Pteronarcys regalis*) qui est pourvu sur le thorax et le premier egment abdominal de treize paires de houppes formées de filaments branchiaux fins distincts, nais non articulés, qui naissent sur l'ouverture des stigmates. Quoiqu'il y ait toute vraisemblance que ces organes soient homologues des branchies trachéennes, ils ne fonctionnent robablement pas comme organes respiratoires, les stigmates étant les lieux de l'entrée directe le l'air dans le système trachéen (*Ann. Nat. Hist.*, XIII, 21. *Transact. Linnean Soc.*, XX).

On ne saurait répondre d'une manière satisfaisante à la question de savoir quels peuvent être dans les autres divisions du règne animal, les organes comparables à l'appareil dont nous nous occupons. Il est plus vraisemblable qu'il s'agit ici de dispositions qui ont surgi dans la subdivision des Trachéates, et dont le système trachéen fermé représente chez les Insectes l'état inférieur. Il est difficile de comprendre sa transformation en système ouvert, cependant on peut en trouver la clef dans les appendices désignés sous le nom de branchies trachéennes. Si on admet que de chacun des deux troncs longitudinaux primitifs des trachées vont se ramifier dans les appendices attenant à chaque métamère, il est possible que ces prolongements apparaissant d'abord comme membres, aient acquis peu à peu une signification respiratoire. Cela est d'accord avec l'intimité de leurs rapports avec le système trachéen. Lors du changement des circonstances extérieures déterminé par le passage de la vie aquatique à la vie terrestre, les appendices façonnés en branchies seront tombés avec le premier changement de peau, et il en sera résulté au point de sortie du rameau trachéen se rendant dans le feuillet branchial, une ouverture devenue le stigmate.

La formation des stigmates proviendrait donc, dans mon hypothèse, d'une adaptation à un nouveau milieu, l'air, et supposerait la préexistence nécessaire des branchies trachéennes où dérivent ces stigmates. Cette conception s'appuie sur le fait que partout il existe une relation entre les stigmates et les appendices du corps (notamment les ailes), en tant que chez *les larves de Coléoptères, de Lépidoptères, d'Hyménoptères, et celles de Diptères ayant une tête, les Méso- et Méta-thorax, c'est-à-dire les métamères sur lesquels naissent plus tard des appendices, n'ont pas de stigmates.* Ces faits qui se retrouvent dans des divisions si différentes des Insectes, me paraissent avoir une haute importance, car leur généralité suppose une cause commune qu'on peut découvrir dans les relations des métamères précités avec les ailes. En considérant encore avec cela que chez les larves des *Éphémérides*, etc., ces mêmes métamères n'ont pas de branchies trachéennes, on arrive à la conclusion, que *les ailes sont des pièces qui naissent à la place de branchies trachéennes.* Cette homodynamie n'offre rien d'étrange, lorsqu'on fait attention à la concordance qu'il y a entre la forme simple des ailes des Diptères par exemple, et les feuillets branchiaux de plusieurs Ephémérides. L'apparition tardive des ébauches de l'aile, comparée à celle si précoce des branchies trachéennes, doit donc s'expliquer par une différenciation de ces organes homodynames qui se fait de bonne heure. Cette dérivation des ailes des branchies trachéennes ou autres annexes semblables, et la formation des stigmates résultant de la chute de ces appendices, a contre elle le fait que chez des Insectes parfaits, ainsi que chez des larves d'Orthoptères, etc., les métamères ailés sont pourvus de stigmates, qui dans ces cas ne peuvent donc avoir la signification de cicatrices de membres tombés. On pourrait objecter que ces appendices peuvent se rencontrer au nombre de plusieurs sur chaque métamère, mais avant tout qu'une propriété surgissant chez l'Insecte parfait a moins de valeur qu'une particularité qui se rencontre uniformément chez beaucoup de larves, les dispositions héréditaires provenant d'ancêtres communs doivent se trouver en effet pendant l'état larvaire plutôt, qu'à l'état parfait, où des traits plus spéciaux acquis par des groupes plus restreints, font leur apparition. Il est très-vraisemblable que des recherches faites dans cette direction sur les larves des Névroptères et Pseudo-Névroptères pourraient apporter quelques documents en faveur de l'hypothèse que nous avançons.

Des mouvements réguliers qui ont lieu dans les segments du corps, assurent l'entrée de l'air dans le *système des trachées ouvertes*, ainsi que sa sortie, et par conséquent le renouvellement de leur contenu gazeux. Le système trachéen se remplit ou se vide par un élargissement et un rétrécissement successifs de la cavité abdominale. L'occlusion des stigmates, comme elle a lieu pendant le vol, par exemple, est effectuée par un système musculaire propre qui est en rapport avec des dispositions très-diverses. Sur la respiration des Insectes, voir Newport (*Phil. Transactions*, 1836), et pour des recherches de détails sur l'occlusion des stigmates, Landois (*Arch. Ann. Phys.*, 1866, p. 411).

Les stigmates présentent de grandes différences quant à la forme et la grandeur. Un fait remarquable est celui de l'apparition de nombreux orifices à la place d'un stigmate. Les larves des Lamellicornes présentent même une plaque de chitine qui paraît être à sa périphérie perforée comme un tamis, un certain nombre de rameaux trachéens provenant dans ce cas d'un stigmate. Une autre modification consiste dans la formation de tubes respiratoires qui, partant des orifices stigmatiques, s'adaptent aux conditions de vie les plus diverses. Ceci est surtout frappant dans les larves de Diptères, chez lesquelles les conditions si différentes d'existence et d'habitat motivent une infinité de dispositions particulières.

§ 139.

La disposition générale du système trachéen est, chez les *Myriapodes*, semblable à ce qu'elle est chez les Insectes. Les stigmates placés à la face ventrale ou plus latéralement conduisent dans des troncs trachéens qui, ordinairement, correspondent au nombre des segments, bien qu'ils soient un peu moins nombreux chez les *Scolopendres*. Les trachées les plus simples se trouvent chez les *Julus*. De chaque stigmate part une touffe de trachées qui se répartissent dans les viscères sans aucune ramification. Par contre, les trachées des *Glomeris* sont ramifiées, et chez les *Chilopodes*, où elles présentent des anastomoses longitudinales et transverses, elles acquièrent ainsi une disposition qui est celle de beaucoup d'Insectes.

Les *Arachnides* présentent des modifications plus importantes. Ce n'est que chez une partie d'entre eux qu'on trouve des trachées simples ou ramifiées. Nous les rencontrons chez les *Acariens*, dont cependant un grand nombre n'ont pas d'organes respiratoires distincts. Le système trachéen du corps entier correspond à une paire unique de stigmates qui, chez plusieurs, est placée très en avant (*Trombidium holosericeum*). Il en est de même chez les *Opilionides*, dont les trachées présentent de nombreuses ramifications. Les *Galéodes* ont trois paires de stigmates, et leur système trachéen est celui qui, parmi tous les Arachnides, se rapproche le plus de celui des Insectes par le développement des troncs longitudinaux et latéraux.

Chez les autres Arachnides, ces trachées sont partiellement ou entièrement transformées d'une manière particulière. Un tronc trachéen partant d'un stigmate constitue le point de départ de la transformation. Peu après sa naissance sur le stigmate, ce tronc se partage en un certain nombre de lamelles larges et aplaties, réunies à la façon des feuilles d'un livre. Chaque lamelle, dont l'intérieur communique avec le tronc commun, reçoit l'air de ce dernier, et n'est autre qu'une branche trachéenne raccourcie et étalée, le tout correspondant à une touffe de trachées. Appréciant naturellement la nature de ces organes modifiés, on les a considérés comme distincts des trachées et désignés sous le nom de « poumons. » Les *Araignées* et les *Scorpions* ont de ces *poumons trachéens*. Dans les premières, ils ont encore l'apparence de trachées qui ne seront pas ramifiées, et se présentent ainsi comme des prolongements de ces parties qui, chez les autres, prennent la forme de lamelles. Chez les Araignées, les stigmates, au nombre de une ou deux paires, sont toujours placés sur l'abdomen. Les Scorpions ont quatre paires de poumons trachéens.

Chez les *Chilopodes* les segments sans stigmate alternent avec ceux qui en portent (*Lithobius*, *Scolopendra*), au contraire les *Geophilus* ont une paire de stigmates sur chaque segment. Les trachées non ramifiées des *Julides* rappellent les trachées pulmonaires des Arachnides. Les *Sarcoptes* parmi les Acariens n'ont pas de trachées. Les *Pentastomes* en manquent aussi, ainsi que les *Tardigrades* et les *Pycnogonides*. Chez quelques Acariens aquatiques (*Hydrachna*, *Limnochares*) le remplissage des trachées par l'air, paraît s'effectuer de la même manière que dans les larves d'Insectes pourvus d'un système trachéen clos.

Parmi les Aranéens, les *Mygales* ont deux paires de poumons trachéens, dans d'autres la paire postérieure est remplacée par des touffes de trachées, comme chez les *Segestria*, *Dysdera* et *Argyroneta*, trachées qui se distribuent dans le corps entier sans se ramifier, et sont caractérisées par l'absence dans leur enveloppe chitineuse du fil spiral. Les touffes trachéennes postérieures sont moins étendues chez les *Salticus* et *Microphantes*, rétrogradation qui conduit enfin aux cas où, comme dans la plupart des autres Aranéens, outre la paire de poumons trachéens il y a encore une paire de trachées placée en arrière, qui est composée de quelques tubes simples et aplatis. (Von Siebold, *Anat. Comp.*, I, 522). Parmi les Scorpions, les *Phrynides* ont deux paires de poumons trachéens, qui les distinguent des vrais Scorpions. Les mêmes organes chez ces derniers occupent les quatre premiers segments de l'abdomen. Le nombre de leurs lamelles est fort considérable, de 60 à 100 d'après L. Dufour (voir pour la structure des poumons trachéens et leur homologie avec les trachées, R. Leuckart *Zeit. Zool.*, I, p. 246).

Organes d'excrétion.

§ 140.

Nous devons, chez les *Arthropodes*, considérer comme *excréteurs* un certain nombre d'organes qui sont en partie étrangers les uns aux autres au point de vue morphologique, et en partie peu ou point connus quant à leur usage dans l'organisme. Nous n'avons point affaire ici à un appareil défini ne présentant qu'une série de modifications. En parlant du canal intestinal, nous avons déjà signalé des organes qui s'y trouvent attachés et qui enlèvent à l'organisme les substances produites par les modifications des tissus. Ces organes, très-répandus chez les Trachéates, où ils s'ouvrent dans le rectum, ont été désignés sous le nom de *vaisseaux de Malpighi* (p. 389).

On ne peut reconnaître avec certitude des organes de ce genre, un peu développés chez les Crustacés; ce n'est que chez les larves de *Copépodes* qu'on remarque passagèrement un appareil excréteur analogue en connexion avec l'extrémité de l'intestin moyen (p. 378).

Par contre, nous trouvons dans cette classe un autre organe très-répandu, mais encore très-énigmatique, en ce qui concerne ses fonctions, que nous rattachons aux canaux tortillés que nous avons décrits chez les Vers, et que nous considérons comme un organe provenant d'êtres inférieurs qui a été transmise par hérédité aux Crustacés. Si on peut constater que cet organe présente quelquefois une structure glandulaire, la nature excrétoire de sa fonction n'en reste pas moins indéterminée. Quelques faits font supposer que ses fonctions peuvent être tout autres et même très-différentes dans les divers groupes de Crustacés, circonstance qui appuie fortement l'idée de l'origine héréditaire de cet organe. Ce dernier consiste en un canal plusieurs fois enroulé, placé des deux côtés sous les téguments de la tête, et qui envoie à la base des antennes extérieures un canal excréteur très-délié. Cet organe existe dans la plupart des divisions des Entomostracés. Il accompagne les replis des téguments ou lamelles palléales, qui forment sur une étendue plus ou moins grande du corps une carapace, tant chez les *Ostracodes* que chez beaucoup de *Branchiopodes*. Par suite de sa situation dans cette partie, on a nommé cet organe la *glande du test* (*fig.* 100 *g*, p. 376). Le corps de la glande est placé dans la duplicature de la carapace des *Daphnides*, dans le bouclier céphalique de l'*Apus*, et dans les valves de la carapace des *Limnadides*. Cette glande est moins répandue chez les *Copépodes*. Les corps glandulaires occupent distinctement la partie basilaire des antennes et y débouchent chez les *Schizopodes;* le même organe est depuis longtemps connu parmi les *Décapodes*, chez l'Écrevisse sous le nom de « *glande verte*, » qui en rappelle la couleur; il a été aussi trouvé chez d'autres Crustacés, tant brachyures que macroures.

On peut encore rattacher à ces organes un autre appareil glandulaire qui se trouve chez les *Cirrhipèdes*, et qu'on a désigné sous le nom de *glandes à cément*. Il consiste chez les *Lépadides* en deux glandes situées dans une partie élevée de la tige, qui s'unissent en un canal traversant cette dernière dans toute sa longueur et s'ouvrant à son extrémité inférieure. Chez les *Balanides*, cet appareil glandulaire est plus compliqué, et à chaque période successive de croissance, une paire de nouvelles glandes s'y ajoutant, il constitue un plexus glandulaire très-délicat, qui repose sur la membrane ou la plaque basilaire de la coque. Chaque glande émet deux conduits qui se divisent plusieurs fois, s'anastomosent entre eux et avec les conduits voisins, et débouchent enfin autour de la base de l'animal. C'est au moyen des produits de la sécrétion de ces organes que celui-ci se fixe sur son plan de sustentation (Darwin).

Un autre groupe de glandes comprend les *organes fileurs des Aranéens*. Ils consistent en glandes situées dans l'abdomen, et qui s'ouvrent sur plusieurs paires de tubercules (*Filières*) placés sous l'ouverture anale. La sécrétion sortant de ces filières et se figeant à l'air en un fil chitineux, forme les éléments de la toile des Araignées. Par leur structure, on distingue jusqu'à cinq espèces différentes de ces glandes, qui peuvent être réparties tantôt sur tous les tubercules, tantôt sur quelques-uns seulement. Chaque filière a son extrémité aplatie et perforée d'une infinité de petits trous par lesquels la sécrétion de la glande sort en fils extrêmement fins qui se réunissent entre eux pour n'en faire qu'un.

Un appareil, semblable au précédent par la nature de sa sécrétion, se trouve chez les larves de beaucoup d'*Insectes*. Dans celles des Lépidoptères, de beaucoup de Coléoptères et d'Hyménoptères, on remarque près de l'intestin une paire de tubes glandulaires, ordinairement enroulés, dont les conduits excréteurs très-fins s'ouvrent près de la bouche, sur la lèvre inférieure. Cette circonstance s'oppose à ce qu'on puisse les ranger au nombre des glandes salivaires. Leur sécrétion fournit les fils de soie avec lesquels les larves tissent leur cocon. Ces glandes acquièrent leur plus haut degré de développement un peu avant la transformation des larves en chrysalides immobiles, et subissent une rétrogradation après l'achèvement du cocon.

Enfin, mentionnons encore les *organes à venin*, qui proviennent peut-être d'une modification de glandes dermiques. Ils sont fréquents chez les *Arachnides*. Ils consistent chez les Araignées en deux boyaux allongés, enveloppés d'une couche musculaire, situés dans le céphalothorax à la base des antennes-pinces, à la pointe desquelles leur conduit excréteur s'ouvre au dehors. Une paire de glandes qui, par la nature de sa sécrétion, appartient à cette catégorie, est celle qui chez les *Scorpions* occupe le dernier segment du corps, et dont le conduit excréteur va s'ouvrir à l'extrémité de l'aiguillon.

Les appareils venimeux qui, dans beaucoup d'*Insectes*, occupent l'extrémité de l'abdomen, seront décrits avec les organes générateurs, car les aiguillons, tarières, etc., ainsi qu'une partie des organes glandulaires qui les accompagnent, proviennent de modifications des organes de la génération. Nous avons déjà mentionné à propos des glandes dermiques (p. 335), d'autres conformations de même nature s'ouvrant chez les Insectes dans le voisinage de l'anus.

Comme les fonctions de la glande du test, les dispositions de leurs canaux excréteurs est encore mal déterminée. On pourrait contester à cet organe tout débouché; cependant on a décrit comme canal excréteur un prolongement du conduit, mais on n'a jamais pu démontrer la présence d'un orifice. Zencker a le premier découvert ces glandes chez les *Copépodes*. Leydig les a très-exactement décrites chez les *Daphnides*, en les rattachant en même temps à l'organe homologue des *Branchiopodes* et à la glande verte des Écrevisses (Daphniden, p. 23). Il a vu aussi cet organe chez les *Gammarus*, et considère comme étant une formation analogue, la paire d'appendices dorsaux foliacés de l'embryon de l'*Asellus aquaticus*. Ce même organe a été signalé par Claus dans les Malacostracés inférieurs, et décrit par lui dans les *Leucifer* et *Sergestes*, ainsi que dans le *Phyllosoma*. (*Zeit. Zool.*, XIII.) Il paraît ici d'abord sous la forme d'un sac renflé à la base de l'antenne externe, et passe peu à peu à une structure plus compliquée par suite du développement de lobes nouveaux. Il correspond à la « glande verte » des autres Décapodes, dont les rapports avec une fossette placée à la base de l'antenne extérieure, prise pour un organe tantôt olfactif, tantôt auditif, ont donné lieu à une foule d'interprétations diverses. La vaste répartition de cet organe prouve qu'il a des rapports intimes avec l'organisme des Crustacés et rend plus que vraisemblable qu'il doit avoir déjà appartenu à la forme souche. Nous sommes par là conduits à le rechercher chez les Crustacés dans lesquels on ne connaît point d'organe homologue à la glande du test, et sous ce rapport j'ai précédemment indiqué comme étant voisines les *glandes à cément* des *Cirrhipèdes*; bien que cette comparaison soulève quelques objections. Outre la connexion signalée par Darwin avec l'appareil sexuel femelle, et que Krohn a expliquée (*Arch. Nat.*, XXV, p. 355), le fait que ces glandes débouchent à la base des antennes intérieures, s'oppose à leur assimilation aux « glandes vertes » qui s'ouvrent chez les Décapodes à la base des antennes extérieures. Cependant si nous considérons que l'ouverture des glandes du test est précisément chez les Entomostracés encore peu certaine, et qu'un déplacement des orifices d'organes glandulaires analogues, comme par exemple, de ceux de l'appareil sexuel, ne paraît point être un fait rare, l'obstacle le plus important à la comparaison se trouve écarté. Il se peut donc qu'ici les glandes des Cirrhipèdes sécrètent une matière adhésive destinée à la première fixation de l'animal, pendant que chez les autres Entomostracés elles n'ont plus cet usage, et sont utilisées à d'autres fonctions. Il est singulier de voir que ces organes servant à la première fixation des Cirrhipèdes, paraissent manquer chez des formes voisines comme les Rhizocéphales. On pourrait donc soulever la question de savoir s'il n'y a pas quelque liaison entre les « racines » ramifiées des Rhizocéphales et les glandes dites de « cément » en ce sens que les premières soient le résultat d'une transformation des secondes? Vu l'extension de la glande du test dans les replis du manteau des Branchiopodes, elles sont baignées par un courant sanguin abondant (surtout chez l'*Apus* d'après Zaddach), circonstance dont Leydig a avec raison tenu compte pour la détermination de la nature de l'organe, bien qu'elle n'apprenne rien sur la nature de sa sécrétion.

Les *glandes fileuses* des *Araignées* peuvent d'après leur conformation se distinguer en cylindriques, utriculaires, lobées, ramifiées et noduleuses, et la sécrétion qui produit les fils se compose vraisemblablement de différentes substances provenant de ces diverses glandes. Les combinaisons des glandes distinctes constituant l'organe fileur paraissent être fort diverses. La *Mygale* a deux paires de filières, les autres Araignées en ont trois, il n'y a que quelques espèces de *Clubiona* et de *Drassus* où on en trouve au devant des autres une quatrième paire soudée. Les tubes excréteurs sont extraordinairement nombreux. Sur un filière de *Segestria* il y en a cent, chez le *Tegenaria* quatre cents, et même plus de mille chez l'*Epeira*. Ces parties semblent du reste être fort variables et augmentent avec l'âge de l'animal. Blackwall, *Trans. Linn. Soc.*, XVIII, p. 219. Sur la structure interne des glandes H. Meckel, *Arch. An. Ph.*, 1846, p. 50. Oeffinger, *Arch. f. Microp. Anat.*, II, p. 1.

ORGANES DE LA REPRODUCTION

Organes sexuels.

§ 141.

La répartition des sexes entre des individus différents qui ne s'observe chez les Vers que dans quelques groupes seulement, est la règle chez les Arthropodes, et la conformation hermaphrodite ne s'est conservée que chez un petit nombre d'entre eux, qui occupent un rang très-inférieur. Les différences sexuelles s'étendent même chez beaucoup jusqu'aux parties extérieures, aux proportions et à la forme du corps. La propagation est exclusivement l'œuvre de l'appareil générateur; et ce qu'on appelle chez les Arthropodes la génération asexuelle, comme on l'observe dans les cas de parthénogénèse et de génération alternante, est dans tous les cas le résultat d'une différenciation sexuelle, et n'a aucun rapport morphologique avec les modes de multiplication par scission, bourgeonnement ou gemmation. Le genre de propagation que présentent certaines larves de Diptères (*Cecidomyia*), qu'on a considéré comme une génération alternante, suppose lui-même une différenciation sexuelle. Les germes qui se forment alors provenant de l'ébauche des glandes sexuelles, tout motif de regarder cette forme de multiplication comme asexuelle, disparaît nécessairement.

Des organes toujours distincts sont le siége de la formation et du développement des produits sexuels; ils peuvent être simples, ou placés par paires ordinairement dans une position symétrique. On reconnaît donc ainsi une organisation plus parfaite dans les classes même inférieures des *Arthropodes* que dans les groupes supérieurs des Vers. La centralisation de l'organisme y est plus complète. Les *glandes génitales* et leurs conduits excréteurs constituent les parties fondamentales de l'appareil sexuel. Nous rencontrons sur le trajet des voies de sortie des produits, des complications importantes résultant des nombreuses adaptations destinées à assurer le développement de la progéniture et dans les conditions de vie les plus diverses; aussi ces organes ne se montrent-ils que rarement à un état simple. Ces complications se traduisent avant tout dans les deux appareils par un allongement du canal excréteur, et par sa différenciation en parties distinctes remplissant des fonctions différentes. Enfin, par suite d'une division de travail plus complète, certaines de ces parties se transforment en organes accessoires, qui ne sont plus simplement des portions des canaux d'issue, mais se présentent comme des appendices indépendants. Il en résulte quelques dispositions analogues, celles que l'on trouve chez quelques Vers, mais cette coïncidence est plutôt une conséquence de modifications semblables provenant d'un point de départ fondamental analogue, qu'un fait d'hérédité. Nous trouvons toujours dans l'appareil femelle une partie du canal de sortie largement dilatée, fonctionnant comme utérus. Les œufs y achèvent leur développement ultérieur, et s'y revêtent d'une enveloppe, ou coque, circonstance qui suppose une structure glandulaire de la paroi, et peut expliquer la formation d'appendices glandulaires distincts sur cette partie du canal de sortie. Sauf chez les Cirrhipèdes fixés, la fécondation se fait par accouplement. En conséquence, on trouve sur un point plus ou moins rapproché de l'extrémité de l'oviducte, une cavité destinée à recevoir le sperme (poche copulatrice) tantôt formée par une partie de l'oviducte lui-même, tantôt par un prolongement de sa paroi, tantôt enfin représenté par des appendices indépendants.

Dans les cas où les œufs ne restent pas libres, mais, comme cela est fréquemment le cas, sont agglutinés entre eux où à d'autres objets, des glandes produisant une matière adhésive viennent la verser dans le canal déférent, et enfin, des cavités spéciales se forment dans l'appareil femelle pour recevoir les organes particuliers d'accouplement lorsqu'il en existe chez les mâles. Un nombre considérable d'organes servent à cacher et à protéger les œufs après leur sortie du corps. Les membres surtout chez les Crustacés, offrent souvent des modifications appropriées à ce but; mais on peut rencontrer des adaptations pour la conservation de la couvée dans toutes les régions du corps. Une grande partie des différences qui existent entre les individus mâles et femelles, doivent leur origine à cette adaptation aux soins nécessaires à la conservation des produits sexuels. Il faut enfin tenir compte de la quantité d'œufs produits comme d'un fait devant modifier l'ensemble de l'appareil femelle, car une prolification très-considérable doit non-seulement entraîner une grande augmentation de l'espace occupé par les œufs, mais encore déterminer diverses modifications dans tous les organes conducteurs accessoires.

L'appareil mâle est beaucoup plus simple que l'appareil femelle. Des expansions du canal déférent (*vas deferens*) servent de réservoirs pour le sperme produit (*vesicula seminalis*); des glandes annexes ou simplement situées dans les parois du canal, mélangent au sperme leurs sécrétions particulières, dont la fonction n'est reconnaissable, que lorsqu'elles ont pour effet de réunir les éléments du sperme en masses. Ces paquets séminaux ou Spermatophores, entourés souvent d'une enveloppe spéciale, sont déposés sur ou dans les organes femelles. Lorsque l'extrémité du canal déférent n'est pas protractile et ne peut pas servir à l'accouplement, on trouve des organes copulateurs particuliers, à la formation desquels participent tantôt les membres (Crustacés) tantôt des segments entiers du corps (Insectes). Il y a encore bien d'autres rapports entre l'appareil générateur et les membres; quelques-uns de ces derniers, servant fréquemment à la capture et à l'assujettissement des femelles, présentent des modifications permanentes en rapport avec cette destination spéciale.

§ 142.

Parmi les *Crustacés* nous rencontrons l'hermaphrodisme chez les *Cirrhipèdes*, cependant les sexes sont séparés chez une partie des animaux de cet ordre. Les testicules et les ovaires consistent en tubes très-ramifiés, qui ne se distinguent extérieurement que par la différence de leur situation. Les ovaires sont chez les *Lépadides* cachés dans le pédicule formé par une expansion du manteau et s'ouvrent de chaque côté dans la cavité de ce dernier par un oviducte. Ils sont enfouis dans le manteau chez les *Balanides*. Les glandes sexuelles mâles sont dans les deux familles placées sur le trajet de l'instestin et de chaque côté se réunissent en un canal déférent qui accompagne le rectum, se joint à celui du côté opposé et débouche à l'extrémité du post-abdomen.

Chez les autres Crustacés à sexes séparés, les dispositions des appareils des deux sortes présentent un haut degré de ressemblance. Deux formes différentes d'appareils génitaux peuvent être distinguées d'après la disposition des glandes produisant les germes ; elles sont impaires ou paires. Ces deux types paraissent cependant se rattacher l'un à l'autre soit par la soudure de deux glandes génitales en un seul organe apparent, soit par leur écartement variable. Le type représenté par une *glande génitale impaire* se rencontre chez les *Copépodes* libres. L'ovaire ou le testicule (*fig.* 113, *t*) est placé sur la ligne médiane et sur la partie moyenne de l'intestin (*v*). L'ovaire envoie de chaque côté un oviducte, qui se dirige en arrière ; c'est un tube simple ou enroulé dans sa partie extrême fonctionnant comme utérus (*Copépodes parasites*), ou encore présentant sur son trajet de nombreuses expansions (*fig.* 114, *B*) destinées à recevoir les œufs (*Corycaéides*). La courte portion terminale a des parois glandulaires, ou porte une glande agglutinative particulière. Un élargissement de cette portion terminale fonctionne comme réceptacle de semence, et dans beaucoup de cas, chez les parasites par exemple, peut prendre la forme d'une partie distincte, pourvue d'un orifice indépendant, destinée à recevoir le sperme. Chez beaucoup de Copépodes parasites, l'ovaire est double, et les deux ovaires sont fréquemment rapprochés l'un de l'autre. Le même fait se présente pour les testicules des Copépodes parasites mâles, les formes vivant à l'état libre, ayant un testicule simple. Chez les *Corycaéides* cependant le testicule est divisé en deux moitiés, ayant chacune son conduit déférent. Ces deux conduits n'existent du reste pas partout. Dans beaucoup de familles le conduit droit disparaît. L'extrémité fré-

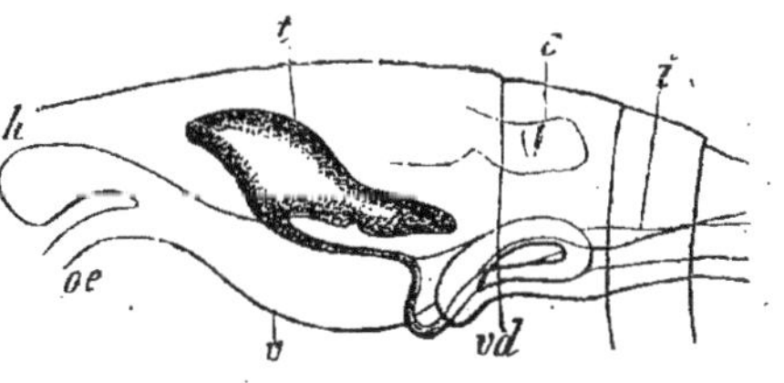

Fig. 113.

Fig. 113. — Intestin et appareil génital mâle de *Pleuroma*, vu de côté ; *œ*, œsophage ; *v*, intestin moyen ; *h*, cæcum impair ; *i*, rectum ; *c*, cœur ; *t*, testicule ; *vd*, conduit déférent enroulé. (D'après Claus.)

quemment enroulée du conduit déférent (*fig.* 113, *vd*) sert de vésicule séminale, dans laquelle se forment les spermatophores.

Chez les *Branchiopodes* les glandes génitales consistant en tubes séparés, sont placées sur les côtés du canal intestinal. Elles sont simples chez les *Daphnides* et se continuent directement en un conduit excréteur peu modifié. Les organes mâles et femelles débouchent près de l'extrémité du corps. Les *Phyllopodes* montrent une organisation analogue. Testicules ou ovaires tantôt n'occupent que la partie postérieure de la cavité du corps et émettent par leur extrémité antérieure un conduit excréteur qui se recourbe ensuite en arrière (*Artemia*, *Branchipus*), tantôt ils commencent plus en avant, le conduit excréteur partant près de leur extrémité postérieure (*Holopedium*). Une partie dilatée de l'oviducte fonctionne comme utérus chez les premiers ; le canal déférent présente de même une dilatation qui constitue une vésicule séminale. Cette forme simple d'organes sexuels subit dans la plupart des *Phyllopodes* des modifications résultant de l'accroissement des glandes génitales. L'ovaire du *Limnadia* présente des expansions en forme de courtes poches, qui en se ramifiant constituent chez l'*Apus* une glande lobée et allongée des deux côtés du canal digestif, depuis la tête jusqu'au rectum. Cet organe n'est pas seulement le lieu de formation des germes ; il sert encore de réservoir pour les œufs murs (Utérus). Le testicule se comporte de la même manière.

L'appareil sexuel des *Pœcilopodes* présente des dispositions analogues : les ovaires sont formés d'un grand nombre de tubes ramifiés qui décrivent des sinuosités dans la cavité du corps, et présentant de nombreuses anastomoses, constituent un réseau de chaque côté du corps. Les deux réseaux latéraux s'unissent sur la ligne médiane, ce qui rappelle la soudure des glandes génitales chez les Copépodes. La formation des œufs n'étant pas ici circonscrite à cette partie impaire, mais se faisant sur plusieurs points du réseau, et notamment dans les ramifications fines, il en résulte une modification qui n'est pas insignifiante. Le fait, que les différentes portions de l'appareil ne sont pas nettement distinctes implique en même temps un état inférieur d'organisation. Les tubes les plus élargis servent à recueillir les œufs, et se réunissent de chaque côté en un canal commun. Les organes mâles présentent une disposition semblable.

Parmi les *Arthrostracés*, c'est la séparation des organes sexuels des deux côtés qui prévaut, et ils ont pour la plupart des débouchés distincts. Les organes femelles chez les Amphipodes, consistent en tubes simples qui s'ouvrent ordinairement à la base du cinquième segment thoracique. Chez les *Isopodes* (*fig.* 114, *C*), ces tubes sont fermés en avant et en arrière, et le canal de sortie prend naissance sur leur trajet. Dans quelques cas (*Gyges branchialis*), les deux tubes longitudinaux sont pourvus d'expansions latérales. On doit considérer les extrémités des tubes comme étant la glande génitale proprement dite, tandis que leur portion élargie représente l'utérus. Les organes mâles concordent avec les précédents ; on observe cependant chez les *Isopodes*, que plusieurs tubes testiculaires de chaque côté (*fig.* 115, *B*) se réunissent en une partie spéciale et commune, d'où part un canal déférent étroit et fréquemment enroulé. Ce canal peut avoir son orifice propre, ou se réunir avec le canal de l'autre côté.

Parmi les Malacostracés, les *Schizopodes* présentent les organes sexuels les plus simples ; Van Beneden les a fait connaître chez le *Mysis*. Les organes femelles (*fig.* 114, *A*) consistent en un ovaire impair (*o*), communiquant, par deux conduits latéraux, avec deux grandes dilatations en forme de cæcums, qui sont des utérus ; ces derniers envoient par leur extrémité postérieure un court conduit (*od*) à l'ouverture gé-

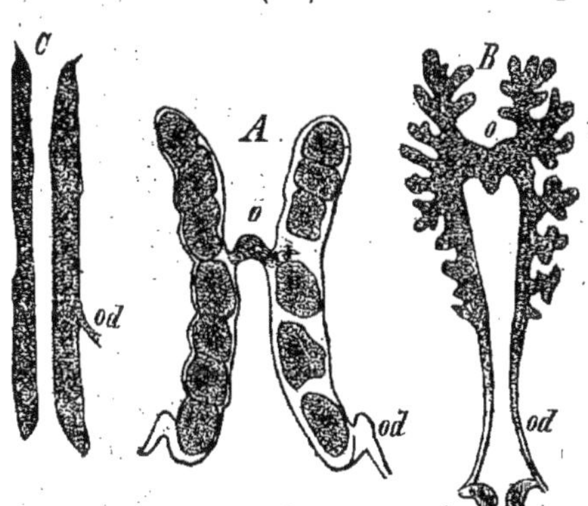

Fig. 114.

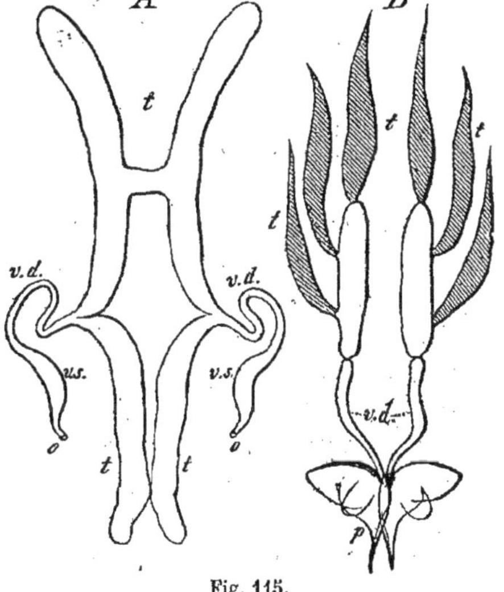

Fig. 115.

nitale. Cette connexion d'organes bi-latéraux existe aussi pour le testicule. Celui-ci est formé d'une double série de follicules glandulaires qui s'ouvrent dans un canal flexueux, constituant un canal déférent simple, et s'ouvrant à la base de la dernière paire de pattes.

Les organes générateurs des *Décapodes* se rattachent de près à ceux des *Mysis* par les connexions médianes qu'ils présentent, seulement ils sont plus développés. Ou bien la portion glandulaire se complique d'un grand nombre de lobes, ou bien les conduits excréteurs s'allongent et décrivent des circonvolutions, et se partagent en subdivisions de structure et d'usage différents. Les organes femelles sont représentés par deux longs tubes s'étendant en avant et en arrière et réunis entre eux aux deux extrémités par des conduits transversaux; ces tubes forment en partie les glandes génitales, mais le reste fonctionne certainement comme utérus et oviductes. Chez l'Écrevisse les deux portions antérieures ont la forme de lobes courts, les deux postérieures se confondant en une seule impaire. Un conduit excréteur court se rend de chaque côté à l'ouverture génitale qui n'est placée que chez les Caridines comme elle l'est chez les Schizopodes, tandis que chez les Macroures elle se trouve à l'article basilaire de la troisième paire de pattes, et chez les Brachyures sur le segment qui porte cette paire de membres. Chez les Brachyures le canal déférent se caractérise par une dilatation en forme de poche que l'on doit considérer comme une vésicule séminale. Les testicules sont for-

Fig. 114. — Organes sexuels femelles de Crustacés ; *A*, *Mysis* ; *B*, *Sapphirina* ; *C*, *Oniscus* ; *o*, ovaire ; *od*, oviducte ; *u*, utérus.

Fig. 115. — Organes sexuels mâles ; *A*, de *Homarus*, et *B*, d'*Oniscus* ; *tt*, testicules ; *vd*, canaux déférents ; *vs*, vésicule séminale ; *o*, orifices ; *p*, organe copulateur.

més de deux tubes très-enroulés et présentent des connexions transversales dans leur portion antérieure. Comme les organes femelles, les testicules sont en grande partie situés dans le céphalothorax, et ne se trouvent dans l'abdomen que chez les *Pagurus* (Bernard l'ermite). Les conduits déférents de ces derniers sont longs, très-flexueux et vont peu à peu en s'élargissant. Ces dispositions sont celles de presque tous les autres *Décapodes*, mais elles présentent de nombreuses particularités, soit dans l'extension des lobes produits par les replis du canal séminal, soit dans la formation de parties impaires résultant de la fusion des glandes latérales. La réunion des glandes génitales est plus complète chez l'Écrevisse, de sorte que l'ovaire représente un organe à trois lobes. Un conduit déférent long et sinueux se rend de chaque côté à l'ouverture génitale externe, située ordinairement à l'article basilaire de la dernière paire de pattes, et chez les Crustacés brachyures à l'extrémité d'un double pénis dû à la transformation d'une paire de membres. L'appareil mâle se comporte donc par son mode d'ouverture comme chez les Schizopodes, tandis que l'orifice femelle est porté plus en avant.

L'appareil génital des *Stomapodes* présente quelques particularités qui empêchent de le rattacher comme celui des Décapodes aux organes des Crustacés inférieurs. Les ovaires sont notamment formés chez les *Squilla* de nombreux tubes glandulaires occupant les côtés de l'abdomen pour se réunir en une partie médiane située sous l'intestin. Trois paires de conduits déférents partant de l'extrémité antérieure se dirigent vers la face ventrale, et se réunissent sur la ligne, après s'être dilatés, en un canal longitudinal qui se dirige en avant vers un orifice génital simple, placé sur une saillie. La partie formatrice des produits sexuels de l'appareil mâle, se comporte seule comme la partie correspondante de l'appareil femelle, tandis que les deux canaux déférents provenant des testicules se rendent à deux organes copulateurs qui sont placés en saillie à la base des deux dernières pattes.

Les membres peuvent partiellement ou dans leur entier présenter dans les deux sexes des rapports très-différents avec les fonctions génératrices. Dans le sexe mâle, ils participent directement ou indirectement à l'acte copulateur. Chez les Copépodes (*Cyclopsine*) et beaucoup de Phyllopodes (*Branchipus*, *Artemia*), les antennes transformées en organes de préhension servent à assujettir la femelle. Parfois cette modification ne porte que sur une seule antenne ; une transformation analogue peut adapter à la même fonction soit une paire de pattes, soit une seule patte, et cela suivant les modes les plus différents. Ces dispositions ne sont pas moins répandues chez les Amphipodes, où fréquemment sur une paire de pattes, le dernier article est transformé en pince pour remplir les mêmes fonctions, et à cet effet revêt des formes toutes particulières. Des parties de membres fonctionnant comme pénis sont en rapports directs avec l'accouplement, chez les Isopodes et Décapodes. Chez les premiers, cet organe forme un appendice de la première paire des membres abdominaux, et chez les Décapodes macroures la première paire de pattes de l'abdomen présente fréquemment un sillon vers son extrémité. Chez les Brachyures par contre, par suite du transfert de l'orifice génital des pattes au corps lui-même, il y a formation d'un pénis indépendant, de forme tubulaire, et à l'extrémité libre duquel se trouve situé l'orifice génital.

Chez les individus femelles les membres constituent des appareils destinés à la fixation ou à la protection des œufs, qui ne sont presque jamais pondus libres et séparés, ou attachés à des corps étrangers. Tantôt c'est une paire de pattes abdominales à laquelle des œufs réunis en masses cylindriques ou en lobes sont attachés à l'aide du produit de la sécrétion de glandes à visquosité; tantôt l'ensemble des œufs pondus est réparti sur un plus grand nombre de pattes de l'abdomen, comme chez les Décapodes; tantôt comme cela a lieu chez les Isopodes, il se forme une grande cavité incubatrice à la face ventrale, circonscrite par des lamelles (*fig.* 116, *p'*) émanant des pattes thoraciques et imbriquées entre elles. Une cavité ayant une destination semblable est constituée chez les *Mysis* par des élargissements foliacés des deux dernières pattes thoraciques. Il se forme encore d'une autre manière (*fig.* 100, *o'*, p. 376) entre le manteau et la partie postérieure du corps chez les *Daphnides*, une cavité d'incubation dans laquelle les œufs sont maintenus par des saillies dorsales ou d'autres appendices de l'abdomen. Enfin nous trouvons, servant de poches incubatrices, la cavité du manteau des *Cirrhipèdes* et l'espace qui lui correspond chez les *Rhizocéphales*. Par toutes ces adaptations des parties extérieures du corps à des usages relatifs à la reproduction, dont nous n'indiquons que les traits principaux, la différenciation des sexes s'accuse toujours davantage et l'introduction de nouveaux phénomènes dans le champ de la propagation agrandit constamment le domaine de la division du travail.

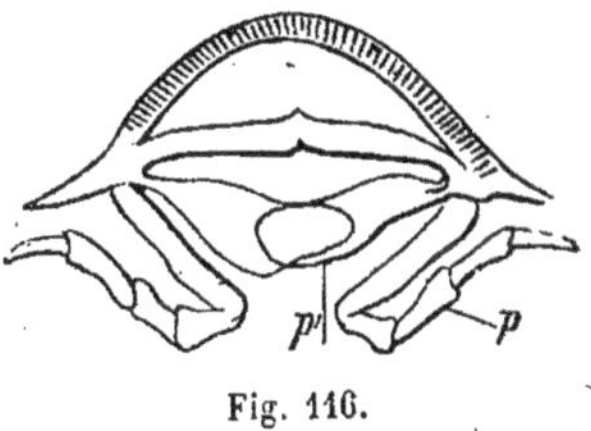

Fig. 116.

Les *Cirrhipèdes* présentent au point de vue de cette reproduction la particularité que les mâles sont rudimentaires, et sont privés d'intestin ainsi que de la plupart des membres. Des individus de cette nature se trouvent non-seulement chez les genres à sexes séparés (*Cryptophialus*, *Alcippe*), mais aussi ce qui est bien plus remarquable, chez ceux qui sont hermaphrodites (*Ibla*, *Scalpellum*). Dans ce dernier cas il y a une sorte de différenciation sexuelle, remarquable en ce qu'elle ne s'accomplit que sur une partie des individus. Le rabougrissement des mâles, que nous avons déjà rencontré chez les *Rotifères* parmi les Vers, existe d'ailleurs dans beaucoup de divisions des Crustacés, Nous l'observons très-généralement chez les *Copépodes parasites*, où les mâles toujours beaucoup plus petits que la femelle, sont fréquemment comme chez les Cirrhipèdes, fixés dans le voisinage de son orifice générateur. Il en est de même chez les *Bopyrus*, et dans d'autres groupes comme chez les *Daphnides* et *Phyllopodes*, les mâles bien qu'ayant la même organisation, sont plus petits que les femelles. Chez les *Rhizocéphales* dont jusqu'à présent on ne connaît que des individus femelles, les mâles sont peut être aussi à un état rudimentaire. (Voir sur les organes sexuels femelles des Cirrhipèdes, Krohn *Arch. Nat.*, XXV). L'orifice de l'oviducte pair se trouve à l'article basilaire de la patte cirrhifère la plus antérieure.

Il est à remarquer au sujet des organes sexuels des *Copépodes* que la grosseur de la glande germinative femelle varie suivant le degré de développement auquel les œufs arrivent dans son intérieur, et se rattache aussi à l'amplitude différente que le canal de sortie peut avoir. Les appendices de l'extrémité de ces canaux, appendices qu'on a désignées sous le nom de « glandes à

Fig. 116. — Coupe d'un *Cloporte; p*, pied; *p'*, appendice ventral du pied servant à la formation d'une cavité incubatrice.

viscosité » sont simples chez les *Cyclops*. La position de l'ouverture génitale est variable, elle peut être latérale, dorsale ou ventrale, ce dernier cas déterminant la fusion des deux ouvertures latérales en une fissure transversale (*Tisbe*) et le groupement des œufs en une masse unique, tandis qu'ailleurs ils sont partagés en deux masses, dites ovisacs. — Les mâles des *Pontellides*, *Calanides*, et de la plupart des *Harpactides*, parmi les Copépodes, ne possèdent qu'un conduit séminal. Le testicule et l'ovaire des Copépodes parasites, ont une conformation différente de ce qu'elle est ailleurs; chacune de ces glandes étant formée d'un tube allongé décrivant de nombreux replis, forme qui reparaît chez les Décapodes au moins dans la structure du testicule (Claus). — Les organes sexuels de l'*Argulus* sont forts différents de ceux des *Copépodes*, mais sans cependant ressembler à ceux des *Branchiopodes;* l'ovaire est un tube simple, placé sur la ligne médiane, qui s'étend jusqu'à la base de l'appendice terminal en forme de nageoire, où il débouche par un court oviducte. L'appareil mâle est constitué par deux testicules situés dans l'appendice terminal qui représente un abdomen rudimentaire, et dont les conduits déférents dirigés en avant, se réunissent en une vésicule séminale médiane. Celle-ci envoie de nouveau deux vaisseaux déférents en arrière qui, après s'être réunis avec une longue glande accessoire, se terminent sur une papille commune située en avant de l'abdomen (Leydig).

Les organes génitaux des *Ostracodes* présentent une disposition exceptionnelle. Chez les *Cypris*, l'appareil mâle paraît formé de six tubes testiculaires allongés, en grande partie parallèles, et serrés dans leur trajet, se réunissant en un même point à un large canal déférent qui, avant d'arriver à l'organe copulateur, est encore en connexion avec une glande mucipare longuement pédonculée et d'une structure complexe (Zenker.)

La glande productrice des germes chez les femelles de *Daphnides* donne naissance à des époques différentes à deux formes d'œufs. Les œufs produits pendant le printemps et l'été se développent sans fécondation, dans la cavité incubatrice mentionnée plus haut. Les mâles n'apparaissent qu'en automne, et alors il se forme d'autres œufs qui enfermés par deux (*Daphnia*) dans une partie détachée de la coque, ou au nombre de deux à dix dans la coque entière (*Acanthocercus*, *Lynceus*), passent l'hiver dans cette enveloppe. On a considéré ce cas tantôt comme une génération alternante, tantôt comme une parthénogénèse, et on l'a consigné au nombre des modes de reproduction asexuelle. Lorsque nous considérons que c'est non-seulement le même individu, mais aussi le même organe qui produit les deux formes de germes (œufs d'hiver et d'été) il est difficile d'y voir des « gemmes » ou des « bourgeons, » c'est-à-dire des productions qui partout ailleurs n'ont pas de rapports avec les organes sexuels. Le phénomène se laisse beaucoup mieux rattacher à un état primitif où la différenciation sexuelle était complète, et dans lequel les œufs formés d'abord régulièrement et aptes au développement après fécondation, ont peu à peu acquis en partie la faculté de se développer sans cette dernière. Les mêmes conditions se rencontrent chez les *Phyllopodes*. L'absence de vésicule germinative signalée par Leydig dans l'œuf des *Daphnides* reste encore énigmatique. L'apparition des mâles en très-petite quantité est en rapport avec ce phénomène. (Voy. Kozubowski, *Arch. Nat.*, 1857, p. 312, sur le mâle longtemps cherché de l'*Apus*).

Dans l'appareil sexuel des *Décapodes*, surtout pour les organes femelles, la distinction entre la glande génitale et les conduits de sortie reste encore à établir, car l'organe ordinairement appelé ovaire ne présente certainement que la plus petite partie du lieu de formation des œufs.

Les *éléments séminaux* des Crustacés présentent dans leur apparence des différences extraordinaires, et ne se ressemblent que par leur immobilité. Les filaments spermatiques des *Cirrhipèdes* font exception. Des éléments spermatiques filiformes mais immobiles, se trouvent chez les *Isopodes*, les *Amphipodes* et aussi les *Ostracodes*, chez lesquels ils atteignent même une longueur considérable. La forme la plus répandue est celle de corps cellulaires. Ils sont quelquefois munis d'appendices qui leur donnent des formes particulières, dont une des plus remarquables est la forme rayonnée qu'affectent ces corpuscules chez les Décapodes où on les a appelés des « cellules étoilées. » Parmi les Schizopodes, chez le *Mysis* du moins, ils se présentent sous l'aspect d'éléments filiformes et recourbés en crochet à une extrémité. Le *Cuma* possédant aussi des spermatozoïdes filiformes, on voit que l'extension de cette forme dans les groupes inférieurs n'est pas sans importance, et on doit alors considérer l'autre forme comme ayant apparu pour la première fois dans la classe. (Siebold, *Arch. An. Phys.*, 1836 37, Kolliker, *Beitrage zur Kenntniss*, etc.).

§ 143.

Parmi les *Arachnides* les organes hermaphrodites ne sont conservés que chez les *Tardigrades*. Ils consistent chez ces animaux en un ovaire impair situé sur le canal digestif, deux testicules placés sur ses côtés, et un réservoir spermatique formé par la réunion des canaux déférents, organes qui sont encore en connexion avec quelques glandes, et débouchent dans le cloaque.

Chez les autres *Arachnides* à sexes séparés, les glandes productrices des deux espèces d'éléments sexuels, sont ordinairement ou impaires ou unies transversalement et s'ouvrent sur la face ventrale par des conduits excréteurs séparés ou réunis, toujours dirigés en avant. Outre des organes glandulaires accessoires ou particuliers, des expansions des conduits déférents servant à recevoir et à conserver la semence ou les œufs, il y a encore des appareils destinés à l'expulsion des produits sexuels et qui suivant les sexes sont qualifiés des noms de pénis ou d'oviscaptes. Les organes mâles reproduisent avec peu de différences le type des organes femelles. La réunion des glandes génitales latérales et l'appareil impair qui en résulte, rappellent les dispositions semblables existant chez les Crustacées, sans qu'on puisse cependant en déduire quelques rapports de parenté plus rapprochés.

Les ovaires consistent chez les *Scorpions* en trois tubes allongés qui se réunissant par leur extrémité postérieure en forme d'arcs, sont de plus reliés entre eux par quatre anastomoses transversales. Les œufs se forment ici, comme dans les autres divisions, dans des expansions de la paroi de ces tubes, qui peuvent même se développer et devenir de longs appendices. Les connectifs transverses qui de chaque côté déterminent quatre larges mailles, indiquent une segmentation de l'organe qui suit exactement celle de l'abdomen. Des deux tubes longitudinaux extérieurs partent des oviductes fusiformes qui à cause du sperme qu'ils renferment peuvent aussi être regardés comme des poches copulatrices. Leur orifice se trouve à la base de l'abdomen.

Les testicules des *Scorpions* sont tout comme les ovaires, formés d'une paire de tubes disposés en lacets et reliés par des anastomoses transversales. Le tube ovarien médian est cependant ici remplacé par deux tubes situés l'un à droite, l'autre à gauche, de sorte qu'ici l'organe est parfaitement double. Le conduit déférent qui part sur le devant de chaque testicule débouche, après s'être réuni avec celui de l'autre côté, à l'extérieur du corps au même point où se trouve aussi l'ouverture génitale chez la femelle. Au conduit déférent s'ajoutent encore de chaque côté des organes accessoires, ayant ordinairement la forme de deux paires de cæcums de longueur variable, qui sont en partie de nature glandulaire, et fonctionnent aussi comme vésicules séminales.

La séparation des glandes productrices des éléments sexuels est complète chez les *Galéodes* et les *Aranéens*. Les ovaires consistent en deux sacs larges chez les Galéodes, plus étroits chez les Araignées, qui produisent les œufs à leur face extérieure, et même sur des prolongements pédiculés chez les Araignées. La réunion des deux conduits servant à la sortie des œufs produit un conduit vaginal qui présente quelquefois (Galéodes) un élargissement, et est pourvu à son extrémité de une ou deux poches copulatrices. Les organes mâles des Galéodes se ramènent à ceux des Scorpions, mais les tubes longitudinaux pairs de chaque côté qui représentent les testicules n'ont pas de connexions transverses, et sont simplement quatre canaux libres. Chez les Araignées ils sont réduits à deux.

Chez les *Opilionides* comme chez les *Acariens* la forme annulaire prédominante des glandes sexuelles constitue une disposition générale qui se rattache aux anastomoses transverses des Scorpionides. Cette forme annulaire (*fig.* 117, *B*, *o*) est très-complète chez les Opilionides. Les œufs se développent à la surface de l'anneau, comme chez les Araignées et les Scorpions, sur des expansions pédicellées. Ils sont évacués dans l'intérieur du tube ovarien, et par un canal qui le relie à l'oviducte, ils arrivent dans une vaste dilatation de ce dernier (*u*), un utérus. Un prolongement de l'utérus en forme de canal étroit et enroulé conduit à un tube protractile (*op*) (tarière ou oviscapte). Un canal circulaire remplace l'anneau ovarien chez les mâles ; le testicule n'en constitue qu'une partie (*fig.* 117, *A*, *t*), dont les deux extrémités se continuent avec les canaux déférents (*vd*) qui achèvent le cercle. Ceux-ci forment par leur réunion un peloton enroulé aboutissant à un canal plus large, jouant le rôle de vésicule séminale, et correspondant à l'utérus. Enfin ce dernier aboutit à une partie semblable à l'oviscapte et également protractile ; c'est le pénis qui par son extrémité est encore en connexion avec deux grandes touffes de glandes accessoires (*gi*).

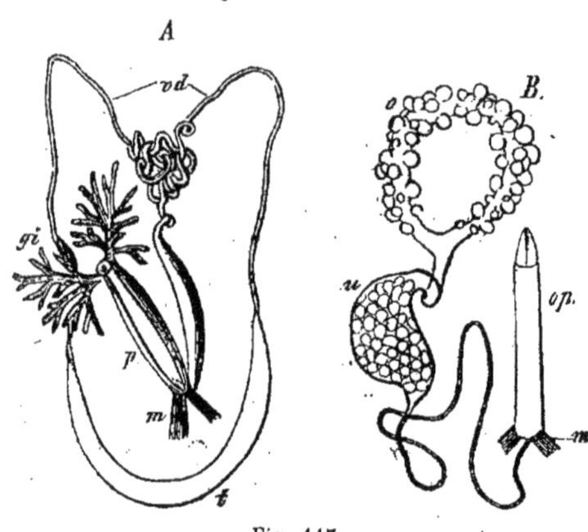

Fig. 117.

La forme annulaire des glandes productrices des éléments sexuels se retrouve encore complétement chez beaucoup d'*Acariens* ; seulement les diverses parties de l'appareil se comportent un peu différemment. Dans l'appareil femelle, la plus grande partie de l'anneau est attribuée aux oviductes par suite de la réduction de la partie formatrice des œufs. Ce sont surtout les parties de l'anneau en continuité avec le conduit excréteur impair qui s'épanouissent fréquemment en un large utérus à deux cornes, mais cet utérus peut aussi être exclusivement composé de la partie impaire. Dans l'appareil mâle, c'est cette dernière qui est la plus courte, et les deux parties de l'anneau qui par

Fig. 117. — Organes génitaux de *Phalangium opilio*; *A*, organes mâles ; *t*, testicule ; *vd*, canal déférent ; *p*, pénis ; *m*, muscle rétracteur ; *gi*, glandes annexes (Krohn); *B*, organes femelles ; *o*, ovaire ; *u*, utérus ; *op*, oviscapte ; *m*, muscles rétracteurs.

leur réunion la constituent sont élargies en vésicules séminales. La partie impaire est dans les deux sexes en connexion avec des glandes accessoires qui chez les mâles prennent un grand développement. La diversité du mode de distribution des fonctions sur le même canal annulaire conduit à la séparation de ce dernier en deux tubes génitaux, lorsqu'une partie stérile surgit au milieu de la portion de l'anneau producteur de germes. Les deux moitiés dans lesquelles l'anneau se partage ainsi, sont dans quelques cas reliées par un canal ou un tissu indifférent, d'où résultent des organes doubles qui ne se réunissent qu' à leur orifice, ou sont reliés par une partie impaire qui s'y rattache (*Ixodes*).

Le canal annulaire, qui jusqu'à présent fonctionne par quelques-unes de ses parties, comme producteur d'éléments sexuels, peut aussi être exclusivement affecté aux voies de sortie, les glandes génitales étant représentées par des appendices de ce canal. Les *Pentastomes* (*fig.* 118) fournissent un exemple de cette transformation, qui s'écarte beaucoup des dispositions propres aux autres Arachnides. Nous trouvons dans l'appareil femelle un tube ovarien allongé, pourvu de follicules produisant des œufs et qui, par ce point du moins, présente le caractère général de l'ovaire des Arachnides. Le canal excréteur de l'ovaire se partage en avant en deux oviductes qui, se réunissant de nouveau, forment le canal annulaire typique. Une partie impaire très-longue, partant de là, forme un canal très-enroulé conduisant à l'extrémité postérieure du corps. Ce canal sert à la fois d'utérus et de vagin, et porte deux poches copulatrices à sa naissance sur l'anneau. L'appareil mâle présente une disposition analogue. Un ou deux testicules (*fig.* 118, *A*, *t*), accompagnant l'intestin, envoient un canal déférent vers une partie impaire (*A*, *B*, *d*). Celle-ci représente une vésicule séminale et se continue avec la portion annulaire (*A*, *d'*). Deux glandes accessoires (*g*) débouchent dans cette

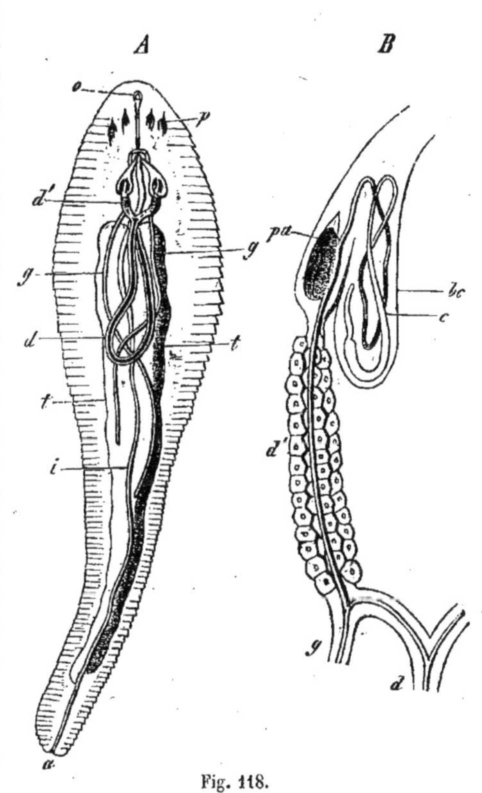

Fig. 118.

Fig. 118. — *A*, *Pentastomum tænioïdes* ; *A*, mâle avec intestin et appareil génital ; *o*, bouche ; *i*, intestin ; *a*, anus ; *p*, rudiments de membres avec crochets ; *t*, testicules ; *d*, conduit déférent commun (vésicule séminale) ; *d'*, portion annulaire de l'appareil génital ; *g'*, glandes ; *B*, une moitié de l'anneau grossie ; *d*, conduit déférent commun du testicule ; *d'*, partie glandulaire dans laquelle le canal *g* s'ouvre ; *c*, cirrhe ; *bc*, poche du cirrhe ; *pa*, pièce chitineuse. (D'après R. Leuckart.)

dernière, dont la portion antérieure, en forme (*B*, *bc*) de poche, renferme une continuation du canal déférent (*B*, *c*) qui y est enroulé. Différant en cela de l'ouverture génitale femelle, celle de l'appareil mâle se trouve à la partie antérieure du corps.

Vis-à-vis de ces organes différenciés de manières si diverses, nous devons considérer les organes sexuels des *Pycnogonides* comme étant à l'état le plus inférieur. Les produits sexuels naissent sur les parois de la cavité du corps ou sur un point déterminé du quatrième article des pattes, et, sans qu'il y ait aucun appareil conducteur particulier, sont évacués par une ouverture placée tantôt sur toutes, tantôt sur une paire de pattes.

Les organes génitaux des *Myriapodes* se rapprochent le plus par la forme et la disposition de ceux des *Arachnides*, et comme eux débouchent sur la partie antérieure du corps, à savoir sur le troisième segment. Les *Scolopendres* seules ont leur orifice génital à l'extrémité postérieure du corps. Chez les femelles, les glandes ovariennes ont la forme d'un tube simple en apparence et allongé, à la surface interne duquel les œufs font saillie (*Julides*, *Scolopendrides* et *Glomérides*), ou bien elles sont doubles (*Craspedosoma*) et s'unissent ensuite à leur extrémité postérieure, d'où partent à nouveau deux oviductes spéciaux qui, après un trajet en arc, vont déboucher séparément. Chez les Scolopendres, l'oviducte, continuation d'un tube ovarien simple, est ordinairement simple; toutefois, en général, la nature double de cet organe se trahit quelquefois par des oviductes doubles, et aussi parce que, dans le tube ovarien simple en apparence, les œufs ne se développent que sur les deux côtés. Les organes accessoires sont toujours répartis symétriquement des deux côtés, et consistent en deux paires d'organes glandulaires d'aspect divers, placées soit sur l'oviducte, soit, ce qui est le plus fréquent, tout à fait à l'orifice génital. (*fig.* 119, *gl*). Les glandes de la première paire ont chacune la forme d'une vésicule pédicellée, et leur contenu les désigne comme des poches copulatrices, tandis que l'autre paire, qui est parfois double, peut, vu sa structure, être placée à côté des glandes à viscosité des *Crustacés* femelles.

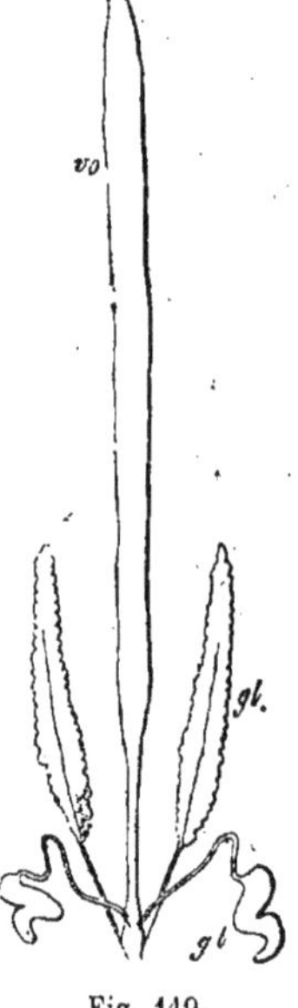

Fig. 119.

Le dédoublement des organes mâles est également fréquemment limité aux conduits excréteurs et aux appareils accessoires seulement. Cependant plusieurs *Glomérides* et *Julides* ont un double tube testiculaire dont les deux moitiés se déversent dans un canal déférent commun, et sont souvent unies entre elles

Fig. 119. — Organes sexuels femelles de *Scolopendra planata*; *ov*, ovaire; *gl*, glandes (d'après Fabre).

par un nombre d'anastomoses transversales assez considérable pour qu'elles paraissent ne former qu'un seul organe. Là où il n'y a qu'un tube testiculaire, il est tout le long de ses deux côtés ou à des distances régulières pourvu de follicules ronds ou oblongs remplis de semence (*fig.* 120, *tt*) et qu'on peut considérer comme autant de testicules réunis sur le tube médian servant de canal déférent commun. Cette structure ne paraît pas être répartie d'une manière déterminée entre des familles distinctes; car tandis qu'elle se trouve dans quelques *Scolopendrides*, d'autres genres du même groupe ont le testicule simple : il en est de même chez plusieurs *Julides*. Le canal déférent reste rarement simple (dans quelques *Scolopendrides*, *fig.* 120, *v*) ; il est ordinairement divisé, comme l'oviducte, en deux branches qui s'ouvrent sur une courte papille, comme chez les *Julides* et les *Glomérides*, ou se réunissent encore une fois pour déboucher dans un court pénis situé à l'extrémité postérieure du corps (*Scolopendrides*). La dernière portion du canal déférent, qu'il soit simple ou double, présente fréquemment des dilatations ou élargissements, ou forme un tube large qui sert à accumuler le sperme comme une vésicule séminale, (*fig.* 120, *v'*). En avant et tout près de cette ouverture s'insèrent encore quelques paires de glandes (*fig.* 120, *gl*), dont la fonction n'est pas encore déterminée. Dans les rapports d'ensemble de l'appareil sexuel nous pouvons constater en même temps une tendance au rapprochement vers les Crustacés exprimée par la séparation des orifices, et des ressemblances avec les Arachnides résultant de la formation de parties annulaires, bien qu'il soit cependant difficile d'y reconnaître des rapports plus directs et immédiats.

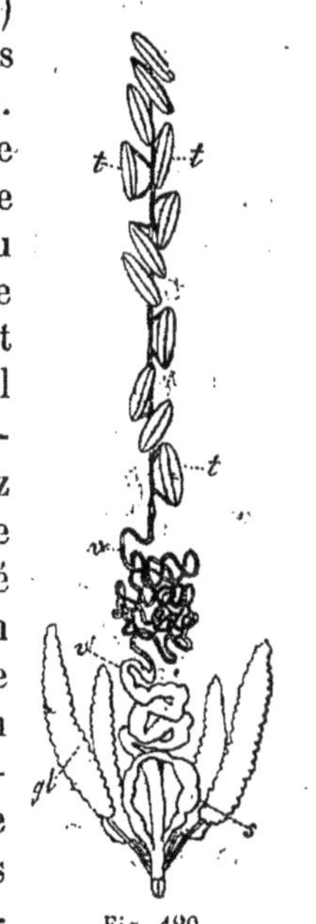

Fig. 120.

La transformation de membres en organes de copulation, que l'on voit chez les *Crustacés*, ne s'observe chez les Arachnides que parmi les *Araignées*, où ce sont les palpes qui chez les mâles se modifient en organes compliqués, chargés de transmettre le sperme à l'ouverture génitale femelle. On n'a pas encore pu déterminer jusqu'à quel point on pourrait rattacher au même ordre de faits les appendices pectiniformes du segment génital dans les deux sexes des *Scorpions*.

La conformation des organes sexuels femelles des *Aranéens* réclame encore beaucoup de recherches. Consulter à ce sujet, outre les ouvrages généraux déjà indiqués (voy. Wittich, *Arch. An. Phys.*, 1849; et V. Carus, *Zeit. Zool.*, II, 1850). D'après Wittich, chaque ovaire ramifié des Araignées se compose d'un rachis médian qui porte les œufs sur de courts pédicelles. Les œufs arriveraient dans la cavité générale du rachis par ces tiges, et l'oviducte serait formé par l'extrémité du rachis lui-même. Carus par contre, admet que le rachis en entier et y compris les œufs en formation qu'il porte, est encore entouré d'une enveloppe extérieure, circonscrivant une cavité dans laquelle arrivent les œufs après qu'ils sont détachés de leur pédicule. D'après cela, le conduit excréteur ne proviendrait pas du rachis et ne

Fig. 120. — Organes mâles du *Scolopendra planata ; t,* testicule ; *v,* conduit déférent ; *v',* portion de ce dernier servant de réservoir de spermatophores ; *s,* vésicule séminale ; *gl,* glandes accessoires (d'après Fabre).

serait que le prolongement de l'enveloppe. Treviranus avait déjà précédemment exprimé la même opinion. On ne saurait décider laquelle des deux manières de voir est la plus exacte; on ne peut que mentionner que d'après des observations faites sur l'ovaire semblablement conformé des *Opilionides*, la réception des œufs dans la « cavité du rachis » paraît être plus vraisemblable. Le fait aussi de savoir si les deux ovaires sont ou non réunis par leur extrémité, reste obscur. Cependant, une réunion terminale analogue signalée chez quelques Galéodes (*G. Dastuguei*) par L. Dufour, montre que dans ce groupe si voisin des Araignées, les connexions si répandues chez les autres Arachnides entre les organes sexuels des deux côtés n'ont pas encore complétement disparu. L'ovaire des Opilionides et de beaucoup d'Acariens, celui du Galéodes précité, et enfin celui des autres Galéodes, forment une série continue, dans laquelle on peut suivre le dédoublement graduel d'un ovaire primitivement impair. De pareilles transformations résultant d'une répartition différente de la fonction sur quelques parties ne laissent pas moins nettement apercevoir les relations génétiques générales que les dispositions complétement correspondantes. Les appareils mâles en offrent partout des exemples nombreux. Ainsi les quatre tubes testiculaires des Galéodes s'unissent par paires en un canal déférent, très-court chez le *G. barbarus*, et chaque tube présentant avant son point de réunion un élargissement jouant le rôle d'une vésicule séminale, celles-ci se trouvent être au nombre de quatre. Chez le *G. nigripalpis*, les portions réunies de chaque paire de testicules étant très-longues en même temps qu'élargies, il n'en résulte alors que deux vésicules séminales. La fonction de vésicule séminale est donc dans le premier cas transportée à l'extrémité de chaque tube; dans le second par contre, elle est attribuée à la portion commune aux deux tubes.

La concordance entre l'appareil mâle et l'appareil femelle chez les *Phalangium* a été établie par Lubbock; voir aussi Krohn, (*Arch. Nat.*, 1865).

Malgré un grand nombre de recherches, quelques points spéciaux des organes générateurs des *Myriapodes* réclameraient encore une détermination plus précise. (Newport, *Phil. Trans.*, 1842; Stein, *Arch. An. Phys.*, 1842; Duvernoy, *Comptes rendus*, 1844; Fabre, *An. Sc. Nat.*, 4e sér., III).

§ 144.

Malgré l'immense diversité de leurs conformations spéciales, les organes sexuels des *Insectes* présentent dans leur ensemble une unité beaucoup plus grande que cela n'est le cas dans les autres classes d'Arthropodes. Cela ressort de leur disposition, de leur situation, ainsi que de leur mode de débouché. Ils sont, avec leurs appareils accessoires, presque toujours placés dans l'abdomen, et s'ouvrent le plus souvent au-dessous de l'ouverture anale sur le dernier segment de l'abdomen. Les *Strepsiptères* font seuls une exception, en ce que l'orifice génital femelle du moins est placé beaucoup plus en avant. Les glandes formant les produits sexuels sont toujours séparées sur les deux côtés ; toutes deux sont éloignées l'une de l'autre, bien que dans le cours de leur développement post-embryonnaire des rapprochements et même des fusions puissent survenir. Il résulte de cela que nous n'avons pas de continuation immédiate de l'état que nous avons constaté chez les Crustacés ou les Arachnides, et bien plus que la différenciation ultérieure encore fluctuante dans ces classes, atteint ici un état plus fixe. Chaque glande productrice de germes se compose d'un nombre variable d'éléments de même valeur, le plus souvent de forme tubulaire, groupés en touffes et se réunissant en des conduits communs. Les mêmes conditions se retrouvant dans chaque partie de la glande, elle est composée de répétitions qui ne contribuent pas peu à la diversification des apparences extérieures de l'ensemble de l'appareil. Les conduits excréteurs des deux glandes se réunissent après un trajet de longueur variable, et reçoivent déjà auparavant des organes accessoires particuliers qu'on doit considérer comme des différenciations d'une partie de leur paroi. Ces organes, annexes du conduit excréteur, sont, chez les individus femelles, constitués tantôt par des pièces en forme de poche ou de vésicules servant à la réception de l'organe copulateur du mâle pendant l'acte de l'accouplement (poche copulatrice), tantôt par des glandes de nature très-diverse, et des dispositions destinées à recevoir et à conserver le sperme (réceptacle séminal). Chez les mâles, les canaux déférents présentent des glandes paires annexes fort développées, et portent encore des appendices vésiculaires qui fonctionnent comme vésicules séminales.

Des organes externes en connexion avec l'extrémité des voies sexuelles constituent chez les mâles les organes copulateurs, et peuvent chez les femelles présenter des formes diverses, suivant qu'ils sont destinés à conduire les œufs au dehors, ou à les placer dans des conditions particulières et de natures diverses (tarières, aiguillons, etc.)

Un certain nombre des derniers segments du corps qui peuvent même être rentrés à l'intérieur du corps, sont affectés à ces conformations. Les annexes très-variés de la peau, qui sont en connexion avec ces organes, sont des transformations des pièces chitineuses des téguments qui sont souvent employées aux appareils et appendices les plus variés (*Hyménoptères*).

§ 145.

Parmi les différentes modifications que subit l'*appareil femelle*, les plus considérables sont celles très-complexes des tubes produisant les œufs, et d'où résulte la formation d'ovaires.

Les rapports que contractent les tubes producteurs des œufs entre eux pour la constitution de l'ovaire, sont dans cette classe des *Insectes* un peu différents de ceux que nous avons déjà rencontrés. Si nous considérons un tube ovarien seul (*fig.* 121, *A*, *B*), nous voyons qu'il est inséré sur l'oviducte par une de ses extrémités qui a une certaine largeur, tandis qu'il va du côté opposé en diminuant graduellement, pour se terminer même en un prolongement filiforme. Lorsqu'un grand nombre de tubes de cette nature sont réunis pour former l'ovaire, nous trouvons ces extrémités libres unies entre elles. C'est dans ces filaments terminaux que nous devons chercher le vrai lieu de formation de l'ovule. On y trouve des masses cellulaires qui représentent les germes, lesquels se caractérisent de plus en plus à mesure qu'ils avancent dans le tube ovarien. L'œuf constitue déjà une cellule au moment de sa formation, mais en cheminant dans le tube ovarien il grossit encore, et on rencontre les œufs les plus gros dans les points les plus éloignés de ceux où se forment les germes, et les plus rapprochés de l'oviducte, tandis que les plus jeunes formations, toujours plus petites, sont placées à la suite les unes des autres, à l'extrémité cæcale du tube ovarien. La longueur de ce dernier est donc en rapport avec le nombre des ovules qu'il contient. Il est partagé en sections ou chambres correspondantes, car il présente toujours un étranglement plus ou moins prononcé sur les points qui se trouvent entre deux œufs successifs. La descente graduelle de l'œuf est non-seulement en rapport avec son augmentation en volume, mais sa substance vitelline subit aussi de nombreuses modifications; et chaque œuf, dans la dernière partie du tube surtout, reçoit une enveloppe d'apparence cuticulaire, que lui fournit la couche épithéliale du tube ovarien. Par conséquent un tube ovarien ou une réunion de ces organes, ne représente pas une simple glande productrice d'éléments de reproduction, un ovaire proprement dit, comme dans d'autres animaux; c'est un organe chargé de toute une série de fonctions, dont les extrémités cæcales seules doivent être regardées comme l'analogue de l'ovaire; ses autres portions représentent en partie les dispositions qui dans les autres animaux forment des organes distincts (oviductes, utérus). — Nous avons précédemment indiqué un rapport entre la longueur des tubes ovariens et le nombre des œufs qu'ils renferment. Les compartiments sont le moins nombreux chez la plupart des *Diptères*, où il n'y en a quelquefois qu'un, souvent deux et trois. Leur nombre est également restreint chez beaucoup de *Coléoptères* et d'*Hémiptères*. Les tubes ovariens sont plus longs chez la plupart des *Hyménoptères* et *Hémiptères*, et le nombre des chambres atteint son maximum chez les *Névroptères*, les *Orthoptères*, et enfin chez les *Lépidoptères*, où les tubes ovariens à cause de leurs nombreux étranglements, ont l'aspect d'un chapelet (Comparer les figures 122 et 123, qui montrent les états extrêmes, l'un par sa complication, l'autre par sa réduction).

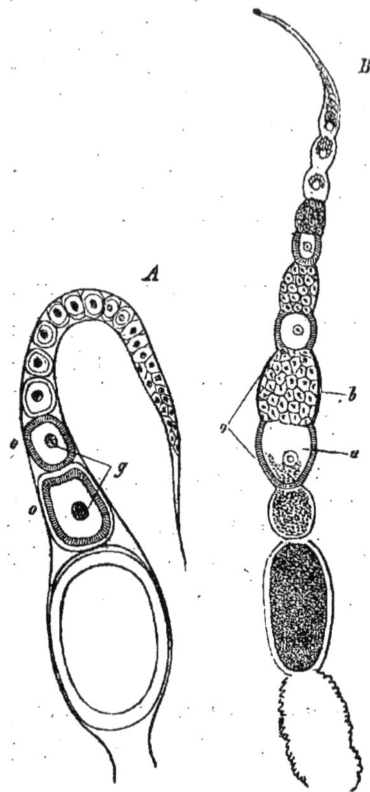

Fig. 121.

L'arrangement des tubes ovariens sur leur oviducte proprement dit, présente d'aussi grandes différences que celles qu'on remarque quant au nombre des compartiments. Nous les voyons s'ouvrir tous ensemble à l'extrémité de l'oviducte. Chez les *Hémiptères* et les *Cicadés* chaque branche de l'oviducte ramifié se rattache par son extrémité à un groupe de tubes ovariens. Ceux-ci forment de chaque côté des masses dans lesquelles ils entrent en nombre considérable. Chez les *Punaises*, ils sont en petit nombre portés par un oviducte fort

Fig. 121. — *A*, tube ovarien de la *Puce; o*, œuf; *g*, vésicule germinative; *B*, tube ovarien d'un Coléoptère (*Carabus violaceus*); *o*, compartiment ovarien divisé en deux parties, dont *a* désigne la cellule de l'œuf; *b*, amas vitellogène. L'œuf de la dernière chambre est expulsé, les parois du tube ovarien sont collapsées (Lubbock).

simple. Ils sont plus nombreux et groupés en une touffe épaisse chez les *Diptères*. Leur insertion est très-variable, elle a lieu tantôt par séries disposées le long de l'oviducte entier, tantôt par groupes sur des points déterminés ; tantôt elles se réunissent avant l'oviducte en un tronc commun. On trouve les tubes ovariens chez les *Hyménoptères* variant en nombre de quelques tubes à cent. Chez les *Coléoptères* (*fig.* 122, *o*), ils sont moins nombreux et souvent réunis en touffes à l'extrémité de l'oviducte ; il en est de même chez les *Lépidoptères* des quatre longs tubes de l'ovaire qui sont enroulés en spirale. Ils offrent un arrangement plus sérial chez les *Orthoptères* et les *Névroptères*, on remarque cependant chez ces derniers quelques groupements en verticilles.

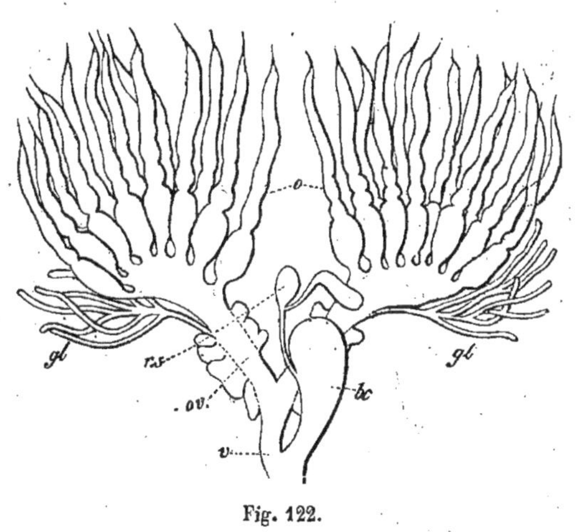

Fig. 122.

Les deux oviductes, très-courts pour la plupart (*fig.* 122, *ov*), se réunissent ordinairement en un conduit de sortie élargi, qu'on désigne sous le nom de « vagin » auquel se rattachent d'autres organes accessoires, qui sont le réceptacle séminal (*fig.* 122, *rs*) et la poche copulatrice (*fig.* 122, *bc*). La première ne manque que dans un petit nombre de cas. Elle consiste en une vésicule ovale ou arrondie, pourvue d'un canal étroit et d'une longueur variable, et existant quelquefois à l'état pair, comme chez les *Cicadés* et plusieurs *Orthoptères* ; il y en a même jusqu'à trois chez les *Diptères*. Le réceptacle séminal affecte quelquefois l'aspect d'un cæcum de largeur uniforme, enroulé, et se rencontre aussi bien double que simple dans l'ordre des *Hémiptères*. Cet organe est souvent en connexion avec une annexe glandulaire, dont on n'a pas encore pu avec certitude déterminer la nature. Celle-ci a la forme d'un tube simple ou bifurqué qui chez les Papillons et la plupart des *Hyménoptères*, s'ouvre à l'extrémité fermée de la vésicule séminale. Elle se rencontre chez les Névroptères et aussi chez les Coléoptères. Toutes ces variations dans le nombre et les connexions des vésicules séminales nous apprennent que ces organes ne doivent point leur existence à l'hérédité. La poche copulatrice est un second organe qui est directement en connexion avec le vagin, et constitue un cæcum large qui paraît être une expansion de la paroi de ce dernier (*fig.* 122, *bc*). Son existence est limitée à certains ordres, et n'est même pas générale dans l'étendue de ceux-ci. C'est chez les Coléoptères que la poche copulatrice paraît être la plus constante et souvent elle y prend un développement considérable ; elle est suppor-

Fig. 122. — Organes femelles d'*Hydrobius fuscipes* ; *o*, tubes ovariens ; *ov*, oviducte garni d'appendices glandulaires ; *gl*, glandes en forme de cæcums ; *v*, vagin ; *bc*, poche copulatrice ; *rs*, réceptacle séminal (D'après Stein.)

tée par un canal de communication très-étroit. Elle s'ouvre aussi chez les Lépidoptères dans le vagin par un étroit passage, et offre cette particularité qu'elle émet en outre un second conduit plus large qui va s'ouvrir au-dessous de l'orifice génital femelle par une ouverture séparée. C'est par ce canal que se fait l'accouplement des Papillons, tandis que le passage des spermatozoïdes de la poche copulatrice au réceptacle séminal, se fait par la communication précitée avec le vagin. Les orifices de ces deux organes sont situés en face l'un de l'autre dans le vagin.

Les appareils glandulaires accessoires qui s'ouvrent dans le vagin sont beaucoup plus développés, que les glandes visqueuses qui leur correspondent chez les Crustacés ; ils présentent d'ailleurs également de grandes diversités dans la forme et la structure. Ils consistent en une paire de canaux simples longs et enroulés (Lépidoptères, beaucoup de Diptères), ou sont de courts cæcums (Punaises). Il peuvent aussi être impairs (Cicadés). D'autres fois ils présentent de nombreuses ramifications (*fig.* 123, *gl*) et sont alors par paires (Hyménoptères, surtout les *Ichneumonides* et *Tenthrédinides*). La sécrétion de ces organes recouvre les œufs d'un enduit particulier qui les agglutine ensemble ou les enveloppe d'une masse commune gélatiniforme se durcissant à l'air, ou sert à les fixer sur d'autres objets.

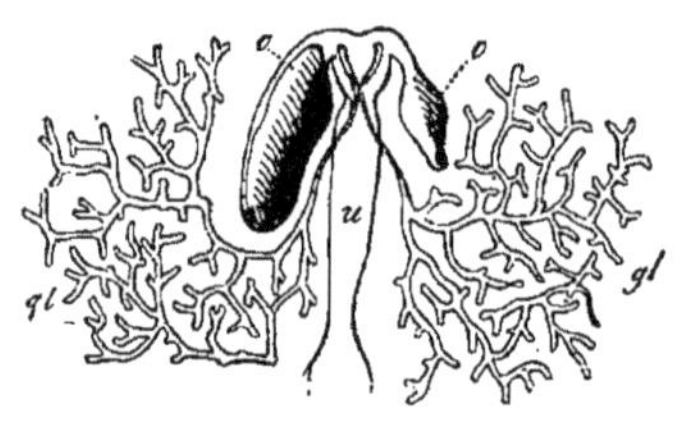

Fig. 123.

Quelques pièces tégumentaires semblables à des clapets appartenant pour la plupart au neuvième segment de l'abdomen, et qui par leur conformation sont toujours adaptées exactement à l'appareil copulateur mâle, sont ordinairement en connexion avec l'orifice génital femelle. Elles sont parfois en forme de pinces et pourvues d'appendices latéraux antagonistes. Dans leurs formes les plus développées elles constituent ces organes qui dans l'ordre des Orthoptères (*Locustides* et *Achetides*) sont connus sous le nom d'oviscaptes, et dans l'ordre des Hyménoptères sous ceux d'aiguillons et de tarières. Ils servent soit à conduire les œufs pendant la ponte, soit à percer des trous dans les objets où les œufs doivent être déposés (*Ichneumons*, *Sirex*, *Cicada*, etc.).

L'aspect des *tubes ovariens* est en rapport direct avec le degré de développement des œufs mêmes, car leur longueur, aussi bien que leur calibre, paraît dépendre des œufs qui se développent dans leur intérieur. Les œufs mêmes sont des différenciations des cellules qui se trouvent dans l'extrémité des tubes ovariens, fait qui présente beaucoup de particularités intéressantes. Si nous les suivons depuis leur première ébauche, nous voyons comment ces cellules se transforment dans les tubes ovariens en groupes de cellules. Dans les cas les plus simples, des cellules plus grandes représentant des cellules ovulaires se séparent des autres plus petites formant autour d'elles une couche épithéliale. Les tubes ovariens ne renferment alors, outre des cellules encore indifférentes, que des œufs et des cellules épithéliales. Les œufs, suivant leur grosseur, provoquent différentes dilatations dans le tube ovarien, et se suivent immédiatement les uns les autres. (*fig.* 121, *A*).

Dans d'autres cas, outre les éléments ci-dessus, d'autres encore proviennent de la

Fig. 123. — Organes sexuels femelles de *Melophagus* ; *o*, tubes ovariens ; *u*, utérus; *gl*, glandes annexes. (D'après Leuckart.)

testicule unique, nous fournit un exemple d'une disposition acquise dans le cours de l'évolution. Les *Diptères* et *Strepsiptères*, ainsi que plusieurs *Névroptères* ont des tubes testiculaires simples allongés et toujours séparés. Chez plusieurs Coléoptères ces tubes sont remplacés par un cæcum allongé, enroulé en peloton et enveloppé d'une membrane spéciale (*Carabes*). Les testicules de la plupart des autres Insectes sont formés de tubes nombreux. Chaque testicule paraît chez les *Hémiptères* être formé tantôt de la réunion de plusieurs tubes en un organe étalé en éventail, tantôt d'un grand nombre de tubes séparés, type qui se rencontre aussi chez un grand nombre de *Coléoptères*. Chez la plupart des *Orthoptères* le testicule est composé de tubes parallèles très-rapprochés entre eux, de manière à former une masse unique, ou de vésicules rondes groupées en grappes; on observe aussi une disposition semblable chez des *Hyménoptères*.

Les différents tubes du testicule aboutissent à des conduits qui se réunissent de chaque côté en un canal déférent (*fig.* 124, *v*, et 125, *vd*), lequel, lorsque les tubes testiculaires sont plus intimement unis, provient directement de ces derniers. Le développement en longueur des deux conduits est en général peu étendu, et ne devient considérable que dans quelques cas; les conduits déférents enroulés en peloton jouent alors le rôle de réservoirs de semence. Ils possèdent fréquemment dans ce but une partie élargie (*fig.* 125, *vs*), qui ne manque d'ailleurs pas complétement dans les canaux courts, car chez plusieurs Insectes l'extrémité de ceux-ci présente un renflement. La réunion des deux conduits déférents donne naissance à un canal commun (conduit éjaculateur), dont la longueur est également très-variable, et qui sert aussi occasionnellement de réservoir séminal.

Les glandes accessoires sont ordinairement paires. Comme celles des organes femelles, elles ont l'aspect de canaux allongés enroulés (*fig.* 125, *gl*), ou de tubes courts groupés en forme de touffes ou ramifiés et qui sont fixés sur différents points des conduits séminaux.

Les organes copulateurs mâles des *Insectes*, sont, comme nous l'avons déjà mentionné, semblables à ceux des femelles, et composés d'un assemblage de pièces chitineuses de formes très-diverses, qui entourent l'ouverture génitale et proviennent de transformations des derniers segments de l'abdomen. De ces pièces les unes ne servent qu'à la copulation extérieure, les autres, comparables à un pénis, accomplissent l'introduction du sperme. Ces dernières sont formées ou d'un tube plus ou moins rigide placé à l'extérieur ou situé dans l'intérieur du corps et protractile, dans lequel le conduit éjaculateur se prolonge; ce tube porte fréquemment à son extrémité des organes en forme de pinces. Cet organe copulateur est, chez les Coléoptères, entouré d'une capsule chitineuse à parois épaisses, cachée dans l'abdomen, où elle peut souvent atteindre une grosseur considérable, et pourvue d'un appareil musculaire particulier au moyen duquel l'organe copulateur peut être projeté au dehors ou rentré dans le corps.

Les *éléments constituants du sperme* sont chez les *Insectes* des filaments mobiles, dont les deux extrémités se terminent le plus souvent par un fin prolongement. Ces filaments présentent la particularité de se réunir en houppes, ou de se grouper en double rangée de manière à figurer des bâtonnets, rappelant l'aspect de spermatophores, c'est ce qu'on observe surtout chez les Orthoptères.

Nous devons encore, en ce qui concerne les diverses *formes des testicules*, indiquer leur séparation en un grand nombre de groupes, qui forment de chaque côté de deux à douze testicules pourvus d'un conduit déférent particulier (*fig.* 125, *t.*). Chaque testicule est à son tour composé par la réunion d'un nombre variable de follicules, le plus souvent disposés en rosettes. Cette disposition s'observe chez beaucoup de Coléoptères (*Lamellicornes*, *Longicornes*, *Rhynchophores*, etc.).

Les *glandes accessoires* débouchent en commun avec les canaux déférents sur le canal éjaculateur (Diptères, Lépidoptères, plusieurs Coléoptères), ou se réunissent avec le conduit séminal correspondant, qui, à partir de leur point d'insertion se dilate considérablement (Hyménoptères). Enfin elles peuvent déboucher directement sur le trajet du conduit éjaculateur (Orthoptères, Hémiptères).

En ce qui concerne les *organes copulateurs*, les segments du corps dont ils font partie et les modifications du squelette chitineux qui concourent à les former, sont en général le siége de dispositions analogues à celles de l'appareil femelle. Les mâles des *Libellulides* offrent une disposition spéciale, en ce que les organes copulateurs sont fort éloignés de l'orifice du conduit séminal qui se trouve à l'extrémité postérieure du corps. Sur le côté ventral du deuxième segment abdominal, se trouve caché parmi les appendices constituant un appareil de fixation, un pénis simple ou formé de plusieurs articles, qui est encore en connexion avec un réservoir séminal spécial; l'insecte en recourbant son abdomen, remplit ce réservoir avant l'accouplement par l'orifice du conduit déférent, de sorte que l'extrémité de l'abdomen du mâle ne prend aucune part à la fécondation même. (Rathke, *De Libellulor. part. genitalibus*, Regiomonti, 1832). On n'a pu encore déterminer l'origine primitive de cette disposition, qui doit résulter de quelque adaptation spéciale. Plusieurs autres organes viennent ainsi participer chez les Insectes à la fonction reproductrice. Il faut compter encore parmi ces dispositions qui se rattachent à l'acte copulateur, celles qui affectent les membres des mâles de beaucoup d'Insectes, les rendent propres à saisir et à assujettir les femelles ou à assurer la durée de l'acte copulateur; ces dispositions sont diverses comme tout le reste de l'organisation de la classe, mais constituent des faits isolés, souvent même restreints à l'espèce seule, et ne peuvent en conséquence offrir que peu d'intérêt au point de vue de l'anatomie comparée.

CHAPITRE VI

MOLLUSQUES

APERÇU GÉNÉRAL

§ 147.

La souche des Mollusques, offre comme celles des Arthropodes et des Cœlentérés, une circonscription assez nette; aussi pouvons-nous reconnaître dans les membres de cette classe, au milieu d'une organisation des plus variées, des relations évidentes de parenté. Bien que toutes formes ne se prêtent pas à la démonstration de cette parenté par tous les détails de leur structure dans une mesure également favorable, et même qu'il y ait quelques subdivisions qui présentent de grandes difficultés sous ce point de vue, on retrouve cependant encore beaucoup de traits qui nous indiquent d'étroites liaisons.

Le manque de connexions plus nettement exprimées s'explique par l'introduction très-précoce de la plupart des types des Mollusques dans l'histoire des organismes. Les espèces vivant actuellement ne constituent, comparativement à celles qui sont éteintes, qu'une très-petite fraction de cette souche animale si riche en formes; mais qui ne s'est continuée que par quelques subdivisions, dont nous ignorons les formes intermédiaires.

Les Mollusques se distinguent des Annelés, parmi les Vers, et des Arthropodes, par l'absence de toute formation métamérique exprimée à l'extérieur. Cependant quelques circonstances nous conduisent à l'idée que, chez les formes primordiales de quelques subdivisions et peut-être de toutes, il y a bien eu, quoique à un degré très-faible seulement, une formation métamérique. Plusieurs états de l'organisation ne sont compréhensibles que par cette supposition. Nous sommes amenés par là sur les traces de rapports de parenté avec une autre souche, celle des Vers, et nous y apercevons, dans un très-grand éloignement, des relations qui nous permettent de considérer la souche des Mollusques comme étant un des rameaux de l'arbre généalogique commun du règne animal. — La formation de coquilles extérieures dépendant des téguments caractérise toute la classe, et il n'y a qu'un fort petit nombre de Mollusques chez lesquels ces organes font défaut, même dans les premiers états du développement embryonnaire.

La hauteur de l'organisation des diverses subdivisions est très-difficile à déterminer au point de vue phylogénétique. Le degré de complication de l'organisme est chez tous à peu près également élevé ; on ne trouve même pas dans les différentes subdivisions ou classes de caractères établissant une dépendance réciproque plus intime. Je regarde comme la plus ancienne et en même temps la plus inférieure la classe des *Brachiopodes*. Ces animaux présentent dans leur organisation des dispositions qui les rapprochent des Vers, bien que la présence d'une coquille divisée en deux moitiés dorsale et ventrale, ainsi que l'état sédentaire de l'animal constituent des particularités de nature à les séparer. Les Brachiopodes se divisent en deux sous-classes, dont les caractères sont empruntés aux conformations que présentent les deux valves de la coquille; les *Ecardines* sont dépourvus de charnière, et les *Testicardines* en ont une; ces derniers doivent être considérés comme plus perfectionnés que les premiers.

Je réunis dans la deuxième division des Mollusques, les *Lamellibranches*, les *Céphalophores* et les *Céphalopodes*, qui présentent dans leur organisation des rapports de parenté très-rapprochée. Leur appareil circulatoire posséde un cœur divisé en ventricule et oreillette, ce qui permet de les désigner, avec Häckel, sous le nom de *Otocardes*. Chez tous nous trouvons une partie des téguments dorsaux dédoublée en feuillets qui constituent le « manteau » et enveloppe à des degrés divers le reste du corps. La face ventrale est occupée par le « pied » ou se trouve être le siége de conformations particulières. Le manteau est en rapport avec une coquille. La partie commune à l'organisation des trois classes ne permet cependant de rien préjuger quant au degré de la parenté, et on ne saurait rien invoquer en faveur du rapprochement plus grand d'aucun de ces types de la forme primitive. Nous considérons comme la classe la plus inférieure, celle des *Lamellibranches* (*Acéphales*). Là le développement du manteau est considérable ; il est recouvert d'une coquille divisée en deux valves droite et gauche et peut envelopper ainsi qu'elle tout le reste du corps. Les branchies en forme de feuillets sont placées entre le manteau et le pied. Il manque une région céphalique distincte, ou tête, et avec elle les organes des sens qui la caractérisent. On partage les Lamellibranches en trois ordres, d'après les dispositions que présente le bord de leur manteau. Les formes sans siphons (*Asiphonia*), chez lesquelles le manteau ne présente pas de soudure, se rapprochent le plus de la forme primitive. La présence de siphons caractérise les *Siphoniata*; les tubes respiratoires partent du bord du manteau. Cette marche ascendante continuant à s'élever, arrive à l'ordre des *Tubicoles* (Teredo) qui sont les plus éloignées de la forme souche.

Les *Céphalophores* constituent la deuxième classe des Otocardes, cette classe se distingue de la précédente par l'existence d'une tête; en même temps que la tête se développent des organes buccaux particuliers. Le manteau ne s'étend jamais jusqu'à envelopper complétement le corps, et ne sécrète qu'une coquille univalve occupant la partie dorsale, et qui constitue ainsi dans une mesure variable un appareil de protection pour le corps. Le pied présente de nombreuses modifications. Il faut distinguer comme sous-classes, les Scaphopodes, Ptéropodes et Gastéropodes. Les *Scaphopodes* (Dentale), par le moindre développement de leur tête se rapprochent des Lamellibranches. Quelques autres circonstances de leur organisation indiquent aussi qu'ils ont dû se détacher de très-bonne heure de la souche mère des Otocardes. Il en est de même pour les *Ptéropodes*. Il me paraît douteux que ceux-ci soient proches parents des précédents, en tous cas ils semblent avoir suivi une marche de différenciation divergeant des Scaphopodes. Un caractère commun aux Ptéropodes est la transformation des parties latérales du pied en organes semblables à des nageoires, qui sont placés sur une tête rudimentaire. On les partage en *Thecosomota* et *Gymnosomata* suivant qu'ils ont ou non une coquille. Je fais des *Gastéropodes* la troisième sous-classe. Le développement de leur tête les place à un niveau plus élevé que les précédents. Le pied est bien développé. Ils possèdent tous une coquille et un manteau, bien que chez quelques-uns ces organes ne soient que transitoires et ne persistent que pendant les premiers états du développement. Je partage d'après leurs organes respiratoires les Gastéropodes en *Branchiata* et *Pulmonata.* Les *Gastéropodes à branchies* possèdent entre le pied et le manteau, des branchies ordinairement enfouies dans une cavité formée par un repli du manteau. D'après les rapports de situation de ces branchies et du cœur, on a distingué ces animaux en *Opisthobranches* et *Prosobranches*. Ces deux ordres sont de valeur égale; chacun d'eux a ses formes inférieures, mais on ne peut déduire un ordre de l'autre, car pendant que les Opisthobranches se placent à un rang inférieur par leur organisation interne, il en est de même des Prosobranches pour leur organisation externe. Ils ont tous une coquille qui peut atteindre des proportions considérables, et cacher la plus grande partie des viscères qui se trouvent sous le manteau. Les *Chitonides* occupent une position entièrement indépendante, et constituent un groupe exceptionnel caractérisé par l'absence de toute formation équivalente à la coquille des autres Gastéropodes. D'autres dispositions permettent de reconnaître qu'ils constituent une forme qui a dû se détacher de très-bonne heure du tronc primitif des Branchiés. Les *Hétéropodes*, par contre, paraissent en être une ramification tardive qui se distingue des autres Prosobranches par une différenciation particulière du pied transformé en une nageoire verticale.

Les *Opisthobranches* à cause de leur hermaphrodisme se présentent comme moins différenciés que les Prosobranches. Ils montrent en ce qui concerne les dispositions de leurs organes respiratoires, divers degrés de rétrogradation qui nécessitent leur division en sections particulières. La moins modifiée comprend les *Pleurobranches* chez lesquels on trouve une branchie ou d'un seul côté ou des deux. La coquille et le manteau sont peu développés et la branchie, ressemblant du reste par les points principaux à celle des Prosobranches, se trouve placée presque extérieurement. Les *Gymnobranches* s'éloignent davantage des Prosobranches; ce sont des formes chez lesquelles il n'y a de coquille et de manteau que pendant l'état larvaire; ces parties disparaissent avant la naissance des branchies. Ces dernières apparaissent comme des *appendices* des téguments dorsaux, symétriquement répartis des deux côtés ou développés seulement par places, une partie des rudiments de ces appendices répandues primitivement partout n'atteignant pas leur développement. Je fais enfin un troisième groupe des Opisthobranches chez lesquels il ne se développe point de branchies du tout. Ces *Abranches* sont les Gastéropodes qui s'éloignent le plus de la souche commune des *Branchiata ;* leurs larves pourvues d'une coquille, témoignent de leur descendance de Gastéropodes à coquille et même on peut le conclure avec certitude, de Gastéropodes branchifères. Les caractères de cette division doivent donc être considérés comme ayant été acquis par voie de rétrogradation.

Les *Pulmonés* forment la seconde subdivision des Gastéropodes. En grande partie terrestres ou habitant l'eau douce, ce sont ceux qui se sont différenciés le plus tard des Gastéropodes à branchies. Ils se rapprochent des Opisthobranches par leur hermaphrodisme, sans que pourtant on puisse déduire avec certitude de ce fait une parenté entre eux.

La classe des *Céphalopodes* forme le troisième groupe des Otocardes, et constitue en même temps la classe la plus hautement développée des Mollusques. Cette situation est justifiée non-seulement par la partie céphalique du corps, qui est pourvue d'organes de sens fort développés, mais encore par plusieurs autres dispositions. Leurs rapports avec les autres Otocardes sont cependant difficiles à apprécier ; mais d'une manière générale l'ensemble de leur organisation a quelque analogie avec celle des Ptéropodes. On pourrait signaler parmi les caractères motivant un rapprochement, la différenciation spéciale du pied, ainsi que la situation de la cavité branchiale, mais la parenté n'en demeurerait pas moins encore fort éloignée. Les Céphalopodes peuvent se partager en deux sous-classes, dont celle des *Tétrabranches* est la plus inférieure. Elle comprend surtout des formes fossiles, et précisément celles qui se montrent comme étant les plus anciennes. La deuxième sous-classe est celle des *Dibranches*, développés plus tard, mais aussi d'une organisation plus élevée, et auxquelles appartiennent la plupart des Céphalopodes vivants.

On n'a encore pu trouver aucune forme intermédiaire reliant les Mollusques aux Vers. Les ramifications les plus anciennes et les plus voisines de ces derniers paraissent être les Brachiopodes et les Céphalopodes. Par contre les Céphalophores et les Lamellibranches appartiennent vraisemblablement à une souche commune qui dérive des Céphalopodes. Une liaison spéciale des Brachiopodes aux *Bryozoaires*, ou des Lamellibranches aux *Tuniciers* (Ascidies) n'est point rigoureusement fondée, et je dois dire ici que les tentatives faites dans cette direction, auxquelles j'ai moi-même participé dans le temps n'ont pas été justifiées par des observations plus précises. Les relations entre les Bryozoaires et Tuniciers d'un côté et les Mollusques de l'autre étant ainsi fortement compromises, j'ai préféré séparer entièrement les premiers de la souche des Mollusques, et les comprendre dans les Vers, qui, composés déjà de groupes passablement différents, ne perdaient rien de leur homogénéité, tandis que les Mollusques avaient à gagner à cette séparation. En ce qui concerne ces organismes à situation douteuse, et que pour cette raison on regarde souvent comme des formes de passage, les *Rhodope* par exemple, je ne vois rien qui oblige à les ranger parmi les Mollusques. L'absence d'organes de circulation, ainsi que d'un organe excréteur, exclut le Rhodope des Gastéropodes d'une manière décisive. Peut être représenterait-il une branche latérale des Vers plats, surtout des Turbellariés. Des données décisives à cet égard seront sans doute fournies par l'histoire du développement (Kölliker, *Giornale dell' J. R. Istituto Lombardo*, VIII, 1847).

Une étude attentive du développement éclaircirait les conceptions ci-dessus indiquées sur les relations des diverses *divisions des Céphalophores*, et principalement la position des Gymnobranches et Abranches vis-à-vis des Gastéropodes à branchies. On pourrait, en opposition avec ce que nous avons dit, considérer l'existence générale de la coquille embryonnaire comme un état d'adaptation ; c'est ainsi qu'autrefois on appréciait ordinairement suivant leur signification physiologique les organes embryonnaires, négligeant les rapports d'hérédité qui se trouvent en jeu dans leur production. Mais une telle manière de voir est non-seulement exclusive, mais encore inexacte. La grande constance que présente parmi les autres modifications si variées de l'organisation, la formation de la coquille nous montre sans contredit qu'elle est un fait héréditaire. Suivant une loi embryogénique invariable les organes embryonnaires héréditaires se forment d'autant plus tôt, que leur existence dans le groupe auquel appartient l'animal est plus ancienne. Les coquilles que portent les larves des différents Céphalophores, nus à l'état adulte, (*Gymnosomes* parmi les Ptéropodes, et les *Gymnobranches* et *Abranches* parmi les Gastéropodes), appartiennent aux organes qui apparaissent le plus précocement, et s'annoncent par là comme étant des organes de la souche primitive des Céphalophores. Ces Céphalophores nus en supposent donc qui étaient pourvus de coquille ; ils ne représentent pas un état inférieur, mais un cas de rétrogradation d'un organe correspondant à un développement ultérieur de l'organisme. Les divers états de l'organe respiratoire des Gymnobranches (voir plus bas), ainsi que des autres parties, montrent combien peu cette rétrogradation partielle intéresse l'ensemble de l'organisation qui, en somme, est élevée. On comprend donc d'après ce genre de considérations, que l'admission d'une parenté plus rapprochée entre les Gymnobranches et les Abranches d'un côté et les Vers plats de l'autre doive être nécessairement exclue.

BIBLIOGRAPHIE

En général : Cuvier, *Mémoires pour servir à l'histoire et à l'anatomie des Mollusques.* Paris 1817. — Van Beneden, *Exercices zootomiques*, Fasc. I, II. Bruxelles, 1839. — Quoy et Gaimard, *Voyage de l'Astrolabe* (Zoologie). — Delle Chiaje, *Descrizione e notomia degli animali invertebrati della Sicilia citeriore.* Napoli, 1841–44. — *Sur les tissus des Mollusques* : (Boll, dans M. Schultze's, *Archiv. für mikroskop. Anat. Supplément*, 1869.

Brachiopodes : Owen, *On the anatomy of the Brachiopoda* (*Transact. zoolog. Soc.*, vol. I, 1835). — C. Vogt, *Anatomie der Lingula anatina* dans *Denkschr. der schweiz. Gesellsch. für d. gesammt. Naturwiss.*, Bd. VII, 1842. — Huxley, *Ann. Mag. Nat. hist.*, 1854, Lond. (*Edinb. Phil. Journal*, 1854, s. 225). — Gratiolet, *Journal de Conchyliologie*, 1857-60. — A. Hancock, *Phil, Transact.*, 1858. — Lacaze-Duthiers, *Sur la Thécidie* (*Ann. sc. nat.*, IV, XV).

Lamellibranches : Poli, *Testacea utriusque Siciliæ eorumque historia et anatome*, 3 vol., 1791-1795. — Bojanus, *Ueber die Athem-und Kreislaufwerkzeuge der zweischaligen Muscheln. Isis*, 1819, 1820, 1827. — Deshayes, *Art. Conchifera* dans *Todd's Cyclopædia*. vol. I, 1836. — Garner, *On the anatomy of the lamellibranchiate Conchifera* (*Transact. zoolog. Soc.* London, vol. II, 1841). — Quatrefages, *Sur le genre Taret* (*Ann. des sc. nat.*, III, XI). — Keber, *Beiträge zur Anatomie und Physiologie der Weichthiere*, 1851. — V. Hessling, *Die Perlmuscheln.* Leipzig, 1859. — Lacaze-Duthiers (*Organisation des Anomies*). *Ann. sc. nat.* IV, II. — L. Vaillant, *Sur la fam. des Tridacnides* (*Ann. sc. nat.*, V. IV).

Céphalophores : Quoy et Gaimard, *Voyage de l'Astrolabe.* Paris 1832. — Nordmann, *Monographie du Tergipes Edwardsii* (Mém. de l'Acad. Impériale de St. Pétersbourg, IV, 1843). — Quatrefages, *Mémoire sur les Gastéropodes phlébentérés* (*Ann. sc. nat.*, III, I, 1845). — Alder and Hancock, *Monograph of the British Nudibranchiate Molluska* (*Roy. Soc.*, I — VII. 1845–55). — Hancock et Embleton, *On the anatomy of Eolis* (*Ann. of. nat. hist.*, XV, 1845). — Les mêmes, *On the anatomy of Doris* (*Philos. Transact.*, 1852. T. II). — Hancock, *Anatomy of Doridopsis* (*Transact. Linn. Soc.*, XXV). — v. Middendorff, *Anat. v. Chiton.* (*Mém. Acad. de St. Pétersbourg.* VI. VI. 1849). — Leydig, *Ueber Paludina vivipara. Z. Z.* II. — Huxley, *On the morphology of cephalous Mollusca* (*Phil. Transact.*, 1853). — Gegenbaur, *Untersuchungen über Pteropoden und Heteropoden.* Leipzig, 1855. — Souleyet, *Voyage de la Bonite. Zoologie*, T. II, 1852. — Bergh, *Bidrag til en Monographi of Marseniadernes.*

Kongl. dansk. Vidensk. Selsk. Skrifter, 1853. — Le même, *Anatomisk Undersögelse of Fiona atlantica. Vidensk. Meddelelser for*, 1857. — Le même, *Anatomisk Bidrag til Kundskab om Aeolidierne. Danske Videnskab. Selskabs Skrifter*, 1864. — Le même, *Bidrag til en Monographi of Pleurophyllidierne.* (*Naturhist. Tidsskrift.* 3 Räkke, 4 Bind., 1866). — Claparède, *Anatomie und Entwicklungsgesch. der Neritina fluviatilis. A. A. Ph.* 1857. — Le même, *Beitrag zur Anat. des Cyclostoma elegans A. A. Ph.* 1853. — Lacaze-Duthiers, *Histoire de l'organisation et du développement du Dentale.* (*Ann. sc. nat.*, IV. vi-vii. 1856-1857). — Le même, *Anatomie du Pleurobranche.* (*Ann. so. nat.*, IV, xi). — Le même, *Anat. et Embryogénie des Vermets.* (*Ann. sc. nat.*, IV, xiii).

Céphalopodes : Grant, *Ueber Loligopsis. Transact. zool. Soc.*, 1835. — Férussac et d'Orbigny, *Hist. nat. générale et part. des Moll. Céphalopodes.* Paris 1856–1848. — Owen, *Memoir on the Pearly Nautilus.* London, 1832. — Le même, *Art. Cephalopoda* dans *Todd's Cyclopædia.*, I, 1836. — Valenciennes, *Nouvelles recherches sur le Nautile flambé.* (*Archives du Muséum.* 1841). — Peters, *Anatomie der Sepiola. A. A. Ph.* 1842. — Van der Hoeven, *Bijdragen tat de Ontleedkundige Kennis aangaande Nautilus pompilius.* Amsterdam, 1856.

TÉGUMENTS

§ 148.

L'enveloppe extérieure du corps est en général chez les Mollusques constituée par une couche dermique molle, mais qui est ordinairement si intimement unie à la couche musculaire sous-jacente, qu'il en résulte, comme chez les Vers, une espèce de tube dermo-musculaire, d'où dépend la forme du corps de l'animal entier. Les organes de la locomotion naissent d'un développement considérable de la couche musculaire sur certaines régions du corps, et de la différenciation de quelques portions du tube dermo-musculaire. Dans la plupart des divisions des Mollusques, surtout dans les Lamellibranches et les Céphalophores, il existe pendant les premiers états larvaires un *revêtement ciliaire* qui peut encore persister plus tard sur tout le corps, chez les Gastéropodes, par exemple, ou seulement sur quelques points limités. Ces cils sont surtout constants sur les organes respiratoires. Chez les Céphalopodes ils existent aussi pendant le développement sur toute la surface du disque germinatif (les branchies exceptées), et lorsque plus tard l'embryon se différencie davantage, on voit des cils vibratiles apparaître aussi sur le sac vitellin.

Chez la plupart des Mollusques les téguments sont nettement séparables en épiderme et derme ; mais les connexions intimes que ce dernier a avec la couche musculaire du corps qui se trouve au-dessous de lui, communiquent aux téguments dans leur ensemble une contractilité souvent considérable. Lorsque le tissu connectif prédomine dans la constitution de la peau, comme dans les enveloppes épaisses et transparentes des *Hétéropodes* (Carinaria, Pterotrachea), l'espèce de mobilité du corps qui consiste des changements dans la forme extérieure s'amoindrit. Chez les autres Mollusques les modifications dans la forme du corps sont limitées moins par la nature de leur enveloppe tégumentaire extérieure, que par la présence de la coquille que cette enveloppe produit.

Lorsqu'il y a coloration du corps, elle provient de dépôts accumulés dans le derme. Parmi les organes de coloration les plus singuliers, sont ceux qu'on rencontre chez plusieurs Ptéropodes, chez tous les Céphalopodes et qu'on a appelés « *Chromatophores.* » Ces organes consistent en cellules sphériques situées dans la peau à des profondeurs diverses, remplies de granulations de pigment, et pourvues sur leur périphérie de fibres musculaires rayonnantes, qui par leur contraction en aplatissant les cellules, les élargissent et provoquent ainsi un étalement de leur contenu pigmentaire, à la suite duquel on les aperçoit sous formes de taches souvent étoilées. C'est ce jeu alternatif des couches de chromatophores qui produit ces effets magnifiques de coloration que nous admirons sur la peau de la Seiche vivante.

On trouve dans les téguments d'autres dépôts, comme ceux du carbonate de chaux qui sont répandus, tant dans le manteau des Brachiopodes, que chez les Gastéropodes en général, et ont la forme tantôt de simples grains ou de concrétions sphériques plus grandes, tantôt de baguettes, tantôt de pièces dentelées ou ramifiées, qui souvent réunies en grandes quantités constituent un vrai réseau calcaire. Nous rencontrons ces dispositions chez les Opisthobranches, (*Doris*, *Polycera*) chez lesquels les diverses espèces sont caractérisées par un groupement particulier, ainsi que par une forme spéciale de leurs spicules calcaires. Elles sont si compactes chez quelques formes (les espèces de Doris), qu'elles constituent une espèce de squelette intérieur.

Comme différenciations de l'épiderme, se présentent des *glandes* qui rappellent un peu celles que nous avons vues chez les Vers. Ces organes sont, dans leur forme la plus simple, des modifications des cellules épidermiques situées parmi les autres cellules, mais caractérisées par leur contenu finement granuleux, ainsi que par l'existence d'un orifice. Ces glandes (cellules calyciformes) se rencontrent aussi bien chez les Bivalves que chez les Céphalopodes. Elles sont arrangées en groupes chez les Céphalopodes, et s'étendent par leur extrémité fermée au-dessous du niveau de l'épiderme. Plus éparpillées chez les Gastéropodes — surtout chez les Pulmonés terrestres — elles s'enfoncent aussi davantage dans les téguments, et s'ouvrent entre les cellules de l'épiderme, par un mince prolongement jouant le rôle de canal de sortie. Tous ces organes appartiennent à la catégorie des *glandes unicellulaires*. Ces glandes peuvent, sur certaines parties du corps, éprouver différentes modifications relativement à leur sécrétion. C'est dans ce nombre qu'il faut compter celles qui, occupant le bord du manteau des Gastéropodes à coquille, sécrètent un liquide contenant du calcaire, à côté d'autres, fournissant des substances colorantes.

Le *revêtement ciliaire primitif* des embryons et des larves des Mollusques n'est général et uniforme que dans les premiers états, et ne tarde pas à se circonscrire sur certains points, qui deviennent ultérieurement, par suite d'un développement considérable des cils, des organes locomoteurs spéciaux, dont nous aurons à reparler plus loin. L'épithélium vibratile se conserve avec une moindre longueur de cils sur d'autres parties du corps qui ne sont point couvertes par la coquille, c'est ce qui arrive aux *Lamellibranches* ainsi qu'à la plupart des *Céphalophores*, les formes terrestres exceptées. Plusieurs Gastéropodes inférieurs, le *Phyllirhoë* par exemple, ont un revêtement de cils vibratiles sur le corps entier. Dans les divisions inférieures des Mollusques on trouve — comme chez les Vers — très-abondamment répandues, les *cellules urticantes;* notamment chez les *Eolidiens* parmi les Gymnobranches. A l'extrémité des papilles dorsales se trouve une capsule remplie de cellules urticantes, qui s'ouvre à l'extérieur par un orifice, et ressemble ainsi à un organe glandulaire. Cette conformation paraît moins appartenir à la catégorie des dispositions qui existent chez les Cœlentérés, qu'à celle qui comprend les follicules à baguettes des Vers (pages 162, 164), bien que par leur structure les cellules urticantes ressemblent entièrement à celles des Cœlentérés.

Parmi les organes de nature particulière nous devons signaler les *soies* qui garnissent le bord du manteau des *Brachiopodes*. Elles naissent dans des enfoncements spéciaux, et pourraient en cela être rapprochées des soies des Vers chætopodes, si leur structure n'était pas fort différente. On trouve d'ailleurs des soies semblables sur le manteau des *Chitonides*.

Il y a chez les *Céphalopodes* une mince *couche cuticulaire* distincte de l'épiderme, qui peut présenter des épaisseurs différentes, (comme par exemple, sur les ventouses, qu'elle entoure parfois d'un bord annulaire corné), ou se transformer en parties ayant d'autres formes (p. 458).

La couche de substance connective des téguments des *Hétéropodes* peut présenter les éléments constitutifs de son tissu à des états de différenciation très-divers. Chez la Carinaire on trouve dans les saillies tuberculiformes des téguments des fragments cartilagineux isolés et disséminés. Une couche semblable de tissu connectif vitreux s'observe aussi chez quelques Céphalopodes (*Loligopsis vermicularis*).

Les dépôts calcaires dans le tissu des téguments des *Brachiopodes* consistent surtout en spicules ramifiés, pouvant même former un squelette continu, qui par l'élargissement des spicules paraît composé de plaques. Ils peuvent être observés dans le manteau, dans les bras et autres régions des téguments. Ces formations se retrouvent chez les *Terebratula*, *Terebratulina*, *Megerleia*, *Crania*, etc.

Voir sur les *Chromatophores* des Céphalopodes, Brücke *Sitz. Acad. Wien*, VIII, p. 196. — H. Müller, *Zeit. Zool.* IV, p. 337. — Boll, *o. c.*

Les *glandes dermiques* fournissent chez beaucoup de Céphalophores une sécrétion particulière, qui chez l'*Aplysia* est un liquide d'un rouge foncé. Chez les *Murex* et *Purpura*, une couche épithéliale jouant le rôle de glande, et formée de grandes cellules ciliées à leur surface, se trouve dans la cavité du manteau entre les branchies et le rectum. Ces cellules sécrètent le liquide qu'on connaît sous le nom de pourpre (Voir sur cette glande à pourpre, Lacaze-Duthiers, *Ann. Sc. Nat.*, 4e sér., XII).

Chez les Céphalopodes on connaît sous le nom de pores de la peau des orifices qui se trouvent sur divers points de la surface du corps, communiquent parfois avec des cavités plus spacieuses, mais n'ont rien de commun avec des organes glandulaires. Les glandes les plus développées sont les véritables glandes dermiques qui se trouvent sur les deux bras élargis de l'Argonaute femelle, et dont la sécrétion sert à la formation de la coquille.

Formations tégumentaires.

1. VOILE ET MANTEAU.

§ 149.

Une multitude de formations annexes des téguments, remarquables soit par leur apparence, soit par leurs particularités de structure, et servant aux usages les plus divers, se trouvent chez les Mollusques. Plusieurs de ces parties dont nous devons faire ressortir l'importance, caractérisent les grandes divisions de l'ordre, et en les suivant dans leurs nombreuses transformations, nous aurons l'occasion d'y reconnaître autant d'états d'adaptation.

Nous devons regarder comme appartenant à cette catégorie, un organe très-répandu chez les larves d'Acéphales et de Céphalophores, le *voile* (velum) (*fig.* 126, *v*). C'est une expansion latérale des téguments, partant de la partie

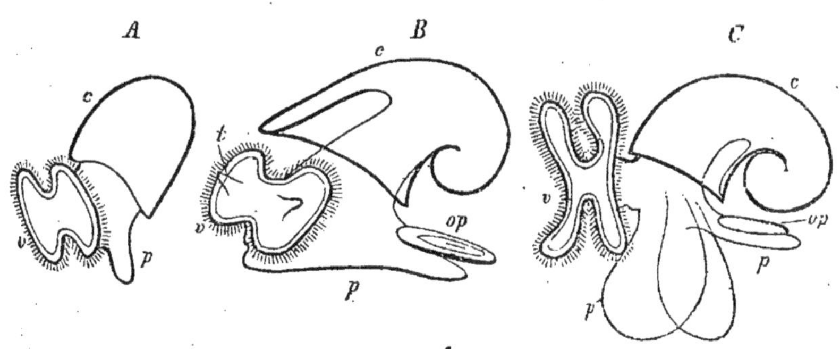

Fig. 126.

céphalique et bordée d'une couronne de cils vibratiles. Elle peut être formée de deux lobes, même de quatre ou plus encore, et dans ce dernier cas, les lobes distincts prennent l'aspect de tentacules frangés de cils. Cette disposition pouvant être dérivée de la couronne ciliée primitive des Vers, peut être regardée comme un développement ultérieur d'appareils qui chez ces derniers sont plus simples. Dans plusieurs groupes, le velum devient rudimentaire, et peut même entièrement disparaître.

Il n'est pas encore certain que nous devions considérer comme l'homologue du velum, l'organe vibratile des *larves de Brachiopodes*. Celui-ci consiste en un prolongement portant la bouche, qui peut faire saillie entre les deux valves de la coquille, et qui est muni latéralement d'un petit nombre de tentacules ramifiés, également ciliés et fonctionnant par conséquent comme organes locomoteurs. Il est vraisemblable que cet organe simple n'est qu'une première ébauche des bras, avec lesquels le velum se trouverait ainsi [en connexion directe. Les *bras* des *Brachiopodes* sont de longs appendices du corps, traversés par plusieurs canaux, enroulés en spirale, cachés dans la cavité du manteau dans l'état de repos, et présentant une rainure dans le sens de leur longueur. Un des bords de la rainure faisant saillie, est garni d'une double rangée serrée de filaments contractiles ou tentacules (*fig.* 149). Cet appareil compliqué, vraisemblablement protractile par gonflement, paraît avoir divers usages, analogues à ceux des organes tentaculaires qui se rencontrent chez les Vers.

Pendant que chez les Otocardes les organes dérivés du velum disparaissent à l'âge adulte, on rencontre une autre expansion des téguments beaucoup plus répandue. Il existe déjà chez les Brachiopodes un repli

Fig. 126. — Larves de *Céphalophores; A*, d'un *Gastéropode; B*, état postérieur; *C*, d'un *Ptéropode* (Cymbulia); *v*, voile; *c*, coquille; *p*, pied; *op*, opercule; *t*, tentacule.

des téguments qui, dans ses traits les plus généraux, ressemble à celui des Lamellibranches et les Céphalophores. On désigne sous le nom de *manteau*, ce double pli de la peau, qui naissant du corps en recouvre suivant son développement, une portion plus ou moins grande, ou même peut le dépasser. L'espace ainsi enveloppé s'appelle la cavité du manteau ou *cavité palléale*. Les deux replis du manteau s'étendent chez les *Brachiopodes* bien au delà de la partie du corps qui renferme les intestins, et couvrent la longue paire de bras enroulés. Comme la coquille qu'il forme et qu'il supporte, le manteau se partage en deux lobes, l'un dorsal, l'autre ventral. Les cavités incluses dans ses replis (sinus du manteau) communiquent avec la cavité du corps; à leur intérieur pénètrent même certains organes.

Les *Lamellibranches* et les *Céphalophores* présentent en ce qui concerne le manteau encore des conformations un peu différentes. Avant tout le manteau n'est chez ces Mollusques qu'un repli cutané appartenant à la partie dorsale du corps; la face opposée à celle de son lieu de formation correspond à la face ventrale (*fig.* 127, *m*). Chez les Lamellibranches (*A*) ce manteau forme deux lames continues enveloppant latéralement le corps, et sécrétant la coquille, laquelle leur correspond par conséquent par sa forme et ses dimensions. En écartant les bords du manteau on pénètre dans la cavité palléale, qui en même temps fonctionne comme cavité respiratoire, car elle contient les branchies (*br*) situées entre le manteau et la partie du corps renfermant les viscères. L'ouverture de la cavité du manteau par laquelle a lieu soit l'introduction de l'eau et des matériaux nutritifs qu'elle apporte, soit sa sortie avec les déjections, ne subsiste à l'état de fente très-étendue que chez un petit nombre de Mollusques bivalves. Chez la plupart il y a soudure des bords des deux moitiés du manteau, et cette occlusion plus ou moins complète de la cavité qui renferme les branchies, a pour résultat une régularisation plus grande de l'entrée et de la sortie des courants d'eau en général.

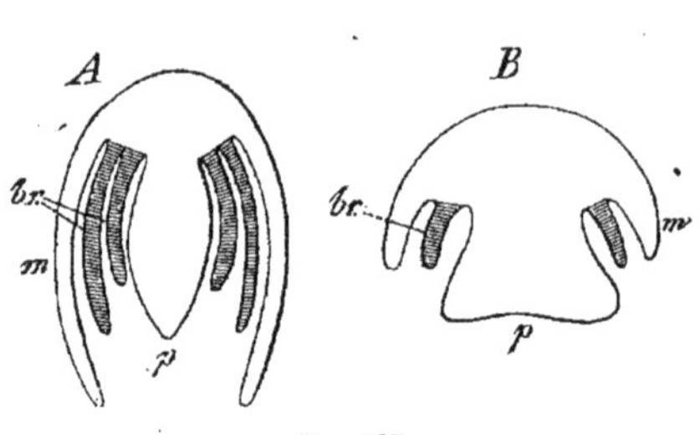

Fig. 127.

Le moindre degré de soudure des bords du manteau s'observe chez les *Mytilides;* il subsiste ici une ouverture antérieure plus grande et une postérieure plus petite. La première sert au passage du pied, et permet l'entrée de la nourriture et de l'eau. La seconde correspond par sa position à l'anus, et laisse passer les déjections ainsi que l'eau qui a servi à la respiration. Chez d'autres, les *Chamacées* par exemple, il y a en arrière de la grande fente antérieure qui ne livre passage qu'au pied, deux autres ouvertures particulières qui se partagent l'entrée et la sortie de l'eau. Cette disposition atteint un plus haut degré de développement chez une autre subdivision des Bivalves, où les parties du man-

Fig. 127. — Dessin schématique des rapports entre le pied et le manteau; *A*, chez les *Lamellibranches*; *B*, chez les *Céphalophores; m*, manteau; *p*, pied; *br*, branchies

teau qui entourent les orifices postérieurs se prolongent en tubes (*siphons*), particularité qui, outre la soudure des bords du manteau, est accompagnée d'autres modifications. Les tubes respiratoires peuvent aussi parfois être produit par des parties distinctes du manteau ; tantôt il n'y a qu'un tube simple extérieurement, mais divisé en dedans par une cloison en deux canaux distincts (*fig.* 143, *tr*, *tr*) tantôt deux tubes complétement séparés, dont le supérieur ayant son ouverture interne placée vis-à-vis de l'orifice anal, sert à l'expulsion de l'eau, l'inférieur étant par contre chargé de son introduction. Ces formes nous conduisent à celles, où l'occlusion de la cavité respiratoire est la plus complète, où la transformation du manteau en un tube atteint son plus haut développement. Cet état est accompagné d'un rétrécissement de la fente du manteau servant au passage du pied. Cette fente étant très-petite et passablement éloignée du tube respiratoire, la plus grande partie du bord du manteau est soudée, et le corps de l'animal revêt l'aspect d'un sac. L'ouverture pour le passage du pied se trouve à la partie antérieure, et les deux tubes respiratoires sont rejetés à la partie opposée du corps. Les Mollusques perforants peuvent être cités comme présentant cette conformation. Chez eux les deux tubes respiratoires se continuent dans une partie spéciale de la cavité du manteau, laquelle est divisée par une cloison en un petit espace supérieur et un espace inférieur beaucoup plus grand. L'eau pénétrant dans ce dernier par le tube introducteur, vient baigner les branchies, traverse leurs fissures pour arriver dans l'espace interbranchial, d'où elle se rend à la partie supérieure de la cavité du manteau dans laquelle s'ouvre aussi l'anus.

Le manteau des *Céphalophores* est formé par un repli dorsal semblable, et porte de la même manière la coquille. Son développement correspond donc à celui de cette dernière, et lorsqu'elle manque, le manteau n'est plus qu'un fragment scutiforme du tégument dorsal séparé du reste du corps par un sillon peu profond. Il peut même disparaître complétement et la portion dorsale de l'animal passer sans limite tranchée aux faces latérales, ou comme chez plusieurs Gymnobranches (*Dorides*), présenter un bourrelet qu'on ne peut en aucune façon considérer comme ayant la signification d'un manteau, car les tentacules partent de la surface entourée par cette expansion latérale. Les Gymnobranches et Abranches n'ont de manteau qu'à l'état larvaire, aussi longtemps qu'ils portent une coquille, car le manteau disparaît avec elle. Dans beaucoup de cas il se forme sur la face dorsale des prolongements d'autre nature, comme par exemple les papilles des *Eolides*, les appendices ramifiés des *Dendronotus*, ou les cirrhes des *Tethys*. Les rapports que le manteau a avec la coquille font que chez les Gastéropodes conchifères, le manteau se développe d'une manière correspondante, s'étend avec la croissance de la coquille (*fig.* 126, *B*, *c*) et forme un sac dans lequel la plus grande partie de la masse viscérale se trouve contenue. Ainsi pendant que chez les Bivalves c'est la portion latérale qui se développe en lamelle palléale, c'est la partie médiane qui chez les Céphalophores s'épanouit en forme de sac. Le bord libre du manteau court généralement sans discontinuité d'un côté à l'autre (*fig.* 127, *B*), et paraît, chez les formes pourvues d'une coquille bien développée, avoir une extension inégale suivant ses rapports avec les organes de la respiration, qui sont cachés sous le manteau de la même manière (*br*) que chez les Acéphales. Tantôt il y a seulement un sillon superficiel, incomplétement recouvert par le manteau, tantôt un enfoncement plus profond, ou enfin une cavité plus considérable, qui est en même temps cavité palléale et respiratoire. Généralement cette cavité se trouve placée en avant (*fig.* 126, *B*), son entrée occupant le cou de l'animal sur le côté droit ou gauche. Elle peut aussi avoir une autre position, comme par exemple chez la *Fissurelle* ou elle est postérieure. Chez les Ptéropodes la cavité du manteau est toujours située sur le côté postérieur de l'animal, et l'entrée se trouve vis-à-vis de la nuque (*fig.* 126, *C*). Nous voyons donc que toute la partie du sillon formée par le manteau peut se creuser plus profondément de manière à devenir une cavité palléale. La formation d'une cavité branchiale est fréquemment accompagnée d'un prolongement du bord du manteau, qui, semblable au siphon des Bivalves, se développe en un demi-canal de longueur variable. Les bords de ce canal peuvent en se soudant, se transformer en un tube comme nous le voyons chez de nombreux Pectinibranches marins (*Buccinum*, *Dolium*, *Harpa*, *Triton*, *Cassis*, *Murex*, etc.) Lorsque ce siphon est employé à l'introduction de l'eau, il y a le plus souvent encore un autre prolongement plus court de l'autre côté de la cavité branchiale, destiné à l'expulsion du liquide. Ces adaptations multiples du manteau à la fonction de la respiration donnent lieu dans quelques formes à de nombreuses modifications.

Le manteau paraît aussi exister généralement chez les *Céphalopodes*, mais il offre avec la cavité qu'il comprend d'autres rapports que ceux qui existent chez la plupart des Céphalophores. Comme chez les Ptéropodes la cavité couverte par le repli du manteau occupe la partie postérieure du dos, constituant ainsi cette portion du corps qu'on désigne ordinairement comme la face abdominale. Pour se représenter ces rapports, il faut se figurer l'animal dans une position telle que son extrémité opposée à la bouche soit placée en haut tandis que sa tête soit dirigée en avant et en bas. L'ensemble du corps qui se trouve dans cette position au-dessus de la tête correspond alors au dos des Céphalophores, et la coquille est enfouie dans la portion antérieure du manteau qui entoure cette partie dorsale. Le manteau se sépare de la tête, tantôt par un pli circulaire (*Sepia*), tantôt il se confond sans pli sur les côtés du cou avec les téguments de la tête (*Octopus*), de sorte que le manteau ne se dédouble que là où il s'élève au-dessus de la cavité palléale. Des appendices latéraux de ce manteau, petits chez les *Sepia*

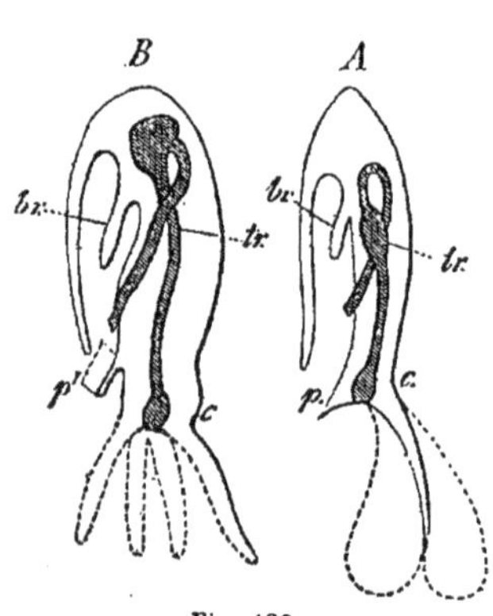

Fig. 128.

Fig. 128. — Dessin schématique montrant la disposition du manteau; *A*, chez les *Ptéropodes*, et *B*, chez les *Céphalopodes*; *c*, tête; *p*, partie médiane du pied; *tr*, canal intestinal; *br*, branchies; *p'*, entonnoir. Dans *A*, indication des nageoires céphaliques; dans *B*, indication des bras.

mais présents sur toute la longueur du corps, plus large chez les *Loligo*, et limités à l'extrémité postérieure du corps, fonctionnent comme nageoires.

Nous avons déjà précédemment vu qu'on ne pouvait regarder les tentacules des Bryozoaires comme homologues avec le velum des Mollusques. La question de savoir si on peut les rattacher aux bras des Brachiopodes, notamment par l'intermédiaire des lophophores, reste indécise jusqu'à ce qu'on connaisse plus exactement le développement de ces bras.

Le *velum cilié* mérite attention à cause de sa constance et de son importance dans les premières phases de la vie. Les cils qui l'entourent sont disposés en série simple ou agglomérés, et les points qu'ils occupent offrent fréquemment un bourrelet saillant, constituant un cordon cilié comme chez les larves d'Échinodermes et de Vers. Ces cils se distinguent par leur grosseur de ceux qui occupent les autres parties ciliées du corps. Le cordon ciliaire est placé immédiatement sur le corps ou s'élève au-dessus de lui, et se transporte sur les deux côtés du bord d'un lobe partant de la partie céphalique et qui est ordinairement pourvu d'une échancrure médiane en avant et en arrière. De là proviennent les deux lobes du velum. La forme annulaire simple est la forme primitive, la formation des lobes pairs est venue postérieurement, et donne à son tour naissance à d'autres modifications. Tandis que sur la couronne ciliaire, les cils sont à peu près uniformes tout le tour, ils présentent lors de l'apparition des lobes, une différence, en ce que la partie du velum située entre les lobes, là où ils se confondent avec la tête, ne porte que des cils plus petits et moins nombreux. Les larves des *Lamellibranches*, ainsi que celles de la plupart des *Céphalophores*, possèdent un voile cilié. Il manque ou il n'existe que des traces chez les *Pulmonés*. Il en est de même chez les *Chitons*, mais la couronne céphalique est chez eux remplacée par un anneau cilié qui entoure le corps de manière que la bouche se trouve sur la partie du corps qui est en avant de cette ceinture. Les larves des Ptéropodes nus portent trois couronnes de cils. Comme dans les deux cas le premier anneau se trouve derrière la bouche, il ne semble pas qu'on puisse le comparer au velum placé au-dessus de la bouche. Il faut cependant remarquer que dans le velum vibratile très-développé du Vermet, par exemple (Lacaze-Duthiers), la bouche peut se placer dans la couronne ciliée. Il y a chez le Dentale, dans le cours du développement, une concentration des lignes ciliées distribuées sur le corps, fait qui montre les rapports directs qu'ont ces lignes ciliées isolées avec la formation d'un velum. Chacun des deux lobes du velum peut, par de nouvelles échancrures, se diviser de nouveau en parties distinctes. Chaque lobe se divise chez quelques Ptéropodes (*Cymbulies*) en deux appendices ciliés, il en forme trois chez quelques Pectinibranches (*Ethella*); le même fait a lieu chez les larves d'*Atlanta*. Ces parties provenant de velums simples à un lobe peuvent atteindre une longueur considérable, et comme chez divers Pectinibranches persister plus longtemps (*Macgillivraya*). L'extension du velum dans les deux classes, ainsi que sa présence chez les espèces vivipares, la *Paludina vivipara* par exemple, dont les larves ne possèdent qu'un mouvement limité, rendent fort probable que le velum est une disposition très-anciennement héréditaire, qui, se rencontrant également chez les Lamellibranches et les Céphalophores, existait avant la séparation des deux branches. Comme une disposition semblable, du moins l'existence d'une couronne ciliée se trouve déjà chez les Vers (p. 170), on doit considérer le velum comme un organe d'une haute portée rétrospective, et nous sommes par là autorisés à le rechercher chez les Brachiopodes. Sous ce rapport, nous devons arrêter notre attention sur un organe déjà mentionné ci-dessus, décrit par Fr. Müller (*Arch. An. Phys.*, 1860) dans une larve de Brachiopodes, et constitué par huit appendices bordés de cils placés à l'extrémité d'une tige protractile, portant la bouche. Celle-ci est placée à la face ventrale de cet organe qui rappelle le velum à huit lobes de certains Gastéropodes. Si on peut démontrer que les bras des Brachiopodes proviennent de ce velum déjà très-développé dans la larve, la signification des Brachiopodes, même au point de vue paléontologique, devra être considérée d'un point de vue tout nouveau.

La position des bras des Brachiopodes relativement à la bouche, n'est cependant pas très-favorable à cette manière de voir, car la bouche se trouve entre les bras, et est entourée par des parties de ces organes (cirrhes) sur sa face ventrale. On est ainsi amené à se demander s'il ne faut pas voir là une production secondaire, question à laquelle de nouvelles observations peuvent seules fournir une réponse. Les bras présentent de nombreuses différences dans leur longueur et leurs circonvolutions. Ils sont simples chez les *Morrisia*, mais par contre peuvent former jusqu'à vingt tours. Les filets, disposés sur deux rangées, occupent la partie convexe des bras; ces filets sont contractiles, et présentent vraisemblablement un épithélium vibratile.

Le *bord du manteau* des Brachiopodes est caractérisé par la présence de soies particulières et serrées qui existent déjà chez les larves. Elles paraissent produites à peu près comme celles des Annélides, et naissent comme elles de dépressions en forme de follicules. Des formations tentaculaires constituent d'autres différenciations du manteau. Les bords du manteau de plusieurs Bivalves (*Donax*, *Mactra*, *Pecten*, *Lima*, etc.,) portent des tentacules parfois touffus, et chez les derniers des organes sensitifs d'un ordre encore plus élevé (voir plus loin). Des tentacules garnissent fréquemment aussi les orifices des siphons, lesquels lorsqu'ils sont séparés, peuvent être distingués en *siphons d'entrée* (siphon respiratoire) et de *sortie* (siphon anal). Lorsque la cloison qui sépare les deux siphons se continue dans l'intérieur de la cavité du manteau, elle peut aussi former une cloison dans cette dernière; c'est le cas du *Teredo*. Les feuillets branchiaux peuvent aussi contribuer à l'achèvement de la cloison, et alors un des siphons se continuant dans un des compartiments, conduit l'eau aux branchies, tandis que l'autre communique avec celui qui reçoit l'eau venant de ces organes respiratoires ainsi que les déjections de l'intestin.

2. PIED.

§ 150.

Pendant que dans les trois classes précitées le manteau se différencie aux dépens de la portion dorsale des téguments du corps, un autre organe, le *pied*, se forme sur sa partie ventrale. Il consiste ici comme chez les Vers plats, un en développement plus considérable et une différenciation de la partie ventrale du corps dont l'enveloppe dermo-musculaire devient d'une structure plus homogène. Mais la première apparition du pied (*fig.* 129, *A*, *p*) nous apprend que la marche de sa formation est tout autre. Cet organe ne peut être distingué avec certitude qu'à partir des *Lamellibranches*. Il apparaît chez ces derniers et chez les *Céphalophores* comme un appendice conique qui peu à peu gagne en importance et finit, ensuite du développement croissant de son système musculaire, par devenir une partie considérable du corps. Chez les Acéphales fixes, il est souvent rudimentaire, et les téguments sont dépourvus de tout développement musculaire particulier sur le point qui lui correspond. C'est le cas des *Huîtres*, des *Anomies* et des *Pholades*. Chez d'autres il est considérable; peut s'allonger beaucoup chez quelques espèces, et s'avancer au dehors du manteau sous la forme d'une hache ou d'une massue. Ses deux faces latérales se réunissent ordinairement sur une arête

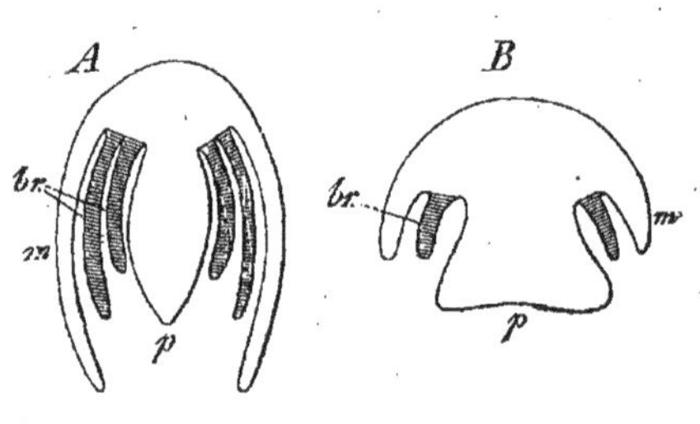

Fig. 129.

Fig. 129. — Coupes verticales schématiques faites au travers du corps d'un *Lamellibranche* (*A*) et d'un *Gastéropode* (*B*) pour montrer les rapports du manteau au pied; *m*, manteau; *p*, pied; *br*, branchies.

médiane (*fig.* 129, *A*, *p*), mais il est des Mollusques chez lesquels le pied se termine par une surface plane en forme de semelle. C'est le cas des *Gastéropodes* dont le pied ordinairement très-développé, présente une face plantaire (*fig.* 129, *B*, *p*) dont la forme peut être allongée ou discoïde.

Tandis que le pied de la plupart des Gastéropodes n'est nettement circonscrit que par son bord plantaire, et partout ailleurs se confond insensiblement avec le reste des téguments, il constitue chez les *Hétéropodes* un organe complétement distinct, qui occupe la face ventrale du corps, sous forme d'une nageoire verticale. Ce « pied comprimé » ne correspond qu'aux parties antérieure et médiane, de l'étendue qui est devenue le pied chez les Gastéropodes, tandis que la portion postérieure du pied de ces derniers se confond avec le reste du corps chez les Hétéropodes. La plante musculaire du pied des Gastéropodes est réduite ici à l'état d'une ventouse, qui, dans quelques genres n'existe que dans le sexe mâle (*Pterotrachea*).

Les modifications du pied sont encore plus considérables chez les *Ptéropodes*. Leur pied ébauché à l'état larvaire comme il l'est chez les autres Céphalophores, développe chez les *Cymbulies* et les *Hyales* une partie médiane et deux latérales (*fig.* 126, *C*, *pp*); la première correspond à l'extrémité postérieure, et les dernières à la portion antérieure et moyenne, du pied des Gastéropodes, ou à la nageoire des Hétéropodes. Tandis que la partie médiane rétrograde chez les *Hyales*, les deux lobes latéraux se développent en deux grandes nageoires embrassant la tête rudimentaire comme des ailes; chez les *Cymbulides* au contraire le lobe médian devient le siége d'un développement ultérieur. Il se soude tantôt seulement par sa base (*Cymbulia*), tantôt sur toute sa longueur (*Tiedemannia*) avec les deux lobes latéraux, et c'est ainsi que se forment les nageoires si remarquables de ces animaux.

Les parties du corps correspondant au pied chez les *Céphalopodes* sont beaucoup moins bien définies. Il en est cependant qu'on peut déterminer avec plus de netteté quand on les étudie pendant le cours du développement, que lorsqu'on les recherche par la comparaison des animaux adultes. D'abord on doit regarder ce qu'on appelle les *bras* caractéristiques de la tête des Céphalopodes comme des organes provenant de la même partie embryonnaire qui chez les autres Mollusques donne naissance au pied. Au commencement ils sont plus éloignés de la bouche, et la disposition circulaire qu'ils finissent par affecter autour de cet organe n'est que le résultat d'un changement graduel de position des parties. Ces bras pourvus de muscles abondants sont chez le *Nautile* représentés par un grand nombre de formations tentaculaires (*fig.* 135, *t*), qui entourent la bouche en formant deux cercles ouverts du côté de l'entonnoir. Les extérieurs sont les plus grands; les inférieurs plus petits sont réunis entre eux à leur base. Chez les *Dibranches*, les tentacules sont représentés par un nombre moindre de bras, mais qui sont plus perfectionnés et occupent au nombre de huit ou dix la même situation. Dans ce dernier cas (*Sepia*, *Spirula*, *Loligo*, *Loligopsis*, *Sepiola*, etc.) on trouve en dehors du cercle deux bras plus longs et différents aussi des autres, qui naissent dans des poches particulières. Les huit autres bras — qui existent seuls chez les Octopodes — sont parfois réunis à leur base par une membrane, ordinairement à l'exception de la paire qui se trouve le plus près de l'entonnoir. Quelquefois la palmure s'étend davantage le long des bras, dont elle ne comprend tantôt que quelques-uns (quatre chez *Tremoctopus*), tantôt tous (*Histioteuthis* et plus complétement encore chez le *Cirrhoteuthis*). Peut-être doit-on voir dans cette réunion des bras chez les différentes familles, une indication de leur homogénéité primitive, et de leur différenciation accomplie aux dépens d'un organe autrefois unique.

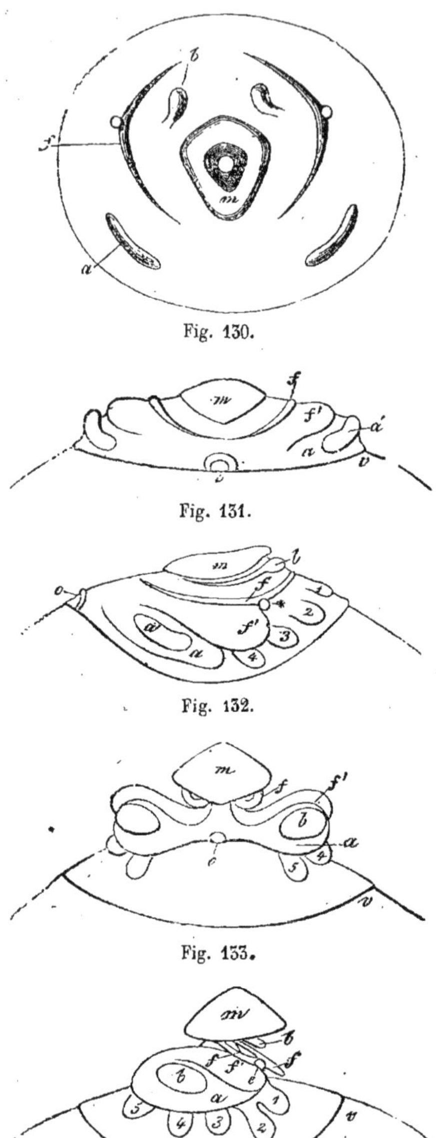

Un second organe musculaire qui, du moins par sa position, laisse entrevoir quelque rapport avec le pied des Céphalophores, est l'*entonnoir*. Chez le *Nautile* il est formé de deux lamelles placées sur la face ventrale et provenant du voisinage de la tête; ces lamelles roulées l'une sur l'autre figurent un tube, dont une des ouvertures est dirigée en dehors, l'autre débouchant dans la cavité du manteau. Chez les *Dibranches* ce n'est qu'à l'état embryonnaire que cet organe se compose de deux parties latérales (*fig.* 130—134, *f*) qui naissent dans l'intervalle situé entre le manteau (*m*) et les premiers vestiges des bras (1—5). Par l'effet de leur croissance l'une vers l'autre et de leur fusion graduelle, ces deux moitiés se réunissent pour former un court tube unique très-semblable à celui du Nautile et dont les muscles, par leur arrangement laissent encore plus tard reconnaître la situation primitive.

D'autres organes qui paraissent être également des appendices externes

Fig. 130. — Embryon de *Sépia*, vu d'en haut; *m*, manteau; *a*, œil; *f*, bourrelet de l'entonnoir; *b*, branchies.

Fig. 131. — Embryon un peu plus avancé, couché encore sur le vitellus, vu de devant; *o*, bouche; *a*, lobe céphalique postérieur avec œil (*a'*); *f*, lobe antérieur; *v*, vitellus.

Fig. 132. — État postérieur, vu de côté; 1-4, rudiments de 4 bras; *, cartilage de l'entonnoir.

Fig. 133. — État encore plus avancé, vu de devant; 5, cinquième paire de bras, se dirigeant peu à peu en avant. (Comparez à la figure précédente.)

Fig. 134. — Embryon plus âgé, vu de côté; corps plus séparé du vitellus; les moitiés de l'entonnoir se sont réunies. (D'après Kölliker.)

du corps, tels que les tentacules des Céphalophores, seront traités en même temps que les organes des sens, ou à propos des formations branchiales, lorsque nous aborderons les organes respiratoires.

Une séparation du *pied* en plusieurs parties n'est qu'indiquée chez les Lamellibranches, notamment là où il y a une face plantaire développée, chez l'*Arca* par exemple. Cette portion plantaire peut être reliée au corps par un pédoncule. Le pied des Pholades est court, en forme de piston. Outre sa forme particulière vers laquelle les Myacées (*Mya*, *Solen*, etc.,) constituent des passages intermédiaires, il offre encore cette disposition spéciale, que des parcelles dures de silice enfouies dans les téguments de sa surface perforante agissent comme les dents d'une lime; cela explique beaucoup plus clairement l'action destructive de cet organe que la supposition de la sécrétion par le pied, d'un liquide acide, ou celle de l'intervention d'un courant d'eau provoqué par le mouvement des cils vibratiles. Une des différenciations les plus remarquables du pied s'observe chez les *Cryptodon*, ou cet organe devient cylindrique, très-long, et tentaculiforme. Le sac viscéral parait être aussi en grande partie employé à la formation du pied, car le foie et les organes générateurs sont enfouis dans des prolongements ramifiés de cet organe, et placés entre les deux branchies (Sars). La différenciation est encore plus variée et plus complète chez les Céphalophores, de sorte qu'on peut avec Huxley distinguer dans le pied de ces Mollusques plusieurs divisions : les *pro-*, *méso-*, et *méta-pode*. Le métapode est la pièce qui porte l'opercule (*fig.* 126, *C*, *op*, page 449). Dans cette théorie, on considère comme formant pied tout l'ensemble de la face ventrale de l'animal. On peut cependant se représenter le pied comme une simple portion de la face ventrale se distinguant par un développement particulier des muscles, développement qui peut tantôt être général, tantôt restreint à une partie seulement de la face ventrale. Un sillon transversal sépare le propode chez les *Harpa*, *Voluta*, *Oliva*, etc., mais cette partie porte encore une surface plantaire. Chez d'autres la partie postérieure plantaire manque, chez les *Strombus* par exemple, de sorte que le pied n'est formé que du propode et du mésopode. On peut opposer à ces réductions des augmentations considérables des mêmes organes, dont celles qui se développent en largeur sont les plus remarquables. Le pied peut sous cette forme s'étendre en un bord lobé. Le pied des *Phyllirhoe* n'est pas distinct. La nageoire verticale des *Hétéropodes* comprend les pro- et mésopodes, comme par exemple chez l'*Atlanta*. Pendant que la portion antérieure est toujours amincie en crête, il se développe sur la partie postérieure des mâles de plusieurs genres — plus tard au milieu du bord de la nageoire — une face plantaire musculaire fonctionnant comme ventouse, mais peu apparente. Cette conformation peut être considérée comme le reste de la plante des Gastéropodes, qui ne subsiste que chez les mâles, et a perdu sa signification d'organe de reptation depuis que la partie du corps qui la porte s'est transformée en nageoire.

On peut encore rapporter au pied un autre organe qui, chez beaucoup de Gastéropodes, se présente sous la forme d'un rebord latéral de la peau, séparant le pied de la partie dorsale qu porte le manteau; Huxley a distingué ce rebord sous le nom d'*Epipodium*. Ce bourrelet forme chez quelques Gastéropodes des lobes postérieurs (*Rissoa*) ; chez l'*Haliotis* il se présente sous l'aspect d'une crête allant de chaque côté d'avant en arrière où les deux moitiés se réunissent sur un point qui porte même des appendices tentaculiformes. (*Fig.* 144, *P.*) Ce qu'on appelle le manteau des Doris, etc., doit être comparé à l'épipodium. Le pied des *Ptéropodes* nus est modifié d'une manière particulière. Il est constitué par un bourrelet en fer à cheval, et présente un appendice médian sur son côté ouvert. Les nageoires qui constituent les parties latérales du pied des Ptéropodes à coquilles, naissent ici un peu plus loin, et on pourrait les rattacher à l'épipodium des Gastéropodes, s'il n'était pas démontré que chez les autres Ptéropodes elles proviennent du pied même.

C'est Huxley qui le premier a établi l'analogie entre les *bras des Céphalopodes* et le pied des Gastéropodes, ainsi que la détermination de l'entonnoir comme épipodium. (Voy. V. Carus, *Morphologie*, p. 358). Les *bras des Céphalopodes* considérés comme dérivations de l'organe qui chez les Gastéropodes se nomme le pied, offrent de nouveaux appendices qui reproduisent, en les multipliant les dispositions du système musculaire du pied unique des Gastéropodes. Ainsi pour les *ventouses* qui sont disposées en une série (*Eledone*), ou plus fréquemment en deux rangées le long de la face buccale des bras. Ces ventouses sont assez souvent portées sur des pédoncules. Leur bord saillant est souvent revêtu d'épaississements cuticulaires en forme d'anneaux chitineux, qui peuvent aussi être armés de dentelures. Les dents sont parfois plus développées sur un côté de l'anneau, et en forme de crochets ; quelquefois l'un de ces crochets prend la prépondérance sur les autres, cas où la ventouse elle-même disparaît. Ainsi peu à peu les ventouses peuvent se transformer en crochets qui constituent une armure des bras et qui peuvent se présenter tantôt sur quelques bras seulement, tantôt sur tous (*Onychoteuthis*). Les *Tétrabranches* n'ont pas de ces appendices sur leurs bras tentaculaires. Nous aurons plus loin à signaler une transformation de quelques bras qui sert à les approprier à des usages relatifs aux fonctions de la génération.

3. COQUILLES.

§ 151.

Les téguments des Mollusques ont une importance particulière par suite de la propriété qu'ils possèdent de sécréter des substances solides se déposant par couches, et d'où résulte la formation des coquilles si caractéristiques de ce type animal. Ces productions solides sont en même temps essentiellement différentes par leur mode de formation de celles des autres classes d'animaux. Ce sont des produits sécrétés par le corps, déposés à sa surface extérieure et qui, bien qu'ayant une grande importance comme organes de soutien et de protection pour les animaux qu'elles recouvrent, ne sont pas dans des rapports organiques proprement dits avec eux. On doit donc les ranger plutôt à côté du squelette chitineux des Arthropodes, et considérer ces deux formations comme l'expression d'une seule et même activité de sécrétion des couches extérieures de la peau. Lors même que les couches extérieures de ces productions, comme cela arrive surtout dans les coquilles très-massives, deviennent étrangères à l'organisme, les coquilles mêmes n'en font pas moins toujours partie, et restent en connexion immédiate avec lui sur plusieurs points, tels que ceux de l'insertion des muscles.

Dans toutes les classes de Mollusques, les rapports du manteau et de la coquille sont très-intimes ; les deux organes naissent ensemble et dans les cas où la coquille fait défaut ou devient caduque, le manteau subit lui aussi des rétrogradations. Cette corrélation, l'homologie du manteau étant une fois reconnue, laisse apercevoir une semblable homologie entre les diverses sortes de coquilles, si différentes qu'elles soient entre elles. Ainsi la coquille des *Brachiopodes* se partage en deux valves, une ventrale et une dorsale, tandis que celle des *Lamellibranches* est formée d'une valve droite et une gauche. Du reste elles se correspondent entièrement par leur mode de formation ainsi que par la structure. Dans les cas les plus simples elles consistent en simples lamelles uniformément stratifiées. Celles-ci se compliquent par l'adjonction de couches de prismes obliques et perpendiculaires, ainsi que par la formation de canaux étroits qui traversent les coquilles.

L'accroissement en surface des coquilles se fait par leur bord libre et résulte de dépôts stratifiés provenant du bord du manteau, et qui se traduisent à la surface de la coquille par des lignes concentriques. L'épaississement de la coquille se fait au moyen d'une sécrétion de toute la face interne du anteau. Ces divers modes de formation expliquent les différents détails de tructure de la coquille adulte, dont la partie interne est formée de couches ombreuses superposées et striées, qui produisent son aspect nacré. Cette ouche nacrée est recouverte d'une couche extérieure composée de prismes erticaux, sécrétés par le bord du manteau. Ce dernier produit aussi la nembrane extérieure cornée (dite *épiderme* ou *periostracum*) d'un grand ombre de coquilles de Mollusques.

Les rapports de position des coquilles des *Céphalophores* avec le corps ont entrevoir que les formations testacées de cette division n'offrent aucune arenté directe avec celles des Bivalves. L'enveloppe testacée des Céphalo-hores est dorsale ; elle est formée par un manteau peu étendu sur les côtés ; 'est le seul rapport commun qu'il y ait entre les deux productions. Les relaions étroites du manteau et de la coquille se manifestent ici d'une manière rès-marquée en ce que la coquille, quelle que soit sa forme, s'applique sur e manteau simple, frangé ou présentant des expansions qui enveloppent la lus grande partie des viscères. Ces relations avec le manteau sont de deux ortes suivant le mode de genèse.

Ou la coquille naît dans l'intérieur du manteau pour sortir ensuite et levenir coquille extérieure en déchirant le manteau, ou elle naît d'emblée à a surface. Le premier cas se rencontre chez quelques Ptéropodes (*Cymbulides*), lont la coquille est toujours recouverte d'une mince couche du manteau ; puis hez la plupart des Pleurobranches à coquille rudimentaire, et chez les Pulnonés terrestres. La coquille de ces derniers apparaît très-promptement au lehors, et reste externe par la suite. Ici se présente la question de savoir si e fait très-répandu de l'existence de coquilles internes qui s'observent dans es divisions les plus différentes, (chez les Céphalopodes aussi), ne doit pas se attacher à quelque condition primordiale générale et fort ancienne. Ceci 'appliquerait aussi à la coquille extérieure de formation secondaire qui n'est amais interne.

La formation de la coquille à la surface externe est la règle chez tous les utres Mollusques et sa présence est un caractère d'autant plus important qu'elle s'observe transitoirement chez presque toutes les formes qui la perdent plus tard. Les *Abranches* et *Gymnobranches*, et parmi les Hétéropodes, les *Firoles* ont pendant leur état larvaire une coquille passagère de cette nature.

La substance constituant la coquille, produit de sécrétion du manteau, offre de nombreuses différences depuis un état presque gélatineux (*Tiedemannia*) jusqu'à ces productions dures et compactes qui composent les coquilles de la plupart des Pectinibranches. Les premières formes ne sont composées que de matières organiques. Elles deviennent plus fermes, acquièrent une consistance cornée par imprégnation de sels calcaires, et sont ensuite d'autant plus dures que la matière inorganique prédomine dans leur composition. L'épaississement de la coquille résulte de l'accumulation des couches de la substance sécrétée par la surface du manteau, et son agrandissement de celle fournie par la partie marginale ou bord de cet organe. L'état simple de la coquille embryonnaire en forme d'écuelle, persiste chez quelques Mollusques, et par une croissance uniforme donne lieu à des productions testacées plus ou moins aplaties ou coniques (*Patella*) ; mais chez le plus grand nombre l'accroissement inégal détermine une forme spirale qui est elle-même soumise à d'innombrables modifications. C'est dans les coquilles embryonnaires servant, même dans les espèces qui les perdent plus tard, à protéger le corps entier, qu'il faut chercher la forme fondamentale dont toutes les autres coquilles ont dérivé en divergeant.

Les coquilles des *Céphalopodes* présentent dans leur évolution graduelle un parallélisme avec celle des Céphalophores. Ici aussi les formes simples doivent être dérivées d'autres plus complexes et plus parfaites, car on reconnaît dans les séries géologiques une rétrogradation graduelle des coquilles. Tant sous le rapport de la structure que sous celui des relations de la coquille avec le corps, c'est-à-dire avec cette portion des téguments dorsaux qui paraît être le « manteau », nous trouvons des répétitions des faits déjà signalés. Nous rencontrons des coquilles allongées linéairement (celles-ci n'appartenant qu'à des familles éteintes), ou enroulées en spirale qui, formées par le manteau, tantôt enveloppent complétement l'animal, tantôt se trouvent à un état rudimentaire, et sont alors cachées dans l'intérieur du manteau. Elles cessent ainsi d'avoir une signification protectrice et ne paraissent être que des organes internes de soutien. Les coquilles si complétement développées des *Céphalopodes* que nous trouvons chez les *Ammonites* et *Orthocératites* fossiles, et dans le seul genre actuellement vivant des *Nautiles* témoignent d'une structure différente de celle des coquilles de Céphalophores. Elles sont notamment partagées en chambres distinctes placées à la suite les unes des autres (*fig.* 135), dont l'antérieure seule est occupée par l'animal, bien qu'il reste en connexion avec la postérieure, par un appendice en forme de tube qui traverse toutes les cloisons (siphon) (*s*) séparant les chambres. Celles-ci correspondent à autant de degrés de croissance de l'animal, lequel s'avance dans chaque nouveau compartiment qu'il a construit et ajouté à la coquille, en le séparant du précédent par une cloison. Les coquilles droites des *Orthoceratites* fossiles, ainsi que celles qui sont enroulées dans le même plan des *Ammonites* et des *Nautilides* sont ainsi construites. Chez ces derniers (*fig.* 135), un lobe du manteau partant du dos de l'animal et dirigé en arrière sur une partie de la coquille paraît contribuer à son épaississement. La coquille de la *Spirule* construite d'une manière semblable à celle du *Nautile*, mais presque entièrement enfermée dans le manteau, n'a pas comme cette dernière les tours serrés les uns contre les autres, et les *Bélemnites* fossiles forment le passage entre les coquilles seulement enveloppées du manteau et celles qui y sont complétement enfermées. Les restes de ces formations testacées, probablement en grande partie internes ont donc une importance morphologique très-grande au point de vue qui nous occupe. La division en chambres se montre ici limitée à une petite portion conique dite phragmocône. Les chambres distinctes, superposées comme des coupes horizontales d'un cône, qui constituent les divisions du phragmocône étaient aussi en communication les unes avec les autres par un siphon. Le phragmocône entier est entouré de couches d'épaississement qui cependant ne le recouvrent pas d'une manière uniforme ais forment derrière son sommet un long prolongement solide, qu'on a appelé rostre. On a distingué sous le nom d'osselet corné la partie des couches lamellaires d'épaississement qui s'étend en avant sur la base du phragmocône. e dernier doit être considéré comme l'homologue de la coquille chambrée des utres *Céphalopodes*, tandis que la partie lamellaire qui en part, ou l'osselet orné, se présente comme un simple prolongement de la paroi de la chambre ntérieure, et la pointe massive (rostre) qui est la portion la mieux conservée e toute la coquille, n'a d'autre signification que celle de simples couches d'épaississement formées par le manteau qui enveloppait la coquille.

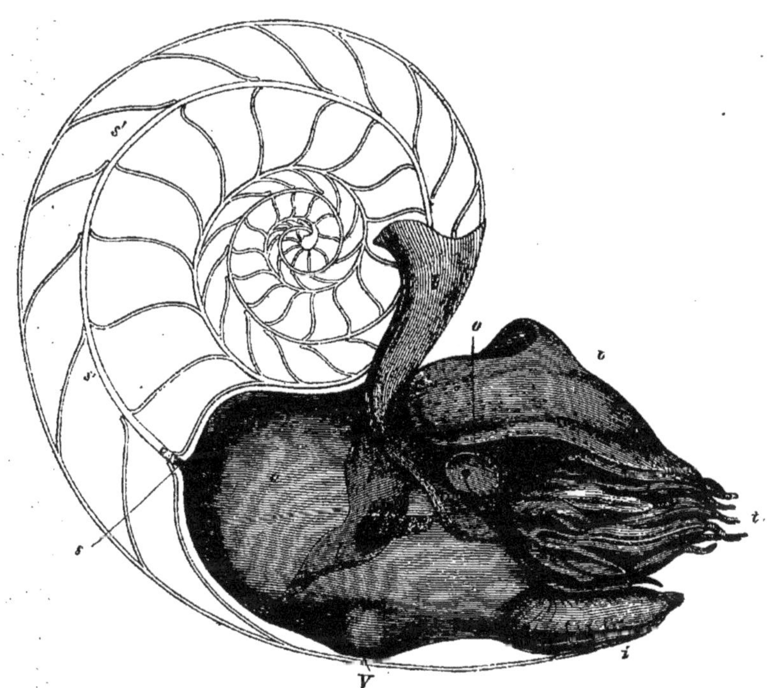

Fig. 135.

La coquille aplatie qui s'observe chez les *Sépides* et qui est bien connue ous le nom « d'os de Seiche » rappelle la partie solide qui existe chez les élemnites, en ce qu'elle est complétement cachée dans le manteau, ayant uelquefois sa pointe postérieure saillante au dehors. Elle est formée de couhes multiples, riches en substance organique, entre lesquelles s'intercalent les couches calcaires, qui lui donnent ainsi une apparence feuilletée. La lauelle la plus extérieure qui est tournée vers la surface dite dorsale de l'animal, st d'une dureté toute particulière, et c'est elle qui se prolongeant en arrière orme la pointe postérieure; elle fournit aussi une base aux dépôts feuiletés, qui, s'accumulant à sa face interne un peu voûtée, peuvent attein-

ig. 135. — Nautile dans sa coquille, coupée suivant le plan médian ; *i*, entonnoir ; *t*, tentacules ; *v*, lobes céphaliques ; *o*, œil ; *b*, lobe dorsal du manteau ; *ll*, points d'union du manteau avec la coquille ; *s*, portion de la coquille restée en communication avec le muscle droit du manteau ; *a*, mantau ; *s*, siphon ; *s'*, canal siphonaire de la coquille. (D'après Owen.)

dre une épaisseur souvent considérable. Ces formations testacées peuvent se déduire directement de celle des Bélemnites, surtout lorsqu'on examine les os de Seiches qui, comme ceux de la *S. Orbignyiana*. se prolongent en une pointe libre et forte. Cette pointe roide correspond au rostre des Bélemnites, tandis que les cavités alvéolaires de ces derniers ainsi que l'osselet corné qui part de leur partie dorsale sont homologues de toute la partie restante de l'os de Seiche. Les cloisons qui dans les alvéoles des Bélemnites réunissent les chambres du phragmocône sont constituées dans l'os de Seiche, par des lamelles plates ou un peu concaves. Au lieu de former des chambres séparées, les couches se suivent immédiatement, et la coquille compliquée des Bélemnites passe ainsi par réduction à un état inférieur, qui correspond à celui de la coquille de la Seiche. Celle des *Loliginés* est encore plus réduite, car elle n'est plus qu'une lame cornée (Calamus) allongée, flexible et cachée dans la partie dorsale du manteau. Sur son milieu s'élève une crête saillante, plus marquée en dessus qu'en dessous, et se continuant sur les côtés dans les bords de la lame cornée. Cette coquille rudimentaire correspond à la partie extérieure convexe et plus riche en matière organique de la coquille des Seiches; elle est aussi homologue à la lame cornée de la coquille des Bélemnites. — Enfin on trouve dans le genre *Octopus*, dont le manteau n'est point séparé de la tête dans la région du cou, une paire de minces plaques enfouies dans les téguments, qui paraissent être les dernières traces d'une formation testacée provenant du manteau, et complètent ainsi le parallélisme avec les parties solides déjà décrites chez les Céphalophores.

En ce qui concerne leur *structure intime* les *coquilles* des *Brachiopodes* se distinguent de celles des Lamellibranches par un moindre développement de la couche interne, et par une position différente des prismes, qui sont inclinés sur la face de la coquille. La structure des coquilles bivalves paraît être des plus variées, et présente des particularités dépendant de l'absence ou de la prédominance de certaines couches. Tantôt la couche de prismes manque entièrement (*Cyclas*), tantôt elle forme la partie la plus importante de la coquille (*Pinna*). Il en est de même pour la couche nacrée. On trouve également dans beaucoup de coquilles de Lamellibranches (*Cyclas*) des canaux étroits, mais ils ne sont pas aussi répandus qu'on l'admettait autrefois, alors qu'on ignorait que dans beaucoup de coquilles bivalves — comme aussi dans celles des Céphalophores, — il y a des canalicules très-fins, ramifiés pour la plupart, qui sont le résultat de l'action d'organismes parasites (Champignons). La couche extérieure cuticulaire (périostracon) des coquilles, qui n'est formée que d'une substance organique, est souvent colorée. Comme les deux valves de la coquille sont immédiatement réunies par le ligament de la charnière, lequel est une production du manteau dépourvue de toute incrustation calcaire, elles forment un tout, et peuvent à ce point de vue être considérées comme une *sécrétion continue*, et rapprochées des productions testacées des Céphalophores, ce qui n'est pas possible, lorsqu'on fait abstraction du ligament.

C'est chez les larves du *Dentale* qu'on voit le plus évidemment ressortir les *rapports de parenté qui relient les deux conformations*, la coquille de ces larves ayant un aspect tout différent de celui qu'elle a chez les larves des autres Céphalophores. Elle présente des traces de symétrie bilatérale, en ce qu'elle semble formée de deux valves passant l'une à l'autre sur le point où devrait se trouver la charnière. (Lacaze-Duthiers.) L'activité sécrétrice du manteau n'est point limitée d'ailleurs à la production de la coquille. Chez les Mollusques perforants (*Teredo*) la face interne du tube est revêtue d'une couche calcaire sécrétée par le manteau, et chez l'*Aspergillum*, cet organe sécrète un tube calcaire qui entoure le corps entier de l'animal, et dans lequel les valves rudimentaires de la coquille restent comprises.

Il n'y a presque pas ou même pas de formes parmi les Céphalophores qui manquent de coquille, à l'état larvaire, car parmi les Ptéropodes on a reconnu chez les *Gymnosomata* des larves à coques. On retrouve la structure délicate des coquilles embryonnaires dans les coquilles de beaucoup de Céphalophores, très-divers d'ailleurs dans leur forme. Les étuis fragiles de la plupart des Ptéropodes (*Hyalea*, *Chreseis*), d'Hétéropodes (*Carinaria*), de beaucoup de Gastéropodes, se présentent comme une simple couche dont on peut tout au plus distinguer un revêtemement externe comme cuticule. Dans les coquilles épaisses on peut reconnaître des lits de petites plaques qui même peuvent être disposées en plusieurs couches et présenter des dispositions différentes dans chacune. La plupart de ces productions testacées des Gastéropodes se ressemblent par leur structure.

Les coquilles internes et molles des *Cymbulides* constituent une conformation très-particulières de cette famille des Ptéropodes; elles diffèrent des autres productions testacés autrement que par leur forme et l'absence d'incrustations calcaires. D'après les observations de Krohn (*Beiträge z. Entwick. d. Pteropoden u. Heteropoden*, Leipzig, 1860), ces animaux possèdent notamment pendant l'état larvaire une coquille enroulée, enveloppe transitoire qu'on doit considérer comme homologue de celles qui sont permanentes chez les autres Céphalophores, c'est-à-dire comme une partie héritée de la souche commune. La coquille hyaline molle qui se forme dans le manteau après la disparition de la coquille calcaire qui la précédait, est une formation acquise plus tard, qu'on pourrait peut-être considérer comme faisant partie du tissu du manteau, et comparer en quelque sorte au disque gélatineux d'une Méduse craspédote. La coquille héréditaire paraît avoir du reste dans quelques cas une consistance également hyaline. Les larves de *Marsenia* possèdent une coquille pareille, sous laquelle il s'en produit plus tard une autre qui est calcaire. (Krohn, *Arch. Nat.*, 1853).

Une autre pièce semblable à la coquille par sa contexture est celle qui se trouve sur la partie dorsale du pied des Pectinibranches et qu'on nomme l'*opercule*. Par contre on ne saurait rapporter aux formations testacées des autres Céphalophores, bien qu'elles soient comme celles-ci liées au manteau, les huit pièces mobiles placées les unes derrière les autres, qui composent la coquille du *Chiton*. En effet, abstraction faite de la segmentation qui résulte de l'arrangement successif des pièces de cette enveloppe, leurs rapports avec les téguments doivent les faire écarter complétement de cette catégorie de formations testacées.

En ce qui regarde les coquilles des *Céphalopodes* nous avons à séparer des productions indiquées précédemment, les coquilles des Argonautes femelles qui sont exclusivement extérieures et n'offrent ni cloisons, ni indices de chambres. Elles paraissent être formées par les deux bras à expansions lobées dont la face interne est richement pourvue de glandes.

La classification tire un grand parti de la diversité dans la forme et la structure des productions testacées des Mollusques.

Sur la structure intime des coquilles des Brachiopodes et des Lamellibranches, voy. Bowerbank, *Transact. Microscop. Soc.*, 1844; Carpenter dans *Cyclopædia of Anat. and Physiology*, IV, et Leydig, *Lehrbuch der Histologie*.

SQUELETTE INTERNE

§ 152.

L'absence d'un squelette interne chez le plus grand nombre des Mollusques est compensé par la rigidité des enveloppes du corps, ou par la présence des parties solides, produits d'une sécrétion de la surface du corps et fournissant fréquemment des soutiens internes. Les diverses productions testacées ou coquilles nous en présentent de nombreux exemples. Les pièces solides qui chez les Térébratulides, groupe des Brachiopodes, soutiennent les bras (fig. 137, c) ne sont que des prolongements de la coquille extérieure et ne peuvent donc être considérées comme constituant un véritable squelette interne. Chez la *Terebratule* cet appareil est formé par deux branches partant de la coquille dorsale, qui, après que chacune d'elles s'est réunie à une autre venant du fond de la coquille, se dirigent en avant pour ensuite revenir en arrière après avoir décrit un arc et se rejoindre de nouveau au milieu (*fig.* 137). D'autres genres présentent de nombreuses modifications.

Les organes intérieurs de soutien se comportent autrement chez les *Céphalophores*. Il y a, dans la tête de ces animaux enfouies dans la masse musculaire du pharynx deux ou parfois quatre pièces cartilagineuses plus ou moins intimement unies entre elles. Elles constituent pour la radule et ses annexes un appareil de sustentation, et fournissent des points d'attache à une partie des muscles du pharynx, surtout à ceux qui mettent en mouvement la radule.

Les pièces cartilagineuses de soutien sont très-abondantes chez les *Céphalopodes*. La plus importante se trouve dans la tête et sert d'enveloppe aux centres nerveux, de soutien aux organes de vision et d'ouïe, et en même temps de point d'attache à un riche appareil musculaire. Ce cartilage céphalique est chez le Nautile formé de deux pièces soudées, se prolongent tant en avant qu'en arrière et entourant le commencement du tube digestif (*fig.* 136). Le cartilage céphalique est beaucoup plus développé chez les *Dibranches*. Il consiste en une partie médiane traversée par l'œsophage, et présentant sur les côtés deux ailes, qui tantôt ne sont que des élargissements aplatis, munis de pièces cartilagineuses accessoires servant à la formation de l'orbite, et tantôt, plus développés, se prolongent en appendices qui entourent complétement l'orbite. Dans la partie médiane du cartilage céphalique, là où l'œsophage le traverse, se trouve le système nerveux central. Les Dibranches ont encore outre le cartilage céphalique, quelques autres parties de squelette cartilagineux. La plus répandue est un cartilage dorsal qui, chez les *Seiches* occupant la partie dorsale antérieure du manteau sous la forme d'une pièce demi-circulaire, se continue sur les côtés en deux petites cornes, lesquelles sont seules conservées chez les *Octopus*, où la pièce centrale disparaît.

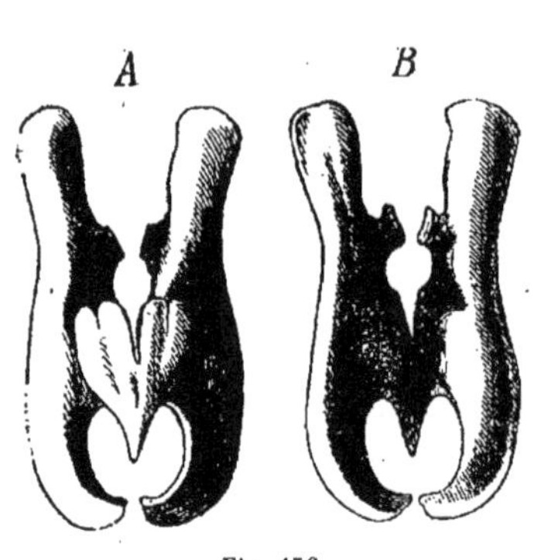

Fig. 136.

On trouve encore une pièce cartilagineuse dans le cou, ainsi que deux autres à la base de l'entonnoir, qu'on a désignés sous le nom de cartilages cardinaux. Ils sont moins constants que les pièces qui se trouvent à la base des nageoires de tous les Dibranches pourvus de ces organes de locomotion et servent de point d'attache à leurs muscles.

La présence de conformations semblables à celles qui précèdent, composées des mêmes éléments histologiques que ceux du squelette primordial des Vertébrés, pouvait faire admettre

Fig. 136. — Cartilage céphalique du *Nautile; A*, vu de derrière; *B*, vu de devant. (D'après Valenciennes.)

des rapports de parenté entre ces derniers et les Mollusques dont nous nous occupons, et surtout entraîner à établir une comparaison entre le cartilage céphalique des *Céphalodes* et le crâne cartilagineux des *Vertébrés*. De là des opinions souvent reproduites, mais aussi avec raison souvent refutées. Si le tissu cartilagineux atteint son plus grand développement chez les Vertébrés, sa présence dans d'autres animaux n'autorise cependant pas à en conclure plus que n'indiquent les faits. Or, il y a là des dispositions qui n'ont de commun avec le squelette interne des Vertébrés que leur tissu et une partie de leurs usages, mais sont d'ailleurs des formations tout à fait hetérologues.

Quant aux circonstances particulières du cartilage céphalique il est à remarquer que sa partie orbitaire est la plus développée chez les *Sepia*. Devant lui se trouve un second fragment de cartilage auquel s'attachent des muscles destinés aux bras. La structure intime du cartilage chez les Seiches présente aussi quelques particularités, les cellules de ce tissu émettant des prolongements longs, nombreux et très-fins qui traversant la substance intercellulaire, lui communiquent une apparence finement striée (Boll).

ORGANES DE MOUVEMENT ET SYSTÈME MUSCULAIRE

§ 153.

La présence d'un système général dermo-musculaire constituant les téguments qui enveloppent le corps entier, ainsi que l'arrangement uniforme des appareils extérieurs de sustentation malgré leurs modifications diverses, ont évidemment pour résultat un moindre développement de masses musculaires séparées. L'absence d'organes de soutien dans les divisions inférieures et le peu d'extension qu'ils prennent chez les supérieures rendent impossible le développement d'une musculature compliquée.

Outre les muscles qui appartiennent immédiatement à l'enveloppe dermo-musculaire, comme ceux du manteau et des bras, on trouve chez les *Brachiopodes* un grand nombre de muscles indépendants qui traversent la cavité du corps (*fig.* 137). Ils servent à ouvrir et à fermer les valves, tandis que ceux qui partent de la tige peuvent aussi déterminer des mouvements de rotation du corps. Ces muscles de la tige paraissent cependant appartenir à l'enveloppe dermo-musculaire. Comme les coquilles des Brachiopodes sont ainsi que nous l'avons vu, toute autre chose que celles des Lamellibranches, leurs dispositions musculaires n'ont rien de morphologiquement commun avec celles de ces dernières. Chez les *Lamellibranches* il se développe des muscles d'occlusion constitués surtout par des faisceaux musculaires qui traversent le corps en allant d'une valve à l'autre. Ces muscles se divisent en deux groupes fort éloignés l'un de l'autre, — l'un antérieur (*fig.* 143, *ma*) l'autre postérieur (*mp*) — formant deux muscles séparés (par exemple chez les *Unio*, *Anodonta*) ou les deux muscles se rapprochent et finissent par

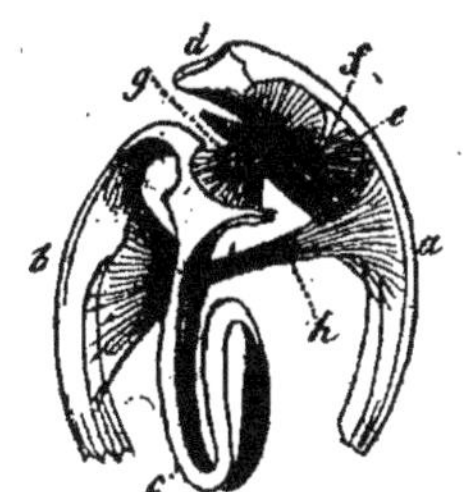

Fig. 137.

Fig. 137. — Système musculaire de *Terebratula*; *a b*, les deux valves de la coquille; *c*, squelette des bras; *d*, tige; *cfgh*, muscles servant à l'ouverture et la fermeture de la coquille (d'après Owen).

se confondre en une masse unique (*Huîtres*) qui occupe alors le milieu de la coquille. Des muscles particuliers entrelacés dans les téguments servent également à la rétraction du pied ; ils partent de la partie dorsale de la coquille et sont parfois partagés en plusieurs paires. Ces muscles rétracteurs se trouvent aussi chez les *Céphalophores* à coquilles. Ils constituent ici le plus souvent un muscle simple qui naît au fond de la coquille et se rend aux parties antérieures du corps, où il augmente de volume. Chez les *Ptéropodes* il rayonne dans les nageoires. Chez les *Gastéropodes* outre le pied il dessert encore la tête et surtout le pharynx qui s'y trouve. Il envoie des filets spéciaux à d'autres parties protractiles, telles que les tentacules et les organes copulateurs. Comme il provient de l'axe de la coquille et qu'il la suit dans son trajet, on l'a désigné sous le nom de muscle de la columelle. Il existe aussi chez les *Hétéropodes*, même lorsque les formations testacées sont rudimentaires ou manquent entièrement (*Pterotrachea*). Il distribue ses terminaisons dans le pied en forme de nageoire. En dehors de ce muscle on trouve encore quelques faisceaux qui se rendent aux viscères.

Le système musculaire des *Céphalopodes* est déjà beaucoup plus différencié par suite de la présence d'un squelette intérieur, dont les parties principales fournissent aux muscles divers points d'insertion. Deux rétracteurs puissants qui prennent naissance dans la chambre qu'habite le Nautile, et sur ses côtés, vont se fixer au cartilage céphalique. Chez les Dibranches pourvus d'une coquille interne (*Décapodes*), ces muscles partent de l'enveloppe de cette dernière, et chez les *Octopodes*, d'un cartilage qui occupe la même place. Deux branches destinées à l'entonnoir se détachent de ces deux muscles, et une autre forte paire de muscles, naissant sur le cou de l'animal, va sur la face ventrale s'étaler dans l'entonnoir. Les muscles sont également disposés en couches séparées sur le manteau, il en est de même de celles qui pénètrent dans les nageoires. Les muscles du bras naissent du cartilage céphalique ; ils entourent un canal qui parcourt l'axe de ces organes.

Chez la plupart des Mollusques, pendant les *premières phases du développement embryonnaire* des points particuliers du corps couverts de *cils vibratiles*, fonctionnent comme *organes de locomotion*. Un organe vibratile qui représente probablement les premiers linéaments des bras chez les larves de *Brachiopodes*, joue le même rôle. Chez les *Lamellibranches* et les *Céphalophores*, le velum cilié précédemment décrit (§ 149), est également la cause déterminante du mouvement, jusqu'à ce que le développement d'un autre appareil locomoteur lui enlève cette fonction, ou qu'un genre de vie sédentaire, fréquemment accompagné de la formation d'une coquille massive, commence pour le Mollusque.

L'organe locomoteur le plus répandu chez les *Lamellibranches* et les *Céphalophores* est le *pied* résultant du développement d'une partie de l'enveloppe dermo-musculaire. Il sert ordinairement comme organe de reptation, en raison des contractions ondulatoires dont il est le siége. Il est encore plus complétement adapté à cet usage chez les *Gastéropodes*, par l'existence d'une surface plantaire plane et charnue, qui peut parfois fonctionner comme ventouse. Des expansions latérales considérables en font un organe rameur chez les formes aquatiques (le *Gasteropteron* par exemple). La nageoire verticale des *Hétéropodes* agit d'une manière analogue par ses mouvements ondulés et héliciformes. Enfin, il y a de même chez les *Ptéropodes* des parties annexes du pied, qui jouent le rôle de nageoires. Dans beaucoup de cas, la fonction du pied dépend du fait, que le corps est plein de liquide, car cet état détermine une notable expansion de cet organe, comme nous le verrons en parlant du système vasculaire sanguin.

La locomotion des *Céphalopodes* telle qu'on l'observe lorsqu'ils nagent librement dans l'eau, dépend surtout, en dehors de l'action des nageoires latérales, du jeu du manteau et de l'entonnoir; en effet, l'eau contenue dans la cavité du manteau chassée brusquement par la contraction de celui-ci, et ayant à traverser les passages étroits de l'entonnoir et de la fente du manteau, détermine un choc auquel l'animal cède, et ainsi à chaque contraction du corps, fait un mouvement de recul. A côté de ce mode de locomotion, il y a encore des mouvements de reptation qui se font par l'intermédiaire des bras de l'animal.

En ce qui concerne la *composition histologique* des muscles des Mollusques, nous devons signaler que leurs éléments constituants sont semblables à ceux des Vers. Les fibres ont l'aspect de longs filaments quelque peu aplatis en forme de rubans, dont la substance contractile montre parfois de fines stries longitudinales indiquant une subdivision fibrillaire. On trouve aussi souvent des traces de striation transversale. Les fibres ont un ou plusieurs noyaux, qui paraissent ordinairement situés dans l'intérieur du tube, entourés de restes de protoplasme non modifié. L'intérieur du tube est d'autant plus étroit ou large que l'épaisseur de ses parois formées de substance contractile est plus ou moins considérable; dans le premier cas on remarque fréquemment des noyaux fins indiqués par un trait qui occupent l'axe longitudinal des tubes musculaires. Cette conformation est en harmonie avec les contractions lentes et successives des parties du corps des Mollusques qui contrastent si fortement avec les mouvements énergiques, caractéristiques des muscles transversalement striés des Arthropodes. Leydig, *Histologie*; Weissmann, *Zeit. f. rat. Med.*, 3e série, XV, p. 80; G. Wagener, *Arch. Anat. Phys.*, 1863, p. 211.

Pour ce qui est relatif au système musculaire des *Brachiopodes*, nous devons encore signaler les muscles qui situés en trois lignes sous les rainures des bras, servent à mouvoir les filaments que portent ces derniers. Les mouvements des bras en eux-mêmes paraissent surtout dépendre du degré de plénitude des canaux vasculaires qui les traversent.

La partie musculaire du manteau est chez les *Lamellibranches* surtout fortement développée sur les siphons. On y observe des anneaux de fibres servant à les fermer, et des faisceaux longitudinaux qui peuvent en se réunissant entre eux, devenir des muscles distincts, et prendre une insertion indépendante sur les valves. Ils constituent les muscles rétracteurs des siphons. Nous les trouvons chez les *Venus*, *Solen*, *Mactra*, etc. Le bord du manteau est d'ailleurs assez richement pourvu de faisceaux musculaires. Les muscles adducteurs de la coquille sont les antagonistes du ligament élastique qui unit les deux valves. L'action de ce ligament est limitée par un fort cordon de fibres qui accompagne les muscles adducteurs. C'est donc le relâchement de ces derniers qui provoque l'ouverture de la coquille. Les Aviculacées et les Pectinacées n'ont avec les Ostracées qu'un muscle adducteur.

Le muscle adducteur présente chez le genre *Anomia* un état particulier; chez ce Mollusque la coquille plate fixée au sol présente une ouverture par laquelle passe une portion du muscle adducteur, qui sert ainsi à la fixation de l'animal. — Il faut considérer comme étant une bifurcation du muscle du pied, un muscle allant à la glande du byssus, qui fonctionne comme rétracteur de cet organe.

Chez plusieurs *Gastéropodes* le système musculaire est distribué dans le pied de manière à permettre à cette partie de fonctionner comme une ventouse, au moyen de laquelle l'animal peut se fixer solidement. Cette particularité paraît être une adaption développée à un haut degré chez les genres *Patella* et *Chiton* qui, vivant sur les côtes, sont exposés à la violente action des vagues en mouvement.

ORGANES DE SENSATION

Système nerveux.

ORGANE CENTRAL ET NERFS DU CORPS.

§ 154.

Nous trouvons aussi dans ce système d'organes des points de rapprochement avec les Vers. L'appareil central dans son ensemble se partage notamment en une masse ganglionnaire placée sur l'origine du canal intestinal, ce sont les ganglions œsophagiens supérieurs, et une située sur la face ventrale reliée par des commissures avec la première, et constituant les ganglions œsophagiens inférieurs. Toutes deux sont paires, et composées de plusieurs groupes de ganglions plus ou moins nettement circonscrits, qui ne sont bien connus que dans un petit nombre de divisions. Le système nerveux des Mollusques se distingue donc de celui des Vers non annelés par la présence d'une masse ganglionnaire sous-œsophagienne; et de celui des Vers annelés et des Arthropodes, par le défaut de répétition de cette partie ganglionnaire inférieure. Il se rapproche cependant davantage de la dernière forme, car la présence d'un ganglion œsophagien inférieur indique une disposition comparable à celle de la chaîne ganglionnaire ventrale, représentée par son premier ganglion. Le fait que chez les Vers les ganglions inférieurs n'ont apparu qu'avec la formation métamérique, pourrait aussi chez les Mollusques être un indice d'une segmentation en rapport avec d'autres conditions de l'organisation (voy. plus bas, Organes de Circulation et d'Excrétion). La formation de la masse ganglionnaire œsophagienne inférieure, n'est donc point une translation au côté ventral d'appareils qui se trouvaient auparavant dans le ganglion supérieur, ce n'est pas non plus une nouvelle production résultant d'un développement de la portion ventrale du corps (le pied surtout); mais elle est la conséquence d'un progrès semblable à celui qui chez les Vers a différencié les ganglions abdominaux (voy. aux remarques). On ne doit donc employer ici la désignation « d'anneau œsophagien », qu'avec cette réserve que ses parties supérieures et inférieures sont hétérogènes.

L'anneau œsophagien éprouve une série de modifications qui se manifestent principalement soit par le changement de situation des ganglions, soit par leur différenciation plus intime. Ces organes peuvent quant à leur masse prédominer tantôt plus en haut ou en bas, tantôt plus ou moins latéralement. Les ganglions inférieurs peuvent aussi se jeter sur les côtés, et être réunis entre eux et avec les supérieurs par de longues commissures; ou ils peuvent se relier à ces derniers de manière que l'ensemble ganglionnaire inférieur paraisse manquer, et que l'anneau œsophagien ne soit complété du côté ventral que par une commissure en forme de cordon. Il résulte de là ce fait que quelquefois les nerfs de certains organes des sens paraissent avoir une origine différente, émanant tantôt des ganglions supérieurs, tantôt des inférieurs. Ce changement de situation des ganglions qui peut se manifester sur presque toutes les parties de l'anneau œsophagien, nous apprend que dans beaucoup de cas, c'est à tort que nous admettons le défaut absolu de certaines parties du système ganglionnaire. Nous devons donc, lorsqu'il ne se présente, par exemple, qu'un seul ganglion au-dessus ou au-dessous de l'anneau œsophagien, non-seulement le considérer comme l'équivalent du ganglion œsophagien supérieur ou inférieur, mais encore comme l'homologue de la somme de tous les ganglions qui dans des conditions de développement plus considérable se trouvent sur l'anneau œsophagien.

Le *système nerveux périphérique* part de la portion centrale de l'anneau œsophagien, et se distribue dans le corps, où il se trouve fréquemment en rapport avec de nombreux petits ganglions. Un certain nombre d'autres ganglions sont également en connexion avec le ganglion œsophagien supérieur (plus rarement avec l'inférieur), par diverses longues commissures, que nous considérons dans leur ensemble ainsi que les nerfs qui en sortent, comme constituant un système nerveux viscéral ou sympathique. Ce système, dans sa disposition générale, correspond à celui que nous avons déjà signalé chez les Vers et les Articulés et se partage comme lui en une portion antérieure et une postérieure.

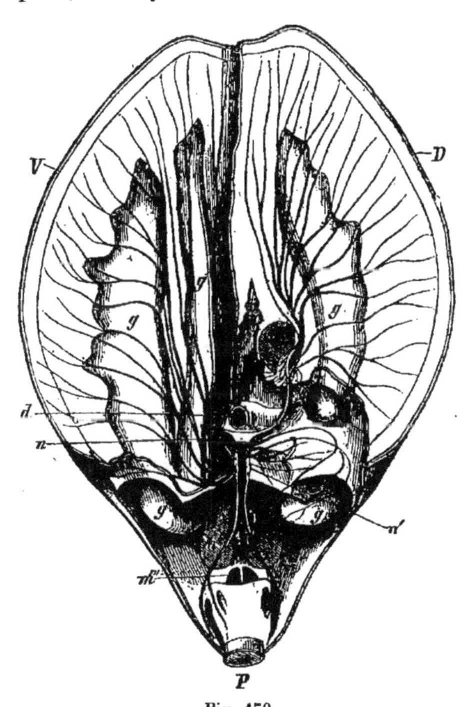

Fig. 138.

On peut à peine placer le système nerveux des *Brachiopodes* dans la série des autres. Il est composé de masses ganglionnaires qui sont situées dans le voisinage de l'œsophage (*fig.* 138, *d*). Un gros ganglion pareil (*n*) est (chez les *Térébratulides*) situé près de l'œsophage, autour du-

Fig. 138. — Système nerveux de *Waldheimia australis*, face dorsale; la valve dorsale est enlevée, ainsi que la moitié gauche du manteau dorsal *D*, resté intact du côté droit; *V*, moitié gauche des lamelles ventrale du manteau; *P*, tige; *d*, œsophage, coupé (une paire de ganglions placés devant l'œsophage, réunis par des filets très-fins au ganglion *n*, ne sont pas représentés); *n*, ganglion œsophagien antérieur; *n'*, postérieur; *gg*, organes génitaux; *m*, muscle abducteur; *m'*, divariateur; *m''*, ajusteur ventral; *m'''*, divariateur accessoire (Hancock).

quel il envoie deux commissures qui entrent dans de petits ganglions. Ses troncs principaux par contre se dirigent vers le pédoncule après avoir formé une dilatation (*n'*). Des nerfs richement ramifiés partant de ces renflements, se dirigent vers les lamelles ventrales du manteau, pendant que les dorsales reçoivent directement leurs nerfs du ganglion principal. Il n'est point encore certain que ce dernier doive représenter le ganglion œsophagien supérieur, ou — comme plusieurs l'admettent — l'inférieur, seulement il y a des raisons pour croire que c'est un ganglion dorsal.

L'idée émise ci-dessus sur les rapports des ganglions inférieurs avec la formation des métamères se fonde surtout sur la situation qu'occupent ces ganglions chez les Vers annelés, fait qui a pour nous une importance considérable en raison de ce que l'homodynamie des métamères n'est que peu altérée. Le premier ganglion de la chaîne ventrale n'est jamais placé sous le ganglion œsophagien supérieur, mais toujours derrière lui. (Voy. les figures de Leydig, *Tafeln d. vergl. Anat.*). Si nous considérons la formation des métamères comme un fait de croissance, et provenant d'un développement que nous comparons à un bourgeonnement, les ganglions correspondants lui doivent aussi leur origine. Ceci nous fournit des bases pour l'appréciation de ce qui se passe chez les Mollusques. Lorsque ceux-ci ne nous présentent plus de conformation métamérique, ou tout au plus des traces qui ne s'expriment point dans la configuration extérieure, nous devons penser que nous avons dans les formes actuellement vivantes de cette souche animale, des organismes fort éloignés de la souche primitive. Le principe des différences qui existent entre ma manière de voir et celle qui a été jusqu'à présent générale, consiste en ce que je considère le fait de la formation des ganglions inférieurs comme *acquis par hérédité*, dont le point de départ était une formation métamérique, tandis que d'autre part on la regarde comme dépendant d'un état d'adaptation résultant d'un développement des parties abdominales.

Hancock signale dans le système nerveux des *Brachiopodes* un anneau œsophagien, formé d'un fin cordon servant de commissure entre les deux petits ganglions, qu'on doit considérer comme des ganglions labiaux. On peut donc dire que bien que chez ces animaux il y ait une ressemblance très-générale avec ce qui a lieu chez les autres Mollusques, ils présentent cependant dans les détails des particularités bien différentes. Nous devons donc provisoirement abandonner toute comparaison. Ce n'est que lorsque le ganglion principal (*fig.* 138, *n*) peut passer pour dorsal, qu'on trouverait quelques points de liaison. Le centre nerveux a du reste été aussi considéré chez le *Thecidium* comme masse ganglionnaire inférieure par Lacaze-Duthiers.

§ 155.

Le système nerveux des *Otocardes* présente une uniformité toute particulière, tous ayant un anneau œsophagien, dont les modifications les plus diverses peuvent toutes être déduites de différenciations ou de rétrogradations.

On peut faire dériver du fait que les *Lamellibranches* sont privés d'une tête pourvue d'organes des sens, le développement relativement faible de leurs ganglions œsophagiens supérieurs. Les ganglions pairs ordinairement placés tout près et au-dessus de l'ouverture buccale (*fig.* 139, *a*) passent fréquemment sur les côtés, et sont alors réunis entre eux par une longue commissure. C'est le cas chez les *Lucina*, *Panopœa*, *Anodonta*, *Unio*, *Mytilus*, *Arca*, *Cardium*, *Pholas*, etc. Ces ganglions œsophagiens supérieurs, outre des troncs considérables qu'ils envoient en arrière, et qui les mettent en connexion avec un ganglion appartenant au système nerveux viscéral, ne donnent que quelques petites ramifications. Les ganglions sous-œsophagiens ont leur circonscription nerveuse dans la partie ventrale du corps et surtout dans le pied, aussi leur a-t-on donné le nom de ganglions pédieux (*ganglia pedalia*). Ils sont placés à la racine du pied et y sont parfois enfoncés plus profondément, d'où résulte que leurs rapports avec l'œsophage ne sont que très-superficiels, et chez les autres *Mollusques*, ce n'est que parce que le pied est voisin de l'œsophage, que ces ganglions se trouvent placés sous le tube intestinal. Les commissures sont plus ou moins allongées suivant le développement du pied et son éloignement de la partie antérieure du corps. Lorsque le pied n'est que peu développé, ou qu'il est fortement prolongé en avant, les ganglions œsophagiens supérieurs et inférieurs peuvent être fort rapprochés les uns des autres (*Mactra*, *Solen*). Ils peuvent être même juxtaposés, comme cela a lieu chez le *Pecten* (*fig.* 139, *C*), où les deux ganglions supérieurs, réunis par une large commissure arquée (*a*), comprennent entre eux les ganglions pédieux plus petits (*b*). Le développement en grosseur de ces derniers dépend de celui du pied. Ils sont ordinairement intimement unis quoiqu'on puisse encore distinguer qu'ils forment une paire. Les nerfs périphériques du ganglion sus-œsophagien ou cérébral, se distribuent principalement dans les parties du corps voisines de la bouche; quelques branches allant aussi au manteau. Ces nerfs du manteau consistent quelquefois (*fig.* 143, *t'*) en deux gros troncs qui sur les bords du manteau, contribuent, en se réunissant à d'autres nerfs provenant du système viscéral, à former un gros nerf marginal simple, ou un véritable plexus nerveux.

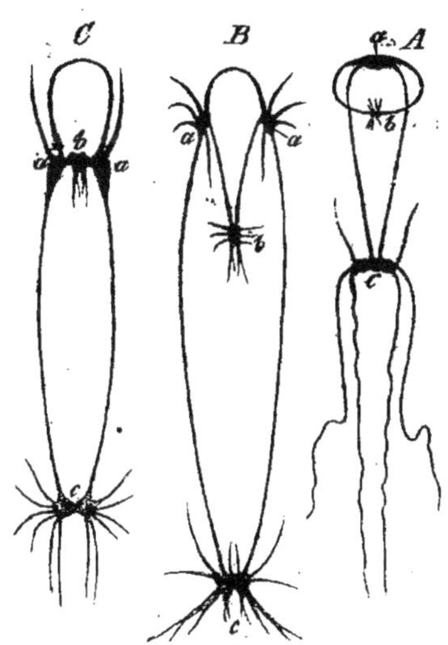

Fig. 139.

Le système nerveux des *Céphalophores* se distingue de celui des divisions précédentes surtout par un développement plus considérable des ganglions cérébraux, en corrélation avec la formation d'une tête et la présence sur cette partie, d'organes des sens fréquemment hautement différenciés. On n'y remarque pas seulement un nombre plus grand de ganglions distincts, mais encore une réunion réciproque beaucoup plus complète, qui exprime un plus haut degré de centralisation. Les *Ptéropodes* à coquille présentent une conformation qui rappelle celle que nous avons trouvée chez les *Lamellibranches*, caractérisée par l'absence des ganglions sus-œsophagiens, ou pour mieux exprimer le fait, par leur réunion avec les ganglions sous-œsophagiens, de sorte que la partie de l'anneau qui passe sur l'œsophage n'est qu'une simple commissure en forme de cordon. Il faudrait plutôt voir dans ce fait une rétro-

Fig. 139. — Système nerveux de Lamellibranches; *A*, *Teredo*; *B*, *Anodonta*; *C*, *Pecten*; *a*, ganglions œsophagiens supérieurs (ganglions cérébraux); *b*, ganglions œsophagiens inférieurs (ganglions pédieux); *c*, ganglions branchiaux ou viscéraux.

gradation, qui dépend de la formation de nageoires sur le pied proprement dit. Des nerfs assez volumineux partent de la masse ganglionnaire, les uns se rendent dans les nageoires, d'autres dans le manteau ; de même aussi quelques filets nerveux moins importants paraissent se diriger en arrière vers les viscères.

Une autre conformation extrême qui provient de celle que nous avons signalée comme typique, est celle qui est caractérisée par une séparation des ganglions sous-œsophagiens, entre lesquels il se développe une commissure variable par sa longueur. Les commissures latérales se raccourcissant dans une mesure correspondante, les ganglions pédieux se rapprochent des cérébraux, et finissent par se placer à côté d'eux. Ces conditions se rencontrent chez beaucoup d'*Opisthobranches* et *Abranches ;* le rapprochement des ganglions pédieux entre eux et des ganglions sus-œsophagiens peut cependant aussi avoir lieu, de sorte que l'anneau œsophagien par suite d'une réduction des commissures se trouve constitué par une masse de ganglions adhérents (*Doridopsis*). Les ganglions isolés, surtout les supérieurs, sont toujours divisés en plusieurs groupes formés d'amas de cellules ganglionnaires, dont partent des nerfs distincts, qui permettent de déterminer la valeur fonctionnelle des premiers. Ainsi les nerfs des tentacules proviennent de la paire médiane des ganglions, qu'on a désignée sous le nom de cérébrale, comme se distinguant par sa grosseur. Une paire de ganglions placés derrière, envoyant des nerfs aux branchies ou aux ganglions du système viscéral, ont été désignés comme ganglions branchiaux de la masse nerveuse sus-œsophagienne. Cette partie est particulièrement développée chez les *Opisthobranches* et doit représenter les ganglions branchiaux qui, chez d'autres Céphalophores comme chez les Lamellibranches, ne sont en rapport avec les ganglions œsophagiens supérieurs que par de longues commissures. Pendant que dans les divisions précédentes les ganglions pédieux remontent vers les ganglions supérieurs, ils restent rapprochés entre eux chez la plupart des *Prosobranches* et chez les *Pulmonés*. Leur position chez les *Hétéropodes* permet de reconnaître leurs rapports avec le pied, car en connexion avec les ganglions cérébraux par de longues commissures, ils se rapprochent de la base de la nageoire. La commissure transversale qui réunit les deux ganglions pédieux (*fig.* 140, *e*) et ferme du côté ventral l'anneau œsophagien, peut, par le rapprochement des deux ganglions pédieux, se multiplier ; il peut aussi se former entre les ganglions branchiaux une commissure spéciale embrassant l'œsophage (*fig.* 140, *e'*) comme chez les *Æolidiens*.

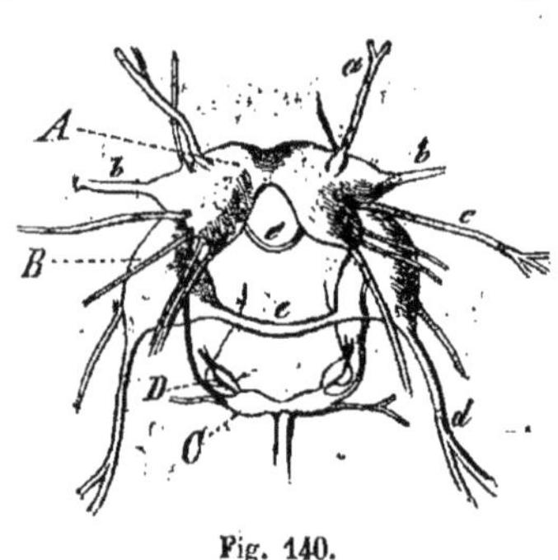

Fig. 140.

Fig. 140. — Système nerveux central d'un *Æolidien* (*Fiona atlantica*); *A*, masse ganglionnaire supérieure, formée des ganglions cérébraux ou antérieurs, et des ganglions branchiaux ou postérieurs; *B*, ganglions pédieux; *C*, buccaux; *D*, gastro-œsophagiens; *a*, nerf du tentacule supérieur; *b*, de l'inférieur; *c*, nerf des organes sexuels; *d*, nerf du pied; *e*, commissure des ganglions pédieux; *e'*, commissure des ganglions branchiaux (d'après R. Bergh).

On remarque qu'en ce qui concerne les nerfs périphériques, ceux qui sont destinés aux organes des sens, prennent leur origine dans le ganglion œsophagien supérieur. Des rameaux importants se rendant aux tentacules et présentant sur leur trajet un ganglion, en proviennent aussi (*fig.* 141, *t*). Des nerfs pour les organes visuels et auditifs se remarquent également lorsque ces appareils ne sont pas immédiatement placés sur les centres nerveux. Les ganglions inférieurs desservent le pied, qui, lorsqu'il parvient à un développement considérable, en reçoit deux fortes branches nerveuses (*fig.* 141, *nn*). Des ramifications se rendent aussi dans d'autres parties de l'enveloppe dermo-musculaire.

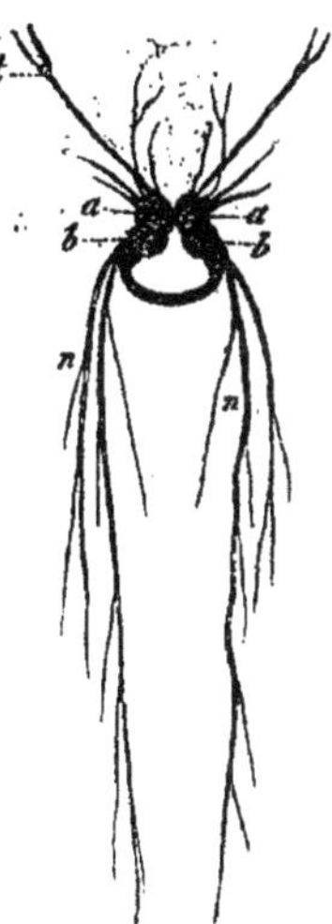

Fig. 141.

Le système nerveux des *Céphalopodes* se rattache par sa disposition à celui des Céphalophores. Les appareils centraux y constituent aussi un anneau œsophagien, dont les commissures sont cependant très-courtes, de sorte que les parties ganglionnaires sont serrées les unes contre les autres. La plus grande partie de l'ensemble de la masse de l'anneau œsophagien est comprise dans la capsule crânienne cartilagineuse, ses portions antérieure et inférieure seules restant à découvert, sont enveloppées dans une membrane spéciale. Incomplète chez les Tétrabranches, cette fermeture est complète chez les Dibranches, où les nerfs sortant de l'anneau œsophagien traversent des trous pratiqués dans le cartilage. L'anneau est plus large chez le Nautile; plus resserré dans ses parties composantes chez les Dibranches. La partie supérieure de l'anneau œsophagien est la moins considérable. Elle est représentée par un double ganglion transversal (*Nautilus*, *fig.* 142, *aa*), ou par plusieurs petites masses ganglionnaires placées les unes derrière les autres (*Octopodes*). Plus concentrées, elles paraissent former presqu'une seule masse chez les *Décapodes*. Celle-ci n'offrant qu'une petite ouverture servant au passage du tube digestif, se continue latéralement avec l'inférieure, qui est plus considérable, et est toujours formée de la réunion de plusieurs masses ganglionnaires plus ou moins rapprochées mais toujours symétriques. Quatre masses ganglionnaires de ce genre en connexion des deux côtés avec les gan-

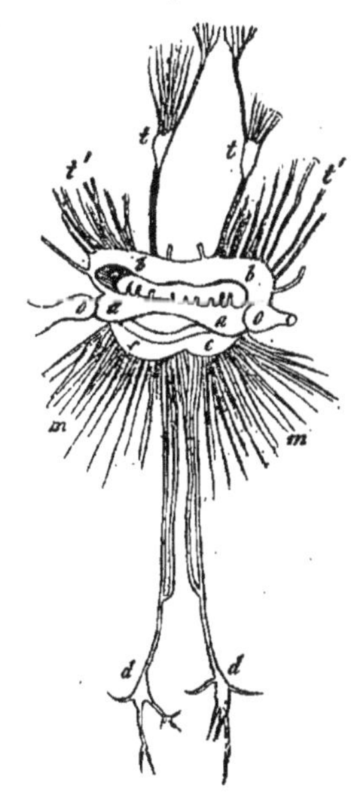

Fig. 142.

Fig. 141. — Système nerveux d'*Æolidia; a*, ganglions œsophagiens supérieurs; *b*, branchiaux recouvrant en partie les ganglions œsophagiens inférieurs qui (*fig.* 140) sont directement joints aux supérieurs; *t*, ganglion du nerf tentaculaire; *n*, tronc nerveux du pied.

Fig. 142. — Système nerveux de *Nautilus pompilius; a*, ganglions antéro-supérieurs; *b*, antéro-inférieurs; *c*, inféro-postérieurs de l'anneau œsophagien; *d*, ganglions viscéraux; *m*, nerfs du manteau; *t t'*, nerfs tentaculaires (d'après Owen).

glions supérieurs se trouvent chez le *Nautile*. La paire antérieure (*b*) fournit des nerfs aux tentacules (*t'*), et à une autre paire de ganglions (*t*), qui émettent ceux des tentacules labiaux. La paire de ganglions postérieurs fournit un grand nombre de nerfs (*m*) aux grands muscles de la coquille, et se trouve par d'autres en rapports avec les ganglions viscéraux (ganglions branchiaux). Ces deux paires de ganglions paraissent très-concentrés chez les Dibranches où leur union avec les ganglions supérieurs est si intime, que tous ensemble paraissent presque former une masse nerveuse unique. La distinction entre les portions antérieure et postérieure peut cependant encore s'apercevoir dans la masse inférieure, bien qu'elles soient en contact. La portion postérieure émet outre les nerfs du manteau, et les rameaux qui la mettent en rapports avec les ganglions viscéraux, une autre paire de nerfs latéraux allant à deux ganglions placés dans le manteau (ganglions étoilés), desquels partent en rayonnant de tous côtés des nerfs qui vont se distribuer dans cette dernière partie du corps. Ces ganglions qui manquent chez les Tétrabranches y sont remplacés par la partie postérieure de la masse nerveuse sous-œsophagienne. Les nerfs des bras ont la même origine que les nerfs tentaculaires du Nautile; ils sont assez souvent réunis pendant un certain trajet à partir de leur point de départ, et se séparent ensuite en divergeant. Les nerfs auditifs partent aussi du ganglion inférieur, les nerfs optiques par contre naissent sur le ganglion cérébral, et présentent chacun immédiatement derrière l'œil un ganglion très-apparent.

Des bases solides nécessaires pour une comparaison rigoureuse de l'organe nerveux central des Céphalopodes avec celui des Céphalophores nous manquent encore, et on peut seulement admettre comme vraisemblable que le développement plus considérable du ganglion ventral qui existe chez les premiers, se rapproche plus de l'état primitif; de sorte que non-seulement le fait de la centralisation de la masse ganglionnaire inférieure qui se continue des Tétrabranches aux Dibranches, mais aussi celui de la réduction de volume des ganglions supérieurs causent les différences que présente cette organisation avec celle des Céphalophores.

Un travail important sur le système nerveux des *Lamellibranches* est celui de Duvernoy, *Mém. sur le système nerveux des Mollusques acéphales*. (*Mém. Acad. des Sciences*, XXIV, Paris, 1853). Il n'est pas rare de trouver les ganglions des Acéphales vivement colorés (en jaune).

Les lobes postérieurs de la masse ganglionnaire sus-œsophagienne des *Céphalophores* ont été appréciés d'une manière différente, suivant qu'il existe ou qu'il n'existe pas, un ganglion branchial ou viscéral particulier. Dans ce dernier cas, qui est celui des Branchiés, on considère comme réunis (d'après Hancock), le ganglion branchial avec le sus-œsophagien (cérébral), parce que ce dernier ganglion envoie des nerfs aux appendices dorsaux qui remplissent les fonctions de branchies. En tant que ces appendices, comme par exemple les cirrhes des *Æolidiens*, sont dérivables des branchies des Prosobranches (voy. plus bas), et en raison de leur distribution sur toute la face dorsale du corps, il est possible que le ganglion viscéral ailleurs séparé, se soit réuni ici au ganglion sus-œsophagien. Mais comme ce dernier possède aussi un lobe postérieur chez les Hétéropodes (*fig.* 146), duquel partent des rameaux qui le mettent en communication avec un ganglion viscéral, il y a là un motif qui peut soulever un doute contre cette manière de voir, et je préfère considérer la comparaison des diverses parties constitutives du système nerveux central des Céphalophores comme attendant encore une solution de fait.

Voir sur le système nerveux des Céphalophores, Garner (*Trans. Linnean Soc.* XVII, 1834) ; ..rthold (*Arch. An. Phys.*, 1835, p. 378) ; Lacaze-Duthiers (*Ann. Sc. Nat.*, 4e sér., XIII) ; sur *sa structure élémentaire* ; Leydig, Walter (*Mikroskop. Studien*, Bonn, 1863 (*sur le* ..ymnée).

Les nerfs brachiaux des *Céphalopodes* sont avant leur entrée dans les bras réunis par des ..ommissures, d'où résulte un anneau comprenant l'ensemble de tous ces nerfs. Chacun d'eux ..e divise dans les bras en deux troncs, dont l'un présente une série de renflements ganglion..aires, desquels partent les nerfs des ventouses. — L'idée que les ganglions étoilés représen..ent une différenciation des ganglions sous-œsophagiens, bien qu'appuyée par quelques faits, ..e peut cependant pas être établie avec certitude. On ne peut pas non plus encore récuser ..'opinion qu'ils constituent une disposition nouvelle. Leur séparation de la paire inféro-posté..ieure des ganglions des Tétrabranches est appuyée par la position de ces derniers chez le ..autile, ainsi que par la commissure transversale qui réunit les ganglions étoilés chez quelques ..ibranches (*Ommastrephes* d'après Hancock).

Les *ganglions sous-œsophagiens* des *Céphalopodes* n'ont pas moins été l'objet d'une foule ..'appréciations. Leur portion postérieure, très-nettement séparée de l'antérieure chez les ..étrabranches, a été regardée comme le ganglion viscéral, l'antérieure comme le ganglion ..édieux. La première envoie aussi des nerfs au manteau et chez les Tétrabranches les nerfs qui ..e vont *pas* aux viscères sont même extrêmement abondants. Si on cherche une raison pour ..a séparation de ces ganglions postérieurs, on arrive à l'idée, que ce sont des conformations ..omodynames vis-à-vis de la paire antérieure des ganglions, et pouvant par là être l'expres..ion d'une segmentation. Cette opinion paraît devoir être admise si on tient compte de la ..oncentration qui a déjà eu lieu, le même phénomène se manifestant à un degré bien supé..ieur chez les Dibranches. On reconnaît aussi chez les Céphalophores, dans la masse gan..lionnaire sous-œsophagienne deux paires plus grandes, qui peuvent également être séparées ..ar une lacune centrale (surtout chez les Pulmonés. Walter, *o c*, Lawson, *Quarterly Journ.* ..f *Microscop. Science*, 1863). Ces rapports semblent appuyer ici une comparaison qui serait ..ssez rigoureuse, si les faits n'étaient pas encore trop insuffisants.

Voir sur le système nerveux des Céphalopodes Garner, *Trans. Linn. Soc.*, XVII, 1834 ; ..ancock, *Ann. and. Maj. of. Nat. Hist.*, X, 1852 ; Jules Chéron, *Ann. Sc. Nat.*, 5e sect., V. Des recherches sur les éléments constituants du système nerveux des Céphalopodes ont été ..ites par Owsjannikow et Kowalewski, *Mém. Acad. Impériale de Saint-Pétersbourg*, VII, .., n° 3.

SYSTÈME NERVEUX VISCÉRAL.

§ 156.

Les masses ganglionnaires groupées autour de l'œsophage et les nerfs qui ..n dérivent forment un système nerveux du corps avec lequel un système ..erveux viscéral pourvu de ganglions spéciaux se trouve en connexion de la ..ême manière que chez les Vers et les Arthropodes.

Nous devons rattacher au second les filets nerveux munis de petits gan..lions qui entourent l'œsophage chez les *Brachiopodes*.

Il apparaît, comme nous l'avons vu dans la classe des Otocardiens, en ..aissant apercevoir les traits généraux déjà signalés dans les types inférieurs. ..omme chez eux il présente deux parties, une antérieure dont les limites ..ont restreintes aux organes buccaux et au commencement du canal intes..inal, et une postérieure, qui envoie des nerfs au reste de l'intestin, et aux ..rganes respiratoires, circulatoires et générateurs. Les deux parties peuvent ..e rencontrer ensemble ; mais la postérieure est cependant la plus répandue. ..lles ont leurs racines dans l'anneau œsophagien, soit dans les ganglions supérieurs, soit dans les inférieurs et présentent des organes centraux sous la forme de ganglions de diverses grosseurs, qui sont ou pairs ou impairs, et dans ce dernier cas sont peut-être toujours le résultat d'une fusion de deux.

La portion antérieure du système sympathique, celle chargée d'animer la région œsophagienne n'est représentée chez les *Lamellibranches*, que par un petit nombre de filets nerveux. La portion postérieure n'en est que plus développée car sa partie centrale est constituée par le plus gros ganglion de tout le système nerveux. C'est le renflement nerveux du muscle adducteur postérieur (*fig.* 139, *c*, et 143, *c*) qui se trouve en connexion avec le ganglion cérébral par de longues et fortes commissures. Cette circonstance jointe à la grosseur considérable du ganglion, a engagé quelques anatomistes à le considérer comme appartenant au système animal, tandis que précisément la connexion indiquée, ainsi que sa situation en font l'homologue d'un ganglion qui chez les *Céphalophores* appartient incontestablement au système nerveux viscéral. Sa prépondérance de volume sur les autres ganglions ne peut être qu'une circonstance accessoire, qui est en corrélation avec le développement considérable des parties qu'il doit desservir. On peut distinguer dans ce ganglion deux moitiés, réunies par de courtes commissures, qui peuvent être rapprochées à divers degrés, et finalement se réduire à une masse unique quadrangulaire, suivant que les branchies situées des deux côtés de ces animaux sont distinctes ou soudées ensemble. Les rapports de ce ganglion avec les branchies ressortent déjà de cette circonstance, et sont rendus encore plus apparents par les gros troncs nerveux qui en partent et qui vont se distribuer aux branchies. Ces faits justifient la dénomination qui lui a été donnée de ganglion branchial. Outre les rameaux qu'il envoie aux parties voisines du manteau, il émet deux gros nerfs, qui en parcourent le bord chez beaucoup de *Lamellibranches*, et là se confondent avec les nerfs venant du ganglion cérébral qu'ils rencontrent, ou s'étalent en un plexus occupant toute la partie marginale du manteau. Le même ganglion envoie aussi aux siphons, lorsqu'il en existe, des nerfs importants qui non-seulement se ramifient sur toute la longueur du tube respiratoire, mais aussi constituent une masse

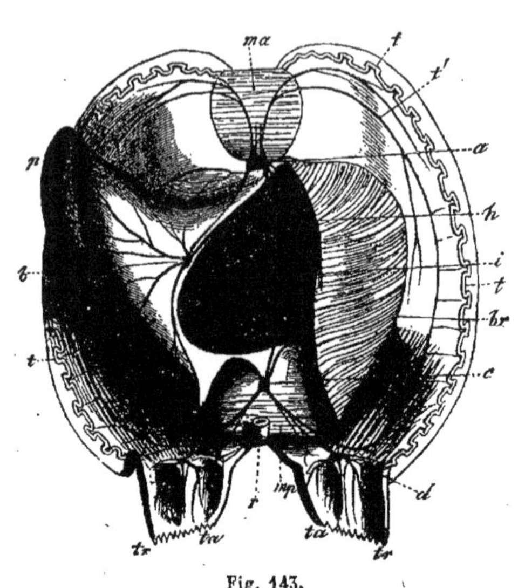

Fig. 143.

Fig. 143. — Système nerveux du *Cytherea chione*; *a*, ganglion œsophagien supérieur (cérébral); *b*, ganglions pédieux; *c*, ganglions viscéraux ou du pied; *d*, ganglions des tubes respiratoires (siphoniens); *ma*, muscle abducteur antérieur de la coquille; *mp*, muscle postérieur; *p*, pied; *t*, bord du manteau; *t'*, nerf du bord du manteau; *br*, branchie; *i*, canal intestinal; *h*, foie; *r*, rectum; *tr*, siphon respiratoire; *ta*, siphon cloacal (d'après Duvernoy

ganglionnaire située à sa base (*fig.* 143, *d*). On trouve ces ganglions dans les siphons des *Solen*, *Mactra*, *Mya*, *Lutraria*, *Cytherea*, etc. On ne sait que peu de chose sur les nerfs que le ganglion branchial envoie aux organes extérieurs. On les observe chez les *Pinna*, *Anomia* ainsi que les *Arca* et *Solen*, où ils se détachent soit du ganglion lui-même, soit des cordons qui constituent ses commissures.

La portion antérieure du système nerveux viscéral se présente chez les *Céphalophores* sous une forme spéciale correspondante avec le développement d'une partie céphalique et des pièces complexes de la bouche. Elle ne paraît être rudimentaire que chez les Ptéropodes à coquille. Elle est constituée par une ou plusieurs paires de ganglions placées sur le pharynx, et qui se relient au ganglion supérieur de l'anneau œsophagien. Ces ganglions buccaux (*fig.* 140, *c*) sont ordinairement réunis par une commissure ventrale, et peuvent se confondre en un seul, ou être remplacés par plusieurs. Les nerfs qui en partent se rendent aux organes buccaux, de là à l'œsophage, et chez les Pulmonés jusqu'à l'estomac. Les mêmes faits s'observent chez les Opisthobranches (*Doris*). — La partie postérieure du système nerveux viscéral est également formée de plusieurs ganglions. Elle constitue chez les Abranches un plexus nerveux plus délicat qui se ramifie sur l'intestin. Chez la plupart des autres Céphalophores, on trouve à la base des branchies une paire de ganglions parfois confondus, qui leur envoient des rameaux ainsi qu'aux viscères. Ce ganglion se montre surtout là où il est en connexion avec le ganglion sus-œsophagien, par des commissures, par exemple chez l'*Aplysia* comme l'homologue du ganglion branchial des Acéphales. Là où il se sépare en deux ganglions (*fig.* 144, *gbr*, *gbr'*), ceux-ci peuvent être en connexion l'un avec l'autre et présenter sur le trajet de leur commissure un troisième ganglion desservant des organes différents (*fig.* 144, *gc*) comme chez l'*Haliotis*, ou plusieurs ganglions rapprochés entre eux. La réunion de ces ganglions avec l'anneau œsophagien, se fait ordinairement alors par des nerfs qui émanent d'une paire des ganglions inférieurs. Chez le *Cyclostoma* ils sont fournis par des renflements inégaux des commissures latérales de l'anneau œsophagien. Le nerf droit se dirige vers le côté gauche et le gauche vers le côté droit, de sorte qu'ils s'entre-croisent sur le trajet. Ce trajet, ainsi que la dissymétrie qui caractérise l'arrangement de cette partie du système nerveux (*fig.* 144) sont en corrélation avec la situation asymétrique des branchies et du cœur.

La portion antérieure du système nerveux viscéral comme partie distincte, paraît manquer aux Tétrabranches (*Céphalopodes*), car les nerfs qui s'y rapportent (*fig.* 142, *d*.) proviennent directement de la masse ganglionnaire de l'anneau œsophagien. — La portion postérieure fortement développée se détache de la face postérieure de la masse de l'anneau œsophagien par un ou deux grands troncs. Ceux-ci dans le voisinage du cœur, forment un ganglion qui envoie deux fortes ramifications au cœur branchial, lesquelles à leur tour y forment des ganglions. Un tronc nerveux naissant sur ce point se dirige le long des artères branchiales en émettant de nombreuses ramifications. — Chez les Dibranches, la portion antérieure est formée de un ou deux ganglions buccaux souvent très-apparents, qui sont situés près de la masse nerveuse supérieure (*Octopodes*), ou plus éloignés reposant sur le pharynx et en rapport avec cette masse par des cordons nerveux (*Loliginés*). De plus un autre ganglion inférieur, mais assez gros, se trouve souvent réuni avec la partie précédente par des commissures latérales, et communique aussi avec la masse nerveuse sous-œphagienne. Des fines ramifications partant de tous ces ganglions se rendent aux parties buccales voisines, ainsi qu'un nerf plus fort naissant dans le renflement buccal inférieur (*Ommastrephes*), fendu dans sa longueur en deux troncs parallèles se dirigeant le long de l'œsophage jusqu'à l'estomac, pour y former un ganglion très-apparent, lequel est encore en connexion avec la partie postérieure du système sympathique. Les nerfs rayonnant de ce ganglion stomacal vont à l'estomac, au cæcum et au foie.

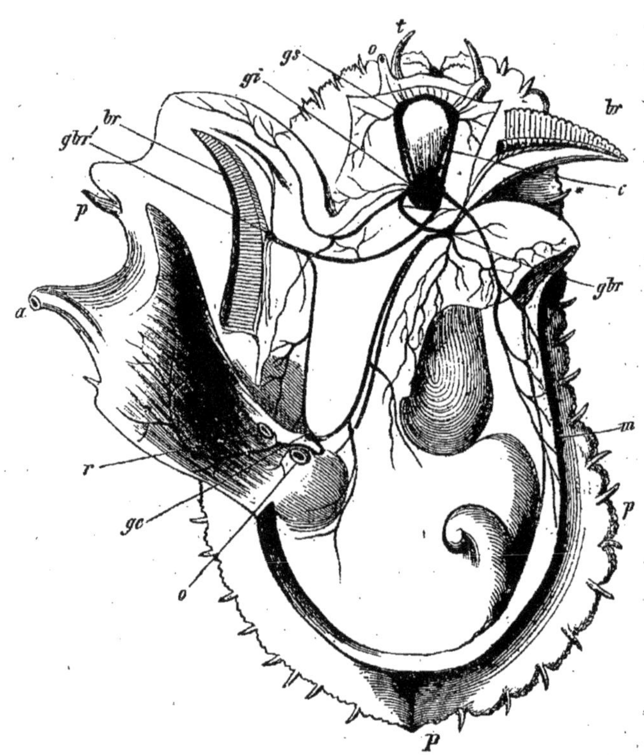

Fig. 144.

La partie postérieure du système nerveux viscéral prend ses racines dans la partie postérieure de la masse sous-œsophagienne, et outre de petits filaments nerveux, en émet deux plus forts le long du gros tronc veineux. Ces nerfs se réunissent en un ganglion, qui outre des connexions avec le ganglion stomacal envoie des nerfs aux branchies, ou bien ces derniers partent direc-

Fig. 144. — Système nerveux de l'*Haliotis;* l'animal est ouvert par le dos après enlèvement de la coquille; *P*, épipode; *t*, tentacule; *o*, œil; *br*, branchies; *p*, pénis; *r*, ouverture des reins; *a*, anus; *ov*, orifice génital; *m*, bord du manteau; *gs*, ganglion sus-œsophagien; *gi*, sous-œsophagien; *c*, commissures de l'anneau de l'œsophage; *gbr*, *gbr'*, ganglions branchiaux; *gc*, ganglion anal (d'après Lacaze-Duthiers).

tement du ganglion sous-œsophagien pour passer à la base des branchies (*fig.* 142, *dd*) à l'état de ganglions dont les nerfs vont se ramifier dans ces organes. Il existe aussi des commissures entre ces ganglions branchiaux. On peut considérer sans aucun doute, ces ganglions comme les homologues des ganglions branchiaux des autres Otocardes.

Organes des sens.

ORGANES DU TACT ET DE L'ODORAT.

§ 157.

Les Mollusques se rattachent de près aux Vers par leurs organes sensitifs. Le sens du toucher est départi à la surface du corps, partout où il n'y a pas de pièces dures ; on rencontre sur diverses parties du corps, distribuées d'une manière variable, des dispositions anatomiques destinées à la perception des impressions tactiles, et qui consistent en des prolongements sétiformes de cellules, dont les rapports avec des nerfs ont été reconnus dans quelques cas. Ces conformations se rencontrent d'une manière plus constante sur les parties du corps qui fonctionnent plus spécialement comme *organes de tact*, et qui pour la plupart pourvues de nerfs se présentent comme des prolongements des téguments. Tous les appendices désignés sous le nom de « tentacules » ne fonctionnent pas exclusivement de cette manière, et il y en a souvent chez lesquels les fonctions de sensibilité sont très-secondaires. Il faut ranger ici les bras des *Brachiopodes*, ou plutôt la double série d'annexes filamentaires dont ils sont pourvus. Ces appendices tentaculaires sont fort répandus sur les bords du manteau des *Lamellibranches* tantôt sur sa circonférence totale, souvent sur plusieurs rangs (*Mactra*, *Lima*, *Pecten*, etc.), tantôt circonscrites sur certains points, principalement sur les siphons, et sont employés dans les deux cas à contrôler les particules qui sont amenées avec l'eau dans la cavité du manteau. Ils sont doués d'une grande contractilité et reçoivent des ramifications des nerfs marginaux du manteau.

Les prolongements qui occupent aussi le bord du manteau de beaucoup de Céphalophores, ainsi que les cirrhes dorsaux des Abranches n'en sont pas moins des organes remplissant le même usage. Mais ces diverses parties n'étant analogues que par leurs fonctions, et pouvant provenir d'adaptations des plus différentes, elles n'ont, comme objets de comparaison, qu'une importance très-secondaire.

Les organes qui se présentent dans plusieurs divisions, bien que n'ayant pas toujours les mêmes proportions, ou ne remplissant pas les mêmes fonctions, sont beaucoup plus importants. Ce sont les appendices qui occupent la partie céphalique du corps, qui se continuent des Vers aux Arthropodes, et persistent encore chez les Mollusques. Il est douteux qu'on doive y rattacher la paire de lobes qui se trouve sur les côtés de la bouche des Acéphales, par contre nous rencontrons des tentacules céphaliques très-régulièrement répandus chez les *Céphalophores*. Il ne sont réduits que lorsque la tête est rudimentaire (*Ptéropodes* à coquille), et font rarement complétement défaut (*Chiton*). Ils se présentent d'abord comme dans beaucoup de Vers plats, sous la forme simple d'expansions peu saillantes de la peau ; dans d'autres cas par contre, leur conformation peut être complétement différenciée, et lorsqu'il en existe plusieurs paires, leur structure est toute différente (*fig.* 165, *t*). Chez les *Opisthobranches*, le nombre de ces tentacules est très-variable ; il est de deux au plus chez les *Prosobranches*. Il en est de même chez les Pulmonés terrestres, car dans les cas ou ceux-ci ont quatre tentacules, il y en a deux qui servent à porter des yeux. Ces organes peuvent jouir de la même contractilité que les autres parties de l'enveloppe dermo-musculaire dont ils ne sont qu'un développement local particulier ; ou bien par suite d'une haute différenciation, ils deviennent rétractiles sous l'influence de muscles spéciaux (*Hélix*, *Limax*).

Les bras des *Céphalopodes* que nous avons fait dériver (p. 455) du pied des autres Mollusques, doivent être considérés comme des organes tactiles, ainsi que les nombreux tentacules qui entourent la bouche des Tétrabranches.

S'il n'est pas très-difficile d'attribuer aux organes précités une fonction dans la perception des impressions tactiles, il est presque impossible de déterminer physiologiquement une série d'autres organes et qui, également en connexion avec les téguments, sont pourtant des organes des sens. Ce sont des points portant pour la plupart des cils, et recevant un nerf qui fréquemment y forme un renflement. L'action que le milieu extérieur peut exercer sur ces organes pour irriter leur sensibilité, est encore incertaine, et ce n'est qu'en vertu d'une analogie lointaine qu'on les a considérés comme des *organes de l'odorat*.

Chez les *Céphalophores* ils se trouvent dans le voisinage des organes respiratoires, et y sont aussi très-généralement répandus chez les *Hétéropodes* et *Ptéropodes*. Un organe cilié semblable est placé à la surface, immédiatement vers les branchies des genres nus de ces groupes ; il a une forme de roue chez le *Pneumodermon*. Les genres à coquilles l'ont dans la cavité du manteau. Chez ces Ptéropodes il est situé comme une crête transversale sur la partie de la fente de la cavité du manteau, par laquelle l'eau pénètre pour arriver aux branchies.

Chez les *Opisthobranches* la paire postérieure de tentacules joue d'après Hancock, le rôle d'organe olfactif. Ils présentent en conformité avec cette fonction des transformations des plus variées dans lesquelles on reconnaît une foule de dispositions telles que des arêtes et d'innombrables dispositions destinées à augmenter leur surface. Un revêtement de cils ne fait jamais défaut. Lorsqu'on considère que la respiration s'accomplit en grande partie dans des organes qui partent de la partie dorsale de l'animal, on trouve que les rapports de situation des tentacules fonctionnant comme organes olfactifs sont semblables à ceux de l'appareil mentionné plus haut. La situation très-reculée en arrière qu'occupent ces tentacules pourrait bien dépendre de ces rapports.

Chez les *Céphalopodes*, les organes olfactifs ont une forme plus accusée. Ils consistent en deux fossettes placées immédiatement derrière les yeux, ou en papilles peu élevées, revêtues de cils vibratiles. Ils reçoivent un nerf qui prend naissance à côté du nerf optique.

Les *tentacules* du bord du manteau sont très-inégalement développés chez les Lamellibranches. Ils sont très-protractiles chez le *Lepton*. La partie postérieure du bord du manteau porte seule chez les *Unio* de courtes papilles tentaculaires.

Il faut compter au nombre des organes tactiles des *Céphalophores* les lobes céphaliques qui ont fréquemment la forme de tentacules. Le repli de la peau qui fait saillie sur la tête atteint son plus grand développement chez le *Thétys*, où il a son bord garni de petits filaments. Les *Plocamophorus* et *Tritonia* présentent des passages vers cette conformation, surtout le premier, dont le lobe céphalique est représenté par un demi-cercle de touffes ramifiées. Les tentacules antérieurs des *Opisthobranches* paraissent provenir de la même partie. La paire de tentacules postérieurs des mêmes Gastéropodes si extraordinairement variée dans sa structure, paraît avoir des fonctions sensitives d'un ordre plus élevé (voy. ci-dessous). Chez les *Prosobranches* il y a entre les yeux et les tentacules des rapports extrêmement variés. Les yeux sont placés à la base de chaque paire de tentacules, ou sur de courtes éminences qui s'y trouvent. Chez d'autres ces dernières acquièrent une taille considérable, correspondant au développement de l'organe de la vision, et deviennent de fortes tiges oculaires sur lesquelles (*Strombus*, *Pterocera*) les tentacules forment de petits appendices. Lorsque les tiges oculaires se développent séparément des tentacules, nous avons la conformation qui nous est présentée par les Pulmonés terrestres. Parmi les *Ptéropodes* il n'y a de tentacules que chez les *Clioïdes* et quelques rudiments chez les *Chreseïs*. Il y a plusieurs tentacules céphaliques courts chez le *Clio*. Le *Pneumodermon* porte deux tentacules rétractiles et pourvus de ventouses. Les rapports de ces conformations avec celles des *Gastéropodes* ne sont pas encore bien clairs, par contre les deux tentacules des *Hétéropodes* sont semblables à ceux des autres Gastéropodes. Les larves des *Ptérotrachées* ont des tentacules qui manquent à l'animal adulte ; mais comme ils tirent leur origine du vélum cilié, on doit les séparer de la catégorie des organes tentaculaires qui proviennent d'une différenciation des lobes céphaliques.

D'après les quelques cas observés, la structure intime des tentacules paraît être analogue à ce qu'elle est chez les Vers. On a reconnu quelques modifications spéciales dans la couche épithéliale. Leydig signale chez la *Paludine* des tubercules ciliés sur les tentacules, et Claparède a trouvé chez tous les Gastéropodes d'eau douce des soies roides réparties sur les téguments qui peut-être sont des « soies tactiles. » Boll a trouvé des organes de cette nature en grande abondance chez les Céphalopodes. Il faut peut être comprendre dans les organes des sens, l'organe d'une structure histologique complexe qui est située dans l'*entonnoir des Céphalopodes* (H. Müller, *Zeit. Zool.*, IV, p. 339). Il forme sur le côté intérieur de l'entonnoir une saillie plane de configuration variée. Sa surface blanchâtre consiste en cellules qui contiennent des corpuscules en forme de baguettes, très-réfringents, semblables à ceux qui se trouvent dans les téguments des Vers.

ORGANES AUDITIFS.

§ 158.

Les appareils auxquelles on a donné le nom d'organes auditifs consistent, comme chez les Vers, en vésicules, contenant dans leur intérieur des concrétions solides ou cristallines (*Otolithes*). Un nerf qui se rend à la paroi de la vésicule s'est montré dans les cas observés avec le plus d'exactitude, en rapport avec une partie des cellules qui tapissent la vésicule auditive.

Les *Brachiopodes* paraissent n'avoir d'organes auditifs qu'à l'état larvaire ; ils existent alors sous la forme de deux vésicules placées sur le centre nerveux, qui subissent un développement rétrograde chez les animaux fixés.

Les *Lamellibranches* ont les vésicules auditives, que de Siebold a fait connaître, placées sur les ganglions pédieux. L'intérieur de la vésicule tapissé d'un épithélium vibratile (*fig.* 145, *e*) renferme un otolithe sphérique (*o*). Parfois ces vésicules s'écartent des ganglions et ne sont en connexion avec eux que par un nerf, comme chez les Acéphales d'eau douce ; ou bien elles sont placées plus loin dans le pied, par exemple, chez les *Cytherea*.

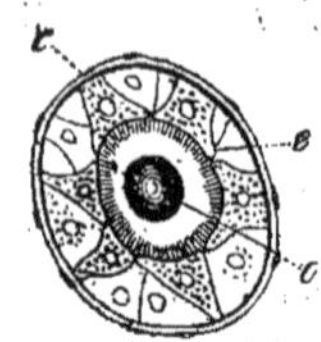

Fig. 145.

Les otocystes se trouvent chez tous les Céphalophores, mais dans des situations différentes. Chez les uns (*Hétéropodes*, beaucoup d'*Opisthobranches* et *Abranches*) ils se voient dans le voisinage des ganglions œsophagiens supérieurs, auxquels ils sont réunis par un court tronçon représentant le nerf auditif. Chez les autres (*Prosobranches*, *Pulmonés*, *Ptéropodes* nus et quelques *Opisthobranches* tels que *Pleurobranchus*) les otocystes se trouvent bien rapprochés, quant à leur position, des ganglions œsophagiens inférieurs, mais, en réalité, ils sont rattachés aux ganglions supérieurs par un nerf auditif considérablement allongé, lequel renferme souvent un canal central en continuité avec la cavité de l'otocyste. La position si différente des vésicules auditives ne provient donc point d'un changement dans l'origine des nerfs, mais paraît être une modification due à l'accolement de la tige de l'otocyste (Lacaze-Duthiers, Leydig).

Les aspects sous lesquels on trouve les concrétions contenues dans la vésicule (otolithes) sont en somme plus variables que dans la classe précédente ; tantôt elles sont très-nombreuses, en petits fragments (jusqu'à 200) ; tantôt moins grosses et moins nombreuses, tantôt comme dans les Hétéropodes (*fig.* 146, *a*) il n'y a qu'une concrétion sphérique, formée de couches concentriques. La vésicule auditive paraît être régulièrement revêtue de cils. Quelquefois (*Hétéropodes*) les cils sont remplacés par des poils roides, mobiles seulement à leur point d'insertion, qu'on doit d'autant plus considérer comme des soies auditives, que les cellules qui les portent paraissent être en connexion avec des nerfs. Ils pourraient donc être placés physiologiquement à côté des poils auditifs d'autres animaux, après une démonstration générale de la connexion des cellules épithéliales avec l'appareil nerveux.

On reconnaît dans la forme des organes auditifs des *Céphalopodes* un état plus avancé de développement de la vésicule simple, qui présente encore plusieurs complications. Chez le Nautile les deux vésicules auditives sont placées sur le cartilage. Chez les Dibranches, au contraire, elles pénètrent dans son intérieur, de sorte qu'elles sont au dehors entourées par lui.

On y distingue dans ce cas un labyrinthe membraneux et cartilagineux, qui représente quelque chose d'analogue à la partie qui porte ce nom chez les Vertébrés. La forme de la vésicule auditive, simple chez les Octopodes, paraît compliquée d'excavations et de saillies chez les Décapodes. La connexion avec le cartilage est en même temps plus intime, tandis que chez les Octopodes la

Fig. 145. — Organe auditif de *Cyclas ; c*, capsule auditive ; *e*, cellules épithéliales pourvues de cils ; *o*, otolithe (d'après Leydig).

ésicule est passablement plus libre dans la cavité crânienne. L'otolithe plongé ans un liquide aqueux a une forme variable, tantôt aplatie, tantôt sphérique. l est remplacé chez le Nautile par de nombreux petits otolithes, mais l'oto-ithe unique des Dibranches peut aussi se partager en fragments plus petits en orme d'aiguilles. Les nerfs auditifs provenant des ganglions sous-œsopha-iens, se terminent sur deux points de la paroi. On distingue une « plaque uditive, » formant un point où l'épithélium s'épaissit, et où ses cellules mettent des prolongements sétiformes (*Sepia*), et une « crête auditive » re-ourbée, qui porte également un épithélium modifié.

La vésicule du labyrinthe des Céphalopodes est en communication avec un anal vibratile qui traverse la paroi cartilagineuse de la capsule, et qui a eut-être une grande importance pour la conception génétique de l'organe. e penche à reconnaître dans cette partie, analogue au fond au labyrinthe les Vertébrés, une indication de l'origine de la vésicule auditive qui provien-drait des téguments ; de sorte que le canal, bien que peut-être, il cesse plus ard d'être ouvert, exprime pendant quelque temps les rapports primitifs le connexion que l'organe a avec les téguments. Quelques indications, fort eu précises du reste, font présumer une connexion semblable pour l'oto-yste des Céphalophores ; — mais ici comme chez les Céphalopodes la dé-nonstration embryogénique fait encore complétement défaut.

Autant qu'on a pu le reconnaître, les *Otolithes* présentent ceci de commun dans leur com-osition chimique, qu'ils consistent en une base de substance organique, imprégnée de sels alcaires. Ces derniers ne paraissent pas toujours en même temps que la substance organique, qui se présente seule d'abord (*Neritina*). La forme des otolithes n'est pas toujours constante. ls sont soumis à un mouvement vibratoire causé par le revêtement ciliaire de la capsule. hez plusieurs (*Paludina*), cet épithélium vibratile manque ou n'existe que dans les pre-mières phases du développement. Les mouvements des soies auditives des Hétéropodes sont ingulíers, en ce que ces soies se dressent et se couchent alternativement. Il semble y avoir à quelque chose qui s'éloigne des dispositions plus simples, des autres Céphalophores, que aractérisent les cils vibratiles. On n'a pas encore déterminé si outre les cils oscillants, il existe l'autres appendices cellulaires rigides qui se rangeraient plutôt dans la catégorie des organes erminaux que les premiers. Leydig a décrit des faisceaux musculaires très-particuliers dans a vésicule auditive des *Paludines*.

Le rapport du canal vibratile avec la surface du corps n'est pas encore reconnu chez les éphalopodes. Voy. sur ce canal Kölliker (*Entwick. d. Céphalopod.*, p. 105) ; Owsjannikow et owalewsky, *o. c.*

Sur l'organe auditif des Hétéropodes (Leydig, *Zeit. Zool.*, III, p. 325) ; *des Mollusques*. oll, (*op. cit.*) ; *des Céphalopodes*, Owsjannikow et Kowalewsky (*op. cit.*).

ORGANES DE VISION.

§ 159.

On trouve des organes visuels dans tous les groupes de Mollusques jouis-sant de la locomotion libre. Ils manquent aux formes fixées, et lorsqu'ils existent pendant l'état larvaire, ils subissent une rétrogradation lors du pas-sage de la larve à l'état fixe. C'est le cas des *Brachiopodes*, qui pendant la forme larvaire présentent des traces d'yeux consistant en une paire de taches pigmentaires, reposant sur le centre nerveux (F. Müller).

On a observé également dans l'état larvaire, des organes analogues situés sur le centre nerveux céphalique chez les *Lamellibranches*, pourvus même de corps réfringents (Loven). Elles paraissent subir plus tard une rétrogradation, et disparaissent chez l'animal adulte. On trouve par contre à l'extrémité du tube respiratoire, des taches de pigment régulièrement disposées (*Solen*, *Venus*, *Mactra*, etc.), qu'on a longtemps prises pour des yeux, quoique rien dans leur structure n'indique des organes visuels.

Il en est autrement des organes d'un développement bien supérieur, qui sont placés sur le bord du manteau de plusieurs Lamellibranches, sont supportés sur des tiges spéciales (*Arca*, *Pectunculus*, *Tellina*, *Pinna*, etc.) et dont quelques-uns (*Pecten*, *Spondylus*), par l'éclat de leur couleur émeraude due à une couche pigmentaire, tapissant le fond de l'œil, avaient déjà attiré l'attention d'anciens observateurs (*Poli*). Bien que présentant quelques particularités dans leur conformation, ces yeux ressemblent par toutes leurs parties essentielles à ceux des autres Otocardes; les points de divergence concernent surtout leur situation. Ils reçoivent leurs nerfs des troncs qui se ramifient dans le bord du manteau. Ils présentent quant au degré de leur développement des différences considérables, et peuvent même être réduits à l'état de simples taches pigmentaires. Leur nombre, très-variable aussi, peut s'élever jusqu'à 90 sur le bord supérieur du manteau (*Spondyle*). Dans plusieurs genres les parties qu'on a qualifiées de « yeux » paraissent cependant n'être que des taches de pigment. Cette disposition doit être appréciée, suivant le point de vue que nous avons déjà fait ressortir dans la partie générale, et d'après lequel la différenciation d'un organe sensitif aux dépens d'une terminaison nerveuse est possible sur toute partie des téguments. Ces yeux du bord du manteau paraissent ainsi ne pouvoir être comparables qu'au point de vue physiologique aux organes de vision des autres Otocardes, mais, au point de vue morphologique, ils représentent des organes particuliers qui sont, comme les organes semblables des Vers, le résultat d'une adaptation.

Les yeux des *Céphulophores* et des *Céphalopodes* sont toujours au nombre d'une paire placée sur la partie céphalique de l'animal. Ils sont souvent remplacés chez les premiers par de simples taches placées sur le ganglion sus-œsophagien, et manquent chez ceux qui ont perdu la faculté de libre locomotion (*Dentalium*, *Vermetus*). Ils font également défaut chez les *Chiton* et la plupart des *Ptéropodes*. L'œil, sous sa forme la plus simple, est placé sous la peau (chez beaucoup d'Abranches). Chez d'autres, il est enfoui dans l'enveloppe dermo-musculaire, d'où une situation plus superficielle, qui détermine en même temps la formation d'un nerf optique plus allongé. La partie du corps qui porte les yeux est ordinairement la base des tentacules (*Prosobranches*, *Pulmonés* d'eau douce); elle peut se transformer en un pédoncule oculaire particulier, ou l'œil, qui est porté sur le tentacule (*Strombus*, *Pterocera*), peut se trouver à l'extrémité d'une petite tige distincte et tentaculiforme (*fig*. 152, *t*), placée derrière les tentacules proprement dits (*Ommato-*

hore), tige oculaire dans l'intérieur de laquelle il est rétractile. Cette tige oulaire donne à l'œil une grande mobilité, qui chez les Hétéropodes est le ésultat de l'inclusion du bulbe culaire dans une grande capsule fig. 146, o), à laquelle il est fixé ar des muscles. Ceux-ci, par leur tion, permettent au bulbe des angements de position. La forme e ce dernier, le plus souvent arondie ou ovale, est assez particuère chez les Hétéropodes (*fig.* 146).

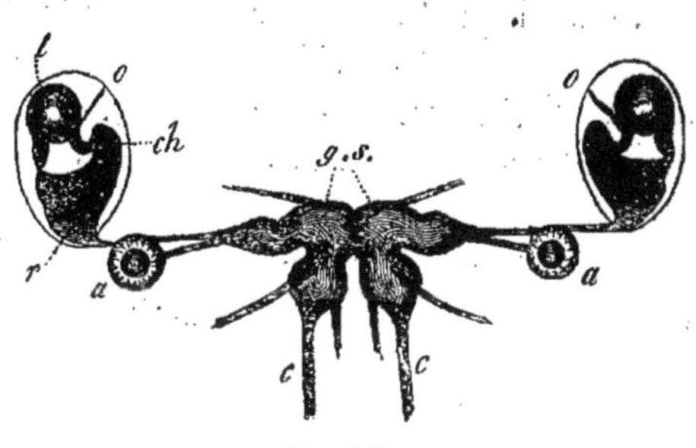

Fig. 146.

En ce qui concerne la structure du ulbe, elle comprend une enveloppe térieure mince laquelle dans sa partie antérieure, se modifie pour former cornée qui n'est qu'une partie des téguments (Membrane pellucide de Henn). Un renflement ganglionnaire du nerf optique (*r*) se trouve sur la périérie postérieure du bulbe. Dans l'intérieur de ce dernier se trouvent la tine et les appareils terminaux du nerf optique, constitués par une couche bâtonnets qui est séparée de la superficie de la rétine par un dépôt de gment. Une lentille placée immédiatement derrière la cornée, et postérieument enveloppée d'une couche d'un corps vitré, remplit la cavité de l'œil.

L'œil des *Céphalopodes* présente des rapports étroits avec celui des Céphaphores. Le bulbe que porte chez le *Nautile* une espèce de tige oculaire, ésente une saillie latérale (*fig.* 135, *o*, p. 461) formation seulement indiiée chez quelques Dibranches, chez lesquels dans la plupart des cas le ilbe se trouve protégé par les rebords latéraux et les appendices du cartilage phalique, entre lesquels il se loge comme dans une cavité orbitaire. La psule du bulbe se continue dans la tige oculaire chez le Nautile; elle s'apie sur un orbite cartilagineux chez les Dibranches, et fournit à un ganion du nerf optique une enveloppe (*fig.* 147, *go*), qui chez le Nautile est présentée par une couche recouvrant une plus grande étendue du bulbe. La psule oculaire se continue en avant en une membrane mince (*c*) désignée us le nom de cornée, derrière laquelle sont placés les milieux réfringents bulbe. Ceux-ci manquent chez le Nautile, qui est aussi privé de cristal. La capsule oculaire se continue directement avec une membrane qui t en connexion avec les téguments de la tige, et est pourvue d'une ouverre en forme de pupille qui conduit à l'intérieur du bulbe (*fig.* 135, p. 461). tte communication directe de l'intérieur du bulbe avec le milieu ambiant, t fermée, chez les Dibranches, par la présence d'un cristallin (*fig.* 147, *L*), ais comme la partie transparente (cornée) de la capsule oculaire fait déut chez plusieurs (*Loligopsis*, *Histioteuthis*, etc.) ou est perforée d'une verture (*Sepia*, *Loligo*, *Octopus*), l'eau baigne toujours la face antérieure

g. 146. — Ganglion sus-œsophagien et organes des sens de *Pterotrachea*; *gs*, ganglion susœsophagien (cérébral); *c*, commissures; *o*, capsule oculaire avec le bulbe; *l*, cristallin; *ch*, couche pigmentaire (choroïde); *r*, renflement du nerf optique; *a*, organe auditif.

du bulbe contenu dans la capsule. L'espace ainsi en communication avec l'extérieur ne se continue pas par l'orifice visuel seulement jusqu'au cristallin, mais il peut s'étendre à différents degrés autour du bulbe. Les téguments forment souvent en s'élevant autour de la cornée, des plis ou « paupières » qui sont limitées à certains points, ou occupent toute la périphérie, et peuvent par suite de la présence de muscles d'occlusion, devenir des appareils de protection pour l'œil.

On peut considérer comme constituant la partie fondamentale du bulbe lui-même, une capsule cartilagineuse (*fig.* 147, *k*), qui se continue dans la partie du bulbe entourant la pupille et constitue un iris cartilagineux (*ik*). En dehors de ce cartilage de l'œil, on observe en arrière le ganglion du nerf optique et autour du ganglion, un organe blanchâtre, qui tantôt s'étend assez loin en avant, tantôt est très-limité (*w*). Une couche de fibres musculaires longitudinales, enfin une membrane à éclat argenté qui se continue jusqu'aux bords de la pupille, se suivent successivement. Cette membrane *argentine externe* (*ae*) forme le revêtement du bulbe sur la face, tournée vers l'espace précité, dans lequel entre l'eau ambiante. Une seconde membrane semblable, *argentine interne*, se trouve en dedans de la première. La face postérieure de la capsule cartilagineuse (*k*) est percée d'un ou plusieurs orifices par lesquels passent les faisceaux nerveux venant du ganglion, destinés à former la rétine, qui s'étend dans l'intérieur de la cavité de la capsule jusque près du bord de l'organe destiné à fixer le cristallin. Ses parties essentielles sont formées des mêmes couches que celles qui constituent la rétine des Céphalophores, et dont l'intérieure (*Ri*) représentant l'appareil récepteur, est nettement séparée de l'extérieure (*Re*) par une couche pigmentaire (*p*). Une lame de tissu

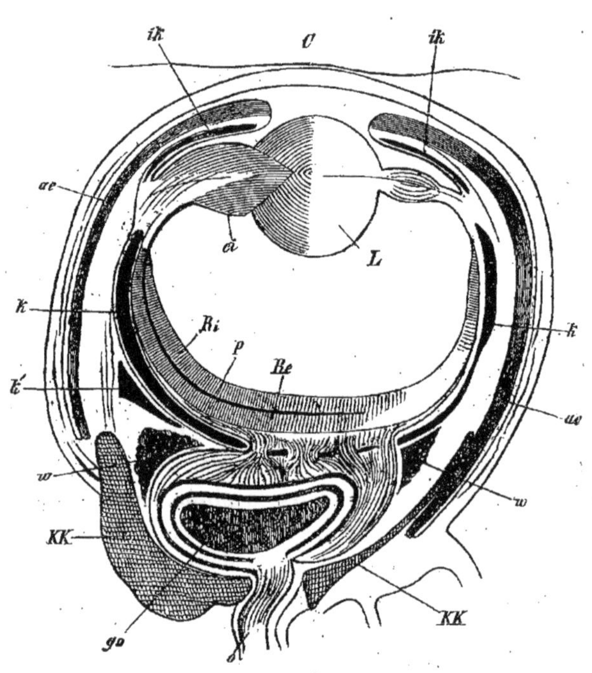

Fig. 147.

Fig. 147. — Coupe horizontale de l'œil de *Sepia* (schématique); *KK*, cartilage céphalique; *C*, cornée; *L*, cristallin; *ci*, corps ciliaire; *R*, couche interne de la rétine; *Re*, couche externe de la rétine; *p*, couche pigmentaire; *o*, nerf optique; *go*, ganglion du nerf optique; *k*, cartilage du globe de l'œil; *ik*, cartilage de l'iris; *w*, corps blanc; *ae*, couche argentine externe (d'après Hensen).

connectif, partant de la couche musculaire, s'étend sur la face interne du cristallin (*L*), et s'enfonçant sur le bord de cette dernière, la partage en deux parties distinctes, une antérieure plus petite, et une postérieure plus grande, toutes deux ensemble figurant un corps ovale, correspondant par son axe longitudinal à celui de l'œil. Ces lamelles de tissu connectif ont chacune leurs faces antérieure et postérieure revêtues de couches d'épaississement épithéliales, qui en s'infléchissant du bord de lentille dans cette dernière, forment un système de lamelles qu'on a nommés *corps ciliés* (*ci*), (Corps épithélial, Hensen). L'espace qui est derrière la lentille est remplie d'un liquide.

L'œil des Mollusques, y compris celui des Céphalopodes, offre donc parmi des différences très-importantes, une série de particularités communes ; et s'il atteint chez ces derniers un développement qui le fait ressembler à l'œil des Vertébrés, cette ressemblance ne tarde cependant pas, à la suite d'un examen plus approfondi, à disparaître presque complétement; toutes les parties de l'œil des Céphalopodes témoignent de la différence des souches, qui ont donné naissance aux Mollusques et aux Vertébrés. Ce qui s'y trouve de véritablement analogue ne l'est que grâce à l'identité de la fonction.

Dans sa forme la plus développée (*Pecten*), l'œil des *Lamellibranches* présente cette particularité qu'il reçoit deux nerfs distincts, dont l'un pénètre par le fond de la capsule oculaire superficielle, l'autre entrant latéralement. La chambre antérieure de l'œil est occupée par un cristallin formé de cellules, la chambre postérieure, plus spacieuse, par la rétine, dont la couche constituée par des bâtonnets, qui sert à la perception, garnit le fond, et est extérieurement entourée d'une couche chatoyante de pigment. L'organe réfringent qui repose ici immédiatement sur l'appareil nerveux, est de nature épithéliale, même quand il se trouve extérieurement entouré par la partie antérieure de la paroi capsulaire. Il se distingue par là de la lentille de l'œil des escargots, qui est également un produit de l'épithélium du corps, mais paraît toujours n'être composée que de couches homogènes. Ainsi que Leydig l'a observé dans la formation du cristallin chez la *Paludine*, une cellule peut être le centre du dépôt des couches de la substance réfringente, tandis que chez les Acéphales l'organe se forme par multiplication de cellules demeurant homogènes. Ce fait de combinaisons de cellules pouvant concourir à la composition du cristallin, se retrouve chez les *Céphalopodes*, dont la lentille, comme Kölliker l'a montré, se forme aux dépens de la couche épidermique. Les cellules mêmes ne se trouvent pas pourtant dans le cristallin, mais dans ce qu'on appelle les corps ciliaires, et elles émettent de là des prolongements fasciculés réunis en lamelles qui se rendent dans le cristallin, et déterminent ainsi sa structure feuilletée. On n'est pas encore sûr que l'absence de cristallin chez le Nautile ne soit pas le résultat d'une perte accidentelle de cet organe. Quant à la rétine, elle est formée essentiellement des mêmes couches dans les Céphalopodes et les Céphalophores. Hensen en compte sept chez les premiers. La couche perceptrice ou couche des bâtonnets est toujours la plus interne de l'œil. Les bâtonnets eux-mêmes paraissent être un produit des cellules sous-jacentes, qui leur envoient des prolongements filiformes très-déliés, et sont toujours en rapport avec les expansions du nerf optique.

Pour l'œil des Lamellibranches Krohn, *Arch. An. Phys.*, 1840 ; Will *Fror. N. Not.*, 1844. Œil de l'Escargot, Babouchin, *Sitzungb. Wien*, 1865 ; Hensen, *Arch. Microsp.*, II. Œil des Céphalopodes ; Krohn, *Nov. Act. Ak. L. C.*, XVII, I ; et remarques additionnelles, *id.*, XIX, II ; sur un muscle interne de l'œil des Céphalopodes, Langer, *Sitzungsb. Wien.*, V, p. 324 ; recherches histologiques précises sur les yeux de quelques Céphalopodes suivies de considérations sur les yeux d'autres Otocardes, Hensen, *Zeit. Zool.*, XV.

ORGANES DE NUTRITION

Organes digestifs.

CANAL INTESTINAL.

§ 160.

Les Mollusques ont de commun avec les Vers et les Arthropodes une séparation complète de la paroi du canal intestinal de celle du corps, de sorte que partout une cavité spéciale contient les liquides nutritifs ; l'intestin présentant cependant les conditions les plus différentes quant à sa disposition dans la cavité du corps. Le canal intestinal ne traverse plus le corps en suivant un trajet direct, de manière que l'extrémité du corps opposée à celle où se trouve la bouche porte l'orifice anal ; au contraire, il décrit une courbe et, s'il s'étend davantage en longueur, des circonvolutions ; son extrémité peut être placée à une assez grande distance du pôle aboral du corps, et même se trouver dans le voisinage de la bouche. Si nous admettons qu'une disposition symétrique ait dû aussi être l'état primitif du tube intestinal, de sorte que chaque changement de situation de l'orifice anal ait été postérieurement et graduellement acquis, il faut que cet état ait existé à une époque bien reculée, car il n'existe plus même dans l'ontogénèse. La cause déterminante de ce changement de situation doit être cherchée dans le développement si général des productions testacées. Le développement du manteau dorsal et de sa coquille ainsi que leur accroissement dissymétrique chez le plus grand nombre de Mollusques démontrent cette influence aussi bien que le fait, que la position de l'anus la moins modifiée s'observe chez les espèces dont le manteau et la coquille sont restés symétriques, quelle que soit d'ailleurs la manière dont le tube intestinal se comporte chez elles dans son trajet. Les Lamellibranches en sont un exemple. Les Céphalopodes et les Ptéropodes en fournissent d'autres où l'extension de la partie dorsale du corps a rapproché l'ouverture anale de la buccale (*fig.* 148, *A*, *B*, *tr*).

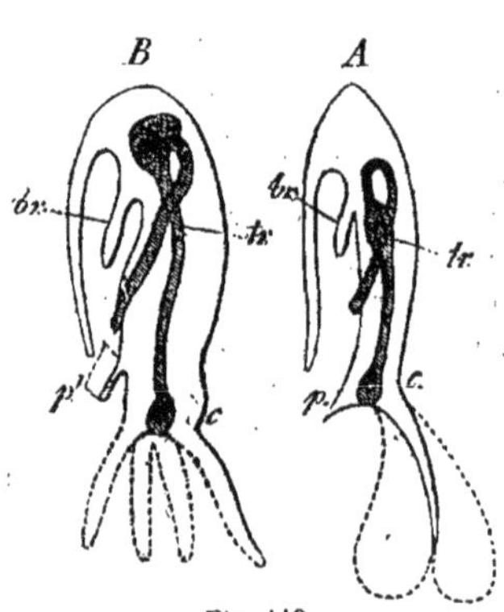

Fig. 148.

On peut, comme dans les embranchements d'animaux déjà traités, distinguer diverses parties dans le canal intestinal des Mollusques ; ce sont surtout

Fig. 148. — Figures schématiques de la disposition du canal intestinal : *A*, chez les *Ptéropodes*, et *B*, chez les *Céphalopodes*; *c*, tête avec les organes provenant de modifications du pied : *A*, nageoires, et *B*, bras ; *p'*, entonnoir ; *br*, branchies ; *tr*, canal intestinal.

des formations appendiculaires, qui les distinguent et peuvent souvent servir à les délimiter.

Chez les *Brachiopodes* le tube intestinal naît d'une ouverture buccale placée entre les deux bras dans la cavité du manteau, et de là il remonte sous forme d'un canal ordinairement court vers un intestin moyen plus large, qu'on appelle l'estomac, et dans lequel (*fig.* 149 *d'*) débouchent des organes

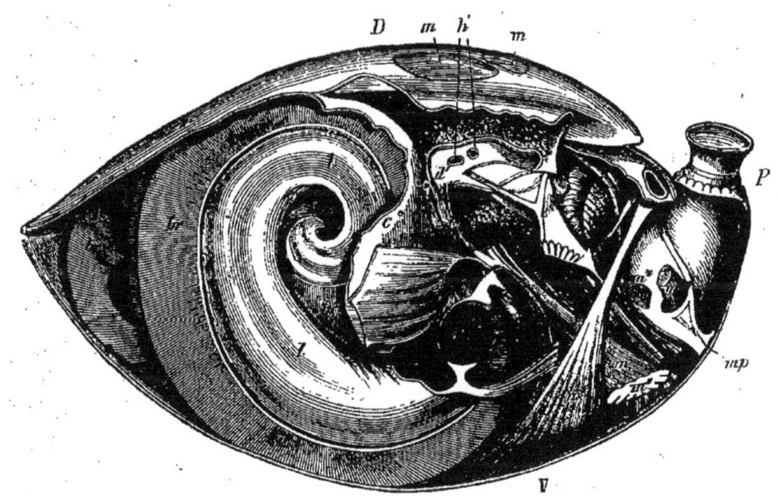

Fig. 149.

glandulaires (*h*). L'intestin terminal qui suit la partie précédente se dirige chez les Térébratulides, vers la valve ventrale pour se terminer en un cæcum parfois un peu dilaté (*Rhynchonella*) ; il ne s'ouvre donc point au dehors. On doit reconnaître là le fait d'une rétrogradation, d'autant plus que ce cæcum se continue quelquefois par un prolongement en forme de cordon (*Thecidium*). Par contre chez les *Écardines* qui occupent une position inférieure, le canal intestinal est complétement différencié, car il possède non-seulement une ouverture anale placée du côté droit, mais présente une longueur considérable qui l'oblige à décrire plusieurs circonvolutions.

Une particularité à signaler est le mode de fixation de l'intestin, dont la partie moyenne est unie à la paroi du corps par une lame (ligament gastro-pariétal), qui forme en même temps une espèce de cloison dans la cavité du corps. Je pourrais voir là une cloison qui indique la formation métamérique dont nous avons souvent parlé. La partie rectale de l'intestin est également fixée des deux côtés par une autre lamelle (iléo-pariétale). Ces

Fig. 149. — Vue latérale des organes d'un *Brachiopode* (*Waldheimia Australis*); *D*, face dorsale ; *V*, ventrale; *P*, tige; *ll*, bras roulés en spirale; *br*, filets branchiaux; *c*, paroi antérieure de la cavité viscérale; *d*, œsophage; *d'*, estomac; *h'*, point du débouché des canaux biliaires; *h*, foie; *r*, ouverture interne avec plis transversés de l'oviducte droit. On remarque à son bord antérieur un des « cœurs » en forme de bourse. Quelques plis de l'ouverture de l'oviducte gauche sont visibles. *c*, grand canal brachial. — Muscles : *m*, d'occlusion (leurs points d'attache se voient sur la face dorsale); *m'*, divaricateur ; *m''*, ajusteur ventral ; *m**, portion du précédent ; *m***, portion de l'ajusteur dorsal ; *mp*, muscle de la tige (d'après Hancock).

particularités du canal intestinal méritent d'autant plus notre attention qu'ils sont moins répandues chez les autres Mollusques.

§ 161.

Le canal intestinal des *Otocardes* est fortement compliqué soit par des organes accessoires, soit par la transformation de sa partie antérieure en un appareil destiné à la préhension et à la mastication de la nourriture. Cet appareil n'est développé que dans les deux classes les plus élevées, et manque chez les *Lamellibranches*, où la bouche sous la forme d'une fente transversale, située entre le pied et le muscle adducteur antérieur (Dimyaires), est pourvue d'une paire d'appendices en lobes qui ne manquent que rarement, et servent peut-être à diriger la nourriture, à moins que ce ne soient des organes tactiles. Leur garniture de cils vibratiles paraît surtout les approprier au premier usage.

L'ouverture buccale conduit dans une partie courte du canal intestinal, le tube œsophagien, dont on peut à peine distinguer l'estomac qui n'est qu'un espace un peu élargi du tube digestif. La conformation rudimentaire de la partie céphalique, ainsi que le faible développement des parties antérieures du canal intestinal sont donc caractéristiques des Lamellibranches. Les conduits excréteurs du foie s'ouvrent dans cette partie de l'intestin, désignée sous le nom d'estomac; elle représente donc la partie correspondante à l'intestin moyen des Vers et Articulés. Chez un grand nombre de Lamellibranches, la portion pylorique de l'estomac présente une expansion en forme de cæcum, souvent considérable et pouvant être fermée par un clapet. Dans les organes cæcaux, ou lorsqu'ils font défaut, dans le canal intestinal lui-même, on trouve chez un grand nombre des animaux de cette classe une pièce particulière, connue sous le nom de *tige cristalline*, et qu'on doit considérer comme le produit d'une sécrétion de l'épithélium intestinal. Le rectum, qui forme de beaucoup la plus grande partie de l'ensemble du trajet de l'intestin, se dirige vers la partie dorsale de l'animal en faisant plus ou moins de tours, ordinairement en conservant un calibre uniforme, quoique cependant il puisse parfois présenter des parties plus étroites ou plus larges, et se fraye son chemin entre les autres organes du sac viscéral (foie, et glandes sexuelles). Son extrémité chemine sous le bord fermé de la coquille vers la partie postérieure du corps, où chez un grand nombre de Lamellibranches, il traverse le péricarde et le cœur lui-même, pour s'ouvrir derrière le muscle adducteur postérieur, dans une papille de longueur variable, faisant librement saillie dans la cavité du manteau (*fig.* 143, *r*).

Le développement de la tête chez les *Céphalophores* et *Céphalopodes* entraîne des différenciations importantes dans la partie antérieure du canal intestinal, qui devient ce qu'on a appelé un « pharynx », organe sur lequel se placent les appareils destinés à la préhension et à la division de la nourriture, et que des muscles mettent en mouvement. Les productions solides qui revêtent ces organes sont dans leur ensemble le produit d'une sécrétion de cellules, et doivent par conséquent être rangées parmi les formations cuticulaires. La substance qui les compose se rapproche de la chitine. Ces appareils peuvent se présenter réunis ou séparés suivant trois manières.

1. Ils consistent en mâchoires se mouvant verticalement l'une contre l'autre, le plus souvent représentées, chez les *Céphalophores*, par une pièce arquée, dont le bord délicatement sinueux est fréquemment dentelé. Cette mâchoire impaire, particulièrement développée chez les Gastéropodes terrestres herbivores, est placée sur la paroi supérieure de l'œsophage, et peut être mise en mouvement et plus ou moins projetée en avant lorsque l'animal mange. Il n'y a point de pièce inférieure. Nous trouvons par contre chez les *Céphalopodes*, les deux mâchoires à un état de développement considérable. Elles consistent en deux fortes pièces comparables à un bec de perroquet (*fig.* 150, *C*), munies de bords tranchants, et dont l'inférieure (*m'*) dépasse la supérieure (*m*). Les deux mâchoires sont placées en avant de l'ouverture buccale, et ne sont recouvertes qu'à leur base par les bords mous des lèvres.

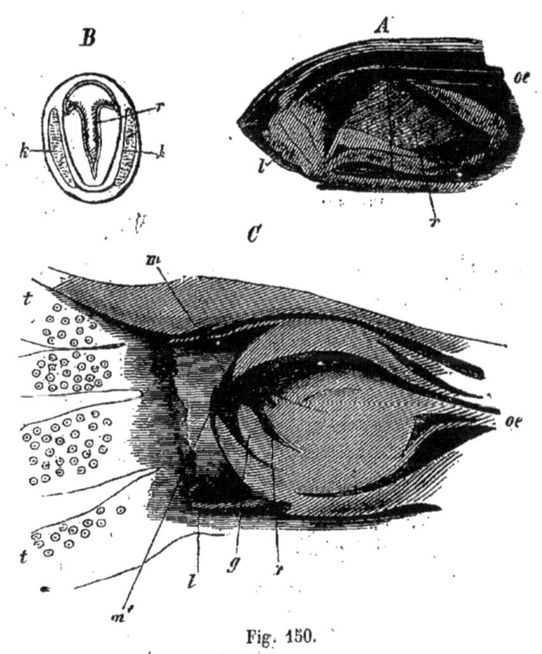

Fig. 150.

2. Les mâchoires peuvent être horizontalement opposées l'une à l'autre, et placées en conséquence latéralement sur la paroi de l'œsophage ; elles consistent en sécrétions solides, qui ont tantôt une forme aplatie (*Hétéropodes*, *Paludine*), tantôt des bords tranchants, ou sont étirées en pointes, (*Dolium*), et peuvent ainsi être placées à côté des mâchoires des Annélides. Leur plus grand développement est atteint chez les Gymnobranches carnassiers et chez les Prosobranches. Lorsque ces deux mâchoires se rapprochent par le haut (*Marsenia*), elles paraissent présenter un passage vers la forme impaire de mâchoires existant chez les Gastéropodes pulmonés.

3. On trouve enfin un organe impair faisant saillie de la paroi inférieure du pharynx dans la cavité œsophagienne. Quelques pièces cartilagineuses (*fig.* 150, *B*, *k*) constituent un appareil de soutien intérieur, que nous avons

Fig. 150. — *A*, pharynx d'un Gastéropode (*Pleurobranchus*), coupe longitudino-verticale ; *B*, coupe du même suivant la ligne verticale marquée sur la figure *A* ; *oe*, œsophage ; *l*, lèvre ; *r*, radule ; *k*, cartilage ; *C*, pharynx d'un Céphalopode (*Loligo*), coupe longitudino-verticale ; *t*, bras ; *m*, pièce supérieure de la mâchoire ; *m'*, pièce inférieure ; *l*, lèvre ; *g*, langue ; *r*, radule ; *oe*, œsophage.

signalé plus haut à l'occasion des parties profondes du squelette. Une plaque solide (*A*, *r*, *B*, *r*) placée à sa surface, portant de petites dents dirigées en arrière et disposées en séries transversales, forme la râpe (*Radula*). L'arrangement de ces petites dents ou crochets (*fig.* 151, *a*, *b*, *c*, *d*), leur forme et leur nombre, sont extraordinairement variés et se modifient non-seulement suivant les grandes divisions, mais aussi les ordres, familles, et mêmes les espèces, bien que des rapports de parenté soient pourtant exprimés dans leur conformation. Il y a ordinairement une pièce médiane (*a*) à laquelle s'ajoutent des deux côtés des petites dents (*b c d*) symétriques. L'organe formé par l'ensemble de ces crochets sert surtout à la préhension de la nourriture. L'étendue de la radule est quelquefois considérable. Chez quelques Mollusques (*Turbo*, *Patella*), enveloppée dans une dilatation en forme de sac de l'œsophage, elle s'avance jusque dans la cavité du corps, et peut même être plus longue que ce dernier. Ce sac représente l'étui fortement développé de la radule qui existe ailleurs, mais est moins allongé. Elle est moins développée chez les *Ptéropodes*. Chez les *Gastéropodes* elle est tantôt plus large tantôt plus longue ; elle acquiert chez les *Hétéropodes* un degré de développement plus élevé, car les crochets extérieurs des lignes transverses, sont non-seulement d'une longueur considérable, mais aussi articulés et mobiles. Ils peuvent ainsi lors de la protraction de la langue, se redresser, et, en se rétractant, se rapprocher comme des pinces et agir pour la préhension. Chez les *Céphalopodes*, on trouve outre la radule, un bourrelet (*fig.* 150, *C*, *r*) qui porte aussi de petites dents placées en lignes et dirigées en arrière.

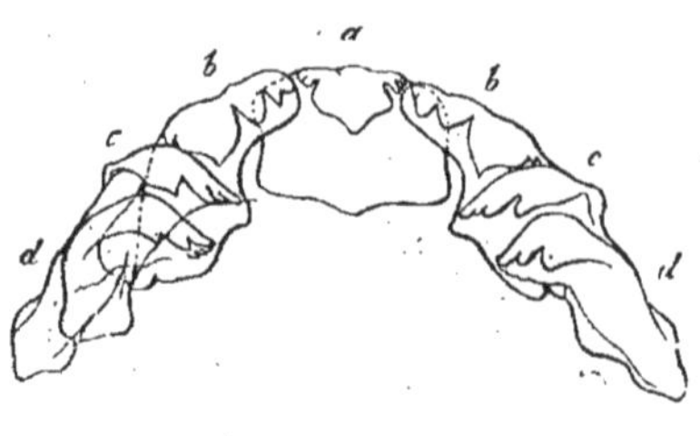

Fig. 151.

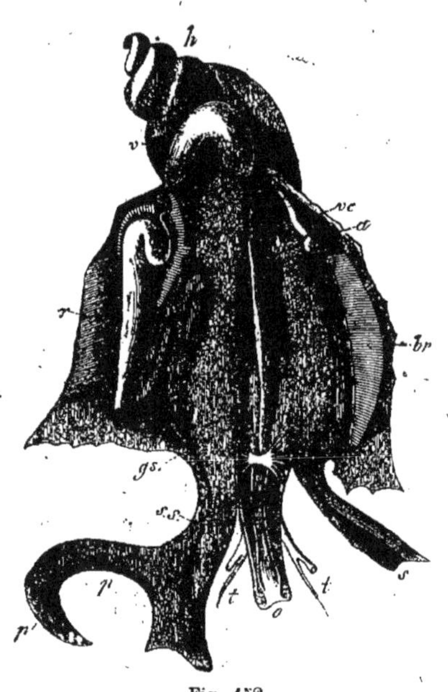

Fig. 152.

Chez les Céphalopodes la partie de l'intestin partant du pharynx se continue assez loin en arrière et forme ainsi un long œsophage, suivi d'une

Fig. 151. — Série de dents de la radule de *Littorina litorea; a*, dent médiane; *b c d*, latérales (d'après Gray).

Fig. 152. — Anatomie du *Strombus lambis;* cavité brachiale et viscérale ouverte par le dos; *o*, bouche; *t*, tentacules; *gs*, glandes salivaires; *v*, estomac; *h*, foie; *r*, rectum; *br*, branchies; *a*, vestibule; *ve*, chambre du cœur; *ss*, rainure séminale; *p*, pénis; *s*, tube respiratoire (d'après Quoy et Gaymard).

portion plus large, l'estomac, à partir duquel l'intestin moyen, ne formant fréquemment qu'une seule anse traversant le sac viscéral, va se terminer sans se différencier davantage dans la partie extrême le rectum. L'orifice anal se trouve dans la cavité du manteau près des organes respiratoires, chez la plupart des Prosobranches et des Pulmonés ; il occupe au contraire le milieu du dos chez les Opisthobranches et les Abranches.

Quoique cette forme du canal intestinal soit la plus répandue, il présente de nombreuses modifications parmi lesquelles il en est qui paraissent reposer sur des changements plus importants. On peut regarder comme dérivant de modifications légères les différenciations suivantes : les dilatations de portions isolées de l'œsophage y déterminent la formation d'un jabot, qui a la forme d'un fuseau atteignant une longueur notable chez les Hétéropodes et qui se rencontre aussi chez beaucoup de Prosobranches et Pulmonés, ou consiste en une seule expansion latérale, et représente alors un appendice cæcal (*Lymnœus*, *Planorbis*, *Buccinum*).

La portion de l'intestin moyen qui est le plus souvent élargie présente aussi des modifications non-seulement dans sa forme, mais aussi dans sa différenciation en portions distinctes. On a souvent donné le nom d'estomac à ces portions de l'intestin buccal, qui sont moins prononcées chez les Pulmonés. Ailleurs il se forme un cæcum stomacal ; le cardia et le pylore sont alors rapprochés l'un de l'autre, c'est la disposition la plus fréquente.

L'estomac peut être partagé en plusieurs segments. Ainsi les parties cardiaque et pylorique de l'estomac sont chez la *Littorine* séparées par un repli longitudinal qui fait saillie dans sa cavité, les deux parties se rejoignant l'une à l'autre au fond de celle-ci. Des compartiments de l'estomac placés à la suite les uns des autres peuvent résulter d'étranglements transverses successifs, disposition très-évidente chez l'*Aplysia*. La diversité des formations cuticulaires sécrétées par les épithéliums indique que la nature des différentes subdivisions est très-variée. Ainsi nous en trouvons chez l'Aplysia, une qui est garnie de pièces de consistance cartilagineuse, et de forme pyramidale, et une autre portant des crochets durs et cornés. On trouve aussi des crochets de ce genre dans l'estomac simple du *Tritonia*, une large ceinture de plaques à angles vifs dans celui du *Scyllæa*, il existe aussi des plaques broyeuses dans l'estomac des *Ptéropodes* qui ont les parties buccales rudimentaires.

Il faut signaler parmi les particularités que peuvent présenter les autres parties du tube intestinal, un fréquent élargissement du rectum. L'intestin entier subit chez les Éolidiens des modifications plus importantes, en ce qu'il est le siége d'une rétrogradation, qui est en rapport avec la conformation du foie, dont l'activité compense le raccourcissement intestinal.

Un tube œsophagien étroit sort du pharynx (*fig.* 159, *ph*), chez les *Céphalopodes*, et après avoir traversé le cartilage céphalique, il se dirige sans modifications jusqu'à l'estomac (*Loliginés*) ou est pourvu dans son trajet d'une dilatation en forme de jabot souvent très-développée. (*Octopodes*, *Nautile*). L'estomac (*fig.* 153, *v*) est ovale ou arrondi, ordinairement trèsspacieux; chez le *Nautile* surtout, ainsi que chez l'*Octopus*, il est muni de parois fortement musculeuses. Sur chacun des deux côtés, il y a une couche musculaire rayonnante, au milieu de laquelle se trouve une plaque tendineuse remarquable surtout chez le Nautile; ces particularités rappellent celles de l'estomac des oiseaux, avec lequel l'estomac des Céphalopodes présente encore de l'analogie par l'épaisseur des couches cuticulaires de l'épithélium.

Le pylore placé près du cardia, conduit dans l'intestin moyen, qui à son commencement est également muni d'une expansion en forme de cæcum, présente à sa surface interne des plis longitudinaux et se dirige en avant soit directement (*fig.* 153, *i*) soit en ondulant un peu (comme chez le Nautile et les Octopodes), pour s'ouvrir au dehors dans l'entonnoir. Chez beaucoup de *Céphalopodes*, il y a autour de l'anus deux ou trois clapets ou appendices de ce genre pourvus de muscles bien developpés. Ils sont triangulaires et très-larges chez les *Sepioteuthis*, filiformes ou semblables à des tentacules chez les *Loligopsis*. — L'appendice cæcal précité (*fig.* 153, *c*) qui se trouve au commencement de l'intestin peut présenter, tant dans sa forme extérieure que dans son organisation interne, les dispositions les plus diverses. Il a été pris par plusieurs auteurs pour un second estomac. Quant à sa forme, cet appendice cæcal peut être rond (*Nautilus*, *Rossia*, *Loligopsis*) ou allongé et quelquefois enroulé en spirale (*Sepia*, *Octopus*). Lorsqu'il s'allonge davantage apparaissent plusieurs tours de spire (*fig.* 153, *ee*), qui le font ressembler à la coquille d'un escargot (*Loligo sagittata*). Sa face interne présente des saillies arrangées en feuillets, ou des plis circulaires disposés en spires. Deux des plis les plus gros reçoivent les canaux excréteurs du foie, et sont assez fortement développés, relativement à l'intestin, pour pouvoir fonctionner comme une clôture valvulaire. La signification de ce cæcum est peu définie; la seule chose qui paraisse certaine, est qu'il ne prend aucune part à la réception de la nourriture, mais ne joue qu'un rôle sécréteur, démontré par les nombreuses glandes que renferment ses parois chez le *Loligo vulgaris*, où il est dépourvu de plis intérieurs.

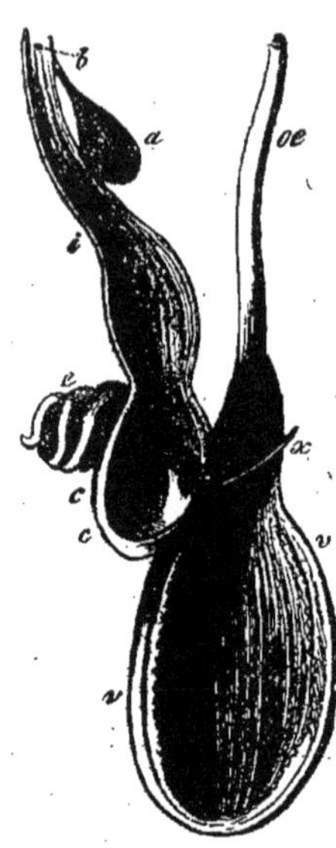

Fig. 153.

Les deux paires de *lobes buccaux* des *Lamellibranches* diffèrent considérablement tant par leur étendue que par leur situation sur les lèvres buccales. Les circonvolutions de l'intestin varient en nombre d'après sa longueur. Les plus nombreuses se trouvent chez les *Cardium*, où elles forment une spirale. Le *Teredo* se distingue par un cæcum prononcé qui naît de l'œsophage à côté de l'estomac. La *tige cristalline*, qui manque chez les *Ostrea*, *Pecten*, *Spondylus*, *Malleus*, etc., mais se trouve dans un grand nombre d'espèces d'autres genres, quoique pas à toute époque, consiste en un corps cylindrique en forme de bâton, d'une dureté

Fig. 153. — Appareil digestif du *Loligo sagittata*; *oe*, œsophage; *v*, estomac ouvert dans sa longueur; *x*, sonde traversant le pylore; *c*, commencement du cæcum; *ee*, sa partie spirale; *i*, intestin rectal; *a*, poche à encre; *b*, son point d'insertion dans le rectum (d'après Hoüe).

riable, composé de couches lamellaires, tantôt transparent et vitré, tantôt blanchâtre et trouble ı suite d'une adjonction de dépôts calcaires. La chute des couches homogènes qui le consti ent, donne lieu à la formation de fragments de formes diverses qui annoncent la dispari- n prochaine de ce produit de sécrétion, de sorte qu'on constate une certaine périodicité ns l'apparition et la disparition de l'organe entier. La signification physiologique de ce rps qui jusqu'à présent n'a pas encore pu être établie, devra surtout être cherchée dans les nditions de nourriture de l'individu qui le porte.

Le *pharynx* est protractile chez un grand nombre de *Céphalophores*, les Hétéropodes par emple, et chez les Ptéropodes dans le *Pneumodermon*. Il se prolonge chez d'autres en une ompe, dont la rétraction se fait au moyen de muscles spéciaux, tandis que c'est par une rgescence produite par l'afflux du sang qu'il peut lui-même faire saillie en dehors. Il se ouve chez la plupart des Prosobranches, et devient très-apparent chez les *Mitra*, *Dolium*, *assis*, etc. La radule a été récemment l'objet de nombreuses recherches, et sa conformation urnissant des caractères nets de distinction pour quelques groupes, cet organe a acquis une rtaine valeur pour la classification. (Lovén, *Oefversigt af Kongl. Vetensk. Ac. Forhandlinger*, ockholm, 1847 ; Troschel, *Gebiss der Schnecken*, Berlin, 1858-68). La radule se forme dans lui qui la renferme, et qui est constitué par une expansion en forme de sac de la cavité laryngienne ; elle est produite par une sécrétion, se développant sur deux surfaces opposées. ır l'une se forme la membrane cuticulaire qui portera ensuite les crochets ; l'autre diffé- ıncie les éléments de la seconde couche de la plaque (Kölliker, *Würzb. Verhandl.*, VIII, 34). Un appareil particulier, ayant quelque rapport avec les mâchoires, se trouve chez les *neumodermon*. De l'extrémité postérieure de la langue, quelques séries de petites dents étendent de chaque côté sur la paroi interne d'un tube, qui peut être projeté au dehors, et orte des crochets comme la trompe d'un *Tétrarhynque*.

Les intestins moyen et rectal des *Céphalophores* présentent comme ceux des *Lamellibran- ies* des différences de longueur, qu'il faut attribuer à des états d'adaptation à la nourriture. n général le canal intestinal des Céphalophores carnivores (*Murex*, *Triton*, *Buccinum*, etc.), une longueur moindre que celui des herbivores (*Turbo*, *Nerita*, *Haliotis*, etc.,) chez les- uels il peut même former de nombreuses circonvolutions (*Patella*).

Des organes glandulaires particuliers sont chez plusieurs Gastéropodes en connexion avec orifice anal, mais comme il n'est pas encore certain qu'ils appartiennent à l'intestin erminal ou rectum, on ne sait s'ils doivent être ou non considérés comme des appendices landulaires de ce dernier. Une *glande anale* ramifiée et en grappes courant le long du ectum chez les *Purpura* et *Murex*, vient s'ouvrir dans la fente de l'ouverture anale. (Lacaze- uthiers). Les rapports tant morphologiques que physiologiques de cet organe sont inconnus.

ORGANES ANNEXES DU CANAL INTESTINAL.

1. *Appendices de l'œsophage.*

§ 162.

Parmi les organes glandulaires se rattachant au canal intestinal, les glandes salivaires ne se trouvent que chez les *Céphalophores* et les *Céphalo- podes*, ce qui indique une relation entre l'existence de ces annexes et le dé- veloppement des organes buccaux. Elles manquent dans le groupe des *Ptéro- podes*. Chez les Céphalophores, lorsqu'elles existent, elles sont toujours placées des deux côtés de l'œsophage et s'ouvrent dans le pharynx. Tantôt elles affectent l'apparence de cæcums courts, qu'on distingue à peine de leur conduit sécréteur, tantôt elles sont un peu renflées à leur extrémité. Telles sont les glandes salivaires des Ptéropodes et aussi des Abranches, chez lesquels ces glandes sont même cachées dans la masse du pharynx. A un état plus élevé de développement, les conduits excréteurs s'allongent et la partie glandulaire sécrétante peut se trouver reportée très en arrière, soit le long de l'œsophage, soit même vers l'estomac. Ces glandes sont formées de tubes arrondis, allongés, le plus souvent aplatis (*Pulmones*, *Prosobranches*), qui peuvent de nouveau se subdiviser en parties distinctes (*Cassis*, *Dolium*) ou devenir tout à fait ramifiés (glandes situées sur l'estomac du *Pleurobranche*). Il n'est pas rare d'en trouver aussi une double paire dont les canaux excréteurs restent toujours distincts; parfois ceux de la paire postérieure se réunissent ensemble. Lorsqu'il n'existe qu'une seule paire de ces glandes, on observe fréquemment leur fusion en une seule masse ; la présence de deux conduits excréteurs indique seule la duplicité primitive. Divers autres organes paraissent avoir été considérés comme glandes salivaires impaires, mais de nouvelles recherches histologiques plus précises sont nécessaires pour assurer l'exactitude du fait. Au point de vue physiologique, on ne peut encore rien dire de général sur la nature de tous ces organes, comme cela résulte des propriétés particulières que présentent chez certains Mollusques les produits sécrétés par ces glandes.

Des glandes salivaires doubles, consistant en une paire antérieure et une postérieure, se trouvent chez les *Céphalopodes*. Les postérieures occupent les côtés de l'œsophage en arrière du point où il traverse le cartilage céphalique. Elles sont simples ou lobées et leurs conduits excréteurs s'unissent ordinairement, dans l'intérieur du cartilage céphalique, en un seul canal qui s'ouvre dans la cavité pharyngienne au devant du bourrelet lingual (*fig.* 159, *gls i*). Chez les *Octopus*, *Eledone* et autres, outre les glandes postérieures, il y a encore deux courtes masses glandulaires antérieures, situées immédiatement derrière le pharynx, et d'où part un conduit excréteur qui traverse la paroi de ce dernier (*fig.* 159, *gls s*) et se réunit avec celui du côté opposé un peu avant de déboucher dans la cavité pharyngienne. Les glandes postérieures manquent complétement chez le Nautile, et les antérieures sont remplacées par une paire de masses glandulaires encore contenues dans l'intérieur du pharynx.

Les glandes salivaires sont comme l'intestin lui-même modifiées par adaptation de la manière la plus variée, et diffèrent même chez des formes voisines. Parmi les organes qu'on a indiqués comme appartenant à la catégorie des glandes salivaires impaires, les *Pleurobranchæa* et *Umbrella* présentent une forte glande formée d'un grand nombre de tubes ramifiés, située sur la face ventrale des autres viscères. Son canal excréteur monte au-dessus du pharynx, à la face dorsale duquel il s'ouvre.

Chez le *Dolium*, où les glandes salivaires sont divisées en deux parties, la postérieure est la plus grande, et diffère à un tel point par sa structure de l'antérieure, qu'on la prendrait plutôt pour un réservoir de produits excrétés que pour un appareil de sécrétion. La substance que fournissent ces glandes, chez les *Dolium*, *Cassis*, *Cassidaria*, *Tritonium*, est caractérisé par la présence d'acide sulfurique à l'état libre. (Troschel, *Berlin Monatsb.*, 1854, p. 486 ; Panceri, *Rendiconto della Accad. della Sc. Fisiche di Napoli*, 1868).

Les *Janthina*, *Littorina*, *Pleurobranchæa*, ont des glandes salivaires doubles. La paire postérieure est fusionnée dans le dernier de ces genres. La paire unique est aussi fréquemment fusionnée chez les espèces du genre *Doris*. Les canaux excréteurs sont également réunis, quelquefois seulement en partie chez différentes espèces de *Murex*, et on a observé chez le *Terebra* une seule glande salivaire n'ayant qu'un canal excréteur. Des cæcums paraissant provenir d'expansions de l'œsophage, présentant une nature glandulaire, et pouvant être simples ou doubles, se trouvent chez plusieurs Pectinibranches (*Murex*, *Buccinum*).

2. *Appendices de l'intestin moyen.*

§ 163.

Des annexes différenciés de l'intestin moyen se trouvent, en général, chez les Mollusques, où on peut les considérer comme représentant le « foie ».

Le foie des *Brachiopodes* a la forme de tubes ramifiés, qui, chez ceux de ces Mollusques dépourvus de charnière, débouchent dans la partie dilatée de l'intestin représentant l'estomac, ou derrière elle, par de nombreux orifices (*Crania*), ou par plusieurs (4) conduits réunis (*Lingula*). Lorsque les valves sont pourvues de charnières, le foie, beaucoup plus développé, se divise en deux groupes glandulaires latéraux. Ceux-ci entourent l'estomac et y débouchent de chaque côté par plusieurs orifices.

Le foie des *Lamellibranches* se présente comme un organe entourant l'estomac et une grande partie du reste de l'intestin. Il est formé de nombreux acini réunis en lobes plus grands, qui débouchent sur différents points, soit dans l'estomac, soit dans la partie suivante de l'intestin.

Les *Céphalophores* présentent une glande hépatique qui n'a pas un moindre développement. Elle occupe chez les Gastéropodes à coquille la plus grande partie du sac viscéral caché dans la coquille. Elle est toujours composée de la réunion de plusieurs grands lobes et entoure l'intestin sur une étendue variable. Les canaux biliaires qui sortent des lobes s'ouvrent séparément, ou ensemble à l'origine de l'intestin moyen, parfois aussi dans la dilatation stomacale.

Le nombre et la grandeur relative des parties séparées du foie sont très-variables. Cependant, en général, on peut reconnaître, que la structure du foie est d'autant plus uniforme que sa masse est plus grande, les lobes individuels étant d'autant plus petits qu'ils sont plus nombreux. Le foie se résout chez les *Ptéropodes* en un grand nombre de petits cæcums. Chez le *Pneumodermon* ils sont réunis serrés et ramifiés, les larges orifices de leurs conduits perforant la paroi de l'estomac en manière de tamis. Chez les autres Ptéropodes, une portion de l'intestin est garnie d'*acini* plus simples, formant une masse compacte que traverse l'intestin (*fig*. 163, *h*).

Ce mode de répartition du foie sur une plus grande partie du canal intestinal, conduit chez les *Gymnobranches* à des modifications dans la constitution même d'une partie de ce canal (l'estomac). Les canaux excréteurs des lobes hépatiques distincts s'élargissant, ils finissent par former des expansions de l'estomac, dont la paroi intérieure prend une apparence réticulée par suite du nombre considérable des tubes biliaires (*Doris*, *Doridopsis*). Par suite de cette transition insensible des canaux excréteurs du foie à la cavité de l'intestin, la partie glandulaire du foie semble constituer un simple revêtement de ces expansions irrégulières.

C'est à une modification de ce genre qu'il faut rapporter l'état de l'appareil digestif déjà mentionné des *Éolidiens*, etc. (page 493), chez qui le foie se présente sous la forme d'appendices cæcaux qui s'insèrent sur la région moyenne de l'intestin qu'on appelle l'estomac (*fig.* 154, 155, *m*). Cette con-

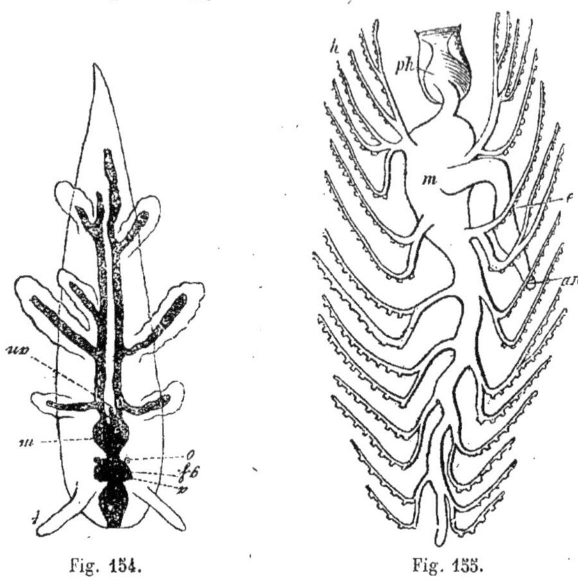

Fig. 154. Fig. 155.

nexion est tantôt immédiate (*fig.* 154), les appendices débouchant directement dans l'intestin, tantôt indirecte lorsque ce dernier présente encore des diverticulum (*fig.* 155) qui d'ailleurs peuvent également provenir de transformations d'une partie du foie. Ces appendices traversent la cavité du corps, pénètrent dans les cirrhes dorsaux lorsqu'ils existent, et s'y terminent en cæcums. Suivant le nombre de ces appendices, ils peuvent offrir des ramifications plus ou moins compliquées (*fig.* 154), susceptibles même de s'anastomoser entre elles. Ces appendices du canal intestinal varient autant par leur nombre et leur aspect général que par leurs dimensions, de sorte que tantôt ils ne forment que des dilatations de l'intestin qui, se trouvant en communication avec lui par de larges ouvertures, peuvent recevoir une partie des aliments qu'il contient ; tantôt, réduits à l'état de canaux déliés, ils cessent de pouvoir contenir eux-mêmes des matières nutritives. Entre ces extrêmes, on trouve des formes de passage.

La structure glandulaire qui ne fait jamais défaut, fournit un document important pour l'appréciation de ce mode de conformation de l'intestin. Toute la série des ramifications se montre différente du reste de l'intestin par sa coloration, et on peut reconnaître dans la structure des parois de ces canaux, qu'ils soient étroits ou larges, une ressemblance complète avec les organes aptes à produire la bile. Les ramifications se montrent donc ainsi, non-seulement comme les équivalents physiologiques d'un foie, mais nous

Fig. 154. — Jeune *Eolidie*, apparail digestif; *gs*, ganglion sus-œsophagien ; *a*, œil ; *o*, vésicule auditive ; *m*, intestin intermédiaire ; *an*, anus ; *t*, tentacule.

Fig. 155. — Canal intestinal d'*Eolidia papillosa ; ph*, pharynx ; *m*, intestin intermédiaire avec les appendices biliaires *h ; e*, rectum ; *an*, anus (d'après Alder et Hancock).

ouvons encore les considérer comme des modifications du foie lui-même ui contribue, par l'élargissement du calibre de ses canaux, à l'agrandissement de la cavité du tube digestif. Le même organe, qui chez les autres astéropodes constitue le foie fait, chez les Éolidiens, partie de l'intestin, confond avec lui et ne conserve sa signification primitive que par la nature de ses parois ou même d'une partie seulement de leur étendue (*fig.* 155). i ces dispositions nous rappellent quelque chose d'analogue à ce que nous vons rencontré chez plusieurs Vers, et notamment chez les Trématodes et s Planaires, il y a pourtant à signaler cette différence que chez les Vers les amifications dérivent directement de l'intestin, et non d'un organe déjà précédemment différencié de ce dernier et par conséquent distinct ; tandis que dans les Mollusques, dont nous venons de parler, les ramifications intestinales doivent s'être formées aux dépens de l'organe même qui était d'abord e foie. Cette manière de voir, contraire à tout rapprochement entre ces deux séries de faits, se fonde surtout sur ce que chez tous les Mollusques supérieurs, et déjà même chez tous les Brachiopodes, le foie est un organe distinct, tandis que chez les Vers, particulièrement chez ceux des divisions qui nous occupent, il n'est jamais complétement séparé de l'intestin.

Le foie des *Céphalopodes* consiste toujours en une glande très-apparente, ordinairement compacte, mais divisée chez le Nautile en quatre lobes lâchement réunis, dont chacun a son conduit excréteur. Chez les Dibranches, il n'y a que deux lobes qui sont nettement séparés chez les *Seiches*, et partiellement réunis chez le *Rossia*. Leur connexion est plus intime chez les *Sépioles* et *Argonautes ;* chez les *Loliginés* et *Octopodes*, ils ne forment plus qu'une masse unique que traverse l'œsophage. Dans tous les cas, le foie n'émet que deux canaux excréteurs qui indiquent la division primitive en deux lobes, et, comme chez le Nautile, s'ouvrent toujours à l'extrémité du cæcum intestinal.

Les canaux excréteurs, tant à leur point d'insertion sur le cæcum intestinal que sur leur trajet dans le foie même, présentent une garniture de lobules glandulaires particuliers, dont la structure est différente de celle des acini du foie. Dans les cas où ces glandes ne se trouvaient pas dans l'un ou l'autre des points que nous venons de définir, on les a signalées comme des *glandes pancréatiques*, nom qui, en l'absence de toute parenté rapprochée entre les deux groupes, n'implique aucune analogie avec l'organe de même nom chez les Vertébrés. On a aussi démontré l'existence de glandes semblables dans le foie de Gastéropodes.

Les glandes que nous avons décrites sous le nom de « foie » sont ordinairement caractérisées par leur vive coloration, qui les distingue des autres glandes. La disposition symétrique de la situation et de l'orifice des grands lobes du foie, paraît être bien déterminée chez les Mollusques, car elle existe aussi bien chez les Brachiopodes que chez les Céphalopodes qui en sont fort éloignés. Je pourrais insister sur la présence de quatre lobes hépatiques chez le *Nautile* comme chez les *Brachiopodes*, et surtout faire remarquer leur disposition chez la *Lingule*, où deux d'entre eux s'ouvrent en avant, et deux en arrière, de la cloison (gastro-pariétale) de l'intestin, ce qui implique une segmentation.

La disposition plus irrégulière des lobes du foie chez les Lamellibranches, où cet organe intimement uni aux glandes génitales, est en si étroite connexion avec l'intestin qu'il est quelquefois difficile de l'en séparer, paraît être causée, comme chez les Gastéropodes, par les sinuosités du canal intestinal et, surtout chez les Gastéropodes à coquille, par la conformation asymétrique du sac viscéral. Ceci est démontré par les cas où le foie offre encore des traces nettes de symétrie, au moins dans l'arrangement de ses lobes. C'est ce qui a lieu chez le *Dentale*, dont le foie se compose de deux touffes glandulaires digitiformes, qui débouchent dans l'intestin en face l'une de l'autre. On peut ranger encore ici les quatre tubes hépatiques réunis par paires du *Phyllirhoë*, car leur situation particulière, deux supérieures, et deux inférieures, n'est autre chose que l'expression d'une adaptation à la forme du corps de l'animal, qui est comprimé sur les côtés. Chez les *Gymnobranches* il n'est pas rare de remarquer également quelque symétrie du foie par rapport à l'intestin qui n'est que peu sinueux; enfin, une situation bilatérale du foie relativement au canal intestinal des *Eolides*, est incontestable. Le fait que nous devons considerer la symétrie de cet organe comme un résultat acquis par une transformation de la forme extérieure du corps, nous permet de le rattacher de plus près à celui de beaucoup de Vers et d'Arthropodes inférieurs.

Les annexes de l'intestin des Éolidiens et autres, comme les *Actéons*, les *Limapontia*, ont donné lieu, en France, à une longue discussion sur l'ensemble de l'organisation de ces animaux. Comme on faisait ressortir la possibilité de la distribution du chyme dans tout le corps par leur intermédiaire, on vit dans cette disposition une compensation de l'absence du système vasculaire sanguin, alors encore inconnu, et on établit sur ces données la division des *Phlébentérés*. Le nombre des annexes est ordinairement en rapport intime avec celui des appendices dorsaux. Le mode de connexion de ces tubes cæcaux avec l'intestin est différent dans les divers genres. Nous en admettons deux formes. Dans un cas, l'intestin moyen émet en arrière un prolongement médian assez considérable, qui des deux côtés est pourvu de cæcums ramifiés. On peut ranger ici les *Eolis*, et même le *Tergipes* comme en représentant l'état le plus simple, car chez cet animal, les annexes du cæcum médian vont directement, et sans donner aucune ramification, dans les cirrhes dorsaux. Dans un autre cas, il y a apparition de tubes cæcaux pairs partant de l'intestin moyen. Généralement il part de chaque côté un tube se dirigeant en avant et un en arrière, dont chacun envoie de nouveau aux cirrhes des ramifications simples ou multiples. L'*Antiopa* en est un exemple. L'état le plus simple se trouve chez la *Limapontia*, qui n'a que quatre tubes à courtes expansions, et pas de cirrhes dorsaux. On doit regarder cette disposition comme étant peut-être la primitive, et la formation d'un prolongement médian et impair de l'intestin, comme en étant une modification, car le premier état est le plus répandu, et en même temps correspond à l'état typique du foie double. La fusion des deux tubes séparés n'a pas d'importance. Il faut considérer comme étant une modification ultérieure les connexions des canaux hépatiques que présente, par exemple, l'*Antiopa*, aussi bien entre ceux du même côté, qu'entre ceux des côtés opposés. Il est à remarquer qu'ici, en correspondance avec l'étroitesse des canaux biliaires, l'intestin a lui-même une grande longueur. Les annexes de l'intestin se rapprochent davantage par ce fait des autres modes de conformation du foie, de même que l'apparition d'anastomoses rappelle la structure qu'a cet organe chez les *Vertébrés*. On reconnaît encore l'ensemble des dispositions hépatiques dans les tubes étroits qui poussent leurs ramifications jusque dans les appendices latéraux de l'*Actéon*. Partout ici les parois ont une couche glandulaire qui chez les Éolides, n'est souvent développée qu'aux extrémités. La fonction du foie est dans ce cas circonscrite aux parties des tubes contenues dans les cirrhes dorsaux, qui, généralement présentent une ramification quelquefois très-complexe de leur portion glandulaire.

L'organe précédemment désigné sous le nom de glandes salivaires abdominale (pancréas), étudié d'abord par Grant, chez les *Aplysia* et *Doris*, a été l'objet de recherches plus précises de la part de Hancock. Il consiste en une poche à parois plissées, qui s'ouvre directement dans l'intestin.

Organes de la circulation.

DISPOSITIONS GÉNÉRALES. — CŒUR.

§ 164.

Les organes circulatoires des Mollusques présentent divers états de différenciation qui sont pour la plupart régis par la disposition des organes respiratoires. Un appareil central fonctionnant comme cœur paraît exister chez tous ; chez les Brachiopodes, cependant, le cœur paraît se partager entre diverses parties du système vasculaire. La cavité du corps, ou quelques-unes de ses parties seulement, font partie du trajet sanguin, de sorte que le système vasculaire n'est jamais complétement clos, même là où il est assez développé pour présenter des ramifications capillaires (*Céphalopodes*). Ce *trajet sanguin partiellement lacunaire* détermine de nouveaux rapports entre l'appareil circulatoire et l'ensemble de l'organisme ; celui-ci n'est pas enveloppé de tous côtés par des téguments rigides qui en limitent toujours le volume, comme cela a lieu chez les Arthropodes, au contraire, la mollesse de ses téguments permet des modifications dans ses dimensions, dépendant de la quantité du liquide sanguin qui y circule.

Il en résulte pour le sang des Mollusques un rôle particulier, car outre ses fonctions nutritives, il se trouve en rapport avec la locomotion et surtout avec la production des mouvements du corps. Ce dernier étant contractile partout ou chez les Mollusques à coquille, sur la plus grande partie de sa surface peut, par des contractions partielles, refouler le liquide nourricier dans des parties déterminées du corps. L'animal arrive ainsi à gonfler et faire saillir au dehors des parties qui sont rétractées à l'intérieur, à déterminer un état érectile dans des organes flasques qu'il maintient distendus en les remplissant de sang. C'est par ce procédé que les Mollusques peuvent faire sortir certaines parties qui sont retirées dans la coquille. Ce que nous avons précédemment appelé le *pied*, ne peut servir d'instrument de locomotion que lorsqu'il est ainsi gonflé de sang. L'introduction de l'*eau dans la circulation* a une grande importance pour la distention des parties les plus considérables du corps. Ce phénomène, auquel on n'a pas assez fait attention, est très-fréquent chez les Mollusques, et il a été spécialement démontré chez tous les Otocardes. Si, d'une part, la valeur nutritive du liquide sanguin est par là diminuée, l'importance de l'appareil circulatoire, comme appareil de distention, augmente d'autre part considérablement, car, par ce procédé, les phénomènes de mouvement dont nous avons parlé peuvent acquérir une bien plus grande intensité. Par l'introduction d'une quantité d'eau suffisante, le corps d'un Bivalve ou d'un Gastéropode peut se gonfler plus ou moins, suivant les besoins de l'animal qui, par l'évacuation d'une certaine quantité d'eau mêlée de sang, peut aussi se contracter facilement tout à fait ou seulement d'une manière partielle. L'ensemble de ces dispositions se rattache, au point de vue physiologique, à l'appareil irrigateur des Cœlentérés et au système vasculaire aquifère des Vers et des Échinodermes. Le liquide sanguin des Mollusques est ordinairement incolore; c'est en grande partie le cas des Lamellibranches et Gastéropodes, comme cela doit être par suite des communications existant entre le milieu ambiant et les cavités circulatoires et du mélange constant du sang avec l'eau. Quelques Gastéropodes seuls (*Planorbes*) ont un sang rouge. Chez les autres Gastéropodes et la plupart des Céphalopodes, il a une teinte opaline bleuâtre. Il y a des Céphalopodes où il présente une couleur violette ou verte. Les éléments cellulaires qui entrent dans la composition du sang ne participent jamais à sa coloration. Ils sont généralement arrondis, finement granuleux; chez les Lamellibranches et beaucoup de Gastéropodes, il n'est pas rare de leur trouver un contour irrégulier, parfois dentelé, qui est le résultat des rapides changements de forme qu'ils peuvent présenter.

La situation du tronc principal et de l'organe central du système vasculaire sous la face dorsale du corps, est un fait général qu'on retrouve chez presque tous les Mollusques. Nous pouvons, à ce sujet, soulever la question de savoir jusqu'à quel point cette concordance peut dépendre de ce que les différentes formes du système vasculaire proviendraient d'une seule et même disposition primitive. Sous ce rapport, c'est dans l'organe principal, le cœur, ainsi que dans les gros troncs artériels qui en partent, que nous trouverons les documents les plus certains. Nous aurons, quant à présent, à faire encore abstraction des *Brachiopodes*, chez lesquels nous n'avons pas de renseignements certains sur la direction des courants sanguins ni sur la signification des divers troncs vasculaires. Si nous arrêtons notre attention sur le développement à la région dorsale de l'appareil vasculaire et la présence d'un *tronc longitudinal dorsal*, nous sommes amenés à comparer cet appareil avec celui des Vers, dont les différentes divisions possèdent un tronc semblable. Nous avons reconnu chez ces animaux des *vaisseaux transverses*, en connexion avec le tronc dorsal, et qui entrent en communication avec les organes respiratoires latéraux (branchies) lorsqu'ils existent. Là où nous rencontrons chez des Mollusques des branchies situées sur les côtés, nous voyons de même qu'elles reçoivent des canaux du tronc dorsal médian.

Nous trouvons ainsi des ressemblances fondamentales, et si nous avons égard au fait que, chez les Vers, certaines portions du vaisseau dorsal, ainsi que des troncs transversaux se transforment en espaces contractiles, et représentent ainsi des organes centraux aptes à déterminer le mouvement du sang et fonctionnant comme des *cœurs*, nous pourrons déduire de cette disposition ce qu'il y a de typique dans le système vasculaire des Mollusques. *Ce qu'on appelle le ventricule dans le cœur des Mollusques n'est qu'une portion différenciée d'un tronc dorsal, et les oreillettes qui y débouchent, des modifications des vaisseaux transverses.* L'arrangement symétrique des oreillettes, dans des divisions de la souche fort éloignées les unes des autres (Lamellibranches et Céphalopodes), montre qu'il faut y voir une particularité dont l'origine est plus ancienne que celle de ces divisions même. L'existence de *deux paires* d'oreillettes, s'ouvrant l'une derrière l'autre dans le ventricule (Céphalopodes tétrabranches), indique une *segmentation de l'appareil vasculaire* analogue à celle qui chez les Vers articulés est exprimée par les vaisseaux transverses multiples. Ces vaisseaux ont si bien conservé leur nature primitive, qu'on ne les a point considérés comme des oreillettes du cœur, mais qu'on leur a donné le nom de *veines branchiales*.

Si l'on admet que ces deux paires d'oreillettes dérivent de deux troncs transversaux issus d'un vaisseaux dorsal, (*fig.* 156, *A* et *B*), il faut voir dans

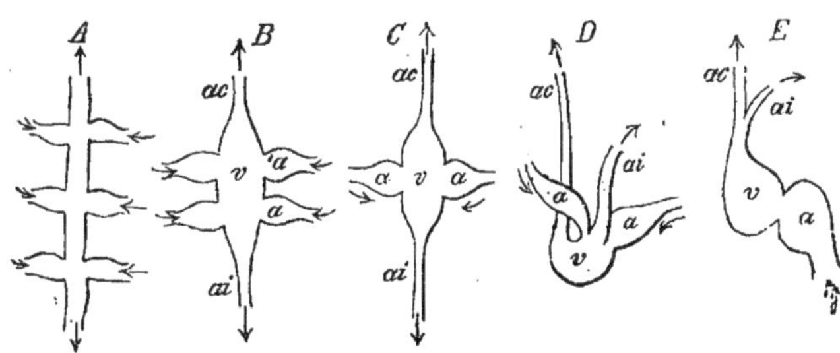

Fig. 156.

cette disposition une disposition plus voisine de l'état primitif, ce que confirment les rapports paléontologiques des Nautilides comparés aux autres Céphalopodes. L'apparition d'une seule paire d'oreillettes paraît être, par contre, le résultat d'une rétrogradation (Céphalopodes dibranches et Lamellibranches) qu'on peut regarder comme étant en corrélation avec la réduction du nombre des branchies. Nous trouvons donc là la clef de la formation des oreillettes chez les Mollusques, et nous pouvons comprendre, en les déduisant d'états inférieurs, des arrangements qui nous paraissaient auparavant n'avoir aucune liaison entre eux. De même qu'une portion du vaisseau dorsal se transforme en ventricule, ses prolongements deviennent des troncs artériels que l'on distingue là où ils ont conservé leur trajet primitif, en aorte antérieure ou céphalique et en aorte postérieure, intestinale ou abdominale (*fig.* 156, *BC*). Chez une partie des Céphalopodes, les Octopodes (*fig.* 156, *D*), apparaît un changement de situation important : le vaisseau dorsal décrit une boucle, de sorte que les deux branches de l'artère (*ac* et *ai*) marchent sur une petite étendue dans la même direction; leurs points d'origine se rapprochent ainsi sur la partie transformée en ventricule, et cela permet de comprendre comment l'appareil de la circulation des Céphalophores a dû provenir d'une disposition semblable, caractérisé qu'il est par le fait que le ventricule n'envoie qu'un seul tronc artériel (*fig.* 156, *E*). Ce tronc artériel unique se divise bientôt en deux branches (*ac* et *ai*) correspondant exactement par le cercle de leur distribution aux deux troncs qui partent, chez les Céphalopodes, des

Fig. 156. — Figures schématiques montrant la comparaison des modifications des centres de circulation chez les *Mollusques; A*, partie du tronc dorsal et des vaisseaux transversaux d'un *Ver; B*, cœur et oreillettes d'un *Nautile; C*, cœur et ventricule d'un *Lamellibranche* ou *Loligine; D*, le même organe chez un *Octopus; E*, cœur et oreillette d'un *Gastéropode; v*, ventricule; *a*, oreillette; *ac*, artère céphalique; *ai*, artère abdominale. Les flèches indiquent la direction du courant sanguin.

deux extrémités du ventricule. Il doit donc être considéré comme provenant des deux vaisseaux artériels primitivement placés sur le prolongement l'un de l'autre. Les Céphalophores offrent aussi des exemples qui montrent que la disposition des oreillettes par paires représente un état inférieur. Leur fusion, en une seule cavité, est une conséquence de la modification des troncs artériels, car la fusion de l'artère postérieure avec l'antérieure doit nécessairement, faute de place, entraîner la réunion des deux oreillettes sur le point où elles communiquent avec le ventricule (*fig.* 156, comp. *D* avec *E*).

L'appareil circulatoire des Mollusques nous fournit, sur les rapports phylogénétiques de cet embranchement, des indications qui éclaircissent davantage les faits paléontologiques, que ne pourraient le faire nos comparaisons habituelles.

DISPOSITIONS SPÉCIALES.

§ 165.

L'appareil circulatoire des *Brachiopodes* présente une disposition toute particulière. Il se compose, il est vrai, comme celui des Otocardes, de vaisseaux et de cavités dépourvues de parois distinctes, mais il n'offre dans ses détails que peu de rapports avec les dispositions existant chez les autres Mollusques. Un organe en forme de sac placé sur l'estomac représente le cœur, qui reçoit en avant un tronc vasculaire situé sur l'œsophage et émet des troncs latéraux. Le tronc antérieur est considéré comme un vaisseau afférent (veine) qui paraît rassembler le sang des lacunes situées autour du canal intestinal. Les deux vaisseaux latéraux qui partent du cœur sont réunis pendant un court trajet chez les Brachiopodes à charnières (*Waldheimia*). Chez les Brachiopodes sans charnières (*Lingula*), ils ne se séparent qu'un peu plus tard d'un tronc longitudinal médian, qui se dirige en arrière en suivant l'intestin. Ces deux troncs artériels qu'on a appelés *aortes*, se partagent en deux branches dont l'une chemine en avant, l'autre en arrière. L'antérieure représente l'artère dorsale du manteau, qui, divisée en une branche médiane et une latérale, dessert le manteau et les organes qui s'y trouvent. La branche latérale émet des artères plus petites qui se rendent dans des lacunes marginales du manteau, et y débouchent après s'être beaucoup subdivisées. La branche postérieure de chaque aorte se partage également en deux artères, dont l'une se dirige le long de la ligne médiane où sa réunion à l'artère qui lui correspond de l'autre côté produit un tronc artériel qui se rend au pédoncule. L'autre artère se recourbe bientôt en avant, se divise en deux branches qui vont se ramifier dans le lobe ventral du manteau, de la même manière que l'artère dorsale. On observe sur les deux paires artérielles du manteau une annexe en forme de bourse qui constitue un cœur accessoire. Le sang sortant des extrémités des artères arrive dans des lacunes plus spacieuses qui se trouvent dans le manteau, entre les viscères, et même autour des muscles, celles du manteau étant très-régulièrement ramifiées. Les lacunes sont en communication avec un système complexe de canaux qui parcourent les bras et qui se divisent en une partie afférente et une efférente. La cavité des tentacules qui garnissent les bras est en connexion avec cette dernière, dans laquelle arrive le sang qui vient au cœur.

Nos connaissances actuelles sur les organes circulatoires des Brachiopodes paraissent être relativement assez complètes, depuis que Huxley ayant élevé des doutes sur les descriptions données par Owen (*Proc. Royal Soc.*, VIII; p. 106, 1854), Hancock a apporté sur ce sujet, des faits détaillés dans son travail sur l'organisation des Brachiopodes (*l. c.*); il reste encore cependant bien des points obscurs dans ce système complexe d'organes. L'observation de la circulation chez l'animal vivant, pourrait peut-être fournir les données nécessaires pour rendre possible une appréciation définitive de ce qu'il faut appeler veines ou artères. L'absence d'une artère médiane ainsi que des oreillettes, s'oppose avant tout à la comparaison de cet appareil avec le système vasculaire des autres Otocardes. Si, renversant la qualité des vaisseaux sanguins, on déterminait le tronc médian antérieur comme une *artère*, et les deux vaisseaux latéraux efférents (Aortes) comme des *veines*, on pourrait alors conclure à une parenté du système vasculaire avec celui des Mollusques supérieurs. Les cœurs accessoires joueraient ainsi le rôle d'oreillettes, comparables aux renflements analogues qui se trouvent sur les veines branchiales du manteau chez les Céphalopodes. Le mode de terminaison des vaisseaux du manteau dans l'appareil complexe qu'il renferme, paraît peu favorable à cette manière de voir, qui d'ailleurs entraînerait à une toute autre conception du corps des Brachiopodes. En ce qui concerne l'absence apparente d'un péricarde qui existe chez les Otocardes, il faut considérer ce qui suit : la cavité péricardiaque des Otocardes n'étant qu'une portion de la cavité générale du corps, et celle-ci représentant un sinus sanguin, il faudrait dans une comparaison entre les Brachiopodes et les Otocardes, considérer le « sinus périviscéral », qui entoure le cœur des premiers, et est, jusqu'à un certain point, clos par ce qu'on appelle les brides iléopariétales, comme un espace homologue au sinus péricardiaque des Otocardes; ses rapports avec l'orifice interne des organes excréteurs (voir plus bas) confirment d'ailleurs cette manière de voir.

Il ressort des travaux de Fr. Müller (*Arch. An. Phys.*, 1860), que l'appareil circulatoire n'apparaît que fort tardivement chez les Brachiopodes, les larves de ces animaux n'en présentant aucune trace.

§ 166.

Les trois divisions des *Otocardes* montrent dans l'arrangement des plus gros vaisseaux, comme dans les rapports entre le cœur et les organes respiratoires, un seul et même type fondamental, qui témoigne de la proche parenté des groupes de cette classe de Mollusques. Le cœur, toujours formé d'un ventricule et d'une oreillette, est situé dans une cavité spéciale : le péricarde. Le ventricule reçoit généralement le sang de deux oreillettes, et le renvoie en totalité dans un gros tronc artériel, l'*aorte*, qui se rend dans la partie antérieure du corps. Un tronc artériel plus petit (*l'aorte postérieure*) principalement destiné à la partie postérieure du corps (les viscères en particulier), sort du cœur directement chez les Lamellibranches et les Céphalopodes, ou se détache de l'aorte principale (Céphalophores). Les deux troncs vasculaires envoient ordinairement de nombreuses ramifications aux principaux organes qui occupent la cavité viscérale, et passent ensuite dans un système lacunaire dont la cavité du corps constitue une partie (Lamellibranches et Céphalophores), ou dans un réseau de vaisseaux capillaires suivi de lacunes veineuses ou de véritables veines (Céphalopodes). Chez tous les Otocardes, le sang des lacunes veineuses est conduit aux organes respiratoires, d'où il revient par le chemin le plus court au cœur, qui est toujours placé dans le voisinage de ces organes. Le cœur est donc ici artériel, puisqu'il ne reçoit que du sang de cette qualité.

En ce qui concerne les détails, les Lamellibranches ont le cœur situé sur la ligne médiane du corps immédiatement sous le dos ; il est enveloppé dans un péricarde et reçoit le sang de deux oreillettes latérales, pendant qu'il émet en avant et en arrière les troncs artériels mentionnés ci-dessus. Chez la plupart des Bivalves, le cœur se divise en deux branches qui entourent le rectum, se réunissent sur sa partie dorsale et émettent alors l'artère antérieure du corps (aorte). Ce passage du rectum au travers du cœur va, chez l'*Arche*, jusqu'à déterminer le dédoublement de cet organe, qui est alors formé de deux ventricules complétement séparés l'un de l'autre, chacun ayant son oreillette. Une aorte part de chaque ventricule, mais avant de se ramifier, chacune d'elles s'unit à celle de l'autre côté, et ainsi se constitue encore un tronc artériel unique. Il en est de même du tronc artériel postérieur.

Des deux troncs artériels qui partent du cœur, l'antérieur se dirige directement vers la région buccale pour s'ouvrir par des ramifications plus ou moins nombreuses, dans de larges lacunes sanguines. L'artère postérieure dont la longueur, dépendant de l'étendue de la portion correspondante du manteau, est surtout considérable lorsque ce dernier participe à la formation de tubes respiratoires, se termine aussi définitivement dans des sinus sanguins ou des lacunes. Des cavités spéciales privées de parois propres se ramifient non-seulement dans le manteau, mais encore se rencontrent entre les viscères sous forme de lacunes, circonscrite par les divers organes. Ces espaces, suivant leur capacité, constituent des réservoirs sanguins plus ou moins grands, qui remplacent en même temps le système capillaire et le système veineux, sans qu'on doive les considérer comme parfaitement homologues de ces derniers. De grands sinus de ce genre se remarquent régulièrement à la base des branchies ; un centre, impair et médian, reçoit principalement le sang qui vient des cavités veineuses du pied ; il s'étend dans toute la longueur du corps comprise entre les deux muscles occluseurs. Toutes ces lacunes sanguines sont en communication réciproque et constituent un vaste réseau, variable suivant les parties du corps, de cavités situées entre les organes. Les deux lacunes latérales communiquent encore avec un autre organe, dont nous aurons à parler sous le nom d'organe de Bojanus, lorsque nous traiterons des appareils de sécrétion.

Si nous suivons le trajet que parcourt le sang apporté aux lacunes par les artères, nous en trouvons une partie allant au manteau, et une autre qui se déverse dans le sac viscéral et remplit ainsi toutes les cavités lacunaires. Une partie du sang de ces dernières se rend dans les sinus branchiaux et de là dans les branchies, soit directement, soit indirectement après avoir fait un détour dans les glandes de Bojanus ; c'est ce dernier trajet que suit la plus grande partie du sang. Mais comme il existe aussi entre les réservoirs sanguins de la base des branchies et les oreillettes du cœur une communication directe, une partie du sang, peu considérable il est vrai, peut etourner au cœur sans avoir passé par les branchies. Il faut ici remarquer ue le sang qui revient du manteau, et rentre aussi directement dans les reillettes, ne doit pas être considéré comme étant rigoureusement du sang eineux, à cause de la fonction respiratoire des lames du manteau. Comme out le sang venant des branchies est reçu par les oreillettes, on voit que la otalité du liquide sanguin revient au ventricule par des chemins différents. Les rapports de la circulation avec les glandes de Bojanus sont à remarquer. Ces organes de sécrétion sont placés sur le chemin du sang allant aux ranchies, c'est-à-dire du sang veineux, et semblent représenter une espèce le système de veine-porte, ce qui a d'autant plus d'importance que nous rouvons des dispositions tout à fait analogues dans d'autres groupes de Molusques, notamment chez les Céphalopodes. — Le mélange du sang avec l'eau, lont nous avons déjà parlé, est très-considérable chez les Lamellibranches, ù il est surtout le résultat de ce que la glande de Bojanus que traversent es cavités sanguines, communique avec le milieu ambiant par des orifices articuliers, qui sont ses voies d'évacuation, et permettent l'entrée de l'eau. D'autres ouvertures en nombre plus ou moins grand existent aussi sur le ied des Lamellibranches.

Le système lacunaire rempli de liquide sanguin, qui existe tant dans le manteau qu'entre es viscères, a été regardé par quelques auteurs comme formant une partie du système asculaire. C'est ainsi que Langer (*Wien. Denksch.*, 1855 et 1856) décrit chez l'*Anodonte* es veines et des capillaires. Il est vrai que le trajet lacunaire présente sur diverses parties u corps une disposition réticulée souvent très-délicate, qui ressemble extrêmement à celle es vaisseaux capillaires; cependant aucune paroi particulière ne limitant ces cavités de anière à en faire des vaisseaux, elles ne représentent que des espaces insterstitiels du tissu u'elles parcourent.

Le passage du rectum au travers du cœur mentionné plus haut, manque chez les *Anomies*, es *Huîtres* et le *Taret*, ce dernier organe occupant une autre situation. Le trajet circulatoire st d'ailleurs encore différent chez l'*Anomie*, où le péricarde fait défaut (Lacaze-Duthiers, *l. c.*).

Les ouvertures du pied qui mettent les lacunes sanguines en communication directe avec e milieu ambiant, et peuvent atteindre une grosseur considérable, ont été l'objet d'observaions spéciales chez les *Naïades*, *Cyclas*, *Cardium*, *Mactra*, *Solen*. Ces orifices sont uniques t alors d'une grandeur considérable (*Mactra*), ou multiples, plus petits et criblant l'extrémité u pied (par exemple chez les *Cyclas* et quelques espèces de *Mactres*). Là où l'ouverture est unique (*Naïades*), elle conduit dans un canal allongé qui traverse le pied et va se terminer ans de fins interstices lacunaires. On n'a pas encore pu déterminer si ces ouvertures servent la fois à l'entrée et à la sortie de l'eau; il est seulement certain qu'il en sort du liquide sanuin lorsque le pied se retire brusquement, fait dont il est facile de se convaincre (voir les bservations d'Agassiz, *Zeit. Zool.*, VII, p. 176).

Sur l'appareil circulatoire des Acéphales : Milne-Edwards et Valenciennes, *Ann. Sc. nat.*, 3e sér., 289, 307; Rengarten, *De Anodontæ vasorum systemate*, Dorpat, 1853. La distinction entre le système vasculaire sanguin et un système vasculaire aquifère a été récemment signalée par G. Rolleston et C. Robertson. Suivant ces auteurs, les canaux aquifères comprennent dans les parois de leurs ramifications les organes générateurs, de sorte qu'ils fonctionnent aussi comme conduits excréteurs des produits sexuels (*Phil. Trans.*, R. S. I., 1862).

§ 167.

Chez les Céphalophores, le cœur simple, enveloppé d'un péricarde, se compose d'un ventricule arrondi ou pyriforme (*fig.* 157, *v*) et d'une oreillette de forme variable (*at*) ; cette oreillette, peu développée chez beaucoup d'Abranches, peut n'être représentée que par des faisceaux musculaires qui sont fixés au bord de l'orifice veineux du ventricule (*Phyllirhoë*). Le cœur occupe la partie dorsale de l'animal, et s'il est contraint à prendre une position asymétrique par le développement du sac viscéral, il se trouve toujours près des organes respiratoires, vers lesquels l'oreillette est dirigée. Celle-ci présente un développement correspondant à celui de l'appareil respiratoire, et se distingue aisément du ventricule par la ténuité de ses parois. Le rectum traverse le cœur chez plusieurs Gastéropodes, tels que les *Turbo*, *Nerita*, *Neritina*, les *Haliotis*, *Fissurella*, *Emarginula*, qui se rattachent par cette disposition aux Lamellibranches ; les trois derniers de ces genres présentent encore avec le groupe des Acéphales cette ressemblance remarquable qu'ils ont deux oreillettes. Il en est de même pour les *Chitons*.

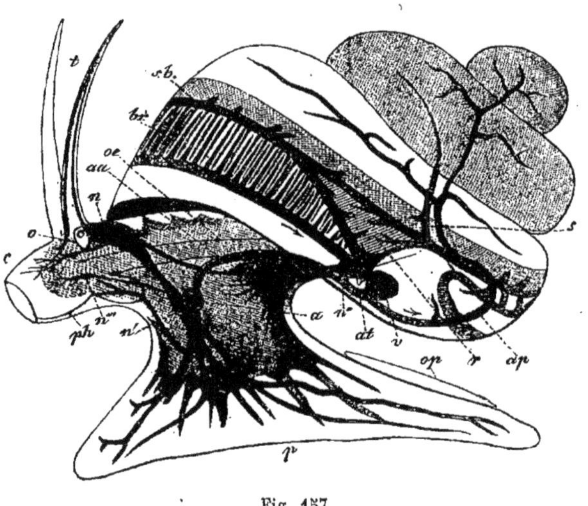

Fig. 157.

Le ventricule envoie une artère principale (*Aorte*), qui chez quelques Mollusques (*Abranches*) se divise en deux courtes branches, et s'ouvre dans la cavité du corps comme dans un réservoir sanguin, tandis que chez la plupart des Gastéropodes, Ptéropodes et Hétéropodes, elle émet une artère viscérale qui se dirige en arrière et constitue elle-même, en se prolongeant directement en avant, l'artère céphalique (*fig.* 157, *aa*). Arrivée dans la partie antérieure du corps, celle-ci envoie au pied un fort rameau, qui paraît souvent être la continuation du tronc principal (*Paludine*) ; de plus elle émet fréquemment sur son trajet de nombreuses ramifications qui se rendent à l'estomac, aux glandes salivaires, etc. Elle se termine enfin simplement ou par des ramifications répétées dans le voisinage du pharynx. Lorsque la tête est

Fig. 157. — Organisation du *Paludina vivipara* ; *c*, tête ; *t*, tentacules ; *p*, pied ; *op*, opercule ; *o*, œil ; *a*, organe auditif ; *n*. cerveau ; *n'*, ganglion sous-œsophagien ; *n''*, ganglion branchial ; *n'''*, ganglion buccal ; *p*, pharynx ; *oe*, œsophage ; *br*, branchies ; *r*, reins ; *s*, sinus veineux ; *sv*, sinus veineux de la base des branchies ; *f*, artère branchiale ; *at*, oreillette du cœur ; *v*, ventricule ; *ap*, artère postérieure (viscérale) ; *aa*, artère antérieure (d'après Leydig).

très-développée, elle traverse l'anneau œsophagien ; cela est le cas chez les Hétéropodes, où elle fournit en même temps au pied une grosse artère. Son cercle de distribution est plus grand chez les Ptéropodes, où elle se divise dans la tête en deux fortes branches terminales qui envoient de nombreuses ramifications dans les nageoires. L'artère viscérale qui correspond à l'artère postérieure des Lamellibranches, n'est que faiblement ramifiée chez les Ptéropodes et les Gastéropodes inférieurs, et se perd comme l'artère céphalique dans de grandes cavités sanguines. Chez les Prosobranches et Pulmonés, elle présente un haut degré de développement et envoie de nombreuses ramifications aux viscères.

Les lacunes sanguines se trouvent dans des conditions analogues à celles des Lamellibranches, et constituent des canaux plus ou moins larges qui parcourent soit les interstices des viscères, soit l'enveloppe dermo-musculaire, et sont en communication avec la cavité générale du corps, qui joue ainsi le rôle d'un grand réservoir sanguin.

Les voies de retour sont différentes suivant le nombre, la forme et la disposition des organes respiratoires. Chez les Abranches, le sang de la cavité du corps se rassemble dans le voisinage de l'oreillette, pour être envoyé de là dans le cœur. Chez les autres Céphalophores possédant des organes respiratoires définis, il y a des canaux distincts et même des vaisseaux pourvus de parois spéciales, pour transmettre aux organes de la respiration le sang des voies veineuses, qui revient, dans les cas les plus simples, comme chez beaucoup de Gymnobranches, à l'oreillette du cœur, sans le concours de veines branchiales. C'est ce qui a lieu chez la plupart des Ptéropodes et tous les Hétéropodes. Lorsque les branchies atteignent un plus haut degré de développement, le sang qui en sort se rassemble dans des troncs veineux spéciaux, qui débouchent isolément ou réunis dans l'oreillette. L'arrangement de ces veines branchiales dépend toujours de la situation et du développement des organes respiratoires. Elles paraissent exister aussi chez les Gymnobranches et les Pulmonés.

Chez les *Éolidiens*, *Scyllæa*, *Tritonia* et beaucoup d'autres *Gymnobranches*, de véritables vaisseaux partant des branchies, se réunissent peu à peu en troncs plus gros, et donnent ainsi naissance à un tronc branchial veineux et médian, ou à deux troncs latéraux qui sont en connexion avec l'oreillette du cœur. Ce système vasculaire branchial destiné au retour du sang, offre divers degrés de développement suivant l'étendue de la distribution des branchies à la surface du corps ; et là où ces organes n'occupent qu'un espace limité, il est réduit par le voisinage immédiat de l'oreillette (*Doris*, *Polycera*).

Cet appareil vasculaire offre son plus grand développement lorsque les branchies sont disposées en deux séries latérales ; il existe alors (chez le *Tritonia* par exemple), deux troncs branchiaux veineux latéraux (*fig.* 158, *s*), qui débouchent dans le cœur par un tronc transversal, ce dernier (*a*) forme une espèce de double oreillette, et se rattache par ce fait à l'appareil vasculaire des Acéphales. Les voies par lesquelles le sang arrive aux branchies, sont toujours lacunaires sur une plus ou moins grande étendue. Le sang contenu dans la cavité du corps se rassemble chez plusieurs Gymnobranches dans des canaux qui parcourent les téguments, pour de là se répartir dans les branchies. Le sang n'arrive cependant pas tout dans ces organes, une partie étant ramenée au cœur après s'être distribuée dans la peau. — En ce qui concerne les Mollusques *pulmonés*, il y a chez eux une complication nouvelle, consistant en ce que les cavités sanguines qui pénètrent dans les parois de la cavité respiratoire, et constituent ainsi le système conduisant au poumon, sont différenciées en canaux vasculaires. Les canaux qui amènent le liquide des sinus du corps aux parois de la cavité respiratoire (poumon), se résolvent en un réseau vasculaire très-serré, donnant naissance à plusieurs vaisseaux plus gros et nettement circonscrits, lesquels se réunissent en une veine pulmonaire qui se rend à l'oreillette. On peut aussi se figurer le réseau des vaisseaux pulmonaires comme un grand sinus sanguin étalé sur la paroi du poumon, et interrompu de place en place par des îlots solides.

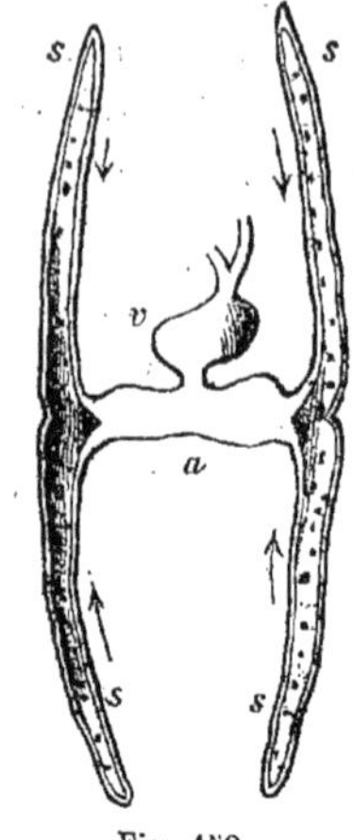

Fig. 158.

D'après Lacaze-Duthiers le cœur manque chez le *Dentale* quoique son système vasculaire soit fort développé. Parmi les nombreuses modifications que présente la disposition des artères chez les Gastéropodes, il faut signaler celle de l'aorte chez les *Patelles*, où elle débouche très-promptement dans une lacune sanguine qui s'étend fort loin en arrière, et est distincte des lacunes de la cavité viscérale. — Chez l'*Haliotide*, l'aorte passe aussi dans un large sinus céphalique ayant d'abord des parois distinctes, et d'où part un grand canal sanguin se dirigeant vers le pied. Ces faits indiquant le passage graduel des vaisseaux aux lacunes, montrent combien il est difficile de distinguer entre les deux formes de trajets sanguins. D'autre part, la brusque terminaison des artères est indubitable et peut être démontrée de la manière la plus évidente chez les Ptéropodes et Hétéropodes.

Chez les Pulmonés terrestres nus le trajet et les nombreuses ramifications des artères viscérales sont, surtout chez l'*Arion*, extrêmement visibles par suite de l'incrustation de calcaire dont leurs parois sont le siége. — Les vaisseaux afférents du poumon chez le *Limax maximus*, consistent, d'après Lawson, en deux troncs qui cheminant dans la peau aboutissent à un vaisseau marginal entourant un double poumon, et d'où partent les canaux vasculaires qui se distribuent dans la paroi pulmonaire (*Quart. Journ. of. Mic. Soc.*, 1863).

Aux travaux déjà cités sur les organes circulatoires des Gastéropodes, il faut ajouter comme importantes les recherches de Milne-Edwards (*Ann. Sc. Nat.*, 3e sér., III).

L'introduction de l'eau dans la cavité du corps, et son mélange avec le sang ont lieu par les mêmes dispositions que chez les Acéphales. Le rein constitue encore ici par sa double connexion une voie régulière de sortie et d'entrée ; il y a cependant encore d'autres orifices d'introduction tels qu'une ouverture très-apparente sur le pied de la *Pyrule*, et j'ai démontré que chez les Ptéropodes (*Hyalea*) il y a également une ouverture en communication directe avec la cavité du corps. On connaît des orifices analogues chez le *Dentale* et le *Pleurobranche*. La contractilité totale ou partielle des reins joue un rôle important dans les rapports de ces organes avec l'absorption de l'eau, ainsi que Milne-Edwards (*l. c.*) l'avait avec raison présumé. Le « cœur de la veine-porte » décrit par les observateurs anglais chez les *Nudibranches* (*Doris*) paraît être une partie de l'organe excréteur, si on compare les données de Hancock sur les *Doridopsis* avec ce qui a eu lieu chez les *Doris*. On n'a pas encore pu déterminer comment les deux phénomènes d'entrée et de sortie se répartissent entre les deux

Fig. 158. — Portion des organes circulatoires de *Tritonia ; s*, sinus veineux figurés ouverts. La paroi est perforée d'orifices par lesquels débouchent les veines branchiales. *v*, ventricule avec l'artère qui en provient.

rles de communication ; il semble qu'elles puissent avoir l'un et l'autre emploi. Chez les lmonés, dont la voie de communication directe s'est perdue par suite du changement dans mode de vie, la voie indirecte subsiste encore par l'intermédiaire du rein qui conserve fonction de conduit de sortie. Ici se rattachent les données de Barkow (*Winterschlaf*, 1844, 1845) sur l'évacuation du sang par les poumons. L'introduction de l'eau a lieu par l'intin. Il est facile d'établir que chez les Hélicines cette absorption se fasse par la bouche. On observe pendant les premières phases du développement de plusieurs Gastéropodes, une rme particulière d'appareil circulatoire. Chez les embryons des pulmonés nus (*Limax*), il développe à l'extrémité postérieure du corps une vésicule considérable pourvue d'un réseau faisceaux musculaires qui se contractant et se dilatant alternativement avec les téguments alement minces et contractiles du cou, détermine dans le liquide nutritif un mouvement ntôt en avant, tantôt en arrière. La ténuité des parois de cette vésicule permet d'adettre qu'elle remplit une fonction respiratoire (Van Beneden et Windischmann, *Arch. An. hys*, 1841 ; O. Schmidt, *id.*, 1851 ; Gegenbaur, *Zeit. Zool.*, III). L'enveloppe dermo-muslaire prend aussi une part semblable au mouvement du sang chez les larves de Gymnobranes, par des contractions rhythmiques ayant leur siége dans la région cervicale, avant l'appalion du cœur.

§ 168.

Le cœur des *Céphalopodes* st situé au fond du sac viséral. Il est formé d'un ventriule arrondi ou ovalo-transerse (*fig.* 159, *c*), qui reçoit utant de veines branchiales u'il y a de branchies ; par conéquent, quatre veines branhiales chez le Nautile et deux hez les autres Céphalopodes iennent déboucher dans le entricule. Ces veines branhiales présentent avant leur sertion un élargissement trèspparent (*fig.* 159, *v*, *br* ; g. 164, *v*), qu'on doit conidérer comme représentant ne oreillette, bien que nous 'ayons pas encore de données récises sur sa signification hysiologique. Deux troncs arériels partent régulièrement u cœur : un plus fort, qui se lirige directement en avant et eprésente l'artère céphalique

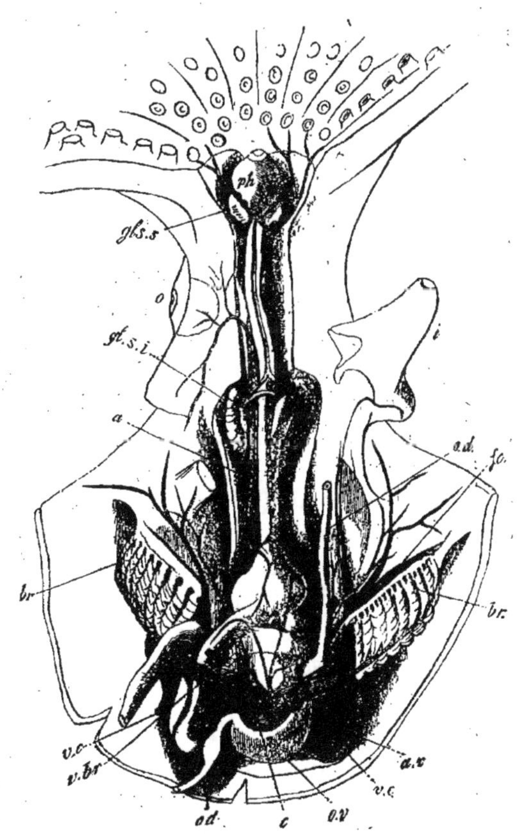

Fig. 159.

ig. 159. — Anatomie de l'*Octopus*. Cavité du manteau et sac viscéral ouverts sur la face ventrale. *ph*, pharynx ; *gls.s*, glandes salivaires supérieures ; *gls.i*, inférieures ; *o*, œil ; *i*, entonnoir ; *br*, branchies ; *ov*, ovaire ; *od*, oviducte ; *c*, cœur ; *v.br*, veines branchiales ; *a*, artère céphalique ; *vc*, veines caves : *a.v*, appendices veineux. (D'après Milne-Edwards.)

(*fig.* 159, *a*; *fig.* 164, *a*), l'autre assez éloigné du premier, plus petit, et ordinairement dirigé en arrière : c'est l'artère abdominale (*fig.* 164, *a'*). Il résulte clairement de cet arrangement général une analogie avec les deux autres classes d'Otocardes (§ 164), et surtout avec ceux de ces Mollusques que caractérise le dédoublement des oreillettes.

L'artère céphalique fournit tout d'abord de fortes branches au manteau, et quelques-unes à l'intestin et à l'entonnoir ; arrivée dans la tête, elle fournit les artères des yeux, des parties buccales, et se divise en autant de branches qu'il y a de bras. Ces dernières sont les plus volumineuses qu'elle émette. Les artères brachiales proviennent chez quelques Céphalopodes, d'un vaisseau annulaire entourant le commencement du tube œsophagien. L'artère abdominale présente de plus grandes différences ; pendant que chez les *Sépiens* et les *Loliginés*, elle naît à l'opposé de l'artère céphalique, et par conséquent se trouve dans les mêmes conditions que l'artère viscérale des Lamellibranches, chez les *Octopodes*, elle prend naissance près de l'aorte sur le côté antérieur du cœur (*fig.* 159). Elle se partage chez ces derniers en plusieurs branches destinées à la portion inférieure du canal intestinal et aux organes de la reproduction. Chez les premiers par contre, elle fournit encore aux nageoires deux rameaux sur lesquels Hancock a observé chez l'*Ommastrèphe* des élargissements particuliers, qui représentent peut-être des cœurs auxiliaires contribuant au mouvement circulatoire.

Un système capillaire bien développé, constitue le passage entre les dernières ramifications des systèmes artériel et veineux. Il remplace, au moins dans la plus grande partie du corps, les cavités lacunaires si répandues chez les autres Otocardes, dont il paraît être un degré ultérieur de différenciation. Les réseaux capillaires parcourent tous les organes, et se trouvent même chez ceux qui sont plongés dans des sinus veineux.

Les veines qui émanent des capillaires s'unissent en troncs plus considérables, tantôt affectant la forme de véritables veines, tantôt se dilatant de manière à constituer de larges expansions qui forment comme une transition aux lacunes proprement dites. La réunion des veines brachiales en un sinus annulaire situé dans la tête, est à noter parmi les particularités du système veineux. Ce sinus reçoit encore de plus petits troncs veineux du voisinage, et émet un grand canal sanguin, la *veine céphalique* (*fig.* 164, *vc*) ; celle-ci descend vers la région branchiale, où elle se divise en deux (*Dibranches*) ou quatre (*Tétrabranches*) troncs veineux, qui paraissent être des artères branchiales (*fig.* 164, *vc'*), et après s'être réunies à quelques autres veines venant du manteau et des viscères (*vc''*), se rendent latéralement à la base des branchies. Chez la plupart des Céphalopodes il se forme sur les artères branchiales, par suite du développement d'une couche musculaire, une région contractile qu'on a désignée sous le nom de *cœur branchial*, et que ses brusques pulsations doivent faire considérer comme un organe aidant à la circulation du sang. En avant de ces cœurs branchiaux qui manquent chez les Céphalopodes à quatre branchies, les artères branchiales sont pourvues d'appendices particuliers (*fig.* 159, *av*; *fig.* 164, *re*), qui paraissent être des expansions de leurs parois et sont baignés par le sang veineux qui se rend x branchies comme le sont chez les Acéphales les glandes de Bojanus. Nous reviendrons plus loin sur ces formations en traitant des organes excréteurs.

Bien que nous puissions reconnaître dans les réservoirs de sang veineux que nous venons de décrire un système sanguin clos et pourvu de parois propres, il n'en existe cependant pas moins des lacunes véritables, qui se montrent même aussi répandues que chez les autres classes de Mollusques. La cavité du corps représente une grande lacune sanguine, et l'ensemble des organes qui y sont contenus sont baignés dans le sang veineux. Différentes veines y débouchent, et elle est d'ailleurs en communication par deux canaux avec la grande veine céphalique.

La nature musculaire des parois des cœurs branchiaux signalée par Milne-Edwards, a été montrée histologiquement par Hessling (*Beitr. zur Lehre von der Harnabsonderung*, Iéna, 1851). Leurs pulsations énergiques sont faciles à observer chez les animaux vivants. Plusieurs portions du système vasculaire paraissent être contractiles, ce qui rappelle un état inférieur analogue à celui exprimé chez les Annélides. Nous regarderons aussi cette disposition comme un fait d'hérédité, bien qu'elle ait disparu chez les Tétrabranches.

Sur les organes circulatoires des *Céphalopodes*, voir Delle Chiaje (*Mémorie*, etc.). La représentation de l'ensemble de l'appareil, ainsi que ses portions veineuses précédemment moins étudiées sont très-exactes dans Milne-Edwards (*l. c.*). Aussi dans le voyage en Sicile de Milne-Edwards, Quatrefages et Blanchard, tome I.

Des données diverses et en partie contradictoires, existent sur les communications des vaisseaux sanguins et le milieu ambiant. Chez le *Nautile* deux fissures conduisent au sinus du péricarde (Keferstein) ; chez les Dibranches par contre il y a connexion entre cet organe et le sac contenant les appendices veineux, d'où l'affirmation qu'il y a une communication indirecte avec l'eau. Milne-Edwards et autres ont contesté cette entrée d'eau, de sorte que le fait réclame de nouvelles recherches. Sur les cavités conductrices de l'eau du corps des Céphalopodes voy. Krohn (*Arch. An. Phys.*, 1839, p. 356), d'après qui les cellules latérales qui enferment les appendices veineux communiquent avec les cavités sanguines. Chez les Octopodes, les organes générateurs sont aussi en rapport avec ces cavités. Une paire de canaux s'étend de la capsule ovarienne à une cavité qui enveloppe l'appendice noduleux de la cavité du cœur branchial et communique à son tour avec le sac rénal.

Organes respiratoires.

§ 169.

En raison des habitudes aquatiques de la grande majorité des Mollusques, les organes respiratoires les plus répandus chez ces animaux sont des branchies. Là même, où par suite d'un changement de milieu, ces organes ont rétrogradé et complétement disparu, la respiration de l'air se fait par les mêmes parties qui constituent ailleurs les branchies ; c'est le cas par exemple de la petite division des Pulmonés.

Les *branchies* sont toujours des appendices des téguments, et ont par conséquent une situation originairement superficielle ; mais par la formation de replis d'autres régions de la peau — des dépendances du manteau — elles peuvent être cachées dans une cavité particulière — la *cavité branchiale*. — Elles ne se relient d'ailleurs jamais à d'autres systèmes d'organes, comme le font les appareils respiratoires de plusieurs Vers et Vertébrés avec une partie de l'intestin.

Les organes dont nous avons à nous occuper peuvent être groupés en deux divisions. L'une est propre aux *Brachiopodes* dont les bras doivent être considérés comme étant des branchies. Ceci doit surtout s'entendre des filaments tentaculiformes qui présentent les conditions voulues pour l'accomplissement de la respiration, et sont en communication avec les sinus sanguins qui parcourent les bras. On ne saurait dire avec certitude jusqu'à quel point ces organes sont isolés dans l'embranchement des Mollusques, ni s'ils ont des homologues dans les autres divisions, mais il y a quelque vraisemblance qu'on peut les rattacher aux tentacules des Bryozoaires, groupe de l'ordre des Vers. C'est surtout chez les formes pourvues de lophophores que ces tentacules se rapprochent des appendices des bras des Brachiopodes. Il est vraisemblable que chez les *Écardines*, outre les bras, le manteau a aussi la signification d'un appareil respiratoire, car il est muni de replis qui déterminent une augmentation de sa surface.

§ 170.

Les branchies des *Otocardes* constituent morphologiquement des organes tout différents des bras des Brachiopodes. Ce ne sont plus des appendices placés à l'extrémité du corps, mais sur ses côtés, et qui dans l'état le moins compliqué, se montrent entre le manteau et le pied. Elles offrent une longue série de modifications très-variées, tant sous le rapport de l'étendue de l'appareil entier, que sous celui de leur composition au moyen d'appendices séparés. Chez les *Lamellibranches* les branchies ont un aspect feuilleté, naissent entre le manteau et le sac viscéral qui se termine par le pied, et font saillie dans la cavité entourée des deux côtés par le manteau (*fig.* 160, *A*, *br*). Leur bord libre est dirigé du côté ventral. Presque tous les Acéphales ont deux paires de branchies pareilles, une interne médiane, et une extérieure latérale. La première est souvent la plus grande. A l'exception de l'*Anomia*, dont l'organisation a subi de nombreuses modifications par adaptation, l'arrangement des branchies est plus ou moins symétrique. Chaque feuillet branchial se développe au moyen d'une série de prolongements qui poussent les uns près des autres, restent isolés chez beaucoup de Lamellibranches (*Arcacées*), et représentent alors des filaments branchiaux parallèles entre eux et rapprochés les uns des autres. Cette première forme des branchies établit un lien commun entre les formations branchiales des au-

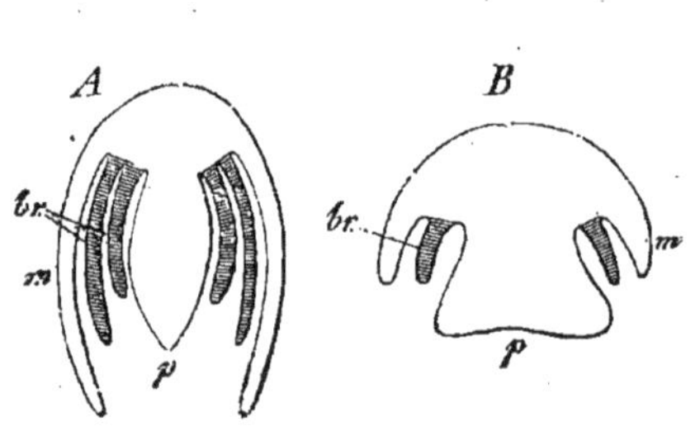

Fig. 160.

Fig. 160. — Représentation schématique des homologies des types Lamellibranche (*A*) et Gastéropode (*B*). Coupes verticales *m*, manteau ; *p*, pied ; *br*, branchies.

tres divisions. Chez la plupart, en effet, la branchie passe de cet état embryonnaire à un autre où les filets branchiaux sont unis entre eux. La réunion des filets aplatis ou lamellaires dont les faces se touchent en un « feuillet branchial » se fait tantôt par la soudure des filaments branchiaux, tantôt par la réunion de ces filaments au moyen de bourrelets saillants qui naissent sur eux à des distances régulières, vont à la rencontre l'un de l'autre et se soudent. Des fentes étroites subsistant entre ces points de réunion, par lesquelles l'eau peut passer entre les filaments, donnent à chaque feuille branchiale l'aspect d'un treillis. Chaque filet branchial n'est d'ailleurs pas à son origine un simple prolongement plein, mais une anse comprenant un vide (*cavité intrabranchiale*) qui, après la fusion des filets branchiaux, s'étend dans tout le feuillet et est en rapport avec l'extérieur par les fentes qui subsistent entre les filets. L'eau qui entre par ces dernières se rassemble dans un canal qui se trouve au lieu de fixation du feuillet branchial et par l'intermédiaire duquel elle est expulsée à l'extrémité postérieure du corps.

Chaque filament branchial contient outre le canal sanguin un appareil de soutien, consistant en bâtonnets courts disposés les uns derrière les autres, qui déterminent ainsi dans chacun l'apparence de nombreuses stries transversales.

La surface des branchies est recouverte d'un épithélium vibratile caractéristique. Des séries de gros cils s'étendent tout le long des crêtes saillantes sur les branchies, et des cils plus fins, plus rapprochés et disposés dans les intervalles, complètent un appareil apte à l'entretien d'un courant d'eau continuel. Ils garnissent aussi les espaces interbranchiaux, et leur mouvement paraît être indépendant de la volonté de l'animal, car le mouvement des cils persiste fort longtemps même sur des fragments d'épithélium arrachés. Au bord libre de chaque branchie, il existe un sillon garni de longs cils vibratiles, formé par un enfoncement de chacun des filaments isolés qui la constituent, et par lequel il se produit un courant d'eau qui se dirige vers la bouche. La branchie se rattache donc, d'une manière assez étroite, à la préhension des aliments.

La *fusion des branchies* détermine des modifications importantes. Cette fusion s'observe surtout là où les branchies s'étendent au delà du sac viscéral ; elle s'effectue soit par leur réunion immédiate, soit par la formation d'une membrane particulière qui relie les branchies des deux côtés. Cette soudure est surtout prononcée dans les feuillets branchiaux rabougris et falciformes des *Anomia*, où l'appareil, dans son ensemble, s'est éloigné du sac viscéral lui-même fort réduit, et ne paraît plus placé sur ses côtés.

La position des branchies dans la cavité du manteau fait de celle-ci la cavité respiratoire. Cette circonstance a pour résultat de nombreuses transformations des côtés du manteau, qu'il faut attribuer à des adaptations spéciales. Elles se manifestent principalement par la réunion des bords latéraux des deux moitiés du manteau, d'où résulte la fermeture d'abord partielle de la cavité respiratoire, et ensuite un accroissement des parties du bord du manteau restées ouvertes et leur prolongement, en forme de tube, qui constituent les *siphons*. Nous avons déjà précédemment (page 450) indiqué ces circonstances.

L'appareil branchial des *Céphalophores* offre, à côté de différences assez grandes dans les détails, les mêmes dispositions générales que celui des Acéphales, en ce que sa forme typique consiste en un ensemble de lamelles parallèles ou d'appendices plus cylindriques, faisant saillie à la surface du corps, et par conséquent baignés par le liquide ambiant, pendant qu'un courant sanguin parcourt leur intérieur. Cette ressemblance est encore mieux exprimée par les rapports de situation, car lorsqu'il y a un manteau, les branchies sont toujours placées dessous, de sorte qu'elles se trouvent avoir les mêmes relations avec le manteau et le pied que celles des Lamellibranches (*fig.* 160, *B*, *br*). Cependant, comparées à celles de ces derniers, elles présentent, quant au nombre et à l'étendue, des réductions importantes, portant même sur la structure qui est plus simple : jamais il n'existe plus de deux branchies au lieu de quatre que l'on trouve chez les Lamellibranches. Ordinairement l'une d'elles est réduite, tandis que celle de l'autre côté offre un plus grand développement. La branchie rabougrie se rapproche de l'autre et prend une position asymétrique qui paraît dépendre de modifications apportées à la conformation du manteau lui-même, par suite du développement d'une coquille.

En ce qui concerne leur structure, les branchies sont tantôt de simples replis des téguments (*Ptéropodes*), tantôt des appendices constituant un organe feuilleté ou pectiniforme, pouvant porter des plis secondaires ou des saillies. Elles sont symétriques chez les *Oscabrions* et les *Patelles*, où elles forment une couronne de feuillets placés entre le pied et le bourrelet du manteau, caractère qui a fait donner, à la division qui comprend ces animaux, le nom de *Cyclobranches*. Cette disposition qui rappelle le plus celle des branchies des Acéphales existe aussi chez la *Phyllidie* et quelques autres Gastéropodes, mais a disparu chez la plupart. Les *Fissurelles* et les *Emarginules* ont encore deux branchies latérales dans la cavité du manteau, mais, chez l'*Haliotide*, elles sont réunies sur un côté. Le plus souvent, la branchie gauche subit une rétrogradation, la droite demeurant la principale. Lorsque les branchies apparaissent dès l'origine situées sous le manteau, elles se rattachent plus étroitement à la cavité branchiale qui se forme aux dépens de cette partie, comme on le voit déjà chez les *Aplysies* et les *Pleurobranchies*, plus encore chez les *Bullides* et plus complétement, enfin, chez les *Prosobranches*. La cavité du manteau, ou une partie seulement, se transforme ici en cavité branchiale, qui n'a d'autre communication avec l'extérieur qu'une fente sur son bord appelée *orifice respiratoire*. Lorsque cette partie du bord du manteau s'étire en un prolongement semi-canaliforme, elle constitue un appareil conducteur pour l'eau servant à la respiration auquel, à cause de son analogie avec le siphon des Acéphales, on a donné le même nom.

Ces dispositions se rattachent à deux autres états très-différents de l'appareil branchial. L'un se rencontre très-fréquemment chez les Gymnobranches, où les organes qui fonctionnent comme branchies, en l'absence d'un repli allèal, sont répartis sur l'ensemble ou sur quelques régions plus restreintes les téguments dorsaux. Ces appendices consistent en séries simples ou nultiples de saillies papilliformes (*Eolidia*) placées de chaque côté du corps u par modification des premières deviennent des appendices ramifiés, fo-iacés ou en forme de houppes (*Tritonia*, *Scyllæa*), également disposés en séries; ailleurs, ils se circonscrivent autour de l'ouverture anale, où ils forment les groupes en rosettes de même nature (*Dorides*) (*fig.* 161, *br*). De même que le sang, soumis à la respiration dans les feuillets branchiaux des Prosobranches et de nombreux Opisthobranches, pénètre ensuite, par leurs racines veineuses, dans un tronc vasculaire qui le conduit dans une des oreillettes du cœur, de même le sang apporté dans les appendices sus-mentionnés et venant de la cavité du corps, revient au cœur par des vaisseaux de retour (veines branchiales). Cette conformité dans les rapports qu'ils ont avec les vaisseaux sanguins, met hors de doute que ces appendices des téguments soient chargés d'une fonction respiratoire. On ne pourrait établir avec autant de certitude qu'ils sont les homologues des branchies et non de simples différenciations des téguments déterminés par l'adaptation, bien qu'il y ait cependant des raisons très-concluantes en faveur de la première opinion. Ces raisons se trouvent principalement dans le fait que dans les premières phases de leur développement tous ces Gymnobranches possèdent une coquille ressemblant complétement à celle que possèdent alors les Prosobranches. Il y a là non-seulement une indication générale d'une provenance commune, mais on peut encore regarder comme très-vraisemblable que la formation des branchies se faisant tardivement et étant limitée par la cavité branchiale et la persistance de la coquille, puisse prendre une grande extension après la perte de cette dernière. Chez plusieurs Gastéropodes, le développement de la coquille n'ayant plus lieu, la fonction respiratoire qui était auparavant localisée incombe aux téguments, dans leur ensemble, comme chez le *Phyllirhoë* ou les *Pontolimax* et *Actéon*; ce dernier surtout présente une augmentation de surface considérable par suite de l'expansion latérale de ses téguments.

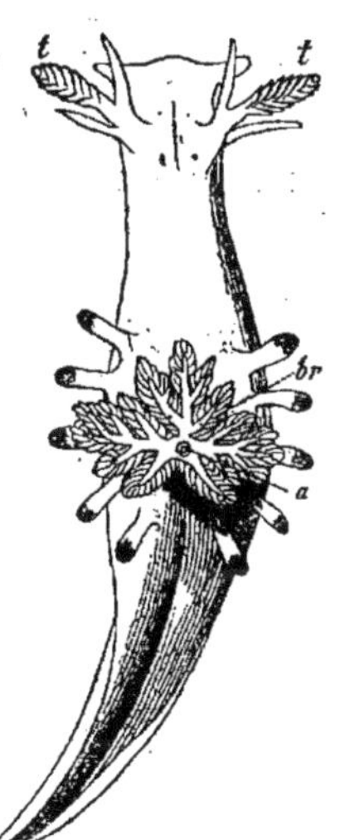

Fig. 161.

L'autre modification aux dispositions précédemment indiquées de l'appareil respiratoire, réside dans le développement du système des canaux respiratoires dans les parois de la cavité du manteau. Chez beaucoup de Gastéropodes à branchies, ce réseau de canaux se distribue, non-seulement sur les branchies, mais aussi dans les parties voisines de la cavité branchiale qui participent, par conséquent, à la fonction de la respiration. De la présence d'une telle cavité, formée aux dépens de celle du manteau, et enveloppée

Fig. 161. — *Polycera cristata*, vu du côté dorsal; *a*, orifice anal; *br*, branchies; *t*, tentacules. (D'après Alder et Hancock).

d'un système de canaux respiratoires, peut résulter par adaptation une transition à un autre mode de respiration, la *respiration aérienne*. La cavité du manteau, ou mieux une portion de celle-ci *séparée du reste*, devient un *poumon*. Un tel organe, étranger à un Mollusque organisé pour la vie aquatique, peut, dans quelques cas, apparaître par suite d'une modification dans le genre de vie, et représente alors une disposition acquise. Chez l'*Ampullaria* on trouve, en même temps qu'une branchie, un poumon qui est formé par un sac muni d'un orifice contractile, situé parallèlement à la branchie. Celle-ci a complétement disparu chez le genre terrestre *Cyclostoma*, qui, comme l'*Ampullaria* ressemble, par sa conformation, aux Gastéropodes à branchies. Enfin, nous trouvons une partie de la cavité du manteau transformée en poumon chez les *Pulmonés* habitant la terre ou l'eau douce; la respiration aérienne étant ici la seule. Une cavité, recouverte par le manteau comme par une voûte, communiquant avec l'extérieur par une ouverture, fermée par une forte masse musculaire placée latéralement sur le bord du manteau, constitue ce poumon. Une portion du toit de cette cavité est parcourue par des lignes saillantes, formant un riche réseau vasculaire, qui se réunit en plusieurs canaux, convergeant ensuite en un tronc de retour aboutissant à l'oreillette du cœur.

La troisième classe des Otocardes, celle des *Céphalopodes* se rattache de près à la plupart des autres par la conformation de ses branchies. Les branchies prennent naissance entre le manteau et le pied (*fig.* 130-134, *b*), comme cela a lieu chez plusieurs Gastéropodes où cette disposition est persistante; elles s'enfoncent ensuite, à mesure que le manteau se développe, et se trouvent alors dans une cavité de ce dernier, qui ne s'ouvre pas en avant, comme dans la plupart des Céphalophores, mais comme chez les Ptéropodes à la partie qui correspond à la partie postérieure des Céphalophores, lorsqu'on place ces animaux dans des positions morphologiquement comparables (*fig.* 162, *A*, *B*, *br*). Chez tous, les branchies sont symétriques, au nombre de quatre chez le Nautile, de deux dans tous les autres Céphalopodes vivants.

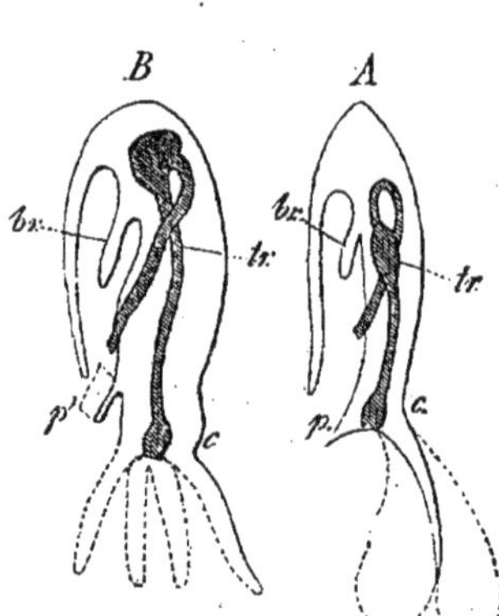

Fig. 162.

Chaque branchie a la forme d'une pyramide dont la pointe serait dirigée en dehors et la base en dedans. Elle consiste en lamelles serrées les unes contre les autres, et s'amincissant peu à peu vers son extrémité (*Nautiles* et la plupart des *Loliginés*) ou en groupes de plis tégumentaires très-contournés qui prennent leur origine entre les deux troncs vasculaires branchiaux qui se rendent sur les bords des branchies (*Octopodes*).

Fig. 162. — Représentation schématique des homologies des types *Ptéropode* (*A*) et *Céphalopode* (*B*). Coupes verticales, la tête de l'animal étant dirigée en bas; *c*, la partie céphalique avec indication en *A* des nageoires qui en font partie; en *B* des bras; *tr*, canal intestinal; *br*, branchies; *p*, pied.

Le mécanisme de la respiration se combine aussi avec celui de la locomo-on de l'animal. A chaque relâchement des muscles des bords du manteau, eau pénètre par ses fissures dans la cavité branchiale, notamment des deux ıtés de l'entonnoir, et après y avoir baigné les branchies, en est chassée de ouveau par les contractions du manteau. Les fentes de la cavité respira-ıire se ferment dans cet instant, l'entonnoir demeure la seule issue par quelle l'eau puisse sortir, et prend ainsi une part active au choc que pro-uit sa brusque expulsion.

Chez les *Lamellibranches* à côté des branchies, les faces internes des lames du manteau ont e l'importance pour l'accomplissement de la respiration, et l'introduction d'eau, dont nous ons parlé à propos de la circulation doit être aussi considérée comme jouant un rôle dans acte respiratoire. Nous aurons encore à y revenir pour les *Céphalophores* et *Céphalopodes* n traitant des organes excréteurs. — Les recherches sur la structure très-complexe des bran-hies déjà citées de Langer (*op. cit.*) sur l'Anodonte, celles de Williams (*Ann. Maj. Nat. Hist.*, 1854), et de Lacaze-Duthiers (*Ann. Sc. Nat.*, 4e sér., V), ont de l'importance, quoi-qu'elles ne concordent pas entièrement et laissent encore plusieurs points en question. — a disposition des deux lamelles de la feuille branchiale à sa base est différente ; fréquemment a lamelle interne de la branchie interne, ou l'externe de celle qui est à l'extérieur, ne sont as fixées à cette base, de sorte que le canal de sortie demeure ouvert le long d'un des côtés *Pecten*, *Mytilus*). Les branchies peuvent aussi participer à d'autres fonctions. Chez les aïades les lames branchiales extérieures reçoivent les œufs qui s'y développent ; elles de-iennent ainsi des réservoirs d'incubation. Vouloir tirer de ces circonstances un motif pour eur refuser la fonction respiratoire est inadmissible. Le fait que Leydig n'a pu voir le mou-ement des corpuscules sanguins dans les feuillets branchiaux des Cyclas serait bien plus mportant.

L'arrangement des branchies chez les *Céphalophores*, ainsi que leur situation dans une avité branchiale sont en rapport direct avec la formation du manteau et le développement le la coquille. Là où celle-ci est aplatie ou en forme d'écuelle, la cavité du manteau est peu profonde et les branchies restent superficielles. La *Valvée* fait exception en ce que sa bran-chie pennée est protractile. Parmi les divers états de la cavité branchiale, l'indication de a duplication chez le *Turbo* est digne de remarque. Par fusion du manteau avec le dos de l'animal, il se forme ici une cloison qui traverse le milieu de la cavité respiratoire portant une branchie de chaque côté. Chez les *Phasianella*, la cavité respiratoire est partagée incom-plétement en deux compartiments, recélant chacun une branchie. Lorsqu'elles sont voisines de la cloison, une fusion des deux branchies peut en résulter, et il n'est pas invraisemblable qu'une partie des doubles branchies pectinées ne proviennent de là. Il manque cependant encore des formes de transition qui permettent d'être fixé sur ce point. Ordinairement la branchie occupe le côté gauche de la cavité du manteau. Lorsqu'il y a deux branchies (*Dolium*, *Harpa*, *Cassis*, *Buccinum*, *Murex*, *Voluta*, *Oliva*, *Nassa*, *Conus*, *Vermetus*), la droite se trouve également transportée à gauche. Cette branchie droite manque chez les *Sigaretus* et *Nerita*. La branchie gauche rabougrie présente en général d'autres conditions de forme que celle du côté droit. Elle est tantôt petite, en ruban (par exemple chez les *Littorina*, *Natica*, *Pteroce-ra*, etc.), tantôt large (*Cassis*) et fréquemment doublement pectinée tandis que la branchie principale ne l'est qu'une fois. L'appareil conducteur de l'eau qui est représenté par le déve-loppement du manteau en siphon, présente également de nombreuses différences, qui por-tent pour la plupart sur la longueur du siphon. Ce dernier ne forme cependant qu'un demi-canal, et ne se ferme jamais en un canal complet, disposition qui est essentiellement différente de celles des Lamellibranches. Ce siphon est toujours à la partie antérieure du manteau, correspondant à gauche à la position des branchies. Son revêtement de cils vibratiles entre-tient un courant régulier dans l'eau.

Sous le rapport des branchies, les *Hétéropodes* se rattachent plus aux Prosobranches, car chez l'*Atlanta*, comme chez ces derniers, la branchie formée de lamelles juxtaposées est située dans la cavité du manteau. Chez la *Carinaire* dont la coquille petite ne couvre que les viscères, la branchie affecte même une position analogue, mais elle consiste en longs prolongements, plissés, qui font saillie sur toute la cavité du manteau. Chez les *Firoles*, où le manteau ainsi que la coquille manquent, ces mêmes filets branchiaux partent librement d'une poche viscérale, comme chez la Carinaire, et forment des touffes parfois très-réduites, et qui disparaissent entièrement chez les *Firoloïdes*.

La branchie manque chez le *Dentale*, et le même fait se remarque fréquemment chez les *Ptéropodes*, par exemple dans les *Clio* parmi les Ptéropodes nus, et chez les *Chreseis* et les *Cleodora* parmi les Ptéropodes à coquille. Chez les *Pneumodermon*, les branchies ont la forme de lamelles plissées et constituent des appendices de l'extrémité postérieure du corps. Chez les *Hyales* la branchie plissée en forme d'arcade consiste en une saillie, dans la cavité du manteau, où on remarque un courant régulier entrant par un côté et sortant par l'autre, provoqué et entretenu par un organe cilié scutelliforme ou semi-lunaire. Ce dernier ne manque pas dans les genres qui n'ont pas de branchies (*fig.* 163, *b*); c'est donc la cavité du manteau seule qui suffit ici à la respiration.

Pour comprendre l'idée morphologique précédemment émise sur la nature branchiale des appendices dorsaux des Gymnobranches, il faut encore prendre en considération la vaste distribution qu'ils possèdent dans les formes les plus différentes. Ils doivent donc avoir une souche commune dans une forme primitive. Il faut encore tenir compte de leurs rapports avec le système circulatoire. S'ils ne sont que de simples adaptations, non dérivées de branchies et non héréditaires, il faut supposer un état où l'animal était sans branchies, comme les Phyllirhoë par exemple. Mais alors il n'y aurait aucun appareil branchial veineux, et ce système de canaux développé chez les Gymnobranches, ne serait qu'un système d'organes de formation postérieure, acquis dans la division. Comme enfin la formation de branchies bilatérales se présente déjà dans la division des Lamellibranches, inférieurs aux Gastéropodes, où elle est encore plus générale, la supposition qu'il y a eu des formations branchiales bilatérales chez les Gymnobranches est justifiée. En ce qui concerne les dispositions particulières des appendices dorsaux ayant la signification de branchies, et surtout leur distribution sur une grande partie du dos, il faut bien remarquer que leur formation n'a lieu qu'après la perte de la coquille embryonnaire. Celle-ci entraînant avec elle la disparition du manteau commencé, la limite qu'il marquait, et qui auparavant indiquait le lieu de formation des lames branchiales, se perd en même temps; et comme chez les Lamellibranches, il en résulte sur toute la longueur du dos, un bourgeonnement d'appendices répartis de ses deux côtés. La diversité extraordinaire que présentent ces appendices dans leurs dispositions (*Glaucus*, *Éolidia*, *Fiona*, *Calliopæa*, *Tritonia*), doit être attribuée à des différenciations de formations primitives plus simples qui sont relativement de peu d'importance; il en est de même de leurs rapports avec les ramifications (page 498) de l'intestin qui y pénètrent chez un grand nombre. Les *Dorides* s'éloignent davantage des *Éolidiens*, la formation des branchies étant chez eux circonscrite à la région dorsale située autour de l'orifice anal, état qui doit être regardé comme une modification ultérieure. L'*Heptabranchus* représente une forme de passage, les branchies étant plus éloignées de l'anus, et disposées suivant un demi-cercle ouvert en avant. Les appendices latéraux qui s'observent fréquemment chez les Dorides (*Ancula*, *Triopa*) et qu'on pourrait regarder comme les équivalents des cirrhes dorsaux des Éolides, sont des organes qui doivent être appréciés tout autrement. Ce sont de simples annexes de la peau, sans rapports avec les veines branchiales. Il n'y a donc aucune raison pour vouloir opposer contre l'idée émise ci-dessus, le fait de la coexistence de ces appendices avec des branchies.

La disposition propre aux *Pulmonés* n'est pas du tout relativement à celle qui caractérise les Gastéropodes à branchies dans des rapports semblables à ceux qui, chez les Arthropodes, par exemple, existent entre les trachées des Insectes et les branchies des Crustacés; car les poumons des Pulmonés ne sont point une formation nouvelle proprement dite, mais seulement une modification de la cavité branchiale ou d'une partie de cette cavité où les branchies ne se développent pas. L'homologie de la cavité pulmonaire avec la cavité branchiale est appuyée par la duplication de la première, car (d'après Lawson) il y a chez le *Limax maximus* deux cavités ou poumons séparées par une cloison. L'opposition si fortement exprimée chez les Arthropodes, entre les deux espèces d'organes respiratoires, n'existe pas chez les Mollusques. L'adaptation graduelle à la respiration aérienne se manifeste peu à peu chez les Pulmonés. Le genre *Ancylus* qui vit dans l'eau est privé de branchies, et bien qu'il ne présente aucune cavité pulmonaire définie, sa respiration est pourtant semblable à celle des Gastéropodes à branchies. D'autres Pulmonés habitant les eaux peu profondes (*Lymnées*, *Planorbes*, etc.) peuvent dans l'état de jeunesse se passer d'air, comme il est facile de le démontrer ; ils possèdent donc une respiration aquatique (c'est-à-dire qu'ils respirent l'air atmosphérique contenu dans l'eau), correspondant à celle qui est permanente chez l'Ancyle, et rappelant l'état primitif commun de tous les Céphalophores. Le passage de la respiration aquatique à la respiration aérienne, n'a pourtant pas lieu brusquement, et sous ce rapport il est à remarquer que chez plusieurs Mollusques, par exemple, les Lymnées, etc., l'air introduit dans la cavité du manteau ne sert pas exclusivement à la respiration, mais concourt à former un appareil hydrostatique, important pour la locomotion de l'animal dans l'eau. Chez les Pulmonés terrestres la condition d'un milieu humide subsiste encore comme le montre la préférence de la plupart d'entre eux pour les localités qui sont dans ce cas. Même les genres habitant les lieux secs, ou vivant sous le soleil ardent de la zone chaude, subissent l'influence d'une plus grande humidité de l'air. La liaison de ces phénomènes avec d'autres dispositions de l'organisation des Gastéropodes, ne diminue pas la valeur qu'ils possèdent pour l'appréciation des conditions de la respiration dans cette classe.

Organes excréteurs.

§ 171.

Nous devons diviser les organes d'excrétion des Mollusques en deux groupes : ceux qui, appartenant au plus grand nombre des divisions du règne animal, se retrouvent aussi typiquement dans celle-ci ; et ceux qui, ne se trouvant que dans des groupes moins étendus, peuvent résulter d'adaptations diverses. Tandis que ces derniers n'ont qu'une importance secondaire pour l'anatomie comparée, les premiers présentent chez les Mollusques un intérêt d'autant plus grand qu'ils subissent dans les différentes classes de nombreuses modifications, et deviennent souvent difficiles à reconnaître.

L'organe excréteur typique des Mollusques est homologue à celui qui existe chez les Vers, y a été considéré comme de nature rénale, et se présente chez les Annelés sous la forme de canaux en lacets. Nous le rencontrons chez les Mollusques sous la forme de canaux, qui partent d'une ouverture extérieure et, après un trajet plus ou moins long, débouchent dans la cavité du corps. Cette ouverture interne est caractérisée par des dispositions particulières, le plus souvent, et régulièrement peut-être, par une garniture de cils vibratiles. La communication que cet organe établit ainsi entre l'intérieur du corps et le milieu ambiant lui permet de servir à l'introduction de l'eau dans la cavité du corps, ainsi qu'à d'autres usages comme on l'observe aussi chez son homologue dans les Vers. Ses rapports avec l'excrétion ne sont par conséquent pas constants. Lorsqu'il en est chargé, nous voyons les canaux, simples jusqu'alors, devenir le siége de modifications portant surtout sur leurs parois, qui présentent une structure glandulaire, et sécrètent des produits dont la composition chimique indique qu'ils proviennent d'organes analogues aux reins. L'examen microscopique montre toujours des cellules de sécrétion, dont le contenu est formé de granules ou de concrétions à couches concentriques, comme celles qui jouent un grand rôle dans les sécrétions uriques des autres groupes d'animaux.

L'état le moins compliqué se trouve chez les *Brachiopodes*. Les organes en question sont au nombre d'une ou deux paires ; ce dernier cas est celui de la *Rhynchonelle*, qui possède deux canaux dits dorsaux et deux appartenant à sa moitié ventrale. Les dorsaux manquent chez les *Lingules* et les *Térébratulides*. La plupart de ces canaux qui débouchent au dehors dans le voisinage de la base des bras, après un trajet contourné vont s'ouvrir dans la cavité du corps par un élargissement infundibuliforme caractérisé par des plis rayonnants (*fig.* 149, *r*, p. 489). Cette ouverture traverse la bande iléo-pariétale, et est dirigée vers l'espace péricardiaque.

Bien que les parois de ces canaux paraissent être de nature glandulaire comme l'indique la présence de saillies, de plis, de villosités, on ne connaît que leurs rapports avec les organes générateurs, vis-à-vis desquels ils fonctionnent comme conduits de sortie des œufs, comme oviductes.

Pour la comparaison de ces organes, dont on a longtemps pris les orifices internes pour des cœurs, jusqu'à ce que Huxley eût établi que leur ensemble constituait un canal excréteur, les rapports avec la bande iléo-pariétale me paraissent très-importants. Nous avons précédemment signalé certaines conformations qui sont fréquentes chez les Vers, lorsque l'extrémité interne d'un des canaux en lacets traverse une cloison de la cavité du corps, qui en même temps entoure l'intestin. Mais il y a une différence dans la position de la cloison relativement à la portion d'intestin avec laquelle elle est en rapport : car verticale chez les Vers, elle est horizontale pour la bande iléo-pariétale des Brachiopodes. Mais comme il part de cette dernière deux prolongements allant l'un au-dessus, l'autre au-dessous de l'intestin, (mésentères dorsal et ventral), on peut considérer ces conditions de situation comme résultant du déplacement oblique graduel, d'une cloison primitivement dirigée verticalement par rapport à l'intestin ; ainsi tout l'arrangement pourrait être déduit du type des Vers. La bande iléo-pariétale serait d'après cela le reste d'une cloison du corps, qui aurait changé de position, pendant qu'une autre cloison semblable, — la gastropariétale, — aurait conservé ses rapports primitifs. — Un autre changement se trouve aussi dépendant de cette modification de direction. Par son inclinaison, la bande iléo-pariétale contribue à la formation du fond d'un espace représentant une portion de la cavité du corps, qui doit être considérée comme un péricarde, si nous appelons cœur l'expansion en forme de sac qui se trouve là sur le système vasculaire. Ceci établit en même temps une liaison avec les divisions plus élevées de Mollusques.

On ne saurait opposer à cette comparaison des canaux en question, avec les canaux en lacets des Vers, le fait de la division en deux paires qui existe chez la *Rhynchonelle*, car chez les Brachiopodes les parties « dorsale » et « ventrale » ne correspondent en aucune façon aux régions qui portent ces noms dans les autres animaux, et notamment les Vers.

§ 172.

L'organe excréteur présente essentiellement chez les *Otocardes* les mêmes dispositions que chez les Brachiopodes ; mais il éprouve de nombreuses modifications, en ce sens que tout en conservant encore les relations qu'il a avec l'extérieur d'une part, avec le sinus péricardiaque de l'autre, ses deux extrémités se comportant comme celles du canal primitif, il est lui-même modifié dans sa longueur et dans la forme de ses circonvolutions. Ses fonctions paraissent être le plus souvent excrétoires, ce qui justifie la qualification de *reins*, qu'on lui donne, bien qu'il ait encore d'autres usages.

L'organe excréteur est, dans les diverses classes d'Otocardes, anatomiquement conformé comme il suit :

Connu chez les *Lamellibranches* sous le nom d'organe de Bojanus, il constitue une masse de glandes fusionnées, toujours paires, parfois soudées sur la ligne médiane en une seule masse, placée dans la partie dorsale du corps, près de la base des branchies. Sa substance consiste en un tissu spongieux jaune ou brunâtre, disposé en mailles dont les cavités confluant fréquemment entre elles, forment une grande cavité centrale. Une ouverture communique de chaque côté avec l'enveloppe cardiaque, tandis qu'une autre représente l'orifice de sortie. A chaque moitié de l'organe correspond une ouverture semblable, située dans le voisinage de l'orifice génital, ou confondue avec lui ; ou bien enfin les organes générateurs s'ouvrant dans l'organe de Bojanus, y versent leurs produits, qu'il évacue au dehors. C'est le cas des *Pecten*, *Lima*, *Spondylus*. Les *Arca* et *Pinna* ont des conduits de sortie réunis. Dans les *Cardium*, *Chama*, *Mactra*, *Pectunculus*, *Anodonta*, *Unio*, etc. les organes excréteurs et générateurs ont des ouvertures séparées. Les parois plissées et saillantes de l'organe, et l'ensemble de son tissu à grandes mailles, sont revêtus d'une épaisse couche de cellules de sécrétion, qui produisent les concrétions ci-dessus signalées, et indiquent la signification rénale de l'organe. Le courant sanguin qui le parcourt est celui qui, revenant du sac viscéral et du manteau, se réunit dans un sinus veineux qui occupe la base des branchies.

Cet organe excréteur présente une beaucoup plus grande diversification chez les *Céphalophores*. Il est presque toujours impair, situé sur un côté ; chez le *Dentalium* seulement il est pair, et présente toutes les dispositions propres aux Lamellibranches (Lacaze-Duthiers). L'atrophie de l'un des organes excréteurs ainsi que celle qui affecte divers autres organes pairs (les branchies, par exemple) paraissent être en corrélation. D'après des observations précises, il s'ouvre par un orifice dans le sinus péricardiaque, et par un autre à l'extérieur. Chez la plupart des Gastéropodes, on a démontré dans son contenu l'existence d'acide urique. Cela est surtout le cas chez les Pulmonés, où l'organe, situé entre le cœur et les veines pulmonaires, se reconnaît facilement à sa couleur blanche ou jaunâtre. Ces reins ont une structure feuilletée ou spongieuse, et les lames ou faisceaux qui les composent sont recouverts d'une couche de grandes cellules sécrétantes, dans lesquelles les concrétions solides affectent les formes les plus différentes. Chez les Prosobranches, les reins sont situés entre les branchies et le cœur ; il en est de même chez les Gymnobranches, parmi les Opisthobranches. Un conduit d'évacuation dirigé en avant accompagne l'intestin, et va s'ouvrir fréquemment très en arrière de l'orifice anal.

Chez beaucoup de Gymnobranches (*Polycera*), la fonction excrétoire paraît diminuer, ou son produit est rejeté sous forme liquide, car les concrétions précédemment mentionnées font défaut. Le rein prend alors l'aspect d'un tube allongé, transparent (*Phyllirhoë*, *Acteon*, etc.), qui, situé au milieu du corps près du dos, s'étendant passablement en arrière du cœur, s'ouvre par un orifice garni de cils dans le sinus du péricarde, et à la surface du corps par une autre ouverture contractile. Les mêmes dispositions existent chez les Ptéropodes nus (*Pneumodermon*, *Cliopsis*). Chez les Ptéropodes à coquille et chez les Hétéropodes, les reins, abstraction faite de la similitude de position de leurs deux orifices susmentionnés, ont comme ceux des Prosobranches une structure spongieuse. Dans la *Carinaire*, parmi les Hétéropodes, ils présentent un revêtement très-apparent de cellules sécrétantes, qui chez les autres est remplacé par une couche de cellules transparentes. La charpente en paraît ferme, tandis que dans l'*Atlanta* et les *Firoles* elle est contractile et capable de mouvements énergiques. Les reins des Ptéropodes à coquilles sont aussi dans le même cas, comme le démontrent les *Chreseis* par exemple (*fig.* 163, *re*).

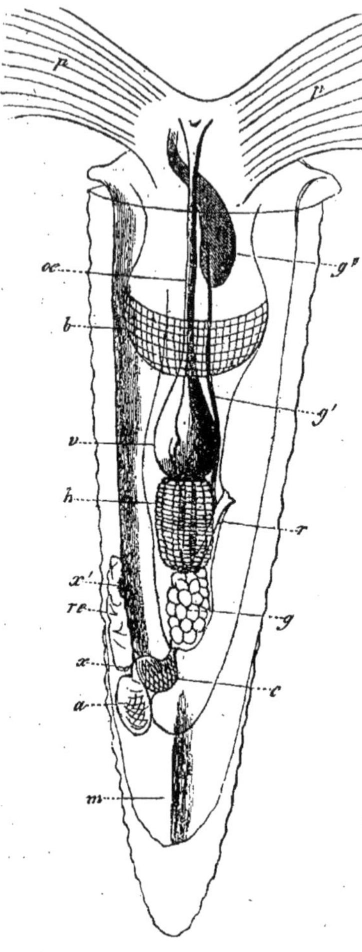

Fig. 163.

Comme la nature glandulaire de cet organe est douteuse lorsque les concrétions urinaires des cellules manquent, ses rapports avec l'introduction de l'eau, qui dans quelques cas ont été observés très-distinctement, deviennent d'autant plus importants. Les mouvements observés dans l'organe ne consistent pas seulement en une ouverture et fermeture de l'orifice extérieur, mais aussi dans une introduction d'eau qui se mélange avec le sang retournant aux organes respiratoires après avoir parcouru le corps, et sur le trajet duquel l'organe en question est toujours situé. Bien que l'introduction d'eau par l'organe excréteur n'ait été directement observée que chez les Céphalophores ci-dessus indiqués, il n'est pas impossible qu'il en soit de même des autres Gastéropodes vivant dans l'eau. Les conditions ne pourraient être différentes que chez les Pulmonés terrestres, cependant il y a chez eux entre les reins et le système vasculaire sanguin des rapports semblables, comme le montre le fait de l'évacuation du liquide sanguin par l'orifice rénal.

Chez les *Céphalopodes* on peut regarder comme organe d'excrétion rénale ces appendices veineux ou « corps spongieux », dont les parties en forme de grappes ou de lobes occupent les deux branches terminales de la grande veine cave jusque vers le cœur branchial (*fig.* 159, *a*, *v*; *fig.* 164, *re*). Elles

Fig. 163. — Organisation du *Chreseis striata; pp*, nageoires céphaliques (non achevées); *oe*, œsophage ; *v*, estomac avec indication des arêtes masticatoires dans son intérieur; *r*, rectum, s'ouvrant dans la cavité du manteau; *h*, foie; *a*, oreillette ; *c*, ventricule; *re*, reins; *x*, leur ouverture dans le sinus du péricarde; *x′*, ouverture dans la cavité du manteau ; *c*, corps cilié disciforme dans celle-ci; *g*, glandes hermaphrodites; *g′*, conduit de sortie commun; *g″*, poche copulatrice ; *m*, extrémité postérieure du muscle rétracteur du corps.

ont une coloration jaunâtre ou brunâtre, et leur cavité communiquant avec la veine correspondante, elles paraissent n'être que des expansions de la paroi de cette dernière. Ces organes dépendent donc très-étroitement des vaisseaux que nous venons de nommer. Des organes correspondants se trouvent chez le *Nautile* sur les quatre ramifications de l'artère branchiale (rameaux de la veine cave); et chez plusieurs Dibranches (*Sepia*), d'autres veines, comme celles du manteau, peuvent aussi présenter de pareilles expansions (*fig.* 164, *re*). Le parenchyme des annexes veineuses consiste, chez le Nautile, en tubes glandulaires serrés entre eux qui s'ouvrent à la surface de l'organe, et dont la cavité contient des concrétions libres. Chez tous les Céphalopodes les appendices des veines sont plongés dans les cellules latérales pleines d'eau, vers lesquelles le *parenchyme* sécréteur présente sa surface, de sorte que ses produits arrivant dans les cellules latérales, ces dernières peuvent être considérées comme constituant une partie de l'organe excréteur. A ce point de vue nous pouvons regarder chaque cellule latérale, y compris les appendices veineux qu'elle contient, comme l'équivalant du rein des Gastéropodes, et la ressemblance est encore complétée lorsqu'il existe des communications entre les cellules latérales et les cavités veineuses, ainsi que l'ont établi plusieurs observateurs. Cette connexion correspond à celle des reins des Gastéropodes avec le sinus du péricarde, de même que les conduits de sortie tubulaires des cellules latérales sont l'équivalent des uretères des premiers.

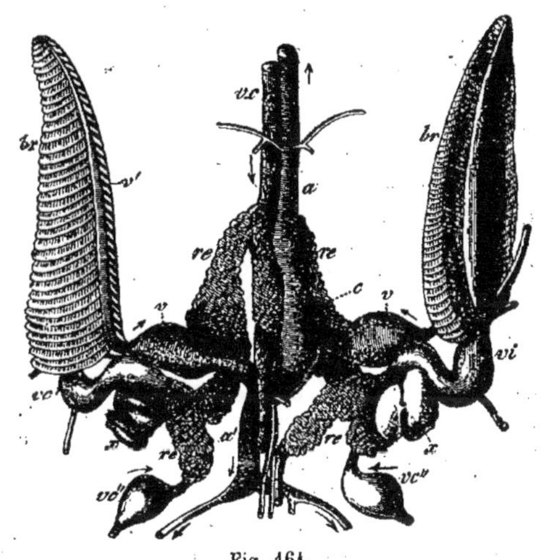

Fig. 164.

Les appendices veineux se rattachent, au point de vue de la contractilité, aux organes analogues des Ptéropodes et Hétéropodes, et l'on doit ajouter à la même série les cœurs branchiaux, car on a aussi pu constater dans leurs parois des produits d'excrétion.

Si on fait dépendre la détermination comme « reins » des organes de sécrétion dont il est question, de la démonstration, chaque fois répétée, de la présence du produit spécifique de l'organe de ce nom chez les animaux supérieurs, nous pouvons avoir des doutes sur beaucoup d'entre eux, chez lesquels on a trouvé de l'acide urique dans un cas, et point dans un autre. C'est ainsi que les recherches de Garner (*Transact. Zoolog. Soc.*, 1838, II) et celles de V. Babo

Fig. 164. — Organes circulatoires et excréteurs de la *Seiche*; *br*, branchies; *c*, cœur; *a*, artère antérieure (aorte); *a'*, artère postérieure; *v*, expansions des veines branchiales, figurant les oreillettes du cœur; *v'*, veines branchiales suivant les branchies; *vc*, grande veine cave antérieure; *vc'*, artères branchiales (branches de la veine cave); *vc''*, veine cave postérieure; *re*, appendices spongieux des branches de la veine cave; *x*, dilatations de la même. — Les flèches indiquent la direction du courant. (D'après J. Hunter.)

(*Anat. Comp.* de V. Siebold) ont, par suite de la démonstration de la présence d'acide urique, établi les fonctions de l'organe de Bojanus comme étant celles d'un rein ; tandis que les études postérieures de Schlossberger (*Arch. An. et Phys.*, 1856, p. 540) ont modifié cette manière de voir par ce qu'il n'a point trouvé d'acide urique dans les concrétions solides d'un *Pinna*, mais par contre, un abondant pigment noir et diverses substances minérales qui se rencontrent aussi dans les concrétions souvent considérables du même organe chez d'autres Mollusques. Voit (*Zeits. Zool.*, X, 470) a obtenu les mêmes résultats que Schlossberger en étudiant l'organe de Bojanus de l'*Huître perlière*, et les concrétions du *Pectunculus*. Lacaze-Duthiers a trouvé l'acide urique chez les *Lutraria* et *Mactra*. Il y a plus de concordance chez les Gastéropodes, parmi lesquels Jacobson (*Meckel's Archiv.*, VI) avait déjà démontré la présence de l'acide urique chez les Pulmonés. De même Leydig chez la *Paludine*, et Lacaze-Duthiers chez le *Pleurobranche*. Les Céphalopodes offrent sous ce rapport des différences, car l'acide urique, manquant chez le Nautile, a été constaté chez les Dibranches. — Cette diversité apparente des fonctions de l'organe en question, ne nous donne pas de motifs pour soulever quelque difficulté à leur réunion en un groupe, d'autant moins que la valeur physiologique des organes d'animaux si peu connus à ce point de vue, doit entièrement céder le pas aux considérations morphologiques. Voit (*loc. cit.*) n'a aussi trouvé dans le foie de l'Unio aucune des substances essentielles de la bile ; nous avons là un cas de « l'existence d'un foie sans production de bile. » C'est donc dans le sens morphologique que nous employons le nom de « rein. » Voir sur la structure de l'organe de Bojanus des Lamellibranches, Lacaze-Duthiers (*Ann. des Sc. Nat.*, 4ᵉ Sér., p. 312).

Les canaux excréteurs pairs (p. 522) qui existent chez les Brachiopodes, et que nous regardons comme les homologues des canaux en lacets des Annelés parmi les Vers, nous indiquent les rapports de ces organes à ceux des autres divisions des Invertébrés. La présence d'un rein primitif chez les Gastéropodes pourrait peut être nous fournir un point d'appui pour cette comparaison. Chez les Pulmonés terrestres — et aussi chez l'*Ancyle*, — ces reins primitifs paraissent comme des tubes pairs recourbés, dont les parois contiennent des cellules de sécrétion, qui ressemblent à celles du rein permanent qui se forme plus tard. Chaque tube d'un côté reste indépendant, sans connexion avec l'autre, et a son orifice particulier qui du reste, ne paraît point avoir de rapports directs avec le rein définitif. Par contre la partie postérieure plus épaisse du tube passe dans le rein permanent. (Voy. mes recherches dans *Würzburg. Verhandl.*, II; et *Zeit. Zool.*, III.). Si cet organe, par le fait qu'il est double, rappelle l'organe de Bojanus des Acéphales, ses rapports avec l'appareil vasculaire manquent à la comparaison, de sorte que chez ces reins embryonnaires, il doit plutôt y avoir quelque parenté avec un organe excréteur provisoire antérieur des Vers (*Hirudinées*).

La comparaison des reins des *Céphalopodes* avec ceux des autres Otocardes présente des difficultés particulières. Si nous admettons par exemple, comme type primordial de l'organe excréteur, un canal allant du sinus du péricarde à l'extérieur, semblable à celui qu'ont à l'état pair, les Brachiopodes, et que nous nous représentions l'organe actuel comme un résultat de modifications par dilatation de quelques parties du canal, et un développement ultérieur de tissu glandulaire dans ses parois, il reste cette particularité chez les Céphalopodes que le tissu sécrétant est en connexions fort étroites avec les parois des vaisseaux sanguins (les veines branchiales). L'homologie de cet organe avec le rein des Gastéropodes ne me semble donc pas tout à fait assurée et indiquerait bien plus la possibilité que chez les Otocardes il y ait une *double forme d'organes d'excrétion*. Les uns se formeraient au moyen des canaux qui chez les Brachiopodes, fonctionnent aussi comme oviductes, et dérivent des canaux en lacets des Vers par modification de leur paroi ; de là proviendraient les organes de Bojanus des Bivalves, et par atrophie unilatérale les reins des Céphalophores. La deuxième forme de l'organe excréteur proviendrait de modifications des parois des vaisseaux sanguins. Ces derniers présentent déjà chez les Brachiopodes une garniture d'appendices cæcaux (Hancock, *op. cit.*, pl. LXIII, *fig.* 3), qui pourraient être le commencement de la disposition qui se complète chez les Céphalopodes. Les parois du canal excréteur primitif paraissent chez ces derniers avoir perdu leur propriété excrétante, et il ne constitue qu'un sac recevant les appendices veineux qui y sont contenus. Les deux sortes d'organes se sont ainsi réunis. Les conditions dans lesquelles se présentent les appendices veineux chez le Nautile, montrent clairement qu'ils ne naissent pas de la paroi du tube excréteur ; il faut les regarder comme des organes à rattacher ailleurs. Outre quatre de ces touffes glandulaires, placées sur les quatre veines branchiales qui sont enveloppées dans autant de sacs ayant leur ouverture distincte, il y a de même autant de groupes d'appendices veineux, voisins des premiers, mais qui ne sont pas contenus dans chacun des sacs et font saillie dans le sinus du péricarde. Ils en diffèrent aussi par leur structure qui est tout autre, et se rapprochent davantage des appendices des Dibranches. (Keferstein dans Bronn's *Thierreich*, III, p. 1391). Je considère ces derniers qui se rattachent aux appendices existant sur les autres veines des Dibranches, comme étant encore à l'état primitif, ceux qui sont enfermés dans les sacs étant ceux qui ont subi une modification. Je trouve le changement le plus essentiel, exprimé par la réunion de ces appendices avec un canal communiquant à l'extérieur. De nouvelles recherches nous apprendront si nous devons voir dans le canal excréteur converti en sac, l'état primitif.

Voy. sur les appendices veineux des Céphalopodes A. F. J. C. Mayer, *Analecta für vergl. Anat.*, 1835, p. 52; Harless, *Arch. Nat.*, 1847.

Nous devons compter encore au nombre des organes d'excrétion, quelques appareils qui ne peuvent ni au point de vue morphologique, ni par leurs fonctions spéciales être assimilés à ceux dont nous venons de parler; et qui d'ailleurs n'ont aucun rapport de parenté entre eux. Ils n'ont de commun que la fonction générale de sécrétion, encore leur valeur à ce point de vue est-elle très-différente.

Les *Lamellibranches* nous présentent la *glande du byssus*, dont l'apparition est accompagnée de modifications dans le pied lui-même. Ce pied, réduit notamment à un appendice linguiforme, est pourvu sur sa face ventrale d'un sillon qui se dirige vers un enfoncement placé à sa base, et au fond duquel se trouve une glande, sécrétant la substance connue sous le nom de « *byssus.* » Cette glande est simple, ou consiste en plusieurs subdivisions qui, débouchant séparément dans l'enfoncement, communiquent par là au fond de ce dernier un aspect particulier. On la trouve chez les *Pecten*, *Lima*, *Arca*, *Tridacna*, *Malleus*, *Avicula*, *Mytilus*, et elle pourrait même passer pour un organe très-général, car elle existe aussi passagèrement chez les embryons des *Naïades* et chez les *Cyclas*. (Voy. sur la structure de l'appareil du byssus, A. Müller, *De Bysso acephalorum*, Berol., 1836 et *Arch. Nat.*, 1837).

On connaît chez les *Céphalophores* de gros organes glandulaires particuliers, dont les fonctions ne sont pas encore définies. Une paire de glandes très-apparentes, situées dans la cavité du corps sous l'estomac, et s'ouvrant sous la bouche se trouve chez les Gymnobranches (*Fiona*). La signification d'une glande qui chez beaucoup de Gastéropodes s'ouvre dans la cavité branchiale près du rectum, est aussi peu déterminée; on la désigne ordinairement sous le nom de glande à viscosité. Mentionnons encore la glande pédieuse des Hélicinés et Limacinés, qui consiste en un canal principal dirigé suivant la longueur du pied, garni des deux côtés de lobules en grappes glandulaires, et s'ouvre en avant tout près et au-dessous de la bouche. Sa sécrétion est de consistance visqueuse (Kleeberg, *Isis*, 1830). Les tubes glandulaires, qui chez le *Cyclostoma* s'ouvrent sous la bouche, ont peut-être avec la glande précitée des rapports morphologiques.

Enfin nous devons indiquer la *poche à encre* des *Céphalopodes*, qui est répandue chez les Dibranches. Elle consiste en un sac allongé à parois internes fermes paraissant lamelleuses, placées au-dessus de l'intestin terminal que suit dans son trajet son canal déférent pour s'ouvrir au dehors soit sur le rectum tout près de l'ouverture anale, soit en arrière de celle-ci (*Fig.* 153, *a*, p. 494). Le produit de sa sécrétion est la substance si connue sous le nom de « Sépia. » La signification morphologique de l'organe est peu claire; il appartient vraisemblablement à la catégorie de ces transformations qui apparaissent en premier lieu dans la classe, et dont nous ne pouvons attendre l'explication que de la connaissance de leur développement. L'apparition précoce de l'organe fait supposer qu'il tire son origine de racines plus profondes, de quelques dispositions générales que sa fonction rend méconnaissables. On observe chez la *Sepiole* un accroissement périodique de l'organe, pendant lequel deux parties latérales se séparent par un étranglement de la médiane, et sont le siége de contractions régulières.

ORGANES DE LA GÉNÉRATION

Organes sexuels.

§ 173.

La reproduction sexuelle ne s'observe jamais chez les Mollusques sous les mêmes formes que chez les Arthropodes, où elle implique toujours une séparation primitive des sexes. La propagation est ainsi exclusivement liée au fonctionnement des deux sortes d'organes sexuels. Ces organes présentent dans les diverses classes de Mollusques des dispositions assez indépendantes, pour que leur dérivation d'une forme fondamentale commune à toutes ne soit possible que lorsqu'on recherche cette dernière chez les animaux encore à un état très-inférieur de différenciation. La séparation des sexes sur des individus différents n'est générale que chez les *Céphalopodes*; les premières complications des conduits excréteurs apparaissent chez les *Céphalophores*; les *Brachiopodes*, ainsi que les *Lamellibranches*, manquent même des organes d'accouplement, qui existent dans les deux autres classes.

Chez une partie des *Brachiopodes*, les organes sexuels sont disposés hermaphroditiquement, de sorte que la séparation des sexes paraît chez eux constituer l'exception. Elle a été démontrée chez les *Thécidies*. Chez les Brachiopodes hermaphrodites les organes sexuels sont représentés par quatre masses glandulaires et par deux chez les *Thécidies*. Chez les *Écardines* ils sont situés dans la cavité du corps, entourant en partie l'intestin et les muscles; ils se partagent entre les cavités des deux lobes du manteau chez les Brachiopodes à charnière (*fig*. 138, *g*), où ils peuvent se ramifier en enveloppant un tronc vasculaire sanguin. Ils constituent là ce qu'on a nommé les bourrelets génitaux et, chez les formes à sexes séparés, représentent soit les testicules, soit les ovaires. On ignore quelles sont les relations qui existent entre les parties où se forment les œufs et la semence chez les individus hermaphrodites.

On ne connaît pas encore bien les canaux excréteurs; mais, chez beaucoup de Brachiopodes (*Térébratules*) il y a des conduits qui s'ouvrent dans la cavité du manteau par des orifices en forme de fentes situés de chaque côté de la bouche, au-dessous d'elle, et dans la cavité générale du corps, par un élargissement en forme d'entonnoir, muni de plis rayonnants; lorsque ces conduits fonctionnent relativement aux organes génitaux comme des canaux excréteurs, ces derniers présentent une ressemblance frappante avec ceux que l'on trouve d'une manière si générale chez les Annélides et les Géphyriens.

La réunion des deux sexes sur un même individu prédomine chez les *Lamellibranches*, mais n'est pas la règle absolue; elle est limitée à des genres fort éloignés les uns des autres, ou même à quelques espèces dans un même genre. Les formes où elle se trouve représentent donc des restes d'une disposition autrefois commune à toute la classe, et il y a même chez les Huîtres un passage à la séparation sexuelle, en ce que les organes générateurs d'un indi-idu n'entrent pas simultanément en activité, et ne fonctionnent que tantôt omme organes mâles, tantôt comme organes femelles. Les glandes génitales ont paires, réparties entre les deux côtés du corps, et s'ouvrent par des orifices istincts. Elles occupent le plus souvent une grande partie du corps, et sont réquemment intimement réunies avec d'autres organes, surtout avec le foie, qu'elles traversent plusieurs fois.

On peut reconnaître dans les rapports des deux espèces de glandes génitales, chez les hermaphrodites, des modifications graduelles, qui indiquent lairement la voie qu'a dû suivre la nature pour arriver à la séparation des exes. Chez quelques Mollusques (par exemple les *Huîtres*), l'organe producteur des éléments sexuels est hermaphrodite dans toute l'acception du mot. Les follicules qui produisent les œufs et ceux qui produisent le sperme sont réunis entre eux, et les conduits déférents servent au passage des deux sortes de produits. Chez les *Pecten* (*P. varius*), cette dernière disposition se etrouve, seulement la glande génitale proprement dite est divisée en une portion mâle et une portion femelle, la première étant antérieure et supérieure, la seconde postérieure et inférieure. Enfin, chez d'autres (*Pandora*), les glandes génitales séparées ayant des conduits excréteurs distincts, la différenciation a atteint son degré le plus élevé.

Les conduits excréteurs sont en somme peu développés, et fréquemment la glande s'étend jusqu'à l'orifice du canal, qui peu à peu reçoit les canaux excréteurs des divers lobules. Les organes accessoires, si richement développés chez les Céphalophores, font ici tous défaut. L'ouverture des canaux excréteurs sur les deux côtés a lieu de diverses manières. Tantôt le canal génital s'ouvre dans l'organe rénal, et les produits sexuels sont expulsés au dehors par l'intermédiaire de ce dernier (*Pecten*, *Linna*, *Spondylus*) ; tantôt le canal génital porte seulement l'orifice du rein (*Arca*, *Mytilus*, *Pinna*) ; tantôt enfin, le canal génital s'ouvre isolément sur une papille spéciale (*Ostrea*, *Unio*, *Anodonta*, *Mactra*, *Chama*). On peut reconnaître dans ces rapports de l'organe excréteur de l'appareil génital et du corps de Bojanus, quelque chose d'analogue à ce qui a lieu chez les Brachiopodes.

On distingue dans les glandes génitales des *Térébratulides* deux sortes de substances, qui justifient leur nature mixte et leur signification comme *glandes hermaphrodites*. Tandis que leur masse représente dans tous les cas l'ovaire, elles sont en rapport avec des conformations particulières, suivant partiellement les ramifications de l'ovaire et qui peuvent être les organes mâles. Ceux-ci renferment chez la *Lingule* des éléments ovales ou en forme de fuseau, qui, d'après Hancock, sont remplis de corps filiformes, semblables à des spermatozoïdes. La Lingule au moins doit donc être hermaphrodite. Les dispositions sexuelles ont été étudiées avec beaucoup d'exactitude par Lacaze-Duthiers, chez la *Thécidie*, dont les deux testicules sont représentés par deux organes en forme de fève, de la face tournée vers le manteau desquels part un cordon qui se rend à l'ouverture infundibuliforme interne de l'organe excréteur déjà mentionné. Les ovaires ressemblent aux testicules par leur situation et leur forme extérieure. Ils présentent toutefois une surface lobée, et consistent en un cordon sur lequel les œufs sont fixés par des pédoncules, et qui se dirige aussi vers l'orifice infundibuliforme. Il est douteux que ce cordon serve d'oviducte, et il est plus vraisemblable que les œufs doivent tomber dans la cavité du corps, et arriver au dehors par l'ouverture de l'entonnoir. Outre ces dispositions qui sont typiques chez les Brachiopodes, la *Thécidie* possède encore un organe particulier qui manque chez les autres, et qui consiste en une poche incubatrice dans laquelle les œufs se développent en embryons. Cette poche forme une expansion médiane du manteau dans laquelle pénètrent deux appendices filiformes provenant des bras, chacun portant un groupe d'embryons.

Sur l'hermaphrodisme des huîtres, voy. Davaine (Mémoire sur la génération des Huîtres, Paris 1853). Lacaze-Duthiers a contesté les données relatives à l'alternance de la fonction. En tous cas, il faut reconnaître avec Davaine que la présence de follicules mâles et femelles dans la même glande ne s'observe que dans des cas peu fréquents. Plusieurs espèces de *Pecten* offrent des variations semblables, car on peut rencontrer quelques lobules ovariens disséminés dans un testicule, ainsi que quelques lobules testiculaires isolés dans les ovaires; il en est de même chez les espèces de *Cardium*. Une réunion semblable des deux sortes d'acini sur une même glande existe d'après Leydig chez les *Cyclas*. Des modifications dans les rapports de situation des glandes génitales se remarquent chez les *Mytilus* et *Anomia*, car chez les premiers elles passent complétement dans le manteau et, partiellement chez les seconds, dans la lame droite (inférieure) de l'*Anomie* asymétrique. (Organes générateurs des Lamellibranches, Lacaze-Duthiers, *Annales Sc. Nat.*, 4ᵉ sér., II, p. 155).

§ 174.

Les organes générateurs des *Céphalophores*, comparés à ceux des Lamellibranches, présentent un état de différenciation plus avancé sous plusieurs rapports. L'hermaphrodisme est encore très-répandu, mais l'appareil excréteur est beaucoup plus compliqué et, de plus, se trouve ordinairement en rapport avec des organes copulateurs. L'appareil génital paraît en outre être toujours impair, asymétrique par sa position et celle de son orifice, ce qu'on peut attribuer à un avortement unilatéral et à un développement plus considérable du côté restant des organes doubles et symétriques, qui existent dans les divisions inférieures de la classe. Les *Oscabrions* seuls ont conservé des canaux déférents doubles, car la glande génitale impaire émet deux canaux excréteurs, dont chacun va aboutir à un orifice génital placé en arrière et sur le côté.

Les glandes hermaphrodites se présentent sous des formes diverses. Dans tous les cas elles sont composées de lobules nombreux (*fig.* 165, *A*), à l'extrémité fermée desquels naissent les germes ovulaires (*a*), tandis que les éléments séminaux apparaissent à quelque distance de cette extrémité (*b*). Ces points ne sont cependant pas séparés l'un de l'autre, au contraire, la cavité générale d'un lobule est le lieu de formation des divers produits. Ce sont des cellules dérivant de formations épi-

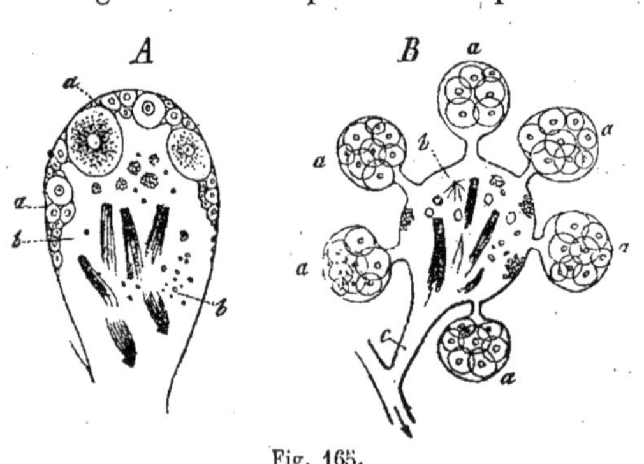

Fig. 165.

Fig. 165. — Follicules de la glande hermaphrodite de *Gastéropodes : A*, *Helix hortensis*; *a*, *a*, œufs naissant sur la paroi des follicules; *b* masses séminales à l'intérieur. *B*, *Eolidia*. La division formant la semence (*b*) est garnie circulairement de sacs à ovules (*a*); *c*, conduit de sortie commun.

éllales qui sur un point se transforment en œufs, et sur un autre pro-uisent des spermatozoïdes. Cette double production n'est ordinairement as simultanée, de sorte que dans un cas, tel lobe ou telle glande produit es œufs, dans un autre, des éléments spermatiques. Une différenciation ans les lobes peut se manifester, les parties produisant des ovules sont lors des expansions de la partie centrale qui produit les éléments sémi-aux (*fig.* 165, *B*, *a*), autour de laquelle elles se groupent en forme de osette, et se comportent ainsi toujours comme des acini secondaires. La éunion entre eux des lobes isolés donne lieu à une quantité de formes rès-variées de la glande hermaphrodite; ainsi chaque lobe peut posséder son canal excréteur particulier, ce qui donne à l'ensemble de la glande l'aspect d'un organe richement ramifié (*Gymnobranches*); ou bien les acini disposés en séries s'ouvrent sur le côté du canal excréteur, comme dans quelques Ptéropodes (*Cymbulia*, *Tiedemannia*); ils peuvent encore se grouper de manière à constituer des masses glandulaires lobées ou en grappes qui sont tantôt nombreuses (*Phyllirhoë*), tantôt réduites à une seule masse plus ou moins compacte (quelques Ptéropodes, comme le *Pneumodermon*, les *Hyales*, et la plupart des *Opisthobranches* et *Pulmonés*).

Nous distinguons, chez les *Céphalophores* pourvus d'une glande hermaphrodite, les différentes dispositions suivantes des canaux excréteurs :

1° Il existe pour le sperme et pour les œufs un canal commun représentant à la fois le canal déférent et l'oviducte, et transportant les deux produits jusqu'à l'orifice sexuel. Une expansion cæcale qui sert à recevoir l'organe copulateur, représente en même temps l'utérus. L'élément séminal peut passer directement par l'orifice génital dans l'organe copulateur, ou, lorsque celui-ci en est plus éloigné, y être conduit par une gouttière ciliée. Cette dernière disposition se rencontre chez tous les Ptéropodes, ainsi que quelques Opisthobranches (l'*Aplysia* par exemple).

2° Le canal excréteur de la glande hermaphrodite n'est unique que sur une étendue limitée, et se bifurque ensuite en deux branches dont chacune se rend de son côté à l'orifice génital. Il peut de plus être en rapport avec des appareils annexes, ou éprouver de plus simples différenciations, consistant en modifications dans son calibre, fait qui s'observe déjà sur le canal commun avant sa bifurcation. Chez les *Gymnobranches* il est fréquemment dilaté sur une grande longueur, et peut servir ainsi de réservoir pour les produits sexuels qui le traversent. Chez les *Pulmonés* (*fig.* 166), le canal excréteur commun est généralement divisé en deux portions. La supérieure, qui part de la glande hermaphrodite, est simple, l'inférieure paraissant divisée sur une assez grande partie de sa longueur en deux gouttières dont la plus étroite accompagne comme une demi-rainure la plus large, et sert à conduire le sperme, tandis que la plus large (*fig.* 166, *u*) appartient à l'appareil femelle. Ce dernier présente des expansions chez les Pulmonés terrestres, et se trouve par son extrémité supérieure en connexion avec une glande sécrétant un produit albumineux (*fig.* 166, *Ed*). On le désigne à cause de ses fonctions sous le nom d'utérus. Comme l'autre canal longeant cet utérus, il n'est que partiellement clos et la séparation des deux canaux est par conséquent incomplète;

ce n'est qu'à l'extrémité de l'utérus que le canal déférent devient un conduit indépendant (*vd*) et se continue jusqu'au pénis (*p*). A l'utérus fait suite la partie terminale du canal excréteur femelle, partie qu'on appelle le *vagin*, qui s'ouvre à l'extérieur par l'orifice génital commun, et peut encore présenter des appendices divers (*fig.* 166, *ps*, *d*).

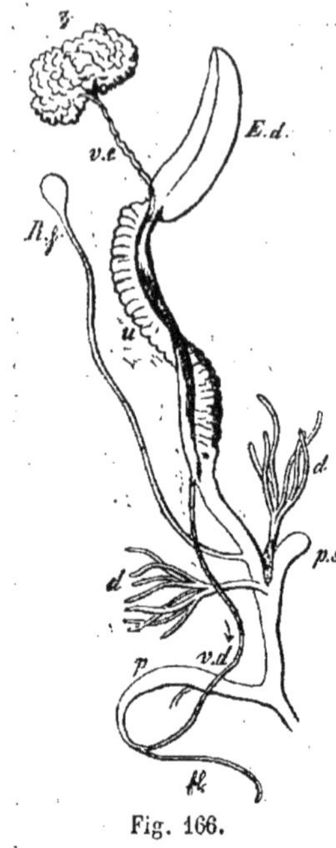

Fig. 166.

3° Il est d'autres Gastéropodes hermaphrodites chez lesquels la séparation des deux sortes de conduits excréteurs a lieu beaucoup plus tôt, la partie commune étant alors courte et n'éprouvant que des modifications insignifiantes. Il est rare qu'elle manque d'une portion dilatée. Les canaux qui s'en séparent offrent des modifications très-diverses pendant leur trajet. Le canal déférent, très-allongé chez la plupart des Gymnobranches, décrit pour cette raison de nombreuses circonvolutions. Avant d'arriver à l'organe copulateur, il est fréquemment en connexion avec une glande qui peut se trouver plus éloignée vers le haut (chez les *Tethys*, *Pleurobranchæa* et aussi chez le *Pleurobranchus*, quoique chez ce dernier elle soit déjà plus près de l'extrémité). L'oviducte, moins long, ne présente que rarement des expansions considérables. Par contre, l'extrémité de l'appareil excréteur, surtout de l'appareil femelle, se garnit de parties accessoires, qu'on doit considérer comme étant des différenciations de la portion terminale du conduit excréteur. Les uns et les autres débouchent ou dans une cavité commune (cloaque sexuel), toujours placée sur un des côtés du corps, le plus souvent à droite et en avant ; parfois les deux orifices s'ouvrent séparément tantôt dans un enfoncement peu profond, tantôt immédiatement à la surface du corps.

Les organes en connexion avec les canaux déférents sont ou de simples dilatations, ou des expansions en forme de cæcum de leurs parois, comme nous l'avons vu précédemment pour l'utérus ; ils ont donc pour fonction de recueillir ou de conserver les éléments de la reproduction. D'autres annexes de nature glandulaire fournissent des produits de sécrétion nécessaires à divers usages relatifs à la génération. Ces organes se montrent à divers degrés de différenciation, car là où nous ne voyons dans certains cas qu'un simple revêtement glandulaire tapissant la paroi du canal, nous trouvons ailleurs un organe glandulaire distinct.

Dans leur ensemble, les *annexes de l'appareil génital* peuvent être, suivant leur nature, distinguées en annexes de l'appareil femelle et annexes de l'appareil mâle. Au nombre des premières, le réceptacle séminal occupe une

Fig. 166. — Appareil sexuel de *Helix hortensis* ; *z*, glande hermaphrodite ; *ve*, conduit de sortie commun ; *u*, utérus ; *Ed*, glande albumineuse ; *d*, *d*, glandes annexes ramifiées ; *ps*, sac du dard ; *Rs*, réceptacle séminal ; *vd*, conduit déférent de la semence ; *p*, pénis ; *fl*, appendice flagellé du pénis.

lace importante. Il est formé d'une vésicule arrondie ou pyriforme, insé-ée à la base du vagin par l'intermédiaire d'une tige creuse plus ou moins ongue et qui reçoit la semence au moment de l'accouplement (*fig.* 166, *Rs*), chez les espèces hermaphrodites, cet organe, qui est très-répandu, se mo-lifie par l'élargissement de son pédoncule toujours court, en une poche qui eçoit non-seulement le sperme, mais aussi l'organe copulateur pendant l'ac-ouplement; c'est ce qui a lieu chez les Ptéropodes (les *Hyales* par exemple). 'arfois ces appendices sont au nombre de deux (*Pleurobranchus*), et peuvent ussi se trouver fixés plus loin du vagin et même sur la portion étroite de oviducte (*Doris*). L'appendice qui, chez les Ptéropodes et les Opisthobranches, onctionne comme un utérus, est très-différent de l'appareil qui joue ce rôle chez les Pulmonés, et qu'on peut déjà considérer comme une différenciation lu canal excréteur commun. Il paraît être ici différencié du vagin, sous orme d'une large poche pourvue de parois glandulaires plissées. Dans sa cavité s'ouvre un organe glandulaire spécial, analogue à la glande de l'albu-nen des Pulmonés et qui est destiné au même usage. Là où ce dernier man-que, c'est la paroi de l'utérus qui paraît le remplacer physiologiquement. Enfin il y a encore plusieurs autres conformations, circonscrites pour la plu-part à quelques groupes peu considérables, et dont la signification est en grande partie inconnue.

Des annexes semblables à celles de la partie femelle de l'appareil sexuel, se montrent aussi dans la partie mâle, et, sous leur forme la plus élémentaire se présentent comme de simples dilatations ou comme des appendices cæcaux destinés à contenir le sperme. On peut regarder comme une disposition propre à la conservation d'une plus grande quantité de semence, l'allongement du canal déférent, dont nous avons déjà parlé. Ces diverses particularités s'ob-servent tant chez les Gastéropodes que les Ptéropodes. Nous devons encore mentionner les organes glandulaires, placés sur le canal déférent, qu'on a l'habitude de nommer *glandes prostatiques*.

L'appareil mâle est en rapport avec un organe copulateur traversé par la partie terminale du canal déférent, et qui n'est parfois que l'extrémité mo-difiée et protractile de ce dernier. A l'état de repos il est libre dans la cavité du corps. D'autres fois il consiste en une pièce particulière, papilliforme, qui sans dépendre du canal déférent, est contenue dans une poche spéciale. L'ou-verture par laquelle le pénis sort par dévagination, est située dans le voisi-nage de l'orifice génital femelle, comme chez les *Hyalides* parmi les Ptéro-podes, où, à l'exception du *Pneumodermon*, le pénis constitue un organe assez considérable, protractile au dehors de la poche qui le contient, près de l'ouverture du vagin. Il est représenté chez les *Pneumodermon* par une papille conique placée en dedans de l'orifice sexuel. De là résulte la formation d'un cloaque génital, puisque les deux catégories d'organes repro-ducteurs débouchent à l'extérieur par un orifice commun. Il en est de même chez un grand nombre de Pulmonés (*Hélicines*, *Limacines*) et de Gymno-branches, où l'orifice commun est situé sur le côté droit du cou, souvent im-médiatement en arrière du tentacule, tandis que chez les *Lymnées*, l'orifice du pénis se trouve sur le côté gauche du cou au-dessus de l'orifice génital femelle. Chez une partie des Opisthobranches, il a son orifice fort éloigné de l'ouverture sexuelle commune (*Aplysia*, *Bulla*, *Bullæa*, etc.), et c'est une gouttière vibratile qui conduit le sperme sortant de cette ouverture à l'organe copulateur. Ce dernier présente une forme différente suivant les rapports qu'il possède avec le conduit déférent. Tantôt le pénis a l'aspect d'un cylindre simple ou recourbé, terminé par un bouton ou enroulé en spirale; tantôt il est traversé par le canal déférent; tantôt sa cavité est en libre communication avec celle du corps, auquel cas sa protraction par dévagination, et l'érection qui l'accompagne, s'opèrent soit par la pression du liquide sanguin, soit par l'action de muscles spéciaux. La turgescence souvent considérable de l'organe copulateur est effectuée par le liquide sanguin, dans les cas où il n'y a pas de poche péniale particulière.

On peut constater que chez beaucoup de Gastéropodes hermaphrodites, les glandes destinées à produire les éléments générateurs ne forment pas simultanément ces deux sortes d'éléments, et fonctionnent tantôt comme organes mâles, tantôt comme organes femelles. On peut entrevoir dans ce fait l'indice d'une *séparation des sexes*, qui est complète chez la plupart des Prosobranches et chez les Hétéropodes qui en sont voisins.

Les organes sexuels des individus mâles et des individus femelles montrent dans leurs traits généraux une grande analogie, de sorte que souvent la seule différence importante est la présence de l'organe copulateur chez les mâles. Les glandes sexuelles mâles ou femelles, sont comme celles qui sont hermaphrodites, cachées dans le foie ou situées dans son voisinage.

En ce qui concerne les organes femelles, l'ovaire émet ordinairement un oviducte flexueux, qui chemine le long du rectum pour devenir un utérus en se dilatant. Un court vagin partant de cette dernière partie va s'ouvrir par l'orifice génital, qui est placé dans le voisinage de l'anus. — Les organes accessoires ne sont pas fréquents chez les Céphalophores à sexes séparés. Ils n'ont été bien étudiés que chez quelques Prosobranches (par exemple les *Paludines*), où ils consistent en un réceptacle séminal allongé, s'ouvrant à l'extrémité de l'utérus sacciforme, avec lequel est aussi en rapport le canal excréteur d'une glande de l'albumen. Le réceptacle séminal existe seul chez les Hétéropodes, où il aboutit à l'extrémité de l'utérus (*Atlanta*) ou, en avant de cet organe, dans le vagin (*Firoles*.)

En ce qui concerne les organes mâles, le canal déférent se rend simplement au pénis, ou présente un renflement qui joue le rôle de vésicule séminale. Cette simplicité de l'appareil mâle que l'on constate chez la plupart des Prosobranches à sexes séparés, se retrouve aussi chez les Hétéropodes qui sont également dépourvus d'organes glandulaires accessoires. L'extrémité du canal déférent s'ouvre à la surface du corps du côté droit et se trouve alors reliée à l'organe copulateur par un demi-canal cilié d'une certaine étendue, ou bien le canal déférent se continue jusqu'au pénis, qu'il parcourt dans toute sa longueur ou à la base duquel il s'ouvre, se prolongeant sur ce dernier sous forme d'une simple gouttière. L'organe copulateur est fréquemment une pièce rétractile semblable au pénis des Gastéropodes hermaphrodites. Ordinairement il consiste en un prolongement de l'enveloppe dermo-musculaire et se présente comme un corps massif, large, fréquemment recourbé à son extrémité (*fig.* 152, *p*, page 492). Il peut occuper le côté droit du corps, la base du tentacule droit sur la tête, ou se trouver reporté dans le voisinage de l'orifice anal (*Hétéropodes*).

Les opinions sur la signification de l'organe que nous avons décrit comme *glande hermaphrodite*, ont jusqu'à ces derniers temps été des plus diverses. Pendant que Cuvier le regardait comme un ovaire, d'autres (Wohnlich, Paasch) le considéraient comme un testicule jusqu'à ce que R. Wagner, et aussi de Siebold eussent observé qu'il contenait les deux sortes de produits sexuels. H. Meckel (*Arch. Nat. Phys.*, 1844, p. 483), fit connaître plus exactement la structure de l'organe. Meckel prétendait, que non-seulement les acini produisant le sperme étaient invaginés dans les lobes ovulaires, mais aussi que les conduits excréteurs se comportaient, l'un par rapport à l'autre, d'une manière semblable. Bien que ce dernier point ait été reconnu inexact, à la suite de recherches plus précises, la notion de l'hermaphrodisme de l'organe en question s'établit peu à peu, et a résisté à l'opinion contraire que lui a opposée avec beaucoup de sagacité Steenstrup (*Ueber das Vorkommen des Hermaphroditismus in der Natur*, 1846). Il est à remarquer qu'au point de vue de sa structure, la glande hermaphrodite est rarement, chez les Opisthobranches, un organe compact comme celui qui se rencontre chez la plupart des Pulmonés. Chez quelques-uns, formée d'acini disséminés, elle occupe la plus grande partie de la cavité du corps (*Limapontia*). Elle se comporte de même chez l'*Actéon*, où elle se distribue dans les expansions lobées des téguments de cet animal. Elle est chez le *Phyllirhoë* composée de deux ou trois groupes d'acini. Hancock a observé différentes formes d'acini chez les *Dorides* et *Éolides* (*Trans. Linn. Soc.*, XXV, pl. XIX). L'organe chez ces Mollusques est aplati, très-étalé et souvent en rapports étroits avec le foie (*Dorides*) entre les lobes duquel ses acini pénètrent. Le conduit excréteur qui reçoit les produits des acini hermaphrodites possède chez le *Tergipes* un gros calibre sur son trajet dans le milieu du corps, et se continue dans sa portion postérieure même sous forme de cæcum. Il joue ainsi le rôle d'utérus, comme le prouve la portion courte par laquelle il est en communication avec l'orifice génital. Sur la structure de la glande hermaphrodite ainsi que l'alternance de ses fonctions, voy. Leuckart, *Zoolog. Untersuchungen*, III. Il reste encore à déterminer si la glande génitale des *Chiton* est hermaphrodite, cependant provisoirement, — et en opposition aux anciennes données de R. Wagner et de Erdl, — les recherches de Middendorf le rendent vraisemblable.

Les rapports de longueur du canal excréteur hermaphrodite à celle des deux conduits séparés sont extraordinairement différents, mais les particularités qui en résultent ne sont que d'un ordre très-insignifiant. Keferstein a décrit chez quelques Pulmonés (*Peronia*, *Triboniophorus*) une séparation très-précoce des conduits génitaux. La portion de l'oviducte que chez les Pulmonés terrestres on désigne sous le nom d'utérus, sert à la formation de la coque des œufs, qui a lieu pendant le séjour de ceux-ci dans son intérieur. Nous avons à mentionner parmi les autres annexes de l'oviducte chez les Pulmonés, outre le réceptacle séminal ordinairement pourvu d'un très-long conduit, un groupe d'appendices glandulaires. Ceux-ci forment chez les Hélicines deux touffes plus ou moins fortement ramifiées (*fig.* 166, *dd*, p. 532), qui chez quelques-unes se réduisent à deux ou trois cæcums. Un organe spécial qui s'ouvre au point de réunion de ces glandes avec le vagin, a reçu le nom de *sac du dard*, parce qu'il paraît être un diverticulum de la paroi contenant une concrétion calcaire en forme de stylet, ou de dard ; son aspect varie suivant les espèces, et se moule exactement sur les parois du sac. Les glandes en connexion avec l'appareil femelle des Opisthobranches, qui sont ordinairement regardées comme des annexes du vagin, réclament encore des observations plus précises. L'utérus et les glandes albumineuses qui s'aperçoivent le mieux à cause de leur volume ne sont pas cependant homologues aux organes du même nom des Pulmonés, comme le montre véritablement leur point d'insertion sur les conduits excréteurs.

L'appareil déférent mâle des Gastéropodes hermaphrodites comparé à celui de l'appareil femelle est beaucoup plus simple, et c'est principalement sur l'organe copulateur que portent ses particularités marquantes. Chez les *Pulmonés*, le pénis se continue par un long prolongement, le *flagellum* (*fig.* 166, *fl*, p. 532), dans lequel se forment les filaments terminaux des

Spermatophores (*Caprcolus*). Un muscle qui s'insère sur le pénis sert à le retirer lorsqu'il est dehors. Le cloaque sexuel est pendant l'accouplement retourné à l'extérieur avec le pénis, de sorte que les deux ouvertures sexuelles sont alors à la surface (Keferstein et Ehlers, *Zeit. Zool.*, X). Le canal déférent traverse le pénis, lequel paraît n'être qu'une transformation de l'extrémité du premier. Le *Peronia* s'écarte de cette disposition, en ce qu'un sillon s'étend le long du côté du corps depuis l'orifice sexuel mâle jusqu'au pénis placé fort loin en avant. Chez beaucoup d'Opisthobranches, les rapports du canal déférent avec le pénis sont semblables à ceux qui existent chez les Pulmonés. Il sort aussi avec ce dernier par évagination, et lorsqu'il est dans l'état de rétraction, il forme de nombreux plis qui parfois comme chez les Pleurobranches sont enfermés dans une poche spéciale. L'autre forme de pénis est caractérisée par le défaut de toute connexion avec le canal déférent. Ce dernier débouche près de l'orifice femelle, et le rôle de pénis est joué par une pièce protractile située sur le devant de la tête, mise en rapport avec l'ouverture sexuelle par une rainure superficielle. La rainure se prolonge sur le pénis pendant l'évagination, qui constitue ainsi un organe tout différent de celui de l'autre type. Consulter sur les organes sexuels des Pulmonés : Treviranus, *Zeit. f. Physiol.*, I; Verloren, *Commentat. de org. generat. Lugd.*, Batav., 1837 ; Paasch, *Arch. Nat.*, 1843.

Chez les Céphalophores à *sexes séparés* auxquels il faut joindre aussi le *Dentale*, les testicules et les ovaires sont représentés par des glandes lobulées, souvent richement ramifiées, placées sur ou dans le foie. Leur état le plus simple se trouve chez la *Paludine*, où le testicule est bilobé, tandis que l'ovaire n'est qu'un canal sans ramifications. La Paludine ainsi que les *Nerita*, *Neritina*, *Littorina*, possède un réceptacle séminal qui est un appendice de l'utérus. L'organe copulateur mâle offre de grandes différences. Le pénis n'est rétractile que chez un petit nombre, parce que différent de celui de la plupart des Gastéropodes hermaphrodites, il est formé d'une partie modifiée de l'enveloppe dermo-musculaire. Le canal déférent le traverse dans sa longueur par son extrémité flexueuse (*Buccinum*), ou s'ouvre à la base du pénis, ou encore plus loin. Dans ce cas, comme chez beaucoup de Gastéropodes hermaphrodites, il existe alors, venant de l'orifice génital, une gouttière ciliée, qui s'arrête à la base du pénis (*Murex*), ou se continue sur lui (*Dolium*, *Harpa*, *Strombus*, etc.). Une rainure semblable court aussi chez les Hétéropodes depuis l'orifice du canal déférent voisin de l'anus, jusqu'à l'organe copulateur, pour se continuer sur ce dernier. Dans beaucoup de cas, pour assurer le transport du sperme, le pénis très-allongé a ses bords repliés, et constitue alors un canal plus ou moins fermé.

Il n'est pas rare de trouver en connexion avec l'organe copulateur des glandes, dont la sécrétion est évacuée pendant l'accouplement, et sert vraisemblablement à produire une réunion plus intime. On observe ces glandes sur le bord latéral du pénis chez les *Littorina*, *Cassis*, *Terebra*, etc. Elles existent aussi chez les Hétéropodes, mais n'ont plus de rapport avec la pièce péniale proprement dite chargée du transport du sperme ; elles sont en connexion avec un appendice cylindrique situé à la base de l'organe, et s'ouvrent à l'extrémité de cet appendice par une ouverture commune.

L'appareil sexuel de divers Céphalophores a été étudié par Baudelot, *Ann. Sc. Nat.*, IV, XIX.

§ 175.

La séparation des sexes, qui n'est pas encore générale chez les Céphalophores, est complète chez tous les *Céphalopodes*. Il y a beaucoup de ressemblance dans l'arrangement général des organes mâles et femelles, et la plus importante consiste en ce que les glandes génitales ne se continuent pas directement avec leurs canaux excréteurs. Chez les Tétrabranches, ceux-ci ne sont même pas continus, les oviductes aussi bien que les canaux spermatiques aboutissent à une cavité spacieuse, qui communique à son tour, avec l'extérieur, par un nouveau canal. Ceci semble indiquer que les canaux excréteurs n'appartiennent pas originairement à l'appareil sexuel, mais à quelle autre appareil, dont ils se sont graduellement éloignés en s'appropriant l service de la fonction génératrice.

Dans les organes femelles, l'ovaire est formé par une glande lobée, enveppée dans un sac spécial auquel elle ne s'unit qu'en un point. Les œufs se veloppent de manière que les plus mûrs soient toujours près de la surface. oviducte est ordinairement simple. Il n'est double que chez les Octopoes et le *Loligo sagittata* (*fig.* 159, *od*, *od*), indiquant ainsi une duplication rimitive qui, chez les autres (y compris le Nautile), a disparu par suite de atrophie d'un des oviductes. L'oviducte ne provient pas directement de l'oaire, mais de son enveloppe, de sorte que les œufs doivent d'abord parvenir ans celle-ci, avant de pénétrer dans le canal excréteur. L'orifice de l'oviucte se trouve ordinairement à la base de l'entonnoir ; il n'est repoussé fort n arrière sous les branchies, que dans les espèces dont les mâles sont pourvus un bras copulateur ou *hectocotyle*. Sur le trajet de l'oviducte se trouve, chez s Octopodes, un revêtement glandulaire en forme de bourrelet cylindrique, rmé de cæcums rayonnants autour de l'axe du conduit. Ces glandes, trèséveloppées chez le Nautile, sont disséminées jusque près de l'orifice du caal, et, là où elles manquent, elles sont remplacées par un appareil de sérétion analogue situé tout près de cet orifice. Une autre paire de glandes, onstituant un organe accessoire de l'appareil femelle, ont été nommées *glandes nidamentaires*. » Elles sont composées de tubes allongés disposés n lamelles, situés à la partie antérieure de l'aniual, et s'ouvrent par un court conduit à côté de l'orifice génital. Leur sécrétion a pour usage d'agglutiier les œufs, qui, chez la plupart des Céphaloodes, sont réunis en groupes sous forme de grappes. En avant de ces glandes nidamentaires on rencontre encore une paire de plus petits organes formés le tubes fortement tortillés, qui possèdent une fonction analogue à celle des précédents.

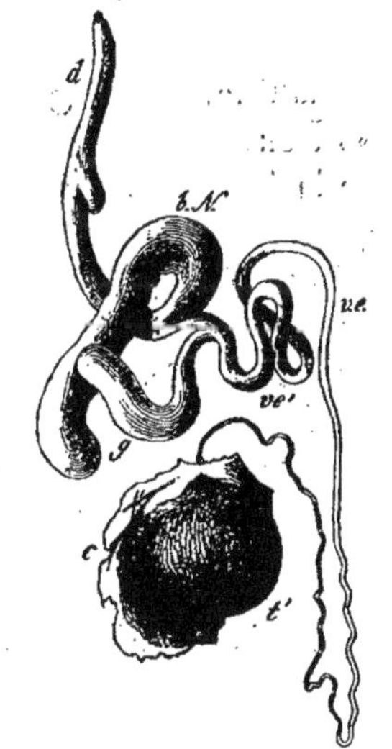

Fig. 167.

Une capsule péritonéale (*fig.* 167 *c*) semblable à elle qui entoure l'ovaire, enveloppe aussi le testiule (*t'*), qui se compose de cæcums très-ramifiés et éunis en touffes. Ces cæcums sont également fixés à la paroi de la capsule, de sorte qu'ici aussi le produit sexuel arrive d'abord dans cette dernière pour passer ensuite dans le canal déférent qui en est la continuation. Ce canal déférent consiste en un tube très-sinueux, étroit d'abord, mais s'élargissant dans sa partie terminale (*ve'*) qui joue comme chez un grand nombre de Céphalophores, le rôle de vésicule séminale. Les parois de la partie élargie contiennent des glandes, et dans quelques cas une partie de ces parois se transforme même en une grosse glande indépendante, de sorte que cette par-

Fig. 167. — Organes sexuels mâles d'*Octopus* ; *t'*, testicule ; *c*, capsule testiculaire ; *ve*, conduit déférent ; *ve'*, expansion servant de vésicule séminale ; *g*, appendice glandulaire ; *bN*, poche de Needham.

tie perd alors sa signification de vésicule séminale, ou ne la conserve que modifiée. Chez divers Octopodes se trouvent encore un ou deux appendices glandulaires (g). On peut, au point de vue physiologique, comparer toutes ces formations glandulaires, qu'elles soient simplement enfouies dans les parois du canal déférent ou placées sur lui comme des organes distincts, à une glande prostatique dont la sécrétion se mélangerait avec le sperme, et servirait à la formation des spermatophores spéciaux. A l'extrémité de sa portion glandulaire ou après sa réunion avec les glandes dont nous venons de parler, le canal déférent présente un appendice considérable (*fig.* 167, *bN*), qui peut en être distinctement séparé (*Octopus*) ou ne se présenter que comme une dilatation ou une expansion latérale du conduit spermatique (*Sepia* et *Loligo*). Ce dernier état indique en même temps la genèse de l'organe. Cette « poche de Needham » sert de réservoir pour les faisceaux spermatiques formés dans la partie glandulaire du canal déférent, les spermatophores. Le reste du conduit se continue à peu près régulièrement jusqu'à une saillie papilliforme, située à gauche dans la cavité du manteau, ou s'ouvre à l'extérieur à la base d'une papille semblable. Dans ce cas, la surface de la papille est pourvue d'une rigole longitudinale.

Bien qu'on puisse regarder ces papilles comme des organes copulateurs en les comparant au pénis des Céphalophores, il résulte cependant de leur faible longueur et de leur situation profonde dans le manteau, qu'on ne saurait leur attribuer une fonction analogue. C'est à un autre organe qu'est plutôt dévolue cette fonction ; un des bras se transforme en instrument de copulation. Chez le Nautile, les tentacules paraissent servir à cet usage. Chez les Dibranches, on trouve des dispositions particulières et le bras qui doit contribuer à l'acte de la fécondation présente une grande variété de formes passant les unes aux autres. Le bras modifié en vue de l'accouplement n'est pas toujours le même. Généralement, c'est un de ceux qui appartiennent au côté abdominal du corps. La transformation atteint d'ailleurs des degrés fort différents dans les divers groupes ; tantôt elle paraît se réduire à une modification d'une partie de la base du bras, qui s'élargit passablement, et n'a plus que quelques rares ventouses (*Sepia*) ; d'autres fois il ne se manifeste de modification que dans la forme, la longueur ou la largeur des ventouses ; d'autres fois encore on voit se produire à l'extrémité du bras un appendice creux ayant l'aspect d'une cuiller (*Octopus*, *Eledone*).

Le plus haut degré de métamorphose dû à cette adaptation, se manifeste aussi bien par une augmentation considérable de la grosseur du bras affecté, que par une modification profonde de son organisation interne. On connaît des bras de ce genre chez l'*Argonaute* et le *Tremoctopus*. Le bras copulateur ne se développe pas comme les autres, en poussant en liberté ; il naît enroulé dans une sorte de sac, dont il ne se sépare qu'après avoir atteint tout son développement. La membrane enveloppante est en connexion avec la partie dorsale du bras, et après sa déhiscence y demeure attachée. L'extrémité flagelliforme si prodigieusement entortillée du bras (*fig.* 168, y), qui devient libre pour l'accouplement, est pourvue d'une enveloppe vésiculeuse semblable. Cet appendice avec sa membrane enveloppante (x) est homologue à l'extrémité modifiée du bras de l'*Eledone* et de l'*Octopus*. Ces bras copulateurs possèdent la propriété, après s'être détachés, de conserver longtemps encore leur vitalité dans la cavité du manteau des femelles, aussi a-t-on autrefois pris ces bras arrachés pour des organismes parasites voisins des Trématodes, et auxquels on avait donné le nom de « *Hectocotyle*, » nom qui, modifié en celui d'*Hectocotylie*, a été conservé pour désigner l'ensemble des formes du bras copulateur.

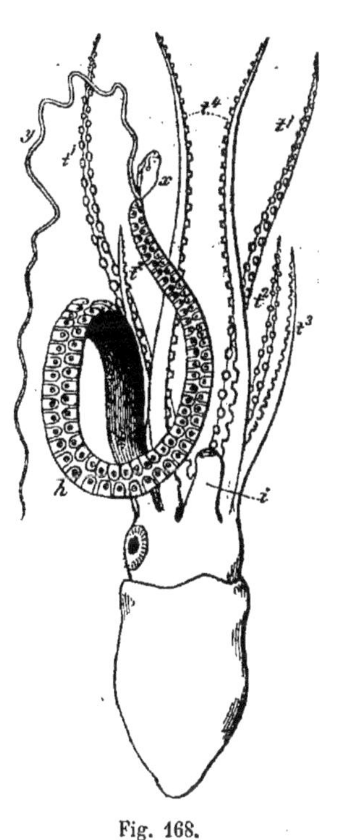

Fig. 168.

Le phénomène de la formation des spermatophores, qui, chez les Céphalophores et d'autres divisions, ne se présente qu'isolément, est devenu la règle dans la classe entière des Céphalopodes, où il atteint son plus haut degré de développement. En général, ces tubes spermatiques sont des corps allongés et cylindriques dans lesquels on peut discerner plusieurs enveloppes et le contenu. Ce dernier est composé en partie de masses de semence, auxquelles s'ajoute toujours, dans chaque spermatophore, une substance spéciale qui en occupe l'extrémité postérieure, et qu'on peut regarder comme la partie explosive. Le sperme, enveloppé d'une membrane particulière, occupe la portion antérieure du spermatophore. Derrière lui se trouve l'extrémité antérieure, en forme de piston d'un long ruban enroulé en spirale, qui traverse une grande partie du spermatophore et se continue à son extrémité postérieure dans l'enveloppe externe. C'est la substance de ce ruban spiral qui constitue la masse explosive ci-dessus mentionnée. Au contact de l'eau, la bande spirale commence aussitôt à s'étendre et fait sortir en la poussant en avant, la masse de spermatozoïdes qui occupe l'extrémité antérieure du spermatophore.

Sur l'appareil sexuel des Céphalopodes : Leuckart (*Sepiola*) *Arch. Naturg.*, 1847, p. 23 ; Duvernoy, *Mémoires de l'Acad. des Sciences*, Paris, 1853, p. 215.

Nous devons remarquer en ce qui regarde les Spermatophores, qu'il s'en forme toujours un grand nombre chez la plupart des Céphalopodes, tandis qu'il en est quelques-uns (ceux qui sont munis d'un bras copulateur) qui n'en produisent que peu à la fois. Ils ont alors une longueur considérable, qui est chez le *Tremoctopus Carena* de près de deux pieds et sont alors enroulés et pelotonnés. L'enveloppe membraneuse qui entoure les spermatophores plus petits, recouvre ici le peloton de spermatophores, de sorte que ce dernier se vide comme un paquet enveloppé d'une membrane plus fine, ainsi que j'ai pu m'en convaincre. — Selon Van der Hoeven, il se forme chez le Nautile un spermatophore pelotonné semblable. — Voir sur la formation des spermatophores Krohn, *Fror. Notic.*, 1839 ; Milne-Edwards, *Ann. Sc. Nat.*, 3e série, XVIII, 1842.

Le bras copulateur du *Tremoctropus violaceus* et de l'Argonaute a été décrit par Kölliker.

Fig. 168. — Mâle de *Tremoctopus Carena* ; t^1, paire de bras supérieure ; t^2, deuxième ; t^3, troisième paire gauche ; t^4, quatrième inférieure ; *h*, bras hectocotyle ; *x*, vésicule terminale ; *y*, appendice filiforme du bras sorti de la vésicule terminale ; *i*, entonnoir.

Bericht der Zootom. Anstalt zu Würzburg, 1849. Sur le mâle de l'*Argonaute*, H. Müller, *Zeit. Zool.*, 1851. Sur le *Tremoctopus Carena*, Verany et Vogt, *Ann.*, *Sc. Nat.*, 3e sér., XVII. R. Leuckart, *Zool. Untersuch.*, III, 1854. Steenstrup a démontré une grande extension des bras hectocotylisés (*Kongl. danske Videnskabernes Selskabs Skrifter*, 1856). Troschel (*Arch. Nat.*, 1857). Claus (id., 1858).

On n'a pas encore pu déterminer comment l'acte de l'accouplement s'accomplit au moyen du bras, et il est notamment difficile de comprendre comment le Spermatophore s'introduit dans le bras hectocotyle de l'Argonaute ou du Tremoctopus, qui est traversé par un canal longitunal, visiblement élargi en dessous.

Chez tous les Otocardes, les *éléments constituants du sperme* sont des spermatozoïdes composés d'une partie renflée suivie d'un appendice filiforme. L'aspect de la partie renflée est variable. Elle est le plus souvent ronde ou allongée, passant fréquemment par degrés dans l'appendice filamentaire. Chez beaucoup de Mollusques (plusieurs Gastéropodes, Ptéropodes) elle est contournée en spirale.

CHAPITRE VII

VERTÉBRÉS

APERÇU GÉNÉRAL

§ 176.

L'embranchement des animaux Vertébrés présente des caractères beaucoup plus tranchés que les précédents. Cette limitation mieux définie et nos connaissances plus précises des données embryologiques et paléontologiques, nous fournissent un terrain plus solide et un fil conducteur pour nos études sur les transformations organologiques des divers groupes.

Les traits fondamentaux de l'organisation dans son ensemble sont : 1° l'existence d'un squelette intérieur (d'abord squelette axial), ayant des connexions définies avec les autres systèmes d'organes ; 2° la segmentation du corps en portions d'égale valeur. Cette constitution métamérique est exprimée plus ou moins distinctement dans la plupart des organes, et s'étend jusqu'au squelette axial qui, sous son influence, se partage graduellement en segments distincts, les *vertèbres*. Il ne faut considérer celles-ci que comme l'expression

tiolle d'une segmentation de l'ensemble du corps, segmentation d'autant
is importante qu'elle se manifeste déjà avant d'être marquée sur le squelette axial primitivement inarticulé. On peut donc concevoir cette dernière
nme primitive, comme indiquant une formation de *vertèbres primordia-*, à laquelle s'ajoute la formation de *vertèbres secondaires*, résultant de la gmentation du squelette axial. Ce dernier, parcourant toute la longueur du rps, le partage en deux parties, l'une dorsale, l'autre ventrale, circonscrint chacune une cavité. Le système nerveux central occupe la cavité dorle; la cavité ventrale comprenant les organes de nutrition, d'excrétion et génération. Le canal intestinal s'étend dans toute la longueur de la caé ventrale du corps. Il commence par une région circonscrite par les rois mêmes du corps, et qui remplit les fonctions de cavité respiratoire; ais les organes de la respiration ne sont pas exclusivement constitués au oyen de parties des téguments.

Les rapports de position des principaux systèmes d'organes excluent enrement toute relation de parenté avec certains types d'Invertébrés, et surut les Mollusques et les Arthropodes. Par contre, nous trouvons déjà chez s Vers, des formes auxquelles on peut rattacher les Vertébrés. La position t système nerveux relativement à la cavité respiratoire et à l'intestin est, iez les Tuniciers, semblable à celle que présentent les premières ébauches s centres nerveux chez les Vertébrés, et, dans l'état larvaire des Ascidies, t trouve, dans une portion du corps du moins, un squelette axial sous la ême forme que celle qu'il affecte dans le premier état embryonnaire des rtébrés (*Corde dorsale*), et qui persiste chez beaucoup d'entre eux.

En opposition à ces traits de ressemblance, nous devons faire ressortir le it de la segmentation du corps comme la particularité la plus importante l'organisme des Vertébrés; pourtant cette segmentation n'est pas une obction à cette hypothèse que les formes les plus inférieures des Vertébrés dérint d'organismes voisins des Ascidies, car *tout corps segmenté suppose néssairement un état antérieur dans lequel il ne l'est pas*. En effet, chez tous s Vertébrés, la segmentation qui se manifeste par la formation des vertères primitives, est précédée d'un état de développement consistant en une auche non segmentée du corps, ressemblant de la manière la plus signifitive à l'un des états embryonnaires signalés chez les Ascidies par Kowawsky. On peut reconnaître entre l'organisme non segmenté des Ascidies, et organisme segmenté des Vertébrés, des rapports analogues à ceux qui exisnt entre certains Vers qui ne sont point articulés (Vers plats), et d'autres rganismes qui le sont (Annélides et Arthropodes). Tandis que ces derniers e s'éloignent qu'à un faible degré de la forme souche (les Annélides surout, que, pour ce motif, nous rangeons parmi les Vers), l'organisme des Verébrés s'écarte de sa souche originelle qui se rattache à celle des Vers, par importantes différenciations portant sur tous les divers systèmes d'organes, le sorte que ses véritables connexions ne pourront être bien appréciées que ar l'étude des formes les plus inférieures du groupe. Dans l'embranchement nême des Vertébrés, les dernières divisions ne se montrent intimement reiées entre elles que d'une manière très-incomplète, les formes de passage qui les unissent étant en partie absolument inconnues. L'organisation des groupes les plus inférieurs correspond à leur habitat aquatique, habitat dans lequel ils ont présenté les plus grandes divergences de développement.

Il en résulte la formation de deux grandes divisions. La première, n'est actuellement représentée que par une seule forme vivante : l'*Amphioxus*, lequel montre le plus nettement la parenté généalogique des Vertébrés et des Ascidies dans les premières phases de son développement. Le squelette axial n'est représenté que par la corde dorsale qui s'étend uniformément dans toute la longueur du corps, et sur laquelle reposent les cordons du système nerveux central. Sous la partie antérieure du squelette axial, s'étend la cavité respiratoire dont les parois perforées possèdent un appareil de soutien (squelette branchial) réduit au degré extrême de simplicité. Le tube digestif naît du fond de la cavité respiratoire. Un système vasculaire qui se distribue dans les dernières parties du corps, et se montre comme chez les Vers, contractile sur divers points, a fait donner à ces animaux le nom de *Leptocardes*. Les organes des sens se présentent aussi sous une forme qui rappelle ceux que l'on trouve chez les Vers inférieurs. La tête n'étant pas encore distincte, on peut opposer ces Vertébrés à ceux de l'autre division en leur appliquant la dénomination de *Acrania* (Häckel).

Le caractère général le plus saillant de la seconde division, est la différenciation d'une tête, formée par la transformation de la partie antérieure du squelette axial en un crâne, de même qu'une différenciation de la portion antérieure du système nerveux constitue le cerveau. Les principaux organes des sens sont en connexion avec la tête, placés à sa surface ou situés dans l'intérieur. Une portion du système vasculaire est différenciée de manière à constituer un cœur. Cette division des *Craniotes* (Häckel) se partage encore en deux autres. L'une renferme les *Cyclostomes*, poissons caractérisés par la forme de leur squelette et de leur organe respiratoire, par un organe de l'odorat impair, et l'absence de mâchoires, l'orifice buccal étant conformé pour la succion. Les membres pairs manquent également. Les Cyclostomes comprennent les deux groupes des *Myxinoïdes* et des *Petromyzontes*. La seconde grande subdivision, qui n'est pas directement dérivable des Cyclostomes, se distingue par des pièces paires maxillaires limitant l'orifice buccal ; elle comprend la majeure partie des poissons et toutes les divisions plus élevées des Vertébrés ; les animaux qui la composent sont désignés sous le nom collectif de *Gnathostomes*. Les membres sont pairs. Le squelette se différencie davantage, bien que la corde dorsale joue encore un rôle important et persiste fréquemment, dans les groupes les moins élevés. La classe la plus inférieure est celle des *Poissons*, dans laquelle les organes respiratoires consistent en branchies. A cette classe se rattachent de près : 1° les *Sélaciens* ; 2° les *Holocéphales* (Chimæra) et 3° les *Dipnoi* (Lepidosiren, Protopterus). Les premiers, qui se partagent en deux grandes familles (Raies et Requins), doivent être considérés comme des parents rapprochés de la forme souche d'où dérivent les autres Poissons aussi bien que les Vertébrés supérieurs. Les subdivisions des Holocéphales et les Dipnoi forment des branches divergentes qui ne se continuent pas par des formes d'une différenciation plus élevée, bien que l'existence chez les Dipnoi d'un umon respiratoire, indique une parenté avec les Amphibiens. Des Séla- ıns se détachent d'abord les *Ganoïdes*, dont l'organisation générale se pproche beaucoup de celle des Sélaciens. Cette subdivision des Ganoïdes ıi, pendant les époques géologiques, a présenté une immense extension, t actuellement réduite à quelques formes qu'on doit regarder comme les bris de groupes très-éloignés les uns des autres. Les conditions primitives l'organisation paraissent s'être le mieux conservées chez les *Chondrostées sturgeon*); les *Holostées* comprennent des groupes divergents, chez les- ıels un squelette de nature osseuse a remplacé le squelette cartilagineux Sélaciens et des Esturgeons.

Aux Ganoïdes se rattachent les *Téléostiens* ou Poissons osseux, les plus ımbreux du monde actuel ; ils dérivent des Ganoïdes par des particularités leur organisation, provenant pour la plupart de réductions ou de différen- ations unilatérales de dispositions déjà existantes chez ces animaux. Parmi s nombreux groupes dans lesquels cette division s'est ramifiée, le groupe es *Physostomes* (Malacoptères) est celui qui a éprouvé le moins de modifi- ıtions rétrogrades ; aussi est-il le plus voisin des Ganoïdes, tandis que les ıtres ordres, *Pharyngognathes*, *Anacanthiniens*, *Acanthoptères*, *Plecto- ıathes* et *Lophobranches*, se sont plus ou moins écartés de la souche primitive ır des modifications portant sur des points essentiels de leur organisation.

Les *Amphibiens* constituent la deuxième division des Gnathostomes, ers laquelle, parmi les Poissons, les Dipnoi représentent déjà une forme de ansition, qui n'est cependant pas directe. Leur organisation les approprie la vie aquatique, l'eau ayant été pour tous le milieu primitif ; la respiration ranchiale qui distingue les Poissons subsiste encore dans cette division. ais l'organe qui, chez les Poissons, constitue la vessie natatoire et qui com- ıence déjà chez les Dipnoi à jouer un rôle dans la respiration (poumon), ıntribue chez tous les Amphibies à la fonction respiratoire et permet à l'or- anisme le séjour hors de l'eau. Les branchies persistent avec les poumons endant toute la vie dans une division des Amphibiens (*Pérennibranches*). hez les autres (*Caducibranches*, Häckel), les branchies n'existent que pen- ant les premiers états du développement, et caractérisent ainsi une forme ırvaire. L'appareil branchial disparaissant, le poumon prend sa place, et evient l'organe respiratoire exclusif. Une fente branchiale subsiste chez uelques formes après la disparition des branchies (*Dérotrèmes*) ; les autres n perdent même la trace, et peuvent d'ailleurs ressembler aux Dérotrèmes ar le reste de leur organisation (*Salamandrines*), ou subir des modifica- ions consistant dans une rétrogradation, qui porte principalement sur le quelette, et a le plus souvent pour résultat la disparition de la queue *Anoures*). Enfin nous arrivons au petit groupe des *Gymnophiones* (Cæcilia), ui paraît être le reste d'une série de formes détachées très-tôt de la souche rincipale des Amphibiens, et qui, outre le défaut de membres, diffère des utres animaux de la classe par de nombreuses particularités de moindre nportance.

Il est une autre grande division ayant la même souche commune que les mphibiens, mais dans laquelle se trouve plus fortement marqué le développement des dispositions qui se montrent chez ces derniers. Déjà les premiers linéaments du corps qui se forment dans l'œuf présentent des particularités, en ce que l'ensemble des matériaux que renferme ce dernier ne participe pas à la constitution du corps de l'embryon, et qu'une partie est employée à la production d'une membrane qui enveloppe ce dernier (Amnios). Ce caractère qui apparaît chez les Reptiles se retrouve chez les Oiseaux et les Mammifères, et permet de réunir ces divisions sous le nom collectif de *Amniotes* et de les opposer à celles qui ne le présentent pas, les *Anamniotes*. L'absence de branchies est aussi un caractère commun à tous les *Amniotes*. L'appareil qui les porte chez les Anamniotes (arcs branchiaux), est, il est vrai, ébauché pendant le développement embryonnaire chez les Amniotes, et témoigne ainsi de leur provenance de formes qui avaient des branchies ; seulement cet appareil ne devient jamais chez eux organe respiratoire, et le système des arcs branchiaux se transforme pour accomplir d'autres fonctions, ou disparaît.

Dans la première division des Amniotes, celle des *Reptiles*, l'appareil circulatoire se présente à un état de développement inférieur caractérisé par une séparation incomplète des courants sanguins artériel et veineux. Chez la plupart de ces animaux, le mélange des deux espèces de sang a déjà lieu dans le cœur, et lorsque les cavités de cet organe sont entièrement séparées (*Crocodiles*), le mélange n'en a pas moins lieu en dehors du cœur. Des nombreuses divisions — très-différentes par plusieurs particularités de leur organisation — qui ont existé pendant les époques géologiques antérieures, peu de formes se sont perpétuées jusqu'à nous à l'état vivant. C'est parmi les groupes éteints que nous trouvons, d'une part, les formes qui constituent un passage soit aux Amphibies, soit aux Poissons, comme les *Ichthyosaures*, et d'autre part nous conduisent aux formes actuelles qui ne sont que très-faiblement reliées les unes aux autres. Nous citerons comme première subdivision celle des *Sauriens* (Lézards), qui fournit aussi un passage aux *Ophidiens* (Serpents), chez lesquels l'atrophie des membres est accompagnée de toute une série de particularités de l'organisation. La troisième subdivision, celle des *Chéloniens* (Tortues), conserve encore plusieurs traits d'organisation qui rappellent les dispositions générales chez les Amphibiens, tandis que chez les *Crocodiliens* on constate des rapports de parenté plus rapprochés avec les Sauriens, surtout avec ceux qui constituent la famille des *Monitores*.

Les *Oiseaux* se rattachent étroitement aux Reptiles par plusieurs formes de passage qui se trouvent à l'état fossile. C'est le cas des genres *Compsognathus* et *Archeopteryx* dont le premier se rapproche davantage des Reptiles, le second des Oiseaux, et qui peuvent former ensemble une division spéciale (*Saururi*). La modification de quelques-unes des parties de l'organisme, surtout des membres, dont les antérieurs sont transformés en organes du vol, et le changement de nature des téguments, constituent des caractères nettement tranchés pour la classe des *Oiseaux*, qui se distingue encore par un progrès nouveau dans l'échelle de l'organisation, la séparation complète des deux courants sanguins. L'organisme de l'oiseau, malgré la diversité excessive des formes extérieures qu'il affecte, présente cependant peu de divergences dans les

fférentes familles qui constituent la classe et que nous groupons sous les
ux divisions suivantes.

Les *Ratites* (Huxley), représentant la subdivision la plus inférieure, com-
renant les Autruches et l'Aptéryx, se distinguent des autres Oiseaux par leurs
embres antérieurs, dont le moindre développement a pour conséquence la
ivation de la faculté du vol, et par la nature spéciale de leur plumage, tan-
s que sous d'autres rapports ils se rapprochent des Reptiles. La deuxième
vision est celle des *Carinates* (Huxley), chez lesquels une série de confor-
ations particulières sont liées au développement des organes du vol.

La dernière grande division est celle des *Mammifères*, qui, séparée par une
rge lacune des Reptiles et des Oiseaux, paraît avoir une origine beaucoup
lus éloignée. Son caractère le plus général consiste en ce que les jeunes
nt nourris au moyen d'un liquide (lait) sécrété par des glandes tégumen-
ires de l'organisme maternel. Ce caractère paraît s'être développé en même
mps que la naissance avait lieu avant l'entier développement du corps du
etus. Un groupe, celui des *Ornithodelphes* ou *Monotrèmes*, offre encore
lusieurs rapports de parenté avec les classes inférieures. Il en est de même
es *Didelphes* ou *Marsupiaux*. Là, le jeune naît à un état encore moins
vancé ; il achève son développement en dehors de l'organisme maternel,
nfermé dans une poche garnie de glandes qui sécrètent le lait nécessaire à sa
utrition. Les autres Mammifères (*Monodelphes*) paraissent descendre des
larsupiaux, et s'en distinguent par un beaucoup plus long séjour de l'em-
ryon dans le corps de la mère, qui résulte de ce que entre la mère et l'enant existent des connexions particulières. La présence d'un placenta qui
ermet à la mère de nourrir directement l'embryon, remplace les dispositions
ue l'on trouve chez les Marsupiaux. Ces mammifères monodelphes ou pla-
entaires se répartissent entre plusieurs branches qui suivent des directions
ifférentes. L'une est représentée par les *Ongulés*, chez lesquels plusieurs
arties des membres sont à un état rudimentaire. Les *Artiodactyles*, com-
renant les Porcins et les Ruminants, forment une division secondaire des Ongulés ; les *Périssodactyles*, comprenant les Solipèdes, Tapirs et Rhinocéros,
n forment une autre. Les *Tylopodes* se placent entre les deux. Il faut encore ranger ici les *Cétacés*, qui se rattachant aux Artiodactyles par plusieurs
points de leur organisation.

Tandis que dans toutes les divisions précédentes les rapports entre la mère
et sa progéniture ont lieu sans qu'il se forme de membrane caduque, l'existence de cette dernière dans les autres groupes détermine une participation
plus intime de l'organisme maternel au développement du jeune animal.
L'absence d'une caduque, preuve d'une infériorité de l'organisme, ne se retrouve que dans la seule division des *Édentés*, où elle est peut-être le résultat
d'une rétrogradation. Ces animaux ont conservé de commun avec ceux du même
groupe, les dispositions des extrémités des membres. Les *Déciduates* se distinguent d'après la forme du placenta en plusieurs groupes. Les *Zonoplacentaires* ne comprennent que les groupes fort isolés dans la période actuelle
des *Proboscidiens* (Elephas), des *Lamnungia* (Hyrax) et plus loin, celui des
Carnivores, dont les *Pinnipèdes* qui vivent dans l'eau ne sont qu'un rameau

détaché. L'autre division, celle des *Discoplacentaires*, renferme comme groupe initial les *Prosimiens*; les *Rongeurs* (Rodentia) en représentent un rameau latéral, les *Insectivores* un second, dont se rapproche le troisième, celui des *Cheiroptères*. Aux Prosimiens se rattachent d'une manière étroite, par l'intermédiaire des *Arctopithèques*, les *Simiens* (*Pitheci*), dont les formes les moins élevées constituent les Platyrrhins et les supérieures les Catarrhins. Par ces derniers, cette division vient aboutir à l'homme, expression la plus hautement développée de l'organisation du type mammifère.

BIBLIOGRAPHIE

POISSONS : A. MONRO, *The structure and physiology of fishes*. Edinburgh 1785. — J. MULLER, *Vergl. Anatomie der Myxinoïden*, A. B. 1835-45. — LE MÊME, *Ueber den Bau und die Grenzen der Ganoïden*. A. B. 1846. — RATHKE, *Bemerkungen über den inneren Bau der Pricke*. Danzig, 1825. — LE MÊME, *Ueber den Bau des Querders*. (Beitr. z. Gesch. der Thierwelt, IV. Halle, 1827). — J. MULLER, *Ueber den Bau und die Lebenserscheinungen des Branchiostoma lubricum*. A. B. 1814. — GOODSIR, *Transact. Royal Soc. of Edinburgh*, XV, I. — QUATREFAGES, *Ann. sc. nat.*, III, IV. — CUVIER ET VALENCIENNES, *Hist. nat. des poissons*, I-XXII. Paris, 1828–49. — AGASSIZ et VOGT, *Anatomie des Salmones*. Neuchatel, 1845. — LEYDIG, *Beiträge zur mikroskop. Anatomie und Entwickelungsgeschichte der Rochen und Haie*. Leipzig, 1852. — OWEN, *Description of Lepidosiren annectens*, (*Transact. Linn. Soc.*, XVIII.) — BISCHOFF, *Lepidosiren paradoxa*. Leipzig, 1840. — HYRTL, *Lepidos. parad. Abhandl. der bohm. Ges. d. Wiss.*, 1845. — PETERS, *Lepidosiren. A. Phys.*, 1845.

AMPHIBIES : CUVIER, dans : *Recueil d'observations de Zoologie et d'Anat. comp.*, I, 1805. — RUSCONI et CONFIGLIACHI, *Del Proteo anguineo di Laurenti monografia*. Pavia, 1818. — RUSCONI, *Amours des Salamandres aquatiques*. Milan, 1821. — LE MÊME, *Hist. naturelle, développement et métamorphose de la Salamandre terrestre*. Pavie, 1854. — J. MULLER, *Beiträge zur Anatomie der Amphibien*, *Z. Ph.*, IV, 1832. — DUGÈS, *Recherches sur l'ostéologie et la myologie des Batraciens*. Paris, 1834. — MAYER, *Zur Anatomie der Amphibien. Analecten für vergleichende Anatomie*. Bonn, 1835. — CALORI, *Sulla Anatomia del Axolotl. Mem. della Accademia delle sc. dell' istituto di Bologna*, III, 1851. — RATHKE (*Cæcilia annulata*). A. A. Ph., 1852, S. 334. — LEYDIG, *Untersuchungen über Fische und Reptilien*. Berlin, 1853. — L. VAILLANT, (*Siren lacertina*). (*Ann. sc. nat.*, IV. XVIII).

REPTILES : TIEDEMANN, *Anat. u. Naturgesch. des Drachen*. Nürnberg, 1811. — BOJANUS, *Anatome testudinis europææ*. Vilnæ, 1819. — SCHLEGEL, *Essai sur la physiognomie des serpents*. Amsterdam, 1837. — DUMERIL et BIBRON, *Erpétologie générale*. Paris, 1834-54. — DUVERNOY (*Serpents*), *Ann. sc. nat.* I., XXX. — RATHKE, *Entwickelungsgesch. der Natter*. Königsberg, 1837. — LE MÊME, *Entwickelung der Schildkröten*. Braunschw, 1848. — LE MÊME, *Ueber die Entwickelung und den Körperbau der Krokodile*. Braunschw, 1866. — CALORI, (*Uromastix*), *Mem. della Accad. delle sc. dell'ist. di Bologna*, III, II, 1863. — GUNTHER (*Hatteria*), *Phil. Tr. R. S.*, 1867, II.

OISEAUX : TIEDEMANN, *Anatomie und Naturgesch. der Vögel*. Heidelberg, 1810-14. — OWEN, *On the anatomy of the southern Apteryx. Transact. Z. Soc.*, II, III. — LE MÊME, *Art. Aves* dans *Todds Cyclopædia*, I.

MAMMIFÈRES : MECKEL, J. Fr., *Ornithorhynchi paradoxi descriptio anatomica*. Lips., 1826. — OWEN, *Art. Monotremata in Todds Cyclopædia*, III. — LE MÊME, *Art. Marsupialia in Todds Cyclopædia*, III. — VROLIK, (*Dendrolagus*), *Verhand. d. Konink. Acad.*, Amsterd. V. — GURLT, Handb. der vergl. Anat. der Haussäugethiere. 4. Aufl. Berlin, 1860. — BRANDT

(Lama), Mém. Acad. St. Petersbourg, 1841. — Owen (Giraffe), Transact. Z. Soc., II. — Le même, (Rhinoceros), Transact. Z. Soc., IV, II. — Milne-Edwards, Alph. (Chevrotains), Ann. sc. nat., V, II. — Camper, Observations sur la structure intime et le Squelette des Cétacés. Paris, 1820. — Rapp, die Cetaceen, Stuttg. und Tübingen, 1837. — Vrolik, Natuur-en ontleedkund. Beschouwing van den Hyperoodon. Haarlem, 1848. — Eschricht, Untersuch. über die nordischen Walthiere. Leipzig, 1849. — Rapp, Anatom. Untersuchungen über die Edentaten. 2. Aufl. Tübingen, 1852. — Owen (Myrmecophaga jubata), Tr. Z. Soc., IV. — Hyrtl (Chlamydophorus truncatus), D. W. IX, 1855. — Pallas, Nov. spec. quadrup. e glirium ordine. Erlangen, 1778. — Camper, descript. anat. d'un Éléphant mâle. Paris, 1802. — Fischer, Anatomie der Maki. Frankf. 1804. — Burmeister, Beiträge z. nähern Kenntniss der Gattung Tarsius. Berlin, 1846. — Vrolik (Stenops), Nieuwe Verhandel. Acad. Amsterd., X. — Van der Hoeven (Stenops), Verhand. Acad. Amst. VIII. — Owen, Monograph on the Aye-Aye. London, 1863. — Peters (Chiromys), A. B. 1865. — Tyson, Anatomy of a Pygmy. London, Sec. édit. 1751. — Vrolik, Rech. d'anat. comp. sur le Chimpanzé. Amsterdam, 1841. — Duvernoy, G. L., Caract. anat. des grands singes. (Archives du Muséum, VIII.) — Pour l'Anatomie de l'homme voir les manuels.

TÉGUMENTS

§ 177.

L'enveloppe du corps des Vertébrés se distingue de celle des Invertébrés par une séparation plus tranchée des appareils de locomotion ; on ne trouve plus ici l'enveloppe dermo-musculaire si générale chez ces derniers, et qui réunit en un seul appareil tous les téguments et le système musculaire. Ces deux parties sont parfaitement distinctes. Il est vrai que nous observons assez fréquemment des organes contractiles dans les téguments des Vertébrés supérieurs, mais ils n'appartiennent pas à l'appareil locomoteur et ne représentent que des conformations indépendantes, n'ayant de rapports qu'avec les téguments. Ce sont bien plutôt des organes moteurs des téguments eux-mêmes, ou des parties que produisent ces derniers. Ils manquent dans les divisions inférieures.

Chez tous les Vertébrés, les téguments proprement dits, ou la peau, se partagent en deux couches, *le derme* (*corium*) et l'*épiderme* ; ce dernier, dérivant des formations épithéliales des Invertébrés, est comme elles formé de couches de cellules, le plus souvent simples.

La couche tégumentaire placée au-dessous de l'épiderme, et à laquelle on a donné le nom de derme, est toujours formée d'un tissu connectif, qui devient plus lâche et plus mou dans les couches profondes, et représente alors un tissu conjonctif « sous-dermique ». L'entre-croisement complexe des fibres qui le composent communique au derme une consistance assez ferme. Dans ce tissu sont répandus en abondance les vaisseaux et les nerfs cutanés, qui en font un organe sensitif spécialement affecté au toucher. Les organes des sens supérieurs naissent aussi des téguments, et la couche épithéliale participe à leur formation à des degrés très-divers. Le derme est fréquemment le siége de pigments, contenus dans des cellules de formes différentes. Il présente aussi dans sa structure intime et son épaisseur des différences nombreuses, mais de moindre importance. Parmi les particularités de structure qu'on y remarque, le derme a sa surface garnie d'élévations, dont la forme varie depuis celle de petits mamelons jusqu'à celle de longs prolongements coniques ou même filiformes. Ces *papilles* dermiques sont, dans les divisions supérieures des Vertébrés, le point de départ d'une série d'organes compliqués, que nous aurons plus loin à examiner sous leurs formes les plus développées de plumes et de poils.

Des éléments contractiles (fibres musculaires) se trouvent également dans le derme chez les Oiseaux et les Mammifères. Ils sont le plus souvent disposés par groupes, et servent à produire les mouvements des appendices spéciaux du derme (plumes et poils). Leur absence dans les divisions inférieures montre qu'on ne peut les faire dériver de l'enveloppe dermo-musculaire des types inférieurs d'animaux.

Une autre modification du derme résulte d'un changement dans sa structure ; l'ossification de certaines parties les transforme en organes plus ou moins durs, constituant des plaques osseuses de formes très-variées, et sur lesquelles nous aurons à revenir à propos du squelette dermique.

Enfin des organes glandulaires qui se trouvent dans le derme sont néanmoins formées par l'épiderme, et doivent être considérés comme des organes épidermoïdes. Tant à cause de ce fait, qu'en raison de la grande diversité des différenciations qu'il présente, l'épiderme constitue donc une partie très-importante des téguments, et dans laquelle on ne saurait en aucune façon ne voir qu'un simple revêtement insignifiant de la surface du corps.

Les cellules de l'épiderme forment toujours plusieurs couches, qui accompagnent le derme dans toutes les sinuosités, élévations et dépressions de sa surface. Les couches successives sont disposées de manière que les plus profondes et les plus voisines du derme sont les plus jeunes, et en se reformant constamment, remplacent les couches superficielles à mesure que celles-ci disparaissent. Les cellules profondes étant les éléments les plus jeunes de l'épiderme, sont dans un état indifférent. Le tissu plus mou qu'elles forment se distingue assez nettement surtout chez les Mammifères, de celui des couches superficielles plus compactes qui les recouvrent ; aussi l'a-t-on appelé la *couche de Malpighi*. Les cellules épidermiques offrent dans leur consistance, leur mode d'union et leur forme, des différences nombreuses, surtout remarquables chez les Poissons. Chez les Vertébrés aquatiques (Poissons et Amphibiens), l'épiderme est dans son ensemble moins résistant, ses éléments sont plus mous, de sorte que sa couche entière a fréquemment une consistance gélatineuse. On a longtemps pris pour un enduit glaireux sécrété par des glandes de la peau, la couche ramollie et parfois très-épaisse que forment chez beaucoup de poissons les cellules épithéliales de cette nature. A cet état peu consistant de l'épiderme des Vertébrés aquatiques, nous avons à en opposer un autre qui se trouve dans les ordres supérieurs, et est caractérisé par une extrême fermeté de ses éléments cellulaires. C'est une des modifications les plus importantes de ces dernières, résultant de leur transformation en *corne* et de leur réunion en plaques résistantes, qui s'imbriquent ou se juxtaposent de différentes manières, et produisent des parties solides. Cette transformation n'a lieu que dans les couches superficielles de l'épiderme, et n'intéresse pas les plus profondes. L'épaississement plus considérable de la couche épidermique cornée, détermine la formation d'une foule de plaques, de tubérosités, de pièces squameuses, comme on les trouve généralement si répandues chez les *Reptiles*. Le derme prend cependant aussi part à la constitution de ces produits, en ce qu'il présente presque toujours des élévations correspondantes à ces formations épidermiques. Ainsi les écailles des Lézards et les Serpents sont des prolongements du derme dans son ensemble. Ce revêtement de consistance cornée ne subsiste chez les *Oiseaux* que sur quelques parties limitées du corps, telles que les étuis qui couvrent les mâchoires et constituent le bec ou encore les plaques, lamelles ou tubercules des pattes, etc. Ce genre de formations ne s'est pas continué d'une manière générale chez les Mammifères. La présence de pièces cornées sur l'épiderme que l'on constate dans quelques divisions ou même dans un cercle plus restreint, ne doit pas être rattachée directement à la disposition qui caractérise les Reptiles; car elles sont presque toujours le résultat d'adaptations à des conditions extérieures déterminées. Nous trouvons, par contre, sur certains points isolés du corps, des pièces épidermiques cornées, que leur constance et leur grande généralité nous poussent à regarder comme des dispositions héréditaires. Ce sont les ongles et les griffes qui terminent l'extrémité des membres. On en trouve déjà les indices chez les Amphibiens (*Salamandres*); elles sont générales chez les Reptiles et les Oiseaux, sauf là où, comme chez ces derniers, la transformation des membres antérieurs en organes du vol n'a pas déterminé une réduction de leurs extrémités. Cependant, ici encore, la présence de griffes sur les doigts rudimentaires, ne fait pas entièrement défaut. Nous les trouvons en général chez les Mammifères, où la réduction de quelques doigts conduit à cette production cornée et volumineuse de la couche épidermique qui constitue le *sabot*. Ces parties cornées qui couvrent la dernière phalange des extrémités, ne disparaissent que lorsque les membres subissent des transformations complètes comme celles des trois ou quatre doigts allongés de la main des Chauves-Souris, ou des doigts de la main des Cétacés.

On a observé des produits cuticulaires de l'épiderme chez les Cyclostomes (peau du *Petromyzon*). La mince couche cuticulaire est traversée par de fins canaux poreux ; elle s'exfolie avec les cellules sous-jacentes et ne représente pas une couche cohérente solide. Il y a donc là une disposition qui rappelle celle qui existe chez les Vers. La forme et le mode de réunion des cellules épidermiques sont très-variés dans ces divisions, où la transformation cornée n'existe pas, ou n'est que très-peu considérable. Il y a sous ce rapport plus d'uniformité dans la couche superficielle. Les prolongements de cellules s'entrelaçant réciproquement (cellules à piquants et crochets) jouent un rôle important dans la constitution de la couche épidermique. On les observe chez les Poissons, Amphibiens et Mammifères.

Les deux couches des téguments peuvent présenter des formations pigmentaires. Le derme des Mammifères est fréquemment le siége de pigment, et lorsque l'épiderme paraît avoir une coloration, c'est réellement à la couche de Malpighi qu'elle est due. Les couches épidermiques cornées, comme celles qui existent sur l'ensemble du corps des Reptiles, ne présentent essentiellement que des différences quantitatives, car les divers produits indépendants auxquels elles donnent naissance, sont partout en connexion avec la couche cornée générale. Parmi les Reptiles, celle-ci, outre les verrues et écailles déjà mentionnées, développe aussi chez certains Lézards (*Phrynosoma*, etc.), des appendices en forme de piquants sur divers points de la face dorsale du corps. Elle atteint des proportions considérables à la surface du squelette dermique des Tortues, où elle est divisée en plaques distinctes. Ces plaques ne correspondent cependant point aux lames osseuses qui sont au-dessous; elles sont complétement indépendantes. Des plaques cornées semblables, mais n'ayant aucun rapport de parenté avec les précédentes, et résultant surtout d'adaptations particulières, reparaissent, parmi les Mammifères, chez les *Édentés*, où la carapace dermique osseuse (*Dasypus*, *Chlamyphorus*, etc.), porte des plaques cornées correspondantes. Une modification, jusqu'à présent inexpliquée, est celle des écailles du *Pangolin*, qui figurent des plaques cornées en forme d'ongles dans lesquelles se continue le derme.

Dans les organes tels que ongles, griffes et sabots, le derme subit des transformations résultant d'un riche développement de ses corps papillaires. Il présente des lignes proéminentes souvent très-fortes, comme dans les sabots, sur lesquelles des appendices papilliformes font saillie dans la masse cornée. Les cornes du Rhinocéros, ainsi que les étuis cornés des prolongements frontaux des Ruminants, se rattachent par leur structure à ce genre de conformation. Ces papilles, également très-développées dans la peau des Cétacés, y font saillie sur l'épaisse couche épidermique. Du reste, on ne trouve des papilles indépendantes chez les Mammifères et les Oiseaux, que sur les points dénudés, car sur les parties revêtues de plumes et de poils, elles sont en connexion avec ces produits (Leydig). Si on considère que ceux-ci sont chez les Reptiles remplacés par des écailles, tubercules, etc., on est conduit à chercher dans ces derniers animaux, le point de départ des produits tégumentaires si variés des divisions supérieures.

On peut également reconnaître beaucoup de particularités dans la structure du derme, entre autres dans le mode de stratification du tissu connectif. Celui-ci, chez les Poissons, Amphibiens et Reptiles, offre une disposition régulière, consistant en lamelles placées en couches horizontales, traversées par des faisceaux perpendiculaires qui, suivant leur nombre, les partagent en parties plus ou mois grandes. L'arrangement de l'ensemble présente aussi une régularité remarquable. Chez les Oiseaux et les Mammifères ces conditions disparaissent, et l'entrelacement des faisceaux du tissu connectif devient irrégulier. C'est chez les Poissons qu'apparaît la formation dans le derme du tissu élastique, qu'on rencontre, soit à sa surface, soit dans ses parties profondes. Diverses particularités sont un résultat d'adaptations spéciales. Le tissu élastique constitue des réseaux très-développés dans les appendices tégumentaires destinés à se déployer beaucoup, comme chez les Mammifères volants. Dans les ailes des Chauves-Souris, il forme des réseaux très-serrés et très-délicats. (Leydig, *Histologie*, et *Arch. Anat. Phys.*, 1869, p. 677).

Formations épidermiques.

§ 178.

Les *plumes* et les *poils* occupent, tant par leur extension dans les deux divisions supérieures des Vertébrés que par les particularités qu'ils présentent, une place importante parmi les conformations épidermoïdes de la peau. On a l'habitude de considérer ces deux sortes de productions comme très-voisines, et offrant, soit dans leurs rapports avec la peau, soit dans leurs conditions extérieures, une grande analogie. Cependant, examinés dans leur genèse, les plumes et les poils paraissent être des formations assez différentes. Le développement de la plume nous apprend qu'elle se rattache de beaucoup plus près aux diverses formations tuberculeuses et écailleuses des Reptiles, qu'aux poils des Mammifères.

La première ébauche de la plume est représentée par une saillie en forme de mamelon (fig. 169, A), et non par une dépression des téguments. La formation des plumes suppose donc celle de mamelons, tels qu'il s'en rencontre encore à l'état permanent chez les Reptiles. Ces protubérances s'accroissent, deviennent des appendices papilliformes (*fig.* 169, *B*), (touffes de plumes, *Federzotten*), qui paraissent formés d'une couche épidermique extérieure (*C*, *e*) et d'une papille dermique (*f*) sous-jacente, et qui ressemblent tout à fait aux mamelons et écailles des téguments des Reptiles, tant qu'ils n'ont pas atteint une plus grande longueur. La disposition de ces ébauches premières de la plume sur des points circonscrits (*Federfluren, Ptérylies*) rappelle les caractères que présente chez les Reptiles l'arrangement des écailles grandes ou petites. Dans cet état simple, la plume n'est donc qu'un prolongement de l'épiderme et du derme sous-jacent. L'enfoncement dans la peau de la papille du derme qui porte l'ébauche de la plume, et la formation qui en résulte d'un « follicule de la plume, » est un phénomène postérieur, ainsi que la différenciation de la plume en tige et barbes. Cette distinction n'a lieu qu'après la séparation d'une couche épidermique née de la première ébauche (étui de la plume), couche qui, tant qu'elle subsiste, donne à l'ensemble de l'organe une apparence beaucoup plus voisine des protubérances des téguments des Reptiles. Des différences nombreuses et considérables, mais qui n'ont que peu d'importance pour notre sujet, se manifestent dans la forme des plumes d'après le développement proportionnel de la tige ou des barbes.

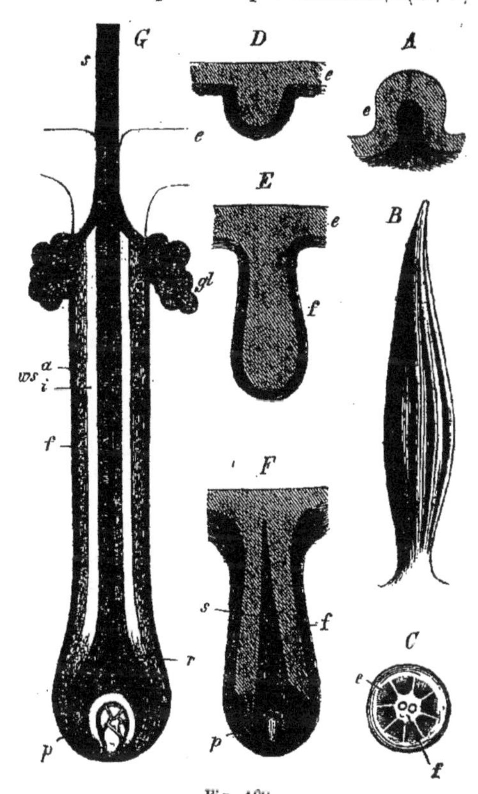

Fig. 169.

La première apparition du *poil* est indiquée par la formation d'un follicule, enfoncé dans le derme et dans lequel pénètre une papille dermique extrêmement riche en vaisseaux. Ce follicule est comparable à celui qui n'apparaît que plus tard dans le développement de la plume et porte la partie de celle-ci que l'on désigne sous le nom de *tuyau*. L'épaississement papilliforme de l'épiderme n'est qu'une particularité passagère, tout à fait tran-

Fig. 169. — *A*, ébauche de la *plume*, sous forme d'une éminence papilliforme ; *e*, couche épidermique ; *B*, touffe de plumes ; *C*, coupe transversale de la touffe ; *e*, couche épidermique ; *f*, couche de corium vasculaire ; *D*, première ébauche d'un *follicule pileux ; e*, papille de l'épiderme ; *E*, follicule pileux plus enfoncé ; *F*, différenciation du même ; *f*, enveloppe fibreuse du follicule ; *s*, ébauche du poil ; *p*, papille du poil ; *G*, follicule pileux développé ; *f* et *p*, comme ci-dessus ; *s*, tige du cheveu ; *r*, sa racine ; *a*, étui extérieur, et *i* intérieur de la racine ; *gl*, glandes sébacées.

sitoire dans le développement du poil. Si l'on compare le développement du poil à celui de la plume, on peut dire que le premier état de la plume n'est qu'indiqué chez le poil, qui le franchit pour passer aussitôt à un état de développement plus avancé ; le poil n'est jamais placé sur un mamelon temporaire ; il est toujours enfoncé dans un follicule creusé dans le derme par l'épaississement de l'épiderme (*fig.* 169, *D*, *E*, *F*), et au fond duquel s'élève en outre une papille (*Fp*). C'est de cet épiderme hypertrophié que se différencie la tige du poil, formée de cellules ayant acquis une consistance cornée, ainsi que les parties des follicules constituant la gaîne de sa racine (*fig.* 109, *G*, *i*, *a*). Les formes différentes qu'affectent les poils, qu'ils constituent de la laine, des soies ou des piquants, ne sont que des modifications d'une seule et même forme du germe primitif.

Les différences génétiques entre la plume et le poil, ne sont marquées que dans le développement du premier plumage. Les plumes de revêtement ultérieur, ainsi que les rectrices et les tectrices, prennent naissance dans des cavités en forme de poche, ou follicules. On trouve aussi chez ces plumes naissant plus tard, des parties analogues à celles qui forment la gaîne des touffes de plumes ; elles persistent partiellement après la sortie de la plume sous forme de tubes situés dans le follicule autour du tuyau. La papille du derme sur laquelle la plume se développe, et qu'on peut considérer comme étant l'organe qui la nourrit, se prolonge plus ou moins suivant le volume qu'elle prend, dans la tige de la plume qu'elle remplit, et s'entoure d'une couche cornée résistante qui constitue ce qu'on appelle le tuyau. La papille se flétrit lorsque la plume a achevé sa croissance. Sur l'arrangement des plumes, voir Nitzsch, *System der Pterylographie*, édité par Burmeister, Halle, 1840. Sur leur conformation et leur développement, Reclam, *De plumarum evolutione*, Lips, 1846. Schrenk, *De format. plumæ*, Mitau, 1849. Remak, *Entwickelungsgeschichte*. Leydig, *Histologie*. Fatio, *Mémoires de la Soc. de Physique de Genève*, XVIII. Parmi les différentes formes des plumes, il en est deux qui sont surtout remarquables. L'une se distingue par la force moindre du tuyau, qui ne porte que des barbes sans connexion entre elles et qui peut être rudimentaire, de sorte que la plume entière n'est représentée que par un groupe de ces barbes. C'est l'état qu'on observe dans le plumage des *Ratites*, et qui caractérise aussi le premier plumage des *Carinates*, le duvet ; ce dernier représente ainsi le plumage primitif des oiseaux, persistant chez les Ratites. Avec l'apparition des pennes, le plumage des Carinates atteint un plus grand développement, bien que des productions semblables au premier duvet subsistent au-dessous des plumes extérieures. Celles-ci sont caractérisées par des dispositions particulières qui déterminent l'adhérence réciproque des filaments de la barbe, et qui ont pour résultat d'augmenter surtout la surface des plumes de certaines régions (rectrices et rémiges), et leur résistance à la pression de l'air pendant le vol. Ce développement ultérieur de la plume constitue ainsi un facteur jouant un rôle essentiel dans l'accroissement de la puissance du vol chez les Oiseaux de cette division.

Les poils constituent le revêtement des téguments le plus généralement répandu chez les Mammifères ; ils n'occupent des régions circonscrites du corps que chez les Cétacés. Fréquemment le revêtement de poils, restreint dans l'état de parfait développement de l'animal, est beaucoup plus abondant dans ses phases antérieures ; et la pubescence générale qui chez l'homme se remarque pendant la dernière période embryonnaire (le lanugo), est un phénomène héréditaire, indiquant un développement considérable du poil chez les ancêtres de l'homme. Avec la force du poil, le follicule contenant sa racine augmente de volume, et la papille qui en occupe le fond peut se prolonger assez loin dans l'axe de la tige du poil, ce qui a lieu dans les soies, les piquants, et dans les poils tactiles. Bien que moins régulière que celle des plumes, la distribution des poils présente quelquefois une disposition en séries. Ordinairement chaque follicule correspond à un seul poil, cependant on observe parfois des groupements en touffes dans lesquels plusieurs poils sortent d'un follicule unique. Ceux-ci sont semblables ou dissemblables, car un même follicule peut produire à côté d'un gros poil une certaine quantité de poils plus fins de nature laineuse. La distinction des poils en piquants, en soies et en duvet, est un fait parallèle à celui qui se présente chez les Oiseaux, sans cependant qu'il y ait entre eux aucune dépendance. — Sur la structure des poils, Heusinger, *Syst. der Histologie*, II, Eisenach, 1823 ; Reissner, *Nonnulla de hom. mammaliumque pilis dissert.*, Dorpati, 1853 ; Le même, *Beiträge z. Kennt. der Haare*, Breslau, 1854 ; Leydig, *Arch. An. Phys.*, 1859, p. 677 ; Welcker, *Abhand. Naturforsch. Ges.* Halle, IX (*Recherches sur une couche épidermique continue distincte chez l'embryon de Bradypus*).

§ 179.

Nous devons compter au nombre des organes épidermoïdes les *glandes* de la peau, qui naissent également dans des dépressions de l'épiderme. Ce sont des différenciations d'états plus simples qui sont les précurseurs des formations glandulaires. Des cellules particulières de l'épiderme paraissent avoir une fonction sécrétoire chez les Poissons, car leur contenu granuleux est évacué à l'extérieur (cellules mucilagineuses, caliciformes). Ces cellules ayant fréquemment une grosseur considérable, parfois réparties parmi les autres suivant un arrangement régulier, peuvent être considérées comme des glandes uni-cellulaires, lorsqu'elles présentent un orifice libre. On les rencontre encore chez les Amphibiens, où existent des glandes dermiques déjà très-complexes et de formes très-diverses. Tantôt ce ne sont que des glandes sécrétant une mucosité, tantôt elles sécrètent des produits spécifiques ; elles sont réparties sur la presque totalité de la surface de la peau, bien que dans quelques cas elles soient plus développées sur des points déterminés. Elles paraissent pour la plupart n'être que de simples follicules. Les glandes de la peau sont générales chez les Reptiles, et surtout chez les Sauriens, où elles s'ouvrent parfois sous chaque écaille. Elles ne font pas défaut chez les Oiseaux. Dans les deux classes, quelques-unes de ces glandes dermiques se transforment en appareils spéciaux très-apparents et présentent des états d'adaptation fort différents. On les distingue en deux groupes bien tranchés chez les Mammifères : les glandes *sudoripares* et les glandes *sébacées ;* ces dernières étant le plus souvent en connexion avec le bulbe pileux (*fig.* 169, *gl*). Dans les diverses subdivisions les glandes dermiques, obéissant à des adaptations différentes, peuvent se transformer en organes compliqués et très-variables quant à la nature de leur sécrétion, et aux particularités de leur situation (glandes du musc, du zibeth, etc.).

La différenciation la plus importante des glandes dermiques chez tous les Mammifères, est celle d'où résulte la formation des *glandes lactaires*, qui sont en rapport avec les fonctions génératrices. Elles occupent constamment la face ventrale du corps, et y sont disposées symétriquement.

Chaque glande lactaire (mamelle) est composée par un ensemble de tubes glandulaires distincts, qui peuvent demeurer séparés sur tout leur parcours, ou se réunir par leurs canaux de sortie.

Chez les *Monotrèmes* ces organes diffèrent peu des autres glandes dermiques. Chacune des deux mamelles est formée d'un faisceau de tubes qui traversent séparément la peau. L'espace occupé par leurs orifices se distingue par l'absence de poils, et se trouve au niveau des téguments voisins. Chez l'*Échidné*, il occupe plus tard une dépression en forme de poche, qui paraît destinée à recevoir les jeunes. Dans les deux cas, ces derniers sucent à la surface de la région glandulaire les produits de sa sécrétion.

Chez les autres Mammifères le champ glandulaire présente une saillie papilliforme, le mamelon sur lequel s'ouvrent les orifices glandulaires, et que le jeune peut saisir dans sa bouche pour l'acte de la succion. L'adaptation du mamelon à l'organe buccal du jeune, nous montre que nous avons affaire à une disposition acquise par l'action de la succion et qui n'est qu'une différenciation ultérieure des conditions plus simples que nous offrent les Monotrèmes. La formation des mamelons fait qu'on peut distinguer extérieurement une glande lactaire correspondant à chacun d'eux et consistant en une glande composée.

Le nombre des glandes lactaires indiquées par les mamelons varie dans les différentes subdivisions. Il correspond, en général, au nombre des petits d'une seule portée ou du moins à leur nombre maximum. Lorsqu'il y a plus d'une paire de mamelons, quelques-unes des mamelles sont fréquemment rudimentaires ; de sorte qu'à côté d'autres qui sont développées et aptes à fonctionner, on remarque un certain nombre de ces organes frappés d'atrophie, incapables de sécréter du lait et reconnaissables seulement par leurs mamelons rudimentaires. L'appareil lactaire est rudimentaire d'une manière analogue chez les mâles.

Nous devons signaler ici les replis de la peau qui, chez les *Marsupiaux*, sont pourvus de glandes lactaires, comme une adaptation des téguments appropriés à l'élevage des jeunes, transformant en un sac (*marsupium*) dans lequel ceux-ci sont enfermés, la partie de l'abdomen qui porte les mamelons. Cette poche paraît se développer en raison inverse du degré de développement qu'ont atteint les jeunes au moment de leur naissance, degré qui correspond à son tour au degré de développement que présente l'utérus.

Les *glandes* unicellulaires des Poissons et Amphibiens présentent avec les téguments des rapports analogues à ceux qui existent chez les Invertébrés, notamment chez les Vers (M. Schultze, *Arch. Mikr. Anat.*, III, p. 137). Des formations glandulaires de même nature se remarquent isolément chez les Poissons ; tels sont les sacs muqueux étudiés par Leydig chez l'*Esturgeon* et les *Cyclostomes*, et qui, chez les *Myxinoïdes*, contiennent des cellules dans lesquelles se trouve un fil spiral. Les glandes dermiques constituent chez les Amphibiens (*Salamandrines*), et aussi chez les *Batraciens*, des appareils notablement développés. On peut signaler aussi comme étant chez les Reptiles des organes importants par leur conformation, les glandes musquées du Crocodile et de quelques Tortues, ainsi que celles de la cuisse des Lézards. (Consulter sur la peau et ses glandes chez les Reptiles et les Amphibiens, Leydig, *Nov. Act. Ac. Leop. Car.*, XXXIV). Chez les Oiseaux nous devons indiquer ici la glande du croupion (Glandula uropygii), qui, placée sur la dernière vertèbre caudale, est formée de deux grands lobes plus ou moins confondus, eux-mêmes composés de plusieurs glandes distinctes, car chez un grand nombre d'oiseaux aquatiques, ils possèdent plusieurs ouvertures. Nous pouvons considérer comme résultant d'une réunion ultérieure l'état que présente cette glande chez la plupart des autres oiseaux, où chaque lobe n'a qu'un conduit excréteur.

L'appareil des glandes dermiques des Mammifères est en relation fréquente avec les follicules pileux, car non-seulement les canaux excréteurs des glandes sébacées débouchent régulièrement dans le bulbe du poil, mais cela arrive fréquemment aussi aux conduits des glandes sudoripares. Ces deux sortes de glandes se distinguent plutôt par leur structure anatomique que par la qualité de leur sécrétion, qui n'est, du reste, connue que dans quelque cas; on voit, en effet, une même forme glandulaire accomplir des fonctions différentes sur des points différents du corps. On a désigné sous le nom de glandes sudoripares celles qui sont formées d'un tube simple souvent enroulé, tandis que les glandes sébacées ont plutôt une apparence lobée. Plusieurs se réunissent fréquemment sur un bulbe pileux et peuvent être si développées par rapport à ce dernier, qu'il semble n'être qu'un appendice de la glande. Une quantité extraordinaire de modifications et de transformations, qui dérivent d'adaptations, se remarquent dans la forme, le nombre et la grosseur, comme dans la nature de la sécrétion des glandes sébacées. Nous avons à citer les glandes de la face des Chauves-Souris, les glandes de la tête des Antilopes, celles de l'os lacrymal de plusieurs Ruminants (Cerfs, Moutons, Antilopes); les glandes temporales de l'Éléphant; les latérales de la Musaraigne; les sacrées du Pécari; les inguinales des Lièvres; les glandes anales qui se rencontrent chez plusieurs Carnassiers, chez les Marsupiaux, Rongeurs, Édentés, et deviennent chez les Viverrides les glandes dites Civette; les glandes préputiales du Musc; les glandes crurales des Monotrèmes mâles; celles des sabots des Moutons et autres Ruminants. Dans tous ces cas, qu'on trouve exposés dans les manuels plus considérables, il ne faut voir que les expressions de modifications anatomiques d'une seule et même forme fondamentale, correspondant aux différents usages que leurs sécrétions doivent remplir dans l'économie animale.

Nous avons considéré les *glandes lactaires* comme étant des modifications de ce genre, dont la sécrétion constitue un liquide émulsif. Leur existence chez les deux sexes indique une connexion très-précocement acquise avec les fonctions sexuelles. Leur genèse, chez l'homme du moins, est semblable à celles des autres glandes dermiques (Langer, *Denk. Wien* III, 1851), avec cette particularité que chaque glande lactaire provient d'une seule ébauche embryonnaire. Les glandes séparées naissent par hypertrophie de ces dernières, qui sont d'abord unies ensemble, état auquel correspond l'existence d'un seul canal excréteur. La formation de plusieurs de ceux-ci est un fait de différenciation. On peut mettre en doute que cela ait lieu chez les Monotrèmes, car ici l'ébauche paraît composée d'un ensemble de glandes, formées d'éléments tubulaires ou lobés, qui s'unissent en un tout complexe, et s'ouvrent à l'extérieur par leurs conduits distincts ou réunis. Leur nombre oscille de 2–12, et leur situation est très-différente. Remarquons à ce point de vue que chez les Carnassiers, Insectivores, Rongeurs, il y en a de 4-12, occupant la région abdominale, pouvant atteindre jusqu'à la pectorale et formant deux séries; il en est de même chez les Porcs. Chez plusieurs Marsupiaux elles se limitent à un cercle sur la région ventrale, précisément là où sont placées les deux mamelles d'autres Marsupiaux (*Macropus*, *Phascolarctos*, *Phascolomys*, etc.), et celles des Monotrèmes. Elles occupent la région inguinale chez les Chevaux, Ruminants, Baleines, chez ces dernières sur les côtés de l'ouverture uro-génitale, elles sont circonscrites par deux replis latéraux de la peau. Chez l'Éléphant comme chez les Sirénides, elles se trouvent sur le thorax. Elles occupent chez le Bradype, les Chauves-Souris, les Singes le même point que chez l'Homme, tandis que les deux ou quatre glandes lactaires des Prosimiens présentent des variations sensibles. On en trouve tantôt une paire sur l'hypochondre (*Chiromys*), tantôt deux paires sur l'abdomen et la poitrine (*Tarsier*, *Stenops*), ou encore une paire sur l'abdomen et deux sur la poitrine (*Lemur*, *Otolicnus*). Le nombre des conduits galactophores débouchant sur le mamelon est variable. Il est plus considérable chez les Singes que chez l'Homme; il y a de 5–10 orifices chez les Carnivores et autres, deux chez les Chevaux, tandis que chez les Porcs, les Ruminants et les Cétacés, ils se confondent en un conduit unique large et dilaté s'ouvrant sur chaque mamelon.

L'adaptation des téguments à des dispositions ayant pour but la protection de la couvée présente dans la plupart des divisions des Vertébrés des états fort différents, et dépourvus de toute dépendance génétique. On peut considérer comme des poches à couvain, celles qui chez les Syngnathes (Poissons) mâles, reçoivent les œufs le long de l'abdomen. Chez les Amphibiens, la peau du dos du Pipa femelle est couverte de cavités en forme de cellules d'abeilles, dans lesquelles se fait l'incubation des œufs, et chez les *Notodelphys*, cette partie de la peau forme même un sac plus grand. Chez les Oiseaux des régions spéciales de la peau de l'abdomen (chez beaucoup d'Oiseaux aquatiques) participent à la formation d'une poche incubatrice et nous pouvons rattacher au même fait la bourse déjà mentionnée des Marsupiaux. Cette membrane musculaire est très-développée chez le *Kanguroo* et très-peu chez la *Sarigue Opossum*. Chez la plupart des Didelphes elle est ouverte en avant, et chez les *Chœropus* et *Perameles*, en arrière. La face interne se distingue du reste des téguments par l'absence de poils, ainsi que par l'onctuosité de sa surface, qui paraît être due à l'abondante sécrétion des glandes dermiques.

Squelette dermique.

§ 180.

La modification de structure du derme désignée sous le nom d'ossification, est en rapport avec d'autres fonctions physiologiques des téguments. L'ossification de certaines parties augmente non-seulement leur importance comme pièces de protection, mais encore les transforme en organes de soutien pour certaines parties intérieures. Bien qu'en présence d'un squelette interne, le squelette dermique ne puisse avoir, en général, qu'une importance secondaire, il n'en est pas moins assez répandu, et peut aussi acquérir de l'importance en raison du peu de développement que présente parfois le squelette interne.

C'est chez les Poissons que le squelette dermique se présente le plus fréquemment et avec les formes les plus variées. Si les petites plaques osseuses (*fig.* 170) de la peau des Sélaciens ne contribuent que peu ou point à la formation d'un squelette, on peut cependant les considérer comme le point de départ d'un développement dermique osseux très-remarquable dans d'autres divisions. Chez les Squales, les plaques osseuses sont distribuées sur toute la surface du corps, et engagées dans le Corium par leur partie basilaire plus large; leur partie libre forme souvent plusieurs pointes qui font saillie au dehors. Une plus grande extension superficielle de ces pièces, produit des tablettes osseuses, comme celles qu'on observe chez les Ganoïdes. Ces pièces peuvent être dispersées dans les téguments, ou serrées les unes contre les autres, partiellement imbriquées sur leurs bords, ou réunies par places en grandes plaques; enfin, elles subissent dans certains groupes une rétrogradation. Chez la plupart des Téléostéens, nous trouvons à la place de plaques et lames osseuses massives, des lamelles beaucoup plus faibles, des *écailles*, implantées par une portion de leur longueur dans des cavités parti-

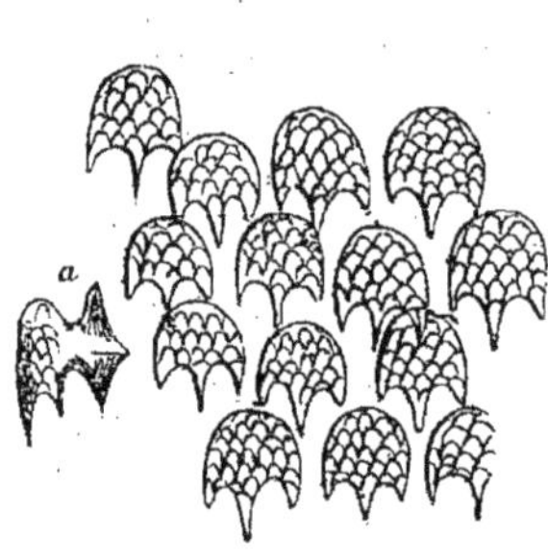

Fig. 170.

Fig. 170. — Petites écailles osseuses de la peau d'un Sélacien (*Heterodontus*); vues par leur face supérieure; *a*, vue de côté.

ères de la peau. La première ébauche de l'écaille paraît être également ossification d'une papille du derme, seulement sa croissance ultérieure, en surface qu'en épaisseur, paraît dépendre de la paroi de la poche de aille, qui dépose successivement sur cette dernière de nouvelles couches. écailles subissent chez beaucoup de Téléostéens une dégradation, et peu- t même disparaître entièrement. Il se forme alors, par un autre procédé, pièces qui diffèrent considérablement des écailles, telles que les lames uses et les piquants des *Plectognathes*, chez lesquels une union plus com- te des plaques peut déterminer la formation d'une carapace cohérente *tracion*), semblable à celle qui se voit chez les *Lophobranches*, mais d'ori- e un peu différente. La différence qui, sous les rapports du mode de for- tion et de l'origine, existe entre ces pièces et les plaques osseuses des loïdes, ne permet pas de les rattacher à ces dernières.

L'*ossification des téguments sur les parties du corps où des portions du elette intérieur arrivent à la surface, a grande importance. Les surfaces carti- ineuses du squelette interne entrent en tact sur ces points avec des pièces osseuses appartiennent aux téguments, puisqu'elles rennent naissance, comme les plaques os- ses qui apparaissent sur d'autres points la surface du corps. Elles forment des ques osseuses disposées suivant un ordre ulier, qui sont surtout constantes sur la e, où elles constituent les rudiments d'un ine osseux, particulièrement au sommet du ine.* (*fig.* 171). Ces os dermiques se trans- ettent ensuite par hérédité à tous les Ver- rés à crâne osseux, et s'unissent à des sifications qui, plus tard, apparaissent sé- rément sur le crâne cartilagineux. C'est ez les Ganoïdes à squelette cartilagineux l'on voit le commencement de cette for- ation. A côté des grandes plaques osseu- s, qui déjà chez les Téléostiens perdent par- llement leur position superficielle, on en ouve de plus petites, nombreuses, mais nt la plupart n'ont rien de typique. Nous posérons les conditions spéciales résultant de ces rapports avec le squelette terne lorsque nous arriverons à ce dernier. Il n'y a pas, du reste, que cer- ins os du crâne qui proviennent ainsi d'une ossification des téguments, r d'autres parties du squelette (Clavicule), ont une origine analogue.

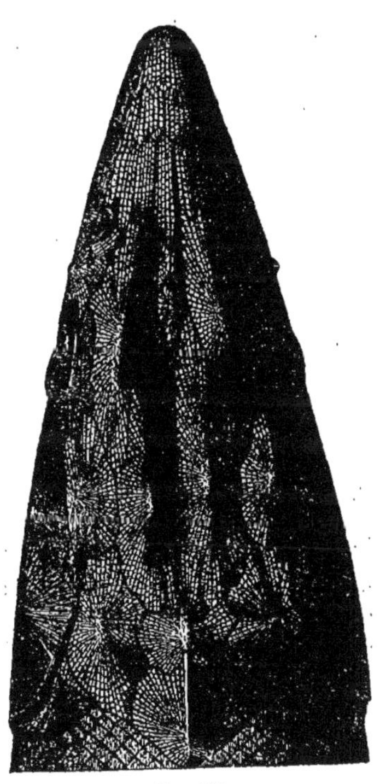

Fig. 171.

Les formations osseuses du derme, si répandues chez les Poissons, se ren-

ig. 171. — Tête d'*Acipenser sturio*, vue de dessus ; représentant les boucliers osseux recouvrant le crâne cartilagineux. (D'après Heckel et Kner.)

contrent aussi dans les classes suivantes ; parmi les *Amphibiens* nous pouvons citer les *Archégosaures* fossiles, chez lesquel on remarque des ossifications dermiques scutelliformes. Les rapports avec les os qui couvrent le crâne, paraissent encore ici se continuer. Ces os du derme ne se trouvent qu'isolés, et sous une forme rudimentaire chez les Amphibiens vivants (*Ceratophrys*, *Brachycephalus*) ; ils sont, par contre, plus répandus chez les *Reptiles* qui, sous ce rapport, se rapprochent davantage des anciens types d'Amphibiens. Chez les Téléosauriens comme chez les Crocodiles, des ossifications de la peau, disséminées sur tous les téguments, constituent une espèce de carapace, et il en est de même chez quelques lézards (*Scincoïdes*), la peau étant partout pourvue de lames osseuses unies entre elles. Ces ossifications de la peau forment, chez les *Tortues*, par leur union avec une partie du squelette interne, un squelette dermique exceptionnellement développé, et qui constitue sur le dos de l'animal la carapace dorsale, et sur le côté opposé de son corps, le côté inférieur, la carapace ventrale ou plastron.

Tandis que chez tous les Reptiles les os dermiques doivent être considérés comme étant vraisemblablement une continuation des carapaces osseuses des Poissons, nous devons regarder les ossifications, qui se présentent dans quelques groupes de *Mammifères* (Édentés), comme des dispositions indépendantes provenant d'adaptations. Jusqu'aux Reptiles les os dermiques de la tête se confondent avec la formation de plaques osseuses protectrices développées sur le crâne primordial ; ici au contraire le fait de la carapace cutanée se continuant par-dessus le crâne prouve, que les téguments étaient primitivement constitués comme chez les autres Mammifères et que les plaques osseuses cutanées ne sont que de formation secondaire.

La parenté qui existe entre les diverses formations dures des téguments des Poissons s'exprime aussi dans leur structure intime. Les plaques écailleuses des Squales, ont dans leur portion libre et saillante des canalicules pour la plupart ramifiés (tubes dentaires), qui partent d'une cavité située dans la partie basilaire. On pourrait ainsi considérer ces pièces comme des dents dermiques, car elles ont la plus grande ressemblance avec les dents des mâchoires de ces Poissons. Chez les Ganoïdes, la partie de l'écaille qui est en connexion avec la peau, contient également des cavités plus grandes (canaux de Havers). Par contre on trouve dans la substance fondamentale des corpuscules osseux. Les rapports intimes existant entre la substance dentaire et le tissu osseux font comprendre que l'un puisse remplacer l'autre, et que dans les écailles des Téléostéens on puisse trouver tantôt un de ces tissus, tantôt l'autre. Mais les corpuscules osseux se trouvent pareillement à la face inférieure des écailles, dont la couche supérieure est formée d'une substance, traversée par de fins prolongements des corpuscules osseux, qui représente un véritable tissu dentaire, ou peut être constituée par des lamelles plus homogènes de tissu osseux. Cette couche fortement développée dans les écailles des Ganoïdes, avait motivé leur distinction sous le nom d'*écailles émaillées*, d'après l'idée qu'elle était formée d'émail. Voy. Leydig (*Zeit. Zool.*, V, p. 47) et Reissner (*Arch. An. Phys.*, 1859, p. 254) qui contestant au contraire l'identité de la couche en question avec l'émail, lui attribue des qualités spéciales. Le fait que la structure intime des écailles se retrouve sur les os qui recouvrent le crâne, a une grande importance en ce qu'il confirme leur signification comme « os dermiques. » (Voy. plus bas le squelette céphalique). Les rayons des nageoires enfin font partie du squelette dermique des Poissons, et sont chez les Raies et les Chimères, remplacés au moins physiologiquement par ce qu'on appelle les « filaments cornés. » Ceux-ci ont la forme de soies composées d'une substance voisine de la chitine, disposée en couches concentriques, et sont implantés dans la peau des nageoires paires ou impaires. Les yons des nageoires sont au contraire le centre d'une ossification. Le développement de ossification dermique a pour conséquence particulière la disparition de l'épiderme. Il anque complétement sur les points saillants, ou ne constitue qu'une couche relativement signifiante. Des recherches comparées sur l'ossification des téguments manquent encore, car a à peine étudié leurs rapports histogénétiques. Agassiz, *Poissons fossiles* ; Queckett, *istol. Cat. of the College of Surgeons* ; W. C. Williamson, *Phil. Trans.*, 1849, 1851.

Le bouclier dermique osseux du Ceratophrys (*C. dorsata*), est sans rapport avec le squeitté interne, tandis que chez le *Brachycephalus*, un large bouclier osseux est uni avec les -8e vertèbres, et en avant deux plus petits sont en connexion, le premier avec les 1re et 2e ertèbres, le second avec la troisième.

Le squelette dermique le plus complet s'observe chez les Tortues, où les carapaces dorsale t pectorale présentent, suivant les genres, différents degrés d'ossification. Des points d'ossifiation d'abord isolés apparaissant dans les téguments du dos, deviennent en grossissant des laques osseuses étendues et arrangées en une série médiane correspondante aux apophyses pineuses des vertèbres, et deux séries latérales. En outre, des « plaques marginales » péciales s'ajoutent sur les bords du bouclier dorsal. Le squelette dermique dorsal des Tortues st caractérisé par ses connexions avec les parties du squelette interne. Ainsi les apophyses pineuses des vertèbres du dos passent dans la plaque osseuse médiane dudit bouclier, de même que les apophyses transverses semblables à des côtes sont peu à peu entourées de lames latérales dans la carapace dorsale, de sorte que chez plusieurs Tortues (parmi les marines), le commencement et la fin de chaque côte et chez d'autres (Tortues terrestres) leur commencement sont seuls en dehors de la plaque dermique osseuse correspondante. On remarque de grandes différences dans le mode de connexion des diverses pièces osseuses du bouclier dermique. Le nombre des plaques médianes dont huit sont unies comme nous l'avons dit, peuvent par l'extension du bouclier pectoral monter à treize. Il y a huit paires de plaques latérales. Les marginales sont les plus variables, elles manquent même chez les Trionyx. Le plastron ou bouclier ventral, que nous plaçons avec le squelette dermique, tout en admettant la possibilité d'une participation du sternum à sa composition est formé de neuf pièces distinctes, dont quatre sont paires, et une impaire ; cette dernière se trouvant entre les deux premières paires. Chez quelques Trionychides (*Cryptopus*, *Cycloderma*), il manque une paire de ces pièces, ce qui arrive rarement à l'impaire (*Staurotypus*). Ces pièces restent séparées chez les *Chéloniens* et *Trionychides*, où leurs bords ne se touchent même pas. Chez les *Emydes* et les *Testudinides*, l'ossification augmentant, les diverses pièces se réunissent soit entre elles par des sutures, soit avec les plaques marginales du bouclier dorsal par des appendices latéraux. Chez quelques genres des parties de la carapace ventrale conservent leur mobilité ; chez les *Pyxis* c'est l'antérieure, la postérieure chez les *Cinosternum*, *Cistudo*, etc. Sur le squelette dermique des Tortues, Peters, *Arch. An. Phys.* 1839, p. 290 ; Rathke, *Entwickelung der Schildkröten* ; Owen, *Philos. Trans.*, 1849, p. 151.

L'ossification de la peau est un fait général dans l'ordre des *Édentés*, et se rencontre dans les familles les plus différentes dont plusieurs n'ont plus de représentants vivants. Des plaques osseuses polygonales constituent le bouclier dorsal considérable du *Glyptodon*, qui portait aussi sur la tête et la queue une carapace spéciale. Une portion de la carapace dorsale est séparée en ceintures mobiles les unes sur les autres chez les Tatous. A cet état des téguments correspondent des adaptations du squelette interne, consistant en un développement plus considérable des apophyses de la colonne vertébrale, dont les épineuses sont notamment beaucoup plus fortes, et s'étendent même jusqu'à l'extrémité de la queue. Le *Chlamyphorus* se comporte très-singulièrement, en ce que sa carapace depuis la ligne médiane dorsale présente un repli latéral des téguments, s'étendant sur les côtés du tronc qui sont couverts de poils, tandis qu'une pièce particulière s'unit au squelette par le bassin (sur l'ischion), qui à cet effet est modifié d'une manière correspondante. (Hyrtl, *l. c.*)

ORGANES DE SOUTIEN ET DE MOUVEMENT

Squelette intérieur.

§ 181.

Les nombreux appareils de sustentation que fournissent les téguments à de plus ou moins grandes parties du corps, sont limités aux groupes inférieurs, et perdent de leur importance dans les groupes plus élevés, où ils ne représentent plus que des adaptations d'ordre secondaire. Des organes de support internes, dont les conditions typiques peuvent être suivies dans la série des groupes de Vertébrés, et qui, commençant sous une forme simple, se transforment en un système d'organes compliqué, acquièrent par contre une valeur plus élevée. Ce *squelette interne* des Vertébrés, paraît être une disposition qui apparaît pour la première fois dans cet embranchement, et dans la première ébauche de laquelle seulement on peut reconnaître une homologie avec ce qui existe déjà chez les animaux inférieurs (*Tuniciers*). Les parties plus importantes du squelette présentent par contre de *nouvelles différenciations;* ainsi, toutes sont formées de cartilage ou d'os. Si nous rencontrons aussi des organes de soutien cartilagineux chez les Invertébrés, comme ceux des branchies des *Sabelles*, du pharynx des *Gastéropodes*, ou dans la tête et autres parties des *Céphalopodes*, ces diverses dispositions n'ont aucune relation génétique avec le système d'organes qui constitue le squelette interne des Vertébrés.

Dans son premier état et sous sa forme la plus simple, le squelette intérieur consiste en une tige cylindrique, traversant le corps dans toute sa longueur, composée de cellules de nature indéterminée et entourée d'une enveloppe, production cuticulaire provenant de la sécrétion même de ces cellules. On appelle *Corde dorsale* (*notochorde*), cet appareil primitif de sustentation du corps des Vertébrés (*fig.* 172, *ch*) et l'enveloppe formée par elle est l'*étui de la Corde* (*ch'*).

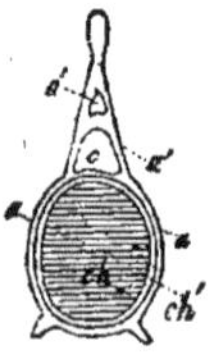

Fig. 172.

La Corde a toujours des rapports de position constants avec la plupart des autres organes importants. Au-dessus d'elle se trouve l'espace (*c*) qu'occupe le système nerveux central; et au-dessous un second espace, la cavité viscérale, dans laquelle le canal de nutrition et tous les appareils annexes qui en dépendent, sont renfermés. Le système vasculaire sanguin avec ses troncs principaux est aussi placé sous la Corde. Les cavités dorsale et ventrale sont limitées par des prolongements du tissu connectif qui entoure la Corde, et qui forment leurs parois en s'enfonçant en

Fig. 172. — Coupe verticale au travers du rachis de l'*Amphioxus lanceolatus; ch*, corde dorsale avec son enveloppe *ch'; a*, enveloppe membraneuse, se continuant vers en haut (*a'*) et comprenant le canal rachidien *c; d*, second canal placé au-dessus. (D'après J. Müller).

ne temps dans la partie musculaire du corps et partagent les deux ca-
s dont il vient d'être question en plusieurs cavités secondaires placées
unes derrière les autres.

Cet état inférieur où le squelette axial n'est représenté que par la Corde, permanent chez les *Leptocardes*. Chez tous les autres Vertébrés, il ne se duit que pendant les premiers états de développement pour faire place uite à des différenciations ultérieures, portant sur la Corde elle-même, s sur les tissus qui l'entourent et que l'on a désignés à cause de leurs rapts avec le squelette futur, sous les noms de « *couche squelettogène* » ou us formateurs du squelette. Parmi les premières modifications, nous devons iarquer celles qui surviennent dans les cellules ainsi que dans l'étui de Corde. Les cellules de la Corde sécrètent une enveloppe membraneuse qui, is le cas où elle est puissante, et où il y a fusion de la substance intercel-iire fournie par les cellules voisines, donne au tissu de Corde, l'aspect d'un tissu connectif, semblable au tissu tilagineux. Plus le rôle que la Corde joue dans l'organe arrivé à son complet développement est important, is l'étendue de cette différenciation est considérable. Il en généralement de même de l'enveloppe de la Corde . 173, *cs*), qui, dans les cas où cette dernière n'est que nsitoire, ne constitue qu'une membrane cuticulaire sim-et homogène ; dans d'autres cas elle subit des modificans importantes, soit par épaississement et accroissement is le nombre de ses couches, soit par adjonction d'une cou-e de tissu connectif, dont l'origine est encore problématique (*fig.* 174, *A*, *B*).

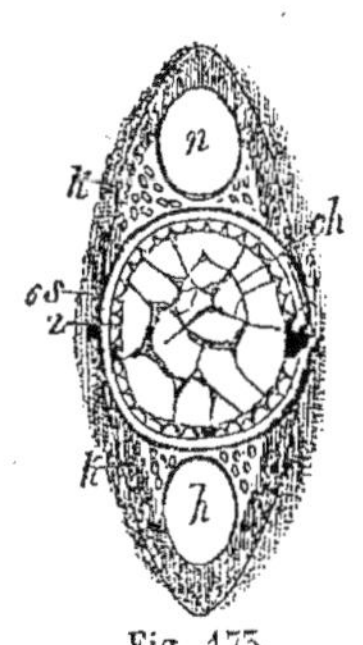

Fig. 173.

Par suite d'une différenciation de tissu de la couche squelettogène j. 173, *k*), il se forme autour de la Corde du cartilage et en même temps la gmentation du squelette axial, d'abord seulement indiquée sur le tissu mou, prononce et partage ce dernier en pièces distinctes qu'on appelle *vertèbres*. est là la première expression portant sur le squelette axial, d'une forma-n de métamères dans le corps. La *colonne vertébrale* est représentée par la ie de ces pièces, dans chacune desquelles on désigne sous le nom de rps de la vertèbre, la partie qui entoure la Corde ; et sous celui d'*arcs* les rties saillantes qui partent directement ou indirectement du corps, et com-enant les cavités dorsale et ventrale du corps ; on les distingue en *arcs su-rieurs* et *inférieurs* suivant leurs rapports avec ces deux cavités.

Avec la segmentation du rachis et la formation d'une colonne vertébrale, à partie antérieure de l'axe du squelette se développe un ensemble nettement conscrit, qui ne se divise pas en segments vertébraux isolés, ou ne montre us tard que des traces d'une segmentation vertébrale discutable. Cette portion toure la partie antérieure du canal rachidien, et renferme le cerveau ré-ltant de la différenciation de l'extrémité antérieure du système nerveux

g. 173. — Coupe transversale de la région caudale du squelette axial primitif d'un embryon de *Salmo salar*, pour expliquer le rapport de la couche formatrice du squelette avec la Corde (*ch*) et son étui (*cs*) ; *z*, couche épithéliale de la Corde ; *n*, canal rachidien ; *h*, canal caudal ; *k*, cartilage dans les arcs supérieur et inférieur.

central ; elle porte avec lui les organes supérieurs des sens (de l'odorat, de la vue et de l'ouïe.) Cette portion du squelette axial constitue le *crâne primordial*, auquel s'ajoute un système d'arcades placées au-dessous, servant de support à l'extrémité antérieure du canal de nutrition, lequel fonctionne aussi comme cavité respiratoire. Quelques parties qui en partent, sont en rapport intime avec le crâne (*appareil maxillo-palatin*) ; d'autres organes servant simplement de support à l'appareil respiratoire, constituent le *squelette branchial*, disparaissent par atrophie lorsque la respiration cesse de s'exercer sous cette forme, ou s'adaptent à de nouvelles fonctions de natures diverses. L'ensemble de ce système d'arcs adjoints au crâne est désigné sous le nom de *squelette viscéral*. Des arcs dépendants de la colonne vertébrale, les supérieurs s'unissent plus étroitement avec le corps de la vertèbre dans toute la longueur du rachis, et offrent un aspect plus uniforme correspondant à l'homogénéité de leur cavité et de son contenu, la *moelle épinière*. D'autre part les arcs inférieurs, comprenant la cavité du corps ou le tronc dont elles forment les flancs, sont des appendices mobiles des vertèbres, qu'on appelle *côtes ;* ce n'est que dans la partie postérieure (la queue), que ces appendices reprennent un aspect semblable à celui des arcs supérieurs.

Enfin les diverses parties du *squelette des membres*, constituent des appareils particuliers qui sont en connexion avec le squelette du tronc par les ceintures scapulaire et pelvique. On ne peut pas déterminer actuellement faute de tout point de départ pour une discussion fructueuse, si l'on doit voir dans ces organes des formations réellement nouvelles, ou seulement des différenciations particulières d'éléments déjà existants dans le squelette du tronc.

Les rapports de parenté de la *Corde dorsale* avec l'axe solide de l'organe natatoire caudiforme des Appendiculariés et des larves d'Ascidies ont été mis en lumière par les recherches de Kowalewsky (Voy. p. 153). La Corde des Vertébrés doit donc être considérée comme étant le squelette axial de ces Tuniciers, ultérieurement développé dans un organisme caractérisé par une formation métamérique. La Corde des Tuniciers ressemble par sa structure à celle de l'*Amphioxus*, de sorte que la condition particulière de sa persistance chez ce dernier, fait qui l'éloigne de la Corde de tous les Craniotes, peut s'expliquer comme étant la continuation de cet état inférieur. L'existence d'une Corde chez des formes animales non articulées, et en apparence fort éloignées des Vertébrés, rend concevable que la signification fondamentale de la Corde chez les premiers, est celle d'un organe héréditaire depuis une époque très-reculée. L'apparition de la Corde dans l'embryon des Vertébrés, avant toute indication de métamères, dépend aussi de cette hérédité et confirme le fait, en prouvant que cet organe ne se rattache pas à la formation de la vertèbre (vertèbre primitive), et appartient bien en conséquence à l'état non segmenté de l'organisme.

Avec la division en « vertèbres » apparaît le type complet de l'animal Vertébré. Pour l'appréciation de la vertèbre, il faut prendre pour point de départ son état le plus inférieur, ce qui permet de distinguer nettement les conditions qu'elle a graduellement acquises. Les parties constituantes de la vertèbre ont été l'objet d'une terminologie spéciale établie par Owen, et tout ce qu'elle a d'essentiel est généralement connu. Les arcs supérieur et inférieur sont nommés « *Neurapophyse* » et « *Hæmapophyse* ». Je préfère conserver les noms anciens pour les arcs, afin de les distinguer plus nettement des appendices secondaires qui en partent. Ces arcs sont les éléments primitifs de la vertèbre ; ils sont déjà présents avant que le corps de la vertèbre soit formé par la couche squelettogène ; on ne peut donc les regarder comme étant eux-mêmes des apophyses du corps de vertèbre, puisqu'ils existent longtemps avant que dernier n'émette des apophyses à son tour. La terminologie d'Owen ne tient aucun compte ces conditions importantes.

Sur les lois générales de la comparaison du squelette, Cuvier, *Recherches sur les ossements ssiles*, Paris, 4e éd., 1834-36, 10 vol, ; a de l'importance comme mine de faits. — De nombreuses figures d'axes du squelette vertébré comparés, se trouvent dans J. Müller, *Vergleich. nat. der Myxinoïden* I. — Owen a donné une *Théorie du squelette* dans : *On the Archetype f the Vertebrate skeleton*, London, 1848.

Parmi le grand nombre de descriptions de squelettes de diverses divisions ou espèces, ous mentionnerons : De Blainville, *Ostéographie*, etc., Paris. — Pander et d'Alton, *Vergleich. Osteologie*, Bonn, 1821-31. — Calori, *Sulla Scheletografia dei Saurii*, Bologna, 858. Agassiz, *Recherches sur les Poissons fossiles*, Neuchâtel, 1833-43.

Le squelette des Vertébrés présente au point de vue de sa *différenciation histologique* une ertaine succession de tissus allant des états inférieurs vers les supérieurs et qui a quelque imortance. Les *Cyclostomes* se distinguent de tous les autres, en ce que la *couche qui forme l'ensemble du squelette* représente un *tissu très-rapproché de celui du cartilage.* — Chez les utres Vertébrés c'est un cartilage hyalin qui constitue le premier état du squelette. La couhe formatrice du squelette produit du véritable tissu cartilagineux, ou comme dans les interices des vertèbres, un tissu connectif fibreux. Nous trouvons dans un second état une *incrustation calcaire du cartilage* sans aucune modification essentielle dans la forme du tissu. Il faut lacer ici l'*ossification* comme constituant un nouveau procédé qui peut être considéré comme une transformation du cartilage, mais qui ne part point de ce tissu. Dans tous les cas, le tissu sseux est un *tissu nouveau* qui se met en lieu et place du cartilage, en le détruisant à mesure u'il s'y forme. Les productions osseuses représentent la forme la plus élevée que revêtent les issus du squelette. Le squelette osseux est une formation secondaire se substituant au squelette cartilagineux qui caractérise l'état primaire.

COLONNE VERTÉBRALE.

§ 182.

Tandis que chez les *Leptocardes* nous ne voyons rien qui indique une division du *canal* rachidien en crâne et colonne vertébrale, cette distinction st fortement prononcée chez tous les Vertébrés plus élevés, auxquels pour e motif, on donne le nom de *Crâniotes*. La condition la plus inférieure u crâne se trouve dans les *Cyclostomes*, où la Corde plus développée et on enveloppe représentent la partie principale de la colonne vertébrale. Autour de l'étui de la Corde se trouve un tissu cartilagineux qui se continue ussi bien en saillies latérales, que dans la paroi du canal dorsal. Ce tissu st une différenciation de la couche squelettogène continue, qu'il ne faut oint confondre avec les cartilages constituant les segments vertébraux. Il n'y a donc encore ici à la rigueur, aucune segmentation du rachis en vertèbres distinctes, dont on ne distingue que des traces chez le *Petromyzon*, où, dans a portion antérieure du canal dorsal, la paroi de ce dernier contient quelques pièces cartilagineuses correspondant aux arcs supérieurs, et présente ussi quelques indices d'arcs inférieurs.

Chez les *Chimères* et les *Dipnoi* la Corde persiste dans ses conditions primitives. Chez les premières, des incrustations calcaires annulaires de l'enveloppe de la Corde indiquent une segmentation du tube de celle-ci, qui ne correspond pourtant pas à une division en vertèbres, car ces incrustations sont en nombre beaucoup plus considérable que les vertèbres, qui sont représentées seulement par des apophyses arquées portés par la gaîne de la Corde. Ces apophyses entourent la Corde à sa partie antérieure, et forment en ce point par leur fusion réciproque, une pièce unique plus grande.

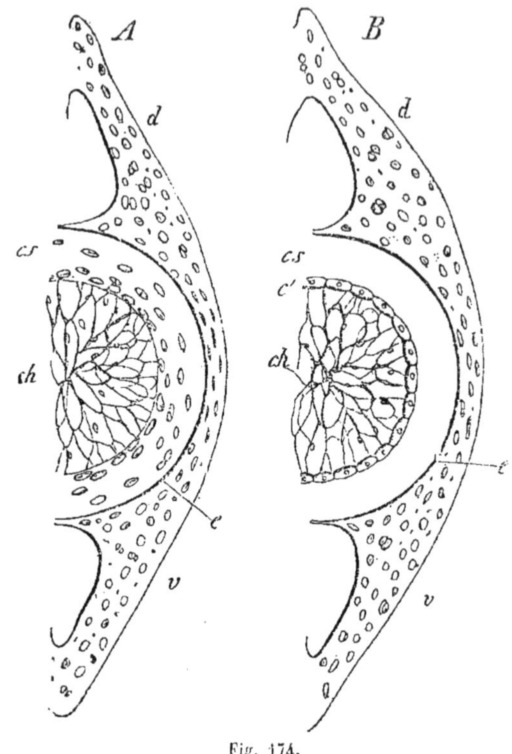

Fig. 174.

Chez les *Dipnoi*, l'étui épais de la Corde a l'aspect cartilagineux; il porte des pièces arquées cartilagineuses et ossifiées à la surface, qui lorsqu'elles dépassent latéralement la Corde, la recouvrent ainsi d'un revêtement osseux.

Le squelette axial paraît être développé à un degré plus élevé chez les *Sélaciens*. Une couche cartilagineuse considérable semblable à un étui de la Corde (*fig.* 174, *A*, *cs*), y existe et embrasse les arcs supérieurs, le canal rachidien et les arcs inférieurs. Ces derniers réunis à la portion de Corde qui leur correspond et à leur enveloppe cartilagineuse, représentent les vertèbres chez les Notidanides. Cette couche cartilagineuse est extérieurement séparée du cartilage de l'arc par une membrane ordinairement mince et élastique (*A*, *e*), et dont il persiste même des restes lorsqu'il y a confluence des cartilages provenant de l'étui de la Corde et des arcs. On peut démontrer par l'embryogénie que ce cartilage naît de la couche *squelettogène* et n'est séparé que plus tard des formations périphériques par la membrane élastique. La participation des pièces qui forment les arcs à la composition des Vertèbres, varie beaucoup. Lorsque les arcs sont séparés (*fig.* 174, *d*, *v*), le corps de la vertèbre n'est représenté que par la Corde (*ch*) et son étui (*cs*) et ce n'est que par l'accroissement de ce dernier que les arcs participent à la formation cartilagineuse. (Dans la figure 174 les arcs supérieurs (*d*) et inférieurs (*v*) sont figurés comme réunis entre eux sur le côté de l'étui de la Corde.)

Fig. 174. — Figure schématique de la structure de la vertèbre primitive dans ses rapports avec la Corde; *ch*, Corde; *c'* couche épithéliale cellulaire extérieure de la Corde; *cs*, étui de la Corde; *e*, membrane élastique de l'étui cordal ; *d*, arc supérieur; *v*, inférieur, tous deux cartilagineux. En *A*, une couche de tissu cartilagineux forme l'étui cordal, et consiste en cellules enfouies dans une substance fondamentale homogène. En *B*, l'étui est sans structure, et constitue une membrane cuticulaire.

a structure de la colonne vertébrale présente chez les *Sélaciens* des différences importantes, résultant du mode de croissance de la Corde et de son étui. Lorsque cette croissance se fait également sur tous les points, la Corde garde l'aspect d'un tube cylindrique (*fig.* 175, *A*), dans lequel les vertèbres

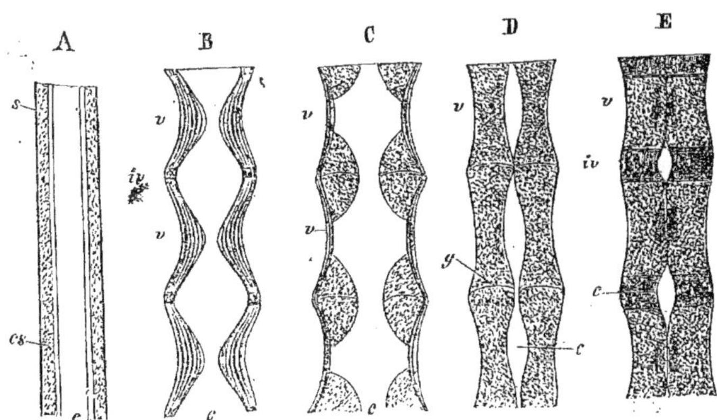

Fig. 175.

ne sont indiquées que par les arcs et les parties annulaires de l'étui. Dans d'autres cas, on n'observe qu'une croissance intervertébrale de la Corde (*fig.* 175, *B*), croissance qui commence de très-bonne heure. La Corde conserve son volume primitif sur les points où la vertèbre se développe autour d'elle par la formation des arcs. Il en résulte comme cela est figuré en *B*, des corps de vertèbres biconcaves dont les excavations sont remplies par la Corde intervertébrale. Ainsi sont conformées les pièces vertébrales qui se trouvent chez la plupart des autres poissons. Des modifications d'importance secondaire se présentent chez les Sélaciens par suite d'une incrustation calcaire du cartilage, que ce soit celui de l'étui ou des arcs.

La colonne vertébrale présente chez les *Ganoïdes* des états très-divers, et les plus inférieurs se rattachent aux formes les plus simples de cet organe chez les Sélaciens. La couche de tissu connectif de l'étui de la Corde, qui chez ces derniers prend une part importante à la formation des vertèbres, manque. Elle est remplacée par une couche cuticulaire (*fig.* 174, *cs*), qui offre d'ailleurs, non-seulement une grande épaisseur, chez ceux

Fig. 175. Figure schématique des modifications de la Corde, motivées par la couche squelettogène (coupes longitudinales) ; *c*, Corde ; *cs*, étui de la Corde ; *s*, couche squelettogène ; *v*, corps de la vertèbre ; *iv*, partie intervertébrale ; *g*, articulation intervertébrale.

A. Tube Cordal uniforme avec couche squelettogène (Poissons).

B. Croissance intervertébrale de la Corde. Formation de corps de vertèbres biconcaves (Poissons).

C. Étranglements intervertébraux de la Corde par du cartilage, avec conservation d'un reste de Corde vertébrale (Amphibiens).

D. Étranglements intervertébraux de la Corde, déterminant la destruction définitive (Reptiles, Oiseaux).

E. Étranglement vertébral de la Corde avec conservation d'un reste intervertébral (Mammifères. On y observe aussi des indices de la conformation *D*). L'incrustation calcaire du cartilage est indiquée au milieu du corps de la vertèbre.

qui conservent constamment une Corde persistante, comme l'Esturgeon, mais se différencie même en un tissu fibreux. Cette couche forme chez l'Esturgeon, un tube continu entourant la Corde sur lequel les arcs vertébraux constituent la seule indication d'une division en vertèbres. Quelques-uns des arcs qui appartiennent à la portion antérieure du tronc, s'unissent pour constituer un ensemble qui entre même en connexion avec le crâne. C'est à cette forme tout à fait inférieure que se rattache, quoique seulement de loin, la colonne vertébrale des autres Ganoïdes. Chez l'*Amia*, il y a également des arcs cartilagineux distincts sur la Corde, mais celle-ci étant entourée d'une couche osseuse, il en résulte non-seulement des arcs, mais encore un corps vertébral de même nature. Comme chez les Sélaciens, la croissance intervertébrale de la Corde produit des corps de vertèbres biconcaves.

Les vertèbres du *Polyptère* paraissent se comporter de même, mais tandis qu'il subsiste un reste de cartilage primitif sur les points de réunion des arcs avec le corps vertébral chez l'*Amia*, chez le Polyptère, les couches osseuses s'étendent du corps aux arcs. Le *Lepidostée* est le Ganoïde qui s'écarte le plus de la disposition primitive, car non-seulement il conserve autour de la Corde un revêtement cartilagineux d'où partent les arcs, mais encore la Corde présente des étranglements intervertébraux. Les portions de la Corde qui font partie du corps des Vertèbres se conservent donc plus longtemps que celles qui sont intervertébrales et il se forme des corps vertébraux opisthocèles articulés entre eux. Il y a là un point de rapprochement avec les Amphibiens (*Salamandrines*), cependant le reste de Corde vertébrale disparaissant plus tard, l'ossification du cartilage détermine la formation d'un corps de vertèbre osseux, en continuité avec les arcs supérieurs.

Le tissu cartilagineux joue un rôle moins important dans la colonne vertébrale des *Téléostéens*, et ce n'est que dans des cas rares qu'il constitue les corps vertébraux primitifs. Comparativement aux Ganoïdes, il faut considérer comme un fait caractéristique la réduction de l'ébauche cartilagineuse de la colonne vertébrale. Cette réduction est graduelle, et on peut même reconnaître dans certains états du développement, sur une seule et même colonne vertébrale, une diminution de l'ébauche cartilagineuse se prononçant de plus en plus d'avant en arrière. Fréquemment (chez les *Physostomes*, tels que *Salmonides*, *Ésocides*, *Clupéides*, etc.) on voit également les traces de quatre pièces cartilagineuses appartenant aux arcs supérieurs et inférieurs, qui participent dans différentes mesures, il est vrai, à la formation des arcs. Il est rare qu'elles constituent des arcs supérieurs complets. L'apparition de la substance osseuse tend à enfermer davantage dans l'intérieur du corps de la vertèbre, les cartilages qui figurent une croix oblique sur une coupe verticale de celle-ci (*fig.* 176, *kk'*). On trouve toujours une croissance intervertébrale de la Corde, qui donne au corps de la vertèbre une forme biconcave, comme chez la plupart des Sélaciens, et chez l'*Amia* et le *Polyptère*, parmi les Ganoïdes.

La colonne vertébrale des Poissons ne se partage qu'en deux *régions*, l'antérieure correspondant au tronc, et la postérieure à la région caudale. Toutes deux sont caractérisées par des différences dans la disposition des apophyses vertébrales; les arcs supérieurs sont essentiellement uniformes sur toute la longueur de la colonne vertébrale, et se prolongent en apophyses épineuses impaires, tandis que les arcs inférieurs du tronc sont remplacés par des côtes ou des rudiments de côtes, pouvant être directement insérés sur le corps de la vertèbre ou placés sur des prolongements latéraux (parapophyses) plus ou moins longs de ce dernier. Ces appendices des corps des vertèbres demeurent rudimentaires dans la partie caudale des Sélaciens et des Ganoïdes; là, par contre, les côtes s'attachent aux corps vertébraux de manière à former des arcs réunis en dessous sur la ligne médiane, constituant ainsi un canal caudal qui, par suite de cette disposition, se trouve être un prolongement de la cavité du corps.

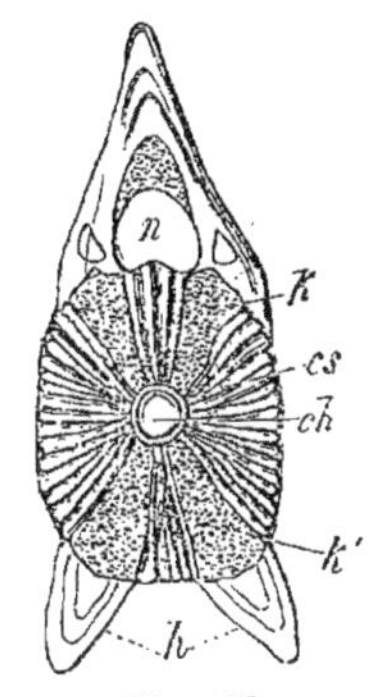

Fig. 176.

Il en est autrement chez les *Téléostéens*, où les parapophyses, déjà très-développées dans la région postérieure du tronc, forment, en dessous, des arcs (*fig.* 177, *h*). Cette disposition est souvent très-facile à démontrer, car on remarque que les parapophyses qui, en avant, sont encore placées horizontalement, s'inclinent peu à peu et de plus en plus vers le bas dans la partie postérieure du tronc, finissent par converger et se soudent entre elles, formant ainsi des apophyses épineuses inférieures. Le canal caudal se trouve donc constitué par des pièces du squelette toutes différentes chez les Sélaciens et Ganoïdes d'une part, et les Téléostéens de l'autre. Mais dans les deux cas la plupart des apophyses épineuses aplaties, qui partent des arcs inférieurs de l'extrémité caudale de la colonne vertébrale, servent à constituer le *squelette de la nageoire caudale*.

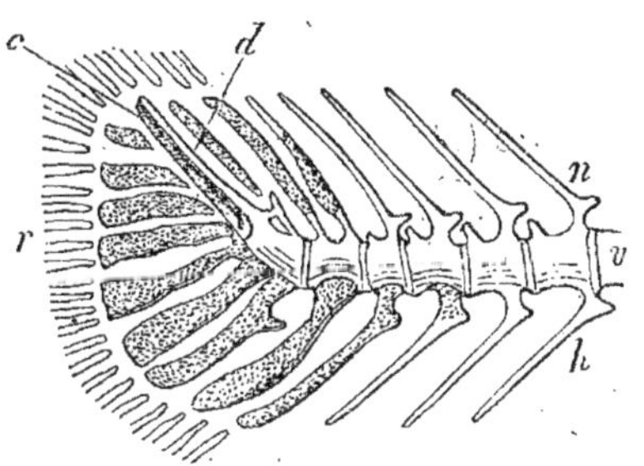

Fig. 177.

C'est dans cette partie que, non-seulement chez les Ganoïdes, mais aussi chez beaucoup de Téléostéens, se conserve la portion terminale de la Corde qui paraît avec les corps rudimentaires des vertèbres qui la renferment, se recourber vers le haut. Ce mode de terminaison de la colonne vertébrale a, en raison de la forme qu'il donne à la nageoire caudale, reçu le nom de *hétérocerque*. Cet état trouve son explication dans deux dispositions différentes, qu'il faut bien distinguer. Chez les *Cyclostomes* comme chez les *Sélaciens*,

Fig. 176. — Coupe verticale faite par le milieu d'une vertèbre d'*Esox lucius; ch*, Corde; *cs*, étui de la Corde; *kk'*, bras de la croix cartilagineuse; *k*, bras correspondant aux arcs supérieurs; *k'*, aux arcs inférieurs; *h*, arcs inférieurs osseux; *n*, canal rachidien, au-dessus duquel un reste de cartilage d'une connexion médiane entre les arcs supérieurs.

Fig. 177. — Extrémité de la colonne vertébrale caudale chez un jeune Cyprinoïde; *v*, corps vertébral; *n*, arc supérieur; *h*, inférieur (les parties cartilagineuses sont indiquées par des points); *c*, fin de la Corde; *d*, lamelle osseuse de recouvrement; *r*, rayons osseux de la nageoire caudale.

la colonne vertébrale suit son trajet en diminuant toujours peu à peu, jusqu'à ce qu'elle atteigne l'extrémité postérieure du corps, forme qui correspond à l'état embryonnaire. Une inflexion vers le haut de la colonne résulte danscertains cas, chez les Sélaciens, du grand développement que prennent les arcs sur lesquels s'appuie le lobe inférieur de la nageoire caudale. Un élargissement des extrémités des arcs doit relever l'extrémité de la colonne vertébrale; c'est ce qui a lieu pour l'extrémité caudale de l'Esturgeon. Chez les autres Ganoïdes, à la condition précédente s'ajoute encore une atrophie de la partie axiale de la colonne vertébrale. Pendant qu'un certain nombre des derniers corps de vertèbres avec leurs arcs supérieurs demeurent incomplets, ou ne se développent même pas, les arcs inférieurs se conservent, et l'inflexion en dessus doit, en conséquence, non-seulement persister, mais encore s'augmenter dans la mesure où les arcs inférieurs l'emporteront par leur nombre et leur développement sur les supérieurs. Cet état passe à beaucoup de Téléostéens (*fig.* 177) et s'exagère même, un plus grand nombre de corps vertébraux demeurant atrophiés et n'étant représentés que par des arcs inférieurs (*Physostomes*).

Enfin, les vertèbres rudimentaires peuvent entièrement disparaître, et les plaques verticales plus développées qui représentent les restes des arcs inférieurs de la partie caudale, devenues moins nombreuses, se réunir à une vertèbre unique, terminant la colonne vertébrale dont une apophyse en forme de style (Urostyle) se relève vers le haut, et reçoit l'extrémité de la Corde. Les Acanthoptères fournissent de nombreux exemples de cette réduction, et on peut y suivre la diminution plus considérable graduelle des arcs inférieurs, et leur transformation définitive en une plaque osseuse plus ou moins développée, qui est verticalement insérée sur la dernière vertèbre.

La *couche squelettogène* des Cyclostomes, ainsi que nous l'avons déjà remarqué plus haut, consiste en un tissu très-voisin du cartilage, et ne différant de celui qui constitue les arcs, dans le *Pétromyzon*, que par une quantité moindre de substance intercellulaire. Ce tissu peut acquérir une forte épaisseur au-dessus du canal rachidien où ses cellules contiennent beaucoup de graisse. Les arcs naissent d'un épaississement graduel de la substance intercellulaire et ne se distinguent que faiblement des tissus voisins. Le fait qu'ils ne naissent que sur les côtés du canal rachidien, et ne se ferment pas dans sa partie dorsale, les place aussi à l'étage le plus inférieur de formation des arcs. Il en est de même pour les commencements des arcs inférieurs chez le Petromyzon. Le tissu de cette portion du squelette se distingue chimiquement du cartilage, en ce qu'il ne donne pas de chondrine par la coction (M. Schultze).

Kölliker (*Würzb. Verhandl.*, X, et *Abhandl. der Senckenb. Gesellsch.*, V) a décrit de nombreuses modifications des *Vertèbres de Sélaciens*, portant soit sur les différents degrés de participation que prennent les arcs à la formation des corps des Vertèbres, soit sur la disposition des incrustations calcaires. Il a aussi montré la distinction à établir entre les parties formées par les arcs et les couches internes appartenant à l'enveloppe de la Corde. Il reste encore à décider si la membrane limitante extérieure (dite Élastique externe) est homologue de la membrane élastique qui recouvre l'étui de la Corde chez les Amphibiens et les Poissons, ou si l'élastique interne n'est qu'une différenciation secondaire qui ne se présente qu'après le développement de l'étui de la Corde dans toute son épaisseur. D'après les conditions dans lesquelles se présente l'étui de la Corde, on peut déduire l'un de l'autre les deux états précités. Nous regardons comme l'état primitif celui qui existe chez les *Cyclostomes*, et se rattache en même temps à celui des *Leptocardes*. L'étui de la Corde reste à l'état de membrane cuticulaire, sécrétée par les cellules corticales de la Corde. Cette couche de cellules placées en manière d'épithélium consiste en cellules de l'ébauche de la Corde restées non différenciées. Les *Ganoïdes* et les *Téléostéens* se rattachent à ce cas, car leur étui de la Corde se présente également comme une couche cuticulaire. Chez les *Chimères*, les *Sélaciens* et le *Lepidosiren*, des cellules provenant de l'ébauche de la Corde, ou peut-être aussi de la couche squelettogène, s'étendent autour de la Corde et se transforment en un étui cordal. Ce dernier est donc formé d'un tissu appartenant au point de vue histologique, aux tissus connectifs; c'est indubitablement du cartilage chez les *Sélaciens* et les *Chimères*, et chez le *Lepidosiren* au contraire, il représente une forme de passage, car sur de grands espaces il est privé de cellules.

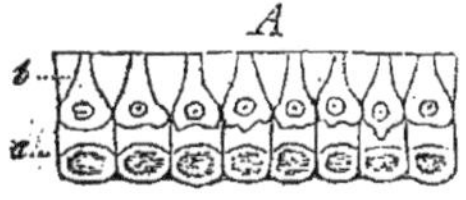

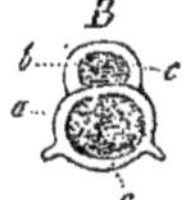

Fig. 178.

Des pièces cartilagineuses encore distinctes (cartilages intercruraux) prennent aussi part avec les arcs à l'occlusion du canal rachidien chez les *Sélaciens* et les *Chimères*; on en trouve aussi des traces chez l'*Esturgeon*. Chez les *Raies* outre ces cartilages intercruraux, il y en a d'autres formant la clef de la voûte dorsale. La fusion de la partie antérieure de la colonne est commune aux *Raies* et aux *Chimères*. Le cartilage de la couche squelettogène enveloppe ici complétement la Corde, et ne laisse les limites des vertèbres visibles que par les trous intervertébraux.

Pour en venir aux *formations apophysaires* des vertèbres, l'apparition d'*apophyses épineuses*, par réunion des deux branches dorsales de l'arc s'observe déjà chez les Sélaciens. Elles sont ossifiées chez l'Esturgeon; elles sont très-apparentes chez les Ganoïdes à squelette osseux, comme chez le Lepidosiren, et ont chez les Téléostéens une longueur assez considérable, variant suivant la hauteur du corps. Les apophyses articulaires paraissent être acquises avec le squelette osseux. Elles manquent chez tous les Poissons à colonne vertébrale cartilagineuse et par suite de leur grande variabilité paraissent ne jouer qu'un rôle subordonné. Il en est de même de ces prolongements qu'on désigne sous le nom d'apophyses transverses, et qui offrent des dispositions différentes. Ce sont chez les *Sélaciens* et les *Ganoïdes* des appendices du corps de la vertèbre formés d'une partie des arcs inférieurs; chez les *Téléostéens*, ils semblent plutôt être des formations secondaires, en ce qu'ils ne sont pas précédés d'une ébauche cartilagineuse, et peuvent provenir de points différents des vertèbres. Ils acquièrent une certaine importance déjà précédemment signalée dans la partie caudale de la colonne vertébrale des Téléostéens, où, très-étendus, ils descendent en partant verticalement du corps de la vertèbre et, entourant l'extrémité du canal caudal, se prolongent en apophyses épineuses. Ils imitent ainsi l'état d'autres arcs inférieurs avec lesquels il ne faut cependant pas les confondre (Voy. plus bas les cotes).

On peut citer comme particularité d'ordre subalterne des fusions, des sutures de vertèbres qui produisent des parties immobiles, quelques réunions plus rares par articulation de vertèbres, dont l'une porte une facette concave correspondant à une facette convexe de l'autre. De pareilles modifications, nombreuses d'ailleurs, sont l'expression de divergences importantes qui ont déterminé la direction du développement des divers ordres et familles de ces divisions des Poissons. Cela est également vrai pour les innombrables différenciations de la Corde qui ne montre pas toujours la même structure le long de la colonne vertébrale. Tantôt, comme chez la plupart des Téléostéens, elle constitue un cordon axial épaissi dans les intervalles des vertèbres, tantôt elle passe au tissu cartilagineux et son enveloppe subit également des modifications dans les connexions intervertébrales des corps des vertèbres. (Voir sur l'Anatomie comparée de la colonne vertébrale des Poissons, mon travail inséré dans *Jenaische Zeitschrift*, III, p. 359.)

La *courbure de l'extrémité caudale* de la colonne vertébrale a déjà été considérée ci-dessus comme une adaptation au développement de la nageoire caudale déterminée par un accroissement inégal des parties supérieure et inférieure, ainsi que par une atrophie des organes de l'axe. La forme hétérocerque (nous n'avons en vue que l'état du squelette), se présente aussi pendant son développement dans l'individu comme une forme acquise. Elle paraît d'abord avec l'é-

Fig. 178. — *A*. Fragment de colonne vertébrale d'un embryon de Squale (*Acanthias*), vu de côté; *B*, coupe verticale; *a*, corps des vertèbres; *b*, arcs supérieurs avec les pièces intercalées; *c*, Corde; *c'*, canal rachidien. (D'après J. Müller.)

bauche des arcs cartilagineux inférieurs, ou bien lorsque la courbure relevée de l'extrémité cordale existe avant l'ébauche des arcs, on reconnaît que celle-ci se prépare à une hypertrophie de tissu très-apparente, et qui correspond à un développement considérable du réseau vasculaire sur ce point. Les vaisseaux de la queue y envoient une houppe de capillaires. A un état embryonnaire précoce, tous les embryons de poissons sont homocerques, état qui peut aussi persister. Nous devons donc voir dans la courbure un fait primordial, passif, occasionné par des conditions extérieures, qui s'est répandu dans une division des Poissons de par les lois de l'hérédité. Lorsque nous voyons que cette conformation subit des modifications progressives depuis les Sélaciens, en passant par les Ganoïdes (parmi lesquels le *Polypterus* offre le phénomène à son moindre degré), jusqu'aux Téléostéens où elle cesse, elle ne peut correspondre qu'aux rapports phylogénétiques de ces derniers.

Pour des détails sur ces rapports d'organisation voir Huxley (*Quart. Microscop. Journ.*, VII). Kölliker, *Ueber das Ende der Wirbelsäule der Ganoïden*, 1860. Th. Lotz, *Zeit. Zool.*, XIV).

Les rapports numériques des vertèbres varient extraordinairement chez les Poissons. Le chiffre le plus élevé (365) a été trouvé chez les Requins; elles sont aussi fort nombreuses chez les Ganoïdes, l'Esturgeon, par exemple. Parmi les Téléostéens, les Anguilles en présentent plus de 200; tandis que chez les autres Physostomes peu atteignent ou dépassent 80; et chez les Acanthoptères, à l'exception de quelques genres à vertèbres nombreuses des Tænioïdes et de Scomberoïdes, le nombre en est beaucoup moins considérable. Il est réduit au chiffre le plus faible chez les Plectognathes, où il peut descendre, chez l'*Ostracion*, par exemple, à 15. Cette grande différence dans le nombre total des Vertèbres correspond à leur mode de répartition dans les deux divisions de la colonne Vertébrale, le tronc et la queue; il faut remarquer que dans le cas où les vertèbres sont les plus nombreuses, c'est la région caudale qui en possède la plus grande quantité.

Si nous regardons le grand nombre de vertèbres qui existe chez les Sélaciens comme la disposition primitive par rapport aux Ganoïdes et Téléostéens (non par rapport à l'ensemble de la souche des poissons, dont le développement a certainement commencé par un nombre de vertèbres qui s'est graduellement élevé), nous devons admettre que leur diminution chez les Téléostéens provient d'une rétrogradation. Comme la différenciation des vertèbres marche d'avant en arrière, dans les cas de rétrogradation ce sera sur l'extrémité caudale que portera la réduction de nombre; c'est en effet sur cette partie que nous constatons réellement de semblables états de rétrogradation. Dans cette supposition, il faut admettre aussi des changements dans les rapports entre les vertèbres et les régions du corps, de sorte qu'une vertèbre qui, dans un cas, paraît appartenir au tronc, dans un autre par rétrogradation semblera appartenir à la région caudale, et de là raccourcissement du tronc d'une partie qui passe dans la région de la queue. Nous ne saurions encore provisoirement déterminer avec certitude jusqu'à quel point une lacune dans la série peut ici entrer en ligne de compte.

§ 183.

La structure de la colonne vertébrale des *Amphibiens* se rattache à celle des Poissons par l'intermédiaire de celle des *Lepidostées*. Il s'y forme aussi autour de la Corde une ébauche cartilagineuse qui apparaît d'abord sur les arcs supérieurs, à partir desquels la Corde est graduellement entourée de tissus cartilagineux, étranglée par des expansions intervertébrales de ce tissu (*fig.* 175, *C*), et souvent tout à fait détruite sur ces points. Chez la plupart, elle se conserve entre les parties intervertébrales disparues, et dans le milieu du corps de la vertèbre, ce que nous désignerons sous le nom de persistance vertébrale. Les vertèbres de la grenouille se présentent sous cette forme. C'est du cartilage intervertébral que proviennent les apophyses articulaires dans les cas où des surfaces de ce genre apparaissent sur les corps des vertèbres. Ces articulations intervertébrales sont incomplètes chez les Urodèles, dont les corps vertébraux affectent une forme concave en arrière (opisthocèle), chez les Salamandrines, et aussi chez le *Pipa*, parmi les Anoures.

Chez les *Dérotrèmes* et les *Pérennibranches*, le cartilage intervertébral n'est que faiblement développé, et ne forme que peu ou point d'étranglements de la Corde. Il se maintient ainsi dans toute la longueur de la colonne vertébrale en présentant par places des étranglements et des dilatations alternantes chez les *Ménobranches*, *Axolotls* et *Ménopomes*. Chez ce dernier la participation du cartilage à la constitution de la vertèbre diminue considérablement; suivant depuis les Salamandrines jusqu'au *Protée*, une marche décroissante, le cartilage intervertébral finit chez ce dernier par ne plus former qu'une couche insignifiante. En rapport avec cette réduction, la vertèbre est comme chez les Poissons osseux, revêtue de couches osseuses augmentant dans la vertèbre avec la diminution du cartilage. Lorsque le cartilage intervertébral ne forme plus qu'une faible zone du corps de la vertèbre, les couches osseuses de cette dernière s'appliquent immédiatement sur la Corde. Bien que ce fait, en tant qu'il détermine finalement la formation de vertèbres biconcaves, rappelle par la croissance intervertébrale de la Corde ce qui a lieu chez les poissons osseux, on ne doit point le faire dériver de ce qui a lieu chez ces derniers. Il constitue bien plutôt une rétrogradation, et l'état primitif est bien mieux représenté par les ébauches cartilagineuses des vertèbres que possèdent les Anoures, si on prend en considération que des conditions analogues existent déjà dans les états très-inférieurs des Ganoïdes (*Lepidosteus*), et que d'une manière générale, c'est sous la forme cartilagineuse qu'apparaît la vertèbre primitive (*Sélaciens*).

A côté des rapports avec les dispositions qui caractérisent les divisions inférieures, les Anoures présentent une atrophie de l'extrémité postérieure de la colonne vertébrale, accompagnée du développement d'un nombre moindre de vertèbres. En même temps que la queue disparaît, l'ébauche de quelques vertèbres réunies constitue une pièce osseuse allongée en forme de stylet, ordinairement désignée sous le nom de coccyx (*fig.* 179, *c*), de sorte qu'y compris cette dernière on distingue dix segments vertébraux au plus. Le nombre en est beaucoup plus grand chez les Urodèles et les Cœciliens.

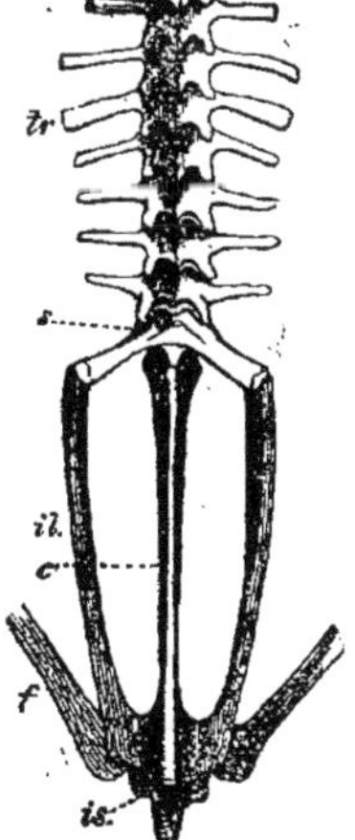

Fig. 179.

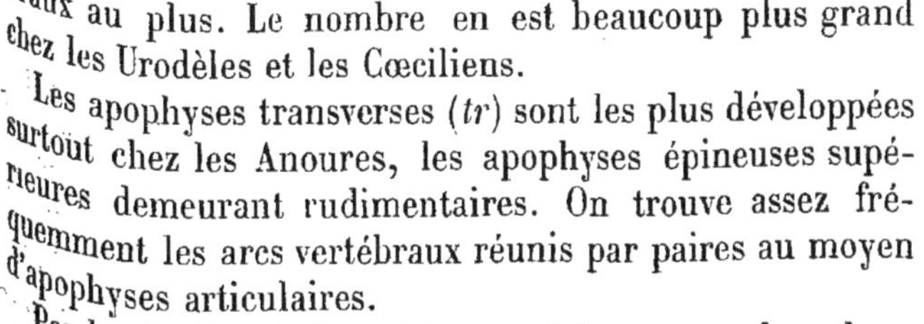

Les apophyses transverses (*tr*) sont les plus développées surtout chez les Anoures, les apophyses épineuses supérieures demeurant rudimentaires. On trouve assez fréquemment les arcs vertébraux réunis par paires au moyen d'apophyses articulaires.

Par la réunion de la ceinture pelvienne avec la colonne vertébrale, non-seulement la partie caudale se sépare du tronc d'une manière plus tranchée, mais elle constitue encore un sacrum représentant toujours une seule ver-

Fig. 179. — Colonne vertébrale et bassin de la *Grenouille*; *tr*, apophyses transverses des vertèbres; *s*, vertèbre sacrée; *c*, os coccyx; *il*, ilium; *is*, ischion; *f*, fémur.

tèbre. Cette division de la colonne vertébrale en plusieurs régions disparaît chez les Cœcilies à cause de l'absence d'une ceinture pelvienne.

L'opinion qu'on doit voir dans les Amphibiens à respiration branchiale un trait d'union avec les Poissons est, d'une manière générale, parfaitement justifiée, mais elle ne doit point conduire à prendre de simples ressemblances pour des affinités. C'est ce qui a lieu pour la colonne vertébrale, dont les segments chez les Urodèles ont la forme des vertèbres de poisson; mais cette similitude n'est fréquemment que très-superficielle. Lors même que (comme cela a lieu chez les Cœciliens), la Corde s'élargit entre les vertèbres, et se développe sur ces points plus qu'au milieu du corps vertébral, il y a là un état qui dérive de la condition rudimentaire du cartilage intervertébral (de la *Cœcilie* et *Protée*, par exemple), lequel faute de toute raison pour admettre qu'il ait pris naissance dans une situation intervertébrale, sans l'intervention d'aucun rudiment des arcs cartilagineux, peut être simplement regardé comme provenant des ébauches des arcs cartilagineux et d'une transformation de la Corde sur ce point. L'*Axoloti* et le *Menopome* offrent encore la connexion entre une vertèbre et sa voisine par le cartilage intervertébral, et possèdent ainsi autour de la Corde un tube cartilagineux continu. Cette disposition ne s'écarte donc de la conformation de la colonne vertébrale telle qu'elle paraît être chez les Anoures, que par le fait que la couche cartilagineuse, très-amincie sur le milieu du corps de la vertèbre, s'épaissit dans les espaces intervertébraux. Ces faits doivent donc nous conduire à considérer comme représentant l'état primitif de la colonne vertébrale des *Amphibiens* celui où l'on constate le revêtement de la Corde par une couche cartilagineuse continue, provenant elle-même de dispositions existant primitivement chez les Poissons, et dont un seul exemple nous a été conservé dans le *Lépidostée*.

La persistance de la Corde dans l'intérieur des corps vertébraux est en rapport avec la formation de tissus plus rigides. Elle se conserve sur les points où les corps vertébraux sont revêtus soit de dépôts de lamelles osseuses placées sur l'étui cordal, soit lorsqu'il existe un tube cartilagineux recouvert d'une couche incrustée de calcaire. Dans les deux cas, ce sont ces tissus à substance intercellulaire durcie, qui paraissent empêcher la pénétration plus profonde du tissu de la couche squelettogène. Chez les *Cœcilies* et les *Urodèles* le tissu cartilagineux provient de la portion de la Corde qui est placée au milieu du corps de la vertèbre.

De la disposition d'un tube cartilagineux péricordal, telle qu'elle s'observe chez la plupart des Amphibiens anoures, quelques-uns, ainsi que l'a trouvé Dugès le premier, constituent une exception, en ce que le cartilage de l'ébauche des arcs ne forme une couche continue qu'au-dessus de la Corde, et au-dessous de celle-ci passe à l'état de tissu connectif. La Corde est ainsi exclue de l'intérieur du corps de la vertèbre, et l'ébauche de l'os coccyx seule se développe au-dessous de la Corde. Ce développement épicordal des Vertèbres s'observe chez les *Pelobates*, *Cultripes*, *Bombinator*, *Pipa*, *Hyla*, etc. (Sur les rapports de la colonne vertébrale avec la Corde dorsale, ainsi que la formation des corps des vertèbres, voir ma communication dans *Abhandl. d. Naturforsch. Gesell. zu Halle.*, VI, et mes *Untersuchungen z. vergleich. Anat. der Wirbelsäule*, Leipzig, 1862.)

Les apophyses transverses des vertèbres des Amphibiens sont difficiles à apprécier, surtout dans leurs rapports avec les formations costales. Comme chez plusieurs Amphibiens (*Proteus*, *Siredon*, *Cryptobranchus*), leurs racines sont percées d'une ouverture transversale, présentant ainsi des conditions que nous retrouverons dans d'autres divisions même d'ordre supérieur dans les connexions des côtes avec les vertèbres; il semble que les apophyses transverses soient ici des pièces indifférentes, qui représentent plusieurs parties, différenciées ailleurs.

Le chiffre total des vertèbres est de 230 chez les *Cœcilies*, dont un petit nombre forme la partie caudale; il est encore considérable (99) chez la *Sirène*. Il y en a 75 chez l'*Amphiuma*, 58 chez le *Protée*, 42 chez la *Salamandre*. La plus grande partie de ces vertèbres appartiennent à la région caudale, sauf chez les Sirènes et les Amphiuma. La rétrogradation la plus complète a lieu chez les Anoures, ainsi que nous l'avons déjà vu plus haut.

§ 184.

L'ébauche de la colonne vertébrale se forme chez les *Reptiles* et les *Oiseaux* comme chez les Amphibiens, autour de la Corde dorsale. Les corps des vertèbres cartilagineuses émettent des pièces arquées de même nature qui entourent le canal rachidien. L'étranglement intervertébral de la Corde persiste encore (175, *D*, p. 565), cependant la Corde entière disparaît. Les Geckos seuls forment exception, leur rachis étant parcouru par une Corde entièrement conservée. La séparation de celle-ci en vertèbres distinctes se fait de différentes manières. Chez les Lézards et les Serpents le cartilage intervertébral se façonne en arrière en une tête et en avant en une cavité articulaires, fait qui rapproche davantage ces animaux des Amphibiens. Chez les Crocodiles et les Oiseaux, les pièces cartilagineuses situées entre les corps de vertèbres dans l'ébauche du rachis, deviennent le siége de modifications particulières. Le cartilage demeure peu modifié comme chez les Crocodiles, ou forme des cartilages intervertébraux séparés par des cavités articulaires des corps des vertèbres, en contact immédiat avec ceux-ci, bien que n'étant réunis avec eux, que par un ligament intervertébral. Cette dernière circonstance qui n'est qu'indiquée chez les Crocodiles, est beaucoup plus tranchée chez les vertèbres non soudées des Oiseaux (celles du cou). La réduction de ces cartilages intermédiaires (Ménisques) finit par mettre en contact direct, les deux faces articulaires des corps des Vertèbres.

L'ossification de la colonne vertébrale cartilagineuse affecte séparément le corps de la vertèbre et ses arcs, lesquels restent distincts les uns des autres chez les Crocodiles et les Tortues, ce qui s'explique par la longue durée de la croissance du corps chez ces animaux. Chez les Oiseaux qui, au contraire, atteignent rapidement leur taille définitive, ces mêmes parties ne tardent pas à se souder entre elles. Des prolongements articulaires partant des arcs supérieurs vont en avant et en arrière à la rencontre des vertèbres voisines; ils sont très-développés sur les vertèbres du cou des Tortues. Ces mêmes arcs se trouvent à des degrés divers pourvus d'apophyses épineuses, surtout sur les vertèbres du tronc, et chez les Crocodiles et beaucoup de Lézards, sur les vertèbres de la queue. Des apophyses transversales peuvent naître ou sur le corps même de la vertèbre ou fort près. Elles sont très-développées sur les vertèbres du tronc et de la queue des Crocodiles, encore plus chez les Tortues, où, entourées des plaques osseuses qui naissant dans les téguments, elles contribuent à la formation de la carapace dorsale (page 559).

La présence de côtes sur toutes les vertèbres (elles manquent cependant sur la partie de la colonne vertébrale du cou des Tortues) jusqu'à la portion caudale, conduit chez les *Oiseaux*, à une particularité dans la partie cervicale de la colonne vertébrale. Les côtes du cou qui sont mobiles dans les Reptiles se soudent chez les Oiseaux (*fig.* 180, *co*) avec les vertèbres, et (entourant un trou transversal) forment un canal longitudinal au moyen de leurs deux branches insérées sur le corps de la vertèbre.

Des arcs inférieurs se trouvent sous la partie caudale de la colonne vertébrale chez les Lézards, les Tortues et les Crocodiles, où ils se fixent toujours entre deux corps de Vertèbres et participent à la constitution d'un canal caudal. Nous aurons à revenir sur ce point en parlant des côtes. Je considère comme étant de nature toute différente les pièces désignées comme étant des apophyses épineuses inférieures, qu'on observe sous la plupart des vertèbres du tronc des Serpents, et qui existent aussi chez les Lézards et les Oiseaux. Je ne les considère point comme étant les équivalents des arcs inférieurs, mais comme des appendices indépendants du corps vertébral, et qu'on ne doit pas comparer aux apophyses épineuses que constituent fréquemment les arcs inférieurs.

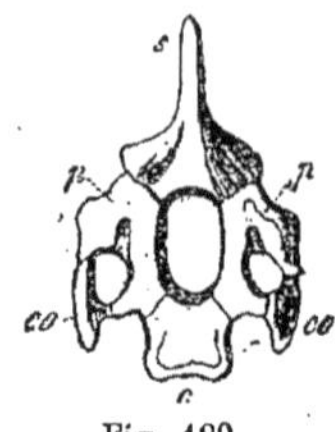

Fig. 180.

Comparée à la colonne vertébrale des Amphibiens, celle des Reptiles et des Oiseaux se présente comme beaucoup plus considérablement segmentée. La réunion d'un certain nombre de côtes par un sternum, divise plus nettement la colonne vertébrale en une partie qu'on nomme le cou, et une partie lombaire, située devant les vertèbres du sacrum, comprenant un groupe de vertèbres à côtes très-courtes, et qui devient très-apparente chez les Lézards et les Crocodiles. L'absence de tout sternum chez les Serpents, fait disparaître la distinction entre la région pectorale et le cou, de même qu'en arrière on ne peut plus distinguer de région lombaire. Les vertèbres du tronc présentent quelque chose d'analogue chez les Tortues. La différenciation de cette partie dans les autres groupes n'est cependant pas très-tranchée, en tant que chez les Lézards, les Crocodiles comme chez les Oiseaux, les dernières côtes du cou ne diffèrent que peu par la longueur de celles qui les suivent et s'attachent au sternum. Il en est de même de la portion lombaire des Lézards, qui chez les Oiseaux se réunit même avec le sacrum proprement dit. Ce dernier est toujours formé au moins de deux vertèbres (Lézards, Crocodiles, Tortues) tandis qu'on en trouve déjà un plus grand nombre chez les Sauriens fossiles (*Dicynodontes*, *Ptérodactyles*, *Dinosauriens* et autres). Cette disposition se conserve chez les Oiseaux. Chez la plupart de ces derniers, deux vertèbres sont caractérisées par le plus grand développement de leurs apophyses transversales, qui soutiennent le bord cotyloïde postérieur et ont ainsi avec lui les mêmes rapports que les deux vertèbres sacrées des Reptiles. Ces deux vertèbres du sacrum de l'oiseau doivent être regardées comme primitives. Par l'extension de l'os iliaque, elles ne demeurent plus les seules vertèbres sacrées, mais, comme chez plusieurs Reptiles fossiles (voir plus haut), celles qui se trouvent devant et derrière rentrent dans le domaine du bassin, ce qui porte à 20 (chez les *Autruches* à 23) le nombre des vertèbres sacrées. Il en résulte ainsi, que toute la partie de la colonne vertébrale caractérisée par l'absence de côtes ou d'appendices équivalents, et qu'on désigne sous le nom de lombaire, est augmentée d'une partie empruntée au thorax et ajoutée au sacrum, auquel se soudent encore quelques vertèbres caudales. C'est dans la partie caudale qu'il y a le plus de fluctuations, car elle devient

Fig. 180 — Vertèbre du cou de *Vultur cinereus*; *c*, corps; *p*, pièces des arcs; *s*, apophyse épineuse; *co*, rudiment de côte.

chez les Tortues et les Oiseaux, comparés aux Lézards et Crocodiles, le siége d'une importante réduction. Chez les Chéloniens cette région est moins réduite par le nombre, qu'elle ne l'est par le volume des vertèbres. Elle l'est les deux manières chez une section des reptiles volants (*Pterodactyles*); tandis que dans une autre section plus ancienne (celle des *Rhamphorhynques*), elle avait encore une longueur assez considérable. Les Oiseaux présentent des phénomènes analogues, en ce que leurs formes actuellement vivantes sont caractérisées par la rétrogradation de cette région. Chez une partie d'entre eux il se présente une modification ultérieure consistant en ce que, par suite d'une adaptation à des conditions déterminées par le développement des plumes rectrices, les 4 à 6 dernières vertèbres caudales se soudant ensemble forment ainsi une pièce osseuse saillante et ordinairement verticale. La preuve que ce raccourcissement de la partie caudale de la colonne vertébrale des Oiseaux doit être considérée comme une rétrogradation, ressort de la présence d'un long prolongement caudal chez les Saurures (*Archeopteryx*), qu'à ce point de vue nous devons regarder comme une forme de transition.

La persistance de la Corde dorsale chez les *Geckos* ne permet pas une séparation des corps des vertèbres; il n'existe qu'une différenciation intervertébrale incomplète, et comme chez les Amphibiens Urodèles, on trouve encore même une croissance intervertébrale de la Corde, et un état cartilagineux du milieu de sa partie vertébrale (voir mes recherches sur l'Anatomie comparée de la colonne vertébrale). Le *Hatteria* se rattache encore aux Geckos, parce que ses corps vertébraux biconcaves sont vraisemblablement traversés par un cordon cordal élargi entre les vertèbres. — Les *connexions intervertébrales des corps des vertèbres* ne sont représentées chez les Serpents et les *Tortues* que par des articulations simples, entre lesquelles chez les *Lézards* il existe pendant un temps plus long au moins un cartilage intervertébral mou. Il en est de même chez les *Crocodiles* chez lesquels ce cartilage présente deux cavités articulaires qui sont traversées par un cordon cartilagineux. Ce dernier se réduit chez les Oiseaux, et ne forme plus qu'une attache de peu d'importance, pendant que de chaque côté, il s'intercale un ménisque. (Voir mes observations dans *Jenaische Zeitsch.*, III, p. 59. Pour les Oiseaux, H. Jäger, *Sitz. Ak. Wien.*, XXXIII, p. 527.)

La *forme des extrémités des corps des vertèbres* n'est pas la même dans toutes les divisions. Les *Enaliosauriens* ainsi que les *Téléosauriens crocodiliens*, ont des corps vertébraux biconcaves. Il est pour moi fort douteux qu'il faille en conclure à une analogie avec les Poissons, car il serait nécessaire pour cela de connaître les parties intervertébrales, qui pourraient, comme chez un grand nombre d'Amphibiens, avoir été formées de cartilage. L'apparence concave en avant (procèle) domine chez les *Lézards*, *Serpents* et *Crocodiles* et chez les *Oiseaux*, quoique ces derniers présentent des modifications dans les vertèbres du cou par suite de la présence de facettes articulaires en forme de selle. Nous trouvons dans la colonne vertébrale du cou (et de la queue) diverses formes chez les Tortues, car on y rencontre aussi bien des états dicèles que procèles et opisthocèles.

Nous pouvons mentionner plusieurs différenciations dans les *apophyses des vertèbres* des Serpents, car il en est chez lesquels (*Péropodes*), les appendices articulaires sont plus compliqués, les dernières côtes paraissent être partagées en deux branches, état qui se continue sur les premières apophyses transverses de la région caudale.

La limitation des diverses portions du corps est accompagnée d'une grande réduction dans le *nombre des vertèbres* qui correspondent à ces régions. Il en résulte des connexions plus fixes, parce que le nombre des vertèbres appartenant à chaque portion oscille dans de moindres limites. Une réduction dans le nombre total des vertèbres se remarque si on les compare aux Poissons, et ce n'est que dans les divisions où l'absence de membres fait disparaître les différentes régions de la colonne vertébrale, que reparaissent ces chiffres considérables que nous avons rencontrés chez les Poissons. Il y en a 422 chez le *Python*, et on en compte 222 chez le *Coluber natrix*. Les serpents à bouche étroite en présentent un nombre un peu moins considérable. Il diminue chez les *Amphisbéniens* (130 chez l'Amphisbœna) ainsi que chez les Sauriens apodes. Chez les autres Sauriens c'est chez le *Monitor* qu'il est le plus considérable (146), car autrement il ne s'élève que rarement au-dessus de cent.

Il existe des différences importantes dans le *nombre des vertèbres des diverses régions*, ainsi que dans leur nombre total dans les grandes divisions, ou groupes de régions de la colonne vertébrale. Ceci dépend de ce fait que le nombre des vertèbres est moins variable que les états de leurs appendices, notamment des côtes, pièces qui servent à déterminer une des régions de la colonne vertébrale. On reconnaît d'autant mieux les rapports d'affinité des plus grands groupes entre eux, qu'on s'attache moins à la comparaison du nombre des vertèbres dans les subdivisions du corps, mais qu'on les prend dans les groupes principaux de ces subdivisions. C'est le cas pour la région composée de plusieurs parties secondaires qui comprend toute la colonne du tronc jusqu'à la région sacrée. La réunion de cette dernière avec les vertèbres du bassin fournit un point de repère relativement fixe. Les régions moins importantes présentent quant au nombre de leurs vertèbres, plus de fluctuations que l'ensemble. La grandeur de la variation doit être appréciée comparativement à l'étendue de la colonne vertébrale qui en est le siége. La variation ne sera pas aussi importante dans une partie où le nombre des vertèbres oscillerait entre 40–50, que dans une autre qui ne varierait que de 3–10. Dans le premier cas elle serait que de 2/10, et de 8/10 dans le dernier. On peut donc être facilement conduit à de fausses conclusions, si on considère la grandeur de la fluctuation en elle-même, pour tirer de son chiffre élevé l'évaluation de la différence.

Le nombre des vertèbres de la partie de la colonne vertébrale précitée offre chez tous les Reptiles vivants (à l'exclusion des Serpents à cause du défaut du bassin, et des Sauriens apodes qui leur ressemblent, n'ayant que des membres rudimentaires), et chez les Oiseaux, une variation limitée entre les chiffres 18 et 34. Le nombre le plus faible se rencontre chez les Tortues (18-19), le plus fort chez les Lézards (29 chez le *Monitor*) et chez les Oiseaux (*Cygnus musicus* 34). Des chiffres aussi élevés que chez les Lézards ne se trouvent dans les Oiseaux que chez les Ratites (27 chez le *Casoar* de la Nouvelle-Hollande et l'*Autruche*). Quelques autres petits groupes sont dans le même cas, mais le chiffre tombe chez les autres Carinates à 21, 20 et au-dessous, nombres qui restent même constants dans les divers Ordres.

Le chiffre de 24 paraît être constant chez les Crocodiles vivants ; il était un peu plus fort chez les Téléosauriens fossiles. On trouve dans la distribution des vertèbres entre les régions des particularités chez quelques groupes, résultant des différences du degré de développement des côtes qui sont attachées à presque toutes les vertèbres. Si les côtes manquent sur la partie antérieure d'une colonne vertébrale, elle-même formée d'un grand nombre de vertèbres, ou si elles y sont rudimentaires, on désignera toute cette partie comme représentant le cou, allongé aux dépens de la partie suivante, qui sera en proportion raccourcie d'autant. Ainsi les Lézards ont un nombre de vertèbres du cou moindre que les Oiseaux (10–23, le plus souvent 12–16), mais chez ces derniers il y a moins de côtes formées, et la portion thoracique est raccourcie au bénéfice du cou. Il en est de même de la région lombaire, qui peut céder également à la portion thoracique quelques vertèbres pourvues de côtes, comme elle se développe à ses dépens dans les cas d'atrophie de quelques uns de ces appendices. Nous en trouvons un exemple chez les Crocodiles ; d'après Cuvier les vertèbres sont dans les rapports suivantes chez les espèces que voici :

Gavialis gangeticus	7 cervicales,	14 dorsales,	3 lombaires;
Crocodilus biporcatus	7 —	13 —	4 —
Alligator lucius	7 —	12 —	5 —

Owen reconnaît aux trois genres une vertèbre de moins aux régions dorsale et lombaire, mais il compte avec raison neuf vertèbres cervicales. La différence consiste donc en ceci que dans le chiffre constant de l'ensemble des vertèbres, il y a une variation dans les productions appendiculaires qui sont en avant de la région sacrée. On peut rattacher encore à cette série les *Ptérodactyles*, car non-seulement ils paraissent avoir ressemblé aux Crocodiles par le nombre des vertèbres de chaque partie, mais aussi par le nombre sept des vertèbres de leur cou.

Dans l'appréciation de la différence des divisions à considérer dans la colonne vertébrale, il faut tenir compte de celle du sacrum, à laquelle peuvent aussi s'ajouter quelques vertèbres de la région antérieure.

La région caudale demeure la plus variable quant au nombre absolu de ses vertèbres, mais cette différence numérique s'explique aisément par les conséquences des adaptations nombreuses dont l'extrémité du corps est l'objet.

§ 185.

La colonne vertébrale est chez les *Mammifères* comme dans les Classes précédentes, cartilagineuse sous sa première forme; seulement elle présente de notables modifications dans ses rapports avec la Corde. Le premier changement qui ait lieu chez celle-ci consiste en l'apparition d'étranglements, correspondant à l'apparition des corps de vertèbres (*fig.* 175, *E*, p. 565) de sorte que, au lieu de persister plus longtemps dans les vertèbres, comme chez les Amphibiens, les Reptiles et les Oiseaux, la Corde subsiste dans leurs intervalles. Il se forme aux dépens du tissu cartilagineux qui l'entoure un cartilage intermédiaire (intervertébral) dont les restes de la Corde fortement modifiés constituent les noyaux. Ces cartilages intervertébraux sont donc des parties primitives du tube cartilagineux formé par la couche squelettogène, et dont le tissu se différencie dans une autre direction, que celui qui provient des éléments fondamentaux des corps vertébraux. Cette disposition est déjà indiquée chez les Reptiles (*Crocodiles*). Du corps des vertèbres le cartilage se continue dans les arcs supérieurs, il en résulte que l'ébauche de la vertèbre cartilagineuse forme un ensemble continu. De même que dans les corps vertébraux, il se forme dans les arcs des ossifications indépendantes, mais les pièces diverses qui en résultent, nées d'abord isolément, arrivent par les progrès de leur croissance à se souder entre elles. L'ossification des arcs s'étendant de là sur une partie du corps vertébral qui n'est pas sans importance, on peut considérer ce dernier à l'état osseux comme formé d'une partie des arcs.

Dans la plupart des vertèbres, les arcs forment des apophyses épineuses. Chez les Ongulés à long cou (*Girafe*, *Chameau*, *Cheval*), elles manquent dans la partie cervicale de la colonne vertébrale, et sont au contraire notablement développées sur le tronc. Il en est de même chez les Cétacés, où elles sont encore plus apparentes sur la partie caudale. Il existe généralement des apophyses articulaires semblables à celles des Reptiles et qui ne subissent de rétrogradation que chez les Cétacés. On désigne sous le nom d'apophyses transverses des parties très-différentes qui émanent tantôt des arcs tantôt du corps de la vertèbre. Dans ce dernier cas se trouvent ce que l'on appelle les apophyses transverses de la région lombaire, dans lesquels nous devons ordinairement reconnaître des rudiments de côtes. Cette interprétation peut se démontrer encore plus nettement par l'examen des vertèbres cervicales qui sont pourvues de véritables apophyses transverses.

Les différentes subdivisions de la colonne vertébrale sont beaucoup plus tranchées chez les Mammifères, que chez les Reptiles et Oiseaux. C'est surtout le cas de la région cervicale, qui est caractérisée par la présence constante de sept vertèbres et se distingue nettement de la partie thoracique, parce que ses côtes ne présentent aucun passage graduel vers celles du thorax.

La région lombaire se fait remarquer aussi par l'absence de côtes mobiles. Dans la région sacrée nous trouvons les deux vertèbres déjà existantes chez les Reptiles, vertèbres sacrées types qui portent les os iliaques constituant le bassin. En se fusionnant ensemble et en se soudant encore avec une ou plusieurs vertèbres caudales, ces os forment une pièce unique, l'os du « *sacrum*, » dans lequel nous aurons à distinguer en conséquence les vraies vertèbres sacrées des vertèbres caudales, ou vertèbres appartenant à la queue. Chez beaucoup de Marsupiaux l'os sacrum n'est composé que des vraies vertèbres sacrées. Une vertèbre caudale s'y ajoute chez les Carnivores, et beaucoup de Singes; deux vertèbres caudales font partie du sacrum chez la plupart des Ruminants et beaucoup de Rongeurs; trois ou quatre (le sacrum étant ainsi formé de cinq ou six vertèbres) prennent part à la formation de cet os chez les Singes anthropomorphes. Chez l'Homme il n'y a que trois vertèbres pseudo-sacrées. Il n'est pas rare de voir une augmentation encore plus considérable du nombre des fausses vertèbres sacrées, de même que la dernière vertèbre lombaire peut venir se souder au bassin, et porter ainsi à trois le nombre des véritables vertèbres sacrées ; c'est ce qui a lieu chez le Gorille. Le nombre des vertèbres sacrées peut encore être augmenté par suite de la réunion à la colonne vertébrale de parties de la ceinture pelvienne qui en sont ordinairement séparées. Il résulte de là un allongement considérable de la région sacrée (allant jusqu'à 8-9 vertèbres) chez les Édentés.

La partie caudale de la colonne vertébrale chez les Mammifères est de beaucoup la plus variable ; dans la plupart des divisions elle se montre tantôt très-développée tantôt considérablement réduite. C'est ainsi que chez les Singes le nombre des vertèbres de la partie caudale peut s'élever jusqu'à trente chez quelques-uns et descendre chez d'autres au-dessous même du nombre qui a été conservé chez l'Homme.

Les particularités qui résultent de toutes les différenciations des vertèbres portent ordinairement sur une grande étendue de la colonne vertébrale et bien qu'elles paraissent souvent très-nettement tranchées, elles ne sont cependant pas sans offrir quelques intermédiaires des unes aux autres. Il n'y a que les deux premières vertèbres qui présentent une disposition qui leur soit exclusivement circonscrite, et qui dépend du rôle qu'elles jouent dans l'articulation du crâne avec le rachis et la production de sa mobilité. Parmi toutes les modifications innombrables de la portion antérieure du rachis chez les *Poissons*, il n'y a pas de formations qui se rapportent directement aux conditions que nous venons d'indiquer. Ce n'est que chez les *Amphibiens* qu'apparaît cette modification des deux premières vertèbres cervicales, qui a conduit à distinguer la première sous le nom d'*atlas*, et la seconde sous celui d'*axis* (*epistropheus*). L'atlas est simplement annulaire, car ordinairement il manue d'apophyses transverses, qui ne se développent que lorsqu'il se soude à a vertèbre suivante (chez le *Pipa*). Chez les *Reptiles* le corps de l'atlas placé evant celui de l'axis, reste distinct de ses arcs, et s'unit plus étroitement vec le corps de l'axis qu'avec ces derniers. (Chez les *Enaliosauriens* les orps de ces deux vertèbres se soudent ensemble). En même temps il naît ous ce corps une autre pièce ventrale particulière unissant les arcs inférieurs, t chez les Crocodiles on trouve encore une pièce dorsale servant à réunir es arcs supérieurs. Chez les Serpents la partie correspondante au corps de 'atlas, se soude ordinairement avec la deuxième vertèbre cervicale en avant le laquelle elle forme l'apophyse odontoïde; et de même chez les *Oiseaux* hez lesquels en même temps l'arcade ventrale de réunion atteint une dimension onsidérable comparativement à *l'apophyse odontoïde*. La disposition permaente de ces vertèbres chez les Reptiles constitue un des états embryonnaires les *Mammifères*, qui dure plus longtemps chez les Monotrêmes que chez les utres, et se continue même fréquemment chez les Marsupiaux par la séparation du corps de l'atlas de l'axis. Dans d'autres cas le corps de l'atlas peut e souder complétement avec l'axis, sa partie la plus antérieure formant l'apophyse odontoïde de cette dernière. La réunion inférieure des arcs n'est hez les Marsupiaux représentée que par un ligament, au lieu de la lame sseuse que l'on trouve chez les Monodelphes, et dont ce ligament occupe la osition.

Lors de l'*ossification des vertèbres des Mammifères* il se forme sur les deux faces termiales de leurs corps, des pièces épiphysaires particulières, qui dans quelques cas, comme chez es Baleines, se conservent longtemps sous la forme de disques osseux distincts. Ce fait corespond au nombre multiple des centres d'ossification d'autres pièces du squelette qui, chez les leptiles et les Oiseaux, s'ossifient en partant d'un seul point. Cette constitution de la vertèbre ppelle l'attention sur la valeur morphologique des « noyaux d'ossification, » de la seule préence desquels on a souvent voulu conclure à une réunion de plusieurs parties du squelette rimitivement séparées; tandis qu'en fait, comme nous l'avons vu plus haut pour les corps ertébraux, il ne sont souvent autre chose que des dispositions motivées par des phénomènes le croissance.

Les surfaces intervertébrales des corps vertébraux sont planes ou légèrement concaves. Elles nt une forme opisthocèle sur le cou des Ruminants et Solipèdes sans aucune modification lans le mode de connexion. Il résulte de là une mobilité plus grande. C'est le contraire chez les Baleines, dont les vertèbres cervicales extrêmement courtes sont *soudées*. La soudure porte tantôt sur les antérieures seulement (*Delphinus*), tantôt sur toutes; il est rare qu'il n'y en ait pas, comme chez le *D. gangeticus*. On constate aussi la soudure des vertèbres cervicales chez les Edentés (*Dasypus*, *Chlamyphorus*), et chez les Rongeurs (*Dipus sagitta*).

La longueur et la forme des *apophyses épineuses* des vertèbres dorsales antérieures dépendent du poids de la tête, ou encore de la longueur du cou, cas dans lesquels elles fournissent les points d'insertion de faisceaux de ligaments fort développés. Une apophyse épineuse beaucoup plus forte caractérise ordinairement les deuxième et septième cervicales; la première ayant fréquemment l'apparence d'une lame osseuse verticale. Les apophyses épineuses sont chez beaucoup de Mammifères dirigées en arrière sur les vertèbres dorsales antérieures, et en avant sur les postérieures ainsi que les lombaires. Elles manquent pour la plupart ou sont insignifiantes sur la partie sacrée. Nous reviendrons sur les *apophyses transverses* en parlant des côtes, formations auxquelles elles doivent être rattachées.

L'atlas est caractérisé par la présence d'appendices transverses larges et en formes d'ailes, fait qui est en rapport avec la mobilité du crâne. Tandis que chez les Reptiles et les Oiseaux, celui-ci effectue son mouvement de rotation sur les cavités articulaires de l'atlas et l'axis, la séparation complète chez les Mammifères du *condyle occipital*, simple chez les Reptiles et Poissons, en deux têtes articulaires latérales, empêche le mouvement rotatoire dans l'articulation atlanto-occipitale, qui ne peut effectuer que des mouvements d'élévation et d'abaissement. Cet état est compensé par la rotation que permet sur l'axis la fusion du corps de l'atlas avec ce dernier, le crâne étant alors fixé dans son articulation atlanto-occipitale. C'est ainsi qu'il ne peut être question d'une vertèbre tournante (*Epistropheus*) que chez les Mammifères, qui sont les premiers où l'apophyse ondotoïde de l'axis fournit l'axe de rotation de l'atlas.

Outre ces apophyses transverses, d'autres appendices latéraux des vertèbres, les *apophyses accessoires*, ont de l'importance comme points d'insertions et d'origine de muscles. Elles proviennent des apophyses articulaires, et, comme elles, peuvent être distinguées en antérieures et postérieures. C'est sur les vertèbres pectorales les plus postérieures et sur les lombaires qu'elles se développent le plus.

En ce qui concerne les *rapports numériques* des vertèbres, nous rencontrons des variations dans les vertèbres cervicales qui généralement sont au nombre de sept. Il peut y en avoir huit ou neuf (*Bradypus*), ou six seulement (*Cholœpus*, *Manatus australis*). Comme, dans le premier cas, une ou deux des côtes sternales sont rudimentaires, on peut admettre dans le second un développement des côtes rudimentaires, de sorte que les faits qui se présentent sur les autres parties de la colonne vertébrale ont aussi ici une application. Le nombre des vertèbres dorso-lombaires se maintient chez les Mammifères dans des limites en général plus restreintes que chez les Reptiles, et ne présente dans les diverses divisions que de faibles fluctuations. Il est élevé chez les *Prosimiens* (23–24 chez les Lémuriens) ; chez le *Cholœpus* (27), chez l'*Éléphant* et le *Rhinocéros* (23) ; chez le *Tapir* et le *Cheval* (23-24) ; chez l'*Hyrax* (29), et chez les Cétacés que caractérisent leurs nombreuses vertèbres, jusqu'à 73 (*Delphinus delphis*). Pour les autres divisions considérables, une constance assez grande du nombre des vertèbres dorso-lombaires paraît indiquer une origine commune des divers genres. Il y en a généralement 19 chez les *Marsupiaux* et *Artiodactyles* ; 19 ou 20 (21 chez les *Paradoxurus* et *Procyon*) sont les nombres dominants chez la plupart des *Rongeurs*, les *Carnivores* et la plupart des *Singes*; tandis qu'il n'y en a que 18 ou 17 chez quelques-uns de ces derniers (et chez l'Homme), et que c'est encore ce nombre que l'on trouve chez la plupart des *Cheiroptères*.

La répartition variable suivant les régions thoracique ou lombaire d'un ensemble constant de vertèbres, suivant que les apophyses transverses se transforment en côtes ou inversement, peut être indiquée par les exemples suivants. Le nombre des vertèbres dorsales est chez les

Genres *Felis* et *Canis*, de	13 ; des lombaires de	7
— *Mustela* et *Ursus*	14 ; —	6
— *Phoca* et *Hyæna crocuta*	15 ; —	5
— — *Hyæna striata*	16 ; —	4

Nous devons dire en conséquence que, comparé à la Hyène, le Chien a perdu des côtes, ou qu'elles se sont transformées en apophyses transverses. Sur les rapports numériques des vertèbres voyez Cuvier *Leçons d'anat. comparée*, 1836, I, pages 177, 209, 220, 229.

CÔTES.

§ 186.

Les parties provenant des arcs inférieurs des vertèbres sont celles que nous avons déjà désignées sous le nom de *côtes*. Nous devons entendre par là ces parties du squelette en forme de lames qui comprennent la cavité située sous l'axe de la colonne vertébrale (*fig.* 173, 174), cavité qui se partage tant au point de vue de sa capacité que des organes qu'elle contient, en deux portions distinctes. L'antérieure est la cavité du corps. Elle renferme le canal digestif et tous les organes qui en dépendent ou en proviennent, même l'appareil uro-génital. La postérieure se prolonge dans cette partie du corps qu'on désigne sous le nom de queue, contenant une cavité relativement plus étroite, parfois même formée de deux conduits superposés et distincts, le canal caudal. Telles sont les conditions que nous observons chez les *Poissons*, chez lesquels la séparation du corps en différentes régions est si peu accusée, que nous devons ici prendre cette classe comme point de départ. Le canal caudal est donc une continuation de l'espace antérieur plus spacieux de la cavité du corps. Le fait du revêtement de cette dernière par un péritoine qui manque au canal caudal ne peut pas être regardé comme un argument contraire à cette manière de voir, car le péritoine est lié au développement de l'ébauche primitive de l'intestin, et la proposition précédente ne se rapporte qu'à la constitution du squelette.

La comparaison du contenu, de ces deux subdivisions de la cavité sous-vertébrale laisse apercevoir une différence dans leurs conditions de volume. Tandis que les vaisseaux sanguins qui se frayent leur chemin dans le canal caudal, ne présentent que très-peu de variations de volume dans leur état de plénitude, les organes de la cavité du corps sont fréquemment le siége de grandes modifications de volume, résultant d'une suite régulière de réplétions et d'évacuations successives. Les parois qui circonscrivent la cavité du corps doivent donc se modifier en conséquence. C'est à ces conditions que se rattachent les dispositions que présente le système des arcs, dont les inférieurs, appendices immédiats des vertèbres dans la partie caudale, sont immobiles; tandis que ceux de la portion abdominale, par suite de leur *adaptation aux variations de volume* de la cavité qu'ils circonscrivent, présentent une mobilité plus ou moins grande, due à leur insertion au moyen d'une articulation, soit sur le corps de la vertèbre, soit sur une de ses apophyses. Ces dernières appartiennent également au système des arcs, nous ne les distinguerons cependant pas sous le nom de « côtes » que nous ne réservons qu'à des pièces du squelette distinctes ou provenant de pièces distinctes.

Nous considérons donc *les côtes comme des différenciations du système des arcs inférieurs*. Le nombre des arcs partiels qui se transforment ainsi en côtes libres varie considérablement suivant l'extension plus ou moins grande que peut prendre le long de la colonne vertébrale, la cavité principale du corps. Dans les cas de réduction de cette dernière en longueur, on pourra cependant trouver aussi dans la région caudale des côtes ou des rudiments de ces organes qui n'affectent alors que la forme d'un arc inférieur non différencié, mais doivent cependant être rattachés aux côtes et nullement à ces arcs eux-mêmes.

Nous devons distinguer trois formes différentes dans les pièces appartenant au système des arcs inférieurs : 1° les arcs inférieurs non différenciés qui ne se trouvent que dans la région caudale des Poissons (*Cyclostomes*, *Sélaciens*, *Ganoïdes*) ; 2° les côtes de la partie antérieure de la colonne vertébrale de la plupart des Poissons ainsi que des Vertébrés plus élevés ; 3° les arcs inférieurs dérivant de côtes de la partie caudale des Vertébrés supérieurs.

Comme la signification des arcs inférieurs non différenciés de la colonne vertébrale a déjà été étudiée, nous n'avons plus à considérer que les côtes et leurs dérivés. Elles ne manquent complétement que chez les Leptocardes, les Cyclostomes et les Chimères. Dans les autres divisions de Vertébrés, nous rencontrons ces parties du squelette tantôt sous une forme rudimentaire, tantôt même plus développées et pouvant, depuis les Amphibiens, l'être suffisamment pour se réunir dans la région ventrale ; cette réunion a lieu par l'intermédiaire d'une pièce particulière, le *sternum*, qui apparaît alors sur le squelette.

Toutes les vertèbres peuvent porter des côtes ce qui démontre l'origine primitive de ces dernières. Cette dépendance des côtes et des vertèbres se trahit encore moins par la fréquente fusion de ces éléments que par la distribution régulière des côtes dont chacune dépend toujours d'un segment vertébral ; ce fait confirme ce que nous avons précédemment avancé au sujet de ces parties du squelette.

Les côtes s'étendent ordinairement très-uniformément chez les *Poissons* depuis la première vertèbre du tronc jusqu'à la région caudale. Elles ne se réunissent jamais réellement sur la ligne ventrale inférieure, car lorsque cette réunion paraît avoir lieu par l'intermédiaire d'autres pièces de nature squelettique, celles-ci font partie du dermo-squelette. Chez les *Sélaciens* elles sont rudimentaires et sous forme de courtes pièces cartilagineuses ; on les trouve plus développées chez l'Esturgeon (*Acipenser*), parmi les *Ganoïdes*. Elles peuvent être ou fixées directement sur le corps de la vertèbre, ou sur des appendices transverses spéciaux.

Les Ganoïdes à squelette osseux ont des côtes complétement développées. Sur la partie caudale de la colonne vertébrale, elles passent graduellement à la forme d'arcs inférieurs, qui d'abord sont en connexion avec le corps de la vertèbre, comme le sont les vraies côtes, mais vers l'extrémité de la queue se soudent avec lui. Le passage graduel des côtes aux arcs inférieurs, c'est-à-dire, à un état encore non différencié, est ici incontestablement évident. Chez les *Poissons osseux*, on peut constater dans les conditions que présentent les côtes les variations les plus extraordinairement nombreuses. Elles sont fréquemment rudimentaires ou manquent entièrement (*Lophobranches*, *Gymnodontes*, etc.). Comme les arcs inférieurs des *Téléostéens* (*fig.* 181, *u*), ainsi que nous l'avons déjà fait ressortir, sont des apophyses indépendantes des vertèbres caudales, provenant d'un changement de position dans les apophyses transverses qui plus en avant portent des côtes, on peut s'expliquer que ces arcs inférieurs puissent porter des côtes, comme on l'observe dans beaucoup de Téléostéens (*fig.* 181, *C*).

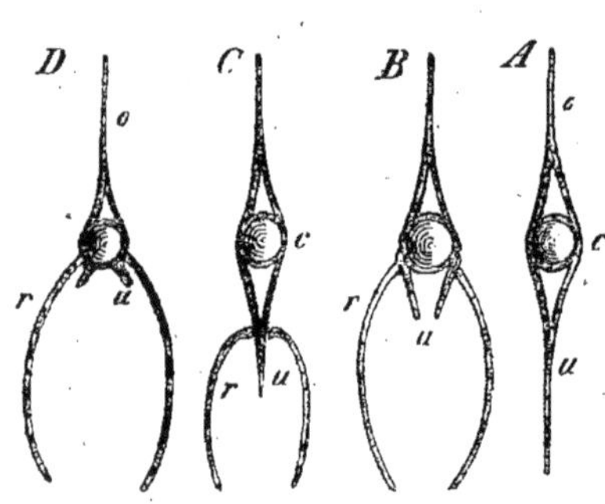

Fig. 181.

Fig. 181. — Formes diverses des connexions entre les côtes et les apophyses transverses chez les Téléostéens; *c*, corps des vertèbres ; *o*, arc supérieur ; *u*, apophyse transverse ; *r*, côtes.

Parmi les *Amphibiens*, ce sont les Cœcilies qui ont les côtes les plus développées, car elles ne manquent qu'à la première et aux dernières vertèbres. Elles commencent à être rudimentaires chez les Urodèles, où elles ne sont plus que des pièces courtes, mobiles, insérées sur les apophyses transverses, disparaissant complétement chez les Anoures, où elles sont tout au plus représentées par des apophyses transverses assez développées.

Chez les *Reptiles*, au contraire, les côtes sont réparties sur toutes les vertèbres du tronc, à l'exception des Tortues, chez lesquelles sur le cou comme sur le tronc, les rudiments mêmes des côtes paraissent manquer, si on considère comme des apophyses transverses les pièces osseuses qui font partie de la carapace dorsale. Cependant ici encore, il faut comme chez les Amphibiens anoures, préférer la manière de voir qui admet un état non encore différencié, et ne sépare pas entre elles la côte de l'apophyse transverse, représentée par une seule pièce. Chez les Lézards et les Serpents l'atlas n'offre pas de côtes, et tandis que chez les premiers, une partie des côtes thoraciques sont réunies par un sternum, et constituent ainsi une distinction plus tranchée dans la portion de la colonne vertébrale portant des côtes, celles-ci sont chez les Serpents beaucoup plus uniformes depuis la deuxième vertèbre cervicale jusqu'à l'extrémité du tronc. Toutes ces côtes sont caractérisées par la mobilité de leurs connexions avec la colonne vertébrale.

Les côtes qui chez les Lézards sont réunies par un sternum, sont toujours séparées en plusieurs portions dont la vertébrale supérieure seule est complétement ossifiée. Leurs extrémités sternales restent ordinairement cartilagineuses, quelques paires seulement s'insérant directement sur le sternum. Un plus grand nombre s'unissent fréquemment avec un arc cartilagineux, provenant de l'extrémité postérieure du sternum. La séparation en deux pièces de la côte a lieu déjà sur plusieurs côtes cervicales, et chez les Crocodiles et les Lézards, cette différenciation est encore poussée plus loin par une division en deux parties de la pièce sternocostale. L'apparition de pièces sternocostales sur la dernière côte cervicale forme une transition graduelle aux côtes thoraciques.

La soudure des rudiments de côtes cervicales avec la colonne vertébrale chez les *Oiseaux*, atteint son développement complet sur la plus grande partie de la région cervicale de la colonne vertébrale ; mais la liaison des côtes avec les dernières vertèbres cervicales, est plus libre, et offre encore ici une transition graduelle aux côtes thoraciques qui se joignent au sternum. Ces dernières sont en petit nombre, comme chez les Lézards, et sont également divisées en une portion vertébrale et une sternale (os sternocostal). Les portions vertébrales sont caractérisées par des apophyses dirigées en arrière (apophyses uncinées) (*fig.* 182, *u*), qui vont s'appuyer sur la côte suivante. Cette disposition paraît provenir des Reptiles, car on l'observe aussi bien chez les Sauriens (*Hatteria*) que chez les Crocodiles, où elle est fort répandue, des apophyses semblables se trouvant déjà à l'extrémité des côtes cervicales (la première paire exceptée), ainsi que sur les pièces vertébrales des côtes thoraciques.

Dans la région caudale lorsqu'elle est bien développée — Lézards, Crocodiles, Tortues — il existe sur la colonne vertébrale des rudiments de côtes sous forme d'arcs inférieurs qui comprennent le canal caudal.

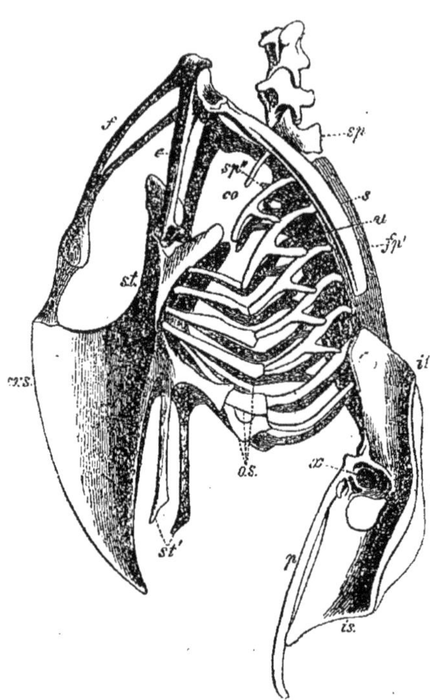

Fig. 182.

Chez les *Mammifères*, les côtes cervicales, comme nous l'avons déjà remarqué, sont complétement fusionnées avec la vertèbre, et leurs rapports primitifs ne se laissent apercevoir que dans leur ossification indépendante, et aussi dans l'apparition çà et là d'une côte libre sur la dernière vertèbre cervicale. On peut reconnaître dans les côtes thoraciques, dont le nombre est variable, la séparation indiquée plus haut en deux parties, parce que la côte entière n'est pas également ossifiée, et que son extrémité sternale demeure cartilagineuse. Lorsqu'elle s'ossifie (Édentés, Cétacés) elle constitue encore une pièce toujours indépendante. Chez l'*Ornithorhynque*, les cinq dernières côtes sont pourvues d'une partie sternocostale divisée de nouveau, et le même fait se répète sur les côtes sept à onze du *Pangolin*. Les côtes antérieures seules atteignent le sternum. Les postérieures vont se joindre à l'extrémité sternale des côtes antérieures, ou restent libres, constituant des formes rudimentaires qui existent aussi chez les Cétacés, et sont caractérisées par l'absence de toute connexion entre les dernières côtes et la colonne vertébrale. Elles sont de nouveau en rapport intime avec les vertèbres dans la région lombaire, où elles ont la forme d'apophyses transversales, dont les antérieures, cependant, par leur transformation fréquente en côtes témoignent de leur signification morphologique. Enfin, chez les Mammifères à longue queue, les rudiments de côtes qui paraissent être des arcs inférieurs, ne font pas défaut.

Les surfaces d'union des côtes avec les vertèbres, sont placés sur le corps de celles-ci, le plus souvent dans leur milieu. Là où les côtes ne sont pas portées par des appendices spéciaux, cette disposition est générale chez les Poissons. L'extrémité vertébrale de la côte est presque toujours quelque peu élargie, mais elle reste simple. Il en est de même pour les côtes rudimentaires des Amphibiens. Par contre, l'extrémité vertébrale est fendue chez les Cœciles, d'où une connexion sur deux points avec la colonne vertébrale. Les

Fig. 182. — Thorax, ceinture scapulaire et bassin de *Ciconia alba*; *st*, sternum; *st'*, son prolongement abdominal; *cr.s*, crête sternale; *f*, fourchette ou clavicule; *c*, coracoïde; *s*, omoplate; *os*, os sterno-costaux; *u*, apophyses uncinées; *sp*, apophyse épineuse de la première vertèbre thoracique; *fp'*, apophyses épineuses soudées; *il*, os iliaque; *is*, ischion; *p*, os pubien; *x*, cavité de l'articulation coxo-fémorale.

endues apophyses transverses de plusieurs Amphibiens à queue présen-
des conditions analogues, car, à leur origine, elles sont traversées par
canal. Cette particularité est générale dans les classes supérieures. Elle
indiquée chez les Serpents par la largeur de sa
ace articulaire. Chez les Lézards et Crocodiles,
me chez les Oiseaux, la séparation est com-
e (*fig.* 183), et une des branches (*B*) s'articule
: le corps (*c*) de la vertèbre, l'autre (*a*) s'unis-
t à l'apophyse transverse (*tr*) qui part de l'arc
érieur de la vertèbre. Cette double connexion
la tête (*capitulum*) et la tubérosité de la côte
erculum) n'existe qu'à la partie antérieure de la colonne vertébrale,
les vertèbres cervicales et thoraciques. Dans la région lombaire, les côtes
attachent aux apophyses transverses seules, et la branche de l'extrémité
tébrale qui porte le capitulum, disparaît, comme chez les Crocodiles. Cette
plification dans le mode de connexion existe aussi en arrière chez les Mam-
ères, seulement, chez eux, elle paraît motivée par une réduction portant sur
tubérosité de la côte, car celle-ci s'insère directement sur le corps verté-
l, ou se réunit à lui par une apophyse transverse qui part de ce dernier,
non de son arc supérieur.

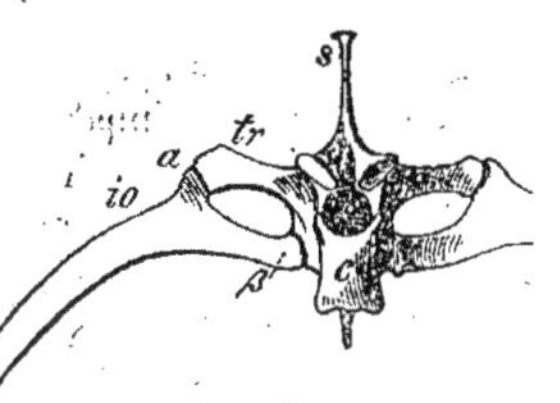

Fig. 183.

'opinion précitée qui considère les côtes comme des appendices ventraux ou apophyses
vertèbres est en apparence contredite par le fait qu'elles apparaissent séparément. Pour
récier l'importance de ce fait, il faut prendre en considération que dans les Verté-
s pourvus de côtes nous avons déjà des formes élevées, dans lesquelles le fait de
istence séparée des ébauches embryonnaires doit être une disposition héritée d'un
t fort anciennement acquis. La fusion des linéaments des côtes rudimentaires avec les
tèbres, qui a lieu là où aucune mobilité ne leur est nécessaire indique un état semblable
elui de la continuité constante des arcs postéro-inférieurs chez les Ganoïdes et Sélaciens.
conditions différentes des arcs inférieurs de la colonne vertébrale caudale des Reptiles et
Mammifères peuvent donc s'expliquer en disant que ces arcs sont encore à leur état
mitif chez les *Sélaciens* et *Ganoïdes*, tandis que chez les autres, leur apparition indépen-
nte prouve que c'étaient autrefois des côtes, revenues partiellement à leurs conditions
mitives.

Lors donc que nous considérons les côtes en général comme des prolongements des
rtèbres tendant à enfermer la portion ventrale du corps et qui ne se séparent que secondai-
ment, il en résulte une parenté avec les prolongements directs des vertèbres, qui sur
acune constituent les apophyses transverses, seulement il n'y a pas encore là aucun mo-
qui oblige à considérer tous les appendices de ce genre comme parties homodynames
s côtes. Les apophyses transverses des vertèbres lombaires, portant des côtes chez les
ocodiles, ne peuvent pas être les homologues des côtes, puisque celles-ci sont déjà fixées
r leurs extrémités. On ne peut pas davantage considérer comme des côtes les apophyses
insverses des vertèbres caudales des Reptiles et Mammifères, puisque l'arc inférieur de la
rtèbre caudale provient de modifications des côtes, comme on peut le démontrer de la
anière la plus incontestable chez les Ganoïdes. On comprend donc sous la désignation
nérale d'*apophyses transverses, deux sortes de conformations* dont l'une est un produit
dépendant de la vertèbre, et l'autre se soude avec la vertèbre, ou ne s'en détache pas comme
fait la côte. On trouve chez les Mammifères de nombreux exemples qui montrent que les

ig. 183. — Vertèbre dorsale du *Falco buteo*; *c*, corps de la vertèbre avec son apophyse épineuse
inférieure; *s*, apophyse épineuse supérieure; *tr*, apophyse transverse; *i*, côte; *a*, tubercule;
β, capitulum.

apophyses transverses des vertèbres lombaires, ne constituent point dans tous les cas des équivalents des côtes. Tandis que, dans beaucoup de cas, on peut démontrer le passage graduel des côtes à ces apophyses transverses, de même que les apophyses transverses de la région thoracique peuvent se reconnaître dans les apophyses accessoires de la région lombaire, il est quelques exemples, où déjà, comme chez les porcs, les dernières vertèbres thoraciques à côtes portent des apophyses transverses, semblables à celles de la première vertèbre lombaire, ce qui rend impossible toute comparaison des côtes avec ces apophyses transverses lombaires. En tous cas il se présente là des états très-divers, s'exprimant souvent d'une manière très-semblable en apparence, mais qui ne doivent pas être appréciés d'une seule et même manière.

On doit chez les Poissons distinguer des côtes, d'autres pièces qui leur ressemblent et qui se joignent soit aux vraies côtes, soit aux corps vertébraux ou à leurs apophyses. Ce sont ces pièces osseuses logées dans les muscles latéraux, souvent bifurquées, qui quelquefois dépassent les côtes par leur grosseur, et qu'on nomme les « *arêtes.* » Les connexions très-variables que chez les divers Poissons présentent avec la colonne vertébrale, ces pièces si semblables aux côtes permettent de leur attribuer la signification morphologique de pièces très-accessoires du squelette, qu'on pourrait comparer à des faisceaux intermusculaires ossifiés. Autrefois on les considérait comme de vrais côtes, ce qui avait conduit à attribuer aux Poissons plusieurs formations costales, l'extérieure, intermusculaire, et l'interne, limitant la cavité abdominale (Cuvier, Meckel, Agassiz), jusqu'à ce que J. Müller eût démontré leur valeur réelle.

Des conditions semblables du reste se manifestent dans les vraies côtes, en ce que chez beaucoup de poissons leurs extrémités ne servent pas à circonscrire la cavité abdominale, mais pénètrent dans la masse musculaire qui les entoure complétement. Quelques côtes séparées entrent en rapports avec la vessie natatoire. L'insertion des côtes sur les arcs inférieurs que forment les apophyses transverses de la région caudale des Téléostiens, est très-fréquente. Elles servent aussi là à enceindre un espace qui reçoit fréquemment l'extrémité postérieure de la vessie natatoire, chez les *Mormyres* par exemple. Cette disposition est le plus développée chez l'*Ophiocéphale*, où les apophyses transverses non réunies portent des côtes sur presque toute la longueur de la queue.

L'apparition d'un sternum indique que les rudiments costaux des *Amphibiens* ne doivent point être regardés comme étant l'origine de ces conformations. Comme le sternum se forme aux dépens de l'extrémité ventrale des côtes, sa présence suppose leur existence. C'est ce qui nous conduit à admettre chez les Amphibiens une *rétrogradation* des côtes telle que, de la partie vertébrale du cordon cartilagineux primitivement continu, l'extrémité qui contribue à la formation du sternum s'est seule conservée.

Les rapports des côtes avec les vertèbres éprouvent chez les *Crocodiliens* une modification particulière. La pièce inférieure qui réunit les deux arcs de l'atlas, ne porte pas seulement une paire de côtes, mais il s'en trouve aussi une semblable sur le véritable corps de l'atlas, placé au devant de la seconde vertèbre cervicale (l'apophyse odontoïde de l'épistropheus). Comme la seconde vertèbre cervicale ne possède pas de côtes, il est indubitable qu'il faut chercher celles qui lui appartiennent dans le corps de l'atlas. Il y a aussi dans la paroi abdominale des Crocodiliens, huit paires de conformations costales, qui se rapprochent sur la ligne médiane, et dont la dernière paire la plus large, est placée tout près, et en avant du bassin. Comme ces pièces ne possèdent aucune ébauche cartilagineuse, elles ne peuvent être assimilées aux côtes, et doivent être regardées plutôt comme des ossifications de parties tendineuses. — Les appendices en forme de côtes des Tortues ont déjà été précédemment mentionnés.

STERNUM.

§ 187.

Le *sternum* réunissant plusieurs paires de côtes sur la surface abdominale fait partie de la charpente que forment ces dernières, et se trouve en étroites connexions avec la ceinture scapulaire. Il prend son origine dans la même partie embryonnaire que les côtes, où il représente une bande cartilagineuse qui unit entre elles les côtes correspondantes d'un côté, et constitue ainsi deux portions paires du squelette, qui se réunissent plus tard en une seule pièce médiane. Dans beaucoup de cas particuliers, on peut encore reconnaître ces dispositions primitives. Le sternum apparaît en premier lieu chez les Amphibiens, car les pièces du squelette, qu'on a considérées chez les Poissons comme lui appartenant, n'en font pas réellement partie. L'état rudimentaire des côtes chez les *Amphibiens* fait que le sternum n'est en connexion qu'avec la ceinture scapulaire. Il affecte, chez les Salamandrines, la forme d'une large plaque cartilagineuse mince, qui présente de profonds sillons pour la réception des pièces coracoïdes de la ceinture scapulaire. Chez les Amphibiens anoures (*fig.* 184, *p*), il recule même jusqu'au bord postérieur des os coracoïdes qui sont réunis au milieu (*co*), et ne constituent ainsi qu'un appendice de la ceinture scapulaire. Cette situation du sternum a longtemps rendu fautive la détermination de cet os, que l'on considérait comme un hyposternum, en prenant pour le sternum véritable le cartilage médian des coracoïdes (*s*). Parfois le sternum reste cartilagineux, ou l'ossification se circonscrit à la pièce qui le joint à la ceinture scapulaire, et dont la partie postérieure se conserve à l'état de plaque cartilagineuse élargie.

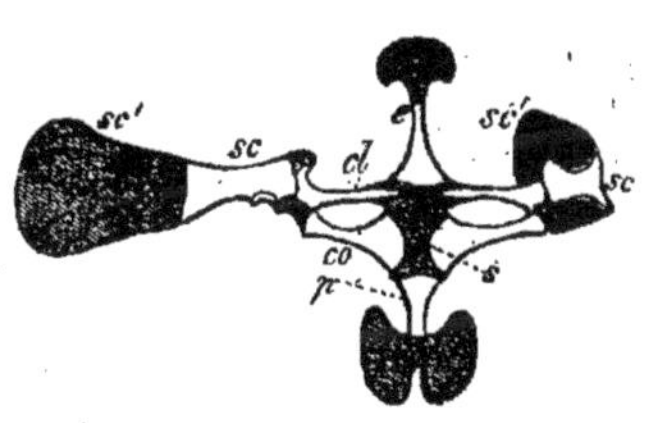

Fig. 184.

Les plaques sternales des Lézards et des Crocodiles, chez les *Reptiles*, paraissent se rattacher étroitement au sternum des Amphibiens. Elles ont pour la plupart une forme rhomboïdale et présentent les mênes rapports avec la ceinture scapulaire. Le sternum reste également souvent cartilagineux dans toutes ses parties chez les Lézards, et se distingue par sa largeur considérable (*fig.* 185, *s*). Les plaques que constituent quelques paires de côtes seulement, sont en connexion, par leur bord postérieur, avec quelques prolongements cartilagineux. Chez plusieurs Sauriens ces derniers se trouvent par paires et paraissent se rattacher de plus près aux côtes dont ils constituent de simples prolongements; chez d'autres au contraire, comme chez les Crocodiles, une pièce impaire s'ajoute à l'extrémité postérieure de la plaque sternale et reçoit des côtes comme les parties paires. Le sternum est donc

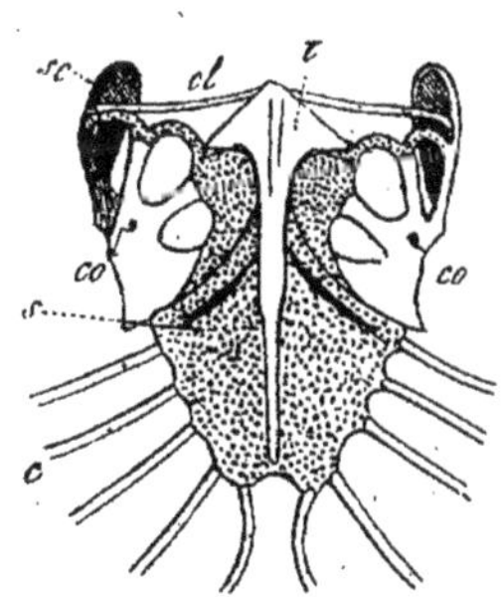

Fig. 185.

Fig. 184. — Sternum et ceinture scapulaire de *Rana temporaria; p*, corps du sternum se prolongeant en arrière en une large plaque cartilagineuse; *sc*, omoplate; *sc'*, omoplate supérieur; *co*, coracoïde, soudé au milieu avec celui de l'autre côté *s; cl*, clavicule; *e*, episternum.

Fig. 185. — Sternum et ceinture scapulaire de l'*Uramastix spinipes; s*, plaque sternale, soutenant latéralement des paires de côtes, pourvues en arrière de deux prolongements; *sc*, omoplate; *co*, coracoïde; *cl*, clavicule; *t*, épisternum. Les portions cartilagineuses du sternum et des coracoïdes sont ponctuées.

formé de deux parties, dont une antérieure plus grande est rhomboïdale, et une postérieure plus petite, qui peut être quelquefois remplacée par une série successive de plusieurs. De toutes ces conformations très-variables en ce qui concerne le mode de connexion avec les côtes, on doit conclure qu'on peut rapporter ces annexes des plaques sternales au sternum lui-même. La division en deux parties situées des deux côtés de ces pièces représente un état persistant de la forme embryonnaire.

Dans les *Oiseaux* le sternum n'est pas autre chose que la plaque sternale des Reptiles plus développée, et dont la pièce postérieure fait défaut. Il reçoit comme chez les Lézards et les Crocodiles un petit nombre de paires de côtes (jusqu'à 6) ; il est toujours complétement ossifié. Il offre plusieurs modifications qui s'adaptent aux conditions diverses du système musculaire. Chez les Ratites (*Autruches*, *Apteryx*, *fig.* 186, *a*), il consiste en une pièce osseuse, large, fortement voûtée en avant, et chez les autres Oiseaux (Carinates) le sternum est caractérisé par une crête saillante (*Bréchet*) sur sa face antérieure convexe, qui sert à augmenter la surface d'attache pour les muscles. La forme du sternum correspond ainsi aux masses musculaires puissantes nécessaires au

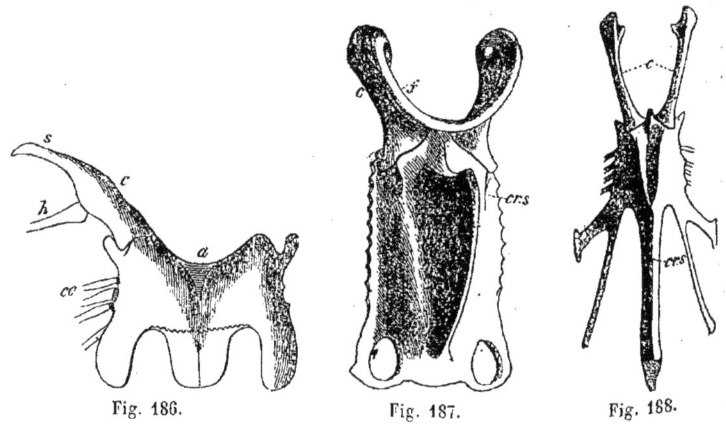

Fig. 186. Fig. 187. Fig. 188.

mouvement des ailes. Nous observons de même dans les contours du sternum et de sa crête des états d'adaptations différant suivant le développement de la puissance du vol de l'oiseau. Son extrémité postérieure montre fréquemment des ouvertures paires (*fontanelles*) (*fig.* 187), fermées par des membranes (par exemple chez les oiseaux de proie et les nageurs). A la disparition des bords de ces fontanelles du côté postérieur du sternum, correspond un agrandissement de leur étendue qui détermine une diminution du sternum se prolongeant alors en arrière sous forme d'apophyses (*processus abdominales*) aiguës ; les fontanelles sont ainsi transformées en échancrures (*fig.* 188), entre lesquelles s'étend aussi une membrane.

Fig. 186. — Sternum et os scapulaire droit de l'*Apteryx australis* ; *a*, plaque sternale ; *co*, côtes *s*, omoplate ; *c*, coracoïde ; *h*, humérus. (D'après Blanchard.)

Fig. 187. — Sternum de *Falco buteo* (vu un peu obliquement) ; *crs*, crête sternale ; *f*, fourchette ; *c*, coracoïde.

Fig. 188. — Sternum de *Numida meleagris* (vu de devant) ; *crs*, crête sternale ; *c*, coracoïde.

e sternum des oiseaux offre des rapports étroits avec celui des Reptiles tant les connexions qu'il possède avec la ceinture scapulaire, que par celles l a latéralement avec les côtes. Comme chez les Reptiles, les apophyses icoïdes des oiseaux sont insérées sur son bord antérieur dans des en-les particulières.

hez les *Mammifères*, le sternum paraît différer de celui des classes précé-tes par la segmentation qu'il présente dans son ossification. Quoiqu'il araisse d'abord sous forme d'un cartilage continu, il se compose toujours pièces osseuses disposées à la suite les unes des autres, et qui naissent vent de noyaux d'ossification pairs. Même dans les cas où il paraît plus l être constitué par un seul os, ce dernier a dans le cours du développe-nt passé par l'état segmenté ; la transformation en un os unique n'est qu'un t postérieur de développement. Nous rencontrons de nombreuses modifica-ns de forme du sternum dans les principaux groupes des Mammifères.

es rapports du sternum avec la ceinture scapulaire ne t pas sans influence sur sa conformation. Lorsque celle-ci en connexion avec le sternum par l'os claviculaire, la tie du sternum correspondant à la clavicule prend une s grande largeur, et on la désigne sous nom de *manubrium*. Cette pièce osseuse ticulièrement apparente chez les Mam-ères volants, (*fig.* 189, *d*), peut présen-à sa face antérieure, une lame osseuse llante destinée à accroître sa superficie, qui n'a de rapport que par sa fonction ec la crête sternale des oiseaux. Lorsque clavicule manque, l'extrémité antérieure du sternum est étroite (Carni-es, Chevaux), la postérieure augmente en largeur. Celle-ci dans tous les s se prolonge en une pièce médiane, demeurant souvent cartilagineuse . 190, *x*) (*appendice xiphoïde*) qui s'étend dans la partie musculaire de bdomen.

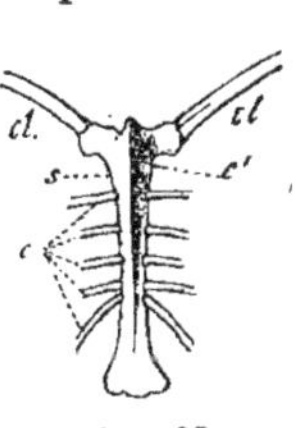

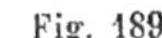

Fig. 189.

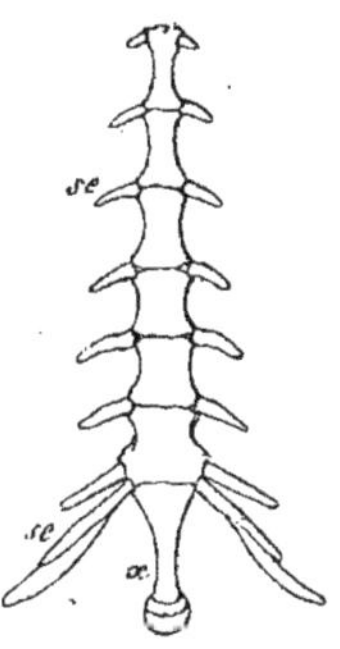

Fig. 190.

es parties que, chez les Poissons, on décrit sous le nom de formations sternales, sont des ifications contenues dans les téguments, avec lesquelles les extrémités des côtes sont en nexion. On les observe chez les Clupéides. Comme le sternum se développe d'une ébauche tilagineuse en continuité directe avec les côtes, on ne saurait considérer comme ayant la nification d'un sternum, un os tégumentaire qui ne présente pas cette condition.

La présence d'un os sternal chez les *Amphibiens* manquant de toute connexion avec les es, indique un état de rétrogradation chez ces dernières. Chez les Urodèles, c'est dans les rotrèmes et les Salamandrines que la plaque sternale est le plus développée. Elle est très-iable de forme chez les Anoures. Large chez les *Pipa*, *Phyllomedusa*, plus petite chez les *fo*, sa partie antérieure ossifiée prend graduellement des formes toujours plus effilées et se mine par une plaque cartilagineuse plus large (*Rana*) ; ou bien, demeurant élargie, elle rd ensuite la forme aplatie pour prendre celle d'une crête osseuse s'étendant le long du car-

g. 189. — Sternum de *Vespertilio murinus; s*, sternum ; *c'*, crête ; *cl*, clavicule ; *c*, côtes.
g. 190. — Sternum et cartilages costaux du *Cervus capreolus; se*, cartilages costaux ; *x*, apophyse xiphoïde.

tilage coracoïdien (*Bombinator*). (Voy. mes *Untersuch. z. vergl. Anat. d. Wirbelthiere*, II).

Parmi les *Reptiles*, les Serpents manquent totalement de sternum, ainsi que les Sauriens ophioïdes (*Amphisbène*, *Lepidosternum*, etc.) ; mais il existe chez les autres Sauriens privés de membres antérieurs (*Anguis*, *Pseudopus*, etc.). Ses deux moitiés primitives restent distinctes chez l'*Acontias meleagris*.

Une séparation partielle, devenue permanente après une fusion antérieure des lignes primitives, peut déterminer une interruption dans le milieu de la plaque sternale. Chez plusieurs Lézards, le sternum présente cependant deux trous latéraux qu'il ne faut pas rattacher au mode de développement précédent. Les apophyses partant du sternum peuvent aussi librement s'étendre dans la paroi abdominale, ce qui interrompt leurs connexions avec les côtes. Rathke a donné beaucoup de détails dans ses Recherches sur la conformation et le développement du sternum des Sauriens. Kœnigsberg, 1853. Nous avons déjà remarqué à l'occasion du squelette dermique, que le plastron des Tortues ne pouvait que difficilement être dérivé d'une formation sternale. — On ne doit pas non plus comprendre comme telle, ce qu'on désigne sous le nom de « sternum ventral » chez les Crocodiles. Avant tout, la partie de connexion médiane correspondant à la ligne blanche est toujours un cordon tendineux, et les pièces costiformes qui s'y rattachent n'ont rien à faire avec un sternum. Une conformation analogue se présente d'ailleurs aussi chez des Sauriens (*Hatteria*), ou des os laminaires consistant en trois parties, occupent la paroi abdominale et sont aussi partiellement en connexion avec des côtes, cela d'une manière alternante, de sorte qu'entre deux pièces recevant les extrémités de côte, il y en a une autre qui ne se trouve pas dans cette condition.

On observe souvent, sur le côté du bord antérieur du sternum des *Oiseaux*, une apophyse (processus costalis). Elle a pour centre d'ossification un noyau particulier, de même que les apophyses abdominales, qui, étant peut-être des pièces primitivement étrangères à la plaque sternale, pourraient être homologues aux cornes sternales des Sauriens. La différence avec l'état du sternum chez les Sauriens consisterait donc essentiellement dans un allongement important en arrière du sternum primitif, dont les apophyses émanant du bord postérieur chez les Sauriens, sont repoussées sur les côtés. Plus ces apophyses sont développées, plus le sternum se rapproche de la forme saurienne. L'élargissement des apophyses et leur fusion avec le sternum détermineront chez ce dernier un aspect toujours plus quadrangulaire. Les échancrures ainsi que les trous latéraux doivent aussi être rattachées aux conditions que présentent les apophyses abdominales. Ces dernières pourront être regardées comme se rapprochant d'autant plus d'une forme sternale primitive, qu'elles sont précisément très-répandues chez les Oiseaux doués de la moindre puissance de vol. La fusion graduelle de ces apophyses dans la plaque sternale doit donc être considérée comme un éloignement de cet état. Elle est d'autant plus complète, que les dispositions d'organisation correspondant au développement de la puissance du vol sont plus parfaites, et par conséquent s'écartent davantage de l'état primitif provenant des Reptiles. La crête sternale naît de deux moitiés primitives du sternum, et présente en conséquence, au début de sa formation, des traces d'une séparation (Rathke). Ce ne peut donc être une conformation provenant de l'épisternum en connexion avec le sternum. Cette séparation du sternum permet au tube de la trachée-artère de pénétrer jusque dans la crête chez les *Grus cinerea*, les *Cygnus musicus* et *Bewickii*, par exemple. — Les surfaces du sternum sont extraordinairement développées chez les *Colibris* et *Cypselus*, où les apophyses abdominales rentrent sans laisser de trous dans le sternum lui-même. Elles sont au contraire très-considérables aux dépens de la plaque sternale chez les Gallinacés. Sur le sternum des Oiseaux: Berthold, *Beiträge*, Göttingen, 1831 ; Blanchard, *Ann. Sc. Nat.*, 4e sér., XI.

Le nombre des pièces composant le *sternum des Mammifères* diffère selon celui des côtes qui sont en connexion avec lui. Les côtes se réunissent toujours au sternum sur l'intervalle de deux de ces pièces, qui, à leur tour, proviennent pour la plupart de plusieurs noyaux d'ossification. Il est rarement large, sauf chez les Cétacés, où il est en même temps percé d'ouvertures. La forme qui se rencontre chez l'Homme apparaît d'abord chez les Singes. Sur le développement du sternum, Rathke, *Arch. Anat. Phys.*, 1838.

ÉPISTERNUM.

§ 188.

ne pièce particulière du squelette très-répandue, et qui est en connexion :le sternum, a été en raison de ses rapports avec ce dernier, désignée sous om d'*épisternum*. D'après leur origine et leurs rapports spéciaux on doit inguer deux sortes d'épisternum, bien que, par suite de leur articulation : la clavicule, toutes ces pièces présentent avec la ceinture scapulaire des)orts identiques ou du moins analogues.

es épisternum de la première sorte, représentent une production osseuse ndaire. Il ne sont jamais précédés d'une ébauche cartilagineuse, et occupent ice ventrale du sternum ; c'est ainsi qu'on les trouve chez les *Reptiles*. Ils ctent ordinairement l'aspect d'une pièce osseuse en croix ou en T (*fig.* 185, lont les deux branches sont fixées à la clavicule, pendant que sa portion liane se termine sur le sternum, avec lequel elle peut même se souder *ckos*). Chez les Crocodiles, les branches transversales de l'épisternum peut encore disparaître comme les clavicules, de sorte que l'épisternum se iit à une pièce osseuse prolongeant l'extrémité antérieure du sternum ; [ui chez les Caméléons, également privés de clavicules, disparaît complé-ient.

a parenté étroite que montre avec celui des Reptiles, le sternum des *Oi-ux*, permet de supposer que l'épisternum, qui lui manque est remplacé par rête sternale ou *bréchet*. Le tissu qui chez les Lézards se développe sur la :e médiane de l'épisternum passerait donc ainsi directement dans le ster-n des Oiseaux, pour concourir à la formation du bréchet. Cependant nous iquons de preuves certaines pour appuyer cette hypothèse, et dès lors il t seulement regarder l'appareil ligamentaire qui réunit la crête sternale es clavicules comme tenant lieu d'épisternum. Nous ne cherchons donc un rapport entre le bréchet et l'épisternum.

.e deuxième groupe de formations épisternales consiste en parties du elette qui sont d'abord précédées de cartilages. Beaucoup d'Anoures . 184, *e. p.*) parmi les *Amphibiens* possèdent un épisternum de ce genre, s la forme d'une pièce osseuse placée devant la ceinture scapulaire, et arée du sternum par les os coracoïdes réunis sur la ligne médiane. De me que par suite de la séparation du sternum et de l'épisternum, d'impor-tes modifications sont apportées à l'état primitif, de même des modifica-ns analogues se trouvent dans les rapports de l'épisternum avec les clavi-es, qui souvent ne sont en contact avec lui que sur un point très-restreint sa surface ou même plus du tout.

L'existence de pièces épisternales se trouve également liée chez les *Mam-fères* à la présence de clavicules. Partout ces pièces servent de moyens mion entre les clavicules et le sternum. L'épisternum paraît atteindre son is haut degré de développement chez les Monotrèmes, où il est constitué par un os surajouté au sternum et émettant deux branches latérales. Chez les Marsupiaux (*Didelphis*), ces branches latérales demeurent à l'état cartilagineux (*fig.* 191), pendant que leur partie médiane se fusionne avec le sternum. Cette connexion avec ce dernier organe, conduit chez d'autres à une réduction de l'épisternum, représenté alors par des pièces latérales (*fig.* 192) cartilagineuses ou osseuses, qui s'articulent à l'extrémité sternale des clavicules et les réunissent ainsi au sternum. Les Rongeurs et les Insectivores, fournissent ainsi que les Édentés de nombreux exemples de ce fait. Les pièces épisternales subissent chez les Singes des rétrogradations encore plus marquées. Elles consistent en pièces cartilagineuses plates, situées entre le sternum et la clavicule, qui de même que chez l'Homme ne doivent point être considérées comme de simples cartilages intermédiaires de l'articulation sterno-claviculaire, mais comme les rudiments d'un appareil qui présente un développement beaucoup plus considérable dans les divisions inférieures des Mammifères.

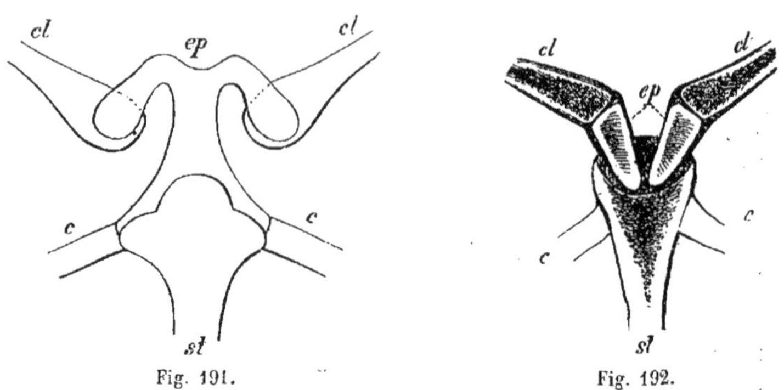

Fig. 191. Fig. 192.

La différence des conditions histogénétiques des épisternum soulève la question de savoir si l'on doit considérer comme véritablement homologues les deux états que nous y avons distingués. On peut, sous ce point de vue, admettre que l'appareil épisternal des Reptiles a subi une rétrogradation, en ce que son ébauche cartilagineuse s'est graduellement perdue et toute cette partie du squelette s'est tranformée en une ossification secondaire ; cette genèse modifiée se serait d'ailleurs adaptée à la situation de l'épisternum sur la face du sternum, et non plus son bord antérieur. L'absence de faits mieux déterminés, nous empêche de porter une appréciation plus précise.

L'épisternum des Amphibiens anoures consiste souvent en une plaque cartilagineuse semblable à celle du sternum. On l'a observée chez les *Rana, Rhinoderma, Hyla*, etc. Voy. sur l'épisternum des Sauriens, Rathke (*op. cit.*). L'appareil marginal signalé par Harting chez les Oiseaux, est représenté comme l'équivalent de l'épisternum (*Naturkundige Verhandelingen*, 1, 3, Utrecht, 1864). Cet organe parait être représenté chez les Mammifères par sa pièce médiane, dans les cas où les pièces latérales manquent ainsi que les clavicules. Nous devons regarder comme une telle pièce médiane l'apophyse saillante du sternum des phoques, qui se retrouve chez d'autres Carnivores. Cette partie conserve ses connexions avec le sternum.

Fig. 191. — Épisternum avec ses connexions chez une jeune *Sarigue*; *st*, extrémité antérieure du sternum (ossifiée) ; *ep*, épisternum (cartilagineux) ; *cl*, clavicule; *c*, les deux premières côtes.
Fig. 192. — Épisternum du *Hamster*. Désignations comme celles de la figure précédente. Les parties épisternales contiennent des noyaux osseux.

ndis que les parties latérales qui se sont déjà précédemment séparées de ce dernier, disparaissent en même temps que les clavicules (Voy. sur l'extension de l'épisternum chez les Mammifères, ma communication dans *Jenaische Zeitschrift*, I.)

SQUELETTE CÉPHALIQUE.

§ 189.

La partie antérieure du squelette axial et ses appendices n'offrent chez es Leptocardes que peu de différences avec la postérieure. La Corde se termine dans une couche de tissu connectif, qui enveloppe l'extrémité antéieure de la moelle dorsale. Chez tous les autres, la partie antérieure se diférencie, et en même temps que son importance physiologique s'accroît par uite de ses rapports avec des organes très-variés, cette région présente de ombreuses particularités dont l'ensemble permet de distinguer sous le nom le *tête* la partie antérieure du corps et de lui attribuer la prépondérance sur outes les autres parties. Elle est en rapport avec l'entrée du canal digestif, lle porte les organes des sens les plus importants, et recèle dans sa cavité 'extrémité antérieure du système nerveux central, qui constitue le cerveau. es circonstances donnent à cette partie du squelette non-seulement un voume plus considérable, mais y déterminent le développement de dispoitions très-variées qui manquent sur le reste du squelette axial.

L'appareil de soutien qui forme l'ensemble de la tête des Vertébrés est n général appelé squelette céphalique; et on y distingue deux parties : 1° le crâne, et 2° le squelette viscéral.

1. On désigne sous le nom de *crâne*, une partie du squelette axial formant n tout continu situé ou non sur le prolongement direct du rachis et qui artage avec le squelette axial un grand nombre de caractères, consistant on-seulement dans la similitude des tissus, mais encore dans l'identité des apports avec le système nerveux central et sa partie périphérique. ette partie du squelette primitif présente aussi des rapports semblables vec la Corde dorsale, qui se continue toujours sur une certaine étendue ans la partie basilaire du crâne, soit d'une manière permanente, soit temorairement. Le développement d'organes de sens plus élevés sur une partie les nerfs, donne au crâne un caractère plus tranché, parce que sa forme 'adapte aux nombreuses conditions variées que nécessitent les organes de ens. A la cavité entourée par le crâne qui renferme le cerveau, il s'en ajoute l'autres disposées pour recevoir ces organes. Une partie postérieure comprenant de chaque côté l'organe de l'ouïe, se distingue sous le nom de capsule uditive. Celle-ci sur les côtés et en avant est suivie d'un enfoncement destiné recevoir les yeux (orbite), et sur la partie antérieure des cavités et des enoncements reçoivent les organes de l'odorat. Dans son état primitif le crâne est artilagineux, et on le désigne alors sous le nom de « *crâne primordial*. »

2. Plusieurs formations appendiculaires viennent s'ajouter directement ou ndirectement au crâne primordial; l'une d'elles constitue un système d'arcs

entourant le commencement du canal digestif, et répète les dispositions générales que présentent les côtes relativement à la colonne vertébrale. Ces arcs qui sont aussi primitivement cartilagineux, forment le *squelette viscéral*.

Quelquefois le crâne cartilagineux persiste, ailleurs il devient le siége du développement de lames osseuses, ou bien il est remplacé ainsi que ses appendices par des pièces également ossifiées. L'état cartilagineux du crâne est limité aux périodes primitives du développement, et ce n'est que peu à peu que le crâne osseux s'y substitue. Des changements dans le squelette viscéral accompagnent ceux qui se produisent dans le crâne primordial ; sa partie antérieure se réunit au crâne soit directement, soit par l'intermédiaire de pièces osseuses qu'elle produit.

Les connexions du crâne avec la colonne vertébrale, ainsi que les rapports semblables que ces deux appareils présentent avec le système nerveux central, enfin la continuation de l'extrémité antérieure de la Corde dorsale dans la partie basilaire du crâne, sont autant de motifs pour considérer ce dernier comme une partie modifiée de la colonne vertébrale. Gœthe a été le premier qui ait conçu clairement que le crâne était constitué par un certain nombre de segments de vertèbres, quoiqu'une idée semblable eût été émise par Oken (1807).

S'il n'est pas très-difficile de comprendre les raisons apportées à l'appui de cette *théorie vertébrale*, elle n'en est pas moins *hypothétique*, car nous ne connaissons aucun cas où le crâne soit composé de vertèbres distinctes. Déjà dans ses états de développement les moins avancés, alors que d'après la théorie on devrait s'attendre à trouver au moins des traces d'une division en vertèbres, le crâne se montre continu. Ce n'est qu'avec l'apparition de parties osseuses que se présente une espèce de segmentation qui peut être comparée à celle qui transforme le rachis en vertèbres. Cette division en segments n'est donc qu'un fait secondaire, tandis que dans la colonne vertébrale la segmentation porte sur l'état cartilagineux primitif. On comprendra par là, combien la comparaison des pièces osseuses apparaissant sur le crâne, avec des vertèbres ou parties de vertèbres, est peu soutenable, ce que confirme fortement le fait que c'est précisément chez les Vertébrés inférieurs qu'on éprouve les plus grandes difficultés à l'établir ; cette similitude des divers segments avec des vertèbres, n'apparaît que chez les Mammifères chez lesquels précisément à cause de leur plus grand éloignement de l'état primitif, on devrait s'attendre au contraire.

La théorie vertébrale ne doit cependant pas être complétement rejetée, car il est toujours possible que la capsule cartilagineuse continue du crâne primordial, exprime un état acquis ayant été précédé d'un autre formé de vertèbres. Le degré relativement élevé d'organisation, auquel se trouvent les Vertébrés déjà pourvus d'un crâne différencié, rend nécessaire la supposition de nombreux états inférieurs, et on peut admettre que la segmentation de l'axe du squelette s'est primitivement étendue aussi sur sa portion antérieure, qui, par suite d'une fusion graduelle, a pu devenir une partie squelettique continue. L'indication de segments vertébraux paraissant avec l'ossification, devrait donc être considérée non pas comme la trace d'une séparation primitive, mais comme une adaptation indépendante, qui, dans quelques cas, présente de l'analogie avec les dispositions existantes dans le reste du squelette axial. Cependant nous ne pouvons en conclure que le crâne soit réellement composé de vertèbres, et il paraît plus sûr, le segment occipital excepté, de regarder les autres comme ne provenant pas de vertèbres, bien que chez les Mammifères il y ait entre eux et des vertèbres une ressemblance trompeuse.

Les rapports morphologiques du crâne à la colonne vertébrale sont connus depuis longtemps. J.-P. Franck (1792) donne des indications sur son opinion, que le crâne dans son entier n'est qu'une seule vertèbre, idée qui, plus tard (1808), trouva un défenseur dans Duméril. La conception du crâne comme une combinaison de vertèbres fut exprimée d'une manière précise pour la première fois par Gœthe (*Zur Morphologie*, II). Il dit : « Il en fut de même de l'idée que le crâne se composait d'os vertébraux. Je reconnus bientôt les trois postérieurs, mais ce n'est qu'en 1791, que, relevant dans le sable agglutiné du cimetière juif de Venise, une tête de mouton brisée, je vis tout à coup que les os de la face peuvent également dériver de la vertèbre, saisissant nettement le passage du premier os sphénoïdal avec l'ethmoïde et ses cornets ; là, j'avais le fait tout entier dans sa généralité. » Lorsque cette découverte fut plus tard connue, sa valeur ne fut pas amoindrie par la publication précédente d'opinions semblables par Oken (*Ueber die Bedeutung der Schädelknochen*, Jena, 1807). L'introduction de cet ouvrage montre comment, selon l'expression de Gœthe « cette loi fut tumultueusement et incomplétement lancée dans le public. » Elle était formulée ainsi : « Une vésicule s'ossifie et devient une vertèbre. La vésicule s'allonge en un tube, se segmente, s'ossifie, et devient une colonne vertébrale. Le tube émet (régulièrement) des tubes cœcaux sur ses côtés, lesquels s'ossifiant, constituent le squelette du tronc. Ce squelette se répète aux deux pôles, chacun reproduisant l'autre, et il en résulte la tête et le bassin. Le squelette n'est donc qu'un os vertébral répété, développé et ramifié ; et l'os vertébral est le germe préformé du squelette, l'homme entier n'est qu'une vertèbre. » Cette période de conception intuitive fut suivie de nombreuses recherches tendant à affermir les bases d'une théorie jusqu'alors simplement formulée, et entre autres, la *Cephalogenesis* de Spix (1815), et C. G. Carus, qui (*Von den Urtheilen des Knochen-und Schalengerüstes*, Leipzig, 1828), chercha à étendre la théorie aux Invertébrés articulés. — Bojanus (*Iris*, 1819, 21, 22), Ulrich, Meckel ; en France de Blainville et Dugès. Elle a plus récemment été remaniée par Owen (*On the Archetype of the Vertebrate Skeleton*, 1848). Un aperçu critique des bases de cette théorie a été donné par Huxley (*Elements of Comparative Anatomy*, London, 1864, lecture XIV), ouvrage qui doit être mis au-dessus de tous pour l'étude de la structure du crâne des Vertébrés.

Je dois approuver complétement les objections que Huxley soulève contre la *théorie vertébrale* du crâne. Il me semble certain que les divisions qui apparaissent en premier lieu chez les Mammifères d'une manière distincte, et qu'on désigne comme des segments vertébraux, n'ont *absolument rien* de commun avec les vertèbres ; seul le segment occipital peut être rattaché. Nous avons déjà précédemment indiqué en partie les motifs de cette opinion ; un des principaux est le fait de la continuité en tous temps du crâne primitif. Un autre point qui témoigne de l'inexactitude de la théorie est, qu'on a dû, pour l'établir, considérer à la fois comme appartenant à une même vertèbre, des os provenant du crâne primitif et de simples os tégumentaires. Ces os tégumentaires (pariétaux, frontaux, etc.), ne sont pas de ceux qui se trouvent en rapports étroits avec le crâne primordial, mais étaient primitivement de simples os dermiques appartenant aux téguments. Une autre objection importante résulte aussi de ce fait, que c'est précisément à la base du crâne, partie correspondante aux corps vertébraux, que la différenciation en segments est la moins apparente. Bien que nous voyons dans la succession des parties basilaires de l'occipital et des sphénoïdaux chez les Mammifères, une ressemblance remarquable avec les conditions que présente le rachis segmenté, le manque de passage aux conditions que présentent les autres divisions des Vertébrés inférieurs, nous empêche de reconnaître dans cette disposition un état primitif. La segmentation du crâne paraît donc être plutôt un état résultant du mode d'ossification, et si l'on veut savoir comment cette dernière conduit à cette forme, c'est dans les lois d'accroissement du crâne qu'il faut le chercher, parce qu'elles déterminent une augmentation uniforme, et avec cela, une répétition de noyaux osseux aussi bien sur la surface basilaire que sur les côtés. Il nous reste donc pour le crâne l'alternative de l'hypothèse d'une formation toute nouvelle, ou d'une transformation de parties qui étaient primitivement des vertèbres, mais n'ont rien de commun avec les pièces admises jusqu'ici par la théorie vertèbrale. Les rapports avec le système d'arcs qui constituent le squelette viscéral, peuvent être pris en considération dans l'appréciation des deux hypothèses. Si nous voyons dans la répétition de ces arcs une expression de la formation de métamères qui a lieu dans l'ensemble de l'organisation du Vertébré, et que nous devions considérer cet appareil d'arcs comme appartenant au crâne, puisque la présence sur la colonne vertébrale d'autres arcs (les côtes) exclut l'idée que le squelette viscéral dépende de cette dernière, il est clair que la formation de métamères n'a pas dû se circonscrire à ces arcs (inférieurs), mais aussi *a dû encore s'exprimer sur l'axe squelettique qui les porte; ces parties du squelette axial appartiennent au crâne.* L'état du squelette viscéral rend nécessaire un état semblable sur le crâne. Mais, tandis que la segmentation s'est conservée chez le premier, elle a disparu dans le second, et la continuité du crâne primordial doit être considérée comme le résultat d'une *contraction*. Celle-ci a dû s'opérer à une époque fort ancienne, paléontologiquement, car on ne trouve, même dans l'ébauche de l'embryon des Vertébrés, aucune segmentation des lames céphaliques correspondant aux plaques vertébrales. Ces conditions rendent d'autant plus importante la conservation d'un organisme vertébré (*Amphioxus*) chez qui cette concentration n'a pas encore eu lieu, et où les segments distincts, situés le long de la partie entière du corps contenant le squelette viscéral, sont demeurés semblables. La contraction de quelques métamères, ou même d'un nombre assez considérable d'entre eux en une partie unique, n'est point un fait isolé, et l'admission d'un fait de cette nature pour la partie antérieure du squelette axial des animaux vertébrés, n'est en aucune manière sans précédent. Les Vers et les Arthropodes en fournissent de nombreux exemples ; en effet, la tête des Insectes, le céphalothorax des Araignées et des Crustacés, sont des cas de pareilles réunions de métamères, dont la marche peut même se démontrer encore dans le cours de leur évolution embryonnaire individuelle. Nous trouvons même une analogie complète dans la conservation des appendices. De même que les membres qui se trouvent sur le céphalothorax des Crustacés, attestent que cette partie du corps résulte d'une fusion de plusieurs segments autrefois séparés, de même, les arcs du squelette viscéral témoignent de la réunion pour former le crâne de plusieurs parties, qu'on peut concevoir comme étant équivalentes des vertèbres. Si jusque-là, il est possible d'apprécier d'une manière certaine et déterminée l'état de ces vertèbres, la question de leur nombre soulève de grandes difficultés. Il faut regarder comme plus que probable, et même comme un postulatum nécessaire, qu'il doit être le même que celui des arcs du squelette viscéral. Mais le nombre des arcs viscéraux des Vertébrés, dont nous dérivons par exemple les *Sélaciens*, est tout à fait indéterminé. Comme chez ces derniers on trouve jusqu'à dix pièces, les unes développées en arcs viscéraux, les autres devenues rudimentaires, le nombre des vertèbres céphaliques primitives ne saurait être inférieur. Des déductions plus spéciales de cette hypothèse, qui attribue une plus grande étendue qu'on ne le fait d'ordinaire à la partie qui, chez l'Amphioxus correspond à la tête, doivent rester en suspens pour le moment, car les questions qu'elles soulèvent appartiennent encore aux problèmes non résolus de l'Anatomie comparée.

CRANE.

§ 190.

Le Crâne présente deux états différents suivant les rapports de la capsule crânienne avec les parties du squelette viscéral. L'un de ces états est caractérisé par l'absence des mâchoires, qui existent dans le second, où elles ferment entrée du canal digestif. Il n'y a pas de passages connus entre ces deux ›rmes.

La première forme se trouve chez les *Cyclostomes*. La Corde se continue ›i en une capsule entourant le cerveau, et ui paraît fort petite comparativement aux arties du squelette qu'on doit attribuer à la ortion crânienne. Chez le *Petromyzon*, deux avités latérales contenant les organes de ouïe (capsules auditives, *fig.* 193, *f*) s'ajou-ent à cette capsule (*fig.* 193, *d*); sous ces avités deux lames divergentes en forme d'arc e dirigent en avant. Elles se réunissent en vant avec un prolongement venant de la apsule cérébrale. Sur la partie antérieure et upérieure de cette dernière est située chez es Myxinoïdes et Pétromyzontes, une capsule nasale (*g*) très-différemment onformée, sous laquelle apparaît une large plaque cartilagineuse. Au-dessous e celle-ci se trouve un système de cartilages en partie impairs, en partie pairs, t qui recouvre supérieurement l'orifice buccal (*i*, *k*, *l*, *m*); ils forment en ième temps un cadre solide à la voûte pharyngo-palatine. En arrière, la cap-ıle crânienne se continue avec le rachis, et chez les Pétromyzontes, une aire d'appendices cartilagineux partant de la base du crâne, s'étendent sur s côtés du rachis.

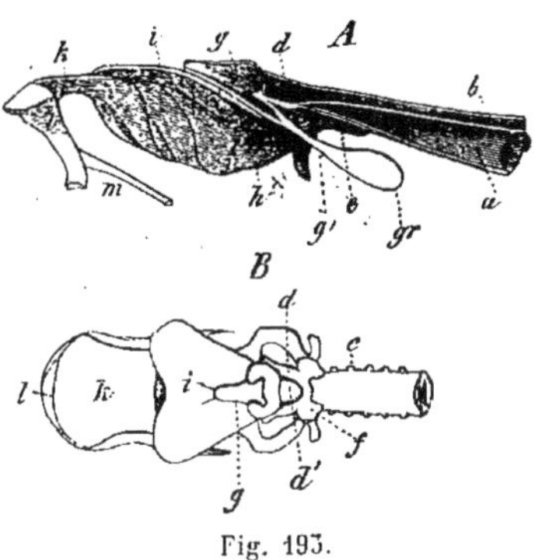

Fig. 193.

Le crâne proprement dit est en somme la partie la moins volumineuse de l'ensemble du juelette céphalique chez les *Cyclostomes*, dont la charpente principale est formée de pièces ont on ne trouve que des traces chez les Poissons supérieurs. Les différences considérables l'offrent même sous ce rapport, les deux divisions des Cyclostomes, indiquent qu'autrefois s ont dû être représentés par un grand nombre de formes, que la nature de leur squelette empêché de se conserver fossiles.

Nous devons remarquer, en ce qui concerne le *squelette céphalique* des *Myxinoïdes*, que charpente qui part de la capsule crânienne consiste dans ses parties essentielles en deux anches latérales provenant des capsules auditives ; d'une part ces branches se continuent t arrière avec les pièces de soutien du squelette viscéral, en se ramifiant et fournissant des anches transversales, d'autre part elles se dirigent en avant pour se souder en con-rgeant bien en avant de l'extrémité crânienne en un point où elles se rattachent l'une à utre par des bandes cartilagineuses particulières. Entre ces deux branches s'étend également puis le crâne une plaque palatale qui va s'élargissant peu à peu, et sur laquelle se trouve un tube nasal » formé d'anneaux cartilagineux. (J. Müller, *Vergl. Anat. de Myxinoïden.*)

§ 191.

La deuxième forme du crâne se distingue par ses connexions avec un ap-areil squelettique pair entourant l'ouverture buccale en-dessous. Cet appareil

g. 193. — Crâne et commencement de la colonne vertébrale du *Petromyzon marinus*; *A*, coupe longitudinale verticale; *B*, vue de dessus; *a*, Corde dorsale; *b*, canal rachidien, *c*, rudiments des pièces arquées des vertèbres; *d*, voûte cartilagineuse du crâne; *d'*, partie membraneuse de la voûte; *e*, base du crâne; *f*, capsule auditive; *g*, capsule nasale; *g'*, conduit naso-palatin; *gr*, son extrémité en cœcum; *h*, prolongement du palais osseux; *i*, plaque postérieure de la bouche; *k*, antérieure; *l*, anneau labial; *m*, son appendice. (D'après J. Müller.)

provient d'un arc viscéral (qu'on doit appeler arc maxillaire), et se réunit au crâne dans une mesure variable, mais cependant telle que dans tous les cas sa portion inférieure reste mobile et constitue une mâchoire inférieure (*Gnathostomes*). Ce premier arc viscéral complet se différencie en deux pièces, qui entourent l'ouverture buccale sous forme de mâchoires, et dont Huxley a désigné la supérieure sous le nom de *palato-carrée* (palato-quadratum); la seconde ou l'inférieure, qui s'articule avec la première, étant la *mâchoire inférieure*. La pièce palato-carrée (*fig.* 194, *o*) s'articule avec la face inférieure du crâne, mais elle s'étend horizontalement en arrière et demeure en connexion avec le deuxième arc viscéral, dont la pièce supérieure est également reliée au crâne de manière à conserver sa mobilité. La partie inférieure de cet arc forme l'os hyoïde. La pièce supérieure du second arc se développe fréquemment d'une manière importante, et prend l'aspect d'un appareil porteur des deux mâchoires primitives provenant du premier arc et, comme elle se prolonge encore dans l'os hyoïde, elle a reçu le nom de Hyomandibulaire (Huxley). Des pièces cartilagineuses se trouvent devant les arcs maxillaires; une paire de cartilages (*b*, *c*) respectivement situés dans les lèvres supérieure et inférieure, et une autre placée en avant et au-dessus (*a*) paraissent constituer d'autres arcs viscéraux rudimentaires. On les désigne collectivement sous le nom de « cartilages labiaux. »

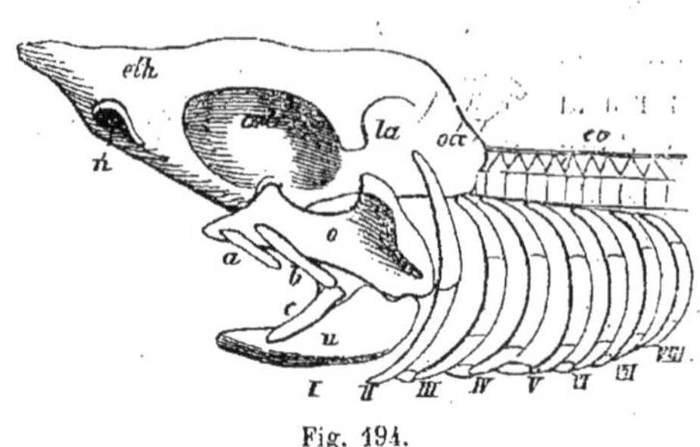

Fig. 194.

La série des arcs viscéraux est donc par sa partie antérieure en connexion intime avec le crâne, comme il suit :

1° Le cartilage labial antérieur (*fig.* 194, *a*), formant la partie supérieure d'un premier arc viscéral.

2° Le cartilage labial postérieur, composé d'une partie supérieure et une inférieure (*b*, *c*).

3° L'arc maxillaire (*I*), lui-même composé de deux pièces; la supérieure — palato-carrée (*o*) — et l'inférieure — mâchoire inférieure (*u*).

3° L'arc hyoïde (*II*), dont la pièce supérieure seule, dite Hyomandibulaire, est en connexion intime avec le crâne.

Ce sont là les pièces que nous aurons à considérer en même temps que le crâne ; les arcs suivants (*III-VIII*) du squelette viscéral seront examinés dans un autre paragraphe.

La disposition du crâne telle que nous venons de l'établir est permanente chez les *Sélaciens*. Toutes ses pièces sont cartilagineuses, recouvertes ordinairement d'une mince couche calcaire, mais jamais réellement ossifiées. On

Fig. 194. — Crâne et squelette viscéral d'un *Sélacien* (dessin schématique); *occ*, région occipitale; *la*, paroi du labyrinthe; *orb*, cavité orbitaire; *eth*, région ethmoïdale; *n*, fosse nasale; *a*, premier, *b*, *c*, deuxièmes cartilages labiaux; *o*, portion supérieure, et *u* inférieure de l'arc maxillaire; I-II, arcs de l'hyoïde; III-VIII, (1-6), arcs branchiaux.

peut distinguer sur cette capsule crânienne cartilagineuse des régions séparées. L'antérieure forme la région ethmoïdale; elle présente de chaque côté une fossette revêtue d'une muqueuse olfactive (fosses nasales). Le cartilage crânien se prolonge fréquemment en avant sous forme d'apophyse entre les deux fossettes. La portion suivante un peu plus petite forme par ses dépressions, les orbites (*orb*), qui peuvent être débordés en dessus et en arrière par un toit cartilagineux. Enfin nous trouvons la portion cartilagineuse qui constitue ordinairement la partie la plus large de la face postérieure de la capsule. Elle comprend latéralement le labyrinthe de l'oreille, et se continue par sa face postérieure avec la région occipitale.

Les pièces palato-carrées et les mâchoires inférieures sont recouvertes toutes deux d'une muqueuse portant des dents, et la première présente parfois (*Heterodontus*) une forte adhérence avec la capsule crânienne. Lorsque cette pièce offre une grande extension, la pièce fréquemment petite et en forme de baguette que nous appelons hyomandibulaire se place sur son bord postérieur, pour se continuer avec l'arc hyoïde (dans l'*Heptanchus*, par exemple). Dans d'autres cas au contraire, les cartilages hyomandibulaire et hyoïde acquérant une certaine mobilité, la continuité entre ce dernier et l'hyomandibulaire devient moins apparente. En même temps une pièce cartilagineuse spéciale qui s'intercale entre ce dernier et le palato-carré, s'unit comme l'hyomandibulaire avec l'hyoïde. Mais même dans ces cas (par exemple, chez l'*Acanthias*), on reconnaît que la série de pièces constituant l'arc hyoïde, se continue avec le crâne par l'intermédiaire de l'hyomandibulaire, et que sa connexion avec l'arc maxillaire n'est que secondaire.

Le crâne des *Chimères* s'écarte de cette forme; sa modification la plus essentielle consistant dans la continuité de la pièce palato-carrée avec le cartilage crânien. Ces parties n'offrent aucune trace de séparation, de sorte que la pièce maxillaire inférieure articulée sur une simple apophyse du crâne, est seule mobile. Le crâne du *Lepidosiren* présente un état semblable; cependant, dans ce cas, l'hyomandibulaire est aussi réuni au crâne.

Parmi les *Ganoïdes*, les *Esturgeons* se distinguent principalement par le fait qu'ils conservent le crâne cartilagineux primitif, lequel, bien que semblable sur tous les points essentiels à celui des Sélaciens, présente déjà des connexions avec des parties osseuses. Un os assez grand qui se développe sur la base du crâne, s'étend loin en arrière sous forme de plaque tectrice, sur la portion basilaire de la colonne vertébrale soudée au crâne. On le désigne sous le nom de *parasphénoïde* (Huxley) (*fig.* 195, $G\ G'\ G''\ G'''$). En avant cet os est partiellement entouré par le cartilage crânien, pour en ressortir de nouveau plus loin (G''''). Il y a de même, à la face supérieure du crâne, des plaques osseuses tectrices, qui naissent dans les téguments, et ressemblent aux autres os dermiques. Elles présentent dans leurs pièces principales les mêmes conditions que les os de la voûte crânienne des Téléostéens. Il y a donc ici des os dermiques en rapport avec le crâne primitif, connexion qui se conserve depuis lors dans toutes les divisions des Vertébrés. L'appareil maxillaire offre des ossifications avec conservation de la forme qu'il possède chez les Sélaciens. Le palato-carré (*N*) est complétement détaché du crâne et présente, comme le maxillaire inférieur (*M*), un dépôt osseux. Un revêtement de même nature existe aussi sur une partie de l'hyomandibulaire, qui, plus développé que chez les Sélaciens, représente un pédoncule de la mâchoire formée de deux pièces (*L*).

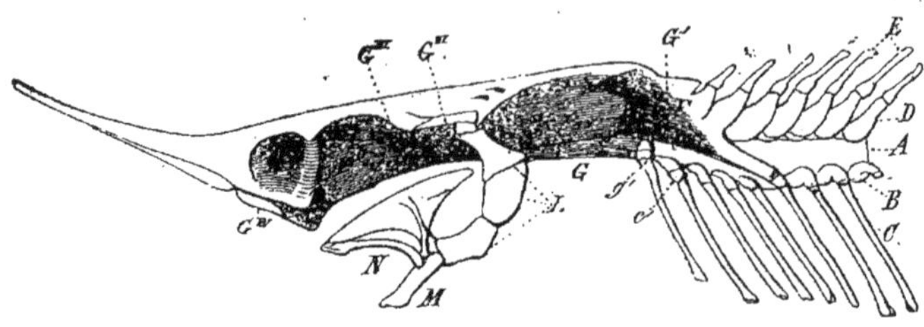

Fig. 195.

Chez les autres *Ganoïdes*, ainsi que chez les *Téléostéens*, la disposition que nous venons de voir dans l'Esturgeon éprouve de grandes différenciations. L'ébauche du crâne est un crâne primordial cartilagineux, sur lequel apparaissent des parties osseuses sous forme de plaques tectrices. Les os de revêtement du crâne et de la plus grande partie de la face basilaire conservent toujours ce caractère d'os de revêtement, tandis que les plaques latérales prennent peu à peu la place du cartilage. Chez beaucoup de Téléostéens, il se conserve des restes importants du crâne primitif, tantôt sur la voûte crânienne (*Salmones*, *Esoces*, etc.), tantôt, et c'est le cas le plus fréquent, seulement sur la région ethmoïdale. Il subsiste encore fréquemment des masses cartilagineuses considérables entre les parties ossifiées du crâne primordial.

En ce qui concerne les pièces osseuses, nous partageons le crâne primitif en régions que nous avons déjà indiquées plus haut. La région occipitale est composée de quatre pièces osseuses. Le *basilaire occipital* (*fig.* 196, *Ob*) suit immédiatement le corps de la première vertèbre. Il présente une concavité postérieure remplie par la Corde, qui correspond à la concavité antérieure de la première vertèbre. Il n'est pas rare de le trouver plus ou moins soudé avec cette vertèbre. Sur les côtés, il se joint aux *Occipitaux latéraux* (*Ol*) qui entourent toujours la portion la plus considérable du trou occipital, et fréquemment le ferment tant en dessus qu'en dessous, de sorte que l'occipital basilaire ne prend plus aucune part à sa formation (*Cyprinus*). L'*occipital supérieur* (*Os*) se place en haut, entre les occipitaux latéraux, sous la forme d'une pièce qui se continue en avant entre les os de revêtement du crâne; il est plus souvent caractérisé par une crête verticale très-apparente,

Fig. 195. — Crâne et origine de la colonne vertébrale de l'*Acipenser Ruthenus* après enlèvement des os dermiques; *A*, tube cordal couvert de son enveloppe (couche squelettogène); *B*, apophyses transverses (pièces en arc inférieures) qui portent les côtes (*C*); *D*, arcs supérieurs; *E*, leurs apophyses épineuses; *F*, portion antérieure de la colonne vertébrale qui, soudée au crâne, forme avec lui un tout continu; *G*, parasphénoïde; *G'*, sa continuation sous l'origine de la colonne vertébrale; *g'*, insertion des côtes sur la pièce précédente; *G''*, apophyse transverse du parasphénoïde; *G'''*, *G''''*, prolongement antérieur du même os; *J*, orbite; *K*, fosse nasale; *L*, arc hyomandibulaire, dont la pièce supérieure la plus grande paraît divisée par suite de son ossification partielle en trois pièces distinctes; *M*, pièce maxillaire inférieure; *N*, palato-carré (appareil maxillaire supérieur du palais). (D'après J. Müller.)

i se trouve dans le plan des apophyses épineuses de la colonne vertéale.

La région suivante provient de la capsule auditive. Les os qui la composent ntiennent, quoique non d'une nière exclusive, l'organe auditif byrinthe), et résultent de l'osication des parties du crâne priordial qui entourent les canaux mi-circulaires. On distingue de sorte trois pièces sous les noms Prooticum, *Opisthoticum* et ioticum (Huxley). L'*opisthoticum* suit immédiatement les occitaux latéraux en avant. Il est quemment petit (*Esox*), ou nque tout à fait; parfois il nstitue une notable portion du ne chez les Gadides, par exem- (*fig.* 197, 6). Il s'unit par son trémité supéro-postérieure avec pioticum (7) qui, se trouvant contiguïté avec la partie supérieure des occipitaux latéraux, a été aussi signé sous le nom d'Occipital externe (Cuvier). Le *prooticum*, comprenant canal semi-circulaire antérieur, est percé par la troisième branche du nerf trineau, ou forme la paroi postérieure du nal qu'elle traverse. Il atteint jusqu'à la rtie basilaire du crâne, où il peut aussi nir à celui du côté opposé dans la cavité nienne. A ces trois parties, s'en joint core une quatrième, qui apparaît comme vêtement extérieur du crâne primitif, mais s'unit peu à peu intimement ec lui. Elle est située sur l'opisthoticum et forme le plus souvent une ophyse postéro-latérale. Nous désignons cet os, qui s'unit aussi avec le omandibulaire, sous le nom de *Squameux* (*fig.* 196, *A*, *sq*; *fig.* 197, 6'). De même que ces os correspondant à la région temporale du crâne, présentent de nombreuses différences relativement à leur étendue plus ou moins

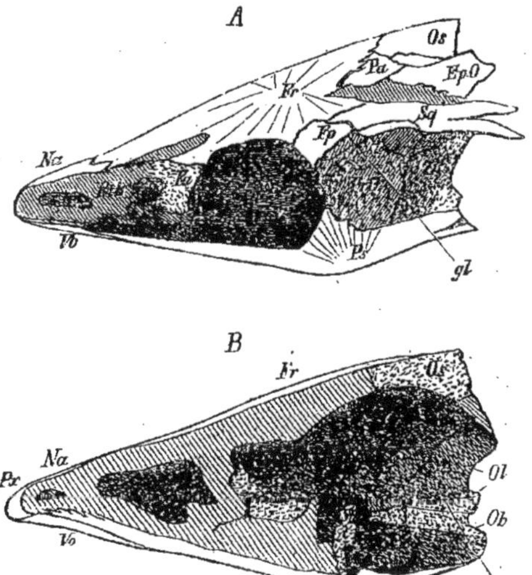

Fig. 196.

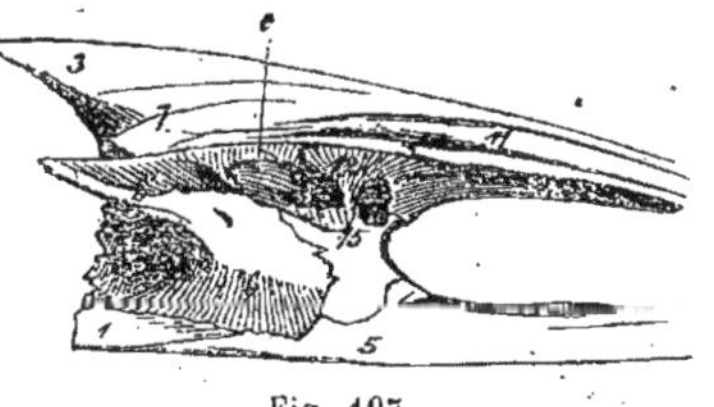

Fig. 197.

196. — Crâne de *Salmo salar*; *A*, vue latérale; *B*, coupe médiane. Les parties cartilageuses du crâne primitif sont hachées, les os provenant du crâne primordial sont ponctués. Les os de revêtement sont sans caractères spéciaux; *Ob*, basilaire occipital; *Ol*, occ. latéral; *Os*, occ. supérieur; *Sq*, squameux; *EpO*, epioticum; *PrO*, prooticum; *Sb*, sphénoïdal basilaire; *Als*, alisphénoïde; *OrS*, orbitosphénoïde; *Fa*, frontal antérieur; *Fp*, frontal postérieur; *Fr*, frontal; *Na*, nasal; *Ps*, parasphénoïde; *Vo*, vomer; *Px*, prémaxillaire; *gl*, face articulaire pour le hyo-mandibulaire; *Eth*, cartilage ethmoïdal; *vag*, ouverture de sortie du nerf vague.

. 197. Portion postérieure d'un crâne de *Gadus* (vu de côté); 1, occipital basilaire; 2, occ. latéral; 3, occ. supérieur; 5, parasphénoïde; 6, opisthoticum; 6', squamosum; 7, epioticum; 15, prooticum; 12, postfrontal; 11, frontal; *c*, point d'articulation pour le hyo-mandibulaire.

grande, de même, ceux qui sont placés en avant, varient également beaucoup, suivant le degré de développement de la cavité cérébrale. Lorsque notamment cette dernière s'étend en avant, les parois du crâne primitif et les pièces osseuses qu'il forme sont plus complètes, que lorsque l'amoindrissement de cette cavité détermine une atrophie de ses parois, et leur remplacement partiel par un tissu membraneux. Par suite de cette dernière circonstance, dans toute la région orbitaire, les parois latérales du crâne peuvent se réduire, les parties situées sur les côtés de la cavité crânienne, venir se placer en avant; de sorte qu'entre les orbites, ou bien ce sont les pièces paires de la partie précédente du crâne, directement réunies, qui forment mainenant la cavité crânienne en avant; ou bien des parties interorbitaires membraneuses remplacent les pièces cartilagineuses.

Des pièces latérales, formant une paire postérieure et une antérieure, résultent de l'ossification de cette région. La paire postérieure forme l'*Alisphénoïde* (sphénoïdal latéral postérieur), l'antérieure, l'*Orbitosphénoïde* (sphénoïdal latéral antérieur). Chez les Ganoïdes (*Amia*), tous ces os sont distincts les uns des autres. La même disposition existe chez plusieurs Téléostéens; mais chez d'autres, les pièces des deux côtés se rapprochent entre elles sur le fond de la cavité crânienne; cette juxtaposition que présentent surtout les orbito-sphénoïdes, conduit à la fusion de ces os; de sorte que les deux orbito-sphénoïdes ne sont plus représentés que par un os médian. Ils peuvent, enfin, par suite d'une rétrogradation ultérieure du crâne, être remplacés par des parties membraneuses. A la base de cette partie, on voit parfois apparaître un *Basisphénoïde* provenant du cartilage du crâne primitif comme un os peu important, qui se prolonge en haut par deux courtes branches par lesquelles il atteint l'Alisphénoïde. Cette pièce est fréquemment absente, ou peut être remplacée par du cartilage. Sa présence paraît se rattacher à celle d'un enfoncement qui s'étend de la cavité orbitaire aux os de la base du crâne, et qui forme ce qu'on appelle le canal des muscles de l'œil. Sur le fond, s'étend le long du crâne primitif, le *Parasphénoïde* (*fig.* 196, *Ps*, et 197, 5), os assez apparent qui s'unit en arrière par une suture au *Basi-occipital.*

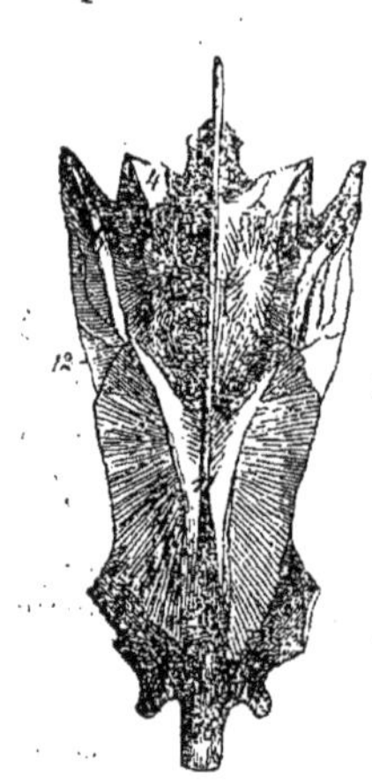

Fig. 198.

Dans la partie supérieure ou voûte de cette région, le crâne primordial ne se conserve que rarement complet; il présente généralement une lacune considérable, qui est comblée, comme nous l'avons déjà vu chez l'esturgeon, par des plaques tectrices qui servent à recouvrir le crâne cartilagineux. Ici, apparaissent près de la région occipitale deux *Pariétaux* (*fig.* 198, 7) qui sont quelquefois séparés entre eux par une apophyse antérieure de l'occipital supérieur (3). Ils semblent être des revêtements du crâne primitif, ainsi que

Fig. 198. — Crâne d'un *Gadus* vu de dessus; 3, occipital supérieur; 4, epioticum; 6, squamosum; 7, pariétal; 11, frontal médian; 12, frontal postérieur; 14, ethmoïdal latéral; 16, ethmoïdal médian.

a paire des *frontaux*, qui est fréquemment remplacée par une seule pièce Frontal principal, Cuvier, 11). Sur les côtés, le *postfrontal* s'étend (12) jus-u'au Squameux, et prend part à l'articulation de la mâchoire inférieure. lans la région ethmoïdale du crâne primordial, il se forme une pièce mé-iane et deux latérales que nous désignons sous le nom d'*ethmoïdales* et que ous appellerons *ethmoïdal médian* (*Nasal*, Agassiz, Owen), et *ethmoïdaux ıtéraux*. Ces derniers (*os frontaux antérieurs* Cuvier) sont traversés par les erfs olfactifs, et constituent ainsi les éléments des capsules nasales. La pièce ıoyenne des ethmoïdaux reste fréquemment cartilagineuse. Le *Vomer* ig. 196, *vo*) constitue la pièce de revêtement du fond de la région ethmoï-ale, et se réunit en arrière au parasphénoïde. Il est rarement pair (*Lepi-ostée*).

On peut regarder comme un précurseur de l'apparition d'un squelette plus solide le revê-ement pavimenteux de *plaques calcaires* qui recouvre certaines parties du squelette cartila-ineux des Sélaciens, et qui est aussi abondamment développé sur certaines parties du sque-tte céphalique, les pièces maxillaires par exemple. Les plaques sont formées par les parties rtilagineuses qui les circonscrivent et s'incrustent de calcaire, dans une certaine épaisseur ui s'accroît avec l'âge.

Un fait très-essentiel pour l'appréciation du crâne osseux, est que ce dernier forme primi-vement un *tout cartilagineux continu*. Les os qui apparaissent sur le crâne primordial ne nt pas, dans le vrai sens du mot, des formations individuelles au même titre que d'autres arties du squelette, les os des extrémités, par exemple, qui se montrent déjà distincts dans squelette cartilagineux primitif. Les os proprement dits du crâne, c'est-à-dire ceux qui rovíennent du crâne primitif, ne représentent relativement au crâne entier que des centres ossification, qui sont les points de départ de la formation graduelle du crâne osseux. Ils se mportent comme les autres centres isolés d'une partie quelconque du squelette. Les inter-alles des os crâniens contiennent les restes du cartilage du crâne primitif, qui doivent aussi re comparés aux restes de cartilage entre la diaphyse et l'épiphyse d'un os des extrémités. est par l'intermédiaire de ces restes de cartilage que s'accomplit la croissance de la capsule ânienne. Cette circonstance doit être prise en considération surtout dans l'appréciation des ombreuses modifications où la régression d'une pièce est accompagnée du développement une autre, qui peut remplacer la première.

Un second point important est celui de *la participation de vrais os dermiques dans la com-osition du crâne osseux*. Il ne peut y avoir de doute que les plaques tectrices osseuses du âne de l'Esturgeon ne soient des os dermiques. Elles ne se distinguent en rien des pro-uctions de cette nature qui se trouvent sur d'autres points des téguments ; leur seule parti-ılarité serait leur situation (sur le cartilage), qui ne peut fournir aucun motif de nature à les éparer des autres productions osseuses dermiques. Le même cas se rencontre chez les autres anoïdes, et même quelques Téléostéens. Cependant chez un grand nombre de ces derniers, lles se développent dans une couche du derme plus profonde, et se trouvent ainsi elles-mêmes evêtues de la peau ; dans d'autres enfin nous les trouvons sous les téguments souvent recou-ertes d'écailles. Dans tous les cas elles reposent sur le crâne cartilagineux, lorsqu'il persiste. es différences dépendent ainsi de l'épaisseur plus ou moins grande de la couche tégumen-aire, et se manifestent par un accroissement de cette dernière avec formation de plaques sseuses dans une situation plus profonde. De l'ensemble du squelette dermique de ces oissons, il ne se conserve donc presque exclusivement que les parties recouvrant le crâne, ui par suite des rapports contractés avec le cartilage sous-jacent, se moulent sur lui et per-istent même lorsque les conditions primitives sont changées. Lorsque d'une part les tégu-ıents arrivent à les recouvrir, et que, d'autre part, la voûte crânienne cartilagineuse dispa-aît, ce sont ces ossifications dermiques qui la remplacent et ferment directement la cavité u crâne. Cette conception d'un passage de véritables os dermiques dans le squelette interne, ésout une question controversée depuis bien des années, et permet de donner également raison à ceux qui soutiennent que les parties en question du squelette sont des formations nouvelles et à ceux qui les rapportent au développement de parties déjà existantes.

Cet état d'une partie des os du crâne conduit à un phénomène qu'on peut retrouver sur d'autres os. Ainsi les pièces osseuses qui paraissent naître du crâne primordial n'y surgissent pas de suite par ossification du cartilage, mais se forment sur ce dernier par ossification d'une couche de tissu périchondrique. Ce fait peut être nettement démontré pour un grand nombre de parties du squelette, il est encore douteux pour d'autres. Ce mode d'ossification est celui des occipitaux latéraux, du supérieur, des os de la capsule de l'oreille, des ethmoïdaux, etc. Après que le cartilage a reçu un premier revêtement, même partiel, de substance osseuse, il commence à se détruire et disparaît devant le tissu osseux qui s'y substitue ; telle est la marche de ce qu'on appelle l'ossification du cartilage. Elle parait dépendre de ce fait nécessaire que la portion cartilagineuse soit déjà entourée d'une lamelle osseuse. Les parties du crâne qui présentent des passages pour les nerfs et autres organes, offrent les conditions les plus favorables pour observer ces modifications de structure. On pourrait peut-être rattacher à cet ordre de phénomènes la condition des os formant le revêtement céphalique, qui laissent intacte la voûte crânienne cartilagineuse lorsqu'elle persiste, et ne l'entraînent jamais dans leur sphère d'ossification. Le fait mentionné tout à l'heure que les parties du crâne qui se revêtent d'abord d'une couche osseuse sont les seules dont le cartilage se transforme en tissu osseux, efface entièrement la différence admise jusqu'à présent entre les parties du squelette dites *primaires* (provenant d'ossification du cartilage), et les *secondaires* (formées dans le tissu connectif). Presque tous les os dits primaires naissent comme des os secondaires. Ces expression n'impliquent aucune différence fondamentale, mais seulement des états particuliers, qui doivent plutôt être considérés comme des phases de développement. (Voir mes remarques sur la formation primaire et secondaire des os, dans *Jenaische Zeitsch.*, III, p. 54.)

Le crâne primordial existant chez les Sélaciens ne se conserve pas chez les Ganoïdes d'une manière aussi complète, car chez ces Poissons des parties du labyrinthe auditif se trouvent placées dans la cavité du crâne. La voûte du crâne primordial est aussi incomplète chez les *Polyptères*. Chez les Téléostéens cette disposition s'accentue davantage, de sorte qu'il n'y a encore que quelques parties des canaux semi-circulaires qui soient comprises dans les parties du crâne auditif déjà ossifiées. Cet état subsiste chez tous les Téléostéens, où de nouvelles rétrogradations surviennent avec les lacunes sus-mentionnées dans la voûte crânienne. *La réunion du crâne et de la colonne vertébrale* se fait de différentes manières. Chez les Raies et les Chimères elle a lieu au moyen d'un condyle dont le crâne est pourvu. Une soudure du premier corps vertébral avec l'occipital basilaire a lieu non-seulement chez les *Ganoïdes holostées*, mais aussi chez beaucoup de *Physostomes*. Ce mode de réunion peut même s'étendre sur un nombre plus grand de vertèbres.

La *conformation du crâne des Dipnoi* se trouve sous plusieurs rapports en dehors de la série que nous avons pu suivre des Sélaciens aux Téléostéens en passant par les Ganoïdes. Elle se rapproche le plus de celle du crâne des Chimères. La corde se continue dans la base cartilagineuse. La mâchoire inférieure s'articule sur une apophyse triangulaire partant des côtés du crâne et dirigée en bas. Outre deux os latéraux de la région occipitale, devant lesquels se trouve la capsule cartilagineuse auditive, aucune pièce provenant d'une ossification du crâne primitif ne participe à la formation des parois de la cavité crânienne. Au contraire, une grande plaque tectrice de la voûte crânienne forme, au moyen d'une apophyse descendante, en avant de la capsule auditive, une partie des parois latérales de la boîte crânienne, et contribue en même temps à constituer sur une étendue assez considérable la voûte supérieure du crâne. Un parasphénoïde apparent envoie également une apophyse à la paroi latérale du crâne. Les os nasaux qui recouvrent la région ethmoïdale, sont des plaques tectrices, derrière lesquelles s'attache un os plat, se prolongeant en arrière sur le toit crânien. Des ossifications se remarquent également sur les apophyses latérales de la capsule crânienne qui portent la mâchoire inférieure et l'hyoïde. Extérieurement, un os partant de la capsule auditive s'étend en avant et en bas, jusqu'à l'articulation de la mâchoire inférieure, et dans la partie antérieure une plaque osseuse s'étale sur la région palatine. Elle correspond à un ptérygo-palatin (Huxley).

Des pièces encore imparfaitement connues quant à leur valeur morphologique forment le *cartilage nasal* des Sélaciens et des Chimères. Elles paraissent parfois être des différenciations de la capsule cartilagineuse du nez, et par conséquent font partie du crâne primitif. Dans autres cas, les plus nombreux, elles sont tout à fait indépendantes. On les trouve très-déve-ppées chez quelques Raies (*Myliobates, Rhinoptera*).

§ 192.

L'*appareil maxillaire* des Sélaciens se conserve chez les *Ganoïdes* (les sturgeons exceptés), et partiellement chez les *Téléostéens*, où des productions osseuses prennent sa place. Une nouvelle complication résulte du fait ue la pièce supérieure de l'arc hyoïdien primitif entre en connexion intime vec les os provenant du cartilage palato-carré. Il se forme ainsi, comme ous l'avons vu chez les Esturgeons (*fig.* 195, *L*, p. 600), un appareil spécial ortant les pièces de l'arc maxillaire primitif, dit « pédoncule maxillaire » *suspensorium*). Malgré ce changement, les rapports primordiaux sont encore aciles à reconnaître pendant l'état embryonnaire, et se déduisent des dispositions propres aux Sélaciens ; de sorte que nous pouvons ici aussi prendre our point de départ les parties que nous y avons distinguées. Le palato-carré st donc aussi dans ce cas, une pièce arquée en dessous entourant l'orbite, fixée en avant sur le crâne ; la mâchoire inférieure, une différenciation du remier arc viscéral (arc maxillaire) ; il faut en distinguer l'extrémité supé-eure du deuxième arc viscéral réunie à l'extrémité postérieure du palato-arré. Les connexions intimes survenues entre ces dernières pièces et le pa-lto-carré, ont modifié dans une mesure proportionnelle leurs rapports rimitifs ; elles sont devenues les pièces principales de réunion du palato-arré avec le crâne, bien que, comme auparavant, elles portent l'arc hyoïde. faut signaler comme constituant une différence qui ne manque pas d'importance, au point de vue de la comparaison avec les Sélaciens, le fait de la ersistance de la séparation des extrémités antérieures des palato-carrés des eux côtés. Tandis que dans les Sélaciens et aussi chez les Esturgeons, reliés ar un ligament, ils sont en contact l'un avec l'autre, chez les autres Ganoïes et les Téléostéens, ils occupent les côtés antérieurs du crâne primitif, et nt séparés l'un de l'autre par la région ethmoïdale, laquelle contribue ainsi limiter la partie supérieure de la cavité buccale.

L'os *hyomandibulaire* (*Temporal* de Cuvier ; *Carré*, Hallmann, *fig.* 199, *Hm*) ui est presque toujours assez considérable, s'articule sur le côté du crâne. e point d'articulation (*fig.* 196, *A*, *gl*, p. 601) est repoussé vers le haut et est plus situé près de la base du crâne, comme chez les Sélaciens. Une ièce s'articulant sur lui, et qui, déjà présente chez les Sélaciens, est passablement considérable chez les Esturgeons, constitue le *Symplectique* (Cuvier). 'arc hyoïdien s'insère sur le point de réunion des deux, et comme chez s Esturgeons il s'attache au symplectique, ce dernier doit être encore compté omme appartenant au deuxième arc viscéral, et considéré comme un segment de sa pièce supérieure.

Le symplectique (*Sy*), sous forme d'un os très-mince s'insinue sous la face iterne de l'extrémité postérieure du cartilage palato-carré. De ce cartilage proient aussi l'*os carré* (*Q*) (*Jugal* de Cuvier, *Quadrato-jugal* d'Hallmann), qui orte la cavité articulaire de la mâchoire inférieure. Au-dessous et en avant du carré se place l'*Ectoptérygoïde* (*Ept*) recourbé dans l'angle, et entre cet os et les os hyomandibulaire et carré s'en trouve un autre plat, le plus souvent quadrangulaire, le *Metaptérygoïde* (*Mt*) désigné par Cuvier sous le nom d'*os tympanique*. Devant l'Ectoptérygoïde, sur la ligne médiane se présente un troisième os, l'*Entoptérygoïde*, et la partie la plus antérieure du cartilage palato-carré fournit enfin l'os *palatin*, qui se rattache au crâne en conservant quelque mobilité.

On trouve encore devant le palatin deux pièces qui n'ont pas été représentées par du cartilage, dont la postérieure ordinairement en connexion avec le palatin constitue l'os *maxillaire* (*fig.* 199, *Mx*), et l'antérieure le *prémaxillaire* (*Px*). Ces pièces paraissent être des parties nouvelles, qui dès maintenant joueront un rôle important. Leur constance soulève la question de savoir si bien réellement elles n'existent pas auparavant, peut-être déjà chez les Sélaciens de la partie supérieure, si ce ne sont pas des pièces de revêtement de leurs cartilages labiaux (de ces cartilages), et qui se seraient conservées après que la couche cartilagineuse sous-jacente aurait cessé de se développer. Nous pourrons justifier plus complétement cette manière de voir (Remarques). Ces deux os maxillaires se comportent de manières fort différentes quant à leurs formes et leurs connexions. Tantôt ils sont mobiles d'une manière indépendante, même protractiles, tantôt ils sont fixés au crâne plus solidement. C'est surtout le cas du prémaxillaire, qui est souvent plus fortement attaché à la partie antérieure de la région ethmoïdale. Tous deux circonscrivent l'ouverture buccale ; cependant dans les cas où le prémaxillaire s'allonge beaucoup, le maxillaire peut cesser de faire partie du bord buccal, de même qu'une réduction de l'intermaxillaire peut donner sous ce rapport une prépondérance au maxillaire supérieur, comme cela se trouve être le cas chez les Anguilles par exemple, dont les intermaxillaires rudimentaires se réunissent entre eux et avec d'autres os, tels que le vomer ou les nasaux.

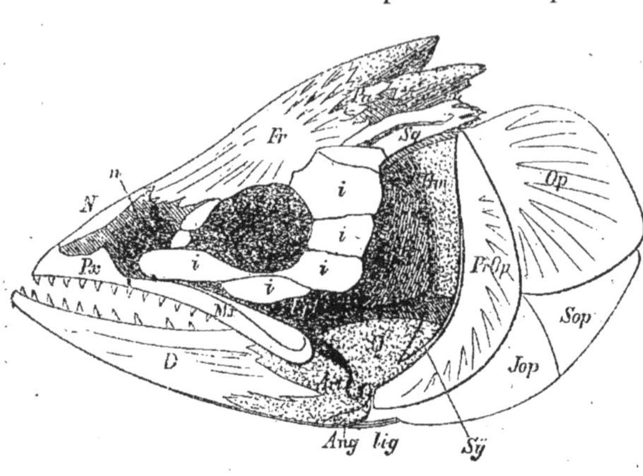

Fig. 199.

La *mâchoire inférieure* conserve de la manière la plus complète la disposition du cartilage primitif. On voit naître sur celui-ci une pièce antérieure,

Fig. 199. — Vue latérale du squelette céphalique du *Salmo salar* (voir *fig.* 196, *A*) ; *Fr*, frontal ; *N*, nasal ; *n*, fosses nasales ; *Pa*, pariétal ; *Sq*, squameux ; *iiii*, anneau osseux infra-orbital ; *Hm*, hyo-mandibulaire ; *Sy*, symplecticum (cet os est représenté comme s'il était visible au dehors) ; *Mt*, métaptérygoïde ; *Ept*, ectoptérygoïde ; *Q*, quadratum ; *Mx*, maxillaire ; *Px*, prémaxillaire ; *Art*, articulaire ; *Ang*, angulaire ; *D*, dental ; *Op*, opercule ; *PrOp*, préopercule ; *Sop*, sous-opercule ; *Iop*, interopercule ; *Lig*, faisceaux liant l'interopercule à l'angulaire de la mâchoire inférieure.

nbrassant le cartilage comme un étui externe et qu'on appelle l'os *den-ire* (*D*). De la partie condylienne du cartilage se forme l'os *articulaire* (*Art*), us lequel une portion de cartilage peut se conserver à cet état, ou s'ossifier une manière indépendante et constituer alors l'os *angulaire* (*Ang*). A la rface interne de la mâchoire inférieure osseuse ainsi composée, il se forme rfois comme revêtement du cartilage un os particulier que Cuvier a appelé *)perculaire*.

Parmi les parties du squelette qui sont en connexion avec l'appareil maxil-ire sans faire toujours partie de ce dernier, le squelette des *opercules bran-iaux* très-développé chez les Ganoïdes et les Téléostéens occupe une place épondérante. On trouve chez les Sélaciens, au lieu de ce squelette osseux, s pièces cartilagineuses parfois ramifiées qui sont placées tant sur l'hyo-andibulaire que sur l'os hyoïde qui en provient. L'uniformité de leur dis-ibution sur ces deux parties fournit une preuve en faveur de la ressemblance orphologique de ces dernières. Chez les Téléostéens, ces organes disparaissent r l'hyomandibulaire, et comme par contre nous y trouvons des parties os-uses, on doit admettre que ces dernières constituent des plaques tégumen-ires. Les expansions cartilagineuses des Sélaciens peuvent donc passer pour s précurseurs de formations osseuses. Ces *os operculaires* naissent dans une embrane qui s'étend de l'arc de l'os hyoïde sur les fentes branchiales qui nt situées derrière. Chez les *Spatularia*, un os très-mince et peu apparent é sur le cartilage supérieur du *suspensorium*, prend chez l'*Acipenser* un veloppement de volume considérable. C'est l'*opercule* (*fig.* 199, *Op*) des tres Ganoïdes et Téléostéens, auquel s'ajoutent encore d'autres parties.

Un second os, le *préopercule* (*PrOp*), prend son origine sur le cartilage i réunit l'hyomandibulaire et le symplectique. Il est fréquemment en con-xion plus étroite avec les parties constituantes du *Suspensorium* (chez les ures par exemple) et s'étend sur toute la longueur de ce dernier. Derrière préopercule se trouve le *sous-opercule* (*Sop*) placé sous l'opercule ordi-irement grand, et enfin tout à fait inférieurement l'*interopercule* (*Jop*) linairement relié à la mâchoire inférieure par un ligament.

Un très-grand nombre de pièces osseuses, formées de la manière la plus verse aux dépens de parties du squelette dermique, constituent des os cessoires qui ne se trouvent que chez les Poissons seuls, et ne représentent int des éléments typiques du crâne des Vertébrés. Les plus remarquables it les os *infra-orbitaires* (*fig.* 199, *iiii*), formant une série courbe entou-it le bord inférieur de l'orbite, et dont la pièce postérieure s'unit à l'os st-frontal, et l'antérieure à l'ethmoïde latéral. Ils atteignent une dimension narquable chez les Cataphractes (*Trigla*), où ils sont en même temps en nnexion intime avec le préopercule. Ils couvrent l'appareil palato-maxil-re, et les plaques qui les composent sont unies avec le suspensorium. Les pièces voisines du bord des fosses nasales qu'on a chez les Poissons signées sous le nom d'*os nasaux*, appartiennent à la catégorie qui nous cupe, par leur inconstance qui caractérise encore d'autres pièces résultant modifications des écailles et en connexion avec ce qu'on a appelé le sys-ne du canal muqueux. Les pièces infra-orbitales paraissent fréquemment aussi se comporter à ces divers points de vue comme les autres os dermiques du squelette céphalique.

De nombreuses modifications résultent de différences dans les connexions ou l'étendue relative des parties formant le squelette céphalique; aussi cet ensemble complexe d'os offre-t-il une variété extraordinaire de formes, qui porte surtout sur les parties situées superficiellement, les appendices qui naissent sur les deux premiers arcs du squelettette viscéral et leurs annexes. C'est à cette catégorie qu'il faut rattacher l'allongement considérable des pièces maxillaires (*Xiphias*, *Belone*), et la protraction remarquable des mâchoires qui transforme la bouche en un prolongement tubulaire (*Fistularia*).

L'opinion citée plus haut, déjà avancée par Cuvier, que les *maxillaires* et *prémaxillaires* dérivaient des *cartilages labiaux* des *Sélaciens*, s'appuie non-seulement sur les rapports de situation, mais aussi sur ceux de connexion. Le second cartilage labial qui entoure de ses deux branches l'angle buccal est toujours fixé par sa pièce sous-maxillaire à la mâchoire inférieure même, par un ligament (*Squatina*). La pièce supérieure de ce second cartilage correspondrait au maxillaire, lequel chez tous les Téléostéens, où il n'est point devenu rudimentaire, est également relié au maxillaire inférieur par un ligament. Ce ligament très-apparent représente le cartilage inférieur, qui a ici changé de structure. On peut trouver encore une confirmation de la même opinion dans la présence fréquente sous le prémaxillaire d'un rudiment de cartilage; il faut naturellement tenir compte pour sa détermination morphologique des changements qu'ont engendrés chez cette pièce maxillaire les modifications de son importance physiologique, et qui s'expriment dans ses rapports avec le système musculaire et les autres parties du crâne.

On peut consulter, pour les innombrables détails du squelette céphalique des Poissons, les monographies qui s'y rattachent, surtout les travaux de Cuvier, Agassiz, J. Müller et Stannius.

Nous trouvons chez les *Pleuronectides* une particularité toute spéciale consistant dans l'*asymétrie du crâne*. Elle est déterminée par le changement de position d'un œil qui, primitivement situé symétriquement à celui du côté opposé, passe peu à peu du côté de ce dernier, de manière que tous les deux finissent par se trouver sur la face du corps qui, dans la position où nage le Poisson, est tournée vers le haut. (Consulter sur les phénomènes que présentent les diverses parties du squelette et qui accompagnent cette transposition, J.-J. Steenstrup, *Oversigt over de K. D. Vidensk. Selskabs Forhand*, 1863; Traquair, *Trans. Linn. Soc.*, XXV, II, p. 263.

§ 193.

La conformation du crâne des *Amphibiens* se rattache par un grand nombre de points à celle du crâne des Poissons. Le crâne primordial, bien développé, persiste ordinairement avec peu de changements; il est recouvert de plaques tectrices. Cependant la capsule crânienne perd souvent sa voûte et même son plancher par la formation de lacunes dans les parties supérieures et inférieures du cartilage primordial.

Le palato-carré est en connexion immédiate avec le crâne primordial; et rejoint en arrière la capsule auditive; en avant, il se contourne en arc autour des orbites, et peut demeurer libre (Urodèles), ou s'unir au crâne sur la région ethmoïdale. En arrière et sur les côtés, cette partie porte la mâchoire inférieure, et constitue ainsi le suspensorium de la mâchoire inférieure. Dans ces conditions ce suspensorium ne provient plus du deuxième arc viscéral, et l'on ne voit plus, comme chez les Poissons, la fraction supérieure de cet arc fournir les os hyomandibulaire et symplectique. Lorsque nous considérons qu'à partir des Sélaciens ces parties se sont développées chez les Ganoïdes et Téléostéens, et que chez beaucoup de Sélaciens cette portion du second arc céral se confond avec les extrémités postérieures des deux pièces maxilres (surtout le palato-carré), nous sommes conduits à penser que c'est chez Sélaciens que nous devons chercher le point de connexion avec les dispoions qui se présentent chez les Batraciens. Si nous nous figurons cette ce sus-maxillaire des Sélaciens soudée au crâne, en arrière comme en avant, us pouvons en déduire le squelette céphalique des Amphibiens. Il y a touois cette différence que les palato-carrés ne se réunissent pas sur la ligne diane, mais restent en avant séparés l'un de l'autre par la portion ethïdale du crâne. Il y a là une disposition qui est déjà exprimée chez les Gaides et Téléostéens. Par suite de la soudure avec l'os palato-carré, de noules parties s'ajoutent au crâne primordial, qui ne correspond plus en nséquence à celui des Poissons (les *Chimères* et *Lepidosiren* exceptés), et té déjà distingué par Dugès sous le nom de « cartilage crânio-facial. »

Comme chez le Lépidosiren il n'y a qu'un petit nombre d'os provenant du ne primordial. Dans la région occipitale, il n'y a que les occipitaux latéix (*fig.* 200, *ol*) qui, sauf sur une petite étendue située sur chacune des

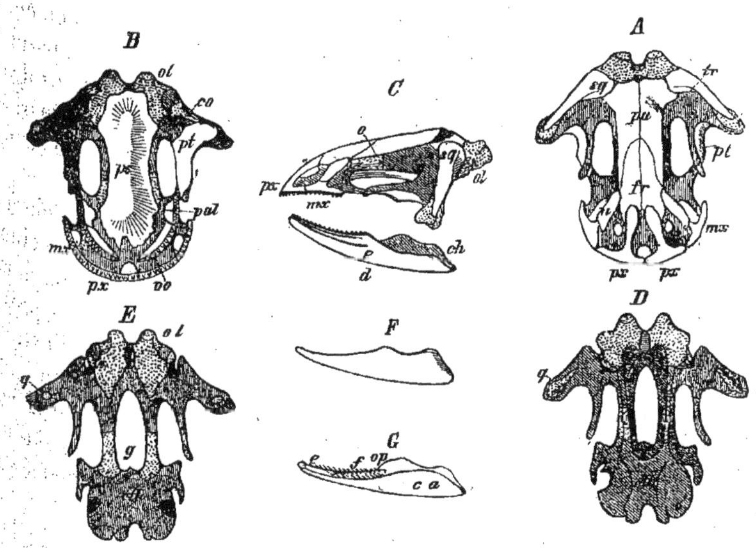

Fig. 200.

nes médianes supérieure et inférieure où le cartilage subsiste, circonscriit le trou occipital. Chacun d'eux fournit un condyle occipital pour l'artiation avec la colonne vertébrale. La région suivante, celle de la capsule litive, forme d'importantes saillies latérales, auxquelles plus en dehors se it la partie postérieure du palato-carré. La partie antérieure présente une ification qui correspond au prootique des poissons. Elle ne contient que

200. — Crâne de *Siredon pisciformis; A*, vu de dessus; *B*, de dessous; *C*, de côté avec la mâchoire inférieure; *D*, crâne primordial vu de dessus; *E*, le même vu de dessous; *F*, cartilage sous-maxillaire; *G*, mâchoire inférieure vue de dedans; *ol*, occipital latéral; *ps*, parasphénoïde; *sq*, squameux; *q*, quadratum; *pa*, pariétal; *fr*, frontal; *pt*, ptérygoïde; *mx*, maxillaire; *px*, prémaxillaire; *n*, nasal; *g*. os annulaire; *d*, dental; *a*, angulaire; *op*, operculaire; *eth*, cartilage ethmoïdal; *co*, columelle.

la partie antérieure du labyrinthe, dont la portion postérieure est entourée par les occipitaux latéraux. Parfois il y a des traces d'un épiotique. Une fenêtre ovale constitue une perforation dans la capsule auditive. Elle est recouverte d'une pièce osseuse provenant du second arc viscéral (*fig.* 200, *co*).

La région ethmoïdale est également le siége, dans sa portion antérieure, d'ossifications qui présentent une extension différente. Tantôt elles n'intéressent que la paroi latérale du crâne (*Axolotl* [*g*]), tantôt elles s'étendent en haut et en bas de manière à former une pièce annulaire que Cuvier a nommée « os en ceinture. » Dugès l'a considéré comme un ethmoïde. Cet os peut arriver à la région ethmoïdale et pénétrer jusqu'au fond des capsules nasales. On peut comparer cette pièce à un orbito-sphénoïde, en tous cas c'est là qu'il trouve sa première origine.

Comme pièces tectrices de cette région, on trouve des os pariétaux pairs (*pa*) et devant eux les frontaux (*fr*). Les deux os d'un même côté se soudent entre eux (chez les grenouilles par exemple) et forment ainsi des *pariéto-frontaux*. Devant ceux-ci sont situés les *os nasaux* (*n*) fréquemment séparés par les frontaux, et qui correspondent au plus grand développement que prennent ici les fosses nasales comparées à celles des Poissons ; ils apparaissent ici pour la première fois comme des pièces indépendantes. Comme os de revêtement nous trouvons encore à la base du crâne le *parasphénoïde* (*ps*), semblable à celui des Poissons, et en avant de ce dernier un os pair de la région ethmoïdale (*vo*), correspondant au *vomer*.

Des états plus simples que ceux existant chez les Poissons, s'observent dans l'os palato-carré considéré dans ses fonctions comme suspensorium de la mâchoire. Cette pièce conserve en grande partie la forme cartilagineuse, ainsi que l'arc qu'il émet en avant, qui entoure l'orbite, et tantôt présente une apophyse, tantôt se termine dans la région ethmoïdale. A l'extrémité du suspensorium de la mâchoire, on observe une ossification (*q*) qu'on peut considérer comme l'équivalent de l'os carré (quadratum) des Poissons. La connexion de cette pièce avec le crâne n'est point complète, car on trouve à sa partie inférieure (*Rana*) entre elle et la capsule crânienne une face articulaire apparente.

Deux plaques de revêtement naissent sur le cartilage palato-carré ; la supérieure (*Sq*) caractérisée chez les Grenouilles par une forte apophyse et dirigée en avant, a une signification difficile à apprécier. Elle correspond peut-être à l'os squameux des Poissons, cependant cela n'est pas certain. On pourrait la désigner sous le nom d'*os tympanique* en raison de ses rapports avec la membrane du tympan qu'elle supporte en partie. La plaque inférieure s'étendant en avant le long de l'arc cartilagineux, est le *ptérygoïde* (*pt*), qui chez les Poissons est ordinairement remplacé)par trois pièces distinctes. Il atteint par son extrémité antérieure le *palatin* (*pal*), situé sur les côtés de la région ethmoïdale, qui se place le plus souvent dans une position transversale derrière le vomer.

Dans une partie des Amphibiens, il y a encore un os qui part de l'articulation de la mâchoire inférieure en se dirigeant en avant, c'est le *quadrato-jugal*, que ses rapports de parenté rattachent à celui des Vertébrés supérieurs.

es pièces maxillaires, naissant chez les Poissons osseux au devant du crâne mitif, les *prémaxillaires* et *maxillaires* sont chez les Amphibiens placées ectement sur le crâne lui-même, et paraissent par conséquent être des ques de revêtement, ce qu'on peut conclure du fait que déjà chez plusieurs ssons on constate des formes de transition. Le maxillaire présente une ension latérale très-variable, et ordinairement il s'étend chez les Anoures arrière jusqu'au quadrato-jugal. La réunion du prémaxillaire à la partie érieure du crâne primitif a surtout lieu par une apophyse qui s'élève sur milieu de la région nasale.

L'apparition de cartilages spéciaux placés en continuité avec le crâne pritif en avant de lui, qu'on observe chez les larves des Anoures montrent e les pièces maxillaires dont nous venons de parler ou les pièces cartilagiuses qui leur sont sous-jacentes, ne constituent point les limites primorles de l'orifice buccal. Dugès les a appelées *rostrales* et *adrostrales*, et r attribue la formation des parties maxillaires solides, après laquelle elles paraîtraient. Ces données appuieraient la comparaison de ces pièces avec cartilages labiaux des Sélaciens, et en même temps la signification comme de revêtement primitif des prémaxillaires et maxillaires.

Le cartilage primitif du *maxillaire inférieur* des Amphibiens (*fig.* 200, *ch* et *F*) est analogue à celui des Poissons, et les parties osseuses s'y ment de la même manière. La portion articulaire du cartilage se conve souvent inaltérée, cependant elle peut s'ossifier et représenter alors un *articulaire* qui est continu avec le cartilage. Il est couvert d'un *os denre*, auquel s'ajoutent fréquemment un *angulaire*, et parfois aussi encore e pièce de revêtement interne, l'*operculaire* (*fig.* 200, *G*, *op*).

Bien que la séparation du suspensorium de la mâchoire ne se présente jamais sur le crâne mitif des Amphibiens, avec lequel ce suspensorium est, au contraire, en continuité, on ne t point considérer cette continuité comme apparaissant en premier lieu chez ce groupe nimaux. Il y a même des motifs pour l'attribuer à une condition primitive de la classe, elle a héritée d'états antérieurs. Ces motifs se trouvent dans le fait qu'un cartilage crâniolal pareil existe chez les *Chimæra* et *Lepidosiren*, dont les types si différents d'ailleurs t supposer un grand nombre de formes de passage ou au moins une grande extension de genre de conformation. L'existence d'un rudiment de cartilage crâno-facial chez les *clostomes* est important, en ce que ces derniers, par leur sous-orbitaire partant de la cape auditive, se rapprochent de la disposition que nous avons indiquée dans le crâne des Ambiens; il semble cependant inopportun de trop insister sur des comparaisons avec le crâne s Cyclostomes. Si nous considérons les rapports du palato-carré avec le crâne primitif, mme constituant un état déjà fixé chez les Amphibiens, nous ne le regardons cependant s comme étant primordial, et devons encore, ici comme précédemment (§ 191), supposer il s'est formé aux dépens d'une partie embryonnaire primitive, un arc de squelette visral.

Sur les rapports génétiques du crâne des Amphibiens, voy. Dugès et Reichert, *Vergleiende Entwickelungs-geschichte des Kopfes der nackten Amphibien*. Königsberg, 1838.

§ 194.

Les caractères que présente le crâne des *Reptiles* offrent une telle ressemlance avec ceux du crâne des *Oiseaux*, que nous devrons les traiter en même temps. Les formes crâniennes de ces Vertébrés constituent un groupe naturel, et qui s'écartent autant de celles des Amphibiens que de celles des Mammifères. Elles se séparent avant tout de ces dernières par la présence d'un suspensorium de la mâchoire, et des premières par de nombreuses différences dans les diverses parties du squelette.

Le crâne primordial s'ossifie beaucoup plus complétement que chez les Amphibiens, et le développement considérable des os qui prennent naissance sur le palato-carré primitif et à ses dépens, ne laissent apercevoir qu'une petite partie des pièces provenant du crâne cartilagineux. L'étendue relative des deux parties principales du squelette céphalique détermine des différences dans la configuration générale du crâne. Un plus grand épanouissement de la capsule crânienne, tel qu'il se trouve chez les Oiseaux, permet d'en distinguer les pièces constituantes plus nettement que chez les Reptiles. D'autre part, il peut résulter d'une forte extension de ce qu'on appelle les os de la face, le recouvrement par ces derniers et, à des degrés divers, le refoulement en arrière de la capsule crânienne.

La *région occipitale* présente les quatre éléments qui la constituent chez les Poissons. L'*occipital basilaire* forme au moyen des deux pièces latérales *un seul* condyle occipital. Les rapports entre les os et le trou occipital sont différents, en ce que tantôt le basilaire (Tortues) tantôt le supérieur (Crocodiles), n'entrent pas dans la constitution de son pourtour. Chez les Tortues (*fig.* 201, *z*) l'occipital supérieur se relève en une crête bien accusée. Il est à remarquer que la capsule auditive osseuse, comme cela est déjà le cas chez les Amphibiens, possède une fenêtre ovale, mais

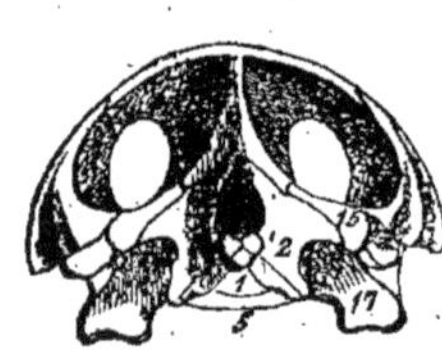

Fig. 201.

à laquelle s'ajoute encore une seconde ouverture fermée par une membrane, la fenêtre ronde. Devant l'occipital latéral, chez tous les *Reptiles* et *Oiseaux*, est placé le *prootique*, dont le bord antérieur est le lieu de sortie de la troisième branche du nerf trijumeau. L'*opisthotique* circonscrit avec le précédent la partie postérieure de la fenêtre ovale, mais ne reste indépendant que chez les Tortues; dans les autres Reptiles ainsi que dans les Oiseaux, il se confond avec l'occipital latéral. L'*épiotique* ne reste par contre jamais distinct, se soudant de très-bonne heure en s'ossifiant, avec l'occipital supérieur. Toutes les parties de la capsule auditive des Oiseaux se soudent non-seulement entre elles, mais encore avec les os voisins.

Un os saillant, le *squameux* (*Sq*), portant le suspensorium de la mâchoire, apparaît chez les Serpents. Il occupe la même situation chez les Lézards, et aussi chez les Tortues, les Crocodiles et les Oiseaux, où il est placé sur la voûte de la caisse du tympan, entre la capsule auditive osseuse, le pariétal et le postfrontal.

La partie sphénoïdale affecte un développement fort inégal suivant l'extension de la cavité crânienne. Chez tous, le *basisphénoïde* en constitue la

Fig. 201. — Crâne de Tortue vu de derrière; 1, occipital basilaire; 2, occ. latéral; 3, occ. supérieur; 5, basi-sphénoïde; 8, squameux; 15, prooticum; 17, os carré (quadratum).

ce fondamentale et provient, ainsi que le *présphénoïde*, ordinairement peu parent, du crâne primordial ; tandis que chez les Amphibiens et les Pois- s l'ossification des branches du parasphénoïde n'a pas lieu. Sur les ties latérales apparaissent chez les Oiseaux un *alisphénoïde* ainsi qu'un *itosphénoïde*, ce dernier chez l'Autruche au moins. Les Crocodiles ont si un alisphénoïde. Par contre, chez la plupart des Lézards, la région in- orbitaire du crâne est formée par une cloison membraneuse ne présentant des traces de ces os. Les pièces orbitosphénoïdales manquent ordinaire- nt, comme chez les Crocodiles.

Une pièce osseuse qui, chez les Lacertiens (*Lacerta, Varanus, Podinema*), cend du pariétal au ptérygoïde (*Columella*) (*fig.* 202, *A*, *co*) est repré tée chez les Tortues par une large que osseuse venant directement pariétal, et contribuant à limiter cavité crânienne ; une pièce sem- ble participant à la circonscription la cavité du crâne s'étend chez les pents jusqu'au frontal. Il y a donc une compensation du défaut de ois indépendantes provenant des de la voûte crânienne.

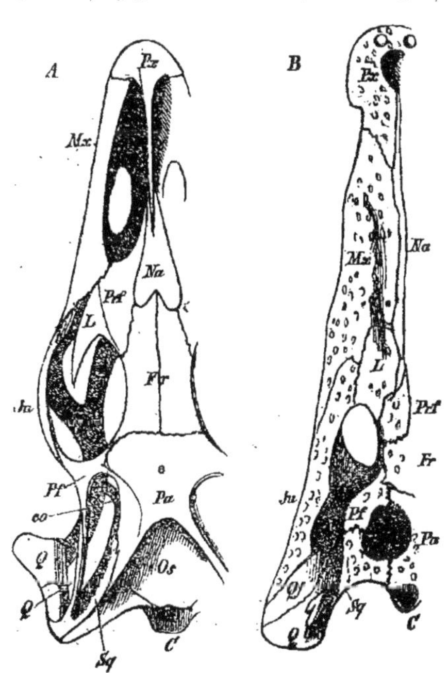

Fig. 202.

En ce qui concerne les os de revê- ment, nous signalerons les *pariè- x*, qui sont tantôt pairs (Tortues Oiseaux), tantôt impairs (Serpents, ards, Crocodiles, *fig.* 202, *Pa*). s *frontal* est aussi impair chez la part des Lézards et Crocodiles. Il pair chez les *Lacerta, Varanus*, nme chez les Serpents, Tortues et eaux. Il ne prend qu'une faible t au recouvrement de la cavité crâ- nne proprement dite (Crocodiles Oiseaux), sur laquelle s'étend une cloison membraneuse, occupant la ré- n interorbitaire (Lézards, Tortues). Les *os postfrontaux* ne sont dévelop- s que chez les Reptiles, ils restent rudimentaires chez les Oiseaux. Ils for- nt le bord postérieur de l'orbite (*fig.* 202, *Pf*).

La région ethmoïdale offre divers états d'ossification, et des parties carti- gineuses surtout dans sa partie médiane. Les *ethmoïdes latéraux* (préfron- ux) circonscrivent chez les Reptiles, le bord antérieur des orbites. Ils en- ient vers le bas des apophyses à travers lesquelles le nerf olfactif va à la vité nasale. Chez les Oiseaux, ils manquent comme parties séparées, et

202. — Crâne de Reptiles, vus de dessus ; *A*, *Varanus* ; *B*, *Crocodile* ; *Os*, occipital supérieur ; *C*, condyle occipital ; *Pa*, pariétal ; *Pf*, postfrontal ; *Fr*, frontal ; *Prf*, préfrontal ; *L*, lacrymal ; *N*, nasal ; *Sq*, squameux : *Qj*, quadrato-jugal ; *Ju*, jugal ; *Q*, quadratum ; *Mx*, maxillaire ; *Px*, pré- maxillaire ; *co*, columelle.

sont réunis avec la portion médiane de l'ethmoïde. Ce dernier, chez plusieurs, arrive à la face supérieure du crâne. Sa plus grande partie est remplacée, chez les Reptiles, par du cartilage. Comme os de revêtement, on trouve à la base le *vomer*, qui est pair chez les Serpents et les Lézards (*fig*. 204, *vo*). Sur la face supérieure nous rencontrons les *os nasaux* qui manquent chez les Tortues (les Hydroméduses exceptées) ainsi que dans quelques Lézards.

L'*os lacrymal* est un os de revêtement particulier à la surface externe de la capsule ethmoïdale chez la plupart des Lézards, des Crocodiles et des Oiseaux, où il constitue aussi une partie de la circonscription de la paroi antérieure de l'orbite (*fig*. 202, 203, *L*).

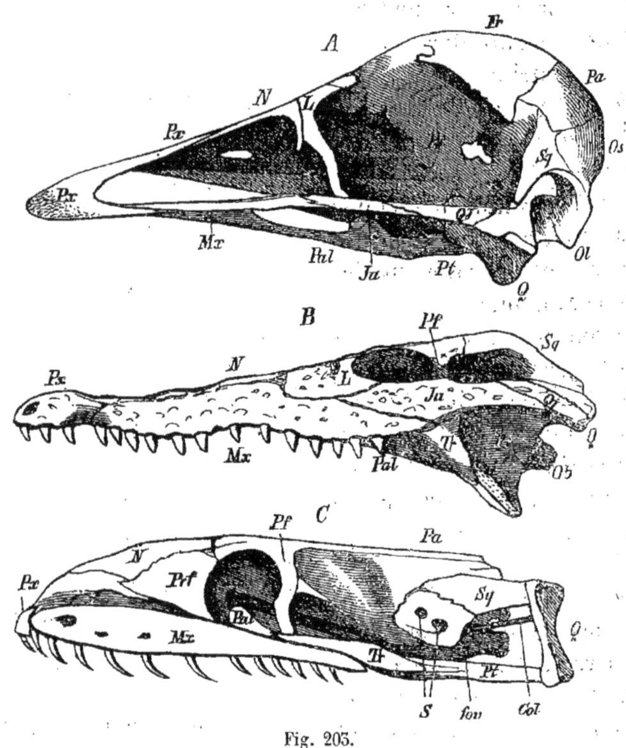

Fig. 203.

Le cartilage palato-carré n'est pas aussi développé que chez les Poissons et les Amphibiens. Sa portion antérieure a rétrogradé, et les pièces osseuses, qui lui appartiennent, font directement partie du crâne. La portion postérieure du palato-carré est, par contre, présente et constitue l'*os carré* (*fig*. 203, *Q*).

L'appareil qui en provient présente dans son ensemble avant tout des particularités dans son mode de connexion avec le crâne et, en second lieu, des

Fig. 203. — Crânes vus de côté; *A*, *Struthio*; *B*, *Crocodilus*; *C*, *Python*; *Ol*, occipital latéral; *Os*, occipital supérieur; *Pt*, ptérygoïde; *Pal*, palatin; *Tr*, transverse; *Col*, columelle; *fov*, fenêtre ovale; *S*, trou de passage du nerf trijumeau. Les autres lettres comme pour les figures précédentes.

rapports très-différents avec la base de ce dernier. Chez les Lézards, Serpents et Oiseaux l'os carré est une pièce mobile, tandis que chez les Crocodiles et les Tortues, il est solidement fixé au crâne. Cette disposition existait déjà chez les Plésiosaures. Dans ce cas, tout l'appareil osseux qui constitue le suspensorium de la mâchoire, est intimement uni avec le crâne et ne présente aucune pièce mobile; tandis que dans le cas où l'os carré est mobile, une partie au moins de cet appareil osseux conserve sa mobilité.

Les autres particularités relatives à la constitution de la base du crâne, dépendent du développement de la cavité nasale (Voir à ce sujet les articles consacrés aux organes de l'odorat et à la cavité buccale). Les parties du squelette qui naissent de la région maxillaire supérieure du premier arc viscéral, ne sont plus simplement situées sur les côtés de la base du crâne, mais tendent l'une vers l'autre en se rapprochant de la ligne médiane. La base du crâne sera aussi dans une certaine mesure, étrangère à la formation des parois de la cavité buccale dont elle constitue la voûte chez les Poissons et les Amphibiens, et cette voûte sera dans la même mesure formée par les parties de l'appareil palato-maxillaire supérieur; celui-ci se développant graduellement en marchant vers la ligne médiane et d'avant en arrière. Les orifices des fosses nasales qui, chez les Amphibiens, s'ouvrent dans la cavité buccale sur le bord antérieur du crâne, sont, de la sorte, de plus en plus refoulés en arrière, où ils sont graduellement entourés et limités en dessous par des apophyses horizontales des pièces du squelette qui s'y trouvent (maxillaire supérieur, palatin, sphénoïde). La cavité nasale se sépare ainsi toujours davantage de celle de la bouche, et constitue un espace situé au-dessus de cette dernière, dont le plancher forme, par conséquent, le plafond de la cavité buccale. La cloison ainsi formée au moyen des apophyses horizontales de ces os, et placée entre les cavités buccale et nasale, s'appelle le « palais. »

Ces modifications peu développées chez les Lézards, les Serpents et les Oiseaux, le sont davantage chez les Tortues, et de la manière la plus complète chez les Crocodiles.

Les pièces qui, chez les Poissons, provenant du second arc viscéral primitivement distinct, entrent dans la formation du suspensorium de la mâchoire, à savoir l'hyomandibulaire avec le symplectique, ont subi le même sort que chez les Amphibiens, en ce que, sans connexion avec l'os carré, elles se sont transformés de manière à produire la *columelle* (*fig.* 203, *C*, *Col*) qui, appuyée par une de ses extrémités aplaties sur la fenêtre ovale, est en contact par l'autre avec la membrane du tympan. Elles entrent ainsi au service de l'appareil auditif, et revêtent, à cet effet, l'apparence d'une pièce osseuse mince et en forme de baguette.

Les *connexions de l'os carré* avec le crâne sont assez variées. Là où il est mobile (Ophidiens, Sauriens et Oiseaux), les parties de l'appareil palato-maxillaire qui s'y rattachent, présentent aussi des articulations développées à des degrés différents. Elles manquent, chez les Tortues et les Crocodiles, dont l'os carré se réunit par suture à l'os squameux et à ceux de la capsule auditive. L'appareil palato-maxillaire est ainsi immobile chez ces derniers, andis que chez les premiers il est mobile, bien qu'à des degrés très-variables. On remarque, chez l'*Hatteria*, une forme de passage ; en effet, dans son crâne construit sur le type de celui des Lézards, l'os carré est uni cependant étroitement avec le ptérygoïde et l'os squameux.

Deux séries d'os se joignent à l'os carré, se dirigeant en avant vers le maxillaire supérieur, comme chez les Amphibiens. En dedans nous trouvons d'abord le *ptérygoïde* (*fig.* 204, *Pt*). Chez les Oiseaux, les Serpents et les Lézards, il offre à la base du crâne une articulation, et les deux ptérygoïdes sont séparés l'un de l'autre. Ils sont réunis entre eux par une suture médiane et fixés également à la base du crâne, chez les Tortues et les Crocodiles (*fig.* 205, *Pt*) ; chez ces derniers, ils portent les orifices internes de la cavité nasale. Chez les Serpents, les Sauriens et les Crocodiles, un os qui, s'avance en dehors du ptérygoïde, atteint le maxillaire et réunit ainsi la série interne et externe des os ; il est désigné sous le nom de *ptérygoïdien extérieur* ou *os transverse* (*fig.* 204, *A*, *Tr* ; 205, *B*, *Tr*). Il est douteux que cet os corresponde à l'ecto-ptérygoïde des Poissons, toutefois, il est certain qu'il ne se retrouve pas chez les Mammifères.

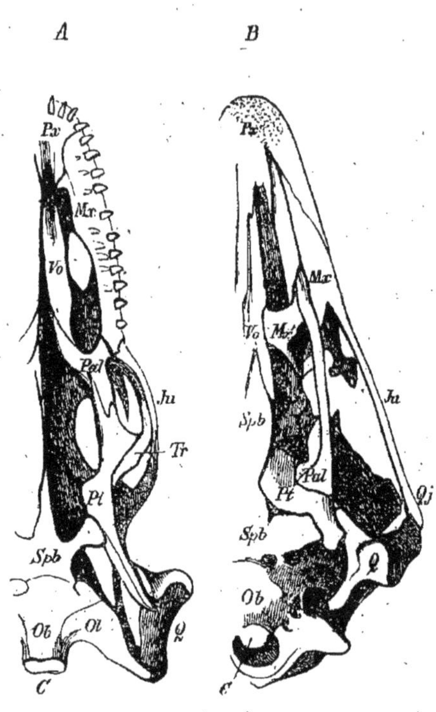

Fig. 204.

En avant du ptérygoïde et ordinairement près de la ligne médiane, se trouve l'*os palatin*, dont les deux pièces s'unissent par une suture sur cette ligne même (*fig.* 205, *Pal*) dans les Tortues et les Crocodiles. Elles restent séparées chez les Serpents, les Lézards et les Oiseaux (*fig.* 204, *Pal*). Elles limitent latéralement chez ceux-ci les orifices internes des fosses nasales. Sur le crâne des Tortues le vomer (*fig.* 205, *A*, *Vo*) pénètre entre les deux palatins pour former le plafond de la cavité buccale, pendant que sur la cavité nasale les deux os palatins se réunissent à la base du crâne. Ces os sont ordinairement plats et allongés chez les Oiseaux (*fig.* 204, *B*, *Pal*) où ils atteignent, par leur extrémité antérieure, une apophyse de l'os maxillaire supérieur (*Mx*).

Une apophyse pareille partant du maxillaire supérieur, se dirige transversalement en dedans, et peut, par un développement considérable, arriver jus-

Fig. 204. — Vue de la base du crâne ; *A*, *Monitor* ; *B*, *Struthio* ; *Ob*, occipital basilaire ; *C*, condyle occipital ; *Ol*, occipital latéral ; *Spb*, sphénoïdal basilaire ; *Q*, quadratum ; *Pt*, ptérygoïde ; *Tr*, transversal ; *Pal*, palatin ; *Vo*, vomer ; *Qj*, quadratojugal ; *Ju*, jugal ; *Mx*, maxillaire ; *Mx'*, apophyse médiane du même ; *Px*, prémaxillaire.

qu'au vomer. Moins étendues, les extrémités antérieures des os du palais se joignent à une apophyse du prémaxillaire, ou peuvent présenter les deux genres de connexions. Les os palatins et sphénoïdes se soudent parfois, comme chez l'Autruche.

Le maxillaire supérieur continue en avant les palatins, et s'appuie sur le milieu du prémaxillaire. Ces *prémaxillaires*, chez la plupart des Sauriens (chez les *Chelys* parmi les Tortues), se trouvent sous la forme de pièces soudées, et il en est de même chez les Oiseaux, où ils sont caractérisés par de longues apophyses frontales; ils se fusionnent de bonne heure (*fig.* 202, 203, 204, 205, *Px*). Leur dimension dépend ici de la longueur du bec à la formation duquel ils prennent une part importante. Ils paraissent rudimentaires chez les Serpents (*fig.* 203 *C*, *Px*). Ils sont aussi peu apparents chez les Tortues. L'os qui contribue le plus à la limitation du bord supérieur de la mâchoire est le *Maxillaire* (*Mx*), qui présente un développement considérable chez les Crocodiles et les Lézards, et surtout chez les Serpents, chez lesquels il possède, en même temps, une très-grande mobilité.

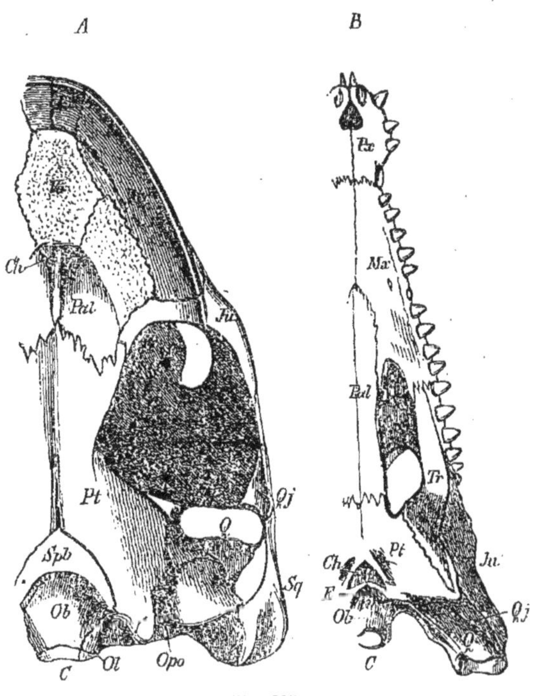

Fig. 205.

Une série particulière de pièces osseuses que nous avons déjà trouvée partiellement chez les Amphibiens s'étend de l'os carré au maxillaire. La première de ces pièces constitue *l'os carré-jugal*, qui ne manque que chez les Serpents. Il part chez les Sauriens presque exactement du point de réunion de l'os carré avec le crâne, entre ce dernier et l'os squameux. Il se continue en avant par une deuxième pièce qui s'unit en partie avec le postfrontal, en partie avec l'os jugal entourant le bord orbitaire inférieur. Chez les oiseaux le carré jugal est aussi une pièce osseuse mince (*fig.* 204, *B*, *Qj*) partant latéralement de l'articulation maxillaire de l'os carré. Il est en connexion avec une plus grande surface de l'os carré, chez les Tortues et les

Fig. 205. — Base du crâne ; *A*, de *Chelonia ; B*, de *Crocodilus ; Ob*, occipital basilaire ; *Ol*, occipital latéral ; *C*, condyle occipital ; *Sph*. sphénoïde basilaire; *Opo*, opisthoticum; *Pt*, ptérygoïde; *Pal*, palatin; *Vo*, vomer ; *Q*, os carré ; *Qj*, carré-jugal ; *J*, jugal ; *Tr*, transversal; *Mx*, maxillaire ; *Px*, prémaxillaire; *Pa*, pariétal; *Pfr*, postfrontal ; *Fr*, frontal ; *Ch*. fosses nasales (Choanæ) ; *E*, tube d'Eustache.

Crocodiles, chez lesquels il soutient le *jugal* également plus large, qui contribue toujours à la circonscription postérieure et inférieure de l'orbite. Ces deux os sont chez les Tortues et Crocodiles (*fig.* 205) unis par des sutures, soit entre eux soit avec les os voisins, et contribuent ainsi à former l'ensemble immobile d'os constituant la charpente solide du crâne.

Le *maxillaire inférieur* dans tous les cas s'articule avec l'os carré. Il est dans les Reptiles et les Oiseaux formé par un cartilage, autour duquel des plaques de revêtement apparaissent ainsi que des pièces particulières provenant de l'ossification du cartilage. La pièce la plus importante des plaques de revêtement est le *dentaire*, auquel s'ajoutent un *angulaire* et *superangulaire;* puis à la face interne un os *complémentaire* et un os *operculaire*, ce dernier demeurant quelquefois à l'état de rudiment, ou manquant entièrement. La partie du cartilage qui devra fournir l'articulation du maxillaire inférieur, se développe toujours en une pièce dite *articulaire*, de sorte que le nombre total des pièces peut s'élever jusqu'à douze. Ce nombre est réduit chez la plupart des Serpents, ainsi que chez quelques Sauriens.

Les deux os dentaires se soudent de très-bonne heure chez les Tortues et les Oiseaux, et chez ces derniers ne conservent que les traces de leur séparation primitive des autres os. Les deux moitiés du maxillaire inférieur présentent chez les Crocodiles et les Sauriens une suture distincte ; et chez les Serpents à bouche très-dilatable leur réunion par une masse ligamentaire assez libre, donne à chaque moitié de l'os une très-grande mobilité.

Sur le développement du crâne, voy. Rathke, *Entw. der Natter*. D'après les données de ce travail, les ébauches des parties latérales de la région sphénoïdale existent aussi dans le crâne primitif. La conformation du crâne des Oiseaux a été étudiée au point de vue de son développement par W. K. Parker, *Philos. Trans.*, 1865. — Relativement aux nombreuses modifications existant chez les Oiseaux dans les os sphénoïdes et palatins, et leurs connexions avec les maxillaires supérieurs et les intermaxillaires, voy. Huxley, *Proceedings of Zoolog. Soc.* 1867, p. 415.

§ 195.

Le *crâne primordial des Mammifères* est également limité quant à sa durée à la période embryonnaire la plus précoce, sans cependant se développer d'une manière complète, car chez la plupart il présente dans sa partie supérieure, de notables lacunes qui sont complétées par des parties membraneuses. Du reste on y constate d'importantes concordances avec le crâne embryonnaire chez les divisions inférieures. La Corde dorsale prend la même part à sa formation, car c'est sur son extrémité antérieure que naissent les premiers rudiments de la base du crâne. On peut donc reconnaître de la manière la plus évidente par les rapports qui existent entre ces états inférieurs du crâne des Mammifères et la conformation crânienne des autres Vertébrés, combien de particularités sont résultées des différenciations ultérieures successives, et ont déterminé de différences étonnantes.

Nous avons aussi à distinguer chez les Mammifères la portion du crâne provenant du crâne primitif, de celle formée aux dépens des éléments du squelette viscéral ou des parties primitivement constituées par ce dernier. La première forme la boîte osseuse destinée à recevoir le cerveau, qu'elle doit envelopper ; elle présente à cette effet un grand développement et se compose d'un nombre considérable de pièces osseuses. Des éléments de cette même nature qui dans les autres divisions n'étaient qu'extérieurs, prennent part à la formation des parois de la cavité.

La division en segments distincts semblables aux vertèbres paraît dans le crâne osseux être plus apparente que dans les groupes inférieurs, mais ne doit être, d'après ce que nous avons vu précédemment (p. 594) considérée que comme une adaptation secondaire. La réunion avec le crâne des os nés sur le premier arc viscéral est devenue plus intime, et c'est la portion ainsi formée qui prend la plus grande part à la formation de ce qu'on appelle la partie faciale du crâne.

Le *segment occipital* est toujours composé des quatre pièces déjà connus. Les latérales (*fig.* 206, *Ol*) avec une portion de l'occipital basilaire (*fig.* 207, *Ob*) forment les têtes articulaires de l'occiput, et circonscrivent avec lui le trou occipital, en comprenant entre elles l'occipital supérieur (*Os*). Ce dernier peut être exclu de toute participation à la limitation du bord du trou occipital. Dans beaucoup de Mammifères (plusieurs Marsupiaux, Artiodactyles, Solipèdes, etc.) de longues apophyses (*pm*) descendent des occipitaux latéraux (apophyses paramastoïdes). La fusion des quatre pièces en une seule est un fait presque constant ; elles peuvent aussi cependant demeurer longtemps séparées (chez les Marsupiaux, les Monotrèmes).

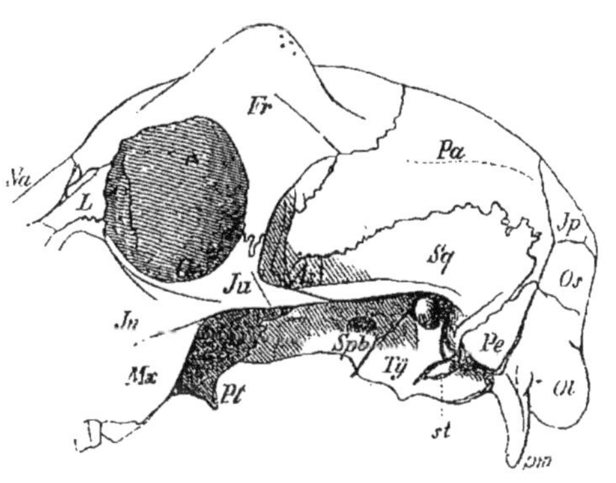

Fig. 206.

Les pièces constituant le labyrinthe et faisant partie de la capsule auditive ne se trouvent que pendant les premiers états du développement embryonnaire à l'état d'ossifications distinctes de la masse cartilagineuse qui entoure les trois canaux semicirculaires. Ces noyaux osseux correspondent aux pro-, épi-, et opisthotique des classes inférieures, et se soudent bientôt en une pièce unique, l'*os pétreux* (*Pe*) ou *rocher*, dont la plus grande partie se retire vers la base du crâne à mesure que la cavité de ce dernier augmente. Sur la partie latérale du rocher s'appliquent d'autres os provenant du squelette viscéral et la paroi extérieure du labyrinthe devient ainsi la cloison médiane de la caisse du tympan. Cette paroi porte deux ouvertures, dont une (la fenêtre ovale) existe déjà chez les Amphibiens, l'autre paraissant constituer une dis-

Fig. 206. — Vue latérale de la partie cérébrale d'un *crâne de Chèvre; Ol*, occipital latéral ; *Os*, occip. supérieur ; *Ip*, interpariétal ; *Pa*, pariétal ; *Pe*, os pétreux ; *Sq*, os squameux ; *Ty*, tympanique ; *Sph*, basi-sphénoïde ; *As*, alisphénoïde ; *Ors*, orbitosphénoïde ; *Fr*, frontal ; *Na*, nasal ; *L*, lacrymal ; *Ju*, jugal ; *Mx*, maxillaire supérieur ; *Pal*, palatin ; *Pt*, ptérygoïde ; *pm*, apophyse paramastoïdienne ; *st*, apophyse styloïde.

position ultérieure (la fenêtre ronde). De même que dans les divisions inférieures, la première ouverture porte la columelle, on trouve chez les Mammifères comme pièce du squelette homologue l'*étrier* qui peut s'y adapter. La partie postérieure du rocher est en rapport sur les côtés avec les occipitaux latéraux, et on la distingue sous le nom de région mastoïdienne parce qu'elle porte chez l'Homme une saillie en mamelon. Elle appartient à l'épiotique. Sur le rocher s'applique l'os squameux (*Sq*), qui conserve son caractère d'os de revêtement. Il contribue fréquemment à former la paroi crânienne, mais ce n'est que chez l'Homme qu'il limite une partie notable de la cavité qu'elle comprend. Parfois il se soude avec le rocher pour former l'os *temporal* dont il constitue la portion écailleuse. Il est dans quelques cas totalement exclu de la cavité crânienne; chez d'autres Mammifères (les Cétacés et Ruminants par exemple), l n'occupe qu'une très-petite portion de la face interne du crâne; cette portion devient plus considérable chez les Singes. L'accroissement en surface du crâne qu'accompagne le développement de volume du cerveau se traduit ainsi par des modifications dans les rapports de situation des os qui concourent à le former. Une apophyse (zygomatique) de l'os squameux dirigée en avant, contribue à former les arcades zygomatiques.

Devant la région temporale se trouve la partie sphénoïdale du crâne qui chez les Mammifères se compose toujours de deux segments complétement développés. La pièce de la base du segment postérieur (*Sphénoïde basilaire* ou *Basisphénoïde*, *fig.* 207, *Spb*) touche immédiatement l'occipital basilaire, auquel se rattachent latéralement les *ailes temporales* (*Alisphénoïde*). Devant le basisphénoïde se trouve une partie antérieure (*Présphénoïde*) (*Ps*) en rapport de nouveau avec des pièces osseuses latérales — les *ailes orbitaires*. — Toutes ces pièces provenant du crâne primitif forment la partie antérieure de la base du crâne et une portion de la paroi latérale. Les deux pièces médianes restent toujours, ou au moins très-longtemps, distinctes. Elles se soudent de bonne heure chez l'homme où elles représentent le corps du sphénoïde.

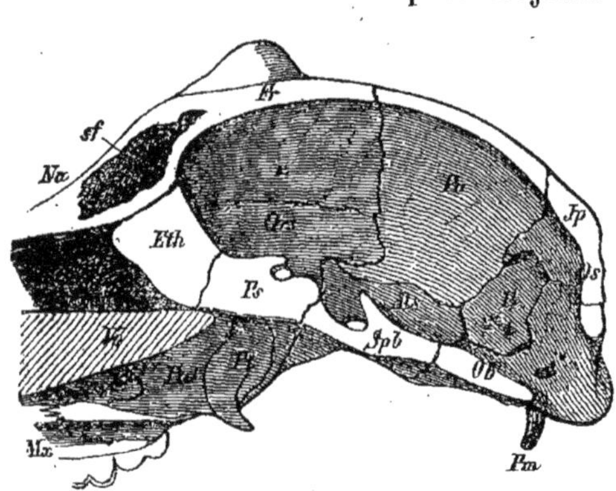

Fig. 207.

C'est la partie la plus antérieure du crâne primitif qui présente les modifications les plus importantes. Ne circonscrivant qu'une petite surface de la cavité du crâne, elle prend une grande extension au devant de ce dernier, et doit les complications importantes qu'elle présente au développement d'un labyrinthe et des surfaces (cornets) qui revêtent la muqueuse olfactive.

Fig. 207. — Coupe verticale médiane au travers du crâne d'une Chèvre; *Ob*, occipital basilaire; *Ps*, prosphénoïde; *Eth*, ethmoïde (plaque verticale) qui est éloignée de la cloison nasale située en avant; *Eth'*, cornets de l'ethmoïde; *Vo*, vomer; *sf*, sinus frontal. Les autres désignations sont comme celles de la figure précédente.

Elle renferme les cavités nasales et des parties du squelette de l'appareil palato-maxillaire placées en dessous, qui atteignent une lamelle cartilagineuse verticale médiane, la cloison de la cavité nasale. Le vomer présente une formation de revêtement (*fig.* 207, *vo*). L'ossification des deux moitiés latérales du cartilage ethmoïdal et des cornets qui en partent, produit deux *pièces ethmoïdales*, homologues aux préfrontaux des Poissons; elles limitent une partie de la cavité crânienne en avant du présphénoïde et forment là un passage pour le nerf olfactif. Chez l'Ornithorhynque, la partie de l'ethmoïde qui concourt à la formation de la cavité céphalique n'offre que deux ouvertures, ce qui implique un état d'infériorité. Un plus grand nombre d'ouvertures se trouvent dans d'autres Mammifères, ce qui a fait donner à cette partie le nom de *lame criblée*. Un os impair, l'*ethmoïde*, résulte de la fusion des deux moitiés latérales avec la pièce médiane (*fig.* 207, *Eth*) (Lame perpendiculaire). Les parties plus inférieures et antérieures de la portion cartilagineuse ethmoïdale produisent par la formation de pièces résultant d'une ossification indépendante ce qu'on appelle les cornets inférieurs. Mais des parties du cartilage ethmoïdal en connexion avec le vomer pouvant s'ossifier, ce dernier peut être composé de plusieurs os. Tant par ces os que par ceux qui prennent naissance au dehors du cartilage ethmoïdal, il surgit des complications ultérieures dans le crâne des Mammifères. Les cornets inférieurs offrent des différences extraordinaires, et concourent, par la formation de lamelles richement ramifiées, à l'augmentation de la surface de la cavité nasale. De semblables complications affectent aussi les deux moitiés de l'ethmoïde; et le développement de l'ensemble de cette partie prend une part importante à la configuration externe du crâne, et fournit au moins un des éléments pour l'extension du crâne dans sa longueur. Généralement la région ethmoïdale est recouverte par d'autres os, surtout ceux de l'appareil palato-maxillaire, de manière qu'aucune partie de sa surface ne soit visible à l'extérieur. Outre quelques Édentés, on ne trouve que chez les Singes, comme chez l'Homme, une partie de sa surface latérale concourant à la limitation médiane de l'orbite, et formant la « lame papyracée. » Sur la voûte crânienne se rencontrent de nouveau les pièces de revêtement qui existent dans les divisions inférieures, et dont un développement plus considérable de la cavité crânienne augmente les dimensions. On trouve à la portion postérieure de la voûte crânienne les *pariétaux* (*fig.* 207, 208, *Pa*) qui se soudent fréquemment entre eux (chez les Monotrèmes, plusieurs Marsupiaux, les Ruminants et les Solipèdes par exemple). Entre ces os s'intro-

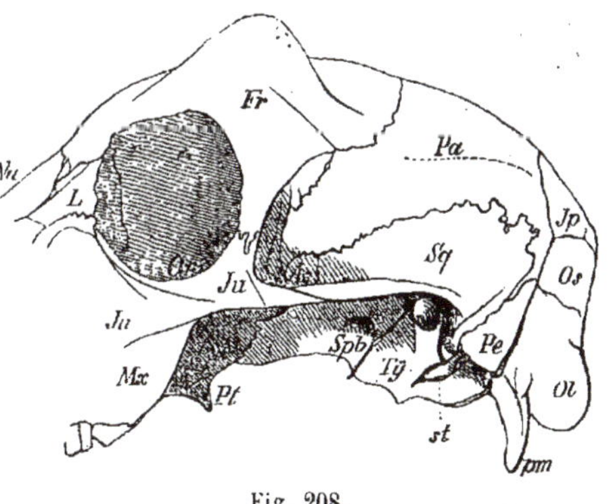

Fig. 208.

Fig. 208. Vue latérale de la partie cérébrale d'un crâne de Chèvre.

duit une pièce osseuse particulière venant de derrière, l'*interpariétal*, qui, contiguë à l'occipital supérieur se soude ordinairement avec ce dernier en un os unique (*fig.* 207, 208, *Jp*). Il peut être aussi quelquefois en connexion avec les Pariétaux, comme par exemple chez les Rongeurs et les Ruminants.

Devant les pariétaux sont placés les *frontaux* (*Fr*), qui sont principalement en rapport avec les ailes orbitaires de la portion sphénoïdale. Toujours pairs, ils sont ordinairement séparés par une suture, se soudent de bonne heure chez quelques animaux, par exemple, l'Éléphant, le Rhinocéros, et aussi chez les Prosimiens, les Insectivores et les Cheiroptères, enfin chez l'Homme et les Singes.

A la face externe de la portion ethmoïdale, naissent également des plaques de revêtement comme celles qu'on rencontre dans les divisions inférieures; ce sont les os *lacrymaux* et *nasaux*. Les premiers (*L*) sont moins constants, et paraissent souvent se confondre avec les os voisins, aussi manquent-ils comme os distincts chez les Pinnipèdes par exemple; il en est de même chez les Dauphins. De même que chez les Reptiles et les Oiseaux, ils contribuent partiellement à la limitation antérieure de l'orbite, et avancent également sur la face antérieure du crâne, d'où chez les Singes et l'Homme ils se retirent sur la paroi orbitaire médiane.

Des différences d'ordre inférieur qui se présentent également dans les os *nasaux* (*Na*), s'expriment tantôt par une rétrogradation (comme chez les Cétacés), tantôt au contraire par un développement de volume considérable. Leur extension correspond à celle de la cavité des fosses nasales, et dépend de l'allongement de la partie faciale du crâne. Parfois ils sont soudés entre eux chez les Singes (Catarrhins) par exemple, où d'ailleurs, comme chez l'Homme, ils n'ont qu'une faible étendue.

Les particularités les plus importantes du crâne du Mammifère, portent sur les portions qui émanent du squelette viscéral. La pièce cartilagineuse que dans les Vertébrés inférieurs nous avons appelée la palato-carrée, se trouve aussi dans les Mammifères, du moins par sa portion postérieure qui constitue l'os carré, lequel est placé à la face externe de la capsule auditive du crâne primordial. Avec lui s'articule une seconde pièce cartilagineuse qui, née de la portion inférieure de l'arc maxillaire primitif, est l'homologue de la mâchoire inférieure primitive. Il semble hors de doute que la pièce mentionnée la première représente l'os carré des Reptiles et Oiseaux; seulement elle ne conserve pas les mêmes rapports, suivant en cela la mâchoire inférieure primitive dont les conditions premières sont entièrement changées. Ces parties prennent d'autres fonctions; elles s'adaptent aux organes auditifs dans le voisinage desquels elles sont nées, et constituent les osselets de l'ouïe dont l'enclume représente l'os carré (*fig.* 209, *i*).

Les parties du squelette développées devant l'os carré le long de la base du crâne se comportent comme chez les Reptiles, et présentent des états analogues quant à la formation d'une voûte palatine séparant la cavité buccale de la nasale, et produite par le développement d'apophyses transverses horizontales. On y distingue aussi des os ptérygoïdes et palatins auxquels se rattachent en avant les maxillaires supérieurs et intermaxillaires.

Les *ptérygoïdiens* (*fig.* 207, 208, *Pt*) représentent ordinairement des pièces osseuses plates qui se placent à la face interne d'apophyses particulières développées de l'alisphénoïde. Ils entourent latéralement les ouvertures nasales postérieures qu'ils circonscrivent aussi en dessous lorsqu'ils se réunissent entre eux sur la voûte du palais (chez l'*Echidné*, le *Dasypus*, etc., aussi dans quelques *Cétacés*). Un état déjà existant chez les Crocodiles se trouve ainsi continué. Chez la plupart des Mammifères ils restent séparés, et chez l'Homme, ce n'est qu'assez tard qu'ils se réunissent aux apophyses du sphénoïde, pour constituer les lamelles internes des apophyses descendantes de l'os sphénoïde (apophyses ptérygoïdes).

Les *palatins* forment le plus souvent la limitation inférieure des orifices internes des fosses nasales, et représentent ainsi la portion la plus postérieure du palais osseux. Les os maxillaires proprement dits se comportent comme chez les Reptiles, les Crocodiles et les Tortues. Ils apparaissent également comme pièces de revêtement de la partie antérieure du crâne primitif, et prennent part à la formation du palais par des apophyses transverses horizontales. Les *maxillaires* en forment toujours la partie la plus importante, et paraissent avoir une étendue proportionnelle à la longueur de la région de la face. Les *prémaxillaires* offrent des différences importantes, et contribuent ordinairement à la limitation latérale de la cavité nasale. Ils sont fréquemment rudimentaires, ou peu développés relativement au maxillaire (plusieurs Chéiroptères et Édentés). Ils portent le trou incisif. Pendant que chez la plupart des Mammifères ils restent indépendants, chez les Singes ils se soudent avec les maxillaires, et cette connexion a lieu chez l'Homme à une période si précoce, qu'on a très-longtemps mis en doute leur indépendance.

La série d'os extérieurs existant chez les Reptiles et les Oiseaux qui s'étend de l'os carré au maxillaire, est réduite au *Jugal* chez les Mammifères par la disparition du carré-jugal. Celui-ci réunit l'apophyse zygomatique de l'os squameux avec le maxillaire, ce qui forme l'arcade zygomatique. Le jugal manque chez quelques formes (*Sorex* et autres), ou partant du maxillaire supérieur il ne rejoint pas l'apophyse zygomatique (*Myrmecophaga*, *Bradypus*). En se réunissant par un appendice spécial avec une apophyse latérale de l'os frontal, il peut participer à la limitation postérieure de l'orbite, et sépare ainsi cette dernière des fosses temporales (Ruminants, Solipèdes, Prosimiens) de la manière la plus complète chez les Singes et l'Homme, dont la fissure orbitaire inférieure est le reste de la large communication qui existe chez les autres Mammifères entre l'orbite et la fosse temporale.

Une pièce osseuse spéciale qui naît chez les Mammifères sur la face externe du rocher, sert de cadre à la membrane du tympan et porte le nom d'os *tympanique*. La question de savoir si cet os est l'homologue de celui ayant le même nom chez les Amphibiens (voy. p. 610) est encore incertaine. Il a toujours l'aspect d'un anneau osseux incomplétement fermé (Annulus tympanicus) (*fig.* 209, *at*) et présentant des formes très-variées. C'est chez les Monotrèmes et les Marsupiaux qu'il affecte l'état le plus simple, et aussi chez plusieurs Insectivores, etc. Il reste fréquemment séparé de l'os du rocher, auquel il est lâchement uni dans les Baleines, et représente chez beaucoup de Mammifères une capsule osseuse qui se continue dans le conduit auditif externe. Cette capsule osseuse se trouve surtout chez les Marsupiaux, les Rongeurs et aussi chez les Artiodactyles. Chez plusieurs Marsupiaux, dont le tympanique n'a pas dépassé l'état annulaire, on trouve une capsule analogue en apparence, mais qui est formée par une extension de la base des ailes temporales (*Dasyurus*, *Petaurista*, *Perameles*). Le tympanique en se soudant comme chez lès Singes et l'Homme avec les os du rocher et le squameux, contribue à la formation du temporal. A son bord antérieur il persiste chez l'Homme une fente limitée du côté opposé par le rocher (fissure de Glaser), par laquelle passe une apophyse du marteau.

Le cartilage sous-maxillaire primitif présente chez les Mammifères un mode de différenciation différent de celui qui a eu lieu chez les autres Vertébrés. L'extrémité supérieure articulaire de l'os carré transformée en enclume forme également un os destiné à l'appareil auditif, le *marteau* (*fig.* 209, *m*), lequel correspond à l'articulaire du maxillaire inférieur des autres Vertébrés, autrement dit l'*articulaire s'est transformé en marteau*. De ce dernier, même lorsqu'il est ossifié, s'étend en bas une apophyse cartilagineuse dont la surface extérieure se recouvre d'un revêtement osseux, et constitue par sa rencontre sur la ligne médiane avec celle du côté opposé, une pièce dans laquelle nous reconnaissons le *dentaire* des vertébrés inférieurs. Chez les Mammifères, cette pièce semble être la seule, mais en tous cas la plus importante des pièces de revêtement du cartilage sous-maxillaire primitif, et constitue l'ensemble de la *mâchoire inférieure*, qui sur la face inférieure de la racine de l'apophyse zygomatique du squameux, trouve son point d'articulation sur le crâne. Il y a donc ici une tout autre différenciation, sans que la disposition primitive ait aucunement disparu ; elle s'est continuée mais dans des conditions physiologiques différentes. L'apophyse cartilagineuse partant du marteau (cartilage de Meckel) (*fig.* 209, *p*), parcourt encore quelque temps la face interne du maxillaire inférieur osseux, puis disparaît, et ne se maintient à l'état osseux que sur son trajet depuis l'intérieur de la cavité tympanique jusqu'à la fente de Glaser, où elle forme le processus de Folien du marteau. La

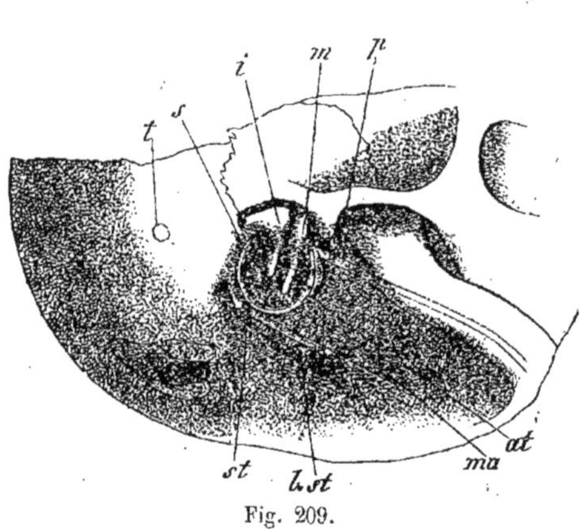

Fig. 209.

Fig. 209. Vue latérale du crâne d'un fœtus humain avec les osselets auditifs. Une partie des limites de la cavité tympanique ainsi que le tambour ont été enlevés ; *at*, anneau tympanique dont on a enlevé un fragment de la partie supérieure ; *m*, marteau ; *ma*, manche du marteau ; *p*, apophyse de Meckel se prolongeant du côté interne du maxillaire inférieur ; *i*, enclume ; *s*, étrier ; *st*, apophyse styloïde ; *l. st*, ligament stylo-hyoïdien allant à la corne antérieure de l'os hyoïde ; *t*, orifice mastoïdien

lifférenciation précoce ainsi que la grosseur relativement considérable des sselets auditifs, confirme qu'on doit reconnaître dans ces pièces des parties lu squelette beaucoup plus volumineuses dans leurs états inférieurs.

Chez un grand nombre de Mammifères, les deux moitiés du maxillaire nférieur demeurent distinctes, chez d'autres elles ne tardent pas à se souder omme chez les Périssodactyles, les Cheiroptères, les Singes et l'Homme. les formes plus simples s'expriment par la direction rectiligne du maxillaire nférieur des Monotrèmes, et l'absence d'une apophyse coronoïde appa-ente, laquelle chez d'autres, les Baleines par exemple, n'existe qu'à l'état de race.

La pièce provenant de la portion supérieure de l'arc primitif de l'os hyoïde hyomandibulaire des Poissons) conserve les mêmes rapports que chez les mphibiens et les Reptiles, en ce qu'elle est représentée par un osselet placé ur la fenêtre ovale, l'*étrier*. Ce dernier cependant n'est pas en connexion lirecte avec la membrane du tympan, mais conserve plutôt les rapports avec e palato-carré acquis déjà chez les Poissons (Sélaciens), ou plutôt avec l'en-lume qui provient de cet os.

Sur le crâne primordial des Vertébrés, voy. H. Spöndli, *Dissert.* Zürich, 1846.

Le cartilage crânien des Mammifères passe dans sa partie antérieure à l'état de cartilage éfinitif, auquel appartient la cloison de cette nature qui sépare les narines. On peut aussi artiellement y rattacher les cartilages extérieurs du nez, ainsi que les pièces semblables qui e présentent déjà comme très-distinctes chez les Poissons (cartilages nasaux des Sélaciens). our pouvoir comparer la partie ethmoïdale des Mammifères avec celle des Vertébrés infé-ieurs, il faut avant tout se représenter que les masses cartilagineuses très-volumineuses qui xistent chez ces derniers, se sont réduites chez les premiers, à la cloison nasale qu'on peut ire dériver, en conséquence, de l'ethmoïdal médian des Poissons. Un développement plus onsidérable du nez cartilagineux peut y provoquer une ossification indépendante, comme ans le cas, par exemple, de l'os de la trompe de la Taupe. On peut indiquer aussi comme cas 'ossification accessoire, la pièce prénasale qui, chez les Paresseux, est située devant l'os nasal.

Nous citerons pour leur importance, relativement à la signification des parties formées aux dé-ens des premiers arcs vertébraux, et leur comparaison avec celles de la charpente maxillaire es Vertébrés inférieurs, les recherches de Meckel et Huschke, et surtout celles de Reichert *De embryonum arcubus sic dictis branchialibus*, Bérol., 1836 ; dans *Arch. Anat. Phys.*, 1837, . 120). Les objections soulevées par Peters (*Monatsb. Akad. Wiss.* Berlin, 1868-69), ren-ent désirables de nouvelles recherches sur les métamorphoses de ces parties.

On ne saurait tirer aucune conclusion certaine, relativement à leur parenté rapprochée, de la mparaison de l'*enclume des Mammifères* avec l'*os carré* des Reptiles et des Oiseaux, car l'en-lume ne présente en aucune façon avec le crâne des connexions semblables à celles de l'os carré. lle s'unit avec lui par le troisième osselet auditif (l'étrier), et si nous faisons dériver ce dernier, omme cela peut se démontrer, de la columelle des Amphibiens, etc., nous trouvons chez les ammifères, entre les osselets auditifs, des rapports tout différents de ceux qui existent entre les rties homologues chez les Amphibiens et les Reptiles. L'étrier s'unissant à une apophyse de enclume, en raison de l'homologie établie entre l'enclume et l'os carré, on doit chercher son omologue dans un os qui soit en dépendance génétique avec ce dernier, condition que réalise hyo-mandibulaire des Poissons. C'est le seul, ainsi que l'a déjà énoncé Huxley, qui puisse re comparé à l'étrier, et alors, il faut reconnaître dans l'os lenticulaire un rudiment de l'os mplectique. La partie supérieure du second arc viscéral se trouve donc avoir aussi chez s Mammifères comme chez les Poissons, des rapports intimes avec l'appareil maxillaire pri-itif. Ce dernier demeure permanent chez les Poissons seulement, tandis que appliqué à autres fonctions chez les Mammifères, il se présente chez eux sous une forme moins déve-ppée. Il suffit du fait que la partie dont il s'agit, corresponde par la manière dont elle se comporte à celle des Poissons, et non à celle des Amphibiens, Reptiles et Oiseaux, pour que ces dernières soient exclues de toute parenté plus rapprochée, et qu'on doive bien plutôt chercher à les rapprocher de l'état moins différencié où cette partie existe dans les Poissons, et surtout les Sélaciens.

Parmi les nombreuses modifications que le crâne des Mammifères subit dans les différentes divisions de cet ordre, une des plus remarquables est celle qu'il présente chez certains d'entre eux, dont le genre de vie est aquatique. Le puissant développement que prennent déjà chez les *Sirénides* les parties maxillaires (prémaxillaires), ainsi que les orifices extérieurs des fosses nasales qui, reculés en arrière, débouchent à la surface supérieure du crâne, constituent des dispositions bien différentes de ce qui existe chez les autres Mammifères; elles sont encore plus marquées chez les *Cétacés*. La cause la plus importante de ce changement doit être cherchée dans une réduction de la région ethmoïdale. Les parties qui, lorsque celle-ci est développée, occupent la face basilaire du crâne primitif, avancent dans la portion antérieure du crâne proprement dit. L'ethmoïde occupe alors une situation perpendiculaire à la cavité crânienne, et représente une plaque osseuse presque plate, sur laquelle la lame criblée n'est qu'indiquée, fait qui correspond à l'atrophie du nerf olfactif. De cette plaque, part une lame perpendiculaire qui, en majeure partie cartilagineuse, sépare les deux cavités nasales, et sur laquelle se place un vomer allongé, entouré des os maxillaires et prémaxillaires. Le labyrinthe et les cornets manquent. Les frontaux, très-élargis, ne prennent qu'une petite part à la limitation de la cavité crânienne, et sont en grande partie recouverts par les maxillaires. Le prémaxillaire s'étend fort loin sur le crâne jusqu'au frontal, où il circonscrit les orifices intérieurs des fosses nasales. Les os nasaux sont rudimentaires, et parfois même placés sur les frontaux. Les pariétaux sont rejetés sur les côtés, les os interpariétal et occipital supérieur se trouvant entre eux. Des particularités moins importantes s'observent dans la région sphénoïdale. Le rocher est parfois exclu de la cavité crânienne, il est ordinairement en connexion lâche avec le tympanique, lequel représente une capsule osseuse massive. L'os squameux, portant l'articulation du maxillaire inférieur, forme une apophyse latérale du crâne qui va rejoindre une apophyse semblable du frontal. Un os jugal, mince, va de ce dernier au maxillaire. Les ptérygoïdiens se réunissent fréquemment par suture, et comprennent les trous nasaux. Une conformation très-différente se présente chez les Cétacés, dans le maxillaire inférieur, dont chaque moitié renferme une large cavité remplie de graisse, et qui s'ouvre fort loin en arrière. Il en résulte une grande conformité avec la première ébauche, en même temps qu'une grande ressemblance avec l'os dentaire des Vertébrés inférieurs. Des formes asymétriques dans le crâne sont fréquentes chez les Dauphins.

On doit considérer comme particularité de l'os frontal des Ruminants les apophyses qu'il produit, qui sont répandues chez leurs différentes familles, tantôt sous la forme de ramures, tantôt sous celle de cornes, et revêtues d'une couche tégumentaire caduque ou d'un revêtement permanent, formé d'épaisses couches de matière cornée.

Outre les ouvrages cités plus haut (p. 595) sur le crâne des Vertébrés, nous indiquerons : Hallmann, *Die vergleichende Osteologie des Schläfenbeins*, Hannover, 1837. Kœstlin, *Der Bau des knöchernen Kopfes*, Stuttgard, 1844. — Au point de vue historique : G. Fischer, *Ueber d. versch. Form. d. Intermaxillarknochen*. Leipzig, 1800. Gœthe, *Ueber die Zwischenkiefer*. Act. Ac. Leop. Car. XV, 1.

SQUELETTE VISCÉRAL.

§ 196.

Les arcs inférieurs qu'on observe à la partie antérieure du squelette axial des Vertébrés, et qu'on désigne sous le nom de côtes, constituent un système de pièces arquées occupant la région ventrale, et qui fonctionnent comme organes de soutien de la première portion du canal digestif, laquelle joue aussi un rôle dans la respiration. C'est de leur nombre et par conséquent de l'étendue de l'ensemble de l'appareil qu'elles constituent, que dépend le développement de la cavité respiratoire. On observe dans ces parties *deux types fort différents*. Le *premier* se rencontre chez les *Acrania* (Leptocardes). Cette charpente présente à sa partie antérieure un arc cartilagineux, qui comprend l'orifice buccal et est pourvu de petits prolongements de cartilage dirigés en avant. Le reste de l'appareil est formé d'une substance sécrétée qui, comme chez le *Balanoglossus* parmi les Vers (p. 233), a l'apparence d'un treillis. Le treillis branchial de chaque côté est séparé de l'autre, et toute connexion ventrale manque. Le *second* type ne peut pas directement se rattacher à cette disposition. Il n'est représenté à son premier état que par du tissu cartilagineux; ses arcs sont peu nombreux, rigoureusement symétriques des deux côtés et offrent le plus souvent une jonction ventrale. Ces dispositions entraînent donc de grandes différences avec le squelette viscéral des Leptocardes; elles constituent le second type, que nous trouvons chez les *Craniotes*. Il est formé d'un système d'arcs cartilagineux, qui se rapprochent les uns des autres sur la face ventrale, et peuvent même s'y réunir soit directement, soit par l'intermédiaire de pièces de connexion impaires.

Chez les *Cyclostomes*, le squelette viscéral consiste en pièces cartilagineuses qui sont en connexion sur les côtés avec le rachis, et entre elles inférieurement. Leur situation superficielle les fait désigner sous le nom de *charpente branchiale externe*; on trouve encore des traces évidentes de cette disposition chez les Sélaciens, quoiqu'il y ait déjà un autre appareil *interne* de soutien. Ce dernier est dans toute la série des Vertébrés le représentant exclusif du squelette viscéral.

Les diverses paires d'arcs offrent des conformations très-variées; les arcs antérieurs particulièrement subissent toujours une différenciation plus marquée, ayant pour effet de les adapter à des fonctions fort différentes, et de modifier en même temps leurs rapports anatomiques. Le premier de ces arcs viscéraux entoure l'entrée du canal digestif. Il se partage en deux pièces, dont la supérieure est attachée au crâne ou est en connexions avec lui par l'intermédiaire d'autres pièces. Il forme l'os palato-carré. La seconde pièce inférieure, jointe à celle du côté opposé, ferme la cavité buccale en dessous, et représente le maxillaire inférieur primitif. Cette partie du squelette viscérale a été déjà étudiée à propos du crâne, avec lequel elle entre graduellement en connexion intime. Les paires d'arcs suivantes servent de soutiens pour les branchies, ou subissent une série d'autres modifications. Pour les

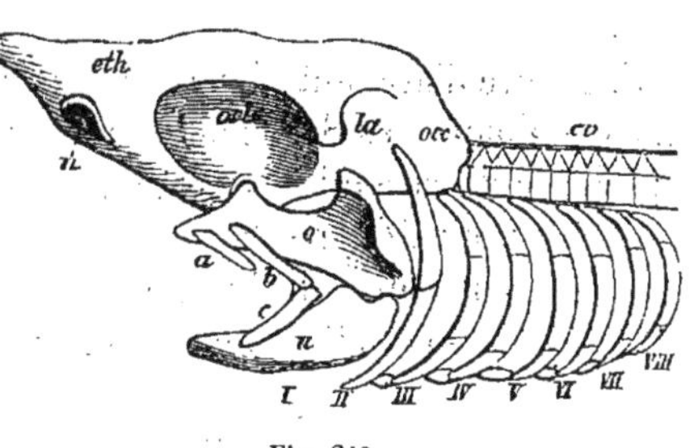

Fig. 210.

Fig. 210. Crâne et squelette viscéral d'un Sélacien (dessin schématique; *abc*, cartilages labiaux; *I*, arc maxillaire; *o*, partie supérieure; *u*, inférieure; *II*, deuxième arc viscéral; *III-VIII*, arcs branchiaux.

distinguer des précédents nous les appellerons les *arcs branchiaux*. Ces arcs dans leur ensemble prennent leur origine dans des ébauches, représentant des excroissances qui naissent sur la partie axiale du corps, et s'étendent sous forme de lames entre les fentes branchiales. Ce n'est que chez les Poissons qu'apparaissent des parties du squelette dans tous les arcs viscéraux de nature molle ainsi constitués. Leur nombre est déjà réduit chez les Amphibiens, et encore davantage chez les Reptiles et les Oiseaux. Cette réduction est encore poussée plus loin chez les Mammifères, de manière que les trois premiers arcs produisent seuls des pièces squelettiques, celles du troisième ne subsistant que dans leur portion ventrale. Les derniers arcs des Vertébrés supérieurs ne représentent donc que des conformations transitoires, qui, à titre de parties héréditaires, témoignent de la parenté de ces animaux avec les classes plus inférieures.

L'ensemble de l'appareil constitué par les arcs du squelette viscéral doit être rapporté à la fonction respiratoire, car il y a des raisons pour admettre que primitivement *tous* les arcs viscéraux portaient des branchies. Ceci s'appuie sur la présence d'une fente viscérale entre les premier et second arcs, qui, chez beaucoup de Sélaciens et aussi chez les Ganoïdes, persiste et constitue ce qu'on appelle « l'évent, » et qui est tantôt transitoire, tantôt permanente et pourvue d'un rudiment de branchie. Ce dernier est pourvu d'un squelette cartilagineux semblable à celui des autres arcs branchiaux, qui, lorsqu'il constitue une lame (cartilage de l'évent), est le siége d'une réduction, correspondant entièrement à la rétrogradation de la fente elle-même.

La connexion ventrale par des pièces impaires, les *copules*, constitue une disposition générale de tous les arcs viscéraux, lesquels présentent toujours une segmentation en parties diversement réunies, mais le plus souvent de façon à être mobiles les unes sur les autres. La consistance de ces arcs étant la même que celle du reste du squelette, ils sont tantôt cartilagineux, tantôt osseux.

Une paire d'arcs antérieurs ne se conserve qu'à l'état de traces dans les cartilages labiaux des Sélaciens, dont une pièce supérieure du premier, et une inférieure du second, s'attachent seules aux maxillaires; le second n'offrant pas de suture médiane. Leur grande fréquence chez les Sélaciens, et aussi leur présence chez les Chimères, permettent de les regarder comme des pièces typiques du squelette, bien qu'elles ne se soient pas héréditairement transmises aux autres divisions de Poissons (Ganoïdes et Téléostéens), du moins à l'état cartilagineux. Cette restriction nous fournit un motif pour ne pas commencer par elles l'ensemble de la série des arcs viscéraux, mais par celle qui se présente chez toutes les divisions supérieures, et comprend ce que nous avons déjà distingué sous le nom d'arc maxillaire, en traitant du crâne. L'arc qui le suit est toujours directement fixé sur le crâne, sa portion supérieure présentant cependant de fréquentes connexions avec les pièces maxillaires, de sorte que la continuation de l'arc paraît provenir de cet appareil. Chez la Chimère et beaucoup de Sélaciens, cette connexion avec le crâne existe sans union avec la pièce maxillaire supérieure (palato-carré). Dans une partie des Sélaciens (Requins), la pièce supérieure de cet arc repose

persiste le plus complétement. Chez tous, sa charpente se compose de quatre ou cinq paires d'arcs, dont le premier peut être comme chez les Poissons, considéré comme un arc hyoïdien (*fig.* 212, *A*, *b*). Les arcs suivants se réunissent en un corps hyoïde (copule) commun, sur lequel les trois derniers n'arrivent pas isolément, mais après s'être réunis entre eux. Les copules subissent une réduction encore plus forte que celle qui frappe les arcs. Il ne reste de cette disposition, après la métamorphose, que l'arc hyoïdien (*fig.* 212, *B*, *b*) complet. Il se réunit à la copule (*a*) qui est ordinairement très-élargie, et devient le corps de l'os hyoïde. Il ne subsiste du second arc qu'une grosse pièce chez les Salamandrines, et du troisième une petite; cependant chez les Anoures, une plaque cartilagineuse recevant de chaque côté l'ensemble des arcs branchiaux se réunit à la copule et forme avec lui une pièce unique. Sur celle-ci s'ajoutent aux extrémités de la plaque primitivement paire, deux pièces en forme de baguette (columelles) (*fig.* 212, *B*, *c*).

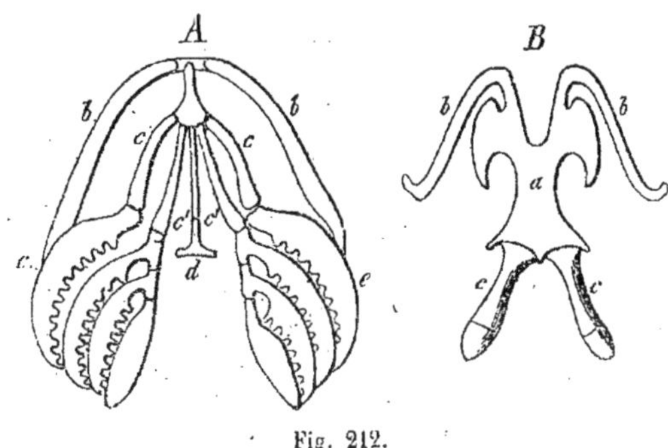

Fig. 212.

Les transformations si remarquables qu'a éprouvées ici le squelette branchial en même temps qu'il a changé de fonctions, sont un exemple frappant de la puissante influence qu'exerce sur l'organisation intérieure l'adaptation aux conditions extérieures de la vie; elles rattachent, en même temps, la conformation du squelette viscéral des Vertébrés respirant par des branchies, à celle qui est devenue prédominante dans les divisions qui n'ont jamais possédé d'organes de cette nature.

Le squelette buccal cartilagineux déjà mentionné de l'*Amphioxus*, n'a pas de connexion avec le squelette axial; il n'appartient qu'à la bouche, et peut être regardé comme composé de baguettes disposées circulairement, se touchant par leurs bases élargies. Cette disposition est jusqu'à présent unique, et ne se continue pas dans des formes plus élevées. Ceci s'applique aussi au treillis branchial, qu'on ne peut comparer qu'à un appareil existant chez les Invertébrés, et qui exprime une parenté avec le *Balanoglossus* et les *Tuniciers*. Les baguettes, formées peut-être d'une substance chitineuse, se confondent partiellement les unes avec les autres, en se recourbant en arc, d'autres se terminent librement, de manière que les deux formes, l'une simple, l'autre bifurquée, alternent successivement. Les extrémités en fourchette se recourbent vers leurs voisines, et forment ainsi des arcs ogivaux. Ces arcs inférieurs des baguettes *alternent* des deux côtés, de manière qu'un arc d'un côté est placé entre deux arcs de l'autre. Le nombre de ces arcs s'élève à 40 ou 50. Les baguettes sont réunies trois par trois par des bandes transverses, dont neuf peuvent se trouver sur un même arc. Dans la charpente branchiale, fort différente des *Cyclostomes*, abstraction faite de sa nature cartilagineuse, l'arc est divisé en une partie dorsale, une ventrale, et enfin une troisième située entre les

Fig. 212. — *A*, arcs hyoïdien et branchiaux d'une larve de *Salamandra maculosa*; *b*, arc hyoïdien; *cc'*, porteurs des arcs branchiaux; *d*, appendice postérieur de la copule (Rusconi). — *B*, os hyoïde de *Bufo cinereus*; *a*, corps de l'os hyoïde (copule); *b*, cornes de l'os hyoïde; *c*, reste des arcs branchiaux (Dugès).

deux. Il n'y a de liaison immédiate entre ces trois parties que pour la dernière. Les pièces du milieu chez le *Petromyzon* sont réunies entre elles au-dessus et au-dessous des ouvertures branchiales externes, constituant ainsi pour ces dernières une charpente de soutien. Du dernier des huit arcs, part une plaque cartilagineuse qui s'étale en rayons vers le milieu, et enveloppe le péricarde.

C'est au moyen de cet appareil complexe que se sont produites les pièces réunies en dessus et en dessous par une bandelette longitudinale, et constituant le *squelette branchial externe* des Sélaciens, dont les conditions se trouvent réalisées en imaginant que chacune des pièces s'est allongée, la supérieure en dessous et l'inférieure en dessus. Ceci explique en même temps pourquoi chaque arc n'est pas, chez les Sélaciens, composé d'une seule pièce, pourquoi ces arcs sont très-séparés, et que leurs deux portions passent l'une à côté de l'autre. Ce squelette branchial externe disparaît chez les Raies. Rathke l'a décrit dans les Squales, chez les *Acanthius, Galeus, Scyllium*. Je le trouve fort développé chez les *Zygènes* et *Hétérodontes*, moins chez les *Heptanchus*. En ce qui concerne les *cartilages labiaux* précédemment signalés comme rudiments des arcs viscéraux antérieurs chez les Sélaciens, on ne peut encore définir avec certitude s'ils appartiennent au squelette viscéral externe ou interne. Leur situation sur l'arc maxillaire n'est pas absolument démonstrative de la première hypothèse, car cette position peut aussi bien avoir été déterminée par le développement de volume considérable qu'a pris cet arc maxillaire.

On remarque déjà dans le *squelette branchial interne* et l'arc qui porte l'os hyoïde des Sélaciens, des différences qui deviennent encore plus considérables chez les Téléostéens. En ce qui concerne l'arc hyoïde, chez les *Torpilles* la pièce supérieure arrive déjà comme un os hyo-mandibulaire au palato-carré. Chez les Ganoïdes et les Téléostéens, la connexion se fait avec le hyo-mandibulaire, ou entre lui et le symplectique. Chez les Squales, la portion de l'arc située sous le hyo-mandibulaire ne consiste de chaque côté qu'en une pièce ; en deux chez les Raies, et chez les Ganoïdes et chez les Téléostéens en quatre, dont la supérieure est désignée sous le nom de styloïde. La copule manque chez les *Torpedo*, où chaque arc se réunit avec le premier arc branchial. Chez la Raie, elle est représentée par une petite pièce, et forme chez les Requins une saillie supportant la langue, de même que chez les Chimères. Chez les Téléostéens, devant le point de réunion des deux arcs se trouve une pièce osseuse nommée *entoglosse*.

En arrière des cinq arcs qui suivent l'os hyoïde se trouve chez beaucoup de Squales le rudiment d'un sixième (Stannius), ce qui conduit à l'accroissement qui existe chez les Notidanides. La segmentation de chaque arc en quatre pièces est assez générale. Lorsqu'un amoindrissement se présente sur l'arc postérieur, il repose sur une réduction qui frappe la pièce dorsale. Les deux pièces médianes sont les plus apparentes, elles portent les branchies, et chez les Sélaciens sont pourvues de rayons cartilagineux. Les copules des arcs branchiaux sont chez les Sélaciens, caractérisées par un inégal développement de volume ; les antérieures manquant ou n'étant représentées que par de petits cartilages, tandis que les postérieures forment une plaque cartilagineuse très-apparente et allongée en arrière. Celle-ci reçoit alors les divers segments terminaux (fusionnés chez beaucoup de Squales) des arcs, et peut aussi s'étendre plus en avant (*Pristis*). Les copules qui chez les Ganoïdes et Téléostéens sont ordinairement au nombre de trois, le présentent d'une manière plus uniforme. On peut, dans l'extension en arrière des dernières copules chez les Ganoïdes (*Acipenser*, *Amia*), reconnaître une analogie avec les Sélaciens. Chez les autres, la dernière division étant précisément la moins développée, correspond à l'état rudimentaire de la dernière paire d'arcs. De là dérive la connexion de ces deux pièces (os pharyngiens inférieurs) qui caractérise les *Pharyngognathes*. D'autre part, cette dernière partie rudimentaire peut, en même temps qu'il s'y développe des dents, acquérir une grande dimension, comme celle que chez les *Cyprinoïdes*, par exemple, on désigne sous le nom d'*os pharyngien inférieur* (*fig.* 213). — D'autres modifications de diverses parties de la charpente branchiale accompagnent les transformations des branchies elles-mêmes et font naître des organes branchiaux accessoires. Chez les Poissons à pharyngiens labyrinthiformes la deuxième pièce du premier arc branchial est pourvue de lamelles minces, fort divisées et plissées, qui constituent le labyrinthe et jouent un rôle dans la respiration. Peters, *Arch. An. Phys.*, 1853, p. 427. Hyrtl, *Denk. Acad. Wien*, XXI. La pièce supérieure du quatrième arc branchial des Clupéides émet aussi d'autres parties qui appartiennent à la catégorie qui nous occupe (voir aux organes respiratoires).

e nombre d'arcs du squelette viscéral est de cinq chez les *Axolotls*, les *Sirènes*, les jeunes *ilies* et les larves de *Salamandrines* et d'*Anoures;* il y en a quatre chez les *Protées* et *obranches*. La copule de l'arc hyoïdien porte en même temps l'arc branchial. Les arcs ne réunis par deux copules que chez les ios Cœcilies, connexion qui paraît cesser tard. Chez le *Protée* et la *Sirène*, une ue cartilagineuse partant de la copule se ge en avant comme un entoglosse, et ne la copule de l'arc hyoïdien. Chez tous Pérennibranches ainsi que les larves de mandres, il s'ajoute encore en arrière pièce particulière, qui tantôt se termine des appendices rayonnés, tantôt transversment. Chez les *Salamandres*, cette extréé terminale se sépare plus tard, et se rentre à l'état de pièce indépendante du squee (os thyroïde de Siebold). La séparation de l'arc de l'os hyoïde des autres parties pernentes du squelette viscéral, constitue une particularité importante des Salamandrines, qui ionce la disparition complète de cet arc que nous observons dans les autres divisions. De même qu'une diminution dans le nombre des arcs viscéraux exprime une rétrogradation on compare le groupe qui nous occupe à celui des Poissons, nous reconnaissons le même dans la réduction du nombre des segments des arcs. Ils sont en effet au plus de deux l'os hyoïde, et de trois sur les arcs branchiaux. L'appareil dans son ensemble acquiert aspect tout différent de celui qu'il a chez les Poissons, par les connexions qui unissent arcs postérieurs aux antérieurs. — Parmi les travaux importants sur le sujet, voir Rathke, *tersuchungen über den Kiemenapparat und das Zungenbein der Wirbelthiere*, Riga et Dor- 1832. Sur la *Cœcilia*, J. Müller, *Arch. An. Phys.*, 1835. Pour les Amphibiens en géné- Cuvier et Dugès ; et pour les Urodèles en particulier, Fischer, *Anatom. Untersuch.* Hamg, 1864.

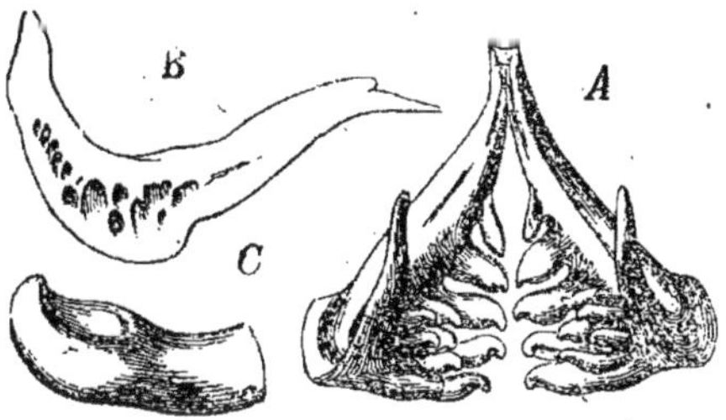

Fig. 213.

§ 197.

Par suite de la présence de branchies permanentes ou transitoires, le squelette scéral des Amphibiens se trouve dans les mêmes conditions physiologiques le celui des Poissons. Mais la réduction accompagnant la disparition des anchies, fait comprendre que cet appareil ne peut plus être complet chez Vertébrés qui ne sont, à aucune période de leur vie, pourvus de branies. Le développement rétrograde qui se montre chez les Amphibiens, acquis abord dans l'individu, paraît chez les classes plus élevées comme un at héréditaire. Les parties qui se développent encore sur le squelette branial, si riche des Poissons, fonctionnent surtout comme appareil de suprt de la langue et forment l'*os hyoïde*. Les copules forment le « corps de dernier, sur lequel les restes des arcs demeurent adhérents et constituent s « cornes. » L'ébauche uniforme qui a produit les arcs antérieurs de l'os yoïde, se différencie peu à peu en une partie restant attachée au crâne, et le autre qui s'en détache, cette dernière constituant la corne antérieure. pièce qui persiste sur le crâne à côté de la capsule auditive, se développe un osselet qui se rattache à l'appareil de l'ouïe, qu'on désigne chez les eptiles et les Oiseaux sous le nom de « columelle, » et chez les Mammi-

g. 213. — *A*, les derniers arcs branchiaux rudimentaires des deux côtés du *Barbus fluviatilis* vus d'en haut et par derrière; *B*, vus de côté ; *C*, une dent isolée (Heckel et Kner).

fères, sous celui « d'étrier. » Ces rapports ont été déjà signalés plus haut à propos du crâne.

Le corps simple et rarement composé de plusieurs parties, est, chez les *Reptiles*, pourvu de deux à trois pièces provenant des arcs et fréquemment très-rudimentaires. Ces dernières correspondent aux segments abdominaux de la charpente branchiale des *Poissons*, et sont ou simples ou divisées en deux parties. Les arcs sont les plus complets chez les Tortues, où il y en a jusqu'à trois, puis chez les Lézards; l'os hyoïde large et voûté des Crocodiles n'en possède qu'une seule paire. L'appareil paraît être réduit, chez les Ophidiens, à quelques restes d'un arc cartilagineux dont toute trace disparaît même chez plusieurs (*Tortrix*, *Typhlops*, etc.). Ces arcs sont de même chez les *Oiseaux* restreints à une paire, qui se compose de deux, rarement de trois segments. Ils proviennent des premiers arcs branchiaux, tandis que les rudiments du corps hyoïdien se fusionnent avec l'entoglosse. Les deux paires d'arcs persistant chez les *Mammifères*, réunis à un corps d'os hyoïde simple, ont été désignées sous le nom de cornes de cet os. Les antérieures sont les plus apparentes et, composées de plusieurs segments, s'unissent plus tard avec l'os du rocher, après que la pièce supérieure, s'étant déjà détachée de la première ébauche, est devenue l'étrier. Lorsque quelques-uns des segments moyens sont remplacés par un ligament, il s'effectue une séparation du premier arc, de sorte que lorsque la pièce supérieure se soude au rocher, comme cela a lieu chez l'Orang et l'Homme, il constitue alors l'apophyse styloïde de ce dernier. Dans ce cas, la partie restante est formée par le ligament stylo-hyoïdien, et le reste de l'arc ne subsiste que comme une pièce insignifiante adhérant au corps de l'os hyoïde et qui n'est même pas toujours ossifiée. Les cornes postérieures ne sont jamais formées que d'un segment unique; elles sont les plus petites chez la plupart des Mammifères; elles manquent rarement tout à fait, comme chez quelques Rongeurs et Édentés. Chez les Singes comme chez l'Homme, elles l'emportent en grosseur sur les cornes antérieures, et en même temps s'unissent par des ligaments spéciaux (les hyo-thyroïdiens) avec le cartilage thyroïde du larynx.

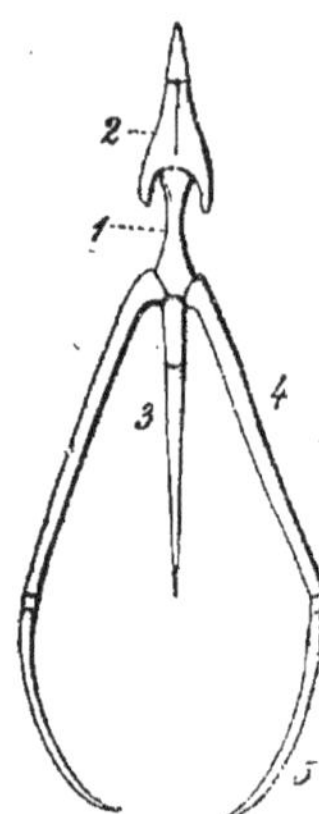

Fig. 214.

L'os hyoïde des *Tortues* est celui qui présente les modifications les moins considérables de l'état primitif, non-seulement dans le nombre de ces arcs mais encore dans leur uniformité qui est assez grande. Chez toutes, le corps de l'os est caractérisé par sa largeur, il persiste longtemps à l'état cartilagineux ; et chez les *Testudo* et autres il présente des perforations. Il est composé de plusieurs pièces en partie paires chez les *Chelys* et *Trionyx*. Devant ou audessous de lui se trouve une plaque particulière, représentant l'entoglosse. La deuxième paire de cornes est la plus développée. Chez les *Trionyx* et *Chelys*, elle consiste en deux pièces et figure la première corne, qui, déjà très-courte chez les *Chelonia*, encore plus rudimentaire chez l'*Emys*, manque chez les *Testudo*. La troisième paire de cornes est, de même, très-réduite chez ces dernières ; elle est formée de deux pièces chez les *Trionyx*. Je considère

Fig. 214. — Appareil de l'os hyoïde de la Poule domestique ; 1, corps de l'os hyoïde (copula) ; 2, os entoglosse ; 3, apophyse ; 4, segment antérieur ; 5, postérieur de la corne de l'os hyoïde.

comme très-incertain qu'elle provienne d'un arc branchial, et je la rattacherais bien plutôt à la columelle de l'os hyoïde des Amphibiens anoures.

Comparés aux Tortues, les *Sauriens* présentent, en ce qui concerne l'os hyoïde, l'extrême opposé. Tandis qu'il s'étend toujours très-loin en avant de son point de connexion avec les cornes, il se prolonge souvent en arrière en une paire d'étroites apophyses. Des deux cornes, l'antérieure est formée de deux ou trois pièces cartilagineuses, réunies entre elles angulairement, rarement appuyées sur le crâne, comme chez les *Lacerta*, *Scincus*, *Pseudopus*, *Anguis*, etc. La deuxième corne est fréquemment ossifiée. On doit peut-être regarder comme figurant la seconde paire, les cornes à deux articles des *Crocodiles*.

L'os hyoïde rudimentaire des *Ophidiens* est également sans connexion avec le crâne et n'est représenté que par un cordon cartilagineux placé sur la trachée, et qui peut facilement échapper à la vue chez les Serpents à bouche étroite.

L'allongement postérieur de l'os hyoïde, chez les *Oiseaux*, rappelle les dispositions existant chez les Sauriens et s'y rattache encore par la disposition de ses cornes. Le corps s'unit par son extrémité à un entoglosse ordinairement pair, qui est rarement simple (*Anas*) ou soudé avec le corps (*Struthio*). Les muscles qui déterminent la protractilité de la langue s'insérant sur les cornes hyoïdiennes, la longueur de celles-ci dépend de l'importance de cette protractilité. C'est ce qui permet d'expliquer l'allongement de l'os hyoïde chez le pic. Les cornes se dirigent chez cet oiseau en arrière et entourent le crâne, s'étendant de là jusqu'au maxillaire supérieur en avant. Voir sur l'os hyoïde des Oiseaux, G. L. Duvernoy, *Mém. de la Soc. d'Hist. Nat. de Strasbourg*, II, 1835.

La forme du corps de l'os hyoïde des *Mammifères* se rapproche plus par sa largeur de celui des Tortues et des Crocodiles, que de celui des Sauriens et des Oiseaux. Sa largeur dépasse sa longueur, car il ne faut pas ici avoir égard à certaines apophyses médianes particulières, qui se présentent chez les Chevaux et les Ruminants, par exemple. Il y a une adaptation particulière du corps de l'os hyoïde à certaines dispositions du larynx dans quelques Singes, chez lesquels ce dernier organe présente des dilatations sacciformes. Il est très-bombé chez les *Ateles*, *Cebus*, etc., et constitue ainsi la transition à la forme qu'il présente chez le *Mycetes*, où il affecte l'aspect d'une vésicule pourvue d'une large ouverture, et qui joue le rôle d'appareil de résonnance du larynx. En ce qui touche les cornes, nous devons signaler la séparation des postérieures chez les Monotrèmes, fait qui s'observe aussi chez le *Manatus*, et constitue un passage aux cas déjà indiqués précédemment, où les cornes manquent entièrement. Des produits fort inégaux peuvent être le résultat de la segmentation en deux articles des cornes antérieures, comme par exemple chez les Chevaux et les Ruminants, où la deuxième pièce se distingue autant par sa longueur que sa largeur. A côté de ces formes extrêmes nous trouvons chez les Carnivores des conformations plus uniformes des deux segments. Une disposition analogue se trouve par exception chez l'homme, où l'apophyse styloïde allongée paraît comme pièce supérieure, et s'unit ordinairement d'une manière mobile à l'os du rocher. On observe chez le *Mycetes* une transformation complète des cornes antérieures en un ligament.

Un document intéressant pour l'histoire de la signification des diverses parties du squelette viscéral des Vertébrés est l'ouvrage de E. Geoffroy Saint-Hilaire, *Philosophie anatomique*, Paris, 1818.

MEMBRES.

MEMBRES IMPAIRS.

§ 198.

Il existe un certain nombre de parties du squelette qui sont en rapport avec le squelette axial, et constituent un appareil de soutien pour les membres, lesquels fonctionnent surtout comme instruments de locomotion. Ces membres sont en général des appendices typiques du corps, à la formation desquels participe le système musculaire et en même temps le squelette. On peut, d'après leur arrangement sur le corps, les distinguer en *pairs* et *impairs*.

Les membres *impairs* supposent le développement d'une membrane perpendiculaire s'étendant de la tête à l'anus, et qui semble être un prolongement des téguments. Lorsque des parties solides surgissent dans cette membrane, ce repli de la peau se transforme en un appareil complexe, qu'on désigne sous le nom de *nageoire*, et qui peut conserver son état primitif, ou se partager en plusieurs subdivisions. Les nageoires impaires ainsi produites se distinguent d'après leur situation en *dorsales*, *caudales* et *anales*.

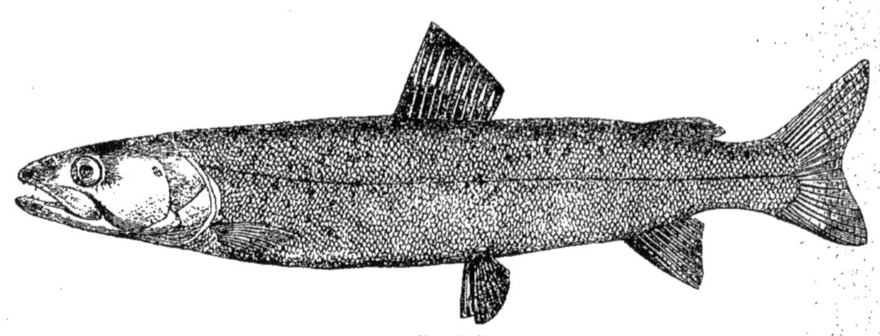

Fig. 215.

Là où ces nageoires paraissent séparées, le repli de la peau n'en est pas moins primitivement continu, et les différentes nageoires n'en sont que des portions plus développées et différenciées. Tandis que ces organes sont généralement répandus chez les Poissons, ils ne se rencontrent chez les Amphibiens que pendant les premières phases de leur développement, et aucune pièce de soutien solide n'en fait partie. Ces dernières manquent aussi chez les Amphibiens qui, dans leur état parfait, possèdent des nageoires impaires, comme la plupart des Urodèles.

Chez les Poissons, ces nageoires impaires sont unies à la colonne vertébrale soit par une membrane partant des apophyses épineuses du rachis, soit, en outre, par des pièces spéciales du squelette placées dans cette membrane et qui sont à la fois en connexion avec la colonne vertébrale et avec les pièces de soutien des nageoires. Ces *supports des nageoires* existent chez les Sélaciens à l'état cartilagineux, qu'ils conservent chez les Ganoïdes où ils peuvent néanmoins s'ossifier en partie; cette condition devient générale chez les Téléostéens. Parfois plusieurs de ces supports des nageoires se trouvent sur une partie de vertèbre, cependant il n'y en a d'ordinaire qu'un sur chaque vertèbre. Leur présence sur des points où il n'y a pas de nageoires, indique l'existence antérieure de celles-ci en ces points, et par conséquent, sur une étendue plus considérable que celles qu'elles occupent actuellement. Chez les Sélaciens, les pièces de cartilage ajoutées aux supports des nageoi-

Fig. 215. — Téléostéen (*Salmo hucho*) représentant les membres pairs et impairs (d'après Heckel et Kner).

es pénètrent dans la nageoire même dont le plus souvent ils ne dépassent ependant pas la base. La plus grande partie de la nageoire reçoit son appareil de soutien de formations tégumentaires spéciales, qu'on connaît sous e nom de *filaments cornés*. Ils forment aussi les supports des nageoires de himères. Chez les Téléostéens, par contre, nous trouvons dans ces nageoires les pièces osseuses qui, n'ayant pas été antérieurement représentées par des artilages, ne peuvent être immédiatement dérivées des cartilages qui existent chez les Sélaciens.

Ces *rayons des nageoires* se montrent comme des ossifications paires pénétrant dans les téguments, et s'unissant à quelque distance de leur base our former des pièces impaires. Ils consistent ou en nombreux articles disosés dichotomiquement qui vont en augmentant de nombre de la base u sommet tout en diminuant de volume, ou sont représentés par une pièce sseuse unique. Dans le premier cas, l'appareil de soutien des nageoires est nou et flexible (*Malacoptérygiens*) ; dans le dernier au lieu d'être mous, les ayons sont épineux (*Acanthoptérygiens*). La connexion avec les supports des ayons des nageoires et vertèbres se fait, soit par un appareil ligamentaire, soit ar une articulation, qui peut être surtout compliquée dans le premier rayon pineux de la nageoire dorsale. Ces rayons osseux se trouvent chez les Ganoïdes t Téléostéens. Très-variés dans leur nombre et leurs dimensions, ils ont été tilisés dans la classification pour caractériser des petites subdivisions.

Chez les Ganoïdes et les Téléostéens, les apophyses vertébrales supérieures e prennent que peu ou point de part à la formation de la nageoire caudale, ont les rayons articulés et osseux sont presque exclusivement ajoutés aux pophyses épineuses inférieures très-notablement développées. (En ce qui ouche les modifications apportées à l'extrémité de la colonne vertébrale par es connexions avec la nageoire caudale, voy. p. 567 et *fig.* 177.)

La comparaison des nageoires verticales avec les membres pairs est justifiée tant par leur tructure que par leurs fonctions. Les rayons des nageoires étant en rapport avec un système usculaire fort développé, les nageoires impaires se trouvent ainsi jouir d'une très-grande obilité, pouvant même s'étendre sur les rayons d'une manière indépendante. Cette mobilité st liée à la formation préalable d'un squelette osseux dans les nageoires. Elle manque chez es Sélaciens et les Chimères, par suite de l'absence d'un squelette semblable à celui que l'on rouve chez les Ganoïdes et Téléostéens. Chez les Sélaciens, les supports des rayons et les ayons eux-mêmes ne sont pas différenciés. Le squelette entier des nageoires verticales (dorale et anale) est formé chez les Requins d'une ou plusieurs séries de pièces cartilagineuses parallèles, qui sont parfois très-éloignées des apophyses épineuses de la colonne épinière. Chez la *Chimère* la partie antérieure de la colonne vertébrale consistant en plusieurs ertèbres fusionnées, s'élève en une crête médiane s'étendant jusqu'à la base de la nageoire orsale, et prend ainsi l'aspect d'un support de nageoire.

Les productions que nous avons désignées sous le nom de *filaments cornés* sont les précurseurs du squelette osseux des nageoires. Ce sont des pièces en forme de soies disposées parallèlement, enfouies dans la peau, formées de plusieurs couches, et ne présentant pas d'autre tructure qu'une stratification concentrique. Comme il n'entre pas de cellules dans leur contitution, on les considère comme des productions cuticulaires. Elles commencent toujours à la ase de la nageoire, s'appuient sur les supports cartilagineux, et continuent encore loin au elà du squelette des nageoires. On les trouve chez les Poissons osseux, bien qu'à l'état udimentaire, dans ce qu'on appelle la « nageoire adipeuse » qui se remarque dans plusieurs familles de Physostomes (Siluroïdes, Characines et Salmones), et qui n'est qu'un reste de la nageoire primitive encore dépourvue de tout rayon osseux.

Les épines qui se trouvent à l'origine des nageoires dorsales de plusieurs Sélaciens (*Acanthias*, *Spinax*, *Heterodontus*, *Centrophorus*, etc.), et dont on rencontre des formes aussi diverses que puissantes chez les fossiles, ne peuvent pas encore être rattachées sûrement aux rayons épineux des Téléostéens. Elles se forment sous les téguments, qu'elles percent plus tard, reposent par leur base sur un support cartilagineux des nageoires, ou l'entourent en se comportant ainsi comme des plaques tectrices. Elles sont toujours impaires, tandis que les rayons osseux, même là où ils paraissent former des piquants impairs, se rattachent aux rayons articulés pairs, et en même temps sont placés plus superficiellement. Ce squelette entièrement extérieur des nageoires verticales des Ganoïdes et Téléostéens appartient aux téguments. Le premier de la nageoire dorsale est souvent très-fortement développé chez beaucoup de Téléostéens de manière à constituer un rayon épineux ; il sert à la protection des suivants. Comme il se trouve tantôt en avant, souvent même sur le crâne, tantôt reculé plus en arrière, on doit le considérer comme provenant de rayons très-différents.

Nous devons signaler ici comme une disposition très-particulière indiquant un développement très-considérable des nageoires impaires, celle que présente la nageoire dorsale du *Polypterus*, dont chaque rayon porte à son extrémité un certain nombre de rayons plus petits.

MEMBRES PAIRS.

Membres antérieurs.

Ceinture thoracique.

§ 199.

Nous désignons sous le nom de *membres pairs* des appendices symétriquement disposés sur les côtés du corps et qui sont unis, de manière à conserver leur mobilité, à l'appareil de sustentation contenu dans le corps même. On les distingue d'après leur situation en membres antérieurs et membres postérieurs; les deux paires, présentant des conditions analogues tant par leur conformation spéciale que par leurs rapports de connexion avec le corps, doivent être considérées comme constituant des organes homologues. L'homologie générale (Homodynamie) n'est que peu ou point troublée lorsque l'identité des fonctions subsiste, elle devient obscure à la suite d'adaptations à des fonctions différentes, et ne demeure souvent appréciable que dans des points fondamentaux et dans des traits généraux qui ne sont pas toujours faciles à saisir.

Dans le squelette des membres on distingue une partie libre, et une autre portant celle-ci, qui est cachée dans le corps. Cette dernière est, à cause de sa forme, désignée sous le nom de ceinture basilaire, et suivant leur position on distingue une *ceinture thoracique* (ou scapulaire) et une *ceinture pelvienne*. Ces appareils manquent ainsi que les membres tant chez les Leptocardes que chez les Cyclostomes.

La ceinture thoracique, dans sa forme la plus simple, se compose d'une pièce cartilagineuse, formant chez les *Sélaciens* un arc fermé du côté ventral, et placé derrière l'appareil branchial. Il n'est pas rare que ses deux moitiés ne soient que faiblement adhérentes l'une à l'autre. De chaque côté s'articule avec le cartilage, le squelette de la nageoire pectorale. Dans le voisinage de ce point de réunion, le cartilage est traversé par des canaux particuliers, dans lesquels passent des nerfs pour se rendre aux nageoires. Ces canaux en s'élargissant peuvent aussi contenir des muscles, et le cartilage devient alors une pièce assez complexe (Raie).

La séparation de l'arc cartilagineux en deux moitiés, déjà indiquée chez les Sélaciens, s'achève chez les *Ganoïdes*, et la ceinture scapulaire primaire de cartilage, modifiée par ossification, se réunissant à des pièces osseuses appartenant primitivement aux téguments, forme un appareil nouveau, qui, dans le cours de ses différenciations ultérieures, en remontant jusqu'aux Mammifères, joue un rôle important.

Nous avons dès maintenant à distinguer de la ceinture scapulaire primaire une ceinture secondaire. La première reste chez les Esturgeons, à l'état cartilagineux; et il s'y développe des os dermiques constituant quelques pièces situées superficiellement, dont les deux inférieures constituent la *clavicule*, et un os *sous-claviculaire*, les deux supérieures des os *sus-claviculaires*. En raison de la situation qu'occupe la ceinture scapulaire primitive à la limite postérieure de l'appareil branchial, elle présente des rapports intimes avec les téguments, qui sur ce point s'enfoncent dans la dernière fente branchiale; cela explique en même temps la formation d'os dermiques sur ce cartilage, condition qui serait impossible à réaliser sur des parties de la ceinture situées plus profondément. Sur le cartilage scapulaire primitif des Sélaciens, les canaux peuvent former des cavités plus considérables. Chez les Ganoïdes à squelette ossifié, il en reste ordinairement une partie cartilagineuse, l'autre s'ossifiant. La pièce dans son ensemble paraît quant au volume avoir subi une réduction. Par contre, les os dermiques que nous avons appelés *clavicules*, et qui sont encore peu apparents chez les Esturgeons, ont acquis des proportions considérables. Chaque os ne se rencontre pas seulement avec celui de l'autre côté sur la ligne médiane ventrale, mais il est encore en connexion avec le crâne par les os sus-claviculaires. Comme la partie primitive de la ceinture scapulaire demeure atrophiée et lui est ajoutée comme un simple appendice, l'appareil claviculaire constitue la partie principale de la ceinture basilaire des extrémités antérieures.

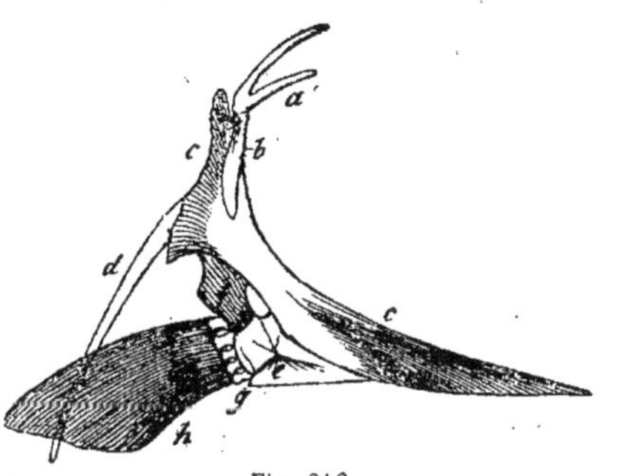

Fig. 216.

Ces conditions se retrouvent aussi chez les *Téléostéens* (*fig*. 216), chez lesquels la partie primitive de la ceinture scapulaire toujours ossifiée (*e*, *f*) éprouve encore des rétrogradations ultérieures, et peut même entrer en connexion des plus intimes avec certaines parties du squelette des nageoires. La

Fig. 216. — Moitié droite de la ceinture scapulaire et nageoire pectorale de *Gadus*; *c*, clavicule; *a*, *b*, supraclaviculaires; *d*, pièce accessoire; *e*, *f*, os de ceinture claviculaire primaire (*e*, coracoïde, *f*, omoplate); *g*, os de la base de la nageoire; *h*, rayons de la nageoire.

réunion de la ceinture scapulaire avec le crâne se retrouve aussi dans cette division.

Les connexions de la ceinture scapulaire des Poissons sont de natures très-diverses. Chez les Chimères et les Squales, elle est libre dans les muscles du tronc. Elle se fixe à la colonne vertébrale chez les Raies, où l'extrémité dorsale de la ceinture s'ajuste sur une crête provenant de la soudure des apophyses épineuses des corps de vertèbres soudées (*Raja*), ou sur le côté de celle-ci (*Trygon*). Le genre *Torpedo* se rattache aux Squales. Une segmentation de la pièce supérieure de la ceinture scapulaire cartilagineuse se présente souvent. Cette pièce paraît indépendante chez les Esturgeons.

Le développement rétrograde du cartilage de la ceinture scapulaire, est en proportion avec le développement de la *clavicule*, qui, comme les plaques de revêtement de la voûte du crâne, provient d'os dermiques, et présente chez l'Esturgeon la même situation superficielle que d'autres plaques tégumentaires osseuses. Elle a donc pour première destination de former un appareil protecteur du cartilage sous-jacent. Mais déjà chez les *Spatularia*, elle occupe une situation plus profonde, étant recouverte d'une couche tégumentaire, condition qui persiste chez la plupart des autres Ganoïdes et Poissons osseux. Cependant dans quelques divisions l'état primitif peut de nouveau reparaître. Les deux clavicules sont ordinairement réunies entre elles par un ligament, et leurs extrémités inférieures qui s'élargissent sont en connexion par une suture chez les Siluroïdes et les Loricaires. L'accroissement de la clavicule entraîne la disparition de l'infra-claviculaire. Chez plusieurs Téléostéens la clavicule se détache du crâne, et devient rudimentaire chez ceux qui perdent leurs nageoires pectorales, comme les Symbranches et autres. On remarque à la partie interne supérieure de la clavicule une pièce osseuse particulière dirigée obliquement en bas et dont la signification est encore douteuse.

Le *Lepidosiren* présente la plus singulière conformation de ceinture thoracique; en effet son cartilage scapulaire très-étendu est seul en grande partie entouré d'une couche osseuse. On peut déduire cet état de celui des Sélaciens, avec cette modification que chez les Ganoïdes et Téléostéens, la couche osseuse ne se formant que sur un côté du cartilage scapulaire, et ne se développant que sur la clavicule, enveloppe ici le cartilage entier, et l'entoure comme toute autre pièce de squelette formée par l'ossification d'une base cartilagineuse. Chez tous les autres Vertébrés les deux parties qui demeurent séparées, le cartilage scapulaire et la clavicule se réunissent donc ici en une pièce du squelette unique.

Voir, sur la ceinture scapulaire des Poissons, Mettenheimer *De membro piscium pectorali*, Berol, 1847, et mes *Untersuch. zur Vergl. Anat.*, II.

§ 200.

La partie du squelette qui, chez les Poissons, se développe comme un dépôt osseux s'effectuant sur une ceinture scapulaire primitivement cartilagineuse, perd, chez les Vertébrés plus élevés, les conditions de volume et de fonction prédominante qu'elle possédait relativement à la ceinture scapulaire primitive. Par contre, celle-ci éprouve des différenciations considérables, et prend en même temps une plus grande importance soit par suite de ses connexions avec le sternum, soit à cause de la plus grande mobilité de sa portion supérieure (dorsale), qui ne se soude jamais complétement avec le squelette axial. Elle conserve les mêmes rapports que précédemment avec les membres antérieurs, et continue à supporter le squelette du bras comme elle supportait chez les Poissons celui des nageoires pectorales. La surface de réunion avec le squelette brachial, qui se distingue par une cavité destinée à recevoir la tête articulaire de l'humérus, nous permet de diviser la ceinture scapulaire primitive en deux parties, qui paraissent être toutes deux des portions spéciales du squelette, subissant dans les diverses classes des modifications différentes, et se divisant en pièces distinctes, résultat graduel d'ossifications indépendantes.

La partie dorsale reste simple ; on l'appelle l'*omoplate* (*scapula*) ; la ventrale se partage en une pièce postérieure et une antérieure. La première est désignée sous le nom de *coracoïde ;* l'antérieure, par contre, qui s'ossifie en partant de l'omoplate, peut être appelée *procoracoïde.*

Cette ceinture scapulaire paraît toujours être, parmi les *Amphibiens*, chez les Urodèles, une pièce qui n'est ossifiée que sur la partie de l'omoplate où se trouve la cavité articulaire. L'extrémité dorsale élargie de l'omoplate reste ordinairement cartilagineuse ou présente une simple ossification périostale indépendante. On la distingue sous le nom de *supra-scapulaire.* L'ossification de l'omoplate s'étend quelquefois sur le procoracoïde, rarement sur le coracoïde très-large qui se joint au sternum. Chez les Anoures, les deux apophyses ventrales (*fig.* 217, *A*, *co*, *co'*) de la ceinture scapulaire sont de chaque côté en connexion par une plaque cartilagineuse, qui détermine une réunion médiane des pièces placées sur ses deux côtés (*Rana*). La portion ventrale de la ceinture scapulaire entoure de chaque côté une ouverture. L'omoplate (*s*) laisse également distinguer un supra-scapulaire (*s'*) qui parfois la dépasse par ses dimensions. Le coracoïde s'ossifie d'une manière indépendante (*co'*), tandis que le procoracoïde entre en rapports plus intimes avec la clavicule (*d*) sur laquelle nous aurons à revenir plus longuement.

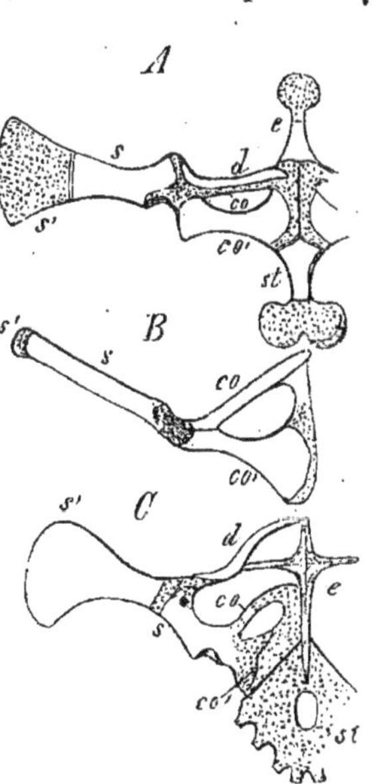

Fig. 217.

Chez les *Reptiles* chaque moitié de la ceinture scapulaire représente de même une pièce unique, qui par sa forme se rattache de près à celles des Amphibiens. Des modifications y apparaissent cependant ; ainsi le large coracoïde offre souvent des ouvertures en forme de fenêtres (Lézards), et peut quelquefois s'unir à l'omoplate, pour ne former avec lui qu'un seul os. Une apophyse de l'omoplate, qui n'est qu'indiquée chez les Amphibiens, sert à unir l'omoplate à la clavicule (*fig.* 217, *C*, *d*) et forme l'acromion. L'omoplate change de forme chez les Tortues ; elle prend alors l'aspect d'une pièce osseuse ordinairement cylindrique (*B*, *s*), qui, à l'articulation de l'épaule, se prolonge immédiatement avec le procoracoïde (*B*, *co*) en formant un angle. A la place du cartilage qui unit ce dernier avec le coracoïde, on ne trouve parfois qu'un ligament partiellement cartilagineux.

Le procoracoïde disparaît chez les Crocodiles, la ceinture scapulaire n'est alors composée que de l'omoplate et de l'os coracoïde. Il en est de même chez

Fig. 217. — Ceintures scapulaires ; *A*, *Grenouille ; B*, *Tortue ; C*, *Lézard ; s*, omoplate ; *s'*, supra-scapulaire ; *co*, procoracoïde ; *co'*, coracoïde ; *d*, clavicule ; *e*, episternum ; *st*, sternum. Les parties cartilagineuses sont indiquées par des ponctuations.

les *Oiseaux* dont l'omoplate se distingue par sa forme étroite et légèrement incurvée. A la cavité articulaire elle s'unit à un fort coracoïde qui s'insère sur la plaque sternale tout à fait comme chez les Reptiles. Les Ratites témoignent d'une parenté plus rapprochée avec les Sauriens par la présence d'un rudiment de procoracoïde, et chez eux encore il résulte de la soudure de l'omoplate et du coracoïde un os coraco-scapulaire unique (*fig.* 186, *c*, *s*, p. 588).

Seuls parmi les *Mammifères*, les Monotrêmes possèdent comme pièce de connexion entre l'omoplate et le sternum, un os coracoïde. Chez les autres, cet os se réduit à une insignifiante apophyse placée devant la cavité articulaire de l'omoplate (apophyse coracoïde), et ce n'est que dans quelques cas rares (*Sorex*) que l'extrémité sternale du coracoïde persiste à l'état de pièce cartilagineuse située de chaque côté du manubrium sternal. Le reste du coracoïde scapulaire prend quelquefois encore part à la formation de la cavité articulaire, mais elle recule à mesure que l'omoplate y participe davantage et finit par devenir la pièce exclusive de support de l'extrémité antérieure. L'indépendance primitive du coracoïde s'exprime toujours cependant dans ce qui en reste par la présence d'un noyau spécial d'ossification, jusqu'à ce qu'après l'ossification complète il se fusionne entièrement avec l'omoplate.

L'omoplate des Mammifères se rapproche par sa forme de celle des Reptiles, mais elle en diffère d'une manière importante par l'introduction de parties nouvelles. Une expansion de son bord antérieur qui se prolonge en une apophyse, constitue chez les Monotrêmes, l'indication d'une épine de l'omoplate, dont l'extrémité saillante représente l'acromion qui, chez les Amphibiens, se continue directement avec l'omoplate. Chez les autres Mammifères, le bord latéral de cette partie élargie se développe sous forme d'un bourrelet considérable, qui, par suite du développement d'une lame osseuse saillante sur la ligne médiane, la crête scapulaire, sépare deux dépressions de l'omoplate, une supérieure et une inférieure. L'extrémité antérieure de la crête se développe toujours en une apophyse acromienne. Les adaptations aux fonctions très-diversifiées des membres antérieurs, déterminent de nombreuses modifications dans l'omoplate, parmi lesquelles l'élargissement de son extrémité dorsale (base scapulaire) conduit à la forme qui existe chez les Singes et chez l'Homme.

De cet épanouissement de la ceinture scapulaire primitive il peut résulter que l'appareil secondaire que nous avons nommé la *clavicule*, passe tout à fait à l'arrière-plan, ou acquiert des fonctions complétement étrangères à celles qu'il remplit chez les Poissons. Parmi les *Amphibiens*, les Anoures seuls ont une clavicule (*fig.* 217, *A*, *d*) qui n'est jamais qu'une pièce de revêtement du procoracoïde, auquel elle adhère toujours d'une manière très-intime.

La clavicule représente donc ici une pièce accessoire de la ceinture thoracique ; ce n'est que rarement qu'elle en est détachée. C'est ce qui arrive complétement chez les *Reptiles*. La clavicule (*fig.* 217, *b*, *d*), sans rapport avec aucune pièce de cartilage préexistante du squelette, se développe comme condaire (toujours à quelque distance du procoracoïde), qui unit l'apo-se acromienne de l'omoplate avec l'épisternum (*B*, *c*). La clavicule se porte de même chez les *Oiseaux*. Les deux clavicules sont totalement lées en un seul os. Elles représentent l'os de la fourchette qui s'insère ctement ou par des ligaments sur la crête sternale (*fig* 182, *f*, p. 584), l'est plus parmi les *Struthiones* qu'une pièce paire chez le *Dromæus*, paraissant chez les autres, ainsi que chez l'*Apteryx*.

introduction de cette partie du squelette, provenant primitivement de sification d'une pièce cartilagineuse, conduit chez les Mammifères à une lification histologique. La clavicule s'y développe d'une ébauche cartila-euse, semblable en beaucoup de points à celle d'autres os préexistants s cette forme. Ainsi se trouve introduite dans la série des os primaires partie secondaire du squelette. Cet os ne se conserve cependant que chez partie des Mammifères. Disparu sans laisser de traces chez les Ongulés, existe qu'à l'état de rudiment, parfois même de ligaments seulement z les Carnassiers, et ne se développe complétement que là où les membres érieurs jouissent d'une plus grande liberté de mouvement.

n ne peut rattacher directement, par suite de diverses particularités, les ceintures scapulai-les Poissons et celles des Amphibiens. Nous ne trouvons comme point d'appui déterminé la comparaison des diverses parties, que le mode d'articulation avec l'extrémité antérieure. nous permet de reconnaître la partie supérieure et dorsale de la ceinture scapulaire des ciens comme étant nettement une omoplate, la portion ventrale doit alors être homologue à occupant la même situation chez les Amphibiens ; mais on ne saurait déterminer avec lé si elle correspond au coracoïde seul ou à cet os joint au procoracoïde, car il est possi-qu'il soit intervenu dans les rapports avec le sternum des modifications importantes chez Amphibiens. Ainsi le coracoïde entier peut être une partie de la ceinture scapulaire appa-sant seulement avec le sternum. Il ne faut pas perdre de vue que dans la ceinture scapu-des Sélaciens et des formes qui en dérivent, d'autres modifications résultent de la pré-e de canaux destinés à livrer passage aux nerfs. Il n'y a qu'un canal chez les Amphibiens eptiles.

a branche antérieure de la partie ventrale de la ceinture thoracique des Amphibiens et Tortues que j'ai désignée sous le nom de *procoracoïde*, est indiquée ordinairement comme avicule, définition à laquelle s'oppose de la manière la plus complète la genèse de cet os. clavicule apparaissant sur lui sous forme d'une plaque de revêtement (Anoures), comme l'Esturgeon elle se montrait comme une plaque de revêtement de cette partie de la cein-thoracique primitive, on peut penser que ces connexions peuvent se transformer en une on complète avec le procoracoïde. Une pareille conformation ne pourrait en tous cas ter que chez les Tortues, sans fournir pour cela aucune raison de considérer le proco-ïde comme un équivalent de la clavicule, laquelle se serait alors confondue avec lui. Le oracoïde a été aussi considéré comme étant l'apophyse acromienne, opinion que réfutent les conditions dans lesquelles la clavicule se trouve, que l'existence de l'acromion ue chez les Mammifères.

e cartilage qui réunit les branches ventrales de la ceinture scapulaire chez beaucoup d'A-res, s'étend, comme la plaque coracoïde des Urodèles, sur celui de l'autre côté. C'est le cas z les *Bombinator*, *Pelobates*, *Hyla* etc. Chez le *Pipa* les cartilages bilatéraux se placent la ligne médiane, de même chez les *Bufo* et *Rana*, où ils peuvent aussi se souder par fication en une seule pièce qu'on a appelée sternum. La superposition des extrémités ster-s des Coracoïdes se remarque aussi chez les Lézards, et est reconnaissable encore chez les eaux par la direction du sillon sternal.

armi les Reptiles il y a une réduction de la ceinture scapulaire chez le *Caméléon*. La cla-ule et le procoracoïde manquent. Par contre la présence d'une ceinture scapulaire presque complète chez les Lézards apodes (par exemple *Anguis*, *Chirotes*, plus réduite chez les *Amphisbènes*, et quelques Scincoïdiens comme les *Typhlina*, *Acontias*), témoigne que la perte des extrémités est ici un état acquis tardivement, contrairement à ce qui a lieu chez les Serpents, qui ne présentent aucune trace de ceinture scapulaire.

Le procoracoïde est le plus considérable chez l'*Autruche* et chez l'*Emeu* de la Nouvelle-Hollande (*Dromæus*). Sa direction en avant pourrait motiver la détermination de cette partie comme étant un acromion. Pfeiffer, *Schultergürtel, Giessen*, 1854.

On peut considérer comme parties secondaires du squelette, provenant de l'ossification de parties tendineuses, les *os huméro-scapulaires* des Oiseaux qui apparaissent chez plusieurs Oiseaux de proie, chez les Pics et quelques Oiseaux chanteurs. Nitzsch, *Ostéog. Beiträge*; Jäger, *Sitz, Kais. Ac. Wien.*, XXIII, p. 387.

Le coracoïde des *Monotrèmes* se fait remarquer par une division en deux parties, résultant de ce qu'une pièce médiane s'ossifie d'une manière indépendante, et est désigné sous le nom de épicoracoïde. Le coracoïde rudimentaire des autres Mammifères présente des différences de volume considérables. Il parait ordinairement atrophié chez les Ongulés, où il n'existe plus que sous la forme d'une protubérance formée par un noyau osseux placé sur le bord glénoïdal de l'omoplate. Sur cet os se conserve fréquemment encore, chez les Mammifères, un os supra-scapulaire comme un appendice cartilagineux à la base et qui, chez les Ongulés, même après ossification, se soude rarement à l'omoplate. L'apophyse acromion partant de la crête de l'omoplate dépend, quant à son degré de développement, de la présence ou de l'absence d'une clavicule. La crête correspondant au bord antérieur primitif de l'omoplate n'a aucun rapport avec une autre saillie qui, chez les Édentés (*Dasypus*, *Myrmecophaga*), divise en deux moitiés les fosses infra-épineuses.

L'histoire de la *clavicule* dans la série des animaux vertébrés, fournit un exemple frappant de l'apparition de nouvelles parties du squelette interne. D'abord de simples os dermiques recouvrant un cartilage, entrent en connexion avec ce dernier et constituent ainsi avec lui une seule pièce du squelette (*Lepidosiren*), pour se séparer ensuite peu à peu de sa base cartilagineuse, chez les Amphibiens, et prendre enfin chez les Mammifères un tout autre mode de génèse. Elle provient ici (au moins chez l'Homme) dans sa première ébauche, d'un tissu qui s'ossifie aussitôt, se prolonge des deux côtés en vrai cartilage, et demeure nettement séparé des lamelles périostales osseuses qui le recouvrent par places. Elle se distingue des os du squelette primaire parce que sa première pièce n'est pas d'abord formée par un cartilage provisoire, mais s'ossifie immédiatement ; elle leur ressemble par sa croissance en longueur qui est exclusivement réalisée à l'aide d'un cartilage, et par son mode d'épaississement qui résulte de l'ossification périostique. Du mode primitif de développement de la clavicule, les Mammifères ne conservent qu'un petit reste, dans la persistance de tissu ostéogène, qui détermine la première apparition de l'os. Bruch, *Zeit. Zool.*, IV, p. 377 ; mes observations, *Jenaische Zeit.*, I, 1 ; *Vergl. Anat.*, II. — Le développement indépendant de la clavicule n'a lieu que dans quelques espèces isolées chez les Amphibiens (*Bufo variabilis*). Les connexions de la clavicule avec la ceinture scapulaire primaire, sont très-remarquables chez l'*Ichthyosaure*, où, par sa situation le long du bord antérieur de l'omoplate, elle rappelle la disposition qui existe chez les Poissons. Cette réunion avec l'omoplate ne sera plus tard représentée que par le rapprochement de l'extrémité externe de cet os. L'extrémité interne de la clavicule se comporte fort différemment chez les Lézards, et peut finir en s'effilant, par une crête élargie, ou encore par une plaque perforée. Une union assez fréquente de ces extrémités des deux clavicules caractérise la formation de la *fourchette* chez les Oiseaux. La fourchette dans son ensemble apparaît déjà de bonne heure dans l'embryon, et ses premières traces sont des stries distinctes. L'apparition de cartilage sur l'apophyse médiane dirigée vers la crête sternale, la distingue de même de celle des Reptiles. La présence de deux clavicules, rudimentaires il est vrai, chez le *Casoar*, pourrait indiquer la séparation primitive de ces deux os dans la forme souche des Oiseaux, s'il n'y avait déjà une fourchette chez l'*Archæoptéryx*.

Parmi les Mammifères ceux qui volent ont une très-grande clavicule. Il en est de même des Édentés, de beaucoup d'Insectivores (*Erinaceus*, *Sorex*, très-raccourcie chez les *Taupes*), Rongeurs (*Cricetus*, *Sciurus*, *Arctomys*, *Mus*, *Castor*, etc.), et des Lémuriens. Parmi les Carnassiers elle est rudimentaire chez les *Felis*, encore plus chez les *Meles*, *Lutra*, *Mustela*, *Canis*, etc., où elle n'est plus indiquée que par une insertion tendineuse d'un muscle. Beaup de Carnassiers en sont totalement privés (*Phoca*, *Ursus*, *Procyon*, etc.). Voir sur la cein-thoracique W. K. Parker, *Monograph on the structure and development of the Shou.-Girdle and sternum in the Vertebrata*. London, 1868. R. S.

Extrémité antérieure

§ 201.

Le squelette du membre antérieur présente deux types, dont chacun re de nombreuses modifications, et n'est pas cependant sans connexions ec l'autre. Un des types est répandu chez les Poissons, l'autre comprend Vertébrés supérieurs.

Le squelette des *nageoires pectorales des Poissons* dérive des dispositions i règnent chez les Sélaciens, où les membres sont non-seulement le plus nplets au point de vue anatomique, mais subissent à partir de là une mé-norphose rétrograde qui se continue jusqu'aux Téléostéens. Trois pièces tilagineuses plus grandes (*fig.* 218, *A*, *b*, *b*, *b*) occupent la base du sque-

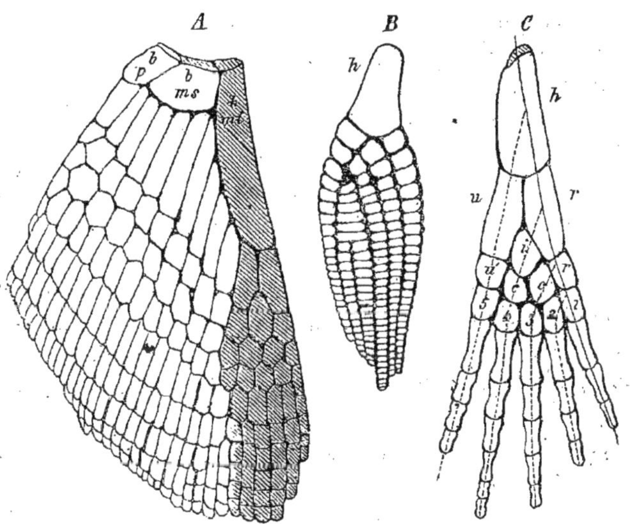

Fig. 218.

te de la nageoire, et s'unissent à la ceinture scapulaire. De nombreuses ces cartilagineuses plus faibles, présentant des divisions plus ou moins nbreuses, rayonnent de ces pièces basilaires dans le corps de la nageoire. ns certains groupes, les parties constituantes des rayons peuvent être en ques cartilagineuses polygonales. Puisqu'à chaque pièce basilaire s'ajoute

. 218. — Dessin schématique pour la comparaison des membres antérieurs des Vertébrés; *A*, Na-geoires d'un *Sélacien; b b b*, pièces basilaires du pro-, méso- et métaptérygien. La partie ombrée du métaptérygien représente la partie qui, chez les Vertébrés supérieurs forme le membre; *B*, nageoire pectorale d'*Ichthyosaurus*. (Pour la comparer à *A* et *C*, il faut renverser la figure, de sorte que son côté droit soit à gauche, et le gauche à droite); *C*, extrémité antérieure d'un *Amphibien*.

un certain nombre de rayons, variable suivant les familles et les genres, on peut distinguer dans l'ensemble du squelette de la nageoire, trois divisions que nous désignerons sous les noms de *Pro-*, *Meso-* et *Métaptérygium* (*fig.* 218, *A*, *p*, *ms*, *mt*). Chacune de ces parties consiste en une pièce basilaire, à laquelle se réunissent un nombre variable de rayons. Ces trois parties sont bien développées chez les Raies, et forment la base de ces puissantes nageoires pectorales qui s'étendent non-seulement sur les côtés, mais aussi en arrière et en avant. Chez plusieurs leur extrémité antérieure est même en rapports avec la partie antérieure du crâne.

Chez les Squales, le proptérygium paraît rarement développé (*Squatina*). Parfois il n'est représenté que par la pièce basale (*fig.* 218, *A*, *p*), qui elle-même peut disparaître. Le Mesoptérygium (*ms*) offre souvent d'importantes réductions, et peut même manquer tout à fait (*Scymnus*). C'est donc dans le Métaptérygium qui, étant la partie constamment présente, constitue l'élément principal du squelette de la nageoire, que nous trouvons les points de comparaison avec la seconde forme des extrémités. Nous devons signaler comme un phénomène important l'écartement des os basilaires chez les Raies. Il résulte de là des connexions directes avec la ceinture scapulaire, des rayons qu'ils portent et qui entrent ainsi dans la catégorie des pièces basilaires. Le squelette de la nageoire pectorale des Chimères se rattache essentiellement à celui des Squales.

L'appareil squelettique correspondant des *Ganoïdes* dérive de ces dispositions, en ce que non-seulement il présente la réduction qu'on remarque chez les Squales comparativement aux Raies, mais aussi en ce qu'il a éprouvé une rétrogradation beaucoup plus grande de la majeure partie des rayons périphériques. Cette réduction du squelette primaire des nageoires, correspond à l'introduction de formations secondaires, qui paraissent sous forme d'ossifications dermiques, et qui représentent, comme dans les nageoires impaires, des rayons osseux tantôt segmentés, tantôt rigides qui se développent sur les deux faces de la nageoire. Il y a donc là une compensation de la perte de la portion périphérique du squelette primitif des nageoires. Quant aux détails particuliers, nous devons remarquer que les trois pièces basilaires des nageoires des Sélaciens ne persistent que chez le *Polypterus*. Chez les autres Ganoïdes, c'est la troisième pièce pourvue de rayons, qui constitue le support de la nageoire, de sorte qu'encore ici, comme chez les Squales, c'est le métaptérygium qui est prépondérant. Une pièce basilaire rudimentaire représente seule le mésoptérygium ; par contre, deux ou trois rayons placés entre ce dernier et l'os basilaire se fixent directement à la ceinture scapulaire. Le nombre des parties du squelette participant à cette articulation, s'élève donc à cinq. La signification de ces diverses parties est nettement indiquée dans tous les cas soit par leurs connexions, soit par leur forme ; et les nouvelles pièces basilaires se laissent aussi bien distinguer des primitives (Sélaciens) que chez les Raies.

Nous trouvons dans ce qui précède l'explication des parties du squelette qui existent dans les nageoires des *Téléostéens*. La réduction du squelette périphérique des nageoires y a fait des progrès nouveaux, et tout l'appareil constituant les supports primaires des nageoires pectorales se compose au plus de quatre ou cinq éléments (*fig.* 216, *g*) assez uniformes, sur lesquels s'insère un nombre très-variable de pièces plus petites, périphériques, conservant l'état cartilagineux, et servant de soutien au squelette secondaire des rayons des nageoires (*fig.* 216, *h*). Ce n'est que chez un petit nombre, et encore avec difficulté, qu'on peut rattacher à leur signification primitive, les pièces basilaires. D'après ce que nous avons vu dans les Ganoïdes, nous devons reconnaître dans ces pièces celles qui se sont montrées le plus constantes, c'est-à-dire l'os basilaire du métaptyrégium, ainsi que quelques rayons ajoutés à la série des os basilaires. Par suite de la similitude des fonctions, ces dernières parties, primitivement si différentes, sont devenues semblables aux véritables parties basilaires, de sorte que la rétrogradation du squelette des Ganoïdes, révèle seule les rapports de ces nageoires avec celles des Sélaciens. Des réductions encore plus grandes dans le nombre des pièces, et des transformations résultant de changements de formes moins importants, mais modifiant les conditions d'ensemble du métaptérygium, se présentent dans beaucoup de groupes de Téléostéens; unissant la nageoire pectorale qu'il porte avec la ceinture scapulaire, il peut même faire partie de cette dernière, et représenter en apparence la partie du squelette scapulaire primaire, sur laquelle se meut la nageoire pectorale formée seulement de rayons osseux secondaires (*Cataphractes*). De cette manière on peut établir une série continue partant du squelette si richement développé des nageoires des Sélaciens, pour arriver à celui des Téléostéens, dont les modifications les plus essentielles consistent en des réductions graduelles de portions plus ou moins considérables. La réduction est progressive de la périphérie à la base, qui est la partie la plus constante, et lorsque les pièces basilaires primitives ont en grande partie disparu, des parties complémentaires provenant des rayons prennent leur place. Le squelette perd donc en longueur, mais pas en largeur, et présente ainsi un champ considérable au développement des rayons osseux compensateurs, provenant du squelette dermique.

On doit également rattacher au squelette des nageoires dorsales des Sélaciens, celui des Dipnoi. Il consiste en un long filament segmenté, que nous devons comparer à la série de pièces de cartilage qui forment le bord interne du métaptérygium des Sélaciens, et sur lequel s'insèrent de fines bandelettes cartilagineuses représentant des rayons.

J'ai indiqué dans mes recherches d'anatomie comparée (*Untersuch. zur Vergl. Anat.*, II) un grand nombre des modifications si extraordinairement variées qu'offre le squelette des nageoires pectorales chez les Sélaciens, chez les Ganoïdes (parmi lesquels l'Esturgeon se rapproche le plus des Squales), et aussi les formes les plus importantes qu'on rencontre chez les Téléostéens. Il faut noter que pour ces derniers le squelette le plus complet se réalise chez les *Physostomes*, car ordinairement la série basilaire est suivie d'une seconde série de pièces cartilagineuses, parfois même de traces d'une troisième (*Siluroïdes*). Chez les Pédiculés on trouve une réduction de la série basilaire. Dans le *Lophius* il n'y a que deux pièces basilaires, mais fort allongées.

Le *squelette secondaire des nageoires* ne présente pas moins une grande variété de forme, tant sous le rapport du nombre des rayons qui le composent, que sous celui de leur longueur. Il se développe au moyen de deux séries de pièces osseuses situées l'une sur la face supérieure, l'autre sur l'inférieure de la peau de la nageoire, et qui se correspondent exactement sur les deux faces. Par un allongement considérable des rayons osseux, tel qu'il existe chez les *Dactyloptères* et *Exocets*, la nageoire pectorale prend une extension notable, sans que les pièces primaires du squelette y prennent part. — Un fait particulier, qui déjà s'observe chez les Ganoïdes, est la réunion intime d'un rayon secondaire avec une pièce primitive. Nous trouvons chez les Esturgeons au bord externe de la nageoire, un rayon osseux solide qui embrasse un cartilage basilaire, vis-à-vis duquel il constitue une plaque tectrice. Ce rayon s'unissant plus étroitement avec le cartilage basilaire chez le *Lepidostée* et l'*Amia*, ce dernier paraît ainsi passer dans le premier. Cet état est encore plus marqué chez les Téléostéens, où le reste du cartilage basilaire ne forme plus que les faces articulaires du rayon solide. Ce dernier, sujet tant à des rétrogradations qu'à des différenciations ultérieures, peut se développer en une pièce osseuse puissante, qui chez les Siluroïdes constitue une épine considérable pourvue d'une articulation complexe. Ce rayon épineux est chez quelques espèces, le représentant de la nageoire pectorale entière. Une autre différenciation consiste dans la séparation de quelques rayons secondaires de l'ensemble de la nageoire. C'est ce qui a lieu par exemple chez la *Trigle*, où les trois rayons inférieurs à articles nombreux constituent des appendices mobiles. — Voir pour les détails anatomiques outre les monographies spéciales l'ouvrage déjà cité de Mettenheimer. Sur leur signification, ma communication dans *Jenaisch. Zeits.* II, p. 121. Sur la ceinture scapulaire des Amphibiens, Oiseaux, et Mammifères, Pfeiffer, *Vergl. Anat. des Schultergerüstes*, Giessen, 1854.

§ 202.

Comparativement au squelette des nageoires pectorales des Poissons (des Sélaciens surtout), celui des extrémités antérieures des Vertébrés supérieurs paraît également être très-réduit. Comme nous avons vu le métaptérygium être la partie la plus constante de la nageoire et se conserver encore avec plusieurs éléments, là même où les autres disparaissent, si nous prenons en considération les diverses manifestations de ce fait dans les différentes divisions, nous sommes autorisés à admettre qu'il existe chez les Vertébrés supérieurs, quelque chose qu'on peut rattacher au métaptérygium, et qui justifie une comparaison entre le squelette du bras et le métaptérygium des Sélaciens. Le squelette brachial est formé d'une série d'os placés à la suite les uns des autres, augmentant de nombre en se rapprochant de l'extrémité libre du membre et présentant une disposition toute semblable à celle des pièces cartilagineuses distinctes qui composent la partie basilaire du métaptérygium de plusieurs Sélaciens. Dans la figure schématique que nous donnons (*fig.* 219, *A*) du squelette d'une nageoire de Sélacien, nous avons indiqué par des hachures la partie du métaptérygium, dont nous faisons dériver le squelette brachial des Vertébrés supérieurs (*C*), auquel on peut le comparer. Nous trouvons dans la première région l'humérus comme homologue de la pièce basilaire; la seconde région est formée du radius et du cubitus, auxquels fait suite une partie comprenant un nombre plus grand d'éléments squelettiques plus petits, qui est la main. Cette dernière, à un état de différenciation plus élevé, se divise de nouveau en plusieurs parties. Nous pouvons distinguer deux formes différentes du squelette brachial, d'après le nombre des articles terminaux qui rayonnent de son extrémité. L'une est représentée chez les *Enaliosauriens*, parmi lesquels l'*Ichthyosaure* est caractérisé par un grand nombre de séries d'articles constituant un squelette brachial en forme de nageoire (*fig.* 219. *B*). Deux os qu'on peut considérer comme étant le radius et le cuitus, et qui succèdent à une pièce qui est évidemment l'humérus, sont en onnexion avec trois autres petites, auxquelles s'attachent six séries ou plus, omposées chacune d'un grand nombre de petits os décroissant successivement. Les os qui suivent le radius et le cubitus peuvent se rattacher distinctement à l'autre forme. Dans les séries multiples de doigts on trouve, par ontre, une conformation plus rapprochée de celle des nageoires des Sélaiens, car les pièces osseuses ressemblent aux rayons de ces dernières par leur node de connexion.

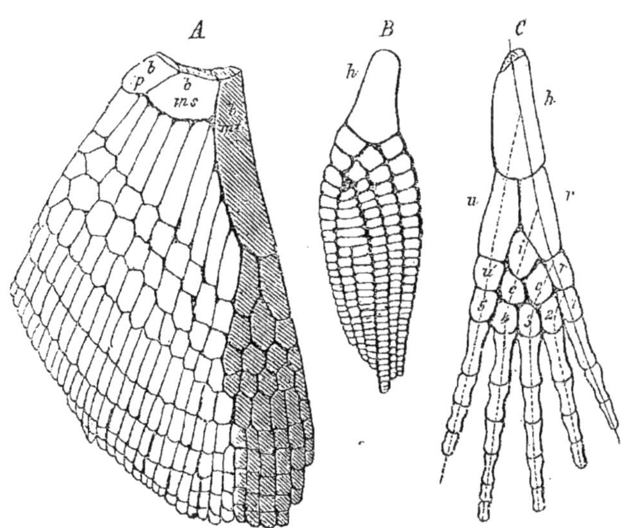

Fig. 219.

A cette forme *polydactyle* s'oppose la forme *pentadactyle*, dans laquelle le quelette de la main se partage en un nombre déterminé de divisions qui ont le carpe, le métacarpe et cinq séries de phalanges. Ce mode de segmentaon se laisse déjà apercevoir chez les Plésiosaures, et se trouve ensuite réandu avec d'innombrables modifications dans les branches plus élevées de souche des Vertébrés. Les deux parties supérieures sont assez allongées hez les *Amphibiens*, le bras et la main étant plus nettement caractérisés. andis que les parties du squelette du bras supérieur et de l'avant-bras ne résentent que des variations de peu d'importance (la fusion des radius et cuitus chez les Anoures exceptée), nous en trouvons de remarquables dans le arpe. Celui-ci consiste en neuf pièces, dont une est formée de deux autres oudées ensemble, trois sont en connexion avec l'avant-bras, cinq concourent ar leur réunion à former la partie médiane de la main, et une (l'os central) st entourée par les deux autres séries. Nous supposons que cette dernière aît de deux pièces distinctes. La disposition de ces éléments du carpe est

ig. 219. — Figure schématique pour la comparaison des membres antérieurs; *A*, nageoire pectorale d'un *Sélacien*; *B*, extrémité antérieure de l'*Ichthyosaurus*; *C*, d'un *Amphibien*; *h*, humérus; *r*, radius; *u*, cubitus; *i*, intermédiaire; *r*, radial; *u'*, os cubital; *c*, central; 1, 2, 3, 4, 5, pièces du carpe des séries digitales.

déterminée et offre une grande importance pour l'intelligence de la comparaison avec la nageoire des Sélaciens, en ce qu'on peut tracer par la pièce osseuse, occupant le bord interne du squelette brachial primitif, une ligne d'où partent en rayonnant les autres os. Cette série qui continue la pièce basilaire primitive, comprend l'humérus, le radius, deux pièces radiales du carpe, une du métacarpe et deux phalanges (*fig.* 219, *C*, série indiquée par la ligne pleine). Sur cette série *fondamentale* se disposent les parties dérivées des rayons des nageoires des Sélaciens, dont une première série s'attache à l'humérus. Elle comprend le cubitus, deux pièces du carpe, le cinquième métacarpien et les phalanges du cinquième doigt. Une deuxième série part du radius. Nous y trouvons l'os intermédiaire, la pièce cubitale centrale, la pièce du carpe du quatrième doigt, ainsi que son métacarpien et ses phalanges. La troisième série commence à l'os carpien radial, et se continue par le central radial dans le troisième doigt. Enfin une dernière série part de l'os carpien du premier doigt, et forme le second doigt avec son os carpien. De cette manière, l'opposition de quatre doigts (2-5) au premier, qui se remarque dans toute la série des Vertébrés et conduit à la distinction de ce dernier en pouce, devient explicable. Le pouce provient de la partie terminale d'une série de pièces du squelette, sur laquelle se rangent les pièces rayonnantes des quatre autres doigts. Cet arrangement de pièces rayonnant sur une série principale attachée à la partie basilaire du métaptérygium, est indiqué dans ses rapports fondamentaux par son extension chez tous les types principaux des Poissons. Nous le trouvons non-seulement chez les Sélaciens, mais encore chez les *Chimères*, le *Lépidosiren*, les Ganoïdes (*Esturgeon*, *Amia*), et si dans ces groupes le nombre des rayons est beaucoup plus considérable, nous ne devons voir dans sa réduction, chez les Vertébrés supérieurs, qu'un fait de rétrogradation, résultant d'un décroissement graduel du membre dans son étendue en largeur.

Quelques pièces du carpe primitif peuvent disparaître de la série périphérique avec l'atrophie du doigt correspondant, mais on peut rencontrer des fusions de deux ou trois pièces de la série digitale du carpe (Grenouilles, etc.). On constate de même des fusions entre pièces de la rangée brachiale. Ainsi chez les Urodèles apparaît, entre le cubital et l'os intermédiaire, une soudure qui devient constante chez les Anoures. L'os central paraît toujours simple.

Les parties distinctes constituant le squelette brachial des *Reptiles* sont le moins modifiées chez les Tortues, qui possèdent non-seulement les neuf pièces du carpe, mais aussi les cinq doigts complets. Des trois os du carpe de la première série, deux sont soudés entre eux chez les Lézards ; ceux de la seconde série étant aussi le siége de modifications plus considérables et présentant une réduction par disparition de quelques doigts. Les changements du carpe sont plus importants chez les Crocodiles. La pièce radiale l'emporte ici sur la cubitale, et les deux séries du carpe ne sont plus représentées que par quelques éléments demeurant partiellement cartilagineux. Il en résulte une réduction des deux doigts cubitaux, relativement aux trois radiaux.

Ces conditions de la main sont encore plus marquées chez les *Oiseaux*, où l'extrémité antérieure est dans son ensemble transformée en aile. Le carpe est réduit à deux os (*fig.* 220, *cc'*) la main à trois doigts, qui restent distincts chez les Saurures tandis que chez les Ratites et les Carinates, le métacarpe (*m*) du second et du troisième, ordinairement aussi celui du premier, se soudent en une seule pièce osseuse. Une rétrogradation dans le

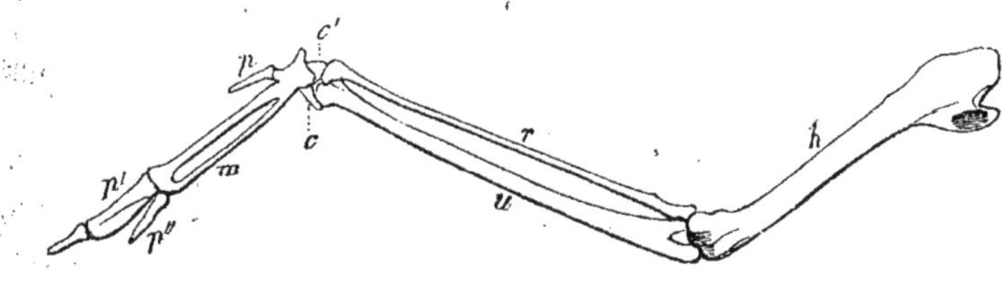

Fig. 220.

nombre des phalanges a lieu depuis les Lézards jusqu'aux Oiseaux. Il y a du premier doigt du côté du radius jusqu'au quatrième, une augmentation du nombre des phalanges qui peut aller de deux à cinq, le cinquième doigt n'en offrant qu'un nombre moindre. Cette augmentation chez les Crocodiles ne va que jusqu'au troisième doigt; chez les Oiseaux le second doigt n'a ordinairement que deux phalanges au plus (*fig.* 220, *p'*), le premier et le troisième une seulement (*p*, *p''*), et il est rare que le premier et le second doigt en conservent une de plus. La réduction la plus marquée s'observe chez l'*Aptéryx*, qui ne possède qu'un doigt représenté par une seule phalange.

La diversité des rapports d'adaptation à diverses fonctions a déterminé des différences non moins considérables dans la conformation du squelette brachial des *Mammifères*. C'est surtout dans la partie terminale du membre que se remarquent quelques séries de formes caractéristiques, dont l'une se distingue par la conservation de toutes les pièces du squelette brachial. Lors même qu'elles sont fortement modifiées par l'atrophie ou par la disparition totale de quelque doigt, les extrémités peuvent dans ce cas toujours servir à des usages multiples. Une plus grande mobilité des deux os de l'avant-bras, ainsi que la connexion de la main avec un des deux seulement, laisse apparaître dans cette série avec des degrés de développement différents, les mouvements connus sous les noms de pronation et supination, lesquels élèvent les extrémités antérieures de leur fonction subalterne de simple appareil de sustentation, à celle plus élevée d'organes de préhension. Ce dernier phénomène se manifeste tant chez les Didelphes que chez les Monodelphes onguiculés et atteint sa forme la plus élevée chez les Singes et chez l'Homme. Le carpe possède les trois pièces primitives de la première série; l'os radial (*scaphoïde*), le cubital (*pyramidal*), et l'intermédiaire (*semi-lunaire*). Il n'est pas rare de rencontrer encore un os central (Rongeurs, Insectivores, Lémuriens, même chez l'Orang). Les os du carpe de la série distale offrent régulièrement la fusion des deux cubitaux en une seule pièce, dite l'os crochu ou unciforme (*fig.* 223, *I*, *II*).

Les modifications que présentent ces séries de formes sont en rapport

Fig. 220. — Squelette brachial de *Ciconia alba; h*, humérus; *u*, cubitus; *r*, radius; *c c'*, carpe; *m*, métacarpe; *p p' p''*, phalanges des 1–3e doigts.

étroit avec leur fonction, et nous y rencontrons aussi bien des allongements considérables de quelques-unes de leurs parties par l'adaptation du bras au vol (*Cheiroptères*), que des raccourcissements et épaississements produisant des organes massifs, dans les cas où le bras est appelé à avoir d'une manière prépondérante un usage spécial, tel que le fouissement, etc., et dont nous trouvons des exemples chez plusieurs Édentés, chez la Taupe, etc. (*fig.* 221).

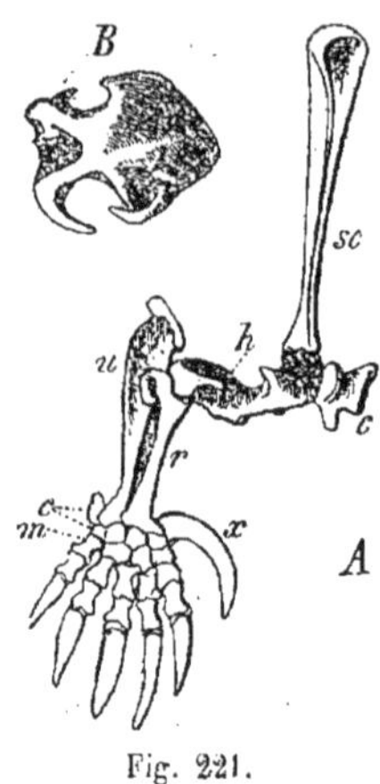

Fig. 221.

Une seconde série se rencontre chez les Cétacés. L'extrémité antérieure constitue chez ces animaux un appareil rameur, dont les parties composantes sont peu mobiles, les divers éléments du squelette pouvant même perdre leurs articulations (*Baleines*, *Dauphins*), et former par leur réunion une masse non articulée, en forme de nageoire (*fig.* 222). Les Sirénides présentent des passages vers cet état. Dans une troisième série l'extrémité antérieure devenant seulement un organe de sustentation et de locomotion, sa partie terminale ou main subit une rétrogradation dans les doigts. La situation relative des os de l'avant-bras, dans laquelle on peut reconnaître une dérivation de la forme des membres signalée dans la première série, indique qu'il ne s'agit nullement ici d'un état primaire. Chez la plupart le radius et cubitus sont unis de façon à demeurer immobiles, fait qui peut conduire à une soudure complète des deux os, avec atrophie de quelques-unes de leurs parties. Ils paraissent être immobiles chez les Artiodactyles, parmi lesquels les Ruminants ont l'extrémité périphérique du cubitus rudimentaire. Chez les Tylopodes et les Solipèdes, cette partie disparaît entièrement, et la portion supérieure du cubitus se soudant complétement avec le radius, ne forme ainsi qu'un seul os.

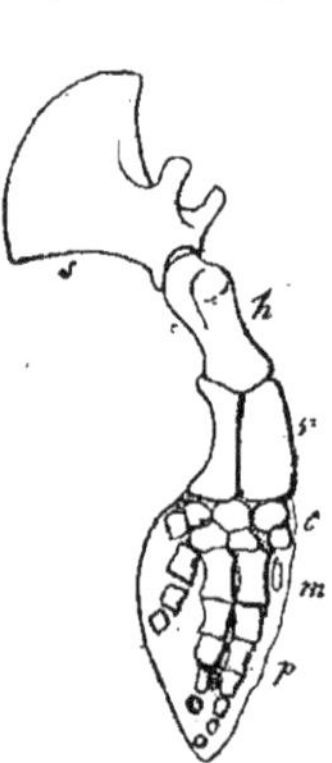

Fig. 222.

Le carpe est toujours formé de deux séries, l'os central n'existant plus. On peut d'après les conditions des doigts distinguer deux divisions, les *Périssodactyles* et les *Artiodactyles*. Dans cette dernière, le premier doigt manque constamment, et sur les quatre autres, le troisième et quatrième se développent d'une manière prépondérante (*fig.* 223, *III*, *IV*), de sorte que les deux autres (2 et 5) n'arrivent souvent pas au contact du sol (Porcs, plusieurs Chevrotains). Ensuite le cinquième doigt peut disparaître, les troisième et quatrième se développant bien, le second ne représentant qu'un appendice insignifiant (*Anoplotherium*). La prédominance des troisième et quatrième doigts est encore plus apparente par la fusion des deux métacarpiens (*fig.* 223, *IV*),

Fig. 221. — *A*, extrémité antérieure du *Talpa europæa*; *sc*, omoplate; *i*, clavicule; *h*, humérus; *r*, radius; *u*, cubitus; *c*, carpe; *m*, métacarpe; *x*, os accessoire; *B*, humérus.

Fig. 222. — Membre antérieur d'un jeune *Dauphin*; *s*, omoplate; *h*, humérus; *r*, radius; *u*, cubitus; *c*, carpe; *m*, métacarpe; *p*, phalanges.

les second et cinquième doigts devenant rudimentaires, (*Bœuf*, *Mouton*, *Cerf*, etc.) La série des Périssodactyles commence également par des mains à quatre doigts, mais ici il n'y a qu'un doigt (le troisième) qui soit prépondérant (*Tapir*, *fig.* 223, *V*). En même temps que le cinquième doigt

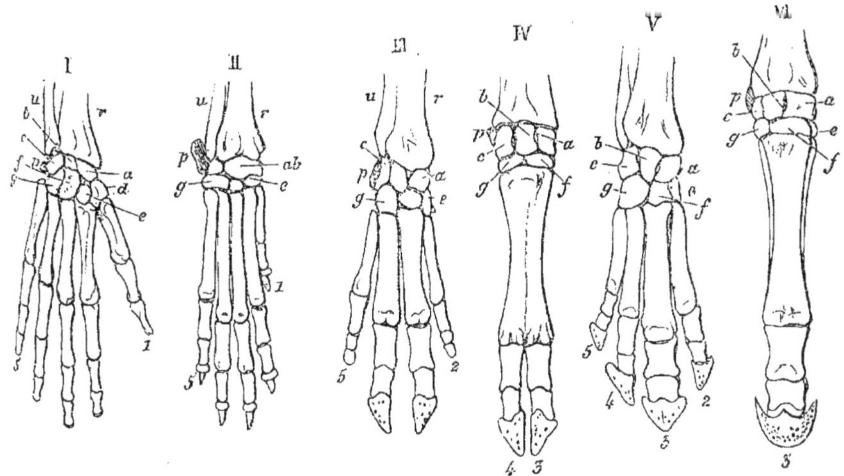

Fig. 223.

déjà fort réduit dans le dernier cas (*Palæotherium*) disparaît, le deuxième et le quatrième s'accollent au troisième comme appendices (*Hipparion*), et par la réduction des deux doigts latéraux à leurs pièces métacarpiennes, qui sous la forme d'apophyses styloïdes, s'appliquent sur les côtés du métacarpe très-développé du troisième doigt (*fig.* 223, *IV*), ce dernier arrive à soutenir seul le membre entier (*Equus*).

Le nombre des phalanges des doigts n'offre d'accroissement que chez les Baleines, chez tous les autres il est limité à deux pour le premier doigt, et à trois pour les autres.

La réduction de la nageoire pectorale en un squelette brachial doit trouver son explication dans le changement du genre de vie, le passage d'un habitat exclusivement aquatique, à un séjour même partiel sur terre ; elle résulte d'une adaptation. De même qu'une portion des Urodèles ont conservé comme reste des nageoires impaires une crête de la peau, de même il existe chez plusieurs Vertébrés une crête dermique occupant le bord cubital des membres antérieurs et la partie correspondante des postérieurs, et indiquant la formation d'extrémités primitivement très-développées dans cette direction, et affectant évidemment la forme de nageoires (*Amphiuma*). Mais à côté de la réduction du nombre des parties, il se présente aussi une différenciation, en ce que les parties des extrémités ne sont plus des pièces uniformes n'ayant pour objet qu'un accroissement de surface ; ces pièces pouvant se mouvoir de différentes manières les unes sur les autres, constituent au contraire des leviers réciproquement actifs dont un seul, l'humérus, agit immédiatement sur le corps. Il y a là entre les nageoires pectorales et le squelette brachial, une différence plus importante que celle qui existe entre le nombre et la

Fig. 223. — Squelette de la main des *Mammifères;* I, *Homme;* II, *Chien;* III, *Porc;* IV, *Ruminant;* V, *Tapir;* VI, *Cheval.* — *r*, radius ; *u*, cubitus ; *a*, scaphoïde ; *b*, semi-lunaire ; *c*, pyramidal ou cunéiforme; *d*, trapèze ; *e*, trapézoïde ; *f*, os maximum ; *g*, unciforme ; *p*, pisiforme.

disposition des pièces qui les constituent. Ce dernier effectue la locomotion au moyen d'un système de leviers, tandis que la nageoire ne la produit que par un seul bras de levier. Cette différenciation est accompagnée de la formation d'articulations, les nageoires n'en ayant qu'une, celle avec la ceinture scapulaire. Des articulations naissent dans le squelette brachial entre toutes ses principales divisions. Dans l'état le plus inférieur — chez les Amphibiens Urodèles — les différentes pièces des parties du squelette brachial sont presque égales en valeur, et sont immobiles entre elles. C'est le carpe qui est la plus longue. Mais la différenciation se prononce déjà chez les Reptiles, et les pièces qui jusqu'alors étaient réunies par des faces planes, offrent une grande diversification dans les faces articulaires, fait qui se continue chez les Mammifères, où on remarque une individualisation encore bien plus marquée des pièces du carpe. Au carpe s'ajoutent encore des parties accessoires. Nous rencontrons déjà quelques os de ce genre sur la face palmaire des pattes des Tortues. Un plus grand est situé du côté cubital dans le tendon d'un muscle. Cet os, quoique encore variable dans sa position, se conserve et devient une pièce typique du squelette qu'on désigne sous le nom d'*os pisiforme*. C'est donc une pièce primitivement étrangère au carpe, et qui n'y pénètre jamais. Elle peut atteindre un assez grand développement chez beaucoup de Mammifères (*fig.* 223, *p*).

La diversification graduellement croissante des mouvements des différentes parties du squelette brachial, ainsi que celle de leurs usages, déterminent également beaucoup de changements dans leurs rapports de forme et de grosseur. Tant que les membres ne servent que comme des rames, leurs parties constituantes restent courtes. Leur longueur croît avec leur emploi comme organes de sustentation et de locomotion sur le sol, et c'est surtout les os du bras et de l'avant-bras qui tendent à prédominer sur ceux de la main. Les éléments de cette dernière peuvent à leur tour en vue d'un usage spécial, présenter un développement plus grand dans le volume de la partie moyenne de la main et des doigts, ce qui est le cas des Mammifères, aux extrémités desquels un ou quelques doigts se développent d'une manière prépondérante par atrophie des autres, ou de ceux dont les membres antérieurs ont acquis les *fonctions d'organes de vol*. Comme dans ce dernier cas, il s'agit en général de la production d'une vaste surface formée par les téguments latéraux du corps et soutenue par les extrémités du squelette des membres, les différentes parties du squelette brachial pourront y prendre une part variable. C'est ce que nous voyons dans les trois formes principales des organes de vol chez les Vertébrés. Outre l'allongement général du bras et de l'avant-bras, c'est surtout le squelette de la main qui présente les modifications les plus importantes. Ainsi que nous l'avons remarqué plus haut, chez les *Oiseaux*, c'est tout le squelette rudimentaire de la main qui sert à l'allongement de l'aile. Il est d'autant plus long que la puissance de vol est plus grande, c'est le cas chez les *Trochilidæ* et *Cypselus*. La surface de l'organe du vol est aussi augmentée par le plumage. Lorsque celui-ci manque, il est compensé par une extension plus considérable du squelette de la main. Chez les *Ptérodactyles*, c'est le cinquième doigt dont le métacarpe est déjà très-grand, mais dont les quatre phalanges sont extraordinairement allongées, qui soutient la membrane de l'aile. Chez les Mammifères volants, les *Cheiroptères*, où le radius est l'os principal de l'avant-bras, le cubitus devient rudimentaire. Comme support de la membrane de l'aile outre les os du bras on trouve encore quatre doigts considérablement allongés tant dans leur portion métacarpienne que dans leurs phalanges, le pouce conservant seul ses conditions primitives.

Tandis que les nageoires des Sélaciens s'unissent à la ceinture scapulaire par des enfoncements en forme d'articulations, celles des Amphibiens paraissent placées sur la cavité articulaire de la ceinture, l'humérus portant une tête articulaire. Il possède une face articulaire transversale qui se développe encore davantage dans cette même direction chez les Reptiles et les Oiseaux. Ce n'est que chez les Mammifères qu'on voit apparaître une forme plus arrondie des têtes d'articulations. Des saillies servant à l'insertion des muscles naissent autour de ces dernières; on les désigne sous le nom de *tuberculum majus* et *minus*; elles sont déjà indiquées chez les Amphibiens.

Avec l'apparition d'une articulation entre le bras et l'avant-bras, on voit se former un angle entre ces deux parties. La mobilité plus grande que donne l'articulation est un peu limitée par le prolongement de l'os cubital en arrière. Cet appendice (*olécrâne*) se développe encore davantage chez les Reptiles et les Oiseaux, et atteint son développement maximum chez les Mammifères, où il prend une part essentielle à la conformation de l'articulation. Chez les Cheirop-

rès un développement moindre de l'olécrâne est compensé par un os sésamoïde fréquemment lacé dans le tendon du muscle triceps extenseur du bras. On l'a appelé la « patelle braiale. » Une conformation semblable se rencontre aussi chez les Amphibiens et les Reptiles Tortues).

Nous donnons dans ce qui suit un court aperçu de nombreuses particularités.

Parmi les *Amphibiens* nous trouvons chez les *Sirènes* et les *Protées* une réduction des oigts à trois. Chez les autres le pouce est rudimentaire (Anoures) ou manque entièrement Urodèles). Les pièces du carpe restent en grande partie cartilagineuses, notamment chez les érennibranches. Quelques-unes se soudent contre elles, comme par exemple, celles des trois erniers doigts chez les Grenouilles.

Parmi les *Reptiles*, les Caméléons présentent une scission spéciale dans le carpe, résultant une réunion des os des séries digitales à ceux du métacarpe, qui se trouvent ainsi mobiles n même temps que les doigts sont limités dans le nombre de leurs phalanges. La main des Tortues marines présente dans la forme aplatie de ses os du carpe, une adaptation à la natation ; uelques-uns de ces os se soudent entre eux dans les Tortues terrestres.

Chez les *Oiseaux* le moindre développement en volume des extrémités antérieures chez les atites est digne d'attention. Chez l'*Apteryx* et le *Casoar*, le carpe n'est formé que d'une ièce, et la réduction des doigts est encore plus considérable. Le premier doigt est le plus ong chez les Oiseaux nageurs, il est rudimentaire chez l'*Aptenodytes*. Les pièces terminales e deux doigts sont pourvues de griffes chez les Saurures, et le même fait existe parmi les atites chez les *Autruches* et les *Nandous*. Chez l'*Apteryx* le doigt unique porte une griffe et le remier doigt en conserve une chez plusieurs Carinates (*Parra*, *Megapodius*, *Palamea*, etc.).

Quant aux *Mammifères*, leurs différentes subdivions présentent les particularités les plus ombreuses déterminées par des adaptations diverses et d'ordre subordonné. On remarque hez les Tardigrades une soudure entre le métacarpe et la première série de phalanges. Chez autres Édentés, il se présente un développement extraordinairement inégal dans des oigts, un ou plusieurs l'emportant sur les autres, de même que quelques doigts se distinuent par une organisation spéciale, tantôt rétrogradant, tantôt prenant une extension considéable. Les Prosimiens en fournissent des exemples.

Voy. pour la description du carpe des Mammifères, W. Th. Vrolik, *Aanteekeningen over de Ontleedkunde von den Carpus*, Leiden, 1866.

Membres postérieurs.

Ceinture pelvienne.

§ 203.

La *ceinture pelvienne* des Vertébrés offre une série de phénomènes semblable celle que nous a présenté la ceinture scapulaire. Mais il faut ici remarquer ue les modifications des extrémités postérieures correspondant à la diverté de leurs usages ont dû se former d'une autre manière. L'homologie de s deux parties du squelette pourra être d'autant plus complétement reonnue que les fonctions des deux extrémités seront plus semblables, et leur militude sera d'autant plus grande que le degré de différenciation sera oins élevé.

Comme pour la ceinture scapulaire, une pièce cartilagineuse unique conitue la base de la ceinture pelvienne. Cette pièce ne forme que rarement hez les *Sélaciens* des apophyses dorsales, et montre chez quelques-uns une ndance vers une segmentation en deux parties. Elle est continue chez le

Lépidosiren. La séparation est constante chez les *Ganoïdes*, et chez les *Téléostéens* les deux os du bassin sont séparés de même, et ne sont réunis que par un ligament médian, parfois aussi par une suture. Ils subissent de notables changements de situation, car dans plusieurs divisions ils peuvent être poussés fort loin en avant vers la ceinture scapulaire (poissons thoraciques), pour finalement arriver en contact et en connexion avec elle (poissons jugulaires).

La forme fondamentale du bassin des Vertébrés supérieurs se trouve ébauchée chez les *Amphibiens* par la connexion qui s'établit chez ces derniers entre les deux os du bassin et la colonne vertébrale. En même temps on peut distinguer sur le point d'insertion du fémur deux portions, l'une dorsale, attachée à une apophyse transversale, qu'on appelle *ilium*; l'autre ventrale, qui se réunit sur la ligne médiane à celle du côté opposé, et constitue l'ischio-pubien. C'est ainsi que se comporte le bassin chez les Urodèles. Il présente une modification particulière chez les Anoures (*fig.* 179, p. 571) où les os iliaques longs et étroits (*il*) se réunissent avec les os ischio-pubiens (*is*) soudés ensemble et transformés en un disque perpendiculaire.

Les *Reptiles* présentent un développement remarquable dans la largeur de l'ilium, fait ensuite duquel il s'unit à deux vertèbres chez les Tortues, Lézards et Crocodiles, et à un plus grand nombre chez divers Sauriens fossiles (Dinosauriens). Les os ischio-pubiens sont chez les Tortues et les Lézards divisés par une fenêtre existant déjà dans la pièce primaire unique (foramen obturatum), en une partie antérieure, la pubienne, et une postérieure, l'ischiatique, qui se réunissent entre elles. L'os ischio-pubien du Crocodile est simple. On l'a à cause de cela déterminé comme un ischion, en regardant comme pubis, un os placé plus en avant. Mais comme ce dernier apparaît à part, il ne doit point être compté parmi les os typiques du bassin.

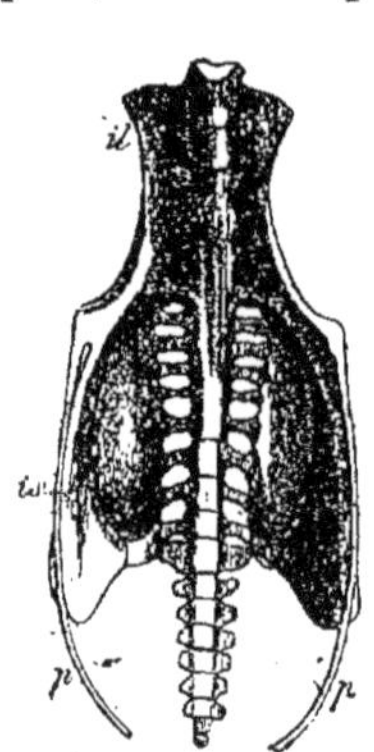

Fig. 224.

Le bassin des *Oiseaux* est caractérisé par la séparation des trois pièces; les os iliaques (*fig.* 224, *il*) offrant une extension considérable, entrent en connexion avec un plus grand nombre de vertèbres. Il en est de même des os ischiatiques qui sont très-allongés. Les os pubiens ne sont encore réunis en symphyse que chez les Autruches d'Afrique, chez les autres elles ne consistent qu'en os longs et étroits (*fig.* 182, p. 584; *fig.* 224, *p*) placés sur le bord des ischions (*is*), sans présenter de réunion médiane.

Les trois pièces qui résultent de l'ossification des cartilages placés de chaque côté pour constituer le bassin des *Mammifères*, restent plus longtemps distinctes que chez les Oiseaux, mais finissent également par se confondre en une seule « hanche » sur laquelle on ne distingue les portions réunies que dans la cavité articulaire. L'os iliaque se réunit à un nombre très-variable de vertèbres. L'ischion peut aussi chez les Édentés (*Dasypus*, *Bradypus*) par exemple, entrer en connexion avec le sacrum, ce qui aug-

Fig. 224. — Bassin de *Numida meleagris*, vu de devant; *il*, os iliaque; *is*, os ischion; *p*, os pubien.

lente considérablement le nombre des vertèbres sacrées. La réunion ven-
ale des deux os du bassin en une symphyse pubienne a encore lieu chez
s Marsupiaux, beaucoup de Rongeurs, la
lupart des Artiodactyles et Périssodactyles,
t détermine sa forme allongée. Chez les
sectivores et Carnivores la réunion se res-
eint davantage aux os pubiens, fait qui se
récise de plus en plus dans les ordres su-
érieurs. Cependant la forme du bassin est
ussi allongée chez les Singes par suite de
étendue de la symphyse pubienne et de
étroitesse du sacrum ; il se distingue ainsi
e celui de l'Homme par sa moindre largeur
t une divergence moins grande des os iliaques.

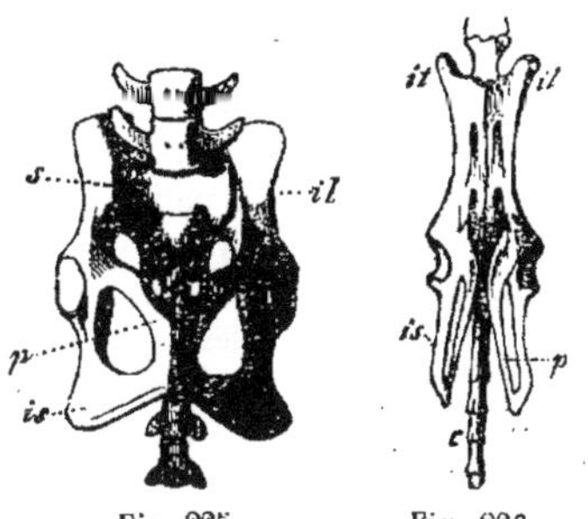

Fig. 225. Fig. 226.

Il faut regarder comme un fait d'adaptation indépendante, et n'ayant
ucun rapport avec le bassin ouvert des Oiseaux, le cas que présentent
uelques Mammifères, Insectivores et Cheiroptères, par
xemple, chez lesquels la symphyse pubienne est rem-
lacée par un simple ligament, qui peut ainsi chez les
ndividus femelles prendre une grande extension (par
xemple chez le *Hérisson*).

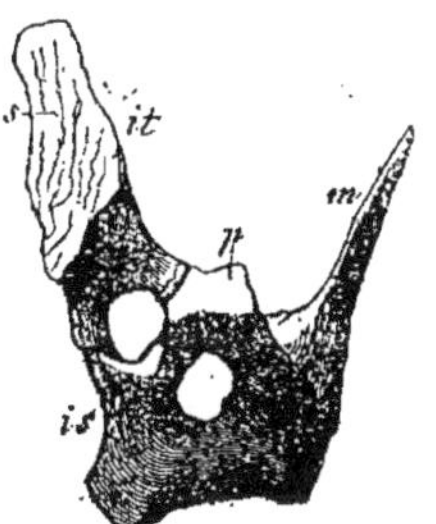

Fig. 227.

L'absence d'extrémités postérieures entraîne une ré-
ogradation dans la ceinture pelvienne. C'est ainsi que
hez les Cétacés elle n'est représentée ordinairement
ue par deux os séparés entre eux ainsi que de la co-
onne vertébrale et représentant des os pubiens rudi-
entaires.

Devant les os pubiens on trouve encore chez les Monotrèmes et Marsupiaux
eux pièces osseuses dirigées en avant ou obliquement, et qu'en raison de
urs rapports avec la formation de la poche, on a désignés sous le nom
d'os marsupiaux » (*fig.* 227, *m*).

Comparées à la ceinture scapulaire, les parties pelviennes offrent chez les *Poissons* une ré-
ogradation, ce qui est en correspondance complète avec l'état respectif des extrémités.
situation de ces os qui varie surtout chez les Téléostéens, demeure toujours chez tous
s Sélaciens, Chimères, Dipnoi et Ganoïdes à l'extrémité de l'abdomen. Cette position du
ssin ne se montre constante dans les Téléostéens, que chez les *Physostomes* qui sont les
rmes les plus voisines des Ganoïdes ; tandis que dans les autres divisions cette condition
est du moins plus aussi tranchée. Chez beaucoup le bassin disparaît avec les extrémités, ou
laisse que des traces rudimentaires. Il manque parmi les *Amphibiens*, chez les *Cœcilies*,
aussi chez les *Sirènes*. Une pièce du squelette placée en avant de la symphyse pubienne
remarque sur le bassin des Dérotrèmes et Salamandrines, et paraît consister en un carti-
ge impair se divisant en avant en deux bras latéraux. On observe parmi les Anoures une

g. 225. — Bassin du *Procyon lotor*.
g. 226. — Bassin de *Talpa europea*; *il*, os iliaque ; *is*, ischion ; *p*, os pubien ; *s*, sacrum ; *c*, vertèbres caudales.
g. 227. — Moitié gauche du bassin d'*Echidna*, vue de dedans ; *it*, os iliaque; *s*, face de réunion
de ce dernier avec la colonne vertébrale ; *is*, ischion ; *p*, pubis ; *m*, os marsupial.

42

production analogue en forme de plaque dans le *Dactylethra*, ce qui permet de conclure à son extension primitive dans toute la classe, mais la signification de cette pièce doit provisoirement rester encore indéterminée.

Parmi les *Reptiles*, le bassin manque chez la plupart des Serpents ; les Péropodes, Tortricines et Typhlopines en possèdent seuls quelques rudiments placés librement dans les muscles de l'abdomen. Ce sont donc des rudiments de la partie inférieure du bassin. Ils se distinguent par là du bassin rudimentaire des Sauriens apodes, de plusieurs Scincoïdes, par exemple, dont les éléments réduits indiquent par leurs connexions avec la colonne vertébrale, qu'ils proviennent des parties supérieures du bassin, appartenant à l'ilium. Au bord postérieur de la symphyse de plusieurs Sauriens, comme les *Caméléons*, les *Iguanes*, etc., s'ajoute une pièce osseuse particulière qui reste parfois cartilagineuse, ou peut être aussi remplacée par une apophyse du bassin. Elle fait saillie le long du cloaque. Voir sur le bassin des Reptiles ; Gorski, *Becken der Saurier*, Dorpat, 1852.

La rétrogradation du bassin chez les *Sirénides* et les *Cétacés*, où il n'est représenté que par deux pièces sans aucune connexion avec d'autres parties du squelette, offre différents degrés. Chez les Baleines quelques autres os rudimentaires viennent s'ajouter aux pièces ordinaires ; on peut les considérer comme des restes d'un membre postérieure (Fémur et Tibia); chez l'*Halithérium* fossile il existe aussi des rudiments d'un os ischio-pubien, et un fémur rudimentaire s'articulant dans une cavité glénoïde, Mayer, *Arch. An. Phys.*, 1848, p. 582. Van Beneden, *Bull. Acad. Belg.*, II, xxv, p. 57.

Extrémité postérieure.

§ 204.

Les dispositions que nous avons signalées dans les extrémités antérieures se présentent d'une manière semblable dans les postérieures. Elles forment, chez les *Poissons*, les *nageoires abdominales*. Leur squelette chez les *Sélaciens*, est de même nature que celui des nageoires pectorales, et la différence la plus importante qu'on puisse établir en les comparant à ces dernières, se trouve dans l'absence complète de la partie que nous avons décrite sous le nom de proptérygium. Il n'y a même que des rudiments du mésoptérygium, qui sont réduits au basilaire et à quelques rayons. Le métaptérygium, par contre, constitue toujours la partie principale de la nageoire et souvent la nageoire tout entière. L'os basilaire est considérablement allongé ; il porte un très-grand nombre de rayons qui ne sont que peu articulés. Les pièces terminales qui suivent le basilaire, subissent une modification particulière en ce que différenciées chez les mâles en une demi-rainure, elles fonctionnent comme organes copulateurs. Elles paraissent par leur grosseur former des annexes de la nageoire, et se trouvent de même aussi chez les Chimères. Le squelette de la nageoire ventrale des *Ganoïdes* paraît provenir d'une rétrogradation périphérique très-semblable à la réduction du squelette des nageoires pectorales, et le squelette des Téléostéens paraît en dériver également. Cependant correspondant à un développement moindre de la nageoire dans son ensemble, il présente aussi une simplification considérable tant dans le volume que dans le nombre des pièces qui le composent. Ceci a lieu aussi chez les *Téléostéens*, où l'on observe, comme chez les Ganoïdes, une participation du squelette dermique à l'augmentation superficielle des nageoires abdominales, semblable à celle que nous avons déjà décrite à l'occasion des pectorales.

En ce qui concerne la comparaison des membres postérieurs des Vertébrés périeurs avec les nageoires abdominales des Poissons, je dois recourir à ce i a déjà été indiqué à propos des nageoires pectorales. Comme pour ces rnières, on peut déduire ces extrémités simples du squelette compliqué s nageoires des Sélaciens, et le métaptérygium joue ici le même rôle e dans les nageoires pectorales. La division du membre postérieur parties distinctes n'est qu'une répétition des circonstances qui ont rmé le squelette brachial. Nous distinguons une portion supérieure ou nur, une portion inférieure, composée d'un tibia et d'un péroné, et à laelle s'ajoute une partie terminale formée du *tarse*, du *métatarse* et des *alanges*. Les quatre doigts peuvent être regardés, ainsi que les pièces du uelette qui les portent, comme des segments de rayons, provenant d'une rie d'os partant du fémur et se continuant par le tibia jusqu'au doigt inrne, ce qu'exprime la différence qui se remarque dans le doigt interne ou os orteil dès la première constitution du squelette du pied, lequel comme pouce dans la main, se distingue par une plus grande indépendance, comrativement aux autres doigts.

On reconnaît encore nettement chez les Vertébrés supérieurs, la conforité de structure que présentent les deux membres dans les conditions de ir squelette : chez les *Enaliosauriens*, les parties de ce dernier, dans les embres postérieurs, sont la répétition complète de celles des membres anieurs, et même chez un groupe des *Amphibiens* (Urodèles), nous renconns des conditions semblables sur tous les points les plus essentiels, ce qui us dispense d'entrer dans plus de détails. Si dans le dessin schématique la *fig*. 219 (p. 649), représentant un membre antérieur, nous substituons autres désignations, nous obtenons le squelette primitif du pied. Comme lez la plupart des Urodèles, le nombre de cinq pièces terminales ou doigts ersiste dans le membre postérieur, la concordance avec la forme primitive t encore plus évidente que pour le squelette brachial. Il survient, au conaire, chez les Anoures, une modification importante qui s'exprime princilement sur la partie tarsienne, tandis que le fémur, ainsi que les os de la mbe n'offrent que des changements insignifiants, entre autres leur fusion 1 une pièce unique. A la place de trois pièces du tarse, nous trouvons deux fort allongés mais fréquemment soudés à leur extrémité et qu'on appelle tragale et calcanéum. Le premier provient de l'union du tibial et de l'inrmédiaire, fait qui est très-répandu, du moins chez les Reptiles. Le calcaum, par contre, correspond à l'os fibulaire des Urodèles. La série périphéque des os du tarse présente aussi d'importantes réductions, qui se manifesnt principalement dans les os extérieurs.

Chez les *Tortues*, les diverses parties des extrémités sont pour la plupart ès-distinctes, seulement on remarque sur le tarse une fusion graduelle de uelques os qui permet de comprendre le squelette du pied tant des autres eptiles que des Oiseaux. Un os intermédiaire se réunit avec le tibial en un stragale, auquel se joint encore l'os central qui se soude même complétement vec lui. De même les quatrième et cinquième os du tarse forment un os unique, cuboïde. Par cette production d'une pièce osseuse formée au moyen de la première série du tarse, et son union solide avec le tibia et le péroné, apparaît un mode particulier d'articulation du pied, qui se meut alors dans une articulation intertarsienne. Le squelette du pied du *Crocodile* se comporte un peu différemment. Le tibia et le péroné s'articulent ici avec deux os, ce qui donne à la pièce fibulaire jouant le rôle de calcanéum, une plus grande mobilité. L'os le plus grand uni au tibia, doit être comparé à celui qui, chez les Tortues, est déjà formé par la fusion des os tibial, intermédiaire et central. Sur lui s'articule une pièce cartilagineuse qui s'unit plus étroitement au métatarse, pendant que le cuboïde s'articule avec le péroné. L'indépendance de ce dernier détermine une particularité qui se retrouve chez les Mammifères, et distingue le pied des Crocodiles de celui des autres Reptiles, auquel il ressemble par toutes ses autres conditions. Le même fait se présente aussi chez les *Lézards*, où l'os du tarse, provenant de la fusion de quatre éléments primitifs (*fig.* 228, *A*, *ts*), ne laisse apercevoir aucune trace de ses parties constituantes. Pendant qu'une portion du tarse s'unit ainsi physiologiquement du moins avec la jambe, la partie restante (*ti*) du tarse entre en connexion avec le métatarse dont le nombre des pièces se trouve aussi fréquemment diminué.

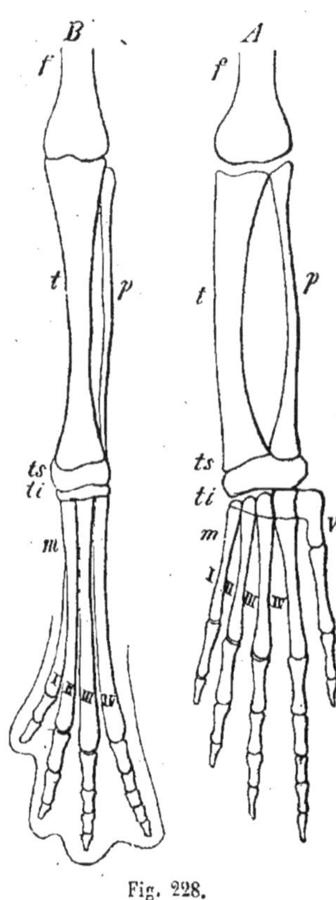

Fig. 228.

Nous voyons dans ces dispositions un acheminement vers la conformation du *pied de l'Oiseau*. Ce n'est que dans l'état embryonnaire que ce dernier (*fig.* 228, *B*) présente les conditions qui demeurent permanentes chez les Reptiles. La jambe est formée d'un tibia (*t*) et d'un péroné (*p*), ce dernier atteignant jusqu'au tarse. Celui-ci se développe toujours aux dépens de deux pièces cartilagineuses toujours séparées : la supérieure (*ts*) est semblable à l'os qui, chez les Reptiles, est composée de la réunion de quatre éléments, l'inférieure (*ti*) correspond à la série périphérique des os du tarse. Si les deux os ne se séparent pas de nouveau en pièces distinctes correspondant à leurs éléments primitifs, le fait s'explique par la fusion que nous avons déjà constatée chez les Reptiles. Il faut donc voir là un état héréditaire de dispositions qu'on trouve déjà préparées dans les divisions inférieures. Le métatarse consiste primitivement en quatre pièces cartilagineuses distinctes (*B*, *I-IV*), qui portent les éléments des doigts. Le changement dans les conditions embryonnaires se traduit sur la jambe par une rétrogradation du péroné (*fig.* 229, *b'*) qui plus tard forme une annexe (*b'*) peu importante

Fig. 228. — Squelette du pied d'un *Reptile* (Lézard) (*A*) et d'un *Oiseau* (*B*), ce dernier figuré dans l'état embryonnaire ; *f*, fémur ; *t*, tibia ; *p*, péroné ; *ts*, pièce supérieure du tarse ; *ti*, pièce inférieure ; *m*, métatarse ; *I-V*, pièces du métatarse des doigts.

tibia (*b*), et qui n'atteint jamais le tarse. Le cartilage supérieur du tarse soude avec le tibia et forme sa tête articulaire, le cartilage inférieur se unissant avec la pièce unique (*c*) provenant de la fusion des trois os longs métatarse, et sur laquelle on n'aperçoit de traces de sépa-tion qu'à l'extrémité périphérique. La pièce métatarsienne premier doigt ou l'interne, se conserve entière, et reste dinairement comme une petite annexe du grand os de la mbe, le tarso-métatarse. Les dispositions déjà indiquées chez s Reptiles se trouvent donc ainsi plus développées encore ns le pied de l'Oiseau ; les parties réunies chez les pre-iers étant ici soudées, mais le mouvement du pied se fai-nt toujours par la même articulation intertarsienne.

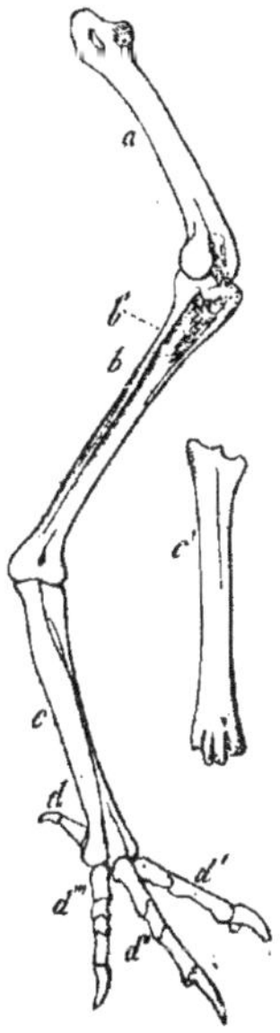

Quant au nombre des doigts nous trouvons que, abstraction ite de quelques rétrogradations qui existent dans des grou-s peu étendus, c'est celui de cinq qui prédomine chez les eptiles ; chez les Oiseaux, il descend au chiffre constant quatre ou de trois, et n'est même que de deux chez l'Au-uche. Les phalanges offrent en général un accroissement epuis le doigt interne qui en comprend deux jusqu'au qua-ième qui en renferme cinq. C'est le cas pour les Lézards, rocodiles et Oiseaux. Il y en a moins chez les Amphibiens et s Tortues. Les modifications que subit le tarse dans les Rep-les et les Oiseaux, empêchent qu'on puisse rattacher le sque-tte de leur pied à celui des *Mammifères*. Celui-ci moins modifié dans le ombre de pièces, et ayant sous ce point de vue conservé les dispositions du rse des Amphibiens, c'est chez ces derniers que nous devons chercher otre terme de comparaison.

Fig. 229.

C'est ordinairement le fémur qui constitue la pièce la plus courte de la ortion supérieure du squelette des membres postérieurs ; ce fait, bien u'exprimé chez beaucoup d'autres, est surtout marqué chez les *Ongulés*. hez les *Périssodactyles*, le fémur est caractérisé par la présence d'un roisième trochanter. C'est le tibia qui joue le rôle principal dans la for-ation de la jambe ; le péroné étant fréquemment rudimentaire, surtout hez les Ruminants et les Solipèdes. Chez les premiers, la pièce terminale ériphérique se conserve, s'articule avec le tibia et le tarse (l'astragale), et araît dépendre de ce dernier. On remarque parfois aussi une soudure entre e tibia et le péroné, par exemple chez les Rongeurs et les Insectivores.

C'est le tarse qui forme la partie la plus caractéristique du membre ; il est n connexion avec la jambe par deux pièces, l'*astragale* (230, *a*) et le *cal-canéum* (*cl*). Ce dernier os présente à un degré de développement plus élevé es formations apophysaires indiquées chez le Crocodile. Entre l'astragale et a jambe se forme l'articulation la plus importante du pied, celle du cou-de-pied. C'est le tibia qui y prend la plus grande part, tandis que le péroné,

Fig. 229. — Membre postérieur de *Buteo vulgaris ; a*, fémur ; *b*, tibia ; *b'*, péroné ; *c*, tarso-méta-tarse ; *c'*, même pièce vue de face ; *d d' d'' d'''*, quatre doigts.

lorsqu'il n'est pas entièrement rudimentaire, ne concourt à l'articulation que par une petite surface. Ces deux os présentent quelquefois un allongement considérable, comme chez le *Tarsier* (Prosimiens). L'os central se conserve indépendant, mais s'avance au bord interne du pied, on le désigne sous le nom de scaphoïde. Des cinq os de la série périphérique, les deux externes sont toujours remplacés par un seul, le cuboïde, les trois internes demeurant ordinairement distincts, constituent les os cunéiformes. Avec la diminution des doigts, ils subissent fréquemment une réduction, et peuvent même se confondre avec le métatarse, comme chez les *Tardigrades*. Le cuboïde peut aussi se souder avec le scaphoïde (Ruminants). On rencontre dans le métatarse et les doigts des modifications toutes semblables à celles que nous avons analysées à propos du squelette de la main. Tandis que dans une division, cinq doigts ne présentant que peu de différences et dont l'interne seul est fréquemment amoindri, se conservent, nous rencontrons dans d'autres séries des réductions très-importantes; les Artiodactyles (*fig.* 230, *B*) étant caractérisées par la fusion des os du métatarse du troisième et quatrième doigts; les Périssodactyles, par le développement prépondérant du doigt médian (*fig.* 230, *A*, *C*). Le nombre des pièces phalangiennes correspond toujours à celui des doigts.

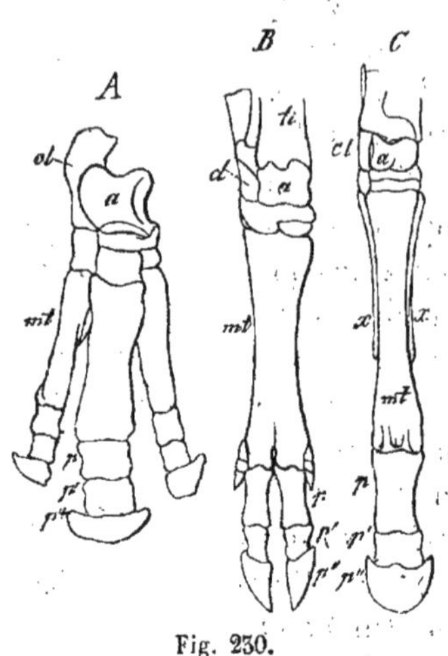

Fig. 230.

Pour la comparaison du squelette du pied des Vertébrés supérieurs, voir mes *Untersuch. z. vergl. Anat.*, I.

L'existence de dix pièces primitives pour le tarse s'appuie sur leur présence effective chez le *Cryptobranche*, chez lequel le tarse possède les deux os centraux que l'on suppose exister dans le carpe. Si dans la position qu'elles occupent, leur arrangement en rayon ne frappe pas l'œil tout d'abord, il faut considérer que l'apparition d'une fonction nouvelle a dû avoir pour conséquence une transposition dans l'ordre des parties primitives, et que l'appréciation des dépendances entre les différents états du squelette des membres peut être troublée par les modifications du volume relatif qui ont dû surtout accompagner cette transformation. On peut reconnaître clairement l'arrangement des diverses parties du squelette des extrémités en rayons placés le long d'une série fondamentale, dans les deux membres de l'*Ichthyosaurus*, où en même temps on remarque le fait important, que les diverses parties du squelette de ces membres, l'humérus et le fémur exceptés (pièces basilaires du métaptérygium) ne représentent encore que des parties indifférentes, très-semblables aux plaques pentagonales ou hexagonales des rayons des nageoires des Sélaciens.

La différenciation provoque dans la formation primitive les mêmes phénomènes que ceux que nous avons signalées dans l'extrémité antérieure. Le résultat de la différenciation est seulement autre, de sorte que les parties correspondantes des deux extrémités s'éloignent de plus en plus les unes des autres. La postérieure, lorsqu'elle n'est pas entièrement rudimentaire, conserve toujours plus que l'antérieure ses conditions primitives, en ce que ses fonctions varient beaucoup moins. Elle ne devient jamais organe de vol, et n'a pas à accomplir à côté de la locomotion sur le sol ou dans l'eau, d'autres usages particuliers, car lorsque chez

Fig. 230. — Squelette du pied des Mammifères; *A*, Rhinoceros; *B*, Bœuf; *C*, Cheval; *ti*, tibia; *a*, astragale; *cl*, calcaneum; *mt*, métatarse, *xx*, rudiments de métatarse; *pp'p''*, phalanges.

les Marsupiaux et les Singes, elle se transforme en organe de préhension, il n'en résulte cependant pas de divergence considérable dans sa conformation.

La situation angulaire des membres détermine des modifications dans l'articulation. Une *rotule* en connexion avec l'articulation du genou est assez répandue. Elle existe déjà chez les Reptiles, et ne paraît manquer que chez les Oiseaux qui possèdent en compensation une apophyse tibiale plus forte (*Colymbus*). Elle se trouve généralement chez les Mammifères. Dans tous les cas elle forme un os sésamoïde dans le ligament extenseur de la jambe. Une rotule réunie au péroné se trouve chez les Marsupiaux, le péroné est alors très-indépendant, et peut en même temps présenter une apophyse semblable à celle de l'olécrâne (*Phascolomys*).

COMPARAISON DES MEMBRES ANTÉRIEURS ET POSTÉRIEURS.

§ 205.

La considération des membres antérieurs et postérieurs encore à un degré non différencié, y laisse voir des conformations devant leur origine à une répétition d'un même organe sur des régions différentes du corps. L'orientation, facile dans ce cas, devient difficile dès qu'on s'éloigne de cet état indifférent, et qu'on s'adresse à des appareils déjà transformés en vue d'adaptations des plus variées. De quelque manière que l'on comparait la main et le pied, il y avait toujours quelques parties qui résistaient ou conduisaient à des conceptions forcées et peu naturelles.

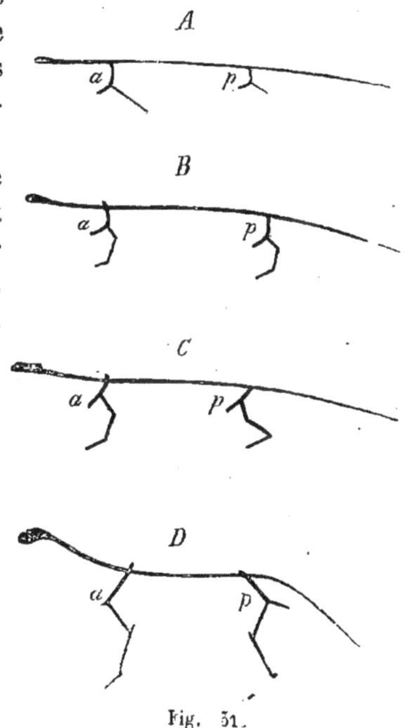

La conformité des membres se conserve le plus longtemps et le plus complétement dans les parties internes moins affectées par l'adaptation, comme cela se voit dans les ceintures scapulaire et pelvienne. Elle est au plus troublée à leur point de réunion avec les parties extérieures des membres, et sur ces parties du squelette qui, n'ayant pas, comme leviers, une grande importance à cause de leur petit volume, sont destinées à assurer les connexions articulaires. Telles sont les parties qui constituent le carpe et le tarse de la main et du pied.

Un autre facteur important consiste dans la différence de position des extrémités. Elle est presque complétement la même chez les Poissons (*fig.* 231, *A*) dont les nageoires pectorales et abdominales représentant des rames semblables, se déploient horizontalement ou obliquement en arrière en dessous ou laté-

Fig. 231. — Figures schématiques de la différenciation et du changement de direction dans les axes des membres des Vertébrés ; *A*, *Poisson ; B*, *Amphibien* (auquel on a donné une position latérale nécessaire pour la comparaison, et qui élève le corps comme dans la figure suivante. Une autre représentation eût été impossible sans figurer l'humérus et le fémur trop courts) ; *C*, *Reptile ; D*, *Mammifère ; a*, ceinture scapulaire ; *p*, ceinture pelvienne.

ralement. Chez les Vertébrés supérieurs apparaît, avec la transformation des pièces squelettiques des rames natatoires précédentes, une segmentation plus tranchée et une disposition angulaire de ces pièces les unes par rapport aux autres. Ces modifications, différentes pour les deux extrémités, correspondent à la différence de fonctions qu'accomplissent les membres antérieurs et postérieurs pour la locomotion sur le sol.

Ces rapports sont déjà distinctement appréciables chez les Amphibiens (*B*), mais la différence de situation entre le bras et l'avant-bras, la cuisse et la jambe est moins considérable. Le bras et la cuisse sont presque également dirigés en dehors, et l'avant-bras et la jambe s'ajustent sur eux sous un angle ouvert vers la ligne médiane. Le sommet de cet angle est tourné en dehors, un peu en arrière pour le membre antérieur, un peu en avant pour le postérieur. Ces mêmes conditions sont plus marquées chez les Reptiles (*C*), et atteignent leur état le plus complet chez les Mammifères (*D*), où les plans dans lesquels l'angle des membres des deux côtés est compris, sont parallèles au plan vertical médian du corps.

Cette circonstance est en rapport avec la plus grande indépendance des membres qui maintenant servent à la *sustentation du corps* qu'ils élèvent au-dessus du sol. De ce changement dans la situation du plan, dans lequel l'angle que forment entre elles les parties constituantes des membres se trouve compris, il résulte chez les Mammifères (*D*) une différence complète dans les angles que font entre elles les pièces de même valeur, mais qui dans le membre antérieur et le postérieur sont tournés en sens inverse. En effet, l'angle que forme le bras avec l'avant-bras est ouvert en avant, celui de la cuisse avec la jambe l'étant en arrière. Les parties de la ceinture portant les articulations scapulaires et coxo-fémorales participent à ce changement de situation d'où dépendent aussi quelques modifications apportées aux articulations elles-mêmes. Nous signalerons entre autres l'apparition de l'olécrâne sur le cubitus, ainsi que la formation d'un os sésamoïde (rotule) dans le tendon qui se rend à l'os de la jambe en passant sur l'articulation angulaire du genou. Le développement considérable du pisiforme sur le carpe, et la formation du talon sur le calcanéum dans le tarse, sont aussi des modifications de la même catégorie.

La position relative des pièces du squelette n'éprouve pas dans l'extrémité postérieure de modification importante. Le fémur est continué par le tibia, lequel porte la partie du tarse qui se termine par le gros orteil. Il en est autrement pour le membre antérieur. Le radius, qui primitivement continuait aussi la ligne médiane du bras, s'unit à l'humérus plus sur le côté, et le cubitus dont l'extrémité supérieure est placée derrière le radius, arrive même graduellement dans le plan médian, toutes modifications qui sont en rapport avec l'acquisition du mouvement de rotation du radius et qui permettent la pronation et la supination. Enfin (tant chez les Singes que chez l'Homme) le cubitus se trouve dirigé le long du bord médian du membre, le radius sur le côté, la paume de la main en avant, et peut être alors, par pronation, amené à une position correspondant à celle du pied, dans laquelle le radius et le cubitus se croisent.

Ce changement de position des parties du squelette de l'avant-bras et la fixation sur lui de la main, s'expliquent par une *rotation de l'humérus* sur son axe longitudinal, qui commence déjà chez les Amphibiens, se prononce davantage chez les Reptiles, et parmi les Mammifères atteint, chez l'Homme, son degré culminant. Comparée à son état primitif, elle arrive à 160° ou 170°, et l'on peut en partie démontrer qu'elle se manifeste pendant l'ontogénèse. Si on tient compte de ce fait, la réduction du squelette brachial comparé à celui du pied, n'offre pas d'autres difficultés, et n'est que le résultat de différences dans le volume de ses diverses parties, de l'intervention de soudures et de fusions, et de quelques modifications insignifiantes dans la forme. Nous admettons donc que les deux catégories de membres sont formées d'une série principale de parties de squelette commençant à l'épaule et à la hanche, qui s'étend par l'humérus et le radius jusqu'au pouce, et par le fémur et le tibia jusqu'au gros orteil, et sur laquelle les pièces situées latéralement s'ajoutent de la même manière que nous l'avons déjà précédemment expliqué à propos des extrémités primitives du squelette.

Pour la comparaison de ces parties du squelette, il est de la plus haute importance qu'on les considère à leur état primitif, ou à un état qui en soit voisin, car ce n'est que dans ces conditions non encore différenciées qu'on peut bien reconnaître la ressemblance des deux espèces de membres. Les différenciations ultérieures augmentent proportionnellement à leurs progrès, la difficulté de la comparaison. Les parties s'éloignent et divergent dans toutes leurs dispositions dans la mesure des différences qui existent entre leurs affectations.

APERÇU DE L'HOMOLOGIE DES PARTIES DU SQUELETTE :

Ceinture scapulaire.		*Ceinture pelvienne.*
Omoplate	=	Ilium
Procoracoïde	=	Os pubis
Coracoïde	=	Ischion
Clavicule	=	*manque*

Extrémité antérieure.		*Extrémité postérieure.*
Humérus	=	Fémur
Radius	=	Tibia
Cubitus	=	Péroné

Carpe.				*Tarse.*		
Transformé.		*Forme primitive.*		*Forme primitive.*		*Transformé.*
Scaphoïde	=	Radial	=	Tibial	}	Astragale des Mammifères.
Semi-lunaire	=	Intermédiaire	=	Intermédiaire	}	
Pyramidal	=	Cubital	=	Péronéal	=	Calcanéum
Central (*Intermedium Cuvier*)	=	Central	=	Central	=	Scaphoïde (*Naviculaire*)
Trapèze	=	Carpien 1	=	Tarsien 1	=	Cunéiforme 1
Trapézoïde	=	Carpien 2	=	Tarsien 2	=	Cunéiforme 2
Os maximum	=	Carpien 3	=	Tarsien 3	=	Cunéiforme 3
Cunéiforme	=	Carpien 4	=	Tarsien 4	=	Cuboïde
		Carpien 5	=	Tarsien 5		

D'après ce que nous avons dit précédemment (p. 642), la naissance de la clavicule suffit pour montrer que cet os n'appartient qu'à la ceinture scapulaire, et qu'il faut renoncer à en chercher l'équivalent dans la ceinture pelvienne. Parmi les nombreux écrits traitant de la comparaison des deux extrémités, nous signalerons comme les plus importantes : Ch. Martins, *Nouvelle comparaison des membres pelviens et thoraciques chez l'homme et les mammifères* (*Mém. Ac. des Sc. et Lettres de Montpellier*, III, 1837) ; du même auteur : *Ostéologie comparée des articulations du coude et du genou* (*Id.*, III, 1862). — *Sur la démonstration de la rotation de l'humérus*, voy. mon Mémoire dans *Jenaische Zeitschrift*, IV, p. 50.

Système musculaire.

§ 206.

L'appareil actif de la locomotion du corps des Vertébrés est, par suite de la formation d'un squelette intérieur, sorti des conditions plus simples qu'il présentait dans les divisions animales inférieures, où existent des appareils de soutien d'ordre moins complexe, et dépourvus de toute segmentation. L'enveloppe musculo-dermique des Vers qui représente essentiellement leur système général de locomotion, est devenue dans le type vertébré le système musculaire entourant le squelette. Elle est remplacée par des parties musculaires liées aux pièces solides de la charpente qu'elles mettent en mouvement, et avec le degré de développement desquelles elles ont les rapports les plus intimes. L'absence de quelques pièces du squelette entraîne celle des parties musculaires correspondantes; celles-ci, au contraire, se développent à un haut degré, là où les pièces à mouvoir présentent un accroissement important de volume ou de mobilité. L'adaptation se trouve donc exprimée de la sorte à un degré prononcé dans toutes les parties de ce système, et c'est précisément dans ces portions du squelette dont l'homologie est facile à comprendre, qu'on trouve souvent un système musculaire dont les rapports sont fort compliqués.

Nous ne sommes encore qu'à la naissance de l'anatomie comparée de ce système d'organes, des points de repère pour rattacher entre elles ses diverses formes dans les grandes divisions des Vertébrés, nous manquent pour la plupart des cas.

Les muscles consistent toujours en fibres distinctes, réunies en masses, ayant les formes les plus diverses, dont les faisceaux sont séparés des parties voisines par du tissu connectif. Les muscles séparés, placés à côté les uns des autres et fonctionnant dans le même but, forment ainsi des groupes de muscles dont la réunion constitue de nouveau les divisions principales et plus grandes du système musculaire.

On distingue dans l'ensemble de la musculature du corps de l'animal vertébré, les muscles de la peau et ceux du squelette interne.

Nous devons remarquer, en ce qui concerne le *système musculaire dermique*, qu'il n'apparaît que dans les divisions supérieures, et constitue ainsi une différenciation dont le système musculaire du squelette forme probablement la base. C'est ce qui semble être évident dans les cas où les muscles s'insérant par une de leurs extrémités sur les téguments, sont par l'autre en onnéxion directe avec le squelette. Ils ne doivent donc pas être considérés omme une continuation directe de l'enveloppe dermo-musculaire des Inver-ébrés, bien qu'ils en proviennent indirectement, comme le système muscu-aire tout entier. Il faut encore distinguer les muscles composés d'éléments isses, faisant partie des téguments eux-mêmes, et dont nous avons déjà fait nention en traitant de ces derniers (p. 548).

Les muscles dermiques semblent manquer chez les Poissons, mais ils ap-araissent chez les *Amphibiens*. On les rencontre en partie sur la tête, où ils oncourent au mouvement des orifices des narines; en partie — chez les noures — dans le voisinage de la région anale, où ils ont été désignés par ugès sous les noms de pubo-dorso-cutanés et coccy-dorso-cutanés. Des mus-les placés sur les orifices externes des narines se trouvent aussi chez les *Rep-iles*, où l'appareil dans son ensemble prend un assez grand développement. hez les Serpents les muscles dermiques prennent une importance physiolo-ique considérable. De petits faisceaux musculaires qui se rendent aux cailles de la peau du ventre, renforcés de quelques portions du même tissu artant des côtes, déterminent dans les écailles un mouvement qui exerce uelque influence sur la locomotion.

Les *Oiseaux* présentent sur différentes parties du corps, telles que la portion ostérieure de la tête, le cou et la région abdominale, de grands muscles ermiques plats, servant à mouvoir de grandes étendues de la peau avec les lumes qui y sont implantées. D'autres prennent leur origine sur le sque-ette, comme, par exemple, ceux qui pénètrent et s'étendent dans la peau de aile, qu'on a distingués en *M. patagii major* et *minor*. Des muscles appar-enant à cette même catégorie, sont ceux qui servent à produire le mouve-nent des rémiges des ailes et des rectrices de la queue; ces derniers étant ésignés sous les noms de *Quadratus coccygis* et *Pubo-coccygens*.

Le système musculaire dermique est développé à un degré beaucoup plus levé chez les *Mammifères*. Il y a ordinairement sous les téguments du tronc n grand muscle couvrant la partie dorsale du corps, et se continuant de là ur le cou et la tête, qui s'insère par des éléments tendineux sur différents oints de la peau. Il présente aussi dans la partie antérieure une insertion ur l'humérus. Ce muscle dermique est ordinairement séparé du système usculaire du tronc par des couches de graisse et de tissu connectif. C'est à n extrême développement chez l'*Échidné*, le *Dasypus* et le *Hérisson*, que ces nimaux doivent la possibilité de se rouler en boule. Il paraît même être hez ce dernier, séparé en plusieurs portions distinctes. Le grand muscle der-nique possède chez la plupart des Singes, la même étendue qu'il présente hez les autres Mammifères, sa partie antérieure étant seulement plus indé-endante. Elle forme chez l'Orang et le Chimpanzé une plaque musculaire ccupant les côtés du cou et se prolongeant de là sur la face; on la retrouve oins développée chez l'Homme, où elle porte le nom de *platysma yoïdes*.

Les seules recherches comparatives sur les muscles qui aient été faites sur une grande helle, sont celles de J. Müller (*Myxinoïdes*, I). Presque tous les autres ouvrages s'en tiennent à de simples descriptions; il en résulte un champ encore presque inexploré, et ouvert aux recherches d'anatomie comparée. Ces descriptions peuvent tout au plus compter comme les précurseurs de travaux préparatoires. Les traités de Cuvier et Meckel contiennent de nombreuses données sur les muscles. Sur ceux des Poissons (*Perca fluviatilis*) : Cuvier et Valenciennes, *Hist. nat. des Poissons*, I. Sur les Amphibiens : Dugès (*o. c.*) et Ecker, *Anat. des Frosches*, Braunschweig, 1863. Pour les Reptiles : Bojanus (*o. c.*); d'Alton, *Arch. Anat. Phys.*, 1834; Buttmann, *De musc. Crocodilis*, Halæ, 1828; Heusinger, (Ophidiens und Sauriens), *Zeitsch. f. organ. Physik.*, III, p. 481; Saint-George Mivart, (Iguana), *Proceed. Zool. Soc.*, 1866, p. 766; Stannius, *Handb. d. Zootomie*, II, 2. Pour les Oiseaux : Schöps, *Meckel's Archiv.*, IV; Meckel, *id.*, V; d'Alton, *De strigum musculis*, Hal., 1837; Owen, Apteryx, (*l. c.*). Pour les Mammifères : Cuvier, *Recueil de planches de Myologie*, Paris.

SYSTÈME MUSCULAIRE DU SQUELETTE.

§ 207.

Cette partie du système musculaire se partage entre le tronc et les membres, et celle qui dépend du premier se divise de nouveau en plusieurs systèmes secondaires de muscles dont la distinction a été établie par les belles recherches de J. Müller. Ces trois systèmes de *muscles du tronc* se trouvant entre eux dans des rapports tels qu'ils se limitent mutuellement, il en résulte que lorsqu'un d'eux se développe, l'autre éprouve des réductions.

Muscles latéraux du tronc.

C'est chez les *Poissons* que cette partie du système musculaire se présente avec la plus grande importance; elle s'est aussi transmise avec peu de changements aux *Amphibiens*. Elle consiste en deux masses musculaires occupant les parties latérales du corps, et s'étendant de la tête à l'extrémité postérieure de ce dernier (*M. latérales*), elles entrent en contact mutuel sur les lignes médianes du dos et de l'abdomen, où elles ne sont séparées que par des lames tendineuses verticales. Une exception se présente dans les *Myxinoïdes*, où la partie ventrale des muscles latéraux du tronc fait défaut. Chez les *Petromyzon*, chaque moitié se continue de la ligne médiane dorsale à la ventrale; de sorte qu'il n'y a de distinction tranchée qu'entre les moitiés. Cette séparation verticale s'effectue soit par du tissu connectif, soit par des parties du squelette. Sur la queue des Poissons, dans laquelle s'étendent des apophyses épineuses des vertèbres, ces pièces, allant d'en haut et d'en bas, forment la cloison séparant les masses musculaires. Chaque moitié se partage en une portion supérieure et une inférieure, qu'on peut se figurer comme séparées entre elles par un plan horizontal passant par l'axe de la colonne vertébrale; de sorte qu'il y aurait en totalité quatre muscles latéraux. Une séparation réelle est effectuée par une membrane tendineuse occupant le plan précité; cette membrane peut en particulier se distinguer nettement sur la queue. Les deux muscles latéraux ventraux présentent une étendue plus considérable sur la partie comprenant la cavité viscérale, parce l'elles recouvrent les côtes ; mais vers la région caudale, les volumes s systèmes supérieurs et inférieurs se rapprochent davantage l'un de utre.

Chacun des quatre muscles latéraux du tronc est partagé en sections distinctes par un nombre de feuillets tendineux (ligaments intermusculaires) correspondant à celui des vertèbres, et dont on distingue aisément à la surface s bords libres, connus sous le nom d'inscripns tendineuses (*Inscriptiones tendineæ*). Les res musculaires comprises entre deux de s feuillets tendineux, étant toujours parales, s'insèrent des deux côtés sur leur pa-. Le trajet de ces feuillets est toujours aré de manière que dans chaque muscle doron puisse reconnaître qu'ils constituent e partie inférieure composée de cônes inclus uns dans les autres ayant leur pointe diri- en avant (*fig.* 232, *A*, *a*) et une partie suieure formée de fragments de cônes (*b*). pointes de ces cônes incomplets regardent en arrière. Dans les muscles venux les rapports sont renversés en tant que les cônes (*a'*) sont placés en dessus es cônes incomplets en dessous (*b'*). Sur une coupe verticale de la queue n poisson (*fig.* 232, *A*), on voit de chaque côté les deux systèmes combinés, mant des cercles concentriques (les coupes des cônes creux), et sur les scles supérieurs, comme au-dessous des inférieurs, des lignes courbes s ou moins étendues (coupes des cônes incomplets). Le trajet des *ligats intermusculaires*, qu'on peut déjà comprendre partiellement d'après la nation et la direction des cônes, est ainsi oblique en dessus d'avant en ère, puis de nouveau en avant pour entourer circulairement le cône, et encontrer avec la lame tendineuse correspondante du muscle inférieur. lignes en zigzag (*B*) qui, en conséquence, se remarquent à la surface des scles latéraux, représentent au milieu de l'arc dont la convexité est en nt, le point où les couches coniques supérieures et inférieures se rencont. Des différences dans cette disposition peuvent résulter d'une connce des couches des cônes des deux muscles latéraux, qui alors, dans le érieur comme dans l'inférieur, ne forment plus que des demi-cônes x, ou même des fractions de cônes encore plus petites.

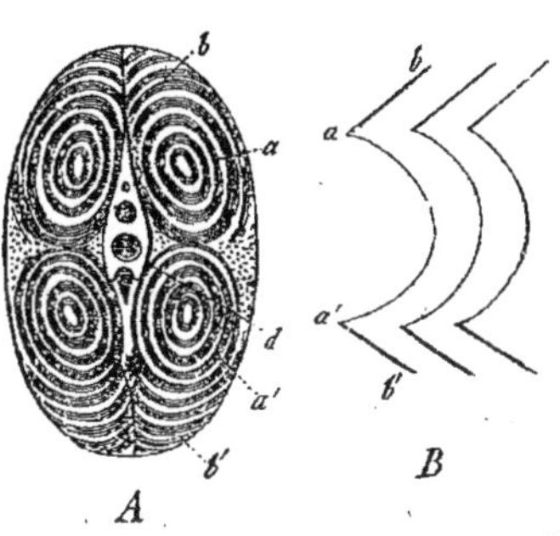

Fig. 232.

est cette dernière conformation qui est ordinaire sur les côtés du ventre, s on peut suivre ses modifications graduelles depuis le système muscu- de la queue.

es conditions persistent encore dans les muscles latéraux des *Pérennibches*, et ceux des larves des autres Amphibiens ; aussi y observe-t-on les les lignes en zigzag des ligaments intermusculaires, qui sont cependant s sinueuses. La disposition en cônes se perd ensuite à cause du trajet plus

32. — *A*, coupe de la queue du *Scomber scomber ; a*, muscle latéral supérieur ; *b*, muscle laral inférieur ; *a'* et *b'*, coupes des tuniques des cônes incomplets ; *B*, lignes en zigzag des extrémités superficielles des ligaments intermusculaires sur la queue du Scombre (d'après J. Müller).

direct des ligaments précités. Chez les *Salamandrines* adultes, la partie ventrale des muscles latéraux du tronc disparaît, et on n'aperçoit encore que sur la queue les traces d'une disposition symétrique des moitiés supérieure et inférieure l'une par rapport à l'autre ; par contre, la partie dorsale conservant la disposition existant chez les Poissons, demeure divisée en segments distincts par des ligaments intermusculaires.

Dans les classes supérieures des Vertébrés, la portion ventrale du système musculaire latéral du tronc ne se développe jamais ; par contre, elle persiste encore avec quelques modifications sur la queue des Reptiles et des Mammifères, et se transforme notamment en muscles semblables à ceux qui existent dans toutes les classes de Vertébrés à respiration aérienne dans leur région dorsale, et se continuent constamment sur la queue. — Tandis que chez les Lézards, on peut encore reconnaître une séparation du muscle latéral dorsal par des ligaments intermusculaires ; chez les autres, une différenciation poussée plus loin produit une série de *muscles dorsaux* distincts, qu'on peut partager en superficiels et profonds. Les premiers comprennent le sacro-spinal, qui se divise en une portion médiane et une latérale, l'iléo-costal et le longissime. Tous deux ont des masses charnues communes qui partent du sacrum et de l'ilium. Des parties accessoires viennent encore s'ajouter au muscle sur toute sa longueur jusqu'au crâne ; elles partent soit des côtes, soit des apophyses transverses. Les insertions de l'iléo-costal et du longissime atteignent les côtes et celles de ce dernier les apophyses. La couche musculaire profonde est formée par le transverso-spinal, qui provenant d'un système de faisceaux partant des apophyses transverses, aboutit aux apophyses épineuses, et présente une séparation plus ou moins prononcée en plusieurs couches différentes (semi-spinal, multifide).

Les parties de ce muscle qui se rendent dans le cou, présentent ordinairement un développement considérable, qui correspond à la mobilité de cette région de la colonne vertébrale ; aussi ont-elles été, pour cette raison, décrites comme des muscles particuliers. Il en est de même pour ses extrémités allant au crâne, qui sont encore plus indépendantes. La portion crânienne du *longissime* constitue le *trachélo-mastoïde* ; celle du *semi-spinal*, le *digastrique* et le *complexus*. Enfin appartiennent à ce groupe les *muscles spinaux* dont les deux insertions sont sur des apophyses épineuses, consécutives ou distantes l'une de l'autre, et les *interspinaux*, qui se trouvent entre les apophyses épineuses. Le spinal le plus antérieur constitue la grande portion du *droit* de la tête ; la petite portion de ce muscle étant formée par le premier interspinal.

On doit considérer comme un groupe provenant des muscles latéraux du tronc, les *intercostaux*. Ils ne sont point encore différenciés chez les Poissons, où les muscles qui occupent l'intervalle des côtes ou leurs équivalents, font partie des muscles latéraux, les côtes elles-mêmes étant placées sur les extrémités des ligaments intermusculaires dirigées vers la paroi abdominale. Les côtes rudimentaires des Amphibiens sont aussi en rapports avec les muscles latéraux du tronc, et les appendices ligamentaires qui en partent se comportent comme les ligaments intermusculaires. Une séparation tranchée s'observe dans toutes les autres divisions des Vertébrés. L'extension des muscles intercostaux dépend de l'étendue et de la distribution côtes ; c'est chez les Serpents qu'ils acquièrent le développement le plus puissant. C'est encore dans le groupe intercostal qu'il faut ranger ces muscles qui relient entre eux les rudiments de côtes qui sont soudés aux vertèbres ; tels que les intertransversaux, qui se trouvent dans le cou des Oiseaux, dans les régions cervicale et lombaire des Mammifères. Les muscles élévateurs des côtes, ainsi que ceux qui occupent la paroi interne du thorax (thoraciques internes) appartiennent encore à la même catégorie. Le développement de tous ces muscles peut présenter des différences importantes, suivant l'extension et la mobilité des côtes, ainsi que cela a lieu chez les Serpents, où se joignent aux élévateurs de ces pièces du squelette des rétracteurs distincts.

On doit encore, selon toute vraisemblance, ranger dans le système intercostal, les *muscles droits* de l'abdomen, qu'on trouve sur la paroi de l'abdomen, dans les points privés de côtes. Ils s'étendent des os de la poitrine jusqu'au bassin, et peuvent, en l'absence de sternum, s'avancer de l'anus jusqu'à l'os hyoïde, ce qui a lieu chez les Myxinoïdes, les seuls Poissons qui présentent des muscles abdominaux droits. Lorsque le sternum est moins allongé, les muscles droits peuvent passer d'une manière presque continue dans le M. sterno-hyoïdien, qui doit également être placé ici (*Amphibiens*). L'apparition des muscles droits entraîne un raccourcissement des muscles latéraux dans leur portion ventrale, de même que dans le cas opposé où les muscles droits ne se développent pas, ce sont les latéraux qui prennent leur place (*Poissons*, *Pérennibranches*). Les relations que nous attribuons aux muscles droits avec le groupe intercostal, sont fondées sur la segmentation que déterminent chez eux les lignes tendineuses transversales (*inscriptiones tendineæ*), et qui sont liées aux segments vertébraux. Ces lignes tendineuses s'ossifient chez les *Crocodiles*, où elles représentent leurs prétendues côtes ventrales. Il faut encore compter parmi les muscles droits le pyramidal, qui se trouve chez les Salamandrines, les Crocodiles, les Autruches, et enfin beaucoup de Mammifères. Il est particulièrement développé chez les Marsupiaux et les Monotrèmes, de manière que partant d'un bord de l'os marsupial, il atteint presque le sternum, et recouvre ainsi le muscle droit. C'est ce qui l'a fait nommer, par Owen, muscle droit ventral superficiel.)

Muscles abdominaux latéraux.

Bien que ce groupe de muscles ne se trouve parmi les Poissons que chez les Myxinoïdes, il n'est point en opposition complète avec celui des muscles latéraux, car on peut le rencontrer à côté de ces derniers, chez les Pérennibranches (*Ménobranche*). Il est composé de muscles limités à la région du tronc qui sont les suivants : le *M.* oblique externe, oblique interne et le transversal de l'abdomen.

L'extension de ces trois muscles est beaucoup plus considérable dans les divisions inférieures que chez les Mammifères. Chez les Myxinoïdes, l'oblique externe est placé le long du tronc, en partie encore sur le muscle latéral; chez les Amphibiens, il prend encore son origine sur la partie latérale du muscle dorsal. Chez les Reptiles, il est formé de plusieurs couches et couvre une grande partie de la poitrine. Chez les Amphibiens et plusieurs Lézards, des inscriptions tendineuses sont intercalées dans ses faisceaux, et il est différencié en trois muscles spéciaux chez les Serpents.

Le muscle abdominal transverse possède déjà, chez les Amphibiens, une étendue assez considérable, ainsi que chez les autres Reptiles, à l'exception des Serpents chez qui il manque. Il s'étend en avant jusque dans la région pectorale. Il n'atteint chez les Oiseaux qu'au bord sternal postérieur; par contre, il prend chez les Mammifères un développement beaucoup plus considérable.

Diaphragme.

C'est par le muscle de ce nom que s'effectue la séparation de la cavité primitive en deux autres, contenant les viscères du corps. Cette séparation complète est également le résultat d'une séparation graduelle, le diaphragme n'apparaissant d'abord que comme une annexe musculaire des poumons. Le rôle du diaphragme musculaire dans le mécanisme de la respiration pulmonaire, ne se laissant pas méconnaître dans le cours de cette évolution graduelle, on peut dire que le degré d'élévation qu'atteint le développement des organes respiratoires, marche de pair avec celui du diaphragme, lorsque d'autres dispositions compensatrices n'interviennent pas.

Le diaphragme manque aux Poissons, et on peut encore se demander si on doit considérer comme représentant un commencement de diaphragme, chez les Amphibiens, quelques faisceaux musculaires entourant l'œsophage. Parmi les Reptiles, les Tortues possèdent un muscle diaphragmatique plus apparent, constituant la base de la lamelle péritonéale qui entoure les poumons. Cette couche musculaire part, soit du corps des vertèbres, soit de leurs apophyses transversales costiformes. Le diaphragme manque chez les Crocodiles, car on ne saurait reconnaître comme ayant aucun rapport direct avec cette partie, un ensemble de muscles péritonéaux fort développés, qui prend naissance sur la paroi antérieure du bassin. Chez les Oiseaux, l'Aptéryx présente un diaphragme complet, partant par deux masses considérables de la colonne vertébrale, circonscrivant un espace contenant les poumons, et ne laissant passer que le cœur. Chez les autres Oiseaux, il est remplacé par des parties surtout aponévrotiques, qui ne sont en rapports que sur peu de points avec des espaces musculaires. La portion vertébrale est toujours remplacée par des formations tendineuses.

Ce n'est que chez les Mammifères que le diaphragme devient une cloison située entre les cavités abdominale et pectorale, cette dernière comprenant aussi le cœur. La position oblique du muscle, chez les Reptiles et les Oiseaux, devient transversale. Ces parties charnues proviennent, soit de la colonne vertébrale, soit des côtes, et convergent vers une partie tendineuse occupant le centre (centre tendineux), qui ne manque que rarement (Dauphins).

Muscles inférieurs de la colonne vertébrale.

Ceux-ci constituent sur la portion caudale une simple répétition des muscles supérieurs, représentés, chez les Poissons, par les muscles latéraux du tronc non différenciés, et provenant de ces derniers chez les Vertébrés supérieurs. Ils subissent parfois des différenciations spéciales. A cette catégorie de muscles, appartient le carré des lombes, qui existe déjà chez les Amphibiens et se trouve également chez les Reptiles à l'exception des Serpents, ainsi que chez les Mammifères. Il prend une grande extension chez les Cétacés, où il s'étale plus loin en arrière, et fonctionne comme rétracteur inférieur de la queue.

Le muscle long représente la portion antérieure des muscles inférieurs de la colonne vertébrale; il paraît d'abord chez les Reptiles, commence ordinairement dans la cavité pectorale et se prolonge sur la colonne cervicale jusqu'au crâne. Il se partage en plusieurs parties que, d'après leurs insertions, on a distinguées en muscles long du cou et long de la tête. Chez les Mammifères, on distingue encore une portion se rendant à l'atlas.

§ 208.

Muscles de la tête.

Ils se divisent en deux groupes : ceux qui servent à mouvoir la mâchoire inférieure, ou *muscles masticateurs*, et ceux qui produisent les mouvements des parties molles, principalement des parties de la peau entourant les ouvertures que présente le crâne. On désigne ces derniers sous le nom de *muscles de la face*. Ils déterminent les diverses expressions de la physionomie, la mobilité des traits, et se confondent partiellement avec des muscles dermiques dont quelques-uns ont déjà été mentionnés. Les muscles de la face manquent entièrement chez les Poissons; ils sont, chez les Amphibiens, remplacés par quelques simples faisceaux s'insérant sur les bords des orifices des narines, et reparaissent chez les Reptiles; il s'y ajoute encore, chez les Crocodiles, les muscles servant à mouvoir la valvule auriculaire. Ces muscles forment avec les muscles palpébraux toute la partie musculaire également très-restreinte de la face chez les Oiseaux. Les Monotrèmes se rattachent aux Oiseaux par les gaînes cornées de leurs mâchoires, tandis que chez les autres Mammifères, avec la formation de lèvres molles, naissent un grand nombre de muscles dont la variété ne s'affaiblit que là où le muscle peaussier s'étend sur le visage. Dans leur ensemble, les muscles isolés se rapportent à ceux de l'homme, mais ne forment notamment sur la lèvre inférieure qu'une partie peu distincte du système musculaire dermique.

Suivant leurs rapports avec les os qu'ils ont à mouvoir, les muscles masticateurs présentent des particularités très-remarquables, relatives à leur nombre et à leur arrangement, et sont surtout soumis à la même loi de différenciation qui paraît régir tout le reste du système musculaire. Comme la mâchoire inférieure des Vertébrés à partir des Poissons, est formée par une autre partie du squelette que chez les Mammifères, nous devons apprécier à ce point de vue le système musculaire chargé de la mouvoir. Il faut encore signaler la complication résultant de l'existence d'un suspensorium de la mâchoire chez les Poissons. Il faut avouer que, jusqu'à présent, on n'a pas encore essayé la comparaison des muscles dont il est ici question. Tout l'appareil musculaire masticateur chez les *Poissons* (Téléostiens) est composé de chaque côté d'un grand muscle formé de plusieurs portions, provenant en partie du suspensorium des mâchoires, en partie de la voûte palatine, et s'insérant sur les mâchoires supérieure et inférieure. La portion qui se rend à la mâchoire inférieure correspond aux muscles désignés chez les animaux plus élevés sous les noms de temporal, masséter et muscles ptérygoïdiens. Le suspensorium possède aussi un muscle élévateur particulier, et un adducteur commun produit les mouvements des moitiés de la mâchoire inférieure qui ne sont réunies que par un ligament.

Chez les *Amphibiens* et les *Reptiles*, une portion interne de la masse du muscle masticateur se sépare pour former un ptérygoïdien, qui lui-même peut se partager en deux parties (ptérygoïdien interne et externe, *Sauriens*); la séparation du temporal et du masséter est aussi indiquée par une formation de couches distinctes. L'abaissement de la mâchoire se fait dans les deux classes par le digastrique, qui forme une saillie courte mais massive au bord postérieur de la mâchoire inférieure. Un accroissement du nombre des muscles caractérise les Serpents ; chez les *Eurystomes*, les adducteurs de la mâchoire inférieure, ainsi que quelques muscles spéciaux chargés des mouvements de l'os carré et de quelques os du squelette palatin, se trouvent à un état de développement important. Des muscles semblables, élévateurs du sphénoïde et de l'os carré, existent aussi chez les Oiseaux, et produisent les mouvements de l'appareil maxillaire supérieur. Le muscle maxillaire le plus étendu est le temporal, et l'adducteur existant dans la partie inférieure formée des deux demi-maxillaires mobiles, est remplacé par un muscle étendu transversalement entre les branches de la mâchoire, et ayant une autre signification.

Les muscles masticateurs des *Mammifères* concordent par leur nombre, leur origine et leurs insertions, avec ceux de l'homme, et ne s'en écartent, outre leur volume plus grand, que par les conditions déterminées par la forme de leurs surfaces d'insertion sur les os correspondants. Fréquemment, le digastrique n'est pas le seul muscle abaisseur de la mâchoire inférieure, il peut être renforcé par des muscles qui vont du sternum au maxillaire inférieur (*Chameau*).

Muscles du squelette viscéral.

Le système d'arcs qui constitue le squelette viscéral chez les Poissons, présente un système de muscles qui, se répétant entre les différents segments, sert à mouvoir ceux-ci. Comme les pièces maxillaires primitives appartiennent également au squelette viscéral, on peut considérer les muscles qui s'y rendent, comme des différenciations de l'appareil musculaire du squelette viscéral. Une grande partie des muscles de ce dernier naissent du crâne ; d'autres occupent les intervalles des arcs sur le côté, et d'autres encore, disposés transversalement, servent à rapprocher les arcs voisins. Des muscles vont des arcs branchiaux aux rayons branchiaux. Très-développés chez les Sélaciens, et rudimentaires chez les Poissons osseux, ils paraissent sur le second arc viscéral primitif, s'être transformés dans les muscles de l'opercule branchial et des rayons de la membrane branchiostége.

Un système musculaire analogue se trouve chez les Amphibiens pendant leur état larvaire ; il dérive partiellement de celui des Poissons, et se conserve chez les Pérennibranches. Lors de la disparition de la charpente branchiale, et de l'indépendance qui en résulte pour l'os hyoïde, une partie de ces muscles branchiaux passent à ce dernier. Le changement de valeur de l'appareil est accompagné de nouvelles complications. Quelques muscles naissant de diverses parties du squelette, permettent dans les divisions supérieures une beaucoup plus grande variété dans les mouvements de l'os hyoïde. Les muscles génio-mylo-omo- et sterno-hyoïdiens se trouvent presque sans exception dans les classes supérieures ; il s'y joint encore, chez les Oiseaux et les Reptiles, un stylo-hyoïdien particulier.

Muscles des extrémités.

Plusieurs systèmes de petits muscles servant aux mouvements des *nageoires impaires* des *Poissons*, sont situés sur la ligne dorsale médiane, et se rendent soit aux pièces portant les rayons des nageoires, soit directement à ces derniers, dont ils déterminent alternativement l'élévation et l'abaissement.

Quant aux membres pairs, les nageoires des Poissons homologues aux extrémités des Vertébrés supérieurs, possèdent, tant sur leur ceinture basilaire que sur leur portion libre, un certain nombre de muscles, qu'on n'a pas encore pu comparer avec succès à ceux des autres Vertébrés. Les nageoires mêmes ont à leur surface supérieure et inférieure des éleveurs et des abaisseurs qui, par leurs combinaisons, peuvent aussi produire des mouvements d'adduction et d'abduction. Ces muscles se distribuent sur les diverses parties de la nageoire, et sont le plus considérablement développés chez les Sélaciens.

Une modification correspondante des muscles accompagne toute transformation des membres ; leur nombre diminue et ils présentent des usages beaucoup plus variés par suite de leur plus grande liberté et de leur indépendance, ainsi que de leur différenciation en parties distinctes. Comme différence importante apportée aux dispositions existant chez les Poissons, nous devons surtout faire ressortir l'extension que prend, chez les Vertébrés supérieurs, le système musculaire de la ceinture scapulaire, et des membres antérieurs sur la surface dorsale du corps. Les parties provenant des muscles latéraux supérieurs du tronc forment plusieurs couches, ces muscles naissant souvent sur de longues étendues de la colonne vertébrale. Nous voyons déjà, chez les Amphibiens, des muscles allant du dos à l'omoplate, exerçant une action protractile ou rétractile, et correspondant aux muscles cucullaire, rhomboïde et éleveur scapulaire. Peu développés chez les Pérennibranches, ils le sont assez chez les Salamandrines, et surtout chez les Anoures, pour qu'on puisse y reconnaître les homologues des muscles qui, chez les animaux supérieurs, portent les mêmes noms. Chez les Mammifères pourvus d'une clavicule, apparaît encore un muscle cléido-mastoïdien, qui est assez souvent réuni, comme chez l'homme, avec le sterno-mastoïdien qui l'accompagne, et se trouve déjà chez les Reptiles. Les antagonistes de ce groupe musculaire sont les abaisseurs de la ceinture scapulaire, ou dentelés antérieurs (grand et petit dentelé, petit pectoral). L'absence de vraies côtes chez les Anoures a modifié leur position, au point qu'ils proviennent des apophyses transverses, et convergent vers le haut. Chez les Reptiles, par exemple les Crocodiles, les muscles dentelés naissent aussi sur les côtes cervicales. Chez les Oiseaux et les Mammifères (quand ces derniers ont une clavicule), il y a encore un muscle sous-clavier.

Nous signalerons comme muscles du bras : le deltoïde, le scapulaire, le grand dorsal, le grand pectoral et le coracobrachial. Le deltoïde agit comme élévateur et extenseur du bras, se divise quelquefois en plusieurs parties (Oiseaux), ou se confond, chez plusieurs Mammifères, avec le cucullaire, en un muscle unique. Le scapulaire se divise déjà, chez les Reptiles, en plusieurs parties, et on le distingue chez les Oiseaux et Mammifères, en sous-scapulaire, supra- et infra-épineux. Le grand dorsal et le grand pectoral acquièrent chez les Oiseaux une haute importance. Le premier, formé de plusieurs couches, soutient pendant le vol la partie postérieure du tronc ; le dernier peut, suivant le développement du sternum, atteindre à des dimensions considérables et se divise ordinairement en plusieurs portions qui se retrouvent aussi en vertu d'une adaptation spéciale chez les Chéiroptères, ainsi que chez les Mammifères fouisseurs. Le coraco-brachial des Oiseaux est aussi le siége d'une séparation semblable, en coraco-brachial supérieur et inférieur.

Il y a déjà chez les Amphibiens des muscles extenseurs et fléchisseurs pour l'avant-bras, qui s'attachent soit à l'humérus, soit à la ceinture scapulaire ; chez les Reptiles et les Oiseaux, bien qu'augmentant en nombre, ils sont plus simples quant à leurs fonctions, que les muscles qui, chez l'Homme, leur correspondent morphologiquement. On peut apercevoir aussi dans les muscles du carpe et du métacarpe de la main, les dispositions que présente celle de l'Homme, bien que par suite des fonctions si différentes des extrémités, il résulte des modifications souvent considérables dans les parties de leur squelette, modifications auxquelles se rattachent nécessairement des états différents du système musculaire. Une simplification des extenseurs et fléchisseurs des doigts, ainsi que des autres muscles des extrémités, a lieu chez tous les Mammifères possédant un squelette réduit de la main ; cette simplification est d'autant plus considérable que la réduction qu'ont éprouvée le carpe, le métacarpe et les phalanges, est plus forte, comme cela est le cas chez les Ongulés.

Il y a en général concordance entre les muscles des membres postérieurs et de la ceinture pelvienne et ceux de l'extrémité antérieure. Cependant nous devons tenir compte ici de la différence des fonctions d'équivalents morphologiques, laquelle résulte des conditions différentes de l'appareil osseux et en particulier de ses articulations.

Les muscles provenant de la région lombaire de la colonne vertébrale et de la face interne des os iliaques (psoas et iliaque interne), manquent chez les Oiseaux. On connaît à peine des muscles homologues chez quelques Amphibiens et Reptiles. C'est le cas de l'obturateur interne, pendant que le pyriforme (sauf chez les Batraciens) est beaucoup plus répandu. Les muscles extérieurs du bassin (les fessiers par exemple) sont très-répandus, bien que comme chez les Amphibiens, ils soient encore peu volumineux, et qu'ils ne soient fréquemment représentés que par un seul muscle. Sur la partie antérieure et latérale de la cuisse, se trouvent les muscles extenseurs de la jambe, qui représentent déjà chez les Amphibiens une masse musculaire naissant par plusieurs faisceaux (extensor cruris) ; les adducteurs occupent le côté interne, et les fléchisseurs se trouvent en arrière ; ils sont plus simples chez les Amphibiens à queue que chez les Anoures, où ils offrent déjà des dispositions qui se rattachent à celles des Mammifères.

Les muscles de la jambe situés sur sa face antérieure se distinguent en longs extenseurs des doigts et élévateurs des pieds (extenseurs du tarse chez les Amphibiens). La face postérieure est occupée par les extenseurs du pied et les fléchisseurs des doigts. Les premiers sont déjà représentés, chez les Amphibiens, par un fort gastro-cnémien, dont le tendon terminal se continue dans l'aponévrose plantaire. Chez les Oiseaux ce muscle partant de trois points, s'insère sur l'os tarso-métatarsien, et chez les Mammifères, où un second muscle presque constant s'en sépare, le plantaire (soléus), il se prolonge de même dans l'aponévrose plantaire, pendant que chez d'autres, comme chez l'Homme, il se fixe sur la tubérosité du calcanéum. Le plantaire passe fréquemment dans un tendon indépendant qui se divise sur la plante des pieds pour se rendre aux doigts et remplace le « court fléchisseur » des doigts qui manque. Le court fléchisseur des doigts est seul indépendant chez les Amphibiens ; il y en a deux chez les Oiseaux, où leur origine remonte en partie jusqu'au fémur, et où s'ajoutent encore deux fléchisseurs spéciaux pour les deux doigts intérieurs. Le long fléchisseur des doigts des Mammifères se confond souvent avec le tibial postérieur, et représente en même temps le court fléchisseur, qui ne s'en sépare que peu à peu. Le muscle plantaire est dans le même cas ; il forme souvent une partie accessoire du long fléchisseur des doigts.

Nous pouvons répéter d'une manière générale pour les abducteurs et adducteurs, fléchisseurs et extenseurs des extrémités des membres postérieurs, ce que nous avons déjà dit à propos des membres antérieurs. Il ne nous reste qu'à faire ressortir la présence de fléchisseurs spéciaux dans les phalanges des Amphibiens.

Une disposition particulière se trouve réalisée chez les Oiseaux par la réunion d'un muscle de la cuisse avec le long fléchisseur des doigts. Un muscle homologue au muscle grêle des

Mammifères envoie son tendon à la jambe, en passant sur le genou et descendant le long de son bord jusqu'à l'articulation tibio-tarsienne où il se joint au tendon du long fléchisseur des doigts. Dans la position accroupie, le muscle grêle se trouvant tendu par la flexion du genou, agit ainsi sur le tendon du fléchisseur des doigts, de sorte que ces derniers se ferment sans qu'aucune activité musculaire ait à entrer en jeu.

ORGANES ÉLECTRIQUES.

§ 209.

Les organes électriques sont des formations toutes particulières qu'on ne rencontre que dans un petit nombre de Poissons, et qui présentent une grande importance, au point de vue anatomique, en ce qu'ils renferment les terminaisons d'une grande quantité d'éléments nerveux, et au point de vue physiologique, à cause de leur propriété de développer de l'électricité. La direction du courant est centrifuge dans les nerfs qui présentent dans leur mode de terminaison des conditions analogues à celles des nerfs moteurs qui se rendent dans les muscles. Cette circonstance nous autorise à rattacher ces organes au système musculaire, mais nous ne sachions pas s'ils sont ou non en rapport génétique avec les muscles.

Les Poissons pourvus d'organes de ce genre appartiennent aux genres *Torpedo* et *Narcine* parmi les Raies, *Gymnotus* parmi les Anguilles, *Malapterurus* parmi les Siluroïdes; les *Mormyres* en possèdent de semblables, mais chez lesquels on n'a pas encore pu démontrer la production d'électricité, qui a été bien constatée chez les autres. Enfin il existe chez les *Raies* un appareil pseudo-électrique, dont la structure ressemble à celle des autres organes électriques, et sur lequel on dit avoir vu des phénomènes électriques.

Bien que différant beaucoup entre eux dans les divers genres, tant par leur situation que par leurs conditions anatomiques générales, les organes en question se ressemblent tous, par le fait qu'ils sont composés de petites *alvéoles* remplies d'une substance gélatineuse, de formes très-différentes, et circonscrites par du tissu connectif. Les nerfs arrivent sur une des faces de ces alvéoles pour y former de fines ramifications et des réseaux d'où résulte finalement pour chaque alvéole une « plaque électrique » portant les terminaisons nerveuses. Maintenant que nous connaissons les éléments essentiels de l'organe, nous pouvons examiner de plus près leurs rapports avec l'ensemble de l'appareil, ainsi qu'avec les nerfs qui y arrivent chez la *Torpille*. Cet animal possède de chaque côté du corps entre la tête, les sacs branchiaux (*fig.* 233, *br*), et le propterygium de la nageoire pectorale, un organe (*oe*) occupant toute l'épaisseur du corps, dont les téguments seuls le recouvrent en haut et en bas. Une membrane tendineuse et ferme lui constitue une enveloppe spéciale. Chaque organe se compose de nombreux prismes parallèles, en contact les uns avec les autres, qui consistent à leur tour en une série d'éléments superposés en couches, et formant ainsi les alvéoles ci-dessus mentionnées. Celles-ci sont réunies entre elles d'une manière intime par du tissu connectif, et toutes reçoivent par la face inférieure nerfs qui pénètrent dans les prismes de sorte que les faces libres opposées plaques électriques où se terminent les nerfs sont dans l'ensemble de gane dirigées du côté dor-

Cinq gros troncs nerveux endent à l'organe, le preer est la branche électri- du nerf trijumeau, les tre autres proviennent du f vague. C'est entre les smes que les nerfs émett leurs principales ramifiions.

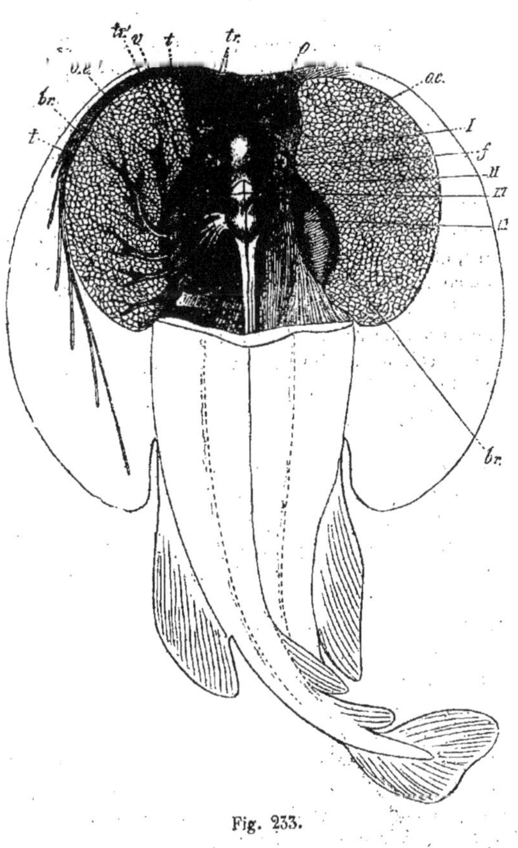

Fig. 233.

Chez les autres Poissons ctriques, la structure élémentaire des organes producrs d'électricité, ressemble elle que nous venons de crire, mais ils présentent nombreuses différences t dans leur situation que ns les caractères des albles contenant les plaques ctriques. On doit conclure là que malgré leur ressemblance histologique et ysiologique, ces organes nt morphologiquement diffents. On ne peut les dérir ni les uns des autres, ni in organe primitif commun ; ils représentent des différenciations tout à t indépendantes. C'est ce que semblent confirmer leurs relations avec des rfs fort différents, ainsi que leur présence dans des groupes de Poissons t éloignés les uns des autres.

En ce qui concerne la structure de l'organe électrique chez les Poissons qui en sont pourvus, faut remarquer que celui des *Narcine* a des rapports avec celui des Torpilles.

Chez le Gymnote (*G. electricus*), il y a deux organes électriques latéraux, placés immédianent sous la peau, à la partie caudale du corps, et assez allongés. Ils sont traversés r des lamelles horizontales provenant d'une enveloppe aponévrotique qui les entoure, et les rtage en nombreuses divisions superposées, que de nouvelles cloisons secondaires, dirigées rpendiculairement à l'axe longitudinal du Poisson, divisent en un grand nombre de pe-

. 233. — Torpille (*Torpedo*) avec l'organe électrique préparé. L'organe *oe* de droite est vu par la surface. Il est limité du côté interne par une couche musculaire générale étendue sur les sacs branchiaux (*br*) qui sont mis à nu de l'autre côté. A gauche les troncs nerveux qui pénètrent dans l'organe électrique sont préparés jusqu'à une certaine distance. Le crâne ouvert laisse voir le cerveau : *I*, cerveau antérieur ; *II*, intermédiaire ; *III*, médian ; *v*, nerf vague ; *tr*, trijumeau ; *tr'*, son rameau électrique ; *o*, œil ; *f*, évent ; *t*, tubes gélatineux ; *br*, branchies.

tits compartiments très-longs et assez hauts, correspondant aux petites alvéoles dont nous avons parlé. De nombreux nerfs spinaux fournissent des filets à ces organes.

Le Malaptérure (*M. electricus*) a l'organe électrique réuni à toute l'enveloppe tégumentaire du corps par une double aponévrose, et il est divisé en deux moitiés symétriques. Chacun des organes est parcouru par une innombrable quantité de délicates membranes en forme de ruban qui, de l'extrémité dorsale à l'extrémité ventrale ne laissent que de faibles intervalles entre elles, et représentent ainsi des cloisons perpendiculaires à l'axe du Poisson, réunies de nouveau entre elles par d'autres nombreuses lamelles obliques. Elles forment ainsi un riche réseau de cavités en forme de disques ou de lentilles, contenant chacune une plaque électrique qui reçoit une terminaison nerveuse. Ces cavités sont considérées comme les analogues des alvéoles existant chez les Torpilles. Le Malaptérure présente une particularité dans les nerfs, en ce que chacun des deux organes électriques ne reçoit qu'un nerf venant de la moëlle épinière, qui se ramifie considérablement à sa surface. Ce nerf électrique prend son origine entre les second et troisième nerfs spinaux, et n'est formé que d'une seule fibre primitive colossale, qui est entourée d'une épaisse enveloppe. Toutes les ramifications du nerf sur et dans l'organe électrique résultent de la division de cette fibre primitive qui prend naissance sur une énorme cellule ganglionnaire multipolaire. Les deux cellules ganglionnaires sont très-rapprochées l'une de l'autre.

Les *Mormyres* présentent des deux côtés de la queue, une paire d'organes électriques assez allongés et divisés en nombreux compartiments par un réseau de cloisons verticales, semblables à celles du Malaptérure ; ils se rattachent par leur structure intime à tous les autres organes électriques. Il en est de même des organes particuliers qu'on rencontre sur les deux côtés de la queue des Raies qui ne « *sont pas électriques.* » Les organes sont également formés de compartiments séparés par des cloisons de tissu connectif, et renfermant des « plaques électriques » recevant les terminaisons nerveuses. On peut conclure de ces faits anatomiques que l'organe caudal des Raies que jusqu'à présent on ne considère pas comme électriques doit cependant être aussi compté au nombre des organes de ce genre. Chez ces dernières comme chez les Mormyres l'organe reçoit ses filets nerveux de nombreux nerfs de la moelle épinière.

On peut considérer comme constituant l'élément essentiel de l'organe électrique les plaques contenues dans les compartiments, dont nous avons parlé, et qui sont des pièces aplaties et élargies, formées de cellules confondues, et dans lesquelles les extrémités des nerfs électriques se résolvent. Cette fusion avec le nerf a toujours lieu sur une des faces, qui est la même dans toutes les plaques d'un organe. C'est en même temps celle qui prend l'électricité négative, pendant que la face opposée de la plaque paraît s'électriser positivement. Chez la *Torpille* c'est la face supérieure qui est électro-positive, car les nerfs pénètrent par le dessous dans les plaques électriques contenues dans les colonnes prismatiques des compartiments et chez le *Gymnote* ils arrivent aussi à la face postérieure des plaques, négative au moment du développement de l'électricité, la face antérieure libre étant positive. La direction du courant marche donc d'arrière en avant. Les conditions paraissent être renversées chez le Malaptérure, car selon Dubois-Reymond le courant va de la tête à la queue, quoique les nerfs entrent par la face postérieure des plaques, l'antérieure étant la face libre. Mais il s'est trouvé que le nerf traverse chaque plaque par sa face postérieure, et ne se ramifie que sur la face antérieure, négative au moment de la secousse, de sorte qu'il y a la plus grande concordance entre les données anatomiques et les conditions physiologiques.

Nous devons à Max Schultze, la preuve de la ressemblance qui existe entre les diverses formes que présentent les organes électriques des Poissons (*Abhand. Naturf. Ges. Halle*, IV, V.)

Les organes électriques du Mormyre concordent aussi avec ce qui précède. Le nerf arrive à la face antérieure de la plaque électrique où à la postérieure, mais dans le premier cas le nerf y pénètre par un orifice de la plaque, pour se confondre avec elle en arrière (*M. dorsalis, anguilloïdes*) ; de sorte que dans les deux cas, l'extrémité antérieure de l'organe se comporte positivement vis-à-vis de l'extrémité postérieure, comme cela a lieu chez les Gymnote, Malaptérure et Torpille. Dans l'organe caudal des autres Raies les nerfs pénètrent par la face antérieure, dans des pièces analogues aux plaques électriques.

On peut consulter encore sur la structure des organes électriques des Poissons, les ouvrages suivants. Savi, *Recherches anat. sur le Syst. nerveux et l'organe électrique de la Torpille*, Paris 1844 ; Robin, *Recherches sur un appareil qui se trouve sur les Poissons du genre* des Raies. *Ann. Sciences Nat.*, 3e série, VII ; Ecker, *Untersuch. zur Ichthyologie*, Freiburg, 1856 ; Bilharz, *Das electrische Organ des Zitterwelses*, *Leipzig.*, 1857 ; M. Schultze, *Arch. Anat. Phys.*, 1858, p. 193.

ORGANES DE SENSIBILITÉ

Système nerveux.

§ 210.

Les *organes centraux* du système nerveux sont placés dans un canal situé audessus de l'axe de la colonne vertébrale et entouré par le système des arcs supérieurs du squelette axial. Ils consistent en masses nerveuses symétriquement rangées, offrant chez les Acrâniens (*Leptocardes*) une conformation assez uniforme sur toute la longueur du corps, tandis que chez les Craniotes ils se partagent en deux grandes portions, le *cerveau* et la *moelle épinière*. Bien qu'on ne puisse méconnaître dans cette dernière la répétition de la chaîne ganglionnaire qui existe chez d'autres animaux, on ne doit pas cependant en faire dériver la moelle épinière ; le système nerveux central des Vertébrés doit être bien plutôt considéré comme résultant du développement poussé à un très-haut degré des ganglions œsophagiens supérieurs des Invertébrés.

Tous les organes centraux du système nerveux partent, chez tous les Vertébrés, d'une ébauche consistant en une couche formée aux dépens du feuillet embryonnaire externe, qui se creuse d'abord en un sillon, se transformant peu à peu en un tube (fig. 234, *m*) (cordon médullaire). La formation du système nerveux central a donc, comme pour les organes des sens, son point de départ sur la surface primitive du corps. *Les téguments primitifs fournissent les organes destinés aux rapports de l'organisme avec l'extérieur.* Si nous n'énonçons cette proposition qu'à propos des Vertébrés, il n'en résulte pas qu'il en soit autrement d'une manière générale dans les autres embranchements, mais ce n'est qu'ici que l'exacte connaissance des faits nous permet de l'affirmer. Tandis que la portion antérieure devient le siége d'une expansion et d'autres modifications qui constituent le cerveau, le reste du tube médullaire, différencié d'une manière plus uniforme, constitue l'ébauche de la moelle épinière. La différenciation de la portion cérébrale se fait de la même manière chez tous, et une grande conformité se remarque, même entre des groupes fort éloignés entre eux, dans les premiers états des diverses parties de leur cerveau. Chez les Cyclostomes l'état indifférent du

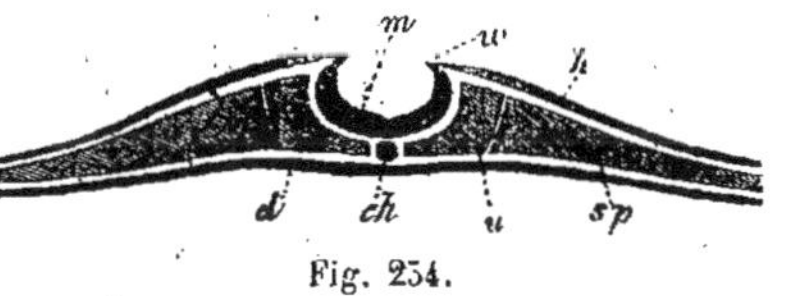

Fig. 234.

Fig. 234. — Coupe verticale schématique au travers de l'embryon de poulet de la fin du premier jour ; *ch*, chorda dorsalis ; *u*, vertèbre primitive ; *sp*, plaques latérales ; *m*, plaque médullaire déjà creusée, passant au bord *w*, sur la lame cornée *h* ; *d*, feuillet intestinal (d'après Remak).

cerveau persiste longtemps, tandis que dans les autres groupes il est limité aux premières phases du développement.

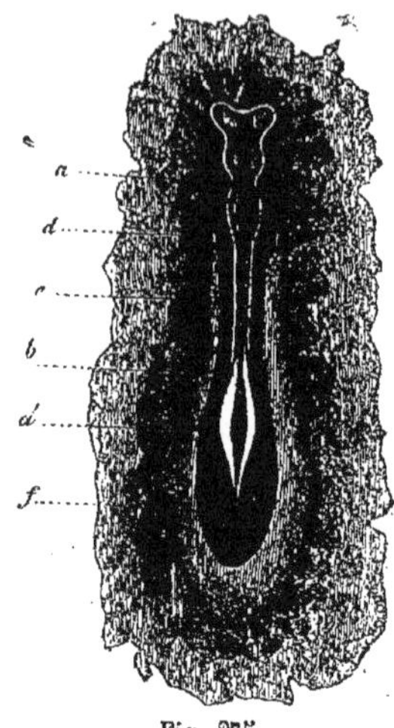

Fig. 235.

Par suite de l'élargissement de la portion antérieure, on voit apparaître primitivement trois (*fig.* 235, *a*), puis cinq parties vésiculiformes consécutives, et dont les cavités sont en communication entre elles et se continuent dans le tube médullaire qui les suit. On désigne sous le nom de *cerveau antérieur* (*fig.* 236, *a*) la première vésicule; la suivante (*b*) constitue le *cerveau intermédiaire;* une troisième dilatation est celle du *cerveau moyen* (*c*) auquel succèdent le *cerveau postérieur* (*d*), et le *cerveau terminal* (*e*) qui passe directement dans la moelle épinière. Ainsi placées au début, en série, l'une derrière l'autre, ces vésicules se trouvent d'abord dans le prolongement de l'axe longitudinal de la moelle épinière, mais elles forment bientôt un angle avec elle. Des phénomènes de croissance inégale ont lieu dans les portions supérieures et inférieures, de telle manière que les parties supérieures prenant un développement considérable, arrivent à recouvrir les inférieures restées plus petites.

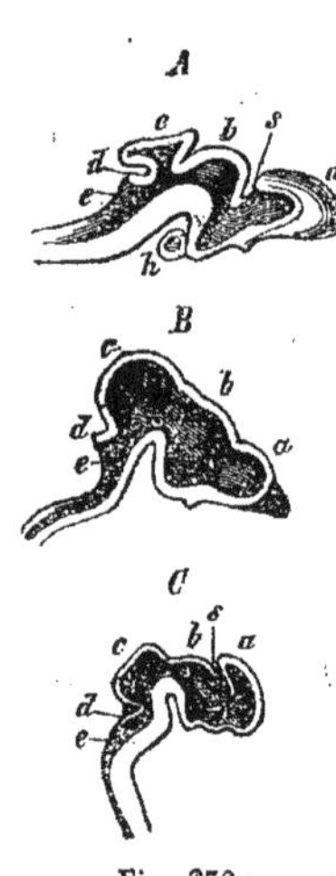

Fig. 236.

Il se forme entre les cerveaux antérieur et intermédiaire une fente (*fig.* 236, *s*), par laquelle un prolongement de l'enveloppe du cerveau pénètre à l'intérieur. Parmi les Cyclostomes il n'y a que le cerveau des Pétromyzon qui arrive jusqu'à la formation de cette fissure. A l'extrémité postérieure de cette fissure se trouve l'épiphyse du cerveau (glande pinéale). La partie inférieure du cerveau intermédiaire représentant le fond de la deuxième vésicule cérébrale, forme une sinuosité qui est commune à tous les Vertébrés et s'appelle l'*infundibulum.* Vers elle s'avance un appendice de la muqueuse provenant de la paroi de l'œsophage, lequel s'étranglant plus tard, représente une partie de l'appendice cérébral (hypophyse, glande pituitaire) ajoutée à l'infundibulum (Rathke). De même que les cavités des vésicules cérébrales primitives communiquent entre elles, celles des parties qui dérivent ultérieurement du développement de ces vésicules, restent en communication. On désigne les parties dilatées de ces cavités sous le nom de ventricules. Partant de ce

Fig. 235. — Embryon de chien, vu de dos, avec ébauche de système nerveux central dont la plaque médullaire (*b*) forme un sillon ouvert en dessus. Trois vésicules primitives (*a*) forment autant d'expansions, la partie postérieure de la moelle s'élargissant dans le sinus rhomboïdal (*a'*); *c*, plaques latérales limitant l'ébauche du corps; *d*, feuillet germinatif externe et médian; *f*, feuillet muqueux (d'après Bischoff).

Fig. 236. Coupes verticales à travers les cerveaux de quelques Vertébrés; *A*, jeune *Sélacien* (Heptanchus); *B*, embryon de *Couleuvre; c*, embryon de *Chèvre; a*, cerveau antérieur; *b*, intermédiaire; *c*, moyen; *d*, postérieur; *e*, terminal; *s*, fente primitive; *h*, hypophyse.

mode de formation constant chez tous les Craniotes, nous en suivrons les différenciations caractéristiques dans les différents groupes.

Vis-à-vis de cette différenciation de la partie antérieure de l'ébauche du système nerveux, la partie postérieure offre des conditions beaucoup plus simples, en ce qu'elle se continue plus ou moins régulièrement par le tube de la moelle épinière, dont la cavité primitive devient le canal central. Malgré les modifications que subit le tube de la moelle, d'abord simple, jusqu'à ses développements ultérieurs, il doit être cependant regardé comme constituant une partie beaucoup moins différenciée que le cerveau, comme on peut le voir par les conditions plus uniformes des nerfs qui en proviennent, comparativement à ceux qui émanent du cerveau.

La distribution du système nerveux périphérique correspond à la segmentation exprimée dans le corps par la formation des vertèbres ; cela est très-apparent sur la portion spinale, où à chaque segment vertébral correspond une paire de nerfs distincte. Par contre, sur la partie cérébrale où les transformations des segments vertébraux sont accompagnées de modifications importantes dans les nerfs qui s'y rattachent, il est plus difficile de saisir les rapports de concordance que les nerfs peuvent avoir avec les nerfs spinaux.

Les éléments constituants du système nerveux des Vertébrés se rattachent à ceux des Invertébrés. Dans les appareils centraux, les *cellules ganglionnaires* jouent le rôle principal, et s'unissent par des prolongements soit entre elles soit aux *fibres nerveuses* qu représentent l'élément conducteur. Ces fibres présentent une différenciation particulière. Chez les Leptocardes, elles ne se distinguent pas de celles de la plupart des animaux invertébrés. Elles sont fines, pâles, présentant çà et là une apparence de noyau. Chez les Cyclostomes, le système nerveux périphérique ne consiste également qu'en fibres pâles, formées d'une enveloppe délicate renfermant dans son intérieur un contenu homogène ou légèrement strié. Cet état ne se conserve chez les autres Vertébrés que dans les fibres appartenant au sympathique ; tandis que les nerfs cérébro-spinaux, dès leurs premiers états, présentent un cordon central — cylindre d'axe, — autour duquel un contenu enveloppé par le névrilemme, forme une couche de substance graisseuse. Nous renvoyons pour des détails plus circonstanciés aux manuels d'Histologie.

Le développement du système nerveux central au moyen de la plaque médullaire rapproche les Tuniciers et surtout les Ascidiens, de la souche des Vertébrés, car on a démontré chez ces animaux cette même différenciation (Kowalewsky, *l. c.*). Le tube médullaire, tel qu'il résulte chez l'Ascidie de la fermeture du sillon, montre même encore une ressemblance particulière avec le tube médullaire de l'Amphioxus, par suite de la présence d'un orifice antérieur. Si dans les deux divisions animales le développement des centres nerveux a pendant quelque temps des traits communs, il ne tarde pas à diverger, car l'ébauche ganglionnaire ne provient chez les Ascidies que d'une partie du tube médullaire, l'autre formant un appareil sensitif. Cette différence importante est atténuée par le fait, que chez les Vertébrés, l'ébauche des organes des sens émane aussi du tube médullaire.

Ces points de rapprochement entre le système nerveux central des Tuniciers et celui des Vertébrés, permettent de comparer mieux qu'on ne l'a fait jusqu'à présent, les dispositions du système nerveux de ces derniers avec celles des Invertébrés. Si nous considérons le ganglion des Tuniciers (p. 181) comme l'homologue du ganglion œsophagien supérieur des Vers et des autres Invertébrés, nous devons également rattacher au ganglion œsophagien supérieur des Invertébrés, le tube médullaire des Vertébrés, qui dérive du ganglion des Tuniciers. Tandis que dans l'organisme non segmenté du Tunicier, le ganglion reste simple, et ne dépasse pas de faibles limites de longueur, on comprend que l'apparition de métamères chez l'organisme vertébré ait pour résultat un allongement du centre nerveux dorsal, ou plus exactement une formation métamérique dans cet organe central. A la place du ganglion simple apparaissent de nombreuses formations équivalentes entre elles placées les unes derrière les autres et qui par leurs connexions mutuelles forment le tube médullaire. En somme nous trouvons donc ici le même phénomène qui se présente pour la moelle abdominale des Articulés. De même que les ganglions de la chaîne abdominale concordent avec les formations métamériques du corps, la répétition des ganglions de la moelle dorsale primitive des Vertébrés doit être également regardée comme un phénomène dépendant de la division métamérique du corps, dont les ganglions œsophagiens supérieurs ont été le point de départ. Ceci explique de suite pourquoi toutes les comparaisons ultérieures qu'on peut faire à son gré, entre les systèmes nerveux des Vertébrés et des Invertébrés et surtout des Arthropodes, sont fort incertaines et d'autant plus fragiles, qu'elles ne portent que sur de petites divisions. Le cerveau des Vertébrés ne peut pas même être comparé au ganglion œsophagien supérieur, car il n'y a pas un Vertébré chez qui le cerveau soit indépendant, puisqu'il résulte de la différenciation d'une ébauche commune avec celle de la moelle épinière. Ce fait appuie la conclusion de l'apparition relativement tardive du cerveau dans la série des ancêtres des Vertébrés, chez lesquels l'état de Leptocarde a du être fort répandu. Mais il faut considérer comme encore douteux si, l'état exprimé dans le développement individuel par la formation de trois ou cinq subdivisions, correspond à celui d'une première différenciation de la partie la plus antérieure du système nerveux central. Le grand nombre d'arcs viscéraux rend plus probable qu'il y avait primitivement de nombreuses divisions qui ont, du moins dans la région de la moelle allongée, subi une forte concentration.

La fente déjà mentionnée entre le cerveau antérieur et moyen, et entre le postérieur et le terminal, ne doivent pas tant être considérées comme des solutions de continuité, que comme des différences de croissance entre certaines parties de la voûte cérébrale. Il se forme surtout sur ces points un amincissement de cette dernière tandis que la membrane vasculaire qui revêt le cerveau, se développe par des expansions se réduisant à une simple couche épithéliale; là où elles sont en connexion avec la lamelle-voûte, elles pénètrent dans les intervalles cérébraux, et donnent ainsi à leur ensemble l'aspect d'une fissure. Dans les divisions inférieures le couvercle primitif de la fente située sur la moelle allongée, reste plus longtemps visible.

Au nombre des travaux les plus importants sur le cerveau des Vertébrés il faut nommer, Tiedemann, *Anat. und Bildungsgeschichte des Gehirns im Fœtus des Menschen*, Nürnberg, 1816, qui ouvrit la voie à la comparaison; C. G. Carus, *Darstellung des Nervensystems*, Leipzig, 1814; Magendie et Demoulins, *Anat. des syst. nerveux des animaux à vertèbres*, Paris, 1825; Serres, *Anat. comparée du cerveau*, Paris 1827.

ORGANES CENTRAUX DU SYSTÈME NERVEUX.

CERVEAU.

§ 211.

C'est chez les Cyclostomes que le cerveau présente la forme la plus simple parmi les Poissons; le degré le plus inférieur s'observe chez les Myxinoïdes, où les différentes parties sont plus uniformes. La partie provenant du cerveau antérieur primitif, qui émet les nerfs de l'odorat (bulbe ou lobe olfactif), paraît être, chez les Sélaciens, plutôt un lobe réuni au cerveau par une longue commissure (*fig.* 237, *h*), qui s'insère primitivement sur les côtés du cerveau antérieur. Chez les Cyclostomes comme chez les Sélaciens, les lobes olfactifs sont séparés; ils sont plus rapprochés entre eux chez les Ganoïdes et les Poissons osseux, et par leur situation au devant du cerveau antérieur, paraissent former une subdivision équivalente aux autres. On remarque aussi des ions de ces lobes avec le cerveau antérieur. Ce dernier présente même chez les Sélaciens (*fig.* 237, *g*) un développement de volume très-supérieur à celui des autres parties, et offre des traces de division en deux, quatre ou de plus nombreuses parties paires. Le cerveau intermédiaire se distingue également par des protubérances latérales. Il est distinctement séparé du cerveau médian chez les Sélaciens (*fig.* 237, *d*), et lui est réuni dans beaucoup de Téléostiens ; en même temps il se développe chez les premiers une partie qui peut avoir une certaine étendue, le réunit au cerveau antérieur, porte la fente primitive, et subsiste aussi chez les Ganoïdes. Cette portion ressemble donc à une commissure longitudinale. Elle conserve toujours un reste de son toit primitif qui couvre la partie postérieure de la fente. Elle est très-apparente et divisée en deux hémisphères chez les Sélaciens, et présente la même conformation chez beaucoup de Téléostiens. Elle correspond aux *lobi ventriculi tertii* de J. Müller. Le fond de cette portion qui embrasse l'entonnoir, forme à la base du cerveau deux renflements saillants, les *lobes inférieurs*, qui sont simples chez les Cyclostomes et chez les Sélaciens ou n'offrent que des indices d'une séparation. C'est chez les Téléostiens qu'ils commencent à se développer considérablement et constituent de notables renflements sur le cerveau.

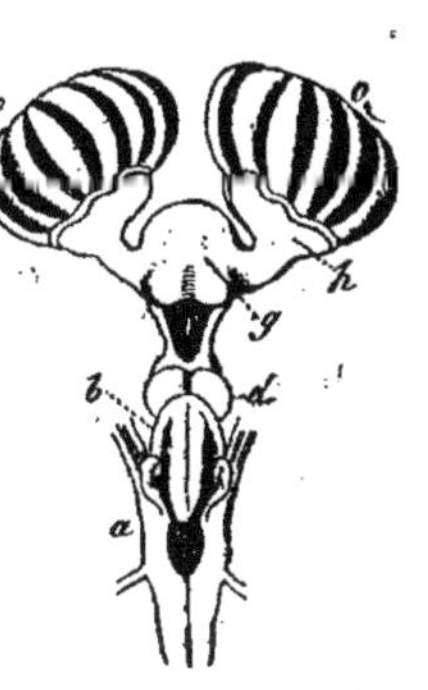

Fig. 237.

Le cerveau médian qui suit (*fig.* 238, *d*) paraît insignifiant chez les Myxinoïdes, il est un peu plus développé chez les Pétromyzon. Chez les Sélaciens, il représente une partie assez importante, qui est impaire (comme on le voit déjà chez les Cyclostomes), divisée en deux moitiés, et recouvrant les parties du cerveau qui sont devant ou derrière lui (*fig.* 237, *b*). Un plissement de sa surface détermine une apparence de convolutions ; plusieurs Sélaciens (*Carcharias*) en présentent sur leur cerveau moyen. Ce dernier atteint une grosseur relativement considérable chez les Téléostiens, où on l'a pris pour le cervelet. Il paraît quelquefois comme une protubérance dirigée en avant ou en haut. Vient ensuite le cerveau postérieur (cervelet), qui n'est représenté que par une lamelle pres-

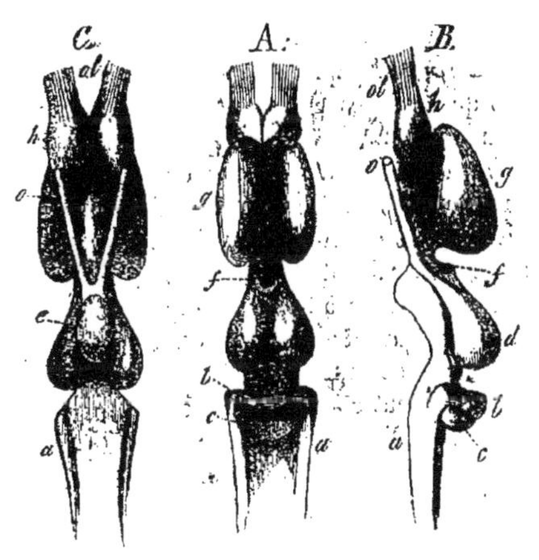

Fig. 238.

Fig. 237. — Cerveau d'un Squale (*Scyllium catulus*); *h*, lobes olfactifs; *g*, cerveau antérieur; *d*, cerveau intermédiaire; *b*, cerveau médian ; *a*, moelle allongée ; *o*, capsules nasales (Busch).
Fig. 238. — Cerveau de *Polypterus bichir* ; *A*, vu en dessus; *B*, de côté; *C*, en dessous ; *h*, lobes olfactifs ; *g*, cerveau antérieur; *f*, intermédiaire; *d*, moyen ; *bc*, postérieur; *a*, terminal; *ol*, nerf olfactif; *o*, nerf optique (J. Müller).

que toujours petite, située derrière et sous le cerveau moyen (*fig.* 238, *b*), et qui n'est chez aucun Poisson le siége d'une différenciation rappelant les états plus élevés.

La dernière portion du cerveau, le cerveau terminal ou la moelle allongée, se distingue toujours de la moelle épinière par une largeur plus considérable. Par rétrogradation de sa voûte, et l'écartement de ses parties latérales, cette partie forme une cavité ouverte par en haut, qu'on a appelée *sinus rhomboïdal*, et qui est fréquemment recouverte par le cerveau moyen. Les bords du sinus rhomboïdal (corps restiformes) ressemblent, chez les Sélaciens et les Chimères, à des bourrelets plissés (*fig.* 237, *a*), qui se recourbent en avant et sont désignés sous le nom de lobes du trijumeau. On trouve chez plusieurs Poissons des parties analogues, en rapport avec le nerf vague, car elles sont en connexion avec l'origine de ce nerf. Chez les Raies électriques, une partie assez considérable de la voûte primitive se conserve sur le sinus rhomboïdal, et représente un grand lobe partagé en deux moitiés par un sillon longitudinal (*fig.* 235, *IV*), qu'on a appelé le lobe électrique.

Le cerveau des Poissons remplit d'abord toute la cavité crânienne, mais les dimensions de celle-ci augmentant peu à peu le cerveau finit par n'en occuper qu'une faible partie. Pendant le premier état, c'est le périchondre ou le périoste de la cavité crânienne qui forme en même temps l'enveloppe (*dure-mère*) du cerveau, lequel est encore entouré d'une membrane mince et vasculaire qui s'enfonce dans ses anfractuosités, et qu'on nomme la *pie-mère*. Un dépôt de tissu connectif placé entre ces deux membranes augmente considérablement avec l'expansion de l'intérieur du crâne, et se transforme en un tissu contenant des cellules de graisse, qui remplit plus tard la plus grande partie de la cavité du crâne tant chez les Ganoïdes que chez les Téléostiens C'est de ce tissu que provient l'enveloppe du cerveau qu'on désigne chez les Vertébrés supérieurs sous le nom d'*arachnoïde*.

La diversité des formes du cerveau est beaucoup plus grande chez les Poissons que dans toutes les autres divisions des Vertébrés, et sous ce rapport on observe les plus grandes divergences chez les Téléostiens. De nouvelles recherches sont même nécessaires pour déterminer la signification de plusieurs formes de cerveaux chez ces Poissons.

Nous pouvons à l'égard de quelques particularités du cerveau des Poissons faire les remarques suivantes : Chez les *Cyclostomes*, les différentes parties du cerveau se joignent immédiatement ensemble ; les lobes olfactifs sont aussi réunis au cerveau antérieur. Cette partie offre, surtout chez les Myxinoïdes, une division en deux moitiés, mais la fente cérébrale manquant, l'épiphyse se trouve encore entre le cerveau antérieur et l'intermédiaire. Chez le Petromyzon, le bord de la fente du cerveau est renflé et s'insinue entre les vésicules du cerveau antérieur. L'épiphyse en est alors plus éloignée (J. Müller. *Ueber den Bau des Gehörorganes der Cyclostomen*). Chez le Pétromyzon les lobes olfactifs l'emportent en volume sur les autres parties. La formation d'un pédoncule olfactif (*tractus olfactorius*) se réalise en premier lieu chez les *Sélaciens*. Il est très-long chez les *Carcharias*, *Zygæna* et quelques *Raies*. Chez plusieurs Sélaciens, on peut remarquer une division du renflement terminal du lobe olfactif, et chez le *Carcharias glaucus*, chaque lobe se partage de nouveau en deux moitiés qui ne sont en connexion que par le pédoncule. Le cerveau antérieur a tantôt une surface lisse, tantôt il présente des renfoncements d'où résultent des protubérances paires, comme chez le *Galeus* par exemple. La partie qui le réunit au cerveau intermédiaire est de longueur variable, circonstance d'où dépend l'étendue de la fissure cérébrale. Celle-ci est transversale chez les *Galeus* et *Mutelus*, plus longue chez les *Raies*, d'une longueur importante chez le *Scymnus lichia*. Elle manque chez les embryons, et les renflements du cerveau intermédiaire situés en arrière se rattachent directement au cerveau antérieur (*fig.* 236, *C*). Il y a donc une formation secondaire qui repose sur une différenciation uni-latérale. Le cerveau intermédiaire est presque toujours divisé en deux moitiés. La cavité du troisième ventricule contenu dans le erveau intermédiaire se continue par l'infundibulum dans les lobes inférieurs. Une grande partie du cerveau intermédiaire, ainsi que le cerveau moyen recouvrant le cerveau postérieur tout entier offre chez les *Mustelus* des renflements pairs, et des circonvolutions superficielles sous forme de lamelles transverses chez les *Galeus* et *Carcharias*. Les lobes du trijumeau de la moelle allongée présentent de nombreux plissements chez le *Scymnus borealis*.

D'après Busch les *Chimères* se rattachent immédiatement aux Sélaciens surtout par la longueur de la fente cérébrale, et la forme des lobes du trijumeau. Il en est de même du cerveau des *Ganoïdes*, parmi lesquels l'Esturgeon et le *Polyptère* présentent aussi une longue fente cérébrale. Chez le *Lepidostée* par contre les diverses portions sont rapprochées. Le cerveau intermédiaire est insignifiant chez le Polyptère et l'Esturgeon, et à peine séparé du cerveau moyen. Ce dernier est partagé en deux moitiés par une ligne longitudinale, tandis que chez le Lépidostée ils présente des sillons transverses qui rappellent les circonvolutions des Sélaciens. (Busch, *De Selachiorum et Ganoïdeorum encephalo Diss.*, Berol, 1848). Il faut remarquer que chez les *Dipnoi*, les bulbes olfactifs ne se séparent pas du cerveau antérieur. Les cerveaux intermédiaire et moyen ne sont pas non plus séparés, et le cerveau postérieur reste dans l'état où il est chez les autres Poissons. Sur le *Lepidosiren*, voir Owen.

Le cerveau des *Téléostiens* se rattache surtout à celui du Lépidostée. Le cerveau antérieur considérablement réduit, est presque toujours le segment le plus petit. Tantôt les bulbes olfactifs en sont réunis, tantôt ils en sont séparés par de longues commissures comme chez les Cyprinoïdes. Le cerveau intermédiaire paraît ordinairement assez considérable ; il est formé de deux hémisphères, dont la voûte fort mince s'étend sur deux masses ganglionnaires avec lesquelles il est en connexion par les côtés. Ces masses ganglionnaires qui font saillie dans la cavité du troisième ventricule (*thalami optici* des auteurs) offrent des différences importantes. On les trouve, ainsi que l'organe entier, développés en raison de la grosseur des yeux. Ils peuvent offrir des circonvolutions comme chez les Scombéroïdes. Généralement ils représentent de chaque côté un bourrelet dirigé obliquement.

Le cerveau moyen paraît toujours une partie impaire, insignifiante chez quelques espèces (*Cottus scorpius*, *Cyclopterus*). Il est plus grand chez le *Thynnus*, où il s'élève assez pour recouvrir le cerveau intermédiaire de son extrémité. Il en est de même chez le *Silurus glanis*.

Le cerveau postérieur ou cervelet, reste presque toujours à l'état d'une commissure transversale qui s'étend sur le sinus rhomboïdal derrière le cerveau moyen. Il présente souvent une ou plusieurs protubérances médianes, faisant saillie vers le sinus rhomboïdal.

La moelle allongée se distingue par une commissure transverse à l'angle postérieur du sinus rhomboïdal. Le sinus reste rarement ouvert, parce que dans beaucoup de Téléostiens un renflement des corps restiformes de chaque côté du bord atteint jusqu'au cerveau moyen ; on les a désignés sous le nom de lobes postérieurs. On trouve en outre d'autres renflements latéraux qui sont distincts surtout chez les Cyprinoïdes et ont été désignés sous le nom de lobes du nerf vague. Une élévation qui chez plusieurs Physostomes (*Silurus*, *Cyprinus*), se présente dans le fond du sinus rhomboïdal, a été appelé lobe impair.

Une modification particulière non encore expliquée a été observée sur le cerveau des *Mormyres*, Ecker, *Anat. Beschr. d. Gehirns d. karpfenart. Nilhechts*, Leipzig, 1854 ; Marcusen, *M. d. K. Acad. z. Petersburg*, VII.

Le cerveau des *Téléostiens* a été étudié par d'anciens auteurs parmi lesquels nous citerons Haller. Arsaky, *De pisc. cerebr. et medulla spinali.*, Halae, 1813 ; Gottsche, *Arch. Anat. Phys.*, 1835, p. 244, 433 ; Klaatsch. *De cerebris piscium*, Halis, 1850 ; Stieda, *Ueber das Rückenmark und einzelne Theile des Gehirnes von Esox*, Dorpat, 1861. La signification du cerveau des Poissons sur preuves embryologiques a été traitée par Miklucho-Maclay, *Jenaische Zeitsch.*, IV, p. 553.

§ 212.

Le cerveau des *Amphibiens* se rattache de près par plusieurs points à celui des Poissons, et notamment à celui des Sélaciens et des Dipnoi. Le cerveau antérieur (*fig.* 239, *b*) est divisé en deux moitiés ou hémisphères, et semble déjà s'étendre en arrière. La cavité qu'il comprend est partagée en deux ventricules latéraux, qui se prolongent en avant dans les bulbes olfactifs (*a*). Comme chez les Sélaciens, ces derniers sont directement attachés aux côtés du cerveau antérieur (*b*) ; mais ils peuvent aussi se trouver à un état non différencié, et se confondre complètement avec lui. Le cerveau intermédiaire se différencie déjà pendant l'état larvaire, d'une partie qui lui est commune avec le cerveau moyen. Devant lui se trouve la fente cérébrale, qui s'étend à des degrés différents sur le cerveau intermédiaire et porte l'épiphyse. Elle conduit en avant, dans les cavités circonscrites par les deux hémisphères du cerveau antérieur, les ventricules latéraux. La face inférieure de cette portion porte une éminence simple, correspondant aux lobes inférieurs des Poissons.

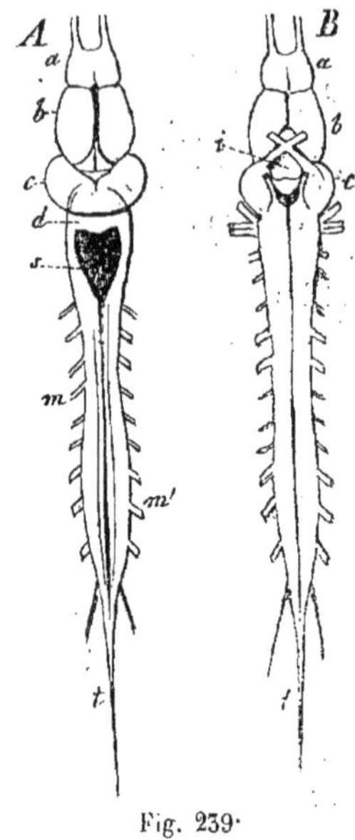

Fig. 239.

Le cerveau moyen persiste chez les Pérennibranches et aussi chez les Salamandrines, à l'état qu'il ne fait que traverser chez les Anoures; il atteint, chez ces derniers, un volume considérable et se divise en deux moitiés (*c*). Le cerveau postérieur conserve toujours, par contre, son état primitif: c'est une simple lamelle jetée sur le sinus rhomboïdal (*d*). Les différenciations qui, chez les Poissons, affectent la moelle allongée, ne se présentent pas chez les Amphibiens.

La courbure qui existe déjà chez les Poissons dans la région des cerveaux intermédiaire et moyen est beaucoup plus forte chez les *Reptiles*, par suite du développement plus considérable des parties supérieures du cerveau. Il s'en ajoute une seconde dans la région de la moelle allongée, qui, dans les divisions supérieures, se développe davantage (Voy. les coupes dans la figure 236, p. 682). Le cerveau antérieur présente un développement notable sous la forme de deux hémisphères recouvrant le cerveau intermédiaire, et offrant leur plus grande largeur dans leur partie postérieure. Les lobes olfactifs sont en contact immédiat avec les hémisphères. Le cerveau intermédiaire possède une fente longitudinale, car la fente cérébrale se prolonge jusqu'à lui ; il est toujours peu développé. Les ventricules latéraux sont considérables et communiquent, par l'intermédiaire de la scissure cérébrale, avec un troisième ventricule situé entre les deux moitiés du cerveau intermédiaire. Un enfoncement prononcé de la partie inférieure de ce ventricule se nomme l'infundibulum. Le cerveau moyen est divisé en deux hémisphères par un sillon plat.

Le cerveau postérieur présente des différences importantes ; il demeure à l'état le plus inférieur chez les Serpents et les Lézards, où il ne forme qu'une petite lamelle qui s'élève verticalement. Chez les Tortues (*fig.* 240 et 242

Fig. 239. — Cerveau et moelle de la *Grenouille; A*, dessus ; *B*, dessous; *a*, bulbes olfactifs; *b*, cerveau antérieur; *c*, moyen; *d*, postérieur; *e*, moelle allongée; *i*, infundibulum; *s*, fosse rhomboïdale; *m*, moelle épinière; *t*, son fil terminal.

IV) et les Crocodiles, il devient plus large, et chez ces derniers il se pro-
it une apparence de division médiane qui résulte de la dilatation des
ux parties latérales. Cette circonstance rattache les Reptiles aux *Oiseaux*.

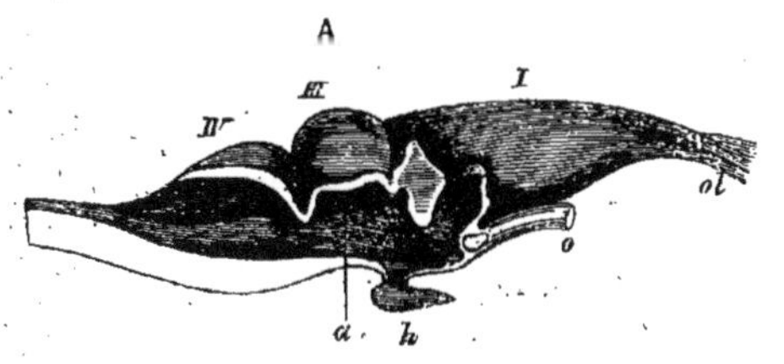

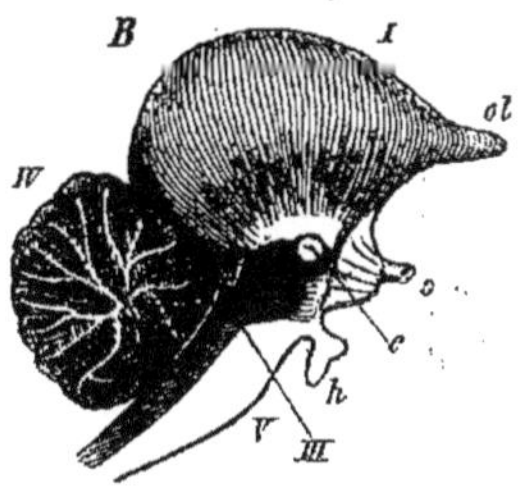

Fig. 240.

ns ces derniers, on remarque une forte prépondérance du cerveau térieur, dont les hémisphères se développent tantôt en longueur, tantôt en geur. Ils ne sont réunis que par une petite commissure antérieure (*fig.* 240, c) et entourent une masse ganglionnaire levant de la paroi latérale qui convertit space primitif en une petite cavité méaue et placée en dessous. Ces masses ganlonnaires (corps striés) représentent la us grande partie du cerveau antérieur. les sont déjà visibles chez les Amphiens, et même très-prononcées chez les ptiles (*fig.* 242, *A*, *st*). Le cerveau interdiaire petit, complétement recouvert par hémisphères du cerveau antérieur est fendu sur sa voûte. Le cerveau yen très-développé chez l'embryon est divisé en deux moitiés latérales g. 241, *c*), dans lesquelles se continue la cavité cérébrale. L'état du cerau posterieur déjà indiqué chez les Crocodiles est encore plus développé. Partie médiane (*d*) est dilatée et caractérisée par des feuillets transversaux ésentant sur une coupe verticale une apparence ramifiée. Deux appendices éraux s'y ajoutent (*d'*). La moelle allongée est presque entièrement recourte par le cervelet.

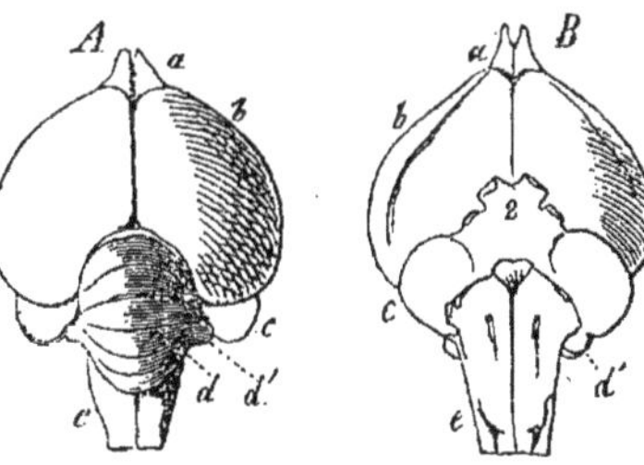

Fig. 241.

Les particularités que les diverses divisions des *Amphibiens* présentent dans la conformation de leur cerveau s'expriment surtout par la séparation plus ou moins complète du cerveau intermédiaire et du cerveau moyen. Il y a également des différences dans les rapports du lobe olfactif avec le cerveau antérieur. En général on doit regarder la réunion des parties écitées comme constituant un état inférieur. Le *Ménopome*, d'après Mayer (Analecten, I), t exception par son cervelet, qui est représenté par un lobe très-allongé rejeté en arrière.

Fig. 240. — *A*, cerveau d'une *Tortue* (Bojanus); *B*, d'un *Oiseau*. Coupes médianes verticales; *I*, cerveau antérieur; *III*, moyen; *IV*, postérieur; *V*, moelle allongée; *ol*, nerf olfactif; *o*, optique; *h*, hypophyse; *a* (dans A), réunion des deux hémisphères du cerveau moyen; *c*, commissure antérieure.

Fig. 241. — Cerveau de Poule; *A*, vu de dessus; *B*, vu de dessous; *a*, bulbe olfactif; *b*, hémisphères du cerveau antérieur; *c*, cerveau moyen; *d*, cerveau postérieur; *d'*, ses parties latérales; *e*, moelle allongée (d'après C. G. Carus).

l y a ici lieu de se demander s'il ne s'agit pas là d'une différenciation d'une partie du cerveau moyen.

Les rapports du cerveau avec la *cavité crânienne* conservent chez les Amphibiens leur état primitif. Chez les Reptiles le cerveau remplit presque entièrement cette cavité; mais plus complétement encore chez les Oiseaux. Les hémisphères du cerveau antérieur des Oiseaux sont partagés par une scissure latérale en une portion antérieure étroite et une postérieure plus large. D'autres inégalités de surface sont, chez les Perroquets, des indications de circonvolutions. L'*hypophyse* présente, chez tous, les rapports déjà mentionnés chez les Poissons, de même que l'organe désigné sous le nom d'*épiphyse*, dont l'apparition paraît dépendre de la fente cérébrale. L'excavation inférieure de la cavité du cerveau intermédiaire en *infundibulum*, est très-remarquable chez les Amphibiens, Reptiles et Oiseaux à l'état embryonnaire. Cette partie égale par son étendue les lobes inférieurs des Poissons. Ces rapports de volume changent plus tard, la paroi de l'infundibulum ne figurant plus qu'une voûte impaire à la base du cerveau. En ce qui concerne les enveloppes cérébrales, nous devons faire ressortir que l'apparition de la fente cérébrale provoque un accroissement de la membrane vasculaire (pie-mère) qui, pénétrant dans la fissure, y constitue ce qu'on a appelé les plexus choroïdes. Ceux-ci forment, chez les Reptiles, trois annexes, dont deux latérales s'étendent dans l'espace des hémisphères du cerveau antérieur (ventricules latéraux), la médiane se rendant en arrière dans la cavité contenue dans le cerveau moyen. (Rathke).

Pour le cerveau des *Amphibiens*, voy. Treviranus, *De Protei anguini encephalo*, Göttingue, 1819; Rathke, *Arch. Ann. Phys.*, 1852, p. 334; Reissner, *Bau d. centr. Nervensyst. der ungeschwänzten Batrachier*, Dorpat, 1864. Sur les Reptiles sont importants : Rathke, *Entwickelung d. Natter (cit.)*; Bojanus, *Testudinis anatome;* Swan, *op. cit.* Sur les Oiseaux : A. Meckel, *Anat. d. Gehirns der Vögel, Deutsch. Arch. f. Physiol.* II.

§ 213.

Ce n'est que dans les premières phases de son développement que le cerveau des *Mammifères* se rattache de près à celui des formes inférieures (*fig.* 236, *A B C*). Il s'éloigne beaucoup plus de son état embryonnaire que les cerveaux des Reptiles et des Oiseaux, et présente en même temps des différenciations particulières qui s'écartent notablement de celles que subit cet organe chez les Oiseaux et même les Reptiles. C'est dans le cerveau antérieur que se manifestent les modifications les plus considérables, les bulbes olfactifs étant placés à sa face inférieure, et plus ou moins recouverts par le développement de sa portion antérieure (lobes antérieurs). La cavité primitive des bulbes persiste ordinairement, ou reste longtemps en communication avec celles de l'intérieur des hémisphères. Les deux hémisphères du cerveau antérieur sont toujours séparés par une fissure qui est très-profonde en avant. La réunion de ces deux moitiés a lieu, dans le principe, par une commissure précédant la formation de la fente cérébrale primitive, qui ressemble à celle des Vertébrés inférieurs et par laquelle, comme chez ces derniers, on arrive dans les cavités du cerveau antérieur, les ventricules latéraux. Par suite d'un développement ultérieur, les parties postérieures des hémisphères s'agrandissent, et la fente primitivement étroite s'élargit et disparaît de la surface, la paroi postérieure des ventricules latéraux qui s'étendent en arrière et sur les côtés la recouvrant entièrement. De cette manière, un système complexe de commissures dérive d'une différenciation de la commissure primitive. L'état le plus inférieur se trouve chez les Monotrèmes et les Marsu-

x. La commissure primitive se différencie en deux parties, l'une infé-
re, l'autre supérieure ; la première formant la commissure antérieure, la
nde un pont étroit placé sur le bord antérieur du cerveau intermédiaire,
lequel se trouve de chaque côté l'entrée dans le ventricule latéral qui
nd en arrière et en dessous. Dans la cavité antérieure de ce dernier, il
une masse ganglionnaire en bourrelet, le *corps strié* (*fig.* 242, *B*, *C*, *st*),

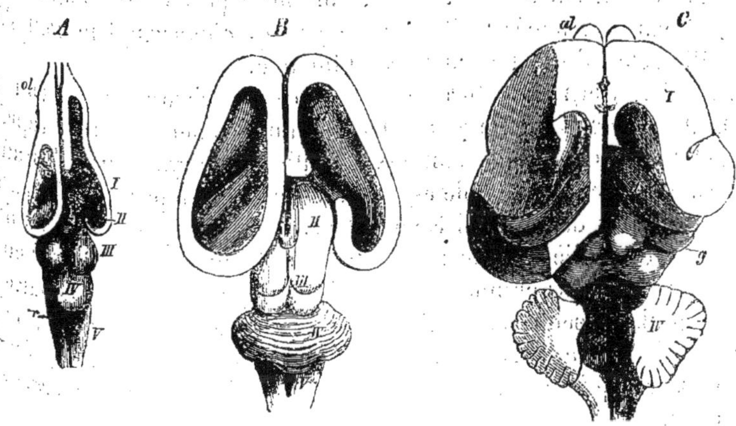

Fig. 242.

ans la postérieure une saillie renflée en connexion avec la partie supé-
re du système des commissures. Cette saillie limite en arrière le bord de
ente s'étendant toujours plus sur le cerveau intermédiaire, et a été dési-
e sous le nom de *corne d'Ammon* ou de *grand pied d'hippocampe* (*C*, *h*).
ne transformation de la commissure supérieure en deux parties diffé-
tes, mais dépendantes, constitue une modification ultérieure. L'une limite
lessus, par son bord latéral, l'entrée du ventricule latéral, pour passer en-
e sur le côté, et en descendant, à une ligne circonscrivant elle-même la
re, et s'appliquant sur la corne d'Ammon pour se continuer partielle-
t avec elle. Cette partie, désignée sous le nom de *voûte à trois piliers* ou
ix (*B*, *C*, *f*) est en rapport en haut avec une portion importante du système
commissures, le *corps calleux*. Ce dernier d'abord uni à la voûte précitée,
détache en avant, en proportion du développement que prend cette voûte
arrière, et ne reste en relation avec elle que par une double lame ner-
se verticale : le *septum pellucidum*. Une partie du corps calleux se continue
s la corne d'Ammon. L'extension de ces commissures en arrière dépend
développement des hémisphères du cerveau antérieur. Elles sont dévelop-
s chez les Rongeurs, les Édentés et les Insectivores. Les dimensions de la

242. — Différenciation du cerveau antérieur; *A*, cerveau de *Tortue*; *B*, d'un fœtus de *Veau*; , d'un *Chat*. En *A* et *B*, on a enlevé à gauche le toit de la cavité du cerveau antérieur, et à roite la voûte à 4 piliers. En *C*, on a enlevé du côté droit toute la portion latérale et postérieure u cerveau antérieur, et à gauche suffisamment pour permettre d'apercevoir la courbure vers le as, de la corne d'Ammon. Dans toutes les figures, *I* représente le cerveau antérieur; *II*, l'inter-nédiaire ; *III*, le moyen; *IV*, le cervelet; *V*, la moelle épinière; *ol*, le bulbe olfactif (sa commu-ication avec la cavité cérébrale figurée en *A*); *st*, corps strié; *f*, voûte à 4 piliers; *h*, pes hippo-ampi major ; *sr*, sinus rhomboïdalis ; *g*, protubérance géniculée.

commissure antérieure diminuent avec le volume des hémisphères. Encore visibles chez les Implacentaires, elles ne consistent plus qu'en un mince cordon situé devant les piliers de la voûte. Suivant le développement des hémisphères en arrière, ils peuvent recouvrir les parties suivantes du cerveau : l'intermédiaire, la moyenne et enfin le cervelet comme chez les Singes et l'Homme. A cette extension des hémisphères en arrière, correspond une continuation des ventricules latéraux dans leurs lobes postérieurs, dans lesquels une protubérance nommée *petit hippocampe* (*pes hippocampi minor*) s'élève sur le milieu chez l'Orang comme chez l'Homme.

En ce qui concerne la nature de la surface supérieure du cerveau antérieur, beaucoup de Mammifères par l'aspect uni des hémisphères, représentent un état simple correspondant aux conditions embryonnaires des autres. Cette forme inférieure et simple est modifiée chez la plupart par l'apparition de circonvolutions définies qui compliquent sa surface. Ces plis apparaissent d'une manière régulière et dans un ordre symétrique, pour devenir ensuite asymétriques lorsqu'ils prennent un grand développement, comme par exemple celui qu'ils présentent chez l'Homme. Mais, même dans ce cas, on peut réunir les circonvolutions en groupes, dont les limites sont représentées par les scissures qui naissent les premières et persistent seules chez certains Mammifères.

Le *cerveau intermédiaire* se partage en deux masses situées immédiatement derrière les corps striés des ventricules latéraux du cerveau antérieur, qu'on a appelées les *couches optiques* (*thalami optici*). Il provient d'un épaississement latéral de la seconde vésicule cérébrale primitive. La cavité de ces deux lobes forme le troisième ventricule placé entre les deux couches optiques, dont le prolongement aboutit à l'infundibulum.

Le *cerveau moyen*, pendant un temps assez long, forme la partie la plus volumineuse du cerveau (*fig.* 236, *C*, *c*, p. 682), et présente une cavité qui, primitivement spacieuse, se métamorphose par une réduction graduelle, en un canal étroit, qui met en communication le troisième ventricule avec le quatrième (aqueduc de Sylvius). Sa surface est partagée par deux sillons peu profonds dont l'un est longitudinal et l'autre transversal (*fig.* 242, *B*, *C*, *III*) en quatre éminences qui portent le nom de *tubercules quadrijumeaux*. Cette division est très-peu apparente chez les Monotrêmes.

Le *cervelet* (*cerebellum*, *cerveau postérieur*) n'offre des conditions concordantes avec celles des Poissons et Amphibiens (*fig.* 236, *C*, *d*) que pendant la période embryonnaire. La lamelle simple se développe en un organe important dont la partie médiane, chez les Crocodiles et les Oiseaux, se différencie la première, les parties latérales ne se développant qu'ensuite. Chez les Marsupiaux, la portion médiane figure longtemps une commissure transversale mince, les latérales paraissant déjà assez volumineuses. Des circonvolutions en forme de lamelles transversales naissent sur ces deux portions et s'y divisent en groupes différents. La partie médiane reste prépondérante chez les Monotrêmes, et est encore volumineuse chez les Marsupiaux, les Édentés et les Chéiroptères. Les divisions latérales (hémisphères du cervelet) commencent à être plus volumineuses chez les Carnassiers et les Ongulés, et prennent

édominance chez les Singes et chez l'Homme, pendant qu'au contraire la ion médiane, désignée sous le nom de *Vermis*, éprouve une réduction.
cerveau antérieur, par la grande extension que prennent surtout ses s postérieurs, recouvre à peu toutes les autres divisions de l'encéphale. s le cerveau intermé- re, qui est toujours cou- viennent les tubercules drijumeaux. Chez beau- de Marsupiaux, chez les geurs et les Insectivores, derniers ne sont pas com- ement recouverts (*fig.*). Le cervelet chez la plu- des Mammifères, reste lement ou en partie à nu,

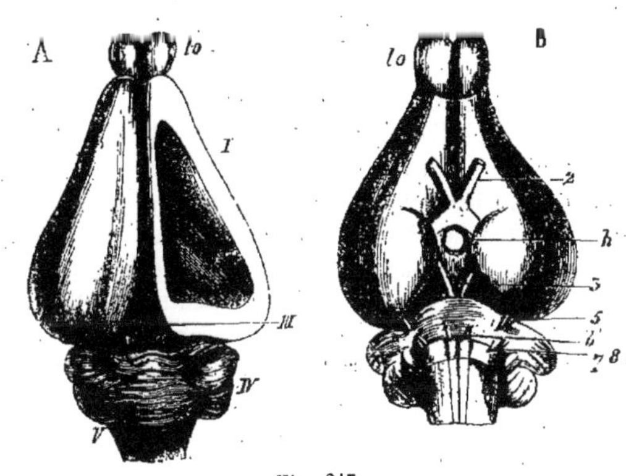

Fig. 243.

e n'est que chez les Singes qu'il se place complétement sous les lobes érieurs du cerveau, caractère par lequel les Singes Anthropomorphes se rochent le plus de l'Homme. Avec le développement des hémisphères cervelet apparaît, à sa face inféro-postérieure, une commissure transver- (*pont de Varole*), peu développée chez les Monotrêmes et les Marsupiaux, s qui l'est extrêmement chez les Singes supérieurs et chez l'Homme. La ie de la base du cerveau qui est placée en avant du pont, représente le icher primitif des cerveaux moyen et intermédiaire; elle est formée de amas de fibres nommées : cuisses du cerveau (*crura s. pedunculi ce- ri*).

es faisceaux de fibres sont différenciés comme chez l'Homme, dans la *lle allongée*. Les olives sont moins apparentes, et il existe des corps trapé- les derrière le pont de Varole.

s difficultés qui se présentent pour l'intelligence de la conformation du cerveau des Mam- res résultent du peu d'attention qu'on a accordée aux rapports génétiques dans l'examen erveau de l'Homme. Ceci s'applique surtout à l'appréciation du cerveau antérieur, auquel, sant le « grand cerveau » au « petit » (cervelet), on attribue des parties tout à indépendantes, comme les couches optiques et les tubercules quadrijumaux. Il en est de le de la conception encore moins naturelle des ventricules latéraux et de leurs cornes. La é appelée corne inférieure est, jusqu'au trou de Monrœ, la cavité principale de l'hémi- re. Les cavités des deux côtés communiquent à l'extérieur par une fissure transversale. fissure est la fente cérébrale primitive, qui se continue en arrière entre les couches opti- (cerveau intermédiaire), par suite du développement de ses parties inférieures tourne la- ement autour d'elles et atteint jusqu'à la base du cerveau, où le grand hippocampe, se termi- par un éperon crochu, limite chez l'Homme l'extrémité de la fente. Par suite de la forma- de la voûte et du corps calleux qui se déploient en arrière, la fissure n'est plus directement

243. — Cerveau de *Lapin*; *A*, dessus; *B*, dessous; *lo*, lobe olfactif; *I*, cerveau antérieur; *II*, moyen; *IV*, postérieur (cervelet); *V*, moelle allongée; *h*, hypophyse; 2, nerf optique; 3, oculomoteur; 5, trijumeau; 6, abducteur; 7-8, facial et acoustique. En *A*, on a enlevé le toit le l'hémisphère droit, pour montrer l'intérieur du ventricule latéral, les corps striés qui s'y trou- ent en avant, et en arrière la voûte à 4 piliers avec le commencement du grand hippocampe.

accessible par la surface ; pour y arriver il faudra pénétrer sous le bourrelet du corps calleux, et sous la voûte ou sous les lobes postérieurs dans le cas où ils sont développés. La corne inférieure est donc ainsi ouverte dans toute sa longueur, et doit avoir une tout autre valeur que les cavités formées en avant et en arrière des ventricules latéraux, qui représentent les cornes antérieures et postérieures. Si on se figure que la paroi de la corne inférieure soit avec les parties placées derrière elle ramenée en haut et en avant, ce qui réduirait la longueur de la voûte et du corps calleux, ces derniers prendraient en définitive l'apparence de la commissure primitive, et la fissure qui s'étend tout autour du cerveau intermédiaire, serait réduite à une ouverture, comme celle qui subsiste chez les Sélaciens et les Amphibies, et s'observe chez les Mammifères tout à fait dans les premiers temps de leur développement embryonnaire. On peut donc considérer ces complications et d'autres encore, comme résultant de l'accroissement des hémisphères antérieurs autour des couches optiques. Cet accroissement détermine aussi le développement du lobe inférieur du cerveau et sa séparation des antérieurs par la scissure de Sylvius, produit elle-même de cette différenciation. Elle n'est que faiblement indiquée chez les Marsupiaux. Un seconde mode de différenciation se combinant en partie avec le premier, repose sur la formation des lobes postérieurs. (Voy. sur leurs rapports chez les Singes, Flower, *Philos. Trans.*, 1862, p. 185). La corne postérieure du ventricule latéral ne se trouve pas seulement chez les Singes et chez l'Homme ; on en trouve aussi des traces dans d'autres groupes. Les cavités des ventricules latéraux sont larges chez les Marsupiaux, les Édentés et les Rongeurs. Elles deviennent relativement plus petites là où il y a augmentation de volume du cerveau antérieur, condition à laquelle correspond aussi une réduction dans le volume des corps striés et de la corne d'Ammon.

La *surface supérieure des hémisphères* est lisse chez l'*Ornithorynque* ainsi que chez les Marsupiaux carnivores et insectivores et les Édentés. On remarque des traces de circonvolutions chez l'*Echidné*, la plupart des *Rongeurs*, des *Insectivores*, des *Chéiroptères*, plusieurs *Prosimiens* et les *Arctopithèques*. Elles sont plus considérables chez les Carnivores, puis chez les Cétacés et les Ongulés. Elles présentent chez la plupart des Singes, plus de simplicité ; ce n'est que chez les formes les plus élevées de ce groupe qu'elles se rapprochent des circonvolutions du cerveau humain, et en diffèrent moins que de celles des Singes inférieurs. Elles sont considérables chez les Dauphins, et chez l'Éléphant. L'arrangement des circonvolutions cérébrales est devenu une partie essentielle de l'étude du cerveau depuis qu'on a reconnu que leur répartition suivait une loi déterminée. Huschke, *Schädel, Hirn und Seele*, Jena, 1854 ; Gratiolet, *Sur les plis cérébraux de l'homme et des primates*, Paris, 1854 ; R. Wagner, *Vorstudien zu einer wissenschaftlichen* (*Morphologie d. Gehirns*), Götting, 1860-62 ; Paasch, *De sulcis et gyris in cerebro simiarum et hominum*, Kiliac, 1866.

Le système de commissures des corps calleux et de la voûte n'est que peu développé chez les Rongeurs et Édentés ainsi que les Cheiroptères et Insectivores. C'est la voûte qui est relativement la plus importante. Les piliers antérieurs (colonnes) montent de la base du cerveau. Ils commencent à une tubérosité placée derrière le *tuber cinereum*, partagée chez les Carnassiers en deux moitiés latérales, et formant chez les Singes comme chez l'Homme des tubercules mamillaires très-nettement distincts. La commissure antérieure est située devant les piliers antérieurs de la voûte, et son importance est en raison inverse du développement du corps calleux.

Il y a chez tous les Mammifères une commissure molle sur le *cerveau intermédiaire*. L'*épiphyse* du cerveau qui apparaît déjà chez les Poissons pour former la limite postérieure de la fente cérébrale, est ici repoussée en arrière jusqu'aux tubercules quadrijumeaux par l'extension que prend cette fente entre les couches optiques. Sa tige ainsi que les striés de moelle qui y passent depuis le bord des couches optiques, montrent le chemin que l'épiphyse a fait depuis les Poissons et les Amphibiens. L'*hypophyse* placée sous l'infundibulum est le plus souvent plus volumineuse que chez l'Homme.

Le *cervelet* montre des grandes variétés dans l'arrangement de ses circonvolutions qui sont surtout très-asymétriques chez les Ongulés.

Les *enveloppes cérébrales* lorsque la cavité crânienne est complétement remplie, recouvrent exactement le cerveau. La dure-mère émet une lame longitudinale (faux du cerveau), qui pénètre entre les deux hémisphères du cerveau ; et une seconde transversale unie à l'extrémité postérieure de la première, qui se glisse entre le cerveau et le cervelet, et s'appelle la *tente du cervelet*. L'accroissement de volume de cette portion du cerveau, nécessite une extension considérable et très-variable de cet appendice de la dure-mère, dont la signification périostale se manifeste par l'ossification de la tente du cervelet qui a lieu chez les Carnivores ainsi que chez les Dauphins.

Sur le cerveau des Mammifères, consulter outre les monographies spéciales sur divers groupes et espèces : G. R. Treviranus, *Zeitsch. f. Physiologie*, III, F. 45 ; Owen, *On the brain of Marsupialia. Phil. Trans.*, 1837 ; Tiedemann, *Zeitsch. f. Phys.*, III, p. 251 ; Stannius, *Denksch. d. Hamb. Natur. Vereins*, 1845 ; Leuret et Gratiolet, *Anat. comparée du système nerveux*, Paris, 1839-57.

Sur le cerveau des Singes, Tiedemann, *Icones cerebri simiarum et quorund. mamm. rarior.*, Heidelb., 1821, contenant des tables de mesures. Relativement à la parenté avec le cerveau humain voy. Huxley, *Evidence as to man's place in nature*, p. 96 et 113, ainsi que les travaux de Rolleston, Marshall, Flower et Turner qui y sont cités.

MOELLE ÉPINIÈRE.

§ 214.

La moelle épinière, qui continue la moelle allongée, est, quant à sa grosseur, en rapport inverse avec le développement du cerveau, et peut même souvent, dans les classes inférieures, l'emporter considérablement par sa masse sur ce dernier. Le développement des moitiés latérales de la paroi du tube primitif est la cause de cette augmentation de volume qui détermine, par la réunion médiane des deux moitiés, une fente longitudinale antérieure. Par un développement plus important des parties latérales postérieures, le canal central se porte plus en avant.

La partie de la moelle épinière qui joue le rôle de centre nerveux occupe la partie interne ; elle est constituée par une masse grise de substance nerveuse (cellules ganglionnaires) qui émet des prolongements latéraux (cornes) en avant et en arrière. Les fibres sensitives des nerfs partent des deux cornes postérieures, et les fibres motrices proviennent des cornes antérieures qui sont plus fortes. Chez les *Poissons* la moelle épinière s'étend assez régulièrement dans le canal rachidien, où elle présente presque la forme aplatie d'un ruban (*Cyclostomes*, *Chimères*), ou une forme à peu près cylindrique ; elle s'amincit peu à peu en arrière. Les racines des nerfs correspondent fréquemment à des renflements spéciaux qui sont notamment fort développés chez plusieurs espèces de *Trigles* (*fig.* 244, *B*), et qui se réunissent en moindre nombre pour former la courte moelle épinière de l'*Orthagoriscus* (*A*).

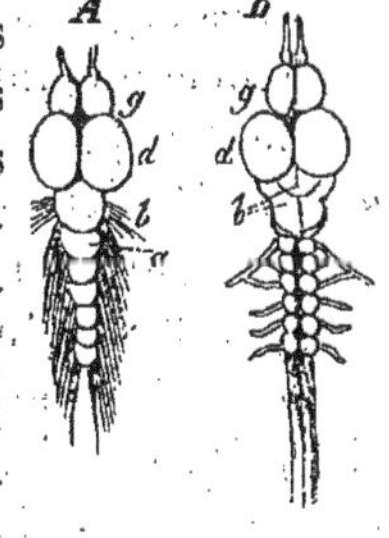

Fig. 244.

L'influence qu'exercent sur le volume de la moelle épinière les nerfs auxquels elle donne naissance, est très-évidente dans les quatre classes plus élevées des Vertébrés, dont le développement plus considérable des extrémités, qui reçoivent de puissants troncs nerveux, correspond à une augmen-

Fig. 244. — *A*, cerveau et moelle épinière d'*Orthagoriscus mola* (d'après Arsaky). *B*, cerveau et commencement de la moelle du *Trigla adriatica* (Tiedemann).

tation assez considérable du volume de certaines parties de la moelle épinière. Ces parties renflées sont au nombre de deux, l'une est la dilatation du cou, ou pectorale, et l'autre la dilatation lombaire ; dans quelques cas, comme chez les *Tortues*, ces renflements sont très-considérables. Le sillon médullaire restant ouvert, il se forme sur le renflement lombaire une cavité en forme de losange (sinus rhomboïdal) (*fig.* 235, *a'*) qui persiste chez les Oiseaux, mais se ferme graduellement chez les Reptiles et les Mammifères.

La moelle épinière s'étend ordinairement dans toute la longueur du canal rachidien ; cependant chez les Amphibiens (Grenouilles) et les Oiseaux, et surtout chez quelques Mammifères (Insectivores, Chéiroptères), par suite du développement inégal des parties enveloppantes et enveloppées, elle est tellement plus courte que les nerfs qu'elle envoie à la partie postérieure du corps ont encore un trajet assez long à parcourir dans le canal rachidien avant d'atteindre leur point de sortie. La conformation dite queue de cheval (*cauda equina*), qui en résulte, se retrouve également chez l'Homme.

Les *enveloppes de la moelle épinière* sont des prolongements de celles du cerveau et présentent la même structure. L'arachnoïde constitue une couche de tissu connectif plus lâche, dont la disposition à l'intérieur du crâne est surtout fort variable chez les Poissons. C'est dans les ouvrages traitant de la structure microscopique des éléments qui la composent qu'on trouvera des détails spéciaux sur la moelle épinière.

SYSTÈME NERVEUX PÉRIPHÉRIQUE.

§ 215.

Les cordons nerveux qui se distribuent dans le corps des Vertébrés, émanent des organes centraux que nous avons décrits sous les noms de cerveau et de moelle épinière, avec lesquels ils sont toujours en rapport de continuité, même lorsqu'ils semblent partir de centres distincts du cerveau ou de la moelle épinière ; la continuité s'établit alors par la réunion de ces centres distincts, ou *ganglions*, avec les deux centres principaux. Par l'extension que prend cette portion du système nerveux périphérique dans l'appareil de nutrition, elle joue un rôle important, et, l'opposant aux parties nerveuses périphériques qui sont en rapport direct avec le cerveau et la moelle épinière, on lui a donné le nom de *système nerveux ganglionnaire ou sympathique*.

Les modifications qui altèrent l'uniformité de la moelle épinière dans sa longueur ne s'exprimant que graduellement, les conditions essentielles des nerfs qui en partent conservent à un degré correspondant une assez grande uniformité. Sur le cerveau, au contraire, l'uniformité est non-seulement affectée par le degré de différenciation de l'organe lui-même, mais encore par la complication des parties qui s'unissent au crâne, et les modifications qui résultent de la formation d'organes spéciaux des sens. Nous pouvons donc répéter pour le système nerveux périphérique, ce que nous avons dit pour le système nerveux central et pour le rachis et le crâne qui le contiennent.

On peut, d'après cela, diviser les nerfs en nerfs rachidiens et nerfs cérébraux. tube médullaire se comportant d'une manière uniforme dans toute sa lon-ieur chez les *Leptocardes*, on ne peut encore reconnaître cette distinction ins les nerfs qui en partent, et parmi lesquels on ne remarque qu'un tronc itérieur plus gros qui fournit de nombreuses ramifications et se distribue ins l'extrémité antérieure du corps. Il serait bien comparable à un nerf cé-bral des Vertébrés supérieurs, mais il faut ici se souvenir que l'ensemble l'organisation de l'*Amphioxus* est dans un état non-différencié relative-ent à celle des Craniotes. Les autres nerfs du tube médullaire (ceux du z et de l'œil exceptés) présentent les mêmes conditions que les nerfs chidiens.

NERFS RACHIDIENS.

§ 216.

La segmentation du corps des Vertébrés, telle qu'elle apparaît d'abord ins la formation des vertèbres primitives et ensuite dans les différencia-ons qui affectent ultérieurement la colonne vertébrale et ses annexes, ne se anifeste pas moins dans la manière d'être des nerfs rachidiens et dans leur istribution. A chaque vertèbre correspond une paire de nerfs. Chacun de ces erfs est formé de la réunion de deux racines nerveuses provenant des deux oitiés latérales de la moelle épinière ; celles qui sont émises par les cordons ostérieurs sont les racines sensitives, et celles naissant des cordons anté-eurs, les racines motrices (Bell). Avant de s'unir avec l'antérieure, la racine nsitive développe un ganglion (*fig.* 246, *c*), les fibres qui en proviennent mélangent avec les fibres motrices, et constituent ensemble le tronc pri-itif d'un nerf spinal. Une multiplication du nombre des racines n'apporte icun changement à la loi du phénomène. Les nerfs quittent généralement le inal rachidien entre deux arcs. Les différents nerfs spinaux des deux côtés euvent tôt ou tard, après leur sortie du canal rachidien, se réunir entre eux ; n nerf peut échanger des fibres tant avec ceux qui le précèdent qu'avec eux qui le suivent.

Chaque nerf spinal se divise en deux rameaux principaux dont l'un, le *imeau dorsal*, se dirige en dessus pour se rendre aux muscles et à la peau u dos ; l'autre, le *rameau ventral*, se distribuant dans les parties latérales t les parois abdominales du corps.

Les nerfs spinaux chez les Poissons aboutissent toujours à un ligament in-ermusculaire ; c'est chez l'Amphioxus qu'ils présentent l'état le plus simple, eurs champs de distribution restant beaucoup plus nettement distincts les uns es autres.

Le volume des nerfs correspond au développement des parties qu'ils nt à desservir, aussi deviennent-ils plus grêles en arrière, par suite de la iminution affectant cette portion du tronc. Lors de l'apparition des mem-res, les rameaux ventraux qui s'y rendent acquièrent plus de volume, et il e constitue, par la réunion d'un certain nombre de rameaux ventraux des nerfs antérieurs (*nerfs cervicaux*), un plexus nerveux (*plexus brachial*) duquel se détachent les nerfs des membres antérieurs. Il en est de même des nerfs des membres postérieurs qui naissent d'un plexus se trouvant en avant du bassin ou sur lui (plexus *lombaire*, *ischiatique* ou *sacré*). Ces plexus sont simplement le résultat de la réunion des branches de plusieurs nerfs rachidiens. Le nombre des nerfs spinaux qui concourent à la formation de ces plexus est variable, mais il paraît en général augmenter d'une manière sensible jusqu'aux Mammifères.

Le point où les nerfs spinaux sortent du tube rachidien n'est pas toujours placé entre les vertèbres. Ils sortent fréquemment par les parties pleines de l'arc vertébral. Chez les Sélaciens les racines quittent séparément le canal rachidien, l'antérieure par une pièce cartilagineuse, la postérieure par une pièce intercalée.

Chez les Mammifères on observe le passage des nerfs spinaux par les arcs de quelques vertèbres dorsales chez les Ruminants, Solipèdes, etc. — A leur sortie ils reçoivent une gaine provenant de celle qui enveloppe latéralement la moelle épinière (de même pour le cerveau); laquelle chez beaucoup de *Batraciens*, forme à la sortie du nerf de petits sacs remplis de cristaux de carbonate de chaux (*fig.* 246, *d*) qui frappent l'œil par leur coloration blanche.

Les nerfs destinés aux membres forment déjà chez les Amphibiens des troncs importants et se réunissent en plexus. Le *plexus brachial* des Amphibiens est formé par deux nerfs, le troisième et le quatrième ou le second et le troisième nerf spinal, tandis que ses rapports sont très-variables chez les Reptiles. Dans la grande majorité des Sauriens ce sont les nerfs spinaux de la 6e jusqu'à la 9e paire, qui prennent part à la formation du plexus : chez d'autres la 10e paire s'y joint encore, mais en échange de la sixième, qui dans ce cas reste isolée. Chez le Caméléon le plexus se forme au moyen des 4e, 5e et 6e nerfs spinaux; chez l'Alligator au contraire au moyen des deux derniers nerfs cervicaux (8 à 10) et du premier nerf thoracique.

Chez les Oiseaux se sont ordinairement quatre nerfs dont deux ou trois sont prédominants qui forment le plexus. Les derniers nerfs cervicaux et le premier thoracique y concourent.

La conformation du plexus brachial des Mammifères est très-variable. En général, se sont les derniers nerfs cervicaux et les premiers thoraciques qui y prennent part. Le domaine du plexus s'étend, chez l'Ornithorhynque et l'Halmature du 4e nerf cervical au 2e thoracique, chez le Hérisson même il commence au 3e cervical. Chez d'autres (Écureuil, Lièvre) au contraire, son domaine est restreint à la 3e paire cervicale et ne s'étend pas jusqu'aux nerfs thoraciques (Lepus) ou enfin seulement jusqu'au 6e cervical (Canis). La réunion des deux nerfs indiqués chez les Amphibiens, produit un nerf brachial qui se partage en un rameau radial et cubital. Un nerf médian représente le tronc principal chez les Reptiles et les Oiseaux. Les trois nerfs précités sont également les nerfs principaux sortant du plexus chez les Mammifères.

Les nerfs destinés aux membres postérieurs sortent chez les Amphibiens d'un plexus. Un nerf antérieur qui en part est le *crural*, un autre plus fort sortant plus loin et réunissant la plupart des branches des quatre nerfs constituant le plexus, est l'*ischiatique*. Ce nerf constitue aussi chez les Vertébrés supérieurs le nerf principal de l'extrémité.

Les plexus crural et ischiatique paraissent plus séparés chez les Reptiles et les Oiseaux. Chez ces derniers sept à huit nerfs concourent à la fonction de ces deux plexus. Chez les Mammifères enfin on remarque les dispositions essentielles connues chez l'Homme.

NERFS CÉRÉBRAUX.

§ 217.

On partage en deux divisions les nerfs provenant du cerveau : ceux des organes principaux des sens (nez, œil, oreille), et ceux qui, présentant plus ou noins d'analogie avec les nerfs spinaux, peuvent être considérés comme en aisant partie. On trouve ces derniers en nombre bien moins grand dans les livisions inférieures, fait qu'on pourrait admettre comme étant la condition primitive, et comme indiquant que l'augmentation des nerfs indépendants émanant du cerveau, dans les divisions supérieures, n'est qu'un phénomène le différenciation. Cette conception n'exclut pas la possibilité que *plusieurs* nerfs primitivement distincts, conformés d'après le type des nerfs rachidiens, aient concouru à la formation de ces nerfs cérébraux actuels; et, par conséquent, une partie de ces nerfs que nous avons coutume de regarder comme simples, peuvent provenir de combinaisons plus complexes, leur apparente simplicité résultant d'un fusionnement qui aurait été suivi ultérieurement l'une division secondaire. Lorsque la séparation est complète, on peut distinguer douze paires de nerfs.

En ce qui concerne les *nerfs des organes des sens* plus élevés, ils présentent à côté de leurs propriétés physiologiques plusieurs particularités morphologiques. Le nerf *olfactif* constitue la première paire ; il est formé d'un faisceau le filets nerveux provenant du bulbe de même nom qui occupe l'extrémité antérieure du cerveau ; ces filets vont se distribuer dans la muqueuse olfactive. Suivant que celle-ci est plus ou moins éloignée du point où se trouve placé le bulbe, ces filets forment de chaque côté un tronc (comme chez beaucoup de Poissons, chez les Amphibiens, les Reptiles, les Oiseaux et, parmi les Mammifères, chez les Monotrèmes), ou bien ils quittent isolément la cavité crânienne en traversant la lame criblée (Mammifères).

Le nerf *optique* qui provient des cerveaux intermédiaire et moyen, se forme, ainsi qu'un partie de l'œil, au moyen d'une vésicule (la vésicule oculaire) provenant du cerveau antérieur primitif et dont il constitue le pédoncule. Après cette différenciation de la vésicule du cerveau antérieur il est en rapport avec les cerveaux médian et intermédiaire. Il présente sur son trajet quelques particularités dont la plus importante est le croisement (chiasma) des nerfs optiques. Tandis que chez les Cyclostomes le nerf, de chaque côté, se dirige vers l'œil correspondant, et n'est uni au nerf du côté opposé que par une commissure placée près de son origine, il y a chez tous les autres Vertébrés un échange de fibres nerveuses entre les deux nerfs optiques, de sorte qu'en tout ou en partie les fibres d'un de ces nerfs se rendent dans l'œil de l'autre côté. Cette particularité paraît résulter de ce que les nerfs optiques et le chiasma sont des parties séparées du cerveau auquel elles appartenaient primitivement. Le croisement doit donc être considéré comme un fait se produisant originellement dans l'organe central et qui a pris l'aspect d'une disposition périphérique par suite de la différenciation des cordons nerveux. Un croisement complet se remarque chez les Poissons osseux, près de la commissure. Le nerf optique du côté droit se rend à l'œil gauche, celui du côté gauche à l'œil droit, l'un passant au-dessus ou au-dessous de l'autre. Plus rarement un des nerfs optiques traverse l'autre par une fente pratiquée dans ce dernier (par exemple chez les *Clupea*). Il semble qu'il n'y ait chez les Sélaciens et les Ganoïdes qu'un croisement partiel, et qu'il en soit de même, d'une manière générale, chez les Reptiles, les Oiseaux et les Mammifères.

En ce qui concerne le nerf *auditif*, ses connexions étroites avec un autre nerf moteur (le facial) ont de l'importance parce qu'elles permettent de conclure, que primitivement il constitue une racine sensitive (voir plus bas aux nerfs trijumeau et facial).

On peut établir dans les nerfs qui se comportent d'après le type des nerfs spinaux, deux groupes qu'on peut désigner sous les nom de *groupe du trijumeau*, et de *groupe du vague*. Ils tirent leur origine de la moelle allongée, ou peuvent être suivis jusqu'à elle. Chacun des deux comprend un grand nombre de nerfs composés de plusieurs racines, qui se groupent graduellement en parties distinctes, présentant les caractères de nerfs indépendants.

Le *groupe du trijumeau* dessert la plus grande partie de la tête, les orbites, ainsi que l'origine du canal digestif et envoie à ces parties des branches nerveuses, sensitives et motrices. Quelques-uns des nerfs de ce groupe nous sont connus comme des nerfs distincts : ce sont les *nerfs moteurs oculaires*. L'état primitif paraît persister chez le Lepidosiren, dont les muscles de l'œil reçoivent des ramifications venant du tronc du trijumeau. Il en est partiellement de même chez les Cyclostomes. Une branche du trijumeau envoie des filets à trois des muscles de l'œil, les autres recevant des nerfs particuliers qui pénètrent ensemble dans l'orbite, et qu'on distingue sous les noms de *nerf moteur oculaire* (*fig.* 245, *III*), et de *nerf trochléaire* (*IV*). Chez les autres Poissons ils restent séparés, et il s'y ajoute encore un nerf destiné au muscle oculaire droit externe, le *nerf abducteur*. Quelques-uns de ces nerfs ne sont pas séparés du trijumeau chez les Amphibiens; cela est surtout le cas pour l'abducteur qui est compris dans le trijumeau, ainsi que cela arrive quelquefois à une partie du nerf oculomoteur. Ces nerfs sortent toujours séparément du cerveau pour se rendre individuellement à leur point de terminaison, chez les Reptiles, les Oiseaux et les Mammifères. Une autre partie du groupe du trijumeau comprend la masse principale qui, chez les Sélaciens, Ganoïdes et Téléostiens, est compo-

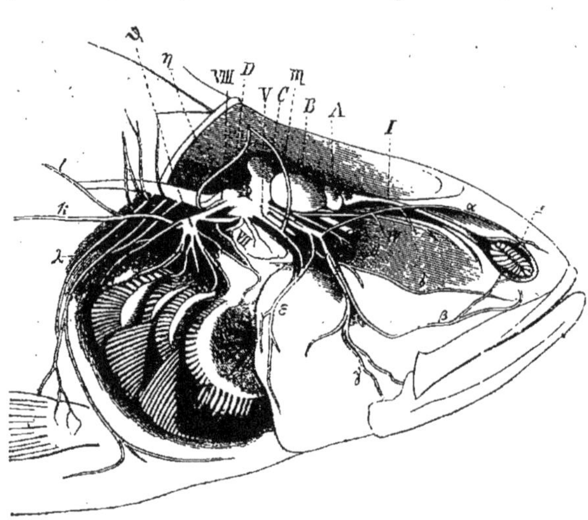

Fig. 245.

Fig. 245. — Cerveau et nerfs cérébraux de la *Perche*; *A*, cerveau antérieur; *B*, intermédiaire; *C*, moyen; *D*, cervelet avec moelle allongée; *I*, nerf olfactif allant à la fosse nasale *a*; *II*, N. optique (coupé); *III*, oculomoteur; *IV*, trochléaire; *V*, trijumeau; *VII*, acoustique; *VIII*, vague; *k*, rameau latéral du nerf vague; *l*, branche supérieure du même; *m*, rameau dorsal du nerf trijumeau; *n*, rameau dorsal du vague s'unissant au précédent; *α*, rameau ophthalmique du trijumeau; *β*, rameau maxillaire supérieur; *γ*, le même inférieur; *δε*, nerf facial; *θ*, rameau branchio-intestinal du nerf vague; *λ*, rameaux branchiaux (Cuvier).

sée de la réunion de quatre (rarement trois ou cinq) racines, lesquelles chez les Poissons forment un plexus ganglionnaire. La partie antérieure forme le *trijumeau* proprement dit, qui présente toujours une certaine grosseur. Il envoie une branche (*fig.* 245, *a*) à l'orbite (rameau opthalmique), qui dessert aussi la région ethmoïdale et ne contient que des fibres sensitives.

Une seconde branche, suivant le fond de l'orbite, constitue le rameau maxillaire supérieur (β) qui se distribue dans l'appareil du même nom. Une branche qui s'en détache, le rameau buccal, est très-développée chez les Poissons. Une troisième branche, qui est la plus forte chez les Téléostiens, constitue le rameau maxillaire inférieur (γ), qui se distribue en partie dans les muscles de l'appareil maxillaire, en partie dans les téguments et les muqueuses. Ces trois branches se présentent constamment de la même manière chez les Amphibiens. Les racines nerveuses qui les constituent sont disposées en deux parties, dont la plus grande, sensible, porte un ganglion (g. semi-lunaire), que la partie motrice, plus petite, traverse pour se réunir avec la troisième branche. Les champs de distribution des diverses branches, bien qu'ils soient dans leur ensemble les mêmes chez les Poissons et les Amphibiens, présentent cependant dans les détails des différences qui dépendent de la différence de conformation de l'appareil maxillaire. Le deuxième rameau, le nerf infraorbitaire, est très-considérablement développé chez les Mammifères. Un rameau particulier et indépendant des trois branches précitées du trijumeau est le rameau palatin, qui se distribue dans le palais. Ce n'est que chez les Poissons et les Amphibiens qu'il se montre comme une dépendance du trijumeau, tout en ayant des rapports avec la branche représentant le facial. Il constitue chez les Reptiles une branche de ce dernier, laquelle offre des connexions avec certaines ramifications de la seconde branche du trijumeau. C'est de même à cette portion que se restreignent les ramifications dorsales du trijumeau, qui naissent de diverses racines de ce nerf, et tantôt montent dans la cavité crânienne, tantôt la quittent au segment occipital (*fig.* 245, *m*). Là prend aussi naissance un nerf, qu'on désigne sous le nom de *rameau latéral*, qui reçoit une branche du nerf vague (*fig.* 245, η) et se prolonge chez beaucoup de Téléostiens très-loin, le long de la crête dorsale. Il s'unit sur son trajet à des ramifications des branches dorsales des nerfs spinaux, et dessert les nageoires verticales de cette partie du corps. Dans d'autres cas, outre la branche précédente supérieure, il émet une seconde branche qui descend sur les côtés du corps et à sa surface, fournit des rameaux aux nageoires pectorales et abdominales, et se prolonge jusqu'à la nageoire anale, où elle se comporte comme la branche dorsale.

A la portion postérieure du groupe trijumeau appartient le *nerf facial*. Il part du cerveau tout près du nerf acoustique, et forme la racine motrice (portion dure) d'un nerf construit d'après le type des nerfs spinaux, dont la racine sensitive (portion molle) est représentée par le nerf acoustique. Chez les Cyclostomes il est distinct comme chez les Téléostiens, et pourvu d'un ganglion propre. Chez ces derniers il reçoit du trijumeau une branche, avec laquelle il forme le rameau operculaire. Une seconde branche (rameau hyomandibulaire), forme la continuation du tronc se dirigeant derrière l'os hyomandibulaire qu'il traverse, et se partage en deux rameaux destinés l'un au maxillaire inférieur (mandibulaire), l'autre à l'os hyoïde. Le premier entre en connexion avec la branche maxillaire inférieure du trijumeau. Ces rameaux sont principalement destinés aux muscles de ces diverses parties, mais il en est dans le nombre qui se terminent aussi dans les téguments. Le facial est aussi en connexion avec le palatin, au point de former la majeure partie de ce dernier.

Parmi les *Amphibiens*, ces rapports intimes entre le facial et le trijumeau subsistent encore chez les Anoures, tandis que le facial, plus indépendant chez les Urodèles, se borne à envoyer au trijumeau un rameau de sa racine. Son point de sortie du crâne est par cela même devenu distinct. Les rameaux qui, chez les Anoures, suivent le trajet du trijumeau, sont chez les Urodèles des branches du tronc facial distinct, auquel appartiennent le rameau palatin, un rameau jugulaire, et aussi la connexion du maxillaire inférieur provenant du nerf trijumeau. Une branche auriculaire va se distribuer à la membrane du tympan. D'autres ramifications vont aussi aux muscles de l'os hyoïde. En somme le nerf facial est encore peu important chez les *Reptiles* et les *Oiseaux*, mais il prend une épaisseur plus considérable avec le développement du système musculaire de la face chez les *Mammifères*. En pénétrant avec l'acoustique dans l'os du rocher, il le quitte par le canal de Fallope dans lequel il émet la branche anastomotique déjà mentionnée avec le rameau lingual de la branche maxillaire inférieure du nerf trijumeau : la *Corde du tympan*. Il dessert en outre les muscles de la mâchoire inférieure (digastrique) et de l'os hyoïde (stylohyoïdien).

Chacun des trois nerfs des sens supérieurs présente des conditions particulières, qui ne sont pas comparables à celles des autres.

Les différences fondamentales qui caractérisent le *nerf optique* deviennent ainsi compréhensibles. La disposition que l'on trouve chez les Cyclostomes correspond à celle que présentent les autres Vertébrés pendant qu'ils sont à l'état embryonnaire. Chez beaucoup de Téléostiens la constitution du nerf optique au moyen d'une lamelle plissée en éventail qui peut s'étaler (Clupéides, Scombéroïdes, Pleuronectides) est très-particulière. Une structure feuilletée analogue se présente chez les Oiseaux, mais les lamelles de l'un des nerfs optique pénètrent entre celles de l'autre.

La distribution des nerfs que nous avons précédemment réunis dans les groupes trijumeau et vague, semble indiquer qu'une différenciation allant des divisions inférieures des Vertébrés aux supérieures s'est effectuée, et on peut être tenté d'admettre que chacun de ces groupes, n'a dû être à l'état primitif qu'un nerf, semblable aux autres nerfs spinaux. Il y aurait eu ensuite dans chacun de ces troncs des divisions successives, et les parties ainsi détachées auraient peu à peu acquis les caractères de nerfs indépendants.

La participation de plusieurs racines à la formation des nerfs en question est contraire à cette manière de voir, et plus encore les rapports de ces nerfs avec le squelette viscéral, la charpente maxillaire comprise. Chez les Leptocardes chaque arc du sac branchial reçoit un nerf distinct ; on peut donc aussi penser à une fusion de nerfs auparavant séparés, mais nous manquons totalement de données permettant de résoudre ce problème qui a de l'analogie avec celui de la constitution du crâne au moyen de vertèbres distinctes ; il n'est actuellement possible que de réserver sa réponse.

Il n'est pas difficile de faire admettre en ce qui concerne le *groupe trijumeau*, que les *nerfs moteurs oculaires* constituent les racines motrices des deux branches antérieures du trijumeau. Ce nerf se range donc complétement dans la série des nerfs spinaux, et il y a lieu de

demander s'il ne doit pas être regardé comme formé par *trois nerfs spinaux*. Il des-
ert trois arcs viscéraux primitifs (arcs maxillaires), en comptant comme cela doit être, les
idiments d'arcs qui se trouvent dans les cartilages labiaux des Sélaciens. Sa connexion avec
ois ganglions sympathiques indique aussi cette constitution, et paraît justifier l'hypothèse ou
u moins lui donner quelque probabilité. Des *nerfs moteurs oculaires*, celui du droit abduc-
eur entre dans le ganglion du trijumeau chez les Anoures et ne fait que passer au dessus
hez le Crapaud (Fischer). Cette union n'a lieu qu'après la période larvaire. Dans le premier
as, la branche ophthalmique envoie des rameaux au muscle droit oculaire externe, ainsi
u'au rétracteur du bulbe et aux muscles de la paupière inférieure.

Le *trijumeau* présente des différences importantes en ce qui concerne le rameau latéral,
ui manque chez les Sélaciens, les Ganoïdes et beaucoup de Physostomes. Chez les Cypri-
oïdes, où il manque aussi, on trouve un nerf récurrent particulier provenant du plexus tri-
umeau et allant au crâne, où s'anastomosant plusieurs fois avec celui de l'autre côté, il se di-
ige en arrière pour pénétrer en partie dans le rameau latéral du nerf vague, en partie dans
es premiers nerfs spinaux (Stannius).

Un second nerf rappelant le type spinal est l'*acoustico-facial*. La racine sensitive (acousti-
ue) s'est complétement transformée en un appareil sensitif. La partie ganglionnaire est com-
rise dans cet appareil. Le facial est le nerf de l'arc hyoïde primitif, et après la dis-
arition de ce dernier, il dessert les parties qui en proviennent (M. stapedius et stylo-hyoïdien).
es rapports existant chez les Mammifères entre le facial et la partie musculaire du visage,
ont, comme cette dernière elle-même, le résultat d'une formation secondaire.

§ 218.

Le *groupe vague* est formé de nerfs qui ont entre eux des rapports analogues à ceux que présentent les nerfs du groupe trijumeau, et peuvent de
nême se remplacer mutuellement. Le nerf désigné sous le nom de nerf vague naît chez les *Poissons* par deux racines qui quittent ensemble le crâne et
échangent ensuite leurs fibres dans une formation ganglionnaire. Une des paries constitue le *rameau latéral*, qui se rend à la ligne latérale et se ramifie sur
a longueur. Il passe entre les muscles latéraux dorsaux et ventraux du tronc,
près avoir chez beaucoup de Téléostiens émis une branche dorsale qui va se
listribuer soit à la face interne de l'opercule, soit à la partie supérieure de la
einture scapulaire. Un rameau dorsal (*fig.* 245, *n*), émanant d'une des deux
parties du vague, peut aussi se rendre à la surface interne du crâne et se
éunir au rameau latéral du nerf trijumeau. La branche latérale du vague
existe aussi parmi les *Amphibiens*, chez tous les Pérennibranches, mais seu-
ement pendant l'état larvaire chez les Salamandrines et les Anoures. Ces
roncs sont, après la métamorphose, réduits à une branche qui se distribue
lans la peau du cou ou de l'épaule (rameau auriculaire du nerf vague) et qui
se conserve aussi chez les Vertébrés supérieurs sous forme d'un filet peu con-
idérable.

La portion la plus grosse du nerf vague est formée par le rameau *branchio-
ntestinal* (*fig.* 245, δ) qui envoie d'abord à chaque arc branchial une ramification se divisant soit sur les branchies, soit sur les muscles des arcs. Des
rameaux pharyngiens se rendent à la muqueuse de la cavité pharyngienne.
Chaque poche branchiale reçoit, chez les Sélaciens, son rameau branchial,
qui se divise en deux branches destinées à chaque paroi de la poche branchiale. Chez les Ganoïdes et Téléostiens, chacune de ces branches se divise

d'abord en deux, dont l'antérieure avec la postérieure du nerf branchial précédent suit l'arc branchial. Ces ramifications se conservent aussi chez les Amphibiens, où elles partent du ganglion du nerf. Elles s'atrophient lors de la disparition de la respiration branchiale.

Une autre partie du nerf vague, qui, chez les Poissons, forme le plus souvent un plexus avec les nerfs branchiaux, émet le rameau intestinal. Il se distribue le long de l'œsophage jusqu'à l'estomac, s'étendant même quelquefois au delà sur une portion de l'intestin moyen. Il envoie aussi des rameaux à la vessie natatoire lorsqu'elle existe. Chez les Myxinoïdes les deux rameaux intestinaux se réunissent devant la partie stomacale du tube intestinal, et forment un nerf longeant l'insertion mésentérique jusqu'à l'anus.

A partir des Reptiles, le rameau intestinal, devient le tronc principal du nerf vague; les branches qui chez les Poissons se rendent à la vessie natatoire, sont déjà représentées par les rameaux pulmonaires chez les Amphibiens. Deux rameaux allant au pharynx sont également différenciés, à partir des Reptiles. Le supérieur émet des rameaux pharyngiens, l'inférieur de chaque côté, suivant les arcs aortiques primitifs, se rend au larynx, et par suite de l'éloignement de ce dernier de sa situation primitive, devient le nerf récurrent. Ceci a lieu aussi chez les Oiseaux et les Mammifères. Les rameaux cardiaques proviennent déjà, chez les Poissons, des branches pharyngiennes du nerf vague. Chez les Reptiles, ils sortent d'un renflement du tronc du nerf vague situé dans la cavité pectorale.

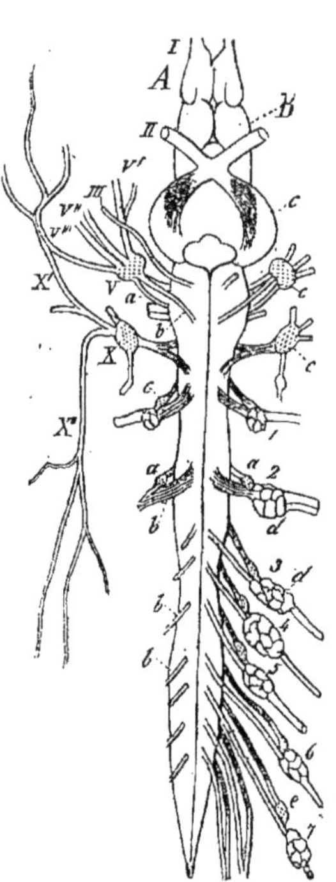

Fig. 246.

Le premier rameau branchial du nerf vague prend, peu à peu, chez les Sélaciens, Ganoïdes et Téléostiens la signification d'un nerf indépendant. Il n'est pas séparé du vague chez les Cyclostomes et Dipnoï; mais tandis que, chez les Chimères du moins, il quitte la cavité du crâne encore en compagnie du vague, il en sort dans les Poissons ci-dessus mentionnés par un orifice spécial. Après avoir formé un ganglion il se partage en un rameau hyoïdien destiné au palais et à la fausse branchie, et un rameau branchial qui se rendant au premier arc branchial va se terminer dans la langue. Il constitue le nerf *glosso-pharyngien*. Chez les Amphibiens, ce dernier n'est pas encore séparé du nerf vague. Il forme le rameau le plus antérieur sortant du ganglion du nerf vague, et ne paraît isolé qu'à son point de sortie de la moelle allongée. Une connexion semblable s'observe

Fig. 246. Cerveau et moelle de *Rana pipiens* avec les origines nerveuses, vues dessous; *A*, bulbes olfactifs; *B*, hémisphères cérébraux; *C*, cerveau moyen; *I*, olfactif; *II*, optique; *III*, oculo-moteur; *V*, trijumeau; *V'*, premier rameau; *V''*, deuxième et *V'''*, troisième; *X*, nerf vague; *X'*, branche d'union avec le trijumeau formant le nerf facial; *X''*, rameau du vague aux intestins; 1-7, nerfs spinaux; *a*, racine sensible; *b*, motrice; *c*, ganglions des racines sensibles; *d*, sacs calcaires aux points de sortie des nerfs spinaux (d'après Wyman).

chez les Reptiles et les Oiseaux, où la séparation est également plus marquée à la sortie de la moelle ou de la cavité crânienne, que sur le reste du trajet. Le rameau pharyngien renferme la plus grande partie des éléments du nerf vague.

Un troisième nerf qui fait partie du groupe du nerf vague dans les Vertébrés supérieurs est le nerf *accessoire*. Il apparaît déjà chez les Reptiles, à l'exception des Serpents, et est caractérisé par un point d'origine qui se trouve entre les racines antérieures et postérieures des nerfs spinaux antérieurs, et à la hauteur des 6ᵉ ou 7ᵉ. Une grande partie du rameau, contenue dans la cavité du crâne et qui le quitte avec le nerf vague, se réunit avec ce dernier nerf, et un deuxième rameau indépendant se rend à quelques muscles, et ordinairement au sterno-cleido-mastoïdien et au cucullaire, chez les Mammifères.

Enfin, il faut rattacher aux nerfs cérébraux un dernier tronc qui, chez plusieurs Poissons et les Amphibiens, est représenté par les premiers nerfs spinaux, et qui se distribue dans les muscles droits placés entre la ceinture scapulaire et l'os hyoïde, ainsi que dans les muscles de la langue. C'est le nerf *hypoglosse*. Il reçoit, chez les Serpents, une racine du premier nerf spinal. Il quitte toujours le crâne par une ouverture de l'occipital latéral (foramen condyloïde). Le rameau lingual devient le plus considérable à mesure que prennent de l'importance l'ensemble des muscles de la langue (Mammifères).

L'ensemble complexe du *groupe du vague* peut, comme celui du trijumeau, être considéré comme provenant d'un certain nombre de nerfs primitifs construits sur le type des nerfs spinaux.

Le plus grand nombre de parties du squelette viscéral, auxquelles le nerf vague envoie des rameaux distincts (arcs branchiaux des Poissons et Amphibiens), laisse aussi supposer qu'il est constitué par la réunion de nombreux nerfs distincts en un ou plusieurs troncs. Dès que nous nous représentons le squelette viscéral comme formé d'arcs ventraux correspondant aux segments vertébraux, et que nous considérons que dans la partie postérieure du corps la condition dominante est la présence d'une paire de nerfs pour chaque segment vertébral, nous sommes fondés à admettre la même manière de voir dans la comparaison des segments antérieurs du corps aux postérieurs, et l'hypothèse énoncée devient nécessaire. La différenciation de nerfs indépendants aux dépens du groupe du nerf vague ne doit donc pas être considérée comme un recul vers un état antérieur, pas plus que la segmentation du crâne des Mammifères, en portions rappelant les vertèbres. C'est un phénomène nouveau. Le premier nerf qui se sépare est le glosso-pharyngien, qui appartient primitivement à l'arc branchial qui suit l'os hyoïde. La partie encore restante du groupe du nerf vague, à laquelle, chez les Vertébrés supérieurs s'ajoute encore l'accessoire, doit être également considérée comme équivalent d'un nerf spinal; seulement, d'après ce qui précède, il faut admettre, en ce qui la concerne, la possibilité qu'elle soit composée d'un plus grand nombre de nerfs spinaux primitifs, supposition qui seule rend compréhensible la disposition en plexus des racines du nerf vague, à sa sortie du crâne chez les Poissons. L'état plus simple devrait ainsi être regardé comme le résultat d'une « contraction », ainsi que cela peut être réellement démontré pour beaucoup d'autres organes. Il paraît cependant impossible de démontrer cette hypothèse d'une manière directe, car il n'existe pas d'organismes vertébrés qui relient les Sélaciens ou même les Cyclostomes aux Leptocardes; seulement on peut attendre, de recherches exactes sur les rapports des nerfs vagues au point de vue de leur formation ganglionnaire et de leur entrecroisement en plexus, des faits de nature à appuyer l'hypothèse que nous avons présentée.

La conception qui précède des nerfs céphaliques est en connexion immédiate avec ce que nous avons exposé sur le squelette de la tête des Vertébrés (p. 595), et que je résumerai comme suit. La *tête des Vertébrés*, naissant sur la partie antérieure du corps, est comme la postérieure, composée d'un grand nombre de métamères (vertèbres primitives). Son squelette dérive de la partie antérieure du squelette axial, dont les arcs dorsaux contiennent une portion correspondante de l'organe central du système nerveux, tandis que les arcs de la portion ventrale entourent la partie antérieure du canal digestif, laquelle porte entre ces arcs, de chaque côté, des ouvertures fissiformes (fentes branchiales), Le système nerveux central envoie à chaque arc un nerf. Je regarde comme l'équivalent morphologique de la tête des Craniotes la partie antérieure tout entière du corps de l'Amphioxus occupée par le sac branchial. Chez les Craniotes, le squelette axial, en se soudant avec les arcs dorsaux a constitué le crâne primitif et des contractions importantes se sont manifestées dans la partie postérieure de celui-ci. Il en est résulté des modifications correspondantes dans la portion du système nerveux central qui passe à la moelle allongée. Il a dû s'effectuer là également des contractions importantes, car cette région émet un nombre de nerfs beaucoup plus grand qu'une étendue égale de moelle épinière. Les parties antérieures du cerveau sont, par contre, beaucoup plus différenciées. Deux arcs viscéraux antérieurs sont devenus rudimentaires, des traces de leur squelette subsistant seules dans les cartilages labiaux des Sélaciens; l'arc suivant plus développé représente l'arc maxillaire. A ces trois arcs correspondent trois nerfs soudés en un tronc (groupe du trijumeau). Les arcs viscéraux suivants subsistent comme arcs branchiaux; ils éprouvent une diminution graduelle d'arrière en avant, qui les réduit finalement à un nombre moindre. Sur cette partie les nerfs primitivement distincts forment aussi peu à peu des anastomoses plus complexes (groupe du nerf vague). Il me semble qu'il n'y a pas d'autre conception possible pour rattacher les Craniotes aux Acraniens, tels qu'ils nous sont connus par la seule forme qui nous en reste : l'Amphioxus.

Nous indiquerons pour des détails sur le trajet des nerfs, parmi une bibliographie abondante, les ouvrages suivants : Swan, *Illustrations of the nervous System*, 1838; Bischoff, *Nervi accessorii Willisii anatomia et physiologia*. Heidelb., 1832; Schlemm, *Observ. neurolog.*, Berolini, 1834. Sur les Poissons : Schlemm et d'Alton, *Arch. Anat. Phys.*, 1838 (Petromyzon); Büchner, *Mém. Soc. hist. nat. de Strasbourg*, II (Barbus); Bonsdorff, *Disquis. anat. Nerv. trig. partemque cephal. N. sympath. Gadi lotæ c. nervis iidem apud hom. et mamm. comparans*, Helsingfors, 1846. Dans *Acta Soc. fenn.*, V, p. 105 (Raie); Stannius, *Das peripherische Nervensyst. d. Fische*, Rostock, 1849 et *Zootomie d. Fische*, Berlin, 1854; Hoffmann, *Anat. u, Phys. d. N. vagus*, Giessen, 1860.

Sur les *Amphibiens* et les *Reptiles* : Volkmann, *Arch. Anat. Phys.*, 1838, p. 70 (Rana); Fischer, *Amphib. nudor. neurologia*, Berol., 1843, et sur les nerfs cérébraux des Sauriens, *Abhandl. d. naturwiss. Vereins zu Hamburg*, II, II; C. Vogt, *Arch. An. Phys.*, 1839, p. 39, et dans *Neue Denkschr. d. Allg. Schweizerischen Gesellsch. f. d. ges. Naturwiss.*, IV, Neuchâtel, 1840; Bendz, *Kgl. Danske Vidensk. Selsk. naturwid. og. math. Afh.*, X, Kopenhagen; Hjelt, *De nervis cerebral. parteque ceph. N. sympath. Bufonis*, Helsingfors, 1852; Schiess, *Neurologie v. Rana etc.*, St Gallen u. Bern, 1857; Wyman, *Smithsonian Instit.*, V (Rana pipiens).

Sur les *Oiseaux* : Ritzel. *Commentatio de N. trigem. et glossophar. avium*, Fuldæ, 1843; Bamberg, *De avium nervis rostri atque linguæ*, Hal., 1842; Bonsdorff, *Acta Soc. fenn.*, III, 1852 (Corvus. Grus).

Sur les *Mammifères* : Bendz, *De anastomosi Jacobsonii, etc.*, Hafniæ, 1833; Bonsdorff, *Kopfnerven des Hundes, Diss.*, Helsingfors, 1846–47, *u. des Schafes*, *Acta Soc. fenn.*, II; Gurlt, *Anat. d. Haussäugethiere*; Gumoens, *de Syst. nervorum Sciuri vulgaris*, Bernæ, 1852.

SYSTÈME NERVEUX VISCÉRAL.

§ 219.

Une portion du système nerveux périphérique acquiert un certain degré d'indépendance par suite de sa liaison avec de nombreux ganglions. Ses

ıncipales ramifications se rendant à l'appareil de nutrition (canal intesti-
il, système vasculaire, organes respiratoires), ainsi qu'à l'appareil uro-gé-
ital, naissent sur ces ganglions, mais reçoivent des faisceaux provenant de
erfs cérébro-spinaux, qui les mettent dans la dépendance des organes cen-
aux. La disposition générale de cette partie du système nerveux est la sui-
ınte : des rameaux des nerfs spinaux ou des nerfs cérébraux, conformés sur
e dernier type, se rendent dans des ganglions réunis entre eux par de longs
ordons nerveux, et émettant à leur tour des nerfs. On peut donc regarder ces
iverses racines cérébro-spinales comme des *rameaux viscéraux des nerfs cé-
ébro-spinaux*, qui, avant leur ramification, reçoivent de nouveaux éléments
es ganglions avec lesquels ils sont en rapport. Par la réunion entre eux des
ivers ganglions disposés sur autant de segments vertébraux, se forme l'ap-
areil désigné sous le nom de cordon du *sympathique*, qui s'étend d'une ma-
ière continue des deux côtés de la colonne vertébrale à partir de la tête. Le
ystème sympathique présente, tant par le volume de ses ganglions que par
s dimensions de ses commissures, de grandes différences, de sorte que ce
ont tantôt les parties ganglionnaires, tantôt les rameaux intestinaux qui
emportent, ce dernier cas paraissant le plus simple. Les connexions des
ivers rameaux entre eux doivent être déduites des formations anastomotiques
ue présentent les autres ramifications des nerfs cérébro-spinaux.

Parmi les racines du sympathique, soit qu'elles se rendent directement aux
iscères, soit qu'elles se réunissent en un cordon sympathique, il se forme
e grands troncs destinés aux groupes principaux des viscères et qui, comme
s nerfs cardiaques, splanchniques, hypogastriques, s'entrelacent mutuelle-
ent, et forment ainsi sur les organes correspondants des plexus nerveux, di-
sés en parties distinctes et dans lesquels se trouvent de nombreux ganglions.
e dernier fait est fort important pour la signification de l'ensemble de l'ap-
areil, et distingue le réseau des faisceaux sympathiques de celui des nerfs
érébro-spinaux.

Ce système manque chez les Leptocardes, ou est remplacé par des ramifi-
ations intestinales ; il est encore obscur chez les Cyclostomes. Il est possible
ue chez les Myxinoïdes il y ait dans le nerf vague une disposition compen-
trice. Parmi les Poissons, le cordon ganglionaire se trouve le long de la
avité du corps, chez les Sélaciens, et se continue encore dans la région cau-
ale chez les Téléostéens. Chez les Vertébrés supérieurs, il suit aussi la co-
onne vertébrale, accompagne ordinairement l'aorte, et ses différentes parties
e distinguent suivant les régions. Il est moins développé chez les Serpents,
ù il est de nouveau remplacé sur de grandes étendues par de simples rami-
cations intestinales. Chez les Crocodiles et les Oiseaux dans la partie cervi-
ale, a lieu une division du tronc longitudinal. Le tronc principal est placé
ans le canal vertébral, et une partie superficielle (sympathique médian) ac-
ompagne les carotides et offre sur plusieurs points des anastomoses en rapport
ar des connectifs avec le tronc profond. A partir de la région thoracique, le
ordon sympathique émet une commissure longitudinale se dirigeant derrière
s têtes de côtes, tandis que l'autre est en avant de celles-ci. Le sympathique
es Tortues présente des conditions semblables, les apophyses transverses,

en forme de côtes, étant entourées de commissures doubles. Les dispositions sont les mêmes chez les Mammifères que chez l'Homme.

Les troncs nerveux les plus répandus qui proviennent du cordon sympathique sont les nerfs splanchniques. Chez les Poissons et Amphibiens, ils émanent des ganglions les plus antérieurs, qui sont quelquefois considérables chez les premiers. On a démontré une connexion régulière avec des branches du nerf vague. Les nerfs splanchniques pénètrent dans une paire de ganglions placés sur l'artère cœliaco-mésentérique, de laquelle partent d'autres plexus accompagnant les ramifications artérielles. Après la séparation de l'artère en deux, la mésentérique et la cœliaque, les ganglions restent sur la seconde et y forment le centre du plexus cœliaque. Avec la séparation des portions cervicale et pectorale du corps, les nerfs splanchniques prennent une origine plus profonde et, chez les Mammifères, ils partent de la partie pectorale du cordon, pendant que la partie cervicale envoie les nerfs cardiaques aux plexus du cœur.

La continuation dans la tête du cordon sympathique offre une disposition semblable en ce que ce cordon y possède également des ganglions qui reçoivent des racines nerveuses de nerfs cérébraux. Chez les Poissons pour lesquels les conditions de cette partie ne sont bien connues que chez les Téléostéens, elle se trouve à la base du crâne. Par les connexions que contracte avec le crâne proprement dit l'appareil palato-maxillaire, les conditions de situation respectives se compliquent de la présence de parties plus profondes. La partie céphalique commence au trijumeau avec un ou plusieurs ganglions recevant des racines de ce nerf, entre en connexion avec le facial, et s'étend jusqu'aux nerfs du groupe vague, dont les filets de connexion pénètrent ordinairement dans le premier ganglion cervical du grand sympathique.

On doit rattacher au système nerveux sympathique encore des organes qui, comme l'indique leur nom de *capsules surrénales*, paraissent avoir peu de rapports avec l'appareil nerveux, qui occupent dans les classes plus élevées une place dans le voisinage des reins, au-dessus de ces organes, et sont pairs comme eux. Chez les Poissons et les Amphibiens, ils sont en grand nombre et en rapports plus intimes avec les ganglions du sympathique. Ils constituent des corpuscules jaunâtres ou blancs disséminés sur une certaine surface, ou plus ou moins réunis entre eux, ce qui est le cas des Reptiles où on les trouve dans le voisinage du rein. Vis-à-vis du système nerveux, ils se comportent de manière qu'une masse cellulaire enveloppe un ganglion, ou s'y attache étroitement, comme, par exemple, cela s'observe dans les capsules surrénales des Poissons, ou que de nombreux nerfs pénètrent dans une capsule formée par une enveloppe contenant des tubes remplis de cellules (substance corticale), et se perdent parmi les cellules qui représentent ce qu'on a appelé la substance médullaire.

C'est chez les Mammifères qu'on connait avec le plus d'exactitude les conditions anatomiques du sympathique. Les ganglions sympathiques placés sur les trois principaux troncs du trijumeau, et qui sont les ganglions ciliaire, sphénopalatin et otique, peuvent fournir une confirmation de l'appréciation que nous avons donnée plus haut du trijumeau. La démonstration chez les Vertébrés inférieurs de l'existence du ganglion ciliaire, qui reçoit sa racine motrice du moteur oculaire, confirme les rapports de ce dernier avec un premier rameau du trijumeau. Les nerfs sympathiques destinés au canal intestinal consistent, outre les plexus accompagnant les vaisseaux sanguins, en des troncs suivant le trajet de l'intestin. On en trouve plusieurs indications chez les Reptiles (*Monitor*). Ces nerfs sont, d'après Remak (*Ueber ein selbstständiges Darmnervensystem*, Berlin, 1847), très-développés chez les Oiseaux. Un tronc nerveux qui accompagne l'intestin moyen forme dans le rectum plusieurs ganglions apparents. Cette disposition manque chez les Mammifères.

Sur le sympathique, voy. E. H. Weber, *Anat. comparata N. sympathici*, Lips., 1818 ; Stannius, *Symbolæ ad anat. piscium*, Rost. 1839 ; J. Müller dans l'ouvrage sur les Myxinoïdes. Sur les capsules surrénales et leurs rapports avec le sympathique, voy. Leydig, *Histologie*.

Organes des sens.

§ 220.

On peut, il est vrai, dans l'arrangement et la structure des organes des sens, reconnaître d'une manière générale des formes semblables à celles que nous avons signalées dans les diverses classes d'Invertébrés, mais chacun de ces appareils présente d'ailleurs tant de particularités, qu'on ne saurait les rattacher immédiatement aux organes des sens des Invertébrés. Cela est surtout le cas pour les organes des sens supérieurs.

Tous ont en commun certaines différenciations des téguments qui sont en rapport avec les nerfs. Le mode de participation des téguments à la formation de l'organe est différent suivant la nature de ce dernier.

Les appareils disséminés dans la peau, qui servent à recueillir les impressions tactiles, sont ordinairement placés sur des parties déterminées du corps ; ils sont en rapport avec des conformations spéciales provenant des téguments, et qui rappellent les organes tactiles des animaux inférieurs, Vers, Mollusques, etc. Ces dispositions, surtout répandues chez les *Poissons*, éprouvent de nombreuses modifications, et paraissent être en grande partie le résultat de conditions d'adaptation secondaires.

Outre les formations tentaculaires caractérisées par la richesse de leurs nerfs, on remarque encore chez les Poissons un système d'autres organes dermiques, qui doivent également être rattachés aux appareils des sens, bien que nous ne soyons pas en état de préciser plus exactement la nature des impressions qu'ils transmettent. Ces organes, autrefois considérés comme servant à sécréter du mucus, ont été désignés sous le nom de *canaux muqueux*. Ce sont de petits saccules enfoncés dans la peau, s'ouvrant à l'extérieur par un orifice, tandis que leur fond fermé reçoit un rameau nerveux qui, sur ce point, se transforme en un appareil terminal particulier. La cavité des sacs est remplie d'une substance gélatineuse homogène. En se développant beaucoup ces sacs se transforment en longs canaux qui se répartissent régulièrement dans les téguments, et fournissent sur des points déterminés des branches latérales s'ouvrant au dehors. Une branche nerveuse suit le tronc principal et envoie à chaque ramification un rameau qui présente un appareil terminal. Sur les points où se trouvent ces appareils nerveux terminaux, les canaux forment des dilatations ampulliformes, souvent très-élégamment pourvues d'expansions en rosettes. Il est encore douteux qu'on doive regarder comme appartenant à ce genre d'organes, ceux qui, chez les Cyclostomes (Myxinoïdes), constituent une série de sacs latéraux (voir les remarques, p. 554). Ils présentent un grand développement chez les Sélaciens, où l'on peut en distinguer deux formes principales. Tantôt ce sont des touffes de tubes que l'on observe sur la tête (*fig.* 233, *t*), tantôt des canaux ramifiés commençant également à la tête, et de là s'étendant sur le corps le long d'une ligne latérale. Une partie de ces canaux remplis d'une substance gélatineuse est située sous la peau, les orifices des tubes simples ou ramifiés étant insérés sur la peau même. Ces tubes présentent dans leur ramification et la disposition de leurs orifices un arrangement régulier, variable suivant les familles et les genres, et qui se conserve en partie chez les Ganoïdes et les Téléostéens. Chez ces Poissons, les canaux sont soutenus par des supports fournis par le dermo-squelette, et qui sont ou une ossification des parois du canal lui-même, ou des modifications des écailles qui existent déjà sur les téguments. Les renflements des canaux recevant des nerfs sont également protégés d'ordinaire par des parties osseuses, protection à laquelle peuvent aussi contribuer les plaques tectrices du crâne. Cela arrive fréquemment aux pièces accessoires du squelette, comme les infra-orbitaires des Téléostéens, mais les frontaux, les pariétaux, etc., peuvent également y prendre part. Quoique ces organes ne manquent jamais sur la tête, c'est le long de la « ligne latérale » qu'ils paraissent être surtout développés, et ils se manifestent à l'extérieur par des modifications apportées à une série d'écailles. Les nerfs de ces organes sont principalement fournis par le trijumeau, pour ceux qui sont placés sur la tête, et notamment sur sa partie antérieure. Les postérieurs sont desservis par le nerf vague, qui envoie une branche longeant la ligne latérale (rameau latéral). Il y a encore chez les Poissons une troisième forme de ces organes, connus chez les Téléostéens, sous le nom « d'organes cupuliformes, » et qui renferment également un appareil de terminaison nerveuse placé dans l'épiderme.

On n'observe des traces de dispositions de cette nature que pendant l'état larvaire chez les *Amphibiens ;* elles disparaissent plus tard. Les terminaisons nerveuses de la peau ne paraissent pas se rattacher à des complications ultérieures, telles qu'elles se rencontrent chez les Vertébrés plus élevés dans l'échelle. Chez ces derniers, les extrémités des nerfs de la peau pénètrent dans la couche supérieure du Corium, pour y constituer les corpuscules du tact, qui jusqu'à présent ne sont bien connus que chez les Mammifères, et sont situés dans les papilles du derme (Cutis).

Comme le *sens du goût* échappe d'autant plus à notre appréciation que organisme s'éloigne davantage de celui de l'Homme, que d'ailleurs, chez Homme même et les Mammifères, on ne peut en aucune façon reconnaître vec certitude des appareils déterminés uniquement en rapport avec ce sens, os connaissances sur les organes gustatifs de la plupart des Vertébrés ne peuent s'appuyer que sur des vraisemblances. C'est à l'origine du tube digestif, u'il faut les chercher, dans la cavité buccale, où on rencontre aussi, chez es Poissons, des organes situés dans la muqueuse du palais, qui ressemlent à ceux en forme de cupule qui occupent les téguments externes. Il 'est pas encore établi que la langue des Poissons et des Amphibiens remlisse déjà cette fonction, bien qu'on ait constaté la présence d'organes nereux terminaux dans les papilles linguales de ces derniers animaux. La conistance cornée de l'épithélium de la langue chez les Sauriens et Chéloniens, insi que chez la plupart des Oiseaux, rend cet organe peu propre à recueillir es impressions gustatives, fonction qui peut apparaître d'une manière mieux éterminée après les modifications qui transforment la langue en un organe nusculeux, couvert d'une enveloppe consistant en une membrane muqueuse nolle. La différenciation des papilles situées dans cette muqueuse superfiielle, et qu'on observe chez les Mammifères, nous permet, avec plus de sûeté, de leur attribuer des fonctions gustatives. Toutefois la question de savoir i cette membrane muqueuse est seule apte à remplir ces fonctions, ou s'il y n existe d'autres, reste encore indécise.

La quantité de nerfs qui se rendent aux *organes sensitifs de la peau* chez les *Poissons* ermet de conclure à leur haute importance pour ces animaux, mais nous ne pouvons aucuneent nous représenter quels peuvent être les états du milieu ambiant que ces êtres perçoivent par ur intermédiaire. Leur système de canaux muqueux se ramifie dans la partie antérieure de tête suivant deux canaux secondaires entourant en arrière la fosse nasale du côté corresponant; l'un de ces canaux passe au-dessus de l'œil, l'autre au-dessous. Tous deux se réunisent dans la région occipitale, d'abord entre eux, puis par une commissure transverse avec eux du côté opposé. De chaque côté, ils continuent leur trajet sur le corps par le « canal latéal » qui s'étend jusqu'à la queue en suivant ou une ligne droite, ou, dans quelques divions, en décrivant sur son parcours des sinuosités caractéristiques. On observe ces dispositions epuis les Sélaciens et les Ganoïdes jusqu'aux Téléostéens, avec quelques modificaions cependant. L'appareil présente le plus de développement chez les *Sélaciens*, chez lesuels, sous forme de faisceaux de tubes non ramifiés, il occupe les côtés de la partie antéieure de la tête et rayonne de ce point. Ils sont chez les Raies, distribués dans toute la largeur es nageoires ordinairement jusqu'à leur bord antérieur. Dans la forme ramifiée, qui st la plus répandue, les branches principales de l'appareil sont formées par des tubes rges pourvus d'une paroi résistante et plus forte. Au contraire, les canaux à parois inces non ramifiés et juxtaposés ne se montrent que dans la tête, et se terminent ar une dilatation en forme d'ampoule. Il faut distinguer de cet appareil, qui présente souvent es orifices apparents, un système de follicules qui paraît être clos. (Comparer Savi dans latteucci, *Traité des phénomènes électro-physiologiques*, Paris, 1844, et Monro, *l. c.*). l en est de même chez la *Chimère*. Les Téléostéens offrent sous ce rapport des variations ombreuses. Les ouvertures des canaux se trouvent fréquemment au fond de fossettes, et la laque osseuse protectrice de l'appareil nerveux (écaille) montre diverses adaptations à ces onditions. Elle est souvent perforée pour le passage des ramifications nerveuses. Pour conaître la structure élémentaire de ces organes consulter Leydig (*Beiträge*, etc., et *Arch. Ann. hys.*, 1850, p. 170 et 1851, p. 235), qui a le premier reconnu leur signification sensorielle, et les regarde avec raison comme constituant un appareil de sensibilité spéciale, et en quelque sorte l'organe d'un *sixième sens*.

Les « organes cupuliformes » consistent en des groupes de longues cellules cylindriques, dans lesquelles on peut distinguer de la portion centrale, une couche périphérique, parce qu'il y a entre les cellules de la première des cellules plus petites, qui se comportent comme celles des organes terminaux d'autres appareils sensitifs, ceux de l'odorat par exemple. Ils sont très-répandus chez les Cyprinoïdes. Leydig (*o. c*), Fr. E. Schulze, *Zeits. Zool.*, XII, p. 218.

Une espèce particulière d'organes sensitifs s'observe dans les téguments sur les arcs branchiaux de divers Scopélines. On y trouve des nerfs formant des renflements noduleux, entourés d'un revêtement pigmentaire et pourvus en avant d'une lacune ayant l'aspect d'une pupille. Ces organes présentant quelque ressemblance avec des yeux, on les a considérés comme tels.

Pour les organes de cette catégorie démontrés chez les *larves d'Amphibiens* (Triton), voy. Fr. E. Schulze, *Arch. Ann. Phys.*, 1861, p. 759.

Des appareils remplissant des fonctions *tactiles* spéciales résultent de modifications de diverses parties du corps qui entrent en connexions avec des organes terminant les nerfs sensitifs qui se distribuent dans les points correspondants de l'enveloppe tégumentaire. Les organes de ce genre sont extraordinairement diversifiés, et appartiennent à des formations provoquées par des adaptations spéciales, que nous signalerons brièvement. Des organes de cette nature sont représentés chez les Poissons par les « barbillons » qui occupent chez beaucoup d'entre eux le voisinage de la bouche, et qui fonctionnant aussi comme des amorces permettent à ces animaux de s'emparer plus facilement de leur proie. Ils se trouvent chez les Esturgeons, les Silures, plusieurs Cyprinoïdes, etc. Chez les Trigles, quelques rayons riches en nerfs, détachés des nageoires pectorales remplissent le rôle d'organes tactiles. Le sens du tact a quelquefois chez les Oiseaux son siége à l'extrémité molle du bec, comme chez les Bécasses, Canards, etc. Chez les Mammifères enfin nous trouvons des poils rigides, épineux, situés sur la lèvre supérieure ou au-dessus des yeux, qui sont non-seulement remarquables par leur longueur, mais se distinguent des autres formations pileuses par le nombre des nerfs qui arrivent à leurs follicules. Les poils tactiles sont principalement développés chez les Mammifères nocturnes et paraissent remplir les fonctions de sondes. Voy. sur leur structure, Leydig, *Arch. Ann. Phys.*, 1859, p. 713. — Il faut reconnaître à la membrane alaire des Cheiroptères une propriété tactile particulière qui a été notamment établie d'une manière suffisante par les expériences de Spallanzani sur des chauves-souris aveuglées. Le sens du tact est chez un grand nombre de Mammifères localisé sur les faces palmaires et plantaires des extrémités, et se rattache par là aux conditions dans lesquelles il se trouve également chez l'Homme.

ORGANES DE L'ODORAT.

§ 221.

Chez tous les Vertébrés, les *organes de l'odorat* se présentent sous forme de fossettes placées sur la tête et semblables à celles que nous connaissons dans l'embranchement des Vers. Bien que nous ne puissions pas attribuer à ces organes existant chez les Poissons et Amphibiens — formes aquatiques — exactement la même fonction qu'ils possèdent chez les animaux vivant dans un autre milieu, il faut cependant leur donner le même nom, puisque nous les voyons passer par une série continue de transformations aux organes plus complexes mais bien définis qui, chez les Vertébrés supérieurs, servent à recueillir les impressions olfactives.

La fossette olfactive est impaire chez les Leptocardes (*Monorhina*). Il en est de même chez les Cyclostomes, où l'organe est transformé en un tube us profond (*fig.* 193, *g'*, p. 597) qui, chez les *Petromyzon*, se termine en ecum (*gr*), est transformé chez les Myxinoïdes en un canal qui traverse le lais, et dont les parois sont soutenues par un tube formé d'anneaux cartila-neux. Chez tous les autres Vertébrés (*Amphirhina*), les fosses nasales sont ures. Elles conservent cet état chez la plupart des Poissons, et peuvent n'être ue peu profondes. La muqueuse qui les recouvre présente des plis tantôt rayon-ants, tantôt parallèles, qui concourent surtout lorsqu'ils sont encore accom-agnés d'un plissement secondaire, à augmenter considérablement la surface e perception. Celle-ci reçoit partout des terminaisons des nerfs olfactifs. haque fosse est souvent traversée par un pli de la peau, formant ainsi deux rifices souvent très-éloignés entre eux, qui présentent, l'antérieur surtout, es prolongements tubuliformes. La muqueuse de l'odorat peut aussi, se mo-ifiant d'une autre manière, s'étaler sur une saillie en forme de papille; ar suite du développement de leur surface en dehors, les fosses nasales dis-araissent ainsi plus ou moins complétement.

Il y a chez beaucoup de Sélaciens et chez les Chimères, une réunion des osses nasales avec l'orifice buccal, un sillon partant des premières condui-nt à l'angle de la bouche (*rainure nasale*). Un appareil de soutien particu-er consistant en un cartilage recourbé en forme d'arc occupe le bord des osses nasales. Le sillon est fréquemment recouvert d'un pli dermique mé-ian, qui le transforme en un canal plus profond (Raies), disposition dans quelle nous reconnaissons un acheminement vers ce qui existe chez les utres Vertébrés, où les fosses nasales n'ont une situation superficielle que endant les premières phases du développement embryonnaire. De cet état ui reste permanent chez les Poissons, elles passent ensuite et sous l'in-uence de l'action ultérieure d'un développement considérable, à un autre où lles sont plus profondes. La partie de la tête qui se trouve entre les deux osses nasales se projette en une apophyse (apophyse frontale), qui commence ar former une séparation médiane entre les deux cavités qu'elle entoure de ême des deux côtés sur une certaine étendue. En même temps, une « apo-hyse maxillaire supérieure, » partant de la partie supérieure du premier arc iscéral (arc maxillaire), se dirige vers la branche externe de l'apophyse rontale, et atteint graduellement l'apophyse médiane en recouvrant la fosse; a rainure nasale devient ainsi un *canal* qui conduit de dehors en dedans à la avité buccale primitive, et s'ouvre dans cette cavité derrière le bord maxillaire ormé maintenant de pièces nouvelles. Il en résulte une deuxième voie con-uisant dans l'intestin qui, en dehors de ses rapports avec les fosses nasales uxquelles elle conduit, se rattache aux organes respiratoires, en devenant lle-même une partie des voies aériennes.

Ces conditions sont réalisées chez les *Dipnoï* parmi les Poissons, et chez les *mphibiens*. Chez les premiers, comme chez les Pérennibranches, l'ouver-ure interne du canal nasal se trouve encore dans le bord buccal mou, ou ans la lèvre. Elle est circonscrite par les pièces solides des maxillaires chez es Salamandrines et Anoures.

La fosse nasale primitive est, par suite de la formation de ce canal, repous-ée dans le fond d'une cavité qui semble en être une expansion; elle communique par l'intermédiaire du canal avec l'extérieur et avec l'intérieur. La surface de la fosse se complique par la formation de saillies, que soutiennent des cartilages de la région ethmoïdale, et qu'on appelle *cornets*.

Les *Reptiles* présentent des complications ultérieures. La pièce cartilagineuse ethmoïdale qui, large encore chez les Amphibiens, sépare les deux cavités nasales, se transforme par l'extension, de ces dernières, en une mince lamelle verticale, qui constitue la cloison du nez. Cette paroi restant partiellement cartilagineuse, donne naissance à des pièces osseuses que nous avons déjà indiquées à propos du squelette de la tête.

Une deuxième modification résulte de l'apparition de saillies ou apophyses horizontales, qui émanent tant de l'apophyse maxillaire supérieure du premier arc viscéral, que de l'extrémité inférieure de l'apophyse frontale, et qui peu à peu forment la lame qui divise en deux étages la cavité buccale primitive.

Cette lame constitue le plancher de l'étage supérieur ou des fosses nasales, et le plafond de la cavité buccale proprement dite; elle forme ce qu'on nomme le palais. La cloison nasale, atteignant cette lame palatine, sépare les deux fosses nasales, le canal nasal s'ouvrant maintenant dans chacune, tandis qu'auparavant il avait son orifice extérieur commun avec celui des fosses. Les ouvertures postérieures des fosses nasales séparées l'une de l'autre par la cloison verticale du nez, et de la bouche par la lame du palais, sont désignées sous le nom de *Choanæ*.

Le développement des lames palatines peut se faire à des degrés fort divers. Chez les *Ophidiens*, les *Sauriens* et les *Oiseaux*, les ouvertures postérieures ont la forme d'une seule fente allongée, les apophyses palatines ne se rejoignent qu'en avant, et restent séparées en arrière. Ces fentes sont parfois séparées chez les Oiseaux et alors très-étroites. Chez les *Crocodiles*, elles sont de beaucoup reculées en arrière, plus même que chez les *Mammifères*, où elles s'ouvrent aussi dans le pharynx.

Pendant que les fosses nasales s'allongent par suite de la séparation de la cavité buccale par le palais, l'extension de la partie faciale de la tête contribue encore à leur allongement et elles deviennent de grandes cavités développées soit en longueur, soit en hauteur. L'augmentation de surface de la cavité nasale, toute tapissée de muqueuse se fait par des procédés très-divers et commence déjà chez les Amphibies. La paroi nasale du crâne primitif y prend toujours part et la muqueuse nasale en garnit les appendices et les replis. Il n'est pas rare de trouver chez les Reptiles des cornets ossifiés. Ils restent ordinairement cartilagineux chez les Tortues et les Oiseaux, ces derniers ayant ordinairement plusieurs de ces lamelles enroulées, dont les unes ou les autres prédominent indifféremment. Le cornet inférieur est très-développé chez quelques Autruches ; on en distingue trois chez les Mammifères. Les deux supérieurs appartiennent à l'ethmoïde ; l'inférieur est ordinairement indépendant et présente de nombreuses différences ; il se divise fréquemment en lamelles qui tantôt s'enroulent dans diverses directions, tantôt se ramifient comme, par exemple, chez les Carnivores et divers autres groupes ; ils atteignent chez la Loutre et le Phoque la plus haute complication. Ces cornets sont les moins développés chez plusieurs Marsupiaux (*Kanguroo*, *Phascolome*), puis chez les Singes (très-simples chez les Catarrhins) et chez l'Homme, où ils ont éprouvé une rétrogradation. Les saillies produites dans la cavité nasale par l'expansion des cornets la partagent en diverses parties, les *méats* des fosses nasales.

C'est dans la partie supérieure de la cavité nasale que se termine et se distribue le nerf olfactif ; il se ramifie chez les Mammifères sur le cornet supérieur, et aussi sur la partie supérieure de la cloison du nez. Les appareils, terminaux chez tous les Vertébrés, consistent en éléments cylindriques situés entre des cellules épithéliales (bâtonnets olfactifs).

Chez les Mammifères, les cavités nasales se compliquent par la formation d'un nez extérieur, que soutiennent quelques cartilages spéciaux, qui sont en partie des différenciations du cartilage ethmoïdien, ce qui paraît toujours être le cas de la cloison nasale cartilagineuse, et en partie des pièces indépendantes. Il faut y ajouter encore des *appareils accessoires* constitués soit par des *muscles* placés à l'extérieur du nez, soit par des *organes glandulaires*.

La *fossette nasale* de l'*Amphioxus* a une situation asymétrique. Elle est revêtue d'un épithélium vibratile, qui se retrouve non-seulement dans les fossettes nasales des Poissons, mais aussi sur la muqueuse de la cavité du nez chez les Vertébrés supérieurs. L'accroissement de surface des fosses nasales s'effectue chez les Poissons de la manière la plus variable. La formation de plis rayonnants ou perpendiculaires à une ligne transversale est une disposition fréquente, qui est surtout très-prononcée chez les Sélaciens. Chaque fosse nasale est divisée chez le *Polyptère*, en cinq canaux rayonnants, dont chacun est à son tour pourvu de plis particuliers. Un accroissement de surface peut aussi résulter de la formation d'élévations papilliformes. Une papille analogue portée par une tige s'élève dans la fosse nasale du *Belone*, et chez les *Plectognathes* (Gymnodontes), la fossette entière est remplacée par un prolongement tentaculiforme des téguments. Les Poissons anguilliformes présentent une grande variabilité quant à la situation de leurs fosses nasales et à la manière dont ces fosses sont couvertes par la peau. L'ouverture postérieure peut s'étendre jusqu'au-dessus de l'œil (*Symbranchus*) ou l'une des deux traverser la lèvre supérieure et entrer en connexion avec la cavité buccale (Stannius). On ne sait pas encore s'il n'y a pas dans ce recouvrement un phénomène qui se rattache à la formation du canal nasal chez les Vertébrés supérieurs.

Chez les Amphibiens et les Reptiles, les orifices nasaux externes sont peu éloignés du bord du maxillaire supérieur. Chez les Oiseaux, ils occupent diverses positions et se trouvent ordinairement à la racine du bec, rarement à sa pointe (*Apteryx*). Les deux orifices peuvent se réunir en un seul, qui prend alors un aspect tubulaire comme chez les Procellarides (*Tubinares*). Parfois à une certaine distance de l'orifice des fosses nasales, la cloison manque, ce qui produit les narines perforées. Les fosses nasales sont chez les Mammifères en communication avec plusieurs autres cavités placées dans différents os du crâne, et parmi lesquelles nous devons surtout signaler les sinus frontaux. Ces cavités situées dans l'os frontal, tantôt simples, tantôt divisées en parties plus petites, sont très-considérablement développées chez les Ruminants. D'autres communications ont lieu avec la cavité du sphénoïde, très-développée chez l'Éléphant par exemple, où elle s'étend même à travers les pariétaux et les temporaux jusque dans les condyles de l'occipital ; il y a enfin d'autres communications entre la cavité nasale et le sinus maxillaire chez les Marsupiaux et les Ruminants. Elles sont très-considérables chez les Solipèdes, moins étendues chez les Singes et chez l'Homme. Elles manquent presque complétement chez la plupart des Carnivores, les Édentés et les Rongeurs. Toutes ces cavités tapissées par des expansions de la membrane muqueuse, sont des formations secondaires qui surgissent dans le cours du développement individuel. On remarque chez les Oiseaux des communications entre les cavités nasales et les sinus du frontal (Canards). Il existe chez les Mammifères entre les cavités nasale et buccale des canaux spéciaux de communication, les canaux incisifs, avec lesquels des appareils particuliers sont en rapport. Le canal qui, partant de la cavité nasale osseuse, traverse l'inter-maxillaire, et qui est souvent fermé par la membrane muqueuse, est chez certains Mammifères, notamment chez les Ruminants, passablement élargi et descend obliquement d'arrière en avant. On a désigné ces canaux sous le nom de conduits de Sténon. Les organes dits de Jacobson sont en connexion avec eux ; ces derniers se trouvent au fond des fosses nasales et constituent des conduits partiellement entourés par le cartilage de la cloison et se continuant en avant avec les conduits de Sténon ; ceux-ci peuvent donc être considérés comme étant la continuation des premiers, et mettant en communication les organes de Jacobson et la cavité buccale. Comme on peut suivre dans les organes précités, outre des ramifications du trijumeau, des branches du nerf olfactif, présentant les mêmes terminaisons que dans la région olfactive, cet appareil constitue une partie des organes de ce sens, servant spécialement à recueillir les impressions odorantes produites par les matières que contient la bouche. Cet organe est particulièrement développé chez les Herbivores, par exemple, chez les Rongeurs, les Ruminants, les Lamantins et les Solipèdes (les conduits de Sténon manquent chez ces derniers). Voy. sur ces organes N. Stenonis, *De musc. et glandulis spec.* Amstelod., 1664 ; Rosenthal, dans Tied. et Treviranus, *Zeitsch. f. Phys.*, II, p. 289. C. Balogh., *Sitz. Wien*, 1861. — Des glandes spéciales, qui sont très-généralement en rapport avec les organes olfactifs, doivent être considérées comme des parties très-développées des glandes de la muqueuse nasale. Par suite d'une extension considérable, ces glandes finissent par se trouver en dehors de la cavité nasale, dans laquelle elles débouchent par un conduit excréteur. On rencontre des glandes de ce genre chez les Serpents, chez plusieurs Sauriens et chez les Crocodiles ; elles sont situées chez les premiers en dehors du maxillaire supérieur et sont chez les derniers enfermées dans une cavité du même os. Une glande nasale extérieure placée tantôt sur le frontal, tantôt sur l'os nasal, se trouve aussi chez les Oiseaux, tandis qu'elle est enfouie chez les Mammifères dans le sinus maxillaire. Dans ce dernier cas, l'organe paraît être une agrégation de glandes plus petites. Nitzsch, *Deutsches Archiv f. Physik*, VI, p. 234.

Le *nez extérieur* des Mammifères présente de nombreuses modifications provenant d'adaptations. Des conformations spéciales existent chez les Mammifères plongeurs, et consistent en un système de clapets pouvant fermer les narines et que peut remplacer un muscle sphincter particulier (Phoque). Des formations proboscidiennes résultent d'un allongement considérable du nez extérieur chez les Porcs, les Tapirs, certains Insectivores (Musaraigne, Taupe) ; elles atteignent leur maximum de développement chez l'Éléphant, où elles fonctionnent à la fois comme organes de tact et de préhension. Les muscles qui président déjà au mouvement des ailes du nez, dans leur état de plus grande simplicité, et qui s'accroissent lorsqu'il existe des clapets d'occlusion, prennent un développement énorme sur les trompes, et constituent soit des muscles qui, partant du maxillaire supérieur, s'étendent sur la longueur de la trompe entière, soit des muscles transversaux ou longitudinaux plus courts, dont le nombre est extraordinaire sur la trompe de l'éléphant. L'organe des Cétacés offre un état de rétrogradation en ce qu'il est dépourvu de nerfs olfactifs, et paraît transformé en un appareil destiné à projeter l'eau. L'orifice nasal externe placé à la surface du crâne est simple (Dauphin) ou double (Baleines), se continue en descendant verticalement dans la cavité nasale et constitue un canal de projection, celui de l'évent, dont la communication avec la cavité palatine peut être interrompue par un sphincter. La partie inférieure du canal de l'évent possède une cloison formée par le vomer. On observe chez les Dauphins un double sac propulseur situé dans des cavités particulières de la face supérieure du crâne, et ayant avec le canal de l'évent une communication qui peut être interceptée par des clapets. Voy. P. Camper (*op. cit.*) et v. Baer, *Isis*, 1826. — Sur les terminaisons des nerfs olfactifs chez les Vertébrés, M. Schultze, *Abhandlungen der Naturf. Gesellsch. zu Halle*, VII, 1862.

ORGANES DE LA VISION.

§ 222.

L'œil des Vertébrés, en tant qu'organe visuel, paraît être essentiellement nstruit sur le même type que les yeux les plus développés des animaux partenant aux groupes inférieurs ; il ressemble surtout aux yeux des Mol-sques ; mais par sa position et par l'ensemble de son développement cet or-ne se rattache à un tout autre type, ce qui se manifeste encore dans les con-tions de sa structure histologique. Nous ne trouvons aucune liaison directe tre l'œil des Vertébrés et les états relativement développés de l'organe de vision chez les autres souches animales, mais nous rencontrons au con-ire chez l'Amphioxus dont l'œil est à l'état le plus inférieur, des rapports ec les conditions que l'on voit exister chez les Vers. L'organe qui chez l'*Am-ioxus* correspond à un œil, ne consiste qu'en une tache de pigment reposant nmédiatement sur le système nerveux central. Une tache pigmentaire sem-able sur le rudiment embryonnaire du cerveau caractérise pendant les pre-iers états des Cyclostomes (*Petromyzon*), le point sur lequel l'œil doit se fférencier plus tard (M. Schultze), particularité importante, contraire à qui a lieu chez les autres Vertébrés où la formation de pigment est posté-ure à la différenciation de l'ébauche de l'œil, et qui rappelle un état infé-eur.

Le système nerveux central prend part avec les téguments à la composition l'œil, dont il fournit les éléments percepteurs de la lumière, les téguments oduisant les parties réfrin-ntes. La première ébau-e de l'œil consiste en une pansion se développant r les côtés du cerveau an-rieur (*fig.* 247, *A*, *a*), et rmant une vésicule en con-xion avec les premiers li-aments du cerveau (*c*) par pédoncule (*b*). Cette vé-cule oculaire primitive accroît en se rappro-ant des téguments et se réunit avec eux. Il se produit alors dans la cou-e épidermique représentant la lame cornée des téguments une hyper-ophie qui repousse la paroi antérieure de la vésicule contre la posté-

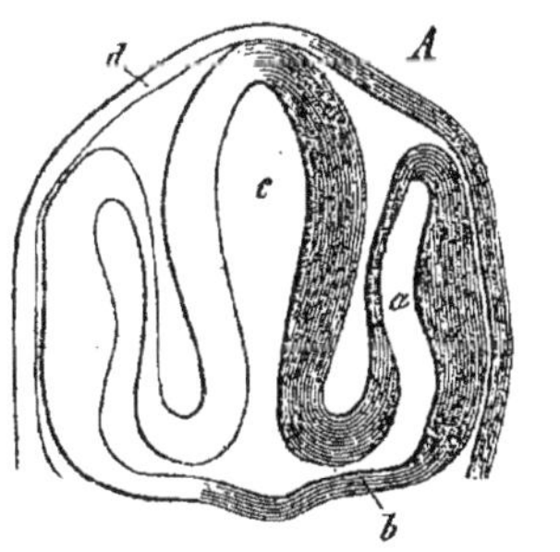

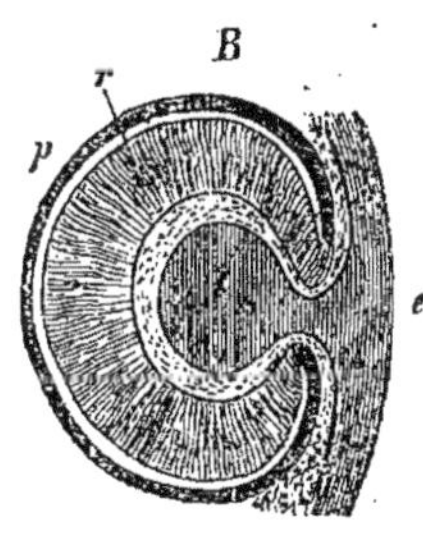

Fig. 247.

g 247. — *A*, coupe transversale et verticale d'une tête d'embryon de *Poisson* ; *c*, cerveau ; *a*, vésicule oculaire primitive ; *b*, sa tige, par laquelle elle communique avec le tube médullaire ; *d*, couche der-mique ; *B*, état ultérieur, formation de la vésicule secondaire ; *p*, paroi antérieure (couche pigmen-taire) ; *r*, paroi postérieure (couche de la rétine) de la vésicule oculaire secondaire ; *e*, couche cornée (épiderme) émettant dans la vésicule secondaire le cristallin *l*, le corps vitré en arrière (d'après Schenk).

rieure (*fig.* 247, *B*). De la même manière, sous cette région hypertrophiée de l'épiderme se forme un processus du corium qui s'applique contre la vésicule oculaire et réunit ses parois latérales avec le renflement épidermique. Les parois antérieure et postérieure de la vésicule oculaire primitive sont ainsi placées l'une contre l'autre, et le tout prend la forme d'une coupe (vésicule oculaire secondaire), dont le bord entoure l'expansion de la lame cornée. Cette expansion se séparant peu à peu de la couche cornée forme le *cristallin* (*l*), de même que l'espace qui se trouve au-dessous de ce dernier derrière la vésicule secondaire se remplit d'un tissu constituant le *corps vitré*. La couche la plus interne du tissu qui entoure la vésicule oculaire secondaire se transforme en une membrane vasculaire qui devient la *choroïde* pendant que la couche de tissu qui enveloppe extérieurement la vésicule constitue une membrane plus ferme et fibreuse, la *sclérotique*, qui entoure la vésicule oculaire secondaire, et s'accroît en avant en resserrant de plus en plus le pédoncule qui unit le cristallin à la lame cornée. La continuation de cet ensemble de phénomènes amène la séparation du cristallin, en avant duquel se forme une partie transparente, la *cornée*, laquelle s'unit en même temps à la couche tégumentaire qui la recouvre, la *conjonctive*.

L'œil à cet état représente donc une capsule arrondie, dont l'enveloppe extérieure recouvrant les nerfs optiques, continue avec la dure-mère, forme la sclérotique qui se transforme antérieurement en cornée. Dans l'intérieur de cette capsule représentant le globe de l'œil se trouve la vésicule oculaire secondaire produite par l'invagination de la vésicule primaire, et séparée de la sclérotique par la choroïde. La vésicule secondaire présentant une fente latérale, par suite de la pénétration du corps vitré à son intérieur, embrasse en avant le cristallin. Ses deux couches repliées l'une sur l'autre à cette extrémité antérieure, comme vers la fente latérale (*fig.* 248, *a b*), éprouvent une différenciation différente : l'intérieure (*b*), déjà épaisse de bonne heure, devient la *rétine;* l'extérieure, (*a*) plus mince forme au contraire le *tapis noir*. Lors de l'apparition du pigment, on remarque sur le côté inférieur interne de l'ébauche embryonnaire du globe oculaire une ligne plus claire qui s'étend depuis le nerf optique jusqu'au bord libre antérieur de la choroïde. Elle correspond à la fente (*s*) qui se forme sur la vésicule secondaire lors de la pénétration de l'ébauche du corps vitré, et qui doit intéresser par suite la rétine et la couche pigmentaire de la choroïde. On l'appelle la *fente choroïdienne*, quoiqu'elle n'atteigne nulle part la choroïde située en dehors des parties où elle s'est produite.

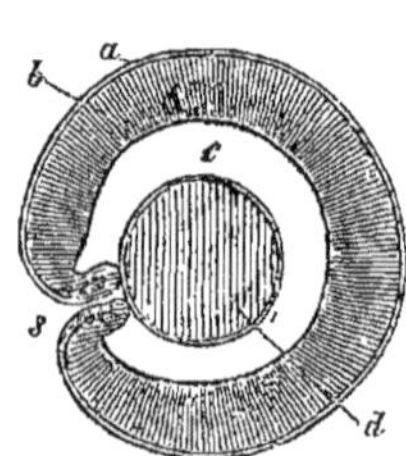

Fig. 248.

L'ébauche de l'œil, ainsi constituée, éprouve des modifications ultérieures résultant soit de différenciations des diverses parties que nous venons de décrire, soit de changements dans sa forme générale. Au moins chez les Mam-

Fig. 248. — Coupe au travers de la vésicule oculaire secondaire d'un embryon de *Poisson*, faite perpendiculairement à la fente choroïdale (*s*) ; *a*, lamelle extérieure (tapis noir) ; *b*, intérieure (rétine) ; *c*, cavité remplie par le corps vitré ; *d*, cristallin, sur lequel s'appuient les bords repliés de la fente choroïdale (d'après Schenk).

ères, en même temps qu'un prolongement du derme pénètre dans la vé-
ile oculaire secondaire par un processus analogue appliqué au nerf opti-
représentant le pédoncule de la vésicule, des vaisseaux sanguins s'in-
duisent dans la cavité oculaire et se distribuent à la périphérie du corps
é en voie de formation. Il faut leur reconnaître une participation impor-
to à la nutrition et à la croissance de cette partie de l'organe. Le cristallin
aussi, chez les Mammifères, entouré d'une capsule de tissu connectif vas-
aire, qui disparaît avant la naissance ou même plus tard.

En ce qui concerne la forme du bulbe oculaire, son segment antérieur est
lement aplati chez les *Poissons* (*fig.* 249), la cornée très-épaissie ne pré-
tant qu'une faible convexité. La cornée a relativement à la sclérotique une
ndue plus considérable. Quelques groupes d'*Amphibiens* ont aussi la par-
antérieure du bulbe aplatie, tandis qu'une forte courbure de la cornée
actérise les Serpents et les Crocodiles parmi les *Reptiles*.

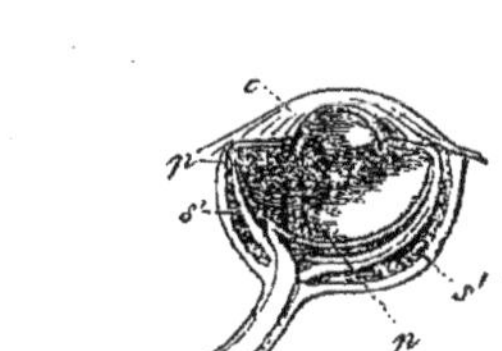
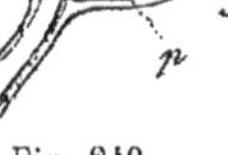
Fig. 249.

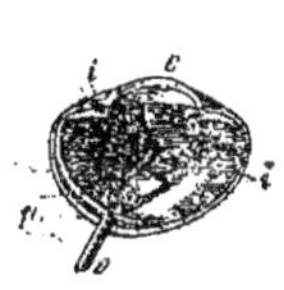
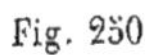
Fig. 250.

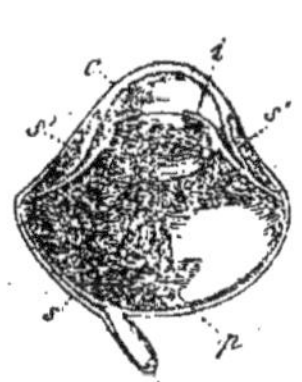
Fig. 251.

Chez la plupart des *Oiseaux* (*fig.* 251), le bulbe se partage en un segment
érieur et un postérieur; le premier, portant une cornée très-convexe, est
tement séparé du second. Cette forme particulière de l'œil est ordinai-
ient prononcée chez les Oiseaux de proie, et surtout chez les Hiboux. Le
mètre longitudinal de l'œil est plus grand que le transversal. Les condi-
ns sont inverses chez les Oiseaux nageurs et les Échassiers, dont la cornée
notablement aplatie. Cette forme, caractérisée par le raccourcissement de
e longitudinal de l'œil, s'observe aussi chez divers *Mammifères*, les Cé-
s (*fig.* 252), les Ruminants, les Solipèdes, etc.; c'est encore le diamètre
nsversal qui l'emporte. Par contre, la grande majorité des Mammifères pos-
e un bulbe sphérique, mais présente à son tour des formes à axe longitu-
al prédominant, comme les Chéiroptères et les Singes.

En ce qui concerne les parties qui composent l'œil des Vertébrés, nous devons
ualer d'abord des modifications du tissu formant l'enveloppe extérieure ou
rotique, laquelle peut être constituée par les différentes formes de tissu con-
tif. Tantôt elle consiste en tissu connectif compacte, tantôt elle contient des
ces osseuses, d'autres fois elle est entièrement cartilagineuse. C'est sous cette
me qu'elle se rencontre chez les Sélaciens, les Chimères et les Ganoïdes; chez
Oiseaux, la sclérotique est aussi soutenue par une mince lame cartilagineuse

249. — Œil d'*Esox lucius;* *c*, cornée; *p*, appendice falciforme; *s's'*, ossification de la sclérotique; *o*, nerf optique.
250. — Œil de *Varanus;* *c*, cornée; *p*, appendice falciforme.
251. — Œil de *Falco chrysaëtos* (d'après W. Sœmmerring).
Dans les trois figures, les coupes sont horizontales.

située entre ses éléments fibreux. Il en est de même chez les Monotrèmes parmi les Mammifères. La sclérotique présente chez les Poissons osseux la plus grande variabilité; elle est tantôt formée seulement de tissu connectif, tantôt de ce dernier et de cartilage, tantôt enfin des deux et elle contient de plus des pièces osseuses. La sclérotique paraît être aussi formée en grande partie de cartilage chez les Amphibiens (Grenouilles). Chez les Lézards, Tortues et Oiseaux, sa partie antérieure, s'unissant à la conjonctive, est soutenue par une couronne de pièces osseuses aplaties et rapprochées entre elles, ou se recouvrant mutuellement (anneau sclérotique) (*fig.* 251, *s'*). Ce sont ordinairement des plaques quadrangulaires, s'imbriquant par leurs bords amincis, et en nombre variable (jusqu'à 30). Une plaque de soutien se trouve à l'entrée du nerf optique dans la sclérotique chez les Tortues et beaucoup d'Oiseaux; elle est cartilagineuse chez les premières et paraît osseuse chez les seconds. L'épaisseur de la sclérotique éprouve des variations tant dans les différents ordres de Mammifères que dans les différents points de l'œil. Généralement c'est au point où elle se confond avec la cornée que son épaisseur est la plus considérable; elle augmente encore davantage dans sa partie postérieure chez les Mammifères aquatiques, au point que chez les Baleines, par exemple, elle a autour du nerf optique un pouce d'épaisseur (*fig.* 252, *s*).

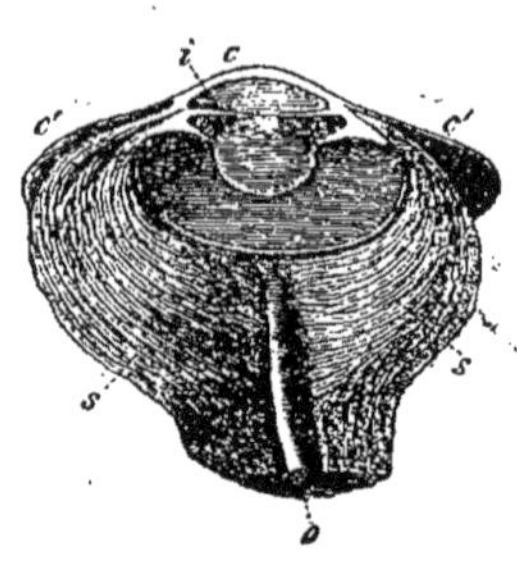

Fig. 252.

La *choroïde* se compose de plusieurs couches correspondant dans leur ensemble avec celles qui existent chez l'homme. Les couches vasculaires, ainsi que celle qui porte le pigment et provient de la lamelle externe de la vésicule oculaire secondaire, sont les plus essentielles. Elle forme en avant les *procès ciliaires* plissés, qui, peu développés chez les Sélaciens (Esturgeon) et les Ganoïdes, manquent chez la plupart des Téléostéens. La continuation de la choroïde, que représente l'*iris*, limite par son bord interne une pupille de configuration fort variable. Elle est ovale et transverse chez les Sélaciens, mais peut devenir longitudinale chez plusieurs d'entre eux (*Carcharias*). Dans le premier cas, elle peut être encore rétrécie par des annexes en forme de voile de son bord supérieur (Raies). Elle est transversale chez les Ruminants et les Solipèdes parmi les Mammifères, et peut présenter également des franges pendantes (Chèvre, Chameau). La pupille s'allonge verticalement, outre les Sélaciens précités, chez les Crocodiles et les Mammifères carnassiers; elle est presque triangulaire chez plusieurs Amphibiens; on peut constater chez quelques Poissons (Salmonides) la présence en un point d'un angle rentrant.

Depuis le point d'épanouissement du nerf optique jusqu'à la ligne privée de pigment et située plus en avant dont nous avons parlé plus haut (la fente dite choroïdale), la choroïde présente chez plusieurs Vertébrés des plis particuliers, traversant la rétine, faisant saillie dans l'intérieur du bulbe et dans

Fig. 252. — Œil de *Balaena mysticetus*. Coupe horizontale (d'après W. Sœmmering).

squels se trouvent tous les éléments de la membrane vasculaire. L'état pri-itif est ainsi plus compliqué. Un appareil de ce genre se trouve dans l'œil certains Poissons (Téléostéens); il traverse, recourbé en forme de faux, le rps vitré et se réunit par un renflement à la partie latérale et postérieure la capsule du cristallin. On l'appelle l'appendice falciforme (*fig.* 249, *p*). u extrémité, qui chez plusieurs Poissons se distingue par une couche de ires musculaires lisses, présente un renflement par lequel il s'appuie contre capsule du cristallin, la campanule de Haller. Ces annexes se trouvent ssi avec quelques modifications dans les yeux des Reptiles et des Oiseaux. iez les Lézards, il y a un pli épaissi, qui atteint le bord de la capsule du istallin (*fig.* 250, *p*), à côté duquel il peut y en avoir plusieurs autres. Les rties qu'on a désignées sous le nom de *peignes* chez les Oiseaux (*fig.* 250, *p*) ésentent les mêmes dispositions. Ce peigne est très-peu développé chez les ocodiles. Le peigne de la choroïde des Oiseaux est, au contraire, caractérisé r le grand nombre des plis, qui peut aller jusqu'à seize (Cigogne). Par-nt d'une base plus large, ils font saillie dans la cavité oculaire postérieure. iez beaucoup d'Oiseaux nageurs et d'Échassiers, l'extrémité libre du peigne teint la capsule du cristallin. Chez les Autruches, l'extrémité du peigne plus nique s'élargit en forme de poche (Marsupium). Il manque chez l'Aptéryx.

Une modification particulière de la choroïde du fond de l'œil de beaucoup Vertébrés constitue ce qu'on a appelé le tapis chatoyant (tapetum lu-dum). C'est une région de grandeur variable, verdâtre ou blanchâtre, ayant l éclat métallique, qui, dans l'obscurité, produit un effet lumineux et se ncontre chez les Poissons, chez les Autruches, parmi les Oiseaux, et chez aucoup de Mammifères.

Un plexus vasculaire spécial, qui se trouve à l'extérieur de la choroïde chez s *Poissons*, a été désigné sous le nom de *glande choroïdale*.

Une couche musculaire entourant la partie antérieure de la choroïde rme la majeure partie de l'anneau connu sous le nom de *ligament ciliaire* oy. les remarques).

La *rétine*, qui est placée au contact de la choroïde, s'étend en avant jus-l'au commencement du corps ciliaire de cette dernière. Le nerf optique étale et se termine dans cette partie; ses terminaisons sont en rapport avec ne couche particulière, la couche des bâtonnets, qui est la plus externe de rétine. Cet appareil nerveux, qu'on peut comparer d'une manière générale ix baguettes cristallines des yeux d'Arthropodes ou aux bâtonnets des yeux s Mollusques, est donc, chez les Vertébrés, tourné vers la périphérie de l'œil. est cette particularité de la rétine qui distingue l'œil des Vertébrés des ganes visuels des Invertébrés, et lors même qu'il y a comme chez les Cépha-podes, par exemple, des ressemblances plus ou moins grandes, la diffé-nce du mode de structure de la rétine l'emporte tellement sur ces ressem-lances, qu'on ne peut songer à déduire l'une des formes de l'autre.

La forme variable que présente le *cristallin* suivant le milieu ambiant est igne de remarque. Très-gros et entièrement sphérique chez les Poissons, conserve cette forme chez les Amphibiens et les Mammifères aquatiques, ndis que chez les Reptiles et les Oiseaux, il affecte des formes plus aplaties, et cela à des degrés différents. La fixation du cristallin sur la portion ciliaire de la choroïde partage la cavité de l'œil en une partie antérieure et une postérieure. Cette dernière est remplie par le corps vitré ; l'antérieure, comprise entre la face antérieure du cristallin et la cornée, est souvent restreinte à une étendue très-petite, car chez les Reptiles et les Oiseaux, le cristallin est presque appliqué à la cornée. Il est entouré circulairement par l'iris.

Dans le cas où l'iris est éloigné du cristallin, le compartiment antérieur de l'œil se partage en deux parties, sises l'une devant, l'autre derrière lui (chambres antérieure et postérieure de l'œil).

On n'est pas encore d'accord sur la conformation de l'œil de l'*Amphioxus*. D'après J. Müller et de Quatrefages, l'œil serait pair, et, d'après ce dernier savant, serait même pourvu d'un corps réfringent, ainsi que d'un nerf optique particulier. — L'œil des *Myxinoïdes* paraît être moins développé que celui des Petromyzontes, et l'on doit peut-être le considérer comme le résultat d'une rétrogradation déterminée par le genre de vie de ces animaux. L'*histoire du développement* de l'œil des Vertébrés a été traitée par Baer, Huschke, Remak. — Schöler, *De oculi evolutione in embr. Gallin.*, Mietaviæ, 1849 ; Babuschin, *Würzb. Naturw. Zeits.*, IV, p. 71 ; V, p. 141 ; Barkan, *Sitz. Wien*, vol. LIV ; Schenk, *Sitz. Wien*, vol. LV.

Langhaus, *Zeit. Zool.*, XV, p. 243, décrit le tissu de la *sclérotique* dans les diverses subdivisions des Poissons. En dedans de la sclérotique, la plupart des Poissons présentent une couche blanchâtre et brillante (argentine), qu'on peut regarder comme la couche la plus extérieure de la choroïde. Elle correspond à la *lamina fusca* des Mammifères. — Le *tapis chatoyant*, placé en dehors de la choroïde proprement dite, forme une couche particulière, qui doit ses reflets colorés à un phénomène d'interférence produit par des cellules ou des fibres (Brücke). On peut distinguer deux sortes de tapis différant par leur structure. Un *tapis cellulaire* se trouve parmi les Poissons chez les Chimères, l'Esturgeon, quelques Percoïdes (*Labrax, Polyprion*), Scomberoïdes (*Thynnus*, etc.), et, parmi les Mammifères, chez les Carnivores. On trouve dans les cellules des Poissons des cristaux de carbonate de chaux, qui se rencontrent aussi exceptionnellement chez les Mammifères. Un *tapis fibreux* se rencontre chez les Marsupiaux carnivores (*Thylacinus, Dasyurus*), les Ruminants, les Solipèdes et les Cétacés. Chez les Dauphins (et aussi chez les Pinnipèdes), il est étendu sur le fond de l'œil tout entier, il l'est moins chez les Mammifères terrestres. — On connaît également un tapis chez l'Autruche. Voy. sur ce point : Hassenstein, *De luce ex quorumdam animal. oculis prodeunte et de tapeto lucido*, Jenæ, 1836 ; Brücke, *Arch. An. Phys.*, 1845, p. 387.

La *glande choroïdienne* est placée entre la choroïde proprement dite et l'argentine, dans le voisinage du nerf optique. Elle consiste en touffes nombreuses formées de ramifications de l'artère ophthalmique, d'où proviennent les artères de la choroïde, et dont les veines se réunissent de la même manière en touffes. Cette conformation appartient à la catégorie des réseaux admirables.

Les éléments contractiles de la membrane vasculaire de l'œil consistent dans l'*iris* en couches composées de fibres rayonnantes et de fibres circulaires. Ces fibres musculaires sont lisses chez les Poissons, les Amphibiens et les Mammifères. Elles sont striées en travers chez les Reptiles (Lézards) et les Oiseaux. Cette même différence existe encore dans les muscles du corps ciliaire qui constituent dans l'œil un appareil d'accommodation.

Cette portion musculaire paraît chez les Reptiles n'être formée tout au plus que d'une couche, dont les fibres ont une disposition rayonnante. Celles-ci partent de la sclérotique (ou de l'anneau osseux lorsqu'il existe) et se dirigent en arrière vers la choroïde. Une partie d'entre elles se réunit aussi à une lamelle pénétrant dans le bord de la cornée (H. Müller). Chez les Oiseaux, les fibres musculaires allant de la sclérotique et de l'anneau osseux à la cornée et à la choroïde sont divisées plus nettement en deux zones. L'antérieure forme le muscle Cramptonien, et la postérieure le tenseur de la choroïde (Brücke, *Arch. Ann. Phys.*, 1846, p. 370). Chez les Mammifères, des fibres circulaires entrent encore dans les muscles ciliaires, qui chez les Oiseaux sont situés dans l'iris.

Sur le *peigne* de l'œil chez les Oiseaux ; Huschke, *Comm. de pectinis in oc. avium potes-lé*, Jenae, 1827.
La rétine s'étend avec quelques modifications de structure, depuis le point de pénétration nerf optique jusqu'au bord du corps ciliaire. Au pôle postérieur de l'axe optique, se trouve e fossette, la fosse centrale de la rétine qui a été trouvée chez les Reptiles (Caméléon), les seaux et les Mammifères ; elle est double dans chaque œil chez quelques Oiseaux (Faucon). ez les Singes et l'Homme, la fosse et la région voisine forment la *tache jaune*, qui paraît être mplacée chez les autres Mammifères par une aire centrale se rapprochant par sa structure celle de la tache jaune (H. Müller). — Deux sortes d'éléments constituent la couche térieure de la rétine ; les bâtonnets et les cônes. Chez les Mammifères qui naissent aveugles, différenciation de la couche des bâtonnets n'a lieu, ou ne s'achève, qu'après la naissance. ébauche de la rétine formée par la paroi antérieure de la vésicule oculaire primitive ne end pas de part directe à la différenciation de cette couche ; car ses éléments constituants passent point à ceux de la couche des bâtonnets, elle appartient plutôt à la catégorie des embranes cuticulaires. Les couches provenant directement de l'ébauche de la rétine s'en parent par la membrane limitante externe. La question de savoir comment les fibres opti-es des diverses couches de la rétine se réunissent aux appareils terminaux constitués par bâtonnets est encore controversée. Il en est de même de la distribution des bâtonnets et s cônes dans les diverses divisions des Vertébrés. Il est établi que les deux se rencontrent ez les Téléostéens, les Amphibiens, les Oiseaux et les Mammifères. Les cônes sont le plus rrés vers l'aire centrale, point où ils représentent même le seul élément de la couche (du oins chez les Mammifères). — Les bâtonnets et les cônes se distinguent en deux parties : segment interne et l'externe ; et les différences entre les deux ne portent que sur le seg-ent intérieur. Chez les Reptiles et les Oiseaux, on trouve enchâssé sur plusieurs de ces élé-ents, entre le segment interne et l'externe, un corps sphérique, rouge, jaunâtre ou verdâ-, qui donne à la rétine l'aspect d'une mosaïque bigarrée. — Sur la structure de la rétine : Müller, *Zeits. Zool.*, VIII, M. Schultze, *Arch. f. Mikroskop. Anat.*, II.
Le *cristallin* prend son origine dans la lame cornée, et ses rapports avec l'épiderme se ssent encore reconnaître dans la transformation de ses éléments composants, en longues res qui s'engrènent mutuellement par leurs bords dentelés et rappellent ainsi les cellules ternes de l'épiderme. Ceci est particulièrement visible sur les fibres du cristallin des Pois-ns. Dans quelques cas (*Cæcilia*), la forme primitive des éléments constituant le cristallin se nserve et consiste principalement en cellules qui ne diffèrent que peu de celles de l'épi-rme. Les fibres du cristallin ne doivent cependant pas être considérées comme des cellules mplement plus développées, mais bien plutôt comme le résultat d'une différenciation con-tant en ce que plusieurs cellules disposées en séries se sont fusionnées (Leydig). Ces fibres nt arrangées en couches concentriques. Les Reptiles et Oiseaux possèdent en outre un stème fibreux rayonnant qui recouvre les lamelles concentriques sur la partie antérieure latérale du cristallin. Chez les Mammifères, ce système n'est représenté que par une couche cellules, l'épithélium du cristallin. La capsule de cet organe naît comme formation cuticu-re, et est en rapport avec l'enveloppe extérieure du corps vitré, la membrane hyaloïde, ns laquelle chez les Amphibiens et les Reptiles (Serpents), on trouve un réseau vasculaire i n'existe chez les Mammifères que pendant l'état embryonnaire, et disparaît plus tard.
Sur l'œil des Vertébrés, voy. : Rosenthal, *Reils Archiv*, V (Poissons) ; Blainville, *Principes Anat. comp.*, Paris, 1822. p. 348 ; W. Sömmering, *De oculor. sect. horizontal.*, Goettin-n, 1818 ; G. R. Treviranus, *Beit. z. Anat. u. Phys. d. Sinneswerkzenge*, I, Bremen, 1828 ; Müller. *Archiv für Ophthalmologie*, von Graefe, vol. III (structure de l'œil du Faucon). *Würzb. Naturwiss. Zeitsch.*, III (œil de Caméléon). On trouve, dans les recueils périodiques ainsi que ns les traités spéciaux sur les tissus, de nombreux détails anatomiques sur la structure et rapports réciproques des diverses parties de l'œil des Vertébrés.

§ 223.

Des *organes accessoires* en rapport avec l'œil, et qui servent soit au mouvement soit à la protection du bulbe, peuvent être très-diversement développés. Les mouvements du globe de l'œil sont généralement produits par six *muscles*, qui rétrogradent chez les Myxinoïdes, et dans lesquels on peut distinguer quatre muscles droits et deux obliques. Les droits partent de la partie postérieure de l'orbite, et sont souvent chez les Téléostéens logés dans un canal de la base du crâne. Chez les Amphibiens et les Reptiles, aux quatre muscles droits s'ajoute encore un muscle rotateur du bulbe qui entoure le nerf optique. Celui-ci se conserve chez la plupart des Mammifères, et se partage en plusieurs faisceaux se rendant depuis le point où le nerf optique entre dans l'orbite jusqu'au bulbe (quatre chez les carnassiers). Quant aux deux obliques qui naissent sur la partie antérieure de la paroi orbitaire médiane, le supérieur éprouve chez les Mammifères un changement de direction. Il a notamment le même point de départ que les muscles droits, et envoie au bulbe son tendon terminal par l'intermédiaire d'une poulie articulaire et sous un certain angle.

On peut distinguer comme organes de protection de l'œil les *paupières* et un *appareil glandulaire*. Le bulbe dès sa formation reçoit déjà des téguments un revêtement qui couvre toujours la cornée (la conjonctive), mais peut aussi s'étendre sur une partie du segment antérieur de la sclérotique (conjonctive sclérotique). Par suite de la formation de plis tégumentaires dans le voisinage du bulbe, naissent des duplicatures placées en avant, qui le recouvrent plus ou moins, et peuvent se mouvoir sous l'action des muscles avec lesquels elles sont en connexion. La lamelle interne de ces plis est un prolongement de la conjonctive, qui sur ses bords se confond avec les téguments externes. On trouve déjà chez les Poissons des *paupières* de ce genre. Deux replis peu saillants paraissent chez les Sélaciens être des indices de paupières supérieure et inférieure, et chez plusieurs Squales on remarque encore dans l'angle antérieur de l'œil un troisième repli, qui peut s'étendre sur la face externe du bulbe. Cette troisième paupière s'appelle la membrane *nictitante*. Chez les Ganoïdes et Téléostéens, ces replis sont immobiles ou seulement indiqués, et alors placés de manière qu'on puisse y reconnaître une paupière antérieure et une postérieure. Le plus souvent les téguments passent à la cornée sans repli. Des dispositions semblables existent chez les Pérennibranches et Dérotrèmes. Plusieurs Salamandrines et la majorité des Amphibiens anoures ont des paupières horizontales, dont l'inférieure mobile représente une membrane nictitante, sans qu'on puisse en aucune manière la déduire de celle des Sélaciens.

La disposition existante chez les Sélaciens est plus développée chez les Reptiles et Oiseaux, où on trouve non-seulement une membrane *nictitante*, mais aussi des paupières supérieure et inférieure mobiles. Chez plusieurs Sauriens (Geckos) et chez divers Serpents, les paupières constituent un repli annulaire qui, par un accroissement ultérieur, se transforme en une membrane placée devant l'œil, de sorte que la cornée peut être entièrement recouverte à l'extérieur. Le repli circulaire, qui précède la formation de cette membrane, correspond à la paupière circulaire des Caméléons. Un appareil musculaire destiné à mouvoir les deux paupières horizontales, ainsi que la membrane ctitante, est surtout fort compliqué pour cette dernière. Chez les Mammifès, tandis que les paupières horizontales se conservent, avec cette différence pendant que c'est la supérieure qui l'emporte en grosseur, contrairement à qui a lieu chez les Reptiles et les Oiseaux, il y a rétrogradation de la memane nictitante ; à la vérité, elle existe encore chez un grand nombre d'entre ux et peut être pourvue, ainsi que les deux autres paupières, d'une lame de utien cartilagineuse, mais parfois elle se réduit à un repli situé à l'angle terne de l'œil, qui forme chez les Singes et l'Homme, le pli semi-lunaire, et ont la signification primitive a complétement disparu.

L'œil des *Poissons* n'offre pas d'appareil glandulaire. Ce n'est que chez s *Amphibiens* et les *Reptiles* qu'on voit paraître une glande s'ouvrant sous membrane nictitante et dite glande de Harder. Elle existe chez les *Oiseaux* aussi chez les *Mammifères*, où, parfois partagée en deux portions, elle se ouve à l'angle interne de l'orbite.

Une seconde catégorie de glandes est celle des *glandes lacrymales* situées ns l'angle externe de l'œil. Elles apparaissent d'abord chez les Reptiles, oins grandes que les glandes de Harder, et se comportent de même chez s Oiseaux. Elles prennent un développement plus considérable chez les rpents, les Chéloniens et les Mammifères.

Il se forme déjà pendant l'évolution embryonnaire un conduit particulier stiné à recevoir les produits de la sécrétion de la glande placée sous la upière supérieure. Une rainure conduisant de l'angle interne de l'œil au rd des fosses nasales, se forme entre l'apophyse du maxillaire supérieur et pophyse nasale externe par différenciation de ces parties. Devenant plus ofonde avec le développement de ces apophyses (sillon lacrymal), cette inure finit, par suite de la croissance des bords de ces dernières, par contuer un canal qui, lorsque la cavité nasale s'est formée, débouche au-desus du cornet inférieur. Ce *canal lacrymal* subit à l'angle interne de l'œil usieurs différenciations ultérieures, parmi lesquelles nous signalons le ctionnement en petits canaux lacrymaux sur la paupière inférieure, plus mbreux chez les Crocodiles, où ils peuvent varier de trois à huit ; moins ez les Mammifères, où il n'y en a que deux.

Les replis représentant les *paupières* offrent une grande variété de forme chez les Téléosns. Ordinairement on y distingue un pli antérieur et un postérieur. En tant que servant ecouvrir la cornée, ils paraissent translucides. Ils sont rapprochés entre eux chez les Scomroïdes (*Caranx*, *Scomber*) et les Clupéides. Le *Butirinus* a une paupière circulaire. — La upière inférieure des Anoures, qui fonctionne comme membrane nictitante, est translucide. e plaque osseuse se trouve dans la paupière supérieure chez le Crocodile. L'espace formé vant le bulbe par la soudure des rudiments de paupières chez les Ophidiens est recout par la conjonctive. Il reçoit le canal excréteur des glandes lacrymales, et il est en communication par un orifice avec le canal lacrymal. Une oblitération semblable des paupières se rouve comme un résultat d'adaptation chez quelques Mammifères aveugles (*Spalax*), là des téguments velus recouvrent les yeux.

L'*appareil musculaire* destiné au mouvement des *paupières* est différencié de manières t diverses. La paupière inférieure des Anoures est mue par des muscles dont les tendons minaux embrassent une bande tendineuse fixée entre deux points de la paupière inférieure. s Reptiles à paupières mobiles possèdent deux muscles palpébraux venant de l'orbite, dont férieur surtout est fort apparent chez les Tortues. Ce dernier se présente seul chez les

Crocodiles. Ils sont peu développés chez les Oiseaux. Plus considérables parmi les Mammifères, chez les Dauphins, ils sont ici réunis à un muscle infundibuliforme embrassant le bulbe dans son ensemble, et qui se termine dans les paupières. Chez la plupart des autres Mammifères, ils ne consistent qu'en une partie musculaire de la paupière supérieure qu'on appelle l'élévateur palpébral supérieur. Un sphincter des paupières, formé par un muscle superficiel qui existe chez le Caméléon, est moins développé chez les Oiseaux et les Mammifères, où il est plus prononcé sur la paupière inférieure. Chez les Singes et chez l'Homme, il occupe la région frontale si importante dans le jeu de la physionomie.

Les *muscles de la membrane nictitante* sont simples ou multiples chez les Sélaciens. Ils naissent sur les côtés du crâne en arrière du bulbe. Chez les *Carcharias*, un second muscle fixé au bulbe traverse le premier, disposition qui se retrouve chez les *Oiseaux*. Ici un muscle plus large (m. carré) partant de la face postérieure de la sclérotique, forme une cloison attachée sur le nerf optique pour recevoir un autre muscle (m. pyramidal), qui partant du milieu de la sclérotique envoie ses tendons en arrière au muscle carré, d'où revenant à l'angle interne de l'œil, il se rend à la membrane nictitante. Dans les *Reptiles*, on trouve des dispositions semblables chez les Sauriens; chez les Crocodiles il n'y a plus qu'un seul muscle. La membrane nictitante, qui ne manque que chez les Cétacés, paraît privée de muscles chez les Mammifères.

Un muscle formant en partie le fond de la cavité orbitaire (m. orbital) et limitant en même temps l'orbite du côté de la fosse temporale existe chez les Mammifères (Carnivores), dont quelques-uns paraissent n'avoir à sa place qu'une aponévrose ou une membrane musculeuse élastique. Un rudiment de cette conformation consiste chez l'Homme en une couche de fibres musculaires lisses, jetées sur la fissure orbitaire. Benz, *Arch. Ann. Phys.*, 1841, p. 196; H. Müller, *Zeit. Zool.*, IX, p. 541.

Sur les appareils accessoires de l'œil, voy. Cuvier, *Leçons d'anatomie comparée*; puis les monographies spéciales. Sur les canaux lacrymaux des Serpents, Cloquet, *Mémoires du Muséum d'histoire nat. de Paris*, VII.

ORGANES AUDITIFS.

§ 224.

L'*organe auditif* des Vertébrés se rattache par sa forme primitive aux dispositions déjà indiquées chez les Vers et les Mollusques; il manque chez l'*Amphioxus*. Cet organe sensitif, à la formation duquel les téguments primitifs prennent ainsi une part importante, provient d'une invagination qui se

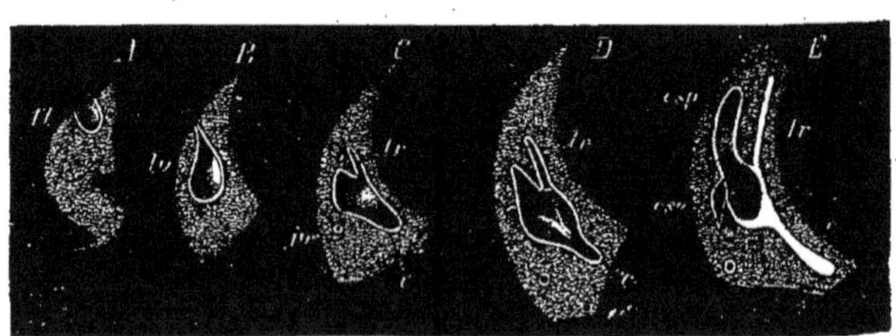

Fig. 253.

fait des deux côtés de la tête à la hauteur du cervelet pendant la première période embryonnaire. Il se forme ainsi une vésicule qui à l'origine est ordinairement en large communication avec l'extérieur, s'étrangle peu à peu (*fig.* 255),

Fig. 253. — Développement du labyrinthe chez le *Poulet*. Coupe verticale de l'ébauche du crâne; *fl*, creux du labyrinthe; *lv*, vésicule du même; *c*, ébauche du limaçon; *lr*, recès du labyrinthe; *csp*, conduit semi-circulaire postérieur; *cse*, conduit externe; *jv*, veine jugulaire (d'après Reissner).

et par la différenciation du crâne primordial cartilagineux, finit par être incluse dans la partie latérale et postérieure de celui-ci (Huschke). Cette *vésicule auditive* primordiale constitue l'ébauche d'un système fort compliqué de cavités, avec les parois desquelles le nerf acoustique entre en connexion par ses appareils terminaux. Les parties qui naissent par la suite dans ces cavités forment le *labyrinthe membraneux*, et les différenciations que subissent les parois de la capsule cartilagineuse constituent les *labyrinthes cartilagineux* et *osseux*. Ce sont ces parties que, par suite de leurs rapports avec les nerfs sensitifs, nous devons reconnaître comme la partie la plus essentielle de l'organe auditif, les autres dispositions qui apparaissent dans les divisions supérieures des Vertébrés, n'étant que des organes auxiliaires et des appareils essentiellement destinés à conduire le son.

L'état le plus simple du labyrinthe se trouve chez les Cyclostomes. Chez les Myxinoïdes, un appendice formé sur la vésicule primitive ne reste en connexion avec elle que par deux points et se façonne en un canal semi-circulaire; le labyrinthe tout entier a ainsi une forme annulaire. Il y a deux canaux semblables chez les Petromyzontes ; chacun d'eux commençant par un élargissement ampulliforme, et se réunissant par son autre extrémité avec l'autre canal, se rend à une cavité membraneuse, le vestibule, provenant des parties restantes de la vésicule du labyrinthe. Ce vestibule est divisé en plusieurs parties. Chez les Gnathostomes, il se forme encore un troisième canal, et trois canaux semi-circulaires se trouvent ainsi en rapport avec le vestibule. L'allongement en forme de tige qui résulte de l'enfoncement de la vésicule du labyrinthe (*fig.* 253) ne s'étrangle pas toujours. Chez les Poissons, elle reste, même après la différenciation du labyrinthe, en communication directe avec l'extérieur et débouche à la surface de la tête (Raies), ou bien un canal persistant sur le crâne (Squales, Chimères) conduit du dehors au labyrinthe cartilagineux. Ce canal se retrouve aussi chez les Reptiles (Couleuvres, Lézards), mais il s'obstrue de bonne heure vers l'extérieur et s'élargit vers cette extrémité close. Enfermé avec le labyrinthe dans la cavité du crâne, par le développement de la voûte osseuse de ce dernier, il contient chez les embryons de ces animaux le recès du labyrinthe. Chez les Oiseaux, cette même partie (*fig.* 253, *r*, *l*), ne demeure que très-peu de temps à l'état d'espace ouvert; il en est de même chez les Mammifères, où elle devient plus tard ce qu'on appelle l'aqueduc du vestibule. Le vestibule et les canaux semi-circulaires ne remplissent que partiellement l'espace du labyrinthe solide. Ils sont très-grands chez tous les Poissons. Chez les Sélaciens et le Lepidosiren, le labyrinthe membraneux est complétement compris dans les parois du crâne, tandis que, chez les Chimères, les Ganoïdes et les Téléostéens, cette inclusion ne s'étend qu'à une partie du labyrinthe, dont la portion médiane est libre dans la cavité crânienne. Deux des trois canaux semi-circulaires sont situés dans des plans plus ou moins perpendiculaires entre eux, et peuvent être distingués en antérieur et postérieur. Un troisième extérieur est placé dans un plan plus horizontal. Les deux qui sont perpendiculaires ont une ouverture commune dans le vestibule, et présentent une ampoule à leur extrémité opposée. Le canal horizontal présente l'ampoule à sa branche postérieure.

La partie du labyrinthe émettant les canaux semi-circulaires se divise déjà chez les Poissons en plusieurs portions, dont deux sont surtout remarquables. Une d'elles supérieure est en rapport direct avec les canaux semi-circulaires (utricule, alvéole commun), et communique de même d'une manière plus ou moins apparente avec un petit sac placé sous elle (saccule). La saccule, comme l'utricule, renferment des *otolithes* ou concrétions de forme constante dans un même groupe, mais variable suivant les groupes, et qui peuvent souvent atteindre à une grosseur considérable (chez l'*Otolithus*, parmi les Téléostéens). Une séparation en plusieurs parties se manifeste dans l'utricule. La réunion du nerf acoustique avec les appareils terminaux a lieu tant sur les parois des deux vésicules, que dans les ampoules des canaux semi-circulaires, où ils sont placés sur une crête transversale (crête acoustique).

De nombreuses modifications se présentent dans les rapports de l'utricule et dans ceux du saccule, ainsi que dans la situation des canaux semi-circulaires relativement à différentes parties du crâne. Au premier point de vue, certains prolongements du vestibule sont surtout dignes de remarque, et parmi eux, il faut regarder comme méritant une attention toute spéciale le fait d'une communication qui existe chez beaucoup de Téléostéens entre le vestibule membraneux et la vessie natatoire. Cette disposition se réalise de diverses manières, très-simplement chez quelques Percoïdes et Sparoïdes, où le vestibule se continue jusqu'au crâne, dont il traverse certaines lacunes fermées seulement par une membrane, et auxquelles aboutissent des prolongements de la vessie natatoire. Ces rapports se manifestent sous une forme plus compliquée et

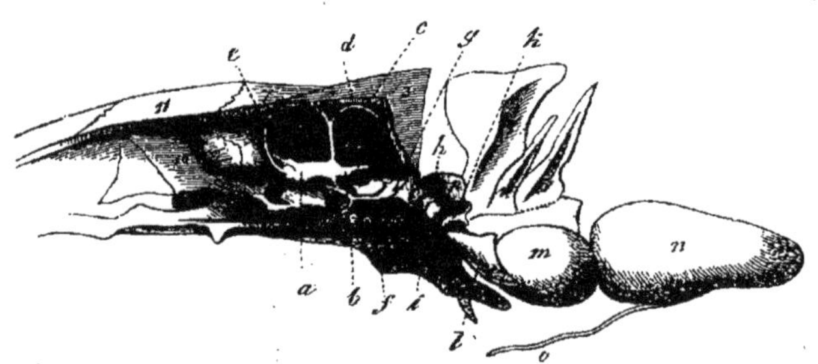

Fig. 254.

plus variée chez beaucoup de familles de Physostomes. Chez les Cyprinoïdes, un canal se dirigeant en arrière, part du vestibule (*fig.* 254, *a*) pour se réunir avec celui du côté opposé par un canal transversal. De chaque côté de ce sinus impair, part un sac membraneux (atrium du sinus), qui se rend à une ouverture placée sur la partie supérieure du crâne, partiellement formée par

Fig. 254. — Organe audititif de *Cyprinus carpio; a*, vestibule membraneux ; *b*, ampoule des canaux semi-circulaires postérieur et externe réunis; *c*, branche résultant de la fusion de ces deux canaux ; *d*, canal postérieur; *e*, antérieur ; *f*, canal du sinus impair ; *g*, sinus auditif membraneux impair ; *h*, claustrum; *i k l*, chaîne d'osselets de réunion ; *m n*, vessie natatoire ; *o*, canal aérien; *p q r s*, apophyses épineuses des premières vertèbres. — Les chiffres indiquent les divers os du crâne; 1, occipital basilaire ; 2, latéral ; 3, 4, occipital supérieur ; 6, prootique ; 7, pariétal ; 10, alisphénoïde ; 11, frontal (d'après E. H. Weber).

une pièce osseuse en forme de soucoupe. Celle-ci se rattache par des ligaments à une série d'os de formes variables (*i*, *k*, *l*), dont le dernier et le plus gros est placé à l'extrémité antérieure de la vessie natatoire (*m*). Il résulte de là une chaîne d'osselets continue entre le vestibule et la vessie natatoire. Une disposition semblable à celle que nous venons de décrire chez les Cyprinoïdes s'observe aussi chez les Siluroïdes, et se distingue même chez ces derniers par la présence d'une pièce osseuse fixée à la colonne vertébrale, et pouvant agir comme un ressort sur la vessie natatoire, en même temps qu'elle exerce une influence sur la chaîne d'osselets et par son intermédiaire sur le vestibule. Une communication semblable existe aussi chez les Clupéides, dont la vessie natatoire se bifurque en avant, chaque branche pénétrant dans le crâne se divisant de nouveau en deux rameaux fins qui se terminent par des expansions vésiculiformes. Deux de ces vésicules sont en communication avec des appendices du vestibule dirigés en arrière et correspondant à ceux du sinus impair des Cyprinoïdes.

Le labyrinthe des *Amphibiens* est plus complétement entouré par la paroi du crâne, et celui des *Reptiles*, des *Oiseaux* et des *Mammifères* est entièrement enfoui dans sa partie osseuse. Ses pièces constituantes diminuent de volume relativement à celles des Poissons ; encore relativement considérables chez les Amphibiens, elles atteignent leur volume minimum chez les Mammifères. Les rapports généraux du labyrinthe ne sont du reste pas modifiés dans les points essentiels. Les différences portent soit sur le mode de réunion des deux cavités vestibulaires, l'utricule et le saccule, soit sur le trajet des canaux semi-circulaires partant de l'utricule. Le canal semi-circulaire postérieur peut se croiser avec l'extérieur, ce qui est surtout caractéristique chez les Oiseaux (*fig.* 255, *g*, *h*).

En opposition aux conditions plus uniformes des parties du labyrinthe que nous venons de décrire, nous rencontrons dans les divisions supérieures une partie qui se développe d'une manière indépendante et qui, en raison de sa forme, a reçu chez les Mammifères le nom de limaçon (cochlea). On en aperçoit une trace chez les Poissons dans une expansion presque inappréciable du saccule, dirigée en arrière et qui ne prend que rarement quelque développement. Elle n'est parfois indiquée que par un épaississement de la paroi du labyrinthe. Chez les Sélaciens, elle renferme beaucoup de petits otolithes et un seul, plus grand, chez les Téléostéens. Cet appendice du saccule devient plus indépendant chez les Amphibiens, quoique conservant toujours sa situation postérieure et ses connexions.

Un plus grand pas dans la différenciation se montre chez les Reptiles et les Oiseaux, dans cette partie qui porte la terminaison d'une branche du nerf acoustique ; le sinus qui la constitue (*fig.* 253, *l*,) se dirige en bas sous forme d'un cône court partant de la paroi médiane du labyrinthe et convergeant avec celui de l'autre côté.

L'extrémité cæcale de cette partie est arrondie et quelquefois élargie en massue ; elle représente l'ampoule (*lagena*). Parmi les Mammifères elle ne demeure que chez les Monotrèmes à cet état, qu'elle ne fait que parcourir chez les autres, où elle prend la forme d'un canal enroulé en spirale, forme qui lui a valu son nom de limaçon. Constitué primitivement par un prolongement du vestibule (saccule), le limaçon éprouve des différenciations particulières, le canal provenant du saccule (ductus cochlearis), ne restant en communication avec lui que par un conduit étroit (canalis reuniens), de chaque côté duquel se forment deux autres canaux qui l'accompagnent dans ses circonvolutions et se réunissent entre eux à leur extrémité. Pendant que l'un est en rapport avec le vestibule osseux, l'autre en est indépendant, et n'est en connexion indirecte avec la cavité vestibulaire, que par sa communication avec le premier à l'extrémité du limaçon. On peut donc distinguer trois cavités dans le limaçon des Mammifères, dont une seule, le conduit cochléaire primitif, est en connexion avec les parties membraneuses du vestibule. Les deux autres sont appelées les rampes; celle qui est en communication avec la cavité entourant la partie membraneuse du vestibule constitue la rampe du vestibule; la seconde cavité occupant le dessous de la lame du limaçon que nous supposons redressée, forme la rampe tympanique. Les deux rampes occupent donc la partie périphérique des contours du limaçon, et c'est sur elles que se distribuent les appareils terminaux du nerf de ce dernier (organes de Corti). Les rampes précitées se présentant comme des cavités dans le tissu qui entoure le conduit cochléaire primitif, elles peuvent être assimilées à ces espaces vides qui se forment entre les canaux semi-circulaires membraneux et leurs parois osseuses, ou entre les vestibules présentant la même composition, et qui sont remplis d'un liquide, la *périlymphe.*

Dans les parties des parois du labyrinthe osseux situées sur la surface externe du crâne, apparaissent, à partir des Amphibiens, des orifices servant à établir d'une manière variable des communications avec d'autres parties surajoutées à l'organe auditif. C'est une perforation de ce genre qui constitue la *fenêtre ovale*, ouverture toujours fermée par une pièce du squelette de forme aplatie, et qui conduit dans le vestibule osseux. Une seconde ouverture qui apparaît d'abord chez les Reptiles, et se rattache à la formation du limaçon, la *fenêtre ronde*, est située dans la paroi de la rampe tympanique, et fermée par une membrane.

Ces dispositions dépendent de l'apparition d'appareils servant de communication avec l'extérieur.

M. Schultze assure (*Entwickel. v. Petromyzon Planeri*, Haarlem, 1856), que le labyrinthe des Cyclostomes paraît être d'abord une vésicule contenant un otolithe arrondi et vraisemblablement dérivée d'une cellule unique.

Le développement du labyrinthe aux dépens d'une portion du feuillet corné laisse supposer un état primitif de l'organe de l'ouïe, où ce dernier constitue un appareil superficiel, semblable par ses dispositions à celles signalées par Hensen (§ 124, p. 364) dans les organes auditifs de plusieurs Crustacés, sans cependant qu'on puisse l'en faire directement dériver. Ceci conduit à un état indifférent du nerf sensoriel, où ce dernier se serait comporté comme un nerf dermique.

La formation de la vésicule du labyrinthe aux dépens du feuillet corné offre, chez les Amphibiens (*Bufo*), cette particularité que, se formant exclusivement aux dépens d'une couche profonde, elle ne peut pas communiquer avec l'extérieur (Schenk, *Sitz. Wien*, 1864). — En ce qui concerne les *rapports du labyrinthe* avec l'extérieur chez les Sélaciens, nous voyons chez les Raies la partie moyenne de l'utricule communiquer avec la surface du crâne, par un canal conduisant dans un petit sac dont la partie supérieure s'ouvre sur la peau. Deux ouvertures, placées derrière cet orifice, conduisent dans la portion du labyrinthe cartilagineux qui entoure le vestibule. Ces derniers canaux se trouvent aussi chez les Squales et Esturgeons, tandis que les Chimères n'ont que celui qui conduit au vestibule membraneux. Ils sont comme dans plusieurs Sélaciens, réunis entre eux dans une partie de leur trajet sous la voûte du crâne. C'est le développement de ces organes qui pourra seul expliquer pourquoi ils se trouvent tantôt au nombre de deux, tantôt de quatre. On peut consulter sur le *développement du labyrinthe* outre les autres monographies embryologiques : Reissner, *De auris internæ formatione*, Dorpat, 1851 (Poulet).

Les canaux semi-circulaires présentent des modifications chez les Raies. L'antérieur et le postérieur forment chacun un arc dépourvu d'ampoule, en rapport par une communication étroite avec le vestibule, l'arc inférieur étant en connexion avec l'antérieur par son commencement et sa fin. Les otolithes manquent chez les *Myxines*. Les *otolithes*, qui chez les Poissons osseux remplacent les cristaux plus ténus, offrent des formes définies. On désigne sous les noms de *sagitta* celui qui occupe la partie antérieure du vestibule, et d'*asteriscus*, celui ordinairement plus grand qui se trouve dans la postérieure (Krieger, *de Otolithis*, Berol., 1840).

On a démontré une communication entre le labyrinthe et la vessie natatoire dans les familles précitées, et encore chez les Gymnotes et les Characins. Toutes ces dispositions, qui sont limitées aux Poissons seuls, mettent en rapports avec l'appareil auditif des organes qui originellement lui étaient complétement étrangers. Ainsi la chaîne d'osselets qui, chez les Cyprinoïdes, réunit la vessie natatoire au labyrinthe, résulte en partie d'une modification des côtes. — Voy. sur l'organe auditif des Poissons et ses connexions avec la vessie natatoire : E. H. Weber, *De aure et auditu animalium*, Lips, 1820 ; Reissner, *Arch. An. Phys.*, 1859, p. 421.

Bien des éclaircissements seront encore nécessaires quant à la conformation du labyrinthe, avant que nous puissions entreprendre sur cet organe des comparaisons fructueuses. Le saccule des Poissons se retrouvant chez les Amphibiens, où on a démontré un rudiment de limaçon (Deiters, *Arch. An. Phys.*, 1862), ne peut pas correspondre à ce même organe, comme l'avaient autrefois admis Huschke, etc., et plus récemment Reissner. Comme le canal du limaçon est chez les Mammifères en connexion avec le saccule du vestibule, ce saccule, comparé à celui des Amphibiens, représenterait un tout autre organe, qu'on ne pourrait pas rapprocher du saccule des Poissons. Il serait, par conséquent, plus exact de voir avec Hasse dans une expansion (cysticula de Breschet) du saccule des Poissons, le premier rudiment d'un limaçon (*Würzb. Verh.*, 1868), bien que sa position particulière s'écarte de celle qu'il occupe dans les divisions supérieures. On observe à ce point de vue des formes de passage chez les Amphibiens et les Reptiles. En ce qui touche les principales conditions extérieures du limaçon des Mammifères, nous devons signaler la variabilité du nombre de ses circonvolutions. Le Hérisson en a 1 1/2 ; le Phoque, 2 ; un grand nombre de Ruminants, le Chameau, le Cheval, l'Éléphant et beaucoup d'Édentés un peu plus. Les Cheiroptères, les Singes et l'Homme en ont 2 1/2. Le limaçon de la plupart des Carnivores décrit 3 tours, on en compte près de 4 chez le Porc, puis 4 révolus chez les *Cavia* et *Dasyprocta*, auxquels se rattache le *Cœlogenys*, qui en présente le plus, soit 5 tours. Tandis que le limaçon, quant au nombre de ses tours, reste assez semblable dans les grandes divisions des Monodelphes, il offre chez les Marsupiaux de fréquentes variations, car le *Kanguroo* n'a que 2 tours 1/2, tandis qu'il en présente 4 chez le *Didelphys*.

Sur la forme du labyrinthe, voy. outre les travaux de Scarpa, Comparetti, E. H. Weber et Breschet, les descriptions de : Hyrtl, *Vergl. anat. Untersuch. über das innere Gehörorgan der Säugethiere*, Prag., 1845. Claudius, *Das Gehörlabyrinth v. Dinotherium*, Kassel, 1864. — Sur la constitution intime : Windischmann, *De penitiori auris in amphibiis structura*, Lips., 1831. — On trouve de nombreuses données sur toutes les parties de l'organe auditif dans : Claudius, *Physiol. Bemerk. über das Gehörorgan der Cetaceen*, Kiel, 1858.

Voy. sur l'histologie, et principalement sur le mode de terminaison du nerf acoustique : M. Schultze, *Arch. Anat. Phys.*, 1838. p. 343 ; Hasse (limaçon des Oiseaux), *Zeits. Zool.*, XVII. Le même auteur sur les organes auditifs des Poissons, *Zeits. Zool.*, XVII et XVIII.

§ 225.

Des parties dérivant des arcs viscéraux entrent en connexion avec les organes de l'ouïe. La première fente viscérale qui, chez les Poissons (Sélaciens et Ganoïdes), est placée entre la partie supérieure des arcs maxillaire et hyoïde, et constitue l'évent, entre chez les Amphibiens en rapport étroit avec le labyrinthe, elle est en continuité avec l'ouverture déjà signalée qui perfore la paroi osseuse de ce dernier. Elle se transforme en une cavité dont la partie la plus spacieuse, limitée par la partie médiane de la paroi du labyrinthe, devient la *caisse du tympan*, tandis que la partie conduisant dans la bouche primitive et qui s'étend de cette dernière à la caisse du tympan, a reçu le nom de *trompe d'Eustache*. Une communication de la bouche avec l'extérieur, disposée comme un évent, existe chez tous dans les premiers états du développement. Plus tard, les fentes viscérales se ferment pourtant par suite d'une hypertrophie de leur paroi qui s'arrête à des états fort différents. Chez les Cœcilies et les Urodèles, la fente demeure close; il n'y a pas de caisse du tympan, ni de canal de communication avec la cavité buccale. Les Anoures se rattachent à cette disposition par une de leurs divisions (*Pelobatides*), dans laquelle on ne remarque que des traces d'une expansion de la muqueuse pharyngienne sur le point correspondant à la caisse du tympan. Cette expansion se continue, au contraire, chez la plupart des Anoures et conduit dans une caisse du tympan, que ferme en dehors la membrane de ce nom. Cette cavité manque chez les Serpents et les Amphisbènes, parmi les Reptiles; elle existe et communique avec celle de l'arrière-bouche chez le Caméléon; seulement la membrane tympanique manque, bien qu'elle existe chez les autres Reptiles et chez les Oiseaux. Les deux trompes d'Eustache se réunissent en un canal commun s'ouvrant par un seul orifice chez les Crocodiles et les Oiseaux, ce qui est déjà le cas chez le Pipa, parmi les Amphibiens. On trouve chez les Mammifères des dispositions analogues dans leurs traits généraux à celles que nous venons de décrire. Les trompes s'ouvrent toujours isolément et conduisent dans une caisse du tympan de grandeur variable, fermée en dehors par une membrane. Comme la formation de la caisse du tympan a lieu par accroissement de la muqueuse pharyngienne dans l'espace primitivement occupé par la première fente viscérale, et qu'elle représente ainsi une expansion de la cavité pharyngienne, de même de nouvelles cavités se formant sur la cavité tympanique peuvent aussi pénétrer dans les parties voisines, sans avoir cependant une importance aussi grande. On rencontre des cas de ce genre chez les Crocodiles, les Oiseaux et même certains Mammifères.

Les parties du squelette viscéral qui sont en connexion avec la paroi du labyrinthe osseux constituent par leur réunion un appareil particulier, la chaîne des *osselets de l'oreille*. La partie supérieure du deuxième arc viscéral — qui représente le hyomandibulaire chez les Poissons, — forme une pièce du squelette qui, fermant la fenêtre ovale, s'est séparée de la partie suivante et y est fixée par un ligament circulaire. Chez les Urodèles, cette pièce de

rmeture est un osselet aplati (opercule), qui se rattache par un liga-
ent au palatin-carré, où elle possède une apophyse en forme de tige. Tan-
ôt l'opercule est cartilagineux et sa tige osseuse (*Siredon*), tantôt c'est l'in-
erse qui a lieu (*Menopoma*) ; chez les *Cœcilies*, les deux parties sont osseuses.
l en est de même chez les Serpents, où (chez les *Eurystomata*) une pièce os-
euse, la *columelle*, s'étend jusqu'à l'os carré.

Lorsqu'il existe une membrane du tympan, la columelle entre en connexion ivec elle par son extrémité cartilagineuse. Le tissu qui revêt la caisse du ympan comprend alors une partie de la columelle, qui paraît ainsi être à des degrés différents située dans on intérieur. Ces dispositions, qui commencent à pparaître chez les Anoures, se développent ultérieu-ement chez les Sauriens, Chéloniens, Crocodiles et)iseaux (*fig.* 255), et se manifestent essentiellement ar le développement de la caisse du tympan autour le la Columelle (*c*). Celle-ci est représentée, chez les ortues, par une pièce osseuse mince et allongée, lont une des extrémités constitue la plaque adaptée à la fenêtre ovale. La ige de la columelle est unie à sa plaque par deux branches chez quelques)iseaux (*Dromœus*) ; d'autres fois la réunion est simple, la plaque n'étant qu'un élargissement de la tige.

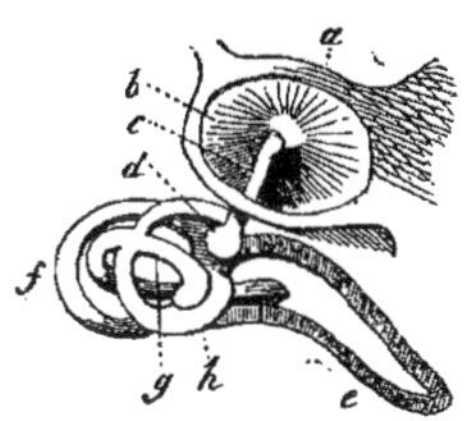

Fig. 255.

Les conditions de la columelle sont les mêmes chez les Mammifères, avec cette modification cependant qu'elle n'est jamais directement fixée sur le ympan, mais se trouve toujours en connexion avec d'autres parties du quelette. On la désigne alors sous le nom d'*étrier*. Chez les Monotrèmes et lusieurs Marsupiaux, elle a une forme semblable à celle des Reptiles. Chez es Mammifères monodelphes, la séparation en deux branches de la pièce por-ant la plaque prédomine. Les autres osselets de l'oreille sont formés par les restes du squelette du premier arc viscéral. L'extrémité posté-ieure du cartilage du palato-carré, d'où dérive déjà, chez les Reptiles et les)iseaux, l'os carré, représente l'*enclume* (incus), avec laquelle s'articule une seconde pièce provenant du maxillaire inférieur primitif, le *marteau* (mal-eus). Ce dernier s'applique par un prolongement en forme de tige sur la nembrane tympanique ; l'enclume, au contraire, envoie un prolongement à 'étrier pour s'unir avec la tige de ce dernier, fréquemment par l'intermé-liaire d'un osselet plus petit, la *lenticulaire*. L'union du tympan avec la fe-nêtre ovale, qui était auparavant plus simplement effectuée par la columelle seule, l'est donc ici par cet osselet et deux autres. Cette chaîne d'osselets au-litifs est au moins en grande partie située dans la caisse du tympan, et est revêtue par la muqueuse du pharynx, qui s'y prolonge par la trompe. La caisse du tympan présente cependant d'autres rapports, en ce que, outre la circonscription par les parois du labyrinthe, elle est principalement for-mée par l'os tympanique, qui primitivement servait de cadre au tympan.

Un prolongement des bords de la première fente viscérale forme l'*oreille*

Fig. 255. — Organe auditif de *Strix flammea ;* *a*, anneau du tympan ; *b*, membrane du tympan ; *c*, columelle ; *d*, son extrémité ; *e*, limaçon ; *f g h*, canaux semi-circulaires (d'après Breschet).

externe. Les parties qui la constituent peuvent manquer entièrement chez les Amphibiens, les Reptiles et les Oiseaux, ou n'être indiquées que par quelques formations isolées, résultant d'adaptations de nature diverse. Ainsi, chez le Crocodile, un pli de la peau recouvre la membrane tympanique et renferme une lame osseuse; chez plusieurs Oiseaux (Hiboux), ce pli est remplacé par une valvule membraneuse mobile. La membrane tympanique, par suite d'une saillie de l'os crânien qui la porte, arrive déjà, chez les Sauriens, à occuper une place plus profonde, d'où résulte la formation d'un court rudiment de conduit externe. Ce dernier est fort différent chez les Mammifères, en ce que sa portion la plus profonde est formée par l'os tympanique. On peut y rattacher l'oreille externe qui manque chez les Monotrèmes, où la charpente cartilagineuse se prolonge en un étroit conduit auditif de même substance. La partie libre de l'oreille externe, ou le pavillon, présente de nombreuses modifications, soit dans sa forme, soit dans ses rapports avec un appareil musculaire qui est destiné à la mouvoir en tout ou en partie. En dehors des muscles qui sont, même chez l'Homme, parfois aptes à fonctionner encore, et déterminent les mouvements du pavillon externe, on trouve sur le cartilage de la conque elle-même des muscles qu'on rencontre encore partiellement (et à l'état rudimentaire) chez l'Homme. L'oreille externe subit une forte rétrogradation chez les Mammifères aquatiques. Réduite chez l'*Otaria*, elle disparaît totalement chez les autres Pinnipèdes, ce qui est également le cas chez les Sirénides et les Baleines.

Le développement de l'oreille moyenne aux dépens de la première fente viscérale ne peut se déduire directement de celui de la première fente branchiale des Poissons (l'évent), car celle-ci existant d'abord chez tous les Vertébrés supérieurs comme première fente viscérale, se ferme ensuite, et la formation de la caisse du tympan est un fait secondaire, qui est essentiellement le résultat d'une résorption et de l'extension de la muqueuse pharyngienne. Les Amphibiens Urodèles présentent cet état permanent d'occlusion, et le poussent même plus loin, car l'ouverture externe de la fente viscérale, qui persiste constamment chez les autres Vertébrés, disparaît ici complétement et est recouverte par des muscles et par la peau.

La fixation de la membrane du tympan peut se faire de manières fort diverses. Chez les Amphibiens, elle est entourée d'un cadre cartilagineux, qui s'appuie sur le bord postérieur de l'os palato-carré, et est aussi, pour une petite partie, porté par l'os tympanique. Ce cadre est représenté chez les *Aglosses* par une simple plaque cartilagineuse. La membrane tympanique est chez les Sauriens partiellement fixée à l'os carré et sur une plus grande étendue de ce dernier chez les Tortues. L'os carré forme ici une grande partie de la paroi de la caisse du tympan et la divise parfois en deux parties réunies (chez le *Chelydra*, par exemple) par une ouverture livrant passage à la columelle, et dont l'extérieure est fermée par le tympan. Chez les Crocodiles, c'est aussi l'os carré qui limite la partie la plus étendue de la caisse du tympan. Le rôle de l'os tympanique, comme constituant la portion essentielle des parois de la cavité du même nom chez les Mammifères, ne commence que chez les Monodelphes. Il forme chez les Didelphes plutôt un anneau tympanique, ou bien il constitue le canal auditif osseux, pendant que l'os du rocher contribue à limiter la caisse du tympan. Les mêmes conditions se sont conservées chez les Insectivores (*Erinaceus*, *Sorex*), et quelques Prosimiens.

Il se présente, en ce qui concerne la trompe d'Eustache, des modifications des plus importantes chez les Cétacés, où, après un trajet très-arqué, elle débouche dans le canal nasal, après avoir préalablement constitué en s'élargissant un système de cavités aériennes (*Dauphin*). Elle s'unit avec un sac aérien placé à la base du crâne, chez les Solipèdes.

Les différences de forme de la columelle sont, en somme, d'ordre secondaire. Sa plaque demeure cartilagineuse chez les Serpents, comme chez beaucoup d'Amphibiens. C'est l'extrémité par laquelle elle s'unit à la membrane du tympan, qui offre le plus de variations, et consiste en une bande cartilagineuse, tantôt simple, tantôt divisée, ce qui a lieu, par exemple, chez les Oiseaux. L'étrier des Mammifères dérivant de la columelle, perd sa mobilité chez les Solipèdes, les Ruminants et chez le Lamantin américain, en se soudant aux bords de la fenêtre ovale, ou en lui étant très-intimement uni (Cétacés). On peut conclure de là que les « osselets de l'oreille » ne sont pas exclusivement liés à l'organe auditif, ou qu'ils ne sont affectés à cet appareil que pour une fonction parfaitement déterminée. Une grande diversification dans leurs rapports résulte de leur soudure avec d'autres pièces. L'apophyse si considérablement allongée du marteau se soude avec l'os tympanique chez l'*Echidné;* l'enclume est aussi réunie au marteau. Chez beaucoup de Mammifères, une branche de la carotide interne traverse les deux branches de l'étrier (Insectivores, Cheiroptères, beaucoup de Rongeurs). L'artère traverse fréquemment un osselet (*pessulus*), qu'entoure l'étrier, mais qui peut aussi ne présenter aucun rapport avec l'artère, et être alors plein. Sur les artères de la cavité du tympan. Voy. Otto, *Nov. Act. Ac. Leop.*, XIII, I. Hyrtl, *Mediz. Jahrb. d. Œsterr. Staates*, 1843, Calori, *Mem. dell' Acad. di Bologna*, VII. Plusieurs muscles, s'insérant sur les osselets de l'ouïe, doivent être dérivés du système musculaire qui servait, dans les états antérieurs, à mouvoir ces parties du squelette; c'est là un problème d'anatomie comparée encore pendant. On a trouvé chez les Chéloniens un muscle en rapport avec la columelle, qui doit être l'homologue du muscle de l'étrier des Mammifères. Un autre muscle propre à ces derniers animaux est le tenseur du tympan, qui se rend au marteau.

Voy. sur la cavité tympanique et l'oreille externe : Buchanan, *Illustration of the organ of hearing*, London, 1828 ; Breschet, *Recherches anat. et physiol. sur l'organe de l'ouïe*, Paris, 1836 ; Hagenbach, *Die Paukenhöhle der Säugethiere*, Leipzig, 1835 ; et *Arch. Anat. Phys.*, 1841, p. 46 ; Hyrtl, *Denk. Wien*, I, 1849.

ORGANES DE NUTRITION

Organes digestifs.

CANAL INTESTINAL.

§ 226.

Le canal intestinal des Vertébrés se compose d'un tube situé au-dessous du squelette axial, qui est représenté dans la première ébauche du corps de l'embryon par le feuillet germinatif interne (feuillet intestino-glandulaire, Remak) et une portion interne du feuillet moyen (feuillet fibreux de l'intestin, R). C'est aussi aux dépens du feuillet moyen que se produit la cavité générale du corps (pleuro-péritonéale) que traverse le tube intestinal primitif. Fermé à l'origine, chez les Vertébrés supérieurs du moins, il entre d'abord secondairement en communication avec l'extérieur par ses extrémités antérieure et postérieure, par l'intermédiaire d'invaginations se dirigeant du dehors en dedans qui viennent à sa rencontre, et au fond desquelles se forment des ouvertures. Ce tube intestinal primitif présente des différenciations d'après lesquelles nous pouvons d'abord le partager en deux parties principales, dont la postérieure, traversant la cavité viscérale, constitue le tube intestinal proprement dit.

Dans l'intestin primitif, la portion antérieure entourée par les arcs viscéraux, fonctionne comme un organe respiratoire, car sur chacun de ces arcs se présente un appareil respiratoire venant du système vasculaire. Cette partie n'appartient donc pas exclusivement aux organes digestifs, bien qu'elle serve aussi à l'introduction de la nourriture. Elle représente une *cavité respiratoire*, au fond de laquelle commence le canal digestif primitif proprement dit, fait qui indique une parenté avec les Tuniciers. Ce vestibule respiratoire comprend, chez les Acrâniens, une notable portion du tube digestif (*fig.* 256, *d*). Cette cavité est plus restreinte chez les Craniotes. Elle conserve ses rapports avec la respiration, non-seulement chez les Poissons et Amphibiens, mais la même fonction mixte persiste encore dans les Vertébrés supérieurs, chez lesquels les organes respiratoires (poumons), sont également en connexion avec le canal intestinal.

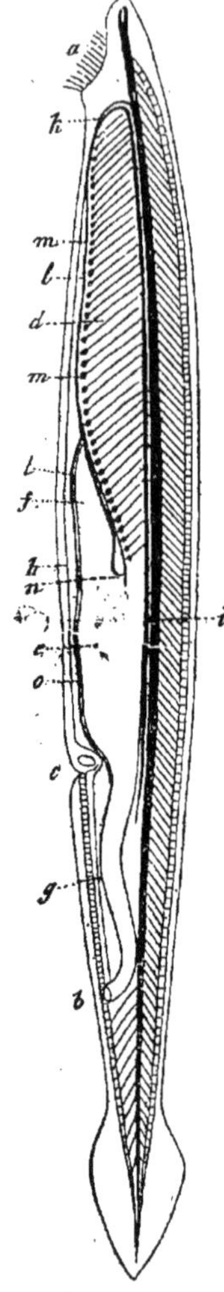

Fig. 256.

La cavité d'entrée du tube intestinal que nous appelons la *cavité buccale primitive*, s'étend, chez les Poissons et Amphibiens, le long de la base du crâne ; elle est entourée par le squelette viscéral, et subit sur divers points des modifications importantes et variées, parmi lesquelles il faut signaler la séparation de la cavité nasale. La cavité buccale primitive est divisée par la formation du palais en deux étages, dont le supérieur, partagé en deux cavités latérales par le développement d'une cloison verticale, constitue les fosses nasales (§ 221), pendant que l'inférieur formant la cavité buccale secondaire, est séparée par le palais de la base du crâne. Cette division commence chez les Reptiles, où elle est moins prononcée chez les Serpents et les Lézards que chez les Tortues, et surtout les Crocodiles. La cavité buccale primitive existe originairement chez les Mammifères, telle qu'elle est permanente chez les Poissons et les Amphibiens, mais la formation du palais, dans le cours du développement embryonnaire, a pour résultat la séparation complète de cette cavité en deux étages. Comme reste de la cavité primitivement commune, subsiste une partie postérieure, le pharynx, dans lequel aboutissent les cavités nasale et buccale. Cette dernière est, en outre, plus complétement circonscrite par la formation d'un appareil musculaire partant du bord postérieur de la charpente palatine, le *voile du palais*, dont un prolongement médian constitue, chez les Singes et chez l'Homme, la *luette*.

La cavité buccale des Mammifères n'est donc en raison de ces divisions

Fig. 256. — *Amphioxus lanceolatus;* grossi 2 1/2 fois ; *a*, ouverture buccale entourée de cirrhes ; *b*, orifice anal ; *c*, pore abdominal ; *d*, sac branchial ; *e*, partie stomacale de l'intestin ; *f*, cæcum ; *g*, rectum ; *h*, cavité du corps ; *i*, chorde dorsale, accompagnée d'une aorte dans presque toute sa longueur ; *k*, arcs aortiques ; *l*, cœur aortique ; *m*, renflements d'artères branchiales ; *n*, cœur veineux ; *o*, cœur de la veine porte (d'après de Quatrefages).

u'une partie de la cavité buccale primitive, qui s'est partagée en trois compartiments en communication réciproque.

Chez l'*Amphioxus*, l'ébauche de l'intestin naît d'une invagination dirigée de dehors en dedans, semblable à celle qu'on observe chez beaucoup d'Invertébrés, et le point par lequel cette invagination demeure en rapport avec l'extérieur n'est point l'ouverture buccale, mais se transforme en orifice anal. Les conditions de l'ébauche du canal intestinal des Craniotes, bien que fort différentes en apparence, fournissent cependant des points de comparaison. L'ébauche de l'intestin renferme chez les Cyclostomes et les Amphibiens une grande partie des matériaux cellulaires qui sont le produit de la segmentation du vitellus (germes glandulaires, Remak ; noyaux vitellins, M. Schultze). Une cavité intestinale primitive, s'ouvrant par un orifice, existe pourtant aussi chez les Cyclostomes du moins, et cet orifice, se trouvant plus tard à l'extrémité postérieure du corps, correspond à l'anus. On reconnaît chez les Amphibiens des dispositions analogues, car il s'y forme également, de très-bonne heure, dans une position correspondante à celle où se trouvera plus tard l'orifice anal, un orifice (Rusconi le regarde comme l'anus), qui paraît conduire dans une cavité intestinale primitive, bien que celle-ci se ferme plus tard au dehors. Chez les Cyclostomes (*Petromyzon*), le canal digestif primitif s'étend peu à peu vers la région céphalique de l'embryon ; il reste cependant à déterminer si la continuité avec l'orifice anal persiste, de même qu'aussi chez les Amphibiens plusieurs points relatifs à l'ébauche de l'intestin sont encore à éclaircir.

Il n'en est pas moins certain qu'on ne peut méconnaître des rapports avec l'ébauche du tube intestinal chez l'*Amphioxus*, et que, bien que d'autres conditions puissent peu à peu devenir prépondérantes chez les Vertébrés supérieurs, elles ne supplantent pas pour cela celles provenant par voie d'hérédité de la marche primitive du développement. Les modifications apportées à l'ébauche embryonnaire semblent résulter surtout de l'influence qu'exerce sur cette dernière la constitution de l'œuf, et dépendent d'une augmentation de quantité dans sa substance vitelline. Nous ne rencontrons dorénavant du moins aucune ébauche d'intestin commençant par la formation d'un anus.

Les rudiments de l'intestin entourent le vitellus chez les Sélaciens, mais il n'y a que la partie canaliforme se trouvant au-dessous du squelette axial de l'ébauche embryonnaire qui se transforme en intestin, et se sépare peu à peu du reste de la partie vitelline qui, sous le nom de *sac vitellin*, semble former une annexe de l'intestin. Le sac vitellin, d'abord extérieur et relié à l'intestin par un simple pédoncule (sac vitellin extérieur), est graduellement ramené dans le corps (sac vitellin intérieur). Chez les Téléostéens (et Ganoïdes ?), la partie du vitellus qui constitue les matériaux nutritifs de l'embryon est fort petite. Le vitellus volumineux de l'œuf des Reptiles et des Oiseaux présente une opposition semblable entre le canal intestinal et le sac vitellin, et dans le fait que chez les Mammifères, par suite d'une réduction encore plus considérable des matériaux de l'œuf, l'ébauche de l'intestin se sépare du feuillet germinatif représentant ici le sac vitellin, il y a des motifs pour déduire cette disposition d'un état caractérisé par la présence d'une plus grande quantité de matériaux vitellins. C'est dans le développement de l'embryon, dans l'organisme maternel, et dans les connexions plus ou moins intimes qu'il contracte avec l'utérus, qu'il faut chercher la compensation à l'absence d'un approvisionnement abondant de substance vitelline. Les Mammifères ne conservent que l'enveloppe du sac vitellin des Reptiles et des Oiseaux (vésicule ombilicale). Sur les rapports du canal intestinal avec le sac vitellin voy. Oken et Kieser, *Beiträge z. vergl. Zoologie. Bamberg et Würzb.*, 1806 ; et les travaux de v. Baer, Rathke, Bischoff et Remak. — Sur les Sélaciens, J. Müller, *Abhand. d. Berliner Acad.*, 1840.

Les parois de l'intestin, sauf chez l'*Amphioxus*, se composent de deux couches (musculaire et muqueuse) et sont plus ou moins complétement enveloppées d'un péritoine. La paroi musculaire consiste en une couche extérieure de fibres longitudinales et une couche intérieure de fibres annulaires ; toutes fibres-cellules lisses. Elle est formée d'une manière toute spéciale chez la *Tanche*, où elle contient des fibres striées transversalement qui ne se trouvent que sur une longueur variable de la partie inférieure de l'œsophage chez les autres animaux.

La cavité de corps contenant l'intestin n'est pas partout close. Elle présente des communications à l'extérieur chez les Poissons. Il existe un pore abdominal chez les Cyclostomes. Une paire de pores de ce genre occupent les côtés de l'anus chez les Sélaciens, et quelques Ganoïdes; chez le *Lepidosiren annectens* il y en a un. Deux canaux péritoneaux s'ouvrant dans le cloaque existent chez les Crocodiles. On rencontre sur le même point chez les Tortues, des canaux terminés en cæcum, et qui se prolongent dans les organes de copulation. On n'a pas encore pu déterminer la signification morphologique de ces communications.

On observe sur des points déterminés de la cavité péritoniale, un revêtement de cils vibratiles chez les Poissons et les Amphibiens. Ils paraissent aussi ne pas faire défaut chez les Reptiles. On trouve chez l'*Amphioxus* un revêtement ciliaire dans le canal digestif; chez les Amphibiens, pendant l'état larvaire, ce même canal présente aussi des cils, qui se circonscrivent plus tard chez les Anoures à la cavité buccale.

L'entrée de la cavité buccale se présente sous trois états différents. Le premier s'observe chez l'*Amphioxus*, où cet orifice est entouré de cirrhes (*fig*. 256, *a*) soutenus par des baguettes cartilagineuses. Le deuxième est celui des *Cyclostomes*, dont la bouche forme une espèce d'organe de succion. Le troisième état qu'on retrouve chez les autres Vertébrés est celui où les bords buccaux sont constitués par des mâchoires opposées et agissant perpendiculairement l'une sur l'autre (*Gnathostomes*). Chez ceux-ci, le squelette maxillaire n'est primitivement recouvert et circonscrit que par les téguments, mais présente ensuite de nombreuses modifications tant dans la forme que dans la structure des parties du derme qui recouvrent en définitive la charpente maxillaire. Jusqu'aux Mammifères, les bords mêmes des mâchoires circonscrivent presque exclusivement et directement la bouche, et, dans les Mammifères, cela est encore le cas chez les Monotrèmes et les Cétacés. Chez les autres apparaissent les *lèvres*, à la formation desquelles contribue une partie du système musculaire facial. Ainsi prend naissance un espace placé en avant de la cavité de la bouche, le vestibule oral. Des prolongements latéraux de cette cavité constituent ce qu'on appelle les *abajoues*, dont sont pourvus quelques Marsupiaux, beaucoup de Rongeurs et de Singes.

La limitation postérieure de la cavité buccale par les parties molles du palais présente de nombreuses variations. Les plus remarquables sont celles que présentent les Cétacés, chez lesquels le larynx s'élevant fort haut jusqu'aux orifices nasaux postérieurs partage en deux parties latérales le détroit du pharynx. Sur les côtés du voile du palais on trouve un appareil glandulaire appartenant à un système vasculaire lymphatique, les *tonsilles* (amygdales). Voy. sur leur forme et arrangement, Asverus (*Acad. Leop. Carol.*, XXIX).

Des expansions sacciformes de la cavité buccale s'observent chez les Amphibiens et constituent les sacs laryngiens des Anoures (Grenouilles, dans la *Rana esculenta*).

CAVITÉ BUCCALE.

§ 227.

Il se forme dans la cavité buccale divers organes se rattachant plus ou moins directement aux fonctions du canal digestif, et qui parfois déjà se rencontrent à l'entrée de sa cavité. Parmi eux nous devons signaler en premier lieu les formations *dentaires* servant à la division de la nourriture, et dont il faut distinguer les formations diverses résultant de modifications de la couche épithéliale, et qui donnent à l'analyse des substances de nature cornée. L'ouverture buccale en forme de ventouse des Cyclostomes (*fig*. 257) est pourvue de formations cuticulaires de ce genre qu'on appelle « dents cornées » ; ainsi que celles qui se développent sur un organe linguiforme de ces animaux. Les Amphibiens possèdent sur les bords de leurs mâchoires des organes analogues, qui sont le plus ordinairement transitoires et limités à l'état larvaire (*Anoures*), mais qui deviennent permanents chez la *Sirène*. Chez les premiers, ce sont e petites dents très-serrées. Il faut distinguer de ces productions qui naisent sur l'épithélium, des revêtements cornés des bords maxillaires formés ar les cellules épithéliales elles-mêmes, tels que ceux ui existent chez les Tortues, les Oiseaux et les Mootrèmes, pour compenser l'absence de véritables ents. Cette absence de dents doit cependant être éduite d'une rétrogadation, et on doit considérer omme condition primitive la présence de dents sur es mâchoires. C'est ce que prouvent les cas rares où n observe la présence passagère de dents pendant a période embryonnaire, comme chez les *Triönyx* armi les Tortues.

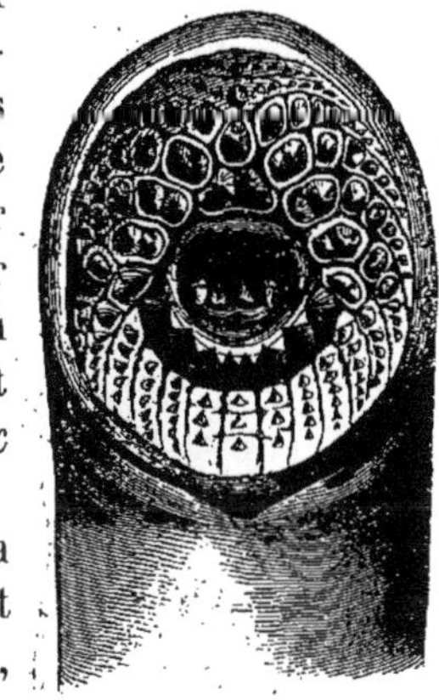

Fig. 257.

Les véritables *dents* sont toujours formées par la nembrane muqueuse de la cavité buccale; et il est igne de remarque, en ce qui concerne leur extension, ue chez les Sélaciens la muqueuse est revêtue trèsoin jusqu'au pharynx d'écailles semblables à celles ui caractérisent les téguments externes de ces poissons. Ces écailles osseuses ont parfois limitées à certaines étendues, parfois beaucoup plus nombreuses; n les trouve disséminées jusque sur bords des fentes brachiales. Elles posèdent la même structure que les dents proprement dites, qui ne se développent que sur les mâchoires, mais ont les mêmes rapports avec la muqueuse fig. 258, *A*). Les dents des Sélaciens paraissent ainsi être des différenciaions d'une formation tégumentaire se continuant jusque sur les parois e la cavité buccale. Tandis que dans les autres régions les écailles osseuses emeurent peu considérables, elles se développent le long des mâchoires n séries dentaires qui, dans leur état jeune, sont incontestablement anaogues aux écailles des téguments. La présence de parties de la peau ayant ne tendance à produire les dents sur des régions où ces formations manuent chez les Sélaciens, est un fait important pour l'explication de la istribution plus étendue des dents chez les Ganoïdes et les Téléostéens. hez ces derniers, les régions occupées chez les Sélaciens par des écailles eu apparentes sont garnies de pièces plus volumineuses, de dents vériables, de sorte que ces organes, qui ne sont complétement développés que sur es mâchoires chez les Sélaciens, se rencontrent chez les Ganoïdes et les Téléstéens sur des points fort différents de la cavité buccale. Ainsi en dehors es mâchoires, des dents peuvent se trouver sur les os palatins, le vomer, le arasphénoïde, l'os hyoïde et les arcs branchiaux. De ces derniers, c'est urtout sur les postérieurs dont les moitiés sont réduites à de simples lames, u'on trouve ordinairement des dents (*fig.* 213, *p*). On en rencontre aussi resque toujours sur les parties dorsales des arcs branchiaux (Os pharyngiens upérieurs). Les formes des dents présentent la plus grande diversité. Déjà hez les Sélaciens, elles sont assez différentes entre elles, et on y trouve tous es passages depuis les dents en forme de lancette et un peu courbées des

ig. 257. — Ouverture buccale de *Petromyzon marinus* avec dents cornées (d'après Heckel et Kner).

Lamna jusqu'aux plaques larges et massives de l'*Hétérodonte* ou de quelques *Raies*. Les dents sont ici constamment renouvelées. Derrière celles qui s'usent il y a des séries de dents de remplacement, qui peu à peu prennent la place des précédentes (*fig*. 258, *A*).

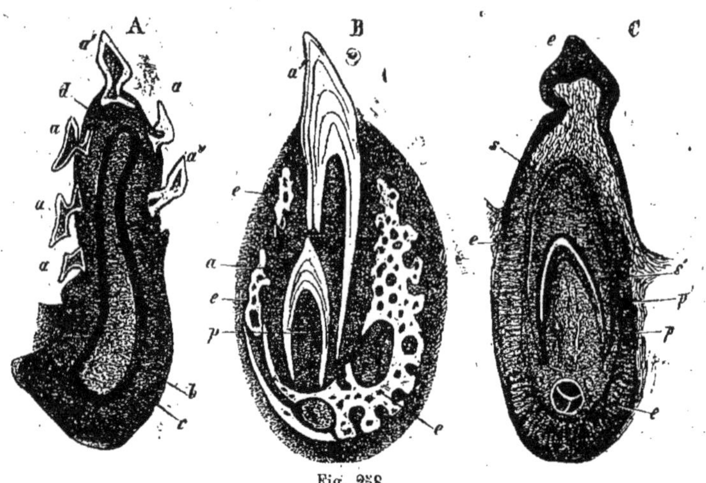

Fig. 258.

Les dents des Ganoïdes et des Téléostéens présentent encore plus de variété; celles placées sur les côtés des arcs branchiaux, fonctionnant plutôt comme un treillis, s'opposent au passage des corps solides par les fentes branchiales. L'adaptation aux différentes conditions du milieu ambiant joue aussi un rôle important. On trouve encore des dents sur le palais et le vomer des Amphibiens, plus rarement sur le parasphénoïde ; parmi les Reptiles, il n'y a de dents sur le palais et sur le ptérygoïde que chez les Serpents et les Lézards, tandis que chez les Crocodiles la dentition est, comme chez les Mammifères, restreinte aux mâchoires.

Les dents prenant toujours naissance dans la muqueuse sont indépendantes des parties du squelette recouvertes par cette membrane, et dans les divisions inférieures ne présentent que peu d'adhérence avec la mâchoire. Elles sont mêmes particllement mobiles chez les Sélaciens. Chez la plupart des Poissons elles conservent cette situation superficielle, et lorsqu'elles présentent des connexions plus profondes, celles-ci sont ordinairement le résultat d'une soudure. Les dents s'unissent alors aux parties correspondantes du squelette. Ce

Fig. 258. — Formation dentaire chez les Poissons, Reptiles et Mammifères. Coupes verticales de la mâchoire ; *A*, chez un jeune *Acanthias ; B*, chez un jeune *Alligator ; C*, chez un embryon de *Chien ; Aa*, jeunes dents, sous la plus inférieure sont quelques papilles destinées à la formation de dents, couvertes d'une couche épithéliale enlevée sur le reste de la figure ; *a'*, dent en usage ; *a''*, vieille dent rejetée sur la face antérieure de la mâchoire ; *b*, cartilage maxillaire ; *c*, couche de lames calcaires couvrant ce dernier ; *d*, muqueuse ; *Ba*, jeune dent placée sur une papille vasculaire *p* ; *a'*, dent plus âgée sortant du canal maxillaire, dont une partie de la racine est résorbée ; *eee*, portions du maxillaire inférieur osseux (la majeure partie appartenant à l'os dentaire) ; *Cc*, bord maxillaire avec couche épithéliale épaissie ; *e*, os maxillaire ; *p*, papille dentaire vasculaire sur laquelle se trouve une couche épithéliale ; *p'*, avec un os dentaire ; *s*, organe de l'émail, limité contre la dent par une couche épithéliale *s'*, sous laquelle on distingue une couche d'émail recouvrant la couche osseuse.

fait s'observe aussi chez les Amphibiens, tandis que chez les Reptiles on rencontre tantôt une simple application des dents sur la gencive (Sauriens Pleurodontes), tantôt une pénétration graduelle de la dent dans la partie de la mâchoire qui la porte. Chez une partie des Sauriens (Acrodontes), les dents sont soudées au bord de la mâchoire. Chez d'autres, les Geckos par exemple, et aussi les Serpents, et toujours chez les Crocodiles, les dents en voie de formation sont partiellement entourées par les bords maxillaires et par suite enfoncés dans des alvéoles (*fig.* 258, *B*). La même disposition existe chez les Mammifères. Une masse épithéliale pénétrant dans la muqueuse du bord de la mâchoire (*fig.* 258, *b s*) enveloppe comme un capuchon une papille (*p*), sur laquelle se forme la première ébauche de la dent; cette production complexe en forme de sac est complétement entourée par la mâchoire, la dent se différencie complétement dans l'intérieur de celle-ci, pour ne traverser que dans son développement ultérieur la muqueuse d'où s'est séparé le sac dans lequel elle a été produite.

La plus grande variété de formes règne parmi les dents, et on peut trouver tous les passages entre des formes larges et en plaques, et d'autres allongées et effilées comme des épines; cette variabilité est surtout si grande parmi les Poissons, que dans les mêmes animaux les divers groupes de dents présentent les dispositions les plus différentes. Les dents des Amphibiens présentent plus d'uniformité dans leur aspect extérieur et sont ordinairement de forme conique, du moins chez les espèces vivantes. Parmi les Reptiles de grandes différences apparaissent de nouveau, chez les Sauriens et aussi chez les Serpents, dans un groupe desquels il existe des connexions entre certaines dents et un appareil glandulaire spécial. La forme conique de la dent domine aussi chez les Crocodiles, où, sous les dents déjà développées, il s'en forme constamment de nouvelles, que les anciennes recouvrent comme une gaîne.

La formation déjà mentionnée d'un bourgeon spécial d'épithélium pénétrant dans le petit sac dentaire fait apparaître chez les Mammifères un nouvel organe, qui recouvre d'une couche particulière la portion fondamentale et de nature osseuse formée par la papille dentaire; cette couche est l'émail qui tapisse la couronne extérieure de la dent. Une grande variété dans la forme des dents se remarque encore chez les Mammifères, où la dentition entière comprend simultanément plusieurs formes de dents. Celles-ci, par suite de l'augmentation de la quantité de nourriture que l'animal doit prendre, prennent des fonctions différentes les unes des autres, et offrent des particularités nombreuses et variables suivant la nature de l'alimentation. Chez les Dauphins seuls, on trouve cette uniformité de toutes les dents qui indique un état inférieur.

Les dents usées et tombées sont remplacées chez les Poissons par d'autres de nouvelles formations, qui naissent près des premières; la production des dents est ainsi un phénomène qui persiste pendant toute la vie de l'animal. Les mêmes conditions se réalisent chez les Amphibiens, et nous trouvons également chez les Reptiles de nouvelles séries de dents, que nous avons déjà signalées chez les Crocodiles, d'où il suit que le renouvellement de la dentition est tout à fait continu. Un phénomène semblable s'observe chez la plupart des Mammifères, mais dans des limites plus restreintes; le remplacement des dents n'a lieu qu'une fois; une seconde dentition, composée de dents plus nombreuses, se substitue à la première, la « dentition de lait. » Ce fait ne s'étend pourtant pas à la dentition totale, car ordinairement les dents les plus postérieures en sont exclues. Les Cétacés et les Édentés n'offrent point ce changement de dentition; aussi les oppose-t-on, sous le nom de Monophyodontes, aux autres Mammifères, les Diphyodontes. Les Marsupiaux se placent entre les deux divisions, car chez eux les conditions diphyodontes ne sont que rudimentaires; le remplacement, sur chaque demi-mâchoire, est limité à une seule dent. Plusieurs autres animaux, comme l'Éléphant et le Dugong, ainsi que les Rongeurs, peuvent aussi se rattacher aux Monophyodontes, leurs incisives n'étant pas précédées d'autres dents caduques. Les deux séries se rejoignent donc, et le remplacement des dents chez les Mammifères, comparé à ce même remplacement chez les Reptiles, ne peut être considéré que comme un phénomène analogue, qui s'est développé consécutivement à un état monophyodonte antérieur.

Les parties dentiformes de *nature cuticulaire* des Cyclostomes en rappellent d'autres qui sont fréquentes chez les Invertébrés. Lorsqu'il existe des productions solides de ce genre chez ces derniers, elles sont ordinairement le résultat d'une sécrétion, sans qu'il y ait incorporation des cellules elles-mêmes. Elles sont moins nombreuses chez les Myxinoïdes, et consistent en une dent cornée arquée sur la voûte de l'entrée de la cavité buccale, et deux plaques portant des dents placées sur l'appareil représentant la langue. Chez les Petromyzontes, un grand nombre de papilles coniques disposées autour de l'ouverture infundibuliforme de la bouche, représentent les dents (*fig.* 257, p. 739).

Le *revêtement corné* des mâchoires dans les groupes où nous l'avons signalé ne peut être actuellement considéré que comme un phénomène d'adaptation se présentant d'une manière indépendante dans les différentes subdivisions. Des formations épithéliales de ce genre jouent aussi un rôle sur les bords de la mâchoire des Mammifères, dont la muqueuse (*fig.* 258, *Cc*) tant que les dents n'ont pas percée la gencive, présente un épaississement considérable de la couche épithéliale qui revêt sa surface. Cette couche persiste chez beaucoup d'Édentés sous forme d'un dépôt corné sur les points où les dents sont absentes; ce dépôt est aussi très-développé sur les mâchoires des Baleines. Chez tous les vrais Cétacés, il se développe dans l'état fœtal un grand nombre de dents (100 environ) dans les mâchoires supérieure et inférieure; elles persistent chez les Dauphins, et forment la riche dentition de ces animaux; cependant on n'en rencontre qu'un petit nombre chez quelques-uns (l'*Hyperoodon*, par exemple); et chez le *Narval*, des deux dents portées par l'intermaxillaire, il n'en demeure qu'une qui constitue la longue défense marquée d'une spirale de droite à gauche. Les nombreuses dents qui, comme chez les Dauphins, sont à l'état d'ébauche chez les Baleines, s'atrophient de bonne heure (Geoffroy Saint-Hilaire, *Annales du Muséum*, X; Eschricht, *o. c.*) et il se forme sur les bords du maxillaire supérieur des excroissances épithéliales, d'où naissent les *fanons*. Ceux-ci consistent en lames cornées rangées parallèlement, dans la base desquelles pénètrent des prolongements de la muqueuse riches en vaisseaux (plis ou villosités), qui sont les matrices de ces pièces cornées. La substance de ces dernières se laisse distinguer primitivement en une portion qui paraît être un prolongement de la matrice et constitue ainsi une moelle centrale, elle-même entourée d'une couche corticale extérieure d'une structure plus lamellaire. On peut regarder comme différant des fanons par la structure, quoique appartenant pourtant aussi aux formations épithéliales, les « plaques masticatoires » qui se rencontrent chez les *Manatus* et *Rytina*.

Que la muqueuse buccale des Mammifères paraisse présenter des productions de nature épidermique, ce fait s'explique par le mode de développement de la cavité buccale qui dérive d'une invagination du feuillet corné; cette invagination, primitivement fermée, s'unit ensuite avec l'extrémité antérieure également fermée de la cavité intestinale primitive. Le même mode de formation se retrouve chez d'autres Vertébrés, et non-seulement le feuillet corné, mais aussi le corium embryonnaire doivent, chez les Poissons, prendre part à la formation de la cavité buccale, puisque la formation d'écailles osseuses et celle des dents qui en dérivent sur toute la portion du tube intestinal qu'entoure le squelette viscéral, doivent être rattachées à des productions dermiques. A côté de la similitude de structure des dents et des écailles des Sélaciens, il faut remarquer la présence dans les téguments de ces derniers de productions encore plus semblables aux dents : tels sont par exemple les dents de la « scie » dans le *Pristis*, et les piquants de la peau des Raies.

Il règne chez les Poissons la plus grande variabilité dans la forme et la structure des dents, bien que le tissu qui les constitue soit toujours strictement le même. Il résulte aussi de la formation constante de nouvelles dents des différences dans la dentition, suivant l'âge de l'animal (les Raies, par exemple). La forme de la dent est ordinairement en rapport avec celle de la papille qui la produit.

La variabilité de la forme des dents est déjà moins grande chez les Amphibiens et aussi chez les Reptiles. L'emboitement des dents, particulier aux Crocodiles, dérive de dispositions existant chez les Sauriens. Chez le *Monitor*, la série la plus ancienne est rigoureusement appliquée sur le bord maxillaire, les dents plus jeunes suivent en dedans et à côté, et sont réparties au nombre de 2 ou 3 par ordre de développement auprès de chaque dent complète. La même condition se reproduit et se complique de l'apparition d'alvéoles chez les Crocodiles ; seulement le diamètre limité de l'alvéole détermine cette modification, que les dents plus jeunes qui se développent également en dedans des dents plus âgées sont appliquées contre la racine de la dent complétement développée, qui devient elle-même le siége de phénomènes de résorption (*fig.* 258, *B. a'*). La nouvelle dent se forme aussi dans ce cas sur le côté de l'ancienne et passe peu à peu au-dessous d'elle, pendant que la papille qui la porte croît sur la paroi alvéolaire interne. Les dents venimeuses canaliculées des *Serpents* offrent des modifications d'un ordre tout spécial, et proviennent de dents à sillon. Leur point de départ est une rainure pratiquée à la surface de la dent suivant sa longueur. Cette rainure devenant plus profonde dans les dents, et ses bords se rapprochant peu à peu, il en résulte un canal plus ou moins complétement fermé, qui doit toujours être regardé comme une conformation d'abord superficielle.

Des replis de la substance dentaire déterminant des complications dans la *structure des dents* doivent également être rattachées à la conformation des papilles. Ils se présentent déjà chez les Poissons et apparaissent avec un notable développement chez certains Amphibiens fossiles (Labyrinthodontes). On rencontre des conditions semblables dans les dents composées des Mammifères. Les rapports de la papille avec la dent occasionnent déjà des différences ; ou bien elle remplit la dent, qui est alors creuse (cavité dentaire), comme celles des Crocodiles et de la plupart des Mammifères ; ou bien le tissu de la papille est graduellement remplacé par de la substance osseuse qui remplit la cavité de la dent et la fait disparaître ; la dent devient alors pleine comme chez beaucoup de Sauriens. Après l'achèvement de la croissance des dents des Mammifères, leur cavité dentaire se réduit ordinairement à un canal étroit. Cela n'est pas le cas pour les incisives des Rongeurs, dont un grand nombre (*Lepus*, *Cavia*, etc.), conservent aussi une cavité dans leurs dents molaires. Cet état est accompagné d'une croissance continue de la dent, qui est la règle chez les incisives des animaux de cet ordre. La couche d'*émail* qui recouvre les dents des Mammifères manque dans quelques cas, comme dans les défenses (incisives supérieures) de l'Eléphant. Elle ne se trouve sur les incisives des Rongeurs qu'à leur face antérieure. Les dents des Édentés, surtout celles de l'Oryctérope, présentent des conditions toutes particulières.

A consulter : Owen, *Odontography*, London, 1844. L'article Teeth dans Todd, *Cyclopædia*, IV. Sur les Poissons : Agassiz, *Poissons fossiles*. — Description de la dentition des Mammifères : F. Cuvier, *les Dents des Mammifères*, Paris, 1825 ; de Blainville, *Ostéographie*. — Sur le changement des dents des Marsupiaux : Flower, *Philos. Transact.*, 1867. Sur la structure élémentaire : Tomes, *Transact.*, 1849 et 50, II. — Sur leur développement, Kœlliker, *Gewebelehre*, et Waldeyer, *Zeitsch. für rat. Medizin*, XXV, xxv, et *Königsberg. med. Jahrbuch.*, IV.

§ 228.

Un deuxième appareil qui se différencie dans la cavité buccale constitue la *langue*. Cet organe forme fréquemment chez les *Poissons* un bourrelet aplati, produit par une enveloppe muqueuse recouvrant l'os hyoïde, et mobile avec l'ensemble du squelette viscéral. La langue est souvent pourvue de dents. Son volume est rarement augmenté par le développement dans son intérieur d'un tissu musculaire. C'est chez les *Amphibiens* qu'apparaît pour la première fois, dans cet organe, un système musculaire indépendant. La langue prend alors l'aspect d'une lame épaisse, qui est même protractile chez plusieurs de ces animaux. Une langue musculeuse existe également chez les *Reptiles*; chez les Serpents et les Lézards, elle est entourée d'un étui particulier, d'où elle peut être projetée au dehors. L'épithélium lingual présente fréquemment chez ces animaux des parties cornées qui forment à la face supérieure de l'organe des écailles et des tubercules, et l'extrémité antérieure de la langue ordinairement étroite (*fig.* 259, *z*) de ces animaux, se divise en deux pointes effilées (Fissilingues). La langue est plane et large chez les Tortues et les Crocodiles; elle est fixée chez ces derniers sur le fond de la cavité buccale, et non protractile, malgré la présence de muscles importants. Comme chez les Sauriens, l'extrémité antérieure de la langue est, chez les *Oiseaux*, couverte d'une couche épithéliale cornée, fréquemment même pourvue de barbes latérales (*Pics*) ou de soies fines (*Toucans*); la langue ne forme que chez peu d'Oiseaux un organe massif et charnu, (*Perroquets*). Dans les Mammifères, par suite du développement considérable du système musculaire dont les Crocodiles présentent seuls un exemple dans les classes inférieures, la langue augmente beaucoup de volume et devient en même temps le siége de nombreuses différenciations portant sur sa membrane muqueuse. Les fonctions de l'organe se diversifient avec la complication de sa structure, de sorte qu'elle peut pourvoir à des usages très-différents, même en ce qui concerne la préhension des aliments.

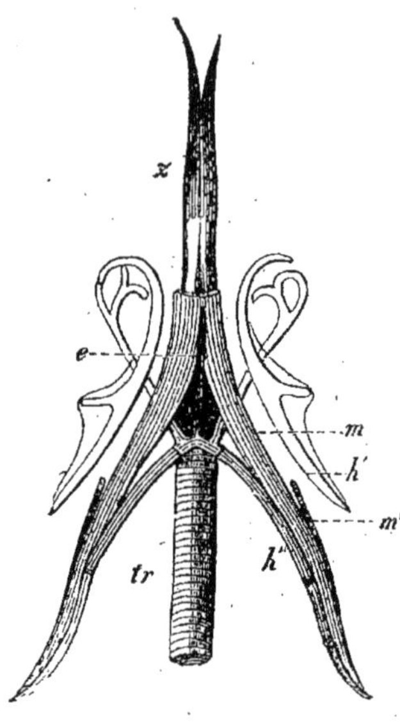

Fig. 259.

Des *appareils glandulaires* spéciaux, en rapport avec la cavité buccale, se développent dans sa membrane muqueuse et finissent plus tard, en raison de leur accroissement de volume, par se placer extérieurement à la membrane,

Fig. 259. — Appareil hyoïdien avec langue et trachée du *Varanus*; *e*, pièce médiane de l'os hyoïde (carène hyoïdienne); *h'*, corne antérieure; *h''*, corne postérieure; *m*, *m'*, muscles; *tr*, trachée; *z*, langue.

n'avoir plus dans celle-ci que leur orifice excréteur. Nous pouvons les nsidérer néanmoins encore comme des glandes muqueuses considérablement développées. Des glandes de ce genre ayant un certain volume manient chez les Amphibiens et les Poissons, où ne se rencontrent que des appareils glandulaires plus réduits, disséminés dans la muqueuse. Celles qui, iez les Reptiles, sont situées le long des bords maxillaires, deviennent plus lumineuses et sont désignées sous le nom de glandes labiales (Serpents Lézards). La *glande à venin* des Serpents constitue un organe plus dévepppé, provenant également d'une modification de glandes plus simples. Une ire de glandes qui, chez les Tortues, est placée sous la langue, est considérée mme constituant des *glandes salivaires*. Des glandes de cette nature, destinées la production d'un liquide buccal, mais plus considérables, et réparties sur s points différents, existent constamment chez les Oiseaux et les Mammifères, on les distingue en sous-maxillaires, sublinguales et parotidiennes. Ces rnières s'ouvrent chez les Oiseaux, à l'angle buccal, et dans le vestibule de bouche chez les Mammifères. Elles manquent entièrement chez les Cétacés sont peu développées chez les Pinnipèdes ; fait particulier, la parotide n'a is été trouvée chez l'Échidné. C'est chez les Herbivores que les trois paires glandes salivaires atteignent leur volume le plus grand, chacune d'elles uvant être à son tour prépondérante sur les deux autres.

La *langue* manque chez le *Pipa* et le *Dactylethra*, parmi les Amphibiens. Chez les autres oures c'est son extrémité antérieure qui est ordinairement fixée sur le fond de la cavité ccale ; la postérieure souvent bilobée, formant la portion mobile, est protractile. La langue s *Iguanes* présente des conditions semblables. Des prolongements postérieurs se trouvent ssi chez les *Amphisbènes*, qui sont privés d'étui lingual, ainsi que les *Geckos*, dont la langue t large et charnue. Chez le *Phrynosoma*, la langue plus étendue du côté postérieur entoure pharynx. La modification la plus singulière est celle de la langue du Caméléon qui, enfouie ns un étui mou, peut être projetée très-loin, une partie de l'étui transversalement plissée ndant l'état de repos s'étendant avec elle.

La forme de la langue des Mammifères dépend partout du mode de préhension des aliments; le est en somme adaptée aux conditions de la cavité buccale. La langue étroite et longue de Échidné est très-extensible, ainsi que celle du *Fourmilier*, qui est vermiforme. Sa partie stérieure est considérablement plus épaisse que le reste de l'organe et divisée en deux pointes rigés en avant chez l'*Ornithorynque*. Cette élévation de la langue en arrière se retrouve chez s Rongeurs et les Ruminants. La base de la langue présente les mêmes différenciations. Chez *Dasypus peba*, deux prolongements chéliformes se trouvent sous la pointe de la langue et iez plusieurs Prosimiens et Cheiroptères, ainsi que chez quelques Singes, on rencontre une « *sousngue*, » présentant la forme d'une saillie simple ou divisée par le milieu. Des différenciations semblables s'observent chez plusieurs Oiseaux. La muqueuse recouvrant la langue présente beaucoup de différences, principalement en ce qui regarde le développement des palles, qui varient tant par leur forme que par la nature de leur épithélium. Les formes les us constantes sont celles des papilles larges (*papillæ circumvallatæ*) qui, dans certains cas, nombre de une (*Halmaturus*) ou de deux (*Édentés*) seulement, peuvent dans d'autres se multiplier beaucoup ; elles occupent toujours la partie dorsale de la base de la langue. (Voy. sur la ngue des Reptiles, Oiseaux et Mammifères, Duvernoy, *Mém. de la Soc. d'hist. nat. de Strasurg*, I, 1830 ; II, 1835).

Les Amphibiens possèdent une glande qui s'ouvre dans le palais, derrière le bord maxilire. Leydig, *Untersuchungen*, etc., p. 36.

La *glande à venin* des Serpents est située en partie sur le fond de l'orbite ou derrière lui ; le s'étend même plus en arrière chez les *Naja*, et se prolonge jusqu'aux côtes ; elle arrive chez quelques espèces de *Callophis* jusque dans la cavité du corps (A. B. Meyer, *Monatsb. Acad.*, Berlin, 1869). Cette glande est pourvue d'une enveloppe particulière ordinairement musculaire ; son conduit excréteur s'élargit parfois en une ampoule (*Crotalus*). La dent venimeuse attachée au maxillaire supérieur (souvent seule chez les *Vipera*, *Crotalus*, *Trigonocephalus*) apparaît primitivement sous la forme d'une dent présentant une gouttière, qui peu à peu se referme à partir du voisinage de l'orifice du conduit excréteur et constitue ainsi un canal. La gouttière persiste chez les *Naja*, *Elaps*, etc., où les orifices antérieur et postérieur de la dent sont réunis par une fente longitudinale (Schlegel, *Nov. Act. Acad. Leop. Car.*, XIV, I).

Quelques-unes des *glandes muqueuses* de la cavité buccale se développent chez les Mammifères en groupes volumineux ; c'est, par exemple, le cas des glandes buccales chez les Ongulés. On trouve encore chez les Carnivores une glande zygomatique située dans l'orbite. Il faut aussi considérer comme étant le résultat d'un accroissement des glandes de la muqueuse, les glandes sublinguales qui, chez les Oiseaux comme chez les Mammifères, paraissent être constituées par une série de glandes séparées. Une simplification s'y introduit par suite de la réunion des divers canaux de sortie. Ces conditions sont renversées chez l'*Echidné*, où le conduit excréteur très-large de la sublinguale vient déboucher par plusieurs ramifications dans la cavité buccale. La glande sous-maxillaire est ordinairement simple ; elle est très-grande chez les Édentés (*Dasypus*) et porte une dilatation sur son conduit excréteur.

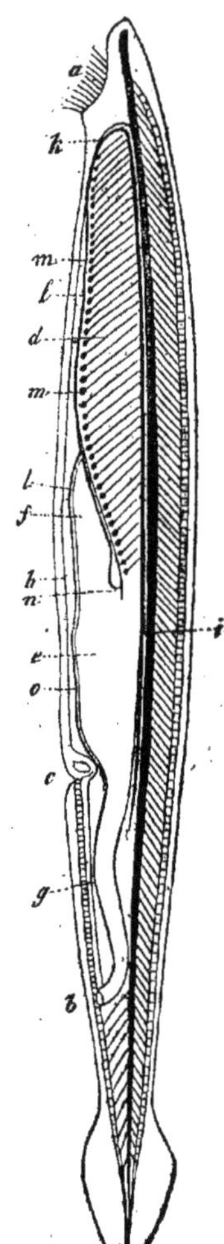

Fig. 260.

INTESTIN BUCCAL.

§ 229.

Le canal intestinal proprement dit se présente dans son état de simplicité et d'infériorité la plus grande chez l'*Amphioxus*, où, uniforme dans toute sa longueur, son union avec un cæcum (*fig.* 260, *f*) permet seule de le diviser en deux portions. Il est aussi conformé d'une manière assez uniforme jusqu'à l'anus, chez les *Cyclostomes*, mais des modifications dans la structure de la muqueuse permettent d'y distinguer plusieurs régions remplissant des fonctions différentes. Cette différenciation est plus complétement exprimée chez les autres Vertébrés, et on peut y caractériser soit par des différences de calibre, soit par la structure des parois, soit par la présence de séparations valvulaires, les *trois parties* que nous avons déjà distinguées chez les Invertébrés. Nous les désignons sous les noms d'intestin buccal (œsophage), intestin moyen, et gros intestin, toutes parties qui, par suite de différenciations dans les classes supérieures spéciales, peuvent être divisées chacune en d'autres sections, offrant des dispositions diverses adaptées à la quantité ou la qua-

Fig. 260. — *Amphioxus lanceolatus*, grossi deux fois et demi ; *a*, orifice buccal entouré de cirrhes ; *b*, orifice anal ; *c*, pore abdominal ; *d*, sac branchial ; *e*, partie stomacale ; *f*, cæcum ; *g*, rectum ; *h*, cavité générale du corps ; *i*, corde dorsale avec l'aorte dessous ; *k*, arcs aortiques ; *l*, cœur aortique ; *m*, renflements des artères branchiales ; *n*, cœur veineux ; *o*, cœur de la veine-porte (d'après Quatrefages).

lité des matières alimentaires. D'une manière générale, nous remarquons un développement progressif de l'intestin moyen et du gros intestin, ce dernier étant celui qui atteint, d'abord chez les Mammifères, une longueur voisine de celle des portions de l'intestin qui le précèdent. Chez tous, l'*intestin buccal* offre deux parties distinctes, dont la seconde constitue l'*estomac*.

Chez les *Poissons*, la première partie de l'intestin buccal très-large, ayant d'ordinaire sa muqueuse longitudinalement plissée, et représentant le pharynx ou l'œsophage, se continue avec l'estomac sans qu'il y ait de distinction tranchée entre les deux. Ce dernier ne se distingue habituellement du premier que par la nature de la muqueuse qui le tapisse.

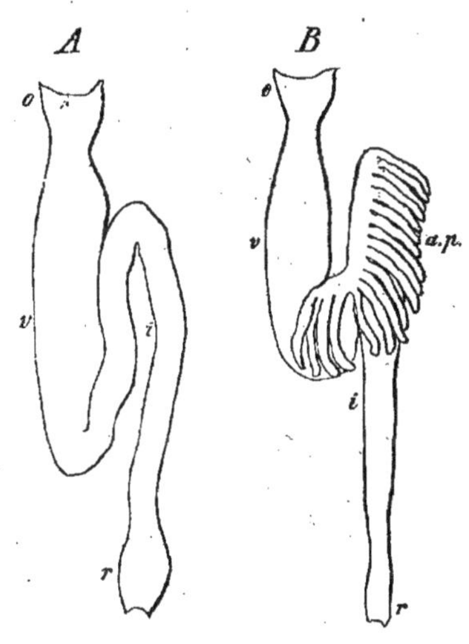

Fig. 261.

L'estomac constitue généralement un sac en forme de cæcum dirigé en arrière (*fig.* 261, *v*), dont une portion étroite, le « tube pylorique » se recourbe du côté antérieur, et se distingue ainsi de l'intestin grêle (*i*) auquel elle se rend. Il en est ainsi chez tous les Sélaciens et les Ganoïdes, ainsi que chez un grand nombre de Téléostéens; mais chez d'autres on rencontre des différences qui peuvent porter soit sur l'absence du cæcum, soit au contraire sur une considérable extension en arrière de cette partie.

C'est parmi les *Amphibiens*, chez le *Protée*, que nous rencontrons l'état le plus inférieur; car l'intestin dont le trajet est direct n'offre même pas de dilatation représentant l'estomac. Chez les autres Urodèles, au contraire, l'estomac (*fig.* 262, *v*) se présente comme une partie plus élargie, fait qui persiste chez les Anoures, où l'estomac prend une position transversale (*Bufo*).

La première partie du canal intestinal des Serpents et des Lézards, parmi les *Reptiles*, trahit un état d'infériorité par la plus grande largeur de l'œsophage ainsi que le trajet direct de l'estomac. On remarque cependant chez les Lézards une condition qui se rattache à celles du tube pylorique des Sélaciens, et comme chez les Amphibiens se manifeste par une position transversale de l'estomac. Une séparation plus tranchée entre l'œsophage et l'estomac apparaît chez les Tortues et le Crocodile, et chez les premières, par suite d'un développement plus considérable de la partie pylorique, il se produit une grande et une petite courbure. Le rapprochement du cardia et du pylore donne à l'estomac des Crocodiles la forme d'un sac arrondi, caractérisé encore par la présence d'un disque tendineux appliqué sur chaque face de la paroi musculaire, fait qui rappelle ce qui a lieu pour l'estomac des Oiseaux.

Fig. 261. — Canal intestinal de Poissons; *A*, *Gobius melanostomus*; *B*, *Saumon*; *o*, œsophage; *v*, estomac; *i*, intestin moyen; *ap*, appendices pyloriques; *r*, rectum.

L'intestin des *Oiseaux* présente des différenciations importantes, et c'est surtout sa première partie que nous trouvons divisée en régions douées de fonctions distinctes. L'œsophage variable dans sa largeur et dans sa longueur, suivant les proportions du cou, peut être uniforme dans son trajet (*fig.* 271, *i*), ou présenter une dilatation, ou une expansion cæcale appendiculaire. Une annexe de ce genre, qu'on désigne sous le nom de *jabot* (*fig.* 262, *A*, *i*) n'est pas moins caractérisée par des modifications de l'appareil glandulaire que contient sa muqueuse. Elle est développée au plus haut degré chez les Oiseaux carnassiers et granivores. La portion ordinairement plus étroite de l'œsophage qui suit la précédente aboutit à l'estomac, qu'on peut partager en deux subdivisions. La première, qui se continue souvent directement avec l'œsophage s'appelle le proventricule ou *gésier* (*fig.* 262, *A*, *pv* et *B*), et se distingue par la richesse toute particulière de sa couche glandulaire, dont le développement occasionne un épaississement notable de ses parois. La deuxième subdivision est caractérisée par le développement de sa couche musculaire, dont la puissance peut varier beaucoup suivant le genre de vie de l'animal. Là où elle est considérablement développée, on remarque de chaque côté la présence d'un disque tendineux (*fig.* 263, *A*, *t*). C'est chez les Oiseaux de proie ainsi que beaucoup d'Oiseaux aquatiques vivant de matières animales, que la couche musculaire est le moins développée. Elle est très-forte chez les granivores, où elle constitue deux plaques fermes opposées l'une à l'autre (*fig.* 263).

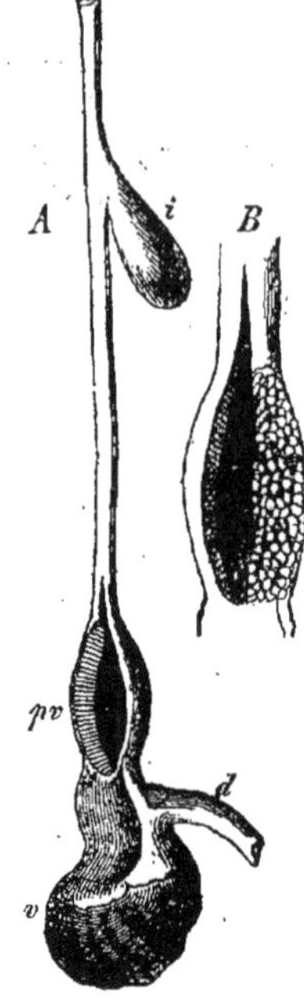

Fig. 262.

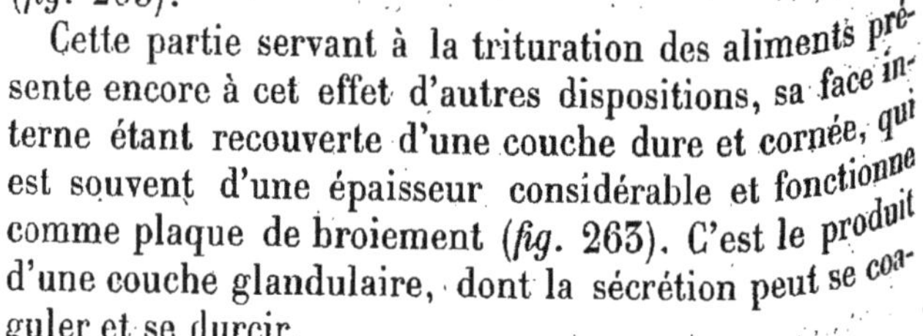

Cette partie servant à la trituration des aliments présente encore à cet effet d'autres dispositions, sa face interne étant recouverte d'une couche dure et cornée, qui est souvent d'une épaisseur considérable et fonctionne comme plaque de broiement (*fig.* 263). C'est le produit d'une couche glandulaire, dont la sécrétion peut se coaguler et se durcir.

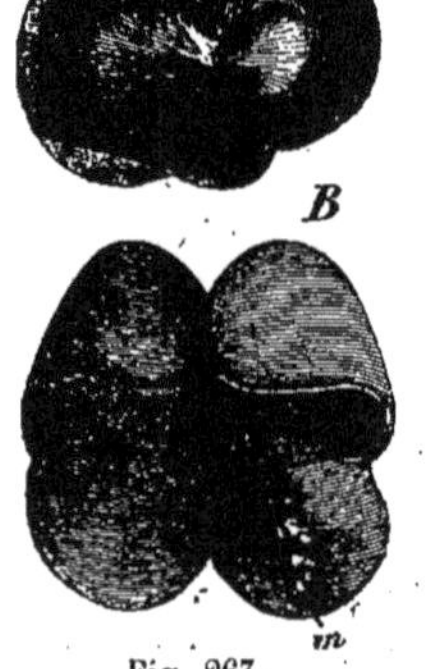

Fig. 263.

La distinction entre les parties de l'intestin est beaucoup plus complète chez les *Mammifères* que dans les autres groupes, par suite de la séparation tranchée qui se manifeste entre l'œsophage et l'estomac. Ce dernier peut ainsi interrompre toute espèce de communication avec l'œsophage. La forme de l'estomac se rattache dans quelques cas à des états inférieurs, et dans les Pho-

Fig. 262. — *A*, œsophage et estomac d'*Outarde*; *i*, jabot; *pv*, gésier (ouvert); *v*, estomac musculaire; *d*, duodénum; *B*, gésier, coupe longitudinale avec glandes préparées sur un des côtés.

Fig. 263. — Estomac du *Cygne*; *A*, vue latérale; *c*, gésier; *p*, pylore; *t*, disque tendineux; *B*, le même estomac coupé en travers pour montrer les conditions des deux masses musculaires.

ıes (*fig.* 264. *A*) il conserve même la position longitudinale, tandis que ᵉst la position transversale qui prédomine chez les autres Mammifères. La ʳme fondamentale de l'estomac représente aussi une dilatation du tube testinal, sur laquelle naît une grande courbure résultant de l'accroisse-ent graduel de la paroi primitivement tournée vers la colonne vertébrale, pposée à une petite courbure formée en même temps. La première se trouve rigée en avant par suite d'une rotation de l'estomac sur son axe, et du re-vement de sa partie pylorique.

On doit considérer comme étant des faits résultant d'adaptation à l'ali-entation une série de particularités qui tantôt paraissent être constantes ns les plus grandes divisions, ou tantôt se restreignent dans des limites us étroites. Elles consistent d'abord en un élargissement de la cavité stoma-le, et secondement, en différenciations ayant pour conséquence la division plusieurs parties de valeur physiologique différente d'un estomac primi-vement unique et probablement homogène relativement à ses fonctions.

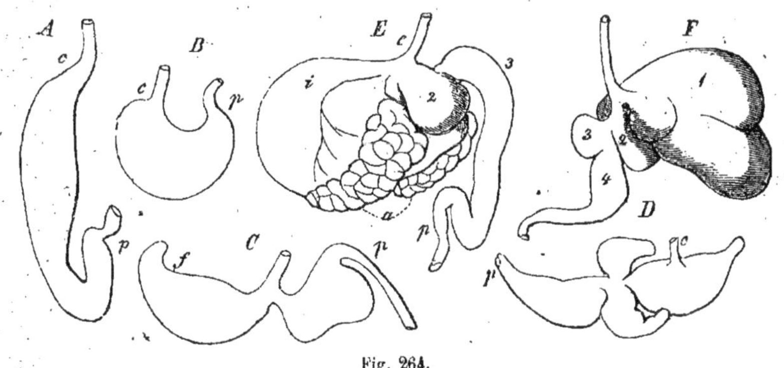

Fig. 264.

Le premier fait est déjà indiqué par la position transversale de l'estomac ans laquelle la grande courbure atteint un développement important, et se éploie surtout vers la région cardiaque donnant ainsi à l'estomac une appa-ence cæcale. Elle manque chez la plupart des Carnivores, est développée, u contraire, chez les Monotrèmes, Marsupiaux, Rongeurs et Édentés, et se résente chez la plus grande partie des Singes, comme chez l'Homme.

Le développement plus considérable du sac cæcal de l'estomac (*fig.* 264, *B*), ntraîne sa seconde modification, c'est-à-dire sa division en plusieurs parties. ette séparation n'intéresse quelquefois que la muqueuse, et peut être indi-uée par des limites très-tranchées, comme chez le Cheval, par exemple. ais ultérieurement elle peut être effectuée par un étranglement, divisant estomac de beaucoup de Rongeurs (*C*), en une portion cardiaque et une py-orique, auxquelles peuvent s'ajouter des appendices secondaires formés de lus petites expansions. Ces estomacs composés se rencontrent principalement hez les Ruminants, les Tylopodes et les Cétacés. Le cæcum stomacal présente oujours une grande extension, et porte chez les Cétacés sur sa partie pylo-

Fig. 264. — Estomacs de divers Mammifères; *A*, *Phoque*; *B*, *Hyène*; *C*, *Hamster*; *D*, *Lamantin*; *E*, *Chameau*; *F*, *Mouton*; *c*, cardia; *p*, pylore.

rique de nombreux diverticulum, de sorte que ce qu'on appelle l'estomac se compose de trois à sept cavités communiquant entre elles par des régions de différentes largeurs. Chez les Ruminants (*fig.* 264, *B*), cette différenciation a déterminé le phénomène spécial qui a valu à ce groupe le nom qu'il porte. La première partie élargie en forme de cæcum de l'intestin s'appelle la *panse* ou *rumen* (*fig.* 265, I). Elle fonctionne essentiellement comme un réservoir destiné à contenir des quantités considérables d'aliments ingérés. Tout près du cardia, elle est en communication avec la seconde portion, le *bonnet* ou *estomac réticulé* (II), auquel succède comme troisième annexe le *feuillet* (*omasus*) (III) qui fait défaut chez les Tylopodes (*fig.* 264, E). A cette partie s'en rattache une dernière formée de la portion pylorique, la caillette (*abomasus*) (*fig.* 264, E, 3, F, 4), dont la muqueuse renferme les glandes gastriques. Par l'occlusion d'un demi-canal allant du cardia au feuillet, qui se sépare des deux premières subdivisions de l'estomac au moyen d'une saillie en forme de repli (*fig.* 265, *B*, *s*), le bol alimentaire remonte du bonnet par l'œsophage, est ramené dans la cavité buccale pour y être soumis à une mastication complète, et peut ensuite être directement renvoyé dans le feuillet et la caillette, tandis que si la rainure est ouverte, les aliments sont introduits dans la panse et le bonnet. L'influence qu'exerce la nourriture sur les proportions de ces diverses parties se traduit par les différences que présentent suivant l'âge, le rumen et la caillette. Chez l'animal à la mamelle, cette dernière forme la portion la plus grande; plus tard elle est dépassée par le rumen, qui atteint un volume dix fois plus considérable.

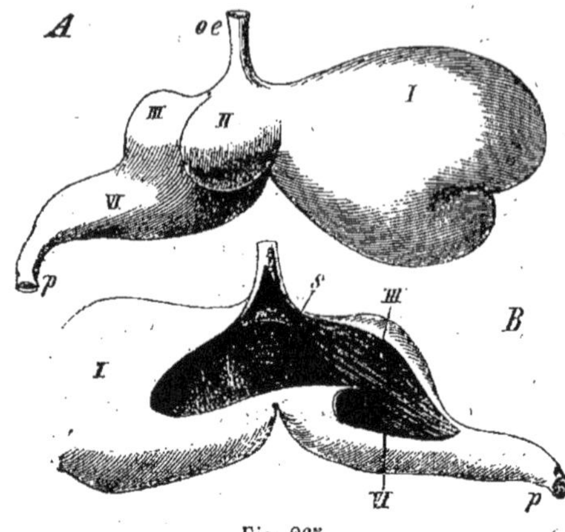

Fig. 265.

Parmi les nombreuses modifications de l'estomac chez les *Téléostéens*, nous devons en signaler une où cet organe, transformé en un sac extraordinairement large qui peut se remplir d'air, paraît fonctionner comme vessie natatoire (*Hemitripterus*).

L'estomac des *Crocodiles* présente comme partie spéciale de sa portion pylorique un *antrum pylori*, et est séparé du duodénum par une valvule pylorique. Plusieurs *Oiseaux* offrent cette même division, qui est faiblement prononcée chez les Faucons, mais distincte chez les genres *Colymbus*, *Pelecanus*, *Ardea* (*fig.* 271, *v'*).

Dans les *Oiseaux*, les glandes stomacales manifestent, dans leur groupement en sacs glandulaires distincts, le même mode de conformation que celui qui caractérise les autres parties de la muqueuse intestinale. Ces sacs, très-rapprochés entre eux, s'ouvrent chacun par un orifice distinct formé par une agrégation de glandes. Un conduit excréteur (*fig.* 266, *g*) traversant l'axe du sac reçoit les nombreux tubes glandulaires plus petits qui l'entourent, ce qui

Fig. 265. — Estomac d'*Antilope*; *A*, devant; *B*, derrière, ouvert; *oe*, œsophage; *I*, panse; *II*, bonnet; *III*, feuillet; *IV*, caillette; *p*, pylore; *s*, gouttière œsophagienne.

nne à la couche entière une aspect complexe. Bischoff, *Arch. Anat. Phys.*, 1838. Molin, enks. *Wien.*, 1850; Leydig, *Arch. Ann. Phys.*, 1854.

Le gésier, outre ses deux puissants muscles latéraux (*fig.* 263, *B*), présente en haut et en bas n muscle intérmédiaire plus petit. Le revêtement cuticulaire qui recouvre la couche glandulaire e l'estomac musculaire offre parfois des tubérosités (Perroquots). Leydig a découvert le mode de genèse de cette ouche autrefois considérée comme un épithélium (*Arch. nat. Phys*, 1854, p. 331). Chez quelques Oiseaux, elle araît comme composée de filaments feutrés et entrelacés u'on peut suivre jusque dans les glandes mêmes (Curchmann, *Zeit. Zool.*, XVI, p. 224).

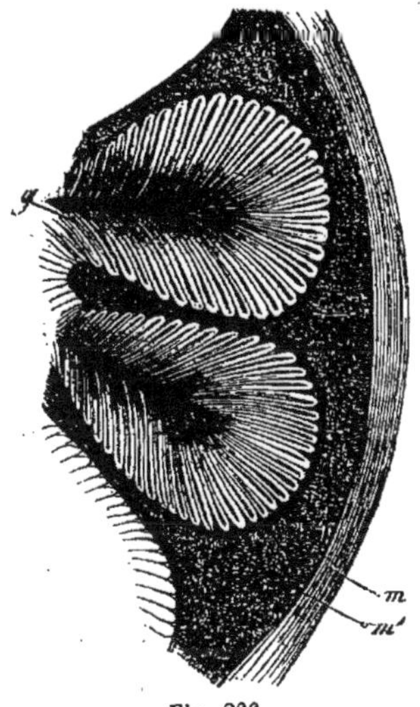

Fig. 266.

Aux modifications que nous venons de mentionner relativement à l'estomac, nous pouvons ajouter les cas où, hez les *Mammifères*, cet organe est très-allongé, comme ans les Marsupiaux herbivores (*Halmaturus*, etc.), et hez quelques Singes (*Semnopithèque* et *Colobe*). Chez es derniers, l'estomac se divise en trois parties, et il présente chez les premiers un grand nombre d'expansions. hez les Chéiroptères suceurs de sang (*Desmodus*) un llongement considérable du cæcum stomacal en un long ube enroulé est digne d'attention. Une division du cæcum tomacal en deux prolongements s'observe chez quelques Kanguroos.

Une forme que l'on trouve chez le Pécari conduit à estomac des Ruminants, en ce qu'elle présente deux paries plus grandes, dont l'une, constituant le cæcum, se divise elle-même en deux expansions. Cette division existe aussi chez les Sirénides (*Manatus*) (*fig.* 264, *D*), où se trouvent encore deux expansions à l'origine de la division pylorique. La nature de la muqueuse qui revêt les diverses parties de l'estomac des Ruminants est aractéristique. La panse, qui joue surtout le rôle de chambre d'approvisionnement, est fréquemment garnie de papilles solides, qui sont des plus apparentes chez les Tylopodes et les ntilopes. La muqueuse du bonnet offre des saillies en forme de cellules d'abeille; et celle u feuillet, de fortes lames parallèles, qui se continuent d'ailleurs avec un moindre degré le développement dans la caillette. La dépendance de ces deux dernières subdivisions se démontre aussi par leur évolution, pendant laquelle l'estomac dit bonnet apparaît comme étant une extension de la partie pylorique de l'estomac, qui était primitivement simple. Les Tylopodes représentent donc un état inférieur, qui est également celui des Moschides.

Le phénomène de la rumination est répandu dans diverses divisions. Nous en trouvons chez quelques Marsupiaux (Kanguroo) l'indication dans la présence d'une gouttière œsophagienne, puis chez les Tardigrades qui ont également un estomac composé; enfin, chez quelques Rongeurs (*Hypudæus, Lemmus;* voir sur ce dernier Retzius, *Arch. Anat. Phys.*, 1841).

Dans d'autres formes d'estomacs divisés, on remarque dans la muqueuse des différenciations semblables à celles des Ruminants. Le cæcum du cardia du Dauphin présente de grands appendices en forme de villosités; il possède une forte couche épithéliale chez les Rongeurs. Le Kanguroo offre, au contraire, un épaississement épithélial sur le pylore, qui chez l'Échidné est garni de papilles solides en forme de piquants. Chez les Édentés (*Myrmecophaga*), la partie pylorique est aussi propre, à cause de l'épaisseur de ses parois, à effectuer le broiement des substances ingérées.

L'*appareil glandulaire* de l'estomac offre parfois une grande extension. Sur quelques points, il se forme des groupes de glandes plus développées. Il en existe sur le cardia des *Phascolomys* et *Phascolarctos*, et chez le *Castor*. Elles représentent, chez le Loir, une sorte de vestibule stomacal, et chez d'autres Rongeurs (*Hypudæus, Lemmus*) se séparent en un appendice cæcal placé sur une des grandes courbures, où existe aussi une grosse glande stomacale chez

Fig. 266. — Coupe au travers de la paroi glandulaire de l'estomac du *Turdus pilaris; g*, canal de sortie d'un follicule glandulaire; *m, m'*, couches musculaires de l'estomac.

le *Pangolin*. On observe, chez le *Manatus*, une agrégation semblable de glandes stomacales sous forme d'annexes cæcales (Leydig).

INTESTIN MOYEN.

§ 230.

La partie de l'intestin qui suit l'estomac, dont elle est séparée par un pli annulaire, la valvule du pylore, et qu'on appelle l'*intestin moyen*, est dans sa portion antérieure caractérisée par sa connexion avec des organes glandulaires, qu'on distingue en *foie* et *pancréas*. Cette partie est, quant à sa longueur, la plus variable de l'intestin ; elle présente même chez les *Poissons* des différences considérables. Son trajet direct chez les Cyclostomes, chez quelques Téléostéens et chez la Chimère, est caractérisé chez cette dernière par un repli spiral qui est fort développé chez les Sélaciens et décrit dans sa majeure partie de nombreux tours plus ou moins rapprochés les uns des autres (*fig.* 267, *C*, *vs*). Cette lame ou *valvule spirale* persiste

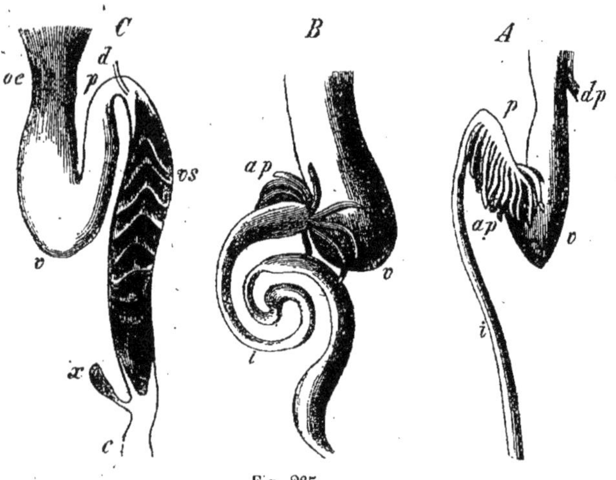

Fig. 267.

aussi chez les Ganoïdes, parmi lesquels elle ne devient méconnaissable que chez le *Lépidostée*. Elle manque complétement chez les Téléostéens.

On remarque à la naissance du duodénum chez les Sélaciens un élargissement, à la place duquel on trouve chez l'Esturgeon un gros organe glandulaire extérieurement très-sinueux, et dont l'intérieur est divisé en grandes cavités correspondantes aux expansions externes, qui s'ouvrent dans un large espace médian, et présentent dans leurs parois de nombreux petits alvéoles. Les diverses parties en sont séparées d'une manière plus tranchée chez le *Lépidostée*, et paraissent comme des groupes de cæcums plus courts,

Fig. 267. — Canal intestinal de Poissons; *A*, *Salmo salvelinus*; *B*, *Trachinus radiatus*; *C*, *Squatina vulgaris*; *oe*, œsophage; *v*, estomac; *dp*, extrémité du conduit pneumatique; *p*, pylore; *ap*, appendices pyloriques; *d*, conduit cholédoque; *vs*, valvule spirale; *i*, intestin moyen; *c*, rectum; *x*, appendice de ce dernier.

plácés sur la portion pylorique du duodénum, et représentant ces appendices æcaux qui existent chez la plupart des Téléostéens, et qu'on désigne sous le iom « d'appendices pyloriques, » (*fig.* 267, *A*, *B*, *ap*). Ils occupent une étenlue de longueur variable sur l'intestin grêle, et diffèrent autant par leurs limensions que par le nombre. Tantôt chacun d'eux s'ouvre isolément lans l'intestin, tantôt ils se réunissent plusieurs ensemble sur des troncs plus grands, d'où résultent des apparences ramifiées. C'est chez les Gadides et les Scombéroïdes qu'ils sont le plus nombreux. Les tubes qui se réunissent sur un conduit excréteur commun sont encore dans quelques cas enveloppés dans du tissu connectif, qui leur donne ainsi l'aspect d'une glande compacte (chez beaucoup de Scombéroïdes), de même que la réunion fréquente le leurs orifices implique une parenté avec les glandes des Esturgeons.

Chez beaucoup de Téléostéens, l'intestin grêle présente des circonvolutions *fig.* 267, *B*, *i*) ou une série d'anses à branches ascendantes et descendantes.

Chez les *Amphibiens*, le même intestin ne présente que rarement des conditions aussi simples; ordinairement (*fig.* 268, *i*), comme aussi chez les *Reptiles*, il constitue un tube plus long, et forme par suite plusieurs circonvolutions, qui, peu développées chez les Serpents, deviennent au contraire très-nombreuses chez les Tortues, et plus encore chez les Crocodiles. Il est notamment très-allongé chez les *larves d'Amphibiens noures*, où il constitue un long tube enroulé en spirale. Dans les derniers états larvaires, le changement de nourriture en détermine la réduction, et il se raccourcit de manière à ne plus former que quelques circonvolutions.

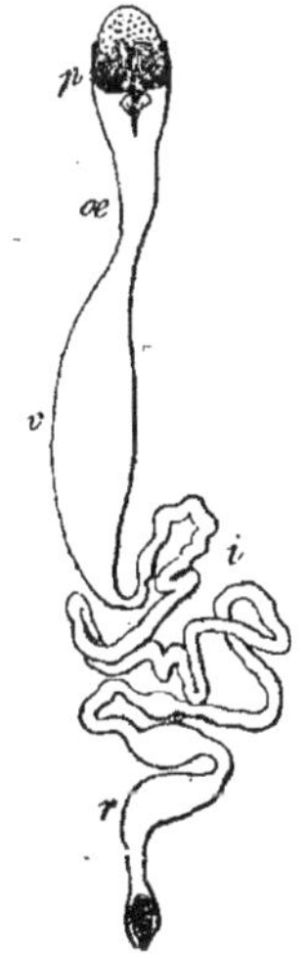

Fig. 268.

La longueur de l'intestin grêle chez les *Oiseaux* est également fort différente selon les conditions de leur nourriture. Cette portion de l'intestin est toute disposée en anses, dont la première, désignée sous le nom d'*anse duodénale*, est la plus développée et entoure toujours le pancréas. Au commencement du duodénum, il y a chez beaucoup d'Oiseaux une partie dilatée, qui représente une troisième division de l'estomac. Elle conserve fréquemment, surtout chez les Oiseaux aquatiques et chez les Échassiers, un diverticulum qui est un reste de la réunion antérieure de l'intestin avec le sac vitellin.

Chez les *Mammifères*, la variabilité de longueur de l'intestin grêle suivant les conditions d'alimentation est très-évidente, et il en résulte des états fort différents, suivant qu'il s'agit de Carnassiers ou d'Herbivores.

Outre le développement de l'intestin grêle en longueur, plusieurs dispositions relatives à la muqueuse qui le tapisse viennent contribuer à l'augmentation de sa surface. Tandis que, dans les groupes inférieurs, la muqueuse est le siége de gros plissements, qui trouvent leur expression la plus élevée dans la valvule spirale des Sélaciens, nous voyons prédominer, surtout chez les Amphibiens et les Reptiles, de fines lignes longitudinales. Il en existe

Fig. 268. — Canal intestinal de *Menobranchus lateralis*; *a*, commencement de l'œsophage sur le pharynx; *oe*, œsophage; *v*, estomac; *i*, intestin moyen; *r*, rectum.

de semblables chez les Oiseaux, où elles affectent pourtant la forme d'élévations inégales, qui peuvent même être reliées par des plis transversaux. Des plis fins disposés en zigzag se présentent chez les Amphibiens et chez les Reptiles, surtout chez les Crocodiles ; ils se retrouvent aussi dans l'intestin grêle des Oiseaux. Dans les Mammifères, les plis longitudinaux de la muqueuse dominent chez les Baleines ; chez la plupart des autres, la muqueuse porte des plis transversaux, présentant très-généralement des villosités. On rencontre aussi ces dernières fort développées chez les Oiseaux dans les cas où les plis le sont peu, tandis qu'en présence de ces derniers, les villosités restent petites.

Dans l'intestin des Cyclostomes (*Petromyzon*), il y a un repli longitudinal faisant saillie à l'intérieur, contenant la veine intestinale, et qu'on doit regarder comme le premier pas vers la formation de la *valvule spirale*, car cette dernière est rectiligne pendant l'état embryonnaire, et ne développe que peu à peu ses tours nombreux. Le premier état se conserve chez plusieurs Squales (*Carcharias, Thalassorhinus, Galeocerdo*), où la valvule spirale est représentée par un pli longitudinal plusieurs fois enroulé. On trouve aussi une valvule spirale chez les Dipnoï. Que cette disposition, compensant la moindre longueur de l'intestin, ait été fort répandue, c'est ce que nous pouvons conclure de l'aspect des coprolithes de plusieurs Sauriens fossiles (Ichthyosaurus), qui portent l'empreinte d'une lame spirale sur laquelle ils se sont moulés. On a aussi signalé la présence d'une disposition de ce genre, chez les larves d'Amphibiens anoures exotiques. On trouve chez le *Polyptère*, au commencement de l'intestin valvulaire, un cæcum (appendice pylorique), sur le lieu même où chez les Esturgeons, s'ouvre l'organe que nous avons indiqué chez ces Poissons. Les *appendices pyloriques* manquent chez les Cyprinoïdes, Cyprinodontes, Murénoïdes, Siluroïdes, Labroïdes, Chromides, Lophobranches, Plectognathes, et autres. Dans d'autres divisions, ils ne sont en aucune façon constants, ils manquent dans quelques espèces d'un genre, d'autres en étant pourvues. Outre les différences de nombre, ils en présentent d'autres dans leur arrangement ; tantôt ils forment une série longitudinale, tantôt ils offrent une disposition annulaire ou verticillée, ou constituent des groupes variés. (Rathke, *Beiträge zur Gesch. der Thierwelt.*, II, Halle, 1824 ; et *Arch. An. Phys.*, 1837.)

INTESTIN TERMINAL.

§ 231.

Le *gros intestin* constitue chez les Poissons la portion la moins importante de l'appareil digestif, et ne consiste ordinairement qu'en un tube court, caractérisé par une largeur un peu plus grande (*fig.* 261, *r*, 267, *C*, *c*). Ce n'est que chez les Amphibiens qu'il prend de l'importance par son augmentation en longueur et en largeur, tout en conservant, comme chez les Reptiles, un trajet direct en rapport avec sa faible longueur. Le gros intestin est ordinairement séparé de la partie qui le précède, l'intestin grêle, par un pli transversal ou une valvule. Un appendice cæcal qui se manifeste chez beaucoup de Reptiles, et paraît être une expansion du gros intestin, est peu développé chez les Serpents, mais l'est davantage chez les Lézards. Ce *cæcum* présente plus de constance chez les Oiseaux, dont le gros intestin est également encore court et à trajet direct. Les cæcum sont ordinairement pairs, et ne manquent que dans quelques familles (*Pics*, *Perroquets* et autres Oiseaux grimeurs). Le développement de ces cæcum offre différents degrés ; ils peuvent antôt n'être que des appendices papilliformes très-courts, tantôt affecter la orme de tubes fort longs (*Apteryx*, *Gallinacés*).

C'est chez les *Mammifères* que la partie terminale de l'intestin atteint son lus haut degré de développement en longueur ; elle se trouve toujours en nême temps caractérisée nettement par une plus grande largeur, ce qui l'a ait distinguer sous le nom de gros intestin de la partie intermédiaire plus troite ou intestin grêle. Il est, par suite de sa longueur considérable, disposé n circonvolutions de manière que sa dernière portion (rectum) suive le trajet irect qu'elle présente chez les autres Vertébrés. On le partage donc en deux ubdivisions, dont l'une disposée en circonvolutions a reçu le nom de côlon, a seconde dirigée en ligne droite, celui de rectum. La première forme ordi-lairement une anse partant du côté droit et antérieur de la cavité abdominale, uis se recourbant de là à gauche et en arrière, pour se continuer avec le rec-um. Cette anse est simple ou peut pré-enter des replis secondaires. A son point le départ de l'intestin grêle, il y a égale-nent, tantôt deux cæcum (*fig.* 269, *c*, *d*), antôt un seul. Ce *cæcum* est la partie la lus variable du gros intestin. Son déve-oppement paraît étroitement lié à l'ali-mentation. Il est court et peut même man-quer totalement chez les Carnivores ; il présente un volume considérable chez les Herbivores, où il peut toutefois pa-raître réduit par suite de la grande longueur du reste du gros intestin. Il y a donc certains rapports de compensation entre ces deux parties ; la disposi-tion de l'estomac paraît aussi n'être pas sans influence sur la longueur du cæcum, car ce dernier se trouve avoir des dimensions beaucoup plus considé-rables chez les Solipèdes dont l'estomac est simple, que chez les Ruminants.

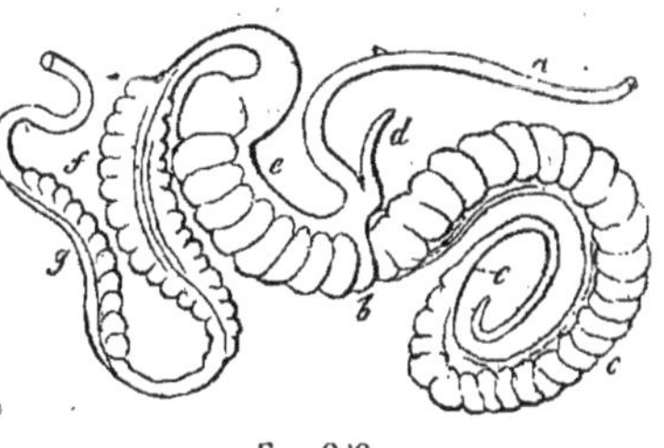

Fig. 269.

Le cæcum lui-même subit des différenciations. Son extrémité est souvent rabougrie (chez plusieurs Prosimiens et Rongeurs) (*fig.* 269, *c*). Chez plu-sieurs Singes et chez l'Homme, sa partie terminale qui, dans l'origine, ne se distingue pas, ne se développe pas au même degré que le reste, s'en sépare pour former une partie toujours plus distincte, et finit par constituer un sim-ple appendice du cæcum, qu'on a désigné sous le nom d'*appendice vermi-forme*.

Le gros intestin s'ouvre primitivement avec les conduits urinaires et gé-nitaux dans une cavité commune, le *cloaque*. Ces conditions existant chez les Sélaciens, Amphibiens, Reptiles et Oiseaux, ne se trouvent à l'état perma-nent, dans les Mammifères, que chez les Monotrèmes ; dans les autres groupes, elles demeurent limitées aux premiers états du développement ; ces divers canaux s'ouvrent ensuite séparément par des orifices distincts. (Voir aux or-ganes générateurs).

Fig. 269. — Cæcum et côlon du *Lagomys pusillus* ; *a*, intestin grêle ; *b*, jonction du gros cæcum (*c*) et du plus petit (*d*) ; *e*, *f*, *g*, diverticules du côlon (d'après Pallas).

Dans la paroi postérieure du gros intestin des Sélaciens, s'ouvre un tube digitiforme (*fig.* 267, *C*, *x*) pourvu de glandes. Ce tube manque chez les Chimères, mais les mêmes glandes se trouvent sur la partie de l'intestin correspondante à celle qu'occupe le tube chez les Sélaciens. Nous ne pouvons pas savoir s'il faut voir dans cet organe les rudiments d'une formation cæcale.

Chez plusieurs *Serpents*, le gros intestin offre une division en plusieurs (2 à 3) parties, qui se traduit par la présence de plis annulaires, entre lesquels l'intestin s'élargit (*Trigonocephalus*, *Python*, *Elaps*). (Voir sur le cæcum des Reptiles, Tiedemann, dans *Deutsches Arch. f A. Phys.*, III, p. 363). Parmi les *Mammifères*, la longueur du gros intestin est relativement peu considérable chez les Insectivores (*Sorex*), Édentés, Pinnipèdes et quelques Carnivores (*Viverra*, *Rhyzæna*). Avec l'élargissement qui se caractérise chez les Herbivores, les parois du gros intestin subissent une modification de leur revêtement musculaire, consistant en ce que la couche extérieure de fibres longitudinales se développe moins que l'interne à fibres circulaires et se divise en plusieurs (ordinairement trois) rubans musculaires (*tæniæ coli*), entre lesquels la couche annulaire présente de nombreuses expansions. Cet état s'étend aussi au cæcum, mais ne se continue pas jusqu'au rectum. Quelques portions du gros intestin formant déjà de simples anses, peuvent par suite d'un allongement considérable, s'enrouler en spirale; c'est le cas chez les Ruminants.

Il faut indiquer, en ce qui concerne le *cæcum* des Mammifères, qu'il ne se développe pas chez les Marsupiaux carnivores, les Mustelides et les Ursides, beaucoup d'Édentés (*Bradypus*, *Dasypus*), et d'Insectivores, chez les Chéiroptères, plusieurs Rongeurs (*Myoxus*) et Cétacés (*Physeter*, *Delphinus*, *Hyperoodon*). Il reste petit chez les Marsupiaux insectivores, les Carnivores, chez beaucoup d'Insectivores et de Cétacés. Il est court chez les *Dicotyles*, plus grand chez les *Sus*. Parmi les Singes, c'est chez le *Mycetes* qu'il est le plus développé. Sa longueur peut s'accroître chez les Marsupiaux et Rongeurs frugivores, au point même de dépasser celle du gros intestin. La formation d'expansions est parfois très-grande sur le cæcum, même lorsqu'elles manquent sur l'intestin. Elles sont dans plusieurs cas, chez les Rongeurs, formées par un repli en spirale (chez le *Lepus*, par exemple).

La muqueuse du gros intestin des Oiseaux est dans sa partie antérieure caractérisée par des villosités qui, sur ce point, sont plus rarement présentes chez les Mammifères. Des replis, tant longitudinaux que transversaux, existent chez les Oiseaux, ces derniers apparaissant aussi çà et là chez les Mammifères. Des glandes en tubes sont répandues tant dans le gros intestin que dans le cæcum.

La *région cloacale* manque chez l'*Amphioxus*, et aussi chez les Ganoïdes et Téléostéens, chez lesquels la séparation des orifices doit être déduite des conditions que présentent les Sélaciens. Ce mode de différenciation ne peut cependant point être attaché à la marche suivie chez les Mammifères, comme cela résulte de la différence du résultat final, la position relative des orifices se trouvant renversée.

Plusieurs organes sont en rapport avec le cloaque, et le rôle le plus important appartient à un organe vésiculiforme, naissant sur sa paroi antérieure, l'*Allantoïde*. Cet organe est, chez les Lépidosiren et les Amphibiens, une vessie naissant sur la paroi antérieure du cloaque par un court pédoncule se prolongeant en avant par deux appendices, et demeurant libre dans la cavité du corps. On la désigne, à cause de ses fonctions, sous le nom de « vessie urinaire. » Elle reçoit des vaisseaux sanguins qui s'étalent sur ses minces parois. Les artères partent de celles du bassin, les veines se rendent à la veine-porte.

Cet organe prend un développement considérable pendant le développement embryonnaire chez les Amniotes, et devient un sac volumineux qui s'étend beaucoup au delà de l'embryon, et présente un riche réseau vasculaire. Il entoure l'embryon enfermé dans l'amnios. Chez les Reptiles et les Oiseaux, il subit une rétrogradation graduelle au fur et à mesure de l'occlusion de la paroi abdominale et disparaît entièrement. Le pédoncule de l'allantoïde ne se conserve que chez les Lézards et les Tortues dans la cavité abdominale, où il s'élargit en un sac s'étendant des deux côtés, qui se comporte comme chez les Amphibiens.

Chez les Mammifères, cet organe offre d'autres rapports avec l'organisme en voie de développement; naissant de la paroi antérieure de la cavité intestinale pelvique primitive, l'allantoïde devient, comme dans les Reptiles et les Oiseaux, une vésicule communiquant avec le gros intestin primitif par un pédoncule étroit qui passe par le cordon ombilical. La partie du pédoncule qui traverse la cavité du corps (ouraque) se transforme partiellement en vessie urinaire, et en un sinus urogénital. (Voir plus loin les organes urinaires et sexuels.) Chez les Monotrèmes et Marsupiaux, la portion périphérique se comporte comme chez les Reptiles et les Oiseaux, pendant que chez les autres Mammifères elle participe à la formation du « chorion », qui se réunit avec la muqueuse de l'utérus par des saillies papilliformes. Par suite du développement ultérieur de ces papilles vasculaires, le sang fœtal se distribue périphériquement dans cette enveloppe et se met en rapport avec celui qui se répand dans la muqueuse utérine; il se fait alors entre eux un échange réciproque de matériaux. Cette union intime avec des parties de la muqueuse de l'utérus détermine la formation d'un placenta, qui peut présenter les différences les plus nombreuses, suivant la forme et l'étendue des parties du chorion et de la muqueuse qui s'unissent, et les modifications de cette dernière. (Voir sur ce point les ouvrages embryologiques de Baer, Bischoff et autres.)

Si les appendices vésiculaires du cloaque qui existent chez les Amphibiens présentent d'autres conditions dans les divisions supérieures et acquièrent par ce fait une signification d'ordre plus élevé, d'autres appendices du cloaque paraissent avoir une importance moindre. On peut y rattacher l'organe désigné sous le nom de *bourse de Fabricius*, qui se présente chez les *Oiseaux*, sous la forme d'un sac allongé s'ouvrant dans la paroi postérieure du cloaque et qui est surtout développé chez les jeunes animaux. Sa muqueuse renferme un appareil glandulaire. Il se réduit fréquemment, plus tard, d'une manière considérable, et disparait complètement chez les Perroquets. Huschke, *De Bursæ Fabricii origine*. Jenæ, 1838. Berthold, *Nov. Act. Ac. Leop. Car.*, XIV.

ORGANES ANNEXÉS A L'INTESTIN MOYEN.

§ 232.

Deux grosses glandes sont en connexion avec le commencement de l'intestin grêle, ce sont le *foie* et *le pancréas* qui tous deux se développent d'une manière analogue aux dépens des parois de l'ébauche embryonnaire de l'intestin.

On voit apparaître chez l'*Amphioxus*, comme organe ayant la signification d'un *foie*, un cæcum dirigé en avant, commençant à l'origine de l'intestin proprement dit (*fig.* 260, *f*, p. 736), et revêtu d'un épithélium coloré d'une teinte verdâtre; ailleurs, un état semblable ne se trouve que pendant les premières phases du développement, où l'ébauche du foie se présente sous la forme d'expansions paires du canal intestinal (*fig.* 270, *f*, *f*) situées en arrière d'une dilatation simple représentant l'estomac (*d*). La couche fibreuse externe de l'intestin, ainsi que l'interne muqueuse ou feuillet glandulaire, concourent à la formation du foie. Comme les Reptiles, les Oiseaux et les Mammifères présentent les mêmes faits, on doit considérer comme fondamental cet état primitif du foie qui rappelle en

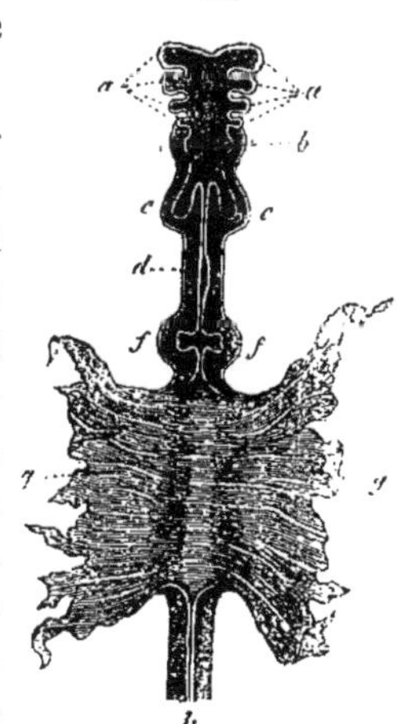

Fig. 270.

Fig. 270. — Ébauche du canal intestinal et de ses annexes chez l'*embryon du Chien*, figurée par la face ventrale; *a*, expansions du canal intestinal vers les fentes viscérales; *b*, ébauche du pharynx et du larynx; *c*, linéaments des poumons; *d*, de l'estomac; *f*, du foie; *g*, rapports entre le sac viscéral avec l'intestin moyen; *h*, intestin terminal (d'après Bischoff).

même temps les conditions de forme de l'organe biliaire de l'Amphioxus et de beaucoup d'animaux Invertébrés (Vers et plusieurs Mollusques).

De nouvelles conditions résultant de l'accroissement du feuillet séreux de l'intestin, et de ses connexions avec la partie veineuse du système sanguin, et en même temps du développement du feuillet glandulaire, distinguent le foie des Craniotes de celui des Acraniens, ainsi que de l'organe analogue des Invertébrés. Tandis que la première ébauche du foie paraît n'être qu'un diverticulum, ses différenciations ultérieures résultant d'une hypertrophie du feuillet glandulaire constituent de solides cordons qui pénètrent partout dans le feuillet fibreux et dans l'appareil vasculaire qui y est contenu, et émettent de nouvelles ramifications qui finissent par se réunir en un tout réticulé. Ces cordons, primitivement pleins, constituent par leurs ramifications secondaires le parenchyme du foie, et par la formation d'espaces intercellulaires qui se frayent leur chemin dans les cordons, se produisent aussi les conduits biliaires. Les deux lobes du foie nés de chaque côté, sont par la suite de ce développement, confondus en un seul organe. Les deux expansions primitives, après que les canaux biliaires du parenchyme se sont formés à leurs dépens et prolongés dans le tissu réticulé des faisceaux, représentent les conduits excréteurs du foie. Le foie différencié de cette manière constitue ainsi un organe unique ordinairement volumineux, et enveloppé dans un repli péritonéal partant de la partie antérieure de l'intestin et se dirigeant en avant vers la paroi de l'abdomen. Ses deux moitiés ne demeurent séparées que chez les Myxines. Il présente à l'extérieur des aspects très-différents, dus à la variété qui règne dans la formation de ses lobes.

Chez les Poissons, on le rencontre tantôt sous la forme d'une masse unique non lobée (beaucoup de Poissons osseux, *Petromyzon*), tantôt consistant en deux lobes (Sélaciens, beaucoup de Poissons osseux) ; tantôt partagé en un nombre plus grand de lobes et de lobules (Poissons osseux). Chez les Amphibiens, il est divisé en deux lobes plus grands ; il est ordinairement simple chez les Serpents, dentelé sur ses bords chez les Sauriens, divisé chez les Crocodiles et les Tortues en deux lobes qui, très-écartés chez ces dernières, sont réunis par un petit pont transversal. L'indication d'une division en deux lobes est aussi plus ou moins marquée dans la classe des Oiseaux (*fig.* 271, *h*), et constitue la règle chez les Mammifères, car les formes multilobées, qui existent chez les Carnivores, les Rongeurs, quelques Marsupiaux, Singes et autres, se laissent toujours ramener à deux grands lobes fondamentaux.

En ce qui concerne le canal excréteur (canal hépato-entérique), il présente de nombreuses modifications qui se rattachent à l'état double primitif, soit que ce premier état persiste, soit que les deux conduits se confondent graduellement ensemble, et ne forment plus qu'un canal unique allant à l'intestin ; soit enfin que, par atrophie des canaux primitifs, il s'en forme de nouveaux d'ordre secondaire, qui sont alors fort nombreux, comme par exemple chez les Lézards et les Serpents. On remarque sur ces conduits excréteurs une expansion unilatérale, la vésicule biliaire, ayant l'apparence d'un cæcum (*fig.* 271, *b*), qui se présente dans des conditions fort diverses et n'est point constante.

Le *pancréas* prend naissance à peu près comme le foie, et se forme dans une expansion de la paroi intestinale située derrière l'ébauche embryonnaire de ce dernier organe. Des excroissances de la couche épithéliale de cette expansion donnent naissance, au moyen d'un bourgeonnement continu, aux lobules glandulaires et à leurs conduits, tandis que le canal pancréatique se forme dans la première ébauche. Cet organe, qui ne manque que dans quelques groupes de Poissons, toujours situé au commencement de l'intestin grêle et voisin de l'estomac, réunit fréquemment son conduit excréteur à celui du foie, ou pénètre dans l'intestin à côté de lui. Il n'est pas rare de trouver deux canaux excréteurs (Tortues, Crocodiles, Oiseaux et quelques Mammifères), dont l'un est ordinairement uni au conduit hépato-entérique.

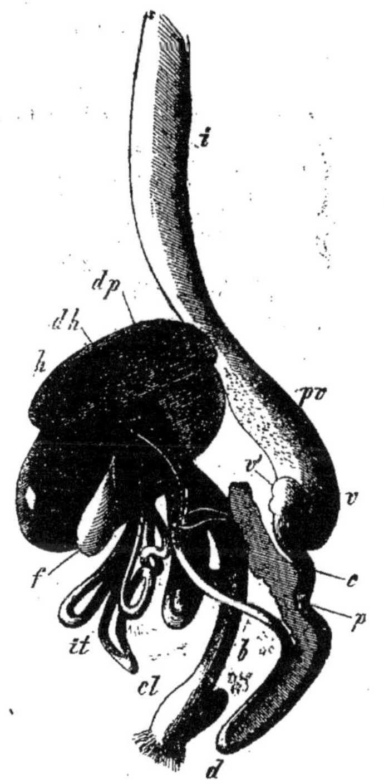

Fig. 271.

On remarque dans le foie, outre les lobes grands et petits, des *lobules* encore *plus réduits*, qui présentent des conditions différentes de celles des autres glandes. La structure réticulée qui résulte de l'accroissement des cordons cellulaires du foie embryonnaire, détermine dans cet organe la formation de lobules glandulaires qui ne sont pas entièrement séparés dans le foie des Vertébrés. Comme les plus gros conduits biliaires cheminent entre les lobes, recevant toujours les canaux de plusieurs lobules voisins qui proviennent de conduits intercellulaires disposés en réseaux, on ne peut pas séparer les lobules les uns des autres. Leur réunion est encore rendue plus intime par des rapports analogues qui existent entre les vaisseaux sanguins. (Voy. sur la structure du foie, Hering, *Sitz. Wien.*, LIV.)

On peut remarquer les particularités importantes qui suivent dans les conditions que présentent les *canaux excréteurs du foie*. Il existe chez les Poissons un conduit hépato-entérique, qui chez les Sélaciens s'ouvre dans l'intestin spiral (*fig.* 267, *Cd*, p. 752), en cheminant sur une certaine étendue contre sa paroi. Ordinairement, deux et parfois plusieurs conduits hépatiques plus grands composent ce canal, qui reçoit même souvent le contenu de la vésicule biliaire, et après sa réunion avec le *canal cystique*, a reçu le nom de canal *cholédoque*. La vésicule biliaire affecte assez fréquemment (Téléostéens) la forme d'un long canal cæcal; elle peut aussi être cachée dans la substance du foie. Plusieurs conduits hépatiques peuvent aussi se rendre à la vésicule biliaire, ou s'ouvrir dans le canal cystique, ou à l'extrémité du canal cholédoque (chez plusieurs Mammifères). Lorsqu'il y a plusieurs conduits hépato-entériques, ils forment ordinairement entre eux un réseau de mailles, et traversent aussi la glande pancréatique (Serpents, Lézards). (Description dans Duvernoy, *Ann. Sciences nat.*, XXX, p. 125; Pagenstecher, *Würzburg naturwiss. Zeitsch.*, I, p. 248). La vésicule biliaire se trouve sur l'un d'eux. Il y a ordinairement chez les Oiseaux deux conduits hépato-entériques (le *Buceros* seul n'en a qu'un), dont l'un porte la vésicule biliaire, et se compose comme un canal cholédoque d'un conduit cystique et d'un ou plusieurs canaux hépatiques.

Fig. 271. — Canal intestinal d'*Ardea cinerea*; *i*, œsophage et gésier; *pv*, glandes stomacales; *v*, estomac musculaire; *v'*, antre du pylore; *d*, lacets duodénaux; *it*, intestin grêle; *b*, rectum; *c*, pièce d'un des deux cæcums; *cl*, cloaque avec bourse de Fabricius; *h*, foie; *dh*, conduit hépato-entérique; *f*, vésicule biliaire; *p*, pancréas; *dp*, conduit pancréatique.

Chez les Mammifères, la présence d'un unique conduit excréteur (hépato-entérique) constitue la règle; il y a un conduit spécial lorsqu'il y a une vésicule biliaire. Les rapports entre celle-ci et les conduits excréteurs sont des plus variables, mais on ne saurait en aucune façon apprécier la disposition de ces derniers d'après la vésicule biliaire, qui n'est qu'une conformation provenant d'une adaptation secondaire, et peut se développer sur différentes parties des conduits excréteurs. Elle manque chez le *Petromyzon;* parmi les Oiseaux, chez les *Rhamphastus*, *Cuculus*, beaucoup de *Perroquets*, les *Pigeons*, et les Autruches africaine et américaine. Parmi les Mammifères, elle fait défaut chez beaucoup de Rongeurs, par exemple les *Hydrochærus*, *Dipus*, *Castor*, etc;, chez les Balénides, Tylopodes, Cerfs, plusieurs Antilopes et Solipèdes. Il en est de même chez l'Éléphant, dont le foie est caractérisé par un élargissement considérable des canaux biliaires. (Schröder v. d. Kolk.)

La *glande pancréatique* a ordinairement l'aspect d'une glande formée de lobes nombreux. Elle est plus compacte chez les Amphibiens, les Reptiles, et aussi chez les Oiseaux, où elle est toujours placée dans l'anse du duodénum (*fig.* 271, *p*). Cette situation persiste chez les Mammifères, où elle est fréquemment très-étendue (Rongeurs) et alors divisée en lobes plus grands. Il n'est pas rare (c'est presque la règle chez les Oiseaux), que le pancréas présente deux conduits excréteurs, parfois même trois, ayant des orifices distincts (*Pigeon*, *Poule*).

MÉSENTÈRE.

§ 223.

Avec le canal intestinal naît le repli péritonéal qui l'entoure et le fixe à la paroi postérieure de la cavité abdominale. Cette double lamelle enveloppant l'intestin constitue le *mésentère*, dont on a désigné sous le nom de *mésogastre* la portion appartenant à l'estomac. Ce dernier ne revêt pas simplement l'estomac, comme le fait le mésentère pour la plus grande partie de l'intestin grêle, mais les deux lamelles du mésogastre en quittant l'estomac se prolongent en une membrane double, qui se continue sur la paroi abdominale antérieure pour revenir, à son point de départ, de nouveau rejoindre le péritoine de la paroi ventrale. Dans ce prolongement du mésogastre allant à la face ventrale, apparaît le foie, qui en reçoit également non-seulement son enveloppe péritonéale, mais encore se trouve, par son intermédiaire, en connexion tant avec l'intestin (surtout l'estomac et le commencement de l'intestin grêle), qu'avec la paroi ventrale du corps. Tant que l'intestin conserve son trajet primitif direct, l'état du mésentère reste simple et ne présente d'autres particularités que de disparaître partiellement sur une certaine étendue, ce qui arrive chez les Poissons. Le volume du foie détermine des changements dans le repli allant de l'estomac à la paroi abdominale antérieure, et qui, sur son point de réunion avec l'estomac, forme l'épiploon gastro-hépatique pendant que sa portion antérieure destinée à la paroi ventrale représente le ligament suspenseur du foie. D'autres modifications sont occasionnées par les courbures de l'estomac et l'allongement de l'intestin grêle, qui en particulier oblige le mésentère à se développer et à etendre ses replis. Ces conditions apparaissent déjà chez les Poissons, et se montrent encore simples chez les Amphibiens, pour se modifier surtout, par suite de la position et la forme de l'estomac, chez les Serpents, les Lézards, ainsi que chez les Tortues et les Crocodiles.

Les changements dans le mésogastre des Mammifères sont les plus importants en ce que, par suite de la position nouvelle de l'estomac, il se transforme en un large sac (épiploon), qui pend au-dessus des circonvolutions de l'intestin grêle, comme chez la plupart des Mammifères, ou entoure partiellement l'estomac (Ruminants). Le mésentère du gros intestin reste à son état primitif chez les Vertébrés qui ont cette partie courte. Chez les Mammifères, où un grand allongement de cette partie de l'intestin en fait ce que nous avons appelé le côlon, le mésentère la suit et constitue le mésocôlon, lequel s'élève en même temps par une de ses parties jusqu'à la racine du mésogastre; tous deux naissent ainsi à côté l'un de l'autre. De là des réunions graduelles entre le mésocôlon et la double lamelle postérieure du mésogastre, qui finissent chez l'Homme par amener une partie du côlon (côlon transverse) à être comprise dans la paroi postérieure de l'épiploon. Les parois antérieure et postérieure de ce dernier se soudent en même temps, et forment ainsi le grand épiploon (omentum majus) composé de la réunion de quatre lames péritonéales.

On observe chez les Poissons de fortes étendues de l'intestin dont le trajet est libre dans la cavité abdominale par suite de la résorption du mésentère. Les connexions avec la paroi supérieure (ou postérieure) de l'abdomen ne s'effectuent alors que par les vaisseaux sanguins arrivant à l'intestin. La plus grande partie de celui-ci est libre chez le *Petromyzon;* c'est l'intestin à valvule qui l'est chez les Sélaciens. Avec le développement des sacs aériens abdominaux et leurs connexions avec le péritoine, naissent chez les Oiseaux des rapports très-complexes auxquels contribuent encore des différences à tous degrés dans la longueur des diverses parties de l'intestin.

(Voyez sur l'arrangement, surtout sur les épiploons des Mammifères. Cuvier, *Leçons d'anatomie*, IV, II.)

Il n'est pas rare de rencontrer dans le mésentère des Amphibiens et Reptiles des faisceaux de fibres musculaires. lisses assez répandus, par exemple chez les Salamandrines, Lézards, et aussi les Tortues. Ils forment de fortes bandes chez plusieurs Sauriens, les *Psammosaurus*, *Grammatophora*, etc., surtout dans le ligament gastro-hépatique et dans le repli antérieur allant de la paroi abdominale au foie. Brücke, *Sitz. Wien.*, VII, p. 246; Leydig, *Untersuchungen*, etc., p. 44; et Rathke, *Deutsch. Wiss.*, XIII, p. 134. Dans les replis du péritoine, entourant les oviductes, on trouve des faisceaux pareils, surtout fort développés dans les larges ligaments de l'utérus chez les Mammifères.

Organes respiratoires.

1. BRANCHIES.

§ 234.

Les rapports entre les organes respiratoires et les téguments qui chez les Invertébrés ont pris une importance si considérable font place chez les Vertébrés à des dispositions tout autres. Lorsque les téguments conservent encore la fonction respiratoire, l'activité de cette respiration cutanée demeure très-inférieure à celle qui s'accomplit dans les organes différenciés en vue de cette même fonction.

Les organes respiratoires des Vertébrés sont toujours reliés au canal intestinal, de la paroi duquel ils naissent, bien que les deux formes fondamentales sous lesquelles ils apparaissent soient différentes entre elles. Ces rapports avec le canal intestinal des Vertébrés leur sont communs avec un petit nombre d'Invertébrés (*Balanoglossus*, *Tuniciers*).

Les deux sortes d'organes se partagent, d'après le milieu dans lequel la respiration s'effectue, en deux séries différentes. Une des formes est adaptée à la respiration aquatique, et l'appareil qui la constitue porte le nom de *branchies*. Celles-ci sont en rapport avec les parties du squelette viscéral, que nous avons déjà mentionnées sous le nom d'*arcs branchiaux*. La partie du canal digestif qu'entourent ces arcs branchiaux fonctionne ainsi comme cavité respiratoire ou branchiale. Le caractère essentiel de la formation branchiale réside aussi dans une augmentation de la surface tournée vers le milieu respiratoire, augmentation qui a lieu par l'addition de lamelles ou d'appendices cylindriques. Ces parties diversement développées garnissent les arcs du squelette viscéral et renferment le réseau vasculaire sanguin. L'accroissement de la surface respiratoire se produit dans son état le plus inférieur au moyen d'un accroissement de nombre des arcs branchiaux portant des branchies très-simples. On peut y rattacher la réduction des arcs branchiaux avec développement des branchies garnissant les arcs persistants, qui se compliquent d'une manière fort diverse par l'addition des petites lamelles branchiales mentionnées ci-dessus.

Chez l'*Amphioxus*, l'appareil branchial, formé d'un grand nombre d'arcs branchiaux, présente la conformation la plus simple. La partie la plus antérieure du tube intestinal est (p. 736) percée entre les arcs du squelette viscéral d'un grand nombre de fentes, que l'eau entrée par la bouche traverse, baignant le réseau vasculaire sanguin respiratoire, pour se déverser dans une cavité s'ouvrant à la face abdominale par un pore branchial. Cette cavité résulte du développement de deux replis latéraux de la peau sur la fente branchiale qui d'abord s'ouvrait librement à la surface du corps. Par suite de la soudure d'avant en arrière de ces deux replis dermiques, les fentes branchiales sont peu à peu recouvertes, et conduisent de l'intestin dans cette cavité respiratoire. L'augmentation du nombre des fentes branchiales entre lesquelles se distribue le réseau vasculaire respiratoire compense l'absence de feuillets branchiaux.

Les *Cyclostomes* présentent des conditions analogues, mais avec beaucoup de développement. Les fentes, d'abord également simples qui établissaient des communications entre la cavité intestinale et celle du corps, se différencient en tubes allongés, dont la portion moyenne forme en se dilatant le sac branchial (*fig.* 272, *br*). C'est dans ces replis feuilletés s'élevant sur les parois des sacs branchiaux, que vient se distribuer le réseau vasculaire respiratoire. Chaque sac branchial se trouve par un canal branchial interne, en communication avec le commencement de l'intestin. Un autre canal branchial (*br'*) conduit à l'extérieur. Les dispositions des deux canaux émanant de chaque sac branchial présentent plusieurs différences. Chaque canal branchial interne peut s'ouvrir directement en dedans sur l'intestin (*Bdellostoma*, *Myxine*) (*fig.* 272), ou se réunir aux autres et former avec eux un tube respiratoire unique courant sur la ligne médiane sous l'intestin, et qui, réuni en avant au tube intestinal, conduit l'eau aux sacs branchiaux isolés (*Petromyzon*). Les canaux branchiaux externes d'un même côté peuvent aussi déboucher séparément sur les côtés du corps (*Bdellostoma, Petromyzon*), ou s'unir ensemble pour s'ouvrir à l'extérieur par un pore branchial situé derrière l'appareil respiratoire (*fig.* 272, *s*), et auquel se rend encore venant du côté gauche et de l'œsophage le canal particulier connu sous le nom de conduit œsophago-cutané (*c*) (*Myxine*). Ces diverses formes peuvent se déduire l'une de l'autre, et, en ce qui concerne les dispositions des conduits branchiaux tant internes qu'externes, on doit considérer comme primitif l'état qui présente le mode de réunion le plus direct entre l'intestin et la surface du corps. La formation d'un tube respiratoire, comme aussi la réunion des conduits branchiaux extérieurs, sont les résultats de différenciations postérieures.

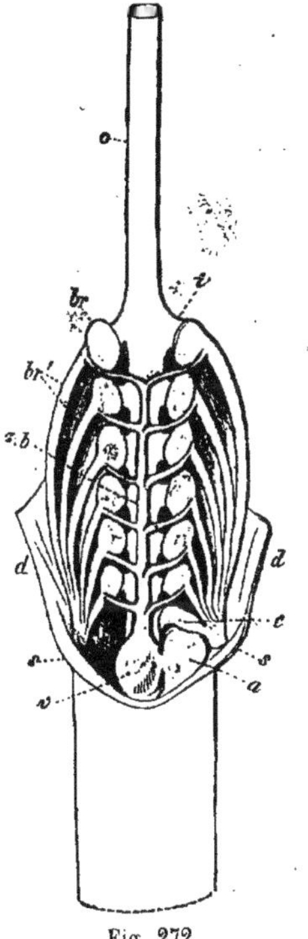

Fig. 272.

Chez les autres Poissons, les poches branchiales sont en rapports plus intimes avec le squelette viscéral. Les phénomènes qui se présentent ici autorisent à conclure que chaque arc du squelette viscéral a dû porter des branchies. Le premier de ces arcs (le maxillaire) n'en est pas exclu, comme cela résulte de la présence fréquente chez les *Sélaciens* d'une branchie, située sur la fente qui court entre le premier et le second arc (maxillaire et hyoïde) et dont l'ouverture constitue l'évent. Cet évent, représentant une poche branchiale atrophiée, est suivi des poches branchiales proprement dites, dont cinq existent d'ordinaire; il y en a rarement six ou sept (Notidanides). La paroi de la première poche branchiale est formée en avant par l'os hyoïde, en arrière, par le troisième arc branchial primitif, et les autres poches se comportent de même. Dans toutes, une cloison provenant du squelette viscéral interne et s'étendant en dehors sert de paroi postérieure à la poche qui la précède, et de paroi antérieure à celle qui la suit. De même que les poches s'ouvrent dans la bouche par des ouvertures en forme de fentes limitées par les arcs branchiaux cartilagineux, elles s'ouvrent, d'autre part, par autant de fentes sur les côtés du corps (sur la face ventrale, chez les Raies). Sur les parois des poches branchiales qui sont soutenues par des rayons cartilagineux, se trouvent les séries de lamelles branchiales, d'où, pendant l'état embryonnaire, partent vers l'extérieur des prolongements fili-

Fig. 272. — Organes respiratoires de *Myxine glutinosa* vu du côté du ventre; *o*, œsophage; *i*, canaux branchiaux internes; *br*, sacs branchiaux; *br'*, canaux branchiaux externes se réunissant de chaque côté en un conduit branchial commun s'ouvrant en *s*; *c*, canal œsophago-cutané; *a*, oreillette du cœur; *v*, ventricule; *ab*, artère branchiale envoyant une branche à chaque branchie; *d*, paroi du corps rejeté en dehors et en arrière (d'après Joh. Müller).

formes constituant des branchies externes. L'évent possède aussi à cette époque des branchies extérieures. La dernière poche ne porte de branchie que sur sa paroi antérieure.

Ces conditions sont celles auxquelles se rattachent les dispositions des branchies chez les *Ganoïdes*, et d'où se déduisent celles des *Téléostéens*. La branchie de l'évent, qui, chez les Sélaciens adultes, ne fonctionne plus comme organe respiratoire, puisqu'elle reçoit et renvoie du sang artériel, éprouve avant tout une rétrogradation des plus considérables. Chez quelques Ganoïdes (*Acipenser*, *Polypterus*, par exemple), qui ont un évent, la branchie, bien que souvent présente, n'est jamais un organe de respiration ; aussi l'a-t-on regardée comme une *pseudo-branchie*. Elle manque chez les *Polypterus* et *Amia*. Elle paraît aussi faire défaut chez les Poissons osseux, ou a perdu toute similitude avec les autres branchies.

La série de lamelles branchiales antérieures que porte l'arc hyoïde chez les Sélaciens représente encore également chez les Ganoïdes une *branchie operculaire* (*Acipenser*, *Lepidosteus*), et fonctionne comme telle. Elle existe chez les Téléostéens pendant leur état embryonnaire, mais transitoirement seulement, puis elle perd sa signification respiratoire et éprouve une rétrogradation. Tantôt elle ne consiste qu'en une série de courtes lamelles fixées sur la partie supérieure de l'opercule branchial, tantôt elle est plus près de la base du crâne. Fréquemment elle ne possède pas de lamelles saillantes, et se trouve alors cachée sous la muqueuse. Elle peut même dans cet état contenir encore des pièces cartilagineuses, qui figurent les restes des conditions primitives de l'organe. Soumise à une rétrogradation ultérieure (*Esox*), elle paraît être constituée par la réunion de lobes glandulaires séparés, mais ne ressemble plus ni par sa situation, ni par ses rapports avec les vaisseaux sanguins, aux formes moins atrophiées de la branchie operculaire.

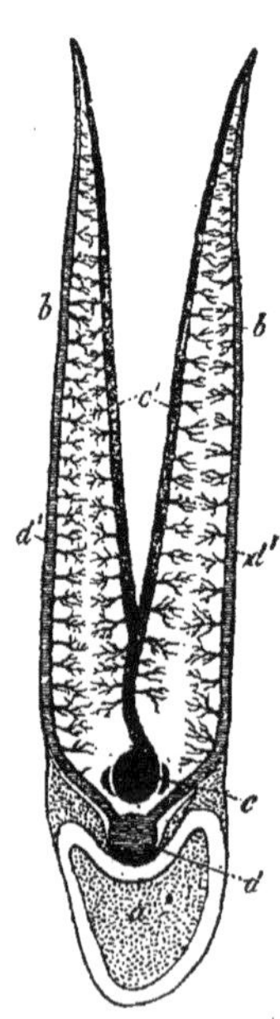

Fig. 273.

Les autres séries de feuillets branchiaux n'ont pas éprouvé moins de changements chez les Ganoïdes et les Téléostéens. Avec la disparition totale du squelette branchial externe, la cloison partant de chaque arc branchial interne des Sélaciens disparaît ou se retrouve réduite à un petit rebord. C'est le cas chez l'Esturgeon, et aussi chez la Chimère. Les séries de lamelles branchiales arrivent ainsi en rapport immédiat avec les arcs branchiaux correspondants, et se trouvent de la sorte rangées en deux séries (*fig.* 273, *bb*) sur tous les arcs qui courent entre les poches branchiales. La série antérieure des feuillets des arcs branchiaux d'un Téléostéen ou d'un Ganoïde correspond donc à la branchie de la paroi postérieure de la poche branchiale d'un Sélacien, et la série postérieure de ces

Fig. 273. — Distribution vasculaire dans les lames branchiales; *a*, coupe de l'arc branchial osseux *bb*, deux lamelles branchiales; *c*, artères branchiales; *c'*, ramuscules des artères dans les lamelles; *d*, veines branchiales; *d' d'*, ramuscules veineux dans les lamelles (d'après Cuvier).

euillets branchiaux à la branchie antérieure contenue dans la même poche hez ce dernier.

A l'ordinaire, il y a quatre arcs pourvus de feuillets branchiaux ; cependant, il y a beaucoup d'exceptions : le quatrième arc peut ne porter qu'une érie unique de feuillets et l'on peut ne rencontrer que trois arcs pourvus de amelles. Il peut encore se faire d'importantes réductions, résultant de ce que la isparition des feuillets du quatrième arc, jointe à celle des feuillets du bord ostérieur du troisième, entraîne l'occlusion de la quatrième fente branchiale. n observe également de nombreuses modifications dans le nombre, la grosseur et l'aspect des feuillets, et nous pouvons à cet égard faire ressortir la ransformation de ces derniers en appendices villeux chez les Lophobranches. 'atrophie des cloisons des poches branchiales leur donne l'apparence de imples fentes situées entre les arcs. L'appareil entier se condense ainsi davantage, et se trouve recouvert par la membrane branchiostége, fixée sur le uspenseur de l'os hyoïde, ainsi que par l'appareil operculaire. Ce dernier rovenant du suspensorium de la mâchoire représente un couvercle dirigé en rrière de sorte que les fentes branchiales deviennent invisibles de l'extérieur, t restent cachées dans la cavité respiratoire que couvre l'opercule.

On doit considérer comme un état secondaire la formation de feuillets ranchiaux non saillants à l'extérieur, car chez les Sélaciens, les premiers ui paraissent ont l'aspect d'organes filiformes allongés, sortant des fentes ranchiales. Cette phase est sautée chez les autres Poissons, où les feuillets éfinitifs se développent d'emblée.

Nous rencontrons de nouveau des branchies externes chez les *Amphibiens*, ù, comme chez les Sélaciens, elles sont les précurseurs des branchies internes. Elles ont l'aspect de deux ou trois paires de feuillets ou de filaments amifiés, qui émanent d'autant d'arcs branchiaux, et constituent un appareil ui fonctionne toujours chez les Perennibranches. Il y a, par les fentes branchiales, une constante communication entre l'eau ambiante et la cavité buccale. es branchies externes disparaissent chez les autres Amphibiens, pour faire lace chez les Anoures, où elles ne durent que pendant une courte période, à n développement de feuillets branchiaux plus courts, formant des branchies nternes, disposées sur quatre arcs du squelette viscéral. Ces branchies éprouvent à la fin de la période larvaire, comme les mêmes organes externes des érotrèmes et des Salamandrines, une rétrogradation par suite de laquelle les entes branchiales se ferment. Il ne reste chez les Dérotrèmes qu'une fente uverte de chaque côté, tandis que, chez les Salamandrines et les Anoures, il e reste aucune trace de l'appareil branchial primitif.

La différence qui existe entre l'Amphioxus et les Craniotes, relativement à l'étendue de espace occupé par la cavité respiratoire, correspond à la manière différente dont s'est effectué l'accroissement de la surface respiratoire. Les feuillets branchiaux manquant chez l'Amhioxus, les vaisseaux parcourent simplement le treillis de la charpente branchiale. Chez les raniotes, ils se résolvent en un réseau riche et compliqué, et la surface de chaque feuillet eut encore être augmentée par des protubérances secondaires des plus variées. Sur la structure des branchies et de leurs feuillets, voy. Dollinger *Abhand. d. math. phys. Cl. d. Acad. u München*, II, 1837 ; Alexandrini, *Comment. Ac. Bonon.*, III, IV.

Le nombre des poches branchiales s'élève à sept chez les Cyclostomes. Chez le *Bdellostoma heterotrema*, il n'y en a que 6 du côté droit, et chez le *B. hexatrema* 6 des deux côtés. On remarque aussi une réduction semblable chez la *Myxine*, car la dernière poche branchiale manque entièrement du côté droit, et est remplacée à gauche par le canal œsophagien cutané.

Les *évents* ne se rencontrent chez plusieurs Sélaciens que dans le jeune âge (*Carcharias*), et sont plus tard indiqués par un cæcum partant de la cavité du pharynx. Ils sont tantôt fort larges, tantôt fort étroits. Il s'ouvrent à l'extérieur par de petits orifices chez les Ganoïdes : *Acipenser*, *Spatularia*, *Polypterus;* dans ce dernier genre, ils sont recouverts d'un clapet osseux. (Voir, au § 225, les rapports qui chez les Amphibiens existent entre cette première fente viscérale et l'organe de l'ouïe.) On trouve d'ailleurs aussi, chez les Sélaciens, des indices de rapport avec l'organe auditif, car le canal de l'évent envoie une annexe vers la surface externe de la paroi crânienne du labyrinthe (*Scyllium*, *Mustelus*, *Galeus*, etc.). Les feuillets branchiaux qui occupent l'orifice de l'évent se transforment en pseudobranchies ou disparaissent complétement, même lorsque l'évent persiste (*Scyllus*, *Lamna*). Par contre, ils peuvent subsister malgré la disparition de ce dernier (*Carcharias*). — Ce qu'on a appelé la *pseudobranchie chez les Téléostéens est autre chose que celle des Sélaciens*, avec laquelle on l'a confondue surtout à cause de la conformité de disposition des vaisseaux sanguins; elle représente la branchie de l'arc hyoïde, ou l'*operculaire*. Les embryons des Téléostéens ont cinq branchies, à laquelle s'en ajoute une sixième fonctionnant peu de temps, car le dernier arc branchial, qui devient en s'atrophiant l'os pharyngien inférieur, porte également quelque temps une branchie. (C. Vogt, *Embryologie des Salmones*, p. 226.) Au moins chez une partie des Téléostéens la réduction du nombre des branchies, n'est donc acquise que dans le cours de l'ontogénèse.

La réduction des séries de feuillets branchiaux chez les Téléostéens se fait d'arrière en avant. Chez un grand nombre, le quatrième arc branchial ne possède qu'une série de lamelles antérieures, qui manquent chez plusieurs (*Lophius*, *Batrachus*, *Diodon*, *Tetrodon*, etc.) La série postérieure du troisième arc a disparu chez le *Malthea*, et l'antérieure chez l'*Amphipnous*, ainsi que les deux séries du premier arc, de sorte qu'il ne reste plus de branchie que sur le second arc; encore est-elle rudimentaire.

Les rapports des lamelles branchiales placées sur les arcs branchiaux dans les Poissons osseux peuvent, relativement aux branchies cachées dans les poches des Sélaciens, être figurés dans la tableau qui suit, où b étant l'état indifférent des séries de feuillets branchiaux, B exprime leur arrangement différencié dans les diverses divisions. β représente une série de lamelles branchiales transformée en une branchie accessoire

Sélaciens :	β'	B^1		B^2		B^3		B^4		B^5
Ganoïdes : (Esturgeon, Lépidostée)	β'	b	b	b	b	b	b	b	b	b
Téléostéens :	—	β^2	B^1		B^2		B^3		B^4	

Outre les branchies régulières, on trouve encore chez les Téléostéens des organes particuliers, ayant partiellement une signification respiratoire, partiellement une fonction protectrice. On peut les diviser en parties provenant d'arcs branchiaux dépendant toujours génétiquement des organes respiratoires, et en d'autres qui, morphologiquement étrangères aux branchies, n'acquièrent que secondairement une signification respiratoire.

Les organes des *Labyrinthobranches* appartiennent à la *première série;* des modifications apportées soit aux arcs entiers, soit aux articles des arcs branchiaux, déterminent la formation de saillies lamellaires enroulées qui constituent des annexes de la branchie (*Anabas*, *Polyacanthus*). Voy. *Peters*, *Arch. An. Phys.*, 1853, p. 427. Un autre appareil qui se trouve chez les Clupéides consiste en un tube contourné en spirale, paraissant être une expansion de la muqueuse supérieure du pharynx (limaçon branchial) ; il est ordinairement en connexion avec le segment articulaire supérieur du quatrième arc branchial, partie du squelette dont il reçoit dans ses parois quelques prolongements. Cette conque branchiale est un appareil respiratoire, très-développé chez les *Heterotis*, *Lutodeira*, *Meletta*, etc. (Voy. Hyrtl, recherches sur le sujet dans *Denkschr. Wien.*, 1855 et 1862). Il faut encore ranger ici des prolongements dendritiquement ramifiés des arcs branchiaux qui, cachés dans des prolongements particuliers de la cavité branchiale, portent un réseau capillaire respiratoire (*Heterobranchus*, *Clarias*).

Nous plaçons dans la *deuxième série* les *formations appendiculaires de la cavité branchiale*. Dans le nombre se trouvent, chez le *Saccobranchus*, un long tube s'étendant de chaque côté depuis la cavité branchiale jusqu'aux muscles latéraux du tronc, ainsi qu'un sac analogue s'élevant de chaque côté derrière la tête dans l'*Amphipnous*. L'orifice d'entrée est situé dans la partie latérale supérieure du pharynx sur la première fente branchiale. Ces deux conformations renferment un réseau de vaisseaux respiratoires, mais on n'a aucunement pu déterminer s'ils servent à la respiration aquatique ou aérienne, car selon les données de Taylor (*Edinburgh Journ. of Science*, V, 1831), on trouve les sacs de l'Amphipnous remplis d'air. Hyrtl, *Denk. Wien*, 1858).

Le recouvrement des fentes branchiales par l'opercule branchial et la membrane branchiostège peut être plus ou moins complet, et la fissure qui de chaque côté conduit dans la cavité respiratoire peut être tantôt large (Clupéides), tantôt réduite à une courte fente (Mormyri, Plectognathi). Chez le *Symbranche*, les deux fentes se réunissent en une ouverture médiane unique.

Les dispositions que présentent les *branchies* sont fort différentes chez les *Dipnoï*. Ici la branchie operculaire se conserve; elle est ordinairement désignée sous le nom de *branchie accessoire*. La deuxième branchie est incomplète chez le Lepidosiren (*L. paradoxa*), et manque ainsi que celle du troisième arc chez le Rhinocryptis (*L. annectens*). Celle-ci existe chez le Lepidosiren, ainsi qu'une quatrième; le cinquième arc est par contre privé de branchie. Le Rhinocryptis porte sur les 4e et 5e arcs une double série de feuillets branchiaux. Chez le Rhinocryptis, il y a encore des *branchies externes*, et même de chaque côté trois appendices non ramifiés, auxquels se rendent les vaisseaux des branchies internes.

Chez les *Amphibiens*, les *branchies externes* disparaissent bientôt, après s'être montrées à un degré de développement inférieur (Anoures), ou bien s'épanouissent en riches touffes dans les Perennibranches, Dérotrèmes et Salamandrines. Elles se conservent après la durée de la période larvaire, état qui se rattache au séjour dans l'eau de ces animaux, et chez les Salamandrines peut durer plus ou moins, quelquefois très-longtemps, suivant les circonstances. Plusieurs Perennibranches peuvent, d'autre part, par suite d'une modification de leur genre de vie, perdre leurs branchies; l'on voit même leurs fentes branchiales se fermer, comme cela s'observe chez l'Axolotl (*Amblystoma*). Il y a donc dans les organes respiratoires une beaucoup plus grande faculté d'adaptation. Chez les Derotrèmes, après la perte des branchies, il reste toujours une fente branchiale ouverte, et chez les Cœcilies, on remarque dans le jeune âge et pendant un certain temps une fente ouverte.

Chez quelques Perennibranches, l'*Axolotl*, par exemple, les fentes branchiales sont partiellement recouvertes par un repli de la peau semblable à l'opercule des Poissons. Un repli dermique analogue se développe aussi chez les Anoures comme opercule de la branchie interne, et s'étend peu à peu en arrière, de sorte qu'il ne reste plus de chaque côté qu'une fente qui conduit au sac branchial qu'il a formé. Les fentes bilatérales se rapprochent l'une de l'autre vers la ligne ventrale médiane, et finissent par se réunir en arrière plus loin en un petit orifice, par lequel l'eau ayant servi à la respiration trouve une issue. C'est aussi dans les cavités branchiales, largement développées des deux côtés, que se développent encore les extrémités antérieures.

Quelques larves d'Anoures qui se développent dans des poches incubatrices des femelles présentent des transformations des branchies particulières, le *Notodelphys* par exemple. A la place des branchies on trouve ici deux filaments émanant de l'arc branchial, qui passent dans une expansion de la peau, en forme de cloche (Weinland).

2. VESSIE NATATOIRE ET POUMONS.

§ 235.

La deuxième forme d'organes respiratoires chez les Vertébrés est constituée par des dilatations et des appendices de la paroi primitive de l'intestin qui, étant creux et propres à recevoir l'air, finissent par développer sur leur face interne un réseau vasculaire respiratoire. Ces appareils commencent à fonctionner en même temps que se produit un changement dans le genre de vie. Comme ils servent à introduire l'air dans un système de cavités dépendant de l'intestin, ils indiquent que l'animal est destiné à vivre hors de l'eau ou à sa surface.

La série de ces formations commence par des organes qui, bien que ne paraissant d'abord pas être de nature respiratoire, ont de commun avec celles qui sont réellement de cette nature, avant tout leur mode de genèse et les caractères essentiels de structure, abstraction faite du mode de distribution des vaisseaux dans leurs parois. C'est à ces précurseurs des appareils destinés à la respiration aérienne, qu'on a donné le nom de *Vessies natatoires*, leur attribuant une signification hydrostatique.

Ces organes manquent chez les Cyclostomes. Chez les *Sélaciens* (quelques Squales), on trouve un rudiment dorsal d'une vessie natatoire s'ouvrant dans le pharynx, qu'on doit considérer plutôt comme un état de rétrogradation que comme un rudiment prophétique. Des vessies natatoires existent généralement chez les *Ganoïdes* et sont encore très-répandues chez les Téléostéens. Si nous les examinons chez les Ganoïdes, nous les trouvons constituées par des sacs simples ou pairs qui sont en connexion avec le pharynx par un canal aérien plus ou moins allongé. Ordinairement ce canal s'ouvre sur la paroi supérieure de l'œsophage, sur le point même où chez les Sélaciens se trouve le court cæcum. L'ouverture du conduit est beaucoup plus reculée chez l'*Acipenser*. La vessie natatoire s'unit ici avec l'estomac, tandis que, chez le *Polyptère* (*fig.* 274, *A*), nous rencontrons une vessie paire débouchant sur la paroi inférieure de l'œsophage, et chez le *Lepidostée* une vessie extérieurement simple et dorsale, divisée, par les trabécules qui la traversent dans sa longueur, en deux moitiés, dont chacune se partage de nouveau en cavités cellulaires plus petites, tout l'ensemble de la disposition semblant avoir pour but un accroissement de surface. Chez l'*Amia*, la vessie natatoire, cellulaire aussi, est divisée par un repli et se bifurque en avant, en formant deux courtes cornes. L'ouverture dans l'intestin chez les trois Ganoïdes sus-mentionnés se fait par une fente longitudinale, qui conduit dans un canal pneumatique court et étroit. Nous trouvons donc déjà chez les Ganoïdes une grande variété dans la manière d'être des vessies natatoires, et nous pouvons conclure de l'étude des quelques formes qui nous restent, ce que devait être cette variété dans le groupe tout entier. Il est fort important de constater que la vessie natatoire des Ganoïdes présente déjà dans ses divers états toutes s dispositions essentielles que cet organe affecte encore, comme vessie atatoire, chez les Téléostéens, et comme poumons chez les Vertébrés supéieurs.

Le *conduit aérien* paraît être chez beaucoup de *Téléostéens* un organe ransitoire; il disparaît après le développement de la vessie natatoire; chez autres la formation de celle-ci s'arrête entièrement.

Le mode de réunion du conduit aérien avec l'intestin présente des différences mportantes. Il peut s'ouvrir aussi bien en haut que par côté, et même sur toutes s parties de l'œsophage, depuis le pharynx jusqu'à l'extrémité de l'estoac. Quant aux rapports de fores, les vessies natatoires, tant elles qui ont un conduit aérien ue celles qui n'en ont pas, préentent une diversité extraordiaire. Il y a chez les Cyprinoïdes ne division transversale de la essie natatoire; des deux pares placées l'une derrière l'autre, est la dernière qui envoie le onduit aérien; chez d'autres, il a des expansions latérales qui onstituent des appendices de orme variable (*fig*. 274, *B*, *C*, *a*), t peuvent se diviser en ramificaions plus ou moins nombreuses. es parois de l'organe présentent ans leur structure des conditions analogues à celles des parois de l'intestin; ependant elles offrent plusieurs différenciations particulières n'ayant à notre oint de vue qu'une importance secondaire, et auxquelles appartiennent les apports physiologiques que la vessie natatoire peut contracter avec d'autres ppareils, comme, par exemple, sa réunion chez beaucoup de Physostomes vec les organes de l'ouïe.

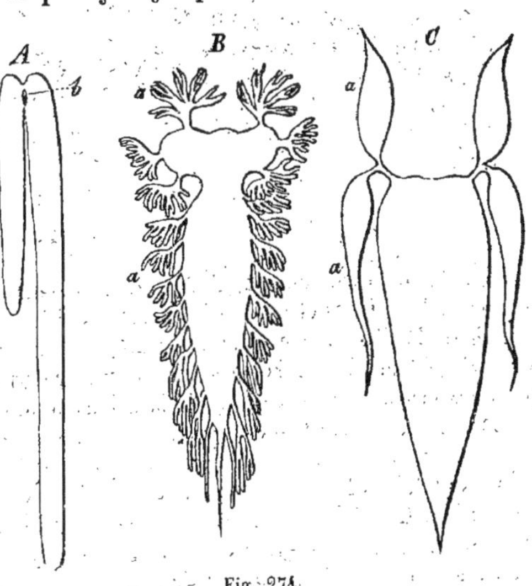

Fig. 274.

La transformation de la vessie natatoire en poumon s'effectue chez les *ipnoi*. Lorsque, dans ses conditions extérieures, l'organe ressemble encore à ne vessie natatoire, comme par exemple à celle du *Polyptère*, il n'en préente pas moins une modification essentielle, par suite de l'apparition de eines qui y apportent le sang et d'artères qui le remportent, circonstances ui le transforment en un appareil respiratoire.

Voy. sur la vessie natatoire les descriptions de G. Fischer, *Versuch über die Schwimmblase*, eipzig, 1795; Rathke, *Neueste Schrift. d. Naturf. Ges. zu Danzig*, I, Hall., 1835; Jacobi, *iss. de vesic. aërea pisc.*, Berol, 1840. Sur son développement embryonnaire : voy. Baër, *ntersuch. über d. Entwick. d. Fische*, Leipzig, 1835. Remarques nombreuses dans Cuvier

ig. 274. — Formes diverses des *vessies natatoires; A, Polypterus bichir*, d'après J. Müller; *B, Johnius lobatus; C, Corvina trispinosa,* d'après Cuvier et Valenciennes; *a*, annexes de la vessie; *b*, son orifice.

et Valenciennes, et J. Müller, *Myxinoïden*. Sur la vessie natatoire rudimentaire chez les Sélaciens, Miklucho, *Jenaische Zeitsch.*, III.

En ce qui concerne l'orifice du conduit pneumatique, il s'ouvre le plus fréquemment sur l'œsophage, et sur la partie de ce dernier où la vessie natatoire prend naissance. Lorsque son orifice recule en arrière, cette modification de position se fait peu à peu. Le conduit aérien débouche de côté chez l'*Erythrinus*; il s'ouvre chez les Clupéides dans la portion cæcale de l'estomac (*fig.* 275). Le conduit aérien (*d, pn*) varie de longueur suivant la situation de la

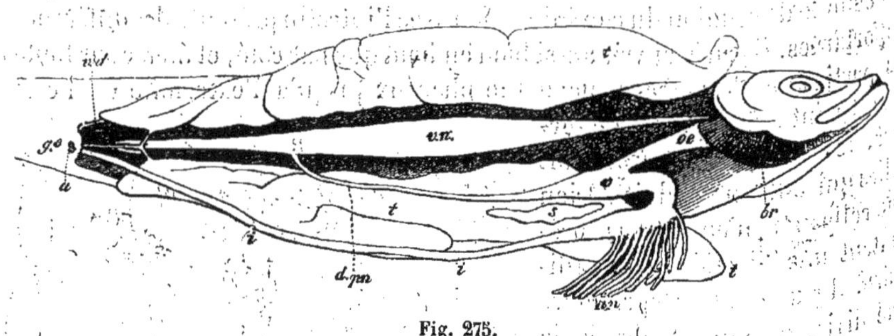

Fig. 275.

vessie natatoire relativement à l'intestin. Il est court chez tous les Ganoïdes et les Salmonides, long chez les Silures et les Cyprinoïdes. La position de la vessie est en rapport avec la position dorsale de l'orifice de son conduit pneumatique. Sa face inférieure est ordinairement seule revêtue de péritoine. Parfois son extrémité postérieure quitte la cavité du corps et peut s'étendre par deux prolongements le long de la queue au-dessous des muscles de cette partie, comme chez beaucoup d'Acanthoptères (Squammipennes, Sparoïdes, Maenides, etc.); ou pénétrer dans un canal spécial formé par les arcs inférieurs de la colonne vertébrale de la queue, ou dans le canal vertébral lui-même (*Gymnotus, Ophiocephalus*), lequel restant ouvert se prête à cette disposition. Les côtes de la portion caudale peuvent aussi constituer un canal de ce genre destiné à recevoir la vessie natatoire (*Mormyres*). Des appendices antérieurs de la vessie natatoire se montrent également (voir aux organes auditifs), ainsi que l'inclusion d'une partie de la vessie dans une capsule osseuse dépendant du corps des vertèbres antérieures (*Cobitis*). Les formes les plus diverses déterminées surtout par des dilatations ou des divisions se rencontrent dans les vessies natatoires qui sont dépourvues de conduit pneumatique. On rencontre des vessies natatoires cellulaires parmi les Téléostéens, chez plusieurs *Silures*, le *Gymnarchus* et l'*Erythrinus*.

Il y a chez beaucoup de Poissons, dans la vessie natatoire, une distribution particulière des vaisseaux sanguins qui s'épanouissent fréquemment sur elle en réseaux admirables. J. Müller, *Gefässystem d. Myxinoïden*, p. 90.

§ 236.

Dès la formation de poumons, l'appareil respiratoire cesse de s'ouvrir immédiatement dans le pharynx et il se développe un système de canaux particuliers, les *voies aériennes* qui, fonctionnant alternativement comme appareil d'introduction et de sortie de l'air, s'ébauchent à l'origine en même temps que les poumons, pour acquérir ensuite des dispositions complexes. Tandis que primitivement les poumons mêmes constituent la partie la plus considérable de l'appareil respiratoire, les voies aériennes augmentent graduellement d'im-

Fig. 275. — Intestins de *Clupea harengus*; *oe*, œsophage; *v*, estomac; *i*, intestin grêle; *ap*, appendices pyloriques; *a*, anus; *br*, branchies; *t*, testicules; *vd*, leur conduit déférent; *g*, pore génital; *vn*, vessie natatoire; *d, pn*, conduit pneumatique.

ɔrtance, et se divisent en plusieurs portions revêtant de nouvelles fonctions, ırmi lesquelles l'appareil producteur de la voix finit par prendre un rôle répondérant.

Nous trouvons, comme point de départ de la différenciation des voies ériennes, un canal court, large, réunissant les deux poumons avec le pharynx. Ce canal augmentant de longueur développe dans es parois un *appareil de soutien* formé de cartilage, et ıbit des divisions ultérieures, par suite desquelles se forent d'abord deux branches se rendant aux poumons. On istingue donc, dans le conduit respiratoire, une partie aire et une impaire. Toutes deux sont ordinairement fort ourtes chez les *Amphibiens*. Deux bandes cartilagineuses térales (*fig.* 276, *A*, *a*), qui se prolongent jusqu'à l'oriine des poumons (*b*), apparaissent comme organes de utien de ce tube respiratoire (*Proteus*) : chez d'autres ig. 276, *B*), les deux extrémités supérieures (*a*) de ces eux pièces se séparent et forment la base d'une région articulière qui, dès à présent, est chargée de la production u son et est désignée sous le nom de larynx. Une partie u reste du canal aérien est différencié à cet effet, et tanis que ce canal présente des conditions assez uniformes oit dans la partie impaire, la *trachée*, soit dans ses pares paires, les *bronches*, le larynx présente des différences lus importantes. Chez les *Amphibiens*, les deux cartilages (*a*) ont nous venons de parler (aryténoïdes) soutiennent deux plis qui entourent l'entrée du larynx. Les changements e situation effectués dans ces cartilages par des muses spéciaux déterminent l'ouverture ou l'occlusion de l'entrée du larynx. es muscles ont donc, au point de vue physiologique, plus d'importance que appareil de soutien, dont le rôle est plus indifférent. Chacun des cartilages yténoïdes repose sur l'extremité des bandes cartilagineuses allongées dont s'est séparé, et toutes deux se réunissent entre elles en avant par des olongements transverses marchant l'un vers l'autre. Chez plusieurs Uroles, comme chez la plupart des Anoures, il se forme ainsi une pièce imire du squelette portant les cartilages aryténoïdes (*fig.* 270, *b*, *c*).

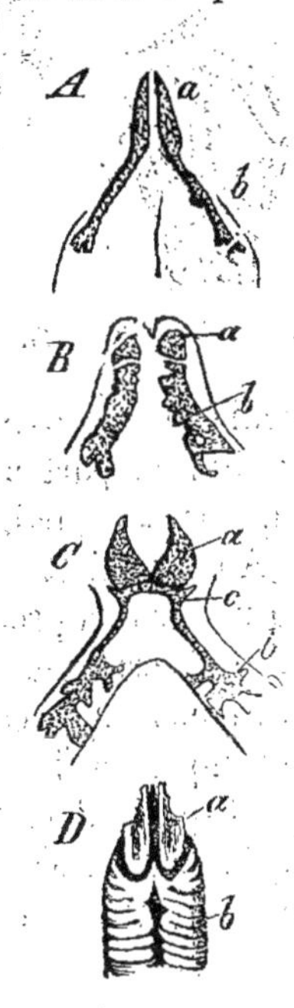

Fig. 276.

Chez les *Reptiles*, la réunion des deux bandes longitudinales est plus comlète; seulement leur continuité avec les cartilages aryténoïdes exprime, chez s Serpents surtout, un état d'infériorité; chez d'autres cependant la séparaon de ces cartilages (*fig.* 276, *D*, *a*) a lieu. Cette dernière disposition se etrouve chez les Sauriens; seulement la portion des bandes cartilagineuses ui porte les aryténoïdes se transforme ici en un anneau rarement ouvert. Il n résulte qu'une seconde partie du larynx se distingue sous forme d'un car-

g. 276. — Cartilages du larynx chez les Amphibiens et Reptiles; *A*, *Proteus*; *B*, *Salamandra*; *C*, *Rana*; *D*, *Python*; *a*, cartilage aryténoïde; *b*, cartilage de soutien, formant dans *A*, *B*, *C*, le squelette de la partie paire et impaire des voies aériennes; en *D*, représenté seulement du commencement de la portion impaire de la trachée (d'après Henle).

tilage annulaire qui est déjà en voie de formation chez les Amphibiens (C, c). Plus détaché du squelette de la trachée chez les Tortues et Crocodiles, cet anneau paraît s'accroître considérablement par sa partie antérieure. Il n'est pas rare de pouvoir y reconnaître les indications de plusieurs anneaux cartilagineux. Chez les *Oiseaux*, cette pièce circulaire est composée d'une partie antérieure plus large et de deux parties postérieures plus étroites, sur laquelle s'appuie encore une pièce plus petite qui porte les cartilages aryténoïdes. Chez les *Mammifères*, la plus grande pièce annulaire des Reptiles est divisée en deux portions, dont l'antérieure sous forme de plaque haute constitue une pièce particulière, le cartilage thyroïde (*fig.* 277, *a*); tandis que la seconde, de forme annulaire, particulièrement massive en arrière et relevée postérieurement, supporte les cartilages aryténoïdes.

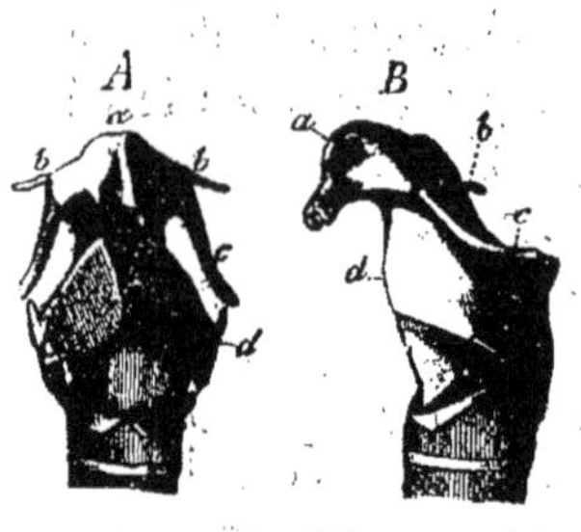

Fig. 277.

A ce squelette du larynx se rattachent encore d'autres parties servant plus ou moins à la production de la voix. Des *cordes vocales* se trouvent chez la plupart des Anoures, chez les Sauriens (Geckos et Caméléons), les Crocodiles, où, dans tous les cas, elles se présentent comme des différenciations de replis de la muqueuse. Elles manquent chez les Serpents. Chez les *Oiseaux*, l'appareil vocal réside dans la partie inférieure des voies aériennes, et forme le *larynx inférieur*, qui correspond à l'absence de cordes vocales dans le larynx proprement dit. Parmi les Mammifères, l'appareil vocal n'est rudimentaire que chez les Cétacés, et se rattache par ses points essentiels aux dispositions connues chez l'Homme.

Avec la différenciation de quelques pièces cartilagineuses séparées provenant du cartilage laryngo-trachéal primitif, apparaissent des muscles distincts, destinés à mouvoir les parties devenues libres. Ces muscles sont remplacés, chez les Reptiles, par un contracteur et un dilatateur, qui se retrouvent aussi avec quelques modifications chez les Oiseaux. Les Mammifères présentent une complication plus grande, qui s'exprime soit par le nombre, soit par l'arrangement des muscles, et qui correspond essentiellement à ce qui existe chez l'Homme. L'ensemble de l'appareil musculaire, placé entre le cartilage thyroïde et les aryténoïdes, et qui entoure en partie ces derniers, se déduit d'états plus simples. L'organe connu sous le nom d'épiglotte n'est indiqué chez les Reptiles que par un appendice, parfois assez apparent, partant du cartilage de soutien et qui se développe beaucoup chez les Oiseaux. Plusieurs possèdent cependant une épiglotte spéciale, dont le cartilage n'est réuni au cartilage de soutien que par une suture. Dans ces animaux, l'épiglotte ne parvient pourtant jamais à recouvrir complétement l'entrée du larynx. Le cartilage de l'épiglotte est tout à fait séparé chez les Mammifères, où il forme un organe de protection recouvrant l'orifice du larynx. Chez les Sirénides, il

Fig. 277. — Os hyoïde avec larynx d'un Singe (*Cercopithecus faunus*); *A*, vu de devant; *B*, vu de côté; *a*, corps de l'os hyoïde; *b*, cornes antérieures; *c*, cornes postérieures; *d*, cartilage thyroïde.

éprouve une rétrogradation, tandis que, chez les Baleines, il se transforme en une longue pièce en forme de canal, qui constitue avec les cartilages aryténoïdes également prolongés, un cône faisant saillie dans l'ouverture postérieure nasale, et par lequel se fait l'introduction et l'expulsion de l'air.

La partie du conduit respiratoire qui commence au larynx se partage distinctement chez une partie des Amphibiens en une *trachée* et ses deux rameaux, *les bronches*, lesquelles se distribuent immédiatement dans les parois des sacs pulmonaires. Les extrémités du cartilage laryngo-trachéal s'étendent dans les parois de ces derniers, tantôt comme de fins prolongements (*Menobranches*, *Menopoma*), tantôt comme des pièces plus larges émettant des appendices latéraux (*Bufo*), qui allant transversalement à la rencontre les uns des autres pour se souder ensemble sur le côté antérieur (*fig.* 276, *C*, *b*), constituent les premiers rudiments des anneaux cartilagineux. Ceux-ci se développent ordinairement dans la longue trachée des Reptiles, et sont tantôt incomplétement, tantôt complétement fermés. Dans la réunion des anneaux par des ligaments longitudinaux, telle qu'on l'observe notamment chez les Serpents et les Sauriens, on peut reconnaître nettement les dispositions caractéristiques de l'état primitif.

La trachée des *Oiseaux*, toujours caractérisée par sa grande longueur, offre des anneaux beaucoup plus nettement tranchés et ordinairement entièrement fermés. Il en est de même pour les deux bronches. Il n'est pas rare de trouver à certains endroits des dilatations de la trachée, de même que chez plusieurs Oiseaux on observe des déviations dans la rectitude de son trajet.

Une des particularités des Carinates consiste dans la présence d'un *larynx inférieur*, à la formation duquel concourent tant l'extrémité de la trachée que les origines des bronches. Il est rare que la portion terminale de la trachée ou l'origine des deux bronches soient seuls exclusivement engagés dans la formation de ce larynx. Les changements de forme de cette région consistent dans une compression latérale et dans la fusion de quelques anneaux de l'extrémité trachéenne. Celle-ci est partagée en deux par une crête osseuse (pont) partant de l'angle de bifurcation de la trachée. Cette extrémité modifiée du tube aérien forme le tambour. En avant et en arrière, le pont se continue en bas en forme d'arc en soutenant un repli de la membrane muqueuse tendu comme dans un cadre (membrane tympaniforme interne). Entre le dernier anneau trachéen et le premier bronchial, ou entre deux anneaux bronchiaux consécutifs modifiés, s'étale une autre membrane qui se détend par le rapprochement des deux anneaux et se projette en dedans (membrane tympaniforme externe). Ces membranes fonctionnent comme cordes vocales. Chez les Oiseaux chanteurs, il s'ajoute encore, partant de la crête, un pli saillant qui paraît avoir de l'importance pour la production de la voix. Il constitue une continuation de la membrane tympaniforme interne. Les deux membranes vocales qui existent sur les deux bronches limitent une double fente vocale ou glotte. Un système musculaire particulier est destiné à modifier les états de tension des ligaments de la glotte, c'est-à-dire les bords de la membrane vocale, et en même temps à rétrécir ou élargir les fentes de la glotte. Plusieurs paires de muscles allant à la trachée agissent comme abaisseurs de cette dernière, et relâchent les ligaments de la glotte. On trouve en outre un appareil composé de cinq à six paires (*fig.* 278, *a, f*) de muscles, qui paraît limité au larynx inférieur. Il caractérise une division des Carinates, qu'on distingue à cause des qualités qui en résultent pour leur voix, sous le nom d'Oiseaux chanteurs.

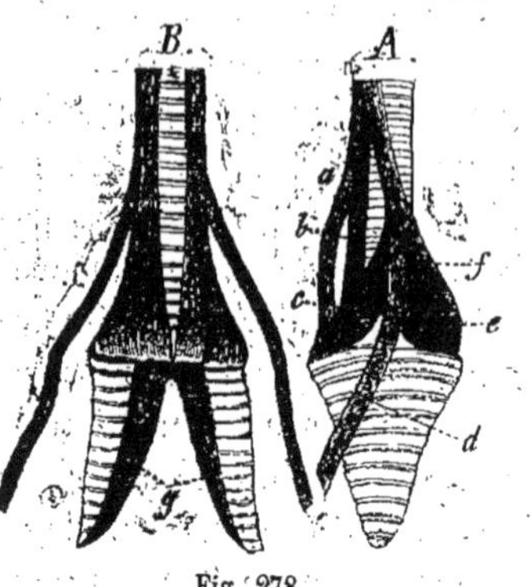

Fig. 278.

La différenciation des *voies aériennes* montre déjà chez les *Amphibiens* des différences importantes, surtout dans le développement de la partie impaire. Elle est très-longue chez les *Menopoma* et *Amphiuma*. Ses deux pièces cartilagineuses de soutien qui portent en avant les aryténoïdes, marchant symétriquement chez le Menopoma, s'élargissent en avant, et finissent par s'unir l'une à l'autre sur la partie dorsale. Chez les *Cœcilies*, les deux moitiés de l'appareil de soutien de la trachée plus allongée, sont également soudées dans la région antérieure, et se résolvent en arrière en anneaux transversaux. Un développement plus considérable de la portion paire accompagne chez les Anoures une réduction de l'impaire. Sur chacune des deux pièces cartilagineuses qui se continuent sur les bronches, se manifeste une tendance à la formation d'anneaux. Le squelette cartilagineux des deux bronches partant du larynx atteint son maximum de développement chez les *Aglosses*. Les conditions des deux parties des voies aériennes sont donc ici déjà variables.

La séparation du larynx d'avec le reste du conduit aérien est souvent encore peu marquée chez les *Reptiles*; et il n'y a que les cartilages aryténoïdes qui représentent des pièces presque indépendantes et distinctes; seulement chez les Crocodiles et les Tortues, on remarque dans cette partie, outre l'indication de sa composition d'anneaux distincts, d'autres différenciations, d'où on peut déduire le larynx des Oiseaux. Ce sont là des particularités importantes. Relativement à la fusion d'anneaux distincts, provenant de l'accroissement des pièces longitudinales primitives, on doit remarquer leur présence dans la paroi antérieure du larynx chez tous les Serpents (les Péropodes exceptés). Plusieurs Lézards se rattachent à cette disposition, tandis que chez d'autres ces anneaux se fusionnent de manière à former une plaque simple. La paroi postérieure de la charpente laryngienne est partiellement ouverte (*Iguana*), ou bien les anneaux, soudés en avant, demeurent encore séparés en arrière. Un anneau cartilagineux fermé constitue l'organe de soutien du larynx chez les Crocodiles et les Tortues, où il est ordinairement plus bas en arrière, et plus haut en avant ou sur les côtés. Les cartilages aryténoïdes paraissent ordinairement sous forme de pièces triangulaires, mais peuvent présenter divers appendices. Par l'extension de la base du triangle (*Gavial*) et la formation d'une concavité (*Crocodile*), chaque aryténoïde constitue une pièce arquée (*Alligator*) qui s'étend du bord postérieur à l'antérieur du cartilage thyroïde. Les aryténoïdes des Tortues (*Trionyx*, *Testudo*, *Kinosternon*) forment des arcs semblables moins fortement recourbés; tandis que chez les autres (*Chelonia*) ils se rattachent à la forme plus simple des *Rhamphostoma*. La séparation d'une autre partie se présente chez les Chelonia. Un tubercule qui, peu considérable chez les *Testudo*, est placé entre le point postérieur de fixation des deux cartilages aryténoïdes, est représenté chez les *Chelonia* et *Emys* par une pièce de cartilage séparée, laquelle, partant du cartilage annulaire et portant une grande partie des aryténoïdes, s'intercale entre les deux. Chez l'Emys, elle complète l'anneau, car le grand cartilage n'est pas fermé en arrière, et le larynx de cette Tortue se rattache ainsi au larynx des *Oiseaux*. Le cartilage thyroïde se partage ici en trois pièces, une antérieure médiane, et deux latérales s'étendant en arrière. Cette segmentation portant moins sur le cartilage même que sur son mode d'ossification, on peut regarder ces trois pièces comme de même nature, puisqu'elles proviennent d'une même ébauche. On remarque aussi des traces des anneaux

Fig. 278. — Larynx inférieur; appareil musculaire chanteur du *Corbeau*; *A*, vu de côté; *B*, vu d'avant; *a–f*, muscles servant à mouvoir le larynx inférieur; *g*, membrane tympaniforme.

composants primitifs, se trahissant par des fentes transversales, qui çà et là se voient au bord inférieur de la partie antérieure. La pièce médiane s'allonge en pointe vers l'avant, et représente l'épiglotte. Cette partie cartilagineuse est séparée chez le Cygne. La pièce impaire apparente chez le *Chelonia*, et, placée sur l'anneau du cartilage thyroïde fermé en arrière, est encore plus réduite chez les Oiseaux, et porte les aryténoïdes. Là où les extrémités postérieures du cartilage thyroïde se réunissent solidement (Oiseaux de proie), elle est située au-dessus; si elles laissent un espace vide entre elles, elle s'y intercale (Oiseaux aquatiques, Poules, etc.). Elle est fréquemment couverte par des appendices des cartilages aryténoïdes. Voy. sur le larynx des Amphibiens et Reptiles, Henle, *Vergleichend anatom. Besch. des Kehlkopfs*, Leipzig, 1839.

Tandis que, chez les Oiseaux, il se fait une réduction du cartilage de soutien impair et postérieur des aryténoïdes, nous le voyons se développer beaucoup chez les *Mammifères*. Chez un certain nombre d'entre eux, il consiste en un anneau ouvert en avant, comme chez les Cétacés et plusieurs Carnivores (*Ursus*, *Mustela*, etc.). Chez les autres, il est fermé, et sa plaque postérieure élevée, portant les aryténoïdes, en constitue encore la partie principale. Il est ainsi devenu le cartilage *cricoïde*, qui, en avant, est entouré d'un cartilage thyroïde apparent. Avec la formation du cartilage annulaire, les aryténoïdes ont pris une autre position, ils ne sont plus comme chez les Reptiles et les Oiseaux placés sur le bord du thyroïde, mais s'élèvent librement dans l'espace entouré par ce dernier. La pointe supérieure, chez beaucoup de Mammifères, se continue en un prolongement crochu (Porc, Cheval), qui chez d'autres se présente à l'état de cartilage indépendant (Cartilage Santorinien). Les cartilages de Wrisberg se trouvent comme des épaississements dans les plis ary-épiglottiques. Sur les cordes vocales, la muqueuse se dilate de chaque côté en une poche (ventricule de Morgagni), qui peut parfois atteindre un développement considérable. D'autres expansions se développant pour constituer des réservoirs d'air se trouvent chez quelques Cétacés (*Balæna rostrata*, *mysticetus*), entre les cartilages thyroïde et cricoïde ou annulaire. On trouve des sacs analogues très-développés dans les Singes. Chez les *Mycetes*, les ventricules de Morgagni sont développés en trois sacs, dont le médian traverse le larynx entre les cartilages de l'épiglotte et du thyroïde et va pénétrer dans une cavité osseuse pratiquée dans le corps de l'os hyoïde, (G. Sandifort, *N. Verhand. Nederl. Inst.*, V). Chez les Singes anthropoïdes un sac laryngien pareil émane également de chaque ventricule de Morgagni. Petit chez le Chimpanzé, il est très-considérable chez l'Orang et le Gorille, et se ramifie chez ce dernier dans diverses directions, en partie sur les côtés du cou, en partie vers la poitrine en bas jusqu'au creux de l'aisselle. Chez les autres Singes de l'ancien monde, il n'y a qu'un sac laryngien de peu d'étendue, qui est impair et s'avance entre le thyroïde et l'épiglotte. Voy. sur le larynx des Mammifères. Wolff, *De organe vocis mammal.*, Berol., 1812; Brandt, *Observ. anat. de mammal. quorund. vocis instrumento*, Berol., 1826; Mayer, *Ueber den Bau d. Organs der Stimme bei dem Menschen, den Säugethieren und einig. grösseren Vögeln. N. A. Ac. L. Car.*, XXV, II.

La *trachée* ne présente pas moins de différences dans sa structure et sa disposition. Elle possède en général un développement en longueur assez considérable chez les Reptiles et les Oiseaux. Elle forme des courbures chez le *Cinixys* et le *Crocodilus acutus*. Il y en a de semblables chez les Oiseaux, soit dans le cou (quelques Pénélopides, le *Tetrao urogallus*, etc.), soit dans la poitrine, où elles sont libres (*Platalea leucorodia*) ou fixées aux parois osseuses de la poitrine qui les enveloppent. Entourée par la fourchette chez la *Numida cristata*, la circonvolution trachéale est placée dans le sternum chez les *Cygnus musicus* et *Bewickii*, et *Grus cinereus* (*fig.* 279). Dans les Mammifères, chez le *Bradypus*, la trachée forme une boucle qui descend jusque près du diaphragme.

La largeur de la trachée varie chez un grand nombre d'Oiseaux dans ses diveres parties. Elle se rétrécit souvent en bas; parfois elle s'élargit au milieu (mâles des Canards), ou aussi à l'extrémité. Elle porte deux dilatations chez les *Mergus merganser*, *Anas crecca*, *rufina*, *histrionica*, etc. — Elle est partagée par une cloison chez l'*Aptenodytes*; une cloison semblable divise la moitié inférieure de celle des *Procellaria*. Les anneaux cartilagineux de la trachée des Reptiles sont tantôt ouverts, tantôt fermés. Ce dernier cas se rencontre chez les Serpents dans la partie antérieure du tube respiratoire, chez la plupart des Tortues et des Crocodiles dans sa partie postérieure. Il est rare qu'il reste quelques-uns des premiers anneaux ouverts en arrière chez les Oiseaux. Dans beaucoup de cas (Oiseaux chanteurs, Pics, Hérons, Grues, Oiseaux nageurs, etc.), ils s'ossifient. Leur nombre le plus élevé se trouve chez les Oiseaux et les Reptiles ; il va jusqu'à 350 (chez la Grue et le Flamant). Il est rare que les anneaux soient complets chez les Mammifères, dont la trachée est le plus souvent membraneuse en arrière. Les extrémités non fermées des anneaux peuvent néanmoins empiéter l'une sur l'autre, de manière à se recouvrir (*Phoque*, *Hyène*). Chez les Cétacés et les Sirénides, plusieurs cartilages affectent une disposition spirale ; les premiers cartilages sont ouverts en avant chez les Dauphins ; et dans la Baleine, il en est de même sur toute la longueur de la trachée.

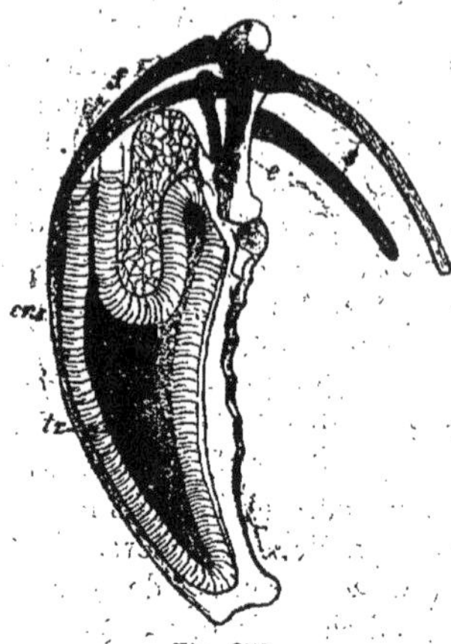

Fig. 279.

L'appareil musculaire de la trachée des Oiseaux est en rapports avec le larynx inférieur et ne manque que rarement, comme chez les Poules et quelques Palmipèdes (*Anas*, *Cygnus*, *Pelacanus*, etc.) ; le larynx inférieur n'est même pas constant chez les Carinates. Il manque chez le *Sarcoramphus*. Il existe des larynx bronchiaux chez les *Steatornis* (J. Müller, *Arch.*, *An. Phys.*, 1842), et *Crotophaga*. Un larynx trachéen se trouve chez les *Thamnophilus*, *Myiothera* et *Opetiorhynchus*.

Des dilatations vésiculiformes du tambour, agissant comme appareils résonnants, se trouvent d'un ou des deux côtés sous forme de capsules osseuses diversement développées chez les Oiseaux nageurs (*Anas*, *Mergus*). Le larynx inférieur peut aussi être en rapport, par sa membrane tympanique externe, avec des cellules aériennes, comme chez le *Psophia crepitans*.

Pour plus de détails sur le larynx inférieur, voir Cuvier, Meckel, etc., Yarrell, *Trans. Linn. Soc.*, XVI ; Savart, *Fror. Notiz.*, N°. 331, 332, 1826 ; J. Müller, *Abh. Acad. Berlin.*, 1847.

§ 237.

Les organes désignés sous le nom de *poumons* et qui constituent les instruments de la respiration chez les Vertébrés supérieurs, se montrent à partir des Amphibiens, quoique ceux-ci aient à l'état larvaire, ou d'une manière permanente (les Perennibranches), des branchies. Les poumons, comme les canaux aériens qui y conduisent, présentent une série de différenciations, grâce auxquelles de simples sacs sont peu à peu remplacés par des organes plus compliqués, dont la surface respiratoire va constamment en augmentant.

Les poumons des *Amphibiens* se rattachent complétement à ceux des Dipnoï et leur surface interne n'offre chez les Perennibranches que peu d'accroissement. Ils ne sont représentés chez le *Protée* que par des sacs très longs, élargis en avant, et se terminant par une dilatation. Les alvéoles sont plus considérables sur les parois des poumons du *Cryptobranchus* : très minimes par contre chez le *Triton*. Cela est encore fréquemment le cas chez d'autres Salamandrines, car quelques vaisseaux sanguins seulement parcourent les plis de l'intérieur des sacs pulmonaires ; chez les Anoures, au contraire, leur division en petites cavités occupées par un réseau vasculaire plus riche leur permet de mettre en contact avec l'air pour l'échange des gaz une plus grande masse de sang. Ces conditions sont encore plus développées chez les *Reptiles*. Quoique beaucoup d'entre eux, comme la plupart des

Fig. 279. — Sternum et ceinture scapulaire du *Cygnus musicus*, vu de côté ; *s*, omoplate ; *c*, coracoïde ; *f*, fourchette ; *crs*, crête sternale ; *tr*, trachée.

Sauriens, aient des poumons très-simples, ces organes n'en sont pas moins chez les Serpents, les Crocodiles et les Tortues, fractionnés en un certain nombre de divisions, qui se partagent à leur tour en un grand nombre d'autres plus petites. Chaque division représente un assemblage de lobules dont les cavités contiennent dans leurs parois des réseaux fibreux. Les moyens de communication entre les diverses parties sont de grands espaces vides. Les poumons présentent, dans leur forme très-allongée chez les Serpents, une adaptation à celle du corps de ces animaux, condition à laquelle se rattache également l'état plus ou moins rudimentaire d'un des poumons, qui peut même complétement disparaître. L'allongement extrême de l'autre poumon est accompagné d'une particularité remarquable, consistant en ce que la portion postérieure du poumon, celle qui s'est le plus étendue dans le sens de la longueur, a, en raison d'une simplification de sa structure, perdu la signification d'organe respiratoire. On trouve aussi chez les Sauriens des parties des poumons qui ont également perdu la fonction respiratoire. A leur partie antérieure, au point où elle s'unit avec les voies aériennes, il y a toujours une région dont les parois sont richement pourvues de réticulations. Nous rencontrons chez le Caméléon dans des appendices partant des poumons, l'indication d'une disposition qui prend un plus grand développement chez les *Oiseaux*.

Chez ceux-ci, pendant la période embryonnaire, apparaissent à la surface des poumons des prolongements qui entrent en connexion avec d'autres organes, et se développent de manière à constituer des cavités aériennes. Cet appareil pneumatique est finalement constitué par des poches membraneuses, comprises entre les viscères ou des tubes pénétrant dans diverses parties du squelette. La disparition de la moelle dans les os et la présence d'une cavité aérienne qui la remplace, diminuant d'une manière permanente le poids spécifique de l'animal, ce dernier peut encore, en remplissant d'air les sacs qui sont interposés parmi ses viscères, contribuer volontairement à une diminution de son poids, seconde condition qui, jointe à la première, facilite le vol.

Quant à la structure intime, on remarque dans le tissu du poumon des *Oiseaux* de fort petites cavités en communication réciproque. Le parenchyme pulmonaire possède une consistance spongieuse. Chez les *Mammifères*, au contraire, la structure lobée est poussée jusqu'aux plus petites subdivisions du poumon. Le nombre des lobes les plus grands est fort différent chez les Mammifères; ils sont le plus souvent plus nombreux dans le poumon droit que dans le gauche, et peuvent présenter des particularités de situation importantes. — Tandis que, chez les Amphibiens ainsi que chez les Lézards et les Serpents, les poumons sont libres dans la cavité du corps, ils sont chez les Tortues et les Oiseaux appliqués contre la paroi dorsale du thorax, et recouvertes du péritoine sur leur face antérieure. Chez les Crocodiles, chaque poumon est logé dans un sac pleural, dont il reçoit une enveloppe ; et il en est de même chez les Mammifères, dont les poumons recouverts d'une plèvre occupent chacun l'une des moitiés latérales de la cavité thoracique.

Un développement inégal des deux poumons résulte d'une adaptation à la forme du corps chez les *Cœcilies*, et chez les Sauriens ophidiformes. Parmi les Serpents qui n'ont qu'un poumon, on peut citer les *Hydrophis*, *Vipera*, *Typhlops*, etc. Voir sur la partie non respiratoire des poumons de Serpents, Hyrtl, *Strena anatomica*, Prague, 1837. — La séparation entre les voies respiratoires et les poumons est très-incomplète chez beaucoup de *Serpents*; car la bronche, s'étendant un peu plus loin dans le poumon, porte sur sa muqueuse des réticulations; chez le Boa, la bronche pénètre assez avant dans le poumon sous forme d'une gouttière, émettant des deux côtés de nombreuses ramifications dans la portion spongieuse de l'organe. Un passage graduel s'observe dans la formation de mailles réticulées sur la muqueuse des bronches chez les *Crotalus*, *Trigonocephalus*, *Vipera*, etc. Le degré de différenciation du parenchyme pulmonaire n'est pas moins variable chez les *Sauriens*. Chez plusieurs, chaque poumon est profondément divisé par des cloisons (*Iguana*); ou bien, dans le prolongement des bronches de la trachée se trouvent des canaux ou des demi-gouttières, qui s'ouvrent par des séries d'orifices dans la cavité cellulaire du poumon (*Geckos*), etc.; ou enfin chaque poumon est séparé en plusieurs poches ne communiquant que par les bronches (*Varanus*), et dont les parois rappellent la conformation des poumons plus simples.

Ces rapports sont plus compliqués chez les *Tortues* et les *Crocodiles*, surtout chez ces derniers, où chaque bronche pourvue d'anneaux cartilagineux pénètre dans le poumon, et a ses parois perforées de trous en nombre variable, mais qui s'ouvrent dans autant de sacs particuliers ou de cavités du poumon. L'extrémité de la bronche, qui, perdant son cartilage, devient membraneuse, porte également des ouvertures s'ouvrant dans les parties du poumon où elles aboutissent.

Chez les *Oiseaux*, la bronche pénètre obliquement dans le poumon, perd bientôt ses anneaux cartilagineux, et ne représente plus qu'un canal membraneux, qui s'élargit d'abord pour se rétrécir ensuite, après avoir fourni des ramifications et se terminer en deux branches s'ouvrant à la partie postérieure du bord externe du poumon. Les rameaux provenant de la bronche sur son trajet membraneux (au plus au nombre de 11-12) présentent une disposition régulière et sont rangés en deux séries. Ils se dirigent vers la surface du poumon et émettent de fins canaux, dont les plus déliés pénètrent perpendiculairement dans le poumon. Les canaux plus gros en envoient également de pareils, se comportant d'une manière analogue dans leurs rapports avec les canaux plus fins. Les canalicules les plus déliés présentent des dilatations et passent finalement dans un tissu spongieux, où ils se terminent.

Les poumons des *Mammifères* sont fort différents. Chacune des deux bronches, à son entrée dans l'organe, se divise dichotomiquement en bronches plus petites, qui se détachent sous un angle aigu. Celles-ci ont encore des anneaux cartilagineux, mais les perdent dans leurs ramifications ultérieures. Ces anneaux manquent chez quelques Marsupiaux et Prosimiens, et aussi chez les Chéiroptères et Mycètes. Par contre, chez les Mammifères aquatiques, ils persistent jusque dans les bronches les plus étroites, avec leur forme annulaire complète, et sont même encore reconnaissables dans les plus petits canaux. Des dernières ramifications des bronches naissent des dilatations vésiculaires terminales qui sont groupées en grappes à leurs extrémités, et présentent de nouveau toutes sortes d'alvéoles et d'expansions. C'est chez les Cétacés que ces vésicules terminales sont le plus considérables.

Une particularité commune aux Cétacés (*Dauphin*, *Monodon*), Ruminants et Porcins, consiste en la présence d'une *troisième bronche* qui se détache en avant de la bifurcation de la trachée, pour se rendre à une division du poumon droit.

Les *sacs aériens* des *Oiseaux* qui, au nombre de neuf, partent des orifices des bronches situés à la superficie du poumon, sont primitivement des excroissances solides. Un médian impair communique avec les deux poumons, et est situé entre la trachée et la fourchette. Les deux sacs abdominaux sont plus importants que les autres, et s'étendent jusqu'au bassin en recouvrant l'intestin. On en trouve au-devant de ces derniers deux autres de chaque côté dans les parties latérales et postérieures du thorax, et enfin il s'en élève encore deux sur les côtés des premiers. En dehors de leurs communications avec le poumon et les cavités des os, ces sacs sont fermés. La communication avec les cavités des os a lieu par l'intermédiaire des sacs antérieurs et postérieurs, qui émettent à cet effet des prolongements particuliers. La *pneumaticité* qui résulte pour les os de cette disposition s'étend à la plus grande partie du squelette dans son développement complet. Il faut en excepter cependant les os de la main, du pied, de l'avant-bras et de la jambe ; les vertèbres et le sternum étant au contraire presque toujours pneumatiques ; ainsi que l'humérus et le fémur, le premier n'étant dans des conditions contraires que chez quelques Ratites.

Consulter, outre les ouvrages déjà cités sur les poumons des Oiseaux et l'arrangement des sacs aériens, Nitzsch, *Comment. de respirat. animalium ;* Fuld, *De organis quibus Aves spiritum ducunt*, Wirceb., 1816. Retzius Mem. Acad., Stockhlom ; Lereboullet, *op. cit.*; Sappey, *Recherches sur l'appareil respiratoire des Oiseaux*, Paris, 1847.

§ 238.

Un organe spécial, qui a par sa genèse des relations avec le canal intestinal et par sa situation des connexions avec les organes respiratoires, est la *glande thyroïde*. Elle naît par étranglement d'une partie de la paroi du tube intestinal primitif (Remak) et consiste en un ensemble de vésicules revêtues d'une couche d'épithélium et réunies par du tissu connectif. Tantôt la glande thyroïde est formée de plusieurs groupes semblables de vésicules, tantôt elle ne forme qu'une seule masse. Cet organe est situé, chez les Poissons, à l'extrémité antérieure du tronc branchial artériel, et il est reconnaissable chez les Sélaciens, les Ganoïdes et aussi chez les Téléostéens, bien que chez ces derniers il n'ait parfois qu'une étendue insignifiante.

Chez les *Amphibiens*, la glande thyroïde est située dans la région pharyngienne ; elle consiste chez les Urodèles en une paire de tubercules (un seul, impair chez le Protée) en rapport avec des troncs artériels, et chez les Anoures, en plusieurs groupes glandulaires de grosseurs diverses situées de chaque côté du pharynx. Chez les *Reptiles*, c'est un organe impair, placé sur la trachée ; elle est au contraire double chez les *Oiseaux* (*fig.* 280, *t*), où elle est située à l'origine des carotides. Parmi les *Mammifères*, elle demeure aussi double chez les Monotrèmes, beaucoup de Marsupiaux, d'Édentés et quelques types d'autres divisions, tandis que, chez les autres, ses deux masses latérales sont reliées par un pont transversal médian. Elle est toujours attenante au larynx.

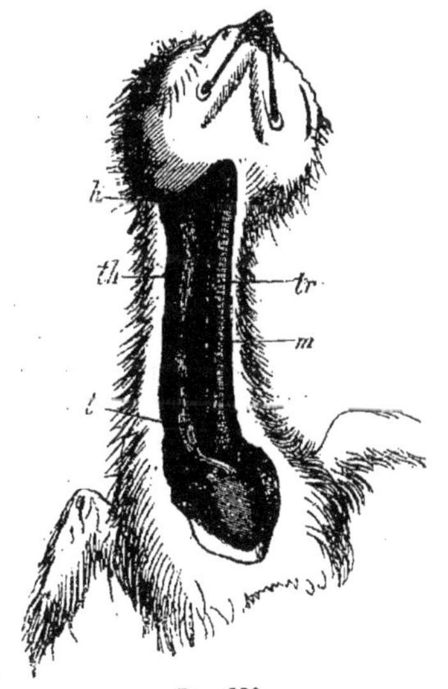

Fig. 280.

Tandis qu'au moins dans les premières phases de sa formation, on peut démontrer les rapports qui rattachent la thyroïde à un système déterminé d'organes, il est un second organe qu'on a l'habitude de mentionner avec la thyroïde, mais dont la genèse est encore obscure. C'est le *thymus*. On désigne ainsi un organe également composé de follicules glan-

Fig. 280. — Thymus (*th*) et thyroïde (*t*) d'un embryon mûr de *Buteo vulgaris ; tr*, trachée ; *h*, os hyoïde.

dulaires, qui se divisent en lobes grands et petits, dont les plus petites vésicules paraissent être pleines de cellules. Cet organe est placé chez les Sélaciens sur les sacs branchiaux, entre ceux-ci et la partie musculaire du dos; chez l'Esturgeon et beaucoup de Téléostéens, on considère comme le représentant, des follicules semblables qui se rencontrent sur la limite postéro-supérieure de la cavité branchiale. Le thymus se rencontre chez les Amphibiens sous forme d'un petit tubercule situé derrière l'angle de la mâchoire inférieure. Il paraît être situé au-dessus du cœur sur la carotide, chez les Serpents et Tortues, parmi les Reptiles ; chez les Crocodiles, comme chez les Oiseaux (*fig.* 280, *th*), il s'étend du péricarde jusqu'à la mâchoire inférieure. La portion inférieure est la plus développée chez les Mammifères, de sorte qu'elle ne sort que rarement de la cavité thoracique. Chez tous, elle est développée au maximum dans le jeune âge, puis éprouve des rétrogradations, et ne conserve son volume primitif que chez un bien petit nombre.

Sur la thyroïde et le thymus, Ecker, dans *Wagner's Handwoerterb. d. Physiolog.*, IV, p. 107; Leydig, *Unters. üb. Fische u. Reptilien*, Berlin, 1851, p. 26 et 61. Sur la thyroïde des Cétacés et les rapports entre le thymus et la thyroïde, voyez Turner, *Edinb. Roy. Soc. Trans.*, XXII, II. Outre la thyroïde, il se sépare de l'intestin encore d'autres parties du feuillet glandulaire ; ainsi Remak a vu chez les Poulets les bords des deux fentes viscérales postérieures passer à l'état de corps arrondis, conformés comme la thyroïde, placés dans son voisinage, et qui peu à peu s'atrophient. Le développement du thymus n'a point lieu aux dépens de la couche glandulaire de l'intestin; cet organe provient du feuillet germinatif moyen. Parmi les Oiseaux, il est le plus développé chez les Oiseaux de proie, tandis que chez les autres (Gallinacés, Palmipèdes, Échassiers), il ne dépasse guère la moitié de la longueur du cou. Chez ceux-ci, il s'atrophie plus lentement. — Il persiste longtemps chez les Pinnipèdes et les Dauphins dans les *Mammifères*.

Chez divers Mammifères, on trouve encore dans le voisinage du thymus un organe qui s'en approche par sa structure générale. Cet organe, nommé *glande grasse* par Rudolphi, ou *glandes d'hivernation* par Barkow, s'étend sous forme d'une masse lobée de la partie supérieure de la poitrine dans le cou, le creux de l'aisselle, ou même le dos, et se trouve chez les Insectivores (*Erinaceus, Talpa, Sorex*), beaucoup de Rongeurs (*Arctomys, Cricetus, Myoxus, Lepus*, etc.) et les Chéiroptères. Sa fonction est aussi inconnue que ses rapports morphologiques. Seulement, on est certain, quant à sa structure, qu'elle n'a rien d'une vraie glande. (Voy. sur sa structure, Ecker, (*l. c.*) ; Hirzel et Frei, *Zeit. Zool.*, XII, p. 165.

Organes de la circulation.

§ 239.

Le liquide nourricier des Vertébrés se meut dans des canaux fermés à parois indépendantes et ne présentant que fort rarement des parties ayant un caractère lacunaire. Il se distingue par là du trajet circulatoire des Mollusques, et se rattache de plus près à celui des Vers. La cavité qu'il occupe forme un système de canaux, un *système vasculaire*. Il n'y a aucune communication entre ce système vasculaire et le milieu extérieur; l'appareil entier est absolument clos. Les troncs principaux occupent une situation médiane et se ramifient de manière à se mettre en harmonie avec les divisions du corps. Ils rappellent, dans leurs dispositions les plus générales, plusieurs des conditions existantes chez les Invertébrés, et on trouve ces analogies encore confirmées par les rapports qu'ont les troncs longitudinaux vasculaires avec l'intestin, et surtout avec la partie respiratoire. Mais la formation d'un organe central entraîne une différence importante, car pendant que chez les Invertébrés cet organe naît le plus souvent du vaisseau dorsal lui-même ou d'une de ses parties, nous le voyons formé chez les Vertébrés aux dépens d'une partie ventrale.

On remarque entre les deux groupes fondamentaux des Vertébrés relativement aux centres moteurs du liquide nourricier des différences importantes qui nous obligent à séparer très-nettement cet appareil, tel qu'il existe chez l'*Amphioxus*, de celui des Craniotes. Chez le premier, tous les gros troncs vasculaires sont contractiles, et rappellent par ce fait les dispositions qui se rencontrent chez les Vers. La propulsion du contenu du système vasculaire a lieu sur beaucoup de points sans qu'on remarque de prédominnce de l'un sur l'autre. Quant à ce qui concerne la disposition de ces vaisseaux, un canal longitudinal, qui s'étend sous la portion respiratoire du canal digestif, émet à des distances régulières des rameaux se rendant au squelette branchial et que nous désignerons sous le nom d'artères branchiales. Ces artères se réunissent en un tronc situé au-dessus des branchies, l'aorte, de laquelle partent d'autres ramifications destinées au corps. Chaque artère branchiale possède une dilatation contractile à sa naissance, qui joue le rôle d'un cœur. La paire antérieure des artères branchiales se divise en deux arcs, également contractiles, qui entourent la bouche, et se réunissent à l'origine de l'aorte (*fig.* 260, p. 746). C'est de ce dernier tronc vasculaire que partent tous les vaisseaux artériels qui vont se distribuer dans le corps. Le sang revenant de la circulation se rassemble dans un tronc veineux courant au-dessus du cæcum, qui paraît être le foie et se continue avec l'artère sous-branchiale. Le sang réparti dans la paroi de l'intestin se réunit également dans un tronc veineux spécial, se distribue de nouveau dans des ramifications de ce dernier pénétrant dans le cæcum, et en ressort par une grosse veine. Les vaisseaux veineux que nous venons de mentionner sont aussi contractiles. Nous trouvons dans ces dispositions une représentation simplifiée de l'appareil plus développé des Craniotes, au système vasculaire desquels la plupart des vaisseaux mentionnés peuvent se rattacher. Mais nous ne pouvons pourtant pas admettre le passage direct de l'un des appareils à l'autre, la lacune entre les deux étant trop considérable en raison de l'absence d'un organe central particulier et de quelques autres circonstances.

Au lieu de nombreuses portions contractiles du système vasculaire, chez les *Craniotes*, c'est un organe unique, le cœur, qui est chargé de régler le mouvement du liquide nourricier. Les Craniotes se distinguent en outre des Acrâniens par une différenciation des diverses parties de l'appareil circulatoire de ces derniers. L'organe central unique est formé aux dépens d'une portion de l'appareil vasculaire. Une partie du liquide qui, pendant sa circulation dans le corps, a passé dans les tissus en traversant les parois des vaisseaux, se rassemble dans des cavités particulières, partiellement lacunaires, et est peu à peu ramené dans le courant principal. Ce liquide constitue la *lymphe*. Ses vaisseaux forment le *système vasculaire lymphatique*, tandis que les autres, qui sont en communication directe avec le cœur, forment le *système vasculaire sanguin*. Comme les canaux lymphatiques de la paroi intestinale reçoivent le chyle résultant de la liquéfaction des aliments par la digestion et le transportent dans le courant sanguin, ils réparent dans celui-ci les pertes résultant de la consommation constante à laquelle il fournit pendant son trajet dans le corps. Les systèmes lymphatique et chylifère sont donc des dépendances importantes du système vasculaire et semblent être une différenciation de l'appareil uniforme qui existe chez les Leptocardes. Avec cette séparation du liquide nourricier en deux catégories morphologiquement et physiologiquement différentes, s'accomplit une différenciation de leurs éléments constituants. Ceux de la lymphe sont des corpuscules indifférents, de simples cellules, semblables aux corpuscules du sang des organismes inférieurs. Dans le liquide sanguin, au contraire, ces éléments acquièrent une forme déterminée, variable dans les différentes divisions, celle de corpuscules colorés, dont la quantité détermine la teinte particulière qui distingue le sang de la lymphe incolore.

Les éléments constituants du liquide sanguin doivent être considérés comme les transformations des « cellules incolores » qui se trouvent dans le courant lymphatique, et même dans le sang. Les cellules de la lymphe se ressemblent, aux dimensions près, dans tous les Vertébrés, et ressemblent aussi aux cellules du sang de beaucoup d'Invertébrés. Les globules du sang présentent par contre des différences. Le caractère cellulaire, en tant qu'il résulte de la présence d'un noyau, existe chez tous, mais comparés aux cellules de la lymphe, on doit les considérer comme des formes différenciées. Chez les Mammifères, les globules sanguins n'ont de noyau que pendant la période fœtale, le noyau disparaît ensuite. Généralement, les corpuscules sanguins ont une forme aplatie, discoïde ; chez les Poissons, Amphibiens, Reptiles et Oiseaux, ils sont ovales et biconvexes ; le milieu de chaque face proéminant légèrement ; ils sont en forme de disques, ronds et biconcaves chez les Mammifères. Les globules sanguins les plus remarquables par leur grosseur sont ceux des Dipnoï et des Amphibiens (surtout ceux des *Protée*, *Sirène*, etc.).

Une comparaison entre le système vasculaire des Vertébrés et celui des Invertébrés ne peut être faite que dans ses traits les plus généraux. Nous trouvons chez les Vertébrés un tronc vasculaire dorsal et un tronc ventral développés dans la cavité respiratoire, et en connexion, par des arcs transverses. Le tronc dorsal se continue en arrière dans toute l'étendue du corps, et ses ramifications se rejoignant forment de nouveaux troncs qui conduisent au vaisseau ventral, qui sert en même temps de centre d'impulsion. La formation d'un organe de ce genre a lieu, aussi bien chez les Arthropodes que chez les Mollusques, aux dépens d'une partie du vaisseau située dans le dos et chez la plupart des Vers ; le vaisseau dorsal fonctionne comme cœur, lorsqu'il n'y a pas en outre d'autres vaisseaux, même parmi ceux qui ne sont pas longitudinaux, qui ont un caractère pulsatile. Ces conditions rappellent celles de l'appareil circulatoire des Leptocardes. On peut maintenant, par une concentration de la contractilité sur des troncs particuliers, et le développement que prend dans cette direction la portion du vaisseau qui passe sur le côté ventral de la cavité respiratoire, faire dériver de là l'origine de l'appareil circulatoire des Craniotes. Cependant on peut douter de l'exactitude de cette manière de voir pour deux motifs. Premièrement, chez aucun de ces derniers, on ne trouve de traces d'un état qui puisse se rapporter à celui de l'Amphioxus. L'organe qui, dès les phases les plus préices du développement représente le cœur est tout de suite le centre d'impulsion du sang. econdement, on trouve déjà parmi les Invertébrés des états où l'appareil circulatoire comprend n *cœur situé* comme chez les Vertébrés, et fonctionnant comme organe central d'impulsion. veux parler des *Tuniciers*, dont le système vasculaire se distingue essentiellement par le it des variations de direction qu'il peut donner au courant sanguin. Si donc l'on veut ttacher à quelque chose l'appareil circulatoire des Craniotes, c'est plutôt chez les Tuniciers u'on trouvera les passages, et bien que l'intervalle entre eux et les Vertébrés soit considerable, rsque la comparaison porte sur l'ensemble de la conformation des organismes qu'on considère, il me paraît préférable d'attribuer plus de valeur à ce qui est concordant dans un système organes, qu'à ce qui est plus ou moins différent. On comprendra que je ne cherche nullement, par ce que je viens de dire, à établir une parenté plus rapprochée des Vertébrés avec s Tuniciers qu'avec les Leptocardes. Il ne s'agit ici que de l'appareil vasculaire, et de la démonstration de l'existence d'une profonde différence, sous ce rapport, entre les Acrâniens t les Craniotes.

SYSTÈME VASCULAIRE SANGUIN.

CŒUR ET TRONCS ARTÉRIELS.

§ 240.

Chez tous les Craniotes, le *cœur* naît d'un tube simple qui se sépare graluellement en deux parties. La postérieure reçoit le sang et le transmet à l'anérieure, qui l'envoie par des arcs vasculaires vers un tronc artériel courant e long de l'axe du squelette; ce tronc artériel le distribue, à son tour, ultéieurement dans tout le corps. La première portion du cœur s'appelle l'*oreilette*, la seconde le *ventricule*. Une cavité spéciale, qui se produit dès la prenière apparition du cœur et comprend le ventricule et l'oreillette, est la avité péricardiale, dont la paroi, le péricarde, sert à envelopper le cœur.

Le cœur demeure à l'état simple chez les *Poissons*. Un *ventricule et une reillette en forment les deux divisions principales*. La dernière reçoit le ang veineux d'un sinus situé immédiatement derrière elle, et partiellement n dehors du péricarde. Elle offre généralement des deux côtés des expanions ou auricules qui se prolongent latéralement le long du ventricule situé u-devant d'elles. La paroi de l'oreillette est pourvue d'une couche musulaire qui forme à l'intérieur un réseau saillant. Le ventricule, au contraire, ffre des parois notablement plus épaisses, par suite du développement à son ntérieur d'un réseau de puissants faisceaux musculaires (*fig.* 281, *V*). La avité interne proprement dite est d'autant plus réduite relativement à ses imensions extérieures, que ce réseau musculaire empiète en dedans. Deux minces valvules (*fig.* 281, *o*) destinées à empêcher le retour du sang, erment l'orifice de communication entre le ventricule et l'oreillette. La caité du ventricule se continue dans une autre, le plus souvent élargie, naisant du cœur, et qu'on nomme le bulbe artériel; c'est d'elle que partent es artères (*a*). A l'orifice artériel se trouvent également deux ou pluieurs valvules qui fonctionnent comme valvules atrio-ventriculaires. La porion du ventricule qui se continue dans le bulbe artériel offre, chez les *Sélaciens* et les *Chimères*, un allongement considérable, qui présente une conformation identique à celle des parois du cœur, et se trouve limité vers le bulbe par des valvules en forme de poche. Cette partie (*fig.* 281, *B*) paraît être une différenciation du ventricule. Nous la désignerons sous le nom de cône artériel pour la distinguer du bulbe qui fait partie de l'artère. Derrière les valvules, qui ne dépassent pas le nombre de trois, se trouve un nombre variable d'organes valvulaires disposés en séries longitudinales et transversales, qui sont rattachées par des filaments tendineux à la paroi du cône. Cette portion du ventricule existe aussi chez les *Ganoïdes*, où elle présente une disposition semblable de l'appareil valvulaire. Elle se trouve plus rarement indiquée chez les *Téléostéens*, où elle manque toujours de ces replis valvulaires, de sorte que les valvules sont ici réduites aux poches valvulaires, placées à la naissance du bulbe artériel, et qui ordinairement sont au nombre de deux. Il faut admettre que la disparition de ces séries de valvules dépend de la contraction qui transforme le cône allongé des Sélaciens et des Ganoïdes en un organe très-court chez les Poissons osseux. Chez les Dipnoï, qui ont également un cône artériel bien développé, deux replis longitudinaux font une saillie qui indique une séparation en deux canaux.

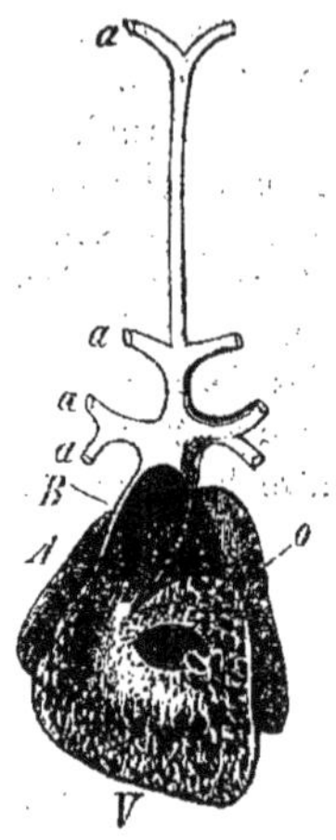

Fig 281.

Le tronc vasculaire, qui commence à l'orifice artériel du ventricule subit, chez les Téléostéens, une différenciation en rapport avec la disparition ou le raccourcissement du cône artériel; il se dilate, comme nous l'avons déjà dit, en forme de bulbe, en même temps qu'augmente la quantité des éléments contractiles de ses parois. Il se forme ainsi une disposition compensatrice de la réduction du cône, avec lequel ce bulbe ne doit pas être confondu.

Chez tous les Poissons, ce tronc se prolonge sous la charpente branchiale (*fig.* 281, *a*). Il envoie des deux côtés, le long des arcs branchiaux, des vaisseaux (*fig.* 282, 1-5), qui, dans les premières phases de développement, passent immédiatement de chaque côté dans un vaisseau longitudinal situé à la base du crâne. Nous désignerons les vaisseaux artériels recourbés sous le nom d'*arcs aortiques;* sous celui de *tronc aortique*, le tronc qui les rassemble (a''), les arcs séparés qui de chaque côté se réunissent étant les *racines aortiques*. Celles-ci envoient toujours en avant un vaisseau à la tête, principalement au cerveau, la carotide (*c*). Avec le développement des feuillets branchiaux sur les arcs viscéraux, il se forme dans leur intérieur des vaisseaux partant des arcs aortiques; puis, par suite du développement du réseau des feuillets branchiaux, chaque arc aortique se décompose en un réseau capillaire, qui pénètre dans ces feuillets et cesse de la sorte de prolonger directement la racine aortique. Le sang provenant des capillaires branchiaux se rassemble dans des vaisseaux qui le versent dans l'aorte, d'où il est ramené

Fig. 281. — Cœur de *Squatina vulgaris;* la paroi antérieure du ventricule et du cône est enlevée de façon à laisser voir la cavité de ce dernier, ainsi que celle du ventricule et les piliers musculaires de la paroi; *A*, oreillette; *B*, cône artériel; *o*, orifice atrio-ventriculaire avec deux valvules; *a*, artères branchiales.

au cœur par le système veineux du corps. Les rameaux du tronc artériel, sont les *artères branchiales*; et les vaisseaux conduisant à l'aorte, représentent des *veines branchiales* contenant du sang artériel, tandis que les artères branchiales en renferment de veineux.

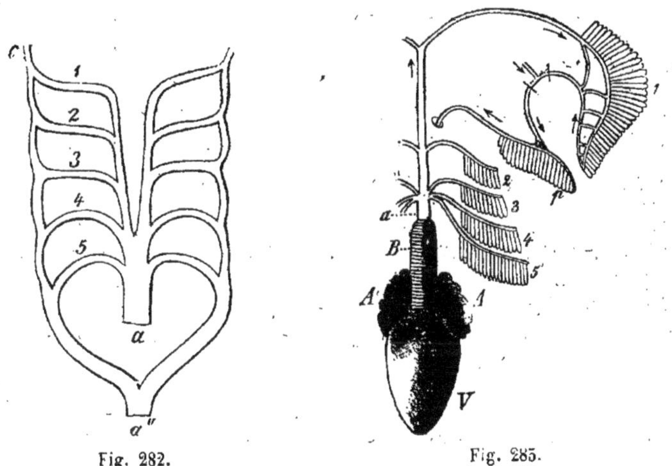

Fig. 282. Fig. 283.

Le nombre des artères branchiales provenant du bulbe artériel, correspond à celui des branchies qui se trouvent en activité. C'est chez les Cyclostomes et les Sélaciens qu'il est le plus considérable. Il y en a cinq paires chez les Ganoïdes (*fig.* 283), tandis que chez les Poissons osseux, il n'y a un nombre d'arcs artériels plus considérable (6-7) que pendant l'état embryonnaire. Le plus antérieur ou quelquefois les deux plus antérieurs ne sont pas en rapport avec des branchies, du moins la branchie qui appartient au second arc n'en remplit-elle que passagèrement les fonctions (Branchie operculaire). L'arc viscéral postérieur devenant plus tard rudimentaire pour se transformer en os pharyngiens inférieurs, la branchie qui lui est primitivement attachée se perd et le nombre des troncs branchiaux est ainsi réduit à quatre et même à trois paires.

La naissance des artères branchiales a lieu de manières diverses. Ou elles partent par paires d'un tronc principal unique qui se termine à l'émission de la dernière paire, ou il en part plusieurs à la fois de chaque côté d'un court tronc commun, comme cela a particulièrement lieu pour les artères branchiales postérieures des Sélaciens (aussi plusieurs Ganoïdes (*fig.* 283) et Téléostéens); ou bien encore le tronc principal de l'artère branchiale se divise dès son origine en deux troncs latéraux, dont les artères branchiales sont autant de ramifications distinctes (chez le *Bdellostoma* parmi les Myxinoïdes).

Fig. 282. — Schema de l'ébauche des grands troncs dont l'appareil des vaisseaux branchiaux se différencie; *a*, bulbe artérielle; 1-5, arcs artériels (il y en a davantage chez les Poissons); *a''*, aorte; *c*, carotide.

Fig. 283. — Cœur, artères branchiales et branchie operculaire du *Lepidosteus osseus*; *V*, ventricule; *AA*, oreillette; *B*, bulbe artériel musculaire; *a*, tronc des artères branchiales; 1, branchie accessoire (operculaire); *p*, pseudobranchie (branchie de l'évent.); 2, 3, 4, 5, branchies des arcs. Les flèches indiquent la direction du courant sanguin (d'après Joh. Müller).

Le développement du *cœur* a lieu sur la paroi d'une cavité particulière qui devient plus tard la cavité péricardiale. Il représente d'abord un cordon plein, de nature cellulaire, qui apparaît sur la paroi dorsale de la cavité précitée, et se développe bientôt en une anse dont la partie saillante sera le ventricule, l'antérieure le bulbe artériel, et la postérieure l'oreillette. Le cœur conserve sa situation primitive chez les Poissons et se trouve immédiatement derrière les copules des arcs branchiaux (Sélaciens), ou sous elles couvert par la ceinture scapulaire. Le ventricule, l'oreillette et le bulbe artériel sont ordinairement libres dans la cavité du péricarde, mais peuvent parfois se trouver en connexion avec les parois de ce dernier, par des filaments tendineux. Le ventricule du cœur n'est pas symétrique chez les Sélaciens (*fig.* 281). L'oreillette s'ouvre dans sa partie gauche, le cône artériel s'élevant sur la droite. Il présente une forme symétrique dans la plupart des Ganoïdes et des Téléostéens, mais s'éloigne par cela de l'état où il se trouve chez les Vertébrés supérieurs, dont le cœur embryonnaire présente plutôt des ressemblances avec celui des Sélaciens. Le *cône artériel* du cœur des Sélaciens a ses parois constituées par des faisceaux de muscles à fibres striées, comme le reste du cœur. Il forme de même une annexe de ce dernier chez les Ganoïdes; mais les valvules en poche situées en arrière, sont fort différentes des précédentes par leur structure. Elles forment de petites plaques proéminentes, qui, appliquées en avant sur la paroi, ne peuvent se renverser en arrière, à cause des ligaments filiformes qui s'attachent à leur surface. Le nombre des séries transversales de valvules est aussi différent que celui des valvules distinctes appartenant à une même série. Elles sont au nombre de deux : (*Chimæra*, *Carcharias*), trois (*Acanthias*, *Mustelus*, *Torpedo*, etc.), quatre (*Heptanchus*, *Hexanchus*, etc.) ou cinq (*Scymnus*, *Squatina*, etc.). Chez les Ganoïdes il y en a trois séries chez l'*Acipenser* et l'*Amia*, neuf chez le *Polypterus*. La série antérieure contient toujours des valvules en poche au nombre de trois. L'*Amia* seule n'en a que deux, et se rattache par là aux Téléostéens, où, comme chez les Cyclostomes, il y a également à la limite du cône artériel deux valvules. Par contre chez le *Butirinus* l'existence de deux séries, contenant chacune deux valvules, continue chez les Téléostéens la disposition des Ganoïdes ; comme aussi chez d'autres, dont les valvules ont disparu, à l'exception des deux plus antérieures, le ventricule se prolonge à sa partie antérieure en un cône artériel allongé (*Brochet*). Il résulte de là que nous ne devons point considérer comme identiques, le bulbe artériel des Téléostéens avec la partie du cœur des Sélaciens et Ganoïdes, que j'ai désignée sous la qualification de cône artériel. Consulter sur les valvules, J. Müller, *Abh. d. Berl. Acad.*, 1844, p. 125, ainsi que mes remarques sur le bulbe et cône artériels, *Jenaische Zeitsch.*, II, p. 365.

Chez les Cyclostomes (*Petromyzon*), le péricarde est soutenu par une lame cartilagineuse, consistant en un appendice dentelé et élargi du dernier arc viscéral. Par suite d'une différenciation graduelle le cœur reçoit aussi un système vasculaire particulier. De pareils vaisseaux destinés à la nutrition du cœur se trouvent chez les Sélaciens et Ganoïdes (*Esturgeon*) et doivent selon Hyrtl (*Sitz. Wien.*, XXXIII, p. 572) manquer aux Poissons osseux, ainsi qu'aux Amphibiens, tandis que chez les Reptiles la couche extérieure seule est vasculaire. On observe cependant toujours chez les Téléostéens des vaisseaux se distribuant sur le ventricule.

§ 241.

La formation des poumons et leur substitution aux branchies dans l'accomplissement des fonctions respiratoires, exerce une influence de la plus grande importance en déterminant dans l'arrangement des gros troncs vasculaires des modifications considérables. Ce changement ne retentit pas moins sur la conformation du cœur. Les *Dipnoi* offrent à ce point de vue un cas intéressant, car c'est chez eux que commence la division longitudinale de la cavité du cœur. Chez le *Lepidosiren*, un tissu réticulé de faisceaux musculaires partant de la paroi de l'oreillette, se continue en formant dans celle-ci une espèce de cloison. Elle la partage ainsi en une portion droite et une gauche, qui conservent cependant encore de nombreuses communications par les intervalles de ses faisceaux musculaires, et s'ouvrent dans le ventricule par une ouverture commune. Le sinus veineux se jette dans l'oreillette droite, et une veine pulmonaire se rend dans la gauche. Le ventricule commence aussi à être le siége d'une différenciation indiquée par la formation de saillies musculaires. Le bulbe artériel (*fig.* 284, *a*) qui part du ventricule, paraît divisé par deux plis longitudinaux, en deux cavités dont chacune émet des artères particulières. Celles-ci forment de chaque côté trois vaisseaux courant le long des arcs branchiaux antérieurs; les deux arcs vasculaires antérieurs se réunissent de chaque côté après avoir contourné les fentes branchiales et le tronc résultant de cette union, continue sa route pour former l'aorte (*ao*), en s'unissant à l'artère correspondante venant du côté opposé. Tandis que ces deux arcs vasculaires (*fig.* 284, 1, 2) n'entrent pas en connexion avec les branchies, le troisième arc (3) fournit les artères branchiales, s'unit par un canal étroit (*b*) avec la racine correspondante de l'aorte et se continue pour constituer l'artère pulmonaire (*p*). Cet arc constitue donc le tronc artériel desservant les deux sortes d'appareils respiratoires (Art. branchio-pulmonaire), et les deux arcs antérieurs peuvent, puisqu'ils n'émettent point de vaisseaux branchiaux, être désignés sous le nom d'*arcs aortiques*.

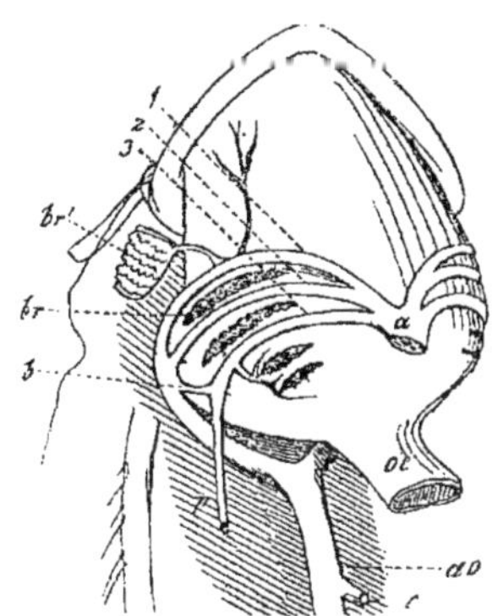

Fig. 284.

L'appareil circulatoire des *Amphibiens* nous offre des dispositions analogues. La séparation de l'oreillette est complète chez la plupart d'entre eux (le Protée excepté); mais le ventricule reste encore unique, ne présentant que des traces de séparation. Les deux valvules membraneuses de l'orifice atrio-ventriculaire, se comportent comme chez les Poissons. Le ventricule porte un bulbe artériel musculaire (*fig.* 285, *ba*), dans lequel la cloison indiquée chez le Lepidosiren, s'est complétée. Il envoie primitivement cinq paires d'arcs artériels, dont quelques-uns s'atrophient ensuite, et il n'en sub-

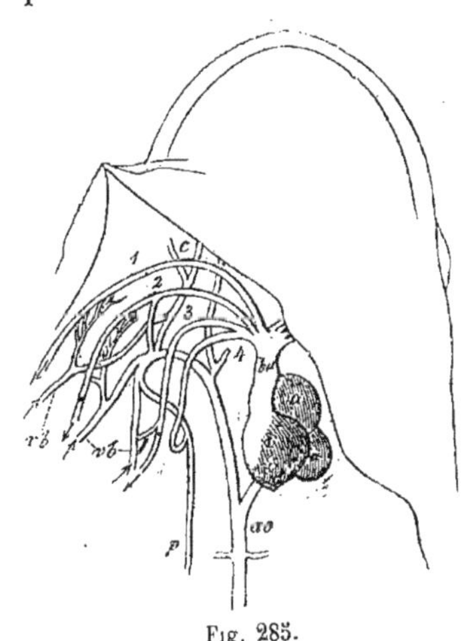

Fig. 285.

Fig. 284. — Arcs aortiques du *Lepidosiren paradoxa*; *a*, bulbe aortique; 1, 2, 3, arcs artériels dont les deux premiers se réunissent en aorte; *p*, artères pulmonaires; *b*, canal de Botal; *br*, fentes branchiales; *br'*, fausse branchie; *ao*, aorte; *c*, artère cœliaque; *oe*, commencement de l'œsophage (d'après Hyrtl).

Fig. 285. — Cœur et gros vaisseau d'une larve de Triton; *aa*, oreillettes; *v*, ventricule; *ba*, bulbe artériel; 1, 2, 3, 4, arcs artériels branchiaux se rendant en partie aux branchies, en partie réunies entre eux; *vb*, veines branchiales; *c*, carotide; *p*, artère pulmonaire; *ao*, aorte (d'après M. Rusconi).

siste alors que trois ou quatre. Ceux-ci cheminent le long des arcs viscéraux, chacun développant un réseau vasculaire dans les branchies qui se forment. Il en est à peu près de même chez les Pérennibranches, ainsi que chez les larves des autres Amphibiens.

Chaque artère branchiale communique cependant avant de se ramifier dans la branchie, avec la veine branchiale correspondante, par le prolongement primitif vers la racine aortique primitive de chacun des arcs présentant maintenant un canal artériel. Cette disposition rend possible un passage direct d'une portion du courant sanguin des artères branchiales dans la racine de l'aorte que constituent par leur réunion les veines branchiales. Avec le développement des poumons, la dernière artère branchiale envoie, comme chez le Lepidosiren, une ramification représentant une artère pulmonaire (p) qui peut aussi être le prolongement immédiat du dernier arc artériel branchial (4).

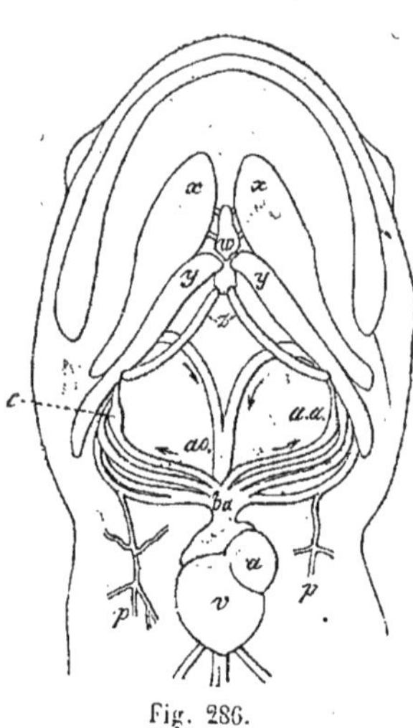

Fig. 286.

L'atrophie des branchies entraîne, chez une partie des Amphibiens, une modification de cet appareil qui est permanent chez les Pérennibranches. Les communications directes (*fig.* 285) existant déjà entre les artères et les veines branchiales, se développent et constituent la route principale suivie par le sang des second et troisième arcs artériels, qui est conduit directement par elles du cœur dans les racines de l'aorte. Le dernier arc qui émet déjà l'artère pulmonaire se développe de manière à n'être plus que le tronc de celle-ci, ne conserve que des connexions insignifiantes (canal de Botal) avec les racines aortiques, ou les perd et devient un vaisseau indépendant. Plusieurs arcs aortiques se réunissent donc ici comme chez le Lépidosiren, pour constituer les racines de l'aorte, pendant qu'un des arcs vasculaires primordiaux devient l'artère pulmonaire.

L'autre genre des *Dipnoi*, le genre *Rhinocryptis*, s'écarte des dispositions indiquées dans le *Lepidosiren*. Le tronc artériel naissant du ventricule se divise en avant en deux grosses branches, émettant chacune trois artères auxquelles s'en ajoutent encore deux autres provenant de la première partie non divisée du tronc aortique. La disposition de ces cinq artères est la suivante : la plus antérieure, qui envoie aussi une branche à la mâchoire inférieure, se rend à la branchie operculaire. Les deux artères suivantes, les plus considérables passant à l'aorte, sont des arcs aortiques ; mais le troisième donne aussi une petite artère aux branchies extérieures, lesquelles reçoivent aussi des deux artères qui alimentent les trois branchies internes (quatre et cinq), deux rameaux artériels. L'artère pulmonaire simple provient de la racine gauche de l'aorte. (Peters, *Arch. An. Phys.*, 1845, 1).

Fig. 286. — Cœur et gros vaisseaux de *Salamandra maculosa*. Le premier arc de l'aorte, c, se continue directement avec la carotide; w, x, y, z, appareil de l'os hyoïde; c, glandes carotidiennes. Les autres désignations comme dans la figure précédente (d'après M. Rusconi).

Le bulbe artériel qui part du ventricule du *cœur des Amphibiens* possède plusieurs valvules; il y en a deux séries de deux chez les *Siren* et *Proteus;* deux séries de quatre valvules chacune chez le *Menopoma*, tandis que chez les Salamandrines et les Anoures, il est limité par des valvules à son origine sur le ventricule. On peut consulter quant à l'influence de la cloison du bulbe, sur la distribution du sang envoyé par des oreillettes au ventricule dans les différentes sections du système artériel, Brucke, *Denk. Wien.*, I, 354.

Les vaisseaux sanguins qui, partant du bulbe artériel, se répartissent des deux côtés, sont tantôt au nombre de trois, tantôt de quatre. Ce dernier chiffre se rencontre chez les Urodèles, chez lesquels la quatrième paire va directement aux poumons ou émet une artère pulmonaire, comme cela est le cas chez la *Salamandre*. Un conduit artériel réunit l'artère pulmonaire aux racines de l'aorte, lorsque le prolongement primitif de l'arc artériel subsiste à l'état d'un étroit canal. Les second et troisième arcs artériels ne sont séparés que sur un court espace, et se réunissent bientôt de chaque côté pour former une des racines de l'aorte. Ces deux artères sont remplacées chez les Anoures par un canal unique, qui est étroitement attaché au premier et au troisième, mais comme les deux médians chez la Salamandre, forme la racine de l'aorte.

§ 242.

La différenciation des organes de la circulation fait un grand pas chez les *Reptiles*, chez lesquels le cœur occupe une situation plus éloignée de la tête. Il recule peu à peu de son lieu de formation. La partie ventriculaire offre ordinairement une forme allongée; elle est large chez les Tortues et plusieurs Sauriens. La division en deux oreillettes est accompagnée de celle du ventricule en une portion droite et une gauche, qui sont complétement séparées chez les Crocodiles. Des deux oreillettes (*fig.* 287, 288, *d*, *s*), celle de droite reçoit, comme chez les Amphibiens, les veines du corps (*vi*, *vd*, *vs*); la gauche les veines pulmonaires (*vp*). La première (*d*) est toujours d'une étendue plus considérable. La paroi ventriculaire forte et musculaire se continue, comme chez les Poissons et les Amphibiens, en un tissu réticulé, qui remplit toujours plus la cavité du ventricule chez les Serpents, Tortues et Sauriens. La cloison est elle-

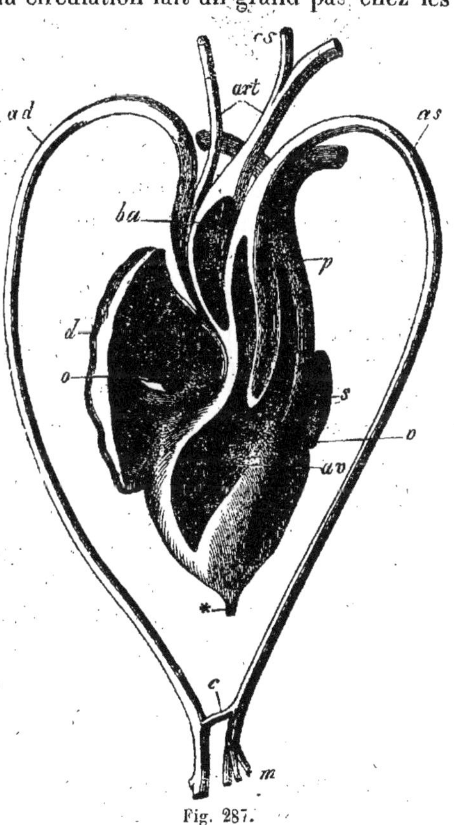

Fig. 287.

Fig. 287. — Cœur d'*Alligator lucius* avec les gros vaisseaux, vu de devant. La partie antérieure de l'oreillette droite est enlevée. On remarque sur la paroi postérieure l'ouverture du sinus veineux avec deux valvules membraneuses. Le ventricule droit est également ouvert, et sa communication avec l'arc aortique droit et l'artère pulmonaire figurée. En outre la réunion des troncs artériels du corps est mise à jour par l'enlèvement de la paroi antérieure.

même constituée en grande partie par ce tissu réticulé, présentant un plus fort développement de quelques piliers musculaires. Une moitié du ventricule reçoit le sang veineux, la gauche le sang artériel, ce qui établit une distinction entre ses deux cavités. Diverses dispositions viennent, partiellement du moins, compenser ce que la séparation des deux cavités a d'incomplet; dans le nombre il faut compter la présence d'un repli musculaire, qui peut séparer en partie la cavité qui émet l'artère pulmonaire, du reste de la cavité du ventricule. Le défaut de contractions isochrones des deux moitiés du ventricule observé par Brucke sur le cœur des Tortues, offre en outre de l'importance.

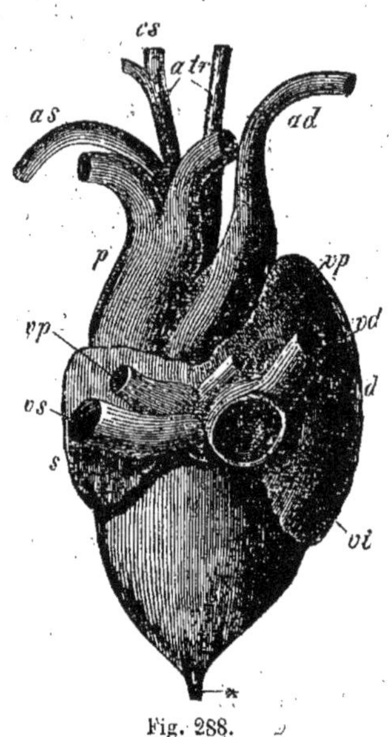

Fig. 288.

Les valvules de l'ouverture atrio-ventriculaire ont un développement plus considérable dans la moitié droite du cœur. Il n'y en a qu'une à droite chez les Crocodiles (*fig.* 287, *v*), qui s'étend le long de la cloison des ventricules. L'autre est remplacée par une saillie de la paroi musculaire latérale du ventricule. Le bulbe artériel primitivement unique, s'est ici différencié en plusieurs conduits qui restent extérieurement confondus en un bulbe. Ce bulbe, surtout chez les Lézards et les Tortues, correspond par ses conditions extérieures à la portion droite du ventricule; mais la division des artères du bulbe est telle, que les deux parties du ventricule sont, comme les ventricules séparés des Crocodiles, en connexion avec des artères particulières du bulbe. Des valvules en forme de poches occupent l'origine de ces dernières.

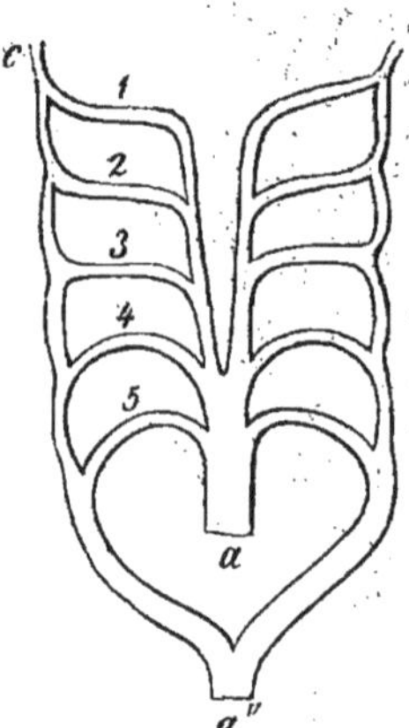

Fig. 289.

Des cinq arcs primitifs de l'aorte, les deux premiers sont transitoires, et les autres subissent dans les divers groupes, des modifications fort différentes. Chez les *Sauriens*, le troisième arc de chaque côté persiste et s'unit à droite avec le quatrième, qui, comme les précédents, provient de vaisseaux venant du ventricule gauche (*fig.* 290, *B*, *a*). Le quatrième arc aortique gauche, qui est de même réuni avec

Fig. 288. — Même cœur vu par derrière. Les désignations sont dans les deux figures : *d*, oreillette droite; *g*, gauche; *o*, orifice veineux de la première; *av*, orifice atrioventriculaire; *v*, sa valvule; *ba*, bulbe artériel; *art* et *atr*, troncs artériels antérieurs (Art. anonymes); *cs*, carotide sous-vertébrale; *ad*, arc aortique droit (artériel); *as*, le gauche (veineux); *p*, artère pulmonaire; *vi*, veine cave inférieure; *vs*, veine cave supérieure gauche; *vd*, veine cave supérieure droite; *vp*, veine pulmonaire; *c*, connexion de l'arc aortique gauche avec le droit; *m*, artère du mésentère; *, réunion du cœur au péricarde.

Fig. 289. — Figure schématique de l'ébauche des arcs aortiques primitifs, 1, 2, 3, 4, 5; *a*, bulbe artériel; *c*, carotide.

le troisième de son côté, correspond par contre au ventricule droit. Le cinquième arc de chaque côté est employé en partie pour former les artères pulmonaires (p') qui originellement prennent simplement naissance sur lui, et qui, par suite de la différenciation du bulbe aortique primitif, partent d'un tronc artériel pulmonaire (B, p). Ainsi il y a de chaque côté deux arcs aortiques, dont l'un, le second de gauche, contient du sang veineux. Plusieurs Sauriens, le *Varan* par exemple, n'ont de chaque côté qu'un arc aortique. Chez les *Ophidiens*, la communication que nous avons vue exister chez les Sauriens, entre la première et la seconde paire d'arcs aortiques (*fig.* 290, A) a disparu, ce qui fait de cette première paire prolongée une carotide interne (A, c''). Cette disposition se retrouve aussi chez les Tortues et les Crocodiles; par contre, chez les premières, l'arc aortique artériel droit et l'arc veineux gauche sont en communication par un conduit de Botal avec les artères pulmonaires, issues de la dernière paire d'arcs primitifs. Cette connexion ayant disparu chez les Crocodiles, un tronc, naissant du ventricule gauche émet l'arc aortique droit (*fig.* 287, *ad*) et les carotides, tandis qu'un arc aortique gauche (*as*) et l'artère pulmonaire (p) sortent du ventricule droit. De la connexion primitive entre ces troncs vasculaires il ne se conserve chez les Crocodiles qu'une communication dans le bulbe artériel entre les troncs artériels et veineux, qu'on appelle le tronc de Panizza et qui n'a que peu d'importance quant au mélange des deux sortes de sang.

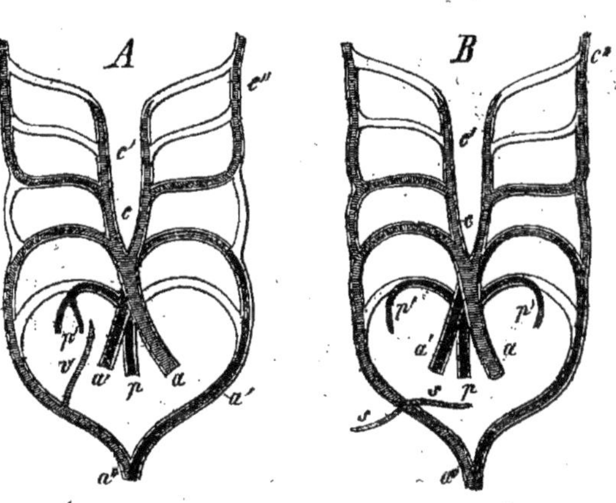

Fig. 290.

L'appareil circulatoire des *Oiseaux* présente des rapports étroits avec celui des Reptiles et notamment celui des Crocodiles; mais la séparation entre les deux systèmes vasculaires est complète tant dans le cœur que dans les gros troncs, et il n'existe plus nulle part de mélange entre les sangs artériel et veineux. Les éléments musculaires des parois du ventricule sont considérablement renforcés, surtout dans la portion gauche sur laquelle s'applique, en demi-cercle, le ventricule droit. La valvule atrioventriculaire du ventricule droit est représentée par une disposition qui existe déjà chez les Crocodiles : le bord de l'ouverture auriculo-ventriculaire se continue en bas en un large repli s'étendant dans le ventricule et qu'on a appelé « valvule musculaire. » On ne trouve que des traces de la valvule membraneuse qui exis-

Fig. 290. — Dessin schématique de la transformation des arcs aortiques primitifs dans les troncs artériels; A, Serpent; B, Lézard; a, tronc aortique gauche; a', le droit; c, carotide commune; c', carotide externe; c'', carotide interne; p, artère pulmonaire; p', ramifications; v, artère vertébrale; s, artère sous-clavière (d'après Rathke).

te chez les Crocodiles; elle a ordinairement disparu. Les arcs artériels primitifs ont subi des réductions semblables à celles que l'on constate chez les Reptiles. Le quatrième arc droit constitue l'arc aortique, tandis qu'une partie du troisième devient de chaque côté la carotide interne (*fig.* 291, *c''*); qui naît confondue avec l'aorte (*a*); le quatrième gauche forme le tronc de l'artère sous-clavière gauche. Cet arc aortique gauche qui, chez les Reptiles, provenant du ventricule droit, charrie du sang veineux, s'est par conséquent complétement transformé chez les Oiseaux en passant dans le domaine artériel. On trouve chez plusieurs Oiseaux (surtout les Rapaces) sous la forme d'un cordon ligamentaire qui indique le trajet primitif de tout le vaisseau des restes du prolongement qui mettait cet arc en connexion avec celui du côté droit. Le cinquième arc primordial enfin, est partiellement affecté aux deux branches de l'artère pulmonaire (*p*), qui, comme chez les Reptiles, sort du ventricule droit.

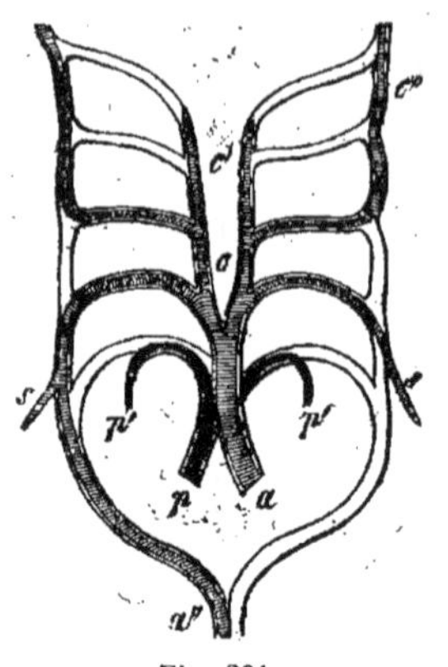

Fig. 291.

On rencontre des connexions entre le péricarde et la pointe du cœur chez les Crocodiles et les Tortues, et aussi chez quelques Sauriens. La séparation qui s'observe entre la première paire d'arcs aortiques et la seconde chez le *Varan*, par suite de la disparition du conduit artériel, se rencontre aussi chez les *Psammosaurus*, *Chamæleo*, plusieurs *Scincoïdes* et l'*Amphisbène*. Plusieurs formes de transition conduisent vers cette séparation ; il est des cas où la communication ne persiste qu'à l'état d'un canal fort étroit (*Acontias*, *Ophisaurus*, *Lyriocephalus*), et d'autres (*Chamæleo planiceps*) où elle n'est plus représentée que par un cordon partiellement creux. Quelques états de réduction se trouvent ici d'une manière permanente. (Voy. le travail le plus important sur la comparaison des grands troncs vasculaires des Vertébrés supérieurs : Rathke, *Aortenwurzeln der Saurier*, *Denk. Wien.*, 1857). — Sur le cœur des Reptiles, sa structure, son mécanisme, et ses rapports avec la distribution du sang dans les troncs artériels : Brücke (*l. c.*). — Sur la conformation du cœur des Tortues : Bojanus (*l. c.*); des Crocodiles, Martin Saint-Ange, *Circul. du sang considérée chez le fœtus de l'homme et comparativement dans les quatre classes de Vertébrés;* Bischoff, *Arch. An. Phs.*, 1836. — Sur les appareils valvulaires du ventricule droit, voy. mes remarques dans Jenaische Zeitsch., II, p. 375.

De même pour la signification de la valvule musculaire du *cœur des oiseaux*. King, *Guy's Hospital Reports*, II, 163, 1837, a décrit cette dernière. De la formation des *valvules atrioventriculaires* des deux ventricules des *Mammifères* et du ventricule gauche des *Oiseaux* aux dépens du réseau musculaire du cœur embryonnaire, il résulte, pour la cavité des ventricules, cette condition particulière que l'espace seul qui se trouve limité dans leur position de diastole, par les extrémités des valvules et leurs ligamentaires externes, correspond à la cavité plus grande du cœur des Poissons et Amphibiens. L'espace qui se trouve en dehors circonscrit par la paroi du cœur, est représenté chez ceux-ci par les nombreuses petites cavités qui, communiquant avec la cavité ventriculaire, occupent la paroi musculaire du cœur. Comme les valvules atrioventriculaires sont aussi des différenciations de l'ensemble de la face interne de la paroi primitive du cœur, on ne doit point les comparer aux valvules membraneuses à bords libres des orifices ventriculaires veineux des Vertébrés inférieurs.

Fig. 291. — Figure schématique de la transformation des arcs aortiques primitifs en gros troncs artériels chez les Oiseaux. Désignations connues dans la *fig.* 290 (d'après Rathke).

§ 243.

Quoique le cœur des *Mammifères* comme celui des Oiseaux, ait ses diffé-ntes parties complétement séparées, il résulte cependant de ses conditions lternes, ainsi que de la disposition des plus grands troncs vasculaires, qu'il a point de relations directes avec celui de ces animaux. Il n'y a de commun ntre les deux que la première ébauche, tant du cœur que du système vascu-ire composé de cinq paires d'arcs, ce dernier devenant le point de départ une foule de différenciations. Pendant l'état embryonnaire, il y a entre les eux oreillettes une communication, qui, chez les Marsupiaux, s'établit par ne ouverture en forme de fente, et chez les Mammifères monodelphes par ne perforation plus considérable, le trou ovale. Ces dispositions permettent u sang arrivant par la veine cave inférieure de la veine ombilicale, dans oreillette droite, d'entrer dans l'oreillette gauche, d'où il est distribué dans e corps par l'aorte. Chez les Monodelphes, l'ouverture se ferme graduelle-nent par la croissance d'une cloison (valvule du trou ovale) dirigée vers oreillette gauche, de sorte qu'après la naissance les oreillettes sont com-lètement séparées. La place qu'occupait le trou ovale primitif reste visible lus tard sous la forme d'un bourrelet annulaire. La partie la plus antérieure le la cavité des deux oreillettes forme, chez les Mammifères, des diverticulum ssez considérables qui portent le nom d'auricules et sont différemment con-ormés sur les deux oreillettes. Ils correspondent à la plus grande partie du vesti-ule des classes inférieures, car la cavité postérieure du vestibule est, du moins droite, formée d'un sinus veineux distinct du vestibule (voir le système vei-ieux). Les auricules sont donc des rétrogradations de la portion vestibulaire ntérieure.

Les valvules atrioventriculaires offrent des modifications importantes, et n ne trouve jamais à leur place les replis membraneux qui existent chez es Poissons, les Amphibiens et aussi les Reptiles. Dans des états très-précoces le développement, les ventricules ont une cavité relativement petite et leurs arois formées de ce même tissu musculaire spongieux, que nous avons trouvé ermanent depuis les Poissons jusqu'aux Reptiles. Les piliers s'épaississent peu peu et se confondent en partie avec la paroi plus compacte du cœur. La por-ion de ce réseau de faisceaux dirigé vers l'intérieur qui s'insère sur le pourtour le l'orifice veineux, perd autour de cet orifice son tissu musculaire, de sorte que les piliers de ce tissu se terminent sur ce point dans un repli de l'endo-carde qui prend naissance sur l'orifice. Cet état, qui n'est que passager chez la plupart des Mammifères, persiste dans le ventricule droit des Monotrèmes (*Ornithorynque*). Des faisceaux musculaires partant de la paroi du ventricule forment une valvule membraneuse. Chez les autres cet état conduit à d'autres différenciations. Les piliers musculaires se pressant encore davantage contre la paroi ventriculaire, y forment les muscles dits papillaires qui s'unissent par des filaments tendineux à des valvules purement membraneuses. Du reste du réseau, il ne persiste que les trabécules charnus qui se trouvent sur les parois du ventricule.

Les arcs aortiques multiples, dont plusieurs existent aussi chez les Mammifères pendant l'état embryonnaire et qui partent d'un bulbe artériel, passent à l'état définitif d'une autre manière que chez les autres Vertébrés (*fig.* 292). Les deux premières paires d'arcs disparaissent entièrement, la troisième fait comme ailleurs partie de la carotide. Le quatrième présente de chaque côté une disposition spéciale; il ne persiste à droite que jusqu'au point de départ de la sous-clavière primitive (*s*), pendant qu'à gauche il constitue le prolongement du tronc vasculaire artériel auquel la différenciation du bulbe a donné naissance. Un *arc aortique gauche* (*a'*) est donc chez les Mammifères le tronc principal du système vasculaire artériel. Chez les Reptiles et les Oiseaux, c'est un arc de droite. Le côté droit du cinquième arc disparaît complétement. Le gauche forme la continuation de l'artère pulmonaire partant du ventricule droit (*p*), et chez l'embryon se prolonge jusqu'à l'arc aortique (gauche) dans lequel il vient s'ouvrir. C'est sur lui que se développent les deux branches artérielles pulmonaires (*p'*) et le tronc de cet arc devient l'artère pulmonaire qui, pendant la vie fœtale, verse dans l'aorte descendante par son prolongement jusqu'à l'extrémité de l'arc aortique, le sang qu'apporte la veine cave supérieure dans le ventricule droit. Après la naissance, la communication entre l'aorte descendante et l'artère pulmonaire disparaît, et la portion (*b*) qui correspond à ce vaisseau, se transforme en un cordon (ligament de Botal).

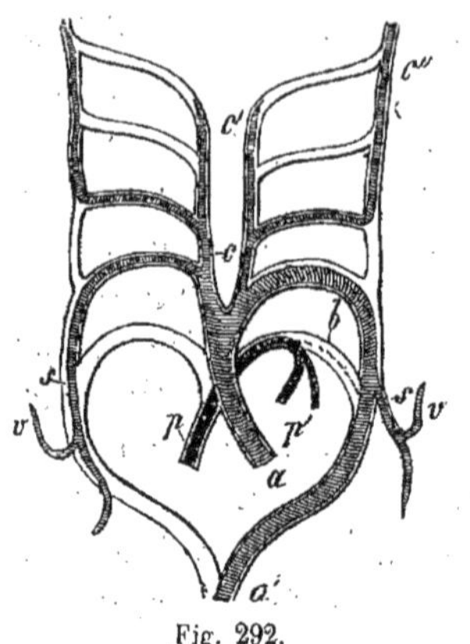

Fig. 292.

La transformation d'une partie de la paroi ventriculaire musculeuse en un appareil valvulaire des orifices veineux est, avec la division de sa cavité, la disposition anatomique la plus importante du cœur des Mammifères. Comme la valvule du ventricule droit de l'Ornithorynque représente un état qui n'est que passager chez les autres Mammifères, il n'y a aucune ressemblance avec les Oiseaux à lui attribuer. La valvule est membraneuse chez l'Echidné. Le cœur des Mammifères présente, quant à sa forme et à sa position, plusieurs particularités. Généralement il est placé de manière que son axe longitudinal se trouve sur la ligne médiane, sa pointe n'étant dirigée à gauche, comme chez l'Homme, que chez les Singes, et surtout chez l'Orang et le Chimpanzé. Chez ce dernier la face inférieure du péricarde s'unit en même temps au diaphragme. Le cœur des Cétacés qui est caractérisé en même temps par sa forme aplatie, présente la même particularité. La division des ventricules chez l'Halicore (Dugong) s'exprime extérieurement par la présence, à la pointe du cœur, d'un profond sillon. Les Porcs et beaucoup de Ruminants ont, dans la cloison qui sépare les oreillettes des ventricules, une pièce cartilagineuse qui s'ossifie plus tard. Un cartilage semblable se rencontre dans la cloison qui sépare les oreillettes chez le Cheval.

Fig. 292. — Schéma de la transformation des arcs aortiques primitifs en grands troncs artériels chez les *Mammifères;* *a*, tronc de l'aorte ; *a'*, aorte descendante ; *c*, carotide commune ; *c'*, carotide externe ; *c''*, carotide interne ; *s*, sous-clavière ; *v*, artère vertébrale ; *p*, tronc artériel pulmonaire ; *p'*, branches ; *b*, conduit artériel de Botal (d'après Rathke).

Système artériel.

§ 244.

Les *artères du corps* chez tous les Vertébrés prennent naissance dans leur premier état de développement sur le bulbe artériel unique du cœur. Chez ceux qui respirent par des branchies, le système des arcs artériels provenant du bulbe (arcs aortiques primitifs), constituent par leurs ramifications comme nous l'avons déjà remarqué plus haut, les vaisseaux de la circulation branchiale, et c'est seulement des vaisseaux ramenant le sang des branchies, ou veines branchiales, que provient le système artériel du corps. Le courant sanguin poussé d'abord directement au travers des arcs aortiques jusqu'à l'aorte, est à la suite du développement des branchies, transféré dans de nouveaux canaux et n'arrive dans le corps qu'après un détour, pendant lequel il est soumis à l'action de la respiration.

Chez les *Myxinoïdes*, presque toutes les veines branchiales se réunissent pour former une aorte sous-vertébrale qui se continue en arrière formant l'artère principale du corps, et se prolonge aussi en avant pour constituer une artère vertébrale impaire. De la même manière deux troncs longitudinaux latéraux, qui sont le produit de la réunion des veines branchiales, envoient en avant une branche à l'artère vertébrale impaire, et une autre branche qui doit être considérée comme une carotide. Les deux carotides se partagent en un rameau externe et un interne qui se rendent à la tête. Le prolongement antérieur de l'aorte manque chez le *Petromyzon*, de sorte que, comme chez les Myxinoïdes, les carotides sont les seules artères antérieures. Chez les *Sélaciens* et *Chimères*, l'aorte naît d'un tronc provenant de chaque côté de la réunion des artères branchiales. Ces conditions sont les mêmes chez les *Ganoïdes* et les *Téléostiens* (*fig.* 293). Les carotides (*ca*) naissent de la première veine bran-

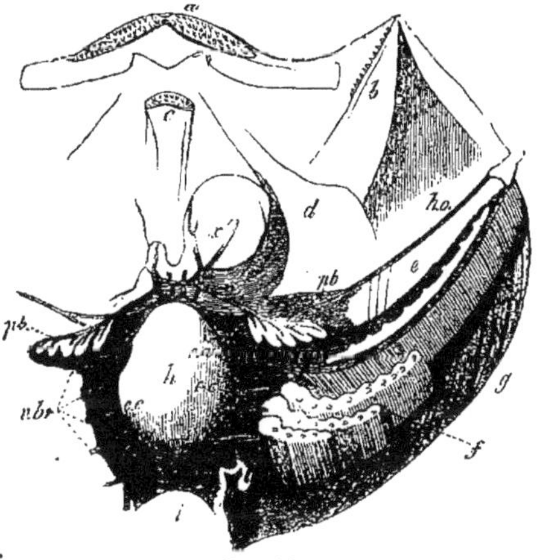

Fig. 293.

Fig. 293. — Veines branchiales et vaisseaux de pseudobranchie de *Gadus callarias*. La mâchoire inférieure, l'appareil branchial et l'os hyoïde sont divisés sur la ligne médiane et étalés sur les côtés (le côté droit n'est pas complétement représenté); *a*, prémaxillaire; *b*, mâchoire inférieure; *c*, vomer; *d*, os palatins et sphénoïdaux; *e*, os hyoïde; *f*, arcs branchiaux; *g*, membrane branchiostége; *h*, base du crâne; *i*, extrémité antérieure de la vessie natatoire; *pb*, pseudobranchie; *v*, *br*, veine branchiale; *cc*, cercle céphalique des veines branchiales; *ca*, carotide postérieure; *ho*, artère hyoïdéo-operculaire née du prolongement de la première veine branchiale; elle donne une branche à la branchie accessoire, puis entre dans le cercle céphalique; *x*, veine de la branchie accessoire réunie à celle du côté opposé et se rendant de chaque côté à la glande choroïde de l'œil; *x'*, grande artère ophthalmique (d'après J. Müller).

chiale ou de l'extrémité antérieure du tronc artériel pair, constitué de chaque côté par l'union des veines branchiales et qui se réunit avec celui de l'autre côté pour former l'aorte, ou encore par anastomose forme un cercle céphalique artériel (*cc*) à la base du crâne. Une artère oculaire spéciale (*x'*) naît des vaisseaux de la branchie accessoire (*pb*), dans laquelle pénètre un rameau direct de la première veine branchiale (Sélaciens), ou une branche entourant l'os hyoïde (*ho*), provenant du même vaisseau (Téléostéens). Il se présente de nombreuses modifications dans l'origine et l'arrangement des différents vaisseaux, dont les plus importantes concernent l'état des carotides et des artères ophthalmiques.

Cette partie du système vasculaire se comporte d'une manière analogue chez les *Amphibiens*. Les artères céphaliques naissent chez les Pérennibranches de la partie antérieure des racines de l'aorte, ou chez ceux qui ne respirent plus par des branchies, des deux premiers arcs artériels (Salamandrines) ; ou enfin elles sont la continuation même du premier arc (Anoures).

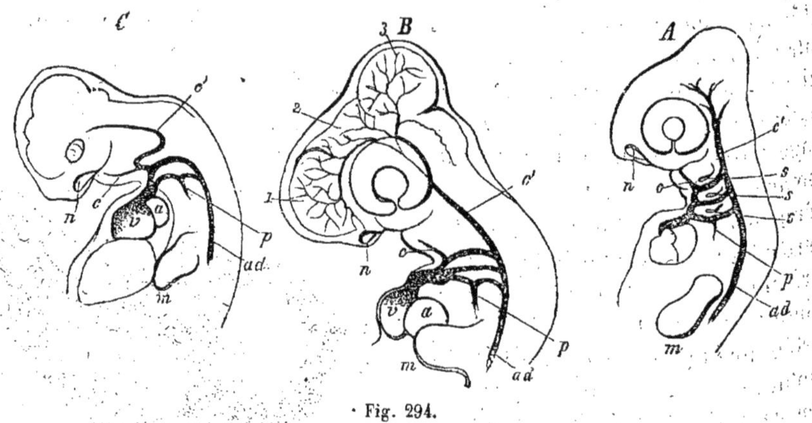

Fig. 294.

Chez les Vertébrés supérieurs, les artères céphaliques proviennent de la portion des racines primitives de l'aorte qui étaient placées avant la quatrième paire d'arcs artériels. Dans les premiers états du développement, ces conditions sont les mêmes chez les Reptiles, Oiseaux et Mammifères. La carotide interne (*fig.* 294, *A*, *B*, *c'*), qui dessert le cerveau et l'œil, paraît être un prolongement antérieur de chacune des racines de l'aorte. La carotide externe

Fig. 294. — Développement des grands vaisseaux sanguins de l'ébauche primitive, figuré dans trois embryons ; *A*, *Reptile* (Lézard) ; *B*, *Oiseau* ; *C*. *Mammifère* (Porc). Chez tous, les deux premières paires d'arcs ont disparu. En *A* et *B*, les troisième, quatrième et cinquième arcs sont complets. En *C* les deux derniers seuls, la connexion des troisième et quatrième arcs avec la racine aortique étant supprimée. Un rameau (*p*) partant du dernier (cinquième primitif) arc, est l'artère pulmonaire indiquée en *A*, plus développée en *B* et *C*. La portion du dernier arc comprise entre l'origine de ce rameau et l'aorte représente le conduit de Botal ; *c*, carotide externe ; *c'*, carotide interne, encore le prolongement antérieur de la racine de l'aorte en *A* et *B*, et formant en *C* avec la carotide externe un tronc commun, qui provient du quatrième arc aortique gauche (le définitif) ; *a*, oreillette ; *v*, ventricule ; *ad*, aorte descendante ; *s*, fentes viscérales ; *n*, fosses nasales ; 1, 2, 3, cerveau antérieur, moyen et cervelet ; *m*, ébauche des membres antérieurs. Dans *A* et *B* la fente de la choroïde existe sur l'œil (d'après Rathke).

(c) est une branche du troisième arc aortique primitif. Les connexions de ce dernier avec le quatrième disparaissent et les carotides sortent de chaque côté d'un tronc commun (*fig.* 294, *C*). Ce sont en général deux artères, suivant sur les côtés du cou, le trajet du nerf vague, ayant ordinairement un tronc commun (carotide commune), dont ils paraissent être les ramifications terminales. Les carotides sont encore en connexion, chez les Sauriens, avec les arcs artériels suivants, et conservent ainsi leur état primitif (*fig.* 294, *A*).

La carotide commune droite subit une rétrogradation et peut même disparaître totalement chez beaucoup de Serpents. Chez les *Oiseaux*, cette même artère peut aussi quitter sa situation primitive et suivre, sur la ligne médiane, la surface inférieure des vertèbres du cou, la gauche conservant son trajet. Les deux carotides, présentant chez d'autres cette même déviation, constituent un passage à une troisième forme, où les deux vaisseaux placés l'un à côté de l'autre se confondent. La portion isolée de la carotide droite disparaît alors, et il se forme un tronc vasculaire naissant du côté gauche, et suivant un trajet médian qui se rend à la tête (*fig.* 295, *ac*), et qu'on appelle « carotide primaire. » Cette disposition se rencontre chez plusieurs Oiseaux et chez les Crocodiles. Il faut considérer comme très-différent de cet état le tronc carotidien impair qui existe chez les *Serpents* et quelques *Sauriens*, et se partage également en avant en deux artères céphaliques. Cette formation résulte (d'après Rathke) du rapprochement des points où les deux carotides prennent naissance sur l'arc aortique droit, et se développe davantage par l'accroissement de la partie de l'aorte qui donne les deux troncs. Cet état représente ainsi la nouvelle formation d'un tronc vasculaire. Une autre particularité consiste en la formation d'une artère sous-vertébrale impaire, qui, partant de l'arc aortique droit, se dirige en avant, le long de la colonne vertébrale.

Des changements analogues qui se font pendant le développement dans les troncs vasculaires des *Mammifères*, entraînent également diverses modifications qui augmentent encore par suite des connexions qui s'établissent avec les sous-clavières. Il y a de même une grande diversité dans les conditions que présentent les deux branches terminales des carotides, dont l'interne, comme cela se voit chez plusieurs Sauriens et Oiseaux, n'est en aucune façon destinée exclusivement à la cavité crânienne et aux organes des sens. L'étendue du cercle de distribution d'une artère, restreint en même temps celui des autres, d'où il suit que des modifications ultérieures seront déterminées par les artères qui proviennent directement de la carotide commune.

Les points d'où partent les *artères des membres antérieurs* peuvent différer beaucoup. Les artères sous-clavières peuvent, chez les *Poissons*, prendre naissance sur l'aorte, et ordinairement tout près de la réunion des deux racines principales (Sélaciens), ou aussi sur une partie des veines branchiales. La première disposition se rencontre encore chez une partie des *Amphibiens* (Pérennibranches, Salamandrines), tandis que chez d'autres chaque sous-clavière provient de l'arc aortique de son côté. Ces mêmes vaisseaux sortent de l'arc aortique droit chez les *Sauriens*, tandis que chez les *Crocodiles*, les *Oiseaux* et les *Mammifères* ils se forment sur les racines aortiques primitives du côté correspondant. Si, dans le premier cas, les sous-clavières représentent pour ainsi dire des formations nouvelles, en tant qu'elles ne sont pas comprises dans l'ébauche primitive de l'appareil circulatoire, dans le second c'est une partie du système primitif d'arcs qui concourt à leur formation, comme aussi les troncs des carotides, après la disparition des arcs aortiques primitifs les plus antérieurs, en proviennent déjà en partie. Les sous-clavières naissent alors sur l'arc de l'aorte devenu permanent. Au commencement de l'arc aortique droit des *Tortues* naît un tronc vasculaire qui suit le trajet du troisième arc primitif et se partage en deux branches d'où naissent la sous-clavière et la carotide. Il en est de même chez les Crocodiles, où, comme chez les Oiseaux, ces vaisseaux sont également fournis par l'arc aortique droit. Ils proviennent chez les *Oiseaux* de deux troncs émanant du commencement de l'aorte et qui l'égalent presque en grosseur (troncs branchio-céphaliques). Chez les *Mammifères*, où il existe un arc aortique gauche, c'est par contre, sur ce dernier qu'ils prennent naissance, et forment une foule de combinaisons avec les origines des deux troncs communs des carotides.

Les dispositions des artères qui vont des veines branchiales à la tête sont très-variées chez les *Poissons*, et réclament encore, sur certains points, des vérifications et des recherches comparatives. Ceci est surtout le cas pour les vaisseaux sanguins des pseudo-branchies, et en particulier pour le vaisseau qui se rend à l'œil, et que nous avons nommé plus haut grande artère ophthalmique. Hyrtl, contrairement à l'opinion de J. Müller, le considère comme une veine. D'après Hyrtl c'est une autre artère qui, chez les *Raies*, se rend dans l'œil, (voy. son *Abhand. über das arterielle Gefässystem der Rochen*). Les carotides offrent aussi diverses dispositions. Les carotides internes naissent de chaque côté du cercle artériel, tantôt séparément, tantôt par l'intermédiaire d'un tronc commun, comme chez l'Esturgeon, par exemple (Demme, *Das arterielle Gefäss-system von Acipenser Ruthenus*, Wien., 1860). La carotide interne se rend dans l'intérieur du crâne au point où, sur son ébauche primitive, les piliers s'écartent et laissent passer l'hypophyse; elle s'unit fréquemment avec celle du côté opposé, avant de se ramifier dans le cerveau. La carotide externe se distribue dans les parties extérieures de la tête.

Chez les *Amphibiens*, où elle est formée aux dépens de la paire de vaisseaux la plus antérieure du bulbe artériel, la carotide se divise en deux rameaux, dont l'un se rend à la langue et se répartit dans les muscles qui en occupent la partie inférieure; l'autre représente la carotide interne, et fournit une artère cérébrale et une deuxième pour la région occipitale.

Les dispositions de l'artère pulmonaire sont particulières, car, outre sa branche pulmonaire, elle émet une branche dermique qui se ramifie dans la région des glandes dites parotidiennes chez les Salamandrines et, chez les Anoures, s'étend sur une surface assez considérable de la peau du dos. Cette circonstance doit être considérée comme étant en rapport avec les fonctions respiratoires que remplit la peau des grenouilles. — Sur le premier arc artériel qui forme la carotide chez les Amphibiens, on remarque un renflement appelé *glande carotidienne*, et dont, d'après Leydig, la structure est caverneuse. Cet organe, selon Huschke, naît d'une réduction du réseau sanguin du premier arc branchial (*Zeit. Phys.*, IV, p. 115). La dilatation se trouve chez les *Rana* avant la naissance de l'artère linguale, plus en dehors chez la *Salamandre*, (*fig.* 286, *c*, p. 788). On peut consulter sur le système vasculaire des Amphibiens les travaux de Rusconi (*l. c.*); Hyrtl (*Med. Jahrb. d. Oest.*, st. XV); Burow, *De vasis sanguiferis Ranarum;* Regiomonti, 1834.

Sur les transformations du système artériel des *Reptiles*, voy. Rathke: Sur les racines de l'aorte chez les Sauriens (*l. c.*) et sur les carotides des Serpents, (*Denk. Wien.*. XI). Pour le système artériel dans son ensemble : Corti, *De systemate vasorum Psammosauri grisei*; Vindobonae, 1847; Calori (*Uromastix*) (*op. cit.*); Jaquard (*Python*) *Ann. Sc. Nat.*, 4e sér., IV, p. 345; Schlemm, *Zeit. Phys.*, II, p. 101.

Chez les *Oiseaux*, on rencontre tous les degrés de passage depuis deux carotides séparées, jusqu'à une carotide sous-vertébrale (C. primaire). Le changement se manifeste d'abord par le trajet médian de la carotide commune de droite (Perroquets); chez d'autres, les deux prennent ce même chemin; et enfin, chez d'autres encore, intervient la fusion en un tronc unique qui entraîne l'atrophie et la disparition complète de la partie de la carotide droite située en arrière du point de fusion. Sur les artères des Oiseaux: Baner, *Disquis. circa nonnull. av. syst. arter.*; Berol., 1825; Barkow, *Arch. An. Phys.*, 1829, 30; Nitsch, *Obs. de avium art. carot. communi*, Halae, 1829; Hahn, *Comment. de art. anatis*; Hannover, 1836.

Chez les *Mammifères*, on remarque une prépondérance de la carotide interne qui distribue ses rameaux non-seulement au cerveau et à l'œil, mais à une grande partie de la tête. La carotide externe n'est plus qu'une simple branche du tronc carotidien. Elle s'étend surtout sur la langue, ainsi que dans la région de la mâchoire inférieure. On peut dire qu'en général, la carotide commune émet la plus grande partie des branches qui chez l'Homme et les Singes sont fournies par le tronc désigné sous le nom de carotide externe.

Le mode de naissance des carotides et des sous-clavières sur les arcs aortiques présentent de nombreuses différences qui peuvent se grouper comme il suit:

1. Deux troncs brachiocéphaliques (artères innommées); chez les Chéiroptères, les Taupes.
2. Un tronc brachiocéphalique droit et une sous-clavière gauche.

   a. Les deux carotides naissent séparément du tronc brachiocéphalique chez plusieurs Carnivores (*Mustela*, *Meles*, *Felis tigris*), Rongeurs (*Sciurus*, *Arctomys*, *Cavia*, *Lepus*), chez les *Sus*, *Moschus*, *Manis*, aussi chez quelques Prosimiens (*Stenops*, *Otolicnus*), et Simiens (*Inuus*).

   b. Les deux carotides naissent sur une branche commune du tronc brachiocéphalique chez les *Halmaturus*, *Cheiromys*, *Sorex*, plusieurs Carnivores (*Felis leo*, *F. catus*, *Ursus*, *Lutra*), chez les *Auchenia* et les Girafes.
3. Un tronc brachiocéphalique droit, une carotide gauche et une sous-clavière gauche. Chez les Monotrêmes, plusieurs Marsupiaux (*Phascolomys*), et Edentés (*Bradypus*, *Dasypus*), chez l'*Erinaceus*, beaucoup de Rongeurs (*Mus*, *Castor*), les Prosimiens (*Tarsius*), les Phoques, Singes (*Troglodytes*) et chez l'Homme.
4. Une sous-clavière droite, un tronc carotidien commun et une sous-clavière gauche chez l'Éléphant.
5. Tronc brachiocéphalique commun. Exceptionnellement chez les Rongeurs (*Hystrix*) et les Carnivores (*Viverra*). Répandu chez la plupart des Ongulés..

Voyez sur les artères des Mammifères, outre les ouvrages déjà indiqués, ceux de Hyrtl, sur les Édentés. Détails dans « Comparative Morphologie » de Barkow; Theile (*Inuus*) *Arch. Anat. Phys.*, 1852, p. 419.

§ 245.

Le tronc aortique se continue sans modifications le long de la colonne vertébrale, et prend le nom d'artère caudale dans la portion de son trajet qui correspond à la queue. En cas d'atrophie de ce dernier organe, il constitue l'artère sacrée médiane. L'extrémité de l'artère est, dans tous les Vertébrés, située dans le canal que forment les arcs inférieurs dans cette région de la colonne vertébrale (canal caudal). Chez quelques Poissons, elle est aussi dans la région du tronc, incluse dans un canal formé par des apophyses du corps des vertèbres, comme chez l'Esturgeon par exemple, et chez beaucoup de Téléostiens.

L'aorte émet une série régulière d'artères destinées aux segments vertébraux du corps (artères intercostales), outre celles qui se rendent aux viscères, et enfin d'autres qui, lors du développement des extrémités postérieures, s'y distribuent. En fait d'artères viscérales il n'y a ordinairement chez les *Poissons* qu'un tronc principal (artère cœliaco-mésentérique), auquel s'ajoute encore chez l'Homme une artère mésentérique postérieure. Un plus grand nombre d'artères part de divers points de l'aorte, se rendant aux reins et aux organes génitaux. L'artère cœliaco-mésentérique provient chez les *Amphibiens* de l'extrémité de l'arc aortique gauche. De même, chez les *Reptiles* (Sauriens, Tortues), l'extrémité gauche qui n'est réunie à l'arc aortique droit que par un étroit canal, est destinée aux viscères, ou bien il existe plusieurs artères viscérales (quelques Sauriens). Ceci conduit aux dispositions propres aux Serpents, chez lesquels l'aorte fournit un beaucoup plus grand nombre d'artères mésentériques. Chez les Crocodiles, les ramifications de l'arc aortique gauche (*fig.* 287, *m*, p. 789) qui communique également avec le droit par un étroit canal, ne se distribuent que sur une partie de l'appareil digestif, d'autres artères mésentériques naissant d'autre part d'une manière indépendante sur l'aorte impaire. L'arc aortique gauche disparaissant chez les *Oiseaux*, le prolongement du tronc représentant l'arc aortique droit, fournit une artère cœliaque et une mésentérique supérieure, auxquelles il faut ajouter une mésentérique inférieure provenant de la partie terminale de l'aorte (sacrée médiane).

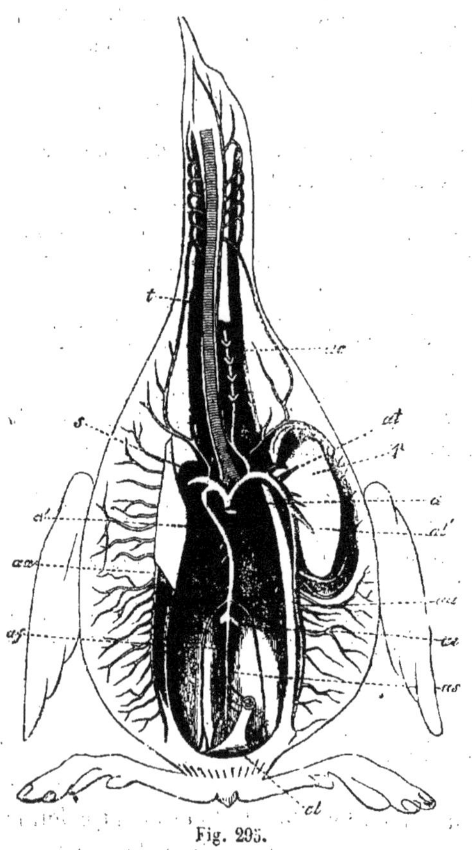

Fig. 295.

La cœliaque et la mésentérique supérieure constituent chez les Mammifères les artères principales de l'intestin. Ce n'est que chez les Mammifères monodelphes qu'une mésentérique inférieure devient un vaisseau de quelque importance. L'ensemble de la distribution de ses ramifications présente les mêmes conditions que chez l'Homme.

Les *artères rénales*, multiples chez les Poissons, le sont encore chez les

Fig. 295. — Système vasculaire artériel du *Podiceps cristatus*; *a*, tronc de l'aorte; *a'*, aorte descendante; *s*, artère sous-clavière; *ac*, artère carotide primaire traversant sous les apophyses épineuses antérieures; *aa*, artère cutanée de l'abdomen; *at* et *at'*, art. thoraciques gauches; *ai*, art. ischiatique; *af*, art. hypogastrique; *as*, art. sacrée médiane; *p*, grand muscle pectoral gauche; *t*, trachée; *cl*, cloaque (d'après Barkow).

Amphibiens et les Reptiles. Elles paraissent diminuer de nombre déjà chez les Crocodiles, qui n'en ont que deux ou trois paires. Chez les Oiseaux, il existe encore également plusieurs artères rénales, dont une, celle du milieu, ne vient pas de l'aorte, mais de l'artère ischiatique. Une multiplicité semblable de ces artères ne se rencontre qu'exceptionnellement chez les Mammifères, où l'aorte n'envoie généralement de chaque côté qu'une artère rénale.

Les artères des membres postérieurs, lorsque ces derniers prennent un grand développement, paraissent être des prolongements directs de l'aorte postérieure. Les deux troncs principaux (artères iliaques) destinés à ces parties, ne sont pas toujours les mêmes, et, comme cela résulte de leurs rapports de position avec le bassin, le domaine de ces artères peut être envahi par des rameaux différents, de sorte que telle branche, qui dans un cas est la principale, peut dans d'autres n'avoir qu'une importance insignifiante. Chez les Reptiles et les Oiseaux ce sont les artères ischiatiques qui constituent les troncs principaux des membres postérieurs, mais chez les Mammifères ils sont fournis par l'artère crurale. On trouve chez les Mammifères de nombreuses modifications de détails.

Il faut prendre garde, dans les comparaisons de vaisseaux sanguins, que beaucoup de rapports se sont établis entre eux par suite d'une circulation collatérale. Un trajet artériel modifié n'est pas provenu, dans la plupart des cas, d'un changement graduel de situation des artères homologues, mais bien plutôt de ce que des artères d'un calibre plus petit, existant déjà, ayant augmenté de diamètre pour devenir les troncs principaux d'une région déterminée, ont peu à peu remplacé physiologiquement d'autres artères. Nous n'avons donc affaire ici qu'à des analogies.

Considérons ces rapports dans l'artère vertébrale qui, chez la plupart des Mammifères, suit le canal de ce nom, envoie des rameaux dans le canal rachidien et aux muscles du cou, naît ordinairement de la sous-clavière, et pénètre dans la cavité crânienne entre l'atlas et l'occipital, pour former l'artère basilaire, qui se rend au cerveau. Elle manque chez les Dauphins, c'est-à-dire qu'ici la région à desservir étant fortement diminuée par la réduction du cou, et principalement nourrie par d'autres artères (Art. cervico-occipitale), elle ne subsiste qu'à l'état de petits rameaux artériels qui n'ont rien qui les fasse particulièrement distinguer. Chez les Solipèdes et les Porcs, l'artère vertébrale est restreinte au cou seulement, et les branches de l'occipitale se réunissent ensemble pour former l'artère basilaire qui pénètre dans la cavité crânienne. Chez d'autres, c'est le rameau terminal de l'artère vertébrale qui se réunit avec cette branche de l'occipitale, et, dans les Ruminants, envoie un rameau à l'artère basilaire; tandis que chez les Tylopodes, le tronc de l'artère vertébrale possède une situation différente, en ce qu'elle chemine en grande partie dans le canal rachidien en traversant les vertèbres. L'appréciation comparée de ces états divers doit avant tout être cherchée dans les conditions primitives, et les modifications expliquées par des dispositions de circulation collatérale. Les conditions les plus répandues qui se présentent sont le résultat d'une connexion qui s'est établie entre des portions d'artères nombreuses et des plus diverses.

Des particularités spéciales de la distribution artérielle seront mentionnées à propos des réseaux admirables (p. 510).

Les *artères du cœur* (coronaires) des Vertébrés présentent des dispositions diverses en ce qui concerne leur provenance. Elles naissent des veines branchiales chez les Poissons; ordinairement il n'y en a qu'une, venant de la seconde veine branchiale du côté gauche (Téléostéens). Les Amphibiens ont également une coronaire qui naît sur la carotide droite. Les coronaires partent plus près du cœur chez les Reptiles, de l'aorte droite, à une distance plus ou moins grande des valvules semi-lunaires. Les Tortues et beaucoup de Sauriens en ont une. Un certain nombre de Sauriens et les Serpents en ont deux. Comme les Crocodiles possèdent aussi tantôt une, tantôt deux artères coronaires, ces deux artères proviennent, dans ce dernier cas, d'une division de la première branche gauche de l'artère simple. Les deux artères demeurent constantes chez les Oiseaux et les Mammifères.

La distribution des artères coronaires est plus superficielle chez les Poissons et les Amphibiens, de sorte qu'on peut les considérer comme appartenant à l'enveloppe péricardiale du cœur. Elles émettent, chez les Oiseaux et Mammifères, des branches plus profondes, fait caractéristique surtout chez les premiers, et qui est en rapport avec la transformation des parois du ventricule qui passent d'un tissu trabéculaire et spongieux en un état plus compacte et plus ferme.

Voir sur les artères coronaires : Hyrtl, *Ueber die Selbststeuerung des Herzens*, Wien, 1855.

Système veineux.

§ 246.

Le système veineux des Vertébrés offre, depuis les Poissons jusqu'aux Mammifères, des modifications tout aussi nombreuses, tout aussi importantes que celles que nous venons de signaler dans la portion artérielle de l'appareil circulatoire. Le sang retournant au cœur se rassemble chez les *Poissons* dans quatre troncs longitudinaux, deux antérieurs et deux postérieurs. Les deux troncs longitudinaux d'un même côté se réunissent en un tronc transversal (canal de Cuvier, *fig.* 296, *dc*) qui débouche, ainsi que celui du côté opposé dans un sinus (*sv*) placé derrière le vestibule du cœur. La paire antérieure qui rassemble principalement le sang veineux de la tête, porte le nom de *veines jugulaires* (*j*); la postérieure recevant les veines venant du tronc, des reins et des organes générateurs, celui de *veines cardinales* (*c*); une veine caudale impaire qui suit en dessous le trajet de l'artère du canal caudal, se partage chez les Cyclostomes et Sélaciens, et chez plusieurs Téléostéens, en deux branches qui se continuent dans les veines cardinales du côté correspondant. Chez beaucoup de Téléostéens cette veine caudale se prolonge avec une forte branche de la veine cardinale droite, et une plus faible de la gauche, qui est elle-même peu considérable. Ainsi s'effectue graduellement un passage de la veine caudale tout entière dans la veine cardinale droite, fait qui s'observe chez un certain nombre de Téléostéens.

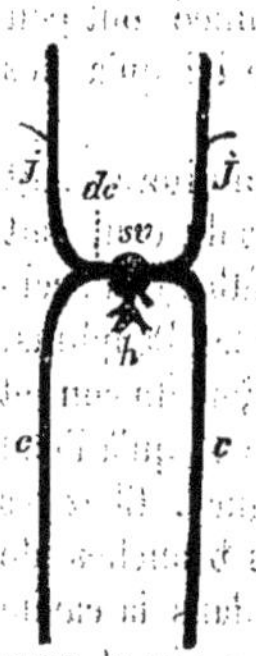

Fig. 296.

Comme la veine caudale envoie dans les reins des branches qui se terminent tantôt complétement, tantôt en partie dans ses organes, ces veines constituent des veines rénales afférentes, qui, s'ouvrant dans les veines cardinales par des veines efférentes représentent un système de *veines-portes rénales*. Un second appareil vasculaire semblable se ramifie sur l'intestin et conduit le sang veineux de ce dernier au *foie* par un tronc vasculaire connu

Fig. 296. — Figure schématique du système veineux primitif; *j*, veine jugulaire; *c*, veine cardinale; *dc*, conduit de Cuvier; *h*, veine hépatique ; *sv*, sinus veineux.

sous le nom de *veine porte*. Ce sang, après s'y être distribué, est reconduit dans le sinus veineux commun par plusieurs troncs formés de la réunion des veines hépatiques.

Nous pouvons distinguer dans cet arrangement du système veineux des Poissons une partie paire, ordinairement symétrique et une impaire qui n'est composée que des veines du foie. Nous aurons à suivre la première dans ses transformations dans la série des Vertébrés, car elle se retrouve chez tous, au moins dans ses traits essentiels, pendant les premières phases du développement à titre de disposition héréditaire, et fournit comme base du système veineux embryonnaire le point de départ de toutes les transformations ultérieures.

Chez les *Amphibiens* et les *Reptiles*, le sinus veineux existant encore reçoit les deux veines jugulaires, qui prennent leur origine au même lieu que chez les Poissons. Elles persistent chez tous les autres Vertébrés, tandis que la paire de veines postérieures, les veines cardinales (*fig.* 297, *vc*), ne présentent des dispositions concordant avec celles des Poissons que pendant la première période embryonnaire : ce sont les veines des reins primitifs ou corps de Wolff. Leur portion antérieure s'oblitère, la postérieure recevant des veines d'autres régions représentent des veines rénales afférentes. Déjà, avant la disparition de la partie des veines cardinales qui débouche dans le canal de Cuvier, il se forme chez les Reptiles quatre autres troncs qui reçoivent surtout des veines intercostales, et ont été appelées veines vertébrales. Les postérieures et les antérieures de chaque côté se réunissent et se jettent dans la veine jugulaire correspondante. La connexion avec la veine jugulaire gauche disparaît plus tard, les veines vertébrales gauches se réunissent aux droites par des anastomoses transversales et se jettent comme elles dans la veine jugulaire droite.

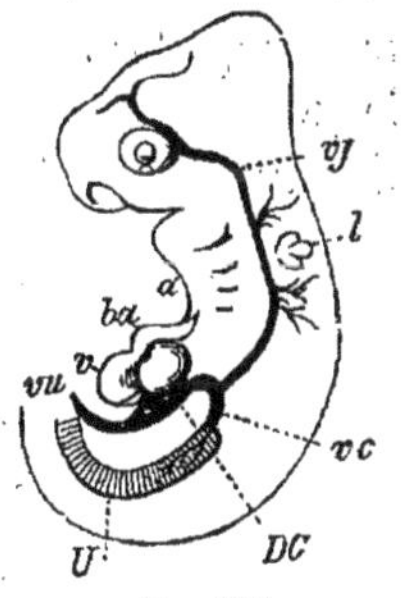

Fig. 297.

Par suite de la disparition de la communication entre les veines cardinales et les conduits de Cuvier, ceux-ci paraissent être des prolongements des veines jugulaires dans lesquels se jettent les sous-clavières venant des membres antérieurs. Ces troncs prennent alors le nom de *veines caves supérieures*. Les veines vertébrales qui ramènent le sang des parois du corps n'ont un développement considérable que pendant l'état embryonnaire, et, éprouvant ordinairement une rétrogradation importante, ne constituent plus tard que des vaisseaux peu apparents. Leur disposition paire primitive cesse également (Serpents), et la plus grande partie du domaine de ces veines se subordonne à celui d'une autre, la veine cave inférieure.

Nous rencontrons aussi chez les *Oiseaux* des dispositions essentielles semblables. Une paire de veines jugulaires, offrant fréquemment, comme cela est le cas chez les Serpents, un développement variable, constitue les troncs

Fig. 297. — Partie antérieure du système veineux d'un *embryon de Serpent*; *v*, ventricule du cœur; *ba*, bulbe artériel; *a*, oreillette; *DC*, conduit de Cuvier gauche; *vc*, veine cardinale gauche; *vj*, veine jugulaire gauche; *vu*, veine ombilicale; *U*, corps de Wolff; *l*, ébauche du labyrinthe (d'après Rathke).

principaux ramenant le sang des parties antérieures du corps. A la base du crâne elles sont ordinairement réunies par un tronc transversal dans lequel débouchent également des veines venant de la tête et de la région cervicale. Quand il y a atrophie d'une des veines jugulaires (la gauche) c'est par ce tronc transversal qu'a lieu le passage du sang dans la veine jugulaire droite. Les veines vertébrales deviennent des vaisseaux insignifiants. Les jugulaires s'unissent avec les sous-clavières elles-mêmes formées par la réunion des veines venant des extrémités antérieures. Les deux troncs ainsi produits constituent de nouveau des veines caves supérieures. Celles-ci recevant encore des veines vertébrales postérieures, on peut en reconnaître une partie comme provenant des troncs transversaux permanents chez les Poissons (canal de Cuvier). Ceux-ci s'ouvrent cependant séparément dans l'oreillette droite, avec les parois de laquelle le sinus qui existe encore chez les Reptiles (*fig.* 298, I, *sv*) s'est fusionné, et en forme par conséquent une partie. Cette soudure avec le cœur de parties qui lui étaient primitivement étrangères, paraît au-dehors être complète, on aperçoit cependant encore des indices de la séparation originelle dans l'intérieur de l'oreillette droite. Deux sortes de veines vertébrales cheminent dans un canal limité par les côtes chez les Oiseaux, et paraissent ainsi devoir être séparées des veines cardinales.

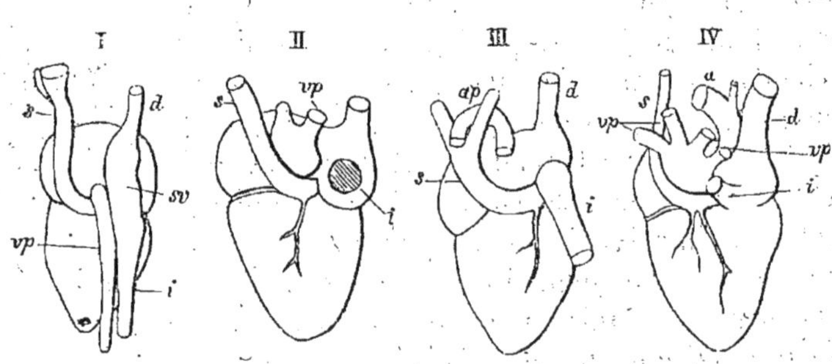

Fig. 298.

Le plan de l'appareil veineux des *Mammifères* ressemble d'abord complétement au système veineux des Vertébrés plus inférieurs. Deux veines jugulaires (*fig.* 296, p. 802) reçoivent des veines cardinales, et les troncs communs, qui de chaque côté, sont ainsi formés, aboutissent à un sinus veineux en connexion avec l'oreillette ; lorsque celle-ci est partagée en deux par la formation d'une cloison, ils se rendent dans l'oreillette droite. Deux troncs veineux débouchent alors séparément dans cette dernière, chacun d'eux se prolongeant en un gros tronc antérieur et un postérieur moins considérable. A l'antérieur (*fig.* 299, *A*) se rattachent les veines axillaires ou sous-clavières (*s*) destinées à desservir les membres antérieurs. On a de nouveau distingué sous le nom de veines caves supérieures (ou veines brachio-céphaliques), les troncs vas-

Fig. 298. — Disposition des gros *troncs veineux sur le cœur*; I, *Reptile* (Python) ; II, *Oiseau* (Sarcoramphus); III, *Marsupial* (Halmaturus) ; IV, *Porc*. Figurés par derrière; *i*, veine cave inférieure; *s*, veine cave supérieure gauche ; *d*, veine cave supérieure droite ; *ap*, artère pulmonaire ; *a*, aorte ; *sv*, sinus veineux.

culaires ainsi formés par la réunion des veines sous-clavières et jugulaires primitives.

Le champ de distribution des veines cardinales est graduellement réduit par le développement du système de la veine cave inférieure, celle-ci recevant une partie du sang primitivement recueilli par les veines cardinales. Ces dernières subissent en conséquence une régression, de nouveaux troncs longitudinaux se formant aux dépens d'une partie de leurs racines, et constituant de nouveau, comme chez les Reptiles, les veines vertébrales, lesquelles se continuent avec l'extrémité des veines cardinales qui débouchent dans le canal de Cuvier. Ces veines vertébrales (*fig.* 299, *A*, *B*, *v*), par suite de la diminution de leur étendue, ne paraissent être que des ramifications des troncs provenant du canal de Cuvier et des veines jugulaires, ou des veines caves supérieures. Elles persistent chez les Monotrêmes, les Marsupiaux, beaucoup de Rongeurs et d'Insectivores. Chez d'autres, par suite du développement d'anastomoses transversales, une partie du sang de la veine cave supérieure gauche (*fig.* 299, *B*) est transférée dans la droite, ce qui détermine l'atrophie de la veine cave supérieure gauche (Rongeurs, Ruminants, Solipèdes). Le développement complet de cette disposition fait disparaître entièrement la plus grande partie du tronc de cette veine, et il n'en reste que la portion terminale (*fig.* 299, *C*, *cor*), placée entre le ventricule et l'oreillette gauche, et qui constituait primitivement le canal de Cuvier du même côté : dans cette extrémité débouchent les veines du cœur ; elle persiste comme sinus de la veine coronaire du cœur. Un repli de forme semi-circulaire la sépare aussi chez l'Homme de la veine coronaire proprement dite, et la valvule de Thébésius, placée à son ouverture dans l'oreillette droite est pendant longtemps une valvule de la veine cave supérieure gauche. La veine cave supérieure droite devient ainsi le seul tronc antérieur (Cétacés, Carnivores, Singes, Homme).

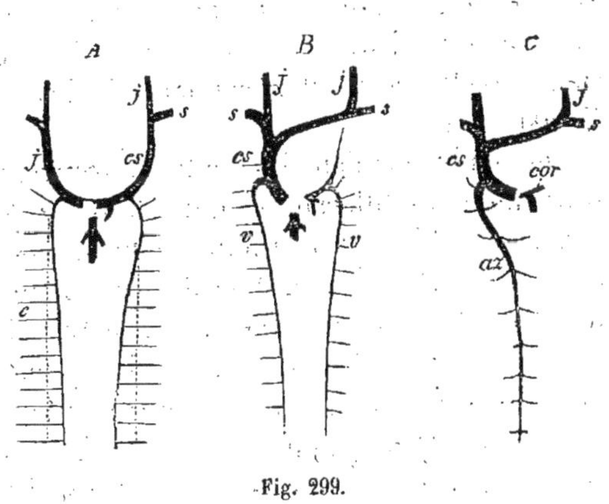

Fig. 299.

La réduction du tronc de la veine cave supérieure gauche entraîne des modifications importantes dans les veines cardinales ou les veines vertébrales qui en dérivent. Tandis que, dans le premier cas, elles s'abouchent de chaque côté dans la veine cave correspondante (*fig.* 299, *A*), et que, dans le second,

Fig. 299. — Transformation chez les *Mammifères* du système veineux primitivement pair. *A*, les veines vertébrales ont remplacé une partie des veines cardinales qui sont indiquées par des lignes ponctuées. *B*, la veine jugulaire primitive gauche est atrophiée dans sa portion inférieure, et se réunit à la droite par un tronc transversal. *C*, la veine jugulaire gauche ainsi que le canal de Cuvier ont disparu, sauf un rudiment qui en reste sur le cœur, le domaine de la veine vertébrale gauche étant reçu dans celle de droite ; *j*, veine jugulaire ; *s*, veine sous-clavière ; *cs*, veine cave supérieure ; *c*, veine cardinale ; *v*, veine vertébrale ; *cor*, veine coronaire ; *az*, veine azygos.

par la formation d'une veine cave droite elles pénètrent indépendamment dans l'oreillette droite par le côté gauche (*B*), la réduction de la section qui se rend au cœur, est accompagnée de la production d'une anastomose avec la veine vertébrale droite. La veine vertébrale gauche entre en communication par des anastomoses transversales avec la veine vertébrale droite, et après la cessation des connexions entre son extrémité supérieure et la veine cave supérieure gauche forme la veine *hemiazygos*, tandis que la droite persistant dans sa situation antérieure devient la veine *azygos* (*fig.* 301). Lorsqu'il y a deux veines caves supérieures, les veines cardinales ne restent pas toujours intactes, car l'une d'elles l'emporte fréquemment sur l'autre qui se réduit quelquefois au point de disparaître. Il apparaît alors une veine azygos recevant des deux côtés les veines intercostales, et se jetant tantôt dans le tronc gauche, tantôt dans le droit supérieur de la veine cave. Cette réunion en un tronc unique recevant les veines intercostales a fréquemment lieu, lors même qu'il n'existe qu'une seule veine cave supérieure (celle de droite), comme chez les Carnivores par exemple (*fig.* 299, *C*, *az*).

Les conditions dans lesquelles se trouvent les racines des veines jugulaires présentent des différences dignes de remarque. Elles sont, chez la plupart des Mammifères, formées de veines nombreuses venant des parties intérieures et extérieures de la tête. Une de ces veines recueille une partie du sang de la cavité crânienne et sort par le trou jugulaire. Ce n'est qu'un vaisseau subordonné, car le sang passe principalement par un conduit placé entre l'écaille du temporal et le rocher (canal temporal).

Lorsque le trou jugulaire s'agrandit, comme chez quelques Mammifères, la veine qui commence sur ce point est plus forte, prend graduellement la prépondérance sur les autres veines qui emmènent le sang du crâne, et devient chez les Singes et chez l'Homme la jugulaire interne. Les autres veines se réunissent pour former la jugulaire externe, veine qui chez la plupart des Mammifères est la plus considérable.

Les *Myxinoïdes* présentent quelques divergences dans la disposition de leur système veineux, en ce que les deux veines cardinales forment un tronc unique auquel aboutit aussi la veine jugulaire gauche. La jugulaire droite a la prépondérance parce qu'elle reçoit les veines des parois du tronc.

Comme disposition importante pour la direction du courant sanguin dans le système veineux, il faut noter les *valvules* qui apparaissent déjà chez les Poissons, comme des replis saillants de la paroi, et se trouvent notamment aux orifices des gros troncs dans les sinus de l'oreillette. Chez les Amphibiens et les Reptiles, où ces replis existent aussi, ils portent le nom de valvules angulaires. On les trouve régulièrement rangées et en plus grand nombre chez les Oiseaux, mais surtout chez les Mammifères, chez lesquels elles ne manquent qu'aux veines de la cavité du corps, des viscères, de la tête et du cou. Outre les valvules angulaires, celles en forme de poche jouent ici un rôle important.

Nous avons plus haut mentionné chez l'*Amphioxus* des régions exécutant des *pulsations rhythmiques*; on en trouve aussi chez les *Myxines*, où elles constituent le cœur de la veine porte. La dilatation de la veine caudale de l'Anguille appartient à cette catégorie. Il y a chez les Amphibiens un nombre de veines assez considérable sur lesquelles on remarque également des pulsations indépendantes des mouvements du cœur (Veines caves, iliaques, axillaires). Ces veines ont dans la partie contractile de leurs parois des fibres musculaires striées qui se retrouvent aussi généralement dans le sinus veineux de l'oreillette, et se rencontrent encore aux extrémités du tronc de la veine cave des Mammifères.

Sur les transformations des parties paires du système veineux : Rathke, *Ueber den Bau und die Entwicklung des Venensystems der Wirbelthiere (Dritter Bericht d. naturwiss. Seminars zu Königsb.)*, 1838. *Entwickel. d. Natter.* Pour les Amphibiens : Burow (*o. c.*) ; Gruby, *Ann. Sc. Nat.*, 2ᵉ sér., XVII, p. 209) ; Rusconi, (*o. c.*). Pour les Reptiles : Schlemm (*Tied. u. Trev. Zeitsch. f. Phys.*, II) ; Jaquard, *Ann. Sc. Nat.*, IV, IX. Oiseaux : Neugebauer, *Nov. Act. Ac. L. Car.*, XXI, II. Sur les Mammifères : J. Marshall, *Philos. Trans.* 1850. Relativement à l'état de la veine azygos : Stark, *De venæ azygos natura, vi atque munere*, Leipzig, 1835 ; Bardeleben *Arch. An. Phys.*, 1848, p. 497. Chez les Sirènes et les Cétacés, le système de l'azygos est remplacé par des veines intervertébrales internes, qui, parcourant le canal rachidien, se jettent dans la veine cave postérieure. (Voyez Baer, *Nov. Act. Acad. L. C.*, XVII, I, p. 400).

§ 247.

Le second grand domaine veineux commence chez les *Poissons* d'une manière peu apparente, car il n'est représenté que par les veines du foie qui débouchent, séparément ou réunies en un tronc commun dans le sinus veineux général. Avec la réduction du champ de distribution des veines cardinales il se forme, en communication avec les veines du foie, un nou-

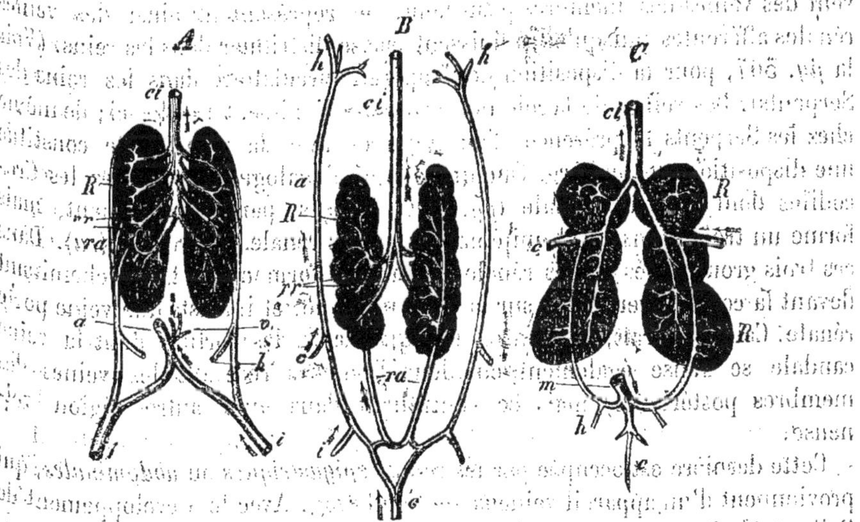

Fig. 300.

veau district veineux, celui de la *veine cave inférieure*. Les veines des parois postérieures du corps se réunissent déjà chez les *Amphibiens*, en une veine cave inférieure qui reçoit les veines hépatiques. Le même tronc reçoit aussi le sang des veines des reins et forme ainsi une veine rénale afférente (*fig.* 300, *A*, *ci*). Le sang des extrémités postérieures pénètre dans une

Fig. 300. — Partie postérieure du système veineux ; *A*, *Grenouille* ; *B*, *Alligator* ; *C*, *Oiseaux* ; *R*, reins ; *c*, veine caudale (tronc impair) ; *c*, veine crurale ; *i*, veine ischiatique ; *v*, veines vésicales ; *a*, veine épigastrique (abdominale) ; *m*, veine coccygéo-mésentérique ; *ra*, veine rénale afférente ; *rr*, veine rénale efférente ; *ci*, veine cave inférieure ; *h*, dans *A* et *C*, veine hypogastrique ; en *B*, fin de la veine épigastrique dans le foie.

veine iliaque (*A*, *i*), laquelle, chez les Amphibiens Urodèles, reçoit de chaque côté une des branches de la bifurcation de la veine caudale. Elle constitue, en se terminant dans les reins, une veine rénale afférente. Chez les Anoures, la veine iliaque présente les mêmes rapports. Elle envoie vers la ligne médiane de l'abdomen une branche qui reçoit des veines de ce qu'on nomme la vessie urinaire (*fig*. 300, *A*, *v*); après quoi, réunie à celle du côté opposé et formant un tronc impair, elle se rend au foie et, là, s'unit au tronc (*a*) du système de la veine porte (*veine épigastrique*, *veine abdominale*). Les veines du canal intestinal et de la rate se rassemblent en un tronc de la veine-porte qui se termine en ramifications le long du foie.

La partie postérieure du système veineux des *Reptiles* se forme d'abord après la disparition du système des veines cardinales, au moyen du tronc des veines hépatiques et des veines rénales. Il résulte de là le tronc de la *veine cave inférieure* (*fig*. 300, *B*, *ci*), qui s'ouvre au-dessous de la veine cave supérieure droite dans le sinus veineux commun. Dans les diverses divisions des Reptiles il se présente cependant une foule de modifications, et il n'y a que les Sauriens et les Ophidiens qui montrent encore des rapports étroits avec les dispositions qu'offre l'appareil veineux chez les Amphibiens.

La veine caudale se divise en deux branches qui, chez les Lézards, reçoivent des veines des membres postérieurs, et représentent ainsi des veines rénales afférentes puisqu'elles finissent par se distribuer dans les reins. (Voir la *fig*. 307, pour la disposition de l'appareil circulatoire dans les reins des Serpents). Des veines de la colonne vertébrale s'unissent à celles-ci; de même chez les Serpents la présence d'anastomoses avec la veine porte constitue une disposition particulière. Quelque chose d'analogue existe chez les Crocodiles dont la veine caudale (*fig*. 300, *B*, *c*) se partage également, mais forme un tronc transversal qui émet les veines rénales afférentes (*ra*). Dans ces trois groupes, les veines rénales efférentes forment un tronc cheminant devant la colonne vertébrale sur la ligne médiane, et il existe une veine porte rénale. Celle-ci paraît, par contre, manquer chez les Tortues dont la veine caudale se divise également en deux branches recevant les veines des membres postérieurs, mais se continuant dans une autre région veineuse.

Cette dernière est occupée par les *veines épigastriques* ou *abdominales*, qui proviennent d'un appareil veineux de l'embryon. Avec le développement de l'allantoïde il se forme, aux dépens du réseau vasculaire qui l'accompagne, une paire de veines qui, primitivement (chez la Couleuvre, selon Rathke), débouche avec les extrémités des canaux de Cuvier. Ces veines ombilicales reçoivent les veines de la paroi ventrale et en même temps sont en connexion avec la formation de la circulation de la veine porte du foie. Ces veines ombilicales disparaissent chez les Serpents, et les veines venant des parois de l'abdomen qui s'y jettent se réunissent pour former un plexus; chez les Lézards la terminaison d'une des veines ombilicales persiste et constitue avec les veines de la paroi abdominale qui y débouchent une veine épigastrique, laquelle, recevant aussi des veines de la vessie urinaire, se rend en avant au foie.

Les portions terminales des deux troncs veineux ombilicaux persistent chez les Crocodiles et les Tortues, et deviennent une partie des veines épigastriques, les veines de la paroi abdominale se continuant avec elles. Elles vont au foie, comme les veines simples des Amphibiens et des Lézards, et chez les Crocodiles se réunissent à des branches de la veine porte; tandis que chez les Tortues, elles entrent en connexion par un tronc transversal qui, ne les rassemblant pas en système de veine porte, reçoit séparément les veines intestinales. Dans les deux cas, elles se distribuent dans le foie et appartiennent ainsi au système porte de ce dernier. Chez les Crocodiles comme chez les Tortues, les veines épigastriques (*fig.* 300, *B*, *a*) proviennent des deux branches de la veine caudale (*c*), et reçoivent les veines crurales (*c*), de même que les veines ischiatiques y débouchent en avant. Mais, comme chez les Crocodiles les veines rénales afférentes proviennent aussi de la veine caudale et de sa réunion avec la veine ischiatique, une partie du sang, venant de la région postérieure du corps, sera conduite dans le système porte des reins, le reste dans celui du foie. Chez les Tortues au contraire, faute de veines rénales, la totalité du sang sera amenée de la partie postérieure du corps dans le foie, pendant que les veines vertébrales qui prennent naissance sur les apophyses transverses débouchent aussi dans les veines épigastriques.

Plusieurs veines permanentes chez les Reptiles paraissent n'être que transitoires chez les *Oiseaux*. La veine cave inférieure (*fig.* 300, *C*, *ci*) se compose également ici de deux troncs venant des reins, qui reçoivent cependant les veines des membres postérieurs (*c*), et peuvent, vu la grosseur de ces derniers, être considérés comme en étant le prolongement. Outre les ramifications venant des reins, ces troncs reçoivent encore deux veines hypogastriques (*h*), réunies par une anastomose à la base du coccyx, sur laquelle la veine caudale (*c*) vient s'aboucher, et qui émet en avant une veine (*m*), (veine coccygéo-mésentérique) allant à la veine mésentérique. Cette veine est aussi présente chez les Crocodiles où elle constitue un tronc veineux plus grand, s'anastomosant avec le tronc transversal qui réunit les deux branches des veines caudales et détourne ainsi de la circulation porte des reins, une partie du sang venant de la queue ou des membres postérieurs.

La disposition qu'ont les veines dans les reins des Oiseaux rend possible l'existence dans ces organes d'une circulation de veine-porte, mais qui n'est pas encore établie avec certitude. Elle a disparu chez les *Mammifères*. Les conditions des veines ombilicales et des veines omphalo-mésentériques, sont semblables à celles des Reptiles. Cependant il paraît y avoir plusieurs déviations, même dans des troncs plus grands. Il se forme de bonne heure une veine cave inférieure (*fig.* 301, *ci*) rassemblant le sang des reins et des glandes génitales, qui chemine avec les veines ombilicales réunies et, après la suppression de celle de droite, reçoit la gauche. Après la disparition des veines cardinales (*fig.* 301, *c*), les veines du bassin (*hy*) et de l'extrémité postérieure du corps (*il*) s'unissent à l'extrémité du tronc de la veine cave (*ci*), à laquelle se joint aussi la veine caudale. A l'époque où la veine ombilicale constitue le tronc le plus grand, la veine cave inférieure ne paraît en être qu'une ramification. Au point de pénétration de la veine ombilicale dans le foie, il se forme dans cet organe des ramifications, tandis que des branches semblables venant du foie, pénètrent dans le lieu de réunion de la veine ombilicale avec la veine cave inférieure, et représentent les veines hépatiques. La circulation de la veine porte se trouve ainsi établie dans le foie, et pendant que le sang conduit au cœur par la veine ombilicale fait un détour par le foie, la portion de cette veine placée entre les veines afférentes et déférentes se réduit pour représenter plus tard le canal veineux d'Arant. La partie de la veine omphalo-mésentérique qui reçoit les veines du mésentère devient ainsi le tronc de la veine porte, tandis que les branches de la veine ombilicale formée dans le foie représentent des ramifications de la veine porte après l'oblitération du canal d'Arant. La veine cave inférieure est donc le tronc principal postérieur dans lequel les veines du bassin, des membres postérieurs, des reins et des organes génitaux débouchent tandis que les veines du canal intestinal et de la rate constituent la veine porte.

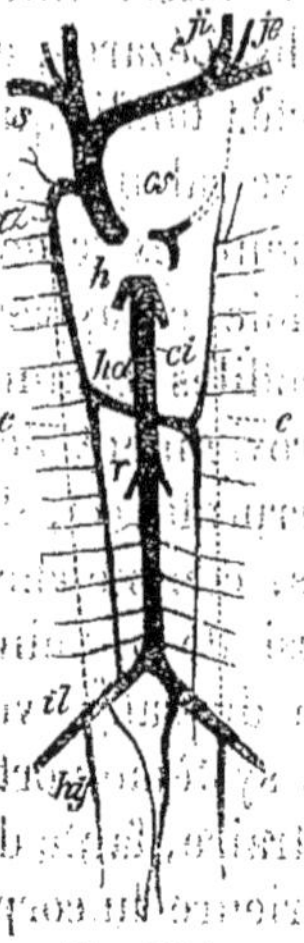

Fig. 301.

De même que c'est seulement dans l'état embryonnaire que nous avons pu trouver des documents pour la comparaison du système veineux antérieur, c'est à la même source que nous obtiendrons les preuves d'une dépendance génétique des divers états que nous présente le système postérieur, dont la dernière modification est la formation d'une veine cave inférieure. Pendant que le premier système émane des veines du corps, le second se déduit, chez les Amniotes surtout, des veines du sac vitellin et de l'allantoïde; et la différence existant par rapport aux Poissons et aux Amphibiens, se fonde essentiellement sur la formation et le rôle de ces parties pendant la vie embryonnaire (Consulter sur ce sujet les divers travaux de Rathke).

Une particularité résultant d'une adaptation affecte l'extrémité du tronc de la veine cave inférieure chez les Oiseaux et les Mammifères plongeurs (Ornithorynque, Castor, Dauphin, Phoque, etc.), chez lesquels le vaisseau dont il s'agit présente une dilatation considérable, qui, dans la première classe, est encore située dans le foie, mais chez les Mammifères se trouve sous le diaphragme. Cette dilatation est même assez allongée chez la Loutre, et chez le Phoque la veine cave est entourée d'un sphincter à son passage au travers du diaphragme, dispositions qui, par leur ensemble, ont pour but d'intercepter l'arrivée au cœur du sang veineux.

Sur le système veineux des divisions inférieures des Vertébrés : Jacobson (*De systemate venoso peculiari*); Hafniae, 1821; Nicolaï dans *Isis*, 1826; Hyrtl, *Ueber das uropoëtische Syst. d. Knochenfische*. (*Denk. Wien.*, II). Sur les Oiseaux : Jourdain, *Ann. Sc. Nat.* 4e S., XII, 134; Neugebauer (*o. c.*).

Réseaux admirables.

§ 248.

La distribution des vaisseaux sanguins dans le corps se fait ordinairement par une bifurcation graduelle des troncs simples, jusqu'à ce que les ramifi-

Fig. 301. — Figure schématique du *tronc principal du système veineux* humain (comparer avec la *fig.* 299); *cs*, veine cave supérieure; *s*, veine sous-clavière; *je*, jugulaire externe; *ji*, jug. interne; *az*, veine azygos (v. vertébrale postérieure droite); *ha*, veine hémi-azygos; *c*, indication des veines cardinales; *ci*, veine cave inférieure; *h*, veines hépatiques; *r*, veines rénales; *il*, veine iliaque; *hy*, veine hypogastrique.

cations les plus délicates des artères et des veines constituent le système des capillaires, lequel relie entre eux les deux ordres de vaisseaux sanguins. Abstraction faite des conditions particulières que présentent les corps caverneux et autres organes érectiles, ou encore les lacunes et cavités sanguines comprises dans des parois osseuses, il règne dans l'appareil vasculaire de beaucoup d'organes une disposition qui s'écarte des conditions ordinaires de la distribution des vaisseaux. Une veine ou une artère se divise brusquement en un faisceau de rameaux plus fins qui se perdent dans le système capillaire avec ou sans anastomoses, ou se rassemblent de nouveau pour reformer un tronc. On désigne ce genre de distribution vasculaire sous le nom de *réseaux admirables* (Rete mirabile). Ils ont évidemment pour but un ralentissement du courant sanguin et un accroissement de la surface du trajet vasculaire, d'où doivent résulter un changement tant dans la rapidité du courant circulatoire que dans les conditions de diffusion du liquide nutritif. Si, après une pareille subdivision d'un vaisseau, il se reforme un nouveau tronc simple, on dit le réseau admirable bipolaire ou amphicentrique; si le réseau vasculaire persiste, on dit que le réseau admirable est diffus, unipolaire ou monocentrique. Tantôt les réseaux admirables sont constitués par des artères ou des veines (Rete mirabile simplex), tantôt par le concours des deux sortes de vaisseaux (Rete mirabile geminum ou conjugatum).

Des réseaux admirables se trouvent dans diverses parties du corps et des organes; les plus remarquables sont les suivants :

1. Ceux des *pseudobranchies des Poissons* représentent des réseaux artériels, car ils reçoivent le sang d'une artère et en reforment une autre. La première vient directement d'une veine branchiale ou, comme l'artère hyoïdienne, n'est que le prolongement d'une veine de cette nature, ou encore provient de l'anneau céphalique. La réunion des artères qui sortent des feuillets de la pseudobranchie forme la grande artère ophthalmique. (Voy. sur la différence d'opinions ici exprimée le § 234.)

2. Les réseaux admirables de la *Choroïde* des Poissons osseux forment ce qu'on appelle la « glande chroroïdienne. » Elle reçoit son sang de la grande artère ophthalmique et le rend aux artères des membranes vasculaires.

3. Des branches de la carotide forment souvent des réseaux admirables bipolaires. On en trouve déjà chez les Sélaciens, chez les Oiseaux et les Mammifères sur les branches de la *carotide* interne (par exemple, chez les Ruminants et les Porcs), situés en partie dans la cavité du crâne, en partie dans l'orbite ou les fosses nasales.

4. Les réseaux admirables des *artères intercostales* des Dauphins; il s'en forme de semblables sur les veines iliaques.

5. Les *artères et veines des viscères* présentent également des réseaux admirables. La grande artère viscérale et la veine-porte forment chez le Thon un réseau admirable très-étendu (J. Müller et Eschricht, *Abh. d. Berlin*, *Ac.* 1835); on en voit de semblables sur les artères viscérales et les veines hépatiques des Squales. L'artère viscérale en présente parfois chez les Mammifères, comme le Porc, et le Pécari. Enfin, il faut ranger ici les réseaux admirables, la plupart amphicentriques, des vessies natatoires des Poissons, tels que l'Anguille, la Perche, les espèces de Morues.

6. Les *vaisseaux sanguins des extrémités* forment aussi des réseaux admirables chez beaucoup de Mammifères qui sont constitués au moyen tantôt des artères, tantôt des veines, tantôt des deux ensemble. Ils représentent fréquemment un passage aux plexus plus simples qui, sur leur vaste distribution dans le système veineux, ne comptent plus comme dispositions particulières. Une formation de transition de cette nature a été démontrée par Vrolik et Schröder van der Kolk sur les veines brachiales profondes des Oiseaux, qui enlacent les artères cubitale

et radiale, à tel point que sur certaines étendues ces artères paraissent enfouies dans une grosse veine unique qui est interrompue par places. C'est ce qui se rencontre chez les *Sarcoramphus*, *Falco*, *Strix*, *Grus*, *Podiceps*, *Larus*, *Carbo* et *Cygnus* (*Ann. Sc. Nat.* 4e S., V). Ces dispositions sont plus nombreuses chez les Mammifères. On doit y rattacher la ramification fasciculée des artères brachiales et iliaques des Monotrèmes et divers Édentés. L'artère sous-clavière du *Bradypus tridactylus* envoie une touffe de petites artères qui accompagnent le prolongement du tronc et desservent les muscles de l'avant-bras et le côté cubital de la main, pendant que le tronc principal forme l'artère radiale qui se rend à la main. Une division analogue de l'artère brachiale a lieu chez les *Bradypus didactylus* et *Stenops tardigradus*. Ces réseaux admirables existent également sur le trajet des artères des membres antérieurs et postérieurs des Monotrèmes. Un fractionnement de l'artère caudale en une touffe d'artères formant plexus existe chez les Édentés, où on peut observer sur les rameaux de cette artère des réseaux admirables artériels d'une grande finesse. L'organe qui occupe chez l'Homme la pointe de l'os coccyx et qui est connu sous le nom de glande coccygienne, n'est, d'après J. Arnold, qu'un plexus artériel de l'artère sacrée médiane, qu'on doit regarder comme le rudiment du réseau caudal qui se trouve chez les Mammifères à queue. Rapp, (*o. c.*) Hyrtl, (*Deuk. Wien.*, V et VI) ; ainsi que les nombreuses descriptions de réseaux admirables et de plexus vasculaires d'Oiseaux et de Mammifères du même auteur, dans *Denk. Wien.*, XXII. — Sur la signification et l'extension des réseaux admirables, voir J. Müller, *Traité de Physiologie Handb. d. Phys.*, 4e éd., p. 187, et Vergl. *Anat. der Myxinoïden.* (*Dritte Fortsetzung.*, p. 99.)

SYSTÈME VASCULAIRE LYMPHATIQUE.

§ 249.

L'existence d'un système de canaux en communication avec le système vasculaire sanguin et par lequel le liquide nutritif sorti de la partie capillaire de ce dernier, après avoir saturé les tissus, rentre dans le courant sanguin sous la forme de *lymphe*, est une disposition spéciale à l'organisme des Vertébrés. Elle paraît cependant dépendre d'un certain état de développement organique de ces derniers, car elle manque chez l'*Amphioxus*, et n'apparaît dans l'évolution embryonnaire des autres Vertébrés qu'à l'époque, relativement tardive, où le système vasculaire sanguin, déjà différencié en système artériel et système veineux, entre en activité. La partie du système vasculaire lymphatique qui se rattache au canal intestinal a une importance spéciale, parce qu'elle reçoit les matériaux nutritifs tirés du chyme transformé par la digestion, et les apporte, sous la forme de chyle, au courant sanguin.

Ce système de canaux, outre son emploi au transport de la lymphe, possède encore une autre destination qui complique ses conditions anatomiques. Sur son trajet se trouvent disposés les organes producteurs des cellules destinées à former les éléments constituants du liquide lymphatique, et qui, après avoir été introduits dans le sang se transforment graduellement et deviennent les éléments constituants de ce dernier. Ce système vasculaire lymphatique n'offre dans les divisions inférieures des Vertébrés que peu d'indépendance, son trajet étant en grande partie représenté par des cavités entourant d'autres organes. Ce sont notamment les artères qui sont entourées de cavités lymphatiques. L'enveloppe de tissu connectif des artères sert également au trajet de la lymphe. Les veines peuvent aussi se trouver plongées dans de larges canaux remplis de ce liquide; c'est ainsi que, par exemple, la veine abdominale des *Salamandres* est enfermée dans un vaisseau lymphatique (LEYDIG). Outre ces espaces lymphatiques accompagnant les vaisseaux sanguins on en trouve encore dans les divisions inférieures qui sont indépendants, et situés, par exemple, dans la peau ou quelque partie de l'intestin et des autres viscères. A la périphérie, les vaisseaux lymphatiques forment, par de nombreuses anastomoses, une espèce de réseau capillaire, d'où partent graduellement des réservoirs plus grands, canaux ou sinus d'une délimitation irrégulière, auxquels succèdent dans les divisions plus élevées de véritables vaisseaux qui se rapprochent des veines par leur conformation.

Les troncs principaux ont, chez les *Poissons*, la forme de sinus lymphatiques, ordinairement pairs ou impairs, situés sous la colonne vertébrale. Le tronc impair se divise en avant en deux branches. Ces troncs réunissent soit les sinus plus petits, soit les canaux plus étroits qui représentent les vaisseaux lymphatiques. La communication avec le système veineux se fait ordinairement sur deux points. Un des sinus lymphatiques du crâne débouche de chaque côté dans la veine jugulaire correspondante, et vers la queue deux troncs latéraux recevant le contenu des sinus se réunissent à la veine caudale par une anastomose transversale à hauteur de la dernière vertèbre caudale.

A côté d'un système lymphatique lacunaire sous-cutané fort développé, et qui, surtout chez les *Amphibiens Anoures*, s'étend sur la plus grande partie de leur surface, l'espace sous-vertébral qu'il occupe chez ces animaux est également fort considérable. Il reçoit les vaisseaux lymphatiques (chylifères) de l'intestin et des autres viscères, et est en communication avec ceux venant des extrémités. Il présente des rapports plus étroits avec les artères chez les *Reptiles*; où les vaisseaux lymphatiques forment parfois autour de ces organes de larges cavités traversées par des trabécules (*fig.* 302), et d'autres fois les accompagnent de leurs plexus. Ces derniers dérivent des premiers, en ce que le développement des trabécules qui traversent la cavité lymphatique la divise en canaux distincts anastomosés entre eux. L'espace lymphatique qui entoure l'aorte se partage chez les Crocodiles et les Tortues en deux troncs enveloppant les veines des membres antérieurs et recevant des vaisseaux lymphatiques de ces derniers, ainsi que de la partie antérieure du corps. Il en est de même des troncs lymphatiques des *Oiseaux*, chez lesquels le canal principal (Ductus thoracicus) cheminant devant l'aorte, ainsi que les canaux plus petits, paraissent avoir acquis relativement aux artères une plus grande indépendance. Le canal thoracique débouche comme chez les Reptiles dans les

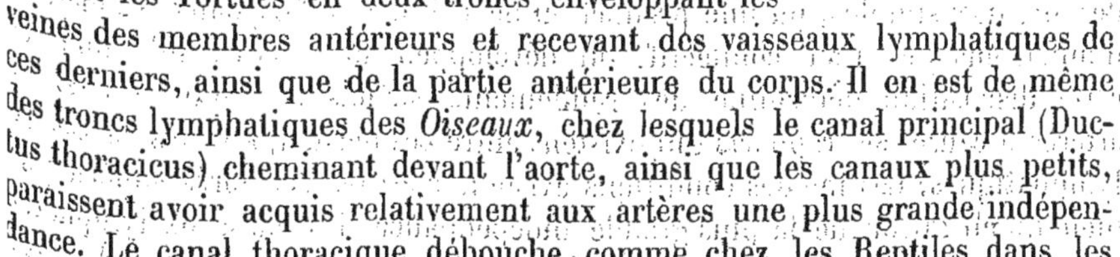

Fig. 302.

Fig. 302. — Fragment d'aorte d'une Tortue (*Chelydra*) entouré d'une large cavité lymphatique; *a*, aorte; *b*, paroi externe de la cavité lymphatique, enlevée en *b'* pour dégager le vaisseau sanguin; *c*, trabécules qui attachent le vaisseau sanguin aux parois de la cavité lymphatique. (Gr. nat.)

veines brachiocéphaliques. Une seconde communication a lieu dans la partie postérieure du corps, à l'origine de la queue, fait par lequel les Reptiles et les Oiseaux se ressemblent. Les veines de la région correspondante appartiennent aux ischiatiques ou aux veines rénales afférentes.

Chez les *Mammifères*, les parois des vaisseaux lymphatiques sont encore plus considérablement modifiées, bien que chez ces animaux, les enveloppes artérielles soient encore une des voies que suit la lymphe. Ils forment sur leur trajet accompagnant ordinairement les vaisseaux sanguins, de nombreuses anastomoses, et comme chez les Oiseaux, sont caractérisés par la présence de valvules. Les vaisseaux lymphatiques des extrémités postérieures aussi bien que les vaisseaux chylifères se réunissent dans la cavité abdominale en un tronc principal, qui est rarement pair et présente fréquemment une dilatation considérable (Citerne du chyle). De là part un canal thoracique qui s'ouvre au commencement de la veine brachiocéphalique gauche, où aboutissent également les lymphatiques de la partie antérieure du corps, de la tête et des membres, ainsi que ceux de la paroi antérieure de la poitrine. Ces derniers lymphatiques sont les seuls qui se rendent à la même veine du côté opposé.

Dans le voisinage de leur orifice dans les veines, les vaisseaux lymphatiques principaux présentent des dilatations importantes dont la paroi, caractérisée par un revêtement musculaire, est capable de contractions rhythmiques. On les désigne sous le nom de *cœurs lymphatiques*. On les observe dans le sinus caudal de quelques Poissons, ils sont mieux connus chez les Amphibiens (Grenouilles) et les Reptiles (Tortues) ; chez les premiers, ils existent aussi bien dans le voisinage des orifices antérieurs que postérieurs, mais chez les Amphibiens Urodèles, ainsi que chez les Reptiles, on ne trouve que des cœurs lymphatiques postérieurs. Ces derniers ne se rencontrent, parmi les Oiseaux, que chez les Ratites (Autruche, Casoar) et quelques Oiseaux aquatiques ; tandis que chez les autres ils ont perdu leur revêtement musculaire, et ne sont plus que de simples dilatations vésiculiformes. Des organes de ce genre ne paraissent pas se développer chez les Mammifères.

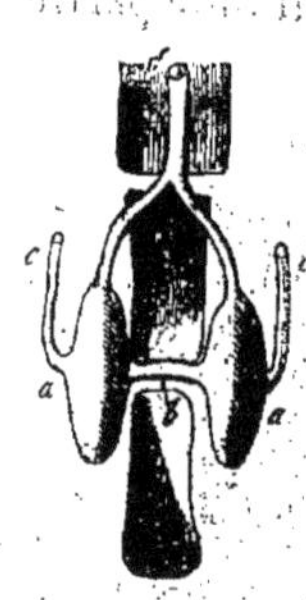

Fig. 303.

En ce qui concerne les appareils producteurs des cellules lymphatiques, on trouve chez les Poissons sur le trajet de quelques vaisseaux lymphatiques, des organes simples, où une production de cellules se fait dans les mailles d'un stroma de tissu connectif. Un développement plus considérable de cette disposition détermine des renflements partiels se trouvant sur les artères à cause des rapports qui existent entre ces dernières et les vaisseaux lymphatiques. Les mêmes conditions existent chez les Vertébrés supérieurs, bien qu'en raison de la plus grande indépendance des vaisseaux lymphatiques, les enveloppes artérielles ne soient plus constamment le siège de cette production. C'est surtout dans la muqueuse du canal intestinal que les vais-

Fig. 303. — *aa*, Sinus caudal ; *b*, anastomose transverse ; *c*, vaisseaux latéraux ; *d*, origine de la veine caudale ; du *Silurus glanis* (d'après Hyrtl.)

seaux lymphatiques sont généralement en rapports avec de pareils organes de formation de cellules, qui se présentent alors sous forme de petits renflements ou follicules. On les trouve disséminés ou groupés de diverses manières et on les désigne sous le nom de « follicules glandulaires clos. » Au commencement de la paroi intestinale, des formations de ce genre constituent ces groupes glandulaires que nous avons déjà (p. 738) signalés sous le nom de tonsilles (amygdales), et ceux qui, placés très-près les uns des autres sur divers points de la muqueuse de l'intestin grêle, constituent les « *glandes de Peyer* ; » ces dernières se montrent déjà chez les Reptiles, mais ne prennent un grand développement que chez les Mammifères.

La réunion d'un grand nombre de ces follicules constitue de gros organes, les *ganglions lymphatiques*, qui sont également placés sur le trajet de la lymphe, dans les parties du corps les plus diverses. Chez les Poissons, les Amphibiens et les Reptiles, les ganglions lymphatiques proprement dits manquent encore, et ce n'est que chez le Crocodile qu'on en a observé un placé dans le mésentère (ganglion mésentérique). Ils ne paraissent aussi chez les Oiseaux que dans des limites fort restreintes (le cou), et ne deviennent une disposition générale que chez les Mammifères, soit dans la portion chylifère du système lymphatique du mésentère, soit dans le corps entier. Chez quelques Mammifères (Phoque, Chien, Dauphin) les ganglions mésentériques sont réunies en une seule masse, qu'on a nommée le *pancréas d'Aselli*.

Il faut comprendre aussi parmi les organes producteurs des cellules de la lymphe la *rate*, qui ne diffère des ganglions lymphatiques par sa constitution élémentaire, qu'en ce qu'elle verse directement dans le courant sanguin les cellules qu'elle produit. Elle est constituée par un système lacunaire très-délicat, intercalé entre les vaisseaux afférents et efférents et qui forme la plus grande partie de ce qu'on appelle la pulpe de la rate.

Sauf chez l'Amphioxus et les Myxinoïdes, la rate existe chez tous les Vertébrés, et se trouve toujours dans le voisinage de l'estomac, ordinairement près du sac péricardiaque. Elle a l'aspect d'un organe rond ou oblong, quelquefois d'une couleur rouge foncé, comme chez plusieurs Sélaciens, divisé en un certain nombre de lobes plus petits, qu'on trouve d'ailleurs accompagnant comme rates accessoires les organes de cette nature lorsqu'ils sont grands.

Un fait remarquable se présente dans la disposition des *vaisseaux lymphatiques des Poissons* qui parcourent longitudinalement le tissu musculaire. L'un d'eux, impair, se dirige sur la ligne médiane entre les muscles latéraux abdominaux du tronc et reçoit des ramifications des divers segments du corps. Deux autres troncs longitudinaux courent entre les masses musculaires latérales, dorsales et ventrales du corps, accompagnés de la branche latérale du nerf vague, et reçoivent aussi des vaisseaux transversaux venant des diverses parties du corps. On trouve encore des troncs longitudinaux dans le canal rachidien. Les vaisseaux lymphatiques sous-cutanés sont parfois confondus avec le système canaliculaire sensitif de la peau. Outre des dilatations en forme de sinus qui existent dans la cavité du corps, il s'en trouve à la base des nageoires pectorales. On a observé un sinus sur les troncs longitudinaux latéraux, et même au point de communication avec la veine caudale (Agassiz et Vogt, *Anat. des Salmones*; Hyrtl, *Arch. Ann. Phys.*, 1843). Sur le même lieu on a observé chez l'Anguille un sac pulsatile, recevant de petits vaisseaux lymphatiques, qui débouche également dans la veine caudale, et doit être considéré comme un cœur lymphatique. — Sur les vaisseaux lymphatiques des Poissons : Monro (*l. c.*); Hewson, *Philos. Trans.*, 1769; Fohmann, *Das Saugadersystem der Wirbelthiere*, I, Heidelberg, 1827.

En ce qui concerne les *cœurs lymphatiques* des *Amphibiens* et des *Reptiles*, les antérieurs sont situés chez les Grenouilles sur les apophyses transverses de la troisième vertèbre; les postérieures derrière les os iliaques; et chez les Tortues un peu plus éloignées de ces os, et sous la pièce médiane et postérieure de la carapace osseuse du squelette dermique. Leur tissu musculaire est strié en travers. Les cœurs lymphatiques des *Oiseaux* se comportent de la même manière, mais leur cavité est encore traversée par des faisceaux musculaires et parfois par des cordons de tissu connectif. Le faible développement musculaire des cœurs lymphatiques des Échassiers et des Palmipèdes, dont parfois les muscles sont à peine marqués comme chez l'Oie et le Cygne, représente la transition aux sinus simples et dépourvus de toute contractilité des autres Oiseaux. C'est avec les veines latérales de la queue que les cœurs lymphatiques sont en communication chez ces animaux. Leur position ordinaire est sous le muscle coccygien supérieur, qui les recouvre plus ou moins complétement; ils peuvent être placés plus sur le côté et sont alors enveloppés de graisse (*Ciconia, Larus*). Tout véritable cœur lymphatique est pourvu d'un système de valvules.

Sur les vaisseaux lymphatiques des Amphibiens et Reptiles : Panizza, *Sopra il sistema linfatico dei rettili*, Pavia, 1835; J. Müller, *Arch. Ann. Phys.*, 1834, p. 296; Ed. Weber, *Arch. An. Phys.*, 1835, p. 535; J. Müller, *Lymphh. d. Schildkröten* (*Abh. d. Berl. Acad.*, 1839); Rusconi, *Riflessioni sopra il sist. linfatico dei Rettili*, Pavia, 1845. J. Meyer, *Sytema Amphib. lymph. disquis. novis examinat.* Berol. 1845.

Sur les *Oiseaux*, outre Fohmann, Lauth, *Ann. Sc. Nat.*, 1824; Stannius, *Arch. Anat. Phys.*, 1843. — Sur les vaisseaux lymphatiques des *Mammifères* : Panizza, *Osservationi antropozootomico-fisiologiche*, Pavia, 1830.

Outre les couches folliculaires découvertes par Leydig sur le trajet des lymphatiques des *Poissons* (*Arch. Anat. Phys.*, 1854, p. 323), il y a chez ces animaux plusieurs autres organes qu'on doit compter parmi les glandes lymphatiques, et parmi lesquels nous ne mentionnerons que la masse glandulaire qui couvre le ventricule du cœur de l'Esturgeon, et que Leydig (*Untersuchungen*, etc., p. 25) a démontré être un appareil producteur des cellules de la lymphe. Voir sur les autres organes le *Lehrb. d. Histologie* (p. 422), du même auteur. J'ai trouvé chez les Antilopes une réunion des ganglions mésentériques de l'intestin grêle, analogue au pancréas d'Aselli, et ayant l'aspect d'une masse glandulaire allongée. Sur la constitution des ganglions lymphatiques des Mammifères, voy. Frey, *Untersuchungen*, Leipzig, 1861.

Il y a une grande analogie chez tous les Vertébrés dans les conditions essentielles de la *structure de la rate*. Chez tous, la capsule présente des cloisons intérieures et représentant sa charpente. Celle-ci contient ainsi que la capsule des éléments contractiles chez les Reptiles, les Oiseaux et les Mammifères. Chez les Serpents et les Lézards, les cloisons qui partent de la capsule circonscrivent des follicules sphériques dans la charpente du tissu connectif desquels se trouvent entassées les cellules de la lymphe. Ces follicules ressemblent à ceux des glandes lymphatiques; ils sont chez les autres Vertébrés en connexion avec l'enveloppe des artères, et constituent sur celles-ci des renflements cylindriques ou arrondis. En ce qui concerne les conditions des vaisseaux sanguins, les artères se terminent par des capillaires qui les continuent et se résolvent dans un système lacunaire veineux, résultant de l'interruption de la paroi des capillaires et de leur passage à un tissu réticulé formant une charpente délicate, dont les interstices communiquant entre eux, constituent une portion du trajet sanguin. Ceci forme la plus grande partie de ce qu'on appelle la pulpe comprise entre les trabécules de la rate, et renferme aussi des cellules de lymphe, qui trouvent encore là un lieu de production. Comme la paroi du follicule chez les Serpents et les Lézards, et celle du parenchyme de la gaîne artérielle chez les autres Vertébrés de cette portion intermédiaire du trajet sanguin, n'est pas complétement close, les cellules de lymphe qui y sont contenues arrivent dans le courant circulatoire et dans les veines qui y prennent naissance de la même manière que les artères s'y résolvent en capillaires. Pour des détails, voy. surtout W. Müller, *Ueber den feineren Bau der Milz*, Leipzig, Heidelberg, 1865.

ORGANES D'EXCRÉTION ET DE REPRODUCTION

§ 250.

La réunion des organes d'excrétion et de reproduction en un appareil unique, réunion qui a déjà lieu partiellement pendant l'état embryonnaire, au moins en ce qui concerne les conduits excréteurs, constitue une condition de l'organisation des Vertébrés qui s'est déjà présentée dans les types inférieurs. Chez les Vers il n'est pas rare que les organes excréteurs (canaux tortillés) servent en même temps de conduits aux produits générateurs, de manière à présenter ainsi la confusion des deux sortes d'organes, confusion qui sous le rapport de la fonction n'est toutefois que provisoire (voir les pages 272, 275, 279). De là, à l'union anatomique, qui n'a été acquise que dans les états différenciés des Vertébrés, il y a un grand pas à faire. Les raisons de cette manière de voir se trouvent en partie dans les conditions du développement, en partie dans la conformation des Vertébrés inférieurs. Les deux systèmes d'organes ne présentent chez l'*Amphioxus* aucune dépendance, et il en est de même chez les *Cyclostomes*. C'est, par contre, dans les divisions supérieures que cette connexion apparaît avec des degrés divers de développement.

La différenciation sexuelle, qui est partout réalisée chez les Vertébrés, présente quelquefois des indications d'une réunion primitive des deux appareils générateurs sur un seul individu. Ceci est exprimé dans les ébauches des organes reproducteurs, aussi bien que dans la conformation hermaphrodite indiquée dans quelques cas rares dans l'état différencié des glandes génératrices de ces animaux.

Comme nous rencontrons chez l'*Amphioxus* et les Cyclostomes des états qui ne conduisent pas directement aux dispositions définitives des Vertébrés supérieurs, mais correspondent plutôt aux ébauches encore indifférentes des organes génitaux de ces derniers, nous devons d'abord nous occuper des premiers.

On trouve, conformément avec ce qui existe chez beaucoup d'Invertébrés (notamment les Vers), que les glandes génitales de l'Amphioxus situées sur les parois de la cavité du corps ne se distinguent que par la nature de leurs produits ; et que, n'ayant pas de conduit excréteur spécial, ces produits tombent dans la cavité du corps qui les évacue par un orifice particulier. Chez les Cyclostomes, les conduits excréteurs font également défaut ; les glandes génitales sont tantôt enveloppées dans un repli libre du mésentère (*Myxinoïdes*), tantôt fixées contre la paroi dorsale de la cavité du corps (*Petromyzontes*). La sortie de leurs produits a lieu par un orifice de cette dernière, le pore génital.

Les organes urinaires ne sont connus que chez les Cyclostomes et se présentent chez les Myxinoïdes, sous la forme la plus simple. Dans le *Bdellos-*

toma, un canal longitudinal situé de chaque côté (uretère) (*fig.* 304, *A*, *B*, *a*), reçoit de distance en distance de courts canaux transverses dirigés latéralement (*b*), dont l'extrémité fermée, séparée par un étranglement (*c*), renferme un peloton de vaisseaux sanguins enroulés en glomérule (*fig.* 304, *B*). Les reins des Pétromyzontes présentent un état analogue des canaux urinaires, qui ont un volume plus considérable et occupent le dernier tiers de la cavité du corps. Dans les deux groupes, l'uretère se dirige latéralement vers le pore abdominal, où il débouche chez les Pétromyzontes, par un canal impair plus large, formé par sa réunion avec l'uretère du côté opposé.

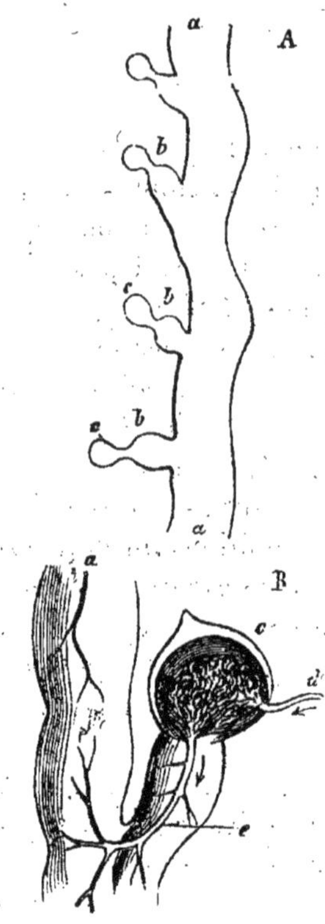

Fig. 304.

En tant que les Cyclostomes présentent une séparation complète des appareils urinaire et génital, ils se rattachent à l'état embryonnaire des autres Vertébrés. Chez tous ces derniers un semblable organe apparaît dans les phases précoces du développement, mais seulement chez une partie d'entre eux il persiste à son état primitif et héréditaire et fonctionne principalement comme organe d'excrétion ou rein. Cette signification de l'organe primitif est chez les Vertébrés supérieurs, circonscrite aux toutes premières phases de l'état embryonnaire, car ensuite il s'en détache un organe nouveau qui prend le rôle du premier dans l'organisme en voie de développement. Le premier organe glandulaire devient alors le siége d'autres fonctions et subsiste au moins anatomiquement avec de nombreuses modifications, ou disparaît en ne laissant que des formations qui se sont produites à ses dépens.

Nous avons donc deux sortes d'*organes excréteurs* à distinguer, et nous désignerons celle qui apparaît la première, subsiste exclusivement chez les Vertébrés inférieurs, et n'est que transitoire chez ceux d'ordre supérieur, sous le nom de *reins primordiaux*, en opposition avec l'organe excréteur qui s'en sépare chez les Vertébrés supérieurs, le *rein*.

Chaque rein primordial consiste en une quantité de canalicules transversaux placés sur le canal excréteur, qui sont comme ceux de forme plus simple que nous venons de décrire chez les Myxinoïdes, terminés par une capsule contenant un peloton vasculaire, et se continuent par un canal excréteur situé latéralement. Les reins primordiaux s'étendent des deux côtés de la colonne vertébrale le long d'une grande partie de la cavité du corps, et ce n'est qu'à l'apparition des reins permanents, qu'ils subissent

Fig. 304. — *A*, portion du rein du *Bdellostoma;* *a*, uretère; *b*, canalicules du rein; *c*, capsule terminale; *B*, portion de capsule grossie; *a*, *c*, comme ci-dessus. En *c*, glomérule dans lequel pénètre une artère *d*, une autre *e* sortant pour se ramifier sur les canalicules du rein et les uretères (d'après J. Müller).

une rétrogradation et une transformation. La portion antérieure (*fig.* 305, *A*) du conduit excréteur présente quelque indépendance, et peut se séparer de sa partie postérieure, car à mesure que les canalicules rénaux se réunissent à celle-ci, la partie antérieure cesse d'avoir des relations avec le rein primordial (*fig.* 305, *B*), et s'unit seulement à la partie postérieure recevant les canalicules rénaux, ou débouche même d'une manière indépendante. Par cette marche de différenciation aux dépens du canal primitivement simple, il s'en forme deux plus ou moins séparés, dont l'un subsiste comme canal excréteur des reins primordiaux (*ug'*), tandis que l'autre représente une formation nouvelle. Ce dernier chemine sur les reins primordiaux à côté de leur canal excréteur, sous la forme d'un ruban (*fig.* 305, *C*, *m*) qui dépasse ces organes en avant, et se termine par un épaississement. Ce processus de séparation, dont les phases diverses sont représentées à des états permanents, a lieu chez les Vertébrés supérieurs de telle manière qu'il se différencie de bonne heure du conduit des reins primordiaux un cordon, qui peu à peu se transforme en un canal qu'on désigne sous le nom de *canal de Müller*.

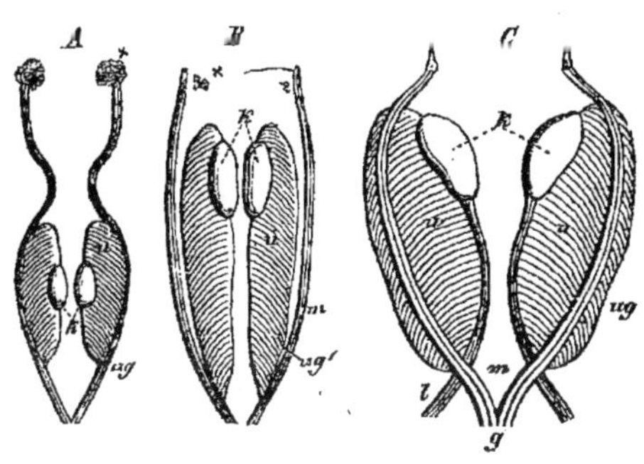

Fig. 305.

Il y a donc trois canaux à distinguer : 1° le canal urinaire primitif; 2° le canal urinaire secondaire; 3° le canal de Müller. Comme les deux derniers sont des différenciations du premier, ils ne peuvent coexister avec lui.

Sur le côté médian des reins primordiaux, les *glandes génitales* naissent d'une manière analogue dans les deux sexes; elles restent longtemps dans le même état.

Les deux canaux de Müller et les canaux excréteurs des reins primordiaux offrent dans leur manière de s'ouvrir au-dehors des conditions différentes, suivant les divers groupes. En général, on peut dire que les conduits des reins primordiaux s'ouvrent dans la partie terminale du tube intestinal primitif (Sélaciens, Amphibiens, Reptiles, Oiseaux), ou dans une dilatation qui se forme sur la paroi de l'ébauche de l'intestin : l'allantoïde. Les ouvertures des conduits de Müller se comportent de même.

Tant dans la partie glandulaire des reins primordiaux, que dans les conduits excréteurs de ces derniers et des canaux de Müller, on remarque de nombreuses différenciations en vertu desquelles la disposition générale des appareils génito-urinaires prend des formes caractéristiques dans les diverses divisions des Vertébrés. Une modification commune à tous les Vertébrés

Fig. 305. — Reins primordiaux avec ébauche de l'appareil génital. *A*, larve amphibienne (*Grenouille*); *B*, état ultérieur; *C*, d'un Mammifère (*embryon de Bœuf*); *k*, ébauche de la glande germinative ; *ug*, canal primitif du rein primordial, en connexion en avant en *x* avec une partie antérieure du rein primordial. Il forme en *B* et *C* le canal de Müller, *m*; pendant qu'un conduit des reins primordiaux secondaire, *ug'*, a pris naissance en *B* et *C*; *g*, cordon génital.

présentant cette ébauche, est la différenciation des glandes génitales, suivant les individus, tantôt en testicules, tantôt en ovaires; phénomène qu'accompagnent des modifications correspondantes dans les autres parties, dont les unes sont transformées en canaux destinés à l'excrétion des produits sexuels tandis que les autres subissent une rétrogradation complète. Les ébauches des deux sexes se trouvent ainsi réunies sur un même individu et indiquent un état non différencié; d'où nous pouvons conclure que les parties aujourd'hui présentes seulement dans l'embryon ont autrefois fonctionné à côté l'une de l'autre, et que l'hermaphrodisme a été aussi le caractère de l'appareil génital chez les premiers Vertébrés.

La disposition des appareils urinaire et génital primitifs chez les Vertébrés fournit quelques points d'appui pour leur comparaison avec des états existant dans les divisions plus inférieures et surtout dans celle des Vers. Comme type le plus simple, nous pouvons, chez les premiers, admettre que de chaque côté il a pu exister un canal (le canal du rein primordial), dont les parois ont été le siége d'une formation de tubes excréteurs. Si les rapports de ce canal avec le feuillet germinatif sont encore incertains, la plupart des données montrent cependant qu'il ne dérive pas du feuillet extérieur ou feuillet corné, représentant les téguments primitifs. Quoiqu'il ne provienne pas de ces derniers, il occupe primitivement, immédiatement au-dessous de lui, une situation superficielle qui rappelle celle des organes excréteurs de beaucoup de Vers (Nématodes), et pénètre ensuite, petit à petit, dans la cavité du corps. Chez plusieurs Amphibiens, ce canal s'ouvre en avant, dans la cavité du corps, chez les deux sexes. Il paraît à première vue très-douteux, si l'on doit considérer cet orifice très-réel du conduit des reins primordiaux, comme un état primaire ou secondaire, d'autant plus qu'on ne le connaît que chez un petit nombre de Vertébrés; seulement, l'observation signalée par M. Schultze (*Entwick. d. Petromyzon Planeri*, 1856, p. 30) d'un organe cilié en forme de gouttière, occupant, chez les jeunes Cyclostomes, la même position que le peloton antérieur du rein primordial chez les Amphibiens, implique une modification très-précoce de l'extrémité antérieure du conduit du rein primordial, qu'on pourrait rattacher à la formation d'orifices librement ouverts. Une étude plus précise de ces faits pourra seule montrer si cette supposition est correcte. Si elle était justifiée, il en résulterait une importante ressemblance avec les canaux tortillés (organes segmentaires) des Vers, et nous aurions, dans l'un comme dans l'autre cas, des canaux s'ouvrant dans la cavité générale, à parois revêtues d'un appareil d'excrétion et pouvant remplir normalement certaines fonctions, telles peut-être qu'une régulation de l'entrée de l'eau, etc., tout en se rattachant aussi aux organes génitaux, dont ils conduiraient les produits au-dehors. Leurs rapports avec l'ensemble de l'organisme, présente d'importantes différences. Dans le corps articulé des Vers, ils se répètent dans chaque métamère, tandis qu'ils restent uniques de chaque côté chez les Vertébrés, et ne sont adaptés à la formation métamérique de ces derniers, que par leur extension en longueur et la répétition des tubes excréteurs latéraux qui constituent la masse des reins primordiaux. — Les recherches anatomiques sur ces premiers états des canaux des reins primordiaux, qui sont nécessaires pour pousser plus loin la comparaison font défaut, aussi n'insisterons-nous pas davantage sur cette question.

Les *glandes génitales* des Vertébrés, telles qu'on les connaît actuellement, proviennent de la même ébauche embryonnaire qui donne naissance au canal urinaire primitif, du moins la formation du tissu glandulaire paraît dériver directement de ce conduit. Toutefois, ces rapports réclament de nouvelles recherches, car les données que nous avons sur ce sujet ne sont pas conciliables entre elles.

Les produits des glandes génitales se rattachent aux conditions où on les trouve dans beaucoup d'Invertébrés. La structure primitive des ovaires, au moins chez les Mammifères, indique une conformation glandulaire, car ils consistent en un développement des cellules qui composent les tubes formant l'ovaire. De ces tubes ovariens naissent des groupes de cellules qui représentent les ébauches des follicules ovulaires. Ces *follicules ovulaires* constituent une disposition qu'on peut démontrer chez tous les Vertébrés, et les différences qu'ils présentent dans les diverses subdivisions, peuvent se déduire d'une seule et même forme fondamentale. Dans l'ovaire embryonnaire des Reptiles, (*Lacerta*), la disposition des follicules en séries est très-distinctement visible. Ils sont rangés suivant un tour de spire. Les diverses parties de ce tour montrent un certain nombre de follicules à un même degré de développement, mais situés de façon que le tour commence par le plus ancien et finit par le plus jeune. Les follicules qui se trouvent à un même état de développement sur une portion déterminée de l'ensemble de la série, continuent à se développer simultanément et viennent plus tard tous à la fois à maturité.

Nous devons faire ressortir ce qui suit relativement à la *structure du follicule de l'œuf*: le follicule consiste d'abord en un groupe de cellules indifférentes, enfouies dans le tissu connectif du stroma de l'ovaire. Une cellule centrale devient plus grande que celles qui l'entourent. Elle constitue l'œuf, les autres, en se multipliant, forment autour d'elle une couche de revêtement, l'épithélium folliculaire. Le tissu connectif enveloppant devient, par suite du développement du follicule, une espèce de membrane folliculaire qui ne se distingue pas du reste d'une manière tranchée. Le changement le plus important chez les Poissons, les Amphibiens, les Reptiles et les Oiseaux, consiste en une augmentation de volume du follicule motivé par l'accroissement de l'œuf. L'épithélium des follicules reste comme une couche simple de cellules pendant la multiplication de ses éléments. Sur la membrane fibreuse du follicule, il se sépare, surtout chez les Oiseaux, une membrane cuticulaire qui devient considérable. Il en est autrement des follicules ovulaires des Mammifères, chez lesquels les cellules de l'épithélium folliculaire se multiplient tellement qu'elles constituent une couche multiple. Le follicule croît sans que la cellule de l'œuf augmente dans la même proportion. Entouré d'une couche cellulaire multiple, l'œuf reste, pendant sa croissance progressive, dans la paroi du follicule, dont la cavité se remplit de liquide. Le follicule ainsi modifié (vésicule de Graaf) croît toujours davantage par l'augmentation de son contenu liquide. Sur sa paroi se trouve la couche multiple de cellules (membrane granuleuse) provenant de la couche épithéliale simple, qui forme, sur le point où l'œuf est enfoui, un mamelon saillant en dedans (Cumulus proligerus).

La *cellule de l'œuf* subit aussi des modifications. Son protoplasme renferme des granulations qui le rendent trouble. Par suite de l'augmentation du nombre de ces granulations se forme le *vitellus*. Une couche de substance sécrétée à la périphérie constitue une enveloppe de la cellule de l'œil (membrane vitelline). Avec l'accroissement de volume de l'œuf le noyau de la cellule ovulaire croît aussi et on le désigne sous le nom de *vésicule germinative*. Des éléments dont la genèse est différente, s'y développent, formant ce qu'on appelle les *tâches germinatives*. Les cellules ovulaires sont le plus petites chez les Mammifères, elles sont plus grandes chez les Cyclostomes, Téléostéens, Ganoïdes et Amphibiens. Chez quelques-uns de ces derniers (*Salamandra*), elles offrent des dimensions assez considérables. Les éléments constituants du vitellus (granulations vitellines) qui ne diffèrent chez les Mammifères que par la grosseur, peuvent présenter des différenciations dans d'autres directions ; ainsi, chez les Poissons et Amphibiens, elles affectent la forme de lames ou de plaques. On observe des modifications encore plus importantes dans les éléments vitellins qui naissent dans le protoplasme de la cellule ovulaire, dans l'œuf des Sélaciens et des Chimères, comme dans celui des Reptiles et Oiseaux. Les granules vitellines forment des plaques plus grosses ou des vésicules, dont le contenu consiste en vésicules plus petites. En même temps, il y a une séparation de la grande masse du vitellus volumineux, en deux parties, qui sont très-connues chez les Oiseaux. L'une occupe le voisinage de la vésicule germinative qui, par suite de l'accroissement du volume de l'œuf, se trouve à la périphérie ; cette partie du vitellus est blanchâtre ; on la désigne sous le nom de vitellus de formation. L'autre consiste dans la masse jaune qu'on distingue sous la désignation de vitellus de nutrition (Reichert). Les deux substances ne sont que des états différents de la masse vitelline, et constituent l'une et l'autre des différenciations des granules vitellins primitifs. La nature vésiculaire de ces éléments du vitellus les a fait considérer comme des cellules, et on a donné ainsi à l'œuf des Oiseaux et aux œufs analogues, la signification d'une réunion de cellules. Des confusions faites entre les éléments vitellins et l'épithélium du follicule ont contribué à ces interprétations, qui ont conduit à admettre que l'œuf de l'Oiseau correspondait au follicule ovulaire des Mammifères (Allen Thompson, H. Meckel). La grosseur considérable de l'œuf des animaux en question pouvait principalement éloigner l'idée d'y voir les mêmes éléments que dans les œufs des Téléostéens, Amphibiens et Mammifères; mais les faits que présente la genèse de ces œufs rendent l'hypothèse contraire inadmissible, et on doit regarder les divers états des éléments solides du vitellus comme des transformations du contenu cellulaire, comme des différenciations du protoplasma de la cellule primitive de l'œuf. Ils n'ont donc rien à faire avec ce qu'on appelle la formation cellulaire « endogène, » ce que dans mes observations publiées dans *A. A. Ph.*, (1861, p. 491), j'ai dû maintenir encore contre une foule de données contraires; Schrön, *Ueber d. Bau des Eierstocks d. Säugethiere* (*Zeit. Zool.*, XII, p. 409).

Chez tous les Vertébrés les *éléments du sperme* sont des fils mobiles terminés par un élargissement de forme variable, appelé la tête. Cette partie est tantôt en forme de disque ou ovale, comme chez beaucoup de Mammifères et Poissons, ou allongée comme chez les Sélaciens, les Amphibiens, les Oiseaux. Chez ces derniers ils sont souvent enroulés en tire-bouchon. Une membrane ondulatoire caractérise les spermatozoïdes des Salamandrines et du *Bombinator*.

Organes urinaires.

§ 251.

Les formes précédemment distinguées de l'appareil excréteur se partagent de manière que l'une, représentant les reins primordiaux, continue à jouer ce rôle chez les Anamniotes; tandis qu'elle ne fonctionne comme rein chez les Amniotes, que pendant les premières phases de leur développement embryonnaire.

Les véritables rapports des *reins primordiaux* ne sont connus que chez les Amphibiens et les Amniotes, et on n'a des faits établissant avec certitude l'existence de ces organes que pour quelques groupes de Poissons. Il faut rattacher ici la description donnée dans le paragraphe précédent des reins des Cyclostomes, car ils appartiennent à la série des reins primordiaux. D'après ce qu'on sait sur les Poissons (Téléostéens), l'organe consiste d'abord en un canal qui s'avance des deux côtés de la colonne vertébrale jusque près de la tête; c'est le canal des reins primordiaux dont l'extrémité antérieure est enroulée en peloton. La plus grande partie du rein primordial naît donc par bourgeonnement de la partie postérieure du canal de même nom. L'antérieure, d'après quelques données, représentée aussi par un groupe de cœcums, paraît devoir appartenir à une autre formation plus ancienne, car elle ne naît pas en premier lieu du conduit des reins primordiaux et n'est ordinairement qu'un organe provisoire, tandis que la postérieure de beaucoup plus volumineuse, constitue l'organe excréteur permanent des Anamniotes.

Les reins permanents des *Poissons* provenant des reins primordiaux, dépassent par leur différenciation ultérieure, l'état le plus simple qu'ils présentent chez le *Bdellostema* (Cyclostomes) et forment des organes glandulaires compacts qui s'étendent recouverts de la membrane péritonéale de l'intestin, sur une longueur variable de la face inférieure de la colonne vertébrale. Tantôt ils occupent toute la longueur de la cavité du corps, tantôt ils sont circonscrits dans sa portion médiane ou postérieure. Ils se prolongent dans quelques cas jusqu'au canal caudal chez les Téléostéens (les Gadides). Une division en lobes résulte ordinairement du développement plus considérable de quelques-unes de leurs parties (*fig.* 306, *R*, *R*), ou de la formation de circonvolutions ou de scissures profondes. Les uretères courent chez les Sélaciens le long de leur bord interne, et aussi sur leur face antérieure chez les Téléostéens. Ils débouchent par un canal commun, en rapport chez les Sélaciens et les Ganoïdes avec le canal déférent des organes génitaux mâles, sur la paroi postérieure du cloaque. Chez les Téléostéens on observe également une réunion des deux uretères (*fig.* 306, *u*) en une partie impaire, qui débouche sous l'orifice génital ou derrière lui, ou avec lui, mais toujours en arrière de l'ouverture anale.

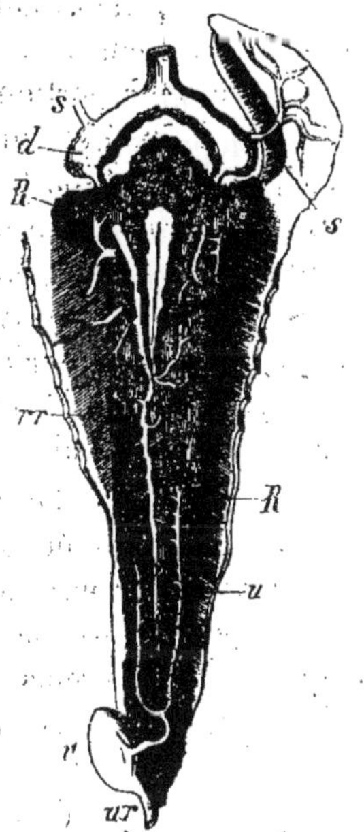

Fig. 306.

Sur divers points de leur trajet, les canaux excréteurs des reins présentent des dilatations parfois considérables qu'on a qualifiées du nom de *vessies*. Ces expansions peuvent se rencontrer soit sur chaque uretère (Sélaciens), soit à leur point de réunion, ou même un peu plus loin que ce dernier dans la partie commune (*fig.* 306, *v*), ce que l'on remarque chez les Chimères et plusieurs Téléostéens. Enfin cette partie commune peut se prolonger en deux cornes formées par la dilatation des uretères mêmes (*Spatularia*, *Lepidosteus*).

La partie antérieure des reins qui apparaît la première chez les *Amphibiens*, est incomplète, s'unit à l'appareil génital mâle, ou reste à l'état d'un rudiment attaché au canal excréteur du rein primordial. Leur partie postérieure qui constitue la portion la plus importante quoique variable par son étendue, ressemble par sa situation à celle des reins des Poissons. Lorsque la partie antérieure n'est pas réunie à l'appareil génital mâle, c'est la postérieure qui présente cette connexion, ce qui indique sa dépendance de l'antérieure. Elle peut se présenter sous la forme d'une masse cohérente, ou allongée et séparée en un certain nombre de parties placées les unes derrière les autres. Les conduits excréteurs se trouvent à deux états qui bien que fort différents, peuvent cependant être déduits l'un de l'autre. Toutes les parties des reins primordiaux débouchent d'abord dans le canal excréteur primitif, courant latéralement et provenant de leur portion la plus antérieure, disposition qui persiste chez beaucoup d'entre eux, le *Protée* par exemple ; tandis que dans d'autres, les canaux excréteurs transversaux se réunissent entre eux, pour déboucher à l'extrémité du canal des reins primordiaux. Le nouveau conduit, formé par cette réunion, est celui que j'ai déjà signalé sous le nom

Fig. 306. — Organes urinaires du *Salmo fario*; *R*, reins; *u*, uretères; *v*, expansion en forme de vessie de la réunion des deux uretères ; *ur*, leur conduit de sortie; *rr*, veines cardinales (v. de retour rénales); *d*, conduit de Cuvier; *s*, veine sous-clavière (d'après Hyrtl).

de *canal secondaire des reins primordiaux*. Le *premier canal primordial* de ces organes ne disparaît point pour cela, mais se rattache physiologiquement à l'appareil génital, comme nous aurons à le signaler plus loin.

Les reins primordiaux qui ne se trouvent que transitoirement chez les Amniotes, offrent dans leur ébauche cette différence avec ceux des Anamniotes, que leur portion antérieure qui était seule présente en premier lieu, ne se développe plus du tout. L'ensemble des reins primordiaux n'est représenté que par la portion postérieure plus grande, dont la conformation est bien la même que celle de l'antérieure. D'abord largement étalés dans toute la longueur de la cavité générale, les reins primordiaux subissent à l'apparition des reins permanents une rétrogradation, et se subordonnent partiellement à l'appareil générateur (voir plus bas).

Les *reins* définitifs se développent sur les canaux excréteurs des reins primordiaux, et naissent près de leur terminaison dans le cloaque, sous forme d'un bourgeon. Le canal rénal simple ainsi formé, croît en remontant et émet à son extrémité fermée de nouvelles excroissances. La portion antérieure de cette ébauche tubulaire se façonne peu à peu en rein, la postérieure devenant l'uretère s'ouvrant dans l'intestin. En même temps que la différenciation des reins définitifs commence chez les Reptiles et les Oiseaux, ils se séparent complétement des canaux excréteurs des reins primordiaux, leur partie commune avec ce conduit primitif, déjà très-courte, le devenant toujours davantage, jusqu'à ce que les canaux excréteurs des reins primordiaux et les uretères s'ouvrent séparément dans le cloaque. Ces rapports sont différents chez les Mammifères. Les reins, dans leur structure élémentaire, présentent des conditions essentielles qui sont les mêmes que celles que nous avons signalées dans les reins primordiaux. Les différents groupes de Mammifères présentent des différences considérables dans l'arrangement des canalicules rénaux, ainsi que dans la conformation de quelques parties, et leurs rapports avec les conduits excréteurs.

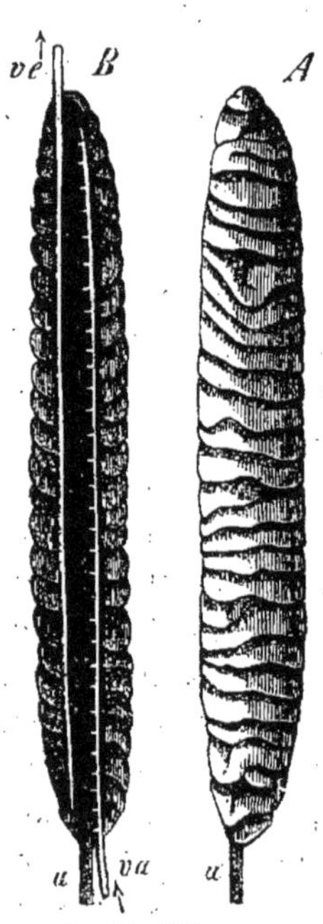

Fig. 307.

Les reins présentent chez les *Reptiles* et les *Oiseaux* beaucoup de rapports avec ceux des Poissons quant à leur position et à leur volume. Placés fort en arrière et voisins du cloaque, ce n'est que chez les Serpents qu'ils s'en éloignent, en s'étendant en même temps davantage dans la longueur du corps (*fig.* 307). Leur forme présente la plus grande diversité, par suite de la production de replis et de lobes. Les reins pénètrent chez les Oiseaux dans les intervalles profonds qui séparent les apophyses transverses des vertèbres sacrées, et se divisent chez la plupart de ces ani-

Fig. 307. — Reins du *Python bivittatus*; *A*, face antérieure; *B*, face postérieure; *u*, uretère; *va*, veine rénale afférente,; *ve*, veine rénale efférente.

maux en trois lobes parfois unis entre eux, et pouvant atteindre une grandeur différente. Les uretères (*fig*. 507, *u*) sont ordinairement placés au bord interne du rein, recevant de place en place de grands canaux rénaux (Serpents, Tortues), ou entourés du parenchyme rénal dont ils ne se dégagent qu'en sortant de l'extrémité de l'organe (Sauriens, Crocodiles). Chez les Oiseaux, leur trajet se trouve en majeure partie en dehors des reins. Chez tous, par suite de leur séparation déjà indiquée des conduits excréteurs des reins primordiaux, ils s'ouvrent séparément dans le cloaque, ou dans une cavité recevant aussi les canaux excréteurs des organes génitaux, et nommée le sinus urogénital.

Ils ne présentent pas non plus de dilatations vésiculiformes, mais chez les Lézards et les Tortues, comme chez les Amphibiens, une vessie naissant sur la paroi cloacale antérieure, paraît être comme le reste d'une allantoïde, primitivement plus considérable.

Les reins des *Mammifères* dérivent de la même ébauche que ceux des Reptiles et des Oiseaux, seulement après la séparation des canaux des reins primordiaux, les replis de la membrane dorsale du bassin qui enveloppent ces canaux et l'ébauche des reins, se rapprochent de la paroi ventrale, où les deux replis s'unissent à leur extrémité postérieure pour former ce qu'on appelle le cordon génital. En même temps, un changement de position a lieu dans l'uretère, qui, né sur la paroi postérieure du canal du rein primordial, passe en avant, et sans se réunir à ce canal, vient déboucher à côté de lui, dans le sinus urogénital (Monotrèmes), ou va plus loin s'ouvrir dans la vessie urinaire. Les reins prenant naissance à l'extrémité fermée du canal rénal, passent après leur différenciation derrière les reins primordiaux, au-dessus desquels ils s'élèvent graduellement par leur bord antérieur. Ils ont primitivement une surface lisse et unie qui devient inégale, par suite de la division du parenchyme glandulaire en lobes distincts. Dans chacun de ces lobes les canalicules urinaires convergent sur une saillie papilliforme (pyramide), à laquelle le conduit excréteur général du lobe aboutit, et qui forme ces calices urinaires, dont la réunion constitue le bassinet du rein qui émet à son tour l'urétère. Le nombre des lobes est très-variable. Ils sont très-nombreux chez les Cétacés, où ils restent séparés et distincts (*fig*. 513, *r*). Les Pinnipèdes en ont moins. Les lobes restent séparés chez beaucoup d'autres Mammifères (*Ursus*, *Lutra*). La fusion fréquente des lobes, communique au rein un aspect bosselé (*Elephas*, *Bos*, *Hyæna*). Cet aspect peut, chez d'autres, n'être que transitoire, une fusion plus complète des lobes rendant la substance corticale du rein tout à fait lisse à sa surface, sur laquelle de légers sillons indiquent encore les traces de la séparation primitive en lobes. La distinction des lobes se conserve par contre dans l'intérieur d'une manière plus ou moins complète ; et on trouve le nombre des lobes primitifs, exprimé par celui des pyramides fusionnées à divers degrés (chez l'Homme, par exemple). La fusion peut intéresser ou la plus grande partie ou l'ensemble des lobes, réduisant ainsi de beaucoup le nombre des pyramides rénales, qui peut même arriver à l'unité (Marsupiaux, Edentés, Rongeurs, un grand nombre de Carnivores, Chat, Chien, etc.).

Les uretères formés par les canaux rénaux après leur séparation des conduits excréteurs des reins primordiaux, pénètrent d'abord dans cette partie de l'allantoïde (ouraque), laquelle est située dans la cavité abdominale de l'embryon et se trouve en connexion avec la cavité pelvienne primitive. Cette partie se transforme peu à peu dans sa partie postérieure en un organe fusiforme très-élargi, la *vessie urinaire*, tandis que le prolongement de l'ouraque se rendant au nombril et au cordon ombilical s'oblitère. La première portion forme le ligament vésico-ombilical médian. La forme primitive de la vessie subit peu à peu d'importants changements, qui provoquent en même temps des différences dans les conditions d'ouverture des uretères. Aussi chez beaucoup de Rongeurs, ces conduits s'ouvrent très en arrière dans la paroi supérieure de la vessie. Des modifications se présentent aussi dans sa situation, car la vessie qui primitivement s'étend dans une partie de la cavité abdominale, se retire dans celle du bassin, lorsque celle-ci s'est séparée de la première.

Sur le *développement des reins primordiaux et des reins;* Remak (*o. c.*); Rathke (Couleuvre); Bischoff (Lapin, Chien). Écrits plus anciens : J. Müller, *Bildungsgeschichte der Genitalien*, Düsseldorf, 1830; Jacobson, *Die Okenschen Körper*, Kopenhagen, 1830; Rathke, *Abhand. z. Bildungs-u. Entwickelungsgesch.*, I, II. La première démonstration des reins primitifs des *Poissons* est de Reichert, *Arch. An. Phys.*, 1856, 125, plus complétement par Rosenberg, *Untersuch. über die Entwick. der Teleostierniere*, Dorpat, 1867. — Sur la séparation du conduit rénal du canal des reins primordiaux : Kupfer, *Arch. f. mik. Anat.*, I, 233; II, 473. Sur les nombreuses formes des reins chez les Téléostéens : Gottsche, *Fror. Nat.*. 1834, n. 838; Steenstra-Toussaint, *De Syst. uro poet. pisc.* Lugd. Batav., 1833; Hyrtl, *Das uropoëtische Syst. d. Knochenfische* (*Wien. Denk.*, II, 1850). — Voy. aux organes générateurs pour les reins des Amphibiens.

La disposition lobée des reins ne se manifeste que rarement, à travers toute leur masse, chez les *Reptiles*. Chez les *Oiseaux*, les reins constituent un ensemble cohérent chez les *Sitta*, et leur segmentation est fort peu apparente chez un grand nombre d'Oiseaux chanteurs.

En ce qui concerne la constitution élémentaire des reins, ce que nous avons déjà dit des reins primordiaux est suffisant. Les extrémités élargies des canalicules rénaux contiennent un peloton vasculaire artériel, figurant un réseau admirable, et constituent avec ce dernier ce qu'on a appelé les corpuscules de Malpighi. On a démontré la présence de cils vibratiles dans les canalicules du rein primordial. Ils s'étendent jusqu'à la capsule qui contient le glomérule. Voy. sur la disposition et le trajet des canalicules rénaux, J. Müller, *De glandul. secern. struct.* Les traités d'histologie; et Hüfner, *z. vergl. Anat. der Harncanälchen. Diss.*, Leipzig, 1866.

La présence chez les Poissons d'un organe glandulaire en voie de rétrogradation, que Reichert a regardé comme un rein primordial, ne s'oppose point à l'interprétation présentée ci-dessus, qui se rattache à des conceptions plus anciennes. Ces tubes glandulaires ne correspondent qu'à la portion antérieure des reins primordiaux des Amphibiens, qui ne se conserve pas toujours d'une manière constante. La postérieure, démontrée chez les Téléostéens par Rosenberg, et que pendant longtemps, chez les Amphibiens, on avait regardée comme l'homologue des reins permanents, en prenant pour les reins primordiaux chaque peloton glandulaire, ne se développe à ce qu'il paraît que chez les Amniotes. Si donc on emploie la qualification de « corps de Wolff, » pour désigner les reins primordiaux, il ne faut pas le faire exclusivement pour la partie antérieure qui ne se présente que chez les Poissons et Amphibiens, car c'est précisément cette portion des reins primordiaux que Wolff n'a pas connue.

Organes de génération.

§ 252.

De toutes les modifications qu'éprouve l'ébauche de l'appareil génital, la différenciation des glandes génitales en organes producteurs des œufs, et en organes producteurs du sperme, est la plus importante ; les plus grandes complications s'introduisent lors de la formation des conduits déférents.

Les éléments de ces derniers sont fournis par les reins primordiaux et leurs canaux excréteurs ; ils peuvent être le siége des modifications les plus diverses. Ici encore les Cyclostomes et les Leptocardes diffèrent des autres Vertébrés, en ce sens que chez eux il n'y a aucune relation entre les reins primordiaux et l'appareil sexuel. Il n'est pas impossible que cette disposition se retrouve aussi chez d'autres Poissons, notamment chez les Téléostéens, par suite de la persistance des organes qui s'y rattachent à un état embryonnaire, mais outre l'absence d'une démonstration positive, il y a encore des raisons pour y voir une véritable rétrogradation, ce qui nous oblige à assigner une autre place aux Téléostéens, considérés au point de vue de leur appareil sexuel.

Chez les *Sélaciens*, nous rencontrons un développement de l'appareil génital bien plus complet et plus élevé que chez les Ganoïdes et Téléostéens; seulement les dispositions qui se voient chez ces derniers paraissent être plutôt des réductions de l'appareil génital des Sélaciens, et peuvent par conséquent s'y rattacher. Les Chimères et les *Dipnoi* ressemblent aux Sélaciens.

Les ovaires placés ordinairement par paires, et dans une situation symétrique, sont fixés en avant de la colonne vertébrale par des replis du péritoine, et ne sont pas en continuité avec les oviductes qui sont toujours pairs. Ceux-ci s'étendent très en avant, et sont chez les Sélaciens, soudés entre eux par leur orifice abdominal, d'où une large ouverture infundibuliforme. L'extrémité inférieure de chaque oviducte est différenciée sur un espace assez grand, de manière à constituer un organe dont les parois sont fréquemment plus épaisses, et qui fonctionne comme un utérus. Un pli circulaire forme la limite entre ce dernier et l'oviducte. Les deux utérus soudés extérieurement dans quelques espèces, sur une partie de leur parcours, débouchent dans le cloaque. Les oviductes sont en connexion constante avec des organes glandulaires, qui, plus abondants sur le milieu de leur trajet chez les Lépidosirens, forment chez les Sélaciens et les Chimères, une masse compacte en forme de cœur ou de rein, qui est ordinairement enfouie dans la paroi de l'oviducte à peu de distance de l'utérus.

Les organes mâles sont, dans les groupes précités, formés de testicules pairs ordinairement petits, dont les canaux excréteurs s'entrelacent de nouveau pour former un épididyme d'où naît le canal déférent. Une faible partie du rein primordial passe dans l'épididyme, son canal excréteur primitif formant le canal déférent. Après des circonvolutions nombreuses, et un élargissement graduel, ce dernier pénètre dans le cloaque (réuni avec celui de l'autre côté chez les Chimères). Une glande suivant le trajet du canal déférent, se trouve en rapport avec lui chez les Sélaciens et Chimères.

On peut dans les autres groupes des Vertébrés suivre deux *séries de formes divergentes* de ces dispositions. L'une conduit par les Ganoïdes aux Poissons osseux ; l'autre, par les Amphibiens, les Reptiles et les Oiseaux, à l'appareil sexuel des Mammifères. La première série implique essentiellement une rétrogradation ; la seconde présente des différenciations qui se manifestent surtout aux extrémités des appareils des deux sortes.

Dans la première série, ce sont les *Ganoïdes* et parmi eux les Esturgeons, qui offrent le plus de rapports avec les Sélaciens. Les ovaires allongés, ordinairement enfouis dans des replis mésentériques manquent de canaux excréteurs particuliers ; il en est de même des testicules qui ont à peu près la même apparence que les ovaires ; les deux sortes de produits sexuels arrivant dans la cavité abdominale. Un canal très-court, pourvu d'une ouverture infundibuliforme, sert à leur sortie ; ce canal peut être attenant à l'uretère souvent dilaté en vessie et y déboucher, ou, plus rarement (*Polypterus*), il s'accroît considérablement et l'uretère demeuré étroit vient s'ouvrir à son intérieur, de sorte que les voies d'excrétion des organes génitaux sont en grande partie subordonnées à celles du système urinaire. Il résulte de l'ensemble des dispositions que dans les *deux* sexes, une partie du conduit excréteur des reins primordiaux, ou plutôt un canal en dérivant, le canal de Müller, se développe au même degré, se rattache physiologiquement à l'appareil mâle et y joue le rôle qui, chez les autres Vertébrés, incombe aux reins primordiaux (lorsqu'ils persistent) et à leur canal excréteur, puisqu'ils se transforment en épididyme et canal déférent.

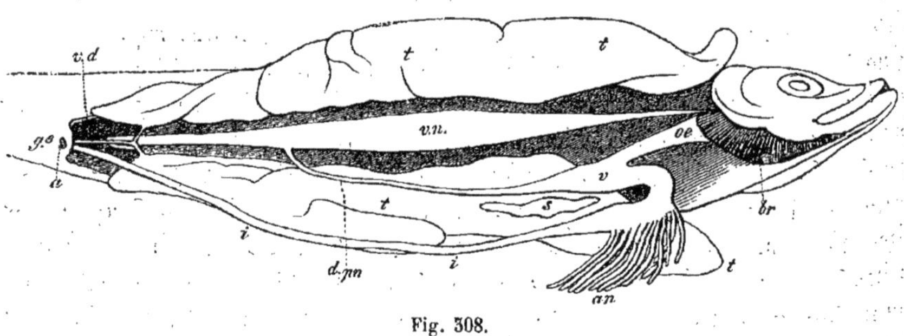

Fig. 308.

L'appareil d'évacuation que représente le canal de Müller chez les Ganoïdes, ne se développe plus chez les Téléostéens. Les ovaires, comme les testicules, consistent en organes ordinairement allongés (*fig.* 308, *t*, *t*) qui, lorsque leurs produits sont arrivés à maturité, occupent une grande partie de la cavité abdominale, et peuvent présenter une division en lobes distincts ou en lamelles transversales. Chez les Salmonides, les œufs tombent de la paroi

Fig. 308. — Organes générateurs et canal intestinal de *Clupea harengus* ; *œ*, œsophage ; *v*, estomac ; *ap*, appendices pyloriques ; *i*, intestin ; *a*, orifice anal ; *vn*, vessie natatoire ; *d, pn*, canal aérien de cette dernière, s'ouvrant dans le cæcum de l'estomac ; *s*, rate ; *t, t*, testicules ; *vd*, leurs canaux de sortie ; *g*, pore génital ; *br*, branchies (d'après Brandt).

ovarienne dans la cavité abdominale, d'où résulte une analogie avec ce qui a lieu chez les Ganoïdes et les Sélaciens, quoique l'évacuation au dehors se fasse par un pore abdominal, et non par le conduit de Müller. Mais d'autres conditions se présentent dans les testicules des Salmonides, ainsi que dans les testicules et ovaires des autres Téléostéens (l'Anguille exceptée), en ce que les éléments reproducteurs sont évacués par l'intermédiaire de cavités creusées dans les glandes génitales et se rendent par un court canal de sortie au pore génital. Les tubes ovariens sont ordinairement pairs; cependant, dans beaucoup de cas, ils se réunissent en un organe unique, dont la parité primitive peut être encore indiquée par une cloison longitudinale et verticale.

Les ovaires des Téléostéens ne sont pas toujours seulement le lieu de formation des œufs ; ils servent aussi dans beaucoup de cas au développement de l'embryon ; c'est ce qui a lieu chez les Poissons vivipares qui appartiennent à un certain nombre de familles différentes (*Zoarces*, *Anableps*, etc.) Les canaux déférents des testicules s'unissent ordinairement en une partie commune (*fig.* 308, *vd*).

Quant aux relations entre cette disposition et celle des Sélaciens et des Ganoïdes, elles ne peuvent être provisoirement que conjecturales, surtout en ce qui concerne les voies d'issue de l'organe femelle. L'appareil mâle peut être apprécié d'une manière plus précise; car le côté interne du testicule pré-e un entrelacement de canalicules séminaux correspondant à un épididyme et qui, s'il ne représente pas simplement un « corps d'Highmore, » peut-être regardé comme ayant quelque connexion avec les reins primordiaux. La particularité des organes mâles des Téléostéens serait donc essentiellement motivée par le développement qu'acquiert la masse glandulaire, dont l'extension en arrière est accompagnée d'un raccourcissement du canal déférent.

Les organes reproducteurs des *Amphibiens* ont la plus grande importance en ce que la formation de leur canal déférent se rattache à des états propres aux reins primordiaux, qui chez les autres Vertébrés (Amniotes) ne sont que des dispositions transitoires. Ils se trouvent donc ainsi à un degré inférieur, et à plusieurs égards même au-dessous des Sélaciens. Les ovaires sont des organes pairs fixés à la colonne vertébrale par des lamelles du péritoine. Les oviductes courant sur leurs côtés, commençant très en avant et, ordinairement flexueux, se dirigent en arrière pour déboucher dans le cloaque après s'être réunis avec les conduits excréteurs des reins primordiaux qui ont conservé leurs fonctions. L'appareil mâle est remarquable par la réunion du testicule (*fig.* 309, *B*, *t*) avec le rein primordial (*r*), auquel se rendent les canaux déférents (*ve*). Cette connexion peut avoir lieu entre des parties fort différentes, tantôt avec la plus antérieure, tantôt avec la partie moyenne des reins primordiaux; elle peut porter sur des étendues plus ou moins grandes, suivant le nombre des conduits séminaux efférents du testicule. Une portion des reins primordiaux reçoit donc ainsi le sperme venant du testicule, tandis qu'une autre (la postérieure) ne fonctionne que comme rein. Le conduit excréteur (*u'*) des reins primordiaux est en même temps un conduit séminal, de même qu'il représente l'oviducte chez les femelles. Suivant que ces canalicules de sortie des reins primordiaux s'ouvrent isolément dans l'uretère primordial ou se jettent seulement dans sa dernière portion, après s'être réunis (*fig.* 309, *B*), l'uretère primordial paraît être lui-même dans un état d'indépendance plus ou moins prononcé. Dans le premier cas il devient un conduit particulier qui correspond au canal de Müller, pendant qu'un second conduit secondaire du rein primordial (*u'*) résulte de la réunion de ses canalicules propres. De même, dans le sexe femelle, chaque canal de Müller se dirige en avant où il forme un filament fin qui est généralement dépourvu de cavité. Il est fréquemment en rapport avec un peloton glandulaire rudimentaire qui représente la portion la plus antérieure des reins primordiaux.

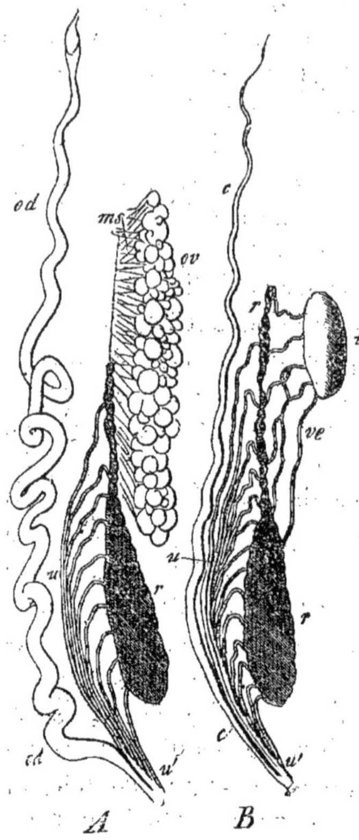

Fig. 309.

Les *glandes génitales* des *Poissons* comme celles des Amphibiens, peuvent présenter des cas d'hermaphrodisme, tantôt constants, tantôt accidentels. Une sorte d'hermaphrodisme constant s'observe chez plusieurs espèces du genre *Serranus*, où un testicule en forme de fer à cheval recouvre un ovaire dans lequel il est même en partie engagé. Dufossé, *Annales Sc. Nat.*, série IV, t. V. Chez les Carpes et quelques autres Poissons, une glande hermaphrodite semblable peut se rencontrer. Ecker, *Untersuch. z. Ichthyologie*, Freyburg, 1857.

Le développement inégal des glandes sexuelles des deux côtés, qui se remarque souvent chez les Téléostéens, entraîne une évolution unilatérale, de sorte qu'à droite ou à gauche il ne subsiste que l'ovaire ou les testicules.

La dérivation des canaux déférents des *Sélaciens* du conduit excréteur des reins primordiaux est encore reconnaissable par son trajet le long des reins. Il semble y avoir là quelque chose de semblable à ce qu'on peut démontrer dans plusieurs Amphibiens : la partie antérieure du rein primordial qui est la plus petite, se réunit avec le testicule et devient l'épididyme. La présence d'un épididyme n'est toutefois point une raison décisive en faveur de la disparition totale d'un rein primordial. La partie la plus volumineuse continue à fonctionner comme rein, et ses canaux excréteurs constituent, comme chez beaucoup d'Amphibiens, un uretère primordial secondaire. L'oviducte est l'homologue du canal déférent, et les Sélaciens et les Amphibiens pourraient par là se distinguer des Amniotes, chez lesquels il y a déjà dans l'ébauche embryonnaire une différenciation du canal excréteur primitif des reins primordiaux en un canal secondaire et un canal de Müller. Nous pouvons attendre de l'histoire du développement des renseignements plus précis. Chez tous les Sélaciens, l'extrémité inférieure du canal déférent présente une dilatation qui est quelquefois considérable (*Squatina*), et fonctionne comme vésicule séminale. La dernière partie de l'oviducte des Sélaciens, dont nous avons précédemment signalé la transformation en utérus, est aussi par la nature de sa

Fig. 309. — Appareil uro-génital de *Triton* (schématique) ; *A*, organe femelle ; *B*, mâle ; *ov*, ovaire ; *ms*, lamelle de mésentère intestinal (Mesoarium) ; *od*, oviducte ; *t*, testicule ; *ve*, canaux efférents ; *c*, canal de Müller (canal des reins primitifs) ; *r*, reins primitifs ; *u*, leurs canaux de sortie, qui en *u'* se réunissent en un conduit commun (canal déférent secondaire des reins primitifs).

muqueuse distincte du reste de l'oviducte. Chez plusieurs la muqueuse est couverte de villosités ; les glandes y sont fort développées. Les rapports entre cette partie et l'œuf, ou l'embryon qui en sort, sont passablement différents. C'est chez les Sélaciens ovipares (*Raia* et *Scyllium*) qu'ils sont le moins intimes, car la partie en question ne fait que fournir à l'œuf sa coque particulière. Chez d'autres (*Spinax*, *Acanthias*, *Scymnus*), il se développe également une coque, mais pendant très-peu de temps, et l'embryon se trouve ensuite libre dans l'utérus. On doit placer ici les Sélaciens où il n'y a pas production de coque, et chez qui l'on a observé des connexions entre le fœtus et la paroi de l'utérus, s'établissant par l'intermédiaire du sac vitellin. Le *Mustelus lævis* et diverses espèces de *Carcharias* ont un sac vitellin placentaire. (J. Müller, *Ueber d. glatten Hai des Aristoteles*, (*Ab. Berl.*, 1840) ; E. Bruch, *Études sur l'appareil de la génération chez les Sélaciens*, Thèse, Strasbourg, 1860).

L'hypothèse consistant à considérer le conduit déférent comme une différenciation des reins primordiaux est également nécessaire pour expliquer l'appareil générateur des *Ganoïdes*. Les uretères très-dilatés des Esturgeons et du Lepidostée sont des conduits primordiaux secondaires, avec lesquels un canal de Müller, portion antérieure de l'uretère primordial primitif, se réunit. Chez les Esturgeons le canal de Müller est, sur une certaine étendue, compris dans la paroi du canal excréteur secondaire des reins primordiaux, qui a une forme vésiculaire. Il ne paraît être ouvert que lorsqu'il fonctionne comme canal séminal ou ovarien, car, dans les autres cas, on a trouvé son extrémité postérieure fermée. Chez le *Lepidosteus*, il est même sur un long parcours entouré par l'uretère (canal des reins primordiaux). Ces conduits sont beaucoup plus complétement séparés entre eux dans les appareils femelles de l'*Amia* et du *Polyptère*. La réunion a lieu près de l'orifice. Comme les conduits excréteurs des reins primordiaux sont ici plus étroits que ceux de Müller, on peut dire que chez les Ganoïdes en question, les uretères débouchent dans les conduits de Müller, tandis que chez l'Esturgeon et le Lépidostée, ce sont ces derniers qui s'ouvrent dans les uretères. Chez l'Amia, les conduits de Müller après avoir reçu les uretères offrent chez les femelles, d'importantes dilatations vésiculiformes (Hyrtl, *Denk. Wien.*, VIII, 1855).

Les conditions de l'appareil mâle chez les *Téléostéens* peuvent se déduire de celles que présente cet appareil chez les Sélaciens, en tant qu'on se représente le canal déférent commun comme réduit à une courte portion. Seulement il faut encore connaître la marche du développement, avant de pouvoir se prononcer d'une manière positive sur cette comparaison. La même source pourra jeter de la lumière sur les organes femelles. Description d'organes reproducteurs de Téléostéens, C. Vogt et Pappenheim, *Ann. Sc. Nat.*, IVe s., XI, p. 331.

L'appareil génital des *Amphibiens* se trouve surtout à un état inférieur, en ce qui concerne ses glandes génitales; car *dans le sexe mâle* il persiste parfois un *ovaire à l'état rudimentaire*. Cette ébauche indifférente se divise en une portion externe et une interne dont la première laisse reconnaître d'évidents germes d'ovules, la seconde devenant le testicule (*Bombinator*). Peu à peu cette couche périphérique subit une rétrogradation, et l'intérieure se développe seule en testicule. Chez les Crapauds, une portion supérieure de la glande génitale se transforme en un ovaire, dont les produits rudimentaires ressemblent entièrement à ceux des glandes génitales femelles. Cette partie conserve un volume voisin de celui du testicule (*Bufo cinereus*), ou se réduit à une masse insignifiante, mais dans laquelle on reconnaît toujours les follicules ovariens (*Bufo variabilis*). Ces faits peuvent donc signifier qu'il s'est ici conservé pour les glandes génitales, comme pour les conduits excréteurs, un reste de l'hermaphrodisme primitif de l'appareil génital. La glande génitale des Vertébrés a dû être originellement une *glande hermaphrodite*. Les dispositions que présentent les Amphibiens dont nous venons de parler écartent en même temps les objections qu'on pourrait produire contre la supposition d'un hermaphrodisme primitif en s'appuyant sur le fait que chez les autres Vertébrés il n'existe qu'une seule paire de glandes génitales embryonnaires qui se transformeraient pendant leur développement soit en testicules soit en ovaires. Nous voyons chez les Amphibiens que l'ébauche du testicule n'est pas la même que celle d'où dérive l'ovaire, puisque ces deux glandes peuvent exister l'*une à côté de l'autre*. Si on veut opposer comme argument contraire, l'absence de l'ébauche d'un testicule dans le sexe femelle, il faut considérer que le testicule est un organe plus compliqué, et dont les éléments sont beaucoup plus différenciés que ceux de l'ovaire ; condition qui est en même temps défavorable à sa conservation à l'état d'organe rudimentaire. Du reste cet état existe en fait chez les Poissons, comme nous l'avons précédemment indiqué.

Un tissu de cellules graisseuses se trouve chez les Amphibiens en connexion avec l'ébauche des glandes génitales, dont il occupe la partie supérieure. Chez les Urodèles il forme une petite bande longitudinale, qui s'étend en avant. Cette partie se développe chez les Anoures en un organe lobé faisant saillie dans la cavité abdominale, composé de cellules de graisse jaune ou orangée, et pouvant avoir des dimensions variables. Cette production étant en rapport avec l'état dans lequel se trouve l'animal quant à son alimentation, il faut voir dans ce corps graisseux une réserve de matériaux nutritifs, qui est consommée pendant le sommeil hibernal.

L'*ovaire* des Amphibiens est pourvu d'orifices par lesquels s'effectue la sortie des œufs, et dont on peut observer un exemple à l'extrémité antérieure de l'ovaire chez les Salamandrines, à l'époque de maturation de leurs œufs.

Les Amphibiens, en ce qui concerne les *canaux excréteurs* de l'appareil génital, fournissent la preuve certaine que le conduit de Müller s'est différencié aux dépens du canal excréteur des reins primordiaux, qui, dans le sexe femelle, après avoir constitué un canal excréteur secondaire des reins primitifs, devient un oviducte. Cette séparation toujours complète dans ce sexe, se manifeste à des degrés différents dans le sexe mâle. Le canal primitif des reins primordiaux reçoit un certain nombre de canalicules du rein chez les Cœcilies et les Pérennibranches, et, chez ces derniers (*Cœcilia* et *Menobranchus*), plusieurs vaisseaux déférents du testicule. Une grande partie du rein fonctionne ainsi comme épididyme. Chez le *Protée*, où le testicule n'est représenté que par un simple cœcum, cette connexion n'a lieu qu'avec une petite portion du rein. Chez les Salamandrines, plusieurs conduits déférents se rendent à la partie antérieure des reins, dont les canaux enroulés en pelotons se rendent isolément dans le conduit excréteur des reins primordiaux. Ceux-ci, chez les Anoures, représentent dans leur ensemble une masse plus compacte, qui reçoit du testicule plusieurs canaux déférents (un seulement chez le *Discoglossus*). Les canaux rénaux se réunissent pour former un conduit secondaire des reins primitifs, qui rend libre la portion du canal primaire située au delà du point où débouche le premier, et se comporte comme le conduit de Müller transformé en oviducte. Leydig et v. Wittich ont les premiers rendu compte de ces rapports. En ce qui concerne les connexions plus délicates du testicule avec les reins primordiaux que Bidder a le premier observées avec exactitude, les canaux déférents se continuent directement dans les canalicules rénaux, en passant dans la portion ampulliforme terminale de ces derniers qui contient le peloton vasculaire. Le glomérule se trouve ainsi placé plus ou moins sur la paroi de l'ampoule. La partie filamentaire libre dans le mâle, du conduit de Müller, débouche dans l'abdomen chez les *Menobranchus* et *Proteus*, et chez le *Menopoma* se prolonge sur une grande étendue sous forme d'un cordon creux. Un rudiment de la partie la plus antérieure des reins primordiaux reste attaché près de son extrémité. Cette portion forme chez le *Bombinator* une vésicule séminale, tandis que chez les autres, c'est la partie inférieure du conduit commun de sortie qui fonctionne comme vésicule séminale en formant un appendice glandulaire fasciculaire, composé de tubes, longs chez les Urodèles, plus courts chez les Anoures. — L'appareil femelle présente des modifications dans les oviductes qui chez les Salamandrines, ont leurs extrémités fort élargies et fonctionnant comme utérus. Sur les appareils rénaux et reproducteurs des Amphibiens, Bidder, *Vergl. anat. und histolog. Untersuch. über die männl. Geschlechts-und Harnwerkzeuge*, Dorpat, 1846; v. Wittich, *Zeits. Zool.*, IV, p. 125; Leydig, *Anat. histol. Untersuch. über Fische u. Reptilien*, Berlin, 1853, p. 67.

§ 253.

L'arrangement de l'appareil sexuel des *Reptiles* et des *Oiseaux* répète dans ses traits fondamentaux celui que nous avons décrit chez les Sélaciens, et en outre témoigne d'un développement ultérieur des dispositions existant chez les Amphibiens, les conduits excréteurs étant toujours séparés de ceux des reins primordiaux, lesquels ne persistent pas. Les ovaires en forme de grappes sont situés en avant de la colonne vertébrale, ou sur ses côtés, et constituent des organes de volume variable suivant le degré de maturité qu'atteignent les œufs très-volumineux dans ces classes de Vertébrés. Chez les Serpents, la forme des ovaires correspond à l'allongement de la cavité du corps, ils sont répartis à diverses hauteurs; celui de droite, le plus grand, se trouve ordinairement en avant du gauche. Chez les *Oiseaux* l'ovaire droit subit une réduction. Symétrique du gauche, pendant l'état embryonnaire, tandis que celui-ci se développe, l'autre demeure à un état inférieur, et finit par disparaître entièrement. Quand il persiste comme chez quelques Oiseaux de proie diurnes, ses œufs n'arrivent pas à maturité.

Les oviductes naissent à une période embryonnaire très-précoce sous forme de canaux de Müller, sur le conduit excréteur des reins primordiaux. Ce sont des canaux très-apparents, commençant ordinairement par un large orifice abdominal (infundibulum) et dont les diverses portions ont une fonction différente. Ils paraissent généralement sous forme de tubes sinueux, revêtus d'une muqueuse, présentant de nombreux plis longitudinaux. Un reste des reins primordiaux persiste chez quelques-uns (Lézards), sous l'aspect d'un peloton glandulaire placé derrière l'ovaire, mais sans aucune connexion avec le canal excréteur. Correspondant à l'état des ovaires, l'oviducte gauche est seul développé chez les Oiseaux et sa partie terminale est caractérisée par une paroi musculaire plus forte, ainsi que par une muqueuse pourvue de plis et de villosités considérables. C'est elle qui sécrète la coquille de l'œuf. Une différenciation semblable de la membrane muqueuse, sur certains points de l'oviducte, se retrouve aussi chez les Reptiles. Un tube court et étroit conduit à l'orifice du cloaque, dans le voisinage duquel on rencontre fréquemment, chez les Oiseaux, des restes assez considérables de l'oviducte droit. Pendant que les Serpents et les Lézards ont de commun avec les Oiseaux, la position de l'orifice de l'oviducte, cet orifice se trouve chez les Tortues sur le col de ce qu'on appelle la vessie urinaire, qui constitue ainsi un sinus uro-génital. Chez plusieurs Serpents les oviductes débouchent sur une portion invaginée de la paroi postérieure du cloaque.

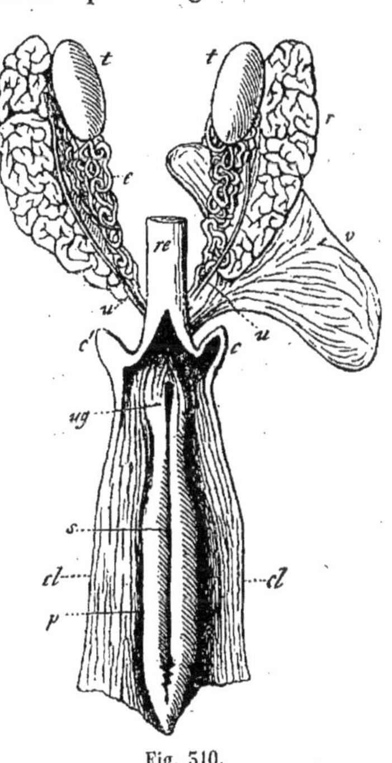

Fig. 310.

Les testicules ordinairement ovales de l'appareil mâle sont fixés à la colonne vertébrale par un repli du mésentère, tantôt en avant, tantôt en dedans

Fig. 310. — Organes urinaires et générateurs d'une Tortue (*Chelydra serpentina*); *r*, reins; *u*, uretère; *v*, vessie; *t*, testicules; *e*, épididyme et conduit déférent; *ug*, ouverture du sinus uro-génital dans le cloaque; *cl*, cloaque ouvert en arrière; *p*, pénis; *p'*, sillon pénial; *re*, rectum; *cc'*, cæcums du cloaque (bourses anales).

des reins. Leur volume est en rapport intime avec leur fonction, ce qui est surtout visible chez les Oiseaux. Chez les Serpents ils occupent une position correspondante à celle des ovaires. Les canaux déférents se rendent à un épididyme consistant ordinairement en tubes peu sinueux, en partie fermés à l'extrémité, et d'où le conduit déférent se dirige par un trajet sinueux vers le cloaque où il débouche. Chez les Crocodiles son trajet est direct; il décrit de nombreuses petites circonvolutions chez les Serpents, les Lézards et les Oiseaux, tandis que chez les Tortues (*fig.* 310, *c*) il est enroulé en peloton. Sa portion terminale est chez plusieurs Sauriens et Oiseaux, élargie comme chez les Crocodiles.

Nous devons encore signaler une disposition correspondante à celle des oviductes relative au mode de terminaison externe. Les conduits déférents s'ouvrent dans le cloaque, et chez les Chéloniens dans un sinus urogénital formé par le col de la vessie. L'orifice de chaque conduit se trouve parfois sur une saillie papilliforme (Lézards, Oiseaux).

La réunion des reins primordiaux avec le testicule n'a lieu, chez les *Reptiles* et *Oiseaux*, que dans des proportions restreintes. Il reste encore à déterminer jusqu'à quel point il s'est conservé, dans le sexe mâle, une trace de conduit de Müller. La présence chez les Tortues d'un long canal sinueux se réunissant à l'extrémité du conduit séminal, correspond peut-être à quelque connexion de ce genre.

Les oviductes manifestent la différenciation dont ils sont le siége sur quelques parties, par les différentes *sortes d'enveloppes* qu'ils fournissent aux œufs. Ces revêtements sont déjà en nombre multiple chez les Amphibiens et les Poissons. Une couche d'albumine d'épaisseur variable enveloppant immédiatement l'œuf, est elle-même entourée d'un revêtement plus dur qui est la coque, laquelle offre souvent, chez les Téléostéens, des conformations particulières, et paraît pourvue d'un micropyle. Chez les Sélaciens, la coquille cornée et compacte de l'œuf porte souvent des appendices particuliers (*Raies*). Les Amphibiens sécrètent une gelée albumineuse, qui réunit en grosses masses les œufs individuellement entourés d'une enveloppe particulière (*Grenouilles*), ou les dispose en cordons (*Crapauds*), ou enfin sert à fixer les capsules de l'œuf aux plantes aquatiques (*Tritons*). Cette couche extérieure des œufs manque chez les Reptiles et les Oiseaux, où la coquille est plus compliquée, et enveloppe l'œuf entouré déjà d'une plus ou moins grande quantité d'albumine. La coquille calcaire reste molle chez les Reptiles, état qui disparaît chez les Oiseaux, où elle se durcit par un abondant dépôt de chaux.

Organes générateurs des Reptiles, Bojanus (*Tortues*). Lereboullet, *Rech. sur l'anat. des org. génitaux des vertébrés. Nov. Act. Ac. Leop. Car.*, XXIII, I. Sur les Oiseaux. Spangenberg, *Disq. circa partes genital. avium.* Gott. 1813. Données sur la persistance de l'oviducte droit, voy. Stannius, *Verg. Anat.* 333. trad. française, II, 365. Lereboullet, *o. c.* — Moins important et inexact dans les comparaisons; Martin-St-Ange, *Étude sur l'appareil reproducteur dans les cinq classes d'animaux vertébrés* (Mém. couronné par l'Institut). *Mém. des Savants étrangers*, XIV.

§ 254.

Chez les *Mammifères* l'appareil génital éprouve des modifications importantes, tant à cause du développement que prennent les diverses parties des conduits excréteurs, qu'en raison de l'adjonction de nombreuses parties accessoires. Dans l'*appareil femelle*, ces dernières sont pour la plupart en rapport avec les connexions que l'embryon se développant hors de l'œuf contracte avec l'organisme maternel. Là où ces connexions sont peu développées, nous ne trouvons que des modifications faibles, comme chez les Monotrèmes qui ont en commun avec les Oiseaux le rabougrissement de l'ovaire droit. L'ovaire possède en même temps encore la conformation en grappes, qui se continue chez quelques Marsupiaux et beaucoup de Rongeurs.

Il n'y a également que les *Monotrèmes* qui se rattachent directement aux autres divisions des Vertébrés par la forme de leurs conduits excréteurs. Chacun des deux conduits de Müller se transforme en un canal qui, séparé de celui de l'autre côté, s'ouvre dans un sinus urogénital qui communique avec le cloaque. Chacun de ces canaux commence par un élargissement qui comprend l'ovaire correspondant et représente un *oviducte* flexueux (*fig.* 311, *t*), tandis que son extrémité inférieure, caractérisée par une épaisse paroi musculaire, constitue un *utérus* (*u*). Les deux utérus débouchent donc indépendamment dans le sinus urogénital.

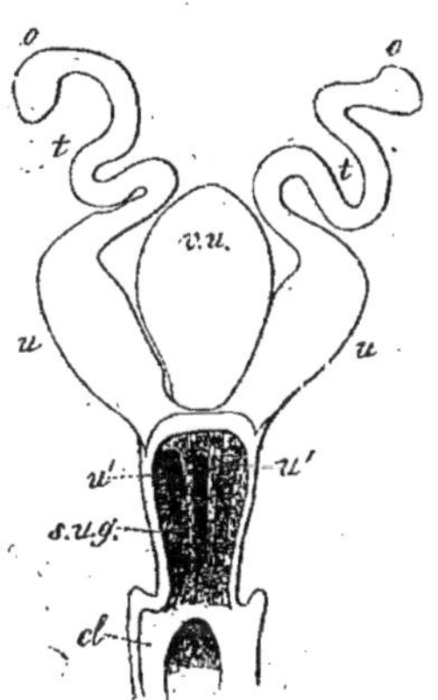

Fig. 311.

Chez les autres Mammifères on remarque une réunion des conduits de Müller et des canaux des reins primordiaux en un cordon médian, le *cordon génital*. Les canaux enfermés dans ce dernier subissent des différenciations ultérieures. Chez les *Marsupiaux*, les canaux de Müller, des deux côtés, ou se réunissent étroitement entre eux, chacun formant, sur la partie paire un utérus, un oviducte ainsi qu'un vagin (*Didelphys*), ou bien ils réunissent leurs orifices dans une cavité commune et impaire, de laquelle, séparés de nouveau, ils se dirigent vers le sinus urogénital où ils débouchent, après s'être encore, mais sur un court trajet, réunis de nouveau. Il résulte de là une disposition très-particulière (*Halmaturus*). La portion supérieure commençant par un orifice abdominal très-large forme un oviducte (*fig.* 312, *od*), tandis que l'inférieure à parois épaisses représente un utérus (*u*). Chacun des deux utérus s'ouvre par une protubérance papilliforme (*ou*) dans la portion commune produite par la réunion des deux canaux de Müller. Du sommet de ce cul-de-sac vaginal commun, qui est encore élargi en arrière et divisé ou non, en dedans, par une cloison médiane, partent (*fig.* 312, *f*) des portions

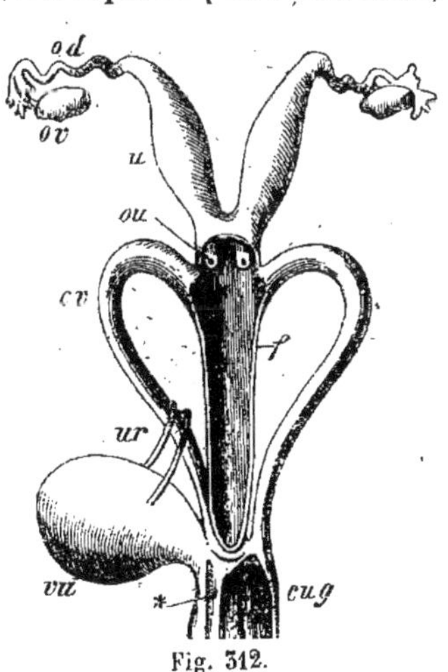

Fig. 312.

Fig. 311. — Appareil génital femelle de l'*Ornithorhynchus*; *o*, ovaire dans sa poche péritonéale; *t*, oviducte; *u*, utérus; *u'*, orifices de l'utérus; *vu*, vessie urinaire; *sug*, sinus urogenitalis; *cl*, cloaque.

Fig. 312. — Organes générateurs femelles de *Halmaturus Bennetti*; *ov*, ovaire; *od*, oviducte; *u*, utérus; *ou*, orifice de l'utérus; *f*, portion commune du vagin; *cv*, canaux du vagin; *cug*, sinus urogénital; *vu*, vessie urinaire; *, son débouché dans le sinus urogénital; *ur*, uretères.

des canaux de Müller séparées à nouveau pour se rendre au sinus génital en décrivant une courbe en forme d'anse : ce sont les *canaux du vagin* (*cv*).

Des conformations semblables se trouvent réalisées chez les Mammifères placentaires pendant la période embryonnaire, indiquant ainsi les rapports étroits qui existent entre eux et les Marsupiaux. Comme chez ces derniers, les conduits des reins primordiaux subissent une réduction, il n'en reste que des vestiges (voir plus bas), tandis que les canaux de Müller se développent. Ceux-ci présentent sur une certaine étendue une fusion de leurs cavités, qui sont séparées au devant et en arrière de ce point ; cela constitue une indication du sac commun qui chez les Marsupiaux émet les canaux vaginaux. Cette fusion de la cavité intérieure des deux canaux primitifs se prolonge chez les Mammifères placentaires, vers l'extrémité du cordon génital, et constitue ainsi un canal simple (génital) qui débouche dans le sinus urogénital. Nous avons donc en définitive deux canaux qui, commençant par être séparés, se réunissant ensuite sur une étendue plus ou moins longue en une portion unique, proviennent des conduits de Müller primitivement tout à fait distincts. Les différentes parties servent à diverses fonctions par suite de la différenciation variable de leurs parois. Le commencement de ces canaux près de l'ovaire, ayant des parois minces, ne représente jamais que l'*oviducte*. La portion qui suit, caractérisée par un calibre plus grand, des parois musculaires, et qui appartient d'abord à la portion paire, à celle-ci et à la portion impaire ensemble ensuite et finalement à la portion impaire seule, constitue l'*utérus*. La dernière portion toujours impaire constitue le *vagin*. Il résulte de ce qui précède que l'utérus présente les variations les plus grandes. Deux utérus séparés débouchent sur un vagin unique dans beaucoup de Rongeurs (*Lepus*, *Sciurus*, *Hydrochœrus*, etc.) et l'*Orycteropus*. Chez d'autres Rongeurs, les deux utérus ne se réunissent que sur un court espace s'ouvrant ainsi dans le vagin par un orifice commun (*Cavia*, *Cœlogenys*, *Mus*). C'est de ces conditions que dérive l'utérus des Insectivores, Carnivores, Cétacés et Ongulés (*fig.* 313), chez lesquels un utérus simple se prolonge en deux cornes séparées (*u*) qui se continuent dans les oviductes (*t*). L'allongement du corps commun de l'utérus fait paraître plus courtes les cornes chez les Cheiroptères et Prosimiens, et, chez les Singes comme chez l'Homme, il n'y a plus qu'un utérus simple qui reçoit de chaque côté un oviducte. Les différences qui se montrent dans les proportions des cornes et de l'utérus en-

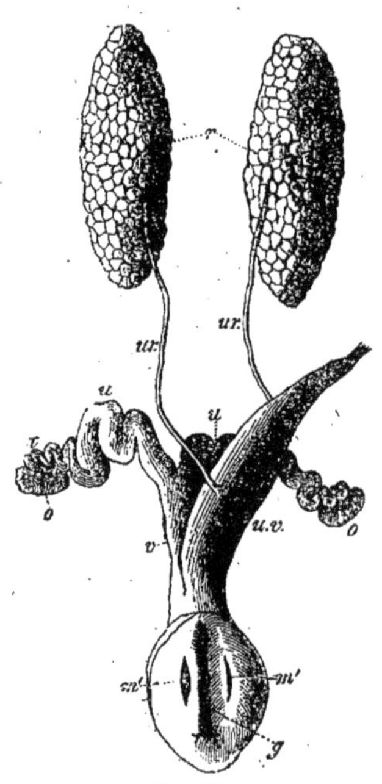

Fig. 313.

Fig. 313. — Appareil rénal et reproducteur d'un jeune *Delphinus* femelle ; *r*, reins ; *ur*, uretère ; *uv*, vessie urinaire ; *o*, ovaires ; *t*, oviductes ; *u*, utérus ; *v*, vagin ; *g*, vulve (orifice du sinus urogénital) ; *m'*, fente, contenant le mamelon (la fente de droite est ouverte).

traînent aussi des différences dans la longueur du vagin dont la muqueuse présente de nombreuses modifications. Son orifice dans le sinus urogénital est parfois caractérisé par un repli temporaire de la muqueuse qu'on désigne sous le nom de valvule vaginale ou *hymen*. On l'a observée chez les Ruminants, les Carnivores, etc., mais ce n'est que chez les Singes qu'elle se présente dans les conditions où elle existe dans l'espèce humaine.

Il se conserve des restes des reins primordiaux et de leurs canaux génitaux, contenus dans le cordon génital, sur le côté de l'utérus ou dans les replis péritonéaux qui unissent l'ovaire à l'utérus. Les canaux des reins primordiaux constituent les canaux dits de *Gartner* qui, chez l'*Échidné*, accompagnent l'utérus et s'ouvrent dans le sinus urogénital, mais ailleurs n'existent que par places. Le rudiment qui en subsiste près de l'ovaire représente l'*ovaire accessoire*, qui ne paraît jouer aucun rôle physiologique dans la génération.

On trouve dans l'*appareil reproducteur mâle* des Mammifères des glandes génitales qui deviennent les *testicules*, et dont la situation est d'abord la même que celle des ovaires, au bord interne des reins primordiaux dont le canal de Müller accompagne le conduit excréteur. Du canal excréteur du rein primordial, part un cordon qui s'étend jusqu'à la région inguinale de la paroi abdominale. Après que la réunion des reins primordiaux avec le testicule s'est effectuée, les reins primordiaux représentent l'épipidyme qui a des dimensions presque toujours plus grandes que chez les Reptiles et les Oiseaux. Comme dans le sexe femelle, le conduit excréteur des reins primordiaux se réunit avec le canal de Müller en un cordon génital, qui se dirige vers le sinus urogénital provenant de la partie la plus inférieure de l'allantoïde. Le canal excréteur des reins primordiaux représente le canal déférent, car le canal de Müller s'atrophie, et passe ordinairement à son extrémité dans un organe permanent, correspondant à un sinus urogénital, dont l'orifice dans le canal urogénital se fait entre les orifices des conduits séminaux (*fig.* 314, *ut*).

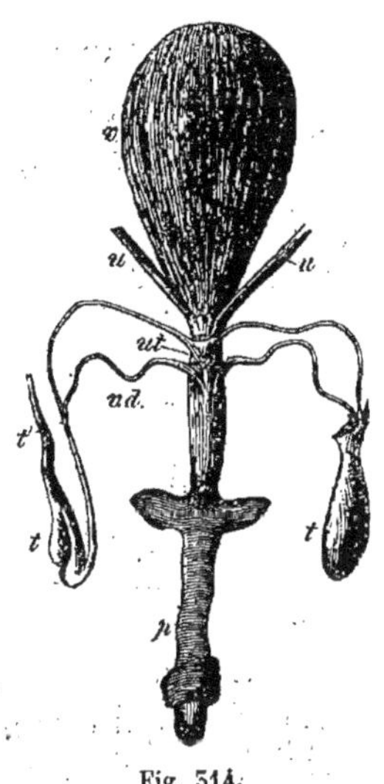

Fig. 314.

L'appareil ainsi formé présente de nombreuses modifications dans toutes ses parties. Les testicules ne conservent leur situation primitive en avant des reins, que chez les Monotrèmes. Ils descendent un peu, ou sont placés au-dessous des reins, chez les Cétacés, le Daman, l'Éléphant et divers Édentés. Chez d'autres ils occupent la portion inguinale de la paroi de l'abdomen, à travers laquelle ils ont pénétré (beaucoup de Rongeurs, les Chameaux, et quelques Carnivores, *Lutra*, *Viverra*). Enfin chez d'autres ils s'éloignent encore davantage de la position primitive traversant le canal inguinal et des-

Fig. 314. — Organes urinaires et sexuels de *Lutra vulgaris*; *v*, vessie; *u*, uretères; *t*, testicules; *t'*, canal spermatique interne; *vd*, canal spermatique; *ut*, utérus; *p*, pénis.

cendant dans un sac formé par les téguments, le *scrotum*. La cavité résultant du *transport du testicule* dans le scrotum (canal vaginal), tapissée par le repli du péritoine qui s'est allongé pour suivre le testicule dans sa descente, reste ouverte chez la plupart des Mammifères, et établit ainsi une communication entre la cavité qui contient les testicules et celle de l'abdomen. Par suite du passage du testicule à travers le canal inguinal, la partie correspondante de la paroi abdominale se trouve repoussée en dehors, et est remarquable en ce qu'elle constitue le muscle cremaster, qui dérive du muscle oblique interne. Dans les cas où le canal inguinal reste ouvert, le testicule peut rentrer dans l'abdomen, ce qui a lieu chez beaucoup d'animaux ordinairement pendant l'époque du rut (Marsupiaux, Rongeurs, Chéiroptères, Insectivores et autres).

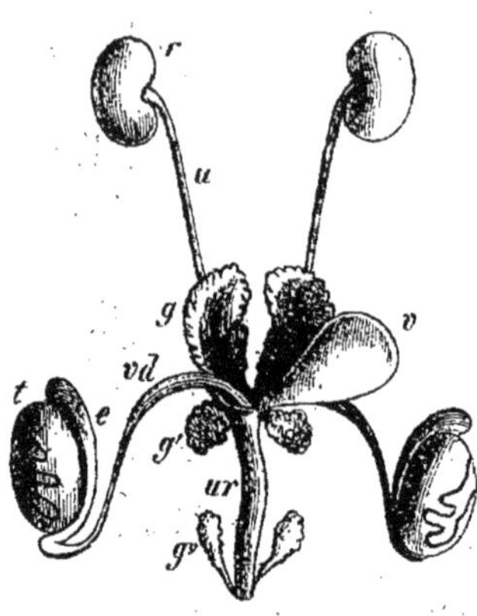

Fig. 315.

L'extrémité inférieure du canal déférent se conserve simple chez les Monotrèmes et les Marsupiaux, les Carnivores et les Cétacés. Il donne naissance à des organes glandulaires qu'on appelle *vésicules séminales*, parce qu'elles paraissent parfois fonctionner comme réceptacles de la semence (*fig.* 315, *g*). Ces glandes sont très-développées chez les Insectivores et beaucoup de Rongeurs, fréquemment divisées en gros lobes chez les premiers, et remarquables chez les seconds par leur longueur et leurs sinuosités. Elles sont plus simples chez les autres Mammifères. Outre la présence de ces vésicules l'extrémité du canal déférent se complique fréquemment de diverticulums qui possèdent également une structure glandulaire.

Outre les conduits séminaux, dont la partie assez courte qui fait suite aux vésicules se nomme conduit éjaculateur, chez beaucoup de Mammifères les rudiments déjà mentionnés des canaux de Müller débouchent dans le sinus urogénital. Ils consistent en une sinuosité simple ou double, ou finissent en deux canaux qui correspondent à un sinus génital rudimentaire ressemblant à celui des femelles et qui a été appelé assez improprement *utérus masculin* (*fig.* 316, *g*). Parfois une portion de ce dernier fait partie du sinus génital mâle, car les canaux séminaux notamment peuvent y déboucher. Ces dispositions sont des plus apparentes chez les Rongeurs, mais ne manquent pas entièrement chez les autres Mammifères; elles sont représentées chez l'Homme par la vésicule prostatique.

La portion du canal urogénital qui reçoit ces organes présente d'autres parties de nature glandulaire (*glandes prostatiques*) qui provoquent de nombreuses modifications. Ces glandes peuvent atteindre un volume considérable et se présentent soit sous la forme de masses paires lobées (Rongeurs, Insectivores, Éléphant), soit sous celle de nombreux petits cæcums réunis en une

Fig. 315. — Organes urinaires et générateurs du *Cricetus vulgaris*; *r*, reins; *u*, uretère; *v*, vessie; *t*, testicules; *e*, épididyme; *vd*, canal déférent; *g*, vésicules séminales; *g'*, glandes de Cowper; *ur*, canal urogénital; *g''*, glandes de Tyson.

masse placée sur une des parois du canal urogénital. Ils sont alors recouverts d'une couche de fibres musculaires lisses qui, lorsque les glandes sont grandes et paires, les recouvre en partie, ainsi que la paroi de la partie correspondante du canal urogénital, et tantôt occupe la portion postérieure, tantôt forme un anneau à l'origine du même canal.

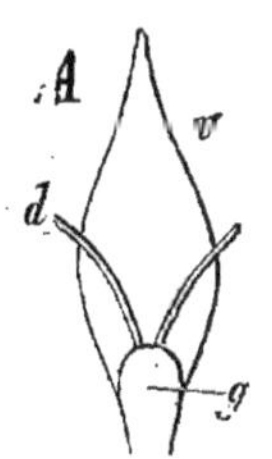

Sur le développement des organes sexuels internes des Mammifères, Rathke, *Beit. z. Gesch. d. Thierwelt*, Halle, 1825, et *Abhand. z. Bildungs-und Entwickelungsgesch.*, 1, Leipzig, 1832. J. Müller, *Bildungsgesch. der Genitalien*, Düsseldorf, 1830. Sur les unions des conduits déférents (conduit des reins primitifs et de Müller) au cordon génital, Thiersch, *Illustr. Med. Zeitung*, 1852, et Leukart (*id.*); Kœlliker (*Enwickelungsgeschichte*). — Pour les restes des reins primitifs dans l'appareil femelle, Gartner, *Videnskab. Selskab. Skrifter*, I, 1821. Kobelt, *Der Nebeneierstock des Weibes*, Heidelberg, 1847. Vlacovic, S. *Wien.*, IX (Monotrèmes).

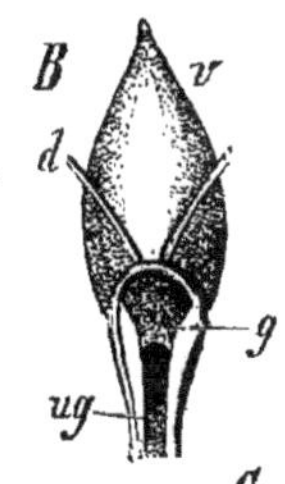

Les *ovaires* subissent, dans leur situation primitive, les mêmes variations que nous avons signalées chez le testicule. A l'époque de l'existence des reins primordiaux, un cordon part de leur canal excréteur pour se rendre à la région inguinale. Après la rétrogradation de ces organes, les ovaires se placent dans une direction oblique, et sont, ainsi que les oviductes et les restes des reins primordiaux (ovaire accessoire et canaux de Gartner), enveloppés dans un repli du péritoine (ligament large de l'utérus), qui recouvre en même temps l'utérus. Ils sont aussi un peu descendus et placés dans le voisinage des oviductes. Le cordon provenant des reins primordiaux représente le ligament rond de l'utérus, qui, après l'atrophie de l'uretère primordial, se trouve compris dans le ligament génital qui longeant les côtés de l'utérus, paraît ensuite provenir de ce dernier, ou des cornes de l'utérus, lorsqu'il y en a.

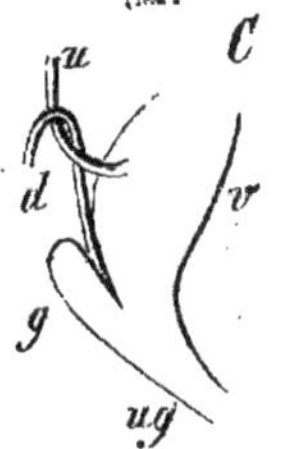

Fig. 316.

L'*orifice abdominal* des oviductes consiste ordinairement en un limbe inégalement dentelé et plissé (Fimbria). Cette extrémité élargie peut se réunir avec la poche péritonéale qui entoure l'ovaire, de sorte que ce dernier paraît placé au commencement de l'oviducte. Une semblable poche se trouve chez les Monotrèmes, chez les Phascolomes, parmi les Marsupiaux (où pourtant les extrémités des tubes partant des franges se conservent dans la poche) ; puis chez les Carnivores. Elle est incomplétement fermée chez le Chien et chez le Chat; mais elle l'est entièrement dans les genres *Ursus*, *Vivorra*, *Lutra*, *Mustela*, *Phoca* et autres. (Treviranus, *Zeitsch. f. Phys.*, I, p. 180.)

Le cæcum vaginal des Marsupiaux n'est pas toujours présent; il manque, par exemple, chez le *Didelphys dorsigera*. Une communication existant parfois entre son extrémité inférieure et le sinus uro-génital, paraît constituer une disposition secondaire qui se manifeste chez les individus âgés de certaines espèces d'*Halmaturus*. Owen a reconnu que dans les Marsupiaux il y a des différences graduelles dans le volume de l'utérus dont le développement est en rapport inverse de celui de la poche marsupiale (voir p. 554). La séparation entre l'utérus et le vagin est constituée par une saillie du premier s'avançant dans le second (os uteri), ou seulement par une différence dans l'épaisseur des parois et la nature de la muqueuse. On peut distinguer encore sur l'utérus simple les traces de son état double primitif, par la présence de deux ouvertures utérines dans quelques Édentés (*Myrmecophaga*, *Bradypus*).

La *muqueuse de l'utérus* est dans son ensemble caractérisée par d'abondantes glandes en cæcums. Elle prend une signification particulière, en rapport avec la nutrition de l'embryon,

Fig. 316. — Utérus masculin et canal urogénital de *Lepus cuniculus*; *A*, vu de derrière ; *B*, de même avec la paroi postérieure ouverte ; *C*, vu de côté ; *v*, vessie urinaire ; *u*, uretère ; *d*, canal séminal ; *g*, sinus genitalis ; *ug*, canal urogénital.

chez les Mammifères, où elle est l'intermédiaire par lequel une connexion s'établit entre la mère et le jeune. Tandis que chez les Monotrèmes et les Marsupiaux, les jeunes naissant à un état très-imparfait de développement, accomplissent la plus grande partie de leur développement en dehors de l'organisme maternel, dans la poche ou *marsupium* destinée à les recevoir pendant ce temps, il s'établit chez les autres Mammifères, entre l'enveloppe de l'œuf de l'embryon et la muqueuse de l'utérus, des connexions telles que les vaisseaux de l'embryon sont baignés dans le sang des vaisseaux utérins. Il résulte de cette conformation la possibilité d'un échange de matériaux entre les deux liquides sanguins; le sang fœtal peut recevoir, par cette voie, les substances nécessaires à la vie et à la croissance de l'embryon, et se débarrasser des produits inutiles. Cette disposition commence par des degrés très-inférieurs.

Chez les Périssodactyles et les Cétacés, l'enveloppe extérieure de l'œuf est couverte d'appendices vasculaires, papilliformes, simples ou ramifiés, qui pénètrent dans la muqueuse de l'utérus. Les Tylopodes et les Porcs parmi les Artiodactyles se rattachent aux précédents sous ce rapport, tandis que chez les Ruminants les papilles se développent en groupes isolés, séparés par des intervalles assez grands où la surface du chorion est lisse. Le chorion ne s'unit aussi à l'utérus que par des parties isolées qu'on a nommées *cotylédons*, et qui, ordinairement très-nombreuses, sont disséminées sur toute sa surface. Il y a, sur les points correspondant à ces cotylédons, hypertrophie de la muqueuse utérine. La connexion de cette dernière avec les appendices de l'œuf, n'est jamais dans tous ces cas très-intime, car les papilles du chorion, qu'elles soient disséminées ou rassemblées en cotylédons, se détachent de la muqueuse à la naissance, et cette muqueuse revient alors à son état primitif. Les Édentés se rattachent probablement à ce mode de conformation, mais chez eux le chorion présente divers états de développement, et aussi quelques différences dans ses rapports avec la muqueuse utérine. C'est le cas chez le *Pangolin*, où, sauf un espace en forme de bande lisse, il est recouvert de lignes finement réticulées et reliées entre elles; chez le *Bradypus*, il possède de nombreux cotylédons, qui chez le *Dasypus* sont représentés par une masse en forme de disque, un placenta.

Une connexion beaucoup plus intime entre les papilles du chorion et la muqueuse utérine, se remarque dans les degrés supérieurs de l'échelle, où cette dernière membrane, se détachant à la naissance du jeune, représente une membrane caduque. On distingue les Mammifères qui offrent cette disposition sous le nom de *Deciduata*, opposé à celui d'*Indeciduata*, appliquée aux précédents, chez lesquels la muqueuse utérine persiste d'une manière continue, et après avoir passé par un état d'hypertrophie, rétrograde après la naissance de l'embryon. On distingue la portion de la caduque sur laquelle a lieu la connexion avec les papilles vasculaires du chorion sous le nom de *caduque sérotine;* la couche muqueuse qui, partant du point primitif de fixation de l'œuf, enveloppe ce dernier, est la *caduque réfléchie;* et enfin celle qui, en rapport avec les deux, constitue le reste du revêtement muqueux de l'utérus, est la *vraie caduque*. Il est douteux que les caduques, réfléchie et vraie, telles qu'elles existent chez l'Homme, soient générales. Celle qui est employée à la formation du placenta, et constitue la caduque sérotine, est certainement toujours temporaire. La forme du placenta a permis de diviser les *Deciduata* en deux sections, dans l'une, celle des *Zonoplacentaires*, le placenta est en forme de ceinture; elle comprend les Carnivores, les Pinnipèdes et l'Éléphant. Chez quelques Carnivores (Mustélins), deux points opposés de la ceinture placentaire sont développés d'une manière prépondérante, ce qui indique une division de cette ceinture. L'autre section est celle des *Discoplacentaires*. Le placenta est discoïde chez les Prosimiens, les Rongeurs, les Insectivores, les Cheiroptères et les Singes. Plusieurs de ces derniers possèdent une forme de placenta qui conduit au placenta zonaire. Ils sont pourvus de deux placentas séparés (Catharrins à queue, indices chez les Hapalides). Les phénomènes de la formation des Cotylédons et de celle du placenta correspondent à une grande différenciation, vis-à-vis de laquelle l'état qu'on observe chez les Périssodactyles, parait être indifférent. Si on considère aussi que là où la formation placentaire n'est que partielle, l'allantoïde nécessaire à chaque vraie formation placentaire entoure tout l'embryon entre l'amnios et le chorion primitif, il n'est pas invraisemblable que l'état connu sous le nom de « placenta diffus » ait été celui qui existait primitivement et a produit toutes les formes différenciées du placenta.

Les glandes de l'extrémité inférieure des *conduits séminaux* forment fréquemment un grand nombre de renflements sur le trajet de ces canaux et peuvent aussi former sur une assez grande partie de leur étendue, une région distincte remarquable par le grand épaississement des parois. Les *vésicules séminales* les plus simples se trouvent chez les Solipèdes, où elles forment de vastes sacs à parois minces. Leur connexion avec le conduit séminal a parfois lieu à l'extrémité de ce dernier (Cheval). Pour la structure élémentaire de ces glandes et de la prostate, voy. Leydig, *Zeit. Zool.*, II, 1. Les restes persistants des conduits de Müller sont très-différemment indiqués. La portion qui s'ouvre dans le sinus urogénital devient, par suite du développement considérable de leur ensemble, comparable à un vagin, et sa partie plus éloignée représente alors un utérus. Par une réduction importante de volume, chez l'Homme par exemple, on peut considérer le tout non différencié comme un sinus génital. Cette conformation rappelle quelquefois la forme de l'utérus, et porte des cornes lorsqu'il y en a dans l'utérus femelle. Voy. E. H. Weber, *Zusätze z. Lehre vom Baue u. Verrichtungen der Geschlechtsorgane* (*Abhand. d. fürstl. Jablonowskischen Gesellschaft*, Leipz., 1846) ; Leuckart, *Zur Morphologie u. Anat. d. Geschlechtsorgane*, Gött. Studien, 1847 ; H. Meckel, *Zur Morph. d. Harn- u. Geschlechtsorgane d. Wirbelthiere*, Hall., 1848 ; F. Wahlgren, *Bidrag til Generations-organernes Anatomi och Physiologi hos Menniskan och Däggjuren*, Lunde, 1849 ; Van Deen, *Zeit. Zool.*, I, 295.

Les *glandes prostatiques* offrent de nombreuses variations non-seulement relatives à l'étendue qu'elles occupent sur le sinus urogénital de l'appareil mâle, mais aussi à leur volume et leur structure. Elles consistent chez les Rongeurs en petits cæcums ramifiés, s'élevant ordinairement derrière la vésicule séminale, jointe à l'utérus mâle chez le Lièvre. Chez le Hérisson, elles se présentent sous la forme d'une paire de glandes séparées et lobées avec un long canal excréteur. La forme annulaire est plus fréquente chez les *Cheiroptères, Canis, Mustelus*, puis les glandes isolées deviennent plus courtes et peuvent être recouvertes partiellement par le muscle de l'urèthre. L'anneau glandulaire est incomplet chez beaucoup de Singes, sa partie postérieure étant seule développée (*Mycetes, Cynocephalus, Cercopithecus*).

Quant au *scrotum*, qui n'est qu'une expansion des téguments, il offre de nombreuses particularités d'ordre secondaire, parmi lesquelles nous devons signaler sa situation en avant du pénis chez les Marsupiaux. Il ne possède pas encore ici les conditions réalisées chez les Placentaires, chez lesquels il est situé dans le pli entourant l'orifice génital (bourrelet génital), qui dans le sexe femelle se transforme en grandes lèvres. La conformation du scrotum chez les Marsupiaux est autre que chez les Placentaires ; il existe déjà avant la descente des testicules, et n'est pas un repli de la peau provoqué par la descente de ces organes, comme chez ces Rongeurs, dont les testicules passent par le canal inguinal. Voy. sur cette descente, Van der Lith, *Bidragen tot de Kenniss van de zickelijke outwikkelung de organa uro-genitalia*, Utrecht, 1867.

§ 255.

La réunion des canaux excréteurs des appareils urinaire et reproducteur avec l'extrémité du canal intestinal, dans ce que nous avons plus haut nommé le « cloaque, » est très-fréquente dans les divisions inférieures. Cet état persiste chez les Poissons, les Oiseaux et même encore parmi les Mammifères chez les Monotrèmes, tandis que chez les autres il ne se présente que temporairement. Cette partie produit, soit par des modifications de ses parois, soit par le développement de nouvelles parties, divers organes servant à l'accouplement, et qui se rencontrent également dans les deux sexes, mais à différents degrés de développement.

Parmi les organes appartenant à cet ordre, on observe chez les Sélaciens et les Chimères parmi les Poissons, des changements particuliers apportés à une portion des nageoires ventrales des mâles, qui leur permettent de jouer le rôle d'organes copulateurs. Il y a là un exemple d'adaptation aux fonctions reproductrices d'un organe qui leur était d'abord étranger. Cette disposition doit être distinguée rigoureusement de celles qui se sont produites aux dépens de parties des conduits déférents primitifs ou de leurs parois.

Un indice d'un organe copulateur se remarque chez les Amphibiens (Salamandrines), sous la forme d'une papille faisant saillie dans le cloaque; mais est seulement chez les Reptiles que les conformations de ce genre dépendant de la paroi du cloaque, commencent à servir à l'acte de l'accouplement.

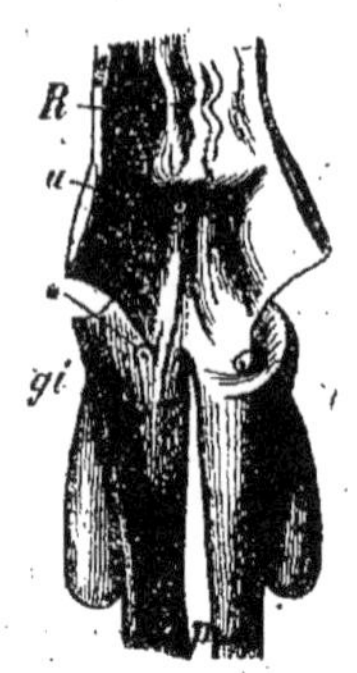

Fig 317.

Ces organes sont, chez les *Reptiles*, construits d'après deux types différents. Le premier se trouve chez les Serpents et les Lézards. Les organes copulateurs ne diffèrent dans les deux sexes que par leur ampleur (*fig.* 317, *p*). En connexion directe avec la paroi postérieure du cloaque, se trouvent deux tubes et qui sont contenus dans des cavités particulières de forme allongée placées le long de la queue. Chacun de ces tubes se bifurque vers son extrémité fermée et se trouve là en connexion avec des muscles. Ces tubes peuvent être refoulés vers le cloaque et de là au dehors; ils montrent chez les mâles un sillon superficiel commençant à l'orifice du conduit séminal, et qui suit la bifurcation de l'extrémité de l'organe. On remarque en connexion avec les cæcums, des glandes (*gi*) qui s'ouvrent à leur base (*). Une disposition qui se rattache à celle-ci s'observe chez les Oiseaux. Chez l'Autruche à trois doigts (*Rhea americana*), les Canards et les Oies, il y a notamment un tube à parois fermes, protractile qui, lors de son expansion, porte un sillon conduisant au cloaque, mais est rétractile non sous l'action de muscles, comme le double pénis des Sauriens et des Ophidiens, mais sous celle d'un tendon élastique. Ce tube est appuyé sur deux corps fibreux émanant de la paroi antérieure du cloaque, auxquels il est fixé par son extrémité aveugle, et entre lesquels débouche son extrémité ouverte, de sorte que le sillon commençant entre ces deux corps se continue directement dans celui de la moitié protractile du tube.

Dans l'autre type les éléments des organes copulateurs sont exclusivement formés de tissus fibreux et caverneux.

Chez les Autruches à deux doigts, ainsi que chez les Tortues et les Crocodiles, toute partie protractile disparaît; le pénis est essentiellement constitué dans son ensemble par les deux corps fibreux que nous avons indiqués chez les Oiseaux déjà cités. Ces corps fibreux naissent par leur base la plus large de la paroi du cloaque, et, étroitement réunis entre eux, sont recouverts d'une muqueuse (*fig.* 310. *p*). Entre les deux corps fibreux on trouve, vers le haut, une rainure (*s*) qui paraît être revêtue à son origine, chez les Crocodiles et les Tortues, et dans toute sa longueur chez l'Autruche, par du tissu caverneux. Lorsque ce tissu devient plus abondant en avant, à l'extrémité des corps fibreux (provenant chez l'Autruche d'une continuation d'un troisième corps

Fig. 317. — Cloaque du *Python*, ouvert en avant; *R*, rectum; *u*, orifices des uretères; *gi*, tubes glandulaires s'ouvrant au point * au commencement du tube *p* du pénis, dont l'un est ouvert longitudinalement.

élastique, placé sous les deux fibreux), il se forme un bourrelet érectile qui rappelle la conformation du pénis des Mammifères.

Les muscles particuliers qui s'insèrent sur les corps fibreux agissent comme rétracteurs du pénis; ce dernier est encore pourvu chez l'Autruche de quelques muscles élévateurs.

La conformation des organes copulateurs des *Mammifères* ne se rattache que d'une manière générale à celles des Reptiles, et, sous ce rapport, les Monotrèmes se séparent des autres d'une façon très-tranchée. Leurs organes copulateurs consistent en un pénis court, formé de deux corps érectiles (corps caverneux de l'urèthre) et situé dans une poche débouchant dans le cloaque; il peut, au moyen d'un muscle, être rapproché du canal urogénital et recevoir le liquide spermatique par une ouverture placée à sa base dans le voisinage de l'orifice du sinus urogénital dans le cloaque. Provenant d'une différenciation unilatérale d'une partie de la paroi cloacale, il tend ainsi à s'adapter plus exclusivement à l'appareil générateur, tandis que l'urine trouve simplement son issue dans le cloaque.

Les organes copulateurs entrent en rapports plus étroits avec le sinus urogénital par la séparation de l'orifice du cloaque en deux ouvertures. Dans l'état embryonnaire, un pli commence à s'élever autour de l'ouverture cloacale, et, sur la paroi antérieure de ce dernier, se développe une protubérance qui porte sur sa face dirigée vers le cloaque l'orifice du canal urogénital. Cette ouverture débouche dans une rainure qui s'étend le long de la protubérance génitale. Le cloaque diminue de profondeur à mesure que l'embryon grandit, et la cloison, entre l'ouverture du rectum et le canal urogénital formé par l'extrémité inférieure de l'ouraque, devenant plus nette, les orifices qui d'abord occupaient le fond du cloaque, finissent enfin par se trouver à la surface du corps. La fente antérieure de la base de la protubérance génitale forme l'ouverture du sinus urogénital, la postérieure représentant l'anus. Chez un grand nombre de Mammifères les deux orifices restent voisins, et sont même entourés de replis communs de la peau; le voisinage très-rapproché des deux constitue même la règle dans le sexe féminin. C'est très-visible surtout chez les Marsupiaux (où il y a un sphincter commun à l'anus et à l'orifice urogénital), et chez les Rongeurs où le rapprochement existe encore même dans le sexe mâle.

Le sinus urogénital présente dans les deux sexes différents états de développement adaptés à leurs fonctions respectives. Il reste à un état inférieur dans le sexe femelle où il ne représente qu'une cavité élargie, mais peu profonde, qui se continue avec le vagin dont il est le vestibule. Dans le sexe mâle il devient un canal étroit mais long, l'urèthre, aux parois duquel s'unissent des corps dilatables qui constituent le pénis. Des corps érectiles beaucoup moins développés existent aussi dans le sexe femelle, où le clitoris correspond au pénis.

Les organes érectiles sont représentés chez les Marsupiaux par deux corps provenant de la protubérance génitale, et qui, entourant le canal urogénital, se soudent parfois entre elles et parfois sont séparées à leur extrémité libre (*fig.* 518, *a*, *b*); cette extrémité constitue le gland. Le canal urogénital se continue sur chaque moitié en un sillon (*s*) qui devient un canal par la réunion de ces deux moitiés. Chez d'autres (*Halmaturus*), ces corps érectiles s'unissent à deux autres, et, limitant avec eux le canal urogénital, forment un pénis cylindrique. Les corps érectiles qui ont été mentionnés en premier lieu ne restent séparés que chez un petit nombre d'autres Mammifères ; ils se soudent de bonne heure en un tube commençant par un renflement en forme de bulbe (corps caverneux de l'urètre), entourant le canal urogénital (urètre), dont l'extrémité antérieure de forme très-variable constitue le gland. Les deux autres corps érectiles (corps caverneux du pénis) proviennent toujours des os de l'ischion et passent sur les corps caverneux de l'urètre sans atteindre la paroi du canal urogénital. Chez la plupart des Mammifères le pénis ainsi composé s'étend en avant, à partir de la symphyse pubienne, le long de la ligne médiane de l'abdomen, et s'arrête plus ou moins loin du nombril ; chez d'autres il est libre, et suspendu au devant de la symphyse pubienne. Dans ces deux états les téguments constituent un revêtement plus ou moins complet pour le pénis, et présentent en avant un repli qui se rabat sur le gland, le prépuce.

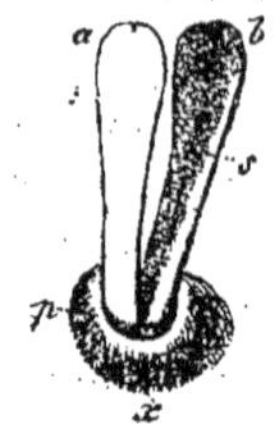

Fig. 318.

La protubérance génitale n'atteint jamais dans le sexe femelle le développement qu'elle prend dans le sexe mâle ; elle forme le *clitoris* qui sur sa face inférieure porte l'ouverture du sinus urogénital limitée par deux plis latéraux. Deux corps érectiles (corps caverneux de l'urètre), situés dans la paroi de ce dernier, s'étendent jusqu'au clitoris qui possède comme le pénis une paire de corps érectiles. Ordinairement l'extrémité du clitoris est pourvue d'un gland également recouvert d'un prépuce. Si on suppose que ces parties augmentent en grosseur et s'allongent en même temps que se rétrécit le sinus urogénital, on obtient les conditions du pénis, et la ressemblance est d'autant plus grande que plusieurs des particularités du gland du clitoris rappellent celles du pénis.

Quelques parties de ces organes sont pourvues de muscles particuliers. Aux muscles occupant le commencement des corps érectiles, les bulbo-caverneux et ischio-caverneux, il faut ajouter encore les élévateur et rétracteur du pénis qui se rencontrent chez beaucoup de Mammifères.

Des *organes glandulaires* s'ouvrent chez les deux sexes dans le sinus urogénital. Outre les glandes prostatiques que nous avons signalées plus haut (p. 838), il y en a d'autres qui tantôt simples, tantôt multiples et pouvant former jusqu'à quatre paires (Marsupiaux), sont situées à l'origine du pénis (*fig.* 315, *g'*, p. 838). Elles sont en connexion avec la portion comprenant les corps érectiles et manquent quelquefois (Cétacés, Carnivores). Dans l'appareil femelle, elles débouchent dans le vestibule du vagin, et ont reçu les divers noms de glandes de *Duverney*, de *Bartholin*, ou de *Cowper*. Les glandes

Fig. 318. — Pénis fendu du *Didelphis philander ; ab*, les deux moitiés du gland ; *s*, sillon de leur face interne ; *p*, orifice anal ; *x*, entourage pileux de l'anus placé immédiatement derrière l'ouverture du prépuce (d'après Otto).

du prépuce chez quelques Mammifères se développent en appareils considérables qui sont surtout répandus chez les Rongeurs (*fig.* 315, g'').

Le cloaque des *Sélaciens* disparaît chez les Ganoïdes et Téléostéens, et les canaux débouchant dans le cloaque s'ouvrent alors les uns derrière les autres. Les orifices urogénitaux aboutissant à la paroi postérieure du cloaque, se trouvent derrière l'anus, bien qu'il y ait une ouverture commune chez quelques Téléostéens. Les orifices génitaux possèdent, chez les femelles de plusieurs Poissons de ce groupe, des prolongements en forme de papilles, qui remplissent les fonctions de conduits servant à la ponte des œufs (chez le *Rhodeus* par exemple).

Le cloaque des *Amphibiens* est caractérisé par un riche appareil glandulaire, dont le développement détermine à l'époque de l'accouplement un épaississement de ses parois dans le sexe mâle chez les Salamandrines. Ces glandes, comme l'a trouvé de Siebold, peuvent fonctionner chez les femelles comme des receptacles séminaux, car on y constate à certaines époques la présence de spermatozoïdes. A ces glandes répandues sur la paroi cloacale des Urodèles, il s'en ajoute d'autres, comme par exemple les glandes pelviennes des Tritons mâles, qui, formées de tubes allongés et aplatis, constituent des organes situés dans la paroi antérieure du bassin. Leur sécrétion fournit une substance agglutinant les spermatozoïdes en un corps allongé, analogue à un spermatophore, et que d'après mes observations, les mâles fixent ordinairement dans le voisinage du cloaque des femelles.

Il y a également des organes glandulaires en connexion avec le cloaque chez les *Reptiles*. Sur les côtés du rectum et près de son orifice, il y a chez les Tortues deux cæcums (*fig.* 310, *c*, p. 833). Il y en a de semblables chez les Serpents (*fig.* 317, *gi*) et les Lézards, qui débouchent à la base de l'organe copulateur, et ne manquent que chez l'*Hatteria*. Les organes copulateurs présentent fréquemment des productions de nature épidermique, constituant tantôt des plis annulaires, tantôt des saillies mamelonnées qui, surtout chez les Serpents, peuvent se transformer en un revêtement épineux, comme par exemple chez le *Crotale*. Chaque pénis reste simple chez les *Coluber*, *Ameiva* et *Tupinambis;* son extrémité est fendue chez les *Python*, *Lacerta*, etc.

La forme protractile de l'organe copulateur existe encore chez le Casoar parmi les Oiseaux, ainsi que chez les Pénélopides d'après Tschudi (*Arch. Anat. Phys.*, 1843, p. 472). Le *Crypturus* possède des rudiments courts et linguiformes d'un pénis offrant une rainure; cette dernière manque chez les *Otis*, *Platalea*, etc. Sur les organes copulateurs des Reptiles et Oiseaux, J. Müller, *Abhandl. d. Berl. Acad.*, 1838.

L'organe copulateur, principalement composé de tissu érectile, des *Monotrèmes*, se partage à son extrémité libre chez l'*Ornithorhynque* en deux moitiés, dont chacune porte quatre papilles en forme d'épines. Chez l'*Echidné* le pénis se divise en quatre mamelons, pourvus de papilles plus petites. Le canal qu'il contient présente une division correspondante, dont les branches se rendent aux papilles chez l'Ornithorhynque, et débouchent plusieurs ensemble chez l'Échidné à la surface des mamelons terminaux. Dans toute cette structure, qui se rattache surtout aux dispositions existant chez les Reptiles, il n'y a que des rapports éloignés avec l'organe copulateur des autres Mammifères. Les Marsupiaux même se rapprochent davantage des Placentaires, par leur canal urogénital qui, dans quelques-uns, après avoir traversé le pénis, débouche dans le gland par deux orifices. Le pénis est parfois recourbé; en particulier chez les Rongeurs, l'orifice urogénital est voisin de l'anus et le pénis prend une forme arquée; il offre encore une forme recourbée chez les Ruminants, les Porcs et aussi chez l'Éléphant. Chez le Chameau son extrémité est tournée en arrière, de même chez les Chats. Là où le pénis est fixé le long de l'abdomen, il existe des muscles protracteurs spéciaux des téguments du pénis et d'autres rétracteurs, qui naissent des premières vertèbres caudales, et se rendent soit au prépuce comme rétracteurs de ce dernier (Ruminants), soit au corps caverneux et agissent aussi comme rétracteurs du pénis (Carnivores). La forme du gland ainsi que la nature de son enveloppe n'offrent pas de moindres différences. Tantôt il est allongé et conique, tantôt court ou, par suite de l'expansion de son bord (corona glandis) présente la forme de champignon, pourvu parfois d'expansions lobées. Sa surface porte tantôt de fines papilles, tantôt des épines cornées, comme cela s'observe sur le gland fendu en quatre lobes des *Phascolomys* et dans les dispositions si complexes que l'on trouve chez les Rongeurs. On trouve sur le gland des *Félis* un semblable revêtement d'épines dirigées en arrière.

Par ossification du tissu tendineux des corps caverneux, il naît chez beaucoup de Mammifères un *os du pénis* (*fig.* 319), dont la forme et la grosseur sont très-variables. Il se rencontre chez les Rongeurs, les Cheiroptères, les Carnassiers et les Singes ; on l'a trouvé chez les Baleines parmi les Cétacés. Tantôt il s'étend dans presque toute la longueur du pénis, tantôt il est limité au gland.

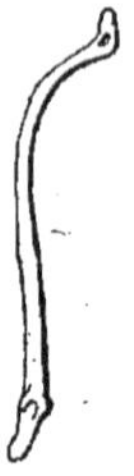

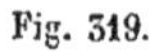

Fig. 319.

Les *glandes de Cowper* présentent entre elles une ressemblance générale résultant de leur forme en grappe, mais diffèrent beaucoup par leur volume. Elles sont peu apparentes chez le Hérisson, où elles sont recouvertes par le muscle uréthral ; elles sont aussi petites chez le Chat, et plus grandes chez les Singes que chez l'Homme. Lorsqu'elles sont représentées par plusieurs paires, celles-ci peuvent isolément présenter une conformation différente (Marsupiaux).

Pour les conditions spéciales de la structure des organes sexuels externes, surtout en ce qui concerne les corps caverneux et les muscles correspondants, voy. Cuvier, *Leçons d'Anatomie*, t. VIII ; Kobelt, *Die männl. u. weiblichen Wollustorgane*, Freiburg, 1844 ; Fugger, *De singulari clitoridis in simiis magnitudine et conformatione*, Berol., 1835. Sur les organes glandulaires : J. Müller, *De gland. sec. struct.*; Leydig, *Zeit. Zool.*, II, 1.

Fig. 319. — Os du pénis du *Mustela martes*.

FIN

INDEX

A

B

E

F

G

H

I

J

K

L

M

N

O

T

U

V

FIN DE L'INDEX.

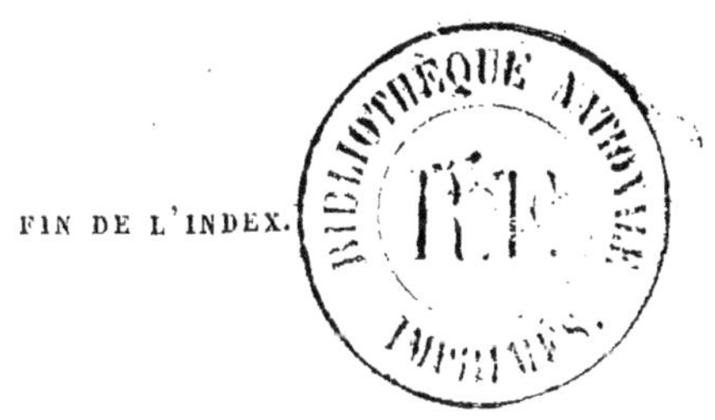

PARIS. — IMP. SIMON RAÇON ET COMP., RUE D'ERFURTH, 1.

ERRATA

Page 104. — Remplacez dans le titre *Vaisseaux aquatiques* par *Vaisseaux aquifères*.

Page 108, ligne 34. — Au lieu de : *Eucheliodon*, lisez *Encheliodon*.

Page 113, ligne 5 en remontant. — Au lieu de : *Dans les premières, elle n'existe*, lisez *Dans les premières, la substance gélatineuse n'existe*.

Page 151, ligne 6, et pages suivantes. — Remplacez le mot *Géphyrées* par celui de *Géphyriens*.

Page 196, ligne 16. — Lisez : *comme par exemple la* Stylaria, *où ils sont enfouis*.

Page 206. — La figure 44 doit être retournée le haut en bas.

Page 748, ligne 15. — Remplacez le mot *gésier* par celui de *ventricule succenturié*.

Page 748, ligne 19. — Après *La deuxième subdivision*, ajoutez *qui porte le nom de* gésier.

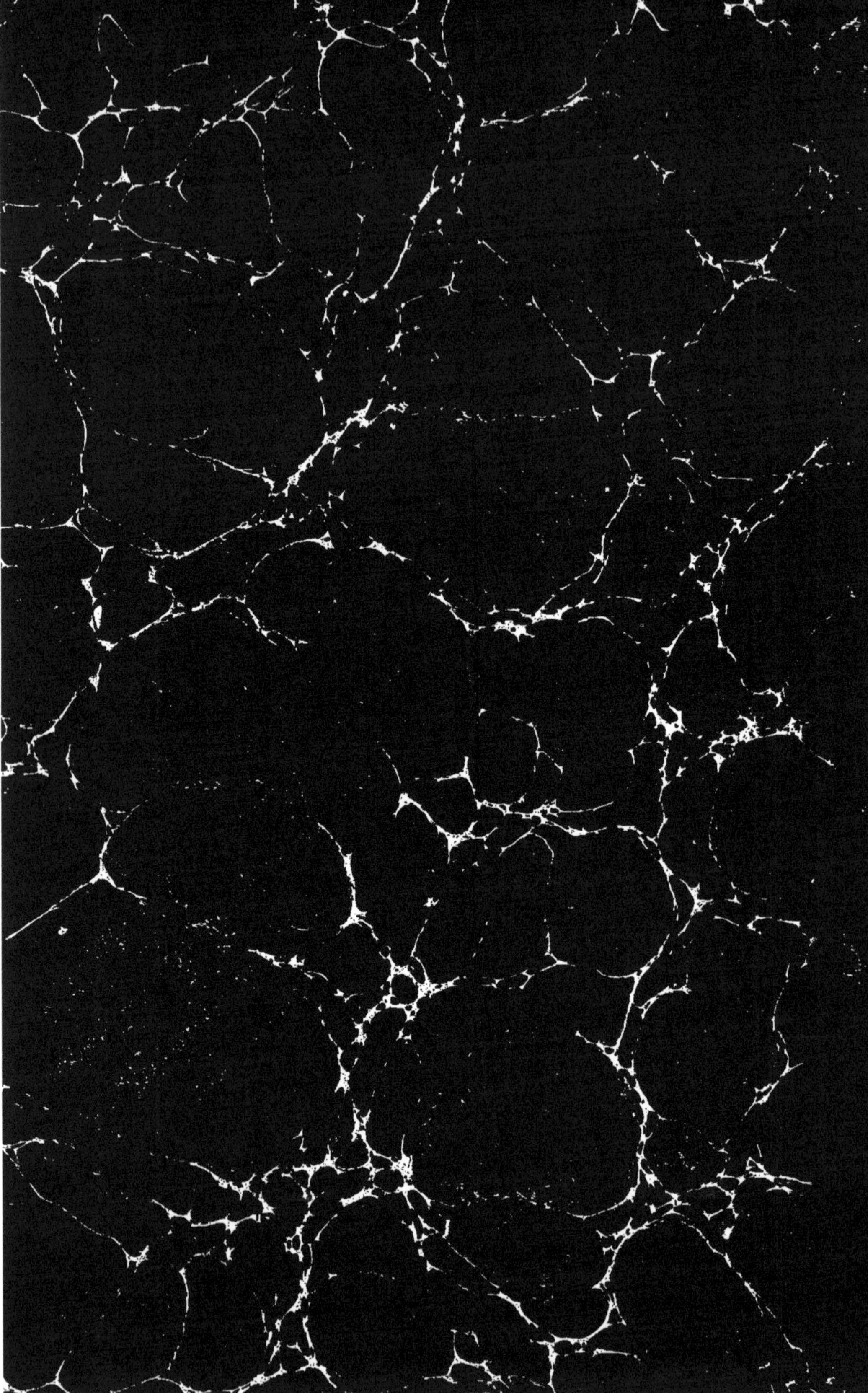

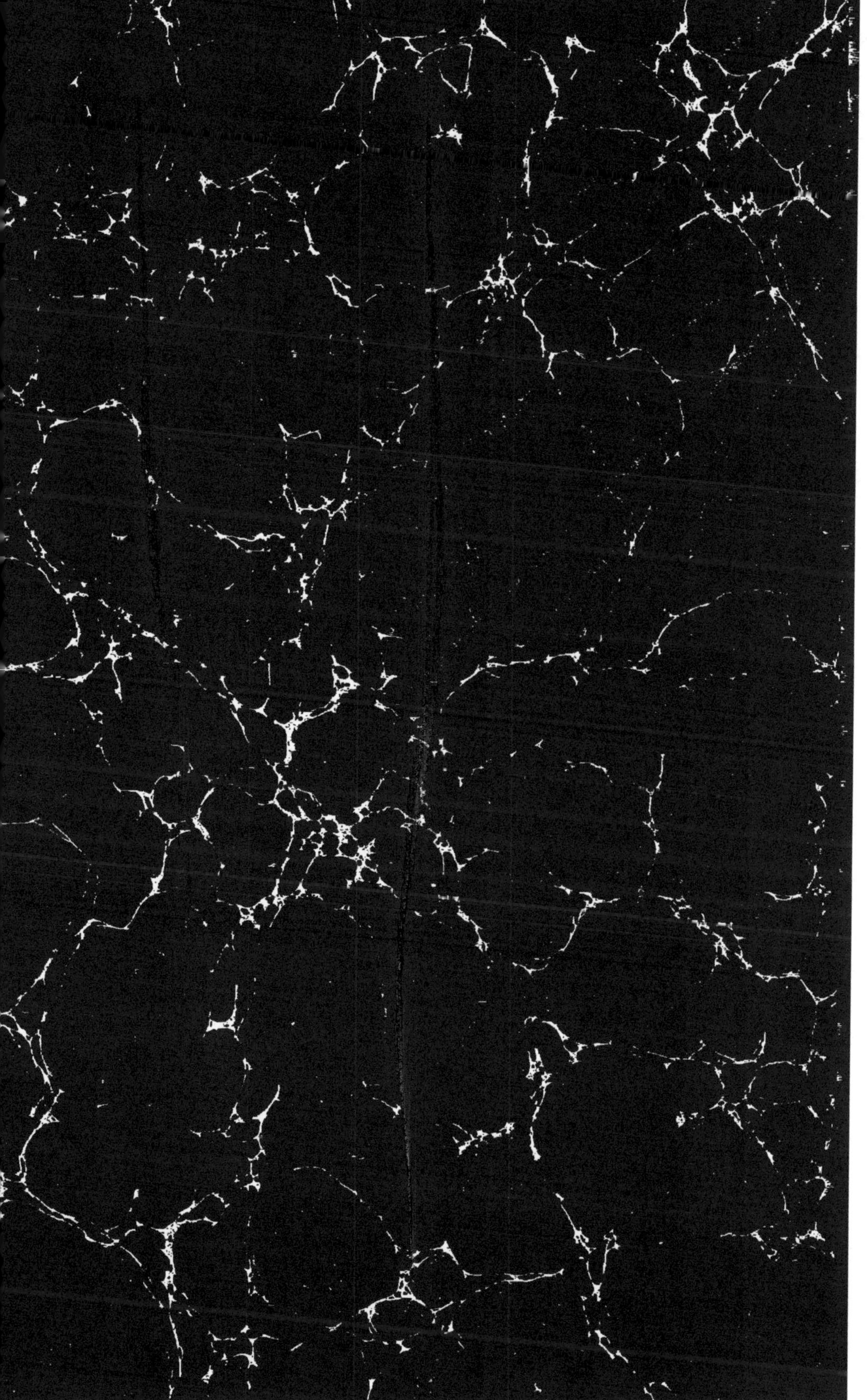

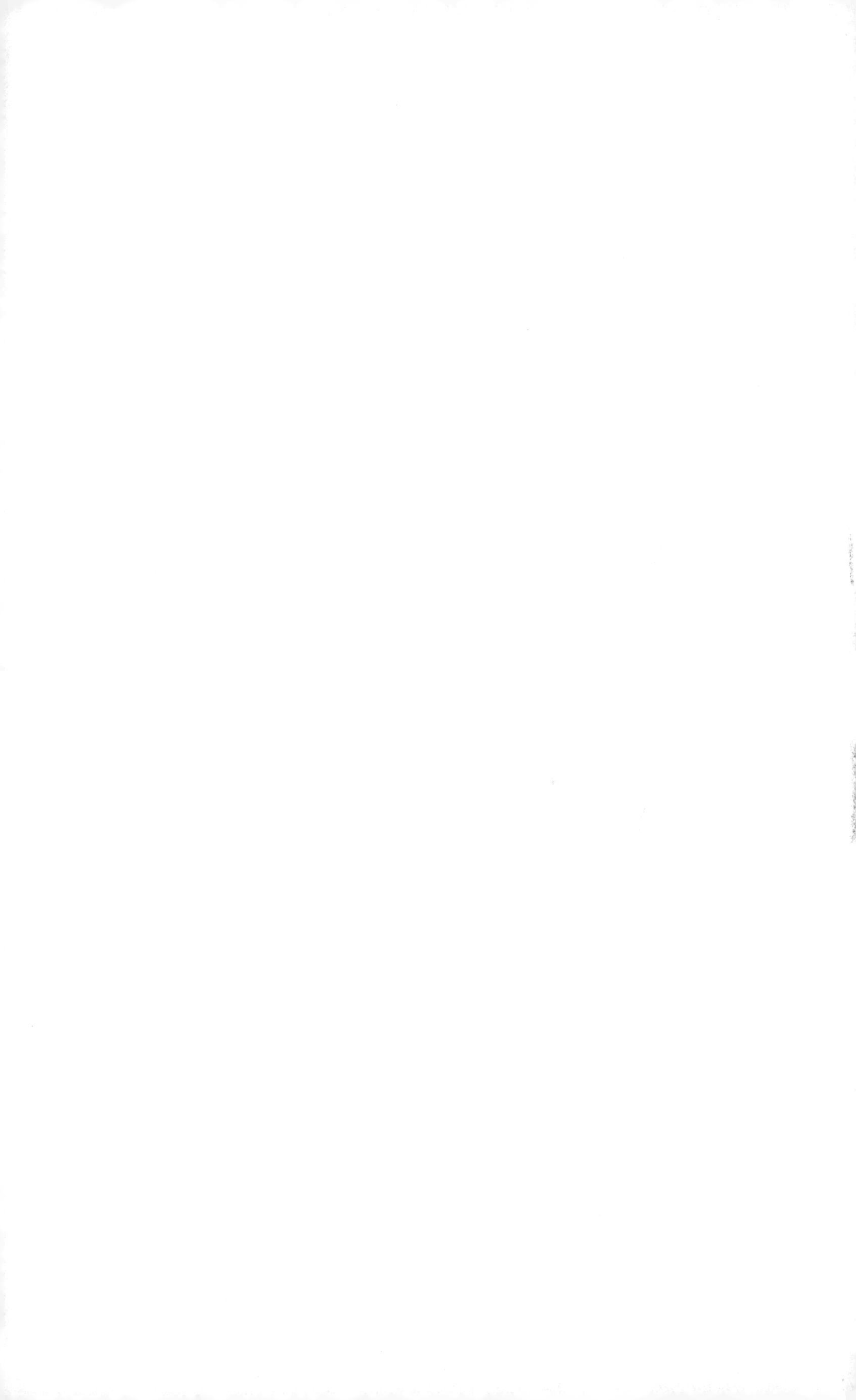

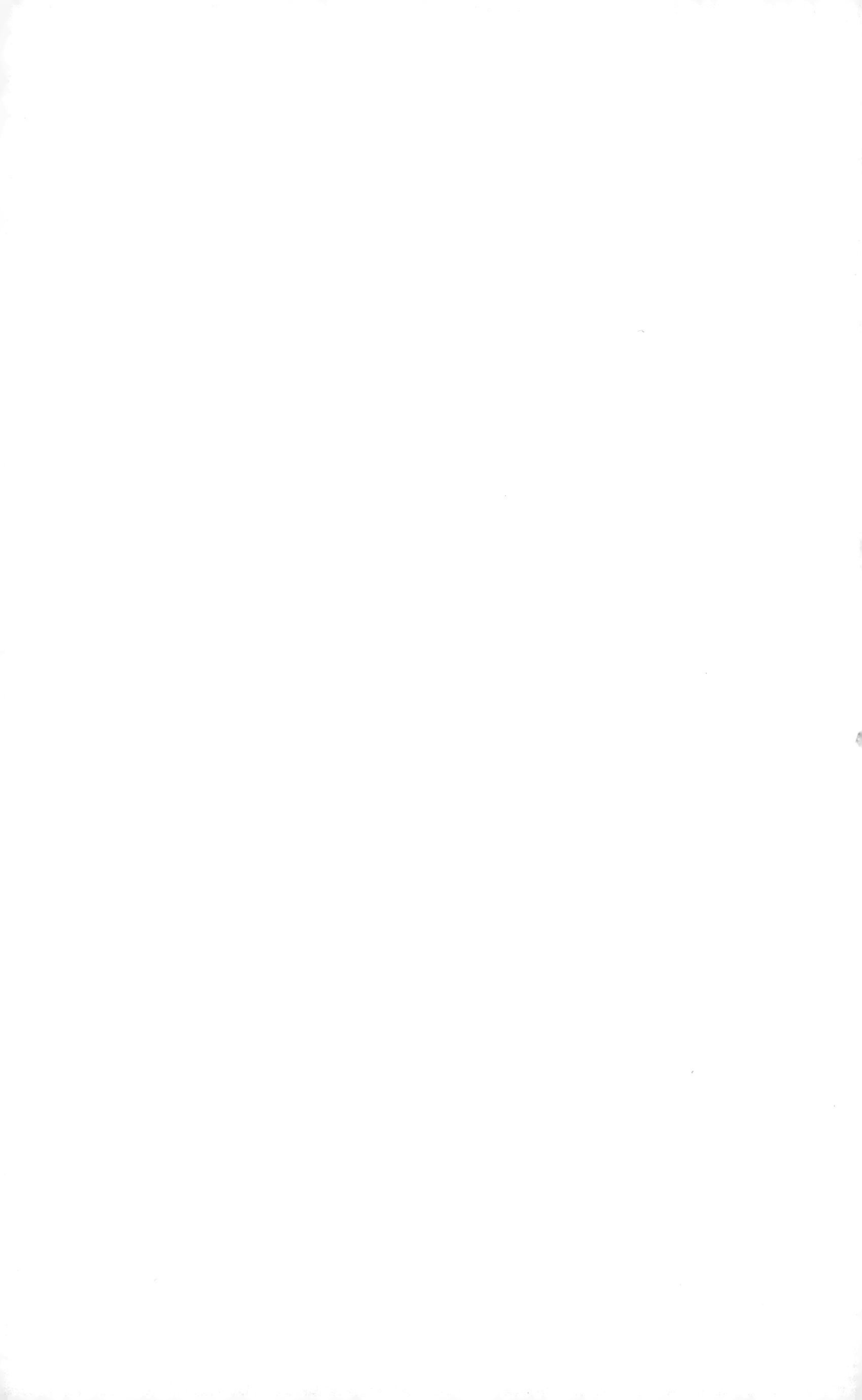

www.ingramcontent.com/pod-product-compliance
Ingram Content Group UK Ltd.
Pitfield, Milton Keynes, MK11 3LW, UK
UKHW021859260726
13966UKWH00006B/23